Handbuch der inneren Medizin

Begründet von L. Mohr und R. Staehelin

Herausgegeben von
H. Schwiegk

Siebter Band: Stoffwechselkrankheiten

Fünfte, völlig neu bearbeitete und erweiterte Auflage

Teil 2A

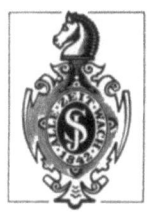

Springer-Verlag   Berlin   Heidelberg   New York 1975

Diabetes mellitus · A

Bearbeitet von

E. Cerasi · P. Dieterle · H. Ege · A. Englhardt · H. Frerichs · W. Gepts
A. Hasselblatt · H.R. Henrichs · L. Herberg · J.J. Hoet · H. Hungerland
K. Jahnke · R.J. Jarrett · G. Jörgensen · K.H. Jørgensen · H. Kasemir
H. Keen · L. Kerp · V. Leclercq-Meyer · H. Liebermeister · G. Löffler
R. Luft · W.J. Malaisse · J. Markussen · M. Möllering · H. Schadewaldt
J. Schlichtkrull · K. Schöffling · U. Schwedes · P.C. Scriba
F. Sundby · K.-H. Usadel · L. Weiss · H. Zimmermann

Herausgegeben von

K. Oberdisse

Mit 113 Abbildungen

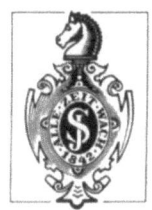

Springer-Verlag Berlin Heidelberg New York 1975

Herausgeber Professor Dr. med. KARL OBERDISSE
D-4000 Düsseldorf 1, Schlossmannstr. 32

ISBN-13: 978-3-642-66034-4   e-ISBN-13: 978-3-642-66033-7
DOI: 10.1007/978-3-642-66033-7

Library of Congress Cataloging in Publication Data. Diabetes mellitus. (Handbuch der inneren Medizin: Bd. 7, Stoffwechselkrankheiten; T. 2A) Bibliography: p.   Includes index. 1. Diabetes. I. Dieterle, P. II. Oberdisse, Karl, 1903 –   ed. III. Series.
[DNLM: 1. Metabolic diseases. WB100 H237 Bd. 7]   RC41.H342 Bd. 7, T. 2A   RC660   616'.026'08s [616.4'62] 74–28132

© by Springer-Verlag Berlin · Heidelberg 1975
Softcover reprint of the hardcover 5th edition 1975

Gesamtherstellung: Universitätsdruckerei H. Stürtz AG, Würzburg

Vorwort

Seit der Entdeckung der Inselzellen des Pankreas durch LANGERHANS sind 106 Jahre, seit der experimentellen Erzeugung eines Diabetes durch v. MERING und MINKOWSKI 86 Jahre und seit der Gewinnung des Insulins aus tierischen Pankreata durch BANTING und BEST 54 Jahre vergangen. Trotzdem ist ein gültiges Gesamtkonzept des Diabetes noch nicht gefunden. Ätiologie und viele Fragen der Pathogenese bleiben weiterhin im Dunkeln.

Unser Wissen über Klinik und Therapie, aber auch um die einzelnen pathogenetischen Schritte bei der Entstehung der Krankheit hat sich dennoch außerordentlich vergrößert. Manche Probleme, die in der letzten Auflage nur angedeutet werden konnten, haben sich als weit schwieriger und komplizierter erwiesen, als man damals annehmen konnte. Mit dem schnellen Fortschritt und der Ansammlung von Fakten kam es auch zu ganz neuen Problemstellungen.

Nach einer Stagnation während des zweiten Weltkrieges hat sich die Grundlagenforschung in den fünfziger Jahren, angeregt durch die Möglichkeit des Nachweises extrem kleiner Insulinmengen im Blut, durch die Strukturanalyse des Insulinmoleküls und seine spätere Synthese und durch die Entdeckung der oralen Antidiabetika außerordentlich entwickelt. Dies schließt eine genauere Kenntnis der B-Zelle, besonders durch elektronenmikroskopische Forschung, der Immunpathologie des Insulins, der Einwirkungsmöglichkeit des Insulins am Erfolgsorgan und des Sekretionsmodus des Insulins ein, weiterhin die Kenntnis anderer hormoneller Faktoren, den Ausbau unserer genetischen und epidemiologischen Vorstellungen sowie die Verbesserung der Methoden zur Erzeugung eines experimentellen Diabetes im Tierversuch. Neu hinzu kam auch die Arbeit mit spontan-diabetischen Tieren, die in mancher Hinsicht ein brauchbares Modell für den menschlichen Diabetes darstellen.

Aber auch die klinisch-experimentelle Forschung hat seit der letzten Auflage des Handbuches, die nunmehr über 20 Jahre zurückliegt, außerordentliche Fortschritte erbracht. Hier sind vor allem die fruchtbaren Untersuchungen über die Vorstadien des Diabetes, die Beziehungen zu Fettsucht und Hyperlipoproteinämie, die Probleme der Gravidität und der perinatalen Gefährdung des Kindes und die Aufgaben bei der Behandlung des kindlichen und juvenilen Diabetes zu nennen. Die so bedeutsame Einführung der oralen Antidiabetika in Form der Sulfonylharnstoff- und Biguanidderivate bereicherte nicht nur die Therapie, sondern hat ihrerseits die Forschung angeregt und Anlaß zu intensiven Diskussionen gegeben. Vor 20 Jahren, über 30 Jahre nach der Einführung des Insulins, die erst die Ausbildung der Gefäßspätschäden in ihrem ganzen Umfang sichtbar machte, war die Diskussion um ihre Pathogenese und die Möglichkeiten ihrer Verhütung bereits in vollem Gange. Die Zusammenarbeit mit Forschern auf dem Gebiet der Arteriosklerose und des Fettstoffwechsels hat sich seitdem als fruchtbar erwiesen. Das weitere Ansteigen der Lebenserwartung rückt sozialmedizinische und Begutachtungsprobleme, das steigende Übergewicht der Gesamtbe-

völkerung Ernährungsfragen in den Vordergrund. Sie sind in der letzten Auflage
einschließlich der Fragen des intermediären Stoffwechsels von KÜHNAU und
GRAFE in bewundernswerter Weise dargestellt worden.

Dieser immensen Vergrößerung des Wissens und der Tatsache, daß die Diabetesforschung kein Reservat der inneren Medizin ist und daß sich an der Erforschung dieser Krankheit zahlreiche Disziplinen wie die Endokrinologie, die Histologie, die pathologische Anatomie, die Physiologie und Biochemie, die Ophthal-
mologie und Nephrologie beteiligen, entspricht es, daß dieses Handbuch nicht
mehr von zwei, sondern von insgesamt 54 Autoren bearbeitet wurde. Für einige
wenige Autoren wäre es hoffnungslos gewesen, das Gesamtgebiet zu überblicken
und sachgemäß darzustellen. Der Vorteil dieses Konzepts, demgegenüber alle
anderen Bedenken zurückstehen müssen, ist die Sachkenntnis des Einzelautors.
Gewiß hat es auch Nachteile, die nicht zu übersehen sind: Dem Werk kann
trotz aller Koordinierungsversuche nicht die Geschlossenheit der Darstellung
der letzten Auflage eignen. Auch sind gewisse Überschneidungen, die der Herausgeber in möglichst engen Grenzen zu halten versuchte, nicht immer zu vermeiden.
Es ist auch nicht zu übersehen, daß die subjektive Einstellung des Einzelautors
ein wenig mehr zum Ausdruck kommt. Zahlreiche Symposien und Kolloquien
auf nationaler und internationaler Ebene haben jedoch in manchen Fragen zu
einem allgemeinen Konsensus geführt.

Ein weiterer Nachteil ist darin zu erblicken, daß infolge der zunehmenden
Arbeitsbelastung der Autoren die Manuskripte zu verschiedenen Zeitpunkten
eingehen. So erwies es sich als notwendig, einige der frühest eingegangenen Manuskripte neu zu bearbeiten bzw. sie sogar ganz neu zu schreiben. So darf der
Herausgeber hoffen, daß trotz mancher Verzögerungen das Werk auf den neuesten
Stand der Erkenntnis gebracht wurde, wenn er sich auch darüber im klaren
ist, daß einige, vielleicht sogar sehr aktuelle Fragen, keine Aufnahme mehr finden
konnten. Aber dies ist wohl das Schicksal eines jeden größeren Werkes.

Acht Kapitel wurden von Autoren verfaßt, die nicht dem deutschen Sprach-
raum angehören. Da es sich somit um eine Minderzahl handelte, wurden ihre
Arbeiten ins Deutsche übertragen. An dieser Übertragung haben sich außer dem
Herausgeber in dankenswerter Weise die Herren Prof. LIEBERMEISTER, Neunkirchen, und Priv.-Doz. WILLMS, Bad Lauterberg, beteiligt.

Ein Problem besonderer Art ist die Darstellung der Laboratoriumsmethodik,
da sich das Werk ja nicht nur an den Diabetologen, sondern auch an den diabetolo-
gisch interessierten Internisten und praktischen Arzt wendet. In diesem Bereich
mußte wichtigen Untersuchungsmethoden ein etwas breiterer Raum eingeräumt
werden.

Die Literaturverzeichnisse sind umfassend, notwendigerweise aber nicht vollständig. Sie dürften, soweit es sich um aktuelle Fragen handelt, aber doch komplett
sein, sofern es die Literatur der letzten 20 Jahre angeht. Die ältere Literatur
wurde in der letzten Auflage ausführlich aufgeführt, so daß man sie dort finden
kann.

Infolge des stets anschwellenden Stoffes war es leider nicht möglich, alle
Beiträge in einem Band zu vereinigen. Eine Aufteilung in zwei Bände erwies
sich vielmehr als notwendig; dabei war zunächst beabsichtigt, die theoretisch
ausgerichteten Kapitel im ersten und die mehr klinisch ausgerichteten Kapitel
im zweiten Band zu vereinen. Die jetzt vorgenommene Einteilung erfolgte mehr
aus praktischen denn aus sachlichen Gründen. Da der zweite Band zu umfangreich
geworden wäre, mußte ein Teil der klinischen Kapitel in den ersten Band übernommen werden. Die so wichtige Indizierung erfolgt für den ersten Band getrennt.

Im zweiten Band soll ein weiterer gemeinsamer Index aufgeführt werden. Außer den Kapiteln „Klassifizierung und Klinik des Erwachsenen-Diabetes" und „Der kindliche Diabetes" sowie dem Kapitel „Gravidität und Diabetes", die schon in den ersten Band aufgenommen sind, soll die gesamte Klinik im zweiten Band behandelt werden.

Dem Herausgeber gereicht es zur besonderen Freude, daß erstmals in einem Handbuch über den Diabetes mellitus im deutschen Sprachgebiet auch die Geschichte des Diabetes von einem Medizinhistoriker dargestellt wird. Die Berechtigung, den Gesamtstoff durch dieses Kapitel zu erweitern, leitet sich vor allem aus der Tatsache her, daß der Diabetes mellitus, wie schon erwähnt, kein enges Spezialfach darstellt, sondern fast das Gesamtgebiet der inneren Medizin umfaßt. Leider konnte dieser Artikel aus äußeren Gründen nicht komplett aufgenommen werden. Ein Hinweis am Ende des Artikels läßt erkennen, wo er (einschließlich der Literatur) vollständig zu finden ist.

Großen Dank schuldet der Herausgeber den so zahlreichen Autoren. Er ist sich, zusammen mit dem Verlag, der aufopfernden Arbeit bewußt, deren es bei der großen Arbeitsbelastung und der stets wechselnden „Forderung des Tages" bedarf, um heute ein Kapitel angesichts des sich immer weiter ausdehnenden Stoffes zu bearbeiten.

Ferner ist es ihm ein herzliches Bedürfnis, dem Herausgeber des gesamten Handbuches der Inneren Medizin, Herrn Prof. SCHWIEGK, und vom Verlage den Herren Dr. GÖTZE und BERGSTEDT für ihr stets reges Interesse zu danken. Ihre Geduld mußte oft auf eine harte Probe gestellt werden. Zugleich dankt er ihnen auch für die hervorragende Ausstattung der beiden Bände. Sein besonderer Dank gilt auch den Sekretärinnen Frau CHRISTA BANKS und Frau URSULA VOSS, die ihn bei dem vielfältigen Schriftwechsel, aber auch bei der Abfassung seines eigenen Beitrages tatkräftig unterstützten.

Düsseldorf, Juli 1975   K. OBERDISSE

Mitarbeiterverzeichnis

CERASI, E., Assistant Professor, Department of Endocrinology, Karolinska Hospital, S-10401 Stockholm

DIETERLE, P., Privatdozent Dr., 3. Medizinische Abteilung, Krankenhaus Neuperlach, D-8000 München 83, Oskar-Maria-Graf-Ring 51

EGE, H., Dipl.-Ing., Novo Research Institute, Kopenhagen, Novo Allé, DK-2880 Bagsvaerd

ENGLHARDT, ANNELIESE, Professor Dr., D-1000 Berlin 65, Rudolf-Virchow-Krankenhaus, Augustenberger Platz 1

FRERICHS, H., Professor Dr. med. D-3400 Göttingen, Medizinische Universitätsklinik, Humboldtallee 1

GEPTS, W., Professor Dr., Université Libre de Bruxelles, Faculté de Médicine, Hôpital Universitaire Brugman, 4, Place Van Gehuchten, B-1020 Bruxelles 2

HASSELBLATT, A., Professor Dr. med., Institut für Pharmakologie und Toxikologie, Lehrstuhl Pharmakologie und Toxikologie I, D-3400 Göttingen, Geiststraße 9

HENRICHS, H.R.,Dr. med., Abteilung für klinische Endokrinologie der Medizinischen Universitätsklinik, D-7800 Freiburg, Hugstetter Straße 55

HERBERG, LIESELOTTE, Dr. med. vet. et med., D-4000 Düsseldorf 1, Diabetes-Forschungsinstitut an der Universität, Auf'm Hennekamp 65

HOET, J.J., Professor Dr., Université Catholique de Louvain Laboratoire de Recherches de la Clinique Médicale, Nutrition et Endocrinologie, Hôpital St-Pierre, B-3000 Louvain

HUNGERLAND, H., Professor (em.) Dr. med., D-5470 Andernach, Roonstr. 11

JAHNKE, K., Professor Dr. med., Direktor der Medizinischen Klinik, Klinikum Elberfeld, Kliniken der Stadt Wuppertal, D-5600 Wuppertal 1, Arrenberger Straße

JARRETT, R.J., Professor Dr., Department of Community Medicine, Guy's Hospital Medical School, London, SE1 9RT, Great Britain

JÖRGENSEN, G., Professor Dr., Institut für Humangenetik der Universität, D-3400 Göttingen, Nikolausberger Weg 5a

JØRGENSEN, K.H., Dipl.-Ing., Novo Research Institute, Kopenhagen, Novo Allé, DK-2880 Bagsvaerd

KASEMIR, H., Privatdozent Dr. med., Medizinische Universitätsklinik D-7800 Freiburg, Hugstetter Straße 55

KEEN, H., Dr., Unit for Metabolic Medicine, Guy's Hospital, London, SE1 9RT, Great Britain

KERP, L., Professor Dr. med., Abteilung für Klinische Endokrinologie der Medizinischen Universitätsklinik, D-7800 Freiburg, Hugstetter Straße 55

LECLERCQ-MEYER, VIVIANE, PH.D., Senior Assistant, Laboratoire de Médicine Experimentale Faculté de Médicine, Université Libre de Bruxelles, 115 Boulevard de Waterloo, B-1000 Bruxelles

LIEBERMEISTER, H., Professor Dr. med., Ärztlicher Direktor des Evang. Fliedner-Krankenhauses, D-6680 Neunkirchen (Saar)

LÖFFLER, G., Privatdozent Dr. med., Institut für Diabetesforschung, D-8000 München 40, Kölner Platz 1

LUFT, R., Professor Dr., Department of Endocrinology, Karolinska Hospital, S-104 01 Stockholm

MALAISSE, W.J., M.D., Agrégé, Chargé de cours en Chimie Pathologique, Directeur du Laboratoire de Médecine Experimentale, Faculté de Médecine, Université Libre de Bruxelles, B-1000 Bruxelles

MARKUSSEN, J., Dipl.-Ing. Novo Research Institute, Kopenhagen, Novo Allé, DK-2880 Bagsvaerd

MÖLLERING, MARGARETE, DR., Kinderklinik und Poliklinik der Universität, D-5300 Bonn 1, Adenauerallee 119

SCHADEWALDT, H., Professor Dr. med., Direktor des Instituts für Geschichte der Medizin der Universität Düsseldorf, D-4000 Düsseldorf, Moorenstr. 5

SCHLICHTKRULL, J., Dr. scient., Novo Research Institute, Kopenhagen, Novo Allé, DK-2880 Bagsvaerd

SCHÖFFLING, K., Professor Dr. med., Zentrum der Inneren Medizin der Johann Wolfgang Goethe-Universität, Abteilung für Endokrinologie, D-6000 Frankfurt/Main, Theodor Stern-Kai 7

SCHWEDES, U., Dr. med., Zentrum der Inneren Medizin der Johann Wolfgang Goethe-Universität, Abteilung für Endokrinologie, D-6000 Frankfurt/Main, Theodor Stern-Kai 7

SCRIBA, P.C., Professor Dr. med., Leitender Oberarzt, II. Medizinische Klinik der Universität, D-8000 München 2, Ziemssenstr. 1

SUNDBY, F., Dipl. Ing., Novo Research Institute, Kopenhagen, Novo Allé, DK-2880 Bagsvaerd

USADEL, K.-H., Privatdozent Dr. med., Zentrum der Inneren Medizin der Johann Wolfgang Goethe-Universität, Abteilung für Endokrinologie, D-6000 Frankfurt/Main, Theodor Stern-Kai 7

WEISS, L., Dr. med., Oberarzt, Institut für klinische Chemie, Schwabinger Krankenhaus, D-8000 München 40, Kölner Platz 1

ZIMMERMANN, H., Professor Dr. med., Direktor an der 2. Medizin. Klinik der Universität, D-4000 Düsseldorf 1, Moorenstr. 5

Inhaltsverzeichnis

Der experimentelle Diabetes. Von K.H. Usadel, U. Schwedes und K. Schöffling. Mit
2 Abbildungen 521

Die Geschichte des Diabetes mellitus

Von

HANS SCHADEWALDT

Einleitung

„Der Diabetes ist eine rätselvolle Krankheit." Diese Feststellung des antiken Arztes ARETAIOS VON KAPPADOZIEN (um 81—138 n. Chr.) besteht auch heute noch mit vollem Recht. Fast zwei Jahrtausende war die eigentliche Ursache dieses merkwürdigen Leidens im Dunkeln geblieben. Endlich glaubte man, mit der Entdeckung des Pankreasdiabetes im Jahre 1889 und der Einführung des Insulins in den Arzneischatz ab 1922 die Ursache und die ätiologische Therapie des Diabetes gefunden zu haben. Da traten auf der Basis des neu erworbenen Wissens auch wieder neue Probleme auf, die der Forschung neue Rätsel aufgaben. Es sei nur an die Insulinresistenz, die Wirkungsweise des Pankreashormons im Fett- und Kohlenhydratstoffwechsel und neuere Erkenntnisse der Pathologie und Elektronenmikroskopie erinnert. Auch die Tatsache, daß ARETAIOS im 1. nachchristlichen Jahrhundert noch davon sprechen konnte: *„ (der Diabetes) ist bei den Menschen auch ganz und gar nicht häufig",* während 1964 auf dem 5. Kongreß der „International Diabetes Federation" in Toronto PAUL S. ENTMACHER und HERBERT H. MARKS feststellten, daß in vielen Ländern der Welt heute bereits ein Diabetiker auf 900 gesunde 25jährige Menschen kommt und dieser Quotient bei 25—44jährigen auf 1:200, bei 45—64jährigen auf 1:50 und bei über 65jährigen sogar auf 1:20 ansteigt, gab zu weitschichtigen Überlegungen Anlaß, ohne daß bis heute die außergewöhnliche Vermehrung der Diabetesfälle in aller Welt bis ins einzelne geklärt werden konnte.

Die Diabetesforschung hat in den letzten Jahrzehnten eine Literaturflut entstehen lassen, die ein Einzelner nicht mehr bewältigen kann. Den letzten Versuch hierzu unternahm mein Freiburger Lehrer JOSEPH SCHUMACHER (1902—1966), der 1961 auf der Basis jahrzehntelanger Literaturstudien den „Index zum Diabetes mellitus" zusammenstellte. Schon der Abschnitt „Literatur zur Geschichte" umfaßte darin vier enggedruckte Seiten mit reinen Titelangaben, auf die hier als weiterführende Sekundärliteratur verwiesen sei (SCHUMACHER, 1961, S. 61—64). Dem Index hat er eine ebenso ausführliche Einführung vorangestellt (SCHUMACHER, 1961, S. 1—34). Auf zwei im „Index" erwähnte medizinhistorische Werke sei indes noch einmal aufmerksam gemacht, da es sich bei diesen um monographische Darstellungen handelt.

Der Direktor des „Diabetic Center" von Athen NIKOS S. PAPASPYROS hatte 1952 ein relativ schmales Buch "The History of Diabetes mellitus" erscheinen lassen, das eine gute Übersicht über die Geschichte der Zuckerkrankheit gab. Eine erweiterte und revidierte zweite Auflage erschien 1964. Nach wie vor von Wert ist auch die Arbeit von MAX SALOMON (1837—1912), der 1871 eine „Geschichte der Glycosurie von HIPPOKRATES bis zum Anfang des 19. Jahrhunderts" verfaßte. Aus der Fülle, der seit Publikation des „Index Diabeticus" 1961 erschienenen medizinhistorischen Literatur, seien hier nur die Monographien von GÜNTHER WOLFF (geb. 1922) „Zucker, Zuckerkrankheit und Insulin" (1955) und das mehr für die breite Öffentlichkeit bestimmte Buch von ERWIN LAUSCH „Diabetes, Siege, Hoffnung und immer neue Rätsel" (1971) erwähnt.

Die älteren Historiographen des Diabetes haben es — wie übrigens auch noch die meisten Autoren unserer Tage — vorgezogen, die Geschichte der Zucker-krankheit rein chronologisch darzustellen. Von einigen Autoren wurde indes der Versuch gemacht, wenigstens die großen Perioden zusammenzufassen und gegeneinander abzugrenzen. MEINDL zum Beispiel hat eine Unterteilung der Dia-betesgeschichte in eine solche der außereuropäischen Völker und des Abendlandes vorgenommen und diese wiederum in ein Zeitalter der Antike, Ostroms, der Araber, des Mittelalters und der Zeit des PARACELSUS unterteilt, worauf er ein Zeitalter des sog. „Diabetes anglicus", eine therapeutische Ära und eine Epo-che der Erforschung der patho-physiologischen und chemischen Stoffwechsel-zusammenhänge folgen ließ. FREDERICK MADISON ALLEN (1879—1964) hatte 1919 vier Perioden vorgeschlagen, die älteste, bezeichnete er als die *Periode der klini-schen Beschreibung* des Krankheitsbildes, die er von der Antike bis ins 17. Jahrhun-dert ansetzte; die zweite als *diagnostische Periode,* als deren Beginn er die Ent-deckung des süßen Geschmacks im Harn durch THOMAS WILLIS (1621—1675) im Jahre 1674 und als deren Höhepunkt er die Erkennung dieser süßen Materie als Zucker durch MATTHEW DOBSON (1745—1784) 1776 betrachtete; die dritte Periode nannte er die der *empirischen Behandlung,* ihren Kulminationspunkt erreichte sie nach seiner Auffassung mit der von JOHN ROLLO (gest. 1809) eingeführten Fleischdiät; und die letzte, die *experimentelle Periode,* begann mit den Arbeiten von CLAUDE BERNARD (1813   1878) über Probleme des Zuckerstoffwechsels im Jahre 1847 (PAPASPYROS, S. 1).

Ebenfalls ein Viererschema, aber eine etwas andere Einteilung, empfahl J. POULET. GERFIELD GEORGES DUNCAN (geb. 1901) gab den einzelnen Abschnitten 1951 die Namen ihrer hervorragendsten Vertreter, so bezeichnete er die Zeit von 1898—1914 als *Naunyn-Ära,* von 1914—1922 als *Allen-Ära,* von 1922—1936 als *Banting-Ära,* von 1936—1943 als *Hagedorn-Ära* und von 1943—1951 als sog. *Best-Ära* (DUNCAN, 1951, S. 9ff.; J. P. H. HOFFMANN, S. 2).

Im Gefolge dieser Überlegungen kristallisierte sich bereits bei den Vorarbeiten zum Drehbuch des ersten historischen Diabetesfilmes der Farbwerke Hoechst, der im Jahre 1966 uraufgeführt wurde, heraus, daß eigentlich die chronologische Darstellung als solche im Rahmen der Geschichte des Diabetes nicht tunlich war, sondern daß man versuchen sollte, eine sog. „*Sanduhrform"* zu konzipieren. Drei voneinander völlig unabhängige Forschungsrichtungen schienen es nämlich zu sein, die erst in den letzten Dezennien des 19. Jahrhunderts zusammenliefen und, sozusagen die Enge der Sanduhr bezeichnend, in der Entdeckung des Insulins 1921 kumulierten. Dies war einmal die *klinische Symptomatik,* zum anderen die *pathologisch-anatomischen Befunde,* fußend auf der Entdeckung der Funktion des Pankreas, und die Entwicklung der *Biochemie,* die zu einem allmählichen Verständnis der Stoffwechselvorgänge im Organismus führten. Klinik, Pathologie und Biochemie waren also die drei Zweige, aus denen die moderne Diabetesfor-schung entstanden ist (SCHADEWALDT, 1968). So soll im folgenden versucht wer-den, im Rahmen dieser historischen Darstellung die *klinische Symptomatik,* die *anatomischen und pathologischen Befunde am Pankreasorgan* und die *Entwicklung der biochemischen Erkenntnisse* nacheinander zu erörtern und dann, beginnend mit dem Insulin, auf die modernen Antidiabetika einzugehen.

Terminologie

Wenn man davon ausgeht, daß der antike Arzt ARETAIOS (um 81 bis um 138 n.Chr.) etwas früher gelebt hat als GALEN (129—199), dann hätte dieser ärztliche Schriftsteller zum ersten Mal den Ausdruck „*Diabetes*" gebraucht. Er steht — wir zitierten eingangs den Satz — zu Beginn der eindrucksvollen Krankheitsschilderung, bei der allerdings bis heute noch nicht entschieden ist, ob es sich um einen *Diabetes mellitus,* für den vieles spricht, oder um einen *Diabetes insipidus* gehandelt haben dürfte. ARETAIOS erklärte:

> „Und daher hat auch, wie ich glaube, die Krankheit den Namen Diabetes erhalten, als wenn sie ein Weinheber (Siphon) wäre, weil nämlich die Flüssigkeit nicht im Körper bleibt, sondern den Menschen wie eine Röhre benutzt, durch welche sie abfließen kann." (ARETAIOS, S. 133; SCHADEWALDT, 1968).

Auch ARETAIOS' Zeitgenosse GALEN benutzte den gleichen Ausdruck, und auch er scheint empfunden zu haben, daß der Begriff „*Diabetes*" noch keineswegs bei allen Ärzten seiner Epoche als bekannt vorausgesetzt werden konnte. Denn er fügte seiner Darstellung hinzu, daß man diese Krankheit nicht nur *Diabetes,* sondern auch Diárrhoia eís oúra, also *Harndurchfall,* oder Hýderos eís amída *Nachttopfwassersucht* nennen würde, was bald in die gesamte ärztliche Literatur in der lateinischen Form des *Hydrops ad matulam* einging (GALEN, Bd. 7, S. 394; SALOMON, S. 493). Schließlich kannte GALEN auch noch eine dritte Bezeichnung Dípsakos, die *Durstkrankheit,* die treffend eines der wichtigsten Symptome des Diabetes wiedergab (GALEN, Bd. 7, S. 394). Auch fast alle anderen antiken Autoren, die sich mit diesem eigenartigen, in Griechenland damals wohl relativ seltenen Krankheitsbild beschäftigten, glaubten, zusätzliche Erläuterungen geben zu müssen, wenn sie von dem Diabetes sprachen. So betonte RUFUS VON EPHESOS (um 98—117 n.Chr.), also wohl ein Zeitgenosse ARETAIOS und des GALEN, eine Ähnlichkeit des Krankheitsbildes mit der sog. Leientería, der Darmruhr, und schlug deshalb als zweite Bezeichnung Leiouría, also *Harnruhr* vor (RUFUS, S. 35; SCHUMACHER, 1961, S. 2). GALEN und RUFUS haben somit zwei praktisch synonyme Bezeichnungen für den, wie sie meinten, schnellen Durchfluß von Flüssigkeit durch den Körper neben dem offensichtlich älteren Begriff „*Diabetes*" erwähnt. Noch CASSIUS FELIX (5. Jh. n.Chr.), der um 447 n.Chr. sein Werk über die Medizin niedergeschrieben haben dürfte, glaubte, den Begriff Diabetes näher erläutern zu müssen. Er sagte:

> „Die Krankheit wird von den Griechen Diabetes genannt, da ja tatsächlich alsbald nach dem Trinken die Flüssigkeit wegen der Porosität der inneren Organe durch die Harnwege wieder entleert wird, so als ob sie durch einen leeren Raum stürze."

Erst in einer glücklicherweise erhalten gebliebenen Schrift über die akuten und chronischen Krankheiten des byzantinischen Arztes CAELIUS AURELIANUS aus dem 5. nachchristlichen Jahrhundert erfahren wir in einem Abschnitt über die Wassersucht etwas über den offensichtlichen Wortschöpfer. Dort heißt es nämlich:

> „Apollonios von Memphis erklärte, daß eine Form von Wassersucht durch Zurückhaltung von Flüssigkeiten ausgezeichnet ist und eine andere Form durch die Unfähigkeit, Wasser zurückzuhalten, so daß, was der Patient auch immer trinkt, dies unmittelbar, als wenn es ein Rohr passiere, ausgeschieden wird, und er behauptet in Übereinstimmung mit den meisten Ärzten, daß derjenige Typ der Wassersucht, der zur Retention führt, in drei verschiedenen Formen auftritt. Aber DEMETRIOS VON APAMAIA hat diese Krankheit besser von der Wassersucht unterschieden, bei der alles, was getrunken wird, sofort wieder im Urin erscheint, und er hat diese Diabetes genannt."

Da DEMETRIOS VON APAMAIA ein Nachfolger des alexandrinischen Arztes ERASISTRATOS im 3. vorchristlichen Jahrhundert war, darf man feststellen, daß dieser Begriff offensichtlich schon aus dieser Epoche stammt und daß damals schon zwischen zwei grundverschiedenen Typen von „*Hydrops*" unterschieden wurde, einem, der Wasser im Körper zurückhielt, und einem anderen, der zur sofortigen Ausscheidung der Flüssigkeit führte, ein „*Hydrops cum et sine reten-tione*".

Neben den bisher erwähnten Begriffen taucht schließlich im 1. nachchristlichen Jahrhundert bei dem römischen Arzt SCRIBONIUS LARGUS in den etwa im Jahre 17 n.Chr. entstandenen „Compositiones medicamentorum" unter den Magen-krankheiten ein neuer Begriff Enkausis auf, was soviel wie „*Verbrennung*" bedeu-tet und auch in dem lateinischen Text des Traktats mit diesem griechischen Begriff bezeichnet wird. Da es sich dabei um eine Krankheit handelt, die alle Säfte des Magens austrockne und die Kranken zwinge, ganze Krüge voll Wasser zu trinken, ohne auch nur im geringsten damit ihren Durst löschen zu können, ist damit wohl sicher der Diabetes bzw. der „Dipsakos", die Durstkrankheit der griechischen Ärzte gemeint (ORTH). Dagegen hat sich der Begriff „*Dipsakos*", die Durstkrankheit, erhalten und ist außer bei GALEN bei AETIOS, ALEXANDER VON TRALLES und PAULOS VON ÄGINA nachzuweisen (ORTH). Der Begriff selbst wurde übrigens von ARETAIOS darauf zurückgeführt, daß man nach dem Biß einer „*Dipsas*" genannten Schlange von einem ungeheuren Durst geplagt würde (ARETAIOS, S. 134). Doch hat sich schließlich der Begriff *Diabetes*, aus dem 2. vorchristlichen Jahrhundert stammend, schnell durchgesetzt und ist heute in aller Welt gebräuchlich.

Nur in der deutschen Sprache hat sich neben dem allgemein akzeptierten Begriff *Diabetes* die Bezeichnung *Zuckerharnruhr* oder *Zuckerkrankheit* entwik-kelt, die natürlich erst entstehen konnte, nachdem als entscheidendes Symptom der Zuckergehalt des Urins festgestellt worden war.

Klinische Symptomatik

Es ist überraschend, daß sich im Corpus Hippocraticum kein einziger Hinweis auf den Diabetes findet. Weder kommt der offensichtlich erst im 2. vorchristlichen Jahrhundert von DEMETRIOS VON APAMAIA eingeführte Fachausdruck im Corpus Hippocraticum vor, noch findet sich irgendwo unter den zahlreichen, außer-ordentlich subtilen Krankenschilderungen irgendeine Darstellung des Verlaufs einer Zuckerkrankheit. Dies hat bis zum heutigen Tage die Medizinhistoriker überrascht. Man muß aber darauf verweisen, daß offensichtlich der Diabetes in der Antike relativ selten diagnostiziert worden ist. Selbst GALEN berichtet, daß er nur zwei Fälle in seinem Leben gesehen habe, und auch ARETAIOS erwähnte, daß diese Krankheit nicht häufig bei den Menschen vorkäme.

Aber nicht nur im Corpus Hippocraticum, auch in den ägyptischen medizinischen Papyri, die vor einigen Jahren von HERMANN GRAPOW (1885—1967) in bewundernswürdiger Weise ediert und kommentiert worden sind, findet sich kein Hinweis auf eine Krankheit, die dem Diabetes ähneln würde. Freilich gibt es in diesen medizinischen Schriften, insbesondere im Papyrus Ebers, der um 1550 v.Chr. entstanden sein dürfte, eine Reihe von Rezepten, die einen sog. „Überfluß an Harn" beeinflussen sollten (DEINES, GRAPOW u. WESTDENDORF, Bd. 4, 1, S. 134f.). Die Auffassung von verschiedenen Autoren, daß es sich dabei um Rezepte gegen einen Diabetes handeln würde, sind jedoch durch keinerlei spezifisch-klinische Hinweise in den Papyri selbst abgesichert (PAPASPYROS, S. 4; WOLFF, 1955; HOLSCHER und KENDE, S. 23; OTTEN, S. 10).

Wesentlich anders ist dieses Problem in der altindischen Sanskritmedizin, etwa in den Lehrbüchern der *Susruta, Charaka* und *Vagbhata*, zu beurteilen. In diesen berühmten medizinischen Schriften, die etwa in der Zeit zwischen 300 v.Chr. und 600 n.Chr. entstanden sein dürften, deren genaue chronologische Einordnung jedoch bis heute sehr schwierig ist, erscheinen immer wieder Hinweise auf spezifische Erkrankungen, bei denen ein *Zuckerrohrharn* (Iksumeha) oder

ein *Honigharn* (Madhumeha) zu konstatieren seien, wobei nicht nur die zusätzlichen Hinweise auf eine „Hastimeha, d.h. einen *Harnfluß wie bei einem brünstigen
Elefanten"* oder die Beobachtung, daß Ameisen und Insekten zu einem derartigen Harn hineilen würden, Indizien für echte diabetische Krankheitsfälle sind
(SCHUMACHER, 1961, S. 4; L.L. FRANK).

Die Frage, ob die altindischen Ärzte bereits den Zuckergehalt des Diabetikerharns erkannt haben, ist allerdings bis heute umstritten (CHRISTIE; MEINDL, S.
5 ff.; SALOMON, S. 520; SECKENDORF; R.F.G. MÜLLER, 1942; L.L. FRANK). Häufig
wurden die Harnstörungen mit Fettsucht in Verbindung gebracht. Daß auch
manche der heute so geläufigen Komplikationen bereits im altindischen Schrifttum erwähnt wurden, sei nur am Rande vermerkt. So tauchen in allen drei
Werken Erwähnungen von Abszessen und Karbunkeln auf, die mit den Harnvarie-
täten in Verbindung gebracht wurden, und zunehmende Müdigkeit und Schlapp-
heit sowie die Hinweise, daß in späteren Stadien Atemnot, Somnolenz und Erbrechen hinzutreten können, haben dazu geführt, darin (PAPASPYROS, S. 4f.) Erscheinungen der Ketose und des Koma diabeticum zu vermuten. So sprechen
sehr viele Argumente für die Kenntnis des Diabetes in der altindischen Medizin.
Es bleibt allerdings nach wie vor merkwürdig, daß diese Erkenntnisse aus der
indischen Medizin nicht auf die griechische übergegangen sind.

Ob dagegen die Auffassung von BARACH zu Recht besteht, daß schon vor über 1700 Jahren
Chinesen und Japaner den Urin des Diabetikers als süß erkannt hätten, so daß er Hunde heranlockte,
eine Behauptung, die ohne Quellenangabe gebracht wurde und auch von PAPASPYROS (S. 5) kritiklos
übernommen wurde, muß dahingestellt bleiben.

Gegen eine Kenntnis des Zuckerharns spricht die Vernachlässigung der Harndiagnostik bei den Chinesen (MEINDL, S. 19). 1973 machte jedoch GARRY J.
TEE darauf aufmerksam, daß im chinesischen Schrifttum schon um 750 ein spezieller Traktat über Diabetes von LI HSÜAN verfaßt worden sei. Der Autor hatte
wiederum eine ältere Quelle von CHEN CHHÜAN (gest. 643) benutzt. Wie JOSEPH
NEEDHAM (geb. 1900) und LU GWEI-DJEN 1970 nach dem Studium dieses Werkes
feststellten, soll darin tatsächlich ein Hinweis auf die Süße von Diabetikerurin
zu finden sein, die die Autoren durchaus mit der Beobachtung von WILLIS im
Jahre 1674 vergleichen.

Während alle posthippokratischen ärztlichen Autoren den Begriff „Diabetes"
bei der Beschreibung einschlägiger Krankheitsbilder zumindest mitbenutzten, fehlt
dieser Terminus in der ersten klassischen Schilderung von AULUS CORNELIUS
CELSUS (25 v.Chr. bis 50 n.Chr.), in der davon die Rede ist, daß dann, wenn
der Urin das Getrunkene übersteige und schmerzlos gelassen werden könne,
Auszehrung und Gefahr bevorstehe. In solchen Fällen sei es nötig, sich Bewegung
zu verschaffen und Massagen durchzuführen, möglichst in der Sonne oder am
Feuer. Der Urin sei eher dünnflüssig, wenn er aber dicker würde, dann müßte
die körperliche Betätigung und die Massage verstärkt werden. Auch seien alle
Mittel zu meiden, die gewöhnlich Urin treibend wirkten. Dagegen legte CELSUS
großen Wert auf eine Einschränkung der Nahrung und auf den Genuß von
saurem Wein, aber auch davon sollte möglichst wenig getrunken werden. Die
im einzelnen angeführten Symptome waren die *Polyurie* ohne spastische Beschwerden, der *Marasmus* im fortgeschrittenen Stadium der Erkrankung und wohl auch
die *Lebensgefahr* im Koma. Sehr richtig hatte CELSUS bereits zwei Kardinalforde-
rungen auch der modernen Diabetesbehandlung aufgestellt, daß nämlich körperliche Bewegung zu fordern sei und die Diät adäquat eingestellt werden müsse.
Alle diese Symptome lassen die Diagnose Diabetes mellitus als ziemlich sicher
erscheinen.

Wir erwähnten schon, daß GALEN, der Arzt, der das gesamte antike medizinische Wissen kodifiziert und kommentiert hat, und dessen Werke die Heilkunde in den nächsten 1500 Jahren maßgebend beeinflußten, nur zwei Diabetiker gesehen hat, wie er selbst angab. Erstmals vermutete GALEN als Ursache dieser merkwürdigen Krankheit eine Affektion der Niere. Das Organ würde eine ähnliche Schwäche aufweisen wie Magen und Darm bei der „Leienterie", die GALEN mit dem Diabetes verglich, und ebenso wie sich bei der Magen-Darm-Erkrankung häufig ein Heißhunger einstelle, weil der Magen nach Füllung verlange, ebenso würde, wohl im Sinne des antiken „Horror vacui", die Niere nach Flüssigkeit lechzen, aber sie könne nur unverändertes Getränk ausscheiden (GALEN, Bd. 8, S. 394ff.). Damit hatte GALEN erstmals den Diabetes an das Ausscheidungsorgan des Harns, die Niere, fixiert, und jahrhundertelang sollte nunmehr die These immer wieder vertreten werden, daß die Ursache des Diabetes in einer Nierenatonie liegen müsse.

Die hervorragendste Beschreibung der klinischen Symptome des Diabetes lieferte jedoch ARETAIOS VON KAPPADOZIEN, gest. um 138 n.Chr., der eindeutig hervorhob, daß der Sitz und der Ursprung des ungeheuren Durstes im Magen zu suchen seien, und daß es sich bei den Veränderungen an Niere und Blase, die er nicht negierte, sozusagen um Sekundäreffekte handeln müsse. An einer anderen, früheren Stelle in seinen Werken erscheint die klassische Schilderung des Diabetes, die in verschiedenen Arbeiten ausführlich erörtert wurde (GEMMILI; HENSCHEN; LEOPOLD; LESKY; REED; SALOMON, S. 491ff., MANN; MEINDL, Anhang S. 10; OTTEN, 1966, S. 20; SCHADEWALDT, 1968).

Da nach ARETAIOS' Ansicht die Hauptursache der Erkrankung im Magen liege und als Hauptsymptom der quälende Durst zu betrachten sei, müsse man als Arzt alles daran setzen, den Durst zum Verschwinden zu bringen. Daher solle man den Magen mit Hilfe bestimmter, von ARETAIOS „Hiera" genannter, also wohl altehrwürdiger Purgantia reinigen und Kataplasmen mit wohlriechenden Aromatika auf die Magengegend auflegen. Auf die Diät wird großer Wert gelegt.

Alle auf GALEN folgenden ärztlichen Autoren der byzantinischen Zeit haben die Vorstellungen von GALEN übernommen, indem sie immer wieder auf den Sitz des Diabetes in der Niere hinwiesen, und in ganz ähnlicher Weise wie GALEN austrocknende, die Feuchtigkeit im Körper beseitigende Medikamente empfahlen (ORIBASIOS, RUFUS, AETIOS VON AMIDA, ALEXANDER VON TRALLES, PAULOS VON AEGINA).

Immerhin hat der schon ins Mittelalter weisende, im 13. Jahrhundert lebende oströmische Arzt JOHANNES AKTUARIOS (gest. 1283), auch wenn er sonst die Galensche Vorstellung übernahm, zwei zu Dogmen gewordene Lehrmeinungen der Antike nicht mehr überliefert. Er war nicht mehr der Auffassung, daß der Diabetiker mehr Harn ausscheide als er trinke, daß also die „Macies", der Marasmus, auf eine Einschmelzung von „Fleisch und Fett" zurückzuführen sei, sondern er glaubte, daß Flüssigkeitsaufnahme und Harnausscheidung sich die Waage hielten, und er war nicht mehr davon überzeugt, daß es sich beim Diabetikerharn um unverändert aufgenommenes Getränk handeln würde, was er mit der wechselnden Farbe des gelassenen Harns zu erklären versuchte. Überraschend bleibt, daß keiner der bisher erwähnten Ärzte, auch AKTUARIOS nicht, der eine der ersten Monographien über die Uroskopie (die Harnschau) verfaßt hat und differenzierte Angaben über die Diagnostik aus dem Harn machte, den süßen Geschmack des Diabetikerharns erkannt hat.

Auch die die Antike ablösenden, sog. islamischen Mediziner brachten in der Regel nichts wesentlich Neues. Sie alle — sei es RHAZES (um 850—923), AVICENNA (980—1037) oder AVENZOAR (um 1092—1162) — stützten sich auf GALEN und dessen Tradition. Einzig AVICENNA brachte insofern eine neue Komponente in die Diskussion, als er einmal eine arabische Bezeichung für Diabetes „Aldulab" einführte, was soviel wie Wasserrad bedeutet, und zum anderen zwischen der „Lubricitas renum", dem eigentlichen Diabetes der Griechen, und einer einfachen, harmlosen „Multitudo urinae" unterschied und damit vielleicht als erster die Differentialdiagnose zwischen Diabetes mellitus und Diabetes insipidus hat andeuten wollen (SCHADEWALDT, 1968; MEINDL, S. 35; HEINZEMANN, S. 5). AVICENNA wurden zwei zusätzliche Erkenntnisse zugeschrieben, einmal die Erwähnung weiterer Symptome außer der in der Antike bereits bekannten Trias Polydipsie, Polyurie und Marasmus, und zwar körperliche, seelische und sexuelle Schwäche, sowie das Auftreten von Karbunkeln und Gangrän, zum andern die angebliche Entdeckung der Süße des diabetischen Harns (SCHNEIDER).

Ebenso wie über die Frage, ob die alten Inder bereits den Zuckergehalt des Diabetikerharns gekannt haben, hat sich auch über dieses Problem der Wiederentdeckung des wichtigen Leitphänomens in den letzten Jahren eine lebhafte Diskussion entwickelt (BARACH; METTLER, S. 358; PAPASPYROS, S. 11; ACKERKNECHT, S. 144; POULET; SCHNEIDER; LEVINE; NOTELOVITZ). 1971 hat nun HANS JÜRGEN THIES in einer brillanten Studie darauf aufmerksam gemacht, daß die Ansicht, AVICENNA hätte bereits den süßen Geschmack des Diabetikerurins gekannt, auf einer Fehlübersetzung eines tunesischen Kollegen DINGUIZLI aus dem Jahre 1913 beruht, die jener in einer französischen Zeitschrift erscheinen ließ (RODIN; THIES, S. 27ff.). Durch eine Gegenüberstellung des ins Lateinische übersetzten Diabeteskapitels von AVICENNA mit der deutschen Übertragung von THIES, der dieser übrigens am arabischen Original nachgeprüft hatte, und der französischen Übersetzung von DINGUIZLI konnte THIES nachweisen, daß DINGUIZLI willkürlich den Passus, wo davon die Rede ist, daß ein Geruch des Harns, der zum Süßen tendiert, auf ein Überwiegen des Blutes im Harn hinwiese und daß Honigwasser gegen Harn abzugrenzen sei, veränderte, indem er in der Übersetzung meinte, daß beim Eintrocknen des Harns ein Rückstand von süßem Geschmack wie Honig übrigbliebe.

A. RESHEF wies im übrigen darauf hin, daß der berühmte jüdische Arztphilosoph MAIMONIDES (1135—1204) in seinen „Aphorismen" im Gegensatz zu den spärlichen zwei Beobachtungen von GALEN auf 23 Fälle von Diabetes verweisen konnte, von denen 20 männlich und 3 weiblich waren. MAIMONIDES wunderte sich bereits über die erstaunliche Häufung dieser Fälle, führte sie jedoch auf das warme Klima in Ägypten, wo er einen großen Teil seines Lebens verbrachte, und das „seifige" Wasser des Nils zurück (LEIBOWITZ, 1966, 1972).

Von nun an wurde in fast jeder Enzyklopädie der Medizin und in vielen Einzelschriften der Diabetes stets nach Galenschem Schema erwähnt. SECKENDORF hat allein für die Zeit von 1500—1670 100 Autoren angegeben, die sich mit dem Diabetes beschäftigt hatten.

Eine wesentliche neue Komponente in die Vorstellungen über den Diabetes brachte erst PARACELSUS (1493—1541) in die Diskussion. Er hatte sich in seinen Werken bereits vom alten Galenismus weitgehend entfernt und als erster mit der These, daß der Diabetes seine Ursache im Vorhandensein eines sogenannten „trockenen Salzes" habe, das sich wie der Tartarus im Weinfaß im Sinne seiner tartarischen Krankheiten an die Nieren hängen könne, einen neuen ätiologischen Standpunkt vertreten. Er hat eigentlich als erster die Idee vom Diabetes als einer allgemeinen Erkrankung und der Ursache der Krankheit in einer irgendwie veränderten Zusammensetzung des Blutes gesehen (PARACELSUS, Bd. 5, S. 103f. und 145; Bd. 11, S. 15f.). Dieses im Blut entstehende „Salz" sollte den Durst des Diabetikers verursachen, sein Ausfallen in der Niere und dann schließlich auch im Urin, wo PARACELSUS bereits Oktaederkristalle beobachten konnte (MEINDL,

S. 39; SALOMON, S. 304), sei auf ein Versagen eines Lebensregulators, des sog. „Archeus", zurückzuführen. In diesem Zusammenhang sprach PARACELSUS auch von einer „*Dulcedo*" des Harns (SECKENDORF), ohne daß er damit aber etwa einen zuckersüßen Geschmack gemeint hatte (PARACELSUS, Bd. 5, S. 103). Es scheint durchaus wahrscheinlich, daß PARACELSUS bei seinen Versuchen, dieses „Salz" durch Eindampfen aus dem Urin zu gewinnen, bereits Traubenzuckerrückstände gefunden hat (PAPASPYROS, S. 12). Auch wenn man PARACELSUS also nicht die Erkennung des Harnzuckers zuschreiben darf, bleibt unbestritten, daß seine Theorie von der Entstehung des Diabetes die weitere Forschung erheblich beeinflußte, und von der Niere als dem Ort der lokalen Entstehung der Krankheit den Blick auf das Blut und den allgemeinen Stoffwechsel hinlenkte.

Viele der Zeitgenossen und Nachfahren des PARACELSUS vertraten aber noch die alten Galenschen Auffassungen vom Sitz des Diabetes in der Niere und von der Ursache des Diabetes in einer Nierenerkrankung sowie von der überschießenden Urinproduktion, die im übrigen ein dem Getrunkenen identisches Produkt liefere, so etwa JEAN FERNEL (1497—1558), MARCELLO DONATI (1538—1602), ANDREAS CESALPINO (1519—1603) und viele andere. Auf der anderen Seite jedoch brach sich allmählich die von PARACELSUS zuerst vertretene Überzeugung Bahn, daß die Ursache des Diabetes in humoralen Faktoren, vor allem im Blute, zu suchen sei (HELMONT; DE LE BOE SYLVIUS; SALOMON, S. 510; MEINDL, S. 44).

Die Prüfung auf Süße des Harns hat offensichtlich erst WILLIS durchgeführt, der 1674 über die Entdeckung eines honigartigen Geschmackes im Urin berichtete. WILLIS, der darauf hinwies, daß der Diabetes früher eine seltene Krankheit gewesen sei, die zu seiner Zeit aber häufiger vorkam, hielt die Harnruhr ebenfalls für eine Bluterkrankung, fügte aber den schon bisher bekannten Symptomen den eigenartigen süßen Geschmack hinzu: „*quasi melle aut saccharo imbutam, mire dulcescere*". Der honigartige Geschmack im Urin sollte nach WILLIS auf einer Ausfällung von „Salz" und „Schwefel" im Blut beruhen, das wiederum durch vermehrtes Einströmen von flüssig gewordener Körpersubstanz eine Art Fäulnisprozeß durchmachte. Damit verband WILLIS antike Vorstellungen über die Korrumpierung des Blutes mit iatrochemischen, die in dem Versuch gipfelten, ganz bestimmte chemisch umschriebene Substanzen für die verschiedenartigsten Krankheiten verantwortlich zu machen. Der Durst und das Bedürfnis, stets große Mengen Flüssigkeit zu sich zu nehmen, seien durch das schnelle Ausscheiden der ins Blut einströmenden Säfte und der im Blut ausfallenden Salze zu erklären. Damit konnte auch die immer wieder beobachtete Abmagerung und der Kräfteverfall durch Schwund des Körpergewebes erklärt werden. Die Therapie mußte folgerichtig darin bestehen, das Ausfallen von „Salz" und „Schwefel" zu verhindern, wofür sich ihm eindickende Mittel, wie Reis und bestimmte Gummipräparationen, sowie eine Milchdiät und vor allem auch alkalische Kalkwässer als geeignet erwiesen.

Die Entdeckung des zuckersüßen Geschmacks im Urin sollte unmittelbare Folgen haben, auch wenn es erst ein Jahrhundert später dem englischen Chemiker MATTHEW DOBSON (1745—1784) 1776 gelang, aus diabetischem Harn einen Rückstand zu gewinnen, der im Geschmack dem braunen Zucker gleichkam. Denn von nun an fiel auf, daß nicht alle Fälle von „*Harnruhr*" das von WILLIS angegebene Symptom zeigten, und als erster hat MICHAEL ETTMUELLER (1644—1683) in seinen im Jahre 1685 posthum erschienenen „Opera" zwischen einem „*Diabetes notha*" und einem „*Diabetes vera*" unterschieden, wobei er — im Gegensatz zu unserem Sprachgebrauch — diesen Begriff feminin benutzte. „Diabetes notha" zeigte die typischen Symptome der süßen Harnruhr, die bei „Diabetes vera" fehlten (ZANDER, S. 44ff.). Diese Differenzierung von falschem und echtem Diabetes findet sich dann auch 1711 bei MICHAEL BERNHARD VALENTINI (1657—1729) (VEITH).

Zur weiteren Differenzierung trug zweifelsohne, neben der Erkennung des honigsüßen Geschmacks bei bestimmten Diabetikern, auch die Tatsache bei, daß 1763 FRANÇOIS BOISSIER DE SAUVAGES (1706—1767) im Sinne der Pflanzensystematik von CARL VON LINNE (1707—1778) auch eine Systematik der Krankheiten erarbeitete, und darin 7 Diabetesarten aufführte.

Angeregt durch SAUVAGES Systematik hat dann auch JOHANN PETER FRANK (1745—1821) 1794 die Unterscheidung in 3 unterschiedliche Diabetesgattungen, die er „Diabetes insipidus seu spurius", „Diabetes mellitus seu verus" und „Diabetes decipiens" (die täuschende Harnruhr) nannte, übernommen (MAIWALD).

Das Adjektiv „insipidus" verwandte indes schon WILLIAM CULLEN (1709—1790) 1769, der den Diabetes unter die Gruppe der Neurosen rechnete, und diejenige Form, bei der sich eine süße Substanz im Harn auffinden ließ, mit dem lateinischen Adjektiv „Diabetes mellitus", die andere, wo ein derartiger Stoff zu fehlen schien, mit dem Begriff „insipidus" (geschmacklos) belegte. Daß CULLEN im übrigen neben der Niere als Sitz und Entstehungsort der Krankheit auch noch die Leber erwähnte, sei am Rande bemerkt.

Mit der klaren Einteilung von FRANK begann endgültig die Differenzierung dieser beiden Harnruhrformen. Fast alle übrigen Autoren, die sich in jener Zeit mit dem Diabetes beschäftigten, brachten nichts Neues. Mit der Abgrenzung des Diabetes mellitus vom insipidus und der wenige Jahrzehnte vorher erfolgten Erkennung des süßen Rückstandes im Diabetikerharn als Zucker durch DOBSON war die im Grunde bis heute gültige klinische Symptomatik geschaffen. Den antiken Symptomen gesellte sich die Glykosurie hinzu.

Was jedoch die klinische Symptomatik des Diabetes betrifft, so sind hier noch zwei bedeutende Erkenntnisse zu erwähnen. 1880 unterteilte ETIENNE LANCEREAUX (1829—1910), der sich seit 1877 intensiv mit dem Diabetes beschäftigt hatte und schon erste Beziehungen zum Pankreas vermutete, zwei unterschiedliche Diabetestypen: den „diabète maigre" und den „diabète gras". LANCEREAUX hatte die Erfahrung gemacht, daß der „diabète gras" relativ leicht auf eine adäquate Diät ansprach, während der „diabète maigre" sich trotz aller Therapiebemühungen unheilvoll weiterentwickelte (POULET).

1874 hatte ADOLF KUSSMAUL (1822—1902) über eine „eigentümliche Todesart bei Diabetischen" berichtet. Er hatte seit 1872 sehr intensiv drei Fälle von akutem Diabetes verfolgen können, die alle letal endeten, und bei denen er eine „Dyspnoe" besonderer Art, die heute als sog. Kußmaulsche große Atmung seinen Namen trägt, eine beschleunigte Herztätigkeit, erhebliche Unruhe mit Stöhnen und Schreien sowie Jaktationen und im Endzustand ein Dahindämmern erlebte, wie er es bisher nur im urämischen Koma beobachten konnte. Im Hinblick auf die Ähnlichkeiten des Krankheitsbildes, das auf der anderen Seite aber durch die große Atmung sich wesentlich von der Urämie unterschied, nannte er es „diabetisches Koma", und hat damit ein weiteres wichtiges klinisches Symptom in die Diabetologie eingeführt, das zu seiner Zeit praktisch das nahende Ende anzeigte, heute jedoch glücklicherweise häufig beherrscht werden kann. Fast immer war bei derartigen Kranken im übrigen ein apfel- oder veilchenähnlicher Geruch zu verspüren, den erstmals WILHELM PETTERS (1820—1875) 1857 auf im Diabetikerharn nachgewiesenes Azeton zurückführen konnte. JOSEPH KAULICH (1830—1886) konnte 1860 diese Beobachtung bestätigen und entwarf zuerst das klinische Bild der Azidose.

Doch sei noch angemerkt, daß bereits 1711 VALENTINI einen Krankheitsfall beschrieb, bei dem der Körper des Patienten einen durchdringenden Geruch abgab, der sich auch im gelassenen Urin wiederfand. Komaähnliche Krankheitsbilder hatten vor Kussmaul auch schon William Prout (1785—1850) 1842, Henry Marsh (1790—1860) 1854 und im gleichen Jahr Theodor von Dusch (1824—1890) beschrieben.

Anatomische und pathologische Befunde

Während Aretaios in der Antike den Diabetes auf eine Grundkrankheit des Magens zurückführte, und sein Zeitgenosse und Widersacher Galen die Niere in den Mittelpunkt des Krankheitsgeschehens stellte — seine Theorie sollte jahrhundertelang die Medizin beherrschen —, wurde seit Thomas Sydenham (1624—1689) wieder der Verdauungstrakt stärker als möglicher Ort der Entstehung der diabetischen Störungen berücksichtigt, daneben aber, etwa von Richard Mead (1673—1754), die Leber als eigentlicher Sitz der Erkrankung angesehen, während Cullen das gesamte Nervensystem als Auslöser der Erkrankung betrachtete und den Diabetes unter die Neurosen einreihte. Dasjenige Organ jedoch, das des Rätsels Lösung in sich barg, das Pankreas, blieb praktisch bis zum 19. Jahrhundert, jedenfalls in bezug auf die Diabetesforschung, unbeachtet (Schadewaldt, 1964; Schirmer; E. Ebstein, 1924; M. Frank, 1916).

Zweifelsohne war das Pankreas bereits den in Alexandrien wirkenden griechischen Ärzten Herophilos (325—280 v. Chr.) und Erasistratos (310—250 v. Chr.) bekannt, deren Schriften allerdings nur durch Galen überliefert worden sind. Der berühmte Pergamener Arzt gab im übrigen auch an, daß Rufus und vor ihm schon Eudemos um 300 v.Chr. dieses merkwürdige Organ gekannt hätten, aber über die Funktion war man sich nicht einig. Drei Theorien über ihre Funktion wurden diskutiert. Die alexandrinischen Ärzte scheinen — dies muß allerdings mit aller Vorsicht behauptet werden — die Annahme vertreten zu haben, daß gewisse Säfte, die dem Speichel sehr ähnlich seien, aus diesen Drüsen in die Eingeweide sezerniert würden — eine Theorie, die Galen jedoch für unwahrscheinlich hielt (Galen, Bd. 4, S. 646). Er selbst war der Auffassung, daß es sich bei diesen Drüsen nur um Fleischfüllkörper handeln würde, die entweder bestimmte Hohlräume, wie das bei der Ohrspeicheldrüse der Fall zu sein schien, ausfüllen oder allenfalls die an der Wirbelsäule liegenden Blutgefäße vor einem Druck des nach der Nahrungsaufnahme gefüllten Magens schützen könnten (Galen, Bd. 3, S. 344).

Die Hippokratiker hingegen sahen diese Drüsenkörper als eine Art Schwamm an, die Flüssigkeit aus dem Darm aufsaugen und sie dann allmählich ins Gekröse weitergeben würden (Galen, Bd. 8, S. 561). Bei der Verehrung, die der griechische Arzt ein Jahrtausend im Abendland genoß, ist es kein Wunder, daß die Galensche These von der vorwiegend mechanischen Schutzfunktion der Bauchspeicheldrüse sich wie ein roter Faden durch die medizinischen Werke des Mittelalters und der beginnenden Neuzeit zog. Das Organ wurde dabei häufig in Parallele zur Thymusdrüse gesehen, die allerdings beim Erwachsenen schnell atrophiert und sich in einen unscheinbaren Fettkörper umwandelt.

Im Volksmund wurde dieses Organ nun Bauchdrüse, große Magendrüse, Wampenbries, Gekrösedrüse oder Magenrücklein genannt (E. Ebstein, 1924; Höfler), und ihr Zweck auch von den Anatomen als Stütze (Fulcimentum) oder Kissen (Pulvinarium) betrachtet (M. Frank; Schadewaldt, 1964; Schirmer, S. 10; Claessen).

Da brachten zwei anatomische Entdeckungen neue Gesichtspunkte in die Diskussion: 1641 hatte Moritz Hofman (1622—1698) das erste Mal den „Ductus pancreaticus" beim Truthahn entdeckt. Kurze Zeit später gelang Johann Georg Wirsung (1600—1643) die Entdeckung des gleichen Ganges an einer menschlichen Leiche, aber er wußte damit eigentlich noch nichts anzufangen und wandte sich in einem Brief an seinen ehemaligen Pariser Lehrer Jean Riolan (1577—1657), um ihn über den Zweck dieses Ganges zu befragen. Da Wirsung kurze Zeit später im Verlaufe eines Duells getötet wurde, verfügen wir nur über diesen Brief und über eine, auf Wirsungs Geheiß gestochene Kupferplatte, auf der seine Entdeckung festgehalten ist (Schirmer, S. 14; Morgenstern).

Damit war die alte These vom Pankreas als ein fleischiges Stütz- und Füllorgan widerlegt, doch entspann sich nun ein langer Streit, ob dieser Gang dazu dienen würde — wie dies RIOLAN in seinem Antwortschreiben vermutete —, Flüssigkeit der Leber und der Milz aufzusaugen, daß das Pankreas also eine Art Filter wäre, in welchem der Chylus gereinigt werden könnte, oder ob aus der Drüse eine Flüssigkeit in den Darm durch diesen Gang sezerniert würde, wie dies THOMAS BARTHOLIN (1616—1680) vermutete. DE LE BOE nahm bald daraufhin mit Recht an, daß aus dem Blut in der Drüse selbst ein Saft entstünde, der an den Darm abgegeben und dort der Nahrung beigemischt werden sollte (GRAAF, S. 34). Das Interesse wandte sich nunmehr in der Tat diesem Saft zu, und REIGNIER DE GRAAF (1641—1673), ein Schüler DE LE BOES, stellte 1664 die ersten Experimente an, um Klarheit über seine Funktion zu erhalten (GRAAF, S. 65f.; METTLER, S. 126; SCHADEWALDT, 1964).

Auch ein zweiter Autor, BERNHARD SWALWE († um 1680), schrieb über diesen Fragenkomplex ein Buch, ohne wesentlich neue Experimente hinzuzufügen. Es war also in den letzten Dezennien des 17. Jahrhunderts klar, daß es sich beim Pankreas um eine Verdauungssaft sezernierende Drüse handeln müsse, doch war die Bedeutung weder des Organs noch seines Exkretes eindeutig geklärt. Immerhin hat dann das Organ 1798 von dem Anatomen SAMUEL THOMAS SOEMMERRING (1755—1830) die deutsche Bezeichnung „Bauchspeicheldrüse" erhalten, die sie bis zum heutigen Tage trägt.

Dieser Frage, welche Bedeutung nämlich das Pankreas für den tierischen Organismus habe, ging ab 1682 der in Schaffhausen geborene und später als Leibarzt in Düsseldorf und Professor in Heidelberg wirkende JOHANN CONRAD BRUNNER (1653—1727) nach, der mit Hilfe von ersten Unterbindungs- und Exstirpationsversuchen sich hierüber Klarheit zu verschaffen hoffte. Diese Experimente haben zweifelsohne zum Auftreten von passageren Diabetessymptomen geführt, aber BRUNNER hat sie nicht erkannt, sondern ist knapp an der Entdeckung des Pankreasdiabetes vorbeigegangen, der erst 200 Jahre später durch die Experimente von MERING und MINKOWSKI 1889 bewiesen werden konnte.

Eine eindrucksvolle Abbildung zeigte das Operationsverfahren. BRUNNER hat eindeutig die wichtigsten diabetischen Symptome, die Polydipsie, die Polyphagie und auch die Polyurie, beschrieben und erkannt, und er hat bereits bei der Sektion die Atrophie der exokrinen Anteile deutlich beschrieben.

BRUNNER glaubte mit seinen Experimenten bewiesen zu haben, daß das Pankreas ein entbehrliches Organ sei, und so ist es verständlich, daß sich die Forschung von der Bauchspeicheldrüse ab und anderen, offensichtlich interessanteren Gebieten zuwandte. So haben BRUNNERs eindrucksvolle Tierversuche die Pankreas- und Diabetesforschung fast 200 Jahre zum Sistieren gebracht (ZIMMERMANN, MAJOR).

100 Jahre nach BRUNNER hat 1775 der französische Arzt THEOPHILE DE BORDEU (1722—1776) wohl erstmalig die Ansicht vertreten, daß jedes Organ nicht nur über die Ausführungsgänge, sondern auch direkt in das Blut bestimmte Stoffe abgeben könne, die den ganzen Organismus beeinflussen würden. Diese nur sehr vorsichtig ausgesprochene Theorie hat dann JULIEN JEAN CESAR LEGALLOIS (1770—1814) in einer Dissertation gestützt, in der er feststellte, daß dem Blut offensichtlich bestimmte Wirkstoffe aus dem Körper beigemischt seien, die an anderen Orten als an denen ihrer Entstehung bestimmte Effekte auslösen würden. Freilich dauerte es dann noch bis zum Jahre 1878, bis der Anatom RUDOLF HEIDENHAIN (1834—1897) die Beeinflussung der Drüsensekretion durch bestimmte Nervenreize feststellte und damit die ältere, rein mechanische Theorie der Speichelentstehung widerlegte. Als dann erstmals WILLIAM MADDOCK BAYLISS (1860—1924) und ERNEST HENRY STARLING (1866—1927) 1904 ihre Theorie von der sog. „chemischen Regulation" der Sekretionsprozesse aufstellten, und ein Jahr später STARLING in einer berühmt gewordenen „Croonian Lecture" für diese chemischen Wirkstoff der „chemical messengers", den von W.B. HARDY vorgeschlagenen Ausdruck

„Hormon", von hormáo=ich sende aus, in die medizinische Terminologie einführte, war damit
der Kreis, der von den ersten Pankreasexstirpationsversuchen von BRUNNER bis zur Klärung der
Ursachen des Pankreasdiabetes führte, geschlossen.

Inzwischen gingen aber weitere Impulse nicht von der Anatomie, sondern
von der Pathologie aus. 1789 konnte THOMAS CAWLEY eindeutige diabetische
Symptome — wie Polyphagie, Polydipsie, Polyurie, Glykosurie, Marasmus und
Krämpfe, die heute wohl als komatöse angesehen werden müssen — beschreiben,
und er wies im Zusammenhang damit auf den bei der Sektion des Verstorbenen
aufgefundenen Verschluß des Pankreasganges durch Pankreassteine hin, ohne
jedoch schon eine klare Zuordnung des pathologischen Befundes zum klinischen
Krankheitsbild zu wagen (E. EBSTEIN, 1924; SCHIRMER, S. 42 f.; SCHADEWALDT,
1964; SPIEGELHOFF, S. 53 ff.).

1864 dürfte dann erstmals JOSEPH ALEXANDER FLES (1819—1905) eine von ihm bei der Sektion
gefundene Atrophie des Pankreas, die allerdings mit einer solchen der Leber vergesellschaftet war,
auf den zu Lebzeiten bestehenden Diabetes mellitus zurückgeführt haben. FLES hat bereits darüber
berichtet, daß zur Behandlung der Erscheinungen erstmals Kalbspankreas oral zugeführt wurde,
wodurch angeblich die Verdauungsinsuffizienz günstig beeinflußt worden sei. Das deletäre Ende
war jedoch nicht abzuwenden (SCHADEWALDT, 1964).

Es wurde bereits berichtet, daß MORGAGNI sich nur wenig mit dem Pankreas
beschäftigt hatte und keine einzige Sektion eines Diabetikers vorgenommen haben dürfte. Fast hundert Jahre später aber gab 1854 RUDOLF VIRCHOW (1821—
1902) das Signal zur erneuten Beschäftigung der Anatomen und Pathologen mit
dieser Drüse. Er hatte damals weitschauend behauptet:

„... so würde die Vermutung sehr naheliegen, daß das Pankreas für die Leber gewisse Stoffe
präpariere und daß auch diese Drüse nicht bloß nach außen, sondern auch nach innen in das Blut
sezerniere."

Inzwischen hatte in den zwanziger Jahren des 19. Jahrhunderts sozusagen als Reaktion auf
die Bewegung der romantischen Medizin in Deutschland, aber auch in Frankreich, eine neue Epoche
der exakten Naturforschung begonnen. Man wandte sich besonders den physiologischen Prozessen
zu und konnte bald detailliertere Erkenntnisse auch über die Wirkung des Pankreassaftes gewinnen.
Diese Entwicklung ist in Frankreich ab 1817 von FRANÇOIS MAGENDIE (1783—1855) und in Deutschland von FRIEDRICH TIEDEMANN (1781—1861) und LEOPOLD GMELIN (1788—1853) sowie von JUSTUS
VON LIEBIG (1803—1873) und seiner Schule, der 1840 die neue Disziplin der „Thierchemie" begründet
hatte, ausgegangen (MANI, S. 249 ff.). Die Fähigkeit des Pankreassaftes, sowohl Stärke wie Fett
und Hühnereiweiß aufzuspalten, dürfte als erster JOHANN NEPOMUK EBERLE (1789—1834) in der
in seinem Todesjahr erschienenen Monographie erwähnt haben. 1867 war es WILLI KÜHNE (1837—
1900) gelungen, das eiweißspaltende Pankreasferment weitgehend zu isolieren, dem er dann 1877
den Namen „Trypsin" gegeben hatte, nachdem es schon 1862 ALEXANDER DANILEWSKI (1839—1923)
geglückt war, das wirksame Verdauungsprinzip durch Verreiben von Pankreassubstanz mit Sand
zu gewinnen.

KÜHNE arbeitete 1867 im Pathologischen Institut von RUDOLF VIRCHOW,
und so war es sicherlich kein Zufall, daß ein junger Doktorand, PAUL LANGERHANS
(1847—1888), sich im Pathologischen Institut bei VIRCHOW mit der mikroskopischen Anatomie der Bauchspeicheldrüse zu beschäftigen begann. 1869 veröffentlichte er eine 32 Seiten enthaltende Doktorarbeit, die heute zu den klassischen
Werken der Medizin gezählt werden muß (V. BECKER; HELLMANN und KÄLJEDAL;
KLOPPE; GIACOMETTI und BARSS; MORRISON; VOSS; CAMPBELL). Die Arbeit sollte
in erster Linie der Differenzierung der verschiedenen, im Pankreas schon vor
LANGERHANS von BERNARD beobachteten Zellgruppen dienen. Im ganzen gelang
es LANGERHANS, neun unterschiedliche Zellgruppen im Pankreas zu differenzieren. Ohne auf ihre physiologische Funktion einzugehen, beschrieb LANGERHANS
als neunte Gruppe die später nach ihm genannten Inselzellen:

„Ihr Inhalt ist vollkommen homogen, glänzend und frei von irgendwelchen Körnchen, ihr Kern hell, rund, von mittlerer Größe. Ihre Durchmesser betragen 0,0096 bis 0,012 mm, die des Kernes 0,0075 bis 0,008.

Diese Zellen liegen meist in größerer Anzahl beieinander, eigenthümlich vertheilt im Parenchym der Drüse... Diese sind also, zu rundlichen Häuflein geschaart in regelmäßigen Abständen im Parenchym (im alten Sinne des Wortes) der Drüse vertheilt."

Nicht eine einzige Abbildung war der bescheidenen Doktorarbeit beigegeben, und so ist es verständlich, daß die Dissertation kaum eine größere Resonanz auslöste, und weder LANGERHANS noch VIRCHOW später auf diese Untersuchungen zurückkamen. Dennoch sind in der Literatur der folgenden Jahre die von LANGERHANS beschriebenen Zellen immer wieder einmal erwähnt worden (KÜHNE u. LEA; SAVIOTTI; HEIDENHAIN; PODWYSSOTZKY; GIBBES; LEWASCHEW). Da war es 1893 EDOUARD LAGUESSE (1861—1927), der diese Zellansammlungen nach ihrem Erstbeschreiber als „îlots de Langerhans" bezeichnete und bereits feststellte, daß sie schon beim Fetus existieren und bei diesem sogar sehr viel häufiger anzutreffen sind als beim Erwachsenen, eine Feststellung, die später BANTING und BEST bei ihren Versuchen, Insulin zu gewinnen, dazu führte, sich Kälberembryonen zu beschaffen.

Freilich war damit das Rätselraten über die eigentliche Funktion dieser merkwürdigen Inselzellen noch nicht beendet. LANGERHANS hatte gestehen müssen, daß ihm „jede Möglichkeit einer Erklärung" fehlte. Manche Autoren nahmen an, daß es sich bei diesen Zellsystemen um lymphoide Elemente handeln müsse (KÜHNE u. LEA; SOKOLOFF; MOURET, 1894; MAC LEOD, 1927, S. 1), eine Ansicht, die LAGUESSE bereits widerlegte (HARRIS u. GOW; DIAMARE, 1895; SCHÄFER, 1895), und die besonders durch die Beobachtungen von GENTES aus dem Jahre 1902 an Boden verlor, der bei Fällen von Leukämie konstatierte, daß die Langerhansschen Inseln an der das gesamte lymphatische System betreffenden Hypertrophie nicht teilnahmen.

Andere glaubten, daß in den Zellen ein Co-Ferment für die exokrine Funktion, etwa im Zusammenspiel mit der Milz, erzeugt würde (HARRIS u. GOW; SAJOUS), doch sprach das Fehlen von Ausführungsgängen, die Persistenz der Langerhansschen Inseln nach dem Untergang des exkretorischen Pankreasgewebes und andere Argumente gegen diese Theorie. Auch die Ansicht, daß es sich bei den „Inselzellen" um in Rückbildung befindliche, erschöpfte Azinusdrüsen handeln würde (LEWASCHEW, TSCHASSOWNIKOW), ließ sich nicht bestätigen. Dagegen sprach vor allem die reichliche Blutversorgung dieses Systems.

So darf festgehalten werden, daß die bereits von VIRCHOW vermutete innersekretorische Funktion des Pankreas erstmalig von LAGUESSE 1893 auf die von ihm als Langerhanssche Inseln bezeichneten Pankreasanteile zurückgeführt wurde.

Es muß an dieser Stelle noch kurz erwähnt werden, daß VINCENZO DIAMARE (1872—1960) 1899 bereits zwei verschiedene Zelltypen in den Langerhansschen Inseln postulierte (TSCHASSOWNIKOW; SCHULZE; SSOBOLEW; DEWITT; BENSLEY; FERNER).

SIR WILLIAM ARBUTHNOT LANE (1856—1943), der bisweilen als der Entdecker dieser beiden Zellsysteme in den Langerhansschen Inseln fälschlich bezeichnet wird, hat dann 1907 diese beiden Zelltypen als A- und β-Zellen bezeichnet und sie nach der Löslichkeit der Granula unterschieden.

Bis in die Mitte des 19. Jahrhunderts hinein waren als Sitz des Diabetes die Nieren, der Magen und schließlich die Leber angesehen worden. So war es auch kein Wunder, daß sich die Pathologen eher mit Nieren- und Leberbefunden bei Diabetikern auseinandersetzten und das Pankreas kaum beachteten. Insbesondere die um 1847 einsetzenden Untersuchungen von CLAUDE BERNARD (1813—1878), die zur Auffindung des Glykogens in der Leber führen sollten, richteten das Interesse auf dieses wichtige Organ, das offensichtlich für die Zuckerbildung eine besondere Bedeutung hatte. Dann lenkte die Bekanntgabe der sog. „Piqûre" von BERNARD 1849, mit der er bei geeignetem Vorgehen eine passagere Glykosurie auslösen konnte, die Aufmerksamkeit auf das vasomotorische Nervensystem, einen Begriff, den BENEDICT STILLING (1810—1879) 1840 eingeführt hatte (SCHUMACHER, 1961, S. 17). Auf dieser Basis bildete sich die Lehre vom sog. „angioneurotischen Diabetes" (UHLE; SCHRADER; P.J. BECKER; KÜHNE; SCHIFF).

Man war fasziniert von der Möglichkeit, durch Zerstörung oder Reizung bestimmter Nervenbahnen oder Einwirkung verschiedener Gifte, wie Curare, Chloroform, Äther, Amylnitrit usw., ja sogar durch bloße Fesselung der Versuchstiere artifizielle Glykosurien auszulösen (PAVY; ECKARD; KLEBS; MUNK; HENSEN; NAUNYN), und selbst das diabetische Koma wurde (SCHUMACHER, 1961, S. 19) noch 1897, also längst nach den epochemachenden Experimenten von MERING und MINKOWSKI 1889 und der klaren Beschreibung durch KUSSMAUL 1874 von ADOLF VON STRÜMPELL (1853—1925) als „wichtigste Erscheinung von seiten des Nervensystems" bezeichnet. 1892 sprach JULES THIROLOIX (1861—1932) vom „diabète nerveuse", und der deutsche Physiologe EDUARD PFLÜGER (1829--1910) wurde ein engagierter Vorkämpfer für diese These und zum erbitterten, auch persönlichen Widersacher der Anhänger des „Pankreasdiabetes".

Der französische Apotheker, Hygieniker und Chemiker APOLLINAIRE BOUCHARDAT (1806—1886) war wahrscheinlich der erste, der 1852 die enge Beziehung von Pankreasaffektionen zum Diabetes mellitus postuliert hatte. 1875 kam dann NIKOLAUS FRIEDREICH (1825—1882), nachdem er einen selbstbeobachteten Fall ausführlich diskutiert hatte, ebenfalls zu dem Schluß, daß die Kombination der beiden Erkrankungen nicht zufällig sei, aber er erklärte sie noch durch Vermittlung des sympathischen Nervensystems, insbesondere des Ganglion solare und des Plexus coeliacus (SPIEGELHOFF, S. 54). Klarer sprach sich für die direkte ätiologische Beziehung zwischen Pankreaserkrankung und Diabetes LANCEREAUX aus, der diese, wie er meinte, besondere Form des Diabetes, die häufig mit dem „diabète gras" identisch zu sein schien, erstmalig 1877 als „Diabète pancréatique" betrachtete.

Freilich, die seit BERNARD unternommenen Versuche, mit Hilfe von Fett oder Paraffin den Pankreasgang zu verschließen und damit exakte Hinweise auf die wirkliche Funktion der Bauchspeicheldrüse zu gewinnen, führten zwar zu einer Atrophie des Großteiles der Drüse, jedoch nie zu einem Diabetes. Während BERNARD die ab 1855 durchgeführten Versuche vor allem dazu benutzte, um den Einfluß des Pankreassaftes auf die Verdauung zu studieren, haben wohl erstmals CHARLES LOUIS XAVIER ARNOZAN und LOUIS VAILLARD (1850—1935) 1884 diese merkwürdige Diskrepanz zwischen der nach Blockade des Pankreasganges auftretenden Atrophie der Gesamtdrüse und dem Fehlen diabetischer Erscheinungen hervorgehoben.

Da gelang es zwei Jahre später JOSEPH VON MERING (1845—1908) 1886 mit Hilfe von Phlorizin einen sog. „experimentellen passageren Diabetes" zu erzeugen, der — wie sich bald herausstellte — auf einer Vergiftung bestimmter Pankreasareale beruhte, die vor allem die Langerhansschen Inseln in Mitleidenschaft zog.

Aber immer noch blieben die anatomisch-pathologischen Befunde zweifelhaft. Noch der berühmte Lehrer von OSKAR MINKOWSKI (1858—1931) in Straßburg, NAUNYN, soll nach Aussage seines Schülers in dessen außerordentlich instruktiven, historischen Rückblick auf die Entdeckung des Pankreasdiabetes aus dem Jahre 1929 gesagt haben:

„Es gibt nichts Langweiligeres als die Sektion eines Diabetikers, es sei denn, die Sektion von zwei Diabetikern."

Da wirkte die kurze, nicht einmal eine Seite umfassende Mitteilung von MERING und MINKOWSKI im Jahre 1889 über „Diabetes mellitus nach Pankreasexstirpation" wie ein Paukenschlag. Schon in früheren Jahren hatte man verschiedentlich das Pankreas bei Versuchstieren zu entfernen gewagt. BERNARD, der mehrfach eine Exstirpation der Drüse versucht hatte, hielt sie wegen der engen Beziehungen zum Duodenum für undurchführbar und ging dann — wie erwähnt — zur Verödung des Organs mit Hilfe von Fettinjektionen in den Ductus Wirsungianus über. Aber auch anderen Autoren gelang es nicht, die Drüse vollständig zu entfernen (BERARD u. COLIN; MARTINOTTI; KLEBS).

MERING und MINKOWSKI waren zu ihrer Arbeit aus einer ganz anderen Fragestellung heraus gekommen, und wie MINKOWSKI selber meinte, verdankten sie ihren Erfolg einem Zufall (NOTHMAN). MERING hatte sich in Straßburg vor allem mit der Resorption der Fette befaßt. Aber auch die Unterbindung der Ausführungsgänge der Bauchspeicheldrüse vermochte nicht, Pankreassaft ganz vom Darm fernzuhalten, weil es — was die Autoren noch nicht wissen konnten — noch mehrere Nebengänge der Bauchspeicheldrüse gibt. MINKOWSKI schlug MERING vor, doch das Pankreas zu exstirpieren. Er hatte sich bei derartigen Versuchen eine besondere Fertigkeit angeeignet, und so wurde am gleichen Tage ihres Gespräches der erste Hund unter Assistenz von MERING operiert. Keiner der beiden Ärzte dachte, da der Hund Operation und Wundheilung gut überstand, an irgendeine weitere Störung. MERING selbst mußte infolge einer Erkrankung in der Familie für acht Tage verreisen, doch der bis dahin stubenreine Hund entleerte mehrfach Urin im Zimmer und machte dem Laboratoriumsdiener das Leben schwer. MINKOWSKI untersuchte — einer momentanen Eingebung folgend — den Urin und fand einen hohen Prozentsatz von Zucker. Er operierte rasch noch mehrere Hunde, bei denen er sich vergewisserte, daß sie vor der Operation zuckerfrei waren, und alle bekamen einen schweren Diabetes.

Die Mitteilung von MERING und MINKOWSKI ist ein Musterbeispiel für eine auf das äußerste reduzierte, aber wissenschaftlich exakte und aussagekräftige Veröffentlichung.

In der ersten kurzen Mitteilung wurde nicht nur die Tatsache der Glykosurie erwähnt, sondern auch die typischen klinischen Symptome des schnell zum Tode führenden Diabetes. Außerdem haben die Autoren bereits den Blutzucker bestimmt und eine Hyperglykämie gefunden, Azeton im Harn nachgewiesen, die These vom angioneurotischen Diabetes, der durch Verletzung des Plexus solaris auftreten könne, widerlegt, und schließlich durch einen Transfusionsversuch nachgewiesen, daß sich der diabetogene Wirkstoff nicht im strömenden Blut befinden konnte, daß also dort das vermutete Diabetesgift nicht existieren würde, sondern daß tatsächlich das Pankreas selbst Ursache der Erkrankung sein müsse, weil ein Hund mit intakter Bauchspeicheldrüse auch bei Infusion von Blut eines diabetischen Tieres nicht an der Zuckerkrankheit erkrankte.

Damit waren, so schien es, alle wesentlichen Voraussetzungen erfüllt, um das Pankreas als Sitz des Diabetes zu beweisen, und dennoch fand MINKOWSKI vor allem in EDUARD PFLÜGER (1829—1910) einen erbitterten Gegner, der bis zum Jahre 1908 immer wieder diese Pankreasexstirpationsversuche angriff, und sie auf eine operative Verletzung der Plexus im Bauchraum zurückzuführen glaubte.

Entscheidend war vor allem die Feststellung, daß eine Unterbindung der Ausführungsgänge zwar zu einer Atrophie der Drüse führte, aber nicht zum Diabetes, daß hingegen eine Totalexstirpation das Auftreten diabetischer Erscheinungen, die zum Tode führten, zur Folge hatte. Es mußte sich also im Pankreas ein anatomisches Substrat befinden, dessen Entfernung für das Auftreten des Diabetes verantwortlich war. MERING und MINKOWSKI haben noch nicht die Langerhansschen Inseln erwähnt. Ihre Bedeutung zeigte sich erst, als es in der Folgezeit gelang, durch Abbindungsversuche zwar den exokrinen Anteil des

Pankreas zum Veröden zu bringen, jedoch die von LANGERHANS beschriebenen Inseln intakt zu lassen.

Zu gleicher Zeit hatte auch in Italien NICOLAS DE DOMINICIS derartige Exstirpationsversuche unternommen und darüber im Dezember 1889 berichtet. DE DOMINICIS war der Auffassung, daß es sich beim Auftreten des Diabetes nicht — wie dies MERING und MINKOWSKI annahmen — um eine direkte Wirkung handelte, sondern eine indirekte über die sistierende exokrine Funktion. Dadurch sollte es zu abnormen Zersetzungen der Nahrungsstoffe kommen und Diabetesgifte entstehen, die sekundär zur Glykosurie Anlaß geben sollten. Kurze Zeit danach haben auch ENRICO DE RENZI (1839—1921) und ENRICO REALE in Italien sowie THIROLOIX, GLEY, HEDON und MOURET in Frankreich und MAXIMILIAN HERZOG (1858—1918) in Deutschland ebenfalls durch Pankreasexstirpationen Diabetessymptome bei Versuchstieren auslösen können.

MINKOWSKI hatte bald feststellen können, daß die Verfütterung von Pankreas bei pankreatektomierten Hunden keine Besserung des Diabetes erbrachte. Als er aber diesen Hunden Pankreas subkutan transplantierte, verschwanden die Erscheinungen relativ schnell. Auch HEDON führte ab 1892 derartige Transplantationsversuche mit Erfolg durch, und er konnte aufgrund seiner Experimente 1898 schließen, daß das Pankreas durch innere Sekretion eine Substanz absondere, die für den Zuckerstoffwechsel unumgänglich notwendig sei.

Ebenso wie MINKOWSKI führte HEDON von 1909 bis 1913 Parabiose-Versuche durch, indem er einen gesunden Hund mit einem pankreatektomierten verband, und er konnte feststellen, daß beim pankreaslosen Hund eine Verminderung der Zuckerausscheidung erfolgte. Wurde der Parabiose-Versuch beendet, so zeigten sich beim diabetischen Tier sofort wieder die typischen Erscheinungen (LOUBATIERES, 1953; DULIEU).

Ein weiterer Schritt zur Aufklärung des Sitzes des Diabetes waren dann Befunde, daß bei Diabetikern sehr häufig Veränderungen im Pankreas und insbesondere solche der Langerhansschen Inseln auftraten (HANSEMANN; SPIEGELHOFF, S. 54). CHRISTIAN DIECKHOFF konnte z.B. 1895 bei 53 Fällen von Pankreaserkrankungen 49mal verschiedenartige Pankreaserkrankungen konstatieren.

Mit den Arbeiten von LAGUESSE ab 1893 wurde dann immer deutlicher, daß es sich in der Tat bei den Inselzellen um ein innersekretorisches Organ handelt. Dieses Zellsystem konnte dann 1899 von DIAMARE in allen von ihm untersuchten Tierklassen gefunden werden. 1900—1906 schließlich haben, unabhängig voneinander, WALTER SCHULZE, EUGENE LINDSAY OPIE und LYDIA DEWITT (geb. 1859), SSOBOLEW (1846—1919) die bekannten Resultate der Unterbindungsversuche, wie sie schon 1880 DITTMAR FINKLER (1852—1912) als Nebenbefund bei der Untersuchung über Fettgewebsnekrosen mitgeteilt hatte, bestätigt.

SSOBOLEW, EUGENE LINDSAY OPIE (1873—1962) 1900 ANTON WEICHSELBAUM (1845—1920), E. STANGL 1901, JAMES HOMER WRIGHT (1871—1928) und ELLIOT PROCTOR JOSLIN (1869—1962) 1901 sowie HERZOG 1902 hatten in mehreren Fällen von Diabetes Langerhanssche Inseln entweder vermißt oder fanden hyaline und hydropische Degeneration mit Vakuolenbildung, Verkalkung und Sklerose. WILHELM HEIBERG (1853—1920) aus Kopenhagen entwickelte 1906 eine besondere Methode zur exakten Bestimmung der Zahl der Inseln und fand diese regelmäßig bei Diabetikern vermindert (MACCALLUM; LUSK; MINKOWSKI, 1929; SCHUMACHER, 1961, S. 21).

Durch diese Untersuchungen und Befunde gewann allmählich die Theorie vom „Pankreasdiabetes" gegenüber der vom „angioneurotischen Diabetes" (BERNARD; PFLÜGER) die Oberhand. Schon 1909 prägte der Belgier JEAN DE MEYER (geb. 1878) den Namen „Insulin", längst bevor das Substrat selbst entdeckt worden war. SIR EDWARD ALBERT SHARPEY-SCHÄFER (1850—1935) hatte 1916 diesen Ausdruck ebenfalls benutzt.

Biochemische Erkenntnisse

Erst im Jahre 1674 war durch WILLIS eines der wichtigsten, objektivierbaren Symptome des Diabetes, der süße Geschmack des Urins, wiederentdeckt worden, doch dauerte es noch geraume Zeit, bis diese „Honigsüße" des Diabetikerharns als Zucker und schließlich als Glukose erkannt wurde. WILLIS selbst war noch der Auffassung, daß die Süße des Harns auf eine Verbindung von Salzen mit Schwefel zurückzuführen sei. Erst ein Jahrhundert später gelang es 1776 dem Liverpooler Arzt DOBSON zum ersten Mal, bei mehreren Patienten aus diabetischem Harn einen Rückstand zu gewinnen, der im Geschmack und Aussehen dem Zucker gleichkam (SCHADEWALDT, 1968; SALOMON, S. 551 ff.; E. EBSTEIN, 1915, S. 17; LIPPMANN).

Er war außerdem fähig, in Gärung überzugehen, und beim Stehenlassen des Blutserums zeigte sich ebenfalls dieser süße Geschmack im Serum. Es gelang DOBSON jedoch nicht, eine zuckerähnliche Materie aus dem Blutserum zu isolieren. Wenn es dem Patienten besser ging, war dieser weiße Rückstand nicht mehr zu gewinnen. Daraus schloß DOBSON, daß der Diabetes nicht in der Niere entstehen könnte, da sich ja im Blut ein ähnlicher Geschmack wie im Urin zeigte. Den süßen Geschmack im Blut konnte er übrigens auch bei Gesunden konstatieren. Bei der zuckerhaltigen Materie müßte es sich um ein Zwischenprodukt der Verdauung handeln, das noch ebenso gärfähig sei wie Gerste, in der sich eine große Menge Zucker vorfinde. Der Diabetes müsse also eine allgemeine Krankheit des Stoffwechsels sein, mit unvollkommener Verdauung, die Ähnlichkeiten mit der Gärung aufweise. DOBSON hat also als erster sowohl die Zuckerähnlichkeit des Rückstandes im Diabetikerharn erkannt, als auch die Hyperglykämie bei Zuckerkranken und das Vorhandensein von Zucker auch im Blute von Gesunden beobachtet, und er war der erste, der auf die Vergärung des diabetischen Urins als eine diagnostische Methode aufmerksam machte.

DOBSONS Beobachtungen wurden sogleich von seinem Edinburgher Landsmann FRANCIS HOME (1719—1813) aufgenommen, der 1780 die erste klinische Untersuchungsmethode des Diabetikerurins, die Gärungsprobe, weiterentwickelte. In einem Pfund Urin, das wären ca. 360 g, konnte er eine Unze (ca. 30 g) der zuckrigen Substanz gewinnen. CAWLEY hatte 1788—1789 die Diagnose des Diabetes durch den Nachweis von Urinzucker gestellt. Auch JOHANN PETER FRANK, der einen zuckersüßen von einem neutralen Harn unterschied, hat den Diabetikerharn über dem Feuer eingedickt und eine honigartige, braune, zuckerartige Masse gewonnen. Er beobachtete die spontane Wein- oder Essigsäuregärung, und er konnte Kristalle von angeblicher Zuckersäure, Weingeist und Essig gewinnen. Wenn er davon schrieb, daß beim Eindampfen angenehm riechende Düfte aufgetreten seien, dann muß man an Azeton oder Azetessigsäure denken (MAIWALD).

Ein dritter, englischer Arzt, JOHN ROLLO (gest. 1809), der sich besondere Verdienste um die Diättherapie des Diabetes erworben hat — er führte die sog. Fleischdiät ein —, stellte mit dem Blut von zwei Diabetikern, die er beobachten konnte, verschiedene Proben an. Er beobachtete, daß diabetisches Blut auch nach tagelangem Stehen nicht in Zersetzung überging, gesundes Blut aber schon nach 4 Tagen Spuren der Fäulnis zeigte. Zwar konnte ROLLO den Zuckergehalt des Blutes nicht direkt nachweisen, doch gelang es ihm nach Zusatz von etwas Zucker, im Normalblut die Fäulnisvorgänge zu verhindern, und damit indirekt die Anwesenheit des Zuckerstoffes beim Diabetiker wahrscheinlich zu machen (SALOMON, S. 378).

Immer noch nicht war aber klar, um welchen Zucker es sich handeln würde. Da sprachen 1806 und 1815 DUPUYTREN, THENARD und MICHEL EUGENE

Chevreul (1786—1889) die Vermutung aus, daß es sich dabei um Traubenzucker handeln müsse. Hatte 1811 William Hyde Wollaston (1766—1828) dem wir die ersten Untersuchungen mit Hilfe einer Art von Papierchromatographie verdanken, mit dieser damals relativ groben Untersuchungsmethode noch keinen Zucker im Blut von Diabetikern nachweisen können, obwohl bereits 1802 Pierre François Nicolas und C.V. Gueudeville mit Hilfe einer qualitativen Methode Zucker im Blut von Diabetikern festgestellt haben wollten, so konnte endgültig 1835 Felice Ambrosiani sowohl aus dem Harn wie aus dem Blut von Diabetikern kleine farblose Zuckerkristalle gewinnen (Schuhmacher, 1961, S. 14; Hoffmann, S. 10). 1838 schließlich konnten Eugene Bouchardat und Eugene Melchior Peligot (1811—1890) die Vermutung von Chevreul von 1815 bestätigen, daß der im Urin von Diabetikern aufgefundene Zucker Traubenzucker war. Zur gleichen Zeit etwa entwickelte sich auch die Kenntnis von dem normalen Zuckergehalt des Blutes, vor allem durch die Arbeiten von François Magendie (1783—1855) 1846 und Bernard 1855, aber erst 1862 stellte Frederick William Pavy (1829—1911) die direkten Beziehungen zwischen Hyperglykämie und Glykosurie heraus und zeigte ihre gegenseitige Abhängigkeit (Hoffmann, S. 14).

Die Tatsache jedoch, daß es sich offensichtlich bei dem ausgeschiedenen Zucker um Glukose handelte, führte bald zur Entwicklung einfacherer Urinproben. Die älteste, nach der schon erwähnten „Gärprobe" von Home, ist die von Karl August Trommer (1806—1879) gewesen, die er 1841 angab. Er benutzte als Reagenz Kupfersulfatlösung und Kalilauge. 1848 gab der Stuttgarter Chemiker Hermann von Fehling (1812—1885) die nach ihm benannte Lösung an, die bereits eine quantitative Bestimmung des Zuckergehalts im Urin ermöglichte (Wolff, 1955). Alle diese und auch die anderen entwickelten Methoden (Moore, 1844; Heller, 1844) beruhten entweder auf dem Prinzip der Reduktion von bestimmten Kupferlösungen durch Glukose oder auf der Gärfähigkeit des zuckerhaltigen Urins, so insbesondere auch die von Karl Gotthelf Lehmann (1812—1863) 1850 angegebene Probe (Schumacher, 1961, S. 14), mit der Bernard seine ersten Blutzuckerbestimmungen durchführte. Auf dem Prinzip der Reduktion fußten auch die später entwickelten Teste, so die des schwedischen Chemikers Emil Nylander (1835—1907) aus dem Jahre 1883, bei der Wismutsubnitrat verwendet wurde, und die in Amerika beliebte des physiologischen Chemikers Stanley Rossiter Benedict (1884—1936) aus dem Jahre 1907, die wiederum auf der Reduktion von Kupfersulfat beruhte. Eine Weiterentwicklung mit Möglichkeiten der grob-quantitativen Bestimmung bedeutete die Probe des amerikanischen Chemikers Walter Stanley Haines (1850—1923), die erstmals 1874 angegeben worden war, aber 1920 wesentlich verbessert wurde (Haines u.a.).

Sehr viel mehr Schwierigkeiten machte der Nachweis von Zucker im Blut. Für seine ersten Blutzuckeruntersuchungen benötigte Bouchardat noch riesige Mengen von Blut, für eine Untersuchung etwa 300 ml. Drei Schwierigkeiten stellten sich daher einer Routineuntersuchung des Blutzuckerspiegels bis zum Jahre 1908 entgegen, in dem Ivar Christian Bang (1869—1918) die ersten Mikrobestimmungen mit 10 ml einführte. Es war außerordentlich schwierig, die Bluteiweißkörper vom Blutzucker abzutrennen. Jede Bestimmung benötigte eine längere Zeit, so brauchte man im 19. Jahrhundert noch 2 Tage, selbst 1908 wurden 3 Std benötigt (Bang, 1908). Erst 1910 konnte man die Proben innerhalb von 30 min durchführen, und schließlich benötigte man relativ große Mengen von Blut. Im Gefolge der ersten Mikrobestimmungsmethoden von Bang u. Mitarb. erlangten die Methoden von Robert Curtis Lewis (geb. 1888) und Benedict aus dem Jahre 1915, die nur noch 0,5 ml Blut benötigten, von Victor Caryl Myers

(1876—1951) und C.V. BAILEY (1887—1953), die im übrigen der Medizinstudent BEST 1921 verwandte und die aus dem Jahre 1916 stammte, von KNUT OLOF FOLIN (1867—1934) und HSIEN WU (1893—1955) aus dem Jahre 1919, sowie die allgemein bekannte Methode von HANS CHRISTIAN HAGEDORN (geb. 1888) und NORMAN B. JENSEN aus dem Jahre 1923 größere Bedeutung.

In der Mitte des 19. Jahrhunderts war also klar, daß der Diabetes eine Zuckerstoffwechselstörung zu sein schien, doch klärten erst die genialen Untersuchungen von BERNARD den Mechanismus der Zuckerbildung auf. Vorausgegangen waren BERNARDS Versuche, einen „diabète artificiel" auszulösen, über die er erstmals am 23. Februar 1849 vor der angesehenen „Société de Biologie" in Paris berichtete (GRMEK, 1966; YOUNG; PFLÜGER, 1905; SELMI).

In langjährigen Untersuchungen, die 1853 einsetzten, konnte BERNARD schließlich, auch unter Zuhilfenahme des am 9. Januar 1855 zum ersten Mal während einer Vorlesungsdemonstration praktizierten „cathétérisme cardiaque" (SCHUMACHER, 1961, S. 16), nachweisen, daß im strömenden Blut zwischen Leber und Lunge stets Zucker zu finden war, während dieser im Pfortaderblut nur in geringen Mengen oder gar nicht nachzuweisen war. Das bestärkte ihn seit 1855 in seiner Auffassung, daß die Leber das Organ der Zuckerbildung sein müsse. Er nannte die Muttersubstanz des Zuckers 1855 zuerst „fécule animale", bald aber „matière glycogène". 1857 gelang ihm die Isolierung des Glykogens.

Im gleichen Jahr haben aber auch zwei deutsche Forscher diese Muttersubstanz des Zuckers im menschlichen Organismus beschrieben: MORITZ SCHIFF (1823—1896), der BERNARDS Priorität neidlos anerkannte, und VICTOR HENSEN (1835—1924), der von einzelnen Autoren als von BERNARD unabhängiger Entdecker des Glykogens angesehen wurde, während jener HENSENs Leistung nicht voll anerkannte (POREP, 1970, 1971; HARMSEN, 1932, 1934; WOLFF, 1960; ROSEMANN, 1932; MANI, 1964 und 1967, S. 539).

Durch die Feststellung von BERNARD, daß die Leber die Bildungsstätte des Zuckers aus dem Glykogen sei, und daß es sich hierbei — BERNARD verwandte zum ersten Mal 1855 diesen Begriff — um eine „sécrétion interne" handeln müsse, sowie die Beobachtung, daß sich auch im Blut Gesunder eine gewisse Menge Zucker befand — BERNARD hatte damit auch eindeutig die „Normoglykämie" festgestellt und von der „Hyperglykämie" deutlich abgegrenzt — und daß schließlich eine Hyperglykämie infolge der Unfähigkeit der Niere, höhere Prozente an Zucker im Blut zurückzuhalten, zur Glykosurie führen mußte, war die Frage nach dem Stoff, der letztlich zum Coma diabeticum führte, noch nicht beantwortet. Der Zucker war ein physiologischer Körper, der im Organismus dringend gebraucht wurde, das Coma diabeticum hingegen wies Symptome auf, die mit einer Überzuckerung des Gewebes allein nicht erklärt werden konnten. Man hatte seit Ende des 18. Jahrhunderts festgestellt, daß Diabetiker im letzten Stadium ihrer Krankheit einen eigenartigen veilchen-, apfel- oder chloroformähnlichen Geruch ausströmten. Diesen hatten schon FRANK 1794 und ROLLO 1797 beschrieben.

Als schließlich ERNST BRAND (1827—1897) 1850 wiederum feststellte, daß in der Atemluft von Diabetikern ein merkwürdiger Apfelgeruch nachweisbar war, wurde dieses Symptom als bezeichnend für den schweren Diabetes betrachtet. 1857 wies WILHELM PETTERS (1820—1875) einen ähnlich riechenden Stoff im Urin als Azeton nach. Seine Befunde konnte 1860 JOSEPH KAULICH (1830—1886) bestätigen. Viele Symptome des Diabetes, vor allem solche mit psychischen Begleiterscheinungen oder Auswirkungen auf das Nervensystem, wurden nunmehr als Azetonvergiftung erklärt, bis 1874 KUSSMAUL im Zusammenhang mit seinen Studien über das Coma diabeticum und die große Atmung im Endzustand des diabetischen Leidens mit reinem Azeton Tier- und Menschenversuche anstellte

und zeigte, daß erst außerordentlich große Mengen betäubende Wirkungen auslösen können. Aber er konnte niemals Symptome beobachten, wie er sie beim
diabetischen Koma beschrieben hatte. Auch FRANZ VON TAPPEINER (1816—1902)
(SCHUMACHER, 1961, S. 11) konnte trotz erheblicher Dosen außer einer vorübergehenden Benommenheit keine schädlichen Wirkungen erkennen. 1882 gab dann
der Breslauer Arzt EMMO LEGAL (1859—1922) die nach ihm benannte Nachweismethode mit Nitroprussidnatrium-Lösung an (BERG 1962b), was die weitere
Forschung erleichterte.

Bereits 1865 hatte CARL GERHARDT (1833—1902) im Diabetikerharn Ätyldia-
zetsäure gefunden, die er als Muttersubstanz des Azetons betrachtete. 1885 bestätigte RUDOLF VON JAKSCH (1855—1947) die Theorie von BERNHARD TOLLENS
(1841—1918) vom Jahre 1881, daß die Azetessigsäure offensichtlich als die Muttersubstanz des Azeton zu betrachten sei (SCHUMACHER, 1961, S. 11; STADELMANN).
1884 schließlich konnten MINKOWSKI und gleichzeitig RUDOLF EDUARD KÜLZ
(1845—1895) β-Oxy-Buttersäure im Blut feststellen und damit die von NAUNYN
beobachtete Übersäuerung des Blutes erklären, die 1898 von NAUNYN (S. 175ff.)
als *Azidose* bezeichnet wurde und nunmehr für das Auftreten des Koma verantwortlich gemacht wurde.

Umstritten war die Herkunft dieser Substanz. Glaubte man zuerst an abnorme Gärungsvorgänge
(PETTERS, KAULICH) und einer Abkunft vom Nahrungszucker, so konnten GEORG ROSENFELD (1861—
1934) 1895, FELIX HIRSCHFELD und HANS CHRISTIAN GEELMUYDEN (1861—1945) 1897 nachweisen,
daß die Azetonurie und die Azidose vor allem bei Mangel an Kohlenhydraten auftraten, und,
so paradox es erscheinen mochte, gerade durch Gaben von zucker- oder stärkehaltigen Nahrungsmit-
teln zum Verschwinden gebracht werden konnten. Nunmehr wurde die Entstehung der Azetonkörper
aus Eiweiß, vor allem aber auch aus Fett, diskutiert (EMBDEN, SALOMON, SCHMIDT), andererseits
wurde aber auch das Fett durch den, meist NAUNYN selbst in den Mund gelegten klassischen Satz
von ROSENFELD, daß normalerweise „die Fette im Feuer der Kohlenhydrate verbrennen", in diesem
Sinne interpretiert. Erst 1905 gelang es FRANZ KNOOP (1875—1946), durch den Nachweis der Betaoxy-
dation der Fettsäuren die Herkunft der Azetonkörper als Produkt des gestörten Fettabbaues zu
erkennen (BERG, 1962b). In dieser Zeit wurde auch deutlich, daß die Azidose nicht die Ursache
sondern die Folge der diabetischen Erscheinungen sein mußte, und daß Azeton und Azetessigsäure
nicht Diabetestoxine, sondern nur Begleitsymptome eines schweren Diabetes waren.

Die Entdeckung des Insulins

Im Jahre 1971 wurde in aller Welt die 50jährige Wiederkehr der Entdeckung
des Insulins durch FREDERIC GRANT BANTING (1891—1941) und CHARLES BEST
(geb. 1899) gefeiert. Sicher ist jedoch, daß bereits vor BANTING und BEST auch
andere Forscher wirksame Pankreasextrakte in den Händen hatten, ohne —
mit einer Ausnahme — diese Präparate am Menschen erprobt zu haben (DEROT;
LEBENSOHN; SCHMIDT; BIBERGEIL; STÖCKER; KENEZ; ELAUT; KLEEBERG; PESTEL;
GROEN; MELLINGHOFF; ALLAN; BEST; COLLIP; FLETCHER; CAMPBELL; MACLEOD;
SELYE; FEASBY; PRATT; BRÜGEMÖLLER und NORPOTH; RICHARDS; MURLIN und
KRAMER; RIOS; STEIGERWALDT; KLOPPE; SCHNEIDER; LEVINE; PAVEL; MURRAY;
MARTIN; GOLDNER; STEIN; LEIBOWITZ; LEICKERT; DRURY; WALDBERG; WREN-
SHALL u.a., MURLIN, 1972; CHEYMOL; STRIKER, HORNOR).

Schon MINKOWSKI hatte nach den erfolgreichen Pankreasexstirpationsversuchen, die ausnahmslos zum Diabetes mellitus der operierten Hunde führten,
das offensichtlich für die Erscheinungen verantwortliche und nunmehr fehlende
Pankreasgewebe durch orale Gaben von Pankreas zu ersetzen versucht, da sich
in jener Zeit mit der Verfütterung von Schilddrüsengewebe bei der Hypothyreose
sehr gute Ergebnisse erzielen ließen. Doch schon 1890 mußte MINKOWSKI erkennen, daß der Weg der enteralen Verabfolgung keine Erfolge versprach. Das

von ihm „*Pankreatin*" genannte, getrocknete frische Pankreas hatte auf den Diabetes keinen Einfluß.

Ebensolche schlechte Erfahrungen machten auch JOHANNES KARL GOLDSCHEIDER (1858—1935) 1894, WILHELM SANDMEYER (geb. 1863) im Jahre 1895, HUGOUNENQ und DOYON 1897, HESS 1902 und PFLÜGER 1905. GOLDSCHEIDER verwandte auch Klysmata mit Pankreasgewebe und versuchte Pankreasglyzerinextrakte und Pankreaspillen. Es ist überraschend, daß noch 1922 KARL LOENING (geb. 1877) und 1924 ERNST VAHLEN (geb. 1865) zwei oral zu verabreichende Medikamente mit den Namen „*Metabolin*" und „*Irrebolin*" propagierten, mit denen sie angeblich günstige Erfolge erzielt haben wollten. Diese wurden jedoch von anderer Seite nicht bestätigt.

Daher ging bereits MINKOWSKI dazu über, Pankreasextrakte zu injizieren, die er mit physiologischer Kochsalzlösung versetzt hatte und subkutan verabfolgte. Seine Präparate waren jedoch wirkungslos. Bereits in einer Arbeit von 1893 mußte er den Mißerfolg eingestehen, zumal sich an der Injektionsstelle ein Abszeß entwickelte, der weitere Versuche nicht ratsam erscheinen ließ.

Im gleichen Jahr, 1893, veröffentlichte der italienische Assistenzarzt FERNANDO BATTISTINI (1867—1929) einen Bericht über zwei Fälle von Diabetes, bei denen er nach Injektion eines Pankreasextraktes eine Abnahme der Glykosurie beobachtet hatte. In seiner deutsch geschriebenen Veröffentlichung wies BATTISTINI auch auf einige Vorläufer hin, so auf die englischen Ärzte MACKENZIE, WOOD, WHITE und SIBLEY, von denen jedoch nur WHITE ganz kleine Mengen von Pankreassaft subkutan injiziert hatte. Die anderen hatten Pankreasextrakte verfüttert. In den meisten Fällen zeigte sich keine positive dauernde Besserung. Er vergaß seinen Landsmann ANDREA CAPARELLI zu erwähnen. 1894 versuchte GOLDSCHEIDER, 6 Diabetiker mit Glyzerinpankreasextrakten, die er injizierte, zu behandeln, ohne jeden Erfolg. Auch PAUL FÜRBRINGER (1849—1930) konnte 1894 bei zwei Fällen ebensowenig eine objektive Besserung erkennen, wie ERNST VON LEYDEN (1832—1910) und FERDINAND BLUMENTHAL (geb. 1870) (OSER, LISSER, VANNI, LEICKERT).

Während bei diesen Versuchen die Überzeugung von MINKOWSKI, daß im Pankreas selbst das wirksame Prinzip zur Verhinderung des Diabetes existieren müsse, die Grundlage bildete, ging OTTO COHNHEIM (geb. 1873) von einer anderen These aus. RAPHAEL LEPINE (1840—1919) hatte nämlich angenommen, daß der Diabetes als Pankreasinsuffizienz auf einer Störung der Glykolyse beruhe, und 1903—1906 versuchte COHNHEIM, mit Muskelpreßsäften, die er mit Pankreasextrakt versetzte, Hunde und Katzen zu behandeln. Mit dieser Kombination wollte er eine erhebliche Reduzierung der Zuckerausscheidung im Urin erreicht haben. Doch haben sich seine optimistischen Vorstellungen nicht bestätigen lassen. Erst nach der Mitteilung über die Entdeckung des „*Isletin*" hat dann EUGEN GLEY (1857—1930) ein Dokument von der Pariser „Société de Biologie" am 23. Dezember 1922 öffnen und verlesen lassen, das er dort am 20. Februar 1905 deponiert hatte.

GLEY hatte im Gefolge der Mering- und Minkowskischen Exstirpationsversuche 1891 und 1892 ebenfalls derartige Experimente angestellt. Nach Sklerosierung des exogenen Pankreasanteils hat er aus der übrig bleibenden Drüse einen Extrakt hergestellt, der ja nach LAGUESSE den Saft der Langerhansschen Inseln als Träger der Wirksubstanz enthalten sollte. Damit konnte er eine erhebliche Reduzierung des Urinzuckers bei seinen Versuchstieren erreichen. Er bediente sich der intravenösen Injektion. Sie sollen bereits 1892 begonnen worden sein, wurden aber nach 1901, offensichtlich, weil der Verfasser sich mit anderen Aufgaben beschäftigte, nicht weitergeführt.

In seinem Zusatzbericht vom Jahre 1922 diskutierte GLEY im übrigen noch die Beobachtung von HEDON aus dem Jahre 1911, der die Glykosurie von diabetischen Hunden durch Injektion von Serum aus pankreatischem Venenblut eindeutig vermindern konnte, und der damit die These von der inneren Sekretion des Pankreas offensichtlich bewiesen hatte. Nachdem schon MINKOWSKI mit Erfolg versucht hatte, Pankreasstücke unter die Haut zu verpflanzen und auf diese Weise bei pankreatektomierten Tieren die Glykosurie wieder zum Verschwinden bringen konnte, bestätigte HEDON diese Beobachtungen. Es ist bedauerlich, daß GLEY seine Versuche damals nicht fortführte, war er doch wohl auf dem richtigen Wege. Doch kann ihm — zumal er erst 1922 die Öffentlichkeit darüber unterrichtete — keinerlei Priorität zuerkannt werden.

Von ganz anderen Voraussetzungen gingen ALEXANDER RENNIE (1859—1940) und THOMAS RICHARD FRASER (1841—1919) aus, die sich wohl erstmals die Tatsache zu Nutze machten, daß der Inselapparat bei bestimmten Knochenfischarten vom exkretorischen Organ des Pankreas getrennt liegt — eine Beobachtung, die bereits 1848 HERMANN STANNIUS (1808—1883) gemacht hatte.

1904 jedoch konnten DIAMARE und A. KULIABKO zeigen, daß diese merkwürdigen Gebilde praktisch mit den Langerhansschen Inseln im Pankreasgewebe höherer Tiere identisch waren.

Damit hatten RENNIE und FRASER 1907 eine neue Möglichkeit der Gewinnung von Inselwirkstoff eröffnet, die später bei der Herstellung des Insulins von großer Bedeutung werden sollte. Freilich, sie selbst hatten den mechanisch zerkleinerten Brei aus den Inselapparaten nur oral fünf Diabetikern zwei Monate lang appliziert und nur einen einzigen Versuch mit einer subkutanen Injektion, der noch dazu erfolglos auslief, gemacht. Wenn sie über wesentliche Besserung, vor allem eine Abnahme der Glykosurie, berichteten, so lag das wohl — wie MELLINGHOFF (S. 14) mit Recht vermutet — an der gleichzeitig durchgeführten sehr strengen Diabetesdiät.

1910 schließlich veröffentlichte ERICH LESCHKE (1877—1933) eine umfangreiche Dissertation, in der er über seine, im ganzen völlig entmutigenden Versuche mit Pankreasextrakten berichtete. Er kam zu der Schlußfolgerung, daß die *„Existenz dieser hypothetischen antidiabetischen Substanz... doch sehr fraglich... erscheine".*

In diese Zeitspanne fallen auch die wesentlichen Arbeiten von GEORG LUDWIG ZUELZER (1870—1949), über die ausführlich MELLINGHOFF berichtete. 1901 hatte FERDINAND BLUM (1865 1959) den sog. *„Nebennierendiabetes"* entdeckt. Er konnte zeigen, daß es nach Adrenalininjektionen zu einer Erhöhung des Blutzuckerspiegels mit konsekutiver Glykosurie kam. ZUELZER nahm nun diese Gedankengänge auf und postulierte einen heute weitgehend widerlegten Adrenalin-Insulin-Antagonismus. Zwölf Jahre, von 1902 bis 1914, arbeitete er daraufhin an der Gewinnung eines antidiabetischen Hormons der Bauchspeicheldrüse als angeblichem Adrenalinantagonisten. Erste Tierversuche mit Pankreasextrakten stellte ZUELZER 1903 an und konnte bei Kaninchen, die er mit Adrenalininjektionen zuvor hyperglykämisch gemacht hatte, nach Injektion seines Präparates ein Ausbleiben der Glykosurie und eine Reduzierung der Harnmenge erreichen. Da er für seine Versuche größere Mengen von Pankreata benötigte, die er sich allein nicht verschaffen konnte, wandte er sich an die Firma Schering in Berlin, wo ihm MAX DOHRN (1974—1943) und ANTON MARXER behilflich waren.

Mit Recht wies MELLINGHOFF darauf hin, daß JOSEPH HERSEY PRATT (geb. 1892), der 1954 die Zuelzerschen Versuche ebenso wie die von BANTING und BEST kritisierte, nicht Recht hatte, wenn er meinte, daß bei der Gewinnung von Insulin von falschen Voraussetzungen ausgegangen worden wäre, weil das in vivo im Pankreas befindliche Proferment praktisch erst durch Enterokinase im Darm wirksam werde. Versuche haben hingegen gezeigt, daß schon kurz nach der Schlachtung der Tiere eine spontane Aktivierung des Trypsinogens in der Bauchspeicheldrüse die Regel ist. Dies hatte ZUELZER schon erkannt. Aber erst als er zur Gewinnung des Wirkstoffes — wie später übrigens BANTING und BEST — Alkohol im Gegensatz zu der bisher üblichen physiologischen Kochsalzlösung benutzte, war er auf dem richtigen Weg. ZUELZER hatte bereits fraktionierte Eiweißfüllungen vorgenommen und damit ein Großteil der neutralisierenden oder schädlichen Eiweißsubstanzen aus seinen Präparaten entfernt. Darin war offensichtlich das wirksame Substrat enthalten, denn Tierversuche, die nunmehr vom Jahre 1905 begannen und vor allem die erstmalige Erprobung seines Präparates am Menschen, über die er 1909 in einer ersten Arbeit berichtete, zeigten deutliche, wenn auch nur passagere Wirkungen.

Der erste Patient war bereits im Koma und moribund, wegen einer diabetischen Gangrän war der Unterschenkel amputiert worden. Aber nach der Injektion zeigte sich eine fünftägige Besserung, bevor der Patient, weil keine weitere Substanz mehr zur Verfügung stand, ad exitum kam. Untersuchungen des Urins auf Zucker, Azeton oder Azetessigsäure sind ebensowenig vorgenommen worden wie Blutzuckerkontrollen. In einem zweiten Fall jedoch war der Rückgang der Zucker- und Azetonkörperausscheidung im Urin geradezu spektakulär und konnte von ZUELZER einwandfrei nachgewiesen werden. Beim dritten Fall zeigten sich erstmals unangenehme Nebenwirkungen: die Temperatur stieg auf über 38,4, der jugendliche diabetische Patient mußte mehrmals erbrechen, bei der zweiten Injektion kam es zum Auftreten von Schüttelfrösten, die später MACLEOD als *hypoglykämische Erscheinungen* deutete (1927, S. 59). MELLINGHOFF hingegen ist der Ansicht, daß die Erscheinungen eher auf ungenügende Reinheit der injizierten Präparate zurückgeführt werden müßten.

Nachdem 8 Fälle von ZUELZER, zum Großteil mit eindeutigem Erfolg, wenn auch mit erheblichen Nebenwirkungen, mit seinem Präparat, das er bald „Acomatol" nannte, beobachtet worden waren, unternahm es der Mitarbeiter von MINKOWSKI an der Breslauer Medizinischen Universitätsklinik JOSEPH FORSCHBACH, zwei schwerkranke Diabetiker mit ZUELZERs Extrakt zu behandeln. Es zeigte sich eine eindeutige, über 48 Std andauernde Reduzierung der Urinmengen und der Zuckerausscheidung, doch hatten die Präparate starke Nebeneffekte mit Temperatursteigerung und Auslösung von Erbrechen, so daß die Versuche deshalb abgebrochen wurden. FORSCHBACH kam aber auch ausdrücklich zu dem Schluß:

„...daß ZUELZER zum ersten Mal mit Erfolg aus Pankreas ein Präparat hergestellt hat, das bei intravenöser Applikation auch in den Fällen, in denen die Nahrungszufuhr unverändert bleibt, die Zuckerausscheidung auf kürzere oder längere Zeit herabsetzt."

Bedauerlicherweise sind nun FORSCHBACH und sein Lehrer MINKOWSKI den merkwürdigen Nebenwirkungen nicht weiter nachgegangen — für sie waren die Versuche, die sicherlich zur Reindarstellung des Insulins geführt hätten, abgeschlossen.

Als es schließlich im Februar 1914 gelang, in den Laboratorien der Firma Hoffmann-La Roche 114 kg Pankreas zu verarbeiten, hatte ZUELZER einen von CAMILLE REUTER hergestellten, sehr wirkungsvollen Extrakt in der Hand, der aber bei der Applikation im Tierversuch bisher nie beobachtete schwere Krämpfe auslöste. Es dürfte sich — so betont MELLINGHOFF — hierbei zweifelsohne um eine echte hypoglykämische Wirkung eines sehr potenten Extraktes gehandelt haben. ZUELZER jedoch glaubte an ein spezifisches Krampfgift als toxische Noxe und brach die weiteren Arbeiten ab. Er hatte seit 1909 nichts mehr über sein „Acomatol" publiziert.

Man muß also konstatieren: ZUELZER dürfte durch seine neue Methode der Alkoholextraktion, der fraktionierten Eiweißausfällung und der Verdampfung des alkoholischen Extraktes im Vakuum bei niederen Temperaturen ein sehr wirkungsvolles, Insulin enthaltendes Präparat hergestellt haben. Während seine ersten Chargen, die von 1903 an eingesetzt wurden, Nebenerscheinungen verursachten, die auf Verunreinigung zurückzuführen sind, haben die später in Zusammenarbeit mit Hoffmann-La Roche hergestellten Extrakte zweifelsohne einen sehr hohen Wirkungsgrad gehabt und deutliche hypoglykämische Krampfanfälle ausgelöst, die allerdings ZUELZER, weil er noch keine Blutzuckerbestimmungsmethoden einsetzte, nicht erkannt hat. ZUELZER war somit der erste, der ein eindeutig wirkungsvolles Präparat nicht nur im Tierversuch, sondern auch beim Menschen verwandte, doch kann ihm nicht die Priorität für die Einführung des Insulins als generelles, wirkungsvolles Antidiabetikum zuerkannt werden.

Gingen die einen Forscher davon aus, den exokrinen Anteil des Pankreas zu zerstören, um die — wie sie meinten — die Wirkstoffe der Langerhansschen Inseln zersetzenden Fermente dieses Anteils auszuschalten, so bemühten sich andere, durch Ausfällungsmethoden die unerwünschten Beimischungen zu beseitigen. Zu diesen Forschern gehörte auch W.M.A. CROFTON, der 1909 aus Preßsaft von Schweinepankreas einen Extrakt herstellte, den er bei diabetischen Patienten verfütterte (MURLIN u. KRAMER, 1956).

1910 kam JOSEPH H. PRATT, der sich 1954 zur Entdeckungsgeschichte des Insulins sehr kritisch äußerte, allerdings in manchen Punkten von WILLIAM RICHARD FEASBY (geb. 1912) widerlegt wurde, zur Überzeugung, daß die Transplantation von Pankreasgewebe die Entwicklung eines Diabetes bei pankreatektomierten Tieren verhinderte und daß das Pankreas eine innere Sekretion besäße, die auf den Zuckerstoffwechsel Einfluß nähme (MURLIN u. KRAMER, 1956).

Vor diesem Hintergrund müssen die weiteren Versuche, wirksamen Pankreasextrakt zur Behandlung des Diabetes zu gewinnen, gesehen werden. Hier ist in erster Linie der Amerikaner ERNEST LYMAN SCOTT (1875—1934) zu erwähnen (RICHARDS). Ihm waren die Arbeiten von ZUELZER wohl bekannt, die er ebenso wie die von HEDON zitierte. Er hatte zunächst mit Hilfe der Ligatur des Ductus Wirsungianus versucht, eine Atrophie der exkretorischen Anteile zu erreichen, was ihm aber nicht vollständig gelang. So ging er dann dazu über, frisches Pankreas mit Sand und warmem Alkohol zu behandeln. Irgendein Effekt auf die Zuckerausscheidung ließ sich damit nicht nachweisen, aber als er anstelle des 95% Alkohols angesäuertes Wasser verwandte, konnte er bei drei von vier Hunden eindeutige Senkungen des Urinzuckergehaltes feststellen. Seine Dissertation führte zu folgenden Schlußfolgerungen:

"1. There is an internal secretion from the pancreas controling the sugar metabolism...

2. By proper methods this secretion may be extracted and still retain its activity.

3. This secretion is easily destroyed by oxidation or by the action of the digestive enzymes of the pancreas.

4. The secretion is insoluble or nearly so, in strong alcohol but is readily soluble in acidulated water.

5. The failure of previous workers to procure satisfactory results was due to their not preventing oxidation or the action of the digestive enzymes."

In einer kürzeren Zeitschriftenveröffentlichung betonte SCOTT 1912 noch einmal die Bedeutung der Gewinnung des Extraktes mit Hilfe von 85% Alkohol, weil sich tatsächlich — wie erst später die Arbeiten von BANTING, BEST und COLLIP ergaben — das aktive Prinzip in Wasser und 80—85% Alkohol löst, aber von 95% Alkohol präzipitiert wird (RICHARDS).

In den Jahren 1913—1916 haben dann JOHN RAYMOND MURLIN (1874—1960) und BENJAMIN KRAMER (geb. 1887) ebenfalls Versuche unternommen, das antidiabetische Hormon zu isolieren (MURLIN u. KRAMER, 1956). Während ihre Untersuchungen noch liefen, wurden 1915 die günstigen Ergebnisse von ISRAEL SIMON KLEINER (geb. 1885) und SAMUEL JAMES MELTZER (1851—1920) bekannt, die mit physiologischer Kochsalzlösung stark verdünnte Pankreassuspensionen herstellten und nach langsamer intravenöser Injektion bei pankreatektomierten Hunden zum Teil sehr deutliche Blutzuckersenkungen konstatierten. Weder MURLIN und KRAMER, noch KLEINER und MELTZER beobachteten im übrigen bei ihren Versuchen die schweren Nebenwirkungen, die ZUELZER zum Abbruch seiner Untersuchungen, vor allem nach den negativen Erfahrungen von FORSCHBACH, veranlaßt hatten.

In der Nachkriegszeit hat im übrigen ROBERT AMMON (geb. 1902) darauf hingewiesen, daß sein Lehrer ERNST JOSEF LESSER (1879—1928) kurz vor dem Ausbruch des Ersten Weltkrieges ebenfalls mit Pankreasextrakten eine Blutzuckersenkung bei diabetischen Fröschen erzielte und die von ihm beobachteten Nebenwirkungen als eine hypoglykämische Reaktion gedeutet hätte. In Freundeskreisen wurde die Substanz, die den Blutzucker herabzusetzen vermochte, „Glucopausin" genannt. LESSER selbst hat leider über seine Forschungen nichts veröffentlicht, doch findet sich in dem Nekrolog auf LESSER aus dem Jahre 1928 von seinem polnischen Schüler JACOB KARL PARNAS (geb. 1884) ein Hinweis, daß er selbst diese Experimente LESSERs habe miterleben können.

Schließlich müssen vor der Behandlung der Entdeckung des Insulins durch BANTING und BEST noch die Arbeiten des rumänischen Wissenschaftlers PAULESCO besprochen werden, für den im Zusammenhang mit den 50-Jahr-Feiern anläßlich der Entdeckung des Insulins 1971/72 sein Landsmann ION PAVEL (geb. 1897) die Priorität der Insulinentdeckung forderte. In mehreren Arbeiten und zahlreichen Zuschriften an bekannte Diabetologen in aller Welt und an das Nobel-Komitee in Stockholm hat PAVEL darauf hingewiesen, daß PAULESCO fünf Monate vor seinen kanadischen Kollegen eine Veröffentlichung in der bekannten Zeitschrift „Archives Internationales de physiologie" am 31. August 1921 publiziert hatte, denen vier Kurzmitteilungen an die „Société de Biologie" in Paris zwischen April und Juni 1921 vorausgegangen waren. Die größere Arbeit in den „Archives Internationales de Physiologie" war am 22. Juni 1921 von der Redaktion angenommen worden. Der erste Vortrag von BANTING und BEST vor dem „Physiological Journal Club" in Toronto hatte am 14. November 1921 stattgefunden, der zweite Vortrag am 29. Dezember 1921 in New Haven vor der „American Physiological Society" (CHEYMOL; PAVEL).

1916 hatte PAULESCO, der eine Zeitlang von 1888—1900 sich zu Studien- und Forschungszwecken in Paris aufhielt, seine Forschungen über das Pankreas aufgenommen, die durch den Ersten Weltkrieg und die deutsche Besetzung von Rumänien unterbrochen worden seien. Gleich nach Beendigung des Krieges hatte er diese Arbeiten fortgesetzt, die offensichtlich im Frühjahr 1921 zur Entdeckung des von ihm „Pancréine" genannten Wirkstoffes geführt haben.

PAULESCO hat in vier Mitteilungen im April, Mai und Juni 1921 in der Tat über seine sehr interessanten Versuche berichtet, die er noch einmal in der Abhandlung in den „Archives Internationales de Physiologie" zusammenfaßte. Unter besonderen sterilen Kautelen gewann er Pankreasmaterial und versetzte es mit destilliertem Wasser. Dann wurde die Aufschwemmung 24 Std in Eis gelegt, schließlich gefiltert und mit Kochsalz behandelt. Bei der intravenösen Injektion zeigten sich bereits in den ersten Versuchen dramatische Blutzuckersenkungen von 140 mg-% bis auf 26 mg-%, und ein pankreatektomierter Hund starb in der Hypoglykämie.

PAULESCO konnte weiterhin finden, daß diese Wirkung etwa 12 Std anhielt, daß sich eine auffällige Verminderung der Azetonämie und Azetonurie einstellte, daß die stärkste Wirkung nach etwa 2 Std zu erwarten war und daß auch bei einem normalen, nicht diabetischen Hund eine auffällige Senkung des Blutzuckerspiegels zu beobachten war. Bei subkutanen Injektionen jedoch kam es zu erheblichen Reizungserscheinungen, und dies war wohl der Grund, der PAULESCO dazu bewog, das Präparat noch nicht beim Menschen anzuwenden.

Während der Anspruch von PAVEL bereits 1969 von JAN MURRAY vertreten und nach Bekanntwerden der Aktivitäten von PAVEL in einer weiteren Arbeit im Jahre 1971 noch einmal unterstrichen wurde (DEROT; MARTIN; HAZARD) hoben andere hervor, daß PAULESCO schon früher in den meisten Darstellungen der Entdeckungsgeschichte des Insulins zitiert worden sei, daß er aber, da er vor allem den Schritt vom Tierversuch zur Anwendung am Menschen nicht mehr ging, keineswegs die Priorität für die Einführung des Insulins beanspruchen konnte, das erstmals am 11. Januar 1922 dem diabeteskranken Kind LEONARD THOMPSON mit Erfolg injiziert werden konnte (STÖCKER; MACLEOD S. 69ff.; YOUNG; LEIBOWITZ; GOLDNER; STEIN; ALLAN; WRENSHALL, HETENYI u. FEASBY, S. 45; WOLFF, 1971 u. 1974).

Während BANTING und BEST bei den ersten Versuchen ein Zwei-Etappen-Verfahren wählten, wobei sie zuerst die Ausführungsgänge der Pankreata unterbanden und nach einer gewissen Latenzzeit das atrophische Organ nach 7 bis 10 Wochen verarbeiteten, hat PAULESCO seinen Extrakt aus dem frischen Organ gewonnen. Bald aber sind BANTING und BEST dazu übergegangen, fötale Kalbsdrüsen zu verwenden, die nach den Beobachtungen von JUSSUF IBRAHIM (1877—1953) aus dem Jahre 1909 noch keine proteolytischen Enzyme enthalten. Die Gewinnungsmethoden waren ziemlich ähnlich, und offensichtlich waren auch beide Präparationen etwa gleichwertig, so daß ein speziell zur Prüfung dieser Frage 1970 eingesetztes und unter der Leitung von FRANK GEORGE YOUNG (geb. 1908) aus Cambridge arbeitendes Komitee der „International Diabetes Federation", das alle von 1893 bis 1921 publizierten Arbeiten von 20 Autoren ausführlich begutachtete, zu der Entschließung kam:

"There can be little doubt that PAULESCO, as well as BANTING and BEST, obtained a pancreatic extract which contained insulin, and that the pancréine and the insulin present in the crude extracts in which the hormone was first obtained, are the same substance."

Während aber PAULESCOS Versuche, die Reinigung der Extrakte weiterzuführen, aus nicht geklärten Gründen offensichtlich scheiterten, haben BANTING und BEST vor allem durch Hinzuziehung des Chemikers JAMES BERTRAM COLLIP (1892—1965) gerade diese Hürde überwunden und sind zu relativ gut verträglichen, subkutan oder intramuskulär injizierbaren Präparaten gekommen, die überhaupt erst die breite Anwendung beim Menschen ermöglichten.

Es ist bedauerlich, daß — wie PAVEL mit Recht betonte — in der ersten Arbeit von BANTING und BEST bei der Diskussion der Abhandlungen von PAULESCO in den „Comptes Rendues des Séances de la Société de Biologie" in Paris ein Übersetzungsfehler sich eingeschlichen hat.

In ihrer zweiten Arbeit vom März 1922 ist die mißverständliche Übersetzung nicht mehr enthalten, und dort heißt es nur — und zwar wissenschaftlich durchaus exakt —:

"More recently, MURLIN, KLEINER and PAULESCO have tried the effect of aqueous extracts of the pancreas intravenously, on depancreatized animals and have found transitory reduction in percentage of blood sugar and in the sugar excreted in the urine."

Die größere Arbeit von PAULESCO vom 31. August 1922 erschien nach Beginn der Arbeiten von BANTING und BEST in Toronto. Sie ist offensichtlich von den Autoren auch später nicht zur Kenntnis genommen worden, doch muß man konstatieren, daß BANTING und BEST ihre Versuche, die zur Gewinnung von Insulin völlig unabhängig von PAULESCO begonnen wurden, nicht abbrachen, als sich erste Schwierigkeiten einstellten, sondern nach Mitteln und Wegen suchten, um diese erfolgreich zu überwinden.

Zweifelsohne sind die Arbeiten von PAULESCO unter Berücksichtigung aller bisher diskutierter Vorläufer die exaktesten, wenngleich zum Beispiel die Blutzuckerbestimmungen noch — wie PAULESCO selber mitteilte — 25 ml Blut für jede einzelne Analyse benötigten. Doch war das Nobelkomitee zweifelsohne berechtigt, im Jahre 1923 für die in Toronto erfolgte Entdeckung und Darstellung sowie die erste Erprobung am Menschen den Nobelpreis an die Torontoer Forschungsgruppe zu verleihen. Dabei ereignete sich allerdings eine personale Fehlentscheidung, insofern als nur BANTING und MACLEOD den Preis erhielten, während der Student BEST und der Chemiker COLLIP leer ausgingen. BANTING hat bekanntlich sofort seinen Preis mit BEST geteilt, was MACLEOD veranlaßte, die Hälfte seines Preises COLLIP zur Verfügung zu stellen.

Wenden wir uns aber nunmehr den geradezu dramatischen Wochen und Monaten zu, die in Toronto zur Isolierung des wirksamen Prinzips und seiner Anwendung am Menschen führten. Der damals gerade 29 Jahre alte BANTING hatte im Juli 1920, nachdem er vier Jahre als Militärarzt gewirkt hatte, in London, Ontario (Kanada) eine Praxis als Orthopäde eröffnet, doch hatte er offensichtlich in den ersten Monaten nicht viel zu tun. Am Abend des 30. Oktober 1920 bereitete er sich, da er nebenher noch Lehrbeauftragter für Physiologie an der Universität war, auf eine seiner nächsten Vorlesungen vor, und ihm fiel das neueste Heft des „Journal of Surgery, Gynecology and Obstetrics" in die Hände, in der ihn in der November-Nummer 5 ein Artikel von MOSES BARRON (geb. 1883) besonders interessierte. Darin war, ausgehend von den älteren Schilderungen der Atrophie des Pankreas durch Verstopfung des Ductus Wirsungianus infolge von Gallensteinen die Möglichkeit, durch Ligatur des Ganges eine solche Atrophie zu erzeugen, ausführlich diskutiert worden. BARRON wies darauf hin, daß bereits 1884 CHARLES LOUIS XAVIER ARNOZAN und LOUIS VAILLARD dies erstmals gezeigt hatten und erwähnte die Arbeiten von SSOBOLEW 1902, ALEXANDRE MANKOWSKI (geb. 1868) und E. SAUERBECK aus den Jahren 1901—1904 und KAMINURA 1917.

BANTING hatte sich mit dieser Problematik bisher noch nicht befaßt, doch war er von der Möglichkeit, aus dem Pankreas den hypothetischen innersekretorischen Wirkstoff zu isolieren, so fasziniert, daß er sich sofort an den bedeutenden Kenner des Kohlenhydratstoffwechsels, den Direktor des Physiologischen Instituts in Toronto, MACLEOD, wandte und ihn darum bat, ihm für derartige Untersuchungen ein Laboratorium und Versuchstiere zur Verfügung zu stellen. Offensichtlich hat BANTING, da er ja die gesamte Literatur des Pankreasdiabetes kaum kannte, keinen besonders nachhaltigen Eindruck auf MACLEOD gemacht, dennoch stellte ihm dieser in der Ferienzeit das gewünschte Laboratorium, eine sehr primitive Dachkammer, und zehn Versuchshunde, zur Verfügung und attachierte für die auf acht Wochen befristeten Experimente zwei am Institut tätige Studenten, BEST und E. CLARK NOBLE.

Sie sollten sich als Assistenten monatlich abwechseln, und wie HANS SELYE (geb. 1907) mitteilte, entschied eine Münze darüber, wer zuerst beginnen sollte. Das Los fiel auf BEST, der seine Arbeit auch nach einem Monat fortsetzte, weil NOBLE zu dieser Zeit verhindert war. So kam es zu der einmalig harmonischen Zusammenarbeit zwischen dem 29jährigen Orthopäden und dem damals gerade 21jährigen Medizinstudenten.

BANTING ging zuerst von der Idee aus, durch Unterbinden der Pankreasgänge eine Atrophie des exokrinen Anteils zu erreichen und nach 7—10 Wochen aus den verbleibenden Langerhansschen Inseln einen, das hypothetische Hormon enthaltenden Extrakt zu gewinnen, der wiederum an den pankreatektomierten Hunden getestet werden sollte. So begannen die beiden jungen Forscher ihre Arbeit am 16. Mai 1921 zu einer Zeit, als MACLEOD gerade zu einem Sommerurlaub in Schottland weilte. Nach manchen Mißerfolgen konnten sie endlich am 27. Juli 1921 das degenerierte Pankreas eines Hundes entfernen.

In sehr einfacher Weise zerkleinerten sie das exstirpierte Material in einem gekühlten Mörser und froren es in Salzwasser ein. Die Masse wurde zermahlen und 100 ml physiologische Kochsalzlösung hinzugefügt. 5 ml dieses Extraktes wurde einem Hund, dem das Pankreas vorher entfernt worden war, intravenös verabfolgt, und es zeigte sich erstmals, daß der Blutzucker innerhalb von 2 Std erheblich sank. Diese Blutzuckeruntersuchungen, die BEST mit einer von MYERS und BAILEY modifizierten Methode nach LEWIS und BENEDICT aus dem Jahre 1915, die sie 1916 angegeben hatten, durchführte, sollten wesentlich zum Erfolg dieser Arbeiten beitragen. Im Gegensatz zu PAULESCO, der noch 25 ml Blut für jede Bestimmung benötigt hatte, kam nunmehr BEST mit sehr viel geringeren Mengen von 0,2 ml aus und konnte deshalb auch beim Hunde seine Untersuchungen häufig, zum Teil sogar im Halbstundenrhythmus, wiederholen.

Da kam BANTING auf die Idee, das Pankreas von dem — wie er meinte — offensichtlich das Hormon beeinträchtigenden Trypsinogen dadurch zu befreien, daß er die Drüse mit Sekretin stimulierte und gleichzeitig die Vagusnerven reizte. Ein auf diese Weise gewonnener Extrakt rettete den bereits moribunden Versuchshund, und dieser Versuch zeigte, daß es tatsächlich gelang, auf diese

Weise den Wirkstoff, den die Torontoer Forscher zuerst „Isletin" nannten, ohne Beeinträchtigung durch die Verdauungsfermente zu gewinnen. Doch war dieser Weg sehr langwierig und mühsam.

So verschaffte sich BANTING Bauchspeicheldrüsen von etwa vier Monate alten Kalbsföten aus dem Schlachthaus. Bei ihren weiterhin erfolgreichen Versuchen stellte sich heraus, daß die aktive Substanz aus dem fötalen Pankreas noch besser mit Azeton und angesäuertem Alkohol anstelle von Salzlösung extrahiert werden konnte. Dies war offensichtlich in erster Linie BESTS Vorschlag. Dadurch ist wohl der berühmte legendäre Versuchshund Marjorie, der immer wieder in der Literatur erwähnt wird (STÖCKER; WRENSHALL, HETENYI u. FEASBY, S. 61) über 70 Tage nach Pankreatektomie am Leben erhalten worden.

Die entscheidenden Untersuchungen — im ganzen wurden 75 Experimente an den zehn zur Verfügung stehenden Hunden durchgeführt — fanden zwischen dem 7. und 14. August statt. Das Ergebnis wurde dann von den beiden Forschern am 14. November 1921 vor dem „Physiological Journal Club" der Universität von Toronto unter dem nichtssagenden Titel „Pancreatic Diabetes" vorgetragen. Dieser Vortrag war die Grundlage für die erste Publikation im Februar 1922.

Der Zufall wollte es, daß am Ende des Jahres 1921 der junge, ebenfalls gerade 29 Jahre alte Chemiker COLLIP nach Toronto kam, um dort im Physiologischen Institut von MACLEOD eigene Forschungsarbeiten durchzuführen. Auf Bitten von BANTING schloß er sich, von MACLEOD dazu ermuntert, dem „Isletin"-Team an und hat in den wenigen Monaten — er hatte im Frühsommer 1922 Toronto wieder verlassen (BARR u. ROSSITER) — Wesentliches zur Gewinnung von Insulin in größeren Mengen und zur Standardisierung des neuen Präparates beigetragen.

So konnte schließlich am 11. Januar 1922 der erste Versuch an einem diabetischen 14jährigen Knaben, LEONARD THOMPSON, durchgeführt werden, nachdem BANTING und BEST in einem Selbstversuch die Verträglichkeit der neuen Charge getestet hatten. Bei dem Jungen war vor zwei Jahren erstmals ein Diabetes diagnostiziert worden, und man hatte bei der hohen Mortalität des jugendlichen Diabetes wenig Hoffnung, daß man ihn hätte retten können. Bei ihm wurde die damals übliche Hungerkur nach FREDERICK MADISON ALLEN angewandt. Er war fast bis zum Skelett abgemagert, als er in desolatem Zustand am 2. Dezember 1921 in das General Hospital von Toronto eingeliefert wurde, wo ihn die beiden Ärzte WALTER R. CAMPBELL (geb. 1890) und ANDREW ALMOS FLETCHER (geb. 1889) behandelten, die mit BANTING, BEST und COLLIP zusammen die zweite Veröffentlichung im März 1922 mitzeichneten. Dies führte sogleich zu einer wesentlichen Besserung des Krankheitsbildes. Allerdings lösten die subkutanen Injektionen auch einen sterilen Abszeß aus, was COLLIP zu weiteren Anstrengungen einer noch intensiveren Reinigung der Präparate veranlaßte. Inzwischen hatte MACLEOD BANTING und BEST vorgeschlagen, anstelle des englischen Terminus „Isletin" den schon 1909 von DE MAYER und 1916 von SHARPEY-SCHÄFER vorgeschlagenen Namen „Insulin" zu benutzen, der zwar ebensowenig wie der Begriff „Isletin" in den ersten beiden Veröffentlichungen auftauchte, sich dann aber sehr schnell international durchsetzte.

Damit war also den Torontoer Forschern erstmalig und unmißverständlich der Beweis gelungen, daß sie tatsächlich denjenigen Wirkstoff aus dem Pankreas isoliert hatten, der das Auftreten der Zuckerkrankheit verhindern konnte, und es begann eine neue Ära der Diabetestherapie.

BANTING, BEST und COLLIP haben ihr Verfahren der Insulingewinnung sogleich 1922 patentieren lassen, aber sie haben das Patent, das sie für einen symbolischen Dollar erwarben, sofort dem „Board of Governors" der Universität von Toronto überlassen, mit der einzigen Auflage, daß dieser ein Insulinkomitee bestimmen sollte und die Herstellung von Insulin durch Industrieunternehmen an die rigorose Prüfung der Wirksamkeit durch dieses Komitee binden müsse. Alle durch die Vergabe des Patents anfallenden Einnahmen sind bis zum heutigen Tag der Forschung zugute gekommen, insbesondere dem später nach BANTING und BEST benannten Forschungsinstitut in Toronto.

Schon 1922 konnten BANTING, BEST, COLLIP, MACLEOD und der studentische Kollege von BEST, NOBLE, nachweisen, daß Insulin auch bei normalen Ratten den Blutzucker senkt. Damit war die Möglichkeit geschaffen, bei nichtdiabetischen Versuchstieren eine Wirkungskontrolle des Insulins durchzuführen.

Dies war besonders wichtig, da man festgestellt hatte, daß bei Blutzuckerwerten unter 45 mg-% Krämpfe auftraten, die dem Krankheitsbild der Hypoglykämie entsprachen. So war es kein Wunder, daß man zuerst diejenige Dosis als Insulineinheit ansah, die bei normalen Kaninchen derartige Konvulsionen auslöste. Die Torontoer Forscher arbeiteten auch mit Mäusen und setzten die Mäuseeinheit als den sechshundertsten Teil einer Kanincheneinheit fest.

Es war schließlich vor allem COLLIPs Verdienst, daß vom Torontoer Insulinkomitee in Zusammenarbeit mit der Gesundheitsorganisation des Völkerbundes bereits 1923 die Insulineinheit definiert wurde, *als ein Drittel der Menge, die den Blutzucker eines 2 kg schweren Kaninchens, das 24 Std gefastet hatte, vom normalen Wert von 118 mg-% bis zum Krampfwert von 45 mg-%* über eine Zeit von 5 Std senken kann (BARR u. ROSSITER; LACEY). Später ist dann die Insulineinheit zugunsten eines internationalen Standards nicht mehr an der Reaktion des Versuchstieres sondern als Gewichtmenge gemessen worden.

Man hat vor allem im Zusammenhang mit der Verleihung des Nobelpreises an MACLEOD diesem den Vorwurf gemacht, die Forschung von BANTING und BEST eher behindert als wesentlich gefördert zu haben, und die Entscheidung des Nobelkomitees galt für viele als ein Fehlgriff (z.B. CHEYMOL). Doch hat mit Recht in einer 1972 erschienenen Arbeit JANOS KENEZ darauf hingewiesen, daß trotz einiger Spannungen zwischen BANTING und MACLEOD dem letzteren erhebliche Verdienste um die relativ schnelle Entdeckung des Insulins und seine Herstellung im größeren Maßstab zukomme. MACLEOD hat dem ihm völlig unbekannten jungen BANTING nicht nur für einige Zeit ein Laboratorium und zehn Versuchshunde, sondern auch den kongenialen Assistenten BEST zur Verfügung gestellt, und wenn er vor Beginn der Versuche relativ skeptisch war, so lag das zweifelsohne daran, daß er die Literatur und die vielfältigen, über 30jährigen Bemühungen zur Isolierung der Wirksubstanz sehr genau kannte, die ja bisher zu keinem endgültigen Erfolg geführt hatten. Sobald MACLEOD nach Rückkehr aus seinem Europaurlaub die erfolgreichen Forschungsarbeiten von BANTING und BEST kennenlernte, hat er sogleich alle weiteren wissenschaftlichen Arbeiten im Institut abbrechen lassen und sein gesamtes Team für die Isolierung, Reinigung und Nachprüfung des Insulins eingesetzt. Er war es, der den Chemiker COLLIP, allerdings auf BANTINGS Wunsch hin, dazu bestimmte, in diesem Team mitzuarbeiten, und seinem Prestige war es mit zu verdanken, daß Insulin sehr schnell nicht nur in Kanada und den USA, sondern auch in Europa als die wirksamste Therapie des Diabetes bekannt wurde.

Sogleich nach Entdeckung und Bekanntwerden des Insulins gab es natürlich eine Reihe von Autoren, die die Priorität von BANTING und BEST ebenso anzweifelten, wie das vor wenigen Jahren durch die Intervention von PAVEL geschehen war.

Hier sei besonders erwähnt die Zuschrift eines Dr. FRANGCON ROBERTS an das „British Medical Journal" vom 16. Dezember 1922, in der der Verfasser auf die Vorläufer und insbesondere auf die Untersuchungen von E.L. SCOTT hinwies. In einer sehr unerfreulichen Polemik sprach er den beiden kanadischen Forschern jede Originalität ab. Es ist sehr interessant, daß daraufhin sogleich der spätere Nobelpreisträger SIR HENRY HALLETT DALE (1875—1968) in sehr scharfer Form antwortete und die außerordentliche Bedeutung dieser Entdeckung herausstellte. Was DALE über die Arbeiten von SCOTT sagte, galt im übrigen durchaus auch für alle anderen Vorläufer:

"The important point is that SCOTT did stop, and that Dr. ROBERTS would not be writing about his work now if BANTING and BEST and the other Toronto workers had not gone much further" (FEASBY).

Mit dem schnellen Bekanntwerden des Insulins stieg natürlich auch sofort die Nachfrage. BANTING entschloß sich bald, in eigener Praxis Diabetiker zu behandeln und bestimmte Best zum Leiter der Institution, die nunmehr Insulin in größerem Maßstabe herzustellen sich bemühte. Das konnte in dem kleinen Laboratorium im Physiologischen Institut der Universität Toronto nicht weiter geschehen, und so übernahmen die im Ersten Weltkrieg errichteten Connaught-Laboratorien die Produktion, bei der es zwischen Februar und Mai 1922 einen gefährlichen Engpaß gab (Wrenshall, Hetenyi u. Feasby, S. 67).

Da war es ein Glücksfall, daß leitende Mitarbeiter der amerikanischen pharmazeutischen Firma Eli Lilly in Indianapolis bereit waren, das Insulin in Lizenz und unter Aufsicht des Insulinkomitees herzustellen. Als schließlich im August 1922 der bedeutende Diabetologe in Boston Elliott Proctor Joslin (1869—1962) erste Insulinproben erhielt, begann der Siegeslauf des Präparates. Noch im Oktober des gleichen Jahres konnten immerhin 3,000 ml Insulinlösung hergestellt werden. Im folgenden Jahr wurde auch in den deutschsprachigen Ländern die Insulinproduktion von eigenen Firmen übernommen. In Deutschland waren es die Firma Hoechst, die bereits 1910 mit Zuelzer Fühlung aufgenommen hatte, ohne daß sich damals eine erfolgreiche Zusammenarbeit ergab, die Farbenfabriken Bayer sowie die Firmen Kahlbaum, Schering und Merck, in der Schweiz die großen Baseler Firmen Hoffmann-La Roche (Iloglandol), die sich ebenfalls schon früher zusammen mit Zuelzer um die wirksamen Extrakte bemüht hatten, sowie Geigy und Sandoz (Insulin-Sandoz). Auch Dänemark nahm die Produktion von Insulin auf, und aus diesem Lande sollten bald wesentliche Verbesserungen des Insulins bekannt werden. Um die nach der Patentschrift vorgeschriebenen Kontrollen der Insulinchargen ohne Zeitverluste durchzuführen, sind dann auf Veranlassung des Torontoer Insulinkomitees weitere regionale Institutionen ins Leben gerufen worden.

In Deutschland begründete Minkowski, einer Anregung von MacLeod vom 6. April 1923 folgend, ein derartiges Komitee (Dörzbach und Müller, Lausch, S. 115). Auch Karl von Noorden (1858—1944) setzte sich sofort für die Einführung des Insulins in den Therapieplan ein, der auch die klinische Erprobung in Deutschland übernahm (Dörzbach und Müller). Doch bis zum Anlaufen der Produktion mußte man da und dort noch auf die Selbstherstellung nach den Vorschriften von Banting, Best und Collip zurückgreifen.

Dies hatte der Internist Leo Pollak (geb. 1878) zusammen mit Susy Glaubach am Pharmakologischen Institut der Universität Wien im Juni 1923 unternommen (Korp und Zweymüller; Lesky; Wagner; Kleeberg). Ferdinand Schmidt hat schließlich darauf hingewiesen, daß unabhängig von der Entwicklung des Insulins durch die Hoechster Farbwerke, das serienmäßig Ende 1923 zur Verfügung stand, ein Mecklenburger Landapotheker, Wilhelm Sailer (1882—1942), im Mai 1924 sich daran machte, aus — vom Hamburger Zentralschlachthof — überlassene Bauchspeicheldrüsen von Rindern und Schweinen im eigenen Laboratorium ein Präparat herzustellen, das bald von der Firma Dr. Christian Brunnengräber in Rostock fabrikmäßig unter dem Namen „Germano-Insulin" hergestellt wurde.

Die Suche nach einer Methode, die eine bessere Ausbeute an Insulin erbringen sollte, ging weiter. Einen ersten Schritt auf diesem Wege machte John Jacob Abel (1857—1938), dem im Jahre 1926 die Kristallisation des Insulins gelang (Murnaghan und Talalay). Dabei entwickelte sich eine Kontroverse mit Best, Murlin und Allen, die eine biuretfreie Insulinfraktion anstrebten, während Abel aufgrund seiner Untersuchungen zu der Überzeugung kam, daß auch kristallines Insulin Eiweißsubstanzen enthielt, weil seine kolorimetrischen Tests Protein nachweisen ließen. Es sollte sich bald zeigen, daß Abel mit seiner Vermutung recht hatte. Aber erst 1934 konnte David Aylmer Scott, der sich als Chemiker dem Torontoer Arbeitskreis angeschlossen hatte, tatsächlich nachweisen, daß es sich beim kristallinen Insulin um Proteinsalze handelte, die mit Metallen wie Zink, Kobalt, Kadmium oder Nickel gebildet wurden.

D.A. Scotts Arbeiten waren von einer anderen Fragestellung ausgegangen. Er wollte klären, ob man die oft mehrmals täglich notwendig werdenden Insulininjektionen durch ein Depotpräparat ersetzen könnte. Seit 1934 waren daher in Toronto Forschungsarbeiten unter der Leitung von Scott und Fisher angelaufen, um durch Kopplung des Insulins an Zink eine Verlängerung der Insulinwirkung zu erreichen. Da gelang 1936 einer dänischen Forschergruppe unter Leitung von Hagedorn der Nachweis, daß die Wirkung des Insulins verlängert werden konnte, wenn es mit Protamin, einem Extrakt aus „Fischmilch", kombiniert wurde. Die Zahl der Injektionen konnte von vier mit Altinsulin auf zwei täglich herabgesetzt werden. SCOTT und FISHER konnten nun im gleichen Jahr zeigen, daß Protamin nur dann eine Wirkungsverlängerung brachte, wenn es zinkhaltigem Insulin zugesetzt wurde und mit dem nunmehr hergestellten Protamin-Zinkinsulin konnte man in der Regel mit einer Injektion pro die auskommen (s. auch KERR, BEST, CAMPBELL und FLETCHER).

Mit der Kristallisation des Insulins trat nunmehr die Frage nach der Konstitutionsaufklärung stark in den Vordergrund. In zehnjähriger Forschungsarbeit gelang schließlich FREDERICK SANGER (geb. 1918) 1955 die Strukturaufklärung des Insulins verschiedener Tierarten, das er als eine Kombination zweier Polypeptidketten mit 21 bzw. 30 Aminosäureresten erkannte, die durch Schwefelbrücken verknüpft waren. SANGER erhielt 1958 für diese Arbeiten den Nobelpreis für Chemie. Mit der Strukturaufklärung war aber auch die Möglichkeit eröffnet, nunmehr an eine Synthese oder zumindest an eine Teilsynthese des Insulinmoleküls zu denken.

Anfang der sechziger Jahre hatten sich drei Forschungsgruppen mit dem Problem der Insulinsynthese befaßt: der Arbeitskreis um HELMUT ZAHN (geb. 1916) am Wollforschungsinstitut der Technischen Hochschule in Aachen, eine Gruppe um PANAYOTIS G. KATSOYANNIS (geb. 1924) im Biochemistry Department der Universität von Pittsburgh und eine Gruppe von chinesischen Forschern am Institut für Biochemie der Academia Sinica in Schanghai. Den beiden ersten Gruppen gelang es, unabhängig voneinander, fast gleichzeitig, durch Einzelsynthese der A- und B-Kette und ihrer Kombination ein, wenn auch nur gering wirksames synthetisches Insulin zu gewinnen, das 1965 von der chinesischen Forschergruppe soweit gereinigt werden konnte, daß es in Kristallen zu erhalten war (MEIENHOFER u.a., 1963; KATSOYANNIS u.a., 1963; DU YU-CANG u.a., 1965). Soeben kam im übrigen aus den Forschungslaboratorien der Firma Ciba-Geigy in Basel die Nachricht, daß es einer Arbeitsgruppe (SIEBER u.a.) gelungen sei, eine Totalsynthese von Humaninsulin unter Bildung von Disulfidbrücken zu erreichen, die eine wesentlich höhere Ausbeute an wirksamen Insulin ermöglicht.

Glaubte man, daß nach der Einführung des Insulins in den Therapieschatz das Problem der Diabetestherapie weitgehend geklärt sei, so zeigte es sich bald, daß gerade mit der Insulinbehandlung zahlreiche neue Probleme pathologischer, biochemischer und therapeutisch-klinischer Art auf die Forschung zukamen. RACHMIEL LEVINE (geb. 1910) hat diese Fragen 1967 erörtert. Schon zwei Jahre nach der Einführung des Insulins in den Arzneischatz mußte 1924 WILHELM FALTA (1875—1950) über einen 42jährigen Patienten mit rasch fortschreitendem Diabetes berichten, der selbst mit einer zu jener Zeit sehr hohen Insulingabe von 150 Einheiten nicht zu bessern war. Das gleiche Präparat war bei einem anderen Patienten voll wirksam. Im gleichen und nächsten Jahr erschienen weitere Beobachtungen dieser merkwürdigen *Resistenz* (POLLAK; MAHLER u. PASTERNY; STRAUSS; ARNETH; ESCUDERO, UMBER u. ROSENBERG; TSCHERNING). Bald mehrten sich diese Mitteilungen, und FRIEDRICH MEYTHALER (1898—1967) und HORST KOTLORZ konnten 1965 323 Literaturstellen zu diesem Thema zusammentragen (WOLFF, 1968; KERP u.a.; LARCAN). Schon der Erstbeobachter FALTA glaubte, daß das Insulin in seinem Falle nicht an den Erfolgsorganen angreifen könne und nahm an, daß es im strömenden Blut zu einer Gegenwirkung komme. Er schloß daraus, daß es offensichtlich Diabetesfälle geben müsse, die nicht auf einer Insuffizienz des Inselapparates und der Insulinproduktion beruhten, sondern daß die Ursache der Stoffwechselstörung irgendwo anders im Organismus liegen müsse. Diese Theorie wurde bald dadurch erhärtet, daß sich herausstellte, daß der gesunde Mensch täglich nur 32 bis 40 Insulineinheiten benötigt, eine Menge, die beim pankreatektomierten Kranken zur Aufrechterhaltung des Kohlenhydratstoffwechsels erforderlich war und die man als „physiologische Tagesdosis" bezeichnete.

Neben manchen anderen Ursachen hat sich schließlich als wichtigste die Entstehung neutralisierender Antikörper vom Typ IgG erwiesen (KERP u.a.; FEDERLIN). Zur Entdeckung dieser Antikörper führte die Beobachtung von FRANZ DEPISCH (1894—1963) und R. HASENÖHRL aus dem Jahre 1928, die im Serum einen Insulin abschwächenden Faktor tierexperimentell nachweisen konnten (KERP u.a.) und die ersten Mitteilungen über Insulinallergien von LOUIS TUFT (geb. 1898) aus dem gleichen Jahr, der vor allem urtikarielle Exantheme beschrieb.

Schon kurz nach Einführung der Insulintherapie und Bekanntwerden der durch Insulin induzierten Hypoglykämien konnte 1924 HARRIS SEALE (1870—1957) fünf Fälle von nicht durch Insulininjektionen ausgelösten hypoglykämischen Anfällen beschreiben, die er als neue klinische Einheit mit dem Begriff „Hyperinsulinismus" herausstellte. Ein Jahr später fand FRANZ JOSEPH LANG (geb. 1894) multiple Adenome im Pankreas als Ursache derartiger Störungen, und 1926 konnte SHIELDS WARREN (geb. 1898) bereits 16 Fälle von Pankreasadenomen aus der Literatur bekanntgeben und 4 eigene Beobachtungen hinzufügen (ROGERS, WILDER u.a., OTT u. SCOTT, HOWARD u.a.).

Schließlich wurden in der Nach-Insulinära wieder die alten Vorstellungen von BERNARD von einem „Zwischenhirndiabetes" durch weitere Beiträge gestützt (STRIECK, BERG), und die seit 1924 unternommenen Experimente von BERNARDO ALBERTO HOUSSAY (1887—1971) über ein diabetogenes Prinzip der Hypophyse wurden durch die Feststellung von YOUNG 1937 erhärtet, der durch protrahierte tägliche Injektion von Hypophysenvorderlappen-Extrakten einen permanenten Diabetes erzeugen konnte (SCHUMACHER, 1961, S. 26). Mit diesen Erkenntnissen entstanden neue Probleme, und die Frage der gegenseitigen Beeinflussung der endokrinen Drüsen hat seither die Diabetesforschung stark beschäftigt — sie kann im Rahmen dieser historischen Übersicht nicht mehr behandelt werden.

Diätetische Therapie

Schon vor der Insulinära war zweifelsohne eine der wichtigsten therapeutischen Maßnahmen eine entsprechende *Diabetesdiät*. Bereits vor der Erkennung der Zuckerkrankheit als einer Kohlenhydratstoffwechselstörung waren verschiedenste Diätformen empfohlen worden. Eine Wende zu einer empirisch gefundenen, immerhin recht wirkungsvollen Diät brachte jedoch erst die Empfehlung des schottischen Arztes JOHN ROLLO (gest. 1809), der 1797 mit einer ausgesprochenen Fleischdiät gute Erfolge erzielt hatte (MARBLE; ANDERSON; RECKENDORF). Besonders ausführlich schilderte er den Fall des Captain MEREDITH von der „Royal Artillery", der mit 34 Jahren an Diabetes erkrankte und offensichtlich stark übergewichtig war. Seine Diät bestand zum Frühstück und Nachtessen aus Milch mit Kalkwasser gemischt sowie Brot und Butter, während zu den Hauptmahlzeiten ein aus Fett und Blut bereiteter Pudding sowie altes abgelagertes, möglichst bereits ranziges Schweinefleisch gereicht wurde. Damit hatte er — ohne es natürlich schon zu bemerken — die Kohlenhydrate fast weitgehend aus der Ernährung ausgeschlossen. Der Patient nahm erheblich an Gewicht ab und fühlte sich sehr wohl. Der zweite Patient war weniger kooperativ und starb deshalb auch im Alter von 57 Jahren 19 Monate nach Beginn der Therapie, weil er vor allem — wie ROLLO hervorhob — sich in den letzten drei Monaten auch Apfelpudding sowie Tee mit Zucker und Wein leistete.

Diese *Fleischdiät* hat sich dann bis weit ins 19. Jahrhundert erhalten, obwohl man allmählich davon Abstand nahm, den Patienten fast kohlenhydratfrei zu ernähren und ihm gewisse Zulagen an Kohlenhydraten selbst unter Inkaufnahme einer gewissen Glykosurie zugestand. Diese neue erweiterte Diät wurde vor allem von ADOLF NIKOLAUS VON DÜRING (1820—1882) und RUDOLF EDUARD KÜLZ (1845—1895) um die Mitte des 19. Jahrhunderts eingeführt. Letzterer unterschied sogar zwischen schädlichen und unschädlichen Kohlenhydraten und fand, daß Lävulose, Inulin, Inosit, Mannit, Milchzucker sowie bestimmte Knollenfrüchte wie Schwarzwurz, Sellerie und Topinambur keine Verschlechterung der Stoffwechsellage mit sich brachten. Doch darf man im ganzen sagen, daß viele Experten dieser Phase eher eine streng kohlenhydratfreie Kost mit reichlicher Gabe von Fleisch und auch Fett empfahlen (DICKINSON; PAVY; SEEGEN; R. SCHUMACHER, STEPP).

Andererseits haben auf der Basis der Feststellung von KÜLZ WILHELM WINTERNITZ (1835—1917) seine *Milchkur*, KARL VON NOORDEN seine berühmte *Haferkur*, die er von 1902 an propagierte (R. SCHUMACHER; STEPP) und WILHELM FALTA seine *Mehlfrüchtediät* entwickelt. LEON BLUM (1878—1930) hat 1911 eine variierte *Weizenmehlkur* empfohlen.

Eine andere Richtung machte sich die Beobachtungen von APOLLINAIRE BOUCHARDAT (1806—1886) zu eigen, der während der Belagerung von Paris 1871 eine wesentliche Besserung bei den von ihm betreuten Diabetikern erlebte und dies zu Recht auf die ausgesprochen knappe Ernährung zurückführte. Sein Motto *„mangez le moins possible"* wurde zum Leitsatz mehrerer Generationen von Diabetologen. Vor allem GUGLIELMO GUELPA (1850—1930), der den Diabetes noch als Autointoxikation verstand und durch knappe Ernährung bessern wollte, und NAUNYN sprachen sich für die Einschaltung von Hungertagen aus und verschärften, wie GUELPA, die Nahrungsentziehung noch durch Abführkuren (SCHUMACHER, 1961, S. 15). Eine ganz strenge, sog. *„Hungerdiät"* führte schließlich um 1914 FREDERICK MADISON ALLEN ein, der nach einer absoluten Fastenepoche bis zur Besserung der diabetischen Stoffwechsellage eine ausgesprochene Unterernährung verordnete und damit zwar in der Vor-Insulinära die Lebenserwartung erhöhen konnte, die Patienten jedoch bis an den Rand der Inanition brachte, wie manche Bilder von Diabetikern aus der Vor-Insulinära bezeugen.

Um diese schwerwiegenden Unterernährungserscheinungen zu verhüten, hat KARL PETRÉN (1868—1927) eine regelrechte *Fettdiät* propagiert (WILDER), wobei im Vordergrund eine weitgehende Ausschaltung von Eiweißstoffen stand. Die Kohlenhydrate waren auf Blattgemüse beschränkt, und bei aller Einseitigkeit erlaubte es diese Diät dem Diabetiker zu arbeiten und den von der Zuckerkrankheit betroffenen Kindern, sich einigermaßen normal zu entwickeln (NEWBURGH u. MARSH).

Daneben wurden natürlich auch eine Reihe obsoleter Diätformen empfohlen, hier sei nur an die sog. *„Kartoffeldiät"* von ADOLPH MOSSE (1852—1936) erinnert, über die er 1902 veröffentlicht hatte und die — das ist bei den heutigen Kenntnissen kein Wunder — sehr schnell wieder wegen der verheerenden Neben- und Nachwirkungen auf den diabetischen Stoffwechsel aufgegeben werden mußte.

Alle diese Diätformen hatten zum Ziel, das stets gefürchtete, lebensgefährdende Koma zu vermeiden oder sein Auftreten wenigstens eine Zeitlang hinauszuschieben. Erst allmählich verstand man es, mit Hilfe des Insulins den Patienten eine relativ ausgewogene, kalorienadäquate Ernährung zukommen zu lassen. Seither sind Myriaden von Arbeiten und Abhandlungen über dieses Thema erschienen, so daß eine breitere Darstellung der Entwicklung der Vorstellung über die Ernährung des Zuckerkranken den Rahmen dieser Einführung sprengen würde. Allerdings liegt auch bis heute noch keine einzige umfassendere historische Arbeit zu diesem Thema im Weltschrifttum vor (s. einzig KNICK; MAGNUS-LEVY). Eine bis zum Jahre 1961 weitgehend erschöpfende Bibliographie von 18 Seiten findet sich in JOSEPH SCHUMACHERS „Index zum Diabetes mellitus" (SCHUMACHER, 1961, S. 374—392).

Die oralen Antidiabetika

Neben den Bemühungen um eine Verbesserung der Insulinproduktion gingen aber auch schon sehr früh nach Entdeckung des Insulins Versuche einher, andere blutzuckersenkende chemische Substanzen ausfindig zu machen. In einer ausführlichen Dissertation hat JOHANNES-HERMANN OTTEN (geb. 1932) die verschiedensten Präparate erwähnt, die hierfür erprobt wurden, während der Entdecker der blutzuckersenkenden Wirkung bestimmter Sulfonamide LOUBATIÈRES aus Montpellier in verschiedenen Sprachen eine umfaßende Darstellung der Auffindung dieser Stoffklasse als Antidiabetika mit ausführlicher Bibliographie publiziert hat. Der Aufstellung von OTTEN kann entnommen werden, daß neben Quecksilber-, Kupfer-, Blei-, Mangan- und Eisenverbindungen auch Kobalt- und Nickelsalze sowie das in der zweiten Hälfte des 19. Jahrhunderts beliebte Natriumbikarbonat, Mineralwässer, ja sogar die Karbolsäure und die Milchsäure und das Glyzerin und schließlich bereits kurz nach seiner Einführung auch das Natriumsalizylat, das in jüngster Zeit wiederum beim Diabetes empfohlen wurde (SCHWEISHEIMER; CREUTZFELDT und SÖLING, S. 200 ff.), neben vielen Geheimmitteln Verwendung fanden. Auch eine Reihe von Drogen wurden untersucht, nachdem 1923 bereits CASIMIR FUNK (1884—1967) und CORBIT aus Hefezellen ein wirksames Antidiabetikum gewonnen zu haben glaubten (BRUGSCH; ALZONA und ORLANDI). Im gleichen Jahr hatte COLLIP einen blutzuckersenkenden Stoff aus verschiedenen Pflanzen isoliert, den er „Glucokinin" nannte (BERTRAM, 1928), und in der Nachkriegszeit haben polnische und ungarische Autoren auf eine ähnliche Wirkung eines angeblich blutzuckersenkenden Alkaloids „Vincamin" hingewiesen (HANO; KALDOR u. SZABO). Auch für Reserpin ist solche Wirkung behauptet worden (NADEL; NEUGEBAUER u. LANG; KUSCHE u. FRANTZ).

Doch galt eigentlich bis in den Zweiten Weltkrieg hinein die Feststellung von FERDINAND BERTRAM (1894—1960) aus dem Jahre 1928:

„Alle Versuche, die parenterale Insulintherapie durch gleichwertige perorale Methoden zu ersetzen, sind als gescheitert zu betrachten."

Auch die Auffassung von FRIEDRICH UMBER (1871—1946), der 1925 schrieb:

„Alle früheren, mehr oder weniger erwähnenswerten Bemühungen, auf medikamentösem Weg die Stoffwechsellage beim Diabetiker günstig zu beeinflussen, sind daher seit der Einführung der Insulinbehandlung hinfällig geworden",

schien ein Ende dieser Bemühungen mit sich zu bringen.

Damit schien auch ein Ende der Versuche mit den sog. Guanidinen herangekommen zu sein, die als erster C.K. WATANABE 1918 als stark blutzuckersenkend erkannt hatte. Seine Versuchstiere gingen aber ausnahmslos zugrunde, da die erhebliche Hypoglykämie durch Gaben von Traubenzucker nicht zu beheben war. Über die Wirkung des Guanidins gab es unterschiedliche Meinungen: Insulinausschüttung durch Vagusreiz, Atemhemmung mit gesteigerter Glukoseaufnahme durch die Muskulatur und Steigerung der anaeroben Glykolyse wurden diskutiert (OTTEN, 1966, S. 46). Fest stand jedoch, daß die toxische und blutzuckersenkende Dosis dicht beieinander lagen, und so unternahm erstmals ERICH FRANK (1884—1957) Versuche, Guanidinderivate herzustellen, die besser verträglich waren.

Das erste Präparat dieser Reihe war ein aus Heringssperma synthetisiertes *Guanidinobutylamin*, das *Agmatin*. Dieses und das *Galegin* sind dann ab 1926 klinisch geprüft worden und waren kurze Zeit auch im Handel (FRANK, NOTHMANN u. WAGNER, 1926, FRANK, 1928; REINWEIN u. MÜLLER, 1927; SIMONET u. TANRET; SLOTTA u. TSCHESCHE; STAUB, 1928). Von den *Di-Guanidinen* hat sich das *Synthalin A* und seine verbesserte Form, das *Synthalin B*, in der Therapie bis 1945 gehalten, obwohl es nicht sehr gut verträglich und recht toxisch war.

Man versuchte daher, die Di-Guanidine durch *Bi-Guanide* zu ersetzen, die besser verträglich schienen (HESSE u. TAUBMANN; SLOTTA u. TSCHESCHE). Dennoch sind die Bi-Guanide erst 1956 von GEORGES UNGAR (geb. 1906), LOUIS FREEDMAN und SEYMOUR L. SHAPIRO in den Vereinigten Staaten erneut untersucht worden, und eine Anzahl von Präparaten ist ausgiebig klinisch ab 1956 geprüft worden (POMERANZE, FUJIY u. MOURATOFF; KRALL u. CAMERINI-DAVALOS; BRADLEY). HELLMUT MEHNERT (geb. 1928) und WALTER SEITZ (geb. 1905) haben dann in Deutschland 1958 das Präparat *Silubin* in die Therapie eingeführt.

Wesentlich früher, nämlich im Jahre 1942 setzten jedoch bereits die Arbeiten ein, die zur Aufdeckung der blutzuckersenkenden Wirkung bestimmter *Sulfonamidverbindungen* führen sollten und die bis heute als eine Forschungsleistung ersten Ranges in der Geschichte der Diabetologie betrachtet werden können. Erst die Einführung der oralen antidiabetisch wirkenden Sulfonamide erlaubte es, vor allem den immer stärker zunehmenden Altersdiabetes auch ohne Zuhilfenahme von Insulin auf schonende Weise zu behandeln und wandelte das Bild der Diabetestherapie weitgehend.

Im Jahre 1926/27 konnten unabhängig voneinander drei Forschergruppen aus der Schweiz, Italien und den Vereinigten Staaten nachweisen, daß kolloidal gelöster Schwefel nach oraler Gabe den Blutzucker senkt und bei Diabetikern die Glykosurie reduziert, die Ketonurie beseitigt und die Alkalireserve steigert (BÜRGI u. GORDONOFF; CAMPANACCI u. BALDUCCI; FÖLDES; OTTEN, 1966, S. 42). Von diesen Beobachtungen ausgehend, die allerdings nicht unwidersprochen blieben (BERTRAM 1928), und angeregt durch die ab 1926 veröffentlichten Arbeiten von FRANK, NOTHMANN und WAGNER über Di-Guanidinpräparate untersuchten 1930 die Argentinier C.L. RUIZ, L.L. SILVA und L. LIBENSON die Wirkung eines Thioharnstoffderivats, des 4- oder 5-Methylthioimidiazol, auf den Blutzucker von Kaninchen. Sie konnten eindeutig einen hypoglykämisierenden Effekt feststellen, doch haben diese Befunde zu keinen weiteren Nachprüfungen Anlaß gegeben, obwohl ein Italiener LUCIO SAVAGNONE aus Palermo, im Jahre 1941 ebenfalls bereits über eine blutzuckersenkende Wirkung bestimmter Sulfonamidderivate berichtete.

Diese waren ja inzwischen seit den Forschungsarbeiten von GERHARD DOMAGK (1895—1964) im Jahre 1935 als besonders wirksame chemotherapeutische Agenzien in den Arzneischatz eingeführt worden. Im Jahre 1941 war von JOSEF KIMMIG (geb. 1909) ein neues Sulfonamid mit der Prüfnummer VK 57 synthetisiert worden, das dessen Lehrer JOSEPH VONKENNEL (1897—1963) als Chemotherapeutikum bei Patienten mit Gonorrhoe prüfte. Das gleiche Präparat wurde der Firma Rhone-Poulenc unter der Versuchsbezeichnung 2254 RP überlassen und wurde dort von DANIEL BOVET (geb. 1907) und PIERRE DUBOST untersucht, doch haben diese Autoren über ihre Arbeiten erst 1944 erstmals publiziert (LOUBATIÈRES, 1969). Als in dieser Zeit eine durch die Schwierigkeiten der Kriegszeiten bedingte Typhusepidemie in der Gegend von Montpellier ausbrach, entschlossen sich MARCEL JABON und seine Mitarbeiter, dieses neue Präparat bei ihren Kranken in der Klinik für Infektionskrankheiten an der Medizinischen Fakultät Montpellier einzusetzen. Dabei beobachtete man bisher bei Sulfonamiden nicht bekannte Nebenwirkungen mit Krämpfen und komatösen Zuständen, und drei Patienten starben, ohne daß die Ursache des Todes hätte sogleich festgestellt werden können.

Darauf wandte sich Janbon an den ebenfalls in Montpellier tätigen Loubatières, der sich seit 1938 mit der Aufklärung der Wirkungsweise neuer Insulinpräparate beschäftigt hatte. Bereits am 13. Juni 1942 konnte er erstmals feststellen, daß eine einzige orale Gabe des Thiodiazolderivates bei einem gesunden Hunde einen erstaunlichen und lang anhaltenden Blutzuckerabfall herbeiführte, der über 24 Std anhielt. Die folgenschwere Konsequenz dieser Untersuchungen erkannte Loubatières sofort, wiederholte seine Experimente und wies dabei nach, daß diese blutzuckersenkende Wirkung nicht auf einer etwaigen chemischen Veränderung im Blute mit einer Falsifikation der Blutzuckeruntersuchungsergebnisse beruhte, sondern offensichtlich auf einem direkten Einfluß auf das Pankreas, weil die in der Folgezeit in subtilen Arbeiten ermittelten Ergebnisse weitgehend denen ähnelten, die Loubatières mit Insulinpräparaten gewonnen hatte.

Loubatières vermutete sogleich, daß durch das Sulfonamid eine Freisetzung endogenen Insulins erfolgen müsse, zumal er bereits wenige Tage nach den ersten Versuchen, am 30. Juni 1942, nachweisen konnte, daß das Sulfonamid keinerlei Effekt bei pankreatektomierten Hunden aufwies. Schon am 3. Juli 1942 haben dann Janbon u. Mitarb. über die beobachteten schweren Nebenwirkungen in zwei kurzen Mitteilungen vor der „Société des sciences médicales et biologiques" von Montpellier berichtet, die auch in der, allerdings wohl mehr lokal gelesenen wissenschaftlichen Zeitschrift „Montpellier Médical" noch im gleichen Jahr erschienen (Janbon, Chapal, Vedel u. Schaap; Janbon, Lazerges u. Metropolitanski). Dort haben sie auch ganz kurz auf die laufenden Tierversuche zur Klärung der unklaren Zwischenfälle hingewiesen, ohne jedoch Loubatières' Namen zu erwähnen (Loubatières, 1969, S. 1185).

Als am 11. November 1942 die deutsche Armee auch den bisher freien Teil Frankreichs besetzte, konnte Loubatières nur unter äußerst schwierigen Umständen seine Versuche in einem Notlaboratorium im Chemischen Institut weiterführen. Seine 1944 darüber verfaßte zweite Dissertation wurde seinem Chef Louis Hédon (geb. 1895) übergeben. Infolge der Kriegsumstände wurde die Arbeit erst 1946 im Druck veröffentlicht. Doch hatten bereits am 28. bis 30. Oktober 1942, also kurz vor dem Einmarsch der deutschen Truppen Loubatières und dessen Montpellienser Kollegen in zwei Vorträgen vor dem dort tagenden Kongreß französisch sprechender Psychiater und Neurologen auf die auffällige hypoglykämische Wirkung des von ihnen untersuchten Sulfonamidpräparates hingewiesen. Loubatières konnte dann am 14. Oktober 1944 auf der Sitzung der „Société de Biologie" in Paris, auf der auch Bovet und Dubost über ihre Forschungen referierten, die Ergebnisse seiner seit 1942 laufenden Arbeiten vortragen (Loubatières, Goldstein, Metropolitanski u. Schaap; Janbon, Chapal u. Vedel). In einem weiteren Vortrag vor der gleichen Gesellschaft am 18. November 1944 konnte Loubatières im übrigen noch eine Anzahl anderer Thiodiazolderivate benennen, die ebenfalls eine hypoglykämische Wirkung besaßen.

Loubatières stellte im übrigen später fest, daß die Wirkung dieses Präparates beim Diabetiker auf einer Stimulation der B-Zellen des Pankreas beruhte und offensichtlich nicht — wie dies von anderer Seite diskutiert wurde — durch eine primäre Schädigung der A-Zellen (Holt, Holt, Kröner und Kühnau).

In Europa und insbesondere in Deutschland sind zuerst, wohl infolge des Kriegsendes und der schwierigen Nachkriegsverhältnisse die Arbeiten der Montpellienser Schule und insbesondere die Berichte von Loubatières nicht zur Kenntnis genommen worden. Einzig in den USA haben — unter Zitierung der Abhandlungen von Janbon und Loubatières — 1946 Ko Kuel Chen (geb. 1898), Robert C. Anderson und Nila Maze erneut ein Thiodiazolpräparat untersucht und die hypoglykämische Wirkung ebenfalls beobachtet. 1947 konnten Jean Labarre und Jean Reuse sowie 1948 in Deutschland Claus von Holt (geb. 1925) diese Befunde bestätigen.

Während Otten in seiner Dissertation angab, daß das von Loubatières als hypoglykämisierende Substanz erkannte Sulfonamidpräparat beim Menschen erst angewandt wurde, nachdem in Deutschland die Therapie mit einem anderen Sulfonamidabkömmling, dem Sulfonylharnstoff, erfolgreich erprobt worden war (OTTEN, 1966, S. 61), hat LOUBATIÈRES darauf hingewiesen, daß bereits in den Jahren 1942 bis 1946 drei Patienten mit dem Thiodiazolpräparat in Zusammenarbeit mit JANBON behandelt worden waren. Bei einer 30jährigen Frau mit gutartigem Diabetes und Furunkulose sank der Blutzuckerspiegel kontinuierlich von 220 auf 70 mg-%, bei zwei Mädchen im Alter von 14 bis 18 Jahren waren indes die Sulfonamide wirkungslos.

Aber erst 1955 hat dann LOUBATIÈRES die Wirkung des Thiodiazolderivats beim menschlichen Diabetes in einer Publikation erwähnt.

Inzwischen war in Deutschland sozusagen durch Zufall an zwei Stellen ebenfalls die hypoglykämisierende Wirkung bestimmter Sulfonamidderivate bekannt geworden. Ein 1951 von ERICH HAACK (1904—1968) synthetisiertes Sulfonylharnstoffderivat *Loranil* mußte trotz guter Wirkungen gegen Infektionen wegen unklarer Nebenwirkungen zurückgezogen werden. In dieser Zeit begann HELLMUTH KLEINSORGE (geb. 1920) ein 1949 von CARSTENS auf Anregung von HAACK synthetisiertes N_1-Sulfanilyl-N_2-butylcarbamid mit der Versuchsbezeichnung CA 1022 experimentell und klinisch zu untersuchen. Er stellte eindeutig einen hypoglykämisierenden Effekt fest, der allerdings als unerwünschte Nebenerscheinung angesehen wurde, was die Firma Heyden veranlaßte, die Verbindung vorläufig noch nicht in den Handel zu bringen, sondern die eigenartige Nebenwirkung erst weiter abzuklären. Aus diesen Gründen erfolgte auch nicht sofort eine Veröffentlichung der sehr interessanten Ergebnisse. KLEINSORGE konnte erst auf der 18. Tagung der Deutschen Gesellschaft für Verdauungs- und Stoffwechselkrankheiten in Bad Homburg am 5. Oktober 1955 auf seine damaligen interessanten Beobachtungen hinweisen, die an 94 Patienten und 10 Ärzten als Versuchspersonen vorgenommen worden waren. Er hat darüber in einer Arbeit, die am 11. Mai 1956 in der „Deutschen Medizinischen Wochenschrift" erschien, im einzelnen berichtet.

Nach seinem Wechsel in die medizinischen Forschungslaboratorien der Firma C.F. Boehringer und Söhne in Mannheim haben dann HAACK und seine Mitarbeiter ab 1953 offensichtlich die gleiche Substanz, mit der KLEINSORGE erste klinische Versuche angestellt hatte, erneut synthetisiert (HAACK; ACHELIS; HAACK u. HARDEBECK). Dieses Präparat mit der Versuchsbezeichnung BZ 55, mit dem bei niedriger Dosierung ein relativ hoher Blutspiegel erreicht werden konnte, wurde zuerst von KARL JOACHIM FUCHS an einigen Pneumoniepatienten in der 1. Inneren Abteilung des Auguste-Viktoria-Krankenhauses in Berlin-Schöneberg getestet. Dabei stellte Fuchs merkwürdige Nebeneffekte fest. Im Selbstversuch ergab sich eine *„auffällige Müdigkeit, Schweißausbruch, Hungergefühl, Zittrigkeit sowie eine gewisse Euphorie"*, die ihn sogleich an hypoglykämische Effekte denken ließ. Eine Überprüfung im Laboratorium zeigte in der Tat eine erhebliche Hypoglykämie. So konnten auch einige Nebenwirkungen bei bestimmten Patienten mit eigenartigen zentral-nervösen Erscheinungen auf die sich allmählich entwickelnde Hypoglykämie zurückgeführt werden. Daraufhin wurde die Möglichkeit erörtert, den Wirkstoff BZ 55 als Antidiabetikum einzusetzen, und in der Tat gelang es FUCHS und seinem Lehrer HANS FRANKE (1909—1955) an über 50 Patienten, die zum Teil ein Jahr lang beobachtet wurden, eine deutliche Besserung beim Diabetes zu beweisen. Die beiden Autoren waren damals allerdings noch auf der Grundlage tierexperimenteller Forschungen anderer Autoren (SUTHERLAND u. DE DUVE, FERNER, 1948; CREUTZFELDT, 1955; HOLT u. HOLT 1954) der Ansicht, daß das Präparat über eine Hemmung der A-Zellen und des Glukagons wirken müsse.

Bereits in dieser ersten Arbeit haben FRANKE und FUCHS auch die tierexperimentellen Befunde von LOUBATIÈRES erwähnt, die dieser 1946 mitgeteilt hatte. Sofort nach Bekanntwerden der ersten Ergebnisse von FRANKE und FUCHS haben in Hamburg auch BERTRAM, ELINOR BENDFELDT und HELLMUT OTTO (geb. 1925)

Untersuchungen an 82 Patienten mit Diabetes mellitus von unterschiedlicher Schwere und Krankheitsdauer angestellt.

Allerdings ist hier anzumerken, daß ACHELIS, HAACK und HARDEBECK vom 4.–7. September 1955 auf der 22. Tagung der Deutschen Pharmakologischen Gesellschaft erstmals die Öffentlichkeit über ihre tierexperimentellen Arbeiten mit BZ 55 unterrichteten, während BERTRAM am 5. Oktober 1955 auf der 18. Tagung der Deutschen Gesellschaft für Verdauungs- und Stoffwechselkrankheiten in Bad Homburg bereits über 100 erfolgreich behandelte Diabetiker mit BZ 55 Mitteilung machen konnte.

Zu Beginn des Jahres 1956 wurde dann das Präparat BZ 55 als *Nadisan* bzw. *Invenol* und in der DDR das ehemalige Versuchspräparat CA 1022 als *Oranil* auf den Markt gebracht. Ein bei Hoechst synthetisiertes ähnlich wirkendes Präparat mit der Prüfbezeichnung D 860 war ein N-4-Methylbenzol-sulfonyl-N-propyl-carbamid. Das Präparat der Firma Boehringer Mannheim erhielt die Kurzbezeichnung *Carbutamid*, das Erzeugnis der Farbwerke-Hoechst die Bezeichnung *Tolbutamid*.

Schon im August 1955 schlossen sich 6 deutsche Kliniken zusammen, um ihre Erfahrungen mit dem neuen Prüfpräparat D 860 gemeinsam auszuwerten. Über Tierversuche hatte GUSTAV EHR-HART (geb. 1894) bereits kurze Zeit vorher berichtet. HELMUT MASKE (geb. 1921) hatte in einer Einleitung die bisherigen Untersuchungen über oral wirksame blutzuckersenkende Substanzen zusammengefaßt. MASKE betonte bereits damals, daß LOUBATIÈRES annahm, die Insulinsekretion würde durch das Sulfonamid stimuliert. Schließlich erwähnte MASKE noch die 1954 von einem Arbeitskreis um VON HOLT wieder aufgenommenen ähnlichen Untersuchungen, auf die schon kurz eingegangen wurde. Bereits nach diesen ersten ausführlicheren Feldstudien konnte MASKE konstatieren:

„Es dürfte kein Zweifel daran bestehen, daß bei einer Gruppe vorwiegend älterer Diabetiker Insulin ganz oder teilweise durch BZ 55 ersetzt werden kann."

D 860 wurde von allem schnell in Amerika beliebt, da es wegen seiner fehlenden chemotherapeutischen Wirkungen und der geringeren Nebenwirkungen dort rasch zugelassen wurde. Seit September 1956 war es in Deutschland als *Rastinon* der Farbwerke Hoechst, als *Artosin* der Firma Boehringer und Söhne, Mannheim, sowie als *Orabet* der VEB Chemische Fabrik Heyden im Handel.

1960 schließlich wurde die Prüfung eines weiteren Sulfonamidderivats, des *Glycodiazin* (2-Benzol-sulfonamido-5-methoxy-äthoxy-pyrimidin) gemeinsam von den Firmen Bayer und Schering eingeleitet und 1964 das Präparat unter dem Warenzeichen *Redul* ausgeboten. Über 13 000 Diabetiker wurden getestet, bevor die Substanz in den Handel gelangte (GUTSCHE; MEILER). Wenige Jahre später, 1966, gelang es wiederum den Firmen Boehringer und Hoechst, ein zweihundertmal stärker wirksames Präparat als das ursprüngliche Tolbutamid aufzufinden, das unter dem generic name *Glybenclamid* seit 1969 als Euglucon 5 zur Verfügung steht (AUMÜLLER u.a.; QUABBE u. KLIEMS, RAPTIS, RAPTIS u.a., GERHARDS u.a., SCHWARZ u.a.), während in den Jahren 1967 bis 1972 von der Firma Hoffmann-La Roche ein weiteres Sulfonylharnstoffderivat, das *Glibornurid* (Glutril) in die Diabetestherapie eingeführt wurde (DUBACH u. BÜCKERT, GUTSCHE, BEYER u.a., KRALL, SELL u. SCHÖFFLING, CORDES, BEYER, SELL, HAUPT u. SCHÖFFLING, LORCH, GEY u. SOMMER).

Abschließend darf man feststellen, daß seit den ersten Berichten von LOUBATIÈ-RES über die blutzuckersenkende Wirkung eines Sulfonamids eine Flut von Arbeiten eingesetzt hat, die heute selbst der Diabetologe kaum noch übersehen kann. Die Aufklärung der Wirkungsweise dieser oralen Antidiabetika nicht nur vom Sulfonamid-, sondern auch vom Bi-Guanidcharakter, wirft allerdings neue Probleme und Fragestellungen auf. Inzwischen sind die Möglichkeiten und Grenzen der Therapie mit oralen Antidiabetika klarer erkannt worden und das von JOSLIN immer wieder betonte Prinzip der „*Therapie-Trias*" mit „*Insulin, Diät* und *körperlicher Betätigung*" ist zwar durch die Variante der oralen Antidiabetika bereichert worden, kann aber durch diese Präparate bisher nicht ersetzt werden.

Als neueste Entwicklung ist schließlich noch das *Glisoxepid* zu nennen, das von Bayer und Schering gemeinsam 1974 als „*Pro-Diaban*" ausgeboten wurde (PULS u.a.; SCHÖFFLING u.a.; SCHÖFF-LING [Hrsg.]).

Ausblick

Wir hatten diese medizinhistorische Darstellung der Entwicklung der Kenntnisse von der Zuckerkrankheit und ihrer Behandlung mit der Feststellung des griechischen Arztes ARETAIOS VON KAPPADOZIEN eingeleitet: *„Der Diabetes ist eine rätselvolle Krankheit"* und darauf hingewiesen, daß wir als Grundlage unserer Übersicht nicht die meist bisher übliche chronologische Betrachtungsweise, sondern ein sog. *„Sanduhrmodell"* verwenden wollten. So wurden nacheinander die Perioden der *klinischen Beschreibung*, der diagnostischen *Abklärung* mittels *anatomischer* und *pathologischer Befunde* und der *biochemischen Erkenntnisse* behandelt, bevor im therapeutischen Teil die *Entdeckung des Insulins*, die *diätetische Therapie* und die *oralen Antidiabetika* besprochen wurden.

Aber, glaubte man 1921 mit der Entdeckung des Insulins nunmehr die alles erklärende Basis, sozusagen das Standglas, in das alle Erkenntnisse einmündeten, gefunden zu haben, so muß man heute feststellen, daß sich mit der Darstellung und Verwendung des Insulins bloß die *Sanduhrenge* kennzeichnen läßt, durch die für kurze Zeit alle so divergierenden Befunde und Versuchsergebnisse gebündelt wurden. Schon bald mußte man nämlich feststellen, daß die drei Arbeitsrichtungen in der Diabetologie, die *Klinik*, die *Anatomie* und *Pathologie* und die *Biochemie* wieder neue Rätsel aufgaben und das Insulin keineswegs der Schlußstein der Entwicklung war, als den man es in den Zwanziger Jahren angesehen hatte.

Erst das durch die Insulintherapie möglich gewordene längere Überleben vor allem der bisher so gefährdeten juvenilen Diabeteskranken führte zum Auftreten von durch die Zuckerkrankheit ausgelösten Komplikationen, die früher kaum beobachtet werden konnten. Während das gefürchtete, lebensbedrohende Coma diabeticum immer seltener wurde, traten andere chronische Folgekrankheiten immer stärker in den Vordergrund oder wurden überhaupt erst als solche erkannt. 1875 faßten erstmals THEODOR LEBER (1840—1917) und 1890 JULIUS HIRSCHBERG (1843—1927) die bisher nur sporadisch veröffentlichten Befunde von *Augenerkrankungen bei Diabetikern* zusammen (FISCHER) — den ersten eindeutigen Fall einer Retinopathie bei einem Patienten mit Glykosurie hatte 1869 HENRY DEWEY NOYES (1832—1900) beschrieben, vorher beobachteten 1855 EDUARD VON JAEGER (1818—1884), 1858 LOUIS AUGUSTE DESMARRES (1810–1882) und EUGENE BOUCHUT (1818—1891) ähnliche Fälle, aber sie schrieben die Augenbefunde einer sekundären Nephritis zu, da sie auch eine Albuminurie feststellten (FISCHER) — doch erst in unserer Zeit wurde das ganze Ausmaß dieser Komplikationen offenbar.

Erst 1936 indes betrachtete der amerikanische Pathologe PAUL KIMMELSTIEL (geb. 1900) zusammen mit CLIFFORD WILSON die Symptome der Albuminurie mit Ödemen, sowie mit Hypertonie, Azotämie und Retinopathie als Folgen einer chronischen *diabetischen Nephropathie* und als ein Syndrom, das seither die Namen der Erstbeschreiber trägt (PAYNE u. POULTON; LAIPPLY u.a.).

Eigentlich erst durch diese Zuordnung wurde die Aufmerksamkeit der Forscher auf das *Gefäß-System des Diabetikers* gelenkt (SCHUMACHER, 1961, S. 29 ff.), und man fand nun sehr bald signifikante Korrelationen von Koronarerkrankungen und solchen der peripheren Arterien mit Diabetes. Auf diesen klinischen Befunden aufbauend, haben auch die Pathologen interessante Einblicke in den durch die Zuckerkrankheit veränderten Aufbau der Gefäßwände gewonnen, die bereits zum Teil diagnostisch genutzt werden können.

Erst die Entdeckung des Insulins löste darüber hinaus eine intensive Forschungsarbeit aus, die der Frage galt, wie Insulin in den Langerhansschen Zellen gebildet und aus diesen freigesetzt wird, die auch eng mit der Diskussion um die Wirkungsweise der oralen Antidiabetika zusammenhängt.

Die biochemischen Forscher, die 1921 annehmen konnten, daß mit der Isolierung des für den Kohlenhydratstoffwechsel verantwortlichen Hormons alle Fragen um die Zuckerkrankheit geklärt seien, mußten bald erkennen, daß das Insulin auch in den *Eiweiß-* und *Fettstoffwechsel* eingreift, so daß zunehmend die Theorie diskutiert wird, ob nicht die sog. „Zuckerkrankheit" überhaupt primär durch eine Fettstoffwechselstörung ausgelöst wird. .

Ausgerechnet Insulin, das so überaus erfolgreich beim einzelnen Diabetiker eingesetzt werden kann und Millionen von Zuckerkranken nicht nur ihr Leben verlängert, sondern ihnen erlaubt, ein erfülltes Leben zu leben, hat infolge der höheren Lebenserwartung der Diabetiker zur geradezu *explosionsartigen Zunahme der Diabetesfälle* geführt (Conn), da häufig Diabetiker, schon wegen der gemeinsamen Diät, heiraten und dann diabetische oder zum Diabetes disponierte Nachkommen in solchen Ehen geboren werden. Eng damit hängen die Fragen um die rechtzeitige *Erkennung eines latenten Diabetes* und der *Prophylaxe* vor dem Manifestwerden zusammen.

Es war also ein Trugschluß zu hoffen, daß mit der Entdeckung des Insulin alle Fragen um die *„geheimnisvolle Krankheit"* gelöst werden könnten, und erst unsere Generation hat die Sanduhrform der Diabetesforschung erkannt. Ob sich die inzwischen wieder weit divergierenden Forschungsrichtungen in der modernen Diabetologie durch neue spektakuläre Befunde ein zweites Mal bündeln lassen oder ob noch Generationen von Diabetologen, Pathologen, Statistikern und Biochemikern sich mit den kleinen Schritten wissenschaftlicher Erkenntnis begnügen müssen und allenfalls Bausteine liefern können für ein Gebäude, dessen Architektur nur in Umrissen geahnt werden kann, vermag heute niemand zu sagen.

Erinnern wir uns daher einer Behauptung des im 1. nachchristlichen Jahrhunderts lebenden römischen Arztes Scribonius Largus, daß *„die Arzneien die Hände der Götter"* seien. Der von den Göttern wohl Gelittene hat die Chance, den von diesen ausgesandten jugendlichen Glücksgott, den *„Kairos"* beim Vorbeihuschen an seinem sprichwörtlichen Schopfe zu packen, aber die Götter versagen sich den Menschen oft, und kein Sterblicher weiß, warum. So gilt für alle medizinischen Forscher und vor allem auch für die Diabetologen nach wie vor der alte erste Aphorismus aus dem Corpus Hippocraticum:

„Das Leben ist kurz, die Kunst ist lang, der rechte Augenblick ist rasch enteilt, die Erfahrung ist trügerisch, das Urteil schwierig!"

Literatur

(Auswahl aus dem medizinhistorischen Schrifttum)

Allan, F.N.: Diabetes before and after insulin. Med. Hist. (Lond.) **16**, 266—273 (1972).

Ammon, R.: E.E.J. Lesser's Beitrag zur Insulin-Forschung. Medizinische Nr. 12, 397—398 (1954).

Anderson, F.J.: John Rollo's patient. J. hist. Med. **20**, 163—164 (1965).

Baquet, R.: Les conseils aux diabétiques d'Apollinaire Bouchardat. Maroc méd. **51**, 250—253 (1971).

Barach, J.H.: Historical facts in diabetes. Ann. med. Hist. **10**, 387—401 (1928).

Becker, V.: Paul Langerhans — 100 Jahre nach seiner Doktorarbeit. Dtsch. med. Wschr. **95**, 358—362 (1970).

Berg, A.: 40 Jahre Insulin. Münch. med. Wschr. **104**, 1—3 (1962).

Berg, A.: Die Entwicklung der Lehre vom Diabetes bis zur Gewinnung des Insulins. Münch. med. Wschr. **104**, 807—815 (1962).

Best, C.H.: The discovery of insulin. Proc. Amer. Diab. Ass. **6**, 87—93 (1947).

Bibergeil, H.: 50 Jahre Insulin. Rückblick und Ausschau. Dtsch. Gesundh.-Wes. **27**, 721—728 (1972).

CAMPBELL, W.R.: Paul Langerhans 1847—1888. Canad. med. Ass. J. **79**, 855—856 (1958).

CAMPBELL, W.R.: Anabasis. Canad. med. Ass. J. **87**, 1055—1061 (1962).

CHEYMOL, J.: A propos de »la découverte de l'insuline« par Banting et Best il y a cinquante ans. Bull. Acad. Méd. (Paris) **155**, 836—852 (1971).

COLLIP, J.B.: Reminiscences on the discovery of insulin. Canad. med. Ass. J. **87**, 1045 (1962).

DEROT, M.: La découverte de l'insuline. Vie méd. Nr. spécial **52**, 13—22 (1971).

DRÜGEMÖLLER, P., NORPOTH, L.: Wege und Irrwege der deutschen Insulin-Forschung. Dtsch. med. Wschr. **78**, 919—922 (1953).

EBSTEIN, E.: Zur Vorgeschichte des Coma diabeticum. Wien. klin. Wschr. **25**, 885—886 (1912).

EBSTEIN, E.: Zur Entwicklung der klinischen Harndiagnostik. Leipzig 1915.

EBSTEIN, E.: Aus der Geschichte der Zuckerharnruhr mit besonderer Berücksichtigung der Bauchspeicheldrüse. Arch. Verdau.-Kr. **33**, 215—226 (1924).

EBSTEIN, W.: Die Toxintheorie des Diabetes mellitus. Dtsch. med. Wschr. **26**, 170—171 (1900).

FEASBY, W.R.: The discovery of insulin. J. Hist. Med. **13**, 68—84 (1958).

FEDERLIN, K.: 50 Jahre Insulin. Dtsch. med. J. **23**, 612—617 (1972).

FISCHER, F.: Einst und jetzt: Die Historische Entwicklung der Retinopathia diabetica. Münch. med. Wschr. **96**, 1287—1289 (1954).

FISCHER, F.: Der erste Fall von Retinopathia diabetica. Wien. med. Wschr. **107**, 969—972 (1957).

FLECKLES, L.: Die Geschichte der gangbaren Theorien vom Diabetes, von Willis 1674, bis Pavy 1864. Dtsch. Klin. **17**, 89—93 (1865).

FLETCHER, A.A.: Early clinical experiences with insulin. Canad. med. Ass. J. **87**, 1052—1055 (1962).

FRANK, L.L.: Diabetes mellitus in the texts of Old Hindu medicine (Charaka, Susruta, Vagbhata). Amer. J. Gastroent. **27**, 76—95 (1957).

GEMMILI, C.L.: The Greek concept of diabetes. Bull. N.Y. Acad. Med. **48**, 1033—1036 (1972).

GIACOMETTI, L., BARSS, M.: Paul Langerhans. A tribute. Arch. Derm. **100**, 770—772 (1969).

GOLDNER, M.G.: History of insulin. Ann. intern. Med. **76**, 329 (1972).

GOLDSTEIN, A.: To the history of diabetes mellitus hereditarius and prophylaxis. Koroth **5**, 713—715 (1971).

GRMEK, M.D.: Examen critique de la genèse d'une grande découverte: »La Piqûre diabétique« de Claude Bernard. Clio med. **1**, 341—350 (1965/66).

GROEN, J.J.: Discovery of insulin told as a human story. Israel J. med. Sci. **8**, 476—483 (1972).

GUTSCHE, H.: Diabetes mellitus — zwei Jahrzehnte orale Therapie. Ther. Ber. (Bayer) **46**, 22—26 (1974).

HAMARNEH, S.: Arabic historiography as related to the health professions in mediaval islam. Sudhoffs, Arch. Gesch. Med. **50**, 2—24 (1966).

HARMSEN, E.: Zur Entdeckung des Glykogens vor 75 Jahren. Münch. med. Wschr. **79**, 1075 (1932).

HARMSEN, E.: Victor Hensen, der deutsche Entdecker des Glykogens. Med. Welt **8**, 1783—1784 (1934).

HAZARD, R.: Un précurseur oublié dans la découverte de l'insuline. Moniteur pharm. **25**, 2607 (1971).

HENSCHEN, F.: On the term diabetes in the works of Aretaeus and Galen. Med. Hist. (Lond.) **13**, 190—192 (1969).

HOFFMANN, J.P.H.: Die Geschichte des Diabetes mellitus. Med. Diss. Düsseldorf 1960.

HOLSCHER, H., KENDE, R.: Diabetes. Aus der Geschichte seiner Erforschung und Behandlung. Stolberg 1971.

HORNOR, A.A.: History of insulin. Ann. intern. Med. **76**, 330 (1972).

JAMES, T.: History of diabetes. S. Afr. med. J. **44**, 1344—1345 (1970).

KALBFLEISCH, K.: Diabetes. Sudhoffs Arch. Gesch. Med. **42**, 142—144 (1958).

KENEZ, J.: Zur Frühgeschichte der Insulin-Forschung. Münch. med. Wschr. **114**, 2003—2006 (1972).

KING, L.S.: Empiricism, rationalism and diabetes. J. Amer. med. Ass. **187**, 521—526 (1964).

KLOPPE, W.: Paul Langerhans (1847—1888) und seine Berliner Dissertation (1869). Dtsch. med. J. **20**, 581—583 (1969).

KLOPPE, W.: Die Zuckerkrankheit — historisch betrachtet. Diabetiker **20**, 252—254 (1970).

KNICK, B.: Zur Geschichte der diätetischen Behandlung der Zuckerkrankheit. Therapiewoche **23**, 905—911 (1973).

KORP, W., ZWEYMÜLLER, E.: 50 Jahre Insulinbehandlung an der Wiener Kinderklinik — das Schicksal zuckerkranker Kinder aus der ersten Insulinära. Wien. klin. Wschr. **85**, 385—390 (1973).

LACEY, A.H.: The unit of insulin. Diabetes **16**, 198—200 (1967).

LAUSCH, E.: Diabetes. Siege, Hoffnungen und immer neue Rätsel. Weinheim: Verlag Chemie 1971.

LEBENSOHN, J.E.: The semicentenary of insulin. Amer. J. Ophthal. **72**, 1155—1157 (1971).

LEIBOWITZ, J.O.: Maimonides on the incidence of diabetes. Israel J. med. Sci. **2**, 714 (1966).

LEIBOWITZ, J.O.: The concept of diabetes in historical perspective. Israel J. med. Sci. **8**, 469—475 (1972).

LEICKERT, K.H.: Insulin-Vorläufer — ein historischer Abriß. Erste Diabetes-Behandlungs-Versuche mit Pankreasextrakten. Arzneimittel-Forsch. **25**, 435—442 (1975).

LESKY, E.: Etappen in der Erforschung des Diabetes mellitus. Öst. Ärzteztg. **24**, 2373—2375 (1969).

LEVINE, R.: History of etiology of diabetes mellitus. Arch. Path. **78**, 405—408 (1964).

LEVINE, R.: Insulin. The biography of a small protein. New Engl. J. Med. **277**, 1059—1064 (1967).

LIPPMANN, O.v.: Zur Geschichte des diabetischen Zuckers. Chem. Z. **29**, 1197—1198 (1905).

LOUBATIERES, A.: Zur Geschichte der Entdeckung der oralen Antidiabetica. In: Handbuch des Diabetes mellitus. Hrsg. v. E.F. PFEIFFER, Bd. 2, S. 1179—1197. München: Lehmann 1969.

MAGNUS-LEVY, A.: Diabetikerdiäten der Vorinsulinära. Bull. Hist. Med., Suppl. **3**, 161—169 (1944).

MAIWALD, K.H.: Johann Peter Frank 1745—1821. Sein Beitrag zur Kenntnis des Diabetes mellitus. Ther. Monat (Boehringer Mannheim) **10**, 14—20 (1960).

MAJOR, R.H.: Johann Conrad Brunner and his experiments on the pancreas. Ann. med. Hist. **3**, 91—100 (1941).

MANI, N.: Die Entdeckung des Glykogens durch Claude Bernard. Z. klin. Chem. **2**, 97—128 (1964).

MANI, N.: Die historischen Grundlagen der Leberforschung. II: Die Geschichte der Leberforschung von Galen bis Claude Bernard. Basler Veröff. Gesch. Med. Biol., Bd. 21. Basel-Stuttgart: Schwabe 1967.

MANN, R.J.: Historical vignette "honey urine" to pancreatic diabetes: 600 BC-. 1922. Proc. Mayo Clin. **46**, 56—58 (1971).

MARBLE, A.: John Rollo. Diabetes **5**, 325—327 (1956).

MARTIN, E.: Problèmes de priorité dans la découverte de l'insuline. Schweiz. med. Wschr. **101**, 164—167 (1971).

MEINDL, R.: Zur Geschichte der Zuckerharnruhr. Med. Diss. Göttingen 1948.

MELLINGHOFF, K.H.: Georg Ludwig Zuelzers Beitrag zur Insulinforschung. Med. Diss. Düsseldorf 1971 und Düsseldorfer Beitr. Gesch. Med. H. 36, Düsseldorf: Triltsch 1971.

MINKOWKSI, O.: Die Lehre vom Pankreas-Diabetes in ihrer geschichtlichen Entwicklung. Münch. med. Wschr. **76**, 311—315 (1929).

MIROUZE, J.: Histoire du coma diabétique et de son traitement. Vie méd. Nr. spécial **52**, 25—35 (1971).

MÜLLER, R.F.G.: Die Harnruhr der Alt-Inder, Prameha. Sudhoffs Arch. Gesch. Med. **25**, 1—42 (1932).

MURLIN, J.R., KRAMER, B.: A quest for the anti-diabetic hormone 1913—1916. J. Hist. Med. **11**, 288—298 (1956).

MURLIN, W.R.: History of insulin. Ann. intern. Med. **76**, 330 (1972).

MURNAGHAN, J.H., TALALAY, P.: John Jacob Abel and the crystallization of insulin. Perspect. Biol. Med. **10**, 334—380 (1967).

MURRAY, J.: The search for insulin. Scot. med. J. **14**, 286—293 (1969).

MURRAY, J.: Insulin. Credit for its isolation. Brit. med. J. **1969 II**, 651—652.

MURRAY, J.: Paulesco and the isolation of insulin. J. Hist. Med. **26**, 150—157 (1971).

NOTELOVITZ, M.: Milestones in the history of diabetes—a brief survey. S. Afr. med. J. **44**, 1158—1161 (1970).

NOTHMAN, M.M.: The history of the discovery of pancreatic diabetes. Bull. Hist. Med. **28**, 272—274 (1954).

ORTH, H.: Die antiken Diabetes-Synonyme und ihre Wortgeschichte. Janus **51**, 193—201 (1964).

OTTEN, J.H.: Die Geschichte der oralen Diabetestherapie. Med. Diss. Freiburg/Breisgau 1966.

OTTEN, J.H.: Zur Geschichte der oralen Diabetestherapie. Med. Klin. **63**, 22—25 (1968).

PAPASPYROS, N.S.: The history of diabetes mellitus, 2. Aufl. Stuttgart: Thieme 1964.

PATON, A.: Notes for a history of diabetes mellitus. Brit. J.clin. Pract. **15**, 37—39 (1961).

PAVEL, I.: Zur Frühgeschichte der Insulin-Forschung. Münch. med. Wschr. **115**, 729—730 (1973).

PESTEL, M.: Le cinquantenaire de la découverte de l'insuline. E. Gley, précurseur de F.J. Banting et C.H. Best. Nouv. Presse méd. **1**, 1527—1528 (1972).

POREP, R.: Der Physiologe und Planktonforscher Victor Hensen. Med. Diss. Kiel 1970 und Kieler Beitr. Gesch. Med. H. 9, Neumünster 1970, S. 76f.

POREP, R.: Der Prioritätenstreit um die Entdeckung des Glykogens zwischen Claude Bernard und Victor Hensen. Med. Mschr. **25**, 314—321 (1971).

POULET, J.: Le diabète avant la découverte de l'insuline. Vie. méd. Nr. spéc. **52**, 5—10 (1971).

PRATT, J.H.: Zur Geschichte der Entdeckung des Insulins. Sudhoffs. Arch. Gesch. Med. **38**, 48—57 (1954).

RECKENDORF, H.K.: Medizinische Konzeption und Therapie. Die Behandlung des Diabetes mellitus zu Beginn des 19. Jahrhunderts durch John Rollo. Ther. Monat (Boehringer Mannheim) **21**, 17—19 (1961).

ROSEMANN, R.: Zur Entdeckung des Glykogens vor 75 Jahren. Münch. med. Wschr. **79**, 1367—1368 (1932).

SALOMON, M.: Geschichte der Glycosurie von Hippokrates bis zum Anfange des 19. Jahrhunderts. Dtsch. Arch. klin. Med. **8**, 489—582 (1871).

SCHADEWALDT, H.: Das Pankreas in der Geschichte der Medizin. In: Pathogenese, Diagnostik, Klinik und Therapie der Erkrankungen des exokrinen Pankreas. Hrsg. v. N. HENNING, K. HEINKEL und H. SCHÖN, S. 1—46. Stuttgart: Schattauer 1964.

SCHADEWALDT, H.: Die Geschichte des Diabetes. Allergie Immun. Forsch., Bd. 2, S. 9—22. Stuttgart: Schattauer 1968.

SCHIRMER, A.M.: Beitrag zur Geschichte und Anatomie des Pankreas. Basel 1893.

SCHMIDT, F.: Insulin-Herstellung in Deutschland durch einen Mecklenburger Landapotheker. Pharm. Z. **117**, 1195—1196 (1972).

SCHNEIDER, T.: Diabetes through the ages: a salute to insulin. S. Afr. med. J. **46**, 1394—1400 (1972).

SCHUMACHER, H., SCHUMACHER, J.: Einst und Jetzt: 100 Jahre Diabetes mellitus. Münch. med. Wschr. **96**, 517—521, 581—588 und 601—604 (1956).

SCHUMACHER, J.: Index zum Diabetes mellitus. München-Berlin: Urban und Schwarzenberg 1961.

SCHUMACHER, J.: Geschichte des Diabetes mellitus bis zur Insulin-Ära. Dtsch. med. J. **22**, 707—715 (1963).

SCHUMACHER, R.: Die Carl v. Noorden'sche Haferkur, ihre Weiterentwicklung und ihr Einfluss auf die Diättherapie des Diabetes mellitus unter Berücksichtigung ihrer heutigen Bedeutung. Med. Diss. Freiburg/Breisgau 1963.

SEALE, H.: Banting's miracle. The story of the discovery of insulin. Philadelphia: Lippincott 1946.

SECKENDORF, E.: Kurze Geschichte des Diabetes mellitus. Med. Welt **5**, 1443—1445 (1931).

SPIEGELHOFF, W.: Die Geschichte der Pankreaserkrankungen. Med. Diss. Düsseldorf 1937.

STAHL, J.: La découverte de l'insuline. Strasbourg méd. **12**, 871—879 (1961).

STEIN, P.: Prioritäten und Prioritätsansprüche ums Insulin. Gesnerus **31**, 107—112 (1974).

STÖCKER, W.: Zur Geschichte des Diabetes mellitus. Therapiewoche **16**, 1077—1082 (1966).

STÖCKER, W.: 50 Jahre Insulin. Therapiewoche **21**, 2444—2450 (1971) und Pharm. Z. **116**, 1667—1671 (1971).

STÖCKER, W.: Der Prioritätenstreit um das Insulin. Therapiewoche **21**, 3464—3467 (1971) und Pharm. Z. **116**, 1764—1765 (1971).

STRIKER, C.: Famous faces in diabetes. Boston: Hall 1961.

STRIKER, C.: History of insulin. Ann intern. Med. **76**, 329—330 (1972).

TEE, G.J.: On Sami Hamarneh's Review of „Der Diabetestraktat" 'Abd al-Latif al-Bagdadi's. Isis **64**, 232 (1973).

THIES, H.J.: Der Diabetestraktat 'Abd Al-Latif al-Bagdadi's. Bonner Orient. Stud. NS Bd. 21, Bonn 1971.

VEITH, I.: Four thousand years of diabetes. Modern Med. **39**, 118—125 (1971).

VOSS, H.: 100 Jahre Langerhanssche Inseln. Anat. Anz. **125**, 333—335 (1969).

WOLFF, G.: Abriss der Geschichte der Zuckerkrankheit. Med. Mschr. 7, 253—254, 527—529 (1953); **9**, 37—41 (1955).

WOLFF, G.: Zucker, Zuckerkrankheit und Insulin. Eine medizin- und kulturhistorische Studie. Remscheid-Lennep: Dustri 1955.

WOLFF, G.: Die Entdeckung des Insulins vor 35 Jahren durch Banting und Best. Med. Mschr. **10**, 468—470 (1956).

WOLFF, G.: Zur Geschichte der Harnzuckeruntersuchung. Ther. Monat (Boehringer Mannheim) 7, 321—323, 838—846 (1957).

WOLFF, G.: Der Zuckerstoffwechsel — eine biographische Studie. Med. Mschr. **12**, 766—774 (1958).

WOLFF, G.: Beiträge berühmter Studenten zur Erforschung des Zuckerstoffwechsels. Münch. med. Wschr. **102**, 1203—1208 (1960).

WOLFF, G.: La découverte de l'insuline. Med. Hyg. **29**, 1102 (1971).

YOUNG, F.G.: Claude Bernard and the discovery of glycogen. Brit. med. J. **1957**I, 1431 — 1436.

ZANDER, K.: Zur Begriffsbestimmung des Diabetes mellitus. Med. Diss. Freiburg/Breisgau 1972.

ZIMMERMANN, O.C.: Die erste Beschreibung von Symptomen des experimentellen Pankreas-Diabetes durch den Schweizer Johann Conrad Brunner (1653—1727). Med. Diss. Basel 1944 und Gesnerus **2**, 109—130 (1945).

Eine ausführliche Fassung dieses Beitrags mit vollständigem Literaturverzeichnis ist als Sonderausgabe der Firmen Bayer AG., Leverkusen, und Schering AG, Berlin und Bergkamen erschienen.

Die normale und pathologische Morphologie des Inselsystems

Von

W. GEPTS

Mit 11 Abbildungen

Einleitung

Die histologischen Grundeigenschaften des Inselgewebes der Bauchspeicheldrüse wurden vor allem aufgrund der Arbeiten von LANGERHANS (1893), LANE (1907) and BENSLEY (1911) genauer bekannt. Auf Basis dieser älteren Arbeiten und zahlreicher neuer eigener Unterlagen veröffentlichte BARGMANN (1939) eine ausgezeichnete Zusammenfassung unserer Kenntnisse auf dem Gebiet der Normalhistologie des endokrinen Pankreas.

Seither ermöglichten verbesserte histologische Techniken und modernere Untersuchungsmethoden neue Erkenntnisse auf dem Gebiet des Zellaufbaus und der Physiologie des Gewebes der Langerhansschen Inseln. Für die moderne Auffassung von Ursache und Pathologie des Diabetes bei Menschen spielen diese Erkenntnisse eine bedeutende Rolle. Obwohl unser Wissen über Histologie und Physiologie des endokrinen Pankreas noch immer sehr lückenhaft bleibt, erscheint es dennoch angebracht, einen allgemeinen Abriß zum Thema der morphologischen Eigenschaften dieses Gewebes im Lichte der jüngsten Arbeiten vorauszuschicken. Was eine eingehendere Darstellung angeht, so verweisen wir auf die ausgezeichneten Veröffentlichungen von BARGMANN (1939) und FERNER (1952).

I. Normale Morphologie des Inselapparates

1. Allgemeine Eigenschaften der Langerhansschen Inseln

Das Pankreas ist ein Doppelorgan von sowohl exokriner als auch endokriner Funktion, deren endokriner Anteil im Durchschnitt beim erwachsenen Menschen nicht mehr als 1,5 bis 2% des Gesamtgewichts der Drüse ausmacht. Dieser endokrine Anteil setzt sich aus kleinen, runden oder ovalen Zellinseln zusammen, die 1869 zum erstenmal von PAUL LANGERHANS beschrieben wurden. Diese Inseln sind ziemlich regelmäßig über die gesamte Bauchspeicheldrüse verteilt.

Bei normal, zum Beispiel mit Hämatoxylin-Eosin gefärbten Schnitten heben sich die Inseln vom umgebenden Gewebe durch eine hellere Färbung ab, was dem Fehlen von Zymogenkörnern und dem geringeren Gehalt an Ribonukleinsäure in den endokrinen, verglichen mit den exokrinen Zellen, zuzuschreiben ist. Hinsichtlich des inneren Aufbaus zeigen die Inseln die Charakteristika aller innersekretorischen Gewebe: Epithelzellbänder, angelehnt an zahlreiche Haargefäße. Die allgemeine Struktur der Inseln erlaubt jedoch individuelle Varianten, die zum Teil abhängig vom Alter sind. Ferner (1952) unterscheidet drei Inseltypen:

1. Die kompakten Inseln, die sich zum größten Teil aus B-Zellen mit verhältnismäßig wenigen Kapillaren zusammensetzen. Derartige Inseln finden sich am häufigsten im Pankreas junger Menschen.

2. Die Inseln vom Mäandertyp mit dichten Kapillarknäueln sind solche, in denen die Inselzellen in ein-, zwei-, höchstens dreizeiligen gewundenen Bändern, dem Verlauf der Kapillaren entsprechend angeordnet sind. Inseln dieses Typs enthalten im allgemeinen viele A-Zellen. Sie finden sich im Pankreas älterer Menschen und treten häufig bei Diabetikern auf.

3. Die Mantelinseln bestehen aus einem dichten Kern von B-Zellen mit wenigen Kapillaren und einem umgebenden Mantel von Nicht-B-Zellen mit stärker auftretenden Haargefäßen. Derartige Inseln sind für die fetale Bauchspeicheldrüse bezeichnend.

Die *Gefäßversorgung* der Langerhansschen Inseln wurde von Ferner (1952) genau untersucht. Jede Insel nimmt eine, höchstens zwei ihr zugehörige Arteriolen auf, die sich zu einem mehr oder minder dichten Kapillarnetz verzweigen. Die Kapillaren münden dann in diejenigen des umgebenden Parenchyms. Die zugehörigen Arteriolen besitzen Sperrwülste. Die Nervenversorgung dieses Inselhaufens erfolgt durch die die Arteriolen und Kapillaren begleitenden Nervenfäserchen (Ferner, 1952).

2. Zahl und Größe der Langerhansschen Inseln. Gesamtmasse des Inselgewebes

Die Streuung des Inselgewebes in Form von kleinen Inselhaufen erschwert die anatomische Untersuchung stark. Zahl und Größe der Inseln sind äußerst unterschiedlich. Hellman (1959) zeigte, daß in der Gesamtmasse des Inselgewebes der bedeutendste Anteil von Inseln mittlerer Größe gestellt wird, d.h. von solchen mit einem Durchmesser zwischen 75 und 225 µ. Die kleinen Inseln sind jedoch die zahlreichsten. Einige, die höchstens aus einigen endokrinen Zellen bestehen, sind kaum unter dem Mikroskop erkennbar, insbesondere bei fehlender Spezial-Färbung. Diese kleinen Inseln können im Zustand der Stimulierung des endokrinen Pankreas, zum Beispiel beim Fötus einer von Diabetes oder Prädiabetes befallenen Mutter, erheblich an Zahl zunehmen.

Aus der Literatur geht hervor (für eine Literaturübersicht s. Kraus, 1929; Bargmann, 1939; Ferner, 1952; Lazarus and Volk, 1962; Warren, LeCompte and Legg, 1966), daß die Zahl der Inseln im Pankreas des erwachsenen Menschen mit starken individuellen Variationen um eine Million schwankt. Der Anteil des Inselgewebes beträgt zwischen 0,5 und 4% des Pankreasgewichtes, bei einem Mittelwert von 2%. Die Gesamtmasse des Inselgewebes stellt ungefähr 1,5 g dar (MacLean and Ogilvie, 1955; Gepts, 1957; Gepts, 1959).

Diese Werte beziehen sich auf das Pankreas des Erwachsenen. Beim Neugeborenen stellen die Inseln, obwohl weniger zahlreich, zusammen einen größeren Anteil der Gesamtmasse des Pankreasgewebes dar, d.h. 4—5% gegen 2% beim Erwachsenen (Van Assche, 1970). Darüber hinaus unterscheiden sich histologische Struktur und Zellzusammensetzung der Inseln Neugeborener erheblich von denjenigen Erwachsener.

3. Beziehungen zwischen endokrinem und exokrinem Gewebe des Pankreas

Die Inseln sind allseitig von azinösem Gewebe, von dem sie keinerlei Faserkapsel trennt, umgeben. Derartige Kapseln entwickeln sich, und auch das in den meisten Fällen nur unvollständig, in von Fibrosebildung befallenem Pankreas. Die oft sehr starke Wechselbeziehung zwischen azinösem und insulärem Gewebe, sowie andere histologische Argumente führten LAGUESSE (1893) zur Aufstellung der Theorie vom azinoinsulären Ausgleich. Ihrzufolge können die exokrinen Zellen zu endokrinen Zellen werden und diese dann wiederum azinöse Zellen bilden. Einige Autoren (HUGHES, 1947; JOHNSON, 1950; HOUSE, 1958; ORCI et al., 1970) bestätigen diese These LAGUESSES zumindest teilweise; im allgemeinen wurde sie jedoch nicht positiv aufgenommen. Um die Tatsache einer azinoinsulären Umwandlung annehmen zu können, fordert GOMORI (1943) den Nachweis von Zellen, die sowohl Zymogenkörnchen als auch für endokrine Zellen charakteristische Körner enthalten. Ein derartiger Nachweis wurde von einigen Autoren beigebracht (STÖCKENIUS, 1958; GUSEK und KRACHT, 1958; HERMAN et al., 1964; FALLER, 1969; LEDUC and JONES, 1968; ORCI et al., 1970; SHORR and BLOOM, 1970). Die Beweiskraft der vorgelegten Bilder wurde jedoch in Zweifel gezogen (LOGOTHETOPOULOS, 1970). Im Verlaufe unserer eigenen Untersuchungen konnten wir niemals, weder bei elektronenmikroskopischer noch bei lichtmikroskopischer Bearbeitung, Bilder azinoinsulärer Umwandlung beobachten. Dagegen waren wir, wie auch andere Autoren, beeindruckt von den engen Beziehungen zwischen den Epithelzellen der Gänge und den Inselzellen. Sowohl bei Benutzung des Lichtmikroskops, wie mit dem Elektronenmikroskop läßt sich das Vorhandensein von B- und A-Zellen unter den Zellen des Tubulusepithels oder in engem Kontakt mit diesem nachweisen (GEPTS, 1957; DECONINCK et al., 1971, 1972). Unter gewissen Bedingungen experimenteller Stimulierung des Inselgewebes z.B. mit Carbutamid (GEPTS, 1957), oder mit Anti-Insulinserum (FREYTAG, 1968), entwickelt sich die insuläre Neubildung in der Initialphase durch direkte Kernteilung der Inselzellen und darauffolgend durch Wucherung und endokrine Transformation der teilweise zentroazinären Tubuluszellen. Entgegen NAKAMURA (1924), der behauptete, die Neubildung von Inseln höre nach dem vierten Lebensjahr vollkommen auf, sind wir davon überzeugt, daß beim normalen Menschen diese Neubildung sich während des ganzen Lebens vollzieht.

4. Zytologische Zusammensetzung der Langerhansschen Inseln

LANE (1907) und BENSLEY (1911) wiesen als erste nach, daß die Langerhansschen Inseln keine homogene zytologische Zusammensetzung besitzen, sondern im Gegenteil, wie aufgrund ihrer unterschiedlichen Färbbarkeitseigenschaften nachweisbar ist, über A- und B-Zellen verfügen. Im Jahre 1931 beschrieb BLOOM eine dritte Art von Inselzellen: die D-Zellen.

Danach komplizierte sich das Problem der Zusammensetzung der Langerhansschen Inseln erheblich durch die Auffindung anderer Zelltypen. Um nur die beim Menschen vorkommenden zu nennen: argyrophile Zellen (sog. Silberzellen) (FERNER, 1938, 1952; HULTQUIST et al., 1946), die A_1- und A_2-Zellen der schwedischen Schule (s. Erläuterungen hierzu bei HELLERSTRÖM und HELLMAN, 1964 und bei HELLMAN and HELLERSTRÖM, 1966), die metachromatischen Zellen (MANOCCHIO, 1964). Sowohl die Beziehungen dieser neuen Zelltypen zu den klassischen Zellarten, wie auch ihre funktionelle Bedeutung sind weit davon entfernt, geklärt zu sein. Es war zu hoffen, daß die Elektronenmikroskopie zur Erhellung dieser Frage beitragen würde; derartige Hoffnungen aber erfüllten sich bisher nicht. Ausgenommen für die B-Zellen, und vielleicht teilweise für die A-Zellen, sind die Beschreibungen und veröffentlichten Bilder der verschiedenen Autoren äußerst unterschiedlich. In Anbetracht der auf diesem Gebiet noch herrschenden Unklarheit stellen wir zunächst die mittels Lichtmikroskop beschriebenen Zelltypen dar und danach die mit dem Elektronenmikroskop beobachteten.

a) Inselzelltypen im Lichtmikroskop

B-Zellen bilden die Mehrheit der Inselzellen. Sie charakterisieren sich hauptsächlich durch die Farbaffinität ihrer sekretorischen Granula. Sie färben sich blau durch Chromalaunhämatoxylin (Gomori, 1941), purpurrot durch Fuchsinaldehyd (Gomori, 1950) und blau durch Thioninaldehyd (Paget, 1959). Granulationen sind oft am Vasculärpol der Zelle gehäuft. Ihre Anzahl variiert selbst im Normalzustand von Zelle zu Zelle erheblich. Bei mit Sudan III gefärbten Gefrierschnitten enthält das Zytoplasma der B-Zellen immer feine Lipoidkörnelung. Lipoide fehlen in den B-Zellen des Neugeborenen. Fest steht, daß B-Zellen Insulin absondern und daß sie die einzigen Inselzellen sind, die dies tun.

A-Zellen unterscheiden sich von B-Zellen hauptsächlich durch Färbbarkeitsunterschiede ihrer Granulation. Bei Anwendung der Azan-Technik (Modifikation von Gomori, 1939) nehmen sie einen Orangeton an. Durch Phloxin (Gomori, 1941) oder durch Fuchsinsäure lassen sie sich rot färben. Die Granula sind weniger leicht zu unterscheiden und die Vasculärpolarität ist weniger entwickelt als bei den B-Zellen. Die Arbeiten von Van Campenhout und Cornelis (1954), von Sutherland und de Duve (1948) sowie von Bencosme et al. (1955) gestatten die Annahme, daß A-Zellen Glucagon ausscheiden. Der entscheidende Beweis hierfür konnte von Baum et al. (1962) mit Hilfe der Immunofluoreszenztechnik beigebracht werden.

D-Zellen sind wesentlich weniger häufig als B- und A-Zellen. Nur in Heidenhains azangefärbten Schnitten (hellblau) oder bei trichromatischer Färbung sind sie erkennbar. Es handelt sich um eine diffuse Färbung des Zytoplasmas, ohne daß isolierte Granula erkennbar wären. Die funktionelle Bedeutung der D-Zellen ist noch unbekannt.

Die Existenz argyrophiler Zellen in den Inseln des menschlichen Pankreas ist seit langem bekannt; vor allem aber die Arbeiten Ferners (1938, 1942, 1952) und von Hultquist et al. (1948) zogen die Aufmerksamkeit hierauf. Unter argyrophiler Reaktion versteht man eine Silberimprägnation, die unter Einwirkung eines Reduktionsmittels in gewissen Zellen erfolgt. Der Vorgang unterscheidet sich von der argentaffinen Reaktion, bei der Silberniederschlag ohne Intervention eines exogenen Reduktionsmittels erfolgt. In den Langerhansschen Inseln des Menschen finden sich keine argentaffinen Zellen. Argyrophile Zellen sind dagegen mehr oder weniger zahlreich, je nach der angewandten Versilberungstechnik. Ferner (1938, 1942), Hultquist und Tegner (1949), die die Gros-Schultze-Technik anwandten, bestätigen, daß durch diese Technik A-Zellen gesondert färbbar sind. Dieser Behauptung wurde von Creutzfeldt (1949), Gepts (1957) und Creutzfeldt und Theodosiou (1957) widersprochen. Diese Autoren finden beständig mehr argyrophile Zellen mit Versilberung als A-Zellen mit Chromalaunhämatoxylin-Phloxin. Sie sind der Ansicht, die fehlende Übereinstimmung von Silber und Nichtsilbertechniken beruhe darauf, daß das Silber nicht nur die

A-Zellen imprägniert, sondern auch eine kleine Zahl von B-Zellen. Kürzlich beobachtete VAN ASSCHE (1970) bei Neugeborenen argyrophile Körnung im Zytoplasma von B-Zellen. Andererseits finden VOLK et al. (1955) sowie HELLERSTRÖM und HELLMAN (1960) bei Anwendung einer modifizierten Davenport-Methode weniger argyrophile Zellen als A-Zellen bei der Gomori-Färbung. Dagegen verzeichnet GRIMELIUS (1964) mit anderen Techniken eine gute Übereinstimmung zwischen Silberimprägnation und Färbung nach der Gomori-Methode. Offensichtlich sind die aufgezeigten Unstimmigkeiten zwischen den von verschiedenen Autoren veröffentlichten Ergebnissen zum großen Teil den Unterschieden in den benutzten Techniken zuzuschreiben.

HELLERSTRÖM et al. (1964) wurden aufgrund ihrer Beobachtungen mit einer Modifikation der Silbermethode nach Davenport veranlaßt, zwei Typen von A-Zellen zu unterscheiden, die sie A_1- und A_2-Zellen nannten. Beide färben sich durch Phloxin bei Anwendung der Gomori-Methode mit Chromalaunhämatoxylin, aber nur die A_1-Zellen lassen sich mit Silber imprägnieren. Die These der Unterscheidungsmöglichkeit zwischen A_1- und A_2-Zellen unterbauten sie ebenfalls durch andere sowohl morphologische wie histochemische und experimentelle Kriterien (HELLERSTRÖM et al., 1964; HELLMAN and HELLERSTRÖM, 1966). Sie gelangten zu dem Schluß, daß nur A_2-Zellen Glucagon absondern. Was die physiologische Aufgabe der A_1-Zellen anbetrifft, so sprachen sie keine spezielle Vermutung aus. HELLMAN (1969) berichtete jedoch, daß ein A_1-Zellenextrakt fähig ist, die Insulinbildung der B-Zellen herabzusetzen.

Metachromatische Zellen wurden von MANOCCHIO (1964) in den Langerhansschen Inseln zahlreicher Tierarten und beim Menschen festgestellt. Die metachromatische Reaktion schreibt er dem Vorhandensein von an freien Carboxylgruppen reichen Substanzen hohen Molekulargewichts zu. Er vertritt die Ansicht, metachromatische Zellen seien mit den A_1-Zellen von HELLMAN und HELLERSTRÖM identisch.

b) Zelltypen im Elektronenmikroskop

Zahlreiche elektronenmikroskopische Untersuchungen widmeten sich schon den Langerhansschen Inseln bei Versuchstieren; für den Menschen sind die Unterlagen jedoch wesentlich geringer (für diesbezügliche Literaturhinweise s. GREIDER et al. (1970) und DECONINCK et al. (1971, 1972). GREIDER et al. stellten in den Langerhansschen Inseln des Menschen drei Arten von Inselzellen fest: A-, B- und D-Zellen. LIKE (1967) stimmt dieser Annahme einer dritten Zellart in den Langerhansschen Inseln des Menschen nicht zu; ihm zufolge stellen die, als D-Zellen beschriebenen Zellen lebensfähige, aber geschädigte A-Zellen dar. Aufgrund von mit dem Elektronenmikroskop durchgeführten Untersuchungen am Pankreasgewebe von 7 Erwachsenen und 7 Neugeborenen kamen DECONINCK et al. (1971, 1972) zu dem Ergebnis, daß vier Zelltypen anzunehmen sind: B-Zellen, A-Zellen, und zwei andere Zellarten, deren Funktion noch vollständig ungeklärt bleibt. B-Zellen sind durch stark polymorphe, in Säcke eingeschlossene Granulation, von oft kristalliner Struktur gekennzeichnet (Abb. 1). A-Zellen besitzen runde Granula mit einem dichten Kern umgeben von einem hellen Halo. Diese Granula sind eng von einer Membranhülle umschlossen (Abb. 2). Die Zellen des III-Typs (Abb. 3) weisen eine sehr große Granulation auf, deren Dichte äußerst variabel ist. Schließlich charakterisiert sich der vierte Zelltyp durch homogene blasse kleine Granulation (Abb. 4). Ähnliche Zellen, wie die des Typ III und IV, finden sich bei der Schleimhaut des Magens und Duodenums. Ihre Funktion bleibt jedoch ungeklärt.

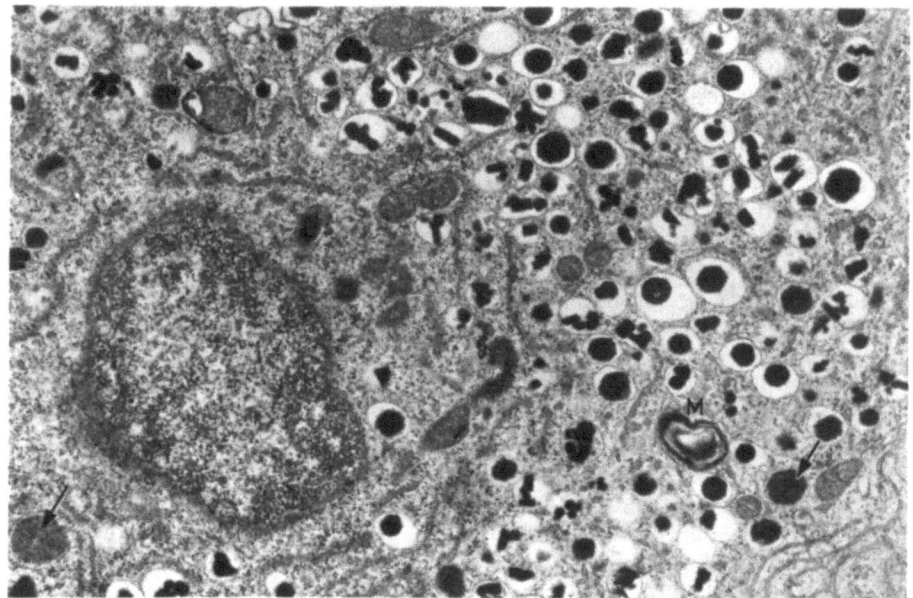

Abb. 1. Eine B-Zelle mit stark polymorphen, oft kristallinen Granula. Einige runde Granula sind weniger *elektronendicht* (Pfeil). Eine Myelinfigur (*M*) (Glutaraldehyd-Osmium, 21 000 ×)

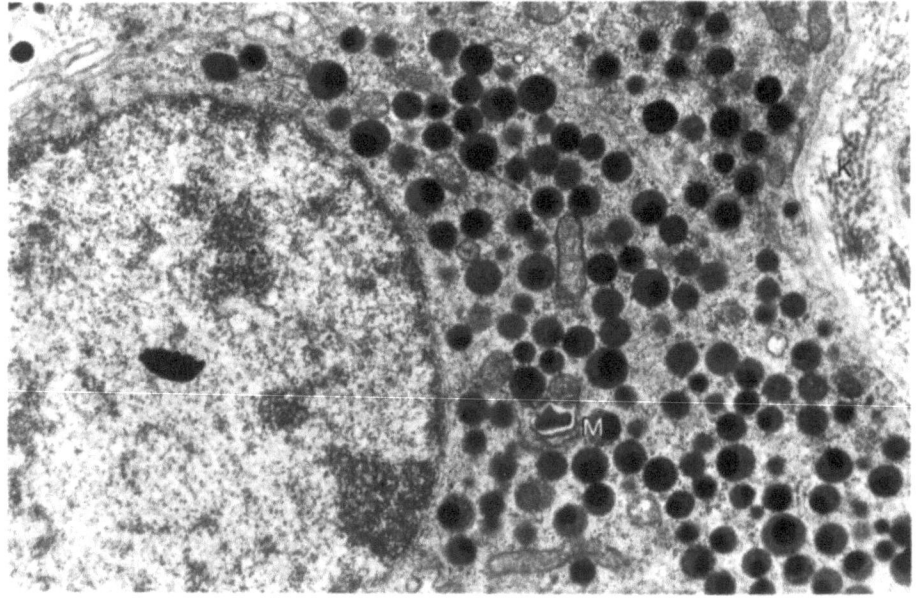

Abb. 2. A-Zellen mit runden Granula und dichtem Zentralkern. Eine in ein Mitochondrium einge-schlossene Myelinfigur (*M*). *K*: Kollagenfasern (Glutaraldehyd-Osmium, 21 000 ×)

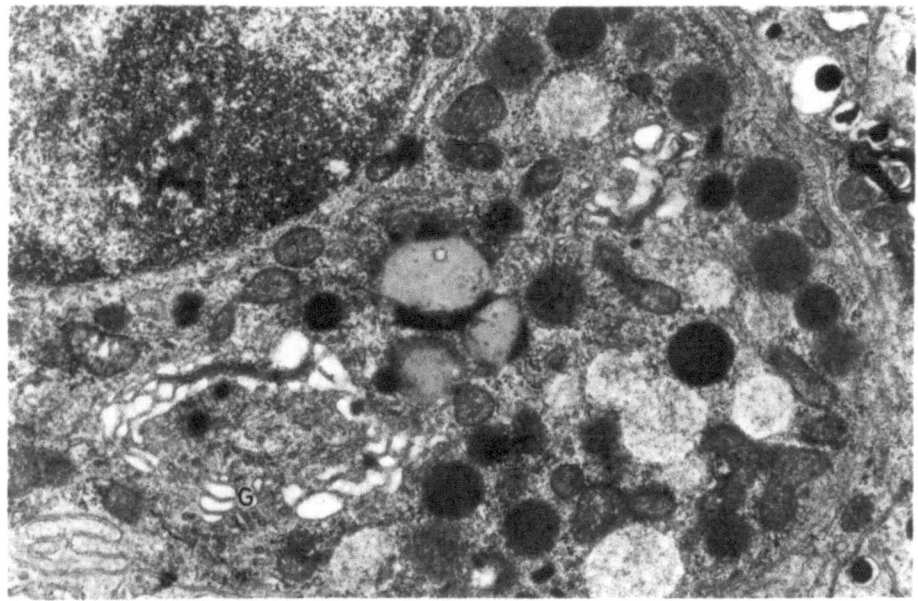

Abb. 3. Dritte Inselzelltype mit großen runden Granula sehr variabler Dichte. Anzumerken ist das Vorhandensein kleiner Granula im Golgiapparat (*G*). (Glutaraldehyd-Osmium, 21 000 ×)

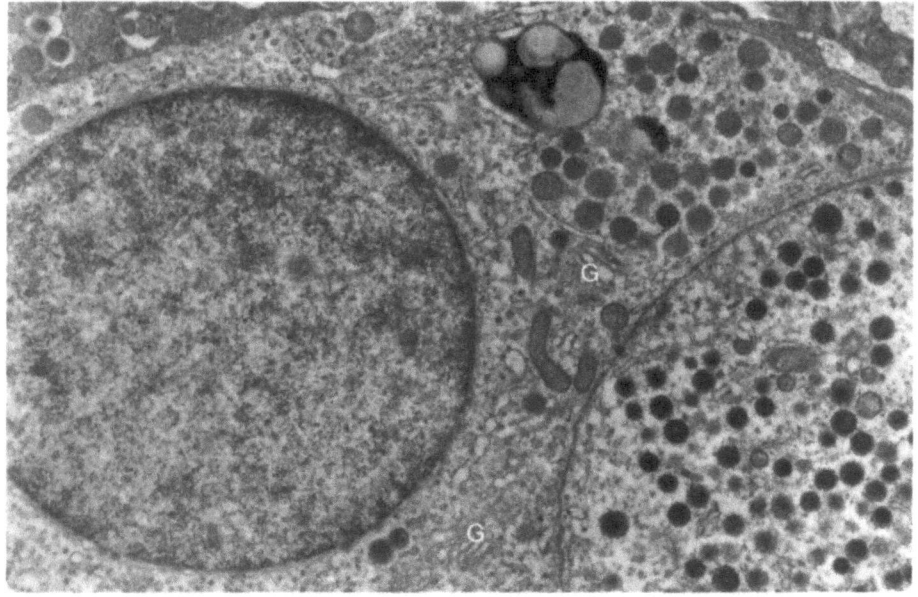

Abb. 4. Vierter Inselzelltyp mit runden homogenen Granula von massiger Dichte. Der Golgiapparat ist klein. (Glutaraldehyd-Osmium, 21 000 ×)

Außer den genannten vier Zellarten wurden noch serotoninhaltige Zellen im Pankreas festgestellt; sie sind jedoch nicht allein auf die Inseln beschränkt und lassen sich ebenfalls zwischen den exokrinen Zellen nachweisen (Deconinck et al., 1971).

c) Beziehungen zwischen den verschiedenen Inselzelltypen im Lichtmikroskop und im Elektronenmikroskop

Nur die B-Zellen besitzen genügend spezifische färberische und feinstrukturelle Eigenschaften, um unabhängig von den benutzten Fixiermethoden eine sichere Identifizierung zu ermöglichen. Für Nicht-B-Zellen ist die Lage wesentlich weniger geklärt. In mit Chromalaunhämatoxylin-Phloxin gefärbten Schnitten färben sich all diese Zellen mit Phloxin; die Silberimprägnation entsprechend der modifizierten Davenport-Technik (Hellman and Hellerström, 1960) oder die trichromatischen Einfärbungen zeigen jedoch an, daß die Zellgruppe der Nicht-B-Zellen nicht homogen ist. Die zahlreichen von Hellerström und Hellman (1964, 1966) vorgebrachten Argumente scheinen mit fast absoluter Sicherheit darauf hinzuweisen, daß nur ein Teil dieser A-Zellen Glucagon absondert: es sind die zwar mit Phloxin, nicht aber mit Silber färbbaren A_2-Zellen. Diese Zellen sind nach einer entsprechenden Fixierung (Glutaralaldehyd, gefolgt von Osmiumsäure) unter dem Elektronenmikroskop erkennbar. Beim Thema von Identität und funktioneller Bedeutung der anderen Inselzellarten ergeben sich viele Kontroversen. Sind die phloxino- und argyrophilen A-Zellen von Hellman und Hellerström identisch mit den D-Zellen von Bloom? Mehrere Autoren vertreten diese Ansicht (Epple, 1964; Cavallero and Solcia, 1965; Solcia and Sampietro, 1965; Thiery und Bader, 1966; Fujita, 1968); hiergegen aber erhebt die skandinavische Schule Einspruch (Björkman et al., 1966). Andererseits bewies Van Assche (1971), daß nicht alle D-Zellen argyrophil sind. Es muß jedoch betont werden, daß die Silberimprägnation nach der Davenport-Hellerström-Methode fast immer eine höhere Anzahl von argyrophilen Zellen (im Durchschnitt 10% nach Fujita, 1968) aufweist als D-Zellen in mit der trichromatischen Technik gefärbten Inseln (zwischen 2 und 8% nach Gomori, 3% nach Ferner, 1951). Gomori (1941) vertritt die Ansicht, D-Zellen verfügten über keine eigene Identität und stellten degenerierte Zellen dar. Ultramikroskopische Untersuchungen liefern jedoch schwer zu widerlegende Beweise für die Existenz von mehr als zwei Zellarten in den Langerhansschen Inseln des Menschen (Greider et al., 1970; Deconinck et al., 1971, 1972). Daß die D-Zellen Gastrin absondern, wurde durch klinische und histochemische Beobachtungen unterstützt. Die im Zusammenhang mit dem Zollinger-Ellison-Syndrom auftretenden Inseltumoren enthalten Gastrin (Gregory u. Tracy, 1964). Lomsky et al. (1969) sowie Greider und McGuigan (1971) wiesen das Vorhandensein von Gastrin in gewissen Inselzellen mittels Immunofluoreszenz nach. Für Lomsky et al. (1969) sind die Gastrinzellen argyrophil und entsprechen den A_1-Zellen Hellmans und Hellerströms. Dies besagt nicht unbedingt, daß es sich um D-Zellen handelt. Genfer Forscher (Orci et al., 1968; Forsmann et al., 1968) verglichen elektronenmikroskopisch die Zellen der Langerhansschen Inseln mit den endokrinen Zellen des Magen- und Darmtraktes. Sie fanden den D-Zellen der Bauchspeicheldrüse entsprechende Zellen in der Magen- und Duodenumschleimhaut und unterschieden diese Zelle von der Gastrinzelle. Es sollte auch hervorgehoben werden, daß die Gastrinzellen der Pylorus- und Duodenumschleimhaut sich durch die Anwendung der Davenport-Hellmann-Hellerström-Technik nicht anfärben lassen. Bei einer großen Anzahl von Tumoren des Zollinger-Ellison-Syndroms, sind die Tumorzellen auch Davenport-negativ. Es bestehen weitere histochemische Unterschiede zwischen den D-Zellen des Pankreas und den Gastrinzellen der Magenschleimhaut (LARSSON et al., 1973, 1974). CREUTZFELDT et al., 1971, LOTSTRA et al., 1974 gelang es nicht, Gastrin in den Inselnzellen oder in Pankreasextrakten nachzuweisen.

Tatsächlich haben alle Polypeptid-Hormone absondernden endokrinen Zellen gewiße färberische und histochemische Affinitäten gemeinsam. Argyrophile Zellen wurden im Vorderlappen der Hypophyse und in der Parathyroidea, in der Schilddrüse und im Verdauungstrakt nachgewiesen. Da die Silberreaktion funktionell derart verschiedene Zellen sichtbar werden läßt, wäre es nicht verwunderlich, etwas ähnliches erfolge ebenfalls in den Pankreasinseln. Anders ausgedrückt, es wäre denkbar, daß die A_1-Zellgruppe von HELLMAN und HELLERSTRÖM selbst eine heterogene Gruppe darstellt, zu der Gastrinzellen gehören, vielleicht auch Sekretinzellen oder andere, das eine oder andere Polypeptid-Hormon bildende Zellen.

In viel umfassenderem Zusammenhang schlug PEARSE (1969) vor, innersekretorische Zellen, denen eine gewisse Zahl von zytochemischen und feinstrukturellen Eigenschaften gemeinsam sind, unter der Bezeichnung APUD-System (amine, amine precursor uptake, amino acid decarboxylase) zusammenzufassen. In dieses System bezieht er unter anderem die B-Zellen und die A_1- und A_2-Zellen der Pankreasinseln ein. PEARSE (1969) und WEICHERT (1970) vertreten die Ansicht, alle Zellen des APUD-Systems, die Inselzellen einbegriffen, entstammten embryologisch den Ganglienkämmen. Im Verlauf der embryonalen Entwicklung wären diese Zellen in den Darmkanal abgewandert und hätten sich auf die von dort abgeleiteten Organe verteilt.

5. Histochemie der Langerhansschen Inseln

Das ständige Vorhandensein von Lipiden in den B-Zellen des erwachsenen Menschen wurde oben erwähnt. Eine Besonderheit des Inselgewebes ist sein Reichtum an Zink. Der relativ hohe Gehalt der A- und B-Zellen an Zink ist je nach Art unterschiedlich (STAMPFL, 1959). Der Zinkgehalt variiert gleichsinnig mit der Zahl der Körnchen und dem Insulingehalt (LOGOTHETOPOULOS et al., 1964). Dagegen ändert Hyperglykämie den Zinkgehalt der A-Zellen nicht.

Histochemische Reaktionen lassen Sulfidgruppierungen in den B-Zellen hervortreten, wahrscheinlich diejenigen des Insulins (BARNETT et al., 1955; SCHIEBLER u. SCHIESSLER, 1959). Das Vorhandensein von Insulin wurde auf spezifischere Weise durch Immunofluoreszenzreaktion bewiesen (LACY u. DAVIES, 1957; KRACHT et al., 1968).

A-Zellen reagieren stark positiv auf Tryptophan, während bei B-Zellen diese Reaktion negativ verläuft (GLENNER u. LILLIE, 1957). Diese positive Tryptophanreaktion ist wahrscheinlich dem Reichtum des Glucagons an Tryptophan zuzuschreiben. Das positive Ergebnis der Tryptophanreaktion in den A_2-Zellen im Gegensatz zum negativen Resultat dieser Verbindung in den A_1-Zellen bildet ein Argument dafür, die Glucagonsekretion nur den A_2-Zellen zuzuschreiben (HELLMAN et al., 1962; PETERSSON et al., 1962).

Die Enzymaktivität des Inselgewebes wurde an vielen Tierarten mit biochemischen Verfahren, histoenzymologischen Methoden und den quantitativen mikrochemischen Techniken von LOWRY untersucht. Für den Menschen verfügen wir über weniger Angaben (SCHÄTZLE, 1958; GÖSSNER, 1959; GÖSSNER, 1963). Tabelle 1 zeigt die wesentlichen histoenzymologischen Eigenschaften des menschlichen

Tabelle 1. Histoenzymologische Aktivität des Pankreasgewebes beim Menschen
(Gepts, unveröffentlicht)

Enzyme	Inselgewebe	Exokrine Gewebe
Saure Phosphatase	+ + +	+ +
Alkalische Phosphatase	–	+
ATP-ase	+ +	+
5-Nucleotidase	–	+
Glucose-6-Phosph.	–	–
Esterase	–	+ + + +
Amino-Peptidase	–	+
Milchsäuredehydrogenose	+ +	+ + + +
β-Hydrozybuttersäuredehydrogenose	+ +	+
Glucose-6-phosphatase	+ +	+
Isocitronensäuredehydrogenase	+ +	+
α-Glyzerophosphatdehydrogenase (Menadionreduktase)	+ + + +	+

Inselgewebes, wie sie sich aus den Untersuchungen der Bauchspeicheldrüse von 60 Nichtdiabetikern ergeben (Gepts, unveröffentlicht).

Genauere Werte wurden durch Anwendung mikrochemischer Techniken von Lowry (1953, 1961) an isolierten Inseln erreicht (Gepts et al., 1970, Gepts u. Grégoire, 1971). Folgende Enzyme wurden untersucht: Milchsäure-, Isozitronensäure- und Glukose-6-Phosphatdehydrogenase, Aspartat- und Alanin-aminotransferase, saure Phosphatase, Pyruvatkinase und B-Glukuronidase. Diese Untersuchungen zeigten, daß das menschliche Inselgewebe über ein ihm eigenes, sich in mehreren Punkten von dem der Versuchstiere unterscheidenden Enzymspektrum verfügt. Es bestehen Unterschiede der Enzymaktivität von Erwachsenen und Neugeborenen (Gepts u. Grégoire, 1971).

Der Gehalt an Insulin wurde mit immunologischen Methoden an mikrodissektierten Inseln gemessen (Gepts u. Grégoire, 1971). Er beträgt im Mittel 1 600 µE/ µg Trockengewebe beim Erwachsenen und 705 µE/µg Trockengewebe beim Neugeborenen. Es ist jedoch in Rechnung zu ziehen, daß Inseln Neugeborener im Durchschnitt nur die Hälfte der Anzahl von B-Zellen eines normalen Nichtdiabetikers enthalten. Insulin stellt ungefähr 9% des Trockengewichts an B-Zellen eines normalen erwachsenen Nichtdiabetikers dar. Dieser Anteil liegt etwas unter den für Kaninchen (Lacy u. Williamson, 1962) und Ratten (Dixit et al., 1962) gefundenen Werten mit 14%.

II. Pathologische Morphologie des Inselapparates

Die in der Bauchspeicheldrüse von Diabetikern beobachteten morphologischen Anomalien sind zahlreich und verschiedenartig. Ihre Bedeutung variiert äußerst stark vom einen zum anderen Fall. Einige von ihnen treten jedoch häufiger im Verlauf einer Zuckerkrankheit in jugendlichem Alter auf, während andere für den Diabetes älterer Menschen kennzeichnend sind. Die Läsionen sind sowohl qualitativer als auch quantitativer Natur.

1. Qualitative Läsionen des Inselgewebes

a) Hydropische Umwandlung der B-Zellen

Diese Läsion wurde 1901 zum erstenmal von WEICHSELBAUM u. STRANGL beschrieben. Sie betrifft nur die B-Zellen. Diese Zellen erscheinen geschwollen und ihr Zytoplasma nimmt ein durchsichtiges Aussehen an (Abb. 5). Die hydropische Umwandlung wurde lange Zeit für eine degenerative Änderung gehalten. Sie fand sich regelmäßig bei experimentellen Diabetesformen. Die Häufigkeit in den Inseln von Diabetikern wurde verschieden beurteilt (s. WARREN, LeCOMPTE u. LEGG, 1966). Sie tritt öfter bei jugendlichen Diabetikern auf als bei den übrigen. Sie ist nicht absolut spezifisch für den Diabetes; denn sie ist, wenn auch selten, bei Nichtdiabetikern festzustellen (Tabelle 2).

TORESON (1951) zeigte, daß der hydropische Aspekt dem Vorhandensein von Glycogen zuzuschreiben ist. Glycogen findet sich wahrscheinlich immer in B-Zellen (HELLMAN, 1970), aber in zu geringen Mengen, um mit histochemischen Methoden nachweisbar zu sein. Beim Auftreten einer andauernden Hyperglykämie steigt die Glycogenmenge nicht nur in den B-Zellen, sondern auch im Epithel der Ausscheidungsgänge (VOLK u. LAZARUS, 1962).

VOLK u. LAZARUS (1962) betonten den Unterschied, der zwischen einer durch erhöhten Gehalt an Glycogen hervorgerufenen Änderung und der eigentlichen hydropischen Degeneration zu machen ist. Im letzteren Fall ist der Kern der B-Zelle pyknotisch oder fehlt ganz, und mit dem Elektronenmikroskop läßt sich eine vom Glycogenbestand unabhängige zytoplasmische Blasenbildung nachweisen. Im Falle der einfachen Glycogenüberbelastung bleiben dagegen die Zellorgane in ihrem Aufbau unverändert.

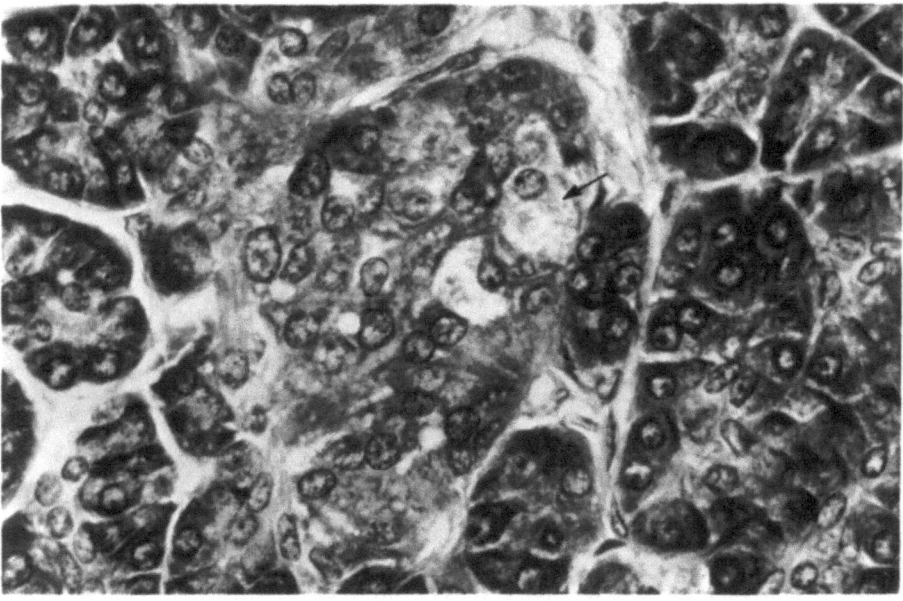

Abb. 5. Insel eines Alters-Diabetikers mit hydropischer Umwandlung von B-Zellen (Pfeil). (Chromalaunhämatoxylin-Phloxin, 900×)

Tabelle 2. Frequenz der wichtigsten Läsionen im Inselgewebe von Diabetikern
und Nicht-Diabetikern (Gepts, 1957, Gepts, 1965)

	Anzahl der Fälle	Hydropische Umwandlung %	Fibrose %	Hyalinose %	Insulitis %
Altersdiabetiker (50—90j.)	51	43	61	41	0
Nicht-Diabetiker	95	5	27	4	0
Akut-jugendliche Diabetiker (1—30j.)	22	53	63	1(?)	68
Nicht-Diabetiker (1—41j.)	26	0	4	0	0
Chronischer jugendlicher Diabetiker (13—47j)	34	40	76	0	0

Die Mehrheit der beobachteten Bilder hydropischer Veränderungen von B-Zellen beim menschlichen Diabetes ist wahrscheinlich Folge einer einfachen Glycogenüberbelastung. „Ballooning degeneration" ist eine häufiger beim Hund, entweder im Verlauf eines spontanen Diabetes (Gepts u. Toussaint, 1967), oder während eines metahypophysären Diabetes auftretende Läsion (Volk u. Lazarus, 1962, 1964).

b) Körnchen

Weichselbaum (1910) beschrieb im Zytoplasma der B-Zellen jugendlicher Diabetiker unregelmäßige, mit Hämatoxylin färbbare Körnchen (Abb. 6). Er versuchte nicht, ihre Bedeutung genauer festzulegen. Diese Körnchen bestehen aus Ribonukleinsäure: sie sind mit basischen Stoffen färbbar und verschwinden durch Verdauung mit Ribonuklease (Gepts, 1965). Sie sind Ausdruck einer starken Proteinsynthese und, im Falle der B-Zellen, wahrscheinlich einer Insulinsynthese.

c) Atrophie der Inseln und Inselzellen

Bei jugendlichen Diabetikern, insbesondere bei solchen, deren Krankheit sich schon mehrere Jahre entwickelt, sind die Mehrzahl der Inseln klein und aus kleinen Zellen mit dichten und zytoplasmaarmen Kernen zusammengesetzt (Abb. 7) (Gepts, 1965). Einige dieser Zellen färben sich wie A-Zellen, die meisten aber besitzen keinerlei besondere Charakteristika der Färbbarkeit. Der zytologische Charakter dieser Zellen weist deutlich auf eine sehr schwache oder fehlende funktionelle Aktivität hin.

d) Kernveränderungen

Normalerweise ist der Kern der Inselzellen rund und regelmäßig geformt. Beim Diabetiker, insbesondere bei jungen Patienten, können verschiedene Kernveränderungen beobachtet werden (Gepts, 1965). Am häufigsten handelt es sich um eine einfache Hypertrophie, Anzeichen einer funktionellen Hyperaktivität. Es lassen sich aber auch hypertrophierte, unregelmäßige und stark hyperchromati-

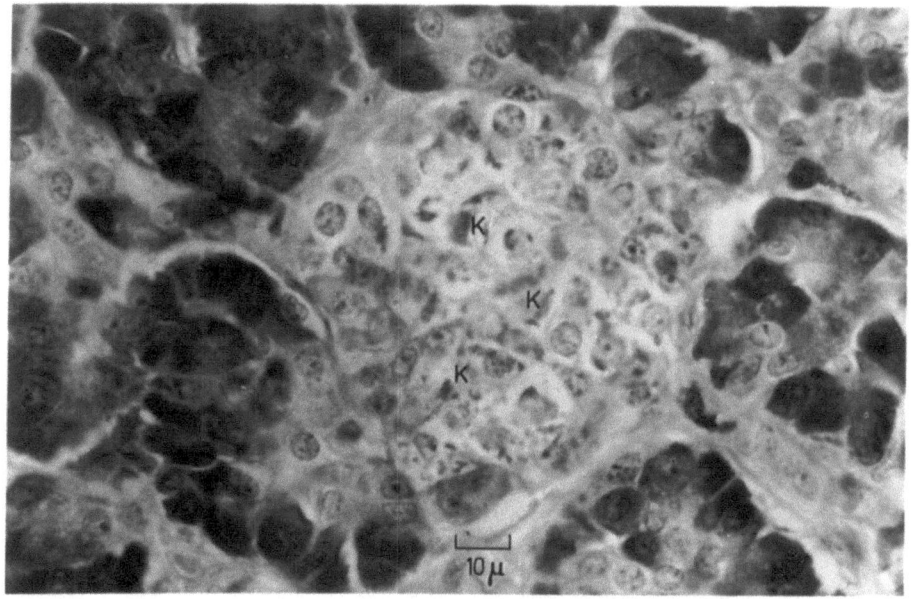

Abb. 6. Insel eines akut erkrankten juvenilen Diabetikers. B-Zellen mit „Körnchen" (*K*). (Toluidinblau-erythrosine, 900 ×)

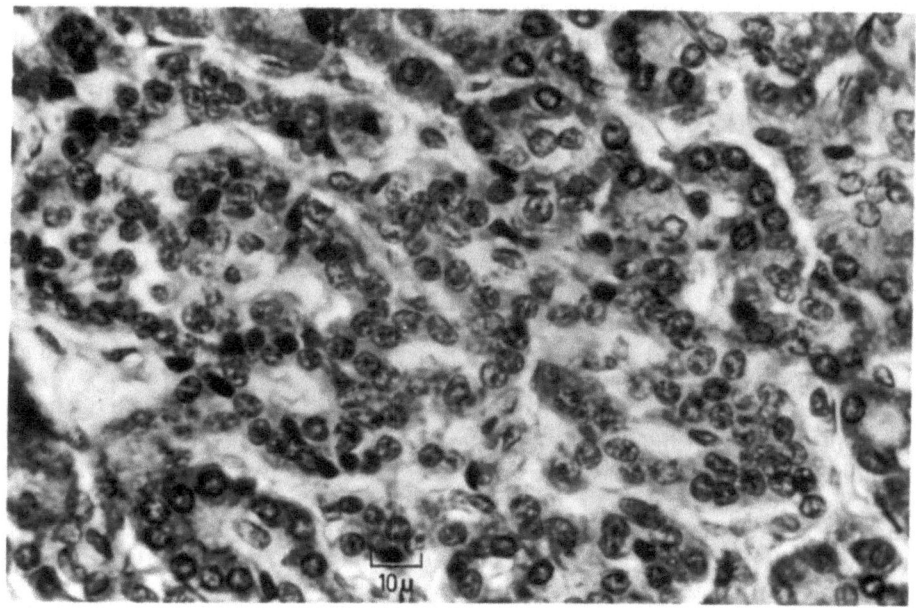

Abb. 7. Atrophische Insel eines juvenilen Diabetikers (Chromalaunhämatoxylin-Phloxin, 900 ×)

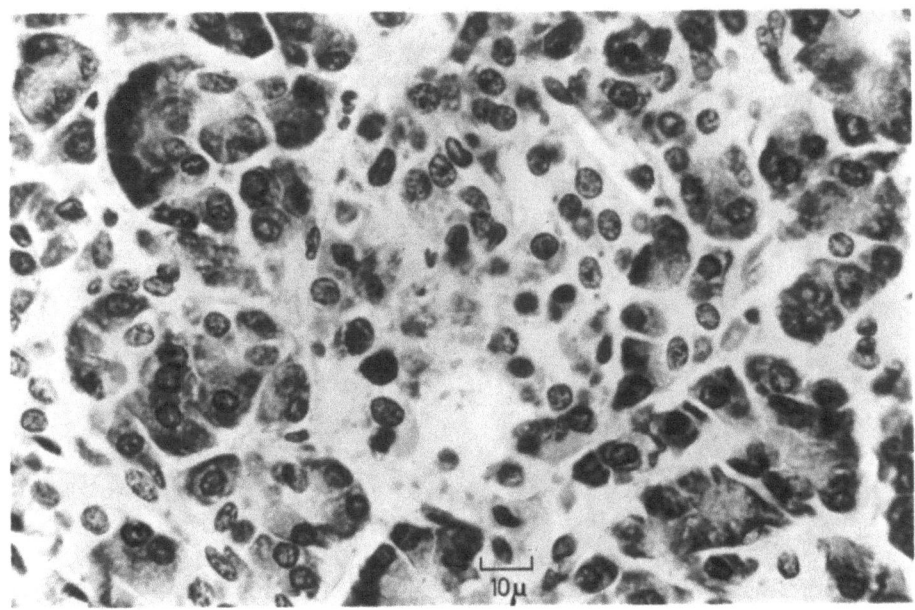

Abb. 8. Insel eines akut erkrankten juvenilen Diabetikers mit Kernunregelmäßigkeiten und Pyknose
(Chromalaunhämatoxylin-Phloxin, 900 ×)

sche Kerne antreffen (Abb. 8). Fast immer handelt es sich um stark entgranulierte
oder sogar hydropische B-Zellen. In den Inselzellen jugendlicher Diabetiker lassen
sich ebenfalls Bilder einer Kernpyknose entdecken.

Der Mechanismus dieser Kernmodifikationen und ihre Bedeutung sind noch
unbekannt. Sie könnten einer qualitativen oder quantitativen Änderung der
Nukleinsäuren und der Kernproteine entsprechen und Ausdruck eines Krank-
heitszustands der Inselzellen sein. In dieser Sicht ist es interessant, darauf hinzuweisen, daß Mitosen in den B-Zellen jugendlicher Diabetiker selten sind, obwohl
diese Zellen intensiven Reizungen unterworfen sind (GEPTS, 1965). Bei den Inseln
Erwachsener können Zellkernteilungen in großer Zahl auftreten, insbesondere
im Zusammenhang mit schweren Leberleiden (LECOMPTE u. MERRIAM, 1962;
POTVLIEGE et al., 1963). LOGOTHETOPOULOS (1970) wies jedoch darauf hin, daß
bei Ratten die B-Zellen nur über eine beschränkte Teilungsfähigkeit verfügen.

e) Inselfibrose

Inselfibrose (Abb. 9) ist eine häufig auftretende, für Inseln von Diabetikern
jedoch sehr wenig spezifische Läsion (s. KRAUS, 1929; GEPTS, 1957, LAZARUS
u. VOLK, 1962; WARREN et al., 1966). Man begegnet ihr in der Tat ebenfalls
sehr häufig bei Nichtdiabetikern (Tabelle 2). Bei chronisch kranken Diabetikern
jugendlichen Alters und bei diabetischen oder nichtdiabetischen älteren Patienten
tritt diese Fibrose fast immer zusammen mit einer diffusen interlobulären und
intralobulären Bindegewebsbildung der Bauchspeicheldrüse auf, sowie im Zusammenhang mit erheblicher arterieller und arteriolärer Sklerose. In den Inseln ist
manchmal Hyalinsubstanz gleichzeitig vorhanden.

Bei der Entwicklung dieser Pankreas- oder Inselfibrose spielen wahrscheinlich
mehrere verschiedene Faktoren eine Rolle: Arterio- und Arteriolosklerose, Läsio-

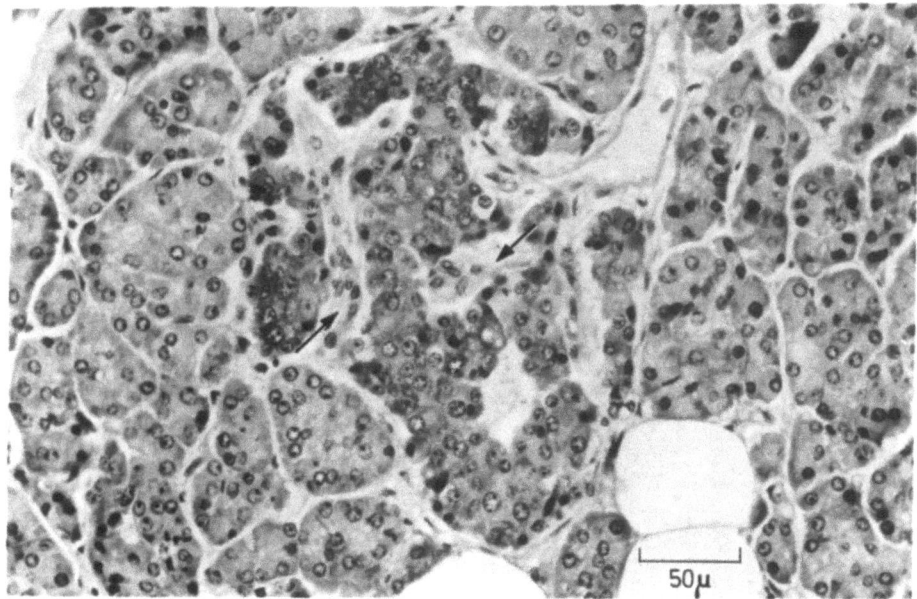

Abb. 9. Insel eines Alters-Diabetikers mit Fibrose (Pfeil) (Chromalaunhämatoxylin-Phloxin, 900 ×)

nen chronischer Pankreatitis mit oder ohne Behinderung der Pankreasabflüsse. In den Inseln des jugendlichen Diabetikers vom akuten Typ zeigt sich die Fibrose oft isoliert, ohne Beteiligung des exokrinen Gewebes. Es ist anzunehmen, daß sie bei diesen Patienten Folge der Degeneration zahlreicher B-Zellen mit Kollaps des Retikulinnetzes der Inseln ist (GEPTS, 1965).

f) Inselhyalinose

Inselhyalinose besteht in der Ablage hyalinen Materials zwischen den Inselzellen und an den Kapillarwänden (Abb. 10). Nimmt eine derartige Ablagerung zu, so werden die Inselzellen erdrückt; schließlich atrophieren sie und schwinden dann ganz.

Die Inselhyalinose wurde zum erstenmal von OPIE im Jahre 1901 bei einer jungen Diabetikerin beschrieben. Nach Meinung aller Autoren ist diese Läsion jedoch bei über vierzigjährigen Diabetikern häufig, selten dagegen bei jüngeren Patienten anzutreffen. Ihre Häufigkeit nimmt mit der Dauer der Erkrankung zu. Sie ist nicht absolut spezifisch für Diabetes, da sie ebenfalls bei offensichtlich nicht an Diabetes leidenden Personen anzutreffen ist (Tabelle 2). Mehrere Autoren unterstrichen die histochemische (GELLERSTEDT, 1938; AHRONHEIM, 1943, AREY, 1943; EHRLICH u. RATNER, 1961) und feinstrukturelle (PORTA et al., 1962; LACY, 1964; KAWANISHI et al., 1966) Ähnlichkeit des Inselhyalins mit Amyloid. Andere jedoch (RINEHART et al., 1954; SEIFERT, 1959) lenkten die Aufmerksamkeit auf gewisse Unterschiede: Inselhyalin enthält Lipide und saure Mucopolysaccharide, während diese Substanzen gewöhnlich im Amyloid fehlen.

Verschiedene Theorien wurden zur Deutung der Histogenese dieser Läsion vorgebracht. OPIE (1901) zufolge entstünde sie aus der Degeneration der Inselzellen. Die Seltenheit von Hyalinose bei jugendlichen Diabetikern macht diese Erklärung wenig wahrscheinlich. Mehrere Autoren stellen eine Beziehung zwischen

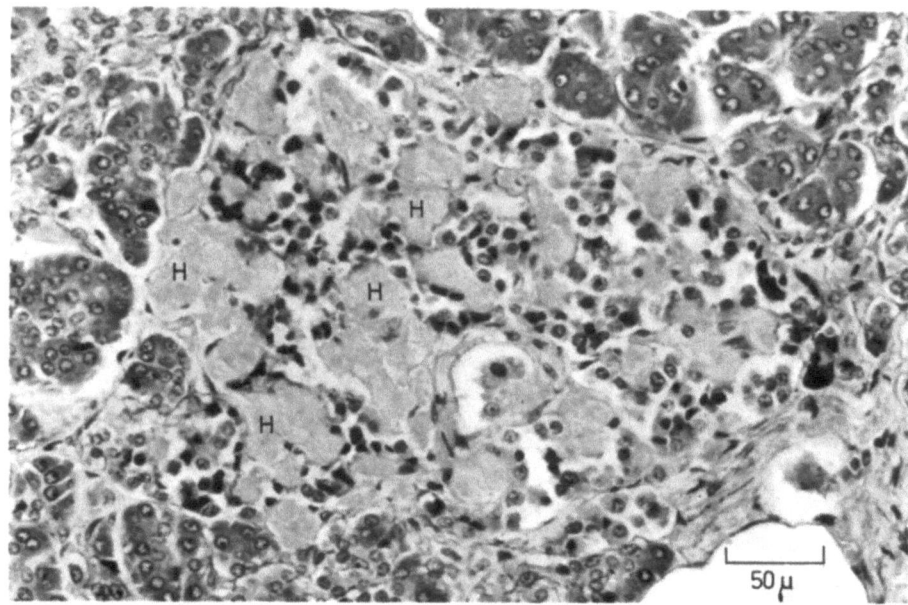

Abb. 10. Insel eines Alters-Diabetikers mit großen Hyalinsubstanzablagen (*H*) (Chromalaunhämato-xylin-Phloxin, 900 ×)

Fibrose, Arteriosklerose und Inselhyalinose her (Weichselbaum, 1910; Moschco-wicz, 1956; Lazarus u. Volk, 1962). Sie vertreten die Ansicht, die Läsion könne aus der Hyalinumwandlung der sich in den Inseln zahlreicher älterer Menschen entwickelnden Fibrose entstehen, oder aus einer intrainsulären Ausdehnung des Hyalins, das die von Arteriolosklerose befallenen Arteriolenwände imprägniert. Die elektronenmikroskopischen Untersuchungen weisen jedoch auf, daß Inselhya-lin sich deutlich sowohl von der Hyalinfibrose wie vom arteriolären Hyalin unterscheidet (Lacy, 1964, Westermark, 1972). In allen Punkten ähnelt sie der amyloiden Substanz. Es handelt sich jedoch um eine lokalisierte Amyloidose; denn Inselhyalinose ist nicht von Amyloidablagerung in anderen Organen beglei-tet. Einige Autoren (Porta *et al.*, 1962; Ludwig u. Heitner, 1967) sprechen dem Inselhyalin einen immunologischen Ursprung zu. Unterm Elektronenmikro-skop beobachtete Bilder lassen vermuten, Inselhyalin könnte ein normales Aus-scheidungsprodukt der B-Zellen darstellen (Lacy, 1964). Für diese Hypothese spricht auch die Häufigkeit von Hyalinablagerung in insulinausscheidenden Tu-moren der Inseln, während sie in nichtfunktionellen oder eine unterschiedliche Funktiontätigkeit aufweisenden Inseltumoren seltener auftritt (Meissner, zitiert in Warren, LeCompte u. Legg, 1966).

g) Inselentzündung

Schon vor langem erwähnten mehrere Pathologen (Weichselbaum, 1910; Heiberg, 1911, Kraus, 1929) das Auftreten von entzündlichen, vorwiegend lym-phocytären Infiltraten in den Inseln jugendlicher Diabetiker (Abb. 11). Von Meyenburg (1940) gab dieser Entzündung den Namen Insulitis. Wahrscheinlich wegen ihrer scheinbaren Seltenheit erregte sie nur wenig Interesse. Eine neuere

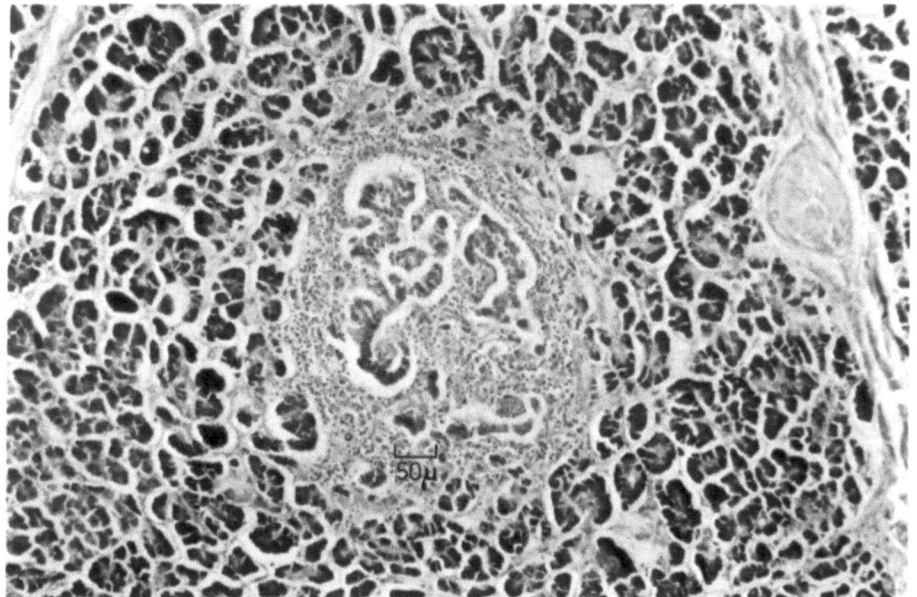

Abb. 11. Insel eines juvenilen Diabetikers mit starker lymphozytärer Infiltration (Chromalaunhämato-xylin-Phloxin, 900 ×)

Untersuchung (GEPTS, 1965) zeigte, daß diese Läsion bei jugendlichen Diabeti-kern, die weniger als sechs Monate nach Auftreten der ersten Symptome starben, häufig ist: von 22 Diabetikern dieser Gruppe wiesen 15 Läsionen im Sinne einer Insulitis auf. Dagegen wurde bisher Insulitis bei chronischem jugendlichen Diabe-tes niemals gefunden (Tabelle 2), selten bei alten Diabetikern (LeCOMPTE, 1972). Sie wurde bei einer spontan diabetischen Katze (GEPTS u. TOUSSAINT, 1967) und einer Kuh (CHRISTENSEN u. SCHAMBYE, 1950) beobachtet.

Im Rahmen der Diskussionen um die Ätiologie des Diabetes erregen diese Insulitisläsionen natürlich erhöhte Aufmerksamkeit. Verschiedene Hypothesen zur Klärung ihres Ursprungs wurden vorgebracht. LeCOMPTE (1957, 1966) befaßte sich eingehend mit dieser Frage. Die zwei einleuchtendsten Deutungen sind diese-nige eines infektiösen Ursprungs und diejenige einer auto-immunologischen Ätio-logie: bisher konnte jedoch für keine der Hypothesen ein unantastbarer Beweis beigebracht werden.

GUNDERSEN (1927) meldete eine erhöhte Diabetesfrequenz einige Jahre nach einer Mumpsepidemie. Über andere Diabetesfälle kurz nach einer viralen Entzün-dung der Ohrspeicheldrüse wurde berichtet (COLE, 1934; KREMER, 1947; MELIN u. URSING, 1958; HINDEN, 1962). BARBONI u. MANOCCHIO (1962) fanden Insulitis-läsionen bei kurz nach einer Maul- und Klauenseucheepidemie an Diabetes er-krankten Kühen. CRAIGHEAD et al. (1968, 1971, 1972, 1974), MÜNTEFERING (1970, 1971, 1972, 1974), gelang es, durch Infektion weißer Mäuse mit einer M-Variante des Encephalomyokarditis-Virus entzündliche Inselveränderungen und einen Dia-betes zu erzeugen. Gleichartige Befunde wurden durch BURCH et al. (1971) nach Impfung von Mäusen mit Cocksackie-B$_1$-Viren beschrieben. Virusteilchen wur-den von DECONINCK et al. (1972) in A-Zellen der Inseln eines menschlichen Neuge-borenen beobachtet. GAMBLE et al. (1969) fanden hohe Werte von Antikörpern gegen das Cocksackie-Virus bei insulinabhängigen Diabetikern; dagegen unterscheidet sich die Anzahl der Antikörper gegen Mumpsviren nicht erheblich von denen der Kontrollgruppe.

Klinische und experimentelle Argumente lassen sich zu Gunsten der These eines auto-immunologischen Ursprungs der Insulitisläsion vorbringen. Das gleichzeitige Auftreten eines Diabetes vom juvenilen Typ zusammen mit der Hashimoto-Krankheit wurde mehrmals beschrieben (Masi et al., 1965; Nilssen u. Doniach, 1964; Crome et al., 1967). Antithyreoidale Antikörper wurden mit größerer Häufigkeit bei diabetischen Kindern als bei der Kontrollgruppe entdeckt (Landing et al., 1963). Mit der menschlichen Insulitis absolut identische Läsionen wurden bei Kühen nach wiederholter Einspritzung von Rind- oder Schweineinsulin beobachtet (Renold et al., 1964; LeCompte et al., 1966). Toreson et al. (1968) konnten eine Insulitis und einen Diabetes durch wiederholte Einspritzung von Rinderinsulin bei Kaninchen hervorrufen.

Wiederholte Injektionen von Antiinsulinserum führen bei Ratten (Lacy, 1963; Logothetopoulos u. Bell, 1966) und Mäusen (Freytag u. Klöppel, 1969) zu Insulitisläsionen. Freytag und Klöppel (1969) vertreten die Ansicht, es handele sich hierbei um eine gegen den Antigen-Antikörperkomplex gerichtete immunologische Reaktion vom Verzögerungstyp. Antiinsulin-Antikörper (Pav, 1963) und antiinsuläre Antikörper (Mancini et al., 1964) wurden bei Diabetikern, denen niemals Insulin verabreicht wurde, beschrieben. Die letztgenannten Beobachtungen konnten jedoch von anderen Autoren nicht bestätigt werden (Berson u. Yalow, 1965; Kipnis, 1969).

Bis jetzt ist demnach das Problem der Ätiologie der Insulitisläsionen und ihre Bedeutung für den menschlichen Diabetes noch nicht geklärt. Für eine ausführliche Darstellung des letzten Standes dieses Themas verweisen wir auf einige neue Veröffentlichungen (Craighead, 1972; Freytag u. Klöppel, 1973; Bastenie u. Gepts, 1974).

2. Quantitative Veränderungen

Die quantitative Untersuchung des menschlichen Pankreas stößt auf erhebliche Schwierigkeiten. Die zur Festlegung von Zahl, Größe und Gesamtmasse des Inselgewebes im Pankreas angewandten Methoden sind grob und gestatten nur ungefähre Näherungen. Aus diesem Grund ist das Ergebnis einer Abschätzung der quantitativen Veränderungen des Inselgewebes im Verlauf eines Diabetes beim Menschen äußerst dürftig. Die erheblichen Unterschiede zwischen Diabetikern und Nichtdiabetikern und die daraus gezogenen Schlußfolgerungen, zu denen die meisten der sich mit diesem Problem befassenden Autoren übereinstimmend gelangen, gestatten jedoch immerhin gewisse wertvolle Schlüsse.

Die Zahl der Inseln des diabetischen Pankreas liegt im allgemeinen unter derjenigen des nicht von Diabetes befallenen (für eine Literaturübersicht s. Kraus, 1929; Gepts, 1957; Lazarus u. Volk, 1962; Warren, LeCompte u. Legg, 1966). Die Verminderung der Zahl der Inseln ist bei chronisch erkrankten juvenilen Diabetikern ausgeprägter. Einige Fälle mit völligem Fehlen der Langerhansschen Inseln wurden mitgeteilt (Conroy, 1922; Moore, 1936) und, wahrscheinlich zu Unrecht, als Aplasieformen des Inselgewebes interpretiert.

Veränderungen der Inselgröße wurden vor allem bei jugendlichen Diabetikern beschrieben. Maclean und Ogilvie (1959) zogen die Aufmerksamkeit auf das Auftreten großer Inseln bei juvenilen Diabetikern kurz nach dem Auftreten klinischer Symptome der Krankheit. Dagegen sind bei länger überlebenden juvenilen Diabetikern die Inseln im allgemeinen atrophisch.

Der Prozentsatz des Inselgewebes im Pankreasgewebe ist bei Diabetikern herabgesetzt (s. Literaturübersicht in KRAUS, 1929; GEPTS, 1957; LAZARUS u. VOLK, 1962; WARREN, LeCOMPTE u. LEGG, 1966; WESTERMARK u. GRINZELIUS, 1973). Diese zahlenmäßige Herabsetzung ist bei jugendlichen Diabetikern, vor allem bei solchen, deren Krankheit sich über eine längere Zeitspanne entwickelte, am stärksten.

Die Gesamtmasse des Inselgewebes ist bei Diabetikern im Vergleich zu Nichtdiabetikern fast immer geringer (Tabelle 3). Bei alten Diabetikern beträgt die Verminderung bis zu 40% (MACLEAN u. OGILVIE, 1955; GEPTS, 1957). Bei akut erkrankten juvenilen Diabetikern ist sie von derselben Größenordnung; dagegen ist sie bei chronisch erkrankten juvenilen Diabetikern, bei denen sie im Durchschnitt 80% erreicht, deutlich stärker ausgeprägt (MACLEAN u. OGILVIE, 1959).

Die zytologische Zusammensetzung der Inseln bildet bei der Beurteilung des Funktionswertes des Inselgewebes ein bedeutendes Element. So ist zum Beispiel beim jugendlichen Zuckerkranken im Verlauf der klinischen Initialphase die Herabsetzung des Inselgewebes nicht übermäßig stark ausgeprägt; aber die Mehrheit der Inseln ist atrophisch und arm an B-Zellen, außerdem besteht sie aus kleinen, undifferenzierten Zellen.

Zudem setzte sich in den letzten Jahren immer mehr die Überzeugung durch, daß sich normale Langerhanssche Inseln nicht aus funktionell unabhängigen Zellen zusammensetzen. Es wurde im Gegenteil bewiesen, daß das Sekretionsprodukt eines Zelltyps geeignet ist, die funktionelle Aktivität anderer Zelltypen im positiven oder im negativen Sinn zu beeinflussen. Der Mechanismus dieser gegenseitigen, direkten oder indirekten Beeinflussung ist noch nicht genau bekannt; es wurde jedoch schon eine Theorie vorgebracht, die besagt, Diabetes sei nicht nur Ergebnis des Defizits der B-Zellen, sondern das einer Anomalie des Funktionspaares B-Zellen—A-Zellen (UNGER, 1970).

FERNER (1938, 1952) kommt das Verdienst zu, als erster die Aufmerksamkeit auf die Bedeutung des Prozentsatzes der verschiedenen Zellen innerhalb des Inselgewebes gerichtet zu haben. Unglücklicherweise ist die genaue Festlegung der zytologischen Formel der Langerhansschen Inseln schwierig. In dem der Normalhistologie des Inselgewebes gewidmeten Abschnitt sprachen wir von der noch herrschenden erheblichen Unklarheit im Hinblick auf Klassifizierung und Nomenklatur der Inseltypen. Hieraus ergibt sich, daß es bis heute nicht möglich ist, eine genaue Bilanz der zytologischen Zusammensetzung des Inselgewebes und ihrer Variationen im pathologischen Zustand, insbesondere im Verlauf eines Diabetes, zu ziehen.

Fast alle auf diesem Gebiet vorgenommenen Untersuchungen bezogen sich nur auf zwei Zelltypen: die B- und die A-Zellen. Sie wurden entweder mit der Gomori-Färbemethode oder mit der einen oder anderen Silberimprägnierungstechnik durchgeführt. Wir sahen jedoch im histologischen Teil unserer Ausführungen, daß die Nicht-B-Zellen, seien sie nun mit Hilfe der Gomoritechnik gefärbte phloxinophile Zellen oder durch Versilberung sichtbar gemachte argyrophile Zellen, wahrscheinlich ein heterogenes Ganzes von funktionell unterschiedlichen Zellen bilden.

Wie dem auch sei, in einem Punkt stimmen alle Untersuchungen überein: der Prozentsatz an A-Zellen (man sollte besser „Nicht-B-Zellen" sagen) ist bei diabetischen Inseln gewöhnlich erhöht. In anderen Punkten stimmen die Autoren jedoch mit FERNER nicht überein. Für FERNER (1951) ist das relative Überwiegen der A-Zellen bei Diabetikern konstant und spezifisch. Es ist das Ergebnis einer tatsächlichen Hyperplasie dieser Zellen. Andere Autoren (s. Literatur in GEPTS, 1957; 1958; SEIFERT, 1959; LAZARUS u. VOLK, 1961; WARREN, LeCOMPTE u.

LEGG, 1966) zeigten, daß der relative Anteil der B-Zellen sowohl bei Diabetikern, als auch bei Nichtdiabetikern sehr veränderlich ist. Obwohl das verhältnismäßig häufige Überwiegen der A-Zellen in den Inseln von Diabetikern von ihnen bestätigt wird, kommen sie zu dem Schluß, dies Überwiegen sei beim Diabetes nicht konstant und ebenfalls nicht spezifisch für den Diabetes. Außerdem ist es nicht einer reellen Hyperplasie dieser Zellen zuzuschreiben, sondern einer mehr oder weniger stark ausgeprägten Herabsetzung der Zahl der B-Zellen (MACLEAN u. OGILVIE, 1955; GEPTS, 1957).

Zum Thema eventueller Veränderungen anderer Inselzelltypen im Verlauf eines Diabetes liegen praktisch keine Unterlagen vor. Allein FUJITA (1968), ein überzeugter Verfechter der Identität von A_1- und D-Zellen, bestätigt, daß der Prozentsatz der A_1-Zellen in den Inseln von Diabetikern höher ist. Ein Ansteigen des Prozentsatzes von A_1-Zellen in Inseln von Ratten wurde von HELLMAN und PETERSSON (1963) nach Alloxan und von HELLERSTRÖM (1963) im Verlauf eines Steroid-Diabetes festgestellt.

Gesamtmasse der A- und B-Zellen. Verbindet man die Meßergebnisse des Prozentsatzes an Inselgewebe mit denjenigen des Gesamtgewichts des Pankreas, ist es möglich, zur Schätzung der ungefähren Gesamtmasse der A- und B-Zellen zu gelangen. Die beiden Untersuchungen (MACLEAN u. OGILVIE, 1955; GEPTS, 1957), bei denen diese Formel angewandt wurde, kamen zu übereinstimmenden Resultaten (Tabelle 3). Die Gesamtmasse der A-Zellen liegt beim Alters-Diabetiker nicht wesentlich höher als bei Nichtdiabetikern gleichen Alters. Dagegen ist bei denselben Diabetikern die Gesamtmasse der B-Zellen herabgesetzt. Diese Verminderung beläuft sich im Durchschnitt auf 50—60%.

Tabelle 3. Quantitative Werte für das Inselgewebe bei Diabetikern und Nichtdiabetikern (GEPTS, 1957, 1958)

	Prozentsatz des Inselgewebes	Gesamtgewicht des Inselgewebes (g)	Gesamtgewicht der A-Zellen (g)	Gesamtgewicht der B-Zellen (g)
Nichtdiabetiker	1.93	1.36	0.34	0.75
Altersdiabetiker	1.11	0.77	0.32	0.30

Bei juvenilen Diabetikern war es bis heute nicht möglich, die Gesamtmasse der A- und B-Zellen abzuschätzen. Die Anzahl von B-Zellen pro Quadratzentimeter des Pankreasgewebes ist jedoch bei jugendlichen Diabetikern im Vergleich zu anderen Personen entsprechenden Alters stark herabgesetzt. Diese Reduzierung erreicht bei akut erkrankten juvenilen Diabetikern Werte von 90%. Bei chronisch erkrankten juvenilen Diabetikern ist sie noch ausgeprägter. Bei den meisten dieser Patienten ist es in der Tat fast unmöglich, noch B-Zellen zu finden (GEPTS, 1965).

3. Elektronenmikroskopische Untersuchungen

Sind Untersuchungen des Inselgewebes bei gesunden Menschen selten (s. GREIDER et al., 1970; DECONINCK et al., 1971), so sind diejenigen von Inseln von Diabetikern noch weniger häufig. LACY (1964) fand keinerlei Unterschied zwischen den B-Zellen von Diabetikern und Nichtdiabetikern. Die bei Diabetikerinseln häufig vorkommenden Ablagerungen hyaliner Substanzen haben ein feinmikroskopisch amyloidartiges Aussehen (LACY, 1964; KAWANISHI et al., 1966). KAWANISHI et al. (1966) fanden in den B-Zellen von Diabetikern ein stärkeres Vorkommen von Lipiden, Verminderung der Ribosomen und eine Verkleinerung des Golgi-Apparats. Diese Feststellungen lassen an eine herabgesetzte Funktionsaktivität der B-Zelle von Diabetikern denken.

4. Histochemische Untersuchungen

Eine vergleichende histoenzymologische Untersuchung an 60 Bauchspeicheldrüsen von Diabetikern und einer gleichlautenden Anzahl von Nichtdiabetikern erbrachte keinen markanten Unterschied der Enzymaktivität der Inseln von Diabetikern (GEPTS, unveröffentlicht). Die untersuchten Enzyme sind in Tabelle 1 aufgeführt. Einzig die saure Phosphatase ist in den Inseln von Diabetikern manchmal weniger aktiv; diese Aktivitätsminderung könnte dem höheren Anteil von A-Zellen in diesen Inseln zuzuschreiben sein.

Die histoenzymologische Methode gestattet eine nur ungenaue quantitative Bewertung der Enzymaktivität. Deshalb unternahmen wir eine quantitative histochemische Untersuchung mittels der Mikrotechniken von LOWRY. Bisher entdecken wir noch keinerlei wesentliche Unterschiede zwischen Diabetikern und Nichtdiabetikern für die getesteten Enzyme (s. S. 54, GEPTS et al., 1970, GEPTS u. GRÉGOIRE, 1971). Einzig Isozitronensäuredehydrogenase ist geringfügig weniger aktiv in den Inseln von Diabetikern als in denjenigen von Nichtdiabetikern. Der Unterschied ist statistisch signifikant ($p < 0.05$), aber die biologische Bedeutung erscheint unklar.

Messungen des Insulingehalts wurden ebenfalls mit Hilfe einer radioimmunologischen Technik an durch Mikrodissektion isolierten Inseln durchgeführt. Im Durchschnitt beträgt der Insulingehalt 797 µE/µg des Trockengewichts gegen 1612 µE in den Inseln von Nichtdiabetikern (GEPTS et al., 1970; GEPTS u. GRÉGOIRE, 1971). Weder der etwas geringere Prozentsatz von B-Zellen noch die Fibrose oder die Hyalinablagerung in den Inseln von Diabetikern genügen, um die Verringerung des Insulingehalts zu erklären. Man kann somit formell bestätigen, daß die B-Zellen von älteren Diabetikern weniger Insulin enthalten als diejenigen von Nichtdiabetikern.

5. Extrainsuläre Pankreasläsionen im Verlauf des Diabetes

Vor allem bei älteren Diabetikern weist die Bauchspeicheldrüse oft starke Fibrose- und Lipomatoseläsionen auf. Derartige Läsionen kommen auch bei gleichaltrigen Nichtdiabetikern vor, sind jedoch von geringerer Bedeutung. Dasselbe gilt für Gefäßläsionen, handelt es sich nun um eine Atherosklerose der großen Arterien oder um eine Arteriolosklerose.

Subklinische Läsionen im Sinne einer chronischen Pankreatitis sind in der Bauchspeicheldrüse alter Patienten häufig; es gibt jedoch keinerlei Beweis dafür, daß sie bei Diabetikern öfter auftreten als bei Nichtdiabetikern. Das gleiche gilt für Veränderungen im Sinne einer akuten Pankreatitis, die sich ohne klinische Symptome mit marantischen Endstadien entwickeln.

Das Gesamtgewicht der Bauchspeicheldrüse des Erwachsenen ist stark unterschiedlich (LAZARUS u. VOLK, 1962). Wir stellten keinerlei bezeichnende Unterschiede zwischen Diabetikern und Nichtdiabetikern fest (GEPTS, 1957). Bei jugendlichen Diabetikern hat das Pankreas oft ein stark vermindertes Volumen. Diese Atrophie ist jedoch sekundärer Natur, da bei Verstorbenen mit kurzer klinischer Krankheitsentwicklung das Gewicht der Bauchspeicheldrüse normal ist (GEPTS, 1965). Dies bestätigt, daß eine eventuelle Hypoplasie des Pankreas, der ältere Autoren eine Rolle beimaßen, nicht in den Rahmen der Pathogeneseprobleme des Diabetes einzubeziehen ist. Was die totale Pankreasaplasie anbetrifft, so ist sie äußerst selten (HAMMAR, 1925; DOUROV u. BUYL-STROUVENS, 1969).

Pankreastumoren treten bei Diabetikern häufiger auf als bei Nichtdiabetikern (MARBLE, 1959; BELL, 1957; LAZARUS u. VOLK, 1962; WARREN, LECOMPTE u. LEGG, 1966). In fast allen Fällen handelt es sich um Karzinome des exokrinen Pankreas. Seltene Fälle von Insulin-ausschüttenden Adenomen wurden jedoch mitgeteilt (BÜCHNER, 1932; HENSLER u. HARTMANN, 1956; HAARSTAD, 1957). Der Diabetes geht dem Erscheinen eines Pankreaskarzinoms entweder voraus oder er folgt danach (BELL, 1957). Die Beziehungen zwischen Diabetes und Pankreaskarzinom sind wahrscheinlich indirekter Natur und müssen auf die unter dem Einfluß der arteriellen Sklerose oder durch das Vorhandensein eines Tumors sich entwickelnde Fibrose zurückgeführt werden.

6. Sekundärer Diabetes

In der experimentellen Pathologie gibt es mehrere Hormone, die fähig sind, bei Tieren Diabetes hervorzurufen (s. vollständige Übersicht in LAZARUS u. VOLK, 1962). Eine gewisse Anzahl von hormonalen Faktoren spielen in der Humanpathologie eine Rolle (Akromegalie, Cushing-Syndrom, Behandlung mit Nebennierencorticoiden, Phäochromozytom). Ein Diabetes ist keineswegs bei diesen Zuständen konstant; diese Feststellung bildet ein gewichtiges Argument gegen die Theorie, derzufolge eine Hyperaktivität der Hypophyse- oder der Nebennierenrinden in der Pathogenese des idiopathischen Diabetes des Menschen eine Rolle spielen soll.

Die Ergebnisse hinsichtlich des Zustands des Inselgewebes im Verlauf eines spontanen oder iatrogenen Hypercorticismus sind wenig genau und widersprüchlich (s. Literaturangaben in LAZARUS u. VOLK, 1962). Wir beobachteten bei einem, über einen längeren Zeitraum mit hohen Cortisondosen behandelten Patienten eine hydropische Umwandlung der B-Zellen (BASTENIE, 1950). In einem anderen Fall stellten wir Inselhyperplasie fest. Andererseits entdeckten wir mit Hilfe von histochemischen Techniken bei zwei mit Cortison behandelten Patienten, von denen einer einen Diabetes entwickelte, sowohl im Inselgewebe als auch im azinösen Gewebe ein deutliches Ansteigen der Aktivität mehrerer Enzyme (GEPTS u. GRÉGOIRE, 1970).

Einer von LAZARUS und VOLK (1962) aufgestellten Literaturübersicht zufolge sind ungefähr 25% der Akromegalen zugleich Diabetiker. Am Pankreas von Akromegalen durchgeführte histologische Untersuchungen führten zu widersprüchlichen Feststellungen. KRAUS (1929) beschrieb eine Atrophie der Inseln; die meisten Autoren stellten jedoch eine Hyperplasie des Inselgewebes fest.

7. Diabetogene Inseltumore

Diabetogene Inseltumoren wurden von MACGAVRAN et al. (1966) und von YOSHINAGA et al. (1966) dargestellt. Schon früher hatten Autoren über Beispiele von Inseltumoren, die sie für Diabetes verantwortlich machten, berichtet, ohne, wie in den vorgenannten Fällen, ihre Darstellung durch den Nachweis von Glucagon in den Tumoren oder von Hyperglucagonämie unterstützen zu können (GÖSSNER u. KÖRTING, 1960). Eine eigenartige Besonderheit dieser gleichzeitig mit Diabetes bestehenden Inseltumoren scheint das häufige Auftreten von dermatologischen Läsionen zu sein (GÖSSNER u. KÖRTING, 1960; CHURCH u. CRANE, 1967).

III. Histopathologie und Pathogenese des Diabetes

Die entscheidende Rolle des endokrinen Pankreas bei der Kontrolle des Glukosemetabolismus wurde seit der historischen Entdeckung des pankreatopriven Diabetes durch v. MERING u. MINKOWSKI im Jahre 1889 unantastbar bewiesen. Die morphologischen Anomalien des Inselgewebes wurden für die Erklärung des menschlichen Diabetes dagegen verschieden bewertet. Anfang dieses Jahrhunderts hätte sich fast die Auffassung durchgesetzt, der Diabetes wäre eine Folge eines aus angeborenen oder erworbenen Veränderungen der Langerhansschen Inseln sich ergebenden Insulinmangels. Diese Pankreastheorie fand jedoch niemals die endgültige Anerkennung. Unter dem Einfluß neuer Entdeckungen von HOUSSAY, YOUNG, LONG und LUKENS, wodurch die Aufgaben anderer endokriner Drüsen für den Metabolismus der Kohlenhydrate erklärt wurden, entwickelte sich eine neue pathogenetische Auffassung, diejenige des Gegenregulationsdiabetes. Dieser Theorie entsprechend wäre der Diabetes eine Folge physiologischer und pathologischer Antagonisten des Insulins, Antagonisten, die dem endokrinen Pankreas eine funktionelle Überlastung auferlegten, die von ihm auf die Dauer unmöglich bewältigt werden kann. Bei dieser Theorie ist das B-Zellendefizit nur relativ und sekundär. Die genaue Beschaffenheit dieser Anomalie konnte jedoch niemals aufgezeigt werden.

Im Laufe der letzten Jahre belebte sich die Diabetesforschung aufs neue. Dank verbesserter Techniken, mit Hilfe deren der Insulingehalt des Blutes genau gemessen werden kann, wurden weitgreifende Untersuchungen der Insulinsekretion durchgeführt. Diese Untersuchungen zeigten, daß bei allen Diabetikern eine Anomalie in der Ausschüttungsfunktion der B-Zellen besteht. Diese Anomalie ist zweifacher Art: Trägheit der Sekretionsantwort auf Hyperglykämiereiz, ungenügende Insulinausschüttung im Verhältnis zur Hyperglykämie (YALOW u. BERSON, 1960; YALOW u. BERSON, 1961; PFEIFFER et al., 1961; PFEIFFER, 1963; SELTZER u. HARRIS, 1964; PERLEY u. KIPNIS, 1966; SELTZER et al., 1967; CERASI u. LUFT, 1967 a, b, c, d). Andererseits zeigten CERASI und LUFT (1967 a, b, c), daß diese Funktionsanomalie der B-Zellen nicht nur bei nachgewiesenermaßen an Diabetes leidenden Personen, sondern auch bei Menschen auftritt, die auf genetischer Basis zum Diabetes prädestiniert sind, deren Glukosemetabolismus aber noch vollkommen normal abläuft.

Das Aufkommen dieser neuen Pankreastheorie verlangt nach einer Überprüfung unserer Auffassungen über die Bedeutung der Inselläsionen für die Pathogenie des Diabetes. Offensichtlich bieten die klassischen Läsionen der Langerhansschen Inseln, wie sie von den Pathologen zu Beginn unseres Jahrhunderts beschrieben wurden, keine zufriedenstellende Erklärung für die durch biologische Untersuchungen bei Diabetikern und Prädiabetikern nachgewiesenen Anomalien der Insulinausschüttung. Sicherlich stimmt die stark ausgeprägte Verminderung der Zahl der B-Zellen bei juvenilen Diabetikern vollkommen mit den klinischen und biologischen Eigenschaften eines tiefgreifenden Insulindefizits überein. Die Ursache der rasch fortschreitenden Entartung dieser Zellen bei juvenilen Diabetikern bleibt jedoch ungeklärt. Handelt es sich um ein primitivmetabolisches Angegriffensein der B-Zellen, wie die zytologischen Anomalien der B-Zellen bei diesen Patienten vermuten lassen? Oder aber ist die Zerstörung der B-Zellen Ergebnis eines exogenen Angriffs viraler oder autoimmunologischer Natur, wie die Insulitisläsionen vermuten lassen? Beim jetzigen Stand der Forschung läßt sich noch keine endgültige Antwort auf diese Alternativen geben. In einem weitergespannten Rahmen muß außerdem die Frage aufgeworfen werden, aus welchem Grund bei juvenilen Diabetikern das Pankreasgewebe unfähig wird, neue Inseln zu bilden, während beim gesunden Menschen die Fähigkeit während des ganzen Lebens erhalten bleibt. Hier betreten wir das schwierige Gebiet der Zytodifferentiation, ein der Molekularbiologie zugehöriges Problem, das für das endokrine Pankreas gerade erst in Angriff genommen wird (Rutter et al., 1968).

Bei älteren Diabetikern ist das Problem noch vielschichtiger. Sicher ist auch bei ihnen die Gesamtzahl der B-Zellen geringer; diese zahlenmäßige Herabsetzung ist jedoch wesentlich weniger stark als bei jugendlichen Diabetikern. Sie erreicht im Durchschnitt nur 50—60%; eine derartige Reduzierung reicht sicherlich nicht aus, die Entstehung dieser Krankheit zu erklären. Gilt als feststehend, daß bei diesen Diabetikern die Erstursache in den Inseln zu suchen ist, so hat man sich auf andere Erklärungen als die einfache zahlenmäßige Unterlegenheit der B-Zellen oder qualitative Inselläsionen auszurichten. In dieser Sicht verdient die von uns wiederholt überprüfte Beobachtung von Lazarus und Volk (1962) besonders hervorgehoben zu werden: bei alten Diabetikern sind die B-Zellen oft gut gekörnt und weisen keinerlei Zeichen funktioneller Hyperaktivität auf, und dies trotz der andauernden Hyperglykämie, der sie ausgesetzt sind. Diese Feststellung läßt vermuten, daß diese Zellen auf den physiologischen Reiz der Hyperglykämie nicht ansprechen. Die histologische Beobachtung trifft hier zusammen mit den biologischen Gegebenheiten, die Trägheit und Defizit der Insulinausschüttung aufweisen.

Läßt sich diese Sekretionsträgheit auf anatomischer Grundlage erklären? Manche Autoren wie Moscowicz (1956), Lazarus und Volk (1962) stimmen dem zu. Sie führen sie auf die Veränderung des Stroma zurück, insbesondere hierbei auf die bei älteren Patienten so häufige Fibrose und Hyalinose, welche anatomische Sperren zwischen den Inselzellen und der Blutbahn bilden sollen. Diese Erklärung erscheint jedoch wenig wahrscheinlich. In der Tat sind Fibrose- und Hyalinläsionen trotz ihrer Häufigkeit durchaus nicht konstant, und ihre Verteilung ist äußerst unregelmäßig. Diese Läsionen sind vor allem bei Diabetikern, deren Krankheit sich über eine lange Zeitspanne hin entwickelt, zu finden. Sie erklären kaum die Anomalie der Insulinsekretion, die schon lange vor Ausbruch der klinischen Anzeichen der Krankheit aufgezeigt werden konnte (Cerasi u. Luft, 1967a, b, c).

Somit neigen die meisten Autoren heute dazu, eine biochemische Primäranomalie der B-Zellen der Diabetiker als Ursache anzunehmen. Die zur Insulinsynthese führenden metabolischen Wege und der Ausschüttungsmechanismus sind noch ungenügend bekannt. Kürzlich durchgeführte Untersuchungen, die mit Hilfe ausgefeilter Techniken vorgenommen wurden, brachten schon einiges Licht in diese Frage (s. u.a. Hellman, 1970; Hellerstrom et al., 1970; Matchinsky, 1971). Sie ließen vor allem erkennen, daß Synthese und Abgabe des Insulins an den Glucosemetabolismus der B-Zellen gebunden sind. Der Beweis, daß beim Menschen die B-Zellen altern Diabetiker nur die Hälfte der normalen Insulinmenge enthalten, bildet einen zusätzlichen Hinweis auf die funktionelle Minderwertigkeit dieser Zellen. Sicherlich, die Natur des in Frage kommenden metabolischen Versagens konnte bisher nicht genau festgestellt werden. Es mag jedoch erlaubt sein zu hoffen, daß die außerordentlichen Fortschritte der letzten Jahre auf dem Gebiet der experimentellen Erforschung des Inselgewebes uns in naher Zukunft gestatten werden, dieses Problem beim Menschen anzugreifen und schließlich das Rätsel des menschlichen Diabetes zu lösen.

Literatur

AHRONHEIM, J.H.: The nature of the hyaline material in the pancreatic islands in diabetes mellitus. Amer. J. Path. **19**, 873—882 (1943).

AREY, B.: Nature of hyaline material in the pancreatic islands in diabetes mellitus. Arch. Path. **36**, 32—38 (1943).

ASSCHE, A. VAN: The fetal endocrine pancreas. Proefschrift. Katholieke Universiteit Leuven 1970.

BARBONI, E., MANOCCHIO, I.: Alterazioni pancreatiche in Bovini con diabete mellito post aftoso. Arch. vet. ital. **13**, 477—489 (1962).

BARGMAN, W.: Die Langerhansschen Inseln des Pankreas. In Handbuch der Mikroskopischen Anatomie des Menschen, Bd. VI/2. Innersekretorische Drüsen, I. Berlin: Springer 1939.

BARNETT, H.R.J., MARSHALL, R.B., SELIGMAN, A.M.: Histochemical demonstration of insulin in the islets of Langerhans. Endocrinology **57**, 419—438 (1955).

BASTENIE, P.: Cortico-surrénale et diabète humain. Paris: Masson & Cie. 1956.

BAUM, J., SIMONS, B.E., UNGER, R.H., MADISON, L.S.: Localization of glucagon in the alpha cells in the pancreatic islet by immunofluorescent technic. Diabetes **11**, 371—374 (1962).

BELL, E.T.: Carcinoma of the pancreas: A clinical and pathologic study of 609 necropsied cases: The relation of carcinoma of the pancreas to diabetes mellitus. Amer. J. Path. **33**, 499—523. (1957).

BENCOSME, S.A., LIEPA, E., LAZARUS, S.S.: Glucagon content of pancreatic tissue devoid of alpha cells. Proc. Soc. exp. Biol. (N.Y.) **90**, 387—392 (1955).

BENSLEY, R.R.: Studies on the pancreas of the guinea-pig. Amer. J. Anat. **12**, 297—388 (1911/12).

BERSON, S.A., YALOW, R.S.: Some current controversies in diabetes research. Diabetes **14**, 549—572 (1965).

BJÖRKMAN, N., HELLERSTRÖM, C., HELLMAN, B., PETERSSON, B.: The cell types in the endocrine pancreas of the human fetus. Z. Zellforsch. **72**, 425—445 (1966).

BLOOM, W.: A new type of granular cell in the islets of Langerhans of man. Anat. Rec. **49**, 363—371 (1931).

BÜCHNER, F.: Inselzellen Adenom des Pankreas mit Hypoglykämie bei Diabetes. Klin. Wschr. **11**, 1494—1496 (1932).

CAMPENHOUT, E. VAN, CORNELIS, G.: Destruction expérimentale des cellules alpha des îlots endocrines du pancréas chez le cobaye. C.R. Soc. Biol. (Paris) **145**, 933—935 (1951).

CAPELLA, C., SOLCIA, E., VASSALLO, G.: Identification of six types of endocrine cells in the gastrointestinal mucosa of the rabbit. Arch. histol. jap. **30**, 479—495 (1969).

CAVALLERO, C., SOLCIA, E.: Cytological and cytochemical aspects of islet pathology in the Zollinger-Ellison syndrome. Rev. int. Hépat. **15**, 517—526 (1965).

CERASI, E., LUFT, R.: Plasma insulin response to glucose in healthy subjects and in diabetes mellitus. Acta. endocr. (Kbh.) **55**, 278—304 (1967).

CERASI, E., LUFT, R.: Further studies on healthy subjects with high and low insulin response to glucose infusion. Acta endocr. (Kbh.) **55**, 305—329 (1967).

CERASI, E., LUFT, R.: Insulin response to glucose infusion. Acta endocr. (Kbh.) **55**, 330—345 (1967).

CERASI, E., LUFT, R.: "What is inherited hypothesis for the pathogenesis — what is added" of diabetes mellitus. Diabetes **16**, 615—627 (1967).

CHRISTENSEN, N.O., SCHAMBYE, P.: On diabetes mellitus hos kvaeg. Nord. Vet.-Med. **2**, 863—900 (1950).

CHURCH, R.E., CRANE, W.A.J.: A cutaneous syndrome associated with islet cell carcinoma of the pancreas. Brit. J. Derm. **74**, 284—286 (1967).

COLE, L.: Diabetes mellitus in children. Lancet **1934 I**, 947.

CONROY, M.J.: Quantitative and qualitative changes in the islands of Langerhans in diabetes mellitus. J. metab. Res. **2**, 367—384 (1922).

CRAIGHEAD, J.E.: Virus induction of diabetes mellitus in mice. Amer. J. Path. **52**, 56 (Abstr.) (1968)

CREUTZFELDT, W.: Zur Deutung des Silberzellbildes und anderer Pankreasbefunde beim Diabetes mellitus und Inseladenome. Beitr. path. Anat. **113**, 133—168 (1953).

CREUTZFELDT, W., THEODOSSIOU, A.: Die Relation der A- und B-Zellen in den Pankreasinseln bei Nichtdiabetikern und Diabetikern. Beitr. Path. Anat. **117**, 235—252 (1957).

CROME, L., ERDOHAZI, M., RIVERS, R.P.A.: Fulminating diabetes with lymphocytic thyroïditis. Arch. Dis. Childh. **42**, 677—681 (1967).

DECONINCK, J., POTVLIEGE, P.R., GEPTS, W.: The ultrastructure of the human pancreatic islets. I. The islets of adults. Diabetologia **7**, 266—282, 1971.

DIXIT, P.K., LOWE, I., LAZAROW, A.: Effect of alloxan on the insulin content of microdissected mammalian pancreatic islets. Nature (Lond.) **195**, 388—389 (1962).

DOUROV, N., BUYL-STROUVENS, M.L.: Agenesie du pancréas. Observation anatomoclinique d'un cas de diabète sucré, avec stéatorrhée et hypotrophie chez un nouveau-né. Arch. franç. Pédiat. **26**, 641—650 (1969).

EHRLICH, J.C., RATNER, J.M.: Amyloidosis of the islets of Langerhans. A restudy of islet hyalin in diabetic and non-diabetic individuals. Amer. J. Path. **38**, 49—59 (1961).

EPPLE, A.: Zur vergleichenden Zytologie des Inselorgans. Verh. dtsch. Zool. Ges. 1963. Ergänz. z. Zool. Anz. **27**, 461—470 (1964).

FALLER, A.: Elektronmikroskopische Differenzierung verschiedener Inselzelltypen im Pankreas normaler Albino-Ratten. Z. Zellforsch. **97**, 226—248 (1969).

FERNER, H.: Über die Entwicklung der Langerhansschen Inseln nach der Geburt und die Bedeutung der versilberbaren Zellen im Pankreas des Menschen. Z. mikr.-Anat. Forsch. **44**, 451—488 (1938).

FERNER, H.: Beiträge zur Histobiologie der Langerhansschen Inseln des Menschen mit besonderer Berücksichtigung der Silberzellen und ihrer Beziehung zum Pankreasdiabetes. Virchows Arch. path. Anat. **309**, 87—136 (1942).

FERNER, H.: Das Inselsystem des Pankreas. Stuttgart: Georg Thieme 1952.

FORSSMANN, W.G., ORCI, L., PICTET, R., RENOLD, A.E., ROUILLER, C.: The endocrine cells in the epithelium of the gastrointestinal mucosa of the rat. An electron microscope study. J. Cell Biol. **40**, 692—715 (1968).

FORSSMANN, W.G., ORCI, L., ROUILLER, C.: The problem of gastrin producing-cells. J. Cell Biol. **39**, 167a (1968).

FREYTAG, G.: Histologische und autoradiographische Untersuchungen am Inselsystem der Maus beim Insulinantikörper-Diabetes. Beitr. path. Anat. **131**, 121—148 (1968).

FREYTAG, G., KLÖPPEL, G.: Experimentelle Insulitis und Pankreatitis nach Immunseren gegen Pankreasextrakte verschiedener Reinheitsgrade. Beitr. path. Anat. **139**, 138—160 (1969).

FUJITA, T.: D-cell, the third endocrine element of the pancreatic islet. Arch. histol. jap. **29**, 1—40 (1968).

GAMBLE, D.R., KINSLEY, M.L., FITZGERALD, M.G., BOLTEN, R., TAYLOR, K.W.: Viral antibodies in diabetes mellitus. Brit. med. J. **1969 III**, 627—630.

GELLERSTEDT, N.: Die elektive insuläre (Para-)Amyloidose der Bauchspeicheldrüse. Beitr. path. Anat. **101**, 1—12 (1938).

GEPTS, W.: Contribution à l'étude morphologique des îlots de Langerhans au cours du diabète. Bruxelles: Acta Medica Belgica 1957.

GEPTS, W.: Die histopathologischen Veränderungen der Langerhansschen Inseln und ihre Bedeutung in der Frage der Pathogenese des menschlichen Diabetes. Endokrinologie **36**, 185—211 (1958).

GEPTS, W.: Pathologic anatomy of the pancreas in juvenile diabetes mellitus. Diabetes **14**, 619—633 (1965).

GEPTS, W., GREGOIRE, F.: Quantitative histochemistry of the endocrine pancreas. In: Recent advances in quantitative histo- and cytochemistry: methods and applications (eds. DUBACH, U.C., SCHMIDT, U.). Bern-Stuttgart-Vienna: Hans Huber 1971.

GEPTS, W., GREGOIRE, F., ASSCHE, A. VAN, GASPARO, M. DE: Quantitative enzyme pattern and insulin content of human islets. In. The structure and metabolism of the pancreatic islets. (eds.: FALKMER, S., HELLMAN, B., TÄLJEDAL, B.). Oxford: Pergamon Press 1970.

GEPTS, W., TOUSSAINT, D.: Spontaneous diabetes in dogs and cats. A pathological study. Diabetologia **3**, 249—265 (1967).

GLENNER, G.G., LILLIE, R.D.: The histochemical demonstration of indole derivatives by the post-coupled dimethylaminobenzylidine reaction. J. Histochem. Cytochem. **5**, 279—296 (1957).

GÖSSNER, W.: Zur Enzymhistochemie der Langerhansschen Inseln. Verh. dtsch. Ges. Path. **42**, 125—130 (1959).

GÖSSNER, W.: Die Enzymhistochemie der Langerhansschen Inseln: In: Fortschritte der Diabetesforschung (OBERDISSE, K., JAHNKE, K., Hrsg.). Stuttgart: Georg Thieme 1963.

GÖSSNER, W., KÖRTING, G.W.: Metastasierendes Inselzellcarcinom vom A-Zelltyp bei einem Fall von Pemphigus foliaceus mit Diabetes renalis. Dtsch. med. Wschr. **85**, 434—437 (1960).

GOMORI, G.: Studies on the cells of the pancreatic islets. Anat. Rec., Suppl. **74**, 439—459 (1939).

GOMORI, G.: Observations with differential stains on human islets of Langerhans. Amer. J. Path. **17**, 395—406 (1941).

GOMORI, G.: Pathology of the pancreatic islets. Arch. Path. **36**, 217—232 (1943).

GOMORI, G.: A new stain for elastic tissue. Amer. J. clin. Path. **20**, 665—666 (1950).

GREGORY, R.A., TRACY, H.J.: The constitution and proporties of two gastrins extracted from hog antral mucosa. Gut **5**, 103—114 (1964).

GREIDER, M.H., BENCOSME, S.A., LECHAGO, J.: The human pancreatic islet cells and their tumors: 1. The normal pancreatic islets. Lab. Invest. **22**, 344—354 (1970).

GREIDER, M.H., ELLIOTT, D.W.: Electron microscopy of human pancreatic tumors of islet origin. Amer. J. Path. **44**, 663—678 (1964).

GRIMELIUS, L.: A silver nitrate stain for α_2-cells in human pancreatic islets. Acta Soc. Med. Upsalien. **73**, 243—270 (1968).

GUNDERSEN, E.: Is diabetes of infectious origin? J. infect. Dis. **41**, 197—202 (1927).

GUSEK, W., KRACHT, J.: Elektronenmikroskopische Untersuchungen über Inselwachstum und acinoinsuläre Transformation. Frankfurt: Z. Path. **70**, 98—106 (1959).

HAARSTAD, J.: Hormone producing insulumo in diabetes mellitus. Acta med. scand. **159**, 247—249 (1957).

HAMMAR, A.J.: Ein Fall von Aplasie der Gallenblase und des Pankreas ventrale, sowie von Überentwicklung der primären Gallengangsplatte bei einem 7,2 mm langen Menschenembryo. Z. mikr. anat. Forsch. **5**, 90—94 (1925).

HARTROFT, W.S.: Islet pathology in diabetes. Diabetes **5**, 98—104 (1956).

HEIBERG, K.: Studien über die pathologischen anatomischen Grundlage des Diabetes mellitus. Virchows Arch. path. Anat. **204**, 175—189 (1911).

HELLERSTRÖM, C.: Effects of steroid diabetes on the pancreatic islets of guinea pigs with special reference to the A_1 cells. Acta Soc. Med. Upsalien. **68**, 1—16 (1963).

HELLERSTRÖM, C., HELLMAN, B.: Some aspects of silver impregnation of the islets of Langerhans in the rat. Acta endocr. (Kbh.) **35**, 418—532 (1960).

HELLERSTRÖM, C., HELLMAN, B., PETERSSON, B., ALM, G.: The two types of pancreatic A-cells and their relation to the glucagon secretion. In: The structure and metabolism of the pancreatic islets (eds. BROLIN, S.E., HELLMAN, B., KNUTSON, H.). Oxford: Pergamon Press 1964.

HELLERSTRÖM, C., WESTMAN, I.: Oxygen consumption of the B-cells in relation to the insulin release. In: The structure and metabolism of the pancreatic islets (eds. FALKMER, I., HELLMAN, B., TÄLJEDAL, B.). Oxford: Pergamon Press 1970.

HELLMAN, B.: Actual distribution of the number and volume of the islets of Langerhans on different size classes in non-diabetic humans of varying ages. Nature (Lond.) **184**, 1498 (1959).

HELLMAN, B.: Islet morphology and glucose metabolism in relation to the specific function of the pancreatic B-cells. In: Diabetes. Proceedings of the sixth Congress of the International Diabetes Federation (eds. OSTMAN, J.). Amsterdam: Excerpta Medica Foundation 1969.

HELLMAN, B.: Methodological approaches to studies on the pancreatic islets. The Minkowsky Award lecture. Diabetologia **6**, 110—120 (1970).

HELLMAN, B., HELLERSTRÖM, C.: Histology and histophysiology of the islets of Langerhans in man. In: Diabetes mellitus (ed. PFEIFFER, E.F.), Band I. München: J.F. Lehmann 1966.

HELLMAN, B., LERNMARK, A.: Evidence for an inhibitor of insulin release in the pancreatic islets. Diabetologia **5**, 22—24 (1969).

HELLMAN, B., PETERSSON, B.: Long-term changes of the A_2-cells in the islets of Langerhans of rats with alloxan diabetes. Endocrinology **72**, 238—242 (1963).

HELLMAN, B., WALLGREN, A., HELLERSTRÖM, C.: The identification of a specific type of A-cell located in the central part of the pancreatic islets of the horse. Gen. comp. Endocr. **2**, 558—564 (1962).

HENSLER, L., HARTMANN, H.: Diabetes mellitus, kompensiert durch Beta-Zelladenom des Pankreas. Schweiz. med. Wschr. **86**, 630—631 (1956).

HERMAN, L., SATO, T., FITZGERALD, P.J.: The pancreas. In: Electron microscopic anatomy (ed. KURTZ, S.M.). New York and London: Academic Press 1964.

HINDEN, E.: Mumps followed by diabetes. Lancet 1962I, 1381.

HOUSE, E.L.: A histological study of the pancreas, liver and kidney both during and after recovery from alloxan diabetes. Endocrinology 62, 189—200 (1958).

HUGHES, H.: Cyclical changes in the islets of Langerhans in the rat pancreas. J. Anat. (Lond.) 81, 82—92 (1947).

HULTQUIST, G.T., DAHLEN, M., HELANDER, C.G.: Über die Technik der Darstellung und Zählung der sog. Silberzellen in den Langerhansschen Inseln. Schweiz. Z. Path. Bakt. 11, 570—588 (1948).

HULTQUIST, G.T., TEGNER, B.: Beitrag zur Methodik bei Färbung von Granula in den Zellen der Langerhansschen Inseln. Schweiz. Z. Path. Bakt. 12, 717—722 (1949).

JOHNSON, D.D.: Alloxan administration in the guinea pig. A study of the regenerative phase in the islands of Langerhans. Endocrinology 47, 393—398 (1950).

KAWANISHI, H., AKAZAWA, Y., MACHII, B.: Islets of Langerhans in normal and diabetic humans. Ultrastructure and histochemistry, with special reference to hyalinosis. Acta path. jap. 16, 177—197 (1966).

KERN, H.F., KERN, D.: Das A-Zellensystem des Menschen und der Wirbeltiere. In: Nebenschilddrüse und endokrine Regulationen des Calcium-Stoffwechsels. Spontan-Hypoglykämie Glucagon (KRACHT, H.J., Hrsg.). Berlin-Heidelberg-New York: Springer 1968.

KIPNIS, D.M.: Insulin antagonism and diabetes mellitus. In: Diabetes Proceedings of the sixth Congress of International Diabetes Federation (eds.: OSTMAN, J.). Amsterdam Excerpta Medica Foundation 1969.

KOBAYASHI, S., FUJITA, T., SASAGAWA, T.: The endocrine cells of human duodenal mucosa. An electron microscope study. Arch. histol. jap. 31, 477—494 (1970).

KRACHT, J.: Immunhistologische Untersuchungen mit Insulin am Inselorgan. In: Nebenschilddrüse und endokrine Regulationen des Calciumstoffwechsels. Spontan-Hypoglykämie Glucagon. Berlin-Heidelberg-New York: Springer 1968.

KRAUS, E.J.: Die pathologisch-anatomischen Veränderungen des Pankreas beim Diabetes Mellitus. In: Handbuch der speziellen pathologischen Anatomie (Hrsg. HENKE, F., LUBARSCH, O.), Bd. 5/2. Berlin: Springer 1929.

KREMER, H.U.: Juvenile diabetes as a sequel to mumps. Amer. J. Med. 3, 257—258 (1947).

LACY, P.E.: The pancreatic B-cell. In: The aetiology of diabetes mellitus and its complications (eds. CAMERON, M.P., O'CONNER, M.). London: Churchill 1964.

LACY, P.E., DAVIES, J.: Demonstration of insulin in mammalian pancreas by the fluorescent antibody method. Stain Technol. 34, 85—89 (1959).

LACY, P.E., WILLIAMSON, J.R.: Quantitative histochemistry of the islets of Langerhans. II. Insulin content of dissected B-cells. Diabetes 11, 101—104 (1962).

LANDING, B.H., PETTIT, M.D., WIENS, R.L., KNOWLES, H., GUEST, G.M.: Antithyroid antibody and chronic thyroïditis in diabetes. J. clin. Endocr. 23, 119—120 (1963).

LANE, M.A.: The cytological characteristics of the areas of Langerhans. Amer. J. Anat. 7, 409—421 (1907).

LANGERHANS, P.: Beiträge zur mikroskopischen Anatomie der Bauchspeicheldrüse. Dissertation. Berlin 1869.

LAZARUS, S.S., VOLK, B.W.: Histochemical and electron microscopic studies of a functional insulinoma. Lab. Invest. 11, 1279—1294 (1962).

LAZARUS, S.S., VOLK, B.W.: The pancreas in human and experimental diabetes. New York-London: Grune & Stratton 1962.

LECOMPTE, P.M.: "Insulitis" in early juvenile diabetes. Arch. Path. 66, 450—457 (1958).

LECOMPTE, P.M., LEGG, M.A.: Insulitis (lymphocytic infiltration of pancreatic islets) in late-onset diabetes. Diabetes 21, 762—769 (1972).

LECOMPTE, P.M., MERRIAM, J.C.: Mitotic figures and enlarged nuclei in the islands of Langerhans in man. Diabetes 11, 35—39 (1962).

LECOMPTE, P.M., STEINKE, J., SOELDNER, J.S., RENOLD, A.E.: Changes in the islets of Langerhans in cows injected with heterologous and homologous insulin. Diabetes 15, 586—596 (1966).

LEDUC, E.H., JONES, E.E.: Acinar-islet transformation in mouse pancreas. J. Ultrastruct. Res. 24, 165—169 (1968).

LIKE, A.A.: The ultrastructure of the secretory cells of the islets of Langerhans in man. Lab. Invest. 16, 937—951 (1967).

LOGOTHETOPOULOS, J.: Diskussion — Bemerkung zu ORCI, L., RUFENER, C., PICTET, R., RENOLD, A.E., ROUILLER, CH.: Present state of the evidence for mixed endocrine and exocrine pancreatic cells in spiny mice. In: The structure and metabolism of the pancreatic islets. (eds. FALKMER, S., HELLMAN, B., TÄLJEDAL, I.B.) Pergamon Press: New York 1970.

LOGOTHETOPOULOS, J., BELL, E.G.: Histological and autoradiographic studies of the islets of mice injected with insulin antibody. Diabetes 15, 205—211 (1966).

LOGOTHETOPOULOS, J., KANEKO, M., WRENSHALL, G.A., BEST, C.H.: Zinc granulation and extractable insulin of islet cells following hyperglycemia or prolonged treatment with insulin. In: The structure and metabolism of the pancreatic islets. (eds. BROLIN, I., HELLMAN, B., KNUSSON, H.). Oxford: Pergamon Press 1964.

LOMSKY, R., LANGER, F., VORTEL, V.: Immunohistochemical demonstration of gastrin in mammalian islets of Langerhans. Nature (Lond.) 223, 618—619 (1969).

LOWRY, O.H.: The quantitative histochemistry of the brain. Histological sampling. J. Histochem. Cytochem. 1, 420—428 (1953).

LOWRY, O.H., PASSONEAU, J.V., ROCK, M.K.: The measurement of pyridine nucleotides by enzymatic cycling. J. biol. Chem. 236, 2746—2755 (1961).

LUDWIG, G., HEITNER, H.: Zur Häufigkeit der Insel-Amyloïdose des Pankreas beim Diabetes mellitus. Z. ges. inn. Med. 22, 814—819 (1967).

LUKENS, F.D.W.: The possible dangers of hyperglycemia. Proc. Amer. diab. Ass. 10, 103—115 (1950).

LUKENS, F.D.W., DYER, W.W.: Relation between the appearance and behaviour of the islands of Langerhans in man. Amer. J. med. Sci. 231, 313—319 (1956).

MACLEAN, N., OGILVIE, R.F.: Quantitative estimation of the pancreatic islet tissue in diabetic subjects. Diabetes 4, 367—376 (1955).

MACLEAN, N., OGILVIE, R.F.: Observations on the pancreatic islet tissue of young diabetic subjects. Diabetes 8, 83—91 (1959).

MANCINI, R.M., COSTANZI, G., ZAMPA, G.A.: Human insulin antibodies detected by immunofluorescence. Lancet 1964 I, 726.

MANOCCHIO, S.: The metachromatic A-cells in the pancreatic islets of dogs of different age. In: The structure and metabolism of the pancreatic islets (eds. BROLIN, S.E., HELLMAN, B., KNUTSON, H.). Oxford: Pergamon Press 1964.

MARBLE, A.: Cancer and diabetes. In: The treatment of diabetes mellitus (eds. JOSLIN, E.P., ROOT, H.F., WHITE, P., MARBLE, A.). Philadelphia: Lea & Febiger 1959.

MASI, A.T., HARTMANN, W.H., HAHN, B.H., ABBEY, H., SHULMAN, L.E.: Hashimoto's disease. A clinicopathological study with matched controls: lack of significant associations with other "autoimmune" disorders. Lancet 1965 I, 123—126.

MATCHINSKY, F.M.: Quantitative histochemistry in the islets of Langerhans: In: Recent advances in qualitative histo- and cytochemistry. Methods and applications (eds. DUBACH V.C., SCHMIDT U.). Bern-Stuttgart-Vienna: Hans Huber 1971.

MATCHINSKY, F.M., ELLERMAN, J.E.: Metabolism of glucose in islets of Langerhans. J. biol. Chem. 243, 2730—2736 (1968).

McGAVRAN, M.H., HARTROFT, W.S.: The predilection of pancreatic beta cells for pigment deposition in hemochromatosis and hemosiderosis. Amer. J. Path. 32, 631 (abstr.) (1956).

McGAVRAN, M.H., UNGER, R.H., RECANT, L., POLK, H.C., KELO, C., LEVIN, M.E.: A glucagon secretory alpha-carcinoma of the pancreas. New Engl. J. Med. 274, 1408—1413 (1966).

MELIN, K., URSING, B.: Diabetes mellitus somm komplikation till parotitis epidemica. Nord. med. 60, 1715—1717 (1958).

MEYENBURG, H. VON: Über „Insulitis" bei Diabetes. Schweiz. med. Wschr. 21, 554—537 (1940).

MOORE, R.A.: Congenital aplasia of islands of Langerhans with diabetes mellitus. Amer. J. Dis. Child. 52, 627—632 (1936).

MOSCHOWITZ, E.: The pathogenesis of the hyalinisation of the islands of Langerhans. Arch. Path. 61, 136—142 (1956).

NAKAMURA, N.: Untersuchungen über das Pankreas bei Foeten, Neugeborenen, Kindern und im Pubertätsalter. Virchows Arch. path. Anat. 253, 286—349 (1924).

NILSSON, L.R., DONIACH, D.: Autoimmune thyroïditis in children and adolescents. I. I. Clinical studies. Acta paediat. (Uppsala) 53, 255—268 (1964).

OPIE, E.L.: The relation of diabetes mellitus to lesions of the pancreas. J. exp. Med. 5, 527—540 (1900/01).

ORCI, L., PICTET, R., FORSSMANN, W.G., RENOLD, A.E., ROUILLER, CH.: Structural evidence of glucagon producing cells in the intestinal mucosa of the rat. Diabetologia 4, 56—67 (1968).

ORCI, L., RUFENER, C., PICTET, R., RENOLD, A.E., ROUILLER, CH.: Present state of the evidence for mixed endocrine and exocrine pancreatic cells in spiny mice: In: structure and metabolism of the pancreatic islets (eds. FALKMER, S., HELLMAN, B., TÄLJEDAL, I.B.). Pergamon Press: New York 1970.

PAGET, G.E.: Aldehyde-thionin: a stain having similar proporties to aldehyde-fuchsin. Stain Technol. 34, 223—226 (1959).

PAV, J., JESKOVA, Z., SKHRA, F.: Insulin antibodies. Lancet 1963 II, 221—222.

PEARSE, A.G.E.: The cytochemistry and ultrastructure of polypeptide hormone-producing cells of the APUD series and the embryologic, physiologic and pathologic implications of the concept. J. Histochem. Cytochem. 17, 303—313 (1969).

PERLEY, M., KIPNIS, D.M.: Plasma insulin response to glucose and tolbutamide of normal weight and obese diabetic and non-diabetic subjects. Diabetes 15, 867—874 (1966).

PETERSSON, B., HELLERSTRÖM, C., HELLMAN, B.: Some characteristics of the two types of A-cells in the islets of Langerhans of guinea-pigs. Z. Zellforsch. 57, 559—566 (1962).

PFEIFFER, E.F.: Dynamik der Insulinsekretion. In: Fortschritte der Diabetesforschung (Hrsg. OBERDISSE, K., JAHNKE, K.). Stuttgart: G. Thieme 1963.

PFEIFFER, E.F., DITSCHUNEIT, H., ZIEGLER, R.: Über die Bestimmung von Insulin im Blut am epididymalen Fettanhang der Ratte mit Hilfe markierter Glukose. Klin. Wschr. 39, 415—426 (1961).

PORTA, E.A., YERRY, R., SCOTT, R.F.: Amyloidosis of functionary islet cell adenomas of the pancreas. Amer. J. Path. 41, 623—627 (1962).

POTVLIEGE, P.R., CARPENT, G., GEPTS, W.: Über das Vorkommen von Mitosen in den Inselzellen des menschlichen Pankreas. Beitr. path. Anat. 128, 335—346 (1963).

RENOLD, A.E.: Immunological studies with homologous and heterologous pancreatic insulin in the cow. In: Ciba Foundation Colloquia on Endocrinology. The aetiology of diabetes mellitus and its complications. Churchill: London 1964.

RINEHART, J.F., TORESON, W.E., ABUL-HAJ, S.K.: Histochemical studies of the hyaline in diabetes (Abstr.). Amer. J. Med. 17, 124 (1954).

RUTTER, W.J., KEMP, J.D., BRADSHAW, W.S., CLARK, W.R., RONZIO, R.A., SANDERS, T.G.: Regulation of specific protein synthesis in cytodifferenciation. J. cell. comp. Physiol. 72, Suppl. 1, 1—18 (1968).

SCHÄTZLE, W.: Histochemie des Inselapparates. Acta histochem. (Jena) 6, 93—132 (1958).

SCHIEBLER, T.H., SCHIESSLER, S.: Über den Nachweis von Insulin mit metachromatisch reagierenden Pseudoisocyaninen. Z. Zellforsch. 1, 445—465 (1959).

SEIFERT, G.: Die pathologische Morphologie der Langerhansschen Inseln besonders beim Diabetes mellitus des Menschen. Verh. dtsch. Ges. Path. 18, 50—84 (1959).

SELTZER, H.I., ALLEN, E.W., HERREN, A.L., JR., BRENNAN, M.T.: Insulin secretion in response to glycemic stimulus: relation of delayed initial release to carbohydrate intolerance in mild diabetes mellitus. J. clin. Invest. 46, 323—335 (1967).

SELTZER, H.I., HARRIS, V.L.: Exhaustion of insulinogenic reserve in maturity onset diabetic patients during prolonged and continuous hyperglycemic stress. Diabetes 13, 6—13 (1964).

SHELDON, J.H.: Hemochromatosis. London: Oxford University Press 1935.

SHIBASAKI, S., ITO, T.: Electron microscopic study of the human pancreatic islets. Arch. histol. jap. 31, 119—154 (1969).

SHORR, S.S., BLOOM, F.E.: Acino-insular cells in normal rat pancreas. Yale J. Biol. Med. 43, 47—49 (1970).

SOLCIA, E., SAMPIETRO, R.: Cytologic observations on the pancreatic islets with reference to some endocrine-like cells of the gastro-intestinal mucosa. Z. Zellforsch. 68, 689—698 (1965).

SOLCIA, E., VASSALLO, G., CAPELLA, C.: Studies on the G-cells of the pyloric mucosa, the probable origin of gastrin secretion. Gut 10, 379—388 (1969).

SOLCIA, E., VASSALLO, G., SAMPIETRO, R.: Endocrine cells in the antro-pyloric mucosa of the stomach. Z. Zellforsch. 81, 474—486 (1967).

STAMPEL, B.: Das Zink in den Langerhansschen Inseln verschiedener Tierarten. Verh. dtsch. Ges. Path. 42, 137—139 (1959).

STEINER, H.: Insulitis beim perakuten Diabetes des Kindes. Klin. Wschr. 46, 417—421 (1968).

STÖCKENIUS, W.: Diskussion — Bemerkung zu W. Creutzfeldt. Verh. dtsch. Ges. Path. 42, 111 (1958).

SUTHERLAND, E.W., DUVE, CH. DE: Origin and distribution of the hyperglycemicglycogenolytic factor of the pancreas. J. biol. Chem. **175**, 663—674 (1948).

THIERY, J.P., BADER, J.: Ultrastructure des îlots de Langerhans du pancréas humain normal et pathologique. Ann. Endocr. (Paris) **27**, 625—646 (1966).

TORESON, W.E.: Glycogen infiltration (so-called hydropic degeneration) in the pancreas in human and experimental diabetes mellitus. Amer. J. Path. **27**, 327—347 (1951).

TORESON, W.E., LEE, J.C., GRODSKY, G.M.: The histopathology of immune diabetes in the rabbit. Amer. J. Path. **52**, 1099—1115 (1968).

UNGER, R.H.: The organ of Langerhans in new perspective. Amer. J. med. Sci. **260**, 79—81 (1970).

VASSALO, G., SOLCIA, E., CAPELLA, C.: Light and electron microscopic identification of several types of endocrine cells in the gastrointestinal mucosa of the cat. Z. Zellforsch. **98**, 333—356 (1969).

VOLK, B.W., GOLDNER, M.G., FRANK-CROWLEY, H.: The effect of prolonged growth hormone administration on the pancreatic alpha cells in normal and hypophysectomized rats (use of a modification of Davenport's silver impregnation method). Metabolism **4**, 491—502 (1955).

VOLK, B.W., LAZARUS, S.S.: Ultramicroscopic evolution of B-cell destruction in diabetic dogs: In: The structure and metabolism of the pancreatic islets (eds. BROLIN, S.E., HELLMAN, B., KNUTSON, H.). Oxford: Pergamon Press 1964.

VRIES, A. DE, RACHMILEWITZ, M., SCHUMERT, M.: Pheochromocytoma with diabetes and hypertension. Amer. J. Med. **6**, 51—59 (1949).

WARREN, SH., LECOMPTE, PH. M., LEGG, M.A.: The pathology of diabetes mellitus. Philadelphia Lea & Febiger 1966.

WEICHERT, R.F.: The neural ectodermal origin of the peptide secreting endocrine glands. Amer. J. Med. **49**, 232—241 (1970).

WEICHSELBAUM, A.: Über die Veränderungen des Pankreas bei Diabetes mellitus. S.-B. kaiserl. Akad. Wiss. math.-nat. Kl. **119**, 73—281 (1910).

YALOW, R.S., BERSON, S.A.: Plasma insulin concentrations in non-diabetic and early diabetic subjects. Diabetes **9**, 254—260 (1960).

YALOW, R.S., BERSON, S.A.: Immuno-assay of plasma insulin in man. Diabetes **10**, 339—344 (1961).

YOSHINAGA, T., OKUNO, G., SKINJI, Y., TSUJII, T., NISHIKAWA, N.: Pancreatic A-cell tumor associated with severe diabetes mellitus. Diabetes **15**, 709—713 (1966).

ZAGURY, D., BRUX, J. DE, ANCLA, J., LEGER, L.: Etude des îlots de Langerhans du pancréas humain au microscope électronique. Presse méd. **69**, 887—890 (1961).

Die Chemie des Insulins

Von

J. Schlichtkrull, H. Ege, K.H. Jørgensen, J. Markussen
und F. Sundby

Mit 6 Abbildungen

I. Biosynthese

Insulin wird in den β-Zellen der Langerhansschen Inseln des Pankreas synthetisiert und gespeichert. Die Synthese verläuft über folgende Stufen: Die einkettige Vorstufe zum Proinsulin wird in den Ribosomen im endoplasmatischen Reticulum synthetisiert. Die Synthese beginnt mit dem N-terminalen Phenylalanin der B-Kette, setzt sich mit der B-Kette, dem Verknüpfungspeptid und der A-Kette fort, um mit dem C-terminalen Asparagin der A-Kette abzuschließen.

Die synthetisierte einkettige Vorstufe zum Proinsulin faltet sich von selbst so, daß die 6 Cysteinreste bei Oxydation die 3 Cystinbrücken, welche in Proinsulin und Insulin vorkommen, ergeben (Steiner u. Clark, 1968). Das Proinsulin wird zum Golgi-Apparat der Zelle befördert, wo es in die Sekretionsgranula eingebaut wird. Die Gegenwart des Proinsulins in den Granula ist mit spezifischen Proinsulin-Antistoffen, markiert mit Fluorescein oder als Peroxidase, gezeigt worden (Logothetopoulos et al., 1970).

Eine proteolytische Spaltung entfernt das Verknüpfungspeptid, wodurch das doppelkettige Insulin entsteht. Es konnte gezeigt werden, daß der Prozeß in der subzellulären Fraktion, die Granula enthält, stattfindet (Sorenson et al., 1970; Kemmler et al., 1973). Über das proteolytische Prinzip, welches die basischen Dipeptide von den Termini des Verknüpfungspeptides abspaltet, ist nur wenig bekannt. Durch eine kombinierte Spaltung mit Trypsin und Carboxypeptidase B ergibt sich aus Proinsulin Insulin (Kemmler et al., 1971). Vom Schweinepancreas wurden einige Abbauprodukte des Proinsulins isoliert (Split-Proinsulin und Desnonapeptid-Proinsulin), was auch auf die Möglichkeit hindeutet, daß das Schweineproinsulin vorerst der Einwirkung eines Chymotrypsin-ähnlichen Enzyms ausgesetzt wird (Chance et al., 1971). Diese Chymotrypsin-empfindliche Sequenz findet man in den C-Peptiden von Mensch, Schwein, Ratte und Pferd, aber nicht in denjenigen von Rind.

Die Umwandlung von Proinsulin zu Insulin im Inselgewebe vom Dorsch kann mit Trypsin allein durchgeführt werden, da sowohl die B-Kette wie auch das C-Peptid ein C-terminales Lysin ausweisen, während ihnen die basischen Dipeptide fehlen (Yamaji et al., 1972). Ein Enzym, welches den Spaltungsprozeß katalysiert, kommt wahrscheinlich im Rinderpankreas vor (Yip, 1971). Es ist möglich, daß das proteolytische Prinzip mit der Granulamembran verbunden ist und deshalb nicht extrahiert werden kann (Kemmler u. Steiner, 1970), so daß die Spaltung nur in intakten Granula katalysiert wird (Kemmler et al., 1973).

In den Granula wird außer Insulin auch C-Peptid gespeichert, welches das Verknüpfungspeptid minus basische terminale Dipeptide darstellt (s. Kapitel 2, S. 84, Abb. 2). Von hier wird das C-Peptid gemeinsam mit Insulin abgesondert. Die Extraktion von Rinderpankreas ergibt C-Peptid und Insulin in äquimolaren Mengen (CLARK et al., 1969; HEDING et al., 1974).

Die Inkubation der isolierten Langerhansschen Inseln der Ratten mit tritiertem Leucin weist darauf hin, daß die Proinsulinsynthese als Reaktion nullter Ordnung verläuft, d.h. mit konstanter Geschwindigkeit, während die Inseln noch intakt sind. Die Verwandlung zu Insulin verläuft als Reaktion erster Ordnung, d.h. daß die Verwandlungsgeschwindigkeit der Proinsulinkonzentration proportional ist. Die Halbwertzeit des Proinsulins beträgt in diesen in vitro-Versuchen eine Stunde (CLARK u. STEINER, 1969). Bei Erhöhung der Glukosekonzentration des Inkubationsmediums wird die Inkorporation des tritierten Leucin im Proinsulin und Insulin erhöht (LIN u. HAIST, 1969; MORRIS u. KORNER, 1970; TANESE et al., 1970; LIN u. HAIST, 1972; SANDO, et al., 1972; PERMUTT u. KIPNIS, 1972a; PERMUTT u. KIPNIS, 1972b). Die Synthese von Proinsulin wird auch durch Zusatz von Mannose erhöht, während Fructose, Ribose und Xylitol keine Wirkung ausüben. Mannoheptulose hemmt die Wirkung von Glukose und Mannose, selbst in Gegenwart von Brenztraubensäure, einem Metabolit der Glukose (LIN u. HAIST, 1969). Die stimulierende Wirkung von Glukose auf die Insulinbiosynthese begrenzt sich nicht nur auf einen post-transcriptionalen Effekt auf die vorhandenen mRNA, sondern wird auch auf das transcriptionale Niveau ausgedehnt, indem Actinomycin D, das die RNA-Synthese hemmt, die glukosestimulierte Insulinsynthese im Laufe der zweiten Stunde der Inkubation herabsetzt (PERMUTT u. KIPNIS, 1972a).

Die Proinsulinsynthese wird ebenfalls durch Inkubation mit Dibutyryl-cAMP, Coffein und Theophyllin erhöht, während Tolbutamid diese Synthese nur bei hohen Glukosekonzentrationen erhöht (TANESE et al., 1970; LIN u. HAIST, 1972). Der Ausschluß von Magnesiumionen übt eine hemmende Wirkung auf die Insulinbiosynthese aus, wogegen der Ausschluß von Calciumionen keinen Effekt auf diese Biosynthese hat (LIN u. HAIST, 1972).

Bei Inkubationen von sowohl Ratteninseln als auch von Inselgewebe vom Dorsch dauert es 60 min, bevor man tritiertes Leucin im Insulin sieht (GRANT u. REID, 1968). Nach 3 Std langer Inkubation erreicht man ein konstantes Proinsulin-Niveau in den Ratteninseln, während die Insulinmenge mit konstanter Geschwindigkeit erhöht wird (STEINER et al., 1969). Die Konvertierung des Proinsulins zu Insulin in fötalen Rinder-Pankreasscheiben verläuft wesentlich langsamer. Erst nach 5—6 Std Dauer der Inkubation kann Insulin nachgewiesen werden (TUNG u. YIP, 1969). Bei dem Kaulbarsch scheint die Umwandlung von Proinsulin zu Insulin von der Temperatur abhängig zu sein, so daß bei Temperaturen unter 12°C keine in vitro-Umwandlung in den Inselzellen vor sich geht (MOULA u. YIP, 1973).

Das aus Schweine- oder Rinderpankreas extrahierte Insulin enthält nur wenige Prozent Proinsulin. Radioimmunologische Bestimmungen in Serumproben von normalen Menschen zeigen, daß das Proinsulin nur 0—20% des Insulingehalts ausmacht, während bei Patienten mit β-Zellenadenom das Proinsulin bis zu 90% des Insulins zuzüglich des Proinsulins ausmacht (GUTMAN et al., 1971). Das Pankreas eines Erwachsenen enthält ca. 200 Einheiten Insulin, welches etwa einem 10tägigen Verbrauch entspricht.

Die Biosynthese des Insulins ist von STEINER et al. (1969) ausführlich beschrieben; kürzlich auch von MEHLIS u. KÖLLER (1970) und von STEINER et al. (1972).

II. Primärstruktur

1. Insulin

In zehnjähriger Arbeit — von 1945 bis 1955 — gelang es SANGER u.Mitarb., die Primärstruktur von Rinderinsulin festzustellen. SANGER hat 1959 eine Übersicht über das Vorgehen bei dieser Arbeit gegeben, das, zusammengefaßt, so aussieht:

(i) Entwicklung der Dinitrophenyl (DNP)-Methode zur Identifizierung der N-terminalen Aminosäuren, die als Glycin und Phenylalanin identifiziert wurden. (ii) Aufgrund dieser Bestimmungen und anhand des Molekulargewichts von 12000, welches zu jener Zeit für das Minimum gehalten wurde, kam man zu dem Schluß, daß das Insulin aus vier Polypeptidketten bestehe, zwei mit Phenylalanin, zwei mit Glycin als N-Endgliedern. (iii) Wegen des hohen Schwefelgehalts von Insulin gegenüber anderen Proteinen erschien es wahrscheinlich, daß die Ketten mittels Disulfidbrücken der Cystin-Reste verbunden waren. Es wurde sodann eine Methode für die oxydative Spaltung dieser S-S-Brücken mit Perameisensäure ausgearbeitet, wobei die drei Cystinreste in sechs Cysteinsäurereste übergeführt werden. Hierdurch erhielt man zwei Fraktionen, A und B, mit Glycin bzw. Phenylalanin als N-terminaler Aminosäure. (iv) Aufgrund der nach partieller Säurehydrolyse erzielten Resultate, die zur Aufklärung der N-Endglied-Sequenz zu 4 und 5 Resten je Fraktion führten, wurde gefolgert, daß das Insulinmolekül lediglich aus zwei Kettentypen bestand, der A-Kette mit Glycin und der B-Kette mit Phenylalanin als N-terminale Aminosäure. (v) Die vollständige Sequenz der A- und B-Ketten wurde durch Anwendung von Säurehydrolyse und Zersetzung durch proteolytische Enzyme festgestellt. (vi) Die Bestimmung der Positionen der Amidgruppen und die Lage der Disulfidbindungen innerhalb des Moleküls, verbunden mit dem Befund, daß das Minimum-Molekulargewicht ungefähr 6000 beträgt (HARFENIST u. CRAIG, 1952b) führte zur Aufklärung der gesamten Primärstruktur von Rinderinsulin, die in Abb. 1 veranschaulicht ist.

Seitdem ist die Primärstruktur des Insulins von vielen anderen Spezies festgestellt worden. Tabellen 1 und 2 zeigen die Aminosäurensequenz der A- und B-Ketten jener Spezies von Insulin, deren Struktur vollständig festgestellt wurde, sowie einiger Spezies, deren Struktur nur teilweise aufgeklärt worden ist.

Kleine Unterschiede in der Kettenlänge der B-Ketten sind hieraus ersichtlich. In allen bisher untersuchten Fischinsulinen fehlt der B30-Rest, während diese

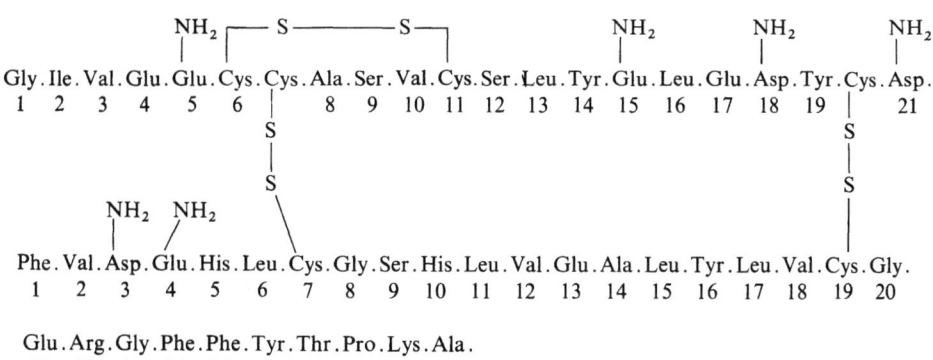

Abb. 1. Die primäre Struktur von Rinderinsulin

Tabelle 1. Sequenz

Spezies	−1	1	2	3	4	5	6	7	8	9	10	11
Mensch, Hund, Schwein, Kaninchen, Spermwal, Finnwal		Gly	Ile	Val	Glu	Gln	Cys	Cys	Thr	Ser	Ile	Cys
Elefant										Gly	Val	
Pferd										Gly		
Schaf, Ziege									Ala	Gly	Val	
Rind									Ala		Val	
Seiwal									Ala		Thr	
Ente									Glu	Asn	Pro	
Huhn									His	Asn	Thr	
Meerschweinchen					Asp					Gly	Thr	
Ratte I und II					Asp							
Maus I und II					Asp							
Bisamratte					Asp					Asn		
Kabeljau					Asp				His	Arg	Pro	
Krötenfisch I									(His	Arg	Pro)	
Krötenfisch II									(His	Arg	Pro)	
Anglerfisch									His	Arg	Pro	
Thunfisch[a]									His	Lys	Pro	

Die nicht registrierten Sequenzen sind mit den Sequenzen von Humaninsulin, die aus der oberen gestellt worden.

[a] Eine Insulinkomponente, die aus einer Mischung von Bonito-Thunfisch- und Schwertfisch-

Insuline eine besondere N-terminale Aminosäure in Position B (−1) aufweisen. In einem der isolierten Krötenfisch-Insuline fehlen sowohl B 30 als auch B 29. Die A-Ketten sämtlicher Insuline sind aus 21 Resten zusammengesetzt mit Ausnahme des Insulins der Bisamratte, das eine zusätzliche Aminosäure enthält (Asparaginsäure in C-terminaler Position A 22).

Die Ratte und die Maus sind die einzigen Säugetiere, bei denen bis jetzt festgestellt wurde, daß sie je zwei verschiedene Insuline produzieren.

Hühner- und Enteninsulin sind die einzigen aus Geflügelpankreas isolierten Insuline mit bekannter Aminosäurensequenz. Truthahninsulin ist isoliert worden und seine Aminosäurensequenz scheint mit derjenigen des Hühnerinsulins identisch zu sein (WEITZEL *et al.*, 1972; MARKUSSEN u. SUNDBY, 1973a).

2. Proinsulin

Schweine-Proinsulin, die einkettige Vorstufe zum Schweine-Insulin, war das erste Proinsulin, dessen Aminosäuresequenz aufgeklärt wurde (CHANCE *et al.*, 1968). Seine vollständige Struktur ist aus Abb. 2 (S. 84) ersichtlich.

Es scheint, daß Proinsulin am N-Endglied-Ende der B-Insulinkette anfängt, deren C-Endglied-Ende dann mit dem N-Endglied-Ende der A-Kette mittels eines 33-Rest-Peptids verbunden ist. Diese Polypeptid-Kette wird „Verknüpfungspeptid" genannt. Das Verknüpfungspeptid, in welchem die beiden basischen Endder Insulin-A-Kette

12	13	14	15	16	17	18	19	20	21	22	Hinweise
Ser	Leu	Tyr	Gln	Leu	Glu	Asn	Tyr	Cys	Asn		DAYHOFF (1972)
											DAYHOFF (1972)
											DAYHOFF (1972)
											DAYHOFF (1972)
											DAYHOFF (1972)
											DAYHOFF (1972)
											MARKUSSEN u. SUNDBY (1973a)
											DAYHOFF (1972)
Thr	Arg	His			Gln	Ser					DAYHOFF (1972)
											DAYHOFF (1972)
											MARKUSSEN (1971)
	Arg	Asn	(Glu		Met)	Ser				Asp	ZAHN u. KLOSTERMEYER (1969)
Asp	Ile	Phe	Asp		Gln						REID et al. (1968)
(Asp	Ile)	Phe	Asp		Gln	Ser					DAYHOFF (1972)
(Asp	Lys)	Phe	Asp		Gln	Ser					DAYHOFF (1972)
Asn	Ile	Phe	Asp		Gln						NEUMANN et al. (1969)
Asn	Ile	Phe	Asp		Gln						NEUMANN u. HUMBEL (1969)

Linie hervorgehen, identisch. Die Sequenzen, die in Klammern gesetzt sind, sind noch nicht fest-

Insulin isoliert wurde.

dipeptide Arg-Arg und Arg-Lys fehlen, wird C-Peptid genannt (CLARK et al., 1969).

Tabelle 3 zeigt die Aminosäurensequenz der C-Peptide, deren Struktur vollständig festgestellt worden ist.

Was die Sequenz des Rinder-Verknüpfungspeptid anbetrifft, so haben STEINER et al. (1971) gezeigt, daß die beiden basischen Endglied-Dipeptide in gleicher Weise eingerichtet sind wie im Schweine-Proinsulin, was höchst wahrscheinlich auch im Human-, Ratte I- und Ratte II-Verknüpfungspeptid der Fall ist (OYER et al., 1971; SUNDBY u. MARKUSSEN, 1972). Wie die C-Peptide der übrigen Proinsuline mit den Insulin-Ketten verbunden sind, ist noch unbekannt.

Wenn man die Strukturen der C-Peptide dieser 10 Spezies betrachtet, so fällt am meisten die Variation in der Kettenlänge von 8 Resten auf — von 23 Resten im Hunde- bis 31 Resten im Human- und Ratten-C-Peptid.

Es sei bemerkt, daß kein direkter Beweis vorliegt, daß die 5 unten angeführten C-Peptide den gesamten C-Peptid-Teil des betreffenden Proinsulin repräsentieren. Es besteht die Möglichkeit, daß einige der C-Peptide entweder in vivo oder während der Herstellung in vitro in zwei oder mehrere Fragmente gespalten werden. Ein endgültiger Beweis hierfür liegt nur dann vor, wenn es gelingt, die eigentlichen Proinsuline aus diesen Spezies in für die Bestimmung der Sequenz ausreichend großen Mengen zu isolieren. Rinder- und Schaf-C-Peptide scheinen identisch zu sein. Keine der Ketten der 9 Säugetiere enthält Histidin oder aromatische Aminosäuren, während Enten-C-Peptid sowohl Histidin als auch Tyrosin und Phenylalanin enthält.

Tabelle 2. Sequenz der Insulin-B-Kette

Spezies	−1	1	2	3	4	5	6	7	8	9	10	11	12	13	14	15	16	17
Mensch, Elefant, Rind, Schwein, Hund, Schaf, Ziege, Pferd, Finnwal, Seiwal, Spermwal		Phe	Val	Asn	Gln	His	Leu	Cys	Gly	Ser	His	Leu	Val	Glu	Ala	Leu	Tyr	Leu
Ente		Ala	Ala															
Huhn		Ala	Ala															
Kaninchen																		
Meerschweinchen				Ser	Arg					Pro	Asn				Thr			Ser
Ratte I				Lys														
Ratte II				Lys														
Maus I				Lys						Pro								
Maus II				Lys														
Bisamratte	Met	Tyr		Ser		Arg					Gln			Asp	Thr			Ser
Kabeljau	Met	Ala	Pro	Pro										Asp				
Krötenfisch I	Met	(Ala	Pro	Pro)										Asp				
Krötenfisch II	Met	(Ala	Pro	Pro)										Asp				
Anglerfisch	Val	Ala	Pro	Ala										Asp				
Thunfisch [a]	Val	Ala	Pro	Pro										Asp				

Die nicht registrierten Sequenzen sind mit den Sequenzen von Humaninsulin, die aus der oberen Linie hervorgehen, identisch. Die in Klammern gesetzten Sequenzen sind noch nicht festgestellt worden.

[a] Eine Insulinkomponente, die aus einer Mischung von Bonito-Thunfisch- und Schwertfisch-Insulin isoliert wurde.

Tabelle 2 (Fortsetzung)

Spezies	18	19	20	21	22	23	24	25	26	27	28	29	30	Hinweise
Mensch, Elefant, Rind, Schwein, Hund, Schaf, Ziege, Pferd, Finnwal, Seiwal, Spermwal	Val	Cys	Gly	Glu	Arg	Gly	Phe	Phe	Tyr	Thr	Pro	Lys	Thr	DAYHOFF (1972)
													Ala	DAYHOFF (1972)
Ente										Ser			Thr	MARKUSSEN u. SUNDBY (1973 a)
Huhn										Ser			Ala	DAYHOFF (1972)
Kaninchen													Ser	DAYHOFF (1972)
Meerschweinchen			Gln	Asp	Asp					Ile			Asp	DAYHOFF (1972)
Ratte I													Ser	CLARK u. STEINER (1969)
Ratte II												Met	Ser	DAYHOFF (1972)
Maus I													Ser	MARKUSSEN (1971)
Maus II												Met	Ser	MARKUSSEN (1971)
Bisamratte			Arg	His				Tyr	Arg	Pro	Asp	Asn		ZAHN u. KLOSTERMEYER (1969)
Kabeljau				Asp						Asn			X[b]	REID et al. (1968)
Krötenfisch I				Asp						Asn			X	DAYHOFF (1972)
Krötenfisch II				Asp						Asn	Ser		X	DAYHOFF (1972)
Anglerfisch				Asp						Asn		X	X	NEUMANN et al. (1969)
Thunfisch[a]				Asp						Asn			X	NEUMANN u. HUMBEL (1969)

Die nicht registrierten Sequenzen sind mit den Sequenzen von Humaninsulin, die aus der oberen Linie hervorgehen, identisch. Die in Klammern gesetzten Sequenzen sind noch nicht festgestellt worden.

[a] Eine Insulinkomponente, die aus einer Mischung von Bonito-Thunfisch- und Schwertfisch-Insulin isoliert wurde.

[b] X bedeutet, daß die Position nicht besetzt ist.

Tabelle 3. Sequenz der

Spezies	1	2	3	4	5	6	7	8	9	10	11	12	13	14	15	16	17
Rind	Glu	Val	Glu	Gly	Pro	Gln	Val	Gly	Ala	Leu	Glu	Leu	Ala	Gly	Gly	Pro	Gly
Schwein	Glu	Ala	Gln[a]	Asn	Pro	Gln	Ala	Gly	Ala	Val	Glu	Leu	Gly	Gly	Gly	Leu	Gly
Mensch	Glu	Ala	Glu	Asp	Leu	Gln	Val	Gly	Gln	Val	Glu	Leu	Gly	Gly	Gly	Pro	Gly
Ratte I	Glu	Val	Glu	Asp	Pro	Gln	Val	Pro	Gln	Leu	Glu	Leu	Gly	Gly	Gly	Pro	Glu
Ratte II	Glu	Val	Glu	Asp	Pro	Gln	Val	Ala	Gln	Leu	Glu	Leu	Gly	Gly	Gly	Pro	Gly
Affe	Glu	Ala	Glu	Asp	Pro	Gln	Val	Gly	Gln	Val	Glu	Leu	Gly	Gly	Gly	Pro	Gly
Schaf	Glu	Val	Glu	Gly	Pro	Gln	Val	Gly	Ala	Leu	Glu	Leu	Ala	Gly	Gly	Pro	Gly
Hund	Asp	Val	Glu	Leu	Ala	Gly	Ala	Pro	Gly	Glu	Gly	Gly	Leu	Gln	Pro	Leu	Ala
Pferd	Glu	Ala	Glu	Asp	Pro	Gln	Val	Gly	Glu	Val	Glu	Leu	Gly	Gly	Gly	Pro	Gly
Ente	Asp	Val	Glu	Gln	Pro	Leu	Val	Asn	Gly	Pro	Leu	His	Gly	Glu	Val	Gly	Glu

[a] Laut Ko et al. (1971) ist diese Position von Glutaminsäure besetzt.

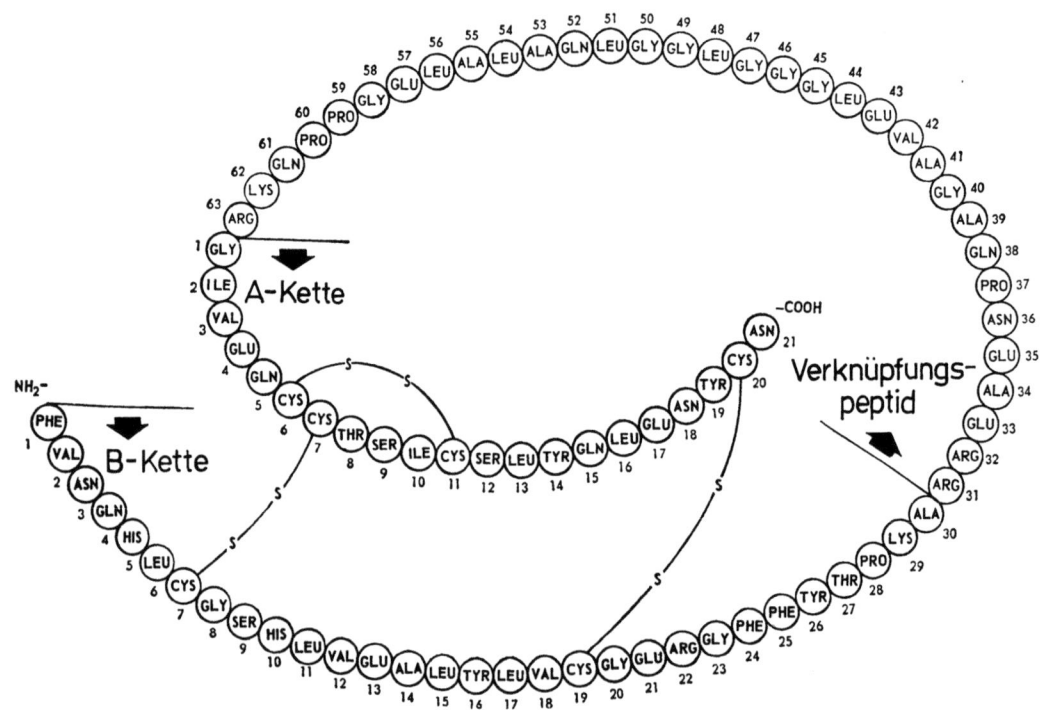

Abb. 2. Die primäre Struktur von Schweine-Proinsulin. Abb. 1 aus Chance et al. (1970)

C-Peptide des Proinsulins

18	19	20	21	22	23	24	25	26	27	28	29	30	31	Hinweise
Ala	Gly	Gly	Leu	Glu	Gly	Pro	Pro	Gln						STEINER et al. (1971), SALOKANGAS et al. (1971)
Gly	Leu	Gln	Ala	Leu	Ala	Leu	Glu	Gly	Pro	Pro	Gln			CHANCE et al. (1968)
Ala	Gly	Ser	Leu	Gln	Pro	Leu	Ala	Leu	Glu	Gly	Ser	Leu	Gln	OYER et al. (1971), KO et al. (1971)
Ala	Gly	Asp	Leu	Gln	Thr	Leu	Ala	Leu	Glu	Val	Ala	Arg	Gln	MARKUSSEN u. SUNDBY (1972), TAGER u. STEINER (1972)
Ala	Gly	Asp	Leu	Gln	Thr	Leu	Ala	Leu	Glu	Val	Ala	Arg	Gln	MARKUSSEN u. SUNDBY (1972), TAGER u. STEINER (1972)
Ala	Gly	Ser	Leu	Gln	Pro	Leu	Ala	Leu	Glu	Gly	Ser	Leu	Gln	PETERSON et al. (1972)
Ala	Gly	Gly	Leu	Glu	Gly	Pro	Pro	Gln						PETERSON et al. (1972)
Leu	Glu	Gly	Ala	Leu	Gln									PETERSON et al. (1972)
Leu	Gly	Gly	Leu	Gln	Pro	Leu	Ala	Leu	Ala	Gly	Pro	Gln	Gln	TAGER u. STEINER (1972)
Leu	Pro	Phe	Gln	His	Glu	Glu	Tyr	Gln						MARKUSSEN u. SUNDBY (1973b)

III. Insulinsynthese

1. Synthese des Insulins durch Kombination seiner A- und B-Ketten

Die Bildung korrekter Disulfidbrücken durch Oxidation des reduzierten Proinsulins verläuft glatt im pH-Bereich von 7 bis 9, mit einem pH-Optimum von 8,5, und gibt Ausbeuten, die zwischen 45 und 65% liegen (STEINER u. CLARK, 1968). Bei Oxidation einer äquimolaren Mischung der natürlichen reduzierten A- und B-Ketten liegen die Ausbeuten zwischen 1 und 5% (DIXON u. WARDLAW, 1960; WILSON et al., 1962). Somit besteht die Funktion des Verknüpfungspeptids im Proinsulin wahrscheinlich darin, die Bildung der drei Disulfidbrücken des Insulins dadurch zu sichern, daß die Vorstufe zum Proinsulin vor der Oxidation korrekt gefaltet wird. $N^{\alpha A_1}$, $N^{\varepsilon B_{29}}$-Adipoylinsulin, ein Insulinderivat, in dem die N-Terminal-Aminogruppe (A_1-Glycin) der A-Kette mit dem B_{29}-Lysin durch einen Adipinsäurerest vernetzt ist, kann reduziert und oxidiert werden, mit Wiederentstehen der korrekten Disulfidbrücken und dem Bewahren der ursprünglichen Konformation, weshalb es „Miniproinsulin" benannt wurde (BRANDENBURG u. WOLLMER, 1973). Die Oxidation der reduzierten A- und B-Ketten in Gegenwart von freiem C-Peptid trägt nicht zur Ausbeuteerhöhung bei (GEIGER et al., 1969a). TSOU et al. (1961) berichten über Ausbeuten von 5—10% bei Anwendung von pH 10,6 und einem 50%igen Überschuß an A-Kette, mit beiden Ketten auf Sulfhydryl-Form. Bei einem Überschuß von reduzierter A-Kette gegenüber S-sulfonierter B-Kette (molares Verhältnis 5:1) betrug die Ausbeute mit natürlichen Ketten 35—50%, bezogen auf die eingesetzte B-Kette (Katsoyannis *et al.*, 1967b). Mit synthetischen Ketten war die Ausbeute geringer.

Zahn *et al.*, (1966) benutzten pH 8,9 und präoxydierten die A-Kette in der Thiolform teilweise, bevor sie sie mit einer äquivalenten Menge B-Kette ebenfalls in der Thiolform vermischten.

Eine Anzahl Hybrid-Insuline, d.h. Insuline, in welchen die A- und die B-Kette von verschiedenen Tierspezies stammen, sind zu vollaktiven Produkten synthetisiert und gereinigt worden (Katsoyannis *et al.*, 1967b). Die „Hybrid-Insuline" sind u.a. bei Studien der immunologisch aktiven Stellen von Interesse. Ein Insulinanalog, in welchem die internen Disulfidbrücken der A-Kette durch zwei Alaninreste substituiert sind, wies eine biologische Aktivität von 2 IE/mg auf (Katsoyannis *et al.*, 1973).

2. Totalsynthese

Synthetische A- und B-Ketten sind mittels der Fragmentkondensierungsmethode und der Synthese nach Merrifield auf Festkörpern hergestellt worden. Eine ausführliche Übersicht über Insulinsynthese ist von Lübke und Klostermeier gegeben worden (1970).

Die zuerst hergestellten synthetischen Ketten waren an den Cysteinresten durch die Benzylgruppe geschützt, bei deren Abspaltung mit Natrium in flüssigem Ammoniak eine teilweise Zerstörung der Ketten beobachtet wurde. Bei der Synthese der B-Kette in Form von symmetrischen Disulfiden ist es möglich, die Cysteinreste als Cystinreste zu erhalten und davon intakte synthetische B-Ketten herzustellen (Zahn u. Schmidt, 1970a und 1970b).

Vollsynthetisches Insulin wurde zum ersten Mal von Kung *et al.* (1965) kristallisiert. Es liegt noch keine Publikation über klinische Untersuchungen mit synthetischem Insulin vor.

Die Herstellung von Insulin über synthetisches Proinsulin ist noch nicht durchgeführt worden; dagegen wurden Schweine-C-Peptid (Geiger *et al.*, 1969b; Yanaihara *et al.*, 1970; Naithani, 1972) und humanes C-Peptid (Naithani, 1973) auf synthetischem Wege hergestellt.

IV. Derivate

Insulinderivate im Sinne dieses Abschnittes sind Stoffe, die durch den Umsatz der funktionellen Gruppen natürlich vorkommender Insuline mit spezifischen Reagentien unter Beibehaltung der ursprünglichen Peptid- und Disulfidbindungen gebildet werden. Aus den sich mit Insulinderivaten befassenden Übersichtsartikeln sei speziell auf die Arbeiten von Blundell *et al.* (1972), Humbel *et al.* (1972) sowie Klostermeyer und Zahn (1971) verwiesen.

Die Synthese von Insulinderivaten ist in vieler Hinsicht von Bedeutung und wichtig für

a) Untersuchungen der chemischen Struktur des Insulins,

b) Untersuchungen des Zusammenhanges zwischen chemischer Struktur des Insulins und seinen biologischen und immunologischen Wirkungen,

c) die Herstellung von Insulinzubereitungen für die Diabetestherapie und

d) die Herstellung von radioaktiv-markierten Insulinderivaten.

Beim Arbeiten mit Insulinderivaten kommt es vor allem darauf an, das genaue Ausmaß der Substitution zu erfahren und Kenntnis über Nebenreaktionen zu erhalten. In der Regel führen die Substitutionsreaktionen zu einem Gemisch von Derivaten, die in vielen, speziell den älteren Arbeiten, nur begrenzt charakterisiert werden. Seit einigen Jahren ermöglicht die verbesserte Analysentechnik eine genauere Beschreibung der Reaktionsprodukte. Darüber hinaus ist es jetzt durch verbesserte Substitutions- und Separationstechniken in vielen Fällen möglich geworden, praktisch molekulareinheitliche Derivate zu erhalten.

Neben dem erforderlichen Wissen über die Reinheit der Derivate muß eine Reihe weiterer Faktoren bei der Bewertung der in der Literatur über Insulinderivate angeführten Ergebnisse berücksichtigt werden. Um anhand von Derivaten geeignete Rückschlüsse bezüglich der Struktur von Insulin und des Zusammenhanges zwischen Struktur und biologischer oder immunologischer Aktivität ziehen zu können, muß geprüft werden, inwieweit die Bildung des Derivates eine Änderung der Konformation des Moleküls bewirkt hat. Unter anderem können Untersuchungen der Kristallisation und der Bildung von Moleküaggregaten zur Klärung der Molekülkonformation herangezogen werden. In neuester Zeit kommt der Verwendung von CD-Spektrometrie besondere Bedeutung für die Messung von Konformationsänderungen zu. Die Ursache für eine Änderung der Insulinkonformation eines Derivates kann zum Beispiel darin liegen, daß die Substitution an einer funktionellen Gruppe einsetzte, die für die Stabilisierung der Struktur von Bedeutung ist. Eine Änderung der Konformation kann jedoch auch auf einer Beeinflussung des Insulinmoleküls außerhalb der unmittelbaren Umgebung der teilnehmenden funktionellen Gruppen beruhen. Wenn die Derivatbildung eine nennenswerte Konformationsänderung zur Folge hatte, darf bei einer Änderung der biologischen oder immunologischen Aktivität des Insulinderivates nicht ohne weiteres darauf geschlossen werden, daß die funktionellen Gruppen des Insulins, an denen eine Reaktion stattfand, wesentlich für die Aktivität des Insulins sind.

Die biologische Aktivität eines Insulinderivates wird meist in internationalen Einheiten (i.E.) pro Milligramm oder als Prozent gemessen an einem Insulin-Standard ausgedrückt. Zur Bestimmung der biologischen Aktivität werden sowohl in vivo-Methoden (Mauskrampftest, Kaninchentest) als auch in vitro-Methoden (Zwerchfelltest, Fettgewebetest, Fettzelltest, Rezeptor-Bindungstest) verwendet. Da nachgewiesen wurde (BRANDENBURG et al., 1972, 1973), daß unterschiedliche Testsysteme zu sehr verschiedenen Werten für die biologische Aktivität ein und desselben Derivates führen können, sollte darauf geachtet werden, aus dem Ergebnis der Prüfung eines einzigen Testsystems nicht zu weitreichende Folgerungen zu ziehen. Um einem Insulinderivat eine bestimmte biologische Aktivität zuordnen zu können, bedarf es einmal der Angabe des verwendeten Testsystems, und zum anderen muß gesichert sein, daß unterschiedliche Dosen des Derivates übereinstimmende Werte ergeben. Mathematisch ausgedrückt bedeutet dies, daß die log Dosis/Wirkungs-Kurve für ein Derivat der log Dosis/Wirkungs-Kurve für den Insulinstandard parallel sein muß. Leider geht nicht aus allen Veröffentlichungen, die sich mit der Bestimmung der biologischen Aktivität von Insulinderivaten beschäftigen, klar hervor, ob die oben genannten Voraussetzungen erfüllt sind. Daß es aber möglich ist, diese Voraussetzungen bei den Tests für Derivate einzuhalten, selbst wenn ihre biologischen Aktivitäten erheblich von denen des Insulins abweichen, wurde erst kürzlich von GLIEMANN und GAMMELTOFT (1973) anhand einer Reihe von Insulinderivaten (und anderen modifizierten Insulinen) gezeigt, deren Aktivitäten in zwei verschiedenen Testsystemen bestimmt wurden.

Es gibt noch eine Reihe weiterer Faktoren, die bei biologischen Aktivitätsbestimmungen zu berücksichtigen sind. So kann beispielsweise die Lösung eines Insulinderivats nach subkutaner Injektion im Kaninchentest langsamer absorbiert werden als eine Lösung des Insulinstandards. Die hypoglykämische Wirkung des Derivates wird daher im Vergleich zum Standard verzögert eintreten. Das Ergebnis der Bestimmung wird dadurch verfälscht, weil es vom Zeitpunkt der Entnahme von Blutproben abhängt.

Für die Bestimmung der Aktivität von Insulinderivaten mittels immunologischer Methoden gilt, analog den für biologische Aktivität genannten Bedingungen, daß die Bestimmung der immunologischen Aktivität eines Insulinderivates nur sinnvoll ist, wenn die Tests des Derivates bei verschiedenen Konzentrationen übereinstimmende Werte ergeben. Hinzu kommt, daß ein Vergleich der immunologischen Reaktionen von Insulin einerseits und einem Insulinderivat andererseits sich lediglich auf das zur Anwendung gelangte Anti-Insulinserum beziehen kann. Anti-Insulinserum eines anderen Tieres, auch wenn es sich um dieselbe Species handelt, kann Antikörper enthalten, die das Ergebnis ändern können.

Nachstehend folgt eine Übersicht über Veröffentlichungen, die Insulinderivate betreffen. Die Unterteilung erfolgte nach den verschiedenen funktionellen Gruppen der Aminosäuren des Insulins.

1. Reaktionen an Carboxylgruppen des Insulins

Insulinderivate durch Veresterung der freien Carboxylgruppen zu erhalten, wurde bereits früh versucht.

Carr et al. (1929) zeigten, daß die biologische Aktivität von Insulin (Kaninchentest) durch Behandlung mit äthanol- und HCl-haltigem Wasser fast völlig zerstört wurde. Gleichzeitig wurde das pH der Präzipitation in basischer Richtung verschoben. Eine fast vollständige Wiederherstellung der Aktivität konnte durch Behandlung mit schwacher Base erreicht werden. Ähnliche Resultate wurden bei Behandlung mit anderen starken Säuren und verschiedenen primären oder sekundären Alkoholen erzielt.

Mommaerts und Neurath (1950) untersuchten die bei der Reaktion von Insulin mit HCl und Methanol unter wasserfreien Bedingungen gebildeten Methylester. Der maximale Grad der Reaktion entsprach der Gesamtveresterung der 6 Carboxylgruppen. Veresterung von etwa zwei Dritteln der Carboxylgruppen ergab keine nennenswerte Herabsetzung der biologischen Aktivität (Testsystem wurde nicht angegeben). Nach vollständiger Veresterung war jedoch keine Aktivität des veresterten Insulins mehr festzustellen. Die Löslichkeitseigenschaften des Hexamethylester-Insulins unterschieden sich deutlich von denjenigen des nativen Insulins.

Späterhin zeigten Levy und Carpenter (1970), daß die Behandlung von Insulin mit wasserfreiem HCl-Methanol nicht nur zu vollständiger Veresterung der Carboxylgruppen, sondern in gewissem Umfang auch zur Bildung einer Esterbindung zwischen Tyr B26 und Thr B27 (N→O Acyl-Umlagerung unter Spaltung einer Peptidbindung) führte.

Levy (1973) führte eine kontrollierte partielle Veresterung von Insulin mittels Reaktion mit Triäthyloxoniumtetrafluorborat durch. Das 80% äthylierte Asn A_{21} und 20% äthylierte Ala B_{30} enthaltende Derivat war biologisch (Fettzelltest) vollaktiv.

2. Reaktionen an Aminogruppen des Insulins

Substitutionen an den α-Aminogruppen des Gly A 1 und des Phe B 1 sowie an der ε-Aminogruppe des Lys B 29 können leicht durch Behandlung mit den verschiedensten Reagentien erreicht werden.

Acetylierung der freien Aminogruppen des Insulins durch Behandlung mit Keten (STERN u. WHITE, 1938) sowie mit Essigsäureanhydrid (FRAENKEL-CONRAT u. FRAENKEL-CONRAT, 1950) hatte keine wesentliche Wirkung auf die biologische Aktivität (Mauskrampftest), solange die phenolischen Hydroxylgruppen der Tyrosine nicht angegriffen wurden. Dieser Befund wurde späterhin von LINDSAY und SHALL (1971) bestätigt, die die Acetylierung mit Essigsäure-N-Hydroxysuccinimidester unter solchen Bedingungen durchführten, unter denen nur die freien Aminogruppen reagierten. Die Reaktionsprodukte in Form der drei verschiedenen Monoacetyl-Insuline sowie der di- und tri-substituierten Insuline wurden durch Ionenaustausch-Chromatographie getrennt. Sämtliche isolierten Derivate zeigten volle biologische Aktivität (Mauskrampftest). Die Derivate, welche blokkiertes Phe B 1 enthielten, reagierten im Gegensatz zu den anderen viel schwächer als Insulin mit in Meerschweinchen erzeugten Insulin-Antikörpern. Ähnliche Ergebnisse wurden durch Reaktion anderer kleiner Gruppen, wie der Carbamoyl- und Methylthiocarbamoylreste mit den Aminogruppen des Insulin erzielt (LINDSAY et al., 1972).

BRANDENBURG et al. (1972) stellten Mono(A 1)- und Mono(B 29)-, Di(A 1, B 29)- und Tri(A 1, B 1, B 29)-Acetylinsuline her, indem sie das Insulin mit p-Nitrophenylacetat umsetzten und danach der Ionenaustausch-Chromatographie unterwarfen. Die A 1- und B 29-Acetylinsuline kristallisierten leicht in einem Zn- und acetonhaltigen Citratpuffer; A 1, B 29-Diacetylinsulin kristallisierte schlecht, das Triacetylinsulin überhaupt nicht. Wie in früher genannten Arbeiten, wiesen alle Acetylinsuline volle biologische Aktivität in vivo auf (Blutzuckertest, Ratten). Die biologische Aktivität in vitro (Fettzelltest) war im Verhältnis zu Insulin für alle Derivate reduziert. Das B 29-Acetylinsulin wies die geringste Reduktion der in vitro-Aktivität auf und war auch dasjenige der Derivate, dessen CD-Spektrum am wenigsten von demjenigen des Insulins abwich. GLIEMANN und GAMMELTOFT (1973) bestimmten mit Hilfe des Fettzelltests die biologische Aktivität aller der sieben möglichen N-acetylderivate; sie konnten 75—85% der Insulinaktivität für die nicht an A 1 acetylierten Derivate und 20—40% der Aktivität für die an A 1 acetylierten Produkte nachweisen.

Bei Einführung von verhältnismäßig großen Resten an die Aminogruppen des Insulins wird die biologische Aktivität in vivo dann reduziert, wenn das Gly A 1 daran beteiligt ist. So wiesen die an Gly A 1 substituierten Acetoacetyl- und 2,2-Dimethyl-3-Formyl-L-Thiazolidin-4-Carbonyl-Insuline reduzierte biologische Aktivität auf (LINDSAY u. SHALL, 1969, 1970, 1971). Das gleiche galt für die Insuline, die an jeder der freien Aminogruppen mit 1-Butyloxycarbonyl- oder Tri-Aminoacyl-Resten substituiert waren (LEVY u. CARPENTER, 1967), und für die sowohl an Gly A 1 wie an Phe B 1 substituierten Diphenylcarbamoyl-Insuline (ANDERSEN, 1956) und Diphenylthiocarbamoyl-Insuline (AFRICA u. CARPENTER, 1970). Die Reaktion der freien Aminogruppen mit Fluoroscein-Isothiocyanat führte zu Derivaten, von denen besonders das an Phe B 1 mono-substituierte Insulin noch teilweise biologisch wirksam war (Mauskrampftest), während die di(A 1, B 1)- und tri(A 1, B 1, B 29)-substituierten Insuline fast ganz ihre Wirkung verloren hatten (BROMER et al., 1967, ARQUILLA et al., 1969). MASSEY und SMYTH (1972) zeigten bei Gelfiltrationsuntersuchungen, daß $N^{\alpha A_1}$-Monocarbamoyl-Insulin in zinkfreier neutraler Lösung weitgehend als Monomeres vorliegt, während $N^{\alpha B_1}$-Monocarbamoyl-Insulin unter den gleichen Bedingungen Aggregate wie das Insulin bildete.

Zahn und Meienhofer (1958) beschrieben eine besondere Art von Aminogruppenderivaten, die durch Reaktion von Insulin mit 1,5-Difluor-2,4-Dinitrobenzol entstanden. Unter anderem wurde eine intramolekulare Brücke zwischen $N^{\alpha A_1}$ und $N^{\epsilon B_{29}}$ gebildet, was darauf hindeutet, daß diese Atome etwa 5 Å voneinander entfernt sind (Klostermeyer u. Humbel, 1966). Der so bewertete Abstand wurde durch die Aufklärung der 2-Zn-Kristallstruktur des Insulins bestätigt (Blundell et al., 1972).

In Fortsetzung der Arbeit von Zahn und Meienhofer stellten Brandenburg (1972) und Brandenburg et al. (1973) eine Reihe reiner Derivate her, in welchen $N^{\alpha A_1}$ und $N^{\epsilon B_{29}}$ intramolekular mit —$OC(CH_2)_n CO$-Ketten ($n = 0$ und $n = 2$-11) verknüpft waren. Die CD-Spektren aller dieser Derivate waren sehr dem des A 1, B 29-Diacetyl-Insulins ähnlich; das des Suberoyl-Derivats ($n = 6$) war vom CD-Spektrum des Diacetyl-Insulins nicht zu unterscheiden. Dieser experimentelle Befund wird als ein Anzeichen dafür gewertet, daß die Struktur des kristallinen Insulins in Lösung fast vollständig erhalten bleibt. Wie das Diacetyl-Insulin zeigte das Suberoyl-Insulin volle in vivo Aktivität (Blutzuckertest), die in vitro Aktivität (Fettzelltest) war jedoch deutlich herabgesetzt. Die Ursache für diese in vivo/in vitro-Unterschiede ist noch nicht aufgeklärt.

Eine besondere Form von Substitution an den Aminogruppen des Insulins, die bei der Reaktion sowohl mit unlöslichen als auch löslichen Makromolekülen vorkommt, führte in den letzten Jahren zu einer interessanten Erweiterung des Anwendungsgebietes der Insulinderivate. Das über $N^{\alpha B_1}$ oder $N^{i.B_{29}}$ kovalent an Sepharose-Körner (eine sehr poröse Form von Agarosepolymer) gebundene Insulin übt insulinähnliche Aktivitäten auf isolierte Zellen aus und reagiert mit Insulinantikörpern. Es konnte dadurch zu Untersuchungen der Wirkung von Insulin auf Zellmembranrezeptoren und zur Reinigung von Insulinantikörpern verwandt werden (Cuatrecasas, 1969 a, 1969 b; Oka u. Topper, 1971). Lösliche Insulinderivate mit kovalenter (vermutlich $N^{\epsilon B_{29}}$) Bindung von Insulin an Dextran mit einem Durchschnittsmolekulargewicht von 40 000, 70 000 (Suzuki et al., 1972) oder 2 000 000 (Armstrong et al., 1972) wiesen biologische Aktivitäten sowohl in vitro (Fettgewebetest, Fettzelltest) als auch in vivo (Blutzuckertest) auf.

3. Reaktionen an den Imidazolresten des Insulins

Bis vor kurzem schien es so, als ob die Imidazolringe des Histidins im Insulin nur gemeinsam mit anderen Gruppen substituiert werden könnten. So resultierte die Behandlung von Insulin mit Pyridinsulfonsäure in der Sulfonierung von freien Aminogruppen und Phenolhydroxyl-Gruppen zusätzlich zu der Sulfonierung von Histidin-Imidazol-Stickstoff (Sluyterman u. Kwestroo-van den Bosch, 1960).

Die Behandlung von Insulin mit Acrylnitril ergab cyano-äthylierte Insuline, welche hauptsächlich an den freien Aminogruppen und in geringerem Grade im Imidazol-Ring substituiert waren (Bosshard et al., 1969). His B5 reagierte 3—4mal schneller als His B 10. Ein Derivat, das eine Mischung von verschiedenen Molekülarten darstellte, mit der Substitution an den drei primären Aminogruppen und durchschnittlich einem substituierten Histidin wies eine biologische Aktivität von etwa 30% im Verhältnis zu Insulin auf (Mauskrampftest, Fettgewebetest).

Covelli und Wolff (1967) zeigten, daß es möglich ist, die Histidine des Insulins zu jodieren. Zuerst findet jedoch die Reaktion an den Tyrosinen statt.

Die Gegenwart von Zink reduziert die Aufnahme von Jod in die Imidazol-Seitenkette.

Durch Reaktion zwischen zinkfreiem Insulin und Jodacetat bei pH 5,6 und nachfolgender Reinigung durch Elektrophorese und Anionenaustausch-Chromatographie gelang es Covelli et al. (1973) ein Insulinderivat herzustellen, bei welchem die einzige Form der Substitution die N-Carboxymethylierung der beiden Imidazolreste war. Dieses Derivat wies im Zwerchfelltest (ohne Angabe des Wertes) eine bedeutend niedrigere biologische Aktivität als Insulin auf.

4. Reaktionen an den aliphatischen Hydroxylgruppen des Insulins

Über die Derivatbildung durch Behandlung von Insulin mit konzentrierter Schwefelsäure bei niedriger Temperatur ($-18\,°C$) berichteten Reitz et al. (1946). Sulfate der Hydroxyl-Gruppen des Serins und des Threonins scheinen das Hauptresultat dieser Reaktion gewesen zu sein. In einem gewissen Umfang fand jedoch auch die Bildung phenolischer Sulfatester statt. Ringsulfonierung der Phenolreste kam nur dann vor, wenn die niedrige Temperatur der Reaktionsmischung nicht bis zur Beendigung der Neutralisation aufrechterhalten wurde. Glendening et al. (1947) konstatierten volle biologische Aktivität (Blutzuckertest) an dem nach Reitz et al. (1946) sulfatierten Insulin und schlossen daraus, daß die Hydroxylgruppen des Serins und Threonins für die biologische Aktivität von Insulin ohne Bedeutung sind, da Desulfatierung in vivo für unwahrscheinlich gehalten wurde. Thomas (1971) sulfatierte Rinderinsulin weitgehend auf die gleiche Weise, doch mit Zusatz von $^{35}H_2SO_4$. Es wurde keine Ringsulfonierung des Tyrosins festgestellt. Das isolierte Produkt, das 4,5 Sulfatgruppen pro Insulinmonomer enthielt, wurde saurer Papierelektrophorese unterzogen. Nach Anfärbung erhielt man 9 Banden, die untereinander den gleichen Abstand besaßen, von denen Nr. II—IX radioaktiv waren. Die den 9 Banden entsprechenden Fraktionen wurden isoliert. Die Anzahl Sulfatgruppen pro Monomer in I—IX variierte von 0 bis 8. Man nahm an, daß die Fraktionen I—IX, die alle elektrophoretisch homogen waren, aus den folgenden Produkten bestanden: (I) nicht konvertiertes Insulin, (II—VIII) Isomerenmischungen, und (IX) Insulin, in welchem alle vier aliphatischen und alle vier phenolischen Hydroxylgruppen sulfatiert waren. Die biologische Aktivität (Mauskrampftest) der Derivate im Verhältnis zu I fiel von etwa 95% für II auf 30—40% für IV—IX herab. Das Vermögen der Derivate, mit den im Meerschweinchen erzeugten Rinderinsulin-Antikörpern zu reagieren, war für VI—IX sehr gering im Verhältnis zu Insulin. Eine ähnlich verringerte Reaktion von hochsulfatiertem Rinderinsulin mit den im Menschen erzeugten Rinderinsulin-Antikörpern führte zu guten Ergebnissen bei Behandlung insulin-resistenter Patienten mit hochsulfatiertem Insulin (Moloney et al., 1964; Little u. Arnott, 1966; Menczel et al., 1966).

5. Reaktionen an den Phenolgruppen des Insulins

Aus dem vorgenannten geht hervor, daß es möglich ist, Substitutionen an den Tyrosin-Seitenketten durch Hydroxyl-Acetylierung, Sulfatierung oder Ringsulfonierung in Verbindung mit Substitutionen an anderen Aminosäuren vorzunehmen. Es ist aber auch möglich, die Bedingungen so zu wählen, daß die Substitutionsreaktion ausschließlich oder überwiegend an Tyrosin-Ringen stattfindet. So stellten Morris et al. (1970) 3-Nitrotyrosin-Insuline her, indem sie Insulin mit Tetranitromethan zur Reaktion brachten. Aus der Reaktionsmischung wurden mittels Anionenaustauschchromatographie ein mono- und ein di-substituiertes Derivat isoliert, die als (A 14)-3-Nitrotyrosin-Insulin und Di(A 14, A 19)-3-Nitrotyrosin-Insulin identifiziert wurden. Die durch Reaktion mit Tetranitromethan gebildeten Insulinaggregate (Boesel u. Carpenter, 1970) wurden vermutlich in dem chromatographischen Prozeß abgetrennt. Die vollständige oder nahezu vollständige Abwesenheit von nitrierten Tyrosinen der B-Kette in den mono- und di-substituierten Derivaten deutet darauf hin, daß diese Tyrosine unter den Reaktionsbedingungen (wäßrige Lösung, pH 7,4) durch die Struktur des Insulins der Reaktion nicht zugänglich sind. Die Derivate wiesen 100% bzw. 75% der biologischen Aktivität im Verhältnis zu Insulin auf (Blutzuckertest), wogegen sie in dem zur Verfügung stehenden Testsystem in geringerem Grade als Insulin mit im Meerschweinchen erzeugten Insulin-Antikörpern reagierten.

Des weiteren ist es möglich, Jod ausschließlich oder überwiegend in den Insulin-Tyrosin-Ringen einzuführen. Tatsächlich haben die tyrosin-jodierten Insuline eine viel verbreitetere Anwendung gefunden als alle anderen Typen von Insulinderivaten, weil es so möglich ist, radioaktive Insulintracer durch Jodierung mit Jod-Isotopen wie ^{131}I oder ^{125}I herzustellen. Obwohl ^{131}I und ^{125}I-Insuline chemische Derivate und keine echt isotop-markierten Insuline sind, können sie so hergestellt werden, daß sie sich in mancher Beziehung wie Insulin verhalten und somit ihre Anwendung für viele Zwecke rechtfertigen. Radiojodierte Insuline finden außerdem deshalb so große Anwendung, weil sie im Gegensatz zu den echt isotopenmarkierten ^{35}S- und ^{14}C-Insulinen (die durch Biosynthese oder Partialsynthese erhältlich sind) leicht in guter Ausbeute und mit hoher spezifischer Radioaktivität herzustellen sind. Da die beiden Jod-Isotope elektromagnetische Strahlen aussenden (^{131}I: 364 keV Gamma-Strahlen, ^{125}I: 27 keV Röntgenstrahlen), ist die Bestimmung der radio-jodierten Insulinproben einfach. Aufgrund seiner längeren Halbwertszeit (60 Tage) und der höheren Impulsausbeute (1,43 „brauchbare" Photonen je Zerfall) scheint ^{125}I für Markierungszwecke besser geeignet zu sein als ^{131}I (Myers u. Vanderleeden, 1960).

Sowohl Mono-3- als auch Di-3,5-Jodtyrosin können durch Jodierung von Tyrosin gebildet werden. Dies bedeutet, daß bis zu acht Jodatome in die Tyrosine eines Insulinmonomers eingeführt werden können. Da jedes Tyrosin entweder in einer nicht-substituierten, einer mono- oder einer di-substituierten Form vorkommen kann, beträgt die Anzahl möglicher Derivate $3^4 - 1 = 80$. Im allgemeinen ist daher zu erwarten, daß „jodiertes Insulin" eine Mischung von vielen Derivaten darstellt.

Bei der Herstellung von radiojodiertem Insulin zu Anwendung als Insulintracer wird der Jodierungsgrad, d.h. die durchschnittliche Anzahl Jodatome/Monomer, gewöhnlich auf einem recht niedrigen Niveau gehalten, um die Bildung von Mono-Jodinsulinen zu fördern und dadurch optimale Tracereigenschaften zu erzielen. In den meisten Fällen ist die spezifische Radioaktivität bis zu 100 mCi/ mg Insulin ausreichend. Dieser Bereich entspricht einem Jodierungsgrad bis zu 0,3 Atom/Monomer, wenn trägerfreies ^{125}I in das Insulin eingeführt wird. Doch selbst bei einem so niedrigen Jodierungsniveau kann man bis zu 10% des gesamten eingeführten Jods im Dijodtyrosin nachweisen (de Zoeten et al., 1961a).

Radiojodierte Insulinpräparate mit hoher spezifischer Radioaktivität werden normalerweise tiefgefroren in Albuminlösungen aufbewahrt, um die Beschädigung durch Selbstbestrahlung (Berson u. Yalon, 1957) und die Adsorption von Insulin an das Glasgeschirr (Wiseman u. Baltz, 1961) zu verringern.

Jodierung und Radiojodierung lassen sich wie folgt ausführen:

a) Zusatz einer Jodlösung zu einer neutralen oder alkalischen Insulinlösung (HARINGTON u. NEUBERGER, 1936; FERREBEE et al., 1951; YALOW u. BERSON, 1960; BRUNFELDT, 1965).

b) Zusatz von Jodmonochlorid zu einer Insulinlösung bei beliebigem pH (MCFARLANE, 1958; SAMOLS u. WILLIAMS, 1961; SPRINGELL, 1961; IZZO et al., 1964a; GLOVER et al., 1967).

c) Vermischen einer Insulinlösung mit Jodid und nachfolgender Oxidation mittels Elektrolyse in neutralem Medium (ROSA et al., 1965) oder durch Zusatz von oxidierenden Reagentien wie Chloramin-T in neutraler Lösung (HUNTER u. GREENWOOD, 1962; BENERJEE u. GIBSON, 1962) oder Jodat in saurer Lösung (JØRGENSEN u. BINDER, 1966).

Der Grad der Jodierung des Insulins und die Verteilung des Jods unter verschiedenen Bedingungen der Jodierung sind weitgehend untersucht worden. Die Untersuchungen haben gezeigt, daß:

1. die Tyrosine durch Zusatz von Jod in geringem Überschuß vollständig jodiert werden,

2. durch weiteren Zusatz von Jod auch die Jodierung der Histidine erzielt wird,

3. das Jod vorzugsweise in die A-Kette eingeführt wird, wenn der Jodierungsgrad unter 8 Atomen/Monomer liegt,

4. die Verteilung des Jods zwischen der A- und der B-Kette gleichmäßiger wird, wenn die Jodierung in 8 M Harnstoff oder in wasserhaltigen organischen Solventien durchgeführt wird und

5. es nicht möglich ist, die Jodierung so durchzuführen, daß in sämtlichen jodierten Molekülen derselbe Tyrosinrest allein jodiert wird.

(HARINGTON u. NEUBERGER, 1936; GRUEN et al., 1959; SPRINGELL, 1961; DE ZOETEN et al., 1961a, 1961b; COVELLI u. WOLFF, 1967; MASSAGLIA et al., 1969.)

Die biologische Aktivität der zu verschiedenem Grad und unter verschiedenen Bedingungen jodierten Insuline nimmt mit zunehmendem Jodierungsgrad ab. Das Ergebnis hängt von dem Jodierungsverfahren und dem biologischen Testsystem ab. In den meisten Fällen ist am Anfang der Abfall der biologischen Aktivität gering; doch zwischen einem Jodierungsgrad von 2 und 4 Atomen/Monomer tritt ein plötzlicher Abfall ein. Bis zu 10% der ursprünglichen Aktivität kann bei einem Jodierungsgrad von 8 Atomen/Monomer noch vorhanden sein (FRAEN-KEL-CONRAT u. FRAENKEL-CONRAT, 1950; DE ZOETEN u. VAN STRIK, 1961; GARRATT, 1964; IZZO et al., 1964b; BRUNFELDT et al., 1968). ROSA et al. (1967) fanden mit steigender Jodierung des Insulins einen parallel verlaufenden Abfall in der biologischen Aktivität (Fettgewebetest) und der Reaktivität der Disulfidbindungen gegenüber Natriumsulfit. Dies wurde so interpretiert (ohne jedoch einen Beweis dafür zu haben), daß die Wirkung der Jodierung auf die biologische Aktivität nicht direkt durch den Angriff auf die Tyrosine verursacht wird, sondern vielmehr indirekt durch den Einfluß der in die Tyrosine eingeführten Jodatome auf Eigenschaften der Disulfidbindungen. BRUNFELDT et al. (1968) zeigten, daß die immunologische Aktivität in dem verfügbaren Testsystem mit steigendem Jodierungsgrad abnimmt, doch nicht in dem Bereich von einem Atom/Monomer.

Es ist versucht worden, Jodinsulin im Hinblick auf Zubereitung von radioaktiven (^{125}I)- oder „kalten" (^{127}I)-Monojodinsulinen für verschiedene Untersuchungszwecke zu reinigen. FREYCHET et al. (1971) chromatographierten ^{127}I-Insulin (enthaltend eine Spürmenge von ^{125}I-Insulin) auf DEAE-Cellulose und erhielten ein Produkt, worin 80% des Totalinsulins in Form von (Monojodtyrosin)-Insulin vorhanden war. Die Verteilung von Jod zwischen den 4 Tyrosingruppen des Insulins wurde nicht untersucht. Das Produkt wies die selbe biologische Aktivität wie Insulin (Fettzelltest) auf. Zur Anwendung bei Untersuchungen der Receptor-Bindung wurde ^{125}I-Insulin auf die gleiche Weise gereinigt wie ^{127}I-Insulin.

Bihler und Morris (1972) stellten (Monojodtyrosin)-Insulin her, indem sie ^{127}I-Insulin (enthaltend Spürmengen von ^{125}I-Insulin) zweimal auf DEAE-Sephadex A-25 chromatographierten. Das Jod befand sich vorzugsweise in Tyr A 19 und Tyr A 14 (im Verhältnis 1 : 1). Das Monojodinsulin wies eine biologische Aktivität von etwa 70% im Verhältnis zu Insulin (Mauskrampftest) auf, während die relative immunologische Aktivität nur 6% betrug (Meerschweinchen-Antikörper, passive Immunhämolyse-Inhibition).

Lambert et al. (1972a, 1972b) stellten ^{127}I-Insulin (enthaltend eine Spürmenge von ^{125}I-Insulin) her, dessen Gehalt an Jod in der nur auf Sephadex G 50 gereinigten Jodierungs-Mischung sich zu ca. 90% im (Monojod-Tyr A 19)-Insulin befand. Unter Verwendung von Elektrofokusierung wurde das jodierte Insulin von dem nicht jodierten Insulin getrennt. Es durfte daher erwartet werden, daß dieses gereinigte Jodinsulin weitgehend molekulareinheitlich wäre. Mittlerweile schien das Derivat nicht ausreichend chemisch definiert gewesen zu sein, insofern als seine biologische Aktivität (Zwerchfelltest) stark davon abhängig war, auf welche Weise das Jodinsulin nach der Elektrofokusierung isoliert wurde.

Eine Methode für die Zubereitung eines ganz molekulareinheitlichen Monojodinsulins scheint noch nicht verfügbar zu sein.

V. Herstellung von Insulin

1. Allgemeines

Das Insulin, welches heute bei der Herstellung von Insulinpräparaten des Handels zur Anwendung kommt, wird aus Rinder- oder Schweine-Pankreas gewonnen.

In Japan hat man von 1944 bis 1960 Insulin von Fisch und Walfisch hergestellt und klinisch verwendet, doch ist die Herstellung dieser Insulinarten 1957 bzw. 1961 eingestellt worden (Nagasawa, 1968).

Die jährliche Weltproduktion von Insulin liegt bei etwa 2 t, drei Viertel davon Rinderinsulin. Man rechnet damit, daß der ungefähre jährliche Insulinverbrauch eines Diabetikers im Durchschnitt dem Insulin aus 10 Rindern oder 50 Schweinen entspricht.

Die Bauchspeicheldrüsen zur Herstellung von Insulin werden in den meisten größeren Schlachthöfen gesammelt. Um der enzymatischen Zersetzung des Insulins vorzubeugen, ist es wichtig, daß das Pankreas sofort nach dem Schlachten des Tieres herausgenommen und eingefroren wird, und daß Lagerung und Versand der Drüsen bei unter $-20\,°C$ erfolgt. Unter diesen Voraussetzungen ist es möglich, die Drüsen mehrere Monate lang ohne meßbaren Verlust an Insulingehalt aufzubewahren.

Aus 1 kg Schweine- oder Rinderpankreas können 100—200 mg Insulin gewonnen werden. Die Ausbeute hängt von der Extraktions- und Reinigungsmethode ab, besonders aber von dem Insulingehalt der Drüsen. Letzterer hängt wiederum u.a. von der Art und Rasse der Tiere ab, sowie besonders von ihrem Alter. So ist der Gehalt an Insulin in Kalbsdrüsen 2—4mal höher als der von Rinderdrüsen.

Die Prinzipien der industriellen Extraktion und Reinigung von Insulin sind in den letzten 40—45 Jahren im großen und ganzen unverändert geblieben (SCOTT u. PARKER, 1932; ROMANS et al., 1940; WAIFE, 1967). Die gefrorenen Drüsen werden fein zerteilt und in saurem Äthanol extrahiert. Das Äthanol wird durch Eindampfen im Vakuum entfernt und kann wieder verwendet werden. Das Insulin sowie andere wasserlösliche Stoffe, die aus den Drüsen extrahiert wurden, befinden sich im gelösten Zustand im wäßrigen sauren Konzentrat. Nachdem die wasserunlöslichen Unreinheiten entfernt worden sind, wird das Insulin durch Zusatz von NaCl als Hydrochlorid ausgesalzen. Nachdem der Salzkuchen aufgelöst und das pH auf den isoelektrischen Punkt von Insulin (pH $4,0 - 5,5$) eingestellt ist, fällt Insulin in amorphem Zustand aus. Bevor es üblich wurde, Insulin durch Kristallisation zu reinigen, wurde es durch Ausfällen mit Äther aus einer alkoholischen Lösung gereinigt. Eine saure, sterilfiltrierte Lösung dieses Produkts wurde in der Diabetestherapie benutzt und erhielt späterhin die Bezeichnung „Amorphes Insulin".

ROMANS (1954) beschreibt die Extraktion aus Pankreas mit einer Auflösung von NaCl in Äthanol. Um das Vakuumeindampfen des alkoholischen Extrakts zu vermeiden, kann das Insulin durch Zusatz von Zinksalzen ausgefällt (SUBRAMANYAM, 1950; SHIBATA, 1952) oder auf Ionenaustauschern wie Alginsäure (JORPES et al., 1960) oder Carboxymethylcellulose (WELLCOME, 1965) aufgenommen werden.

Diese Bestrebungen, neue Methoden zur Herstellung von Insulin zu entwickeln, scheinen jedoch nicht zu konkurrenzfähigen industriellen Verfahren geführt zu haben.

Selbst wenn somit das Prinzip der Insulinherstellung immer noch dasselbe ist, hat in den letzten Jahren eine bedeutende Entwicklung in bezug auf die Anlagen zur Herstellung von Insulin stattgefunden. Durch Studien der einzelnen Herstellungsstufen mit beispielsweise radio-immunologischen Insulin-Bestimmungen (BAUM et al., 1964) oder radioaktivem Insulin werden die Methoden verbessert, die Reinheit des Insulins erhöht und der Verlust vermindert. Durch Anwendung komplizierter Spezialmaschinen in kontinuierlichem und teilweise automatischem Betrieb (WAIFE, 1967) sind die Kosten für Hilfsmittel und Arbeitskraft reduziert worden.

Während Auskünfte über die Einzelheiten der industriellen Herstellung von Insulin nur spärlich verfügbar sind, liegt eine beträchtliche Anzahl Publikationen über die Herstellung von Insulin im Labormaßstab vor. So gut wie alle neueren Arbeiten haben gemein, daß Insulin durch eine oder mehrere Formen von Säulenchromatographie gereinigt wird (DAVOREN, 1962; MIRSKY et al., 1963; SMITH, 1964; JACKSON et al., 1969). SHAPCOTT und O'BRIEN (1970) kombinieren Gelchromatographie mit isoelektrischer Fokusierung.

2. Kristallisation von Insulin

Die Entdeckung, daß Zinkionen erforderlich sind, um die Kristallisation von Insulin zu erleichtern (SCOTT, 1934) eröffnete die Möglichkeit, Insulin im industriellen Maßstab durch Kristallisation zu reinigen, und seit etwa 25 Jahren wird das für Insulinpräparate verwendete Insulin mittels einer oder mehrerer Kristallisationen gereinigt. Die hierdurch erzielte Reinheit von Insulin sowie dessen Zink-

Gehalt hängen davon ab, ob die Kristallisationsflüssigkeit Anionen enthält, die Niederschläge oder Komplexe mit Zink bilden.

Die zu Beginn verwendeten Systeme zur Kristallisation von Insulin enthielten Phosphat als Puffer (Scott, 1934). Die Löslichkeit der Zn-Ionen in 0,01 M Natriumphosphat ist sehr gering (ca. 1—2 μg/ml) (Schlichtkrull, 1958). Es besteht daher die Möglichkeit, daß das Zink, welches nicht in die Insulinkristalle eingeht, in Form von Zn-Phosphat ausgefällt wird, das nicht leicht von den Insulinkristallen zu trennen ist.

Die Reinigung von Insulin durch Kristallisation aus einem Ammoniumacetatpuffer findet ausgebreitete Anwendung (Scott, 1954; Waife, 1967). Jedoch führt die Anwendung von Ammoniumacetatpuffer die Möglichkeit mit sich, daß den Insulinkristallen Nicht-Proteinstickstoff zugeführt wird. Dies ist nachteilig, wenn die biologische Aktivität oder die UV-Absorption auf der Basis vom Stickstoffgehalt vom Insulin angegeben werden soll, was oft zweckmäßiger und genauer ist als die Berechnung durch Korrektur für Wasser- und Salzgehalt.

Wird Zitrat als Puffer benutzt (Petersen, 1945), so wird der Überschuß an Zink als löslicher Komplex an Zitrat gebunden, und Insulin kristallisiert in Form von Kristallen mit 2 Atomen Zn/Hexamer aus, was dem Zink-Gehalt im Insulin von ca. 0,35% entspricht (Schlichtkrull, 1956a). Somit ist die Kristallisation aus einem Zitratpuffer u.a. dann zweckmäßig, wenn der Zink-Gehalt des Ausgangsmaterials unbekannt ist und wenn es wünschenswert ist, ein Insulin mit niedrigem und gut definiertem Zink-Gehalt zu gewinnen. Die Reinigung des Insulins von Glucagon durch Kristallisation ist dadurch bedingt, daß das Insulin mit einem Zink-Gehalt unter 0,5% kristallisiert (Weitzel et al., 1953). Der Glucagon-Gehalt im Insulin, das durch 2 Kristallisationen aus einem Zitratpuffer gewonnen wurde, beträgt weniger als 0,005%.

Wenn Insulin aus einem Natrium-Acetatpuffer kristallisiert wird, der 7—8% Natriumchlorid enthält, ist der Gehalt an Zink kritisch, weil dann keine Stoffe vorhanden sind, welche die Zinkionen ausfällen oder mit ihnen einen Komplex bilden können. Der Totalzinkgehalt muß 0,8—0,9% des Insulingewichts ausmachen. In diesem System kristallisiert Insulin mit 4 Atomen Zink/Hexamer, was etwa 0,7% Zink im Insulin entspricht (Schlichtkrull, 1956b). Die Kristallisation aus Acetat-Salzpuffer ist für die Reinigung von Insulin gut geeignet, besonders für die Entfernung von gefärbten und hochmolekulare Unreinheiten. Die Acetat-Salzkristallisationsmethode benutzt man auch zur Herstellung von Insulinkristallen für die kristalline Phase der Insulinpräparate Lente und Rapitard. Durch Einimpfen können monodisperse Kristallsuspensionen hergestellt werden, in welchen die Kristallgröße im Bereich von 5 bis zu 50 μm gewählt werden kann (Schlichtkrull, 1957).

Beispiel für die Kristallisation von Insulin aus einem Zitrat-Puffer:

1 g Insulin wird in 50 ml Wasser aufgeschwemmt und durch Zusatz von 1 N HCl zum pH 2—3 aufgelöst. 1 g Zitronensäure, 16 ml Aceton, 40 mg Zn^{++} (als $ZnCl_2$-Lösung) und Wasser ad 100 ml werden zugegeben. Das pH wird mit 1 N NaOH unter Umrühren auf 6,1 eingestellt. Insulin kristallisiert spontan aus der klaren übersättigten Lösung aus, und nach 10—20 Std ist es möglich, die Insulinkristalle zu isolieren, mit Wasser und Aceton zu waschen und im Vakuum zu trocknen.

Beispiel für die Kristallisation von Insulin aus einem Acetat-Salzpuffer:

1 g Insulin wird in 50 ml Wasser aufgeschwemmt und durch Zusatz von 1 N HCl zum pH 2—3 aufgelöst. Es wird so viel von einer 2%igen $ZnCl_2$-Lösung zugesetzt, bis der Gesamtgehalt 9 mg Zn ausmacht, einschl. des Zinks des Insulins. Danach wird eine Lösung von 1,4 g CH_3COONa, 3 H_2O und 8 g NaCl in 50 ml Wasser zugesetzt. 1 N NaOH wird unter Umrühren zugesetzt bis das pH 5,50—5,55 erreicht ist. Hierdurch wird das meiste Insulin in amorphem Zustand ausgefällt, aber im Laufe

von etwa 1 Std setzt die Insulinkristallbildung ein, und das amorphe Material wird im Laufe von etwa 20 Std in bis zu 100 μ große rhomboedrische Insulinkristalle umgewandelt. Während des ganzen Kristallisationsprozesses ist die Flüssigkeit in langsamer Bewegung zu halten, damit das ausgefällte Insulin suspendiert bleibt.

Bei Kristallisation von unreinem Insulin verbleibt ein Teil des Insulins im amorphen Zustand. Dieses Insulin kann entfernt werden, wenn man die Insulinkristalle in einer Lösung von gepuffertem Aceton wäscht mit der Zusammensetzung 8,15 g CH_3COONa, 3 H_2O, 42 g NaCl, 68 ml $^1/_{10}$ N HCl, 150 ml Aceton, Wasser ad 500 ml (British Pharmacopoeia, 1973a).

VI. Komponenten im kristallinen Insulin

Insulin von kommerziellem Reinheitsgrad enthält außer Wasser und Salzen einen Teil „Nicht-Insulin-Komponenten", selbst wenn es durch wiederholte Kristallisationen gereinigt worden ist. Die Bezeichnung „Nicht-Insulin-Komponenten" bezieht sich in diesem Zusammenhang auf die Proteine, die in ihrer Primärstruktur von dem eigentlichen Insulin (Sanger-Insulin) abweichen.

Die Aufspaltung von Insulin in mehrere Komponenten ist bisher durch Gegenstromverteilung (HARFENIST u. CRAIG, 1952a; HUMAN u. LEACH, 1961; SLOBIN u. CARPENTER, 1963b), Verteilungssäulenchromatographie (CARPENTER, 1958; CRAIG et al., 1960; CHRAMBACH u. CARPENTER, 1960; CHRAMBACH, 1960), Säulenchromatographie auf DEAE-Cellulose (THOMPSON u. O'DONNELL, 1960; VOLINI u. MITZ, 1960), Säulenchromatographie auf Amberlite IRC-50 in 8 M Harnstoff (COLE, 1960; DILLON u. ROMANS, 1966) und durch Säulenchromatographie auf Carboxylmethylcellulose in 7 M Harnstoff (DILLON u. ROMANS, 1967) vorgenommen worden. In allen diesen Arbeiten wird darauf hingewiesen, daß der Hauptteil der „Nicht-Insulin-Komponenten" Insulin sei, welches durch saure Hydrolyse eine oder mehrere Amidgruppen verloren hat.

Mittels Disc-Elektrophorese auf Polyacrylamidgel haben MIRSKY und KAWAMURA (1966) und AZERAD et al. (1967) im kristallinen Insulin 6—10 Komponenten gefunden. TJIOE und WACKER (1972) haben in handelsüblichen Insulinpräparaten das Vorhandensein von „Nicht-Insulin-Komponenten" nachgewiesen. Mittels isoelektrischer Fokusierung in Polyacrylamidgel haben PERCIVAL et al. (1970) 6 Komponenten in kristallinem Rinder- und Schweineinsulin nachgewiesen.

Mit der Isolierung von Proinsulin aus handelsüblichem Insulin (STEINER et al., 1968; SCHMIDT u. ARENS, 1968) begann die Aufklärung der primären Struktur einer großen Anzahl Komponenten in kristallinem Insulin. Mittels Gelchromatographie kann das durch einmalige Kristallisation gereinigte Insulin in a-, b- und c-Komponenten aufgespalten werden (Abb. 3).

Die *a-Komponente* ist eine heterogene Mischung von aus dem Pankreas stammenden Proteinstoffen unbekannter Natur. Das Molekulargewicht reicht von etwa 25000 bis über 250000. Einmal kristallisiertes Insulin enthält bis zu etwa 10% a-Komponente.

Zweifache Kristallisation aus einem Salz-Acetat-Puffer setzt den Gehalt an a-Komponente unter denjenigen herab, welcher durch Gelfiltrierung nachweisbar ist.

Die *b-Komponente* macht 2—4% des einmal kristallisierten Insulins aus und kann durch Disc-Elektrophorese bei pH 8,5 in viele Bestandteile aufgespalten werden (Abb. 4).

Proinsulin macht ca. 20% der b-Komponente aus und kann aus dieser mittels Säulenchromatographie auf Carboxymethylcellulose in 7 M Harnstoff und nach-

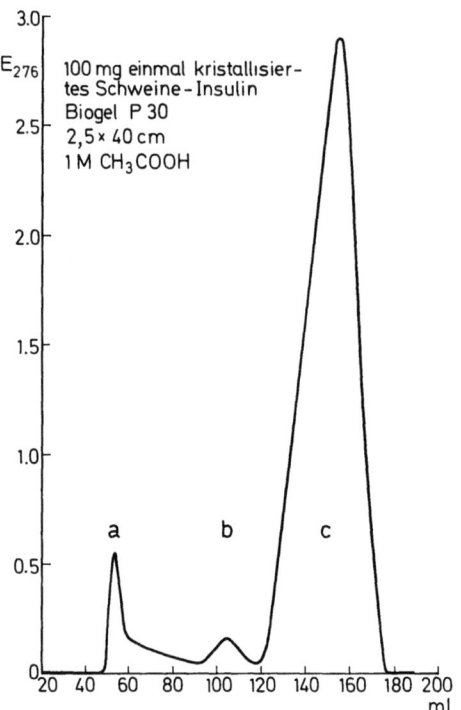

Abb. 3. Aufspaltung von einmal kristallisiertem Schweine-Insulin in seine a-, b- und c-Komponenten durch Gelfiltrierung auf Biogel P30 in 1 M Essigsäure

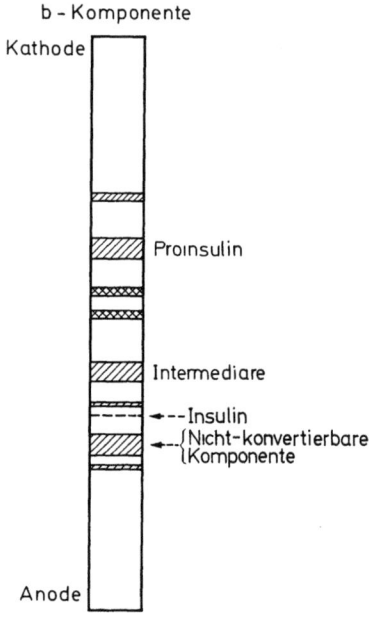

Abb. 4. Disc-Elektrophorese der b-Komponente bei pH 8,5 (schematische Darstellung)

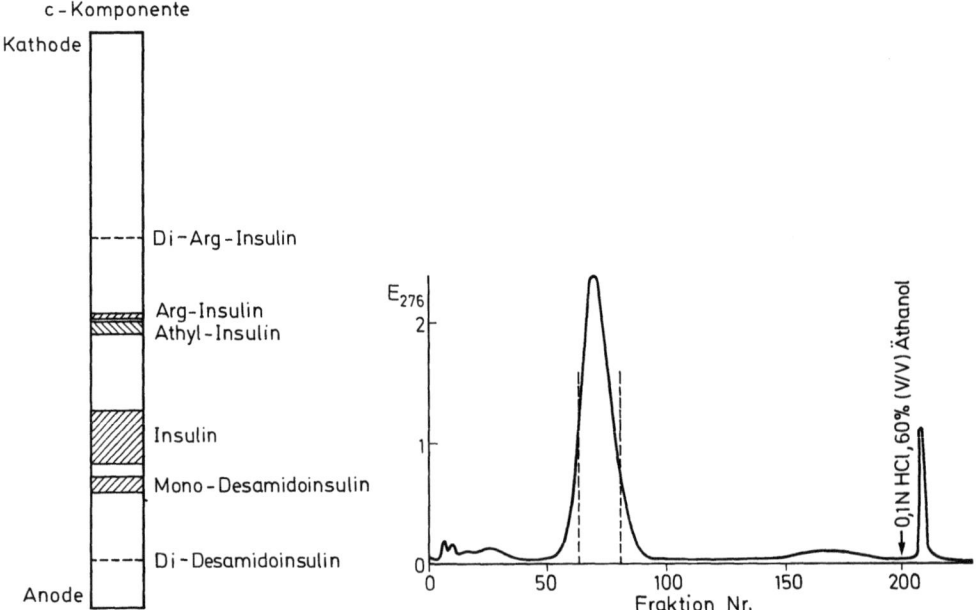

Abb. 5. Disc-Elektrophorese der c-Komponente bei pH 8,5 (schematische Darstellung)

Abb. 6. Isolierung von MC-Insulin durch Säulenchromatographie aus einmal kristallisiertem Schweine-Insulin auf QAE-Sephadex A-25 in 60%igem Äthanol-Tris-Puffer

folgender Säulenchromatographie auf DEAE-Cellulose in 7 M Harnstoff (STEINER et al., 1968) oder mittels Säulenchromatographie auf DEAE-Sephadex A-25 in 7 M Harnstoff (SCHMIDT u. ARENS, 1968; CHANCE, 1970; HORINO et al., 1972) isoliert werden. Die Intermediäre sind die Bezeichnung für zwei Zwischenprodukte bei der Umwandlung von Proinsulin zu Insulin. Im Intermediär I ist die Verbindung zwischen dem C-Peptid und der A-Kette unterbrochen, im Intermediär II ist es die Verbindung zwischen dem C-Peptid und der B-Kette (NOLAN et al., 1971). Das Intermediär macht 30—40% der b-Komponente aus, und kann bei Anwendung der Methoden für die Herstellung von Proinsulin isoliert werden. „Split proinsulin" ist Proinsulin, in dem das C-Peptid zwischen Leucin B 54 und Alanin B 55 geöffnet ist (CHANCE, 1970). Es ist nur für das Schwein bekannt; es liegen keine Beschreibungen seiner Herstellung vor.

Die „Nicht-konvertierbare Komponente" („the non-convertible" oder *Dimer*) wird so bezeichnet, weil sie im Gegensatz zu Proinsulin durch Behandlung mit Trypsin nicht in Des-Ala-Insulin umgewandelt werden kann. Sie besteht aus 2 Insulinmolekülen mit intakten Disulfid-Brücken, die durch mindestens eine kovalente Bindung miteinander verbunden sind (STEINER et al., 1968). Das Dimer macht 30—50% der b-Komponente aus und kann daraus mit ähnlichen Methoden wie Proinsulin isoliert werden. Es wird vermutlich während der Extraktion und Reinigung von Insulin gebildet und ist kaum eine wohldefinierte chemische Verbindung.

Die *c-Komponente* macht 85—90% des einmal kristallisierten Insulins aus und kann durch Disc-Elektrophorese bei pH 8,5 in 3—4 Komponenten aufgespaltet werden.

Monodesamidoinsulin macht 5—10% der c-Komponente aus und wird vermutlich durch saure Hydrolyse von Insulin während Extraktion und Reinigung gebildet (Abb. 5).

Di-Desamidoinsulin und weitere Deamidierungsprodukte sind gewöhnlich in kristallinem Insulin nicht nachweisbar. Nach wenigen Monaten treten sie dagegen in sauren (pH ca. 3) Insulinpräparaten (so wie z.B. Alt-Insulin) auf. Im tiefgefrorenen Zustand ist die Geschwindigkeit der Desamidierung von in verdünnten Mineralsäuren gelöstem Insulin unerwartet hoch, weil die Säure beim Ausfrieren des Wassers konzentriert wird (BERSON u. YALOW, 1966a). Für die Bestimmung des Quantum und der Art des desamidierten Insulins ist Papierelektrophorese in 7 M Harnstoff gut geeignet (SUNDBY, 1962).

Während der Umwandlung von Proinsulin zu Insulin werden C-Peptid und die Lysin- und Argininreste, die es an die A- und B-Insulinketten binden, abgespalten. Für einige wenige Prozent der Moleküle ist die Abspaltung unvollkommen, so daß ein Insulin-Argininderivat gebildet wird (SCHMIDT u. ARENS, 1968), das ungefähr 0,5% der c-Komponente ausmacht (BRANGE, 1971). Während der sauren alkoholischen Extraktion von Insulin wird in einem kleinen Bruchteil der Insulinmoleküle eine Carboxylgruppe mit Äthanol verestert. Dieses Äthanolinsulin macht einige wenige Prozent der c-Komponente aus und folgt ungefähr dem Arginin-Insulin in der Disc-Elektrophorese bei pH 8,5 (SCHLICHTKRULL et al., 1969).

Der Hauptbestandteil der c-Komponente ist das Insulin, welches in seiner Struktur der von Sanger festgestellten Primärstruktur entspricht und als das sog. „Monocomponent-Insulin" (MC-Insulin) oder „Single-component insulin" gewonnen werden kann. Das MC-Insulin kann aus kristallisiertem Insulin mittels säulenchromatographischen Anionenaustauschs in schwach basischem Puffer, der 60% (Vol.-Prozent) Äthanol enthält, hergestellt werden (Abb. 6) (JORGENSEN et al., 1970; SCHLICHTKRULL et al., 1972) und ist weitgehend nicht immunogen.

VII. Insulinzubereitungen

1. Einteilung

Die gegenwärtigen pharmazeutischen Insulinzubereitungen werden gewöhnlich aus durch Kristallisationen gereinigtem Trockeninsulin hergestellt, entweder aus Monospezies-Insulin (vom Rind oder Schwein) oder aus beiden Spezies von Insulin. Die Wahl der Spezies hängt von den Möglichkeiten ab, die Pancreata der betreffenden Spezies einzusammeln. Das Verhältnis zwischen der globalen Jahresproduktion von Rinder- und Schweineinsulin ist etwa $^7/_3$. Die Reinheit des Insulins ist in den folgenden Übersichtstabellen symbolisch dargestellt. „K" ist die Bezeichnung für das traditionelle kristallisierte Insulin. Die Anwendung von Gelfiltrationschromatographie in der Herstellung des Insulins wird mit „C" bezeichnet [„Single Peak" in den USA (ROOT et al., 1972)]. „MC" bedeutet Monokomponent-Insulin (SCHLICHTKRULL et al., 1972; SCHLICHTKRULL et al., 1974).

Für die aseptische Herstellung von Zubereitungen benutzt man Sterilfiltration des gelösten Trockeninsulins, welches keine Wärmebehandlung verträgt. Zusatz von Nipaginestern oder anderen Konservierungsmitteln sichert die Bewahrung der Sterilität während des Gebrauchs. Es ist jedoch nicht ratsam, die Ampulle länger als ein paar Wochen zu verwenden. Für Sicherstellung der Isotonie werden entweder Kochsalz, Fruktose, Glukose oder Glyzerin zugesetzt. Im Vergleich zu anderen Injektionspräparaten ist es notwendig, besonders große Anforderungen an die Unveränderlichkeit der Präparate in bezug auf die Wirkungsintensität und -dauer zu stellen, d.h. an die Kontrolle des Gehalts auf Aktivität und, was die langsam wirkenden Präparate angeht, zugleich an die pharmazeutischen Parameter, die die Verzögerung der Absorption und der Wirkung des Insulins bestimmen.

2. Biologische Aktivität

Die Zusammensetzung des Trockeninsulins unterscheidet sich sowohl in bezug auf Spezies als auch in bezug auf den Gehalt an verschiedenen Begleitsubstanzen (Wasser, Salze und Begleitproteine, s. Abschnitt VI, S. 97), und es ist daher notwendig, die für die pharmazeutischen Zubereitungen anzuwendende Menge Trockeninsulin im Hinblick auf konstante Aktivität anzupassen.

In der biologischen Standardisierung wird die Aktivität in Relation zu dem 4. internationalen Insulinstandard bestimmt, der der Definition nach eine Aktivität von 24,0 IE/mg besitzt (BANGHAM u. MUSSET, 1959; LACEY, 1967). Wenn T mg Trockeninsulintestsubstanz im Testsystem (Kaninchen oder Maus) dieselbe biologische Reaktion ergeben wie S mg Standardinsulin, wird die Aktivität als $24,0 \times S/T$ IE/mg bewertet, und danach kann man die Menge berechnen, die anzuwenden ist, um den Präparaten die angegebene Aktivität von 40 oder 80 IE/ml (in den USA jetzt auch 100 IE/ml) zu sichern (SMITH, 1962; British Pharmacopoeia, 1973 b). Man nimmt an, daß die Standardisierungsmethoden am Kaninchen oder an der Maus von solcher Relevanz für die Insulintherapie sind, daß diese Methoden (und besonders die erstgenannte) akzeptabel sind. Es ist für die Aktivitätsbestimmung eine einleuchtende Voraussetzung, daß die Testlösung des zu untersuchenden Insulins in ihrer Zusammensetzung von derjenigen der Standardlösung in keiner Weise abweicht, welche die Wirkung beeinflussen könnte, z.B. durch Verzögerung der Absorption. Da das Trockeninsulin sowohl in bezug auf Spezies als auch die Art und Menge der Begleitstoffe, die teilweise eine insulinähnliche Aktivität besitzen, variiert, besteht die Möglichkeit, daß Änderungen im Testsystem auf die Ergebnisse der Aktivitätsbewertung einwirken können. Übereinstimmend hiermit ist es bis jetzt nicht gelungen, eine allgemeine zuverlässige und mit den biologischen Methoden konsistente nicht-biologische Methode für die Aktivitätsbestimmung von Insulinzubereitungen zu etablieren.

Anhand der biologischen Bestimmungen ist kein Unterschied in der Aktivität von Rinder- und Schweine-Insulin festzustellen. Die Aktivität des Monocomponent-Insulins (NOVO) wurde im Kaninchen- und Mauskrampf-Test (eigene Untersuchungen) zu 183 ± 5 ($P=0,95$) E/mg Proteinstickstoff berechnet, oder 26,7 E/mg Substanz enthaltend 14,6% N (wie in dem 4. internationalen Insulinstandard nach eigenen Analysen), entsprechend $1,67 \times 10^8$ E/mol. Nach eigenen Untersuchungen besitzen (Mauskrampftest und auf Gewichtsbasis) Monodesamidoinsulin 90%, Insulinäthylester 75%, Insulindimer (non-convertible) 50%, Argininsulin 40% und die in der b-Komponente vorhandene Mischung (ca. 1:2) von Proinsulin und Intermediaten etwa 25% der Aktivität des Insulins. Dementsprechend beträgt die Aktivität des kristallisierten Insulins ($5 \times$ krist., NOVO) 175 ± 3 E/mg N (Kaninchen- und Mauskrampf-Test).

Es muß betont werden, daß die Aktivitätsbestimmung von insulinähnlichen Verbindungen wie z.B. Proinsulin nicht eindeutig ist. Die Blutzuckerkurven am Versuchstier nach Injektion von z.B. Proinsulinlösungen stimmen wegen der verlängerten Wirkungsdauer des Proinsulins mit denen nach Injektion von Standardinsulinlösungen nicht überein. Deswegen ist die gemessene Aktivität vom Testsystem abhängig und kann nicht generell definiert werden.

Es ist eine prinzipielle Voraussetzung für die Anwendung der Aktivitätsbestimmungsmethoden, daß die sonst einheitlichen Zubereitungen, die auf verschiedenen Trockeninsulinsubstanzen mit identisch bestimmter Aktivität basieren, die gleiche blutzuckersenkende Wirkung beim Patienten ergeben. Es besteht kein Grund zur Vermutung, daß die vorhandenen Variationen in der Art und Menge der Begleitsubstanzen, die im Trockeninsulin von definierter Spezieszusammensetzung enthalten sind, Änderungen in der blutzuckersenkenden Wirkung beim Patienten bewirken können. Dagegen sind die Speziesvariationen für die Patienten von Bedeutung, deren Seruminsulinantikörper weitgehend und vorzugsweise Rinderinsulin neutralisieren und die aus diesem Grunde kleinerer Mengen Schweineinsulin bedürfen (KREUTZER et al., 1956; BERSON u. YALOW, 1966b; DEVLIN u. BRIEN, 1965). Im Hinblick auf diese Patienten muß die Spezieszusammensetzung der Zubereitungen definiert werden.

3. Haltbarkeit

Das Licht zerstört das Insulin; die Präparate sind deshalb im Dunkeln (z.B. in der Schachtel) aufzubewahren. Gefrieren ist zu vermeiden — Aktivitätszerstörung bewirkt es nicht, kann aber das Aussehen (Flockenbildung) und den Wirkungsverlauf der trüben, langsamwirkenden Präparate verändern. Die Aktivität fällt während der Lagerung wie eine Reaktion erster Ordnung herab

$$P(t) = P_0 \exp(-kt),$$

wobei k der Arrheniusschen Gleichung folgt:

$$k = \exp(\alpha - \beta/T),$$

Tabelle 4. Aufbewahrungsdauer in Monaten verschiedener Insulinpräparate
bei verschiedenen Temperaturen bis 2% Aktivitätsverlust

	4° C	15° C	25° C	40° C
Alt-Insulin, sauer	222	27	4,5	0,4
Alt-Insulin, neutral (Actrapid)	433	62	12	1,2
Rapitard	258	36	6,6	0,7
Lente	427	40	5,4	0,3

wobei P_0 die ursprüngliche Aktivität, $P(t)$ die Aktivität nach t Monaten Aufbewahrung bei $T°$ Kelvin und α und β die für die verschiedenen Insulinpräparate charakteristischen Konstanten sind (PINGEL u. VØLUND, 1972).

Tabelle 4 zeigt die Aufbewahrungsdauer bei verschiedenen Temperaturen für verschiedene Insulinpräparate, bis ein Aktivitätsverlust von 2% eingetreten ist. Eine Verdopplung der Zeitangaben entspricht einem Aktivitätsverlust von 4%. Die Zeitangaben sind Inter- und Extrapolationswerte entsprechend der Formel, deren Konstanten α und β experimentell (akkumulierte Haltbarkeitsprüfungsresultate) bestimmt sind.

Es ist auffallend, daß Actrapid (neutrales Alt-Insulin) 2—3mal so lange aufbewahrt werden kann wie das saure Alt-Insulin.

Bei Lagerung im Kühlschrank ist das Gefrieren zu vermeiden, und es muß deshalb berücksichtigt werden, daß die Temperaturen an verschiedenen Stellen (Wände, Kühlelement) sich unterscheiden und auch Zeitvariationen unterworfen werden können. Eine Lagerungstemperatur von 4° C ist zu empfehlen, Lagerungstemperaturen bis zu 15° C sind akzeptabel. Aufbewahrung bis zu 2 Jahren innerhalb den in Tabelle 4 angegebenen Temperatur/Zeit-Grenzen ist ohne Bedeutung für die Wirkung der Präparate. Die Haltbarkeit bei höherer Temperatur ist unbekannt; eine Warnung gegen Hitzeeinwirkung selbst für kürzere Perioden (z.B. das Aussetzen in starkem Sonnenlicht im Auto) muß beachtet werden.

4. Alt-Insulin-Präparate

Die ersten Insulinzubereitungen waren schnell- und kurzwirkende saure Lösungen. Durch Verwendung hochgereinigten Insulins ist es gelungen, neutrale

Tabelle 5. In Deutschland gebräuchliche Alt-Insuline

Bezeichnung	Spezies	Reinheit	pH	Puffer-substanz	Konservierungs-mittel
Normalinsulin Brunnengräber	Rind	K	3	keine	Nip
Insulin Hoechst	Rind	K	3	keine	Nip
Insulin S Hoechst (CS)	Schwein	C	3	keine	Nip
Insulin Horm	Rind	K	3	keine	Phenol
Insulin SP Horm	Schwein	K	3	keine	Phenol
Normalinsulin Leo	Schwein	K	7	Phosphat	m-Kresol
MC-Insulin Novo Actrapid	Schwein	MC	7	Acetat	Nip

K = Kristallisation; C = Gelfiltrationschromatographie; MC = Monokomponent; Nip = Nipaginester (Methyl-, Äthyl- oder Propyl-p-Hydroxybenzoat).

Alt-Insulin-Lösungen herzustellen (SCHLICHTKRULL, 1958a, 1958b; SCHLICHT-
KRULL *et al.*, 1965) mit erhöhter Hautverträglichkeit (HAGEN u. HAGEN, 1959;
BERMONT, 1967) und Haltbarkeit. Der Zeitverlauf der Absorption des bei Patienten injizierten Alt-Insulins ist mit radioaktiv-markiertem Insulin gemessen worden
und wird durch eine Halbwertzeit von ca. 2,5 Std charakterisiert (BINDER, 1969).

Wenn das pH oder die Puffersubstanz unterschiedlich sind, ist die Mischung
von Alt-Insulin und einer Insulinzubereitung eines anderen Fabrikats in der Regel
zu vermeiden.

5. Verzögerungsinsuline

Die Verlängerung der Wirkungsdauer beruht auf einer verzögerten Absorption
des injizierten Insulins, das an der Injektionsstelle in einen bei neutraler Gewebs-
reaktion schwerlöslichen Zustand gebracht worden ist. Ursprünglich wurde die
Schwerlöslichkeit nur durch Zusatz von Verzögerungssubstanzen wie Surfen
(Bis(4-Aminochinaldin-6)-N,N-Harnstoff) (LAUTENSCHLÄGER *et al.*, 1937; DÖRZ-
BACH, 1950), Protamin (HAGEDORN, 1936; KRAYENBÜHL u. ROSENBERG 1946),
Human-Globin etc. erzielt. Auf der Basis neuerer physikalisch-chemischer Forschungsergebnisse mit reinem rekristallisiertem Insulin definierter Spezies ist es
auch möglich geworden, Verzögerungsinsuline ohne Beimischung von Verzögerungssubstanzen herzustellen (HALLAS-MØLLER *et al.*, 1952; SCHLICHTKRULL,
1958a, 1958b; SCHLICHTKRULL *et al.*, 1965). Die Zustandsform des Insulins im
Präparat ist Lösung oder Suspension (neutral) von entweder amorphen oder
kristallinen Partikeln. In den Kombinationsinsulinen (neutralen) liegt das Insulin
nicht nur als Kristallsuspension vor, sondern ein bestimmter Teil davon ist zusätzlich in Form von Lösung oder als amorphe Partikel eingepaßt. Ferner unterscheiden sich die Präparate durch die Wahl der Insulinspezies und durch die Reinheit
des Insulins. Als Konservierungsmittel werden, mit Ausnahme von den Protamin-
insulinkristallsuspensionen, Nipaginester verwendet. Bei der Bildung von Prot-
amininsulinkristallen gehen Phenole als unerläßlicher Bestandteil hinein (KRAYEN-
BÜHL u. ROSENBERG, 1946), und die Suspensionen (NPH und Initard) sind dement-

Tabelle 6. Kombinationspräparate. Zwei Insulinphasen, neutrale Reaktion

Bezeichnung	Verzögerungs-substanz	Form	Spezies	Reinheit	Wirkung
Long-Insulin Hoechst	Surfen	Am/K (11:29)	Schwein	K	I+L
Insulin Initard Leo	Protamin	Lö/K (1:1)	Schwein	K	S+I
Insulin Novo Lente	keine	Am/K (3:7)	Schwein/Rind	K	I+L
Insulin Novo Monotard	keine	Am/K (3:7)	Schwein	MC	I+(L)
Insulin Novo Rapitard	keine	Lö/K (1:3)	Schwein/Rind	K	S+L

Form: Am = amorphe Partikel; K = Kristallpartikel; Lö = Lösung.
Reinheit: K = Kristallisation; MC = Monokomponent.
Wirkung: S = Wirkungseintritt mit dem des Alt-Insulins vergleichbar doch etwas schwächer;
L = Wirkungsdauer länger als 24 Std; (L) = Wirkung länger als 24 Std, doch schwächer als L;
I = Intermediärwirkung mit etwas verzögertem Eintritt und bis zu 24 Std lang effektiv.

Tabelle 7. Verzögerungspräparate mit nur einer Insulinphase (saure Lösung oder neutrale Suspension) und intermediärer (Ausnahme: Ultralente) Wirkung

Bezeichnung	Verzögerungs-substanz	Form	Spezies	Reinheit
Deposulin Brunnengräber	Protamin	Lö	Rind	K
Depot-Insulin Hoechst	Surfen	Lö	Rind	K
Depot-Insulin S (CS) Hoechst	Surfen	Lö	Schwein	C
Komb-Insulin Hoechst	Surfen	Lö	Rind	K
Komb-Insulin S (CS) Hoechst	Surfen	Lö	Schwein	C
HG-Insulin Hoechst	Human Globin	Lö	Rind	K
HG-Insulin S Hoechst (CS)	Human Globin	Lö	Schwein	C
Depot-Insulin HORM	Protamin	Lö	Rind	K
SP Depot-Insulin HORM	Protamin	Lö	Schwein	K
Insulin Retard Leo NPH	Protamin	K	Schwein	K
MC-Insulin Novo Semilente	keine	Am	Schwein	MC
Insulin Novo Ultralente	keine	K	Rind	K

Form: Lö = Lösung; K = Kristallpartikel; Am = amorphe Partikel.
Reinheit: K = Kristallisation; C = Gelfiltrationschromatographie; MC = Monokomponent.

sprechend mit m-Kresol konserviert. Diese Suspensionen sind auch die einzigen in den Tabellen, die mit Phosphat gepuffert sind. Der Wirkungseintritt und die Wirkungsdauer lassen sich wegen Abweichungen bei den Patienten nur in großen Zügen bestimmen und sind deswegen in den Tabellen 6 und 7 symbolisch angegeben.

6. Warnungen

1. Da beim Übergang von Rinder- auf Schweineinsulin gelegentlich weniger Insulineinheiten benötigt werden, ist die Dosierung sorgfältig zu überprüfen.

2. Die Insulinsuspensionen werden bei Sedimentation fraktioniert, müssen aber in homogener Form injiziert werden, um die beabsichtigte Dosis zu gewährleisten. Unmittelbar vor dem Aufziehen wird die Flasche einige Male umgewendet (Schaum durch kräftiges Schütteln ist zu vermeiden) und die Injektion sogleich verabreicht.

3. Injektionsspritzen und Nadeln können in einem Behälter mit 70% Äthylalkohol aufbewahrt werden. Von der Verwendung zusätzlicher Desinfektionsmittel wird abgeraten im Hinblick auf das Risiko von Allergie und die mögliche Einwirkung auf das Insulin.

VIII. Abbau des Insulins und des Proinsulins

1. Nicht-enzymatischer Abbau

Wenn Insulin mit einer Base behandelt wird, erfolgt eine pH- und zeitabhängige Spaltung seiner S-S-Brücken. Wenn sie zu 70% gespalten sind — was einer Spaltung von 2 der drei S-S-Brücken des Insulins entspricht —, hat das Insulin seine gesamte biologische Aktivität (Blutzuckersenkung an Kaninchen) verloren (FØNSS-BECH u. NIELSEN, 1961). Jüngere Untersuchungen haben gezeigt, daß die Behandlung von Insulin mit einer Base in der Bildung von Persulfidgruppen resultiert (CAVALLINI et al., 1970). Es liegen Berichte über eine säurekatalysierte Umwandlung von Insulin zu desamidierten Komponenten vor (CHRAMBACH u. CARPENTER, 1960; COLE, 1960; SUNDBY, 1962). Es wurden bis zu 6 Komponenten gefunden, entsprechend der Anzahl der Amidgruppen im Insulinmolekül. Die Gruppe, welche die größte Labilität zeigt, ist diejenige am C-terminalen Aspargin in der A-Kette (A21) (SUNDBY, 1962). Monodesamido-Insulin behält seine volle biologische Aktivität, weil das total desamidierte Insulin 50—75% seiner ursprünglichen Aktivität (Blutzuckersenkung an Kaninchen) hat. Eine progressive Desamidierung geschieht selbst bei Auflösung in 0,005 N HCl und Lagerung bei −15° C (BERSON u. YALOW, 1966). Eine vollständige Hydrolyse von Insulin resultiert in der Freisetzung der einzelnen Aminosäuren. SCHULTZ et al. (1962) berichten über die Vorzugsabspaltung der Aspartylreste.

Oxidation mit Perameisensäure bewirkt die Spaltung von Insulin in seine A- und B-Ketten, die durch Fällen getrennt werden können (SANGER, 1949). Andere Separationsmethoden sind die Gegenstrom-Verteilung (CRAIG et al., 1961) und die Ionenaustausch-Chromatographie (MYCEK et al., 1959; GRIFFIN et al., 1966). Ändert man die Oxidationsbedingungen von SANGER, ist es möglich, einen Oxidationsprozeß mit darauffolgender mehr quantitativer Umwandlung zu A- und B-Kette zu erzielen (CRAIG et al., 1961).

Die oxidierten A- und B-Ketten haben keine biologische Aktivität.

Photooxidation von Insulin erfolgt durch sichtbares Licht. Bei pH 7,0 und 10° C werden nur die zwei Histidinreste oxidiert (WEIL et al., 1965). Eine Verminderung des Gehalts an nicht-oxidiertem Histidin, die der Abnahme der biologischen Aktivität (in vivo nach der Mäusekrampfmethode und in vitro nach der Ratten-Fettgewebe-Methode) direkt proportional ist, wird von WEIL et al. (1965) sowie WEITZEL et al. (1965) angegeben.

Die Disulfid-Brücken von Insulin können auch durch Behandlung mit Sulfit, nach folgender Gleichung, abgespalten werden:

$$\underbrace{R\!-\!S\!-\!S\!-\!R}_{\text{Oxidationsreagenz}} + SO_3^{--} \rightleftharpoons RS^- + R\!-\!S\!-\!SO_3^-$$

Die Anwesenheit eines schwachen Oxidationsreagenz (Luft, Cu^{++}, Tetrathionat) erhält den Redox-Zyklus aufrecht, bis die SH-Gruppen nicht länger nachgewiesen werden können. Somit wird das Insulin in seine A- und B-Ketten-S-Sulfonate umgewandelt.

Eine umfassende Übersicht über die oxidative Sulfitolyse von Proteinen, einschließlich Insulin, sowie über die Methoden, die zur Trennung der sulfonierten A- und B-Ketten verwendet werden, ist von BAILEY (1967a) publiziert worden.

Über eine Vorzugsaufspaltung der beiden Zwischenkettenbindungen von Insulin mit Sulfit berichtet CECIL et al. (1960), und MEIENHOFER und BRINKHOFF (1963) ist es gelungen, ein Insulin-A-Ketten-Bis-S-Sulfonat mit intakter Intraketten-Disulfidbrücke zu isolieren.

Die S-sulfonierten Insulinketten sind relativ beständige Verbindungen, die keine biologische in vivo-Insulinaktivität nach der Mäusekrampfmethode besitzen (KATSOYANNIS et al., 1967a; MARGLIN u. MERRIFIELD, 1967). Dasselbe wird über in vitro-Resultate nach der Ratten-Halbzwerchfell- und der Ratten-Fettgewebe-Methode berichtet (PRUITT et al., 1966; SURMACZYNSKA u. METZ, 1969).

Durch partielle Sulfitolyse in Gegenwart von Tetrathionat in Harnstofflösung ist es Busse und Gattner (1973) gelungen, Rinderinsulin an der Disulfidbindung A 7—B 7 selektiv zu spalten. Verglichen mit Insulin, wies dieses Insulin-A 7—B 7-di-S-Sulfonat biologische Aktivitäten von 15% (Mäusekrampftest) und 4—10% (Blutzuckersenkung an der nüchternen Ratte) auf.

Die reduktive Aufspaltung der S-S-Brücken im Insulin wird für gewöhnlich mittels Thiolen, vor allem 2-Mercaptoäthanol oder Thioglykolsäure herbeigeführt. Eine Übersicht über die Methoden der reduktiven Aufspaltung der S-S-Brücken von Proteinen (einschl. Insulin) findet sich bei Bailey (1967b). In Abwesenheit von denaturierenden Reagentien hat es sich erwiesen, daß es nur möglich ist, das eine der drei Disulfide zu reduzieren (Lindley, 1955). Um die quantitative Reduktion zu erzielen, wird die Reaktion gewöhnlicherweise in Gegenwart von Harnstoff, Guanidinhydrochlorid oder mit Detergentien durchgeführt, welches das Insulinmolekül entfaltet und die S-S-Brücken der Reduktion zugänglich macht. Quantitative Reduktion kann auch ohne denaturierende Reagentien erzielt werden, und zwar mit hohen Konzentrationen von Thiol (Thompson u. O'Donnell, 1961), Dithiothreitol als reduzierendem Reagenz (Bewley u. Li, 1969) oder via elektrolytische Reduktion (Markus, 1964). Elektrolytische Reduktion von Insulin hat erwiesen, daß in saurer Lösung die A 6-A 11-Disulfidbrücke langsamer aufgespalten wird als die Zwischenkettenbrücken (Zahn u. Gattner, 1968). Die SH-Gruppen der reduzierten A- und B-Insulinketten oxidieren leicht und werden daher für gewöhnlich durch eine Alkylierung mit Iodessigsäure (oder deren Amid) geschützt. Sie ergeben beständige carboxymethylierte Ketten (Swanepoel et al., 1969).

Die Spaltung der Disulfidbrücken kann auch durch Bestrahlen von Insulinlösungen mit ultraviolettem Licht erzielt werden. Nach Swanepoel et al. (1969) erfolgt die Photolyse der drei Disulfidbrücken statistisch, was dem Befund von Siebert et al. (1965) widerspricht. Letztere schlagen eine Vorzugsumwandlung einer besonderen S-S-Brücke vor. Nach dem Mäusekrampftest haben die reduzierten und luftoxidierten A- bzw. B-Insulinketten keine biologische Aktivität (Katsoyannis, 1967a).

Über den Abbau des Insulinmoleküls vom N-terminalen Ende auf chemischem Wege (Abbau nach Edman) liegen Berichte vor. Brandenburg (1969) fand, daß das Des-Phe-B1-Insulin wie Insulin kristallisiert und die volle biologische Aktivität (Ratten-Fettgewebe-Methode) von intaktem Insulin aufweist. Africa und Carpenter (1970) haben Des-Gly-A 1-Des-Phe-B 1-Insulin aus Rinderinsulin zubereitet und festgestellt, daß dieses Derivat 10% der biologischen Aktivität (Mäusekrampftest) von Insulin enthält.

2. Enzymatischer Abbau

Die Wirkung von Trypsin auf Rinderinsulin ist von mehreren Forschern untersucht worden (Nicol, 1960; Young u. Carpenter, 1961; Bromer u. Chance, 1967; Surmaczynska et al., 1969). Trypsin spaltet die Peptidbindung in der B-Kette zwischen den Resten Arg-Gly (B22 — B23) und Lys-Ala (B29 — B30), wobei Desoctapeptid-Insulin, ein Heptapeptid, und freies Alanin entstehen. Das Ausmaß der Spaltung hängt vom Zinkgehalt des Insulins, dem pH und der Ionenstärke ab. Das Desoctapeptid-Insulin besitzt zwar einige, doch recht geringe *in vivo*-Aktivität (Carpenter, 1966; Bromer u. Chance, 1967), während das Derivat sich in *in vitro*-Tests am Rattenzwerchfell und am Rattenfettgewebe (SURMACZYNSKA et al., 1969) als unwirksam erwiesen hat. Es soll hier erwähnt werden, daß RUDMAN et al. (1968) gezeigt haben, daß Desoctapeptid-Insulin 0,1% der Aktivität von Insulin bei der Stimulierung der Glukoseoxidation im Ratten-Fettgewebe gegenüber 10% der Insulinaktivität als antilipolytisches Mittel im Hamsterfettgewebe zeigt. Befunde über die Beziehung zwischen Struktur und hormonaler Wirkung können also vom jeweiligen Testsystem abhängen.

Die Zersetzung von Insulin durch Carboxypeptidase-A wurde von SLOBIN und CARPENTER (1963a, 1966) untersucht und von CARPENTER (1966) in Form einer Übersicht dargelegt. Bei passender Kontrolle der Reaktionsbedingungen ist es möglich, Des-Alanin-Insulin, Des-Alanin-des-Asparagin-Insulin und Des-Alanin-des-Amido-Insulin herzustellen. Bei diesen Derivaten ist Alanin B 30 bzw. Alanin B 30 + Asparagin A 21 bzw. Alanin B 30 + die Amidogruppe von Asparagin A 21 abgespalten.

Nach dem Mäusekrampftest macht die biologische Aktivität von Des-Alanin-Insulin und Des-Alanin-des-Amido-Insulin $^2/_3$ der Aktivität von Insulin aus, während Des-Alanin-des-Asparagin-Insulin nur etwa 5% der Wirkung von Insulin hat. Die in vitro-Tests zeigen, daß Des-Alanin-Insulin seine volle Aktivität behält (RUDMAN et al., 1968) und Des-Alanin-des-Asparagin-Insulin im Rattenzwerchfelltest und auf Rattenfettgewebe im Vergleich zu intaktem Insulin inert ist (SURMACZYNSKA et al., 1969).

SMITH et al. (1958) haben gezeigt, daß kristallines Zink-Insulin der Hydrolyse durch Leucin-Aminopeptidase widersteht, während zinkfreies Insulin langsam hydrolysiert wird. Die B-Kette wird quantitativ nahezu bis zum B 7-Rest und die A-Kette in minderem Ausmaß bis zur Position A 6 abgebaut.

PHILLIPS (1952) berichtet von der Verdauung von Insulin durch Chymotrypsin und Pepsin. Die hierbei gewonnenen Peptidfragmente hatten bei Kaninchen keine hypoglykämische Wirkung.

Die Kinetik der Chymotrypsinwirkung auf Insulin ist von GINSBURG und SCHACHMAN (1960) untersucht worden. Diese Forscher fanden, daß die Zersetzung langsam vor sich geht; ist jedoch das Molekül einmal angegriffen, so wird es schnell in die endlichen Peptidfragmente zerlegt.

Ein insulinzersetzendes Enzym, Glutathion-Insulin-Transhydrogenase (GIT), ist aus Rinder- und Human-Leber (TOMIZAWA u. HALSEY, 1959; TOMIZAWA u. VARANDANI, 1965) isoliert worden. Ein dem GIT aus Rinderleber ähnliches, wenn nicht identisches, Enzym ist aus Rinderpankreas isoliert worden (VARANDANI u. TOMIZAWA, 1966). Dieses Enzym katalysiert die reduktive Spaltung der drei S-S-Brücken im Insulin in Anwesenheit kleiner Sulfhydrylverbindungen (TOMIZAWA, 1962) und ist imstande, die Regenerierung der Insulinaktivität aus den reduzierten, inaktiven A- und B-Insulinketten zu fördern, indem es den SH→S-S-Austausch katalysiert (KATZEN u. TIETZE, 1966; VARANDANI, 1967).

Bei Inkubation von Insulin mit Rattenleberhomogenaten geschieht die Degradierung stufenweise: zuerst werden die S-S-Brücken des Insulins vom GIT reduktiv gespalten, dann werden die A- und B-Ketten proteolytisch bis zu niedrig molekulargewichtigen Komponenten zersetzt (VARANDANI et al., 1972). Es wurde bewiesen, daß derselbe Zersetzungsmechanismus auch bei der Inkubation von Insulin mit Homogenaten von anderen Organen der Ratte — Niere, Herz- und Skelettmuskeln — wirkt (VARANDANI, 1973).

Eine Protease mit einem hohen Grad an Spezifität dem Insulin gegenüber und physiologischem pH-Optimum ist aus Rattenmuskelgewebe isoliert worden (BRUSH, 1971). Proinsulin und Proinsulin-Intermediäre werden von diesem Enzym nur zu einem geringen Grad hydrolysiert; dieser Umstand kann zum Entfernen von Insulin aus Plasma ausgenutzt werden, was die Möglichkeit ergibt, das Plasma direkt aus seinem Gehalt an Proinsulin (+Intermediären) zu bestimmen (KITAB-SCHI et al., 1971).

Diese insulin-spezifische Protease (ISP) ist auch in vielen anderen Gewebetypen der Ratte nachgewiesen worden (BURGHEN et al., 1972; KITABCHI u. STENTZ, 1972; DUCKWORTH et al., 1972).

Wenn das Rinder- und Schweine-Proinsulin, welches sehr niedrige biologische Aktivität hat, mit Trypsin behandelt wird, entsteht voll aktives Des-Ala-Insulin (CHANCE et al., 1968; STEINER et al., 1968). Die Befunde von CHANCE et al. (1968) deuten darauf hin, daß die Spaltung folgendermaßen vor sich geht: (i) am Dipeptid Lys-Arg, welches das C-Peptid mit dem N-Endglied-Ende der A-Kette verbindet, (ii) am Dipeptid Arg-Arg am N-Endglied-Ende des Verbindungspeptids und zwischen Lys und Ala in Positionen 29 und 30 in der B-Kette. Der Beweis dieser Reaktion wurde auch von STEINER et al. (1968) erbracht.

Diese Befunde, verbunden mit der Tatsache, daß bei der Umsetzung von Proinsulin in vivo intaktes Insulin entsteht, weisen darauf hin, daß das konvertierende Agens in vivo ein Enzym (oder ein Enzymsystem) ist, das die Eigenschaften eines Trypsins mit begrenzter Spezifizität mit denjenigen der Carboxypeptidase-B vereinigt.

Versuche in vitro haben gezeigt, daß Proinsulin quantitativ in Insulin und C-Peptid umgesetzt werden kann, wenn es mit einem Gemisch von Trypsin und Carboxypeptidase-B behandelt wird (KEMMLER et al., 1971).

YIP (1971) beschreibt die Reinigung und Isolation von einem Enzym aus Rinderpankreasextrakt, daß die Umwandlung von Proinsulin ins Insulin katalysiert. Diese Umwandlung scheint in zwei Stufen vorzugehen: zuerst eine schnelle Hydrolyse des Proinsulins zu einem Intermediär, von einer langsamen Spaltung des Intermediärs zu Insulin gefolgt. Es wurde bewiesen, daß das isolierte Enzympräparat keine Carboxypeptidase-B-Aktivität enthält und sich vom Pankreas-Trypsin und Trypsinogen in bezug auf isoelektrisches pH und Molekulargewicht unterscheidet.

Der Stand des heutigen Wissens über das Mechanismus der enzymatischen Umwandlung von Proinsulin ist von KEMMLER et al. (1972) veröffentlicht worden.

IX. Molekulargewicht und Aggregationsverhältnisse

1. Insulin

Aufgrund von Sedimentierungsversuchen in der Ultrazentrifuge, Osmometrie und Diffusion war lange Zeit angenommen worden, daß das Minimum-Molekulargewicht von Insulin etwa 12000 sei. FREDERICQ und NEURATH fanden 1950 aufgrund von Sedimentationskonstanten-Messungen in einer 0,25%igen Insulinlösung bei pH 2,6 in Natriumdihydrogenphosphat und Extrapolation zu Null-Proteinkonzentration, daß das eigentliche Minimum-Molekulargewicht von Insulin etwa 6000 ist. Dieser Wert stimmt gut mit dem Molekulargewicht von 5734 überein, das aus der Primärstruktur von Rinderinsulin errechnet werden kann. Der Aggregationszustand des Insulin war vom pH, dem Anionentyp und der Insulinkonzentration abhängig.

MARCKER (1960a) hat unter Anwendung von Osmometrie die Assoziation von zinkfreiem Insulin als Funktion des pH und der Insulinkonzentration bei konstanter Ionenstärke untersucht. Ein hoher Assoziationsgrad wurde mit steigender Insulinkonzentration bei sauren und basischen pH-Werten beobachtet. Die Ergebnisse in verdünnten basischen Lösungen stimmten mit den Befunden von FREDERICQ (1956) überein und bestätigten, daß das Minimum-Molekulargewicht 6000 ist.

Die Selbstassoziation von zinkfreiem Rinderinsulin bei pH 2 wurde von JEFFREY und COATES (1963, 1966a, 1966b) unter Anwendung der Sedimentationsgleichgewichtstechnik untersucht. Das Minimum-Molekulargewicht wurde mit 6000 festgestellt, und der Effekt von Ionenstärke und Temperatur auf die Assoziationskonstanten für das Assoziationsgleichgewicht bestimmt. Diese Ergebnisse deuten an, daß die Gleichgewichtsverhältnisse sowohl von der nicht-elektrostatischen intramolekularen Anziehungskraft als auch von der elektrostatischen Abstoßung abhängen.

Der Einfluß von Metallionen (z.B. Zn^{++}) auf die Assoziation von Insulin ist untersucht worden. Bei pH 3,8 findet keine Bindung von Zn^{++} an Insulin statt (CUNNINGHAM et al., 1955). Im pH-Bereich von 4,5—7,0 ist die Löslichkeit von Insulin in Anwesenheit von Zink sehr niedrig, was im Präzipitieren des Hormons resultiert. Über pH 7 ist Zink-Insulin ausreichend löslich, um eine Untersuchung der Assoziation von Insulinmolekülen in zinkhaltigen Lösungen zu ermöglichen. Die Bindung von Zink bei pH 7,3, die in der Aggregation von Insulinmolekülen resultiert, ist in Dialyse-Studien als reversibel gefunden worden, mit Ausnahme von dem Quantum Zink, das 2 Atomen/Hexamer entspricht (CUNNINGHAM et al., 1955). Das Molekulargewicht von Insulin, das 2 Atome Zink/Hexamer enthält — ein für die Kristallisation notwendiges Minimum (SCHLICHTKRULL, 1956) —, wurde von MARCKER (1960b) als eine Funktion der Proteinkonzentration bei pH 7,4 untersucht. Die Ergebnisse zeigten einen monodispersen Komplex mit einem Molekulargewicht von 36000, was mit Befunden von FREDERICQ (1956a) übereinstimmt. Bei pH über 10 dissoziiert das Aggregat. Bei weiterer Erhöhung des Zinkgehaltes werden Zn-Insulin-Komplexe gebildet mit Molekulargewichten bis zu 300000. Diese Komplexe dissoziieren bei pH-Werten über 8 (FREDERICQ, 1956).

Im Hinblick auf die Art und Weise, in welcher die Insulinassoziation bei Vorhandensein von Metallionen geschieht, sei erwähnt, daß sowohl die N-terminalen Aminosäuren des Insulins (MARCKER, 1960b; GRAAE, 1968) als auch seine Imidazolgruppen (TANFORD u. EPSTEIN, 1954b; SUMMERELL et al., 1965; BRILL u. VENABLE, 1967) als metallbindende Stellen vorgeschlagen worden sind.

Eine sehr umfassende Übersicht über Untersuchungen der Aggregationszustände von Insulin in sowohl zinkfreien als auch zinkhaltigen Lösungen, sowie eine Darlegung der Ergebnisse dieser Untersuchungen im Verhältnis zu der dreidimensionalen Anordnung von Atomen in Zink-Insulinkristallen ist von BLUNDELL et al. (1972) veröffentlicht worden.

2. Proinsulin

Untersuchungen mittels Ultrazentrifuge haben erwiesen, daß zinkfreies Schweine-Proinsulin eine starke Selbstassoziation bei pH 2 (FRANK u. VEROS, 1968) und bei pH 7 (PEKAR u. FRANK, 1972) aufweist, deren Ausmaß von der Proteinkonzentration abhängt, und die mit der Selbstassoziation von Schweineinsulin unter denselben Bedingungen beinahe identisch ist. Ein Monomer-Molekulargewicht von 9000 wurde festgestellt --- in Übereinstimmung mit dem Wert von 9082, der anhand der Aminosäurenzusammensetzung von Schweine-Proinsulin errechnet wurde.

Frank und Veros (1970) haben ebenfalls die Wechselwirkung von Zink und Schweine-Proinsulin bei pH 7,3 untersucht und gefunden, daß das Proinsulin einen Zink-Proinsulin-Komplex bildet mit einem Molekulargewicht von 55 000, was einem Proinsulin-Hexamer entspricht. Ein Minimum von zwei Zn^{++} pro Hexamer scheint erforderlich zu sein, wie auch im Falle von Schweine-Insulin.

Die Bindung von Zink an Schweine-Insulin und -Proinsulin als Funktion der Zinkkonzentration bei pH 7 ist von Grant et al. (1972) untersucht worden. Bei niedrigen Zinkkonzentrationen aggregieren beide Proteine zu löslichen Hexameren, enthaltend 2 Zinkatome pro Hexamer. Steigende Zinkkonzentrationen resultieren in einem progressiven Unterschied zwischen dem Insulin und dem Proinsulin in bezug auf die Zinkbindung, die Aggregation und den Löslichkeitsgrad. Bei der höchsten Konzentration vom Zinkzusatz (1,8 mM) band das Proinsulin fünfmal so viel Zink als das Insulin unter Bildung von einem Gemisch aus löslichen Polymeren, während das Insulin praktisch quantitativ ausfiel.

Die große Ähnlichkeit zwischen Insulin und Proinsulin in bezug auf Selbstassoziation und Zinkbindungseigenschaften deutet darauf hin, daß der Insulinteil im Proinsulinmolekül eine dreidimensionale Struktur einnimmt, die derjenigen des Insulinmoleküls sehr ähnlich, wenn nicht mit ihr identisch ist. Dies stimmt mit den Resultaten überein, die in dem Vergleich zwischen Laser-exitierten Raman-Spektren von Insulin und Proinsulin erzielt wurden (Yu et al., 1972).

X. Kristalle

1. Insulin

Insulin war das erste Proteinhormon, das kristallisiert wurde (Abel, 1926). Die erzielten rhomboedrischen Kristalle enthielten Zink (Scott, 1934), und das Vorhandensein von Zn-, Cd-, Co- oder Ni-Ionen wurde als essentiel gefunden für die Bildung von rhomboedrischen Insulinkristallen (Scott u. Fisher, 1935, 1938). Anionen wie Acetat, Citrat und Phosphat sind ebenfalls für die Kristallbildung notwendig (Hallas-Møller, 1945). Schlichtkrull (1956a) kristallisierte Insulin mit Zn^{++}, Cd^{++}, Co^{++}, Ni^{++}, Cu^{++}, Mn^{++} und Fe^{++} und fand, daß 2 Atome/Hexamer das für die Kristallisation notwendige Minimum an Metallgehalt war, welches als ein fundamentaler Teil der Kristallstruktur betrachtet wird, und 6 Atome/Hexamer das Maximum. Die Form der rhomboedrischen Kristalle hängt von der Spezies des Insulins und dem Vorhandensein von Löslichkeitsmitteln wie Harnstoff und Haliden ab (Schlichtkrull, 1956b).

Durch die bahnbrechende Arbeit von Hodgkin u. Mitarb. ist die Elektronen-Dichte-Verteilung aus der Röntgenanalyse von rhomboedrischen 2-Zink-Insulinkristallen ermittelt worden. Sie zeigt die Einzelheiten der Atomanordnung im Kristall (Adams et al., 1969; Hodgkin, 1972). Das Insulinhexamer wird durch die Koordination der drei Insulindimere um die beiden Zinkionen herum gebildet. Jedes der Zinkionen befindet sich in nahem Kontakt zu drei B 10-Histidin-Resten. Die drei restierenden Koordinationsstellungen um jedes der zwei Zinkionen herum sind höchstwahrscheinlich durch Wassermoleküle besetzt (Brill, 1972).

Ein Zusatz von Phenol zum Kristallisationsmedium bewirkt die Bildung von monoklinischen Insulinkristallen (Schlichtkrull, 1958). Das Vorhandensein von Metallionen im Kristallisationsmedium ist notwendig, und die Kristalle enthalten 2 Atome gebundenes Metall pro 6 Monomere, entsprechend dem Befund für rhomboedrische Kristalle und in Übereinstimmung mit den Röntgenuntersuchungen von Harding *et al.* (1966) sowie von Low und Chen (1969), wonach die Elementarzelle 6 Monomere und zwei Zinkionen enthält.

In der Abwesenheit von Metallionen besteht die Möglichkeit der Bildung von rhombisch-dodekaedrischen Kristallen (Abel, 1927; Schlichtkrull, 1958). Zwölf Insulinmoleküle scheinen sich zu einem Aggregat in der Elementarzelle (in Form von Dimeren oder Trimeren) zu vereinigen (Harding *et al.*, 1966).

Orthorhombische Kristalle sind unter sauren Bedingungen isoliert worden (Ellenbogen, 1949; Low u. Berger, 1961; Sundby, 1962). Über Röntgenuntersuchungen von Kristallen dieses Typs berichten Low und Berger (1961), Einstein *et al.* (1963), Low und Chen (1965). Es wurden 4 Monomere pro asymmetrische Kristalleinheit festgestellt.

2. Proinsulin

Rinder-Proinsulin ist unter verschiedenen Bedingungen kristallisiert worden. Die Kristalle unterscheiden sich morphologisch voneinander (Fullerton *et al.*, 1970). Ein tetragonaler Bipyramidentyp ist in Röntgen-Diffraktion untersucht und eine asymmetrische Einheit als ein Dimer von Proinsulin identifiziert worden.

Nadelförmige tetragonale Kristalle von sowohl Schweine- als auch Rinder-Proinsulin sind aus einem phenol- und zinkionenhaltigem Medium auskristallisiert worden (Sundby, 1970).

Es hat sich als möglich erwiesen, das Proinsulin zusammen mit dem Insulin unter Bedingungen zu kristallisieren, unter welchen Proinsulin selbst nicht kristallisiert (Steiner, 1973).

XI. Ionisierbare Gruppen

Die ionisierbaren Gruppen im Insulin und Proinsulin von Rind, Schwein und Mensch sind auf Tabelle 8 veranschaulicht. Die Ladung des Moleküls (Mono-

Tabelle 8. Ionisierbare Gruppen des Insulinmoleküls

Gruppe	Anzahl Gruppen			pKa[b]
	Insulin[a]	Proinsulin von Mensch	Proinsulin von Rind und Schwein	
C-Terminale-Karboxylgruppen	2	1	1	3,6
Karboxylgruppen in den Seitenketten	4	9	8	4,7
N-Terminale-Aminogruppen	2	1	1	7,2
Aminogruppen in den Seitenketten	1	2	2	10,2[c]
Histidylreste	2	2	2	6,0
Tyrosylreste	4	4	4	9,6
Arginylreste	1	4	4	11,9

[a] Von Mensch, Rind, Schwein.
[b] Tanford u. Epstein, 1954a.
[c] Tanford u. Hauenstein, 1956.

Tabelle 9. Berechnete Nettoladung als Funktion des pH
(Markussen, 1971)

pH	N		
	Insulin	Proinsulin von	
		Mensch	Rind und Schwein
1	+6,00	+ 9,00	+ 9,00
2	+5,94	+ 8,95	+ 8,95
3	+5,51	+ 8,62	+ 8,64
4	+3,88	+ 6,76	+ 6,93
4,5	+2,61	+ 4,56	+ 4,95
5,0	+1,21	+ 1,85	+ 2,52
5,2	+0,71	+ 0,90	+ 1,66
5,4	+0,26	+ 0,09	+ 0,92
5,5	+0,05	− 0,25	+ 0,61
5,6	−0,15	− 0,57	+ 0,30
5,8	−0,54	− 1,13	− 0,21
6,0	−0,92	− 1,62	− 0,67
6,5	−1,79	− 2,54	− 1,56
7,0	−2,58	− 3,17	− 2,17
8,0	−3,80	− 3,94	− 2,95
9,0	−4,83	− 4,90	− 3,90
10,0	−7,25	− 7,68	− 6,68
11,0	−8,82	−10,02	− 9,02
12,0	−9,52	−12,18	−11,18

mer) kann aus pKa-Werten als Funktion des pH errechnet werden (Tabelle 9). Bei pH 5,5 ist die Ladung 0, was mit den elektrophoretischen Bestimmungen des isoelektrischen pH (5,3—5,4) gut übereinstimmt. Die Titrationskurve von Insulin (Titrant als Funktion des pH) wird in Anwesenheit von Zn^{++} und in dem pH-Bereich von 5—7 in die Richtung niedrigerer pH-Werte verschoben, was als Bindung des Zn^{++} zu Imidazol-Gruppe in einem der Histidylreste der B-Kette gedeutet werden kann (Tanford u. Epstein, 1954a, 1954b), was mit der Bindung von 2 Zn^{++}-Ionen zu den Histidinresten (B10) in der hexameren Einheitszelle in rhomboedren Insulinkristallen übereinstimmt (Blundell et al., 1972a). Die Tyrosinreste im Insulin und im Proinsulin weisen identische Titrationskurven auf (Frank et al., 1972a), welches dahingehend interpretiert wird, daß die Konformation des Insulinteils im Proinsulin dieselbe ist wie im eigentlichen Insulin.

XII. Löslichkeit von Insulin

Die Löslichkeit von Insulin hängt von Lösungsmittel, pH, Zn-Gehalt, Temperatur sowie Konzentration und Art der Salze ab.

In wäßrigen Lösungen liegt das Minimum der Löslichkeit um das isoelektrische pH 5,3—5,4 herum (Fredericq u. Neurath, 1950). Wird die Ionenstärke bei diesem pH erhöht, so steigt die Löslichkeit. In niedrigerem pH-Bereich (2—3) kann das Insulin durch Aussalzen mit 15—25% NaCl aus der wäßrigen Lösung isoliert werden (s. Abschnitt V, Herstellung S. 95). Außerdem kann Insulin aus der wäßrigen Lösung präzipitiert werden, wenn man 2 Volumen Äthanol und 4 Volumen Äther zusetzt. Anwesenheit von Zn^{++}-Ionen setzt die Löslichkeit von Insulin stark herab, dies in einem breiten pH-Bereich von pH 4,5 bis über pH 8 (SCHLICHTKRULL, 1958). Zugabe von basischen Proteinstoffen wie Protaminen oder Histonen zum Insulin bewirkt das Ausfällen der komplexen Verbindungen.

Die in älteren Arbeiten angegebenen Löslichkeits-Werte sind mit Vorbehalt zu betrachten, da die Kontaminanten (Proinsulin, Intermediärformen, Arginin-Insulin usw.) die Messungen beeinträchtigt haben werden. Bei 20° C, pH 7,4 und mit 14,4 µg Zn^{++} (total)/ml und 40 Einheiten Insulin (aufgelöst und suspendiert)/ml beträgt die Löslichkeit von Rinderinsulin 2,4 Einheiten/ml und die von Schweineinsulin 22 Einheiten/ml (SCHLICHTKRULL, 1958, S. 61—66).

Insulin ist in denjenigen Lösungsmitteln leicht löslich, welche das Insulin in monomere Einheiten dissoziieren. Solche Lösungsmittel werden zur Extraktion (60% Äthanol, pH 2—3) sowie zur Ionenaustausch-Chromatographie (8 M Harnstoff) (COLE, 1960) und Gelchromatographie (1—8 M Essigsäure) (STEINER *et al.*, 1968) verwendet. Insulin wird stark an Glas- und Plastikwaren adsorbiert, was die Arbeit mit dünnen (< 1 Einheiten/ml) Insulinlösungen stört (Immunoassays, Infusionslösungen). Diese Adsorption kann durch Zusatz von 0,5% Serumalbumin verhindert werden (WISEMAN u. BALTZ, 1961).

Obwohl das Proinsulin das sehr hydrophile C-Peptid enthält und daher im Wasser wahrscheinlich leichter löslich ist als Insulin, kristallisieren die beiden Proteine zusammen aus, und es ist nicht möglich, sie mittels Kristallisation zu trennen (STEINER, 1973).

XIII. Optische Methoden

1. Das ultraviolette Spektrum

Das Absorptionsmaximum von Insulin im UV-Licht liegt bei 276 nm und das Minimum bei 250 nm, der molare Extinktionskoeffizient bei 276 nm für Monokomponent-Insulin vom Schwein sowie vom Rind in einer 0,01 N HCl und einer Konzentration von 0,5 mg/ml beträgt 6100 ± 100 (BRANGE, 1970). In der Abwesenheit anderer UV-absorbierender Stoffe (Konservierungsmittel) kann die Konzentration von Insulin in einer Lösung mittels einer einfachen UV-Messung bestimmt werden. Bei pH über 8,5 werden die Tyrosinreste im Insulin ionisiert, wodurch das Absorptionsmaximum bei 276 nm in höhere Wellenlängen verschoben wird (GARRATT u. WALSON, 1967). Die UV-Messung von Insulin soll daher in neutralen oder sauren Lösungen vorgenommen werden. Der Extinktionskoeffizient hängt von der Konzentration auch aufgrund von Dimerisierung ab (RUPLEY, 1967). Da das Verknüpfungspeptid im Proinsulin von Schwein, Rind, Mensch und Ratte keine Tyrosyl- oder Phenylalanylreste enthält, bleibt der molare Extinktionskoeffizient für Proinsuline dieser Spezies demjenigen des Insulins gleich. FRANK und VEROS (1968) haben die Absorptionsspektren für Insulin und Proinsulin bei pH 7,02 im Bereich von 240 bis 300 nm veröffentlicht.

2. Optische Rotationsdispersion (ORD)

Das optische Rotationsdispersions-Spektrum von zinkfreiem Insulin ist von MENENDEZ und HERSKOVITS (1970) veröffentlicht worden. FRANK und VEROS

Tabelle 10. Moffitt-Parameter und die mittleren Aminosäurenrest-Ellipticitäten bei ORD. bzw. ZD von Insulin (MENENDEZ u. HERSKOVITS, 1970)

Lösungsmittel	pH	Zn	ORD.			ZD		
			a_0	b_0	%Helix = $\dfrac{-b_0}{630}$	$[\theta]_{222}$	$[\theta]_{209}$	%Helix = $-\dfrac{[\theta]_{209}-4000}{29000}\times100\%$
Wasser, 0,1 M Cl⁻, 0,01 M Phosphate	7	−	−195±20	−150±20	24	−9000±500	−11600±1000	26
Wasser, 0,1 M Cl⁻, 0,01 M Phosphate	7	+	−125	−160	25	−10100	−12300	29
Wasser, 0,1 M Cl⁻	2,1		−120	−220	35	−10100	−13700	33
8 M Harnstoff, 0,1 M Cl⁻	3,5		−510	−60	10	−3470	−	−
99% Methanol, 0,01 M HCl	2		−255	−240	38	−12300	−19200	52

(1968) haben die Spektren für Proinsulin und Insulin mitgeteilt. Die Moffitt-Parameter für Insulin unter verschiedenen Bedingungen sind aus Tabelle 10 ersichtlich, wo der Gehalt an Helix aus der empirischen Formel: $-b_0/630$ berechnet wird.

3. Zirkulardichroismus (ZD)

Die Zirkulardichroismus-Spektren von Insulin sind von MERCOLA *et al.* (1967) sowie von MENENDEZ und HERSKOVITS (1970) publiziert worden. FRANK und VEROS (1968) geben das Spektrum für Proinsulin an. Die mittleren Rest-Ellipticitäten $[\theta]$ für Insulin bei 222 und 209 nm sind in Tabelle 10 angeführt. Außerdem ist %Helix nach der empirischen Formel:

$$\% \, \text{Helix} = \frac{-[\theta]_{209} - 4000}{29000} \times 100\%$$

berechnet. Die zwei Methoden zur Bestimmung von %Helix in Proteinen sind problematisch, geben aber für Insulin einigermaßen übereinstimmende Werte. 8 M Harnstoff reduziert den Gehalt an Helix, während organische Lösungsmittel den Gehalt an Helix erhöhen. Eine eingehende Analyse des Zirkulardichroismus von Insulin in Wasser und in organischen Lösungsmitteln, sowie die Variation in den Moffitt-Parametern a_0 und b_0 als Funktion des Lösungsmittels sind von ETTINGER und TIMASHEFF (1971 a, 1971 b) veröffentlicht worden.

Die Funktion des Verbindungspeptids im Proinsulin als strukturbildendes Element bei korrekter Oxidation der sechs Cysteinreste im Vorstadium zum Proinsulin während der Bildung von den drei Cysteinbrücken im Proinsulin ist anhand von zirkulardichroismus-Messungen des reduzierten Proinsulins, des reduzierten Insulins und des C-Peptids gezeigt worden (MARKUSSEN, 1971).

Beim Abbau von Proinsulin zu B_{30}-Desalanino-Insulin durch Trypsin entstand keine Änderung des ZD-Spektrums, welches dahingehend interpretiert wird, daß der Insulinteil im Proinsulin dieselbe Konformation hat wie das Insulin selbst (FRANK *et al.*, 1972 b). Ebenfalls erwies sich das ZD-Spektrum einer äquimolaren Mischung von Insulin und C-Peptid identisch mit dem ZD-Spektrum von Proinsulin.

Bei Zusatz von Zn^{++} sieht man eine Erhöhung des negativen Zirkulardichroismus des Insulins bei 275 nm. Dies wird als Neuorientierung eines der Tyrosinreste des Monomers (vermutlich des A_{14}-Tyrosins) durch die Bildung des Hexamers interpretiert (FRANK *et al.*, 1972 b).

Literatur *

ABEL, J.J.: Crystalline insulin. Proc. nat. Acad. Sci. (Wash.) **12**, 132—136 (1926).

ABEL, J.J., GEILING, E.M.K., RONILLER, C.A., BELL, F.K., WINTERSTEINER, O.: Crystalline insulin. J. Pharmacol. exp. Ther. **31**, 65—85 (1927).

---

* Das Literaturverzeichnis bezieht sich auf die vor August 1973 veröffentlichten Arbeiten. Unter den neueren zusammenfassenden Darstellungen zur Chemie des Insulins sind folgende zu erwähnen: BLUNDELL *et al.* (1972b); HUMBEL *et al.* (1972); HODGKIN und MERCOLA (1972); ARQUILLA *et al.* (1972); STEINER *et al.* (1972); KLOSTERMEYER und ZAHN (1971); KITABCHI *et al.* (1972); FRITZ (1972); TRAKATELLIS und SCHWARTZ (1968).

ADAMS, M.J., BLUNDELL, T.L., DODSON, E.J., DODSON, G.G., VIGAYAN, M., BAKER, E.N., HARDING, M.M., HODGKIN, D.C., RIMMER, B., SHEAT, S.: Structure of rhombohedral 2 zinc insulin crystals. Nature (Lond.) **224**, 491—495 (1969).

AFRICA, B., CARPENTER, F.H.: Preparation and characterization of diphenylthiocarbamyl-insulin and Des-Gly A 1-des-Phe B 1-insulin (bovine). Biochemistry (Wash.) **9**, 1962—1972 (1970).

ANDERSEN, W.: Phenylcarbamoyl derivatives of insulin. C.R. Lab. Carlsberg, Sér. chim. **30**, 104—125 (1956).

ARMSTRONG, K.J., NOALL, M.W., STOUFFER, J.E.: Dextran-linked insulin: A soluble high molecular weight derivative with biological activity *in vivo* and *in vitro*. Biochem. biophys. Res. Commun. **47**, 354—360 (1972).

ARQUILLA, E.R., BROMER, W.W., MERCOLA, D.: Immunology conformation and biological activity of insulin. Diabetes **18**, 193—205 (1969).

ARQUILLA, E.R., MILES, P.V., MORRIS, J.W.: Immunochemistry of Insulin. In: Handbook of physiology, section 7: Endocrinology, volume I: Endocrine pancreas, p. 159—173, 1972.

AZERAD, E., LEWIN, J., LUBETZKI, J., DUPREY, J., HILLON, M., FRIEDLER, D.: Hétérogénéité de l'insuline cristallisée. Mise en évidence par électrophorese en gel de polyacrylamide. Le Diabète **15**, 275—280 (1967).

BAILEY, J.L.: Disulphide bonds, cleavage by sulphite. In Techniques in protein chemistry, p. 124—133. Elsevier Publ. Comp. 1967a.

BAILEY, J.L.: Disulphide bonds, cleavage by sulphite. In Techniques in protein chemistry, p. 115—124. Elsevier Publ. Comp. 1967b.

BANERJEE, R.N., GIBSON, K.: Preparation and purification of high specific activity insulin-^{131}iodine. J. Endocr. **25**, 145—146 (1962).

BANGHAM, D.R., MUSSETT, M.V.: The fourth international standard for insulin. Bull. Wld Hlth Org. **20**, 1209—1220 (1959).

BAUM, W.E., BROWN, W.F., CRABTREE, R.E.: Immunoassay for extracted insulin. J. pharm. Sci. **53**, 738—745 (1964).

BERMONT, A.: Complications Dermatologiques de L'Insulinotherapie. Thesis. Nancy, Oudard & Clement Publ., 1967, p. 52.

BERSON, S.A., YALOW, R.S.: Radiochemical and radiobiological alterations of I^{131}-labelet proteins in solution. Ann. N.Y. Acad. Sci. **70**, 56—68 (1957).

BERSON, S.A., YALOW, R.S.: Deamidation of insulin during storage in frozen state. Diabetes **15**, 875—879 (1966a).

BERSON, S.A., YALOW, R.S.: Insulin in blood and insulin antibodies. Amer. J. Med. **40**, 676—690 (1966b).

BEWLEY, T.A., LI, C.H.: The reduction of protein disulfide bonds in the absence of denaturants. Int. J. Protein Res. **1**, 117—124 (1969).

BIHLER, D.A., MORRIS, J.W.S.: Preparation and properties of (monoiodotyrosine)-insulin. Biochem. J. **130**, 321—324 (1972).

BINDER, C.: Absorption of injected insulin. Thesis. Copenhagen, Munksgaard Publ., 1969, p. 38—39.

BINDER, C., NIELSEN, AA., JØRGENSEN, K.: The absorption of an acid and a neutral insulin solution after subcutaneous injection into different regions in diabetic patients. Scand. J. clin. Lab. Invest. **19**, 156—163 (1967).

BLUNDELL, T.L., CUTFIELD, J.F., CUTFIELD, S.M., DODSON, E.J., DODSON, G.G., HODGKIN, D.C., MERCOLA, D.A.: Three-dimensional atomic structure of insulin and its relationship to activity. Diabetes **21**, Suppl. 2, 492—505 (1972a).

BLUNDELL, T., DODSON, G., HODGKIN, D., MERCOLA, D.: Insulin: The structure in the crystal and its reflection in chemistry and biology. Advanc. Protein Chem. **26**, 280—402 (1972b).

BOESEL, R.W., CARPENTER, F.H.: Crosslinking during the nitration of bovine insulin with tetranitromethane. Biochem. biophys. Commun. **38**, 678—682 (1970).

BOSSHARD, H.R., JØRGENSEN, K.H., HUMBEL, R.E.: Preparation and properties of cyanoethylated insulin. An insulin derivative with blocked amino- and imidazolegroups. Europ. J. Biochem. **9**, 353—362 (1969).

BRANDENBURG, D.: Des-Phe B 1-Insulin, ein kristallines Analogen des Rinderinsulins. Hoppe-Seylers Z. physiol. Chem. **350**, 741—750 (1969).

BRANDENBURG, D.: Preparation of $N^{\alpha A1}$, $N^{\varepsilon B29}$-adipoylinsulin, an intramolecularly crosslinked derivative of beef insulin. Hoppe-Seylers Z. physiol. Chem. **353**, 869—873 (1972).

BRANDENBURG, D., BUSSE, W.-D., GATTNER, H.-G., ZAHN, H., WOLLMER, A., GLIEMANN, J., PULS, W.: Structure-function studies with chemically modified insulins. Peptides 1972, p. 270—283. Amsterdam: North-Holland Publishing Company 1973.

BRANDENBURG, D., GATTNER, H.-G., WOLLMER, A.: Darstellung und Eigenschaften von Acetylderivaten des Rinderinsulins. I. Hoppe-Seylers Z. physiol. Chem. **353**, 599—617 (1972).

BRANDENBURG, D., WOLLMER, A.: The effect of a nonpeptide interchain crosslink on the reoxidation of reduced insulin. Hoppe-Seylers Z. physiol. Chem. **354**, 613—627 (1973).

BRANGE, J.: (Unveröffentl. Mitteilung.)

BRILL, A.S.: Water of co-ordination in Insulin. J. molec. Biol. **66**, 169—180 (1972).

BRILL, A.S., VENABLE, J.H.: Effects of site symmetry and sequential metal binding upon protein titration (zinc insulin). J. Amer. chem. Soc. **89**, 3622—3625 (1967).

British Pharmacopoeia, p. A6 (1973a).

British Pharmacopoeia, p. A109 (1973b).

BROMER, W.W., CHANCE, R.E.: Preparation and characterization of desoctapeptide-insulin. Biochim. biophys. Acta (Amst.) **133**, 219—223 (1967).

BROMER, W.W., SHEEHAN, S.K., BERNS, A.W., ARQUILLA, E.R.: Preparation and properties of fluoresceinthiocarbamyl insulins. Biochemistry (Wash.) **6**, 2378—2388 (1967).

BRUNFELDT, K.: Iodinated insulin preparations resolved by density-gradient electrophoresis. Science Tools **12**, 5—11, 17—24 (1965).

BRUNFELDT, K., HANSEN, B.A., JØRGENSEN, K.R.: The immunological reactivity and biological activity of iodinated insulin. Acta endocr. (Kbh.) **57**, 307—329 (1968).

BRUSH, J.S.: Purification and characterization of a protease with specificity for insulin from rat muscle. Diabetes **20**, 151—155 (1971).

BURGHEN, G.A., KITABCHI, A.E., BRUSH, J.S.: Characterization of a rat liver protease with specificity for insulin. Endocrinology **91**, 633—642 (1972).

BUSSE, W.-D., GATTNER, H.-G.: Selective cleavage of one disulfide bond in insulin: preparation and properties of insulin A 7-B 7-di-S-sulfonate. Hoppe-Seylers Z. physiol. Chem. **354**, 147—155 (1973).

CARPENTER, F.H.: Partition column chromatography of insulin in 2-butanol-aqueous acid systems. Arch. Biochem. Biophys. **78**, 539—545 (1958).

CARPENTER, F.H.: Relationship of structure to biological activity of insulin as revealed by degradative studies. Amer. J. Med. **40**, 750—758 (1966).

CARR, F.H., CULHANE, K., FULLER, A.T., UNDERHILL, S.W.F.: A reversible inactivation of insulin. Biochem. J. **23**, 1010—1021 (1929).

CAVALLINI, D., FEDERICI, G., BARBONI, E., MARCUCCI, M.: Formation of persulfide groups in alkaline treated insulin. FEBS Letters **10**, 125—128 (1970).

CECIL, R., LOENING, U.E.: The reaction of the disulphide groups of insulin with sodium sulphite. Biochem. J. **76**, 146—155 (1960).

CHANCE, R.E.: Chemical, physical, biological, and immunological studies on porcine proinsulin and related polypeptides. In: Proc. Congr. Int. Diabetes Fed., 7th, Buenos Aires, 1970, Exerpta Med. Found. Int. Congr. Ser. No. 231, p. 292.

CHANCE, R.E., ELLIS, R.M., BROMER, W.W.: Porcine proinsulin: characterization and amino acid sequence. Science **161**, 165—167 (1968).

CHRAMBACH, A.C.: The heterogeneity of insulin in partition chromatography. Dissertation. Graduate Division of the University of California, 1960.

CHRAMBACH, A.C., CARPENTER, F.H.: Partition column chromatography of insulin: production and separation of transformation products. J. biol. Chem. **235**, 3478—3483 (1960).

CLARK, J.L., CHO, S., RUBENSTEIN, A.H., STEINER, D.F.: Isolation of a proinsulin connecting peptide fragment (C-peptide) from bovine and human pancreas. Biochem. biophys. Res. Commun. **35**, 456—461 (1969).

CLARK, J.L., STEINER, D.F.: Insulin biosynthesis in the rat. Demonstration of two proinsulins. Proc. nat. Acad. Sci. (Wash.) **62**, 278—285 (1969).

COLE, R.D.: The chromatography of insulin in urea-containing buffer. J. biol. Chem. **235**, 2294—2299 (1960).

COVELLI, I., FRATI, L., WOLFF, J.: Carboxymethylation of the histidyl residues of insulin. Biochemistry (Wash.) **12**, 1043—1047 (1973).

COVELLI, I., WOLFF, J.: The histidyl residues of insulin. I. Reactivity toward iodine. J. biol. Chem. **242**, 881—886 (1967).

CRAIG, L.C., KING, T.P., KONIGSBERG, W.: Homogeneity studies with insulin and related substances. Ann. N.Y. Acad. Sci. **88**, 571—585 (1960).

CRAIG, L.C., KONIGSBERG, W., KING, T.P.: Peptide chains (A and B) from beef insulin. In: Biochem. Prep. **8**, 70—75 (1961).

CUATRECASAS, P.: Interaction of insulin with the cell membrane: the primary action of insulin. Proc. nat. Acad. Sci. (Wash.) **63**, 450—457 (1969a).

CUATRECASAS, P.: Insulin-sepharose: Immunoreactivity and use in the purification of antibody. Biochem. biophys. Res. Commun. **35**, 531—537 (1969b).

CUNNINGHAM, L.W., FISCHER, R.L., VESTLING, C.S.: A study of the binding of zinc and cobalt by insulin. J. Amer. chem. Soc. **77**[4], 5703—5707 (1955).

DAVOREN, P.R.: The isolation of insulin from a single cat pancreas. Biochim. biophys. Acta (Amst.) **63**, 150—153 (1962).

DAYHOFF, M.L. (ed.): Atlas of protein sequence and structure, 1972. The National Biomedical Research Foundation, Maryland, U.S.A.

DEVLIN, J., BRIEN, T.G.: Relationship between differential antibody binding capacity and clinical requirements of beef and pork insulin. Metabolism **14**, 1034—1036 (1965).

DILLON, W.W., ROMANS, R.G.: Heterogeneity of insulin. I. Isolation of a chromatographically purified, highpotency insulin and some of its properties. Canad. J. Biochem. **44**, 1171—1181 (1966a).

DILLON, W.W., ROMANS, R.G.: Heterogeneity of insulin. II. Chromatography of insulin on carboxymethyl cellulose in urea containing buffers. Canad. J. Biochem. **45**, 221—237 (1966b).

DIXON, G.H., WARDLAW, A.C.: Regeneration of insulin activity from the separated and inactive A and B chains. Nature (Lond.) **188**, 721—724 (1960).

DÖRZBACH, E.: Über Chemie und Biologie' des Surfen-Insulin. Thesis, 1950.

DUCKWORTH, W.C., HEINEMANN, M.A., KITABCHI, A.E.: Purification of insulin-specific protease by affinity chromatography. Proc. nat. Acad. Sci. (Wash.) **69**, 3698—3702 (1972).

EINSTEIN, J.R., MCGAVIN, A.S., LOW, B.W.: Insulin — A probable gross molecular structure. Proc. nat. Acad. Sci. (Wash.) **49**, 74—81 (1963).

ELLENBOGEN, E.: The determination of the physical-chemical properties of insulin and their application to the equilibrium between insulin of molecular weights 12 000 and 36 000. Dissertation. Harward University (1949).

ETTINGER, M.J., TIMASHEFF, S.N.: Optical activity of insulin. I. On the nature of the circular dichroism bands. Biochemistry (Wash.) **10**, 824—831 (1971a).

ETTINGER, M.J., TIMASHEFF, S.N.: Optical activity of insulin. II. Effect of nonaqueous solvents. Biochemistry (Wash.) **10**, 831—840 (1971b).

FERREBEE, J.W., JOHNSON, B.B., MITHOEFER, J.C., GARDELLA, J.W.: Insulin and adrencorticotropin labeled with radio-iodine. Endocrinology **48**, 277—283 (1951).

FØNSS-BECH, P., DAMKJÆR NIELSEN, M.: Studies on alkali treated insulin. Reports of the Steno Memorial Hospital and the Nordisk Insulinlaboratorium **X**, 128—137 (1961).

FRAENKEL-CONRAT, J., FRAENKEL-CONRAT, H.: The essential groups of insulin. Biochim. biophys. Acta (Amst.) **5**, 89—97 (1950).

FRANK, B.H., PEKAR, A.H., VEROS, A.J.: Insulin and proinsulin conformation in solution. Diabetes **21**, Suppl. 2, 486—491 (1972b).

FRANK, B.H., VEROS, A.J.: Physical studies on proinsulin-association behavior and conformation in solution. Biochem. biophys. Res. Commun. **32**, 155—160 (1968).

FRANK, B.H., VEROS, A.J.: Interaction of zinc with proinsulin. Biochem. biophys. Res. Commun. **38**, 284—289 (1970).

FRANK, B.H., VEROS, A.J., PEKAR, A.H.: Physical studies on proinsulin. A comparison of the titration behavior of the tyrosine residues in insulin and proinsulin. Biochemistry (Wash.) **11**, 4926—4931 (1972a).

FREDERICQ, E.: The association of insulin molecular units in aqueous solutions. Arch. Biochem. Biophys. **65**, 218—228 (1956).

FREDERICQ, E., NEURATH, H.: The interaction of insulin with thiocyanate and other anions. The minimum molecular weight of insulin. J. Amer. chem. Soc. **72**, 2684—2691 (1950).

FREYCHET, P., ROTH, J., NEVILLE, D.M., JR.: Monoiodoinsulin: Demonstration of its biological activity and binding to fat cells and liver membranes. Biochem. biophys. Res. Commun. **43**, 400—408 (1971).

FRITZ, I.B.: Insulin action. New York and London: Academic Press 1972.

FULLERTON, W.W., POTTER, R., LOW, B.W.: Proinsulin: Crystallization and preliminary X-ray diffraction studies. Proc. nat. Acad. Sci. (Wash.) **66**, 1213—1219 (1970).

GARRATT, C.J.: Effect of iodination on the biological activity of insulin. Nature (Lond.) **201**, 1324—1325 (1964).

GARRATT, C.J., WALSON, P.: Ultraviolet absorption and tyrosine ionization in insulin. Biochem. J. **105**, 51 C—52 C (1967).

GEIGER, R., JÄGER, G., KÖNIG, W., VOLK, A.: Synthese eines Triacontatripeptids der Sequenz 31—63 des Schweine-Proinsulins. Z. Naturforsch. **24** b, 999—1004 (1969 b).

GEIGER, R., WISSMANN, H., WEIDENMÜLLER, H.-L., SCHRÖDER, H.-G.: Rekombination der A- und B-Ketten von Schweine-Insulin in Anwesenheit von synthetischem C-Peptid des Schweine-Proinsulins. Z. Naturforsch. **24** b, 1489—1490 (1969 a).

GINSBURG, A., SCHACHMAN, H.K.: Studies on the enzymatic breakdown of proteins. I. Action of chymotrypsin on insulin. J. biol. Chem. **235**, 108—114 (1960).

GLENDENING, M.B., GREENBERG, D.M., FRAENKEL-CONRAT, H.: Biologically active insulin sulfate. J. biol. Chem. **167**, 125—128 (1947).

GLIEMANN, J., GAMMELTOFT, S.: The biological activity and the binding affinity of modified insulins determined on isolated rat fat cells. Diabetologia 10, 105—113 (1974).

GLOVER, J.S., SALTER, D.N., SHEPHERD, B.P.: A study of some factors that influence the iodination of ox insulin. Biochem. J. **103**, 120—128 (1967).

GRAAE, J.: The titration curve of insulin in the presence of various bivalent metal ions. Biochem. J. **106**, 777—781 (1968).

GRANT, P.T., COOMBS, T.L., FRANK, B.H.: Differences in the nature of the interaction of insulin and proinsulin with zinc. Biochem. J. **126**, 433—440 (1972).

GRANT, P.T., REID, K.B.M.: Biosynthesis of an insulin precursor by islets tissue of cod. Biochem. J. **110**, 281—288 (1968).

GRIFFIN, T.B., WAGNER, F.W., PRESCOTT, J.M.: Anion exchange chromatography of oxidized insulin peptides. J. Chromatography 23, 280—286 (1966).

GRUEN, L., LASKOWSKI, M., SCHERAGA, H.A.: Preparation and characterization of a fully iodinated insulin derivative. J. biol. Chem. **234**, 2050—2053 (1959).

GUTMAN, R.A., LAZARUS, N.R., PENHOS, J.C., FAJANS, S., RECANT, L.: Circulating proinsulin-like material in patients with functioning insulinomas. New Engl. J. Med. **284**, 1003—1008 (1971).

HAGEDORN, H.C., JENSEN, B.N., KRARUP, N.B., WODSTRUP, I.: Protamine insulinate. J. Amer. med. Ass. **106**, 177—180 (1936).

HAGEN, R., HAGEN, W.: Experimentelle Untersuchungen über die Hautverträglichkeit von Insulinpräparaten. Z. Forschungsergebn. ges. Med. **13**, Heft 11, 578—580 (1959).

HALLAS-MØLLER, K.: Chemical and biological insulin studies. Dissertation. Copenhagen 1945.

HALLAS-MØLLER, K., PETERSEN, K., SCHLICHTKRULL, J.: Crystalline and amorphous insulin-zinc compounds with prolonged action. Science **116**, 394—398 (1952).

HARDING, M.M., HODGKIN, D.C., KENNEDY, A.F., O'CONNOR, A., WEITZMANN, P.D.J.: The crystal structure of insulin. II. An investigation of rhombohedral zinc insulin crystals and a report of other crystalline forms. J. molec. Biol. **16**, 212—226 (1966).

HARFENIST, E.J., CRAIG, L.C.: Countercurrent distribution studies with insulin. J. Amer. chem. Soc. **74**, 3083—3087 (1952 a).

HARFENIST, E.J., CRAIG, L.C.: The molecular weight of insulin. J. Amer. chem. Soc. **74**, 3087—3089 (1952 b).

HARINGTON, C.H., NEUBERGER, A.: Electrometric titration of insulin. Preparation and properties of iodinated insulin. Biochem. J. **30**, 809—820 (1936).

HEDING, L.G., LARSEN, U.D., MARKUSSEN, J., JØRGENSEN, K.H., HALLUND, O.: Radioimmunoassay for human, pork and ox C-peptides and related substances. Horm. Metab. Res. Suppl. 5, 40—44, (1974).

HODGKIN, D.C.: The structure of insulin. Diabetes **21**, 1131—1150 (1972).

HODGKIN, D.C., MERCOLA, D.: The secondary and tertiary structure of insulin. In: Handbook of physiology, section 7: Endocrinology, volume I: Endocrine pancreas, p. 139—157. American Physiological Society 1972.

Horino, M., Kobayashi, K., Ariyoshi, K.: Isolation of porcine proinsulin from crystalline porcine insulin. Endocr. japon. **19**, 579—584 (1972).

Human, J.P.E., Leach, S.J.: Counter-current distribution and other comparative studies on three commercial insulins. Aust. J. Chem. **14**, 169—173 (1961).

Humbel, R.E., Bosshard, H.R., Zahn, H.: Chemistry of insulin. Handbook of physiology, section 7, endocrinology, volume I. Endocrine pancreas, chapter 66, p. 111—132, 1972.

Hunter, W.M., Greenwood, F.C.: Preparation of iodine[131]-labelled human growth hormone of high specific activity. Nature (Lond.) **194**, 495—496 (1962).

Izzo, J.L., Bale, W.F., Izzo, M.J., Roncone, A.: High specific activity labeling of insulin with [131]I. J. biol. Chem. **239**, 3743—3748 (1964a).

Izzo, J.L., Roncone, A., Izzo, M.J., Bale, W.F.: Relationship between degree of iodination of insulin and its biological, electrophoretic and immunochemical properties. J. biol. Chem. **239**, 3749—3754 (1964b).

Jackson, R.L., Shuey, E.W., Grinnan, E.L., Ellis, R.M.: Preparation and partial characterization of crystalline human insulin. Diabetes **18**, 206—211 (1969).

Jeffrey, L., Clark, J.L., Steiner, D.F.: Insulin biosynthesis in the rat: demonstration of two proinsulins. Proc. nat. Acad. Sci. (Wash.) **62**, 278—285 (1969).

Jeffrey, P.D., Coates, J.H.: Apparent molecular weight of insulin in dilute acid solution. Nature (Lond.) **197**, 1104—1105 (1963).

Jeffrey, P.D., Coates, J.H.: An equilibrium ultracentrifuge study of the self-association of bovine insulin. Biochemistry (Wash.) **5**, 489—498 (1966a).

Jeffrey, P.D., Coates, J.H.: An equilibrium ultracentrifuge study of the effect of ionic strength on the self-association of bovine insulin. Biochemistry (Wash.) **5**, 3820—3824 (1966b).

Jorpes, E., Mutt, V., Rastgeldi, S.: A new principle for large scale production of insulin. Acta chem. scand. **14**, 1777—1780 (1960).

Jørgensen, K., Binder, C.: ^{125}I-insulin as a tracer of insulin in different chemical processes. Labelled proteins in tracer studies, p. 329—332. Brussels: Euratom 1966.

Jørgensen, K.H., Brange, J., Hallund, O., Pingel, M.: A method for the preparation of essentially pure insulin. Abstract Seventh Congress of the International Diabetes Federation, Buenos Aires, August 1970. Excerpta Medica Foundation. Ser. 209, p. 49 Amst. 1970.

Katsoyannis, P.G., Okada, Y., Zalut, C.: Synthesis of a biologically active insulin analog lacking the intrachain cyclic system. Biochemistry (Wash.) **12**, 2516—2525 (1973).

Katsoyannis, P.G., Tometsko, A., Zalut, C., Johnson, S., Trakatellis, A.C.: Studies on the synthesis of insulin from natural and synthetic A and B chains. I. Splitting of insulin and isolation of the S-sulfonated derivatives of the A and B chains. Biochemistry (Wash.) **6**, 2635—2642 (1967a).

Katsoyannis, P.G., Trakatellis, A.C., Zalut, C., Johnson, S., Tometsko, A., Schwartz, G., Ginos, J.: Studies on the synthesis of insulin from natural and synthetic A and B chains. III. Synthetic insulin. Biochemistry (Wash.) **6**, 2656—2668 (1967b).

Katzen, H.M., Tietze, F.: Studies on the specificity and mechanism of action of hepatic glutathione-insulin transhydrogenase. J. biol. Chem. **241**, 3561—3570 (1966).

Kemmler, W., Peterson, J., Borg, J., Nehrlich, S., Steiner, D.F.: On the transformation of proinsulin to insulin in vitro and in vivo. Diabetes **20**, Suppl. 1, 332 (1971).

Kemmler, W., Peterson, J.D., Rubenstein, A.H., Steiner, D.F.: On the biosynthesis, intracellular transport and mechanism of conversion of proinsulin to insulin and C-peptide. Diabetes **21**, Suppl. 2, 572—583 (1972).

Kemmler, W., Steiner, D.F.: Conversion of proinsulin to insulin in a subcellular fraction from rat islets. Biochem. biophys. Res. Commun. **41**, 1223—1230 (1970).

Kemmler, W., Steiner, D.F., Borg, J.: Studies on the conversion of proinsulin to insulin. III. Studies in vitro with a crude secretion granule fraction isolated from rat islets of Langerhans. J. biol. Chem. **248**, 4544—4551 (1972).

Kitabchi, A.E., Duckworth, W.C., Brush, J.S., Heinemann, M.: Direct measurement of proinsulin in human plasma by the use of an insulin-degrading enzyme. J. clin. Invest. **50**, 1792—1799 (1971).

Kitabchi, A.E., Duckworth, W.C., Stentz, F.B., Yu, S.: Properties of proinsulin and related polypeptides. In: CRC Critical Reviews in Biochemistry **1**, 59—94 (1972).

Kitabchi, A.E., Stentz, F.B.: Degradation of insulin and proinsulin by various organ homogenates of rat. Diabetes **21**, 1091—1101 (1972).

KLOSTERMEYER, H., HUMBEL, R.E.: Chemie und Biochemie des Insulins. Angew. Chem. **78**, 871—886 (1966).

KLOSTERMEYER, H., ZAHN, H.: Struktur, Eigenschaften und Synthese des Insulins. In: Handbuch der experimentellen Pharmakologie (Hrsg. HEFFTER-HEUBNER), Bd. XXXII/1. S. 273—320, Berlin-Heidelberg-New York: Springer 1971.

KO, A.S.C., SMYTH, D.G., MARKUSSEN, J., SUNDBY, F.: The amino acid sequence of the C-peptide of human proinsulin. Europ. J. Biochem. **20**, 190—199 (1971).

KRAYENBÜHL, C., ROSENBERG, T.: Crystalline protamine insulin. Reports Steno Memorial Hosp. **1**, 60—73 (1946).

KREUTZER, H.H., MOORS, J.J., VERHILLE, R.: Specifieke resistentie tegen runder insuline. Ned. T. Geneesk. **100**, 3598—3610 (1956).

KUNG, YUEH-TUNG, DU, Y.-C., HUANG, W.-T., CHEN, C.-C., KE, L.-T., HU, S.-C., JIANG, R.-Q., CHU, S.-Q., NUI, C.-I., HSU, J.-Z., CHANG, W.-C., CHENG, L.-L., LI, H.-S., WANG, Y., LOH, T.-P., CHI, A.-H., LI, C.-H., SHI, P.-T., YIEH, Y.-H., TANG, K.-L., HSING, C.-Y.: Total synthesis of crystalline bovine insulin. Scientia Sinica (Peking) **XIV**, 1710—1716 (1965).

LACEY, A.H.: The unit of insulin. Diabetes **16**, 198—200 (1967).

LAMBERT, B., FELIX, J.-M., JACQUEMIN, C.: Préparation controlée de monoiodoinsuline active ou inactive biologiquement. C.R. Acad. Sci. (Paris), Serie D **275**, 711—714 (1972 b).

LAMBERT, B., SUTTER, B.C.J., JACQUEMIN, C.: Effect of iodination on the biological activity of insulin. Horm. Metab. Res. **4**, 149—151 (1972 a).

LAUTENSCHLÄGER, DÖRZBACH, SCHAUMANN: DRP 727888 (1937).

LEVY, D.: The esterification of insulin with triethyloxonium tetrafluoroborate. Biochim. biophys. Acta (Amst.) **310**, 406—415 (1973).

LEVY, D., CARPENTER, F.H.: The synthesis of triaminoacyl-insulins and the use of the t-butyloxy-carbonyl group for the reversible blocking of the amino groups of insulin. Biochemistry (Wash.) **6**, 3559—3568 (1967).

LEVY, D., CARPENTER, F.H.: Insulin methyl ester. Specific cleavage of a peptide chain resulting from a nitrogen to oxygen acyl shift at a threonine residue. Biochemistry (Wash.) **9**, 3215—3222 (1970).

LIN, B.J., HAIST, R.E.: Insulin biosynthesis: effects of carbohydrates and related compounds. Canad. J. Physiol. Pharmacol. **47**, 791—801 (1969).

LIN, B.J., HAIST, R.E.: Effects of some modifiers of insulin secretion on insulin biosynthesis. Endocrinology **92**, 735—742 (1972).

LINDLEY, H.: The reduction of the disulfide bonds of insulin. J. Amer. chem. Soc. **77**, 4927—4929 (1955).

LINDSAY, D.G., LOGE, O., LOSERT, W., SHALL, S.: Carbamyl- and methylthiocarbamylinsulins. Biochim. biophys. Acta (Amst.) **263**, 658—665 (1972).

LINDSAY, D.G., SHALL, S.: Acetoacetylation of insulin. Biochem. J. **115**, 587—595 (1969).

LINDSAY, D.G., SHALL, S.: Monosubstituted, 2,2-dimethyl-3-formyl-L-thiazolidine-4-carbonyl-insulins. Europ. J. Biochem. **15**, 547—554 (1970).

LINDSAY, D.G., SHALL, S.: The acetylation of insulin. Biochem. J. **121**, 737—745 (1971).

LITTLE, J.A., ARNOTT, J.H.: Sulfated insulin in mild, moderate, severe and insulin-resistant diabetes mellitus. Diabetes **15**, 457—465 (1966).

LOGOTHETOPOULOS, J., YIP, C.C., COBURN, M.E.: Proinsulin in B-cells of bovine islets demonstrated by fluorescein or peroxidase labelled specific antibody. Diabetes **19**, 539—545 (1970).

LOW, B.W., BERGER, J.E.: Insulin: preliminary X-ray studies of citrate crystals. Acta cryst. **14**, 82 (1961).

LOW, B.W., CHEN, C.C.H.: Insulin: preliminary X-ray studies of chloride crystals and a crystalline derivative. Acta cryst. **19**, 686 (1965).

LOW, B.W., CHEN, C.C.H.: Monoclinic insulin crystals. J. molec. Biol. **43**, 227—229 (1969).

LÜBKE, K., KLOSTERMEYER, H.: Synthese des Insulins. Anfänge und Fortschritte. Advanc. Enzymol. **33**, 445—525 (1970).

MARCKER, K.: Preparation of a new zinc-rich insulin compound. Acta chem. scand. **13**, 2036—2038 (1959).

MARCKER, K.: Association of Zn-free insulin. Acta chem. scand. **14**, 194—196 (1960a).

MARCKER, K.: The binding of the „structural" zinc ions in crystalline insulin. Acta chem. scand. **14**, 2071—2074 (1960b).

MARCKER, K., GRAAE, J.: A proposed structure for crystalline zinc-insulin. Acta chem. scand. **16**, 41—45 (1962).

MARGLIN, A., MERRIFIELD, R.B.: Isolation of A- and B-chain sulfonates of insulin by countercurrent distribution. Arch. Biochem. Biophys. **122**, 748—752 (1967).

MARKUS, G.: Electrolytic reduction of the disulfide bonds of insulin. J. biol. Chem. **239**, 4163—4170 (1964).

MARKUSSEN, J.: (Unveröffentlichte Berechnung, 1971).

MARKUSSEN, J.: Mouse insulins—separation and structures. Int. J. Protein Res. **3**, 149—155 (1971).

MARKUSSEN, J.: Structural changes involved in the folding of proinsulin. Int. J. Protein Res. **3**, 197—203 (1971).

MARKUSSEN, J., SUNDBY, F.: Rat-proinsulin C-peptides: amino-acid sequences. Europ. J. Biochem. **25**, 153—162 (1972).

MARKUSSEN, J., SUNDBY, F.: Duck insulin: isolation, crystallisation and amino acid sequence. Int. J. Peptide Protein Res. **5**, 37—48 (1973a).

MARKUSSEN, J., SUNDBY, F.: Isolation and amino-acid sequence of the C-peptide of duck proinsulin. Europ. J. Biochem. **34**, 401—408 (1973b).

MASSAGLIA, A., PENNISI, F., ROSA, U., RONCA-TESTONI, S., ROSSI, C.A.: The effect of chemical modifications induced in insulin on the reactivity of the interchain disulphide bonds towards sodium sulphite. Biochem. J. **108**, 247—255 (1968).

MASSAGLIA, A., ROSA, U., RIALDI, G., ROSSI, C.A.: Iodination of insulin in aqueous and organic solvents. Biochem. J. **115**, 11—18 (1969).

MASSEY, D.E., SMYTH, D.G.: The effect of acylation on the molecular size of insulin. Europ. J. Biochem. **31**, 470—473 (1972).

McFARLANE, A.S.: Efficient trace-labelling of proteins with iodine. Nature (Lond.) **182**, 53 (1958).

McGAVIN, A.S., EINSTEIN, J.R., LOW, B.W.: Insulin—gross molecular structure: trial and error studies using transform and Patterson function techniques. Proc. nat. Acad. Sci. (Wash.) **48**, 2150—2157 (1962).

MEHLIS, B., KÖLLER, G.: Die Biosynthese des Insulins. Pharmazie **25**, 669—675 (1970).

MEIENHOFER, J., BRINKHOF, O.: Preparation of an insulin A-chain derivative with an intact intra-chain disulphide bond. Nature (Lond.) **199**, 1095—1096 (1963).

MENCZEL, J., LEVY, M., BENTWICH, Z.: Insulin resistant diabetes treated with sulfated insulin. Israel J. med. Sci. **2**, 764—763 (1966).

MENÉNDEZ, C.J., HERSKOVITS, T.T.: Optical rotary dispersion and circular dichroism studies on insulin and its trypsin-modified derivatives. Arch. Biochem. Biophys. **103**, 286—294 (1970).

MERCOLA, D.A., MORRIS, J.W.S., ARQUILLA, E.R., BROMER, W.W.: The ultraviolet circular dichroism of bovine insulin and desoctapeptide insulin. Biochim. biophys. Acta (Amst.) **133**, 224—232 (1967).

MIRSKY, I.A., JINKS, R., PERISUTTI, G.: The isolation and crystallization of human insulin. J. clin. Invest. **42**, 1869—1872 (1963).

MIRSKY, I.A., KAWAMURA, K.: Heterogeneity of crystalline insulin. Endocrinology **78**, 1115—1119 (1966).

MOLONEY, P.J., APRILE, M.A., WILSON, S.: Sulfated insulin for treatment of insulin-resistant diabetics. J. New Drugs **4**, 258—263 (1964).

MOMMAERTS, W.F.H.M., NEURATH, H.: Insulin methyl ester. I. Preparation and properties. J. biol. Chem. **185**, 909—917 (1950).

MORRIS, G.E., KORNER, A.: The effect of glucose on insulin biosynthesis by isolated islets of Langerhans of the rat. Biochim. biophys. Acta (Amst.) **208**, 404—413 (1970).

MORRIS, J.W.S., MERCOLA, D.A., ARQUILLA, E.R.: Preparation and properties of 3-nitrotyrosine insulins. Biochemistry (Wash.) **9**, 3930—3937 (1970).

MOULE, M.L., YIP, C.C.: Insulin biosynthesis in the bullhead, *Ictalurus nebulosus*, and the effect of temperature. Biochem. J. **134**, 753—761 (1973).

MYCEK, M.J., CLARKE, D.D., WEIDLE, A., WAELSCH: Amine incorporation into insulin as catalyzed by transglutaminase. Arch. Biochem. Biophys. **84**, 528—540 (1959).

MYERS, W.G., VANDERLEEDEN, J.C.: Radioiodine-125. J. nucl. Med. **1**, 149—164 (1960).

NAGASAWA, K.: Use of fish and whale insulin as drugs in Japan. J. A.O.A.C. **51**, 326—329 (1968).

NAITHANI, V.K.: The synthesis of C-peptide of porcine proinsulin. Hoppe-Seylers Z. physiol. Chem. **353**, 1806—1816 (1972).

NAITHANI, V.K.: The synthesis of C-peptide of human proinsulin. Hoppe-Seylers Z. physiol. Chem. **354**, 659—672 (1973).

NEUMANN, P., HUMBEL, R.E.: Isolation of a single component of fisk insulin from a Bonito-Tuna-swardfish. Insulin mixture and its complete amino-acid sequence. Int. J. Protein Res. **1**, 125—140 (1969).

NEUMANN, P.A., KOLDENHOF, M., HUMBEL, R.E.: Amino acid sequence of insulin from the angler fish *(Lophius piscatorius)*. Hoppe-Seylers Z. physiol. Chem. **350**, 1286—1288 (1969).

NICOL, D.S.H.W.: The biological activity of pure peptides obtained by enzymic hydrolysis of insulin. Biochem. J. **75**, 395—401 (1960).

NOLAN, C., MARGOLIASH, E., PETERSON, M.D., STEINER, D.F.: The structure of bovine proinsulin. J. biol. Chem. **246**, 2780—2795 (1971).

OKA, T., TOPPER, Y.J.: Insulin-sepharose and the dynamics of insulin action. Proc. nat. Acad. Sci. (Wash.) **68**, 2066—2068 (1971).

OYER, P.E., CHO, S., PETERSON, J.D., STEINER, D.F.: Studies on human proinsulin: Isolation and amino acid sequence of the human pancreatic C-peptide. J. biol. Chem. **246**, 1375—1386 (1971).

PEKAR, A.H., FRANK, B.H.: Conformation of proinsulin. A comparison of insulin and proinsulin self-association at neutral pH. Biochemistry (Wash.) **11**, 4013—4016 (1972).

PERCIVAL, L.H., DUNCKLEY, G.G., PURVES, H.D.: Isoelectric focusing in polyacrylamide gels. Aust. J. exp. Biol. med. Sci. **48**, 171—178 (1970).

PERMUTT, M.A., KIPNIS, D.M.: Insulin biosynthesis. I. On the mechanism of glucose stimulation. J. biol. Chem. **247**, 1194—1199 (1972a).

PERMUTT, M.A., KIPNIS, D.M.: Insulin biosynthesis. II. Effect of glucose on ribonucleic acid synthesis in isolated rat islets. J. biol. Chem. **247**, 1200—1207 (1972b).

PETERSON, J.D., NEHRLICH, S., OYER, P.E., STEINER, D.F.: Determination of the amino-acid sequence of the monkey, sheep, and dog proinsulin C-peptides by a semi-micro Edman degradation procedure. J. biol. Chem. **247**, 4866—4871 (1972).

PETERSEN, K.: Method of producing crystalline insulin. US Patent 2626228 (1945).

PHILLIPS, D.M.P.: The activity of enzymic and acidic digests of insulin. Biochem. J. **50**, 479—486 (1952).

PINGEL, M., VØLUND, AA.: Stability of insulin preparations. Diabetes **21**, 805—813 (1972).

PRUITT, K.M., CANTRELL, J., BOSHELL, B.R.: The effect of insulin derivatives on the insulin response of assays in vitro. Biochim. biophys. Acta (Amst.) **115**, 329—336 (1966).

REID, K.B.M., GRANT, P.T., YOUNGSON, A.: The sequence of amino acids in insulin isolated from islet tissue of the cod *(Gadus callarias)*. Biochem. J. **110**, 289—296 (1968).

REITZ, H.C., FERREL, R.E., FRAENKEL-CONRAT, H., OLCOTT, H.S.: Action of sulfating agents on proteins and model substances. I. Concentrated sulfuric acid. J. Amer. chem. Soc. **68**, 1024—1031 (1946).

ROMANS, R.G.: IV. Protein hormones. The preparation and chemistry of crystalline Insulin. Recent Progr. Hormone Res. **10**, 241—263 (1954).

ROMANS, R.G., SCOTT, D.A., FISHER, A.M.: Preparation of crystalline insulin. Industr. Eng. Chem. **32**, 908 (1940).

ROOT, M.A., CHANCE, R.E., GALLOWAY, J.A.: Immunogenicity of insulin. Diabetes **21**, Suppl. 2, 657—660 (1972).

ROSA, U., MASSAGLIA, A., PENNISI, F., COZZANI, I., ROSSI, C.A.: Effect of the insulin iodination on the reactivity of the inter-chain disulphide bonds towards sodium sulphite. Biochem. J. **103**, 407—412 (1967).

ROSA, U., SCASELLATI, G., PENNISI, F., AMBROSINO, C., LIBERATORI, J., FEDERIGHI, G., DONATO, L., BIANCHI, R.: Proteins radioiodination by an electrolytic technique. Radioakt. Isot. Klin. Forsch. **6**, 258—272 (1965).

RUDMAN, D., GARCIA, L.A., DEL RIO, A.: Effects on mammalian adipose tissue of fragments of bovine insulin and of certain synthetic peptides. Biochemistry (Wash.) **7**, 1875—1881 (1968).

RUPLEY, J.A., RENTHAL, R.D., PRAISSMAN, M.: Concentration difference spectra in the dimerization of insulin. Biochem. biophys. Acta (Amst.) **140**, 185—187 (1967).

SALOKANGAS, A., SMYTH, D.G., MARKUSSEN, J., SUNDBY, F.: Bovine proinsulin: Amino acid sequence of the C-peptide isolated from pancreas. Europ. J. Biochem. **20**, 183—189 (1971).

SAMOLS, E., WILLIAMS, H.S.: Trace-labelling of insulin with iodine. Nature (Lond.) **190**, 1211—1212 (1961).

SANDO, H., BORG, J., STEINER, D.F.: Studies on the secretion of newly synthesized proinsulin from isolated rat islets of Langerhans. J. clin. Invest. **51**, 1476—1485 (1972).

SANGER, F.: Fractionation of oxidized insulin. Biochem. J. **44**, 126—128 (1949).

SANGER, F.: Chemistry of insulin. Science **129**, 1340—1344 (1959).

SCHLICHTKRULL, J.: Insulin crystals. I. The minimum mole-fraction of metal in insulin crystals prepared with Zn^{++}, Cd^{++}, Co^{++}, Ni^{++}, Cu^{++}, Mn^{++}, or Fe^{++}. Acta chem. scand. **10**, 1455—1458 (1956a).

SCHLICHTKRULL, J.: Insulin crystals. II. Shape of rhombohedral zinc-insulin crystals in relation to species and crystallization media. Acta chem. scand. **10**, 1459—1464 (1956b).

SCHLICHTKRULL, J.: Insulin crystals. IV. The preparation of nuclei, seeds and monodisperse insulin crystal suspensions. Acta chem. scand. **11**, 299—302 (1957).

SCHLICHTKRULL, J.: Insulin crystals. Chemical and biological studies on insulin crystals and insulin zinc suspension. Thesis. First edition. Copenhagen, Ejnar Munksgaard Publishers, 1958.

SCHLICHTKRULL, J.: New insulin crystal suspensions with various timings of action and containing no added zinc. Proc. 3rd Congress International Diabetes Federation, Düsseldorf, July 1958.

SCHLICHTKRULL, J., BRANGE, J., EGE, H., HALLUND, O., HEDING, L.G., JØRGENSEN, K., MARKUSSEN, J., STAHNKE, P., SUNDBY, F., VØLUND, AA.: Proinsulin and related proteins. Vortr. 5th Ann. Meetg. Europ. Assoc. Study of Diab., Montpellier, 1969.

SCHLICHTKRULL, J., BRANGE, J., HEIN CHRISTIANSEN, AA., HALLUND, O., HEDING, L.G., JØRGENSEN, K.H.: Clinical aspects of insulin—antigenicity. Diabetes **21**, Suppl. 2, 649—656 (1972).

SCHLICHTKRULL, J., BRANGE, J., HEIN CHRISTIANSEN, AA., HALLUND, O., HEDING, L.G., JØRGENSEN, K.H., MUNKGAARD RASMUSSEN, S., SØRENSEN, E., VØLUND, AA.: Monocomponent insulin and its clinical implications. Horm. Metab. Res. Suppl. **5**, 134—143 (1974).

SCHLICHTKRULL, J., MUNCK, O., JERSILD, M.: Insulin Rapitard and insulin Actrapid. Acta med. scand. **177**, 103—113 (1965).

SCHMIDT, D.D., ARENS, A.: Proinsulin vom Rind. Isolierung, Eigenschaften und seine Aktivierung durch Trypsin. Hoppe-Seylers Z. physiol. Chem. **349**, 1157—1168 (1968).

SCHULTZ, J., ALLISON, H., GRICE, M.: Specificity of the cleavage of proteins by dilute acid. I. Release of aspartic acid from insulin, ribonuclease, and glucagon. Biochemistry (Wash.) **1**, 694—698 (1962).

SCOTT, D.A.: CCXI. Crystalline insulin. Biochem. J. **28**, 1592—1603 (1934).

SCOTT, D.A., FISHER, A.M.: Crystalline insulin. Biochem. J. **29**, 1048—1054 (1935).

SCOTT, D.A., FISHER, A.M.: Ash content of nickel-insulin crystals. Trans. roy. Soc. Can. **32**, V, 55—57 (1938).

SCOTT, D.A., PARKER, H.: The preparation of insulin. Trans. roy. Soc. Can. **26**, 311—314 (1932).

SHAPCOTT, D., O'BRIEN, D.: A method for the isolation of insulin from single human pancreas. Diabetes **19**, 831—836 (1970).

SHIBATA, T.: A new method of manufacturing insulin from whale pancreas on an industrial scale. Hukuoka Acta med. **43**, 278—288 (1952).

SIEBERT, W., FIORE, C., DOSE, K.: Aminosäureveränderungen in Rinderinsulin durch UV-Bestrahlung. Z. Naturforsch. **20b**, 957—959 (1965).

SLOBIN, L.I., CARPENTER, F.H.: Action of carboxypeptidase-A on bovine insulin. Preparation of desalanine-desasparagine-insulin Biochemistry (Wash.) **2**, 16—22 (1963a).

SLOBIN, L.I., CARPENTER, F.H.: The labile amide in insulin: preparation of desalanine-desamido-insulin. Biochemistry (Wash.) **2**, 22—28 (1963b).

SLOBIN, L.I., CARPENTER, F.H.: Kinetic studies on the action of carboxypeptidase A on bovine insulin and related model peptides. Biochemistry (Wash.) **5**, 499—505 (1966).

SLUYTERMAN, L.A.Æ.: Electrophoretic behaviour in filter paper and molecular weight of insulin. Biochim. biophys. Acta (Amst.) **17**, 169—176 (1955).

SLUYTERMAN, L.A.Æ., KWESTROO-VAN DEN BOSCH, J.M.: Sulphation of insulin and electrophoresis of the products obtained. Biochim. biophys. Acta (Amst.) **38**, 102—113 (1960).

SMITH, E.L., HILL, R.L., BORMAN, A.: Activity of insulin degraded by leucine aminopeptidase. Biochim. biophys. Acta (Amst.) **29**, 207—208 (1958).

SMITH, K.L.: Insulin. Meth. Horm. Res. **II**, 413—457 (1962).

SMITH, L.F.: Isolation of insulin from pancreatic extracts using carboxymethyl and diethylaminoethalyl celluloses. Biochim. biophys. Acta. (Amst.) **82**, 231—236 (1964).

SMITH, L.F.: Species variation in the amino acid sequence of insulin. Amer. J. Med. **40**, 662—666 (1966).

SORENSON, R.L., STEFFES, M.W., LINDALL, A.W.: Subcellular localization of proinsulin to insulin conversion in isolated rat islets. Endocrinology **86**, 88—96 (1970).

SPRINGELL, P.H.: An unreactive tyrosine residue in insulin and the exclusive iodination of the A chain. Nature (Lond.) **191**, 1372—1373 (1961).

STEINER, D.F.: Cocrystallization of proinsulin and insulin. Nature (Lond.) **243**, 528—530 (1973).

STEINER, D.F., CHO, S., OYER, P.E., TERRIS, S., PETERSON, J.D., RUBENSTEIN, A.H.: Isolation and characterization of proinsulin C-peptide from bovine pancreas. J. biol. Chem. **246**, 1365—1374 (1971).

STEINER, D.F., CLARK, J.L.: The spontaneous reoxidation of reduced beef and rat proinsulins. Proc. nat. Acad. Sci. (Wash.) **60**, 622—629 (1968).

STEINER, D.F., CLARK, J.L., NOLAN, C., RUBENSTEIN, A.H., MARGOLIASH, E., ATEN, B., OYER, P.E.: Proinsulin and the biosynthesis of insulin. Recent Progr. Hormone Res. **25**, 207—282 (1969).

STEINER, D.F., HALLUND, O., RUBENSTEIN, A., CHO, S., BAYLIS, C.: Isolation and properties of proinsulin, intermediate forms, and other minor components from crystalline bovine insulin. Diabetes 17, 725—736 (1968).

STEINER, D.F., KEMMLER, W., CLARK, J.L., OYER, P.E., RUBENSTEIN, A.H.: The biosynthesis of insulin, in Handbook of physiology, section 7: Endocrinology vol. I (eds.: STEINER, D.F., N. FREINKEL), p. 175—198, American Physiological Society 1972.

STEINER, D.F., OYER, P.E.: The biosynthesis of insulin and a probable precursor of insulin by a human islet cell adenoma. Proc. nat. Acad. Sci. (Wash.) **57**, 473—480 (1967).

STERN, K.G., WHITE, A.: Studies on the constitution of insulin. III. The acetylation of insulin by ketene. J. biol. Chem. **122**, 371—379 (1938).

SUBRAMANYAM, G.B.: Studies on insulin. Thesis. University of Toronto School of Graduate Studies, Toronto, 1950.

SUMMERELL, J.M., OSMAND, A., SMITH, G.H.: An equilibrium-dialysis study of the binding of zinc to insulin. Biochem. J. **95**, 618 (1965).

SUNDBY, F.: Separation and characterization of acid-induced insulin transformation products by paper electrophoresis in 7 M urea. J. biol. Chem. **237**, 3406—3411 (1962).

SUNDBY, F.: Crystallization of porcine and bovine proinsulin, 1970. (Not published.)

SUNDBY, F., MARKUSSEN, J.: Rat proinsulins and C-peptides: isolation and amino-acid-compositions. Europ. J. Biochem. **25**, 147—152 (1972).

SURMACZYNSKA, B., METZ, R.: Hormonal and immunological properties of insulin fragments: I. The individual peptide chains. Endocrinology **85**, 368—372 (1969).

SURMACZYNSKA, B., METZ, R., BARRETT, R., LUCENA, G.: Hormonal and immunological properties of insulin fragments: II. Products obtained by enzymatic hydrolysis. Endocrinology **85**, 577—581 (1969).

SUZUKI, F., DAIKUHARA, Y., ONO, M., TAKEDA, Y.: Studies on the mode of action of insulin: properties and biological activity of an insulin-dextran complex. Endocrinology **90**, 1220—1230 (1972).

SWANEPOEL, O.A., MELLET, P., SCANES, S.G.: Photolysis of the disulfide linkages in insulin. Arch. Biochem. Biophys. **129**, 26—29 (1969).

TAGER, H.S., STEINER, D.F.: Primary structures of the proinsulin connecting peptides of the rat and the horse. J. biol. Chem. **247**, 7936—7940 (1972).

TANESE, T., LAZARUS, N.R., DEVRIM, S., RECANT, L.: Synthesis and release of proinsulin and insulin by isolated rat islets of Langerhans. J. clin. Invest. **49**, 1394—1404 (1970).

TANFORD, C., EPSTEIN, J.: The physical chemistry of insulin. I. Hydrogen ion titration curve of zinc-free insulin. J. Amer. chem. Soc. **76**, 2163—2169 (1954a).

TANFORD, C., EPSTEIN, J.: The physical chemistry of insulin. II. Hydrogen ion titration curve of crystalline zinc insulin. The nature of its combination with zinc. J. Amer. chem. Soc. **76**, 2170—2176 (1954b).

TANFORD, C., HAUENSTEIN, J.D.: Hydrogen ion equilibria of ribonuclease. J. Amer. chem. Soc. **78**, 5287—5291 (1956).

THOMAS, J.H.: Electrophoresis of [^{35}S]sulphated insulin. Immunological and biological properties of the isolated electrophoretic components. Horm. Metab. Res. **3**, 207—212 (1971).

THOMPSON, E.O.P., O'DONNELL, I.J.: The chromatography of insulin on DEAE-cellulose in buffers containing 8 M urea. Austr. J. biol. Sci. **13**, 393—400 (1960).

THOMPSON, E.O.P., O'DONNELL, I.J.: Quantitative reduction of disulphide bonds in proteins using high concentrations of mercaptoethanol. Biochim. biophys. Acta (Amst.) **53**, 447—449 (1961).

TJIOE, T.O., WACKER, A.: Reinheitsprüfung von im Handel befindlichen Insulinpräparaten mit Hilfe der diskontinuierlichen Polyacrylamidgel-Elektrophorese. Klin. Wschr. **50**, 882—884 (1972).

TOMIZAWA, H.H.: Mode of action of an insulin-degrading enzyme from beef liver. J. biol. Chem. **237**, 428—431 (1962).

TOMIZAWA, H.H., HALSEY, Y.D.: Isolation of an insulin-degrading enzyme from beef liver. J. biol. Chem. **234**, 307—310 (1959).

TOMIZAWA, H.H., VARANDANI, P.T.: Glutathione-insulin transhydrogenase of human liver. J. biol. Chem. **240**, 3191—3194 (1965).

TRACK, N.S., REID, K.B.M.: Structural comparison of mammalian and piscine insulins. Horm. Metab. Res. **1**, 255—257 (1969).

TRAKATELLIS, A.C., SCHWARTZ, G.P.: Insulin structure, synthesis and biosynthesis of the hormone. Fortschr. Chem. organ. Naturstoffe **26**, 120—160 (1968).

TSOU, CHEN-LU, DU, Y.C., XÜ, G.J.: The reduction of insulin and its benzyl derivatives by sodium in liquid ammonia and the regeneration of activity from the reduced products. Scientia Sinica (Peking) **X**, 332—343 (1961).

TUNG, A.K., YIP, C.C.: Biosynthesis of insulin in bovine fetal pancreatic slices: The incorporation of tritiated leucine into a single-chain proinsulin, a double-chain intermediate, and insulin in subcellular fractions. Proc. nat. Acad. Sci. (Wash.) **63**, 442—449 (1969).

VARANDANI, P.T.: Acceleration of regeneration of insulin activity from its inactive reduced A and B chains by pancreatic glutathione-insulin transhydrogenase. Biochim. biophys. Acta (Amst.) **132**, 10—14 (1967).

VARANDANI, P.T.: Insulin degradation. IV: Sequential degradation of insulin by rat kidney, heart and skeletal muscle homogenates. Biochim. biophys. Acta (Amst.) **295**, 630—636 (1973).

VARANDANI, P.T., SHROYER, L.A., NATZ, M.A.: Sequential degradation of insulin by rat liver homogenates. Proc. nat. Acad. Sci. (Wash.) **69**, 1681—1684 (1972).

VARANDANI, P.T., TOMIZAWA, H.H.: Purification and properties of pancreatic glutathione-insulin transhydrogenase. Biochim. biophys. Acta (Amst.) **113**, 498—506 (1966).

VOLINI, M., MITZ, M.A.: The Fractionation of insulin on diethylaminoethylcellulose. J. Amer. chem. Soc. **82**, 4572—4575 (1960).

WAIFE, S.O.: Diabetes mellitus, 7th edition, p. 40—44. Eli Lilly Co. 1967.

WEIL, L., SEIBLES, T.S., HERSKOVITS, T.T.: Photooxidation of bovine insulin sensitized by methylene blue. Arch. Biochem. Biophys. **111**, 308—320 (1965).

WEITZEL, G., FRETZDORFF, A.-M., STRECKER, F.-J., ROESTER, U.: Zinkgehalt und Glukagoneffekt kristallisierter Insulinpräparate Hoppe-Seylers Z. physiol. Chem. **293**, 190—215 (1953).

WEITZEL, G., OERTEL, W., RAGER, K., KEMMLER, W.: Insulin vom Truthuhn (Meleagris gallopavo). Hoppe-Seylers Z. physiol. Chem. **350**, 57—62 (1969).

WEITZEL, G., RENNER, R., KEMMLER, W., RAGER, K.: Struktur und erhöhte Aktivität des Insulins vom Truthuhn (Meleagris gallopavo). Hoppe-Seylers Z. physiol. Chem. **353**, 980—986 (1972).

WEITZEL, G., SCHAEG, W., BODEN, G., WILLMS, B.: Histidingehalt und Aktivität von Insulin. Z. Naturforsch. **20** , 497 (1965).

Wellcome Foundation LTD., London. Production of insulin. GB Patent No. 7466/65, 22.2.1965.

WILSON, S., DIXON, G.H., WARDLAW, A.C.: Resynthesis of cod insulin from its polypeptide chains and the preparation of cod-ox "hybrid" insulins. Biochim. biophys. Acta (Amst.) **62**, 483—489 (1962).

WISEMAN, R., BALTZ, B.E.: Prevention of insulin-I^{131} adsorption to glass. Endocrinology **68**, 354—355 (1961).

YALOW, R.S., BERSON, S.A.: Immunoassay of endogenous plasma insulin in man. J. clin. Invest. **39**, 1157—1175 (1960).

YAMAJI, K., TADA, K., TRAKATELLIS, A.C.: On the biosynthesis of insulin in anglerfish islets. J. biol. Chem. **247**, 4080—4088 (1972).

YANAIHARA, N., HASHIMOTO, T., YANAIHARA, C., SAKURA, N.: Studies on the synthesis of proinsulin. I. Synthesis of partially protected tritriacontapeptide related to the connecting peptide fragment of porcine proinsulin. Chem. pharm. Bull. **18**, 417—420 (1970).

YIP, C.C.: A bovine pancreatic enzyme catalyzing the conversion of proinsulin to insulin. Proc. nat. Acad. Sci. (Wash.) **68**, 1312—1315 (1971).

YOUNG, J.D., CARPENTER, F.H.: Isolation and characterization of products formed by the action of trypsin on insulin. J. biol. Chem. **236**, 743—749 (1961).

YU, N.-T., LIU, C.S., O'SHEA, D.C.: Laser Raman spectroscopy and the conformation of insulin and proinsulin. J. molec. Biol. **70**, 117—132 (1972).

ZAHN, H., GATTNER, H.-G.: Über die partielle Reduktion von Insulin. Hoppe-Seylers Z. physiol. Chem. **349**, 373—384 (1968).

ZAHN, H., GUTTE, B., PFEIFFER, E.F., AMMON, J.: Resynthese von Insulin aus präoxydierter A-Kette und reduzierter B-Kette. Justus Liebigs Ann. Chem. **691**, 225—231 (1966).

ZAHN, H., KLOSTERMEYER, H.: Handbuch des Diabetes mellitus, Bd. 1, Edit. E.F. PFEIFFER, S. 126—129. München: J.E. Lehmanns Verlag 1969.

ZAHN, H., MEIENHOFER, J.: Reaktionen von 1,5-Difluor-2,4-dinitrobenzol mit Insulin. 2. Mitt. Versuche mit Insulin. Makromolek. Chem. **26**, 153—166 (1958).

ZAHN, H., SCHMIDT, G.: Synthese der Insulin-Sequenz (B 1—16)$_2$ als symmetrisches Disulfid. Justus Liebigs Ann. Chem. **731**, 91—100 (1970a).

ZAHN, H., SCHMIDT, G.: Synthese der Insulinsequenz (B 17—30)$_2$ als symmetrisches Disulfid und der Insulin-B-Kette als polymeres Disulfid. Justus Liebigs Ann. Chem. **731**, 101—112 (1970b).

ZOETEN, L.W. DE, BRUIN, O.A. DE, EVERSE, J.: The reactivities of the tyrosine residues in insulin with respect to iodine. I. Rec. Trav. chim. Pays-Bas **80**, 907—916 (1961a).

ZOETEN, L.W. DE, HAVINGA, E., EVERSE, J.: The reactivities of the tyrosine residues in insulin with respect to iodine. II. Rec. Trav. chim. Pays-Bas **80**, 917—926 (1961b).

ZOETEN, L.W. DE, STRIK, R. VAN: A study of the biological activity of iodinated insulin. Rec. Trav. chim. Pays-Bas **80**, 927—931 (1961).

Die Sekretion des Insulins. Stimulierung und Hemmung

Von

H. Frerichs

Mit 10 Abbildungen

I. Biologische und immunchemische Bestimmung des Insulins im Blut

Es würde zu weit führen, die sehr umstrittenen Fragen nach der Spezifität biologischer oder immunologischer Insulin-Bestimmungsverfahren sowie laboratoriums- und anwendungsbezogene Vorteile und Nachteile einzelner Methoden selbst hier im einzelnen zu diskutieren. Immunchemisch wird im Serum sicher nur Insulin und, abhängig von der Spezifität der verwendeten Antiseren, zugleich auch Proinsulin gemessen. Die üblicherweise durch Immunisierung von Meerschweinchen gewonnenen Antiinsulinseren erfassen außer Proinsulin sehr wahrscheinlich auch — soweit diese im Serum oder Plasma vorkommen — weitere Insulinvorstufen, wie Desdipeptid-Proinsulin und die Arginin-Insuline. Außer immunchemisch reagierendem Insulin (IRI) bzw. Insulin-ähnlichem immunoreaktivem Material kann in Serum oder Plasma biologisch Insulin-ähnliche Aktivität (ILA) nachgewiesen werden.

Die insgesamt im Serum vorhandene ILA kann durch Zugabe von Antiinsulinserum zum Versuchsansatz teilweise inaktiviert werden. Hemmbare ILA entspricht im allgemeinen der IRI-Konzentration des Serums. Die nichthemmbare ILA scheint verschiedenen Proteinen im Molgewichts-Bereich 70000—150000 zuzuordnen zu sein. Die biologische Wirkung eines dieser Proteine (MW etwa 6000) entspricht weitgehend der von Insulin, im physikochemischen Verhalten zeigen sich jedoch eindeutige Unterschiede (Froesch et al., 1967). Offen bleibt bisher, ob ILA aus dem Pankreas stammt, ob sie ein Umbauprodukt des Insulins ist und ob sie insbesondere unter pathologischen Bedingungen in Organabschnitten mit erhöhter Permeabilität der Kapillarmembran — beispielsweise im Bereich entzündlicher Veränderungen — eine physiologische Bedeutung hat. Für die Funktionsprüfung des endokrinen Pankreas hat daher die immunchemische Bestimmung des Insulins eine größere Bedeutung als biologische Bestimmungsmethoden. Dennoch sollen die letzteren am Beispiel einiger biologischer Verfahren zusammen mit Beispielen radioimmunchemischer Methoden hier skizziert werden.

1. Biologische Methoden

Brauchbare Verfahren zur Bestimmung von ILA im Serum oder Plasma nutzen im Prinzip die Insulinwirkung auf Muskel- oder Fettgewebe (Lit. s. Ditschuneit u. Faulhaber, 1971). Diese läßt sich als konzentrationsabhängige Förderung

der Glucoseaufnahme, der Oxydation von Glucose zu CO_2 und des Einbaues
von Glucose-Kohlenstoff in Glycogen und Triglyceride nachweisen. Dabei werden
neben der Wirkung auf den Glucosetransport durch die Zellwand auch zahlreiche
andere, transportunabhängige Einflüsse auf den intrazellulären Glucose-, Amino-
säuren- und Fettsäurenumsatz und deren Rückwirkungen auf Glucoseeinstrom
und Glucoseoxydation mit erfaßt. Radiobiologische Methoden der ILA-Bestim-
mung haben einen nutzbaren Meßbereich von 0,1 bis 10 ng/ml. Im Versuchsansatz
in vitro sollte die Serumkonzentration 10%v/v jedoch nicht überschreiten. Der
endgültige Meßbereich entspricht also bei Verwendung von Fettgewebe, isolierten
Fettzellen oder Muskelgewebe unter Berücksichtigung des zur Zeit anerkannten
internationalen Insulinstandards etwa 25 bis 2,500 µE/ml Serum.

   Einbau von Glucose in Glycogen in vivo. Dieses Bestimmungsverfahren ist
für Studien zur Frage der unterschiedlichen Wirkung von ILA auf Fett- und
Muskelgewebe sowie für Studien über die ILA-Aktivität in Serum, Plasma und
Plasmafraktionen oder in Lymphe entwickelt worden (RAFAELSEN et al., 1965).
Da es auf der insulinabhängigen Stimulierung des Einbaues von ^{14}C-Glucose
in Fett- und Muskelglycogen beruht, ist das Verfahren wenig empfindlich und
für Routinebestimmungen von ILA (wie für die Aktivitätsprüfung synthetischer
Insuline oder Insulinteilstücke) nicht geeignet. Im Prinzip wird jungen männlichen
Ratten 5 ml Serum oder Standard-Insulin (20 bis 2000 µE/ml) zugleich mit 2 µCi
U-^{14}C-Glucose i.p. injiziert. Zwerchfellmuskel und epididymales Fettgewebe werden 2 Std später exzidiert. Glycogen wird dann extrahiert und gefällt. Die Bestimmung der ^{14}C-Aktivität kann schließlich nach Suspension des Glycogen in einem
thixotropen Gel oder nach Hydrolyse zu Glucose mit geeigneten Scintillatoren
erfolgen.

   Aufnahme von Aminosäuren durch Muskelgewebe in vitro. Um die Wirkung
von Insulin auf Muskelzellen, insbesondere auf Transportprozesse der Zellmembran und dabei ganz speziell den Transport einer Aminosäure zu messen, ist
aus methodischen und labortechnischen Gründen am besten das im Zellstoffwechsel nicht umsetzbare ^{14}C-α-Aminoisobutyrat (AIB) geeignet. Bei der Inkubation
des isolierten M. levator ani junger Ratten erhält man eine lineare Dosis/Wir-
kungs-Beziehung von ILA oder Insulin (Meßbereich 100 bis 800 µE/ml) zu dem
Verteilungsverhältnis des AIB zwischen intrazellulärem und extrazellulärem Wasser.

   CO_2-Abgabe des Fettgewebes oder isolierter Fettzellen in vitro. Im Fettgewebe
gelangt Glucose-Kohlenstoff über den glycolytischen Abbauweg sowie über den
Pentosephosphatzyklus sowohl in den Tricarbonsäurezyklus als auch in die Glyce-
rin- und Fettsäurefraktion der Triglyceride. Glucoseaufnahme, Glucoseoxydation, Fettsäuren- und Triglyceridsynthese der Fettgewebszellen sind in vitro über
bestimmte Bereiche der Konzentration von Insulin oder ILA korreliert. Ferner
sind Aufnahme und Oxydation der Glucose der Steigerung des respiratorischen
Quotienten und damit dem sogenannten Netto-Gasaustausch (Differenz von CO_2-
Abgabe und O_2-Aufnahme) direkt proportional (FLATT u. BALL, 1964). Von
BALL und MERRILL (1961) ist daher ein ohne große technische Schwierigkeiten
und mit geringem apparativem Aufwand durchführbares Bestimmungsverfahren
angegeben worden, bei dem epididymales Fettgewebe der Ratte in Warburg-
Gefäßen inkubiert wird. Obgleich die Empfindlichkeit der Methode bei Verwen-
dung junger Ratten (160—180 g) zwischen 10 und 100 µE/ml mit einem günstigen
Meßbereich von 25—75 µE/ml in serumfreien Inkubaten sehr hoch ist, scheint
dies manometrische Verfahren für die Bestimmung von Serum-ILA ungeeignet.

   Außer der gesamten Glucoseoxydation ist die Oxydation des C_1-Kohlenstoff-
atoms zu CO_2 dem Glucoseumsatz, der Triglyceridsynthese und der ILA-Konzen-

tration korreliert. Diese Reaktion läßt sich leicht mit 1-^{14}C-Glucose als tracer verfolgen. Ein von RENOLD *et al.* (1960) angegebenes, ebenfalls epididymales Fettgewebe verwendendes Verfahren kann hierfür als verläßliche Standardmethode angesehen werden, soweit man spätere technische Modifizierungen berücksichtigt (Lit. s. DITSCHUNEIT u. FAULHABER, 1971). Die empirisch ermittelte lineare Beziehung zwischen Insulin- bzw. ILA-Konzentration im Inkubationsansatz und dem abgegebenen, in Hyamin-OH gebundenen ^{14}CO$_2$ (ipm/mg Fettgewebe) bildet die Berechnungsgrundlage. SHEPS *et al.* (1960) haben statistisch die Genauigkeit der Renold-Methode im einzelnen überprüft. Dabei hat sich ergeben, daß die engste Korrelation mit den Koordinaten log Insulin vs. log ipm/mg erreicht wird. Von anderen sind aber auch die Koordinaten log Insulin vs. lin ipm/mg verwendet worden (Abb. 1). Reproduzierbarkeit und Genauigkeit liegen für den Meßbereich 250 bis 2,500 µE/ml (Serumkonzentration 1 : 10 v/v) im Bereich anderer biologischer Nachweisverfahren. Der Präzisionsindex (s/b) von Standardkurven sollte für die Regression aller Einzelwerte zwischen 0,2 und 0,4 und für die Mittelwerte von Dreifachansätzen zwischen 0,05 und 0,15 liegen (Abb. 1).

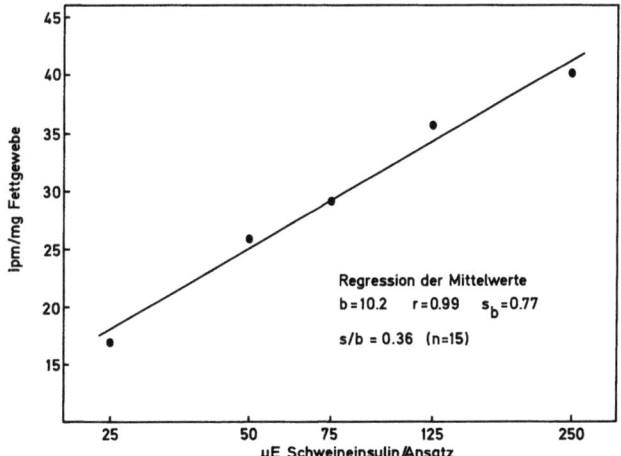

Abb. 1. Radiobiologische Bestimmung von ILA mit dem epididymalen Fettgewebe der Ratte (nach RENOLD et al., 1960). Korrelation von Insulinkonzentration und abgegebener ^{14}CO$_2$ nach Inkubation der Fettgewebsstückchen mit 1-^{14}C-Glucose. Jeder Ansatz enthielt 0,1 µCi 1-^{14}C-Glucose, 4 mg nicht markierte Glucose, Standardinsulin 50—500 µE, 2,0 ml Bikarbonatpuffer (pH 7,4), 100—150 mg Fettgewebe. Angegeben sind die Mittelwerte der Dreifachansätze und ihre Regression

Die Verwendung von collagenase-isolierten Fettgewebszellen statt Fettgewebsstücken (GLIEMAN, 1967) erhöht die Empfindlichkeit dieser Methode um etwa das 10fache. Sie wird dadurch jedoch auch technisch komplizierter und trotz Gleichförmigkeit der Zellsuspension wegen der zum Teil unkontrollierbaren Vorschädigung der Zellen insgesamt nicht wesentlich präziser. In beiden Fällen kann durch die Inkubation von Serumproben mit und ohne Zusatz von Antiinsulinserum (möglichst in einem Versuchslauf) die Gesamt-ILA und AIS-hemmbare ILA des Serums bestimmt werden (Lit. s. DITSCHUNEIT u. FAULHABER, 1971).

2. Radioimmunchemische Methoden

Radioimmunchemische Verfahren beruhen auf dem Prinzip der Isotopenver-
dünnung: Die spezifische Aktivität eines isotopenmarkierten Antigen-Antikörper-Komplexes wird durch Zugabe von nichtmarkiertem Antigen (d.h. der zu
bestimmenden Substanz) konzentrationsproportional verringert. Theoretisch gelten diese Prinzipien für die quantitative Bestimmung aller selbst oder als Hapten
immunogen wirkender Substanzen (Lit. s. BERSON u. YALOW, 1968; DICZFALUSY,
1969; v.z. MÜHLEN, 1971; HALES, 1972). Insulin war das erste Proteohormon,
das sich methodisch zuverlässig, reproduzierbar und mit genügender Empfindlichkeit radioimmunchemisch messen ließ (YALOW u. BERSON, 1960). Seither sind
zahlreiche auf diesem Prinzip basierende Methoden entwickelt und erfolgreich
bei der Insulinbestimmung in Plasma, Serum, Liquor, Galle, Urin oder Gewebsex-

Tabelle 1. Verfahren für die Trennung von antikörpergebundenem und nicht gebundenem tracer
bei der radioimmunchemischen Insulinbestimmung. Als Referenz sind nicht ausschließlich Erstbe-
schreibungen, sondern vielmehr Arbeiten mit ausführlichen Hinweisen zur labortechnischen Methodik
angegeben worden

Prinzip	Methode	Referenz
A. Unterschiedliche Wanderung von nicht AK-gebundenem und gebundenem tracer	Papierchromato-elektrophorese[a]	YALOW u. BERSON (1960)
	Papierchromatographie	ØRSKOV (1967)
	Polyacrylamidgel-elektrophorese	HEIDEMANN et al. (1966)
	Dextrangel-Filtration	GENUTH et al. (1965)
B. Isolierung des nicht AK-gebundenen tracer durch Adsorbtion	Dextran-beschichtete Aktivkohle[a]	HERBERT et al. (1965)
	Ionenaustauschharz[a]	MELANI et al. (1965)
	Zellulosepulver	ZAHARKO u. BECK (1968)
C. Isolierung des AK-gebundenen tracer durch Präzipitation des Insulin/Antikörperkomplexes	Antigammaglobulin-Serum[a] (Doppelantikörpermethode)	HALES u. RANDLE (1963), MORGAN u. LAZAROW (1963); TIERNAN et al. (1968)
	Natriumsulfit	GRODSKY u. FORSHAM (1960)
	Alkohol (80%)	HEDING (1966)
	TCA-Fällung nach enzyma-tischer Proteolyse des nicht gebundenen tracer	MITCHELL u. BYRON (1967)
D. Isolierung des AK-gebundenen tracer nach Bindung an einen Anti-insulin-Festkörperkomplex	AK an Dextranpolymer adsorbiert[a]	WIDE (1969)
	AK an Kunststoff adsorbiert	CATT (1969)
E. Isolierung des hoch-gereinigten AK (IgG-Fraktion) nach Bindung an einen Insulin-Festkörper-komplex	Insulin hemmt kompetitiv die Bindung des radiomarkierten AK an zellulosegebundenes Insulin	MILES u. HALES (1968)

[a] Die am häufigsten verwendeten Methoden.

trakten und Inkubationslösungen angewendet worden. Im wesentlichen beruhen methodische Unterschiede auf dem technischen Verfahren der Trennung des anti-körpergebundenen vom nichtgebundenen Insulin (Übersicht s. Tabelle 1). Am weitesten verbreitet sind heute Abwandlungen von vier Trennverfahren.

1. Ausfällung des Insulin-Antiinsulin-Komplexes mit einem Antigammaglo-bulinserum (Doppelantikörpermethode) und Isolierung durch Filtration (HALES u. RANDLE, 1963). Die zur Präzipitation führende Reaktion des Antigammaglobu-lins mit dem zur Fraktion IgG und IgM gehörenden insulinneutralisierenden Immunoglobulin wird allerdings leicht durch Komplement oder zum Komple-mentkomplex gehörende Faktoren gestört, deren Einwirkung durch Erhitzen (56° C, 40 min), wiederholtes Tieffrieren sowie Zugabe von EDTA (0,01 M) oder Heparin (200 E/ml) aufgehoben werden kann (MORGAN et al., 1964; RÜENAUER et al., 1966).

2. Die sehr exakte, aber zeitraubende papierchromatographische oder chroma-toelektrophoretische Auftrennung nach YALOW u. BERSON (1960). Sie kann zur Standardisierung anderer Methoden herangezogen werden.

3. Adsorption des nichtgebundenen Insulins an eine Festphase (Ionenaustau-scherharz, Zellulose, dextranbeschichtete Aktivkohle) und Trennung durch Zentri-fugieren (MEADE u. KLITGAARD, 1962; HERBERT et al., 1965; PAMIERI et al., 1971).

4. Festkörpermethode (Immunosorbent-Methode), d.h. Adsorption des An-tiinsulinserums bzw. der entsprechenden Immunoglobulinfraktion an Kunststoff-oberflächen (CATT, 1969) oder chemische Koppelung an Cyanbromid-aktivierte mikrocristalline Zellulose oder ein Dextranpolymer, z.B. Sephadex G 25 ultrafine (WIDE, 1969). Nach der Inkubation mit markiertem und nichtmarkiertem Insulin kann der nicht antikörpergebundene Anteil rasch und einfach durch Zentrifugie-ren und Absaugen des Überstandes entfernt werden.

Empfindlichkeit und Genauigkeit aller Bestimmungsmethoden hängen jedoch nicht ab vom Trennverfahren, sondern in erster Linie von der Spezifität der Antiseren bzw. des Antikörpers, vom Reinheitsgrad des Radioinsulins sowie von der Möglichkeit, das Insulin ohne Einbuße an immunochemischen Eigen-schaften ausreichend stark mit einem Isotop (vorzuziehen ist ^{125}J) zu markieren. Ferner ist sie, geeignete und konstante Reaktionsbedingungen vorausgesetzt, ab-hängig von der Konzentration des Radioinsulins und des Antikörpers im Ver-suchsansatz (Übersicht s. BERSON u. YALOW, 1968).

Obgleich es für die Gewinnung von Antiinsulinseren keine standardisierten Methoden gibt, hat es sich als günstig erwiesen, Meerschweinchen zunächst mit 1 mg Insulin in 1 ml komplettem FREUND-Adjuvans und dann dreimal in wöchent-lichem Abstand mit 1 mg Insulin in inkomplettem Adjuvans zu immunisieren. Weitere Immunisierungen dann in monatlichem Abstand bis zu 6 Monaten. Injek-tion entweder subkutan oder in die Pfotensohle. Der Zusatz von H. pertussis Vakzine soll die Ausbeute an AIS mit hohem Titer (Bindungskapazität 0,5 bis 2,0 mE Insulin/µl) erhöhen (WRIGHT, 1969). Meerschweinchen bilden nach Immu-nisierung mit Insulin zunächst lösliche, nicht präzipitierende AK der Immunglo-bulinklasse IgM, später dann zunehmend auch der Klasse IgG (70—80% der AK-Aktivität). Ferner sind präzipitierende und agglutinierende Insulin-AK, aller-dings mit sehr niedrigem Titer, nachgewiesen worden. Für Insulinbestimmungen in Humanseren sollte das AIS durch Immunisierung mit Human- oder Schweine-Insulin gewonnen werden. Außerdem sind mehrfach umkristallisierte Insuline (10fach) oder sogenannte Monokomponent-Insuline handelsüblichen Insulinen vorzuziehen. Kreuzreaktionen mit Proinsulin — und wahrscheinlich auch C-Peptid — lassen sich so zum Teil verringern. Die Brauchbarkeit eines AIS für die Bestimmung von IRI beruht aber nicht allein auf der Bindungskapazität.

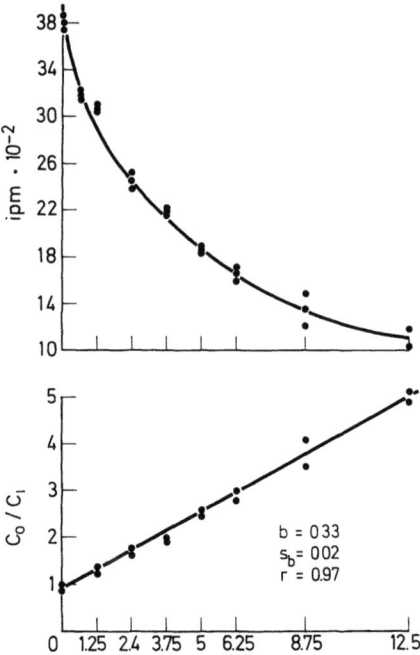

Abb. 2. Radioimmunchemische Bestimmung von Insulin (nach MELANI *et al.*, 1965). Beispiel für die Darstellung von Standardkurven. Die in einem linearen Koordinatensystem hyperbelähnliche Kurve ergibt nach Umformung der Meßwerte in den Quotienten C_o/C_i eine Gerade (Lit. s. HALES u. RANDLE, 1963; FRERICHS, 1971). (C_o = Radioaktivität des Insulin/AK-Komplex bei der Standardkonzentration O. C_i = Radioaktivität des Insulin/AK-Komplex bei der Standardkonzentration i.) Jeder Ansatz enthielt 0,05 ng [125]J-Insulin (165 mCi/mg), Humaninsulin (1,25—12,5 µE), 0,05 ml Antiinsulinserum (Endkonzentration 1:250 000, max. tracer-Bindung 48%), 0,95 ml 0,1 M Boratpuffer pH 7,4. Trennmittel: 200 mg Amberlite CG 400 II (OH-Form)

Ein geeignetes AIS sollte bei Endverdünnungen über 1:20 000 etwa 60% des eingesetzten Radioinsulins (0,05 bis 0,15 ng/Ansatz) binden können; bei Standard-Insulinkonzentrationen bis zu 1 ng/ml (25 µE/ml) sollte die Bindung des tracer dann steil auf 20 bis 30% abfallen (Abb. 2).

Die Wahl des Bestimmungsverfahrens muß im allgemeinen von labortechnischen Möglichkeiten und dem Anwendungszweck abhängig gemacht werden. Wollen Laboratorien ohne den sonst für die Entwicklung eigener oder die Modifizierung fremder Methoden erforderlichen Aufwand schnell eine brauchbare Routinemethode für die IRI-Bestimmung im Serum aufbauen, dann sind kommerziell erhältliche Bestecke zu empfehlen. Sie enthalten alle notwendigen Reagenzien und ausführliche Versuchsanweisungen. Unterschiede bestehen im Prinzip des Trennverfahrens (Tabelle 1): Doppelantikörpermethode nach HALES u. RANDLE (1963); Trennung mit Ionenaustauschharz nach MEADE u. KLITGAARD (1962); Festkörperverfahren nach WIDE u. PORATH (1966).

MELANI *et al.* (1965) haben das von MEADE u. KLITGAARD (1962) beschriebene Verfahren im einzelnen überprüft und zu einer sehr brauchbaren Methode mit hoher Bestimmungskapazität (80 bis 120 Proben im 3fach-Ansatz pro Tag) entwikkelt (zur Methodik s. auch FRERICHS, 1971). Trennmittel ist Amberlite, das freies

Insulin wahrscheinlich in physikalischer Reaktion bindet. Das Harz (Amberlite CG 400 II) sollte vor Gebrauch von leichteren, in Wasser nicht sedimentierenden Bestandteilen gereinigt werden. Anschließend Reinigung mit Aceton. Dann 2maliges Überführen von der Cl^- in die OH^--Form. Verwendung des lufttrockenen Harzes mit OH^- als Gegenion. Die Methode hängt aber sehr ab von der Qualität des tracer-Insulins, das nicht mehr als 5 bis 8% von nicht mit AK reagierendem Material enthalten und dessen spezifische Aktivität zwischen 50 und 150 mCi/mg liegen sollte, d.h. für ^{125}J einen Jodanteil von 0,2 bis 0,5 Atom/Molekül. Abbildung 2 zeigt eine mit dieser Methodik im Routineprogramm gewonnene Standardkurve und ihre Linearisierung. Genauigkeitskontrollen eines jeden Versuchslaufes müssen über mitgeführte Kontrollseren erfolgen. Dafür geeignete Prüfsysteme sind beschrieben worden (RODBARD et al., 1968; TÄLJEDAL u. WOLD, 1970; BARTELS u. HESCH, 1973).

3. Insulinbestimmung in Urin und Liquor. Insulinclearance

Prinzipiell ist die immunchemische Bestimmung von IRI auch im Urin und im Liquor cerebrospinalis möglich. Liquor und Urin sollten wie Serum schnell gekühlt und tiefgefroren aufbewahrt werden. Als weitere vorhergehende präparative Schritte ist die Dialyse von Urin gegen 0,9% NaCl, Ringerlösung oder gegen den im Testsystem verwendeten Puffer erforderlich. Um die Bindung von Insulin an Glas oder Kunststoff während längerer Urinsammelperioden (24 Std-Urin) soweit als möglich zu vermeiden, sollte Albumin- oder Gelatinelösung vorgelegt werden (Endkonzentration etwa 0,2% w/v). Das Verhältnis von Proben- zu Ansatzvolumen muß bei Bestimmung im Urin im allgemeinen 1:5 betragen (RUBENSTEIN et al., 1967; RUBENSTEIN et al. 1968; JØRGENSEN, 1969; ØRSKOV u. JOHANSEN, 1972). Am günstigsten scheint jedoch die Extraktion des IRI aus dem ohne sonstige Zusätze bei Kühlschranktemperaturen gesammelten Urin durch Bindung an Sepharose®-gekoppelten Insulin-AK, Abtrennung der Sepharosekügelchen durch Zentrifugieren, anschließende Elution des IRI und Bestimmung im verdünnten Eluat zu sein (CROSSLEY, 1974).

Systematische Studien über die Passage von Insulin in den Liquor und die Beziehungen zur jeweiligen Konzentration des Serum-IRI sind bisher nur in wenigen Studien vorgenommen worden. Bei Hunden zeigte sich, daß sowohl vor als auch während der Infusion von Rinderinsulin die Insulinkonzentration im Ventrikelliquor etwa 60—70% unter der des Plasma lag. Die Anpassung an Konzentrationsänderungen erfolgte mit einer Verzögerung von 30 bis 90 min (MARGOLIS u. ALTSZULER, 1967). Soweit IRI beim Menschen im Lumballiquor bestimmt worden ist (GRECO et al., 1970), haben sich im Vergleich zur Serumkonzentration um 70—80% niedrigere Werte ergeben. Schon wegen der sehr langsamen und wahrscheinlich auch diskontinuierlichen Passage des Liquor aus den Hirnventrikeln in den Lumbalsack werden derartige Untersuchungen am Menschen selbst bei fraktionierter Entnahme von 25—35 ml Liquor (die letzten Proben sollten dann Occipitalliquor entsprechen) methodisch ungenügend sein und keinen wesentlichen Aussagewert haben.

Aus direkten Bestimmungen der arteriovenösen IRI-Konzentrationsdifferenz mit markiertem und unmarkiertem Insulin läßt sich die Gesamtaufnahme gesunder Nieren auf 30—40% des einströmenden Insulins schätzen (ZAHARKO et al., 1966; CHAMBERLAIN u. STIMMLER, 1967). Experimentelle Untersuchungen an Hunden haben diese Befunde bestätigt (SWENSON et al., 1971). Sehr wahrscheinlich wird etwa die Hälfte des insgesamt von den Nieren inaktivierten Insulins zunächst glomerulär filtriert, zu mehr als 98% proximal tubulär reabsorbiert und dann in den Tubulusepithelzellen oder tubulusnahen Nierenzellen degradiert. Dafür sprechen außer Studien an Hunden und Mäusen (ZAHARKO et al., 1966; BECK u. FEDYNSKYJ, 1967; RABKIN et al., 1972; FRANCKSON u. OOMS, 1973) Untersuchungen an Patienten mit vorwiegend glomerulärer (nephrotisches Syndrom) oder tubulärer (akute tubuläre Nekrose, Fanconi-Syndrom) Nierenfunktionsstörung (CHAMBERLAIN u. STIMMLER, 1967; SPITZ et al., 1970). Der Rest scheint direkt über das periglomeruläre Kapillarnetz in die tubulusnahen insulinabbauenden Zellen zu gelangen. Beim Hund führte nämlich die völlige Hemmung von glomerulärer Filtration durch Ureterenligatur nur zu einer Verminderung der renalen Insulindegradation um 50% (ZAHARKO et al., 1966).

Die Menge des im Urin erscheinenden Insulins überschreitet unter normalen Bedingungen also niemals 1—2% der glomerulär filtrierten Fraktion. Da das tubuläre Insulin-transportierende System jedoch bereits bei Nüchterninsulinkonzentrationen nahezu gesättigt erscheint (RUBENSTEIN u. SPITZ, 1968), könnten Änderungen der Insulinausscheidung durchaus als Index für Änderungen von Insulinproduktion, Insulindegradation und (bei insulinbehandelten Diabetikern) für die nicht an Antikörper gebundene Insulinfraktion gelten (RUBENSTEIN et al., 1967). Voraussetzung ist allerdings eine normale Funktion von Glomerula und Tubuli, denn gerade bei tubulären Schäden kann es einerseits sowohl zur Verminderung als auch Steigerung der Insulinausscheidung kommen (CHAMBERLAIN u. STIMMLER, 1966; SPITZ et al., 1970; SEYBOLD et al., 1973), und andererseits können Nierenzellschädigungen auch mit Störungen der Kinetik von Insulinverteilung und Degradation einhergehen. So sind bei Patienten mit chronischer Niereninsuffizienz Verlängerungen der Halbwertszeit für die Gesamtdegradation von Insulin (in allen Geweben) von 15 auf 39 min gefunden worden (SILVERS et al., 1969). Die Insulinexkretion mit dem Urin läßt sich am besten in µE/kg/Std oder als µE/mg Kreatinin angeben. Die Beziehung auf mg Kreatinin hebt vor allem den Einfluß kleinerer Fehler beim Urinsammeln auf. Die Ausscheidung liegt für Gesunde dann in einem Bereich um 3 µE/kg/Std bzw. 3 µE/mg Kreatinin und steigt während eines 2,5stündigen oralen Glucosetoleranztests im Mittel auf 13 µE/kg/Std bzw. µE/mg Kreatinin. Bei Patienten mit vorwiegend glomerulär-tubulärer Nierenfunktionsstörung kann das Urininsulin unter der Glucosebelastung auf Werte bis zu 50 µE/kg/Std bzw. 150 µE/mg Kreatinin steigen, während die Insulinausscheidung bei Patienten mit nephrotischem Syndrom völlig im Normbereich liegt (SPITZ et al., 1970). Die endogene Insulinclearance ist bei nierengesunden Normal- und Übergewichtigen sowie Diabetikern unabhängig von der Seruminsulinkonzentration verhältnismäßig konstant. Die individuelle Streubreite reicht von 0,1 bis 2,0 ml/min (Lit. s. RUBENSTEIN u. SPITZ, 1968; ØRSKOV u. JOHANSEN, 1972). Während der Schwangerschaft und bei Nierenerkrankungen kann die Insulinclearance erhöht sein (TRAYNER et al., 1967; SPITZ et al., 1970; SEYBOLD et al., 1973). Die Insulinkonzentration im Urin und die ausgeschiedene Insulinmenge ist dagegen Änderungen des Seruminsulins direkt korreliert (s.o.). Unter üblichen Ernährungsformen liegt die Gesamtausscheidung je nach Stoffwechselsituation (normal- oder übergewichtige Probanden, Diabetiker) zwischen 5 und 30 mE IRI/Tag.

II. Experimentelle Studien zum Sekretionsmechanismus der B-Zellen

Erst die Entwicklung der biologischen und immunchemischen Methoden zur Bestimmung kleinster Insulinmengen hat eingehendere Untersuchungen zur Physiologie, Pathophysiologie und Pharmakologie der Insulinsekretion ermöglicht. Seither sind in zahlreichen Studien an Menschen, an Laboratoriumtieren und an isoliertem Pankreasgewebe die Befunde und Hypothesen von GRAFE u. MEYTHALER (1927), LA BARRE (1927), KOSAKA (1933) sowie FOGLIA u. FERNANDEZ (1935) über die engen Beziehungen zwischen Insulinsekretion und Glukosestoffwechsel der B-Zellen der Langerhansschen Pankreasinseln bestätigt und erweitert worden. Und dies so weit und so in das einzelne gehend, daß man den von GRAFE und KÜHNAU stammenden vor 1955 verfaßten Beitrag zum Thema „Funktion der B-Zelle" aus der vorhergehenden Auflage dieses Handbuchs heute doch wohl nur noch als wegweisende, historische Einführung liest. Dennoch sollten, vorsichtigerweise, die aus Untersuchungen mit einer Vielzahl von physiologischen und synthetischen Insulinsekretion stimulierenden oder hemmenden Substanzen stammenden Daten sowie die aus ihnen entwickelten Hypothesen zum Mechanismus der Biosynthese, Speicherung und Abgabe des Insulins (FIELD, 1964; GRODSKY u. FORSHAM, 1966; STEINER et al., 1969; CERASI u. LUFT, 1970; LACY, 1970; PORTE u. BAGDADE, 1970; RENOLD, 1970; WILLIAMS u. ENSINCK, 1971; MALAISSE, 1973) wiederum als weiterführende Arbeitshypothesen angesehen und diskutiert werden.

1. Methoden und Versuchsmodelle

a) Untersuchungen in vivo. Pankreasperfusion in situ

Aufgrund klinischer und tierexperimenteller Beobachtungen war seit der Entdeckung und Reindarstellung des Insulins (1922) wiederholt ein regulierender Einfluß der Blutglucose auf die Insulinabgabe der Inselzellen postuliert worden (Lit. s. FALTA, 1927). Der eigentliche Beweis gelang aber erst mit Versuchsanordnungen, die man als Vorläufer der Perfusion des isolierten Pankreas ansehen kann. Die Injektion von 3—5 g Glucose in die A. pancreaticoduodenalis narkotisierter Hunde führte zum Abfall der Blutglukose; nach der Injektion in die V. porta oder A. femoralis kam es dagegen wie erwartet zur Hyperglykämie (GRAFE u. MEYTHALER, 1927a, b; 1928). An der Katze ließ sich später in ähnlichen Versuchen (KOSAKA, 1933) noch genauer der unmittelbar nach der Injektion im peripheren Blut einsetzende Glucoseabfall bestätigen. Unabhängig von den Grafeschen Experimenten war jedoch ein anderes Versuchsmodell (gekreuzter Kreislauf) angegeben worden (LA BARRE, 1927), mit der sich die konzentrationsabhängige Wirkung der Glucose auf die Abgabe eines blutglucosesenkenden Faktors des Pankreas weit empfindlicher nachweisen ließ.

Das Prinzip — Kreislaufanastomose eines Spender- und Empfängerhundes über V. pancreaticoduodenalis/periphere Vene sowie über A. femoralis/V. femoralis ist in zahlreichen späteren Untersuchungen beibehalten worden (Methodik u. Lit. s. FOA u. GRILLO, 1965). In einer komplizierteren Anordnung versorgte ein Spenderhund I den mit dem Körper nur über die Vagusnerven verbundenen Kopf des Spenders II. Empfänger und Spender II waren dann über die Pankreasvene anastomosiert. Hyperglykämie im Spender I führte zur Glukosesenkung im Empfänger (ZUNZ u. LA BARRE, 1928).

Die sich aus derartigen Versuchen ergebende Frage nach dem Einfluß der Pankreasinnervation auf die Reaktion der B-Zellen wurde später an Hunden untersucht, bei denen das Pankreas bis auf die versorgenden Gefäße isoliert, zum Hals verlagert und dort mit der A. carotis und V. jugularis verbunden war (Foglia u. Fernandez, 1936; Houssay, 1937). Nur eine Glucoseinjektion in die A. pancreatica, nicht aber in die V. jugularis, führte zu einem steilen Abfall der Blutglukose von etwa 120 auf 50 mg/100 ml. Die nervale Versorgung des Pankreas schien also für die glukoseinduzierte Insulinsekretion nicht von entscheidender Bedeutung, obgleich sie unter physiologischen Bedingungen wahrscheinlich doch eine Rolle spielt (s.S.187).

In der experimentellen Transplantationschirurgie sind dann auch Verfahren zur freien Auto- und Homotransplantation des Pankreas bei Hunden, Schafen, Schweinen und Ratten entwickelt worden. Soweit es Operationstechnik selbst und Funktionsstudien des endokrinen Pankreasanteils betrifft, sind in erster Linie interessant die totale Pankreatektomie mit anschließender porto-cavaler/aortal-aortaler Homotransplantation bei Ratten (Reemtsma et al., 1968), sowie die an Schafen vorgenommene Autotransplantation zum Nacken mit Zwischenschaltung in einen vorgelagerten Carotis/Jugularis-Shunt (Bell et al., 1970). An derartigen sehr gut zugänglichen, mehrere Monate überlebenden Transplantaten sind Studien über die Glucose- und Butyratstimulation der Insulinsekretion vorgenommen worden. Von weiterem Interesse, unter anderem zur Frage nach der Sekretionshemmung durch Insulin selbst, sind an Hunden oder Schweinen vorgenommene Untersuchungen über die Funktion von zusätzlich transplantierten Pankreata; entweder heterotop in Nacken (Houssay, 1937) oder Bauchhöhle (Sells et al., 1972) oder orthotop, d.h. mit Anastomose von Pankreasvene und Pfortader (Teixeira u. Bergan, 1967; Sells et al., 1972).

Für pharmakologische, Dynamik und Größenordnung der Insulinabgabe nach einem Sekretionsreiz unterschiedlicher Stärke und Dauer quantitativ erfassende Studien sind Anastomosemodelle jedoch wenig brauchbar. Erwünscht war, mit zunehmender methodischer Verfeinerung der Insulinbestimmung, die möglichst vollständige Erfassung des ablaufenden Pankreasblutes. Bei derartigen in situ Perfusionen des Hundepankreas, zunächst ohne (London u. Kotschneff, 1937; Metz, 1960; Seltzer, 1962) und später mit gleichzeitigem Blutersatz (Pfeiffer, 1963), zeigte sich, daß die Insulinabgabe dem Glucoseanstieg unmittelbar folgt und daß in einem Konzentrationsbereich von 37—655 mg/100 ml eine lineare (lin/log) Beziehung zwischen Glucose und frei werdender Insulinmenge besteht (Metz, 1960). Wurde die gesamte Sekretionsleistung des Hundepankreas bei gleichbleibender Glucosekonzentration (zwischen 200 und 900 mg/100 ml) bis zu 180 min bestimmt, dann beobachtete man in den ersten 30—45 min einen konzentrationsabhängigen Sekretionsgipfel mit folgendem Abfall auf eine etwa 2—3fach über den Ausgangswert erhöhte Dauersekretion (Lit. s. Pfeiffer, 1973). Dieser zweiphasige Sekretionstyp ist mit einem noch weiter entwickelten in situ Perfusionsmodell bestätigt worden (Kanazawa et al., 1968). Nach 1,0 g Glucose/kg i.v. stieg sowohl Blutdurchfluß als auch Insulinkonzentration (IRI) in der etwa 80% des Hundepankreas drainierenden Pankreasvene. Die Gesamtsekretion stieg von 0,2—0,3 mE/kg/min zunächst auf 2—4 mE und fiel dann auf Werte von 0,5—2,0 mE/kg/min ab. (Einzelheiten zur Dynamik der Insulinsekretion s.S. 146.)

Als Weiterentwicklung solcher Modelle kann die Perfusion des in situ zusammen mit Duodenum und beliebig langen Jejunalabschnitten isolierten Rattenpankreas bei extrakorporaler Zirkulation mit Blut/Puffer oder reinen Pufferlösungen gelten (Penhos et al., 1969); praktisch der Übergang zur Perfusion des vollständig isolierten Organs. Für dieses Verfahren spricht die Schonung des Gewebes und die Möglichkeit, bei rezirkulierender Perfusion den Einfluß gastrointestinaler sekretionsstimulierender Faktoren zu untersuchen.

b) Untersuchungen in vitro.
Perfusion und Inkubation des isolierten Pankreas.
Isolierte Pankreasinseln. Pankreaszellkulturen

Experimentelle Untersuchungen am isolierten Pankreas haben, soweit der prinzipielle Ablauf des Sekretionsvorganges und nicht so sehr dessen physiologische Bedeutung interessiert, vor allem folgende Vorteile: Die Versuchsbedingungen können schrittweise und gezielt geändert werden, der Einfluß unerwünschter, unkontrollierbarer Faktoren ist im Gegensatz zum Experiment in vivo gering, die Wahl stimulierender und hemmender Stoffe ist weder hinsichtlich Menge, Zeitdauer der Einwirkung oder Allgemeintoxizität begrenzt, und die Versuche können in vitro häufig mit geringerem technischen und zeitlichen Aufwand und damit in größerer Zahl vorgenommen werden. Die Interpretation der Versuchsergebnisse kann zwar wegen der genauer kontrollierbaren Versuchsbedingungen einfacher sein, andererseits ist gerade dies der Nachteil der in vitro Studien, da wegen der unbegrenzten experimentellen Möglichkeiten die Ergebnisse oft nur im Umfang des jeweiligen Versuchsmodells gültig sind.

Pankreasperfusion. Die Ergebnisse der ersten Perfusionsexperimente mit isoliertem Rattenpankreas (ANDERSON u. LONG, 1947) und isoliertem Hundepankreas (SCHÄFER et al., 1962) waren zunächst nur qualitativ verwertbar, denn das Insulin konnte im Perfusat nur biologisch an ADH-Ratten (adrenodemedullated, alloxandiabetic, hypophysectomized; ANDERSON u. LONG, 1947) oder am Fettgewebe (MEHNERT et al., 1962) gemessen werden. Mit der Einführung der immunchemischen IRI-Bestimmung sind dann aber die Perfusionsmethoden technisch so verfeinert worden (Operationsverfahren, rezirkulierendes bzw. offenes System, Perfusionsdruck, Perfusionsvolumen und -geschwindigkeit), daß die Versuchsbedingungen über mehrere Stunden konstant eingehalten und die Ergebnisse von Pankreas zu Pankreas gut reproduziert werden können. Als Perfusat wird meistens entweder ein Rattenblut/Bikarbonatpuffer oder ein 4%-Albumin/Bikarbonatpuffer verwendet (GRODSKY et al., 1963, 1967; SUSSMAN et al., 1966). Pulsierende Systeme haben gegenüber den technisch einfacheren nicht pulsierenden Systemen keinen Vorteil. Der Perfusionsdruck soll zwischen 60 und 120 mm Hg liegen; für eine ausreichende O_2-Versorgung wichtiger ist aber das Perfusionsvolumen. Es sollte bei der Perfusion des en bloc isolierten Pankreas/Milz/Magen/Duodenum-Präparates (GRODSKY et al., 1963) 10 ml/min nicht unterschreiten; wird das völlig isolierte Pankreas perfundiert (SUSSMAN et al., 1966) sind 2 ml/min erforderlich. Beide Modelle haben Vor- und Nachteile. Der schwierigeren, länger dauernden Präparation bei der kompletten Isolierung stehen die höheren Kosten und der Nachteil einer Durchströmung nicht zum Pankreas gehörender Gewebe des en bloc Präparates gegenüber.

Perifusion. Pankreasstückchen oder isolierte Inseln. Technisch einfacher, soweit es apparativen Aufwand und Gewebsgewinnung betrifft, ist die zwischen Organperfusion und statischen Inkubationssystemen (s.u.) stehende sogenannte Perifusion. Dabei können entweder 5—20 mg schwere Stückchen aus Ratten- und Mauspankreas oder beliebig große Mengen isolierter Inseln in kleinen Kammern umströmt werden (BURR et al., 1970; HOSHI u. SHREEVE, 1973). Dabei erlaubt insbesondere die Perifusion isolierter Inseln, bei allen mit der Präparation verbundenen

Nachteilen, die Anwendung radiomarkierter Substanzen für gleichzeitige Untersuchungen der Dynamik von Insulinbiosynthese und -sekretion (Sando u. Grodsky, 1973). Alle anderen Modelle erfordern eine zu hohe Gesamtaktivität markierter Aminosäuren und haben den Nachteil der zugleich erfolgenden Markierung
von Proteinen des exokrinen Pankreasgewebes. Mit der Perifusionsmethode läßt
sich auch die Sekretionsdynamik einzelner mikrodissezierter Inseln verfolgen
(Panten et al., 1971). Diese Technik ist unter anderem dazu verwendet worden,
Änderungen des red/ox-Potentials der Inseln fluoreszenzspektrometrisch zu untersuchen (Panten et al., 1973).

Pankreasinkubation. Will man die aufwendige Perfusionstechnik umgehen und
interessiert nicht so sehr die Sekretionsdynamik als der stimulierende oder hemmende Effekt einzelner Substanzen, dann läßt es sich einfacher mit inkubierten
Schnitten und Stückchen des Pankreas arbeiten. Dies haben, beispielsweise, eine
Reihe von Arbeiten zur Entwicklungsphysiologie der Insulin- und Glucagonsekretion sowie Biosynthese bestätigt, in denen foetales menschliches Pankreasgewebe
(Gestationsalter 25—170 Tage) untersucht worden ist (Espinosa de los Monteros
et al., 1970; Milner et al., 1971, 1972; Schaeffer et al., 1973). Der grundsätzliche
Unterschied zur Perfusion liegt in dem Weg, über den die zu prüfenden Stoffe
zur Insel gelangen. Sie erreichen die B-Zellen nicht über das ausgedehnte insuläre
Kapillarnetz, sondern erst auf dem Umweg der anscheinend jedoch leicht und
schnell erfolgenden Diffusion durch das exokrine Gewebe und dort wahrscheinlich
entlang den Lymphspalten und den die Azini abgrenzenden lockeren Bindege-
webszügen.

Pankreasstückchen oder -schnitte. Als Inkubationsmedium eignet sich am besten ein dem Serum isoosmolarer Krebs-Ringer Bikarbonatpuffer oder die als
synthetic interstitial fluid bezeichnete Pufferlösung (Bretag, 1969). Die Verwendung von KR-Phosphatpuffer oder von Tris-Puffer (bei Zusatz von K^+, Mg^{++}
und Ca^{++}) ist für Inkubationen bis zu 90 min ebenfalls möglich. Änderungen
des Puffer-pH zwischen 7,3 und 8,1 (37° C) und Änderungen der Osmolarität
von 225—370 mosm/l (Na^+-Zugabe) beeinflussen die glucosestimulierte Insulinabgabe nicht; erst über diese Grenzen hinausgehende Verschiebungen senken
oder steigern, wohl als Folge eines B-Zellzerfalls, die Insulinabgabe (Frerichs,
1969). Die Inkubationsbedingungen (Ionenkonzentration, Osmolarität, Temperatur, pH-Wert, pO_2, pCO_2) lassen also einen genügenden Spielraum und sind
leicht zu kontrollieren.

Den stärksten Einfluß auf die Versuchsergebnisse hat die proteolytische Spaltung des sezernierten Insulins durch Proteinasen, die aus dem exokrinen Pankreas
stammen und deren Aktivität mit zunehmender Inkubationszeit immer größer
wird. Aufgrund der Aminosäurensequenz wäre Insulin aller Spezies ein Substrat
für jede dieser Endo- und Exopeptidasen; in erster Linie Trypsin, Chymotrypsin,
Leucinaminopeptidase, Carboxypeptidase, Elastase und ein anscheinend pan-
kreasspezifisches insulinabbauendes Enzym (Schucher, 1965; Tasaka u. Campbell, 1968; Frerichs, 1969). Um bei der Inkubation von Pankreasstückchen
diesen durch Insulinzerstörung entstehenden Fehler zu verringern, hatte man
in den ersten Inkubationsstudien das Rattenpankreas entweder mit Zwerchfellmuskel oder epididymalem Fettgewebe zusammen inkubiert (Bestimmung der
insulinabhängigen Glucoseaufnahme), oder es wurde nach Gangunterbindung
exokrin weitgehend atrophisches Pankreas verwendet (Bouman u. Gaarenstroom, 1961; Mialhe u. Meyer, 1961; R.-Candela, 1962; Pensuwan et al.,
1963). Die Ergebnisse dieser Untersuchungen waren jedoch nur qualitativ verwertbar. Bei der Verwendung von Kaninchenpankreas (geringere Abgabe von Peptidasen in das Inkubationsmedium) oder Rattenpankreas und Pufferwechsel in 15—

30 min Abständen ist die Degradation aber praktisch zu vernachlässigen und das Insulin kann im Inkubat direkt bestimmt werden (COORE u. RANDLE, 1964a; CREUTZFELDT et al., 1964; FRERICHS et al., 1965). Vorzuziehen ist jedoch die Inkubation bei gleichzeitigem Zusatz von Antiinsulinserum. Das sezernierte Insulin wird dabei sofort an den AK gebunden, ist dem Zugriff der Peptidasen entzogen und kann indirekt durch Rücktitration der Bindungskapazität des AIS bestimmt werden (MALAISSE et al., 1967d).

Isolierte Pankreasinseln. Bei der Inkubation isolierter Pankreasinseln, ganz abgesehen von Inseltransplantaten oder in vitro gezüchteten Inselzellkulturen (s.u.), ist der Einfluß des exokrinen Gewebes weitgehend ausgeschaltet. Die jeweilige Methode der Isolierung oder Kultivierung kann zwar auch zur Schädigung und unkontrollierbaren Funktionsänderung der B-Zellen führen, bei allen Nachteilen entsprechen solche Präparationen aber doch weitgehend dem idealen Versuchsmodell. Letztlich wäre dies eine voll funktionsfähige Reinkultur von reifen B-Zellen (wie in B-Zelladenomen) oder von A- und B-Zellen.

Für histochemische und enzymatische Untersuchungen, aber auch für Sekretionsstudien ist zuerst das als Brockmannsche Körperchen getrennt vom exokrinen Pankreas angelegte Inselorgan der Knochenfische (Teleostier) benutzt worden (Lit. s. FALKMER, 1961; HELLMAN et al., 1964; LAZAROW, 1965; FERNER u. KERN, 1969). Schnitte aus Rieseninseln von Cottus scorpius (Seeskorpionen, nördliche Ostsee) oder Opsanus tau (toad-fish, Nordostküste der USA) oxydieren Glucose zu CO_2 bauen Glucose-C in Insulin ein und sezernieren bei hohen Glucosekonzentrationen ILA und IRI (HELLMAN u. LARSSON, 1961; HUMBEL et al., 1961; WATKINS et al., 1968). Der eigentliche Sekretionsreiz für die B-Zellen dieser fast ausschließlich von Eiweißnahrung lebenden Fische ist aber anscheinend nicht Glucose, sondern Leucin (TASHIMA u. CAHILL, 1968).

Die Pankreasinseln von Warmblütern sind daher geeignetere Objekte in Funktionsuntersuchungen. Sie lassen sich entweder durch Mikrodissektion aus atrophiertem Rattenpankreas (Gangunterbindung) sowie aus dem Pankreas normaler oder hereditär adipös-diabetischer Mäuse gewinnen, deren Inseln hypertrophiert sind und zu mehr als 80% B-Zellen enthalten. Diese Dissektionsverfahren sind so weit entwickelt worden, daß selbst bei Präparationszeiten bis zu 120 min (40—60 Inseln aus einem Mauspankreas) noch eine normale ILA und IRI-Sekretion erwartet werden kann (HELLERSTRÖM, 1964; KEEN et al., 1965; HAHN et al., 1970; LERNMARK, 1971). Weniger zeitraubend und mühsam ist die Präparation von Inseln nach vorhergehender Inkubation des Pankreas mit Collagenase. Durch die Wirkung von Collagenase und wahrscheinlich auch anderen, in dem üblicherweise aus Cl. histolyticum gewonnenen Enzym als Verunreinigung enthaltenen Proteasen und Phospholipasen (KONO, 1968) wird das Bindegewebe so aufgelockert, daß sich die Azini des exokrinen Gewebes mit leichtem Schütteln voneinander und von dem die Inseln umgebenden Bindegewebssaum trennen lassen (MOSKALEWSKI, 1965; LACY u. KOSTIANOVSKY, 1967). Die Inseln werden nach mehrfachem Waschen mit Puffer direkt sedimentiert oder durch einen Dichtegradienten zentrifugiert (Ficoll®, Inseln sammeln sich zwischen den Gradienten d 1.085 bzw. d 1.075 und d 1.045), angereichert, und dann unter dem Dissektionsmikroskop isoliert. Geeignet ist insbesondere Ratten- und Kaninchenpankreas (bis zu 150 bzw. 450 Inseln/Pankreas). Die Collagenaseisolierung ist aber auch für Human-, Meerschweinchen- und Mauspankreas anwendbar (HOWELL u. TAYLOR, 1968; LACY et al., 1969; GERNER et al., 1970; ASHCROFT et al., 1971).

Lichtmikroskopisch erscheinen die A- und B-Zellen collagenaseisolierter Ratteninseln gut erhalten. In elektronenmikroskopischen Untersuchungen hat sich aber gezeigt, daß neben völlig intakten zuweilen auch zerfallende B-Zellen liegen, die ihre Granula anscheinend in den interzellulären Raum und damit in das Inkubationsmedium verlieren (Creutzfeldt et al., 1967; 1969a). Im Ficoll-Gradienten isolierte Inseln eignen sich daher auch weit weniger gut für Sekretionsstudien als Puffer-sedimentierte Inseln, während sie für enzymatische Untersuchungen wegen der geringen Verunreinigung mit exokrinem Gewebe vorzuziehen sind. Studien über die Funktion mikrodissezierter und collagenaseisolierter Mausinseln haben gezeigt, daß man günstige Inkubationsbedingungen bei 30 Inseln/ml, Schüttelfrequenzen bis zu 120/min, 37° C, pH-Wert 7,0—7,4, 310 mosm/l und 80%—95% O_2 als Gasphase hat. Ferner zeigte sich, daß trotz des präparativen Aufwandes die Mikrodissektion der Enzymisolierung von Inseln vorgezogen werden sollte (Lernmark, 1971).

   Inselzellkulturen. Daß reifes, voll ausdifferenziertes Pankreasgewebe und isolierte Inseln nach Transplantation oder in vitro Züchtung tage- und wochenlang überleben und endokrin aktiv bleiben, ist seit langem bekannt (Bauer, 1948; Moskalewski, 1965; Jönsson et al., 1966; Ota et al., 1968; Ballinger u. Lacy, 1972) und von der Transplantationschirurgie bereits in die Therapie übertragen worden — wenn auch bisher mit begrenztem Erfolg (ACS-NIH Organ Transplant Registry, 1971). Gegenüber den oben besprochenen Versuchsmodellen bieten ausdifferenzierte Inselzellen enthaltende Präparationen jedoch keinen wesentlichen experimentellen Vorteil. Studien an verhältnismäßig reinen, kein exokrines Gewebe und kaum A-Zellen enthaltenden B-Zellkulturen sind dagegen bei der Verwendung von Transplantaten (House et al., 1958) oder in vitro gezüchteten Explantaten (Chen, 1954) von foetalem Pankreas möglich.

   Wird foetales oder neonatales Pankreas in die vordere Augenkammer von Mäusen und Ratten (Browning u. Resnik, 1951; Coupland, 1960; Hultquist u. Thorell, 1963), subkapsulär in Rattenhoden (Gonet u. Renold, 1965) oder Rattenniere (Hegre, 1972), in die Bauchhöhle (Leonard et al., 1973) und in die Backentasche des syrischen Goldhamsters (House et al., 1958; Sak et al., 1966) transplantiert, dann proliferieren die bereits vorhandenen lichtmikroskopisch noch nicht granulierten foetalen B-Zellen (die aber schon Insulin enthalten; Adesanya et al., 1966) und wandeln sich zu typisch granulierten B-Zellen um. Das exokrine Gewebe wird durch Fett- und Bindegewebe ersetzt; A-Zellen oder α-Granula enthaltende Zellen sind nachgewiesen worden (Orci et al., 1969), kommen meistens aber nur vereinzelt vor. Die Gewinnung genügend großer isologer, d.h. aus demselben Pankreas transplantierter Gewebsmengen ist aber im allgemeinen mit diesen Methoden nicht möglich.

   Bessere Bedingungen bietet die intraperitoneale Transplantation collagenase/trypsin-isolierter neonatalerRatteninseln (2 bis 5 Tage post partum, Zeitpunkt von relativ höchstem IRI-Gehalt und Inselzahl) in alloxandiabetische Empfängerratten. Die Transplantate vermehren sich innerhalb von 6 bis 8 Wochen, sind inselartig aufgebaut, werden revascularisiert und können, allerdings nur zum Teil, praktisch ohne inselfremdes Gewebe zurückgewonnen werden (Leonard et al., 1973). Dagegen ist bei der an sich äußerst günstige Wachstumsbedingungen bietenden Transplantation von Ratteninseln in die Leber (via V. porta) die Rückgewinnung des Inselgewebes in einer für Sekretionsstudien geeigneten Form kaum möglich (Kemp et al., 1973).

   Vielversprechender für Funktionsstudien sind in vitro gezüchtete Explantate von foetalem Rattenpankreas (18. bis 20. Gestationstag), in denen sich unter geeigneten Bedingungen innerhalb von 4 bis 8 Tagen überwiegend B-Zellen differenzieren. Die sekretorische Funktion dieser Kulturen, die weitgehend der reifer B-Zellen entspricht, ist eingehend untersucht worden. Am interessantesten waren dabei Befunde über den modulierenden Einfluß des cAMP-Systems auf die Insulinsekretion, da in den foetalen B-Zellen die Aktivität der Phosphodiesterase relativ hoch ist (s.S. 171) (Lit. s. MURREL, 1966; VECCHIO et al., 1967; ERLANDSEN et al., 1968; LAMBERT et al., 1969a, 1969b; MINTZ et al., 1973). Monolayer-Kulturen aus dem Pankreas foetaler oder neonataler Schweine, Ratten, Hamster und Meerschweinchen (ANDERSSON et al., 1967; HILWIG et al., 1968; MACCHI u. BLAUSTEIN, 1968) erwiesen sich zwar zunächst als kaum geeignete Versuchsmodelle. Die Technik der Gewinnung von Zellsuspensionen (Trypsin- bzw. Trypsin/Collagenase-Andauung des Pankreas) und der Trennung von fibroblastoiden Zellen und Inselzellen wurde für Ratten- und Hamsterpankreas aber so modifiziert, daß reproduzierbare Studien der Biosynthese und Sekretion von Insulin und sogar Glucagon möglich sind (LAMBERT et al., 1972; MACCHI et al., 1973; MARLISS et al., 1973).

Insulin produzierendes Tumorgewebe. Gewebsschnitte und Zellkulturen aus insulinproduzierenden Tumoren des menschlichen Pankreas sind ebenfalls für Sekretionsuntersuchungen, vor allem aber für Biosynthesestudien verwendet worden. Die Ergebnisse waren bisher noch widersprüchlich. So ist, wahrscheinlich abhängig von dem Grad der funktionellen Entdifferenzierung der B-Zellen des jeweils untersuchten Tumors (CREUTZFELDT et al., 1973), sowohl über eine normalen B-Zellen entsprechende sekretorische Funktion als auch über eine partielle oder totale Resistenz gegen sekretionstimulierende oder -hemmende Faktoren berichtet worden (LAZARUS et al., 1970; CHICK et al., 1973; GUTMAN et al., 1973; YIP u. SCHIMMER, 1973). Dieses Ergebnis ist zu erwarten, da der eigentliche, zur unangemessen hohen und stark beschleunigten Insulinsekretion führende Defekt dieser Zellen wahrscheinlich die Speicher- und Sekretionsfunktion betrifft (TRACK et al., 1973).

Auch die bei ständiger Passage durch subcutane Transplantation auf Goldhamstern gezüchteten, Insulin synthetisierende und sezernierende Zellen enthaltenden Tumoren scheinen sich für Untersuchungen über die Insulinsekretion nicht zu eignen. Verglichen mit dem Insulingehalt des Hamsterpankreas (150—400 mE/Pankreas bzw. 1,3—2,1 E/g) enthalten die Tumoren nur geringe Insulinmengen (150—600 mE/Tumor bzw. 20—70 mE/g). Die Insulinsekretion der Tumorzellen ist ungesteuert und weder durch stimulierende noch durch hemmende Substanzen zu beeinflussen. Die Hypoglykämie der die Tumoren tragenden Hamster scheint daher auch nicht auf einer Hyperinsulinämie, sondern vielmehr auf vermehrter intratumoraler Glykolyse und ungenügender Gluconeogenese zu beruhen (SODOYEZ et al., 1969).

2. Stimulierung der Insulinsekretion in vitro und in vivo

Eine eigentlich physiologische Rolle spielen in der Steuerung der sekretorischen B-Zellfunktion nur wenige der hier jetzt im einzelnen zu besprechenden Stoffe. Ganz sicher gehört dazu Glucose, wahrscheinlich auch Leucin und eines oder mehrere der aus der Schleimhaut des Duodenums und oberen Jejunums stammenden Polypeptidhormone sowie möglicherweise adrenerge und cholinerge Reize vermittelnde Überträger. Dennoch haben alle anderen, natürlichen oder synthetischen Substanzen eine ganz wesentliche Bedeutung in experimentellen Studien der Insulinsekretion, da sie — wie beispielsweise der Pflanzenzucker Mannoheptulose oder das Pilzprodukt Cytochalasin — verhältnismäßig umschriebene und häufig von anderen Geweben her bekannte Teilfunktionen der Zellwand, der Zellorganellen oder des Zellstoffwechsels beeinflussen.

a) Saccharide

Glucose. Die Konzentration/Wirkungs-Beziehung folgt bei der Verwendung von Glucose als Sekretionsreiz für die B-Zelle einer aus vielen anderen biologischen Systemen bekannten, S-förmig darstellbaren Kurve. Man hat das in vitro für praktisch alle üblichen Pankreas- und Inselpräparate und, mit geeigneter Versuchsanordnung, auch in vivo eindeutig nachweisen können. Die Steigung dieser S-Kurve beginnt bei Glucosekonzentrationen von 1 bis 5 mM. Zwischen 5 und 15 mM (90 bis 270 mg/100 ml) steigt sie dann steil an und geht ab 20 mM in ein Plateau über. Das heißt, daß in dem physiologisch wesentlichen Konzentrationsbereich auch geringe Änderungen der Glucosekonzentration diskriminierend erfaßt und entsprechend abgestuft mit der Abgabe von Insulin beantwortet werden. Eine halbmaximale Stimulierung der Insulinabgabe wird im allgemeinen mit 8 bis 12 mMol Glucose/l erreicht (Lit. s. Ashcroft et al., 1972).

Wird die glucoseinduzierte Sekretion des Insulins gehemmt oder zusätzlich stimuliert, dann kann sich die modulierende Wirkung der betreffenden Substanz prinzipiell in folgenden Änderungen der S-förmigen Konzentration/Wirkungs-Kurve bemerkbar machen. a) Positive oder negative Effektoren führen, einer Änderung der Glucoseempfindlichkeit der B-Zelle entsprechend, zu Verschiebungen nach links bzw. rechts. Es ändert sich die für eine halbmaximale Stimulierung erforderliche Glucosekonzentration, nicht aber die maximale Sekretionsgeschwindigkeit (analog den Änderungen von K_m bei gleicher V_{max} eines Enzyms). Methylxanthine (Theophyllin, Coffein) und Glukagon sowie andere Peptidhormone sind zum Beispiel positive Effektoren, während Mannoheptulose im Sinne eines negativen Effektors wirkt. b) Aufwärts oder abwärts gerichtete Verlagerungen der Wirkungskurve (d.h. Änderung von V_{max} bei gleichbleibender K_m) sind seltener und meistens auch nicht eindeutig nachzuweisen. Häufig ändert sich zugleich die halbmaximal stimulierende Glucosekonzentration. Die Wirkung von Cytochalasin B entspricht einer Steigerung, der Effekt von Noradrenalin oder Diazoxid wahrscheinlich einer Erniedrigung des V_{max} der Insulinsekretion. c) Über den gesamten Konzentrationsbereich der Glucose Abflachung der S-Kurve bis auf eine Rest- oder Basalsekretion, bei der es sich dann wohl immer um ein passives Herausströmen des Insulins aus geschädigten B-Zellen handelt. Diesen Hemmeffekt haben Stoffwechselgifte wie beispielsweise KCN, Jodacetat oder Oligomycin.

Bei der Inkubation von Pankreasgewebe, unter statischen Inkubationsbedingungen also, scheint das Insulin mit gleichbleibender Geschwindigkeit sezerniert zu werden. Wenn das Inkubationsmedium in kurzen Abständen erneuert, oder wenn das Insulin im Puffer sofort an Antiinsulinserum gebunden wird, verhält sich die Insulinabgabe bis zu 5 Std nahezu linear (Abb. 3). Es handelt sich jedoch nicht um einen einmal aktivierten, selbsttätig fortlaufenden Prozeß. Die Sekretionsgeschwindigkeit ist, wie in vivo, auch in vitro jederzeit von der aktuellen Glucosekonzentration abhängig. Konzentrationsänderungen führen sofort zu gleichsinnigen Änderungen der Insulinabgabe (Coore u. Randle, 1964a; Frerichs et al., 1965; Malaisse et al., 1967d).

Dies läßt sich auch gut am perfundierten Pankreas zeigen. Wird nicht-rezirkulierend perfundiert und stimuliert man mit einzelnen oder wiederholten Stößen (pulse-perfusion, Dauer 1 bis 3 min), dann verläuft der Anstieg und Abfall des Insulins parallel der Konzentrationskurve des Stimulus. Die höchsten Sekretionswerte sind nach 1 bis 2 min, die Ausgangswerte bereits wieder nach 5 min erreicht. Der Sekretionsgipfel ist, wird mit Glucose stimuliert, dabei der Glucosekonzentration korreliert (Grodsky et al., 1963, 1967; Sussman et al., 1966). Bei der pulseperfusion mit Glucose kann unmittelbar nach dem Abklingen des vorhergehenden

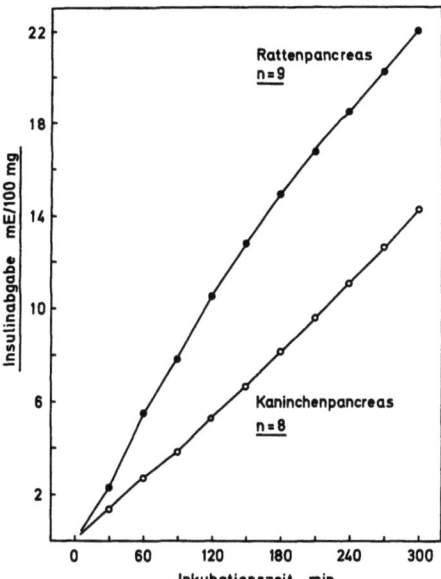

Abb. 3. Linearer Verlauf der IRI-Sekretion von Stückchen aus Ratten- oder Kaninchenpankreas während 300 min dauernder Inkubation. Der Puffer wurde in Abständen von 30 min erneuert. Inkubation in 20 mM Glucose/Bikarbonatpuffer. Angegeben sind Mittelwerte. (Aus Frerichs, 1969)

Reizes zunächst ohne Wirkungsverlust erneut stimuliert werden. Mit zunehmender Zahl der Stimuli sinkt dann aber die jeweils sezernierte Insulinmenge. Um eine konstante Reizantwort beizubehalten, muß entweder mit submaximalen Glucosekonzentrationen oder mit Einschaltung von „Erholungspausen" (etwa 15 bis 30 min) stimuliert werden. Dasselbe Sekretionsmuster zeigt sich auch bei der Potenzierung submaximal wirkender Glucosereize mit Glucagon oder Tolbutamid (z.B. 10 μg/ml bzw. 400 μg/ml; 8 bis 10 ml/min) (Grodsky et al., 1967; 1969).

Bleibt dagegen der Glucosereiz über längere Zeit konstant, dann zeigt sich ein völlig andersartiger, mehrphasiger Sekretionsverlauf. In der ersten Phase gleicht die Sekretionskinetik der bei kurzer pulse-perfusion. Die Insulinabgabe fällt jedoch nicht wieder bis auf Basalwerte, sondern die Sekretionskurve steigt 10 bis 15 min nach Perfusionsbeginn aus dem abfallenden Teil der Phase I ständig an, bis in der Phase II nach insgesamt 45 bis 60 min eine konstante, wiederum von der Glucosekonzentration abhängige Sekretionsgeschwindigkeit erreicht ist. Maximalwerte liegen, bei erheblicher Variation sowohl zwischen den Versuchstieren als auch zwischen den Angaben der einzelnen Laboratorien, in Bereichen von 2,5 bis 12,5 mE IRI/min/Rattenpankreas. Fällt die Glucosekonzentration, dann fällt sofort auch die Insulinkonzentration im ablaufenden Perfusat.

Diese biphasische Sekretionsdynamik ist nicht nur an perfundiertem Rattenpankreas, sondern auch an anderen Perfusionsmodellen nachgewiesen worden. So insbesondere bei der Perifusion von 4 Tage in vitro kultiviertem foetalen Pankreas oder von isolierten Inseln (Burr et al., 1971; Hoshi u. Shreeve, 1973). Auch die B-Zellen des Humanpankreas reagieren biphasisch (Cerasi u. Luft, 1967; Porte u. Pupo, 1969). Kurz dauernde Glucosereize (5 g i.v.) führen bei gesunden Versuchspersonen wie im in vitro Versuch zu einem Sekretionsanstieg und -abfall innerhalb von 10 min, während bei fortdauernder Glucoseinfusion

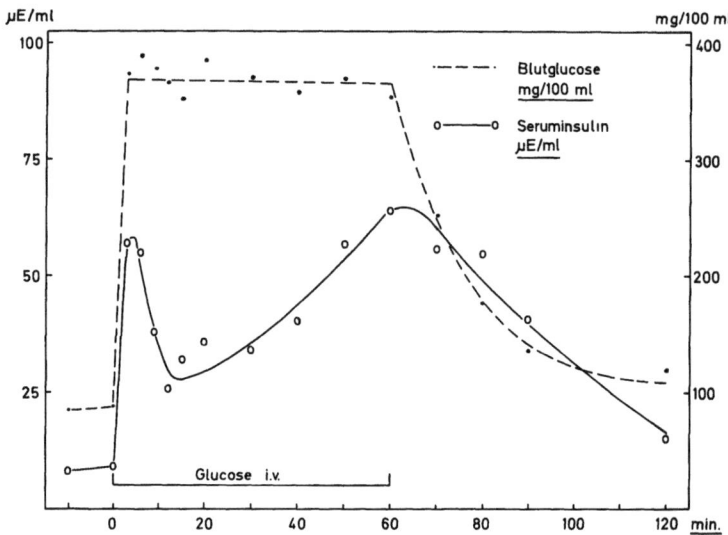

Abb. 4. Biphasisches Verhalten der Konzentration des Serum-IRI während einer sogenannten square-wave Stimulierung mit Glucose bei einem stoffwechselgesunden Probanden (0,5 g Glucose/kg i.v., anschließend 12 mg Glucose/kg/min, 60 min). (Aus Frerichs u. Creutzfeldt, 1971).

dieser Phase I eine in ein Plateau übergehende Phase II folgt (Abb. 4). Beim Menschen liegt die Reizschwelle, die zum Nachweis einer biphasisch verlaufenden Sekretion von Insulin überschritten werden muß, oberhalb von 100 mg Glucose/100 ml. Das Sekretionsmaximum wird in Phase I (nach 5 bis 10 min) und Phase II (nach 60 min) mit Blutglucosekonzentrationen von 250 bis 350 mg/100 ml erreicht. Die weitere Steigerung der Glucosekonzentration bleibt ohne wesentlichen Effekt (Cerasi et al., 1972). Verlängert man die Infusionsdauer bis zu 20 Std (300 mg Glucose/min), dann sinkt allmählich die Blutglucose, während die Insulinsekretion sich entweder auf den einmal erreichten erhöhten Wert einstellt oder gegen Ende des Versuches noch gering ansteigt (Porte u. Pupo, 1969).

Sicher sind die zum Nachweis eines biphasischen Sekretionsverlaufes erforderlichen Versuchsbedingungen unphysiologisch. Normalerweise steigt die Glucosekonzentration stetig und nicht sprunghaft, wie bei dieser sogenannten square-wave Stimulierung. Der erste Sekretionsgipfel ist nur dann nachzuweisen, wenn die Glucose sehr schnell, d.h. innerhalb von 5 min auf einen über der Reizschwelle liegenden Wert ansteigt. Je flacher (langsamer) der Anstieg, desto geringer ist das Sekretionsmaximum der Phase I; sie kann bei Anstiegszeiten von mehr als 15 min nicht mehr von der Sekretionsphase II abgegrenzt werden. Die Steuerung dieses sofort ansprechenden Funktionsbereiches des Sekretionsmechanismus (labile pool) scheint daher von der Anstiegsgeschwindigkeit des Stimulus abzuhängen (Curry, 1971).

Mathematische Formulierungen, aus denen sich die experimentell gewonnenen Sekretionskurven ableiten und voraussagen lassen, sind für die Verhältnisse in vivo (Cerasi, 1967) sowie in vitro (Grodsky et al., 1967; 1969) entwickelt worden. Sie haben zur Hypothese eines dem eigentlichen Sekretionsmechanismus vorgeschalteten Zweikompartmentsystems der Insulinspeicherung geführt (Abb. 5). Danach befindet sich das aus der Biosynthese kommende Insulin zum überwiegenden Teil in einem auf Sekretionsreize langsam und indirekt reagierenden stabilen pool, aus dem der schnell und unmittelbar dem Sekretionsreiz zugängliche kleine

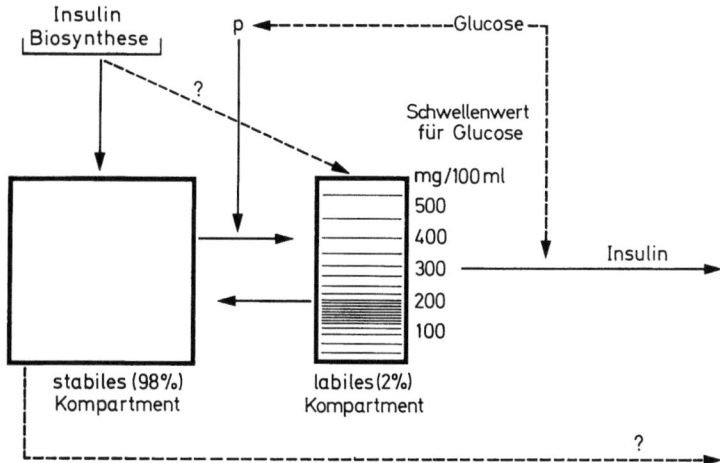

Abb. 5. Schematische Darstellung der Zweikompartment-Hypothese der IRI-Sekretion. Die schattierenden Linien im „labilen Kompartment" sollen die Menge des im Bereich der verschiedenen Reizschwellen zur Verfügung stehenden Insulin symbolisieren (Einzelheiten im Text). p kennzeichnet glucoseabhängige Faktoren, die den Zustrom von Insulin in das labile Kompartment regeln. (Modifiziert nach GRODSKY et al., 1972)

labile pool gespeist wird. Eine Verbindung von Biosynthese mit stabilem pool über den zwischengeschalteten labilen pool bleibt, wie auch eine sehr geringe Sekretion unter Umgehung dieses Kompartments, ohne Auswirkung auf die mathematische Behandlung des Problems. Die Insulinsekretion der Phase I entspricht nach diesen Vorstellungen einer in der Größe von Höhe und Anstiegsgeschwindigkeit des Stimulus (Glucose) abhängigen Abgabe aus dem kleinen labilen Kompartment. Dieses Kompartment wird dann — als Phase II sichtbar — unter dem Einfluß glucoseabhängiger Faktoren (Abb. 5) zunehmend schneller aus dem stabilen Kompartment oder aus der Biosynthese aufgefüllt. Zusätzlich ist zu fordern, daß ein auf das labile Kompartment wirkender Stimulus Reizschwellen überwinden muß (Abb. 5). Das im pool insgesamt vorhandene Insulin ist ferner den einzelnen Reizschwellen in der Form einer Gaußschen Glockenkurve mit log-Verteilung zugeordnet. Das heißt auf das Beispiel Glucose übertragen: Bei kontinuierlich steigender Konzentration des Stimulus an der B-Zelle steigt auch, immer auf den jeweiligen Zeitabschnitt bezogen, die sezernierte Insulinmenge bis zu einem wahrscheinlich mit 150 bis 200 mg Glucose/100 ml (8 bis 12 mM) erreichten Höchstwert an und fällt dann wieder ab. Nur unter Einbeziehung dieser Erweiterung des hypothetischen Zweikompartment-Modells — die Abstände der Reizschwellen können minimal sein — sind folgende experimentell gewonnenen Sekretionskurven zu erklären und mathematisch zu simulieren: Wurde bei der Pankreasperfusion die Glucosekonzentration treppenstufenweise von 50 auf 100, 150 und 200 mg/100 ml erhöht (pulse-Dauer 5 min), dann stieg zwischen 100 und 200 auf jeder Stufe die Insulinabgabe gipfelartig an und fiel wieder ab. Die maximale Konzentration des Insulins im Perfusat wurde auf Stufe 150 erreicht, die Gipfel der Stufen 100 und 200 lagen um etwa 60% niedriger. Das auf jeder Stufe insgesamt sezernierte Insulin war, wie genaue Analysen zeigten, also nicht dem (jeweils gleichen) Anstieg der Glucose, sondern vielmehr der absoluten Glucosekonzentration korreliert. Dies wurde erst dann deutlich, wenn man auf jeder Stufe der tatsächlich abgegebenen Menge die auf den vorhergehenden Stufen bereits sezernierte Insulinmenge hinzurechnete. Das während des Stufenversuches insgesamt sezernierte Insulin entsprach derselben Menge, die ein von Anfang an gleich mit 200 mg Glucose/100 ml stimuliertes Pankreas in derselben Zeit sezerniert hätte (GRODSKY, 1972).

Die Zweikompartment-Hypothese sollte zunächst nur schematisch als Darstellung der mathematischen Analyse betrachtet werden. Sie erklärt aber praktisch jede in vitro und in vivo nach Glucosestimulierung der B-Zellen beobachtete Sekretionskurve. So kann zum Beispiel bei Patienten mit latent diabetischer Stoffwechsellage oder mit leichtem Altersdiabetes nach square-wave Stimulierung mit Glucose die Sekretionsphase I dann fehlen, wenn die Glucosekonzentration Werte von 350 bis 400 mg/100 ml nicht überschreitet. Hier liegt also entweder eine zu niedrige Affinität des „Glucoserezeptors" (s.u.) der B-Zelle oder ein Defekt im Übertragungssystem des Reizsignals auf den Sekretionsmechanismus vor (CERASI et al., 1972). In der Formulierung des Zweikompartment-Systems entspräche das erhöhten Reizschwellen des labilen pools (Abb. 5). Experimentell induzierte Änderungen der Sekretionsdynamik durch positive und negative Effektoren (Glucagon, Ca^{++}, Tolbutamid, Catecholamine, Hemmstoffe der Proteinsynthese, s.u.) sind ebenfalls kompatibel mit diesem Modell. Für das Modell spricht ferner, daß die Sekretion von Vasopressin und Parathormon wahrscheinlich auch bi- oder multiphasisch verläuft (SHERWOOD et al., 1968; SACHS u. HALLER, 1968). Allerdings muß ein multiphasischer Sekretionsverlauf nicht unbedingt mit dem Konzept stufenweiser Abgabe aus fest organisierten Funktionsräumen erklärt werden. Auch ein infolge unmittelbarer Rückkopplung des Sekretionsproduktes mit der Zelle und dem Sekretionsprozeß (negativer feed-back) oszillierendes, zunehmend gedämpftes System könnte zu den beobachteten Sekretionskurven führen (IVERSEN u. MILES, 1971). Offen bleibt die Frage nach der räumlichen Zuordnung der Kompartmente. Dies wäre vorstellbar unter der Voraussetzung, daß die β-Granula sich intrazellulär entweder entlang mikrotubulärer Strukturen zur Zellwand bewegen und dort im Bereich des wandnahen mikrofilamentären Systems bis zur Emiozytose liegenbleiben (LACY et al., 1968; ORCI et al., 1972; MALAISSE, 1973; MALAISSE et al., 1974), oder daß — weniger wahrscheinlich — die sich im Bereich der Zellmitte (Kern, Golgi-Zone) relativ ungerichtet bewegenden Granula (SANDO et al., 1972) von zellmembranständigen Strukturen (Mikrofilamente?) eingefangen werden. Der kleine labile, etwa 2% des gesamten Insulins der B-Zelle enthaltende pool entspräche dann den unmittelbar der Zellmembran anliegenden, zur sofortigen Emiozytose bereiten Granula (MALAISSE et al., 1974).

Glucose gelangt sehr schnell aus dem Extrazellulärraum in die Inselzellen. In Ratteninseln entsprechen intrazelluläre Glucosekonzentrationen in einem Bereich zwischen 2 und 20 mM denen des Extrazellulärraumes (MATSCHINSKY u. ELLERMAN, 1968). Untersuchungen an Inseln hereditär adipös-hyperglykämischer Mäuse (ob/ob-Mäuse mit mehr als 80% B-Zellen in den Inseln) haben aber gezeigt, daß der aktive, mit Phlorizin (5 bis 10 mM) dosisabhängig hemmbare Transportprozeß erst bei weit höheren Konzentrationen gesättigt ist. Die Glucoseaufnahme in diesen Mausinseln hat ein K_m um 50 mM bei einer V_{max} von 400 mMol/Std/kg Insel-Trockengewicht. Das in der Zellwand lokalisierte Transportsystem ist stereospezifisch für D-Glucose; L-Glucose wird nicht transportiert und beeinflußt auch nicht die Glucoseaufnahme (HELLMAN et al., 1971, 1972). Mit steigender Glucoseaufnahme steigt auch der O_2-Verbrauch der Inselzellen bis um maximal 70% (Inseln normaler und ob/ob-Mäuse), ist jedoch weder der Glucosekonzentration noch der IRI-Abgabe korreliert (HELLERSTRÖM, 1967; STORK et al., 1969). Ein kleiner Teil der Glucose kann in Glykogen eingebaut werden; eine Erhöhung der Glucosekonzentration von 0,6 auf 3 mg/ml erhöht den Glykogengehalt (ob/ob-Mausinseln) um gut das 2fache (IDAHL u. HELLMAN, 1971). Der überwiegende Teil, d.h. bei Inkubation von Ratteninseln mit U-^{14}C-Glucose zwischen 60 und 75%, wird zu Laktat (50%) und CO_2 (50%) umgesetzt (REESE et al., 1973). Die Umsatzgeschwindigkeit von ^{14}C-Glucose zu $^{14}CO_2$ ist konzentrationsabhängig, sie steigt in dem Bereich zwischen 5 und 12 mM schnell an und erreicht bei 7 bis 9 mM 50% des Maximalwertes (Ratten- und Mausinseln). Angaben über den Anteil des 1-C-Atoms der Glucose in CO_2, und damit über die Aktivität des Pentosephosphat-Zyklus, schwanken zwischen 30% und 60—80%, das Verhältnis von 1-$^{14}CO_2$ zu 6-$^{14}CO_2$ verschiebt sich jedoch mit steigender Glucosekonzentration zugunsten der Oxidation am 6-C-Atom (JARRETT u. KEEN, 1966; ASHCROFT et al., 1970; SNYDER et al., 1970; Lit. s. ASHCROFT et al., 1972). Glucoseumsatz und Glucoseoxidation sind der IRI-Abgabe eindeutig linear korreliert. Konzentration/Wirkungs-Kurven verlaufen identisch S-förmig. Der Umsatz läßt sich recht genau mit 5-^{3}H-Glucose bestimmen, da das Tritium auf der Reaktionsstufe der Triosephosphat-Isomerase oder -Enolase proportional der Glykolyse oder dem Durchsatz durch den Pentosephosphat-Zyklus als ^3H_2O erscheint. Oxidation der Glucose zu $^{14}CO_2$ kann dann mit 1-^{14}C oder 6-^{14}C-Glucose gemessen werden (ASHCROFT et al., 1972).

Die zwischen Glucoseumsatz und -oxidation auf der einen und IRI-Sekretion auf der anderen Seite bestehenden engen Beziehungen sind einseitig ausgerichtet. Hemmung der Oxidation (Antimycin-A, Oligomycin, KCN, Jodacetat) führt immer auch zur Hemmung der IRI-Abgabe — wahrscheinlich wird auch der Transport des neu synthetisierten Proinsulins vom EPR zum Golgi-System gehemmt (HOWELL, 1972). Bei gehemmter Sekretion (Inkubation in Ca^{++}-freiem Puffer, s.S. 172) kann die Glucoseoxidation jedoch völlig unbeeinflußt bleiben (ASHCROFT, 1972). Ähnlich können Glucoseumsatz und Oxidation dissoziieren: Bei der Na^+-freien Inkubation von Mausinseln (Na^+ durch Li^+, K^+ oder Cholin$^+$ ersetzt) sinkt die $^{14}CO_2$-Produktion um 40 bis 50%, der Glucoseumsatz jedoch nur um 20 bis 40%.

Immer noch umstritten ist die Bedeutung des Pentosephosphat-Zyklus, oder bestimmter Metabolite dieses Zyklus, für den Sekretionsprozeß der B-Zelle. Der Hintergrund dieses Problems ist nämlich die Frage nach der Verbindung zwischen intrazellulärem Glucosestoffwechsel und dem Sekretionsmechanismus der B-Zelle: Sind für die Insulinsekretion Konzentrationsänderungen von Glucosemetaboliten, Cofaktoren und/oder energiereichen Phosphatverbindungen wesentlich, oder steht an erster Stelle der Sekretionssteuerung eine Wechselwirkung zwischen Glucose und Glucoserezeptoren der Zellwand?

Eine Reihe von Versuchsergebnissen scheint für die direkte Beziehung zwischen Aktivität des Pentosephosphat-Zyklus und der IRI-Sekretion zu sprechen. Die Bedeutung für die Protein- bzw. Insulinsynthese ist ohnehin nicht anzuzweifeln. So stimulieren Pentosen (Ribose, Xylit) und Fettsäuren (Butyrat, Oktanoat, Palmitat u.a.), die den Pentoseweg indirekt fördern können, vor allem in vivo, seltener auch in vitro die IRI-Sekretion. Allerdings ist dieser Effekt speciesabhängig (s.u.). Mit steigender Glucosekonzentration steigt zunächst die intrazelluläre Konzentration des Glucose-6-Phosphates (G6P), oberhalb von 5 mM Glucose dann auch die des 6-Phosphogluconats (6PG) (MONTAGUE u. TAYLOR, 1969; IDAHL, 1973). Dazu steigt als weiterer Hinweis auf den erhöhten Durchsatz und somit auch eine Erhöhung der aktuellen NADPH-Konzentration die Oxidation des 1-C-Atoms der Glucose (1-$^{14}CO_2$-Abgabe, s.o.). Außer Glucose selbst stimulieren bzw. verstärken auch Tolbutamid, Oktanoat und Citrat die IRI-Sekretion sowie die intrazelluläre G6P- und 6PG-Konzentration von Ratteninseln. Nach

Stimulierung mit Glukagon oder Theophyllin steigt nur das 6PG. Da bekannt ist, daß Oktanoat bzw. Fettsäuren das intrazelluläre Citrat erhöhen, und daß Citrat wiederum die Phosphofruktokinase, also den Weg von G6P zu Fruktose-1,6-Phosphat (F1,6DP) bzw. Triosephosphat hemmen kann, werden diese Befunde so interpretiert: Der Sekretionsprozeß ist, obgleich nicht ausschließlich, an einen erhöhten Durchsatz von G6P über 6PG in den Pentoseweg gekoppelt. Die eigentliche Bedeutung mag dabei durchaus in der Steigerung der NADPH-Synthese liegen (MONTAGUE u. TAYLOR, 1969).

Der Einwand, die gesteigerte Aktivität des Pentosephosphat-Zyklus sei möglicherweise nur Folge des G6P-Anstiegs und damit nicht direkt an der Steigerung der IRI-Sekretion beteiligt, wird in folgender Weise begründet: Die Citratkonzentration in Inselzellen (Mausinseln) hängt nur von der extrazellulären Glucosekonzentration ab; sie wird von anderen Stimuli der Sekretion nicht beeinflußt. Oktanoat vermindert bei hoher Glucosekonzentration (3 mg/ml) sogar das Citrat (HELLMAN u. IDAHL, 1972). Äußerst empfindlich auf sekretorische Reize reagierende Mausinseln (5 mM Coffein als Potentiator der Glucose) lassen sich mit Ribose, Ribit oder Xylit nicht stimulieren (Tabelle 2). Auch wird U-^{14}C-Ribose und U-^{14}C-Xylit nicht oder nur unwesentlich zu $^{14}CO_2$ oxydiert. D-Glucosamin hemmt den Glucoseumsatz der Inselzellen sowie die maximal glucosestimulierte IRI-Sekretion (Tabelle 2), ändert jedoch nicht die Glucoseoxydation ($^{14}CO_2$ aus 1-^{14}C-Glucose). Dagegen steigert das als Protonenakzeptor wirkende Phenazinmetosulfat (5 µM) die Oxydation im Pentoseweg, hemmt aber die IRI-Abgabe. Und zahlreiche sekretionsstimulierend oder -hemmend wirkende Substanzen (Glukagon, Theophyllin, Tolbutamid, Glibenclamid, Ouabain, Adrenalin, Mannoheptulose, Colchizin, Jodacetamid; Einzelheiten zu diesen Stoffen s.u.) haben — im Gegensatz zu den Befunden mit Ratteninseln — keinen Einfluß auf die 1-$^{14}CO_2$-Produktion von Mausinseln (ASHCROFT et al., 1970, 1972).

Tabelle 2. Die Wirkung verschiedener Saccharide auf die Insulinsekretion isolierter Pankreasinseln von Maus und Ratte. Durch Coffein (5 mM) war die Sensibilität der B-Zellen erhöht worden. In Kontrollversuchen betrug die Basalsekretion (0 mM Glucose) der Mausinseln bzw Ratteninseln 5 bzw. 10 pg IRI/Insel/min, die submaximal stimulierte Sekretion (5,5 mM Glucose) 42 bzw. 129 pg IRI/Insel/min und die maximal stimulierte Sekretion (20 mM Glucose) 203 bzw. 281 pg IRI/Insel/min. (+ = stimuliert; ∅ = stimuliert nicht; − = hemmt). Mod. nach ASHCROFT et al., 1972)

Saccharide (20 mM)	Glukosekonzentration (mM)			
	0	2,75[a]	5,5	20
D-Mannose	+	+	+	∅
D-Glucosamin	+	+	−	−
N-acetyl-D-Glucosamin	∅	+	+	∅
D-Fructose	∅	+	+	∅
D-Galactose	∅	∅	+[b]	∅
L-Glucose	∅	∅	∅	∅
2-deoxy-D-Glucose	∅		∅	∅
3-O-methyl-D-Glucose	∅	∅	∅	∅
1,5-anhydro-D-Glucit[a]	∅			∅
D-Ribose[a]	∅			
D-Ribit[a]	∅		∅	∅
D-Xylit[a]	∅		∅	∅

[a] Nur an Mausinseln geprüft.
[b] Nur an Ratteninseln beobachtet.

Neben den Metaboliten des Pentosewegs muß auf der Suche nach der die Insulinsekretion regulierenden Stufe im Abbauweg der Glucose in erster Linie der Substrat/Enzym-Komplex Glyceraldehyd-3-Phosphat/1,3-Diphosphoglycerat/3-Phosphoglycerat (G3P/1,3DPG/3PG) mit der G3P-Dehydrogenase und der 3PG-Kinase genannt werden. Hinweise auf die Bedeutung dieses Bereiches der Glykolyse stammen ebenfalls aus Untersuchungen an Ratten- und Mausinseln (insbesondere ob/ob-Mäuse). Adrenalin führt in einer zur Hemmung der maximal glucosestimulierten IRI-Sekretion (s.S. 182) ausreichenden Dosis (2 μg/ml) in Mausinseln zu einem Anstieg von Glykogen, G6P, 6PG und F1,6DP zwischen 40 und 90%, während die 3PG-Konzentration nur geringfügig ansteigt (Lit. s. HELLMAN, 1970). Die Begrenzung der Glykolyse scheint unter diesen Bedingungen daher zwischen F1,6DP bzw. den Triosephosphaten und 3PG zu erfolgen. Mit Jodacetat (5 mM), das bevorzugt die G3P-DH blockiert, läßt sich Glucose- und Tolbutamid-stimulierte Sekretion hemmen (Ratteninseln). Gleichzeitig fällt die ATP-Konzentration der Inselzellen. Pyruvat normalisiert unter diesen Bedingungen das ATP und die mit Tolbutamid stimulierte, nicht aber die mit Glucose stimulierte Sekretion (GEORG et al., 1971). In diesen Zusammenhang würde dann auch passen, daß Sulfonylharnstoffe das ATP der B-Zellen (Mausinseln) bei gleichzeitigem Anstieg des O_2-Verbrauches senken, anscheinend also wie Entkoppler der oxidativen Phosphorylierung wirken (HELLMAN et al., 1969; STORK et al., 1969). Und es ist aus Untersuchungen an anderen Geweben seit langem bekannt, daß die G3P-DH einer Produkthemmung durch 1,3-DPG unterliegt (VELIC u. FURFINE, 1963), die Aktivität von 3PG-Kinase eng an den Fluß von Na^+ und Ca^{++} durch die Zellmembran gekoppelt ist (PARKER u. HOFFMAN, 1967) und die Aktivität einer Reihe von Enzymen des intrazellulären Glucosestoffwechsels (insbesondere (de)phosphorylierende Enzyme, Kinasen) von Änderungen der cAMP-Konzentration abhängt (Lit. s. MAJOR u. KILPATRICK, 1972).

Schließlich konnte in weiterführenden Studien an isolierten Mausinseln (Umeå-ob/ob-Mäuse) nachgewiesen werden, daß D-Glyceraldehyd (GAH) und Dihydroxyaceton (DHA) anstelle von Glucose die IRI-Sekretion stimulieren können, daß ihre Wirkung wie die von Glucose von den verschiedenen positiv oder negativ modulierend wirkenden Substanzen beeinflußt wird und daß sie unter entsprechenden Versuchsbedingungen zu einem biphasischen Sekretionsverlauf führen. Sehr wahrscheinlich werden GAH und DHA zu G3P phosphoryliert und wirken auf diese Weise als funktionelles Glucoseanalog (HELLMAN et al., 1974).

Die Enzymstufen G3P-Dehydrogenase/3PG-Kinase kämen also durchaus als ein zweiter, der Glucosephosphorylierung nachgeschalteter geschwindigkeits-begrenzender Abschnitt im glykolytischen Abbauweg und als Ausgangspunkt der glucosebedingten Modulierung der Insulinsekretion in Frage. In der ersten Stufe wird NADH, in der zweiten ATP gewonnen. 1,3DPG hemmt die G3P-DH und unterliegt selbst dem regulierenden Moment des ADP/ATP-Quotienten, d.h. je mehr ADP verfügbar ist (hohes Phosphatpotential) desto mehr 1,3DPG geht in der Kinasereaktion zu 3PG und weiter zu Pyruvat/Lactat bzw. zum Krebszyklus (HELLMAN et al., 1969; Lit. s. HELLMAN, 1970). Änderungen des „Phosphatpotentials" (Einfluß von Sulfonylharnstoffen oder der intrazellulären Ca^{++}-Konzentration?) oder Änderungen der 3PG-Kinaseaktivität (Na^+/Ca^{++}-Konzentration, cAMP?) könnten diese Enzymstufe und die drei beteiligten Metabolite regulieren. Reine Hypothese bleibt aber die Art der Verknüpfung mit dem Sekretionsprozeß.

Weder die Größenordnung noch die Richtung, in der sich die Konzentration eines den Sekretionsvorgang auslösenden oder modulierenden (hypothetischen) Metaboliten ändert, muß der IRI-Sekretion parallel gehen. Um die Ansicht zu stützen, nicht Glucose selbst, sondern Glucosemetabolite oder Cofaktoren seien als Auslöser der Sekretion wirksam, wäre vor allem zu beweisen, daß nach einem Glucosereiz diese Konzentrationsänderungen schneller, zumindest aber ebenso schnell wie die Abgabe des Insulins vorkommen. Bisher haben jedoch experimentelle Untersuchungen zu diesem Punkt — sie sind, da unter anderem mikroanalytische enzymatische Methoden verwendet werden müssen, kompliziert und störanfällig — widersprechende Ergebnisse gebracht.

Es ließ sich zunächst zwar nachweisen, daß in Inseln adipös-hyperglykämischer Mäuse intrazelluläre Glucose und Hexosemonophosphate (G6P, 6PG) innerhalb von 90 sec nach in vivo Injektion von Glucose anstiegen (MATSCHINSKY u. ELLERMAN, 1968); dieselbe Arbeitsgruppe ist aber dann in zahlreichen Experimenten mit Ratteninseln zu ganz anderen Ergebnissen gekommen (Lit. s. MATSCHINSKY et al., 1972). Man gewann mit der Gefrierstop-Technik von intaktem oder isoliertperfundiertem Pankreas Gefrierschnitte, aus denen nach Lyophylisierung Schnitte der Inseln disseziert werden konnten. Im Inselgewebe wurden Glucose, G6P, 6PG, F1,6DP zusammen mit Triosephosphat, 3PG mit Phosphoenolpyruvat, ATP, ADP und Creatinphosphat bestimmt. Die IRI-Konzentration im Blut oder im Perfusat stieg innerhalb von 30 sec nach Erhöhung der Glucosekonzentration. In den in vivo Versuchen war ein sofortiger aktiv transportvermittelter Glucoseanstieg vorhanden, während der ersten 5 min zeigte sich aber keine Änderung der Konzentration der gemessenen Metabolite und Cofaktoren. Dieser war erst 60 min nach Beginn der Glucoseinfusion nachweisbar (MATSCHINSKY et al., 1971). In vitro stieg die Glucosekonzentration des Inselgewebes in 15 sec auf das 3fache, in 30 sec bis auf das 6fache. Die Sekretionskurve des Insulins zeigte den typischen biphasischen Verlauf; aber weder in Phase I noch in Phase II (bis zu 40 min) änderte sich die Metabolit- und Cofaktorkonzentration. Insbesondere ließ sich auch keine Änderung der ATP/ADP/Creatinphosphat-Konzentration feststellen, weder nach Glucose noch Tolbutamid als Sekretionsreiz (KRZANOWSKI et al., 1971; vgl. dazu HELLMAN et al., 1969; s.S. 170). Studien an isolierten Inseln von Mäusen und Ratten widersprechen aber einem Teil dieser Befunde. Nach akuter Erhöhung der Glucosekonzentration (0,5 auf 3,4 mg/ml) stieg in Mausinseln das G6P sowie F1,6DP plus Triosephosphat innerhalb von 2 min und blieb bis zu 30 min erhöht. Ratteninseln reagierten langsamer. Nur die G6P-Konzentration stieg in 5 min, F1,6DP und TP waren erst nach 30 min meßbar angestiegen (ASHCROFT et al., 1973). Sehr rasche Änderungen des B-Zellstoffwechsels ließen sich auch an perifundierten Inseln des Mauspankreas durch Metabolitbestimmungen (IDAHL, 1973) und durch den Nachweis der wahrscheinlich auf einer Konzentrationszunahme reduzierter Cofaktoren (vorwiegend NADPH) beruhenden Änderung der Oberflächenfluoreszenz erfassen (Einzelheiten s. PANTEN et al., 1973). Wenn die Glucose im Perifusat von 0 auf 5 und dann 20 mM erhöht wurde, stieg die NADPH-Konzentration bereits 10 bis 20 sec später.

Unterstellt man — trotz vorhandener Widersprüche — in der Diskussion von Hypothesen den Befunden der Arbeitsgruppe um MATSCHINSKY insoweit Richtigkeit, als Konzentrationsänderungen der Metabolite und Cofaktoren in glucosestimulierten B-Zellen der IRI-Sekretion nicht quantitativ, sondern allenfalls qualitativ entsprechen müssen, dann sprächen tatsächlich eine Reihe weiterer Befunde für Glucose selbst als direkten Auslöser der Sekretion. Außer Glucose kann auch die im B-Zellstoffwechsel nicht verwertbare Galactose sowie das an sich als Sekretionshemmer bekannte Glucosamin (s.S. 176, vgl. Tabelle 2) die Insulinabgabe des perfundierten Rattenpankreas stimulieren. Erforderlich dazu ist eine gleichzeitige Stimulierung mit Theophyllin (Lit. s. MATSCHINSKY et al., 1972). Daß Galactose und Glucosamin zusammen mit Theophyllin oder Coffein

bei submaximalen Glucosekonzentrationen stimulierend wirken, ist auch an Zellkulturen von foetalem Rattenpankreas sowie an isolierten Maus- und Ratteninseln nachgewiesen worden (LAMBERT *et al.*, 1969; ASHCROFT *et al.*, 1972; vgl.
Tabelle 2).

Die B-Zelle könnte also einen in der Zellwand befindlichen, möglicherweise
mit dem Glucose-carrier (s.o.) identischen Rezeptor mit verhältnismäßig breiter
Spezifität besitzen, der zugleich direkt und indirekt mit dem Sekretionsprozeß
gekoppelt ist. In vivo Studien über die endokrine Pankreasfunktion von fastenden,
normal oder kohlenhydratreich ernährten Ratten und Versuchspersonen sprechen
sogar für eine Glucose-induzierbare Aktivität des Rezeptormechanismus (Lit.
s. GREY *et al.*, 1970). Und auch die Aktionspotentiale, die von einzelnen B-Zellen
(Inseln der ob/ob-Maus) abgeleitet werden können und die bestimmten Gruppen
von Stimuli (Glucose, Mannose, Leucin bzw. Tolbutamid) in Frequenz, Ampli-
tude und Dauer charakteristisch zugeordnet sind (Membranpotential -20 mV,
Aktionspotential 1 bis 8 mV, 1 bis 10/sec, 50 bis 250 msec), folgen dem Beginn
des Sekretionsreizes so schnell, daß eine direkte, Na^+/Ca^{++}-vermittelte Kopplung
von Glucoserezeptor und Sekretionsmechanismus möglich erscheint (DEAN u.
MATTHEWS, 1970a, b). Die Erweiterung dieser Hypothese zu einem Rezeptor-,
Metabolit- und Cofaktor-modulierten System läßt sich dann schematisch folgendermaßen zusammenfassen (Abb. 6; LANDGRAF *et al.*, 1971; MATSCHINSKY *et al.*,
1972). a) Reaktionen am Rezeptor sind mit dem Ca^{++}-Transport in die Zelle
(s.S. 173) und mit dem Adenylcyclase-System (s.S. 214) gekoppelt. Änderungen
des intrazellulären Ca^{++} induzieren für den emiozytotischen Sekretionsprozeß
wichtige Strukturänderungen von Zellorganellen (mikrotubuläres System?).
b) Insulinbiosynthese und -sekretion sind ferner modulierbar durch bzw. abhängig
von Umsatzgeschwindigkeiten im Abbauweg der Glucose *(Metabolite)*, im Zyklus der Nucleotid-Cofaktoren *(Cofaktoren)* und im ATP/ADP-System *(cAMP,
energiereiche Phosphate)*.

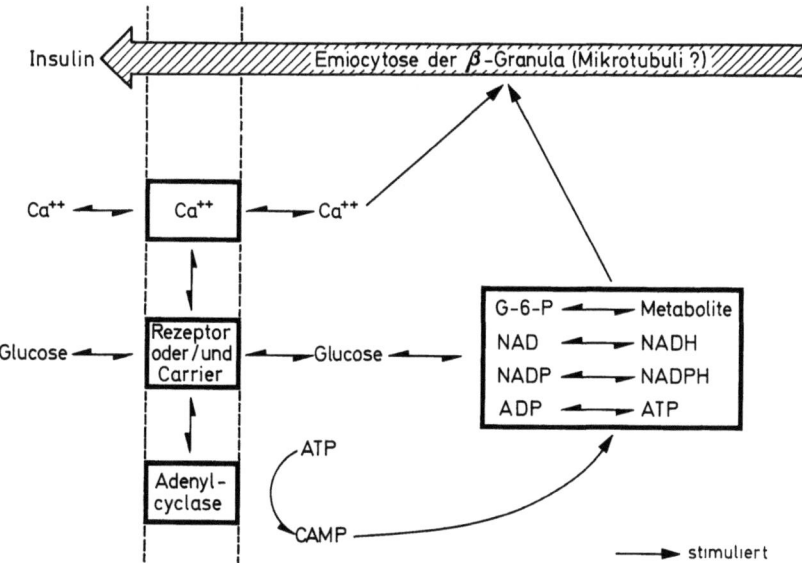

Abb. 6. Schematische Darstellung der Hypothese eines Rezeptor-, Metabolit- und Cofaktor-modulierten Systems der IRI-Sekretion. (Modifiziert nach MATSCHINSKY *et al.*, 1972)

Mannose, Galactose, Fructose, Ribose, Xylit u.a. Zu dieser Diskussion um die Beziehungen zwischen Glucose und Sekretionsprozeß der B-Zellen — Rezeptortheorie und/oder Metabolittheorie — gehört auch die Frage, ob außer Glucose auch andere mehr oder weniger strukturähnliche, im Zellstoffwechsel verwertbare oder nicht verwertbare Monosaccharide die Insulinsekretion stimulieren können. Eindeutig übereinstimmend ist sie bis heute nicht beantwortet. Zum Teil liegt das an den unterschiedlichen experimentellen Modellen, zum Teil aber auch an Speciesdifferenzen (Tabelle 3).

Nach i.v. Injektion oder Infusion — bei oraler Gabe läßt sich ein indirekter, durch gastrointestinale β-cytotrope Faktoren (s.S. 167) vermittelter Effekt nicht ausschließen — ist beim Menschen ein Anstieg des Seruminsulins nach D-Mannose (Karam et al., 1966; Taylor u. Howell, 1968), D-Ribose (Beaconsfield u. Ginsburg, 1967; Steinberg et al., 1967; Ginsburg et al., 1970) und dem Polyalkohol D-Xylit (Turner et al., 1970; Kuzuya et al., 1971) nachgewiesen worden. Die Blutglucosekonzentration blieb in diesen Untersuchungen unverändert oder fiel (nach Ribose) gering ab. Der in den ersten 30 min nach Galactose i.v. oder p.os (0,33 g bzw. 0,5 g/kg) einsetzende Anstieg des Seruminsulins muß jedoch auf die stimulierende Wirkung der gleichzeitig ansteigenden Blutglucose zurückgeführt werden (Rommel et al., 1969). Denn es ließ sich an Patienten mit einer Glycogenose Typ I zeigen — diese Patienten setzen Galactose, Fructose und auch Glycerin nicht oder nur sehr langsam in Glucose um —, daß diese Saccharide menschliche B-Zellen nicht stimulieren können (Samols u. Dormandy, 1963; Senior u. Loridan, 1969). In Studien an kreislaufanastomosierten Hunden (Pozza et al., 1968), bei partieller Ableitung des Pankreasvenenblutes (Kilo et al., 1962) oder Katheterisierung der Pankreasvene (Goetz et al., 1967; Halter et al., 1968; Kuzuya et al., 1969; Kuzuya u. Kanazawa, 1969) hat sich interessanterweise herausgestellt, daß bei dieser Species Xylit stärker stimuliert als Glucose (Tabelle 3). D-Galactose und D-Ribose führten ebenfalls zur Insulinabgabe und zu einer Blutglucosesenkung; D-Mannose, D-Fructose und L-Xylose waren unwirksam.

Bei Ratten, Mäusen und Kaninchen scheint in vivo nur Glucose und Xylit (bei der Maus allerdings nicht geprüft) stimulierend zu wirken (Wright et al., 1966; Lit. s. Field, 1964), nur beim Kaninchen stimuliert auch D-Ribose i.v. (Sloviter u. Petkovic, 1969). Auch die B-Zelle von Schaf, Ziege, Rind und Pferd ist, wenn auch gering, glucose- und xylitempfindlich (Tabelle 3). Insbesondere bei Schafen sind aber die im Wiederkäuermagen vorwiegend entstehenden kurzkettigen Fettsäuren Butyrat und Propionat von größerer Bedeutung für die

Tabelle 3. Spezies-Unterschiede bei der Stimulierung der Insulinsekretion *in vivo*. Es sind nur die Ergebnisse von Untersuchungen nach Injektion oder Infusion des Saccharids berücksichtigt worden

	Glucose	Mannose	Galactose	Fructose	Ribose	Xylit
Mensch	+ +	+	∅	∅	(+)	+
Hund	+	∅	+	∅	+	+ +
Ratte	+ +	∅	∅	∅		+
Maus	+ +					
Kaninchen	+	∅	∅	∅	+	+
Schaf	(+)					
Ziege	(+)					+
Pferd	(+)					(+)
Rind	(+)					+)

Stimulierung der IRI-Sekretion als Glucose (MANNS u. BODA, 1967; BELL et al., 1969; KUZUYA et al., 1970).

In vitro läßt sich die IRI-Sekretion — man hat dazu nicht nur isoliertes Pankreas von Ratte, Maus und Kaninchen, sondern auch Pankreas von Kälbern, Schafen, Schweinen, Hunden, Katzen sowie Enten verwendet — völlig unabhängig von Glucose oder anderen Effektoren wahrscheinlich nur durch Mannose stimulieren; in equimolaren Konzentrationen erreicht Mannose 30 bis 60% des Glucoseeffektes. Auch kann nur ^{14}C-markierte Mannose in Maus- und Ratteninseln zu ^{14}CO$_2$ oxidiert werden und nur Mannose erhöht die O$_2$-Aufnahme (HELLERSTRÖM, 1967) sowie die NADPH-Konzentration (PANTEN et al., 1973) von Mausinseln; markierte Fructose wird kaum, Galactose, Ribose sowie Xylit nicht umgesetzt. Die relativen Oxidationsraten von Glucose, Mannose, Fructose und Galactose betragen für Ratteninseln 100:31:21:3 (JARRETT u. KEEN, 1968) und für Mausinseln 100:45:13 (ASHCROFT et al., 1970). Ausnahme sind Berichte über die Stimulierung der IRI-Abgabe von Kaninchenpankreas-Stückchen durch Xylose und Ribose (TELIB, 1968) und isolierter Ratteninseln durch Ribose, Ribit und Xylit (20 mM) (MONTAGUE u. TAYLOR, 1968a). Weitere Saccharide, insbesondere auch synthetische Glucosederivate, Aminozucker und Zuckeralkohole, sind unwirksam.

Ein etwas anderes Bild zeigt sich, wenn nicht die sekretionsauslösende, sondern vielmehr die einen gleichzeitigen Glucosereiz modulierende Funktion der Saccharide interessiert. D-Galactose, D-Fructose sowie N-Acetyl-D-Glucosamin verstärken die mit Glucose submaximal stimulierte IRI-Abgabe coffein-sensibilisierter Maus- und Ratteninseln (Tabelle 2). D-Glucosamin (20 mM) hat einen Doppeleffekt; es stimuliert bis zu 2,75 mM Glucose — dies entspricht den Befunden bei der Pankreasperfusion (s.o.) — und hemmt die Wirkung höherer Glucosekonzentrationen. An der Mausinsel scheinen dagegen Xylit und Ribose im Gegensatz zur Ratteninsel nicht wirksam zu sein (Tabelle 2) (ASHCROFT et al., 1972). Daß Galactose und Fructose tatsächlich einen Einfluß auf die Sekretionsfunktion der sensibilisierten B-Zelle (Coffein-Zusatz) haben können, ist auch an Zellkulturen von foetalem Rattenpankreas nachgewiesen worden (LAMBERT et al., 1969). Vergleicht man den relativen Effekt von Glucose, Mannose, Fructose und Galactose auf die foetalen B-Zellen, dann ergibt sich eine 100:60:23:13 Relation des sezernierten Insulins.

Reiht man die hier verwerteten Untersuchungsergebnisse — es liegen dazu noch Befunde einiger anderer Arbeitsgruppen vor, die im Prinzip aber zu denselben Ergebnissen kommen — in das oben bereits formulierte Schema mit ein (Abb. 6) und berücksichtigt man, soweit Widersprüche vorhanden sind, neben den speciesbedingten auch die immer möglichen methodischen Fehlerquellen, dann gewinnt die Kombination von „Rezeptortheorie" und „Metabolittheorie" an Wahrscheinlichkeit. Saccharide, die zwar eine Rezeptorbindung eingehen können, im B-Zellstoffwechsel jedoch nicht oder nicht über die erforderlichen Metabolite umgesetzt werden (Fructose, Galactose, Xylit, Ribose, Glucosamin), haben bei entsprechender extra- oder intrazellulärer Bereitstellung von Glucose einen den Sekretionsprozeß genauso wie Glucose selbst modulierenden Effekt. Dazu sei aber auf den überraschenden Unterschied zwischen Mannose und Fructose hingewiesen. Theoretisch können beide Zucker durch Hexokinase phosphoryliert werden und letztlich als Fructose-6-Phosphat in die Glykolyse eingehen. Eine Hexokinase entsprechende ATP-Glucose-Phosphotransferase mit niedrigem K$_m$ (um bzw. unter 0,1 mM) ist neben einer Glucokinase entsprechenden Transferase mit hohem K$_m$ (um 10 mM) in Inselzellhomogenaten nachgewiesen (ASHCROFT u. RANDLE, 1970). Das K$_m$ für Mannose unterscheidet sich wahrscheinlich kaum von dem für Glucose; und Fructose kann von Inselzell-Hexokinase mit einem K_m um 2 mM phosphoryliert werden. Der Membrantransport limitiert auch nicht die Phosphorylierung (MATSCHINSKY et al., 1972). Es ist daher nicht verständlich und kaum zu erklären, warum nicht Fructose wie Mannose direkt stimulierend wirken kann.

b) Aminosäuren

Sehr früh war schon über eine glucosesenkende Wirkung von Glycin bei Kaninchen und Diabetikern berichtet worden (SCHENCK, 1932, 1933). Diese Befunde blieben jedoch unbeachtet — und sind heute auch kaum zu erklären und einzuordnen —, bis das Interesse an der möglichen Rolle der Aminosäuren bei der Regulation der Insulinsekretion durch Befunde über den insulinstimulierten Einbau von Aminosäuren in Muskelprotein (Lit. s. WOOL et al., 1966; MANCHESTER, 1972), über den Einfluß von Chelatbildnern, u.a. Histidin, Cystein und Glutathion, auf den Zink-Insulin-Komplex der B-Zelle (MASKE, 1957), und vor allem durch die klinische Beobachtung der Auslösung oder Verstärkung hypoglykämischer Zustände durch Leucin (Lit. s. FRERICHS u. CREUTZFELDT, 1965; FAJANS et al., 1971) wieder geweckt wurde.

In Untersuchungen an gesunden und Chlorpropamid-vorbehandelten Probanden sowie Patienten mit einem insulinproduzierenden B-Zelltumor (FLOYD et al., 1963, 1964) und an Hunden (partielle Perfusion des Pankreas in situ; NINOMIYA et al., 1966) ließ sich dann die direkte sekretionstimulierende B-Zellwirkung von L-Leucin beweisen. So steigt nach einer Standarddosis L-Leucin (150 mg/kg i.v.; 200 mg bzw. 1,5 mMol/kg i.v.; 15 g/15 min i.v.) beispielsweise das Serum-IRI bei nicht Vorbehandelten im Mittel um 10 µE/ml, nach ein- bis dreitägiger Vorbehandlung mit Chlorpropamid dagegen um 75 µE/ml. Gleichzeitig im Pfortaderblut gemessene IRI-Konzentrationen waren fünffach höher. Die Blutglucose fällt dabei maximal um 12 bzw. 46 mg/100 ml (FAJANS et al., 1967). Der Anstieg des Insulins nach einer überwiegend Eiweiß enthaltenden Mahlzeit (BERGER et al., 1964; FLOYD et al., 1966a; RABINOWITZ et al., 1966a; PALLOTTA u. KENNEDY, 1968) oder nach der Infusion einer Mischung von 10 essentiellen Aminosäuren (FLOYD et al., 1966a) ist jedoch weit größer, als aus dem Leucingehalt selbst und dem Anstieg der Plasmaleucinkonzentration zu erwarten wäre. Tatsächlich stimulieren in vivo equimolare Dosen von L-Arginin, L-Lysin und L-Phenylalanin die Insulinabgabe stärker als L-Leucin, während die Wirkung von L-Valin, L-Methionin und L-Histidin weitaus schwächer ist. L-Threonin, L-Isoleucin und L-Tryptophan sind unwirksam (Tabelle 4), unwirksam sind auch alle D-Isomere. Einen synergistischen Effekt haben die Kombinationen Arginin/Leucin sowie Arginin/Phenylalanin (je 15 g/30 min i.v.), die maximale IRI-Konzentration ist dabei höher als die Summe der nach Einzelgabe erreichten Konzentrationen; nicht synergistisch wirken Arginin/Lysin, Arginin/Histidin und Leucin/Histidin (FLOYD et al., 1970; Lit. s. FAJANS et al., 1967).

Wird Arginin in gleicher Dosis (0,41 g/kg) während 30, 60, 120 oder 180 min gesunden Versuchspersonen infundiert, dann zeigt die Insulinkurve den von Glucoseinfusionen her bekannten biphasischen Verlauf. Das Maximum der IRI-Konzentration ist in Phase I nach 5 min, in Phase II unabhängig von der Infusionsdauer zwischen 30 und 60 min erreicht; danach fällt das IRI bis zur 180. min wieder zum Ausgangsbereich ab. Dabei ist die insgesamt sezernierte Insulinmenge der Arginindosis (g/min) korreliert. Da in den ersten 30 min der Arginininfusion, oder der Infusion anderer glucogener Aminosäuren, die Blutglucose als Folge der zugleich stimulierten Glucagonsekretion gering steigt und dann rasch unter

Tabelle 4. Aminosäuren, die in vivo oder in vitro die Insulinabgabe des Pankreas stimulieren können. Geordnet nach geringer werdender Wirkung

in vivo (Mensch)	in vitro (Ratte, Kaninchen)
L-Arginin	L-Leucin
L-Lysin	L-Arginin
L-Phenylalanin	L-Lysin
L-Leucin	L-Phenylalanin[a]
L-Valin	L-Tryptophan[a]
L-Methionin[a]	L-Histidin[a]
L-Histidin[a]	
Nicht wirksam:	
L-Isoleucin	L-Methionin
L-Threonin	L-Valin
L-Tryptophan	

[a] Sehr geringer Effekt.

den Ausgangswert sinkt, ist zumindest die Sekretion in Phase I immer wieder als glucose- und nicht argininstimuliert angesehen worden. Zahlreiche Befunde sprechen jedoch dagegen (FAJANS et al., 1971; RABINOWITZ et al., 1973). Hier sei von den Argumenten für eine glucoseunabhängige direkte Wirkung auf die B-Zelle nur erwähnt a) bei entsprechender Dosierung der einzelnen Aminosäuren wird ein IRI-Anstieg auch ohne Änderung der Blutglucosekonzentration gesehen; b) um mit Glucose allein die IRI-Sekretion genauso stark wie mit Arginin oder einer Aminosäurenkombination zu stimulieren, sind weit höhere Konzentrationen der Blutglucose erforderlich; c) Mannoheptulose (0,5 g/kg/15 min) hemmt zwar die mit Glucose oder Arginin (5,4 g bzw. 30 mMol/kg/15 min) stimulierte, nicht aber die leucinstimulierte (30 mMol/kg/15 min) IRI-Sekretion; und d) das ketogene Leucin stimuliert ohne jeden Anstieg der Blutglucose (FLOYD et al., 1966b; Lit. s. FAJANS et al., 1971).

In vitro ließen sich diese hauptsächlich aus Untersuchungen an Versuchspersonen und Patienten mit B-Zelltumoren stammenden Ergebnisse mit Pankreasstückchen von Ratte, Kaninchen und Schaf, mit isolierten Mausinseln und mit foetalem Rattenpankreas bestätigen. Allerdings wirkt in vitro Leucin weit stärker als Arginin und Lysin (Tabelle 4). Die erforderlichen Konzentrationen (5—20 mM) überschreiten allerdings die normalerweise im Plasma vorkommenden Arginin- und Leucinkonzentrationen (0,15 mM) erheblich. Der stimulierende Effekt kann ferner nur bei gleichzeitiger submaximaler Glucosestimulierung (5—10 mM) eindeutig nachgewiesen werden — nur Leucin bildet hier eine Ausnahme (MILNER u. HALES, 1967; VANCE et al., 1967; HERTELENDY et al., 1968; MALAISSE u. MALAISSE-LAGAE, 1968c; TURNER, 1968; MILNER, 1969; CHRISTENSEN et al., 1971; LAMBERT et al., 1971). Die Wirkung höherer Glucosekonzentrationen wird nicht verstärkt; erst nach Hemmung der maximal glucosestimulierten IRI-Abgabe mit Mannoheptulose läßt sich die stimulierende Wirkung von Arginin und auch Leucin wieder nachweisen (MALAISSE u. MALAISSE-LAGAE, 1968c). Dies deutet darauf hin, daß Arginin oder Leucin bzw. Aminosäuren anscheinend die Glucoseempfindlichkeit der B-Zelle steigern, die maximale Sekretionsleistung jedoch nicht ändern (s.o.; Erniedrigung von K_m bei unveränderter V_{max}).

In einer den Wirkungsmechanismus von Arginin und Leucin erklärenden Hypothese oder schematischen Darstellung läßt sich eine Frage verhältnismäßig sicher beantworten: Um sekretionsstimulierend wirksam zu werden, muß weder

Arginin noch Leucin im B-Zellstoffwechsel umgesetzt werden. Dies geht aus zahlreichen experimentellen in vivo und in vitro Untersuchungen hervor (Lit. s. FAJANS et al., 1971) und hat sich in Studien mit nichtumsetzbaren Leucin- und Argininanalogen bestätigt (s.u.). Die bisher bekannten Befunde sprechen primär für eine „Rezeptor-vermittelte" Wirkung, also eine Reaktion zwischen Aminosäure und struktur- oder funktionsspezifischen Bestandteilen der B-Zellwand, von der das sekretionsmodulierende Signal ausgeht. Als Signal oder Bote käme — wie für den Glucoserezeptor diskutiert — sowohl das cAMP-System bzw. cAMP (EFENDIC et al., 1972) als auch der Ca^{++}-Transport in die B-Zelle bzw. Änderungen der intrazellulären Ca^{++}-Ionenkonzentration in Frage (MALAISSE-LAGAE et al., 1971). „Rezeptoren" sind mit einiger Wahrscheinlichkeit membranständige gruppenspezifische Transportproteine der Aminosäuren. Die Aminosäure/Carrier-Reaktion ist dann entweder selbst in das signalerzeugende System mit eingeschlossen (gekoppelter Ionentransport?) oder diese Proteinbindung führt zu Formationsänderungen weiterer Makromoleküle und deren spezieller Funktion (Änderung der Adenylcyclaseaktivität?). Zwischen dem „Leucin-Rezeptor" und dem „Arginin-Rezeptor", der möglicherweise mit dem Rezeptor für andere Aminosäuren identisch ist, bestehen dabei eindeutige Unterschiede. Der Arginin-Rezeptor, oder die durch ihn vermittelten sekretionsmodulierenden Effekte scheinen ferner der Glucoserezeptorwirkung sehr ähnlich zu sein.

Grundlage der Diskussion zu diesen Punkten sind folgende Untersuchungsergebnisse.

a) Zum unterschiedlichen Wirkungsmodus von Leucin und Arginin: Die IRI-Sekretion von B-Zelltumoren läßt sich, zumindest in 60 bis 70% der Fälle, nur mit Leucin excessiv stimulieren; Arginin ist nicht oder (Stimulierung der B-Zellen im Restpankreas?) nur gering wirksam. Mannoheptulose hemmt die argininstimulierte, nicht die leucinstimulierte Sekretion; dagegen scheinen Diazoxid und Adrenalin nur die Leucinwirkung zu hemmen (Lit. s. FAJANS et al., 1971; MALAISSE-LAGAE et al., 1971).

b) Unter bestimmten, genetisch determinierten und wahrscheinlich auf Störungen der STH-Sekretion beruhenden Bedingungen sind B-Zellen entweder nur mit Arginin und nicht mit Glucose, Tolbutamid oder Glucagon zu stimulieren (NZO-Mäuse; LARKINS u. MARTIN, 1972) oder sie reagieren nur auf einen Tolbutamid- sowie Glucagon-Stimulus und sind kaum arginin- und glucoseempfindlich (hypophysäre Zwerge, monotroper HGH-Mangel; MERIMEE u. FINEBERG, 1973). Durch eine 5tägige HGH-Substitution kann bei diesen Patienten die Empfindlichkeit zum Teil wieder hergestellt werden.

c) Arginin wirkt in vitro nur zusammen mit Glucose; und in vivo wird die Wirkung von Arginin durch eine gleichzeitige, noch stärker aber durch eine vorhergehende Glucoseinfusion gesteigert. Leucin ist aber in der Kombination mit Glucose nur wenig wirksamer (FLOYD et al., 1970; LEVINE et al., 1971).

d) Die Wirkung von Arginin unterliegt, wie die von Glucose, wiederum modulierenden, über adrenerge Rezeptoren und das cAMP-System der B-Zelle vermittelten Einflüssen. Theophyllin und Phentolamin steigern die Wirkung, Adrenalin hemmt sie (LONDON et al., 1971; EFENDIC et al., 1972).

e) Synthetische Analoge der Aminosäuren, die zwar in die Zellen gelangen können, dort aber nicht in den Stoffwechsel eingehen, stimulieren die B-Zelle wie die ihnen entsprechende Aminosäure. Nachgewiesen wurde das bisher für das Leucinanalog BCH in seiner b(−)-Form (2-Aminobicyclo (2,2,1) heptan-2-COOH), das Argininanalog SPA (4-Amino-1-guanylpiperidin-4-COOH), und das AIB (α-Aminoisobutyrat), ein Analog der in pflanzlichen Proteinen vorkommenden γ-AIB.

AIB wird aktiv in die B-Zellen von foetalen Zellkulturen des Rattenpankreas transportiert und akkumuliert dort bis zum 5fachen der extrazellulären Konzentration. Im Konzentrationsbereich 5 bis 80 mM verstärkt AIB die mit Glucose und Coffein stimulierte IRI-Abgabe; für den Transport des AIB in die Zelle ist Glucose nicht erforderlich (LAMBERT et al., 1971). Das Transportsystem der B-Zelle für BCH entspricht dem Kationen-unabhängigen L-System (Lit. s. WISE-MAN, 1968), das Leucin aktiv transportiert. Dagegen wird GPA von dem Arginin-transportierenden, Na⁺-abhängigen A-System in die B-Zelle gebracht. Daß B-Zellen beide Transportsysteme besitzen, ist in Untersuchungen mit isolierten ob/ob-Mausinseln nachgewiesen worden. Das L-System transportiert Leucin und BCH, das A-System Arginin, Alanin und GPA (CHRISTENSEN et al., 1971; HELL-MAN et al., 1971).

BCH verstärkt bei der Ratte die Tolbutamid-induzierte Hypoglykämie (TAGER u. CHRISTENSEN, 1971) und stimuliert bei Hunden die IRI-Sekretion. Die Wirkung entspricht völlig der von Leucin. Sie wird durch eine Vorbehandlung mit Chlor-propamid eindeutig verstärkt. Diazoxid hemmt, Mannoheptulose bleibt wir-kungslos. Dagegen läßt sich die sekretionsstimulierende Wirkung des GPA, wie die von Arginin, mit Mannoheptulose hemmen (FAJANS et al., 1971).

Auch in vitro (Inseln der ob/ob-Maus) verhält sich BCH wie Leucin und GPA wie Arginin. BCH stimuliert die IRI-Abgabe glucoseunabhängig, GPA ist nur zusammen mit Glucose wirksam (CHRISTENSEN et al., 1971).

c) Ketonkörper und Fettsäuren

Ein direkter Einfluß von Fettsäuren und Ketonkörpern auf die B-Zellfunktion scheint, berücksichtigt man allein die glucoseabhängige und glucoseunabhängige Wirkung von Insulin auf den Fettgewebsstoffwechsel und den Abbauweg der Fettsäuren in der Leberzelle, nicht nur möglich, sondern vor allem in pathologi-schen Stoffwechselsituationen wie beispielsweise der Hyperketonämie auch durch-aus erforderlich. Ob den Fettsäuren aber — wie dies für die Aminosäuren wahr-scheinlich ist — unter physiologischen, nicht experimentellen Bedingungen wirk-lich eine Bedeutung als positive Effektoren der Insulinsekretion zukommt, muß heute noch unbeantwortet bleiben.

Bei Hunden mit portocavalen End-zu-Seit-Anastomosen ist die an ein intaktes endokrines Pankreas gebundene glucosesenkende Wirkung von Acetoacetat und 3-OH-Butyrat zumindest teilweise Folge einer kräftigen Stimulierung der IRI-Sekretion. Dafür spricht, daß auch die Infusion von AcAc und 3-OHB in geringen, die Gesamtkonzentration der Ketonkörper im Blut kaum verändernden Dosen in die A. pancreatica zu einem Anstieg der Serum-IRI bis auf das 8fache führt (MEBANE u. MADISON, 1964; MADISON et al., 1964). Sonst sind die erforderlichen Ketonkörperkonzentrationen jedoch weit höher als die normalerweise vorhande-nen (3—5 mM; PI-SUNYER et al., 1970). Das stimmt mit Befunden an nicht fasten-den Ratten überein. Erhöht man durch eine AcAc-Infusion die Ketonkörperspie-gel auf 6—7 mM, dann steigt das Insulin nach 10 min maximal von 20 auf etwa 50 µE/ml (bei Nembutal-anästhesierten Tieren sogar von 30 auf Werte um 100 µE/ml; ein völlig überraschender und unerklärter Befund). Blutglucose und unver-esterte Fettsäuren (FFS) fallen zugleich um 20 mg/100 ml bzw. 0,2 meq/l (HAW-KINS et al., 1971).

Der stimulierende Effekt von Fettsäuren ist in vivo ebenfalls nachgewiesen. Wirksam sind die kurz- und langkettigen FS selbst; eine indirekte, ketonkörper-vermittelte Wirkung scheint ausgeschlossen. Interessanterweise ist bei Wiederkäuern (Schafen, Rindern) das im Pansen in großen Mengen anfallende Propionat und Butyrat sogar ein besserer Sekretionsreiz als Glucose (MANNS u. BODA, 1967; HORINO et al., 1968; BELL et al., 1969; KUZUYA et al., 1970). Nur bei Lämmern kann bis zur sechsten Lebenswoche, d.h. bis zum Übergang von der Milchnahrung auf wiederkäuende Ernährungsart, mit Glucose ein stärkerer IRI-Anstieg als mit Butyrat erzielt werden (MANNS u. BODA, 1967).

Während die kurzkettigen Fettsäuren C_3 bis C_8 die periphere IRI-Konzentration bei Schweinen, Kaninchen und Ratten anscheinend nicht beeinflussen (HORINO et al., 1968), führt bei Hunden und beim Menschen — insbesondere bei Leberzirrhotikern — die orale Gabe von Octanoat oder einer Mischung mittelkettiger Triglyceride (Octanoatanteil etwa 80%) zu einem zwar geringen, jedoch eindeutigen Anstieg des Serum-IRI (LINSCHEER et al., 1967; SANBAR et al., 1967; GREENBERGER et al., 1968; TAMIR et al., 1968; PI-SUNYER et al., 1969; IDE, 1971). Aber auch nach der Erzeugung hoher FS-Konzentrationen (1,4—2,4 meq/l) durch Infusion von langkettigen FS wie Oleat oder Linoleat (GREENOUGH et al., 1967; CRESPIN et al., 1972) — wegen der sonst rasch einsetzenden Hämolyse werden die FS dem durch kontinuierliche Plasmapherese abgetrennten und dann reinfundierten Plasma zugegeben — oder durch Infusion von Triglyceridemulsionen plus Heparin (MADISON et al., 1968) steigt bei Hunden das Insulin um das 2- bis 10fache. Die Ketonkörperkonzentration steigt dabei erst nach dem in 5— 15 min erreichten maximalen IRI-Anstieg gering an (CRESPIN et al., 1972). Wie bei Hunden läßt sich auch bei gesunden Versuchspersonen eine die Wirkung anderer Stimuli modulierende Wirkung vorwiegend langkettiger FS nachweisen. Wurde die FS-Konzentration erhöht (100 g Fett p.os, anschließend in 2 Std 40/20/ 20 mg Heparin i.v.), dann war der IRI-Anstieg nach Glucose i.v. im Mittel um 180%, nach Tolbutamid i.v. um 60%, nach Glukagon i.v. jedoch praktisch nicht verstärkt. Eine Senkung der FS (in 15 min Abständen 100 mg Nikotinsäure i.v. während mehrerer Stunden) erniedrigte das Nüchtern-Insulin und verminderte den glucosestimulierten Anstieg um 30%. In diesen Studien ließ sich auch gleichzeitig eine FS-induzierte Minderung der Glucoseassimilation, d.h. eine Minderung der Insulinempfindlichkeit glucoseverbrauchender Zellen nachweisen (BALASSE u. OOMS, 1973). Die Infusion von kommerziellen Triglyceridemulsionen (60 g) oder von Glycerin ohne Heparin führte zwar ebenfalls zu einer Konzentrationserhöhung der FS, die IRI-Sekretion wurde aber nicht meßbar stimuliert. Nur nach oraler Triglyceridgabe (60 g Pflanzenöl) kam es zu einem den Änderungen der Plasma-TG und Plasma-FS nicht korrelierten Anstieg des Insulins; er wird im wesentlichen auf eine Stimulierung gastrointestinaler β-cytotroper Faktoren bezogen (CARROLL u. NESTEL, 1972).

Die Ergebnisse aus in vitro Untersuchungen entsprechen prinzipiell diesen Beobachtungen. Bei submaximalen Glucosekonzentrationen läßt sich die IRI-Abgabe aus Stückchen des Schaf- und Rattenpankreas sowie aus isolierten Ratteninseln mit den kurzkettigen FS Propionat (3 mM), Butyrat (3—5 mM) und Octanoat (3—5 mM) gut stimulieren (SANBAR u. MARTIN, 1967; HERTELENDY et al., 1968; MONTAGUE u. TAYLOR, 1968b). An Rattenpankreasstückchen konnte ein sekretionsstimulierender Effekt auch mit Palmitat (0,5 mM) und 3-OH-Butyrat (16 mM) bei Glucosekonzentrationen von 5—10 mM nachgewiesen werden. In diesen Versuchsserien blieb Octanoat wirkungslos (MALAISSE u. MALAISSE-LAGAE, 1968c).

Überraschenderweise ist bisher nichts über einen B-Zellstoffwechsel von Ketonkörpern und Fettsäuren bekannt. Es gibt keine Angaben über Transportvorgänge, intrazelluläre Akkumulation oder Oxydation. Damit bleibt die auch eng mit der Diskussion um die Bedeutung des Pentosephosphatzyklus (s.S. 149) zusammenhängende Frage nach der Verbindung zwischen FS und Sekretionsmechanismus unbeantwortet. Da bei der Inkubation von Ratteninseln mit Butyrat oder Octanoat das intrazelluläre G6P und 6PG steigt (MONTAGUE u. TAYLOR, 1969), wäre eine zu gesteigerter Aktivität des Pentoseweges führende Hemmung der Phosphofructokinase bzw. der Glykolyse durch das beim Abbau von FS und Ketonkörpern vermehrt anfallende Citrat (Lit. s. RANDLE, 1966) denkbar. Falls in B-Zellen die Kapazität des Tricarbonsäurezyklus überhaupt gesteigert werden kann, wäre über Citrat und Isocitrat dann auch die Endoxydation mit gekoppelter Resynthese von ATP und NADPH möglich. Da Flußraten und nicht Substratkonzentrationen entscheidend sind, widerspräche der Nachweis einer Verminderung der Citratkonzentration von Mausinseln durch Octanoat (HELLMAN u. IDAHL, 1972) nicht unbedingt diesen Vorstellungen.

d) Hypophysäre und nichthypophysäre Hormone, gastrointestinale β-cytotrope Polypeptide

Die Stimulierung der IRI-Sekretion durch adenohypophysäre und neurohypophysäre Hormone sowie pankreatische und gastrointestinale hormonähnliche Polypeptide konnte in vivo und in vitro nachgewiesen werden. In einem der folgenden Abschnitte (s.S. 213) muß auf die zur Zeit als wahrscheinlich geltenden oder diskutierten Vorstellungen über den Angriffspunkt von Hormonen an der B-Zelle, insbesondere die Hormon-induzierten Änderungen der aktuellen cAMP-Konzentration, noch näher eingegangen werden. Denn damit verbunden sind sowohl Änderungen intrazellulärer enzymatischer Reaktionen als möglicherweise auch Strukturänderungen der am Sekretionsprozeß direkt beteiligten Zellorganellen. Wenn dieses für andere Organzellen weitgehend bewiesene Prinzip — cAMP als Vermittler zwischen „hormonellem Befehl" und Enzymreaktion — auch in der B-Zelle gilt, dann erscheint die sekretionsstimulierende Wirkung der Peptidhormone durchaus verständlich. Auf die physiologische Bedeutung sollte daraus allerdings nicht geschlossen werden. Soweit es sich um den β-cytotropen Effekt selbst und den Wirkungsmechanismus und nicht um die mögliche physiologische Bedeutung handelt, sind im übrigen Untersuchungen zur Wirkung von Hormonen auf das endokrine Pankreas eine Domäne des in vitro Experimentes. In vivo ziehen Konzentrationsänderungen eines Hormons oft funktionell gleich- oder entgegengerichtete Verschiebungen der Wirkspiegel anderer Hormone oder hormonähnlicher Faktoren mit sich.

Ein Funktionszusammenhang zwischen hypophysärem Wachstumshormon (GH) und B-Zellen oder Insulinwirkung wurde seit langem vermutet. Die grundlegenden Arbeiten stammen von F.G. YOUNG, der als erster ganz eindeutig auf bifunktionelle Effekte von GH im Glucosestoffwechsel hinwies (YOUNG, 1937). Diese dualistische Rolle des Hormons hat sich später auch in den meisten Studien über andere Stoffwechselwirkungen gezeigt. Wachstumshormon hat — zumindest bei längerdauerndem Einfluß — sowohl einen extrapankreatischen, gegen die Insulinwirkung gerichteten Einfluß auf Fett- und Muskelgewebe, als auch einen insulinotropen Effekt an den B-Zellen. Man muß daher nicht allein bei den allgemeinen Stoffwechseleffekten des GH, sondern vor allem auch bei seiner Wirkung auf die B-Zelle akute von chronischen Einflüssen unterscheiden. Die Sofortwirkung nach intravenöser Injektion, beispielsweise von menschlichem Wachstumshormon (HGH), ist der von Insulin weitgehend ähnlich. Der Glucoseumsatz ist erhöht und die Blutglucosekonzentration fällt; die Konzentration des Serum-IRI ändert sich dabei jedoch nicht, zumindest ist im peripheren Blut ein Anstieg nicht meßbar. Dieselbe insulinähnliche Wirkung von HGH läßt sich auch in vitro nachweisen. Sie scheint auf einer HGH-bedingten gesteigerten Permeabilität der Muskel- und Fettzellen für Glucose zu beruhen (Rabinowitz, 1972).

Dennoch konnte an kreislauf-anastomosierten Hunden (s.o.) gezeigt werden, daß 3 bis 5 mg Rinder-GH/kg i.v. beim Spenderhund im pankreatektomierten Empfängerhund zur Blutglucosesenkung führen (Bennett, 1955). Dieser Glucoseabfall war sicher nicht Folge einer insulinähnlichen GH-Wirkung, sondern beruhte in der Tat auf einer verstärkten IRI-Abgabe. Denn bei der Perfusion des teilisolierten Hundepankreas in situ waren nach Injektion von HGH in die Pankreasarterie die ILA- und IRI-Konzentrationen im abfließenden Pankreasblut auf das 10- bis 100fache der Ausgangswerte erhöht. 0,5 mg HGH/kg waren maximal wirksam (Pfeiffer, 1963). GH kann also durchaus, am geeigneten Modell und in entsprechend hoher Dosierung, die Insulinsekretion direkt stimulieren. Die wesentliche Wirkung auf die B-Zellen scheint in vivo aber eine Erhöhung der Empfindlichkeit gegenüber Glucose und Aminosäuren zu sein.

Bei Katzen, Hunden sowie bei Patienten mit isoliertem GH-Mangel oder einer panhypophysären Insuffizienz, und sehr wahrscheinlich auch bei gesunden Versuchspersonen und bei Ratten, erhöht HGH oder Rinder-GH das Seruminsulin (Randle u. Young, 1956; Luft u. Cerasi, 1964; Campbell u. Rastogi, 1966; Frohman et al., 1967a), steigert nach mehrtägiger Injektion verhältnismäßig hoher Dosen (bis zu 1,2 mg/kg/Tag) bei Mensch und Hund die glucosestimulierte IRI-Sekretion (Luft u. Cerasi, 1964; Campbell u. Rastogi, 1966; Frohman et al., 1967; Luft et al., 1969), und potenziert den durch eine eiweißreiche Mahlzeit bzw. die Infusion von Aminosäuren oder Arginin induzierten Anstieg des Serum-IRI (Floyd et al., 1966; Fineberg et al., 1970). Die Nüchterninsulinwerte von Ratten mit GH-produzierenden Tumoren, deren Serum-GH ständig auf das 20- bis 30fache der Norm erhöht ist, liegen etwa fünffach über den Werten gesunder Kontrolltiere. Die Inseln sind vergrößert und vermehrt, der IRI-Gehalt des Pankreas ist erhöht und der Insulinanstieg nach einer oralen Glucosegabe ist erheblich gesteigert (Martin et al., 1968; Peake et al., 1969). Diesen Befunden entsprechen auch die Ergebnisse von Untersuchungen an Patienten mit exzessiver HGH-Produktion (Akromegalie), bei denen sich, neben den kontrainsulinären Effekten des chronischen endogenen HGH-Überschuß, eine im Vergleich zu gesunden Probanden überschießende IRI-Sekretion nach Belastung mit Glucose, nach Kurzzeit-Infusion von Arginin, nach einer eiweißreichen Mahlzeit oder nach Glucose plus Eiweiß zeigen läßt (Fineberg et al., 1970). Im Gegensatz dazu findet man bei Patienten mit einem isolierten HGH-Mangel (Zwergwuchssyndrom; monotroper HGH-Mangel) als kennzeichnendes Symptom eine Hypoinsulinämie mit ungenügendem Anstieg des Serum-IRI nach Belastung mit Glucose, Arginin oder Eiweiß. Die Empfindlichkeit von Muskel- und Fettgewebe auf injiziertes Insulin ist bei diesen Patienten stark erhöht (Rabinowitz, 1972).

Der aus diesen und vielen anderen Untersuchungen mögliche Schluß scheint verhältnismäßig klar: Unter den Bedingungen des chronischen GH-Überschuß (Akromegalie oder Langzeitbehandlung mit GH) muß eine verminderte Empfindlichkeit insulinempfindlicher Gewebe mit begleitender (reaktiver?) Hyperinsulinämie, bei GH-Mangel dagegen eine gesteigerte Empfindlichkeit mit Hypoinsulinämie erwartet werden. Es gibt jedoch Ausnahmen von dieser Regel. Sie sind nicht nur deshalb interessant, weil sie auf qualitative Unterschiede der HGH-Wirkung bzw. verschiedene biologisch aktive Zentren des HGH-Moleküls oder auf eine Gruppe von GH hinweisen könnten (Bornstein, 1972), sondern weil dabei zwischen HGH-Sekretion und β-cytotroper und kontrainsulinärer Wirkung des Hormons kaum eine Korrelation besteht:

a. Es gibt eine Form des Zwergwuchssyndroms mit isoliertem HGH-Defekt, bei dem unter entsprechender Belastung zwar eine unzureichende Sekretion von immunchemisch reagierendem HGH nachgewiesen werden kann, jedoch weder eine erhöhte Insulinempfindlichkeit noch eine Hypoinsulinämie besteht. Die Konzentration des Serum-IRI steigt bei diesen Patienten nach Glucose oder Arginin auf normale oder sogar überhöhte Werte an. Zur Erklärung muß man die Hypothese einer differenzierten Störung der HGH-Sekretion diskutieren; d.h. unter anderem fehlende anabole Eigenschaften und immunologische Determinanten eines Hormonanteils mit erhaltener insulinotroper und insulinantagonistischer Wirkung (MERIMEE et al., 1968).

b. Eine Gruppe hypophysärer Zwerge, die dem klassischen Typ mit HGH-Mangel in klinischer und auch metabolischer Symptomatik sehr ähnlich ist, hat ein normales oder sogar erhöhtes Plasma-HGH (LARON, 1966). Die B-Zellen dieser Patienten sprechen jedoch auf stimulierende Reize kaum an und die Wirkung von injiziertem Insulin ist gesteigert. In diesen Fällen läßt sich jedoch durch eine Behandlung mit HGH keine Normalisierung erzielen; der Anstieg des IRI nach Belastung mit Glucose oder Arginin bleibt völlig ungenügend. Hier könnte möglicherweise ein Defekt bei der Umwandlung von HGH in eine „aktive Form" vorliegen (Lit. s. RABINOWITZ, 1972).

Alles deutet also darauf hin, daß es sich bei der B-Zell-stimulierenden Wirkung von GH nicht um einen sofort mit Änderungen der Sekretionsdynamik verbundenen Effekt, sondern vielmehr um eine permissive, die Glucoseempfindlichkeit der Zelle im Verlauf von Stunden und Tagen steigernde Wirkung handelt. Diese „hypophysäre Kontrolle" scheint sich dabei auf bestimmte Bereiche zu beziehen. Denn die B-Zellen von Zwergwüchsigen mit monotropem HGH-Mangel sprechen nur auf Glucose oder Arginin ungenügend an, die Tolbutamid- oder Glukagonempfindlichkeit ist ausreichend. Nach einer mehrtägigen HGH-Therapie entspricht dann der IRI-Anstieg nach Glucose und Arginin dem von Gesunden (MERIMEE u. FINEBERG, 1973). Es überrascht daher trotz einzelner gegenteiliger Befunde nicht (BOUMAN u. BOSBOOM, 1965; TELLIB, 1968), daß in vitro weder mit HGH, HCS (Human-Chorionsomatotropin, HPL) noch mit GH von Rind, Schwein oder Ratte die submaximal glucosestimulierte IRI-Abgabe von Pankreasstücken und isolierten Inseln stimuliert werden konnte. Andererseits normalisiert die Substitution mit Rinder-GH oder HGH die herabgesetzte Empfindlichkeit der B-Zellen hypophysektomierter Ratten und normalisiert auch den Einbau von ^{3}H-Leucin in Proinsulin/Insulin (MALAISSE et al., 1968a; MARTIN et al., 1968; SCHATZ et al., 1973). Untersuchungen mit Inseln aus dem Pankreas von Ratten mit GH-produzierenden Tumoren stützen den letzteren Befund. Die IRI-Abgabe ist um das 3- bis 5fache gesteigert. Da aber zugleich auch der extrahierbare IRI-Gehalt dieser Inseln erhöht ist, entspricht das Verhältnis Sekretion/Gehalt praktisch dem der Inseln von Kontrolltieren (MALAISSE et al., 1968a; MARTIN et al., 1968).

In vitro potenziert adrenotropes oder thyreotropes Hormon (ACTH, TSH) die Wirkung von Glucose auf Maus- und Ratteninseln; die verwendeten Konzentrationen sind aber sehr hoch und liegen weit über den immunchemisch in Humanserum gemessenen Werten (GENUTH u. LEBOVITZ, 1965; MALAISSE et al., 1967f; SCHATZ et al., 1973). In vivo läßt sich eine Stimulierung der IRI-Sekretion durch ACTH (ACTH vom Rind oder ACTH-A$_1$ vom Schwein, synthetisches ACTH) an adrenalektomierten und/oder hypophysektomierten, corticoid-substituierten Mäusen und Ratten nachweisen. Theophyllin verstärkt den ACTH-stimulierten

Seruminsulinanstieg bei Mäusen (GENUTH u. LEBOVITZ, 1965; LEBOVITZ u. POO-
LER, 1967a; LUNDQUIST u. RERUP, 1967). Interessant, wenn auch völlig ungeklärt,
ist die Potenzierung der bei Mäusen mit ACTH oder Glukagon stimulierten
IRI-Sekretion durch Puromycin. Die mit Glucose oder Tolbutamid stimulierte
Sekretion wird von Puromycin nicht verstärkt (LEBOVITZ u. POOLER, 1967b).
Beim Hund löst die i.v. Injektion von 250 µg ACTH (synthetisch) innerhalb
von 1 min eine 2- bis 8fache Steigerung der IRI-Konzentration in der Pankreasvene aus, die etwa 5—15 min dauert. Eine länger andauernde Sekretionssteigerung
läßt sich durch wiederholte Injektionen dann aber nicht erreichen (OSHAWA et al.,
1967). Im Gegensatz zu diesen tierexperimentellen Untersuchungen stehen die
Ergebnisse von Untersuchungen an gesunden Versuchspersonen. Weder durch
Infusion von ACTH (40 E/4 Std) noch durch die indirekte Stimulierung der endogenen ACTH-Sekretion mit Metopiron konnte der glucosestimulierte Anstieg
des Serum-IRI verstärkt werden (KITABCHI et al., 1968).

Oxytocin und Vasopressin stimulieren in vitro weder bei niedrigen noch bei
hohen Glucosekonzentrationen (MALAISSE et al., 1967f). Dagegen wirkt synthetisches Arginin-Vasopressin oder Lysin-Vasopressin bei normalen Hunden, aber
auch bei pankreatektomierten Hunden hypoglykämisch (BAISSET et al., 1967),
der IRI-Gehalt des Pankreasvenenblutes steigt nach der Injektion kurzfristig
um das 4- bis 6fache, der des peripheren venösen Blutes um das 2fache (KANETO
et al., 1967b). Auch synthetisches Oxytocin stimuliert die IRI-Sekretion des Hundepankreas dosisabhängig (10—100 mE/kg i.v.), gleichzeitig steigt jedoch auch
die Blutglucose (KANETO et al., 1967b).

Die nichthypophysären, jedoch als Effektoren zum funktionellen System Hy-
pothalamus/Hypophyse gehörenden Hormone — Gestagene und Oestrogene,
Gluco- und Mineralocorticoide, Jodhormone — wirken sowohl stimulierend als
auch hemmend auf die biosynthetische und sekretorische Funktion der B-Zelle.
Es handelt sich dabei jedoch nicht um mittelbare, für die Sekretionsleistung
wesentliche Einflüsse, sondern um eher indirekte Folgen ihrer Wirkung auf den
Stoffwechsel aller Körperzellen. In vitro ist wegen der zumindest einige Stunden
betragenden Latenzzeit dieser Hormone ein Effekt nicht zu erwarten und wurde,
soweit das überprüft worden ist, auch nicht gefunden (MALAISSE et al., 1967b,
1967i). Die Befunde experimenteller in vivo Studien und klinischer Beobachtungen
sind, wahrscheinlich wegen der kaum zu kontrollierenden Interferenz vieler anderer Faktoren, zum Teil recht widersprüchlich. Daher soll hier nur auf die sich
mit der speziellen B-Zellfunktion befassenden Arbeiten hingewiesen werden. Die
im Grunde weit interessanteren Untersuchungen über die Wirkung dieser Hormone auf den Glucose-, Aminosäuren- und Fettstoffwechsel sind nicht berücksichtigt worden. Hier haben sich — beispielsweise bei der Hyperthyreose —
meistens auch paradoxe, auf das Überwiegen der extrapankreatischen Wirkungen
hinweisende Befunde ergeben.

Die glucosestimulierte IRI-Abgabe von Pankreasstückchen oder isolierten
Inseln thyreoidektomierter und adrenalektomierter Ratten ist bei normalem IRI-
Gehalt um etwa 30—40% vermindert. Mehrtägige Substitution mit Thyroxin
oder Cortison normalisiert die Sekretionsleistung (MALAISSE et al., 1967b, 1967i;
VANCE et al., 1968b). Der Anstieg des Serum-IRI nach Glucosereiz ist bei ovarek-
tomierten Ratten vermindert, auch hier führt die Substitution mit Oestrogenen
und Gestagenen zur Normalisierung (BASABE et al., 1969). Andererseits scheint
sowohl die endogene als auch die exogene Erhöhung der Oestrogen/Gestagen-
Konzentration (Gravidität bzw. Oestriol- und Progesterontherapie) die Glucoseempfindlichkeit sowie den Insulingehalt der B-Zellen des Rattenpankreas zu
steigern. Die Kombination von Progesteron mit 17β-Oestradiol oder HPL vermin-

dert dagegen die IRI-Abgabe isolierter Inseln, hemmt aber nicht die Synthese (COSTRINI u. KALKHOFF, 1971; HAGER et al., 1972; GREEN et al., 1973). Isoliertes Pankreas Thyroxin-vorbehandelter Kaninchen (0,1 mg/kg/Tag) hat eine gesteigerte Sekretionsleistung (MARECEK u. FELDMAN, 1973); aber Pankreasstückchen hochgradig hyperthyreoter Ratten (4 Tage 2 mg Thyroxin/kg i.p.) sezernieren um 40% weniger Insulin als die entsprechenden Kontrollen, das extrahierbare IRI ist jedoch ebenfalls um 40% vermindert (MALAISSE et al., 1967b). Es ist also möglich, daß bei sehr hohen Thyroxindosen durch Erniedrigung des P/O-Quotienten (Lit. s. TATA, 1967) sowohl die Insulinsynthese als auch energieverbrauchende Vorgänge im Sekretionsprozeß gestört sind. Dementsprechend haben Untersuchungen an hyperthyreoten Patienten gezeigt, daß bei klinisch sehr schwer verlaufenden, toxischen Hyperthyreosen das Serum-IRI nach Glucose geringer ansteigt, als nach dem Anstieg der Blutglucose zu erwarten wäre (HALES u. HYAMS, 1964; DIETERLE et al., 1969). Auch Arginin hat bei der (schweren?) Hyperthyreose eine geringere insulinotrope Wirkung (MODIGLIANI et al., 1969). Interessanterweise zeigte sich in dieser Studie, daß möglicherweise eine Stimulierung adrenerger α-Rezeptoren der B-Zelle (s.S. 185) zur Hemmung der Sekretion allein oder zusätzlich beiträgt. Der α-Rezeptorblocker Guanethidin (50—80 mg 2 × täglich) normalisierte den IRI-Anstieg nach Arginin bei den hyperthyreoten Patienten, hatte bei gesunden Probanden aber keinen potenzierenden Effekt. Der β-Blocker Propranolol war wirkungslos. Dagegen scheint bei Patienten mit einer klinisch noch kompensierten Hyperthyreose, d.h. einem Stadium eher gesteigerten Zellstoffwechsels und anscheinend normalen oder sogar erhöhten P/O-Quotienten, das Serum-IRI nach Stimulierung mit Glucose oder Tolbutamid normal oder überhöht anzusteigen (Tabelle 5). Die Glucosetoleranz dieser Patienten kann dabei noch normal, oder aber pathologisch erniedrigt sein. Eine eindeutige Korrelation zwischen Glucosetoleranz, IRI-Anstieg und Ausgangswert der Serum-FS besteht nicht (DIETERLE et al., 1969; DOAR et al., 1969; TRISOTTO et al., 1969).

Patienten mit einer primären, spontan aufgetretenen Hypothyreose haben ein über die Norm erhöhtes Nüchtern-IRI, ferner steigt die Insulinkonzentration nach Glucose i.v. überhöht an. Die Glucosetoleranz ist jedoch erniedrigt (KG-Wert im Mittel 0,71) (RAPTIS et al., 1970). Im Gegensatz dazu stehen Untersuchungen an sekundär hypothyreoten Patienten. In der Mehrzahl der Fälle war die Glucosetoleranz (Glucose i.v. oder oral) und zugleich auch der Anstieg des Serum-IRI vermindert (DIETERLE et al., 1969; TRISOTTO et al., 1969). Eine Erklärung dieses unterschiedlichen Sekretionsverhaltens der B-Zellen primär und sekundär hypothyreoter Patienten bleibt Bestätigungen dieser Befunde vorbehalten. Erforderlich wären dazu auch genaue Angaben über die genetische Prädisposition der Patienten zum Diabetes mellitus sowie Funktionsprüfungen aller anderen hypothalamisch/hypophysären Regelkreise.

Die B-Zell-stimulierende Wirkung von Glukagon war oft vermutet und aus den Ergebnissen vieler Untersuchungen auch indirekt bewiesen worden. Sie wurde jedoch im allgemeinen auf die glukagoninduzierte Hyperglykämie zurückgeführt (Lit. s. FOA, 1968). SAMOLS et al. (1965) haben dann erstmals beim Menschen und LANGS u. FRIEDBERG (1965) bei Hunden einen von Änderungen der Blutglucosekonzentration unabhängigen Anstieg des Serum-IRI nachweisen können. Aus den weiteren Versuchen, die direkte Hyperglykämie-unabhängige Stimulierung der Insulinsekretion in vivo zu beweisen, seien als Beispiel folgende ausgewählt: Das Seruminsulin steigt nach Glukagon i.v. schon vor dem Beginn des Glucoseanstiegs und erreicht Höchstwerte nach 2—5 min, d.h. 10—15 min vor dem Maximum der Hyperglykämie (SAMOLS et al., 1966; DECKERT, 1968). Wird während einer Glucosedauerinfusion zusätzlich Glukagon infundiert (5 μg/min), dann stei-

Tabelle 5. *Maximaler Anstieg des Serum-IRI (μE/ml) hyperthyreoter Patienten nach 100 g Glucose oral bzw. 0,35 g Glucose/kg i.v. oder nach 1,0 g Tolbutamid i.v. (Aus Frerichs, 1969)*
In dieser Patientengruppe war der orale Glucosetoleranztest pathologisch verändert: Maximaler Blutglucoseanstieg auf 210 ± 40 mg/100 ml und 120 min-Wert 164 ± 47 mg/100 ml (Normalwerte 140 ± 22 bzw. 116 ± 18).
Der i.v. Glucosetoleranztest und der i.v. Tolbutamidtest waren normal: K_G-Wert $1,47 \pm 0,4$ (Normalwert $2,02 \pm 0,8$). Maximaler Glucoseabfall 30 min nach Tolbutamid $42 \pm 12\%$ (Normalwert $40 \pm 9\%$).

Patient	Glucose oral	Glucose i.v.	Tolbutamid i.v.
Wa	41	51	103
Gr	250	45	25
Br	193	70	135
Hü	193	113	183
Ho	365	393	60
Ha	120	273	225
Ba	173	43	133
Ne	165	311	316
Ma	260	43	70
Dr	43	31	40
Br	74	40	24
X̄	171[a]	128[a]	119
SD	94	125	87
Kontrollgruppe (stoffwechselgesunde Probanden, n = 15)			
X̄	74	45	82
SD	23	28	74

[a] Differenz im Vergleich zur Kontrollgruppe statistisch signifikant.

gen trotz gleichbleibender Blutglucose die Insulinwerte weiter um das 3- bis 4fache (Karam et al., 1966; Samols et al., 1966). Auch sehr kleine, nicht glykogenolytisch wirkende Glukagondosen steigern bei gesunden Versuchspersonen (0,2 μg/min i.v.) und bei Hunden (1 μg oder 0,002 μg/kg/min intraportal) die Insulinsekretion bereits maximal (Samols et al., 1966; Lefebvre u. Luyckx, 1966; Ketterer et al., 1967). Und schließlich stimuliert Glukagon die IRI-Sekretion auch bei Patienten mit einer Leberzirrhose oder mit einer Glykogenose vom Typ I (Glucose-6-Phosphatasedefekt), bei denen wegen des erniedrigten Leberglykogens bzw. des Enzymdefektes die hyperglykämische Reaktion fehlt (Benedetti u. Kolb, 1966; Crockford et al., 1966; Marri u. Cozzolino, 1966; Samols et al., 1966).
Interessanterweise war in den ersten eingehenderen Studien der Insulinsekretion des Kaninchenpankreas in vitro (Coore u. Randle, 1964a) eine Hemmwirkung von Glukagon auf die glucosestimulierte Insulinsekretion erwartet worden. Dem tatsächlich vorhandenen, wenn auch nur geringen stimulierenden Effekt wurde keine wesentliche Bedeutung zugesprochen. Inzwischen ist es aufgrund von Untersuchungen an praktisch allen in Frage kommenden Versuchsmodellen unumstritten, daß Glukagon die mit Glucose und verschiedenen anderen Substanzen stimulierte IRI-Sekretion verstärkt. Dosis/Wirkungs-Beziehungen sind, faßt man die verschiedenen Befunde zusammen, in Konzentrationsbereichen von 0,2— 50 μg/ml nachgewiesen worden. Je niedriger die Glukagonkonzentration, um

so höher scheint die zur Sekretionsstimulierung erforderliche Glucosekonzentration zu sein. Die maximal glucosestimulierte IRI-Abgabe läßt sich dann jedoch nicht weiter steigern.

Aus dem Pankreas extrahiertes Glukagon stimuliert also sicher die Sekretion von Insulin. Zweifelhaft ist, ob auch das endogene pankreatische Glukagon physiologischerweise den Sekretionsprozeß der B-Zellen beeinflußt. Dagegen sprechen die im Vergleich mit wirksamen experimentellen Dosen und Konzentrationen eher niedrig im pg/ml-Bereich liegenden physiologischen Konzentrationen des Pankreasglukagon sowie eine Reihe von Befunden, die auf eine Glucosehemmung der Glukagonsekretion und sogar auf eine permissive Wirkung von Insulin auf die Funktion A_2-Zelle hinweisen (Übersicht dazu s. UNGER u. LEFEBVRE, 1972; MALAISSE, ds. Hdb.). Auch die Diskussion über die physiologische insulinotrope Bedeutung des Entero-GLI, d.h. des aus der Dünndarmschleimhaut stammenden, mit Antiglukagonserum reagierenden Polypeptid, bleibt weiterhin offen. Die Serumkonzentration von Entero-GLI steigt zwar bei Gesunden, Diabetikern und — besonders stark — bei gastrektomierten Patienten nach oraler Gabe von Glucose oder (bei Hunden) Galactose an, der Anstieg des Serum-IRI ist den Konzentrationsänderungen des Entero-GLI jedoch nicht korreliert (MARCO et al., 1971, 1972; HEDING u. RASMUSSEN, 1972; s. auch MALAISSE, ds. Hdb. S. 409 ff.).

In einem der folgenden Abschnitte (s.S. 213) sollen die zur Zeit diskutierten Vorstellungen über den Angriffspunkt der Hormone an der B-Zelle, insbesondere die hormoninduzierten Änderungen der aktuellen cAMP-Konzentration und die damit verbundenen Änderungen intrazellulärer enzymatischer Reaktionen noch näher besprochen werden. Wenn dieses für andere Organzellen weitgehend bewiesene Prinzip — cAMP als Vermittler zwischen „hormonellem Befehl" und Enzymreaktion (Lit. s. MAJOR u. KILPATRICK, 1972) — auch in der B-Zelle gilt, dann erscheint die sekretionsstimulierende Wirkung des Glukagons und anderer Polypeptidhormone durchaus verständlich. Im hier interessierenden Zusammenhang sei nur darauf hingewiesen, daß die Wirkung von Glukagon auf die IRI-Sekretion mit größter Wahrscheinlichkeit als modulierender, cAMP-vermittelter Effekt gesehen werden muß, der nicht unbedingt glucoseabhängig ist. Denn Glukagon stimuliert beispielsweise die IRI-Sekretion des isoliert perfundierten Rattenpankreas auch bei glucosefreier Perfusion, d.h. die Wirkung von Tolbutamid wird verstärkt oder überhaupt erst ermöglicht (CURRY, 1970). Die erforderliche Energie für den Sekretionsprozeß könnte unter solchen Bedingungen aus dem B-Zellglykogen stammen. Das heißt trotz der Glukagon/cAMP-vermittelten Stimulierung der Glykogenphosphorylase (IDAHL u. HELLMAN, 1971) jedoch nicht, daß Glukagon allein über diesen Mechanismus wirkt. Primärer Angriffspunkt des Glukagons an der B-Zelle sind wahrscheinlich, wie dies für andere Organzellen nachgewiesen ist oder diskutiert wird (Lit. s. MAJOR u. KILPATRICK, 1972; SCHULTZ, 1972), als Rezeptor aufzufassende Bereiche der Zellwand. An Membranfraktionen der Insulin-produzierenden Zellen eines bei Goldhamstern transplantierbaren, ursprünglich aus dem Pankreas stammenden Tumors ist ein Glukagonrezeptor nachgewiesen worden (GOLDFINE et al., 1972). Dabei waren die für eine halbmaximale Sättigung der Rezeptoren und für halbmaximale Stimulierung der Adenylatcyclase im Zellhomogenat erforderlichen Glukagonkonzentrationen gleich.

An der sekretionsstimulierenden Wirkung sowohl bekannter als auch eines oder mehrerer anderer, hinsichtlich Struktur und Herkunft noch weitgehend unbekannter gastrointestinaler Hormone bzw. Polypeptide wird heute nicht gezweifelt. Sicher ist ferner, daß auch unter nicht-experimentellen Bedingungen ein aus der Schleimhaut des Duodenums und/oder oberen Jejunums stammender Faktor die durch orale Gabe von Glucose und Aminosäuren bzw. Kohlenhydraten und

Proteinen stimulierte Insulinsekretion verstärkend beeinflußt. Alle Arbeiten zu diesem Thema gehen von folgenden Beobachtungen aus: Das Serum-IRI steigt nach oraler Gabe von Glucose stärker an und fällt später, als nach i.v. Injektion einer großen Glucosedosis (MCINTYRE et al., 1964; PERLEY u. KIPNIS, 1967). Dieser Effekt konnte nicht Folge der höheren Glucosekonzentration im Pfortaderblut sein, da der IRI-Anstieg nach intraportaler (transumbilikale retrograde Venenkatheterisierung) bzw. intravenöser Glucoseinjektion keine Unterschiede zeigte (WHITE u. DUPRÉ, 1968). Und in vitro ließ sich bei der in situ Perfusion von Pankreas/Duodenum/Jejunum der Ratte nachweisen, daß bei Rezirkulation des Puffers die glucosestimulierte IRI-Abgabe des Pankreas weitaus höher war als bei nicht rezirkulierender Perfusion (PENHOS et al., 1969).

Die Ergebnisse dieser und der seither publizierten Arbeiten (Lit. s. CREUTZFELDT, 1970; BANK, 1972; REHFELD, 1972; YOUNGS, 1972; PFEIFFER et al., 1973) lassen jedoch nicht entscheiden, ob außer Enteroglukagon eines der bekannten Hormone (Gastrin, Pankreozymin/Cholecystokinin, Sekretin), eine Kombination dieser Hormone oder ein noch nicht identifizierter Faktor als Kandidat für das schon 1934 hypothetisch geforderte „Inkretin" (LA BARRE u. LEDRUT, 1934) in Frage kommen.

Aus Antrumschleimhaut extrahiertes, gereinigtes Gastrin (Mensch, Schwein) sowie synthetisches C-terminales Tetrapeptidamid bzw. Alanin-substituiertes Pentapeptidamid des Gastrin (Ala/Try/Met/Asp/Phe-NH$_2$) verstärken in vivo (Mensch, Hund, Ratte) und in vitro (isolierte Mausinseln) die glucosestimulierte IRI-Sekretion (UNGER et al., 1967a; LAZARUS et al., 1968; KANETO et al., 1969; JUNG et al., 1971; REHFELD, 1971). Die in vitro beobachtete Hemmung mit niedrigen Gastrinkonzentrationen (LERNMARK et al., 1969) ist bisher nicht wieder bestätigt worden. Bei Versuchspersonen waren Dosen über 25 µg i.v., in vitro Konzentrationen über 2 ng/ml zur Stimulierung erforderlich. Die Konzentration des endogenen Plasmagastrin (Basalwerte liegen unter 100 pg/ml) steigt nach oraler Glucosegabe oder nach eiweißreicher Mahlzeit jedoch niemals in den experimentell erzielten Bereich. Dazu kommt, daß während einer Scheinmahlzeit bei Probanden das Serumgastrin zwar eindeutig ansteigt (der saure Magensaft muß gleichzeitig abgesaugt werden), die IRI-Konzentration sich aber nicht ändert (ARNOLD, 1973). Nur bei Patienten mit perniziöser Anaemie (Parietalzellverlust), deren Serumgastrin exzessiv erhöht ist, konnte eine vermehrte Sekretionsleistung der B-Zellen nach Glucose i.v. oder p.os nachgewiesen werden (REHFELDT u. HIPPE, 1970; REHFELD u. STADIL, 1973).

Die stimulierende Wirkung von Sekretin, das nach Säurereiz aus der Duodenalschleimhaut abgegeben wird, und des durch Protein, Aminosäuren (Arginin) und Fette freigesetzten Pankreozymin/Cholestokinin ist in zahlreichen in vivo und in vitro Untersuchungen nachgewiesen worden (Lit. s. PFEIFFER et al., 1973). Es gibt aber keine Beweise dafür, daß die Stimulierung der endogenen Sekretinsekretion durch Säureinstillation in das Duodenum (BOYNS et al., 1967; MAHLER u. WEISBERG, 1968; KAESS u. SCHLIERF, 1969) oder der endogenen Pancreozyminsekretion durch Instillation von Aminosäuren (DUPRÉ et al., 1969; RAPTIS et al., 1973) einen auf diese beiden Hormone selbst zurückzuführenden insulinotropen Effekt hat. Wenn sich bisher noch vorläufige, aus methodischen Gründen nur unzureichend beurteilbare Befunde bestätigen sollten, nach denen immunchemisch reagierendes Sekretin nach Glucose p.os im Serum nicht ansteigt oder sogar abfällt (BODEN et al., 1973), werden Sekretin und Cholecystokinin — das seit kurzem ebenfalls immunchemisch bestimmt werden kann (HARVEY et al., 1973) — aus der Diskussion über den gastrointestinalen insulinotropen Faktor ausscheiden.

Viel wahrscheinlicher ist es, daß ein anderes der aus Dünndarmschleimhaut isolierten Polypeptide die Rolle des „Inkretin" spielt. Dafür sprechen in vitro Untersuchungen mit ungereinigten, insbesondere aber mit gereinigten Extrakten aus der Darmschleimhaut von Ratten und Schweinen (HADDAD u. OWEN, 1969; MOODY et al., 1970; TURNER u. MARKS, 1972). Bei der Fraktionierung dieser Extrakte zeigte sich, daß mit zunehmender IRI-stimulierender Aktivität die auf Sekretin, Pankreozymin/Cholecystokinin und Entero-GLI zu beziehende Aktivität geringer wurde. Das IRP (insulin-releasing-polypeptide, TURNER u. MARKS, 1972) war ein basisches Polypeptid mit einem Molgewicht zwischen 3 000—4 000. Möglicherweise handelt es sich dabei um eines der bei der Sekretinisolierung entdeckten Polypeptide, deren biologische Wirkung vorwiegend auf den Intestinaltrakt ausgerichtet und deren Aminosäuresequenz bekannt ist: Vasoactive intestinal polypeptide (VIP, Kettenlänge 28; SAID u. MUTT, 1972; BODANSZKY et al., 1973). Gastric inhibitory polypeptide (GIP, Kettenlänge 43; BROWN u. DRY-BURGH, 1971). Gastric motor activity stimulating polypeptide (Motilin, Kettenlänge 22; BROWN et al., 1972). Zur Zeit scheint GIP der gesuchte Kandidat (DUPRE et al., 1973).

e) Sulfonylharnstoffderivate, Biguanidderivate

Kreislaufanastomose-Experimente an Hunden und Perfusionen des Hundepankreas in situ bewiesen zunächst indirekt, daß die schon länger als Nebenwirkung des Sulfonamid Isopropylthiodiazol (IPTD) bekannte Hypoglykämie und die glucosesenkende Wirkung der Sulfonylharnstoffderivate Carbutamid und Tolbutamid auf eine B-Zell-stimulierende Wirkung zurückzuführen war (LOUBATIE-RES, 1946; COLWELL u. COLWELL, 1956; POZZA et al., 1956). In weiteren Untersuchungen konnte dann nach Carbutamid, Tolbutamid und Metahexamid eine Erhöhung der ILA-Konzentration im Pankreasvenenblut von Hunden und im peripheren Venenblut von Mensch, Hund und Ratte direkt nachgewiesen werden (KRACHT et al., 1957; PFEIFFER et al., 1959; KILO et al., 1962; SELTZER, 1962). Und zahlreiche Studien in vivo und in vitro haben seither eindeutig bestätigt, daß alle Sulfonylharnstoffderivate (SH) nach oraler oder i.v. Gabe rasch hypoglykämisch wirkender Dosen die IRI-Sekretion aus den B-Zellen steigern. Ferner kann man mit SH in hohen Dosen im Gegensatz zu allen anderen insulinotropen Substanzen (ausgenommen Antiinsulinserum) den Insulingehalt der B-Zellen stark senken. Dies ist sowohl licht- und elektronenmikroskopisch als auch durch Extraktion von Pankreas oder isolierten Inseln bewiesen (Übersichten s. CREUTZ-FELDT u. SÖLING, 1961; LOUBATIERES u. RENOLD, 1969; PFEIFFER et al., 1969).
Die SH stimulieren die IRI-Sekretion glucoseunabhängig, d.h. unabhängig von extrazellulärer Glucose. Bei der glucosefreien Perfusion des isolierten Rattenpankreas zeigt die Sekretionskurve einen kurzen initialen Gipfel mit anschließendem, gering über der Basalsekretion liegendem Plateau (GRODSKY et al., 1968; LOUBATIERES, 1969). Der eigentliche Effekt der SH liegt jedoch in der Potenzierung des Glucosereizes. Die Konzentrations-Wirkungskurve ist — bezieht man sich beispielsweise im Perfusionsexperiment auf die IRI-Abgabe während 20 min — bei insgesamt S-förmigem Verlauf (s. S. 144) nach links verschoben (LOUBATIERES, 1969). Die V_{max} der Sekretion wird wahrscheinlich ebenfalls gesteigert. Nach SH-Stimulierung scheint die B-Zelle kurzzeitig SH-refraktär zu sein. Dabei handelt es sich jedoch nicht um ein tachyphylaxie-ähnliches Phänomen, sondern mit großer Wahrscheinlichkeit um die zur Wiederauffüllung des leicht mobilisierbaren Insulin-pool erforderliche Sekretionspause (GRODSKY et al., 1968).

Zum Wirkungsmechanismus selbst ist im wesentlichen aber nur Hypotheti-
sches bekannt: Untersuchungen mit radiomarkiertem Tolbutamid und Glibenclamid lassen vermuten, daß diese SH nicht in die B-Zelle gelangen, sondern über
eine Zwischenreaktion mit/an der Zellwand die B-Zellfunktion ändern. Dabei
zeigt Glibenclamid eine besonders hohe Affinität (Hellman et al., 1973). Für
die Zellwand als primären Angriffspunkt — und damit das membranständige
ATP/cAMP-System — könnte einerseits die an cAMP-Phosphodiesterase aus
Inselzellhomogenaten nachgewiesene Tolbutamid-Hemmung und die nach Inkubation mit Tolbutamid gesteigerte Aktivität einer cAMP-abhängigen Inselzell-
protein-Kinase sprechen (Goldfine et al., 1971; Montague u. Howell, 1973;
Sams u. Montague, 1973). Andererseits stimuliert Tolbutamid anscheinend auch
dann die IRI-Abgabe, wenn durch 6-Aminonikotinamid die Glucoseoxydation
im Pentosephosphatweg blockiert und sowohl der Glucose- als auch der Theophyl-
linstimulus gehemmt ist (Ammon u. Steinke, 1972). Theophyllin wiederum könnte
über eine Phosphodiesterasehemmung wirken (s. S. 171). Widersprüchliche Angaben betreffen den Einfluß von SH auf den ATP-Gehalt der Inselzellen. Glibenclamid senkt in Mausinseln das ATP und Glykogen (bzw. verhindert den Wiederanstieg der während der Isolierung zunächst fallenden ATP-Konzentration). Niedrigen ATP-Konzentrationen könnte ein erhöhtes Phosphatpotential und damit
eine gesteigerte Glykolyse entsprechen (s. S. 151) (Hellman et al., 1969). Dagegen
ließ sich weder 1 min noch 30 min nach Injektion (in vivo) oder Perfusion (isoliertes Rattenpankreas) ein Effekt von Tolbutamid auf ATP-, Phosphokreatin- oder
Glykogengehalt der Inselzellen nachweisen (Krzanowski et al., 1971). Dieser
Befund schließt allerdings rasch kompensierte Flußratenänderungen energiereicher Phosphatverbindungen dann nicht aus, wenn auch zusätzlich eine Steigerung der Glykogensynthese postuliert wird. Als weiterer, indirekt mit Änderungen des ATP/cAMP der B-Zellmembran zusammenhängender Effekt der
SH ließe sich die Stimulierung des Ca^{++}-Einstroms in Inselzellen durch Glibenclamid und Glisoxepid anführen (Malaisse et al., 1972). (Einzelheiten zu
den Beziehungen zwischen Ca^{++}-Konzentrationsänderungen und IRI-Sekretion s. S. 173.)
Schließlich scheint die therapeutisch zunächst interessierende Blutglucosesenkung durch den sekretionsstimulierenden Effekt der SH allein nicht genügend
erklärt (Lit. s. Creutzfeldt, 1969). In Frage kämen vielmehr extrapankreatische
insulinunabhängige oder, wahrscheinlicher, die Wirkung des endogenen Insulin
steigernde Einflüsse. Gestützt werden derartige Überlegungen unter anderem
durch Ergebnisse von Untersuchungen mit Tolbutamid und Tolbutamidmetaboli-
ten an Hunden (Feldman u. Lebovitz, 1969), insbesondere aber mit Tolbutamid,
Glibenclamid und anderen in der Therapie verwendeten SH an gesunden Probanden und Altersdiabetikern über die Differenzierung der β-cytotropen von der
Glucose- und FFS-senkenden Wirkung (Frerichs u. Puls, 1970; Lit. s. Beyer
et al., 1973). Man konnte dabei zeigen, daß blutglucosesenkend-wirkungsgleiche
Dosen der SH (Tolbutamid 5—7 mg/kg; Tolazamid 1,3 mg/kg; Glibornurid
0,12 mg/kg; Glibenclamid 6—8 µg/kg) die IRI-Sekretion bzw. den peripheren
Anstieg des Serum-IRI unterschiedlich stark stimulieren.
Eine B-Zellwirkung von Biguanidderivaten wird, soweit Ergebnisse vorwiegend klinisch-experimenteller Arbeiten dazu überhaupt beitragen können, im
allgemeinen abgelehnt. Zwei verwertbare experimentelle Studien seien angeführt:
Bei der Perifusion isolierter Ratteninseln senkten Metformin und Phenformin
über einen weiten Konzentrationsbereich die glucosestimulierte IRI-Sekretion
sowie den Einbau von ^{14}C-Leucin in Inselzellprotein, Proinsulin und Insulin
(Schatz et al., 1972). Eine andere Arbeitsgruppe berichtete dagegen über eine

Stimulierung der IRI-Sekretion durch beide Biguanide, sowohl an perfundiertem Rattenpankreas als auch in vivo bei Hunden (LOUBATIERES *et al.*, 1971).

f) Methylxanthine

Die Wirkung der Methylxanthine (1,3-Dimethylxanthin (Theophyllin); 1,3,7-Trimethylxanthin (Coffein); 3-Isobutyl-1-Methylxanthin) auf die B-Zellfunktion hat ausschließlich theoretisch-experimentelle Bedeutung. Sie wirken, positiv modulierend, nur zusammen mit anderen unabhängig und direkt stimulierenden Effektoren. Beispielsweise verstärkt Theophyllin in Konzentrationen von 0,3—1,4 mMol/l die submaximal mit Glucose stimulierte IRI-Abgabe von Stückchen und isolierten Inseln des Rattenpankreas und des Pankreas normaler sowie hereditär diabetischer Mäuse und potenziert den Effekt von Leucin und Glukagon (MALAISSE *et al.*, 1967f, 1967j; LACY *et al.*, 1968; MALAISSE u. MALAISSE-LAGAE, 1968c; MALAISSE *et al.*, 1968f; COLL-GARCIA u. GILL, 1969).

In vivo läßt sich an Versuchspersonen die stimulierende Wirkung am besten bei endogener oder induzierter partieller Funktionsinsuffizienz der B-Zellen nachweisen: Im Glucoseinfusionstest normalisiert Theophyllin (200 mg i.v., anschließend Infusion von 200 mg/60 min) weitgehend den bei Patienten mit einem latenten Diabetes vorliegenden oder bei Gesunden unter der Behandlung mit dem β-Rezeptorblocker Propranolol (s.u.) nachweisbaren unzureichenden initialen Anstieg des Serum-IRI. Die Wirkung des maximalen Glucosereizes wird bei Gesunden nicht oder kaum potenziert; bei Patienten mit einem manifesten Diabetes ohne biphasische Reaktion des Serum-IRI bleibt Theophyllin ebenfalls ohne Effekt (CERASI u. LUFT, 1970).

Besonders interessant in Hinsicht auf die Diskussion über den Wirkungsmechanismus von Methylxanthinen sowie die Bedeutung von cAMP für die Modulierung der IRI-Sekretion — die bekannte Hemmung der cAMP-Phosphodiesterase durch Methylxanthine ist auch für Phosphodiesterase aus Inselzellen nachgewiesen worden (BOWEN u. LAZARUS, 1973; SAMS u. MONTAGUE, 1973) — sind Experimente, in denen die Stimulierung der Insulinabgabe durch Theophyllin in glucosefreiem Puffer erreicht wird (MALAISSE *et al.*, 1967f). Dazu sind Inseln hyperglykämischer Ratten erforderlich (Dauerinfusion mit 5 g Glucose/kg/Std über 8—10 Std), deren B-Zellen glykogenreich sind (Lit. s. HELLMAN u. IDAHL, 1969). Diese Glykogenreserve reicht aus, um zumindest während 90 min genügend endogene Glucose bereitzustellen, daß die IRI-Abgabe mit Theophyllin oder Glukagon auf das 2- bis 3fache gesteigert werden kann. Eine Stimulierung der Glykogenolyse durch Theophyllin und Glukagon konnte an glykogenreichen Inseln der ob/ob-Maus nachgewiesen werden (IDAHL u. HELLMAN, 1971).

Für die Vermittlerrolle von cAMP bei der Stimulierung durch Methylxanthine und für die Bedeutung des ATP/cAMP-Systems überhaupt sprechen auch folgende Befunde. a) Erst nach der (postulierten) Hemmung der Phosphodiesteraseaktivität durch Coffein oder Theophyllin ist die IRI-Sekretion foetaler B-Zellen oder kultivierter foetaler Pankreasexplantate mit Glucose, Glukagon sowie Tolbutamid maximal stimulierbar. Dabei führt in Perifusionsversuchen mit Explantaten erst Theophyllin zum typischen biphasischen Sekretionsverlauf. Nach Glucose allein kommt es nur zu einem initialen Gipfel (LAMBERT *et al.*, 1967; BURR *et al.*, 1971). b) Theophyllin, Coffein und Isobutylmethylxanthin steigern die Aktivität der cAMP-abhängigen Proteinkinase aus Inselzellhomogenaten (s. S. 215). Dieser Effekt scheint dosisabhängig einem Anstieg der intrazellulären cAMP-Konzentration korreliert zu sein (MONTAGUE u. HOWELL, 1973).

g) Alkali- und Erdalkalimetalle, Ouabain

Änderung der Na^+-, K^+-, Ca^{++}- und Mg^{++}-Konzentration von Inkubations-
oder Perfusionsmedien beeinflussen die IRI-Sekretion nur dann, wenn sie weit
über die in vivo vorkommenden Konzentrationsänderungen hinausgehen. Dennoch muß und mußte man sich in vielen, zum Teil experimentell ungewöhnlich
aufwendigen Studien mit ihnen befassen. Die Ergebnisse haben nämlich, wie
bei den Methylxanthinen, ihre eigentliche Bedeutung als Stütze einer viele andere
Befunde zum Mechanismus der Insulinsekretion zusammenfassenden Hypothese
gewonnen, die Änderungen der Ca^{++}-Konzentration im Cytosol der B-Zellen
als wesentliches regulierendes Bindeglied zwischen Sekretionsreiz und Sekretionsprozeß annimmt (Lit. s. Malaisse, 1973).

Wird Natrium durch Cholin ersetzt, läßt sich zum Beispiel die IRI-Abgabe
von Stückchen aus Kaninchenpankreas sowie foetalem Humanpankreas oder
vonRatteninseln nicht mehr mit Glucose, Leucin, Tolbutamid oder Glukagon
stimulieren. Auch die stimulierende Wirkung hoher K^+-Konzentrationen (bis
zu 60 mM) oder von Ba^{++} (bis zu 2,5 mM) und Ouabain (bis zu 0,05 mM)
ist Na^+-abhängig (Hales u. Milner, 1968 b; Howell u. Taylor, 1968; Milner
u. Hales, 1968; Malaisse et al., 1970; Milner et al., 1971). Mg^{++} (bis zu
10 mM) hemmt sehr wahrscheinlich durch Konkurrenz mit Ca^{++} die glucoseinduzierte Sekretion, die Hemmung ist nur Ba^{++}-reversibel, während Ca^{++} auch
in hohen Konzentrationen Mg^{++} nicht verdrängen kann. Ferner stellt Ba^{++}
die bei Ca^{++}-Konzentrationen unter 2,5 mM erniedrigte und in Ca^{++}-freiem
Puffer nicht mehr vorhandene Glucoseempfindlichkeit der B-Zellen wieder her
(Hales u. Milner, 1968 b; Malaisse et al., 1970). Bei der Perfusion oder Inkubation mit Ca^{++}-freiem Puffer wirkt weder Glucose noch Leucin, Tolbutamid
oder Glukagon stimulierend. Die Schwellenkonzentration liegt bei etwa 0,2 mM,
die optimale Konzentration bei 2,5 mM. Bei weiterer Steigerung des Ca^{++} bis
auf 5 mMol/l wurden entweder eine zunehmende Stimulierung (Rattenpankreas-
perfusion) oder eine Hemmung (Kaninchenpankreas) der IRI-Abgabe gefunden
(Curry et al., 1968; Hales u. Milner, 1968 b).

Interessant ist in diesem Zusammenhang die auch in vivo nachweisbare Wirkung von Ouabain (Strophanthin G). B-Zellen des Hundepankreas scheinen besonders empfindlich zu reagieren. In hohen Dosen (10 μg/kg i.v. oder 1 μg/kg/min
i.v. über 60 min) führt Ouabain zu protrahierten Hypoglykämien, verstärkt die
Wirkung von exogenem Insulin und steigert bei gleichbleibendem Blutdurchfluß
durch das Pankreas die IRI-Konzentration sowohl im peripheren als auch im
portalem Blut (Nahas et al., 1967; Triner et al., 1968; Lefebvre u. Luyckx,
1972). In niedrigeren, im oberen therapeutischen Bereich liegenden Dosen (10 μg/
kg i.v. bzw. 0,25 μg/kg/min) beeinflußte Ouabain am Menschen aber weder die
basale Glucose- und IRI-Konzentration noch den IRI-Anstieg nach Tolbutamid
i.v. (Saxton et al., 1972). In vitro kann mit Ouabain die glucosestimulierte Sekretion aus Pankreasstückchen und isolierten Kanincheninseln verstärkt werden;
zugleich ist der K^+-Einstrom in die Inseln vermindert (Hales u. Milner, 1968 b;
Howell u. Taylor, 1968; Milner u. Hales, 1968). Experimente mit perfundierten Pankreasstückchen ergaben zwar widersprüchliche Ergebnisse (Burr et al.,
1971). Es zeigte sich aber auch hier, daß zumindest die erste Phase der biphasischen IRI-Sekretion Ouabain-empfindlich, d.h. wahrscheinlich an Änderungen
des Ionentransportes durch die Zellwand gebunden ist. Ein anderer Befund am
Rattenpankreas stützt diese Annahme. Der raschen Erhöhung der K^+-Konzentra-
tion im Perfusionsmedium (auf 16 oder 30 mM) folgt ein wenige Minuten dauern-

der Sekretionsgipfel; die sonst während der Perfusion mit Glucose dann folgende zweite Sekretionsphase bleibt aber aus (GOMEZ u. CURRY, 1973).

Man kann daher unter Berücksichtigung der von Muskelzellen her bekannten Wirkung von Ouabain auf die membranständige K^+/Na^+-abhängige ATP'ase (Lit. s. SCHONER, 1971) und der zu einem erhöhten Ca^{++}-Einstrom in Nervenfasern und Nebennierenmarkzellen führenden Wirkung hoher K^+-Konzentrationen (Lit. s. DOUGLAS, 1966; BAKER u. BLAUSTEIN, 1968) zunächst folgendermaßen diskutieren: Ouabain hemmt die sogenannte K^+/Na^+-Pumpe und steigert als Folge der intrazellulär ansteigenden Na^+-Konzentration (d.h. der Membranpotentialänderungen) den Ca^{++}-Einstrom. In gleicher Weise wirken sich über akute Änderungen des Konzentrationsgefälles zwischen intrazellulärem und extrazellulärem K^+ hohe K^+-Konzentrationen auf den Ca^{++}-Fluß aus. Dieser extrazelluläre/intrazelluläre Ca^{++}-Austausch; genauer, die davon abhängenden Konzentrationsänderungen des freien, nicht organellengebundenen Ca^{++} im Cytosol scheinen Stellglied innerhalb der multfaktoriellen Steuerung des IRI-Sekretionsprozeß zu sein. Befunde zu dieser Hypothese, die sich wiederum an Hypothesen über die Rolle von Calcium bei der Mikro- oder Makrosekretion vorwiegend neurohormonal aktiver oder exokrin aktiver Gewebe orientiert, stammen fast ausschließlich aus der Arbeitsgruppe um MALAISSE. Bevorzugtes experimentelles Modell sind isolierte Ratteninseln, an denen entweder der Einstrom von $^{45}Ca^{++}$ oder, nach vorhergehender Inkubation und Äquilibrierung des nicht markierten mit markiertem Ca^{++}, der $^{45}Ca^{++}$-Ausstrom unter Perifusionsbedingungen gemessen wird.

Der Erhöhung der Glucosekonzentration im Perifusat (square-wave-Stimulierung der B-Zelle) folgt eine sofortige kurzzeitige Verminderung des Ca^{++}-Ausstroms und anschließend mit dem Beginn der IRI-Abgabe ein starker Anstieg. Wahrscheinlich wird Ca^{++} zusammen mit Insulin bei der Emiocytose der β-Granula mit ausgeschleust. Denn bei Ca^{++}-freier Perfusion ist nur die Ausstromhemmung nachzuweisen; da die IRI-Abgabe nicht stimuliert wird, fehlt die mit der Emiocytose gekoppelte Auswärtsbewegung des Ca^{++}. Untersuchungen mit praktisch allen bekannten, die IRI-Sekretion stimulierenden oder hemmenden Substanzen und Faktoren (u.a. Leucin, Peptidhormone, adrenerge Effektoren, Sulfonylharnstoffe, Kationen) haben die Korrelation von IRI-Sekretion und $^{45}Ca^{++}$-Akkumulation in der B-Zelle bestätigen können. Sie zeigten ferner, daß der Transportprozeß energieverbrauchend und Na^+-abhängig und wahrscheinlich an die Funktion der K^+/Na^+-ATP'ase gekoppelt ist (MALAISSE et al., 1971; MALAISSE-LAGAE u. MALAISSE, 1971; MALAISSE-LAGAE et al., 1971). Dabei kann wahrscheinlich die für den Sekretionsmechanismus wichtige, nicht gebundene Fraktion des Ca^{++} im Cytosol sowohl über den Transportprozeß in der Zellwand als auch über eine Änderung der Verteilung zwischen organellengebundenem (vesiculäre Struktur des EPR) und nicht gebundenem erhöht oder erniedrigt werden. Diese intrazelluläre Translokation von Ca^{++} scheint, wie in anderen Zellsystemen (Lit. s. SIMPSON, 1968; RASMUSSEN, 1971), wiederum cAMP-abhängig zu sein. Theophyllin und dibutyryl-cAMP stimulieren zwar die glucoseinduzierte IRI-Abgabe, lassen aber die glucoseinduzierten Änderungen des Aus- und Einstroms von Ca^{++} unbeeinflußt. Theophyllin (ohne Glucose) stimuliert den $^{45}Ca^{++}$-Ausstrom und läßt auch bei Ca^{++}-freier Perifusion Glucose oder Leucin stimulierend wirksam werden. Dabei ist der Ausstrom von $^{45}Ca^{++}$ bei Stimulierung mit Theophyllin plus Glucose geringer als mit Theophyllin allein, d.h. der Glucoseeffekt auf den Ca^{++}-Einstrom (fördernd) bzw. Ca^{++}-Ausstrom (hemmend) macht sich zusätzlich bemerkbar (BRISSON et al., 1972). Die aus diesen Befunden entwickelten Hypothesen über die Beziehungen zwischen Membran-

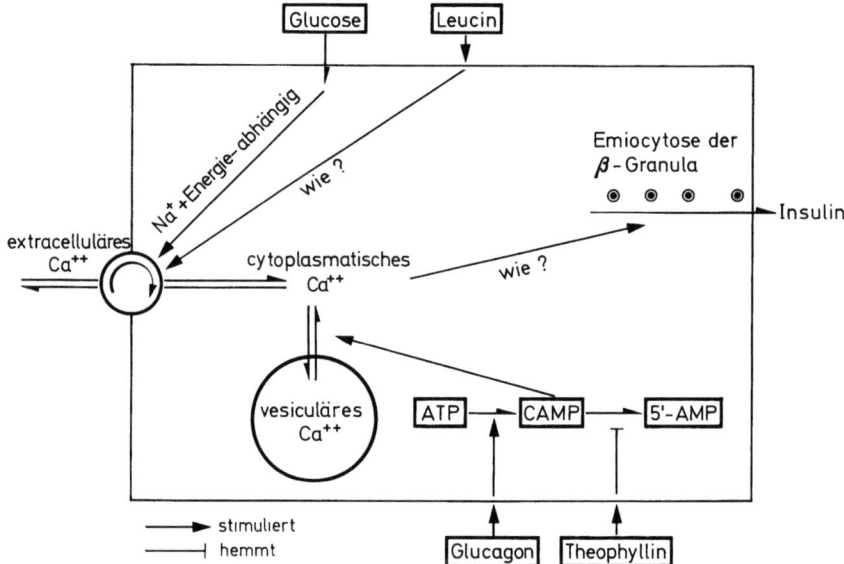

Abb. 7. Schematische Darstellung der Hypothesen über die Beziehungen zwischen Membrantransport von Ca^{++}, Änderungen der Ca^{++}-Konzentration im Cytosol, cAMP-System und Sekretionsmechanismus. (Modifiziert nach MALAISSE, 1973)

transport von Ca^{++}, Änderungen der Ca^{++}-Konzentration im Cytosol, cAMP-System und Sekretionsmechanismus (MALAISSE, 1973) sind in Abb. 7 noch einmal schematisch zusammengefaßt.

Ob Änderungen der endokrinen Pankreasfunktion und des Kohlenhydratstoffwechsels, die bei Patienten mit extremer Hypo- oder Hyperkaliämie (als Erkrankungsfolge oder klinisch-experimentell erzeugt) und bei Patienten mit einem Hyperparathyreoidismus beobachtet worden sind, nur auf Funktionsänderungen der B-Zellen bezogen werden können, muß jedoch äußerst zweifelhaft bleiben. Direkte B-Zelleffekte und Änderungen der Sensibilität insulinempfindlicher Gewebe überlagern sich. So ist, beispielsweise, die Hypercalciämie des Hyperparathyreoidismus mit einer (nach erfolgreicher Adenomentfernung reversiblen) erniedrigten Glucosetoleranz und gesteigerter IRI-Sekretion nach Reiz mit Glucose oder Tolbutamid verbunden (KIM et al., 1971; Lit. s. BARTELHEIMER et al., 1967; KAESS et al., 1971).

h) Adrenerge und cholinerge Agonisten; Cytochalasin u.a.

Außer den bisher besprochenen gibt es eine Reihe weiterer sekretionsstimulierend bzw. sekretionsmodulierend wirkender Substanzen, deren experimentelle Bedeutung jedoch im wesentlichen in der Interferenz mit Sekretionshemmern liegt. Auf die B-Zelleffekte der Cholinergica Acetylcholin und Carbamylcholin, des β-adrenerg wirkenden Isopropylnoradrenalin, der Serotoninantagonisten, des Pilzmetaboliten Cytochalasin-B oder des Thiolgruppenreagenz Iodacetamid soll daher in den Abschnitten über die Beziehungen zwischen autonomen Nervensystem und Insulinsekretion, über die Hemmwirkung von Catecholaminen und über die Wirkung von Mitosehemmern näher eingegangen werden.

3. Hemmung der Insulinsekretion in vitro und in vivo

Alle bekannten, die Insulinsekretion hemmenden Stoffe können zwei Hauptgruppen zugeordnet werden. Die Saccharide 2-deoxy-Glucose, Glucosamin und Mannoheptulose, adrenerge Agonisten und Antagonisten wie Noradrenalin oder Propranolol, das biogene Amin Serotonin, nichtdiuretisch wirkende Derivate der Thiazid- und Phthalimidinsaluretica, bestimmte Hydantoine und Insulin selbst gehören zur ersten Gruppe. Außer Insulin wirken sie in vivo diabetogen und erzeugen, unter geeigneten experimentellen Bedingungen, ein mit Hyperglykämie, Glucosurie, verminderter Triglyceridsynthese bzw. gesteigerter Lipolyse und Ketogenese einhergehendes Syndrom. Die Substanzen der zweiten Gruppe sind zwar ebenfalls Sekretionshemmer; ihre Wirkung auf die B-Zellfunktion beruht jedoch entweder auf einer irreversiblen toxischen Schädigung der Zellen, oder es handelt sich um Hemmstoffe der Proteinbiosynthese sowie Substanzen mit zerstörender oder reversibler inaktivierender Wirkung auf mikrotubuläre und mikrofilamentäre, möglicherweise zum Sekretionsmechanismus selbst gehörende Strukturen des Cytoplasma. Zu ihnen gehören außer Oxydationshemmern wie Kaliumcyanid, 2,4-Dinitrophenol und Oligomycin die Proteinsynthesehemmer Actinomycin, Puromycin und Cycloheximid, die Alkaloide Colchicin und Vincristin sowie schweres Wasser (D_2O).

a) Saccharide

2-deoxy-D-Glucose. Die Infusion oder intraperitoneale Injektion von 2-deoxy-Glucose (2-DG) führt bei Versuchspersonen, insbesondere bei nichtdiabetischen übergewichtigen Probanden, oder bei Ratten, zu einer ausgeprägten Hyperglykämie ohne gleichzeitigen Anstieg des Serum-IRI (GAGLIARDINO u. MARTIN, 1966; KARAM et al., 1966). Ferner hemmt bzw. vermindert 2-DG in einer Dosis von 2 mg/kg/min die bei Gesunden mit Glucose oder Glukagon stimulierte IRI-Sekretion; der IRI-Anstieg nach Reiz mit Tolbutamid oder Arginin bleibt jedoch unverändert oder wird nur geringfügig vermindert (GOLDSMITH et al., 1970). Da es aber bei Ratten, Hunden und beim Menschen nach 2-DG zu einem dosisabhängigen Anstieg der Catecholaminkonzentration im Blut und zur erhöhten Ausscheidung von Adrenalin (in geringerem Maß auch von Noradrenalin) im Harn kommt (Lit. s. WEGIENKA et al., 1966), blieb es zunächst offen, ob 2-DG direkt auf die B-Zellen wirkt oder indirekt über sympathicomimetische, die Adrenalinsekretion stimulierende Effekte.

Die adrenalinunabhängige Hemmwirkung ist erst durch in vitro Studien und bei der in situ Perfusion des Hundepankreas bewiesen worden. Infundierte man Hunden Glucose oder Glucose plus 2-DG in die das Pankreas versorgenden Arterien, dann ließ sich der glucosestimulierte ILA-Anstieg im Pfortaderblut mit 2-DG hemmen. Die Dosierung mußte dazu aber so gewählt sein, daß das Konzentrationsverhältnis Glucose/2-DG im Blut den Wert 1,5 nicht überschritt (KILO et al., 1962). Auch die IRI-Abgabe von Rattenpankreasstückchen und isolierten Ratteninseln wird nur dann maximal gehemmt, wenn der Glucose/2-DG-Quotient kleiner als 2,0 ist (DEVRIM u. RECANT, 1966; KILO et al., 1967; MALAISSE et al., 1967f; MONTAGUE u. TAYLOR, 1968a; VANCE et al., 1968a). Die Hemmung läßt sich mit Xylit (MONTAGUE u. TAYLOR, 1968a) und Citrat (GAGLIARDINO u. MARTIN, 1966) aufheben. Da außerdem 2-DG den stimulierenden Effekt von Theophyllin auch bei der Inkubation glykogenreicher Inseln in glucosefreiem Puffer hemmt (MALAISSE et al., 1967f), ließe sich die Wirkung von 2-DG als Folge einer Blockierung des weiteren Abbaues von G6P auffassen.

Aus Untersuchungen mit gereinigten Enzymen, Zellkulturen und isolierten normalen Geweben ist bekannt, daß 2-DG nach insulinunabhängigem Transport oder nach freier Diffusion nicht kompetitiv den Membrantransport und die Phosphorylierung von Glucose und anderen Hexosen hemmen kann. Insbesondere hemmt jedoch 2-DG nach der Phosphorylierung zum 2-DG-6-Phosphat kompetitiv die G6P-Dehydrogenase und G6P-Isomerase (Lit. s. Hochster, 1963). In der B-Zelle könnte 2-DG bzw. 2-DG-6P also durchaus die stimulierende Wirkung der aus dem Extrazellulärraum als auch der aus intrazellulärem Glykogen kommenden Glucose auf der Stufe des G6P hemmen. Xylit und Citrat umgehen dann diesen Block. Es gibt jedoch einige Befunde, die nicht in dieses die Bedeutung des glykolytischen und/oder oxydativen Glucoseabbaues unterstreichende Konzept passen. An den B-Zellen foetaler Pankreasexplantate kann 2-DG zusammen mit Coffein oder Theophyllin (Inkubation ohne Glucose) die IRI-Sekretion gering stimulieren (Kanazawa et al., 1971). Dagegen ließ sich in Studien an Coffeinsensibilisierten isolierten Ratten- und Mausinseln weder die basale noch die mit Glucose submaximal und maximal stimulierte IRI-Sekretion, noch die Glucoseoxydation mit 2-DG in irgendeiner Weise beeinflussen (Tabelle 2) (Ashcroft et al., 1972). Es wäre zu diskutieren, ob 2-DG nicht durch Reaktion mit einem Membranrezeptor (Glucoserezeptor? Glucosecarrier?) noch so lange den Sekretionsmechanismus stimulierend beeinflussen kann, bis sich in der anschließenden energieverbrauchenden und damit Glucoseoxydation-abhängigen Sekretionsphase die zunehmende Hemmung des G6P-Umsatzes bemerkbar macht.

D-Glucosamin. Wie 2-DG scheint auch der Aminozucker Glucosamin an der B-Zelle eine Doppelrolle spielen zu können. Je nach experimenteller Bedingung hat Glucosamin sekretionsstimulierende, wahrscheinlich „rezeptorvermittelte" Eigenschaften; oder es interferiert mit der Glucoseoxydation und wirkt sekretionshemmend. Es gibt allerdings kaum Anhaltspunkte, die den intrazellulären Ort der Hemmung lokalisieren ließen, da in tierischen Zellen nur Glucosamin-6P und N-acetyl-Glucosamin, nicht aber Glucosamin selbst zu den Glucosemetaboliten gehört. In Leberschnitten soll Glucosamin die Glykogensynthese aus Glucose oder aus Pyruvat durch Hemmung der Glucosephosphorylierung und der Glykogensynthetase vermindern, während sich am Zwerchfellmuskel und Fettgewebe der Ratte gezeigt hat, daß Glucosamin den Transport, die Phosphorylierung und den Glykogenaufbau nicht hemmt, die $1-^{14}CO_2$ Produktion aber stört (Lit. s. Hochster, 1963; Martin, 1967). Beziehungen zu den Verhältnissen in der B-Zelle, die hinsichtlich der Membrandurchlässigkeit für Hexosen der Leberzelle eher als der Muskelzelle ähnlich scheint, lassen sich aber wohl nicht ableiten. Es muß insbesondere offen bleiben, ob freies Glucosamin intrazellulär als Glucoseantagonist wirksam wird oder ob Glucosamin-6P entsteht und wie in zellfreien Systemen die G6P-Dehydrogenase und G6P-Isomerase Reaktion hemmt. In Zellhomogenaten von Ratteninseln hemmte Glucosamin (1—5 mM) zwar kompetitiv die Bildung von Ribulose-5P aus Glucose, die Hemmung der Phosphorylierungsreaktion war jedoch nicht eindeutig (0,1 mM Glucose, 2,0 mM Glucosamin; 35 vs. 28 nMol G6P/mg Protein/20 min) und war auf das wahrscheinlich ebenfalls entstehende Glucosamin-6P zurückzuführen (Frerichs, 1969).

In vivo führt Glucosamin (4 g/kg i.p.) bei Ratten zu einer weit stärkeren und länger dauernden Hyperglykämie als die gleiche Glucosedosis. Die maximal erreichte IRI-Konzentration liegt jedoch um 50% niedriger. Insulin schwächt die Glucosamin-Hyperglykämie ab, Tolbutamid ist aber überraschenderweise wirkungslos (Martin u. Bambers, 1965). Auch in vitro ließ sich die hemmende Wirkung von Glucosamin auf die glucosestimulierte IRI-Sekretion mit Tolbutamid nicht aufheben. Glucosamin (8 bzw. 16 mM) hemmte nur den Sekretionsreiz hoher Glucosekonzentrationen und senkte die O_2-Aufnahme isolierter Mausinseln zu etwa 80%, ließ die Basalsekretion der B-Zellen (3 mM Glucose) des Rattenpankreas aber unbeeinflußt (MARTIN u. BAMBERS, 1965; HELLERSTRÖM, 1968; MALAISSE et al., 1968 e).

Im Gegensatz dazu zeigte sich bei der Verwendung sensibilisierter B-Zellen ein stimulierender Glucosamineffekt. Glucosamin plus Theophyllin (20 bzw. 5 mM) steigerten die IRI-Sekretion des glucosefrei perfundierten Rattenpankreas (Lit. s. MATSCHINSKY et al., 1972). Und an isolierten Ratten- und Mausinseln wirkte Glucosamin plus Coffein (20 bzw. 5 mM) bei Glucosekonzentrationen bis zu 2,75 mM stimulierend, bei höheren Glucosekonzentrationen aber wieder hemmend. N-Acetyl-Glucosamin potenzierte die mit Glucose submaximal stimulierte IRI-Abgabe (Tabelle 2) (Lit. s. ASHCROFT et al., 1972).

D-Mannoheptulose. Mannoheptulose (MH) war 1916 von LA FORGE aus der Frucht des Avocadobaumes (persea gratissima) isoliert worden. In Studien zum Stoffwechsel von Pflanzenzuckern zeigte sich dann, daß Mannoheptulose — ähnlich, aber geringer wirksam sind auch D-Glucoheptulose und L-Galaheptulose — bei Kaninchen und Ratten zu einem dosiskorrelierten (100—800 mg/Ratte s.c.) diabetesähnlichen Syndrom mit Hyperglykämie, Glucosurie, Ketonämie und erhöhter N-Ausscheidung im Harn führt (Tabelle 6) (Lit. s. SIMON u. KRAICER, 1966; SIMON et al., 1972). MH wird in vivo wahrscheinlich nicht oder nur in geringen Mengen im Zellstoffwechsel umgesetzt. Versuche mit photosynthetisch in Avocadoblättern gewonnener ^{14}C-MH zeigten, daß innerhalb von 6 Std 82—87% der Dosis (1 bzw. 15 µC/Ratte s.c.) renal ausgeschieden worden waren,

Tabelle 6. Blutglucose, Seruminsulin, Leberglykogen, unveresterte Serumfettsäuren und Blutketonkörper nichtgefasteter Ratten nach Injektion von 300 mg Mannoheptulose/Ratte s.c. (etwa 1,5 g/kg) oder 4 g Glucose/kg i.p. Die Tiere der ersten Kontrollgruppe wurden zu Versuchsbeginn (9.00 Uhr, etwa 2 Std postprandial) in Barbituratnarkose getötet. Die Tiere der zweiten Kontrollgruppe und der Versuchsgruppen wurden nach 3 Std getötet. (Mittelwerte ± Standardabweichung.) (Aus FRERICHS, 1969)

	Kontrollen (n=4)	Mannoheptulose (n=4) 300 mg/Ratte s.c.	Kontrollen (n=4)	Glucose (n=4) 4 g/kg i.p.
Zeit (min.)	0	180	180	180
Blutglucose (mg/100 ml)	95 ± 7	194 ±17[a]	124 ± 7	209 ±51[a]
Seruminsulin (µE/ml)	70 ± 8	71 ±18[b]	91 ±20	129 ±17[a]
Leberglykogen (mg/100 mg)	6,46± 1,74	4,36± 0,71[a]	3,11± 0,28	4,76± 1,59
Fettsäuren (FFS) (µVal/l)	474 ±21	696 ±54	637 ±77	
3-OH-Butyrat (nMol/ml)	174 ±30	333 ±43[b]	296 ±63	213 ±35
Acetoacetat (nMol/ml)	24 ±10	23 ± 6	26 ± 3	16 ± 5

[a] Differenz im Vergleich zur Kontrollgruppe (180 min) statistisch signifikant.
[b] Differenz zur Glucosegruppe statistisch signifikant.

weniger als 3% erschienen als $^{14}CO_2$ in der Atemluft und der Rest war auf alle Gewebe verteilt (0,04% im Pankreas). Chromatographisch ließen sich Degradationsprodukte nicht nachweisen (NELKIN u. SIMON, 1970). Die Glucoseaufnahme von Leber- und Nierenschnitten, Muskel- und Fettgewebe der Ratte wird in vitro nicht gehemmt; dagegen genügen in vivo bereits kleine, nicht hyperglykämisch wirkende MH-Dosen (10—30 mg/Ratte s.c.) zur Hemmung des extrahepatischen Glucoseumsatzes. In der Leber ist dagegen sowohl die Gluconeogenese als in geringerem Maße auch die Glykogensynthese stimuliert (FROESCH et al., 1966; PAULSEN et al., 1967; Lit. s. SIMON et al., 1972).

Eigentliche Ursache dieser kombinierten Überproduktion und Unterutilisation von Glucose ist — abgesehen von noch umstrittenen direkten kompetitiven Beziehungen zwischen MH und Glucose in/an der Leberzelle (Lit. s. SIMON et al., 1972) — wahrscheinlich allein eine Hemmung der Insulinsekretion. Sie läßt sich in vivo bei der Ratte nicht nur nach hohen (Tabelle 6), sondern vor allem auch nach niedrigen nicht diabetogenen Dosen bei gleichzeitiger oraler Glucosegabe nachweisen (FROESCH et al., 1966; WRIGHT et al., 1966; PAULSEN et al., 1967). Während der Infusion von 20 g MH in 60 min steigt bei Gesunden die Blutglucose leicht an. Das Serum-IRI bleibt im Bereich der Ausgangskonzentration; Glucosetoleranz und reaktiver IRI-Anstieg sind eindeutig vermindert, die sekretionsstimulierende Wirkung von Tolbutamid wird jedoch nicht gehemmt. Ohne sichere Hemmwirkung blieb MH auch bei den Versuchen, die Hypoglykämie und Hyperinsulinämie eines Patienten mit einem Inselzellcarcinom zu beeinflussen (LEV-RAN, 1970; JOHNSON u. WOLFF, 1970).

In vitro ist die MH-Hemmung der glucosestimulierten IRI-Sekretion erstmals an Kaninchenpankreasstückchen (COORE u. RANDLE, 1964a), später dann auch an allen anderen üblicherweise verwendeten Sekretionsmodellen sicher nachgewiesen worden. MH hemmt nicht, wenn gleichzeitig mit Tolbutamid oder statt Glucose mit Leucin, Pyruvat oder Citrat (hier nur bei coffeinsensibilisierten foetalen B-Zellen) stimuliert wird. Die stimulierende Wirkung von Theophyllin wird normalerweise ebenfalls gehemmt; bei der Inkubation in glucosefreiem Puffer bleibt die mit Theophyllin stimulierte IRI-Abgabe glykogenreicher B-Zellen jedoch unbeeinflußt. Und schließlich besteht zwischen MH und Glucose eine verhältnismäßig enge Wirkungsbeziehung. Je nach Versuchsmodell liegt der für eine maximale Hemmung erforderliche MH/Glucose-Quotient zwischen 0,2 und 1,0 (MALAISSE et al., 1967f; MONTAGUE u. TAYLOR, 1968a; VANCE et al., 1968a; KANAZAWA et al., 1971; MALAISSE-LAGAE et al., 1971).

Diese Befunde legen eine direkte Konkurrenz von MH mit Glucose an oder in der B-Zelle nahe und lassen folgende Wirkungsweisen möglich erscheinen: a) Interferenz von MH mit der Glucosebindung an einen membranständigen Rezeptor. b) Verdrängung der Glucose vom Glucose-carrier. c) Hemmung der Glucosephosphorylierung. d) Hemmwirkung von MH (oder MH-7-Phosphat?) auf weitere, der Glucosephosphorylierung folgende Schritte im oxydativen Glucoseabbau.

Für Konkurrenz um einen Glucoserezeptor und Unterdrückung des vom Rezeptor vermittelten sekretionsauslösenden Signals spricht, daß MH die glucosestimulierte IRI-Sekretion bereits innerhalb von 2 min hemmt, und daß MH die mit Pyruvat oder Tolbutamid stimulierte Sekretion glucosefrei inkubierter foetaler Inselexplantate (coffeinsensibilisiert) sogar steigert (KANAZAWA et al., 1971; HELLMAN et al., 1972). Ferner ist bei Mäusen nach der Injektion von MH zusammen mit Glucose trotz unverändert starker Hemmung der IRI-Sekretion der intrazelluläre Konzentrationsabfall von Glucose, G6P und F1,6DP in den nach der Injektion isolierten Inseln geringer als nach Injektion von MH allein (Lit.

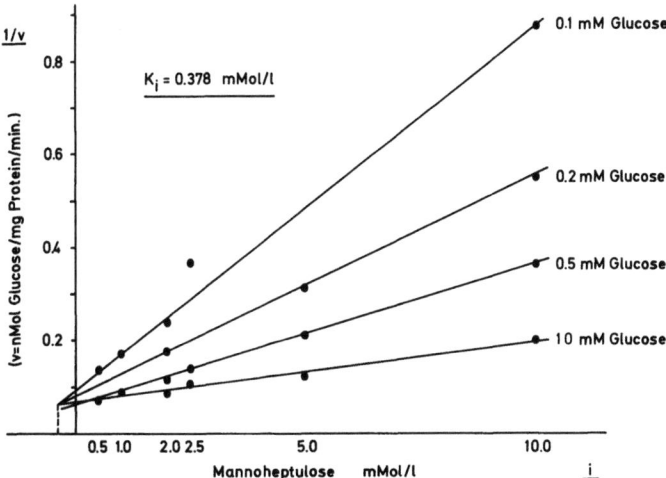

Abb. 8. Kompetitive Hemmung der Glucosephosphorylierung in Inselzellhomogenaten mit Mannoheptulose. Graphische Darstellung nach DIXON. Jeder Punkt entspricht einem Versuchsansatz. Geraden und Schnittpunkte wurden errechnet. (Aus FRERICHS, 1969)

s. MATSCHINSKY et al., 1972). Es wäre aber zu diskutieren, ob nicht doch die
für eine Hemmwirkung genügenden MH-Konzentrationen intrazellulär in sehr
kurzer Zeit erreicht werden. MH wird, wie Studien mit ^{3}H-Mannoheptulose
und ^{14}C-Glucose an Mausinseln gezeigt haben (HELLMAN et al., 1972; Lit. s.
MATSCHINSKY et al., 1972), aktiv transportiert und benutzt dabei den Glucose-
carrier; unter den üblichen Inkubationsbedingungen dauert es jedoch 15 min,
bis die MH-Konzentration im intrazellulären Wasser auf 70% der MH-Konzentration des Inkubationsmediums angestiegen ist. Für die Hemmung der Glucosephosphorylierung in Homogenatpräparationen aus Inselzellen sind Konzentrationen zwischen 0,5 und 10 mMol MH/l erforderlich (s.u.; Abb. 8).
    Hemmung durch Interferenz mit dem Glucosetransport wäre ebenfalls vor-
stellbar. Die Wirkung von MH auf den Glucosecarrier ist aber weitaus geringer
als die von Phlorrhizin; MH hemmt jedoch die IRI-Sekretion maximal, Phlorrhizin hemmt, wenn überhaupt nachweisbar, nur schwach (HELLMAN et al., 1972).
Phlorrhizin beeinflußt auch nicht die Glucoseutilisation und Glucoseoxydation, während MH beide Prozesse, die mit der IRI-Sekretion linear korreliert
sind (Lit. s. ASHCROFT et al., 1972), und die O$_2$-Aufnahme (HELLERSTRÖM, 1967;
HEDESKOV et al., 1972) hemmt. Dabei ist offen, ob die Oxydationshemmung
allein Folge einer Hemmung der in B-Zellen wahrscheinlich als umsatzbegrenzen-
der Prozeß (rate-limiting) wirkenden Glucosephosphorylierung ist, oder ob MH
weitere Schritte des Glucoseabbaues beeinflussen kann. In isolierten Mausinseln
kann MH nämlich die Pyruvat-stimulierte O$_2$-Aufnahme und die Decarboxylierung von Pyruvat (^{14}C-1-Pyruvat zu ^{14}CO$_2$) vermindern (HEDESKOV et al., 1972).
    Gesichert ist die Hemmwirkung von MH auf die Glucosephosphorylierung.
MH ist ein Substrat der Hexokinase (ATP-D-Glucose-Phosphotransferase) und
wird in vitro zum MH-7-Phosphat phosphoryliert. Die Umsatzgeschwindigkeit
liegt jedoch 100fach unter der von Glucose. So beträgt für Fettgewebshexokinase
die K$_m$ (Glucose) etwa 0,03 mMol/l, die K$_m$ (Mannoheptulose) dagegen
0,2 mMol/l. Für Hexokinase aus Hirngewebe sind ähnliche Differenzen bekannt
(SOLS u. CRANE, 1954; HERNANDEZ u. SOLS, 1963). Die Hemmung der Phosphory-

lierung von Glucose und Mannose in Leberschnitten sowie die Phosphorylierungs-hemmung in Kaninchen- und Rattenleberhomogenaten muß daher mit großer Wahrscheinlichkeit auf MH selbst und nicht auf MH7P zurückgeführt werden. In diesen Homogenaten hatte MH auf die weiteren Umsetzungen von G6P keinen Einfluß (Coore u. Randle, 1964b; Salas et al., 1965). Die Proteinfraktion von Homogenatüberständen isolierter Ratten- und Mausinseln katalysiert die Phosphorylierung von Glucose zu G6P. In Mausinseln sind zwei Phosphotransferasen (Hexokinase bzw. Glucokinase) mit niedriger und hoher K_m (etwa 0,1 und 10 mMol/l) nachgewiesen worden, in den Inselzellen der Ratte wurde bisher nur eine Transferase (Hexokinase) mit niedriger K_m (0,01—0,03 mMol/l) gefunden (Matschinsky u. Ellerman, 1968; Ashcroft u. Randle, 1968a, 1970; Lit. s. Ashcroft et al., 1972; Matschinsky et al., 1972). Sowohl Hexokinase aus Ratteninseln als auch Hexokinase und Glucokinase aus Mausinseln werden kompetitiv von MH gehemmt (Abb. 8). Eine Hemmung durch MH7P ist ganz unwahrscheinlich (Ashcroft u. Randle, 1970).

Faßt man die vorliegenden Befunde zusammen, dann muß, schließt man den Glucosetransport aus, die Hemmwirkung von MH auf einer Kombination aller anderen oben angeführten Wirkungsmechanismen beruhen. Das heißt, MH interferiert mit dem Glucoserezeptor, hemmt die Glucosephosphorylierung und auch die Glucoseoxydation. Letztlich ist das eine unbefriedigende Antwort, aber die Hemmung der Phosphorylierungsreaktion allein kann nicht, wie zunächst angenommen worden ist, den MH-Effekt auf die B-Zellfunktion erklären. Denn die in Inselzellhomogenaten mit weitaus größtem Aktivitätsanteil nachweisbare und MH-hemmbare Phosphotransferase (Hexokinase) hat eine niedrige K_m und ist bei den für die Sekretionskontrolle wichtigen Glucosekonzentrationen (5—15 mMol/l) praktisch substratgesättigt. In diesem Bereich kann nur die in geringerer Aktivität vorhandene Transferase mit einer K_m von 8—10 mMol/l regulierend wirksam werden.

b) Biogene Amine (Adrenalin, Noradrenalin, Serotonin u.a.)

Klinische Beobachtungen sowie morphologische und experimentelle Studien haben bereits lange vor den eigentlich beweisenden Untersuchungen am isolierten Pankreas enge Beziehungen zwischen adrenergen und cholinergen Mechanismen und der Steuerung der Insulinsekretion vermuten lassen. Terminale Fasern des sympathischen und parasympathischen Nervensystems können histomorphologisch innerhalb der Inseln bis in die unmittelbare Nähe der A- und B-Zellen verfolgt werden (Lit. s. Creutzfeldt, 1949; Esterhuizen et al., 1968; Morgan u. Lobl, 1968; Fawcett et al., 1969; Orci et al., 1973). Abgesehen vom Nebennierenmark hat Pankreasgewebe im Vergleich zu anderen Organen einen verhältnismäßig hohen extrahierbaren Adrenalin- und Noradrenalingehalt, der zumindest beim Hund mit der Inselzahl in den verschiedenen Pankreasabschnitten übereinstimmt (Loubatieres et al., 1964). Ferner sind in den Inselzellen vieler Species fluoreszierende, aus Kondensationsprodukten von Adrenalin, Noradrenalin oder Tryptamin mit Formaldehyd bestehende Partikelchen gefunden worden (Lit. s. Cegrell, 1968). Da zwischen diesen Partikeln, d.h. intrazellulären biogenen Aminen und dem jeweiligen Funktionszustand der B-Zelle anscheinend sehr enge Verbindungen bestehen können, hat man auch aufgrund dieser Beobachtungen eine Modulation der B-Zellfunktion durch das adrenerge und cholinerge System als sehr wahrscheinlich diskutiert.

In der klinischen Medizin ist die häufige Kombination von Phaeochromozytom und Glucoseintoleranz — in etwa 25% der Fälle — wohl bekannt (Lit.

S. FREEDMAN *et al.*, 1958; HERMANN u. MORNEX, 1964; MOLINATTI *et al.*, 1964; PORTE, 1969; ILLIG u. ZIEGLER, 1971). Das diabetesähnliche Syndrom dieser Patienten mit pathologischer Glucosetoleranz, nüchtern-Hyperglykämie, Glucosurie, jedoch selten Ketose, verschwindet meistens 7 bis 10 Tage nach operativer Entfernung des Tumors. Gleichzeitig normalisiert sich die vorher pathologisch veränderte IRI-Abgabe des Pankreas nach Glucosereiz (WILBER *et al.*, 1966; LAUDICINA *et al.*, 1967; BROOKS *et al.*, 1968; SPERGEL *et al.*, 1968; COLWELL, 1969; ILLIG u. ZIEGLER, 1971). Schließlich ist auch die verminderte Glucosetoleranz, die bei experimenteller oder therapeutischer Unterkühlung (BAUM *et al.*, 1968; MILLER u. BECK, 1968; WRICHT u. MALAISSE, 1968), bei zur Erschöpfung führender Muskelarbeit sowie Hypoxie (BRISSON *et al.*, 1971; BAUM u. PORTE, 1972), bei akuter und chronischer schwerer Herzinsuffizienz (MAJIG *et al.*, 1970) sowie in Blutvolumenmangel- oder Infektions-bedingten Streßsituationen auftritt, zum Teil auf eine Steigerung sympathicomimetischer Aktivität und eine gesteigerte Freisetzung von Catecholaminen (im Pankreas bzw. an den Inselzellen?) zurückzuführen (Lit. s. PORTE, 1969).

Adrenalin und Noradrenalin, Wirkung in vivo. Die Ergebnisse der ersten Untersuchungen über die adrenalinbedingte Hemmung der Insulinsekretion (ILA) des perfundierten Rattenpankreas und späterer Arbeiten über die Wirkung von Adrenalin auf die Mikrozirkulation der Inseln (ANDERSON u. LONG, 1947; BUNNAG *et al.*, 1963; LOUBATIERES *et al.*, 1965) ließen zunächst auf eine indirekte, allein auf dem vasokonstriktorischen Adrenalineffekt beruhende Hemmung schließen. Beweise für eine direkte B-Zellwirkung ergaben sich erst in Untersuchungen an Hunden, bei denen die ILA im Pankreasvenenblut nach glucose- und nach adrenalin-induzierter Hyperglykämie gemessen wurde. Glucose stimulierte, während Adrenalinhyperglykämie (2 µg Adrenalinbitartrat/kg/min i.v.) stieg die ILA aber nicht an (KOSAKA *et al.*, 1964). Seither ist die Adrenalinhemmung der Insulinsekretion in zahlreichen Versuchen sowohl an Hunden (CAMPBELL u. RASTOGI, 1966b; ALTSZULER *et al.*, 1967) als auch an Affen (KRIS *et al.*, 1966), Schweinen (HERTELENDY *et al.*, 1966), Ratten (KANSAL u. BUSE, 1967; WRIGHT u. MALAISSE, 1968) und am Menschen (KARAM *et al.*, 1966; PORTE *et al.*, 1966; BLACKARD, 1968; Lit. s. PORTE, 1969) bestätigt worden.

Die Sekretionshemmung durch Adrenalin oder Noradrenalin entspricht nicht einem toxischen irreversiblen Effekt. Bei gleichmäßiger Infusion verhältnismäßig hoher Dosen, d.h. mehr als 10 ng/kg/min (Normalbereich der Catecholaminkonzentration 300—400 ng/l Plasma) bleibt die Hemmung über mehrere Stunden bestehen, ist dann aber entsprechend der sehr kurzen biologischen Halbwertszeit schon 15 bis 30 min nach Infusionsende nicht mehr nachzuweisen. An Schweinen sind derartige Versuche mit einer Dosis von 1 µg Adrenalin-bitartrat/kg/min bis zu 6 Std ausgedehnt worden. Trotz hoher Glucosewerte (über 300 mg/100 ml) war das Serum-IRI nicht erhöht. Wenige Minuten nach Infusionsende stieg das IRI jedoch rasch an, erreichte nach 30 min ein Maximum und näherte sich mit fallender Glucosekonzentration wieder dem Ausgangswert (HERTELENDY *et al.*, 1966). Sehr sorgfältige Untersuchungen sind vor allem auch an gesunden Versuchspersonen — häufig Übergewichtigen mit relativ hohen IRI-Basalwerten — vorgenommen worden. Infundiert man Adrenalin (mehr als 10 ng Adrenalinbitartrat/kg/min oder 6 µg/Proband/min; bis zu 120 min), dann steigt die Blutglucose kontinuierlich auf das 2- bis 3fache des Nüchternwertes. Das Serum-IRI fällt in den ersten 10 min auf 50% der Ausgangskonzentration ab, steigt dann aber wieder und überschreitet die Ausgangswerte zwischen der 60. und 120. min um das 2fache. Je höher die basale IRI-Konzentration, desto stärker der initiale Abfall. Etwa 10 bis 15 min nach dem Ende der Adrenalininfusion kommt es dann zu einem kräftigen IRI-Anstieg (3- bis 5fach über den Ausgangswert). Gleichzeitig normalisieren sich die erhöhten Glucose- und FFS-Spiegel (PORTE u. WILLIAMS, 1966; CERASI et al., 1971; ROBERTSON u. PORTE, 1973). Da Noradrenalin wesentlich schwächer glykogenolytisch wirkt als Adrenalin, muß zugleich Glucose infundiert werden, um eine der Adrenalinhyperglykämie vergleichbare Blutglucoseerhöhung zu erreichen. Noradrenalin scheint die IRI-Sekretion nur zu hemmen; Ergebnisse von Infusionsversuchen über mehr als 60 min Dauer liegen aber nicht vor (PORTE u. WILLIAMS, 1966). Wird Glucose zugleich mit Adrenalin (6 µg/min) bis zum steady-state der Hyperglykämie infundiert, dann steigt das Serum-IRI parallel der Glucosekonzentration. Adrenalin hemmt aber dennoch den Sekretionsreiz einer zusätzlichen Glucoseinjektion (5 g i.v.) genauso, wie es den IRI-Anstieg nach einmaliger oder wiederholter Injektion dieser Glucosedosis praktisch vollständig hemmt (LERNER u. PORTE, 1971). Sehr kleine Adrenalindosen (3 ng/kg/min) senken nur das basale Serum-IRI um etwa 50% ohne folgenden Wiederanstieg; die Blutglucosekonzentration ändert sich dabei nicht (CERASI et al., 1971).

Dieser Doppeleffekt des Adrenalin — das im Gegensatz zu Noradrenalin sowohl α-adrenerge als auch β-adrenerge Rezeptoren stimulieren kann — d.h. hemmende und partiell auch stimulierende Wirkung auf die B-Zelle, erklärt möglicherweise einige der Widersprüche bei Studien an unterschiedlichen Species und zwischen in vivo und in vitro Befunden. Wahrscheinlich spielt sowohl die Ausgangssituation im adrenergen System des Tieres oder der Versuchsperson als auch die Stärke des Sekretionsreizes eine Rolle für die sekretionsmodulierende Wirkung des Adrenalin.

Beispielsweise ließ sich bei Hunden die stimulierende Wirkung von 1,0 g eines Aminosäurengemisches, das in die Pankreasarterie infundiert wurde, mit 20 µg Adrenalin i.a. hemmen (COLWELL u. BERGER, 1967). Die Wirkung von 30 g Aminosäuren p.os (davon 3 g Arginin) blieb bei stoffwechselgesunden Probanden dagegen unvermindert erhalten (LAUDICINA et al., 1968a). Und auch der IRI-Anstieg nach Arginin (30 g i.v. bzw. 0,5 g/kg/30 min) ließ sich mit Adrenalin nicht oder nur zum Teil hemmen (RABINOWITZ et al., 1966b; BROOKS et al., 1968; LONDON et al., 1971).

Die mit Glukagon oder Sekretin stimulierte IRI-Sekretion wird bei Mensch und Hund von Adrenalin und Noradrenalin gehemmt (PORTE u. WILLIAMS, 1966; PORTE et al., 1966; UNGER et al., 1967a). Ausnahme ist eine Untersuchung am Menschen mit Sekretin, dessen Wirkung unbeeinflußt blieb (NELSON et al., 1967). Theophyllin hebt bei adrenalektomierten Ratten die Adrenalinhemmung auf. Ferner unterdrückt die Infusion von Adrenalin oder Noradrenalin (3—6 µg/min) bei gesunden Probanden nicht oder nur gering die stimulierende Wirkung von 1,0 g Tolbutamid i.v. (PORTE u. WILLIAMS, 1966; PORTE et al.,1966; LAUDICINA et al., 1967).

Adrenalin und Noradrenalin, Wirkung in vitro. In vitro konnte bei der Inkubation von Rattenpankreas eine Konzentrations/Wirkungs-Beziehung zwischen Adrenalin und Insulinsekretion nachgewiesen werden. Die submaximal mit Glucose (1,5 mg/ml) stimulierte IRI-Abgabe ließ sich mit 0,04 µMol/l Adrenalin um 20%, mit 0,2 µMol/l um 40% und mit 1,0 µMol/l (entsprechend 0,33 µg/ml Adrenalin-bitartrat) um 75% hemmen. Die weitere Erhöhung bis auf 1 mMol/l verstärkte die Hemmwirkung dann nur noch geringfügig. Die Noradrenalinwirkung ist schwächer; 1 µMol/l Noradrenalin hemmt wie 0,04 mMol/l Adrenalin (MALAISSE et al., 1967e). Gehemmt wird auch die stimulierende Wirkung von Xylit auf Ratteninseln (MONTAGUE u. TAYLOR, 1968a), von Propionat auf Pankreasstückchen junger Schafe (HERTELENDY et al., 1968) und von Glukagon auf

Mausinseln, während die mit Tolbutamid stimulierte IRI-Abgabe isolierter Mausinseln nicht gehemmt wird (COLL-GARCIA u. GILL, 1969).

Am isoliert perfundierten Rattenpankreas war während der Infusion von
Adrenalin (5—50 ng Adrenalin-bitartrat/min) der sekretionsstimulierende Effekt
von Glucose und Arginin zum Teil aufgehoben. Glukagon blieb aber, im Gegensatz zu den Befunden in vivo, voll wirksam. In diesen Versuchen steigerte Adrenalin nicht den Gefäßwiderstand (LOUBATIERES et al., 1967b; SUSSMAN et al., 1969).
Interessant sind in diesem Zusammenhang auch vor allem Untersuchungen über
die adrenerge Beeinflussung der IRI-Sekretion perifundierter Rattenpankreasstücke (BURR et al., 1971). Adrenalin hemmt hier bei square-wave Stimulierung
mit Glucose sowohl Phase I als auch Phase II der IRI-Sekretion. Wird Adrenalin
aber nur bis zum Beginn des Glucosereizes infundiert, dann ist die Sekretion
in der Phase I eindeutig gesteigert. Dies weist darauf hin, daß die Menge des
im sogenannten mobilen Kompartment gespeicherten, dem Sekretionsmechanismus sofort zur Verfügung stehenden Insulin (vgl. Abb. 5) auch unter Basalbedingungen regulierenden Einflüssen des adrenergen Systems unterliegen könnte. In
gleicher Weise sind ja auch die Befunde über die Senkung der basalen IRI-
Konzentration durch Adrenalin bei Versuchspersonen interpretiert worden (s. o.,
ROBERTSON u. PORTE, 1973).

Zur Theorie des Wirkungsmechanismus der Sympathicomimetica. Überlegungen zum Mechanismus der Wirkung von Adrenalin und Noradrenalin auf die
sekretorische Funktion der B-Zellen müssen, trotz mancher nicht in dieses Konzept passender Befunde, zunächst davon ausgehen, daß B-Zellen — wie alle
anderen adrenalin- und noradrenalinempfindlichen Zellen (Lit. s. AHLQUIST, 1968)
— adrenerge Rezeptoren besitzen. Die Rezeptoren sind der primäre Bindungsort
der Catecholamine, sie vermitteln das die Sekretion modulierende Signal.

Diese Ansicht wird noch durch Versuche gestützt, die sowohl in vivo am
Menschen (PORTE, 1967a, 1967b; LAUDICINA et al., 1968b; MAJID et al., 1970)
und an der Ratte (KANSAL u. BUSE, 1967) als auch in vitro am perfundierten
oder perifundierten Rattenpankreas (SUSSMAN et al., 1969; BURR et al., 1971)
eine sekretionsstimulierende Wirkung von Isopropylnoradrenalin (Isoproterenol,
Isoprenalin) nachgewiesen haben. Nach der aufgrund von Studien an Herz- und
Skelettmuskel sowie an der glatten Muskulatur des Intestinums entwickelten
Rezeptortheorie der Catecholaminwirkung kann Isoproterenol als eine vorwiegend den β-Rezeptor stimulierende (in hoher Dosierung aber auch α-adrenerg
wirkende) Substanz angesehen werden. Noradrenalin und Adrenalin sind (allerdings organ- und speciesabhängig unterschiedlich stark) vorwiegend am α-Rezeptor bzw. zugleich am α- und β-Rezeptor wirksam (Lit. s. AHLQUIST, 1968;
MUSCHOLL u. RAHN, 1968). Da Isoproterenol die IRI-Sekretion stimuliert, Noradrenalin und Adrenalin sie aber in erster Linie hemmen, müßte mit den synthetischen rezeptor-blockierenden Substanzen (kompetitive Antagonisten) eine Aufhebung oder auch eine Verstärkung dieser Effekte zu erreichen sein.

Die zur Gruppe der α-Rezeptorantagonisten gehörenden Substanzen Dihy-
droergotamin, Phenoxybenzamin und Phentolamin (AHLQUIST, 1968; MUSCHOLL
u. RAHN, 1968) heben in vivo und in vitro die Hemmwirkung von Adrenalin
auf (COORE u. RANDLE, 1964a; KANSAL u. BUSE, 1967; MALAISSE et al., 1967e;
PORTE 1967b; COLL-GARCIA u. GILL, 1969; Lit. s. PORTE, 1969). Andererseits
sprechen Untersuchungen an gesunden Versuchspersonen und herzinsuffizienten
Patienten für eine direkte Stimulierung der IRI-Sekretion bzw. eine Verstärkung
der stimulierenden Wirkung von Glucose, Arginin oder Tolbutamid durch Phentolamin (Lit. s. PORTE, 1969; MAJID et al., 1970; LONDON et al., 1971; ROBERTSON
u. PORTE, 1973). In dieselbe Richtung weisende Ergebnisse hatten auch Versuche

mit Phentolamin an Ratten und Hunden (Kansal u. Buse, 1967; Frohman et al., 1967b; Senft et al., 1968; Sirek et al., 1969) sowie in vitro mit Rattenpankreas (Malaisse et al., 1967e). Da aber die B-Zellfunktion mit großer Wahrscheinlichkeit einer ständigen Kontrolle durch α-adrenerge und β-adrenerge Reize unterliegt (Robertson u. Porte, 1973), kann die Blockierung des sekretionshemmende Signale vermittelnden α-Rezeptors zum Überwiegen der vom β-Rezeptor ausgehenden stimulierenden Signale führen. Phentolamin hätte dann einen direkten, wenn auch nicht α-Rezeptor unabhängigen stimulierenden Effekt auf die B-Zelle.

In dieses Bild fügen sich zunächst auch eine Reihe von Untersuchungsergebnissen über die Wirkung von β-Rezeptorantagonisten ein. In vivo und in vitro wird, wie zu erwarten, die Adrenalinhemmung der IRI-Sekretion durch Dichlorisoprenalin oder Propranolol nicht aufgehoben, sondern wahrscheinlich noch verstärkt (Kansal u. Buse, 1967; Porte, 1967a; Malaisse et al., 1967e). Dagegen hemmt Propranolol bei Versuchspersonen die stimulierende Wirkung von Isoproterenol (Porte, 1967a), senkt das basale Serum-IRI (Robertson u. Porte, 1973) und hemmt partiell den IRI-Anstieg während der Infusion von Glucose oder nach Injektion von Tolbutamid (Massara et al., 1971; Cerasi et al., 1972). Theophyllin hebt die Propranolol-Hemmung in vitro praktisch auf (Malaisse et al., 1967e), führt bei gesunden Probanden (3 mg d,l-Propranolol i.v., dann 0,08 mg/min; 500 mg Glucose/kg i.v., dann 20 mg/kg/min; 80 mg Theophyllin i.v., dann 3,5 mg/min) jedoch nur zu einer unvollständigen Normalisierung der Sekretionshemmung (Cerasi et al., 1972).

Doch haben weder Propranolol noch Isoproterenol eine sehr selektive antagonistische oder agonistische Rezeptorwirkung (Lit. s. Ahlquist, 1968). Isoproterenol potenziert in geringer Konzentration (0,5 μg/ml) die glucosestimulierte Sekretion perifundierter Rattenpankreasstücke, führt aber bei höheren Konzentrationen (50 μg/ml) zu einer Hemmung (Burr et al., 1971). Der Hemmeffekt scheint auf einer gleichzeitigen schwachen α-Rezeptorstimulierung zu beruhen, denn in Studien an inkubierten Pankreasstücken ließ sich die Hemmung mit dem α-Antagonisten Phenoxybenzamin nicht nur aufheben, sondern die Kombination führte sogar wieder zu einer geringen Stimulierung (Malaisse et al., 1967e). Der adrenerge Rezeptorantagonismus von Propranolol ist zwar β-spezifisch, die Blockierung erfolgt jedoch am β_1-Rezeptor und auch am β_2-Rezeptor (Lit. s. Ahlquist, 1968). In Experimenten an Mäusen ließ sich ferner zeigen, daß sowohl das l-Isomer als auch das d-Isomer von Propranolol und Sotalol den mit Glucose, Glukagon, Tolbutamid und db-cAMP stimulierten Anstieg des Serum-IRI vermindern (Bressler et al., 1969). Rezeptorwirksam ist wahrscheinlich aber nur das l-Isomer. Da d-Propranolol genauso wie Lokalanästhetica vom Typ des Holocain (d.h. ohne freie tertiäre Aminogruppe) die Catecholaminsekretion aus Nebennierenmarkzellen über eine Hemmung des stimulierend wirkenden Ca^{++}-Transportes hemmen kann (Lit. s. Miele u. Rubin, 1968), muß eine LA-ähnliche, die Akkumulation von Ca^{++}-Ionen in der B-Zelle verhindernde Wirkung von Propranolol und Sotalol diskutiert werden. Dafür spricht, daß Holocain sowie Propranolol die glucosestimulierte IRI-Sekretion aus Rattenpankreas konzentrationsabhängig vermindern, und daß dieser Effekt durch Erniedrigung des Ca^{++} im Puffer verstärkt wird (Bressler u. Brendel, 1971).

Andererseits konnte an in vivo perfundiertem Hundepankreas mit stärker selektiv auf den sogenannten β_1- oder β_2-Rezeptor wirkenden Agonisten und Antagonisten gezeigt werden, daß der adrenerge β-Rezeptor der B-Zelle β_2-Eigenschaften hat und daß von ihm die Sekretion positiv modulierende Signale ausgehen (Loubatieres et al., 1971). Außer Isoprenalin stimulierte in diesen Versuchen auch der weitgehend spezifische β_2-Agonist Salbutamol (Cullum et al., 1969)

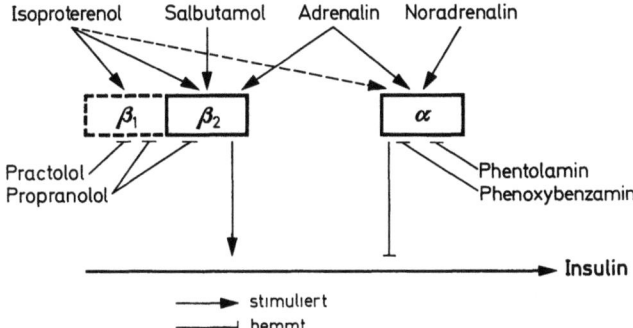

Abb. 9. Beziehungen zwischen adrenergen Rezeptoren der B-Zelle und dem sekretionsmodulierenden Einfluß α-adrenerger sowie β-adrenerger Agonisten und Antagonisten (Einzelheiten im Text)

die IRI-Sekretion. Propranolol hemmte die stimulierende Wirkung von Isoprenalin und Salbutamol. Mit Practolol, das vorwiegend den β_1-Rezeptor blockiert (BARRETT et al., 1968), ließ sich weder die Wirkung von Isoprenalin noch die von Salbutamol wesentlich hemmen.

Bewertet man diese Befunde als weiteren Hinweis auf eine unter physiologischen Bedingungen wesentliche adrenerge Modulierung der Insulinsekretion — und bewertet dafür die rezeptorunabhängigen Effekte von Propranolol und Phentolamin als experimentell, aber nicht physiologisch interessant —, dann ergeben sich aus in vitro und in vivo Studien zur Zeit die in Abb. 9 schematisch zusammengefaßten Beziehungen zwischen adrenergen Rezeptoren der B-Zelle und dem Sekretionsprozeß. Die Hypothesen über adrenerg wirksame Substanzen und ihre Rezeptoren sowie deren Verbindungen zum cAMP-System und damit zum Sekretionsmechanismus sind weiter unten noch näher skizziert (s. S. 214).

Serotonin und andere Amine. Seit histochemisch und elektronenmikroskopisch nachgewiesen worden war, daß die B-Zellen und die A_2-Zellen zu den aus dem Neuroektoderm stammenden Zellen des APUD-Systems (amine precursor uptake and decarboxylation) gehören und Monoamine bzw. deren Vorläufer aufnehmen, dekarboxylieren und speichern (Lit. s. CEGRELL, 1968; PEARSE, 1969; EKHOLM et al., 1971; PEARSE et al., 1973), hat man eine physiologisch wesentliche Rolle dieser biogenen Amine für die Steuerung der IRI-Sekretion vermutet. Den Catecholaminen scheint tatsächlich eine solche Rolle zuzukommen, die Bedeutung anderer Amine, insbesondere des zum Teil in den chromaffinen Zellen (EC-Zellen) der Dünndarmschleimhaut gebildeten und damit möglicherweise in die Reihe der gastrointestinalen β-cytotropen Faktoren gehörenden Serotonin (5-hydroxy-Tryptamin, 5-HT), bleibt aber immer noch fraglich.

Die Wirkung von Serotonin auf die B-Zelle scheint sowohl von der Species als auch von der stimulierenden Glucosekonzentration abzuhängen. Bei maximalem oder submaximalem Glucosereiz hemmt Serotonin in vivo und in vitro die IRI-Abgabe des Pankreas von Goldhamstern, aber auch von Kaninchen und Mäusen. Am Kaninchen- und Mauspankreas sind aber etwa 40fach höhere Konzentrationen (2,0 mMol/l) als am Hamsterpankreas erforderlich (0,05 mMol/l) (Lit. s. LERNMARK, 1971; QUICKEL et al., 1971). Auch beim Menschen scheint Serotonin die IRI-Sekretion und/oder Glucoseutilisation hemmend zu beeinflussen. Hinweis darauf ist ein Bericht über 2 Patienten mit einem Carcinoid-Syndrom und ungenügendem Anstieg des Serum-IRI bei pathologischer Glucosetoleranz. Glucosetoleranz und IRI-Sekretion normalisierten sich nach Therapie mit Streptozotocin (FELDMAN et al., 1972). Außerdem ist über die eindeutige Steigerung der glucosestimulierten IRI-Sekretion unter der Behandlung von Diabetikern mit einem Serotonin-Antagonisten berichtet worden (QUICKEL et al., 1971). Unter Basalbedingungen, d.h. nichtstimulierende Glucosekonzentration, hat Serotonin in vitro geringe stimulierende Eigenschaften auf das Pankreas von Kaninchen, Ratte und Maus. Die Stimulierung scheint erst nach mehr als 30—45 min Inkubation nachweisbar zu sein. Möglicherweise ist, da in Versuchen mit Hamsterpankreas nur in 15 min-Perioden inkubiert wurde, hier die sekretionsstimulierende Wirkung übersehen worden (TELIB et al., 1968; FELDMAN u. LEBOVITZ, 1970; Lit. s. GAGLIARDINO et al., 1971).

Drei Punkte müssen zum Mechanismus der Serotoninwirkung, in erster Linie der Hemmung, diskutiert werden. a) Indirekter, vorwiegend Noradrenalin-vermittelter Einfluß auf die B-Zellfunktion. b) Direkte catecholaminähnliche Wirkung. c) Interferenz mit der emiocytotischen Ausschleusung der β-Granula.

Die relativ hohe Serotoninempfindlichkeit der B-Zellen des Hamsters, dessen adrenerge Nervenendigungen einen weit höheren Noradrenalingehalt haben als die von Mäusen und Kaninchen; und die Abschwächung der Serotoninhemmung durch vorhergehende Reserpinbehandlung (catecholaminentspeicherte Endplatten) oder durch Inkubation des Hamsterpankreas mit Phentolamin sind als Hinweis auf eine indirekte Wirkung zumindest diskutiert worden. Propranolol beseitigt die Serotoninhemmung nicht (FELDMAN u. LEBOVITZ, 1970; QUICKEL et al., 1971). Wahrscheinlicher wäre aber eine adrenalinähnliche Serotoninwirkung. Phentolamin wirkt an der B-Zelle des Hamsters sowohl Serotonin- als auch Adrenalin-antagonistisch und der Serotoninantagonist Methysergid (Methyl-Lysergsäureamid-bimaleinat) blockiert am Pankreas von Kaninchen, Maus und Hamster die sekretionshemmende Wirkung von Adrenalin, Noradrenalin und Dopamin (FELDMAN u. LEBOWITZ, 1972; FELDMAN et al., 1972). Auf molare Basis bezogen hemmt Serotonin schwächer als Adrenalin, jedoch stärker als Tryptamin (andere Indolamine wie 5-Methoxy-Tryptamin, Melatonin und 5-Hydroxy-Indolacetat sind wirkungslos). Ferner haben Studien mit anderen, strukturell unterschiedlichen Aminen gezeigt, daß für eine Hemmwirkung auf die sekretorische Funktion der B-Zelle ein mehrfach hydroxylierter aromatischer Ring (er bestimmt die Stärke des Hemmeffektes) mit einer aliphatischen Aminogruppe (sie bestimmt den Hemmeffekt selbst) erforderlich ist (FELDMAN u. LEBOVITZ, 1971; 1972). Es wäre daher durchaus vorstellbar, daß Amine mit dieser Struktur wie die Catecholamine einen „Serotonin-Rezeptor" an der B-Zellwand besetzen und über diesen die Sekretionsfunktion beeinflussen können.

Eine ganz andere hypothetische Vorstellung geht von cytochemisch und elektronenmikroskopisch-autoradiographisch gewonnenen Befunden aus. Die B-Zelle und die A_2-Zelle normaler Mausinseln und Inseln der ob/ob-Maus nehmen 5-hydroxy-Tryptophan bzw. ^{3}H-5HTP auf, dekarboxylieren es und speichern das 5-HT (Serotonin) in der Nähe oder an/in den Sekretionsgranula. MAO-Inhibitoren, wie beispielsweise Nialamid, steigern die Akkumulation von fluoreszierendem oder radiomarkiertem Amin. Zusammen mit einem MAO-Inhibitor hemmt 5-HTP dann auch, wenn Mäuse in vivo vorbehandelt werden, wie Serotonin die mit Glibenclamid oder Isoprenalin stimulierte IRI-Sekretion der Inseln in vivo und die glucosestimulierte IRI-Sekretion in vitro. Eigenartigerweise bleibt in vivo der IRI-Anstieg nach Glucosereiz unbeeinflußt (EKHOLM et al., 1971; LERNMARK, 1971; LUNDQUIST et al., 1971; HELLMAN et al., 1972). Da unter diesen Bedingungen 5-HT in der Zelle selbst aus 5-HTP entsteht und sich bei Hemmung der Monoamino-oxydase dann anhäuft, muß mit einiger Wahrscheinlichkeit ein anderer als der oben besprochene Membraneffekt des Serotonins als Ursache der Sekretionshemmung angenommen werden. Ohne eigentlichen Beweis hat man dabei vor allem eine stabilisierende, die Emiocytose oder intrazelluläre Lyse der β-Granula erschwerende Wirkung von 5-HT (und anderen Aminen) diskutiert (QUARY, 1968; LUNDQUIST et al., 1971; HELLMAN et al., 1972).

c) Parasympathisches Nervensystem (Acetylcholin, Atropin)

Erste Arbeiten über die Wirkung des parasympathischen Nervensystems und seiner übergeordneten zentralnervösen Zentren auf das endokrine Pankreas, die Hinweise auf einen β-zytotropen und sekretionsstimulierenden Einfluß ergeben hatten (LA BARRE, 1927; ZUNZ u. LA BARRE, 1928; CLARK, 1931; FELDMAN et al., 1940) sind in den letzten Jahren durch klinische und tierexperimentelle Studien sowie in vitro Untersuchungen ergänzt und in mancher Hinsicht bestätigt worden.

Kaum umstritten ist die Bedeutung einer intakten Funktion des Vagus. An Pavianen und Hunden ließ sich zeigen, daß die IRI-Konzentration des Pfortaderblutes unter faradischer Reizung parasympathischer Zentren, des Vagusstammes oder der Vagusäste vorübergehend ansteigt und daß die stimulierende Wirkung von Glucose und Aminosäuren potenziert wird. Eine beidseitige cervikale Vagotomie vermindert den Glucoseeffekt; Atropin beeinflußt nicht die Basalsekretion, blockiert jedoch völlig den stimulierenden Effekt der Vagusreizung (NINOMIYA et al., 1966; DANIEL u. HENDERSON, 1967; FROHMAN et al., 1967b; KANETO et al., 1967a; ORSETTI et al., 1970). In Erweiterung dieser Befunde ist schließlich nachgewiesen worden, daß die Elektrostimulierung (Reizfrequenz 40/s) der perivasculären gemischt autonomen Nerven des Hundepankreas die IRI-Abgabe trotz vorübergehender Minderung des Blutflusses steigert. Der maximale Effekt ist sofort, d.h. eine Minute nach Reizbeginn erreicht, die Sekretion fällt dann rasch wieder zum Ausgangswert ab. Atropin hebt die Wirkung der elektrischen Stimulierung auf, beeinflußt aber nicht die glucoseinduzierte Sekretion. Wird jedoch unter einer Glucoseinfusion mit Atropin blockiert und zugleich gereizt, dann sinkt die IRI-Sekretion um etwa 40% (PORTE et al., 1973). Diese Befunde sprechen sehr für einen ständigen parasympathisch positiv und sympathisch negativ sekretionsmodulierenden Einfluß des autonomen Nervensystems auf die B-Zellen und, da die Glukagonsekretion ebenfalls autonom-nervaler Steuerung zu unterliegen scheint (MARLISS et al., 1973), auch der A-Zellen.

Offen bleibt, ob nicht die bis an die Inselzellen reichenden Nervenfasern des autonomen Systems sogar efferenter Schenkel eines cephalen Reflexbogens sind. Der wenn auch geringe Anstieg der Serum-IRI-Konzentration (mit gleichzeitigem Abfall der FFS) während einer sogenannten Scheinfütterung übergewichtiger Kinder (PARRA-COVARRUBIAS et al., 1971), während einer imaginären Mahlzeit bei hypnotisch beeinflußbaren Probanden (GOLDFINE et al., 1970) oder während der Scheinfütterung von Hunden (Lit. s. FISCHER et al., 1972) ist in dieser Richtung interpretiert worden.

Auch die Frage nach dem Wirkungsmechanismus und dem Angriffspunkt cholinerger Reize an der B-Zelle bleibt unbeantwortet. Überträgersubstanz ist sicher Acetylcholin, für das spezifische Rezeptoren in der B-Zellwand vorhanden sein könnten. Dafür sprechen vor allem Befunde über die Hemmung der mit Acetylcholin verstärkten IRI-Sekretion des Rattenpankreas durch Lokalanästhetika mit Acetylcholin-ähnlicher Struktur (freie tertiäre Aminogruppe; z.B. Lidocain) und die dabei bestehende Dosis/Wirkungs-Beziehung (BRESSLER u. BRENDEL, 1971).

Die mit Glucose submaximal stimulierte IRI-Sekretion des inkubierten Rattenpankreas und des isoliert perfundierten Hundepankreas läßt sich mit Acetylcholin (bei der Inkubation muß Eserin zur Hemmung einer im Puffer erscheinenden Cholinesterase zugesetzt werden) oder Carbamylcholin eindeutig steigern (MALAISSE et al., 1967e; IVERSEN, 1973). In vivo konnte ein Anstieg der IRI-Konzentration im Pankreasvenenblut von Hunden und im peripheren venösen Blut gesunder Probanden nach Injektion von Acetylmethylcholin oder Carbamylmethylcholin gesichert werden (KAJINUMA et al., 1968; KANETO et al., 1968). Die stimulierende Wirkung dieser Cholinergica wurde in vitro und in vivo von Atropin aufgehoben. Atropin allein war aber wirkungslos. An dieser Stelle soll schließlich noch auf einen interessanten Befund hingewiesen werden, der zwar ohne eigentliche Bewertung bleiben muß, der möglicherweise aber zur erweiterten Diskussion über zentralnervöse insulotrope Mechanismen führt. Schaltet man kleine Stückchen des ventro-lateralen Hypothalamus von Mäusen in einem Perifusionssystem vor die isolierte Mausinseln enthaltende Kammer, dann wird ein die Basalsekretion (5,6 mM Glucose) vorübergehend stimulierender Faktor abgegeben. Bei maximaler Glucosestimulierung hat dieser Faktor keine Wirkung. Äthernarkose der Spendermaus hebt den Effekt auf; Stückchen aus dem medialen Anteil des hypothalamischen Kerngebietes enthalten den Faktor nicht (IDAHL u. MARTIN, 1971). Derselbe oder ein ähnlicher Faktor ließ sich auch aus dem VLH und aus Plasma von Ratten extrahieren. Es scheint sich nach den bisher vorliegenden Ergebnissen gelchromatographischer Isolierungsversuche entweder um ein Protein mit hohem Molgewicht oder um ein leicht an Albumin assoziierendes Peptid zu handeln (MARTIN et al., 1973).

d) Insulin

Die Vorstellung, Insulin sei möglicherweise an der Steuerung seiner eigenen Sekretion beteiligt, hat sich als einfache naheliegende Erklärung einer Reihe verschiedener klinischer Beobachtungen und experimenteller Befunde immer wieder angeboten. Nachdem schon sehr früh aufgrund von Versuchen an kreislaufanastomosierten Hunden auf eine Hemmung der endogenen Insulinproduktion durch injiziertes Insulin hingewiesen worden war (ZUNZ u. LA BARRE, 1927), ist in zahlreichen Arbeiten über eine passagere Verschlechterung der Glucosetoleranz bei stoffwechselgesunden oder übergewichtigen Patienten im Anschluß an eine Insulinbehandlung berichtet worden (BOLLER u. UEBERRACK, 1932, 1933; WILDER et al., 1932; CLARK et al., 1935; SOMOGYI, 1951; BLOOM et al., 1969; HUNTER et al., 1970). Diese Beobachtungen ließen sich an Ratten (INGLE et al., 1944) und an Hunden (CONN u. FAJANS, 1947) bestätigen. Als weiteren Hinweis auf die Kontrollfunktion von Insulin selbst hat man auf Transplantationsversuche verwiesen, in denen Hunden oder Schweinen Pankreata zusätzlich transplantiert worden waren, ohne daß Hypoglykämien auftraten (HOUSSAY, 1937; TEIXEIRA u. BERGAN, 1967; SELLS et al., 1972). Aber nicht nur beim artefiziellen Hyperinsulinismus, sondern auch beim organischen Hyperinsulinismus als Folge tumoröser B-Zellvermehrung gibt es das Phänomen der „Ruhigstellung" der nicht zum Adenom oder Carcinom gehörenden B-Zellen (CONN u. FAJANS, 1947; SODOYEZ et al., 1969a). Selbst nach isolierter, die Resektion normalen Pankreasgewebes nicht erfordernder Ausschälung von B-Zelladenomen kommt es sehr oft zu einer mehrtägigen Hyperglykämie und Glucosurie, die vorübergehend insulinbedürftig sein kann (DITSCHUNEIT et al., 1961; STEINKE et al., 1963; KLINK et al., 1967; Lit. s. MARKS u. ROSE, 1965; MEYTHALER u. MÜLLER, 1966).

Zur Erklärung dieser Befunde werden außer einer Steuerung der Insulinsekretion durch Insulin nach Art eines Regelkreises eine Reihe anderer Mechanismen diskutiert. Es ist nicht ausgeschlossen, daß als Folge akuter und chronischer Hypoglykämien insulinantagonistische Faktoren — Catecholamine, Corticosteroide, somatotropes Hormon? — verstärkt wirksam werden und auch nach Beseitigung der Hyperinsulinämie noch persistieren, oder daß reaktiv gesteigerte insulinabbauende enzymatische Reaktionen sich nur langsam normalisieren (LUKENS u. RAVDIN, 1937; CONN u. FAJANS, 1947; JOHNSTON et al., 1960; COLWELL u. COLWELL, 1966; MARKS et al., 1967; CHU u. GOODNER, 1968; COLWELL u. FUREY, 1968; MINTZ et al., 1968; BLOOM et al., 1969).

Ob so aber auch die bei Ratten und Hunden nach mehrtägiger Insulinbehandlung eintretende starke Abnahme des extrahierbaren Pankreasinsulin (BEST u. HAIST, 1941; CONN u. FAJANS, 1947; CHU u. GOODNER, 1968; MALAISSE u. MALAISSE-LAGAE, 1969) erklärt ist, bleibt zunächst fraglich. Sie manifestiert sich licht- und elektronenmikroskopisch als fast vollständige Degranulierung der B-Zellen mit den Zeichen aufgehobener oder verminderter Insulinsynthese; inaktives endoplasmatisches Retikulum, gering ausgeprägte Golgi-Zone, darin nur selten Vorstufen von β-Granula (LATTA u. HARVEY, 1942; BATTS, 1959; LOGOTHETOPOULOS et al., 1965; LOGOTHETOPOULOS, 1966; YAICHNIKOVA, 1966). In den B-Zellen des Pankreas insulinbehandelter foetaler Ratten fand man ferner die sekretorischen Granula zwar vermehrt an der Zellwand liegend, Membranverschmelzungen waren aber sehr selten nachzuweisen. Dies würde zu einer insulininduzierten Hemmung der Emiocytose passen (PERRIER u. JACQUOT, 1972).

Indirekte Hinweise auf eine Eigenhemmung der Insulinsekretion stammen auch aus folgenden Studien: Bei Patienten mit portocavaler Anastomose kam es während der Infusion kleinster Mengen Rinderinsulin zu einem Abfall des endogenen Serum-IRI. Die Insulinaufnahme der Leber war dabei für Human- und Rinderinsulin gleich. Bestimmt wurde die IRI mit AK von sehr geringer oder sehr hoher Spezifität gegen Rinderinsulin (SAMOLS u. RYDER, 1965). Mit biologisch voll aktivem Fischinsulin (Bonito- und Thunfischinsulin) läßt sich sowohl beim Menschen die nicht stimulierte und bei Hunden die mit Glucose, Xylit, Glukagon oder Tolbutamid stimulierte Sekretion von endogenem Insulin hemmen. Da sich der Sekretionsmechanismus von B-Adenomzellen anscheinend nicht hemmen läßt, ist der Suppressionstest mit Fischinsulin sogar zur Differentialdiagnose der Hyperinsulinämie vorgeschlagen worden (ONOE et al., 1968; TURNER u. JOHNSON, 1973). Es spricht jedoch vieles dafür, daß in diesen Untersuchungen die Sekretionshemmung nicht auf Insulin, sondern auf die Hypoglykämie selbst, d.h. den sinkenden Glucosereiz und die Hypoglykämie-bedingte Catecholaminfreisetzung zurückgeführt werden muß.

Die Ergebnisse experimenteller in vivo und in vitro Studien, zumindest aber ihre Interpretation, sind ebenfalls umstritten und können nicht als wirklich stichhaltiger Beweis für eine insulinvermittelte Sekretionshemmung verwendet werden. Einerseits kann man bei normalen oder phlorrhizinierten Ratten zeigen, daß die Senkung der IRI-Konzentration im Blut durch eine AIS-Infusion ein stärkerer sekretorischer Reiz ist als eine Erhöhung der Glucose (LOGOTHETOPOULOS et al., 1965). In vitro steigert die Zugabe von gereinigten Insulin-AK die IRI-Abgabe isolierter Mausinseln, während Mausinsulin (800 μE/ml) die glucosestimulierte Sekretion hemmt (ZIEGLER et al., 1972). Ähnliche, für eine Hemmung der stimulierten IRI-Abgabe durch das im Inkubat akkumulierende Insulin oder durch zugegebenes Rinderinsulin sprechende Befunde hatten sich bereits vorher bei der Inkubation von Ratten- und Kaninchenpankreas, Hamster- oder Mausinseln sowie bei der Gewebskultur von foetalem Rattenpankreas ergeben (FRERICHS *et al.*, 1965, 1968; Erlandsen *et al.*, 1967; Sodoyez *et al.*, 1969; Sodoyez u. Sodoyez-Goffaux, 1971). An Mausinseln scheint die Proinsulin-ähnliche Fraktion aus Mauspankreas und Extrakten von Inkubationsmedien stärker als die Insulinfraktion, und diese wieder stärker als eine wahrscheinlich A-Kette bzw. B-Kette enthaltende Fraktion zu hemmen (Hahn u. Michael, 1971). Auch Experimente mit dem isoliert perfundierten Ratten- und Hundepankreas und dem in situ perfundierten Hundepankreas hatten Resultate, die zum Teil sogar für eine dosiskorrelierte Hemmung der endogenen IRI-Sekretion durch arteigenes (Ratteninsulin) oder artfremdes (Rinder- bzw. Schweineinsulin) sprachen (Loubatieres *et al.*, 1968; Iversen u. Miles, 1971; Rappaport *et al.*, 1972). Andererseits ist diesen Vorstellungen über die Hemmwirkung von Insulin auch nachdrücklich widersprochen worden. Dies vor allem aufgrund negativer Ergebnisse bei der Infusion von Fischinsulin in Ratten und Hunden (Sando *et al.*, 1970), bei der Perfusion des Rattenpankreas mit Ratteninsulin (Grodsky *et al.*, 1973) sowie der Inkubation isolierter Ratteninseln mit Ratteninsulin (Malaisse *et al.*, 1967 h).

e) Benzothiadiazinderivate (Diazoxid u.a.)

Bereits bei der Einführung des Chlorothiazid und Hydrochlorothiazid in die Therapie ist 1958 die sogenannte diabetogene Nebenwirkung saluretisch wirkender Pharmaka bekannt geworden (Wilkens, 1959; Lit. s. Losert, 1968). Dies wurde seither in einer Vielzahl klinischer und experimenteller Arbeiten beschrieben und bestätigt. Alle heute bekannten und therapeutisch verwendeten Saluretica wirken — mehr oder weniger ausgeprägt — hyperglykämisch. Es sind jedoch vorwiegend die Diuretica aus der Gruppe der Benzothiadiazine und der Phthalimidine, die den Kohlenhydratstoffwechsel beeinflussen können. Der diabetogene Effekt dieser Stoffe scheint dem mit Wasser- und Natriumdiurese einhergehenden Kaliumverlust korreliert und damit nur Folge der saluretischen Wirkung zu sein. Die eigentliche Ursache der Glucosestoffwechselstörung ist jedoch äußerst umstritten und völlig ungeklärt (Lit. s. Senft, 1966; Bauer, 1967; Losert, 1968; Wales *et al.*, 1968 a).

Interessanterweise haben aber das nichtdiuretisch wirkende Benzothiadiazinderivat Diazoxid, das bei der Suche nach vorwiegend antihypertensiv wirksamen Thiaziden synthetisiert worden war (Rubin *et al.*, 1961) und eine Reihe ähnlicher, ebenfalls nichtdiuretisch wirkender Thiazide (Wales *et al.*, 1968 b) eine die Thiaziddiuretica weit übertreffende hyperglykämische Wirkung. Dies konnte für Diazoxid bereits in den ersten pharmakologischen und klinischen Prüfungen der Wirkung auf den Hochdruck regelmäßig nachgewiesen werden (Langdon u. Wolff, 1962; Okun *et al.*, 1962; Thompson *et al.*, 1962; Lockwood *et al.*, 1963; Carliner *et al.*, 1965). Weitere experimentelle Studien in vivo und in vitro, insbesondere aber auch klinische Befunde bei der Behandlung von Patienten mit einem organischen Hyperinsulinismus, haben dann als eine der Ursachen der mit Diazoxid induzierbaren Hyperglykämie und Glucosurie eine Hemmung der Insulinsekretion nachweisen können.

Einige Diazoxid-ähnliche Thiazide sowie ein Derivat des Salureticum Chlorthalidon, das Phthalimidin 1-oxo-3-(4-chlorphenyl)-3-hydroxy-Isoindolin, haben bei Ratten und Hunden ebenfalls hyperglykämisierende Eigenschaften und wirken wie Diazoxid hypotensiv, aber nicht mehr diuretisch (Wales *et al.*, 1968 c). Nach den bisher vorliegenden Befunden hemmen diese Substanzen sowohl in vivo als auch in vitro die glucosestimulierte Insulinsekretion. Da die überwiegende Zahl der Studien sich aber mit den auf Diazoxid bezogenen pharmakologischen, klinisch-experimentellen sowie therapeutischen Fragen beschäftigt hat, soll im folgenden in erster Linie auf diese Substanz eingegangen werden.

Bemerkungen zur Pharmakologie des Diazoxid

Die Strukturformel von Diazoxid (DIA, 3-methyl-7-chloro-1,2,4-Benzothiadiazin-1,1-dioxid) stimmt mit der des Hydrochlorothiazid weitgehend überein (Abb. 10). Von den für die diuretische Wirkung der Benzothiadiazine wichtigen

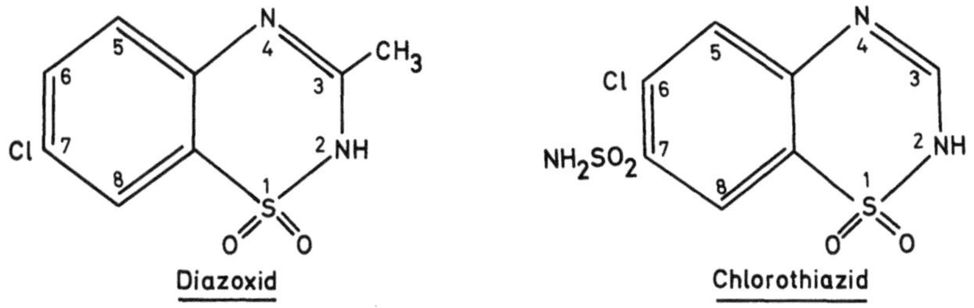

Abb. 10. Strukturformel von Diazoxid und Chlorothiazid

Gruppierungen (PETERS, 1966) fehlt jedoch die Sulfamoylgruppe in Stellung 7 sowie das Halogen in Stellung 6. Die Synthese ähnlicher nichtdiuretisch wirkender Thiazide hat gezeigt, daß die hyperglykämische Wirkung an eine Sulfoxidgruppe in Stellung 1, eine Doppelbindung in Stellung 3—4 mit oder ohne Alkylsubstitution in Stellung 3, und an ein Halogen in Stellung 6 oder 7 gebunden zu sein scheint (WALES et al., 1968b; BASABE et al., 1970; GRANT et al., 1970; LOPEZ et al., 1971). Aus tierexperimentellen Untersuchungen ist für die üblichen Laboratoriumstiere sowohl die LD_{50} als auch der verhältnismäßig breite experimentelle (diabetogene) Dosisbereich sehr gut bekannt. Für Ratten liegt beispielsweise die LD_{50} bei 550 mg/kg i.v., die diabetogene Dosis bei 15—200 mg/kg i.p. (RUBIN et al., 1962; WOLFF et al., 1963; CARMINATI, 1964; KVAM u. STANTON, 1964; TABACHNICK et al., 1964; BLACKARD u. APRILL, 1967; JANSEN et al., 1967; Lit. s. PREZIOSI, 1972). In Untersuchungen an gesunden Versuchspersonen und bei der therapeutischen Verwendung von DIA wird im allgemeinen 4—6 mg/kg i.v. (als Injektion oder Kurzinfusion) oder auf 3 bis 4 Dosen verteilt 3—7 mg/kg/ 24 Std oral gegeben. Nur bei Kindern mit organischen Hypoglykämien sind häufiger Dosiserhöhungen bis zu 20 mg/kg/Tag notwendig (FAJANS et al., 1966; GRABER et al., 1966; MEREU et al., 1966; FRERICHS et al., 1967, 1968; DRASH et al., 1968; FRERICHS et al., 1972). Nach einer Einzeldosis von 600 mg p.o. oder 300 mg i.v. erreicht die DIA-Konzentration des Serums in zwei Stunden Werte zwischen 10—30 µg/ml mit anschließendem langsam abfallenden Plateau. Die Halbwertszeit im Blut liegt beim Menschen in einem Bereich zwischen 20 und 30 Std (die Angaben dazu variieren erheblich); für den hyperglykämischen Effekt sind daher wahrscheinlich ebenfalls Serumkonzentrationen um 10 µg/100 ml erforderlich. Die verhältnismäßig lange T/2 erklärt sich aus der festen Bindung an Serumproteine und der Dissoziationskonstanten (pKa 8,5). Bei therapeutisch erreichbaren Konzentrationen sind um 90% mit einer Bindungsstelle an Albumin gebunden (37° C, pH 7,5, Assoziationskonstante $1,7 \times 10^4$ l/Mol). Die Ausscheidung erfolgt praktisch vollständig renal, soweit bekannt in unveränderter Form (Calesnick et al., 1965; Symchowicz et al., 1967; Sellers u. Koch-Weser, 1969; Lit. s. Preziosi, 1972).

Wie Studien an schwangeren Frauen mit schwerer behandlungsbedürftiger Hypertonie und an Schafen gezeigt haben, passiert DIA die Plazenta. Bei Serumkonzentrationen von 11—43 µg/ml fünf Tage vor der Entbindung betrug die DIA-Konzentration im Nabelschnurblut 6—25 µg/ml. Noch 2 bis 3 Tage nach der Geburt konnte DIA im kindlichen Urin nachgewiesen werden. Zwei von vier Kindern hatten vorübergehend eine pathologische Glucosetoleranz (Milner u. Chouksey, 1972), in vier weiteren Fällen ist über eine Glucosestoffwechselstörung der Kinder nichts berichtet worden (Pohl et al., 1972). Bei den Foeten der mit DIA behandelten Schafe gab es jedoch Hinweise auf Schädigungen der Inselzellen (Boulos et al., 1971). Sonst sind bisher echte teratogene Eigenschaften nicht bekannt.

Diazoxid ist, sieht man zunächst nicht die hier interessierenden Wirkungen auf den Glucosestoffwechsel, vorwiegend kreislaufdynamisch wirksam. Der blutdrucksenkende Effekt, der nur an Hypertonikern oder an Ratten und Hunden mit experimenteller Hypertonie nachgewiesen werden kann, ist wahrscheinlich Folge einer direkten Beeinflussung des Tonus der glatten Muskulatur peripherer Arterien und Arteriolen. Dazu kommt eine Verminderung des Stromwiderstandes im Lungen- und Koronarkreislauf (Hutcheon u. Barthalmus, 1962; Rubin et al., 1962; Rowe et al., 1963; Wölfer et al., 1963; Daniel u. Nash, 1965; Wohl et al., 1967; Schmitt et al., 1967). Interessanterweise ist die hypotensive Wirkung sowohl von der Applikationsform als wahrscheinlich auch vom Typ des Hypertonus abhängig. Am besten reagieren Patienten mit schwerem (RR diastolisch über 120 mm Hg) verhältnismäßig rasch entstandenem und progredientem sowie alle Zeichen einer angiospastischen Komponente aufweisendem Hochdruck, der gegenüber anderen Antihypertensiva resistent sein kann. Hier wirkt Diazoxid über etwa 4 bis 5 Std nach rascher i.v. Injektion (300—600 mg/ 10 sec), führt aber nicht zur gefährlichen Hypotension. Allerdings könnte es bei der Behandlung der eklamptischen hypertensiven Krise zur Blockierung der Uteruskontraktionen und zur Geburtsverzögerung kommen (Landesman u. Wilson, 1968). Es sind also initial hohe Konzentrationen nicht proteingebundenen Diazoxid erforderlich. Die Infusion (300 mg/10 min) oder orale Gabe hat keinen oder nur geringen Effekt. Nur bei Patienten mit einem leichteren, stabilen, auch auf sonstige Therapie gut ansprechenden Hochdruck läßt sich auch mit langsamer Infusion oder unter oraler Therapie eine gewisse Drucksenkung erreichen (Sellers u. Koch-Weser, 1969; Lit. s. Mroczek et al., 1971). Die periphere Strombahn scheint auch ohne eigentliche Senkung des Mitteldrucks dabei weitgestellt zu sein. Dies würde die Erweiterung der Blutdruckamplitude, die Abnahme des effektiven Kreislaufvolumen trotz Na^+-Retention mit der Verminderung der Cortisolsekretionsrate und den Anstieg der Herzfrequenz erklären können. Diese vasculären DIA-Effekte lassen sich mit Propranolol aufheben, während die metabolische Wirkung durch Phentolamin beeinflußbar ist (Börner et al., 1969; Ehrlich, 1970). Ferner ändert DIA die exkretorische Nierenfunktion. Tierexperimentelle Befunde sind jedoch widersprüchlich, da das Untersuchungsergebnis sehr abhängig ist von den experimentellen Bedingungen (wache oder narkotisierte Tiere, forcierte Diurese, erhöhter Blutdruck) (Lit. s. Greene, 1967). Beim Menschen steht unter Langzeittherapie anscheinend die Na^+-retinierende Wirkung mit folgender Plasmavolumenerhöhung, Gewichtszunahme und Ödemneigung im Vordergrund. Der renale Plasmafluß sowie die Inulin- und PAH-Clearance sind erhöht, die H_2O-Clearance ist vermindert (HUTCHEON u. BARTHALMUS, 1962; BARTORELLI et al., 1963; OKUN et al., 1963; WÖLFER et al., 1963; TAYLOR u. RUBIN, 1964; Lit. s. PREZIOSI, 1972).

Wirkung auf den Glucose- und Lipidstoffwechsel

Diazoxid führt in vivo, dies hat sich in tierexperimentellen Studien an Hunden, Ratten, Mäusen und Hamstern eindeutig nachweisen lassen, wie Mannoheptulose (s. S. 177) zu einem akuten diabetesähnlichen Syndrom: Hyperglykämie, gesteigerte hepatische Glykogenolyse und Gluconeogenese, Konzentrationserhöhung der FFS, des freien Glycerin, des 3-OH-Butyrat, des Acetoacetat und des Serumlactat. Stärke und Dauer dieser Stoffwechselveränderungen sind abhängig von Dosis und Art der Verabreichung sowie vom Fütterungszustand der Tiere (Lit. s. TABACHNICK u. GULBENKIAN, 1968; FRERICHS, 1969; WALFISH et al., 1970; LEFEBVRE et al., 1973).

So steigt bei *fastenden Ratten* die Blutglucose nach DIA p.o. (200 bzw. 500 mg/ kg) kontinuierlich in 5 bis 7 Std um etwa 30% bzw. 50% über den Ausgangswert. Nach i.v. Injektion (50, 100 bzw. 200 mg/kg) kommt es zu einer ausgeprägteren, der Dauer und Stärke nach dosisabhängigen Hyperglykämie mit einem Maximum um 350 mg/100 ml nach 120 min. Dosen unter 50 mg/kg wirken nur während der ersten 60 bis 90 min gering glucosesteigernd; dennoch ist die Glucosetoleranz erheblich vermindert. Weitaus stärker und vor allem auch länger reagieren *gefütterte Ratten* auf DIA. 125 mg/kg i.v. steigern die Blutglucose in 120 bis 180 min auf Werte zwischen 400 und 500 mg/100 ml. Diese Hyperglykämie bleibt plateauähnlich über 6 bis 8 Std erhalten. Zugleich mit dem Glucoseanstieg fällt der Leberglykogengehalt in 6 Std um 60%, während er bei glucoseinfundierten Tieren mit einer der Diazoxidhyperglykämie vergleichbaren Glucosekonzentration gering ansteigt. Dabei sind die FFS zusammen mit dem 3-OHB und AcAc des Serums eindeutig erhöht (Tabelle 7) (FRERICHS et al., 1968; FRERICHS, 1969).

Während DIA im akuten Versuch niedrig dosiert die Glucosetoleranz vermindert und in höherer Dosierung hyperglykämisch wirkt, führt es bei Ratten nach 14tägiger oraler Gabe nur in sehr hoher Dosis zu erhöhten Nüchternglucosewerten und zu einer pathologischen Glucosetoleranz (500 mg/kg 2 × tgl., 14 Tage). Das Serum-IRI im Nüchternblut ist erniedrigt und der extrahierbare IRI-Gehalt des Pankreas um 50% vermindert (FRERICHS et al., 1973). Praktisch gleiche Ergebnisse hatten auch mehrwöchige Fütterungsversuche mit einem Diazoxid-Analog (GRANT et al., 1970). Lichtmikroskopisch scheinen die Inselzellen dieser Tiere unverändert, DIA hat sicher keinen dem Alloxan oder Streptozotocin vergleichbaren β-cytotoxischen Effekt (Lit. s. FRERICHS u. CREUTZFELDT, 1969). Das elektronenmikroskopische Bild der B-Zellen zeigt jedoch erhebliche, sehr interessante Abweichungen vom Normalen. Sie sind nach 14 Tagen zwar besonders ausgeprägt, lassen sich aber auch schon 3 bis 4 Std nach DIA i.v. nachweisen und nehmen mit fortschreitender Behandlungsdauer zu (CREUTZFELDT et al., 1969). Insgesamt gesehen handelt es sich dabei um die morphologischen Zeichen einer zunehmenden funktionellen Ruhe der B-Zelle. Die Zahl typischer β-Granula ist vermindert, daneben erscheinen aber multiple Granula enthaltende und schließlich zu elektronendichten Körperchen zusammenfließende, membranumschlossene Gebilde. Mit größter Wahrscheinlichkeit handelt es sich hier als Folge der DIA-induzierten Sekretionshemmung (s. S. 199) um die auch von anderen endokrin aktiven, einer Sekretionshemmung unterliegenden Zellen (A-Zellen, Prolactin-bildende Zellen, Parathormon-bildende Zellen) her bekannte intrazelluläre lysosomale Granulolyse (Lit. s. CREUTZFELDT et al., 1969; FRERICHS et al., 1973).

Tabelle 7. Blutglucose, Seruminsulin, Leberglykogen, unveresterte Serumfettsäuren und Blutketonkörper nichtgefasteter Ratten nach Injektion von 125 mg Diazoxid/kg i.v. oder Infusion von 4,5 g Glucose/kg/Std. Die Tiere der ersten Kontrollgruppe wurden zu Versuchsbeginn (9.00 Uhr, etwa 2 Std postprandial) in Barbituratnarkose getötet. Die Tiere der zweiten Kontrollgruppe sowie der Diazoxidgruppe nach 6 Std und die der Glucosegruppe wurden nach 4 bzw. 6 Std getötet. (Mittelwerte ± Standardabweichung.) (Aus Frerichs, 1969)

	Kontrollen (n = 6)	Diazoxid (n = 6) 125 mg/kg i.v.	Kontrollen (n = 6)	Glucose (n = 6) 4,5 g/kg/Std i.v.
Zeit (min)	0	360	360	240/360
Blutglucose (mg/100 ml)	110 ± 15	449 ± 137[a]	108 ± 11	364 ± 72[a]
Seruminsulin (µE/ml)	28 ± 7	6 ± 4[a]	36 ± 16	62 ± 20[a]
Leberglykogen (mg/100 mg)	5,94 ± 1,52	2,37 ± 1,95	3,79 ± 1,28	6,38 ± 1,63[a]
Fettsäuren (FFS) (µVal/l)	333 ± 240	1 334 ± 248[a]	589 ± 371	234 ± 31[a]
3-OH-Butyrat (nMol/ml)	109 ± 38	538 ± 224[a]	162 ± 47	
Acetoacetat (nMol/ml)	21 ± 4	145 ± 70[a]	52 ± 14	

[a] Differenz im Vergleich zur Kontrollgruppe (360 min) statistisch signifikant.

Sie dient der Beseitigung, möglicherweise auch der Rückgewinnung von Aminosäuren aus im Übermaß gebildeten Protein.

Sicher ist bei gefütterten, also leberglykogenreichen Ratten eine akute Glykogenolyse Teilursache der Diazoxidhyperglykämie (Tabelle 7). Dafür spricht außer der Abnahme des Leberglykogen der Anstieg von Glucose-1-P und G6P in Leber- und Muskelzellen sowie das erhöhte Blutlactat. Als Verschiebung von Glykogensynthese zugunsten Glykogenolyse muß auch der Aktivitätsanstieg der Phosphorylase-a (bei unveränderter Gesamtaktivität von a- und b-Form) sowie die Aktivitätsminderung der Glykogensynthetase-i (bei gleicher Gesamtaktivität von i- und d-Form) im Skelettmuskel diazoxid-behandelter Ratten angesehen werden. In den Leberzellen ist die Phosphorylaseaktivität ebenfalls gesteigert, die Aktivität der Glykogensynthetase (UDPG-α-Glucosyl-transferase) vermindert (Losert et al., 1966a; Schultz et al., 1966). Als Ursache dieser Enzymaktivitätsänderungen hat man eine Hemmung der cAMP-Phosphodiesterase durch DIA diskutiert, die sich in Muskelhomogenaten und am isolierten Enzym in vitro nachweisen ließ (Schultz et al., 1966; Moore, 1968). Die resultierende Erhöhung der aktuellen cAMP-Konzentration würde dann sowohl die für die Phsophorylaseaktivierung erforderliche Kinasereaktion einleiten als auch den durch Phosphorylierung erfolgenden Übergang der Glykogensynthetase-i zur d-Form. In vitro beeinflußt DIA allerdings weder die Phosphorylase und Glykogenolyse in Leberschnitten und perfundierten Lebern gefütterter Ratten noch die Glucoseaufnahme, Glykogensynthese und Harnstoffbildung (Gluconeogenese) in Lebern von Hungerratten (Tabachnick et al., 1965; Sokal, 1968). Möglicherweise ist also nicht DIA selbst für die akute Glycogenolyse verantwortlich, sondern die als Folge einer Aktivie-

rung des adrenergen Systems (s. S. 199) zumindest nach Injektion von DIA erhöhte Adrenalinkonzentration im Blut und/oder eine rasche Senkung des Seruminsulin. Zugleich muß nämlich auch die Glucoseaufnahme von Fett- und Muskelzellen erheblich vermindert sein.

Folgende Befunde sprechen für diese Annahme. a) Nicht hyperglykämisch
wirkende Diazoxiddosen vermindern die Glucosetoleranz (s. S. 193). b) Trotz
hoher Blutglucose und somit günstiger Bedingungen für die Lipogenese sind
als Hinweis auf eine verstärkte Lipolyse und ungenügende Triglyceridsynthese
in Fett- und Leberzellen die Konzentrationen von FFS und Ketonkörpern stark
erhöht. Beispielsweise ist nach DIA in geringer Dosis (10 bzw. 20 mg/kg s.c.)
bei Mäusen nicht nur die FFS-Abgabe des Fettgewebes gesteigert, sondern zugleich auch der Einbau von $U-^{14}-C$-Glucose in die Triglyceridfraktion von Leber-
und Fettgewebe gehemmt. Entsprechende Änderungen der spezifischen Aktivität
von Blutglucose und Leberglykogen lassen ferner auf eine Hemmung der Glucoseverwertung in Fett- und Muskelzellen, überraschenderweise aber auch sogar auf
eine relative Steigerung der Glykogensynthese schließen (TABACHNICK et al., 1965;
JANSEN et al., 1967).

Wirkung auf die B-Zellfunktion

Es lag daher nahe, die eigentliche Ursache dieser Stoffwechseleffekte in einer
Hemmung der IRI-Sekretion durch DIA zu suchen. Eine insulinantagonistische
Wirkung oder eine direkte Hemmung des intrazellulären Glucoseabbaues war
unwahrscheinlich. Die Insulinempfindlichkeit diazoxidbehandelter Tiere bleibt
erhalten (KVAM u. STANTON, 1964; LOSERT et al., 1966b; JANSEN et al., 1967;
TABACHNICK u. GULBENKIAN, 1968), und Sulfonylharnstoffe (Tolbutamid u.a.)
heben die Diazoxidhyperglykämie vollkommen auf (WOLFF u. PARMLEY, 1963;
KVAM u. STANTON, 1964; WALES et al., 1967; FRERICHS, 1969; GULBENKIAN
et al., 1972). In vitro kann nur mit extrem hoher Konzentration die basale Glucoseaufnahme von Fett- und Muskelgewebe gehemmt und die Lipolyse gesteigert
werden, DIA in niedrigerer Konzentration (50 µg/ml) bleibt wirkungslos; die
insulinstimulierte Glucoseaufnahme dieser Gewebe wird nicht gehemmt. Auch
die nach zweiwöchiger Diazoxidbehandlung von Ratten im Fettgewebe herabgesetzte Triglyceridsynthese aus Glucose ist wohl nicht auf DIA selbst als vielmehr
auf den chronischen Insulinmangel zurückzuführen (FIELD u. MANDELL, 1964;
FRERICHS et al., 1966; NAKANO et al., 1968; SETTLE et al., 1968).

Bei den ersten Hochdruckkranken, die mit einer Chlorothiazid/Diazoxid-
Kombination behandelt worden waren, hatte man schon ein auffallend niedriges
Serum-IRI trotz erhöhter Blutglucose gefunden (DOLLERY et al., 1962). Weitere
Untersuchungen bestätigten, daß DIA im Tierversuch oder bei Patienten mit
organischer Hyperinsulinämie zwar nicht das Serum-IRI senkte, den zusammen
mit steigenden Glucosewerten zu erwartenden IRI-Anstieg aber verhinderte (SA-
MAAN et al., 1963; WOLFF et al., 1963; BLEICHER et al., 1964; KVAM u. STANTON,
1964; ERNESTI et al., 1965). Die Hemmung der in vivo mit Glucose, Glukagon
oder Leucin stimulierten IRI-Sekretion durch DIA ist dann schließlich sowohl
tierexperimentell als auch in Untersuchungen an gesunden Probanden und Patienten mit organischen oder funktionellen Hypoglykämien eindeutig nachgewiesen
worden.

Sehr anschaulich haben histologische Untersuchungen gezeigt, daß DIA tatsächlich die IRI-Sekretion hemmt, d.h. die Degranulierung der B-Zellen verhindert (CREUTZFELD et al., 1969). Bei Ratten stieg während der Infusion von AIS
in 3 bis 4 Std die Blutglucose auf Werte um 200 mg/100 ml. Die meisten B-Zellen

waren in dieser Zeit bereits völlig degranuliert. Wurde vorher DIA injiziert, war der Glucoseanstieg rascher und kräftiger, es kam aber nicht zur lichtmikroskopisch nachweisbaren Degranulierung. Die zusätzliche Infusion von Tolbutamid (125 mg DIA/kg i.v., 1,2 ml AIS/Std plus 2,5 mg Tolbutamid/kg/Std) hob den Hemmeffekt vollständig auf.

Dementsprechend bleibt bei Ratten das Serum-IRI bis zu 6 Std nach DIA i.v. trotz hoher Blutglucosekonzentrationen, die in der glucoseinfundierten Kontrollgruppe das IRI auf etwa 60 µE/ml steigen lassen, unter den Ausgangswerten (vgl. Tabelle 7) (Losert et al., 1966b; Tabachnick u. Gulbenkian, 1968). Auch im Pankreasvenenblut von Hunden, denen DIA (20 mg/kg/20 min) infundiert worden war, sank sowohl die ILA als auch das IRI innerhalb von 30 min um 75   80%, um bis zur 90. min wieder überschießend anzusteigen (Loubatieres et al., 1967c; Seltzer u. Crout, 1967). Dieses „rebound"-Phänomen ist aus Hemmversuchen mit Adrenalin bekannt (s. S. 181), dort steigt die IRI-Sekretion mit einer wenige Minuten dauernden Latenzzeit nach Infusionsende steil an. Es ist insbesondere auch deswegen interessant, da die B-Zelle nach vorhergehender Diazoxidhemmung auf bestimmte, sonst nicht oder nur gering wirkende Sekretionsreize empfindlicher reagiert. Injiziert man Mäusen, die auf Tolbutamid oder Chlorpropamid relativ schwach mit einem Serum-IRI-Anstieg reagieren, sowie Hunden vor der SH-Gabe DIA i.v. (mindestens 15 min vorher), dann wird nach der SH-Injektion IRI in weitaus stärkerem Maße sezerniert (Anderson et al., 1971; Gulbenkian et al., 1972).

In Untersuchungen am Menschen hat in erster Linie die Diazoxidwirkung bei Patienten mit insulinproduzierenden Tumoren interessiert. Soweit sie an gesunden Probanden überprüft wurde, zeigte sich nach i.v. Injektion oder Infusion ein schneller Anstieg der Blutglucose bei gleichbleibenden oder abfallenden IRI-Konzentrationen. Wurde zuerst Glucose infundiert und dann DIA i.v. gegeben, sank das Serum-IRI in 10 min auf Basalwerte (Graber et al., 1966; Fajans et al., 1966; Steinke u. Soeldner, 1968; Raptis et al., 1969). Bei 8 jungen Männern, die 4 bis 7 Tage mit 400—650 mg DIA und 8 mg Trichlormethiazid täglich p.os behandelt worden waren, kam es zu einer von Tagesdosis und Behandlungsdauer abhängigen ständig zunehmenden Verschlechterung der Glucosetoleranz. Nach Glucose i.v. oder p.os stieg das Serum-IRI nur zögernd auf submaximale Werte an (Seltzer u. Allen, 1969). Andererseits hemmte DIA in einer Studie an 5 Versuchspersonen, die zur Steigerung der Leucinempfindlichkeit 3 Tage mit 0,5 g Chlorpropamid täglich vorbehandelt worden waren, zwar völlig die mit Leucin (1,5 mMol/kg i.v.) stimulierte IRI-Sekretion, die sekretionssteigernde Wirkung von Arginin (30 g/30 min i.v.) blieb dagegen unvermindert erhalten (Fajans et al., 1967). Auch im Fall eines Patienten mit einem B-Zelladenom bei endokriner Polyadenomatose stieg das IRI nach Infusion von Arginin selbst unter 800 mg DIA/Tag stark an, während Glucose nicht mehr wirksam war (Assan et al., 1968). Diese Befunde verweisen nicht nur auf die unterschiedliche Wirkung von Glucose, Leucin sowie Arginin auf die B-Zellen, sondern lassen auch an einen adrenalinähnlichen Diazoxideffekt denken. Mit Adrenalin kann ebenfalls nur die leucinstimulierte, nicht aber die argininstimulierte IRI-Sekretion gehemmt werden (s. S. 182).

In vitro Studien haben die direkte sekretionshemmende Wirkung von DIA und einiger DIA-ähnlicher Thiazidderivate auf die B-Zelle gesichert. Die in vitro wirksamen Diazoxidkonzentrationen liegen dabei mit 5—50 µg/ml in dem Bereich, der beim Menschen nach 600 mg p.os (10—20 µg/ml), beim Hund nach 20 mg/kg/Std (20—25 µg/ml) und bei Ratten noch 5 Std nach 200 mg/kg p.os oder 100 mg/kg i.p. (115 bzw. 170 µg/ml) durchaus erreicht wird (Calesnick *et al.*, 1965; STAQUET *et al.*, 1965; SELTZER u. CROUT, 1967). Die glucosestimulierte IRI-Abgabe läßt sich, dies ist in Inkubations- und Perfusionsversuchen mit dem Pankreas oder isolierten Inseln von Maus, Ratte, Kaninchen, Hund und Zwergschwein nachgewiesen worden, je nach Versuchsmodell bis zu 75—95% hemmen. Eine der nicht stimulierten Basalsekretion entsprechende IRI-Abgabe bleibt immer bestehen, insbesondere haben Perfusionsexperimente gezeigt, daß die Hemmung nicht vollständig ist und trotz gleichbleibender Diazoxidkonzentration mit zunehmender Perfusionsdauer geringer wird. Die Hemmwirkung ist dosiskorreliert (FRERICHS *et al.*, 1966; HOWELL u. TAYLOR, 1966b; LOUBATIERES, 1966; MALAISSE u. MALAISSE-LAGAE, 1968b; FRERICHS, 1969; BASABE *et al.*, 1970; BURR *et al.*, 1971). Diazoxid, und das demethylierte Analog A025, hemmen an perfundiertem Rattenpankreas bei square-wave Stimulierung mit Glucose sowohl Sekretionsphase I als auch Phase II. Wird mit DIA vorher perfundiert, dann ist die IRI-Antwort auf den folgenden Glucosereiz verstärkt. Nach 9wöchiger oraler Diazoxidgabe sezerniert das 3 bis 4 Std nach der letzten Dosis isolierte und perfundierte Rattenpankreas weniger, 16 Std später aber eindeutig mehr IRI als Pankreata von Kontrolltieren (BASABE *et al.*, 1970; BURR *et al.*, 1971; LOUBATIERES-MARIANI *et al.*, 1973). Tolbutamid und andere SH heben wie in vivo die DIA-bedingte Hemmung praktisch völlig auf. Werden die B-Zellen des Rattenpankreas zunächst mit DIA gehemmt und anschließend mit Tolbutamid stimuliert, kommt es zur überschießenden IRI-Abgabe (FRERICHS *et al.*, 1966; FRERICHS, 1969). Diese in vitro Befunde bestätigen die Ergebnisse von Studien an Mäusen und Hunden (s. S. 196); die eigentliche Ursache dieses nach vorhergehender Sekretionshemmung erhöhten Funktionszustandes der B-Zelle bleibt aber unklar. Da nicht nur in der Phase I, sondern auch in der Phase II die IRI-Sekretion gesteigert ist, kann es sich nicht allein um die zusätzliche Abgabe von vorher angesammeltem IRI handeln. Es ist möglich, daß während der Hemmphase und bei fortbestehender Glucosestimulierung ein für den Sekretionsprozeß wichtiger Faktor zwar vermehrt gebildet, aber nicht verbraucht und dadurch angehäuft wird. In Frage käme unter anderem eine relative Konzentrationserhöhung des intrazellulären Ca^{++}, da DIA auch den nicht direkt mit der Emiocytose verbundenen Ca^{++}-Abstrom aus der B-Zelle hemmt und, möglicherweise, die Ca^{++}-Aufnahme durch Erleichterung der Bindung an intrazelluläre Membranen steigert. Als Resultat wäre der für die Sekretion wichtige Anteil an freiem Ca^{++} (s. S. 174; vgl. Abb. 7) dann erniedrigt (HELLMAN *et al.*, 1971; MALAISSE *et al.*, 1973).

Etwas zweifelhaft ist die Wirkung von DIA auf die mit Theophyllin oder Glukagon stimulierte IRI-Sekretion. Bei der Inkubation von Rattenpankreas schien DIA (50 µg/ml) nicht nur die Wirkung submaximaler Glucosekonzentrationen zu hemmen, sondern auch den additiven Effekt von Theophyllin. Der additive Stimulus des Glukagon wurde wahrscheinlich ebenfalls gehemmt, möglicherweise aber nur partiell. Ganz sicher blockierte DIA bei der Inkubation von Pankreas in glucosefreiem Puffer die allein mit Theophyllin stimulierte IRI-Abgabe aus glykogenreichen B-Zellen (FRERICHS, 1969). Andererseits war am in situ perfundierten Pankreas die mit Glukagon, Theophyllin oder cAMP (freie Säure oder db-cAMP) stimulierte Sekretion nicht oder nur gering zu beeinflussen (BASABE *et al.*, 1971).

Ähnliche Differenzen zeigen sich auch, wenn man die Untersuchungsergebnisse über die Wirkung von adrenergen Antagonisten auf die Diazoxidhemmung vergleicht. Am inkubierten Rattenpankreas, an dem Phentolamin oder Phenoxybenzamin die Adrenalinhemmung völlig beseitigen (Phentolamin aber auch eine eigene, geringe Hemmwirkung zeigt), wird die Wirkung von DIA durch diese beiden α-adrenergen Antagonisten praktisch nicht aufgehoben. Das β-Rezeptor blockierende Propranolol verstärkt jedoch die Hemmung der maximal glucosestimulierten IRI-Abgabe (Malaisse u. Malaisse-Lagae, 1968 b; Frerichs, 1969). Am perfundierten Pankreas oder bei der Perifusion von Pankreasstückchen zeigte sich aber, daß Phenoxybenzamin oder Phentolamin die Diazoxidhemmung des Glucosereizes abschwächen bzw. aufheben. Dabei entspricht die Wirkung von DIA plus Phentolamin bei niedriger, nicht stimulierender Glucosekonzentration dem durch Isoproterenol induzierten Sekretionsverlauf (Basabe et al., 1971; Burr et al., 1971).

Wirkungsmechanismus des Diazoxid

Die Ursache der Diazoxidhyperglykämie sowie des sie begleitenden Anstiegs von FFS und Ketonkörpern war zunächst nur in einer verstärkten Freisetzung von Catecholaminen und der dadurch beschleunigten Glykogenolyse, Gluconeogenese und Lipolyse gesehen worden (Tabachnick et al., 1965; Staquet et al., 1965). Die Ergebnisse der späteren Untersuchungen lassen sich unter diesem Gesichtspunkt allein aber nicht überzeugend erklären. Man muß vielmehr eine direkte pankreatische Wirkung des Diazoxid — Hemmung der Insulinsekretion — von einer extrapankreatischen Wirkung trennen. Diese nicht primär die B-Zellfunktion betreffenden Stoffwechseleffekte — gesteigerte Glykogenolyse, Gluconeogenese und Lipolyse — sind Ausdruck einer entweder diazoxidbedingten Stimulierung des Nebennierenmarkes und extraadrenaler catecholaminproduzierender Zellen, eines Synergismus mit Adrenalin und Noradrenalin, oder einer eigenen sympathicomimetischen Wirkung von Diazoxid.

Extrapankreatische Wirkung. Daß die Catecholamine eine wesentliche vermittelnde Rolle bei der Wirkung von DIA spielen können oder könnten, ist in vivo in einer Reihe verschiedener Untersuchungen gezeigt worden. So sind nach DIA i.v. bei Ratten und Hunden die Catecholaminkonzentrationen im Blut erhöht, der Anstieg ist jedoch dem Grad der Blutdrucksenkung korreliert (Staquet et al., 1965; Zarday et al., 1966). Ferner senkt die Injektion, aber auch die mehrtägige Verfütterung von DIA den Adrenalin- und Noradrenalingehalt von Nebennierenmark, Herzmuskel und anderen Organen und senkt den ^{14}C-Dopamin-Einbau in Catecholamine und deren Metabolite (Loubatieres et al., 1967; Symchowicz u. Korduba, 1968). Dies ließe sich als erhöhter Umsatz bei gesteigerter intraneuronaler Speicherfunktion und somit als Hinweis auf einen vermehrten Anfall biologisch aktiver Catecholamine deuten. Unter therapeutischen Dosen und nach DIA i.v. hat sich jedoch weder bei gesunden Versuchspersonen noch bei Patienten mit B-Zelltumoren eine dem Therapieeffekt oder der Hyperglykämie korrelierbare Erhöhung der Adrenalin- und Noradrenalinkonzentration im Blut oder eine vermehrte Ausscheidung von Catecholaminen und ihren Abbauprodukten mit dem Harn feststellen lassen (Drash et al., 1966; Seltzer et al., 1967; Fajans et al., 1968; Marks u. Samols, 1968; Porte, 1968). Im Gegenteil, bei einer Patientin mit multiplen endokrin aktiven Adenomen in Hypophyse, Schilddrüse, Nebenschilddrüse, Nebennieren und Pankreas ließ sich die drei Jahre nach bilateraler Adrenalektomie auftretende schwere Hypoglykämie mit Diazoxid (3 × 200 mg/Tag) gut beherrschen (Colwell u. Furey, 1968).

Die Beteiligung adrenerger Mechanismen an der Diazoxidhyperglykämie ist auch aus Versuchen mit pankreatektomierten oder alloxandiabetischen und adrenalektomierten oder hypophysektomierten Tieren abgeleitet worden. Einerseits ist die Wirkung von DIA nicht allein an eine intakte endokrine Pankreasfunktion gebunden, andererseits führt die Entfernung der Nebennieren oder der Hypophyse zur Aufhebung oder Abschwächung der Hyperglykämie. Die Angaben über die Auswirkung einer reinen Nebennierenmarkentfernung sind widersprüchlich, sie scheint bei Ratten die Wirkung von DIA oder dem Analog AO25 nur sehr gering zu beeinflussen (JANES et al., 1964; KVAM·u. STANTON, 1964; TABACHNICK et al., 1965; YABO et al., 1965; GRANT et al., 1970). Der verringerte hyperglykämische Diazoxideffekt muß auch nicht unbedingt Folge zu geringer Catecholamininkretion sein, sondern könnte durchaus auf einem nach Adrenalektomie oder Hypophysektomie eintretenden Mangel an Substrat (Glykogen bzw. G6P) und Enzym (G6P'ase) beruhen.

Statt einer adrenalininduzierten Glykogenolyse ist daher eine direkte glykogenolytische Wirkung des DIA (Hemmung der cAMP-Phosphodiesterase) als Ursache der Hyperglykämie angenommen worden (LOSERT et al., 1966; SCHULTZ et al., 1966). Dafür spricht auch, daß nach Blockierung β-adrenerger Rezeptoren mit unspezifischen (Hydergin) oder spezifischen Antagonisten (Isopropylmethoxamin, MJ 1999, Propranolol) sowohl die glykogenolytische als auch die proteolytische und lipolytische DIA-Wirkung — als deren unmittelbare Folge eine stimulierte hepatische Gluconeogenese angenommen werden kann — bei Mäusen, Ratten und Hunden stark abgeschwächt ist (KVAM u. STANTON, 1964; MENG u. KRONEBERG, 1965; TABACHNICK et al., 1965; TABACHNICK u. GULBENKIAN, 1968; WALFISH et al., 1970). Bei gesunden Probanden und Patienten mit einem B-Zelladenom scheint Propranolol außer den lipolytischen auch die kardialen Effekte des DIA aufheben zu können (BÖRNER et al., 1969).

Als zusammenfassende, die extrapankreatische Wirkung von Diazoxid zur Zeit befriedigend erklärende Hypothese kann folgende Annahme diskutiert werden (PORTE, 1968; TABACHNICK u. GULBENKIAN, 1968; WALFISH et al., 1970): Die Wirkung von Diazoxid auf Leber-, Fett- und Muskelgewebe entspricht einer Stimulierung adrenerger β-Rezeptoren. Diazoxid wirkt ferner bei hoher Dosis akut blutdrucksenkend, führt damit zur Aktivierung adrenerger Gegenregulationsvorgänge und potenziert anschließend die glykogenolytischen und lipolytischen Adrenalin- und Noradrenalineffekte.

Pankreatische Wirkung. Auch die diazoxidinduzierte Hemmung der IRI-Sekretion ließe sich, unter Berücksichtigung der Befunde zur Sekretionshemmung durch Catecholamine (s. S. 183), als indirekte über Adrenalin oder Noradrenalin vermittelte Wirkung ansehen. Das NA könnte dabei aus den reichlich in Langerhansschen Inseln vorhandenen terminalen sympathischen Nervenfasern stammen. Dieser Annahme widersprechen die Ergebnisse der in vitro Untersuchungen. Unter den Bedingungen des Tierexperimentes oder der Therapie mit DIA ist sie aber kaum auszuschließen.

Setzt man zunächst voraus, daß cAMP (d.h. über eine cAMP-abhängige Proteinkinase) auch in der B-Zelle die für den Ablauf zahlreicher intrazellulärer Reaktionen, insbesondere aber für den Sekretionsprozeß wesentlichen Zustandsänderungen herbeiführt, dann sind folgende Möglichkeiten zum Wirkungsmechanismus von Diazoxid zu diskutieren.

a) Während DIA extrapankreatisch als β-adrenerger Agonist wirkt, ist es an der B-Zelle α-adrenerg und hemmt wie Adrenalin oder Noradrenalin die ATP/cAMP-Cyclasereaktion. Da Blockade der β-Rezeptoren zu einem Überwiegen von α-Agonisten führt, erklärt dies die diazoxidpotenzierende Wirkung beispielsweise von Propranolol. Zugunsten dieser Hypothese sprechen zumindest die in vivo beobachteten Wirkungen von α-Antagonisten auf die Diazoxidhemmung des glucosestimulierten IRI-Anstiegs im Blut. Bei Ratten, Hunden, Stoffwechselgesunden und Patienten mit B-Zelltumoren mindern Phenoxybenzamin oder Phentolamin die mit DIA erzielte Hemmung der IRI-Sekretion (TABACHNICK

u. Gulbenkian, 1968; Porte, 1968; Blackard u. Aprill, 1967; Börner *et al.*, 1969). Die sich in diesem Punkt widersprechenden Ergebnisse der in vitro Studien könnten dagegen am besten in ein Vorstellungsschema passen, in dem DIA nicht allein als α-adrenerger, sondern zugleich auch als β-adrenerger Agonist auf die B-Zelle wirkt. Der Gesamteffekt, d.h. eine mehr oder minder starke Hemmung der IRI-Sekretion würde dann unter anderem von der vor Versuchsbeginn bestehenden oder induzierten Reaktionslage des adrenergen Systems abhängen.

b) Diazoxid stimuliert die cAMP-Phosphodiesterase, erniedrigt so die aktuelle cAMP-Konzentration in der B-Zelle und wäre damit ein direkter Gegenspieler der die IRI-Sekretion stimulierenden Methylxanthine. Die Ergebnisse der Untersuchungen über die DIA-Hemmung der Theophyllinstimulierung (s. S. 197) sind jedoch auch durch die Annahme einer diazoxidbedingten Hemmung der Adenylzyklase erklärt. Hinweis auf eine Aktivitätsminderung der Adenylatzyklase bzw. eine Aktivitätssteigerung der Phosphodiesterase sind Befunde über die erniedrigte Aktivität der cAMP-abhängigen Proteinkinase in Homogenaten aus Ratteninseln nach Vorinkubation mit Diazoxid (Montague u. Howell, 1973).

c) Diazoxid verhindert die Bildung von ATP. Entweder wie KCN oder Oligomycin durch Hemmung der oxydativen Phosphorylierung oder durch Aktivitätssteigerung ATP-spaltender Enzyme. Zwar haben Studien an intakten Mitochondrien aus Herzmuskelzellen und Mitochondrienfragmenten DIA als ATP'ase aktivierend und insgesamt Phosphorylierung-entkoppelnd gezeigt (Portenhauser *et al.*, 1971); ein solcher Wirkungsmechanismus würde aber nur die Hemmung der mit Glucose, Glukagon, Leucin oder Theophyllin stimulierten Sekretion erklären. Da Tolbutamid und Arginin (Fajans *et al.*, 1967) wirksam bleiben, müßte für diese Stimuli ein anderer, energieunabhängiger Sekretionsmechanismus gefordert werden.

d) Diazoxid interferiert in der B-Zelle mit den für die Aktivierung des sekretorischen Mechanismus erforderlichen Verschiebungen des intrazellulären Ca^{++}, d.h. mit der Translokation von gebundenem zu freiem Ca^{++}. Da DIA einerseits den Ca^{++}-Abstrom aus isolierten Ratteninseln vermindert (Malaisse *et al.*, 1973), andererseits aber, wie Experimente mit den Inseln der ob/ob-Maus gezeigt haben, die Ca^{++}-Aufnahme erhöht (Hellman *et al.*, 1971), wäre eine Erleichterung der intrazellulären Bindung von Ca^{++} an Membranen (vgl. Abb. 7) mit Erniedrigung des als Signalvermittlers für den Emiocytosevorgang wesentlichen freien Ca^{++}-pool denkbar.

Zu diesen hypothetischen Vorstellungen passen dann auch folgende Beobachtungen. Die IRI-Sekretion der insulinproduzierenden Zellen bestimmter Adenome und Carcinome des Humanpankreas und des transplantierbaren, ursprünglich aus dem Pankreas stammenden Tumors des Goldhamsters läßt sich nicht mit DIA hemmen (Bruns *et al.*, 1971; Gorden *et al.*, 1971; Hahn *et al.*, 1972; Lefebvre *et al.*, 1972; Creutzfeldt *et al.*, 1973). Elektronenmikroskopische Studien haben gezeigt, daß es sich in diesen Fällen um praktisch agranuläre Zellen enthaltende Adenome (Creutzfeldt *et al.*, 1973) oder, wie bei den Hamstertumoren (Falkmer *et al.*, 1969), um agranuläre bzw. wenige atypische Granula besitzende Zellen handelt. Normalerweise werden wahrscheinlich mehr als 99% des IRI durch Emiocytose von β-Granula sezerniert (Lit. s. Track *et al.*, 1974). Nur dieser Sekretionsweg könnte diazoxidempfindlich sein (Creutzfeldt *et al.*, 1969). Tumorzellen haben aber einen je nach funktioneller Entdifferenzierung mehr oder weniger ausgeprägten Defekt der granulären Insulinspeicherung und sezernieren daher IRI und einen relativ hohen Anteil von Proinsulin nichtemiocytotisch (Creutzfeldt *et al.*, 1973). Möglicherweise ist der dafür in Frage kommende Sekretionsprozeß Ca^{++}-unabhängig und nicht mit Diazoxid hemmbar.

Diazoxidtherapie bei organischer Hypoglykämie

Der erste Bericht über die Verwendung von Diazoxid in Fällen chirurgisch nicht angehbarer oder dem bisherigen therapeutischen Vorgehen gegenüber resistenter Hypoglykämien betraf ein Kleinkind mit einer mehrere Jahre bestehender leucinempfindlicher Hypoglykämie, das über viele Monate erfolgreich mit DIA behandelt werden konnte (DRASH u. WOLFF, 1964). In weiteren Therapieversuchen konnte die Hypoglykämie bei Patienten mit Inselzelladenomen und -carcinomen günstig beeinflußt werden (BLEICHER et al., 1964; ERNESTI et al., 1965; GOLDNER u. BLEICHER, 1965; LUNDVALL u. JOHNSON, 1965). Das Serum-IRI dieser Patienten war aber entweder nicht bestimmt worden oder es hatte sich unter DIA eine Senkung nicht nachweisen lassen. Man nahm daher, auch unter dem Eindruck tierexperimenteller Untersuchungen (s. S. 198), zunächst eine extrapankreatische Wirkung von DIA an.

Diesen Beobachtungen sind schnell zahlreiche weitere Arbeiten gefolgt. Bereits 1968 waren mehr als 100 Patienten wegen schwerer hypoglykämischer Symptome mit Diazoxid behandelt worden (Lit. s. BLACK, 1968); inzwischen ist die Kasuistik kaum noch zu übersehen und wäre, da über die Therapie mit DIA meistens nur noch im Zusammenhang mit anderen interessanten Befunden berichtet wird, wohl auch unvollständig. Außer insulinproduzierenden Inselzelltumoren, der leucinempfindlichen sowie der sogenannten idiopathischen Hypoglykämie des Kindesalters wurden Hypoglykämien unterschiedlichster Ätiologie behandelt: Hypoglykämien bei extrapankreatischen nicht-insulinproduzierenden Tumoren, bei Glykogenosen, Hypophyseninsuffizienz, schwerer Leberzellschädigung (Leberzirrhose, Pilzvergiftung) oder Postgastrektomiesyndrom, bei Hypoglykämien von Kindern diabetischer Mütter oder von Kindern mit foetaler Erythroblastose (Einzelheiten s. S. 204; Lit. s. BLACK, 1968; EHRLICH u. MARTIN, 1969; MARKS, 1973).

Die besten therapeutischen Ergebnisse, insbesondere auch während länger dauernder oraler Behandlung mit DIA, hatte man jedoch bei Patienten mit einer organischen Hyperinsulinämie. Dabei haben in Übereinstimmung mit den Ergebnissen experimenteller Studien die klinischen Beobachtungen an Patienten mit B-Zelladenomen oder B-Zellcarcinomen die IRI-sekretionshemmende Wirkung des DIA bestätigt (MARKS et al., 1965; DECOUR u. DEGENNES, 1966; FAJANS et al., 1966; GRABER, 1966; FRERICHS et al., 1968; MARKS u. SAMOLS, 1968; STEINKE u. SOELDNER, 1968; IRMER et al., 1969; KÜHNAU u. MARTIN, 1972; SHERMAN et al., 1972; CREUTZFELDT et al., 1973; FEDERSPIL et al., 1973; FRERICHS et al., 1973). Der Hemmeffekt läßt sich in vielen Fällen aber weniger an einer Senkung der in 10—20% der Fälle noch im Normbereich liegenden IRI-Konzentration des Nüchternserum nachweisen, als vielmehr an der Wirkung auf die mit Glucose, Glukagon oder Leucin stimulierte akute IRI-Abgabe der Tumorzellen — soweit diese überhaupt auf solche Stimuli ansprechen. Die glucose- oder leucininduzierte Sekretion ist praktisch immer hemmbar, die stimulierende Wirkung von Glukagon i.v. oft nicht oder nur zum Teil. Tolbutamid bleibt, zumindest in der diagnostisch allgemein verwendeten Dosierung (20 mg/kg i.v. bei Kindern, 1,0 g i.v. bei Erwachsenen) unverändert wirksam und führt auch unter therapeutisch ausreichender Diazoxiddosis immer zur schweren Hypoglykämie und exzessivem IRI-Anstieg. Die stimulierende Wirkung von Arginin wird meistens nicht gehemmt (Lit. s. FAJANS et al., 1968); in einzelnen Fällen ist aber über eine Hemmwirkung berichtet worden (POZZA et al., 1973).

Der Hemmeffekt von DIA auf andere Sekretionsreize als Glucose ist, wie auch die sehr unterschiedliche Empfindlichkeit der Tumorzellen auf die einzelnen Stimuli (Fajans et al., 1968), bei diesen Patienten im wesentlichen jedoch nur von theoretisch-experimentellem Interesse. Die Befunde erlauben im Rahmen der Vorstellungen über die Wirkungsweise sowohl dieser sekretionsstimulierenden Substanzen als auch des DIA selbst zur Zeit nur Hypothesen über den der unkontrollierten IRI-Sekretion zugrunde liegenden Defekt (Lit. s. Sherman et al., 1972; Creutzfeldt et al., 1973). Für rein klinische Belange kann die günstige therapeutische Wirkung des DIA in erster Linie aus der Besserung des Gesamtbefindens der Patienten und der Befreiung von hypoglykämischen Attacken, sehr gut aber auch aus der Änderung (Verschlechterung) der Glucosetoleranz beurteilt werden — sieht man ab von den Patienten, bei denen paradoxerweise bereits vor Therapiebeginn die Glucosetoleranz pathologisch vermindert ist (Tabelle 8).

Im allgemeinen sind zur Behandlung des Hyperinsulinismus Diazoxiddosen von 3—8 mg/kg/Tag p.os erforderlich (vgl. Tabelle 8). Haben 400—600 mg/Tag keinen befriedigenden Therapieeffekt, d.h. lassen sich bei annähernd gleichmäßig über den Tag verteilter normokalorischer Ernährung hypoglykämische Episoden nicht verhindern, dann bleibt auch die Dosiserhöhung meistens ohne Erfolg. Nur bei Kindern muß mit höheren Dosen gerechnet werden (s. S. 203). Soweit es sich nicht um metastasierende B-Zellcarcinome oder um Patienten handelt, bei denen trotz sorgfältigster chirurgischer Exploration und anschließender subtotaler Pankreasresektion der Tumor nicht gefunden konnte, ist ohnehin die Tumor-

Tabelle 8. Glucosetoleranz (K_G-Wert) vor und während der Therapie mit Diazoxid p.os und nach Entfernung des Insulinom bei 21 Patienten mit einer organischen Hypoglykämie (Patienten der Med. Univ.-Klinik Göttingen, 1964—1973)

Patient	Diazoxid mg/Tag	Vor Diazoxid	Unter Diazoxid	Post- operativ	Therapieeffekt insgesamt
Stu.	400	6,52	1,00	2,81	gut
Wall.	300	6,08	0,97	0,83	gut
Böh.	400	4,47	0,86	0,72	gut
Bök.	400	3,62	0,72	1,14	gut
Mur.	–	2,41	–	0,97	–
Schaa.	400	2,28	0,53	1,27	gut
Schau.	300	2,23	0,90	–	gut
Köt.	200—500	2,10	2,67	0,83	gering
Drag.	300	1,98	0,79	0,61	gering
Pet.	200	1,69	0,61	0,60	gut
Mey.	300	1,58	0,70	0,76	gut
Bal.	300	1,58	1,72	0,68	gut
Klei.	300	1,43	0,60	1,93/0,61	gut
Bran.	300—600	–	0,37	0,79	gut
Lep.	–	0,93	–	1,14	–
Elb.	200	0,91	path. oGTT	1,45	gut
Wöl.	400	0,86	0,65	0,68	gering
Müll.	300	path. oGTT	–	1.50	gering
Bend. [a]	–	0.83/0.79	–	1.37	–
Schra.	300—500	3,80	3,39/2,43	1,21	unwirksam
Rom. [b]	300—500	1,43	–	1,40/3,49	unwirksam

[a] Endokrine Polyadenomatose.
[b] B-Zellcarcinom, partielle Tumorresektion.

entfernung die anzustrebende therapeutische Maßnahme. Diazoxid sollte hier nur in der präoperativen diagnostischen Phase verwendet werden (FRERICHS et al., 1968; CREUTZFELDT et al., 1971).

In manchen Fällen zwingen Nebenerscheinungen (s. S. 205) zur Dosisreduktion oder zum Absetzen. Regelrechte Therapieversager kommen bei Insulinompatienten aber vor. Die Häufigkeit ist schwer zu schätzen, wahrscheinlich wird es sich um 5—10% der Patienten handeln (vgl. Tabelle 8). Vor allem sind es Patienten mit B-Zellcarcinomen, bei denen DIA unwirksam bleibt (MURRAY-LYON et al., 1968; BRUNS et al., 1971; GORDEN et al., 1971; PEARSON et al., 1972; BIANCHI-PORRO et al., 1973; CREUTZFELDT et al., 1973). Aber auch bei B-Zelladenomen sind Therapieversager beschrieben worden (GARCES et al., 1968; SALINAS et al., 1968; CREUTZFELDT et al., 1973). In einem sehr interessanten Fall hatte DIA zwar die basale IRI-Konzentration im Serum gesenkt, der IRI-Anstieg nach Glucose oral war unter der Therapie aber höher als vor DIA (BAILEY et al., 1970). Die Ursache der an Adenomgewebe auch in vitro (HAHN et al., 1972) und bei den insulinproduzierenden Tumoren des Goldhamsters (GORDEN et al., 1971; LEFEBVRE et al., 1971) nachzuweisenden Diazoxidresistenz bleibt letztlich unklar. Sie scheint mit dem Grad der funktionellen Entdifferenzierung der Tumorzellen zusammenzuhängen (s. S. 200). Soweit elektronenmikroskopische Untersuchungen vorgenommen werden konnten, enthielt die überwiegende Zahl der B-Zellen keine β-Granula (Typ IV nach CREUTZFELDT et al., 1973), war gemessen an der Entwicklung des ribosomalen endoplasmatischen Reticulum aber biosynthetisch hoch aktiv. Möglicherweise sezernieren diese Tumorzellen vorwiegend Proinsulin, da die Konversion zu Insulin hauptsächlich in den Granula abläuft, und benutzen dazu einen nicht diazoxidempfindlichen, nicht emiocytotischen Sekretionsweg (Lit. s. CREUTZFELDT et al., 1973; TRACK et al., 1974).

Die idiopathische leucinempfindliche Hypoglykämie der Kinder (Lit. s. FRERICHS u. CREUTZFELDT, 1965; CORNBLATH u. SCHWARTZ, 1966) ist eine weitere Indikation für einen Therapieversuch mit Diazoxid. In Frage kommen Patienten, die auf leucinarme Ernährung nicht ausreichend ansprechen oder Leucinmangelerscheinungen entwickeln. In einer Vielzahl von Arbeiten ist über die günstige Wirkung von DIA berichtet worden. Fast immer ließ sich auch nachweisen, daß DIA den sonst nach oraler Leucingabe zu erwartenden Anstieg des Serum-IRI verhinderte (DRASH u. WOLFF, 1964; POZZA et al., 1965; COMBS et al., 1966; CORNBLATH u. SCHWARTZ, 1966; GRANT et al., 1966; JAVIER u. GERSHBERG, 1966; MEREU et al., 1966; SAMOLS u. MARKS, 1966; BAKER et al., 1967; BOWER et al., 1967; GOODMAN et al., 1968; GREEN u. BERGER, 1968). Die effektive Dosis p.os liegt bei Kindern bis zu etwa 12 Jahren in einem Bereich von 6—20 mg/kg/ Tag. Während man das Therapieergebnis hinsichtlich der Beseitigung akuter hypoglykämischer Attacken immer als sehr gut beurteilt hat, sind die Urteile über Brauchbarkeit und Wirkung einer Langzeittherapie (Behandlungsdauer bis zu 3 Jahren) auf die Entwicklung von Kindern mit leucinempfindlichen sowie nicht-empfindlichen idiopathischen Hypoglykämien etwas widersprüchlich. Dies liegt einerseits an der unterschiedlichen Einschätzung der Gefahr und Häufigkeit von Nebenwirkungen (s. S. 205), andererseits aber wohl auch an dem Gesamtzustand der Kinder und den zur Zeit des Therapiebeginns schon bestehenden ZNS-Schäden (DRASH et al., 1966; GOODMAN et al., 1968; GREEN u. BERGER, 1968; MARKS u. SAMOLS, 1968).

Uneins ist man bei der Beurteilung der Wirkung von DIA, insbesondere auch des Wirkungsmechanismus, in Behandlungsversuchen an Patienten mit funktionellen, nicht als Folge überschießender oder unkontrollierter IRI-Sekretion auftretender Hypoglykämien. Hier scheint nicht allein der B-Zell hemmende, sondern vor allem der extrapankreatische glykogenolytische und gluconeogenetische Effekt eine Rolle zu spielen. Die bei mehrstündigem Fasten auftretende Hypoglykämie läßt sich nämlich nicht beeinflussen, nur die postprandiale Hyperglykämie wird gesteigert und zeitlich verlängert. Beschrieben worden sind mehrjährige Therapieerfolge bei Patienten mit funktioneller Hypoglykämie unklarer Ätiologie (FEDERSPIL et al., 1973), mäßig günstige Wirkungen bei Kindern mit einer Glykogenose Typ I (G6P-Phosphatasedefekt) und Glykogenose Typ III (Amylo-1,6-Glucosidase Defekt) (SAMOLS u. MARKS, 1966; SPERGEL u. BLEICHER, 1966; DRASH et al., 1968; RENNERT u. MUKHOPADHYAY, 1968) sowie sehr unterschiedliche Wirkungen bei Kindern mit einer idiopathischen ketotischen, nicht glukagonempfindlichen Hypoglykämie (ROSENBLOOM, 1972).

Nur zur Ergänzung der Kasuistik sei auf einige weitere Fälle verwiesen, bei denen Diazoxid vorübergehend zur Hypoglykämietherapie bzw. zur Stabilisierung der Blutglucose verwendet worden ist: Zwei gastrektomierte Patienten mit schweren reaktiven, selbst nach kleinsten Mahlzeiten auftretenden Hypoglykämien wurden bis zu 5 Monate behandelt (MARKS u. SAMOLS, 1968). Ein Kind mit Hypoglykämie bei hypophysärem Zwergwuchs entwickelte am 5. Behandlungstag eine diabetische Ketoacidose; DIA wurde dann abgesetzt (DRASH et al., 1966). Und schließlich behandelte man mit Erfolg vorübergehend auch ein Kind mit Hypoglykämien, die eine foetale (RH) Erythroblastose begleiteten (CENTA, 1973). Dies ist eine häufige Komplikation der Erythroblastose (Lit. s. BARRETT u. OLIVER, 1968). Die Hypoglykämie beruht hier wahrscheinlich auf passageren reaktiven Hyperinsulinämien, die wiederum auf eine als Folge ständiger Insulininaktivierung im Blut entstehender, einer funktionellen Anpassung entsprechender Inselzellhyperplasie zurückgeführt werden könnte (STEINKE et al., 1967).

Weit interessanter sind Berichte über die Verwendung von Diazoxid in der Behandlung der durch extrapankreatische, nicht insulinproduzierende Tumoren verursachten Hypoglykämie. In dem ersten der beschriebenen Fälle — einer Patientin mit einem ausgedehnten, intrahepatisch wachsenden Cholangiom — konnten wiederholt auftretende hypoglykämische Anfälle mit sehr niedriger Diazoxiddosis (3 × 50 mg/Tag) verhindert werden (LEBACQ et al., 1967). Der Tumor produzierte weder IRI noch einen insulinähnlichen Faktor. Bei drei weiteren Patienten mit Tumorhypoglykämie (Fibrosarkom, multiloculäres Leberzellcarcinom, Hämangiopericytom) beeinflußte DIA in Dosen von 400—600 mg/Tag die Blutglucose nur in Kombination mit einer Glucocorticoid- oder STH/Corticoid-Behandlung (MITCHELL et al., 1968; ROSSELIN et al., 1967). Es ist zweifelhaft, ob der Therapieeffekt in diesen Fällen wirklich auf Diazoxid zurückgeführt werden kann. Sehr viel wahrscheinlicher ist, daß unter der gleichzeitigen Corticoid-Therapie die bei der Tumorhypoglykämie gehemmte Gluconeogenese der Leber normalisiert oder gesteigert wurde. Für diese Annahme sprechen auch Ergebnisse der Untersuchungen an einem Patienten mit intrahepatischem Fibrosarkom und schweren Hypoglykämien, bei dem 400 mg DIA/Tag wirkungslos blieb, 36 mg Methylprednisolon täglich aber zu erhöhten Blutglucosewerten und zu einer mehrmonatigen, eindeutigen Besserung des Krankheitsbildes führte (FRERICHS et al., 1969). Denn meistens ist nur über eine sehr ungenügende Beeinflussung der Tumorhypoglykämie mit Diazoxid, im Vergleich zur Therapie des Hyperinsulinismus auch bei höchster Dosierung (800 mg/Tag), berichtet worden (JACOB et al., 1967; DRASH et al., 1968; FIELD et al., 1968; PORTE, 1968; SHAMS et al., 1968; STEINKE u. SOELDNER, 1968).

Die eigentliche Ursache der Tumorhypoglykämie ist unbekannt. Eine Insulinproduktion nichtpankreatischer Tumoren scheint jedoch für die überwiegende

Zahl der Fälle ausgeschlossen, so daß in erster Linie neben vermehrter Glucoseaufnahme des Tumorgewebes eine Hemmung der Glucoseabgabe der Leber und insbesondere die Kombination beider diskutiert werden muß (Lit. s. FROESCH et al., 1968; FRERICHS et al., 1969; SILVERSTEIN, 1969). Es ist daher durchaus vorstellbar, daß DIA bei Tumorhypoglykämien — aber auch bei funktionellen Hypoglykämien anderer Genese — nur dann zur Normalisierung der Blutglucose führt, wenn die durch eine Drosselung der Insulinsekretion erreichbare Verminderung der Glucoseaufnahme peripherer Gewebe ausreicht, den Ausfall der Glucogenese der Leber oder den Glucosebedarf insulinunempfindlicher Gewebe (Tumorzellen) zu kompensieren.

Nebenwirkungen der Diazoxidtherapie

Die *blutdrucksenkende Wirkung* des Diazoxid kann, da bei der Behandlung der Hypoglykämien der hyperglykämische Effekt beabsichtigtes Therapieziel ist, als Nebenwirkung bezeichnet werden. Sie ist bei normotensiven Patienten ohnehin sehr gering (s. S. 192), macht sich meistens nur als kurz dauernde orthostatische Hypotonie bemerkbar und ist bei den oft übergewichtigen, hypertonen Insulinom-Patienten sogar erwünscht. Andere Nebenwirkungen, die zum Absetzen des Präparates zwingen, treten jedoch im Vergleich zu den diuretisch wirkenden Thiaziden häufiger auf.

An erster Stelle der ernsten Nebenwirkungen stehen toxische oder allergotoxische *Knochenmarksschäden* mit Thrombozytopenie, Leukozytopenie oder Erythrozytopenie des peripheren Blutes (COMBS et al., 1966; BAKER et al., 1967; WALES u. WOLFF, 1967; IRMER et al., 1969; FRERICHS et al., 1973). Sie sind auch von der Thiazidbehandlung bei Kindern bekannt (Lit. s. SCHOTLAND u. GRUMBACH, 1963). Diese Blutbildveränderungen sind nach Verringerung der Dosis oder Beendigung der Therapie reversibel. Verhältnismäßig häufig hat man auch schwere *ketoazidotische oder nichtketotische hyperosmolare Hyperglykämien* beobachtet; vor allem bei Kindern mit leucinempfindlichen idiopathischen Hypoglykämien, in einzelnen Fällen auch bei Hochdruckpatienten während der Verwendung von DIA als Antihypertensivum, und bei jugendlichen Diabetikern, denen DIA im Rahmen wissenschaftlicher Untersuchungen gegeben worden war (DRASH et al., 1966, 1968; GRANT et al., 1966; GREEN u. BERGER, 1968; STEINKE u. SOELDNER, 1969; UPDIKE u. HARRINGTON, 1969; ROBB, 1969; BALSAM et al., 1971; CHARLES u. DANFORTH, 1971; HARRISON et al., 1972). Zusammen mit der Retention von Natrium kann es zu starker Wasserretention mit *Ödemeinlagerungen* kommen, jedoch läßt sich dies durch die zusätzliche Gabe eines Saluretikum vermeiden. Weit gefährlicher sind die schwer beherrschbaren, allerdings seltenen *Herzrhythmusstörungen*. Es handelt sich dabei häufig um supraventrikuläre Tachycardien, bei denen gleichzeitig eine *Myokardinsuffizienz* mit Cardiomegalie auftreten kann. Sie scheinen auch nach sofortiger Beendigung der DIA-Behandlung nur sehr langsam abzuklingen und sich äußerst therapierefraktär zu verhalten (THOMPSON et al., 1962; OKUN et al., 1963; WÖLFER et al., 1963; APPLEYARD, 1968; MURRAY-LYON et al., 1968; BÖRNER et al., 1969; IRMER et al., 1969; FRERICHS et al., 1973). Als Ursache werden Folgeerscheinungen der Hypernatrie, vor allem aber direkte adrenerge Diazoxideffekte diskutiert, da sich in einigen Fällen Tachycardie und Herzinsuffizienz unter der Behandlung mit einem β-Rezeptorblocker schnell besserten (APPLEYARD, 1968; BÖRNER et al., 1969). Ferner sind zu nennen *gastrointestinale Nebenerscheinungen* mit Anorexie, Nausea und Vomitus sowie die als Nebenwirkung aller Benzothiadiazinderivate sehr bekannte Erniedrigung der *Harnsäure-Clearance* mit einem Anstieg der Harnsäurekonzentration im Blut (Thompson et al., 1962; Bartorelli et al., 1963; Drash et al., 1968; Frerichs et al., 1973).

Eine ungefährliche Nebenerscheinung ist bei Frauen das Auftreten eines starken *Hirsutismus*, bei Kindern einer *Hypertrichosis lanuginosa*. Die Ursache ist völlig ungeklärt. Soweit der Steroidhormon-Stoffwechsel während der Therapie mit DIA untersucht worden ist, haben sich wesentliche Veränderungen nicht nachweisen lassen (Okun et al., 1963; Mereu et al., 1966; Samols u. Marks, 1966; Baker et al., 1967; Bower et al., 1967; Appleyard, 1968; Drash et al., 1968; Green u. Berger, 1968; Irmer et al., 1969; Frerichs et al., 1973). Bei 8 diazoxidbehandelten Kindern mit zum Teil generalisierter Hypertrichose fanden sich keine Korrelationen zwischen klinisch-chemischen Befundsänderungen unter DIA und histochemischen Befunden an den Haarfollikeln (Koblenzer u. Baker, 1968). Diazoxid scheint nach diesen Untersuchungen direkt die Aktivität des Haarfollikels in der anagenen Phase zu stimulieren.

Schließlich sei noch darauf hingewiesen, daß nach mehrmonatiger Behandlung mit DIA eine Verminderung der *Immunglobulinfraktionen* IgG und IgA aufgetreten sein soll (Baker u. Miller, 1967; Baker et al., 1967; Marks u. Samols, 1968; Kühnau u. Martin, 1972). Eine erhöhte Infektanfälligkeit scheint jedoch in keinem der Fälle bestanden zu haben.

f) Hydantoine

Es ist seit langem bekannt, daß Diphenylhydantoin (DPH) in hohen Dosen (25 mg/kg i.v. oder i.p.) bei Hunden, Kaninchen oder Ratten Hyperglykämien erzeugt. Dabei war die Glucoseaufnahme extrahepatischer Gewebe vermindert, die hepatische Glucogenese sowie die Lipolyse im Fettgewebe gesteigert (Belton et al., 1965; Sanbar et al., 1967). Den Extremfall der Wirkung dieser Substanz auf den Glucosestoffwechsel kennzeichnen Berichte über den Zusammenhang von hochdosierter DPH-Therapie oder DPH-Intoxikationen mit der Entwicklung eines hyperosmolaren nichtketotischen diabetischen Koma (Klein, 1966; Dahl, 1967; Goldberg u. Sanbar, 1969). In daraufhin vorgenommenen Untersuchungen ist dann bei DPH-behandelten Patienten und bei gesunden Versuchspersonen eine pathologische Glucosetoleranz mit vermindertem reaktiven Anstieg des Serum-IRI nach Glucose p.os oder i.v. nachgewiesen worden; die Glucosetoleranz normalisierte sich völlig nach Absetzen des DPH (Peters u. Saman, 1969; Fariss u. Lutcher, 1971). In den Studien an stoffwechselgesunden Probanden (Glucose-dauerinfusion bis zu 150 min) war eine Dosierung von 3×200 mg DPH tgl. über 3 Tage sowie 2 Std vor Versuchsbeginn nochmals 200 mg p.os für die IRI-Sekretion hemmende Wirkung erforderlich. Die DPH-Konzentration im Serum lag während des Versuches mit 13—32 µg/ml in dem auch bei Patienten mit einem Anfallsleiden als wirksam geltenden oberen therapeutischen Bereich (Malherbe et al., 1972). Lagen die bei Kindern oder Jugendlichen therapeutisch effektiven Serumkonzentrationen des DPH jedoch unter 20 µg/ml, im Mittel bei 5—10 µg/ml, dann hat man eine Verschlechterung der Glucosetoleranz und eine Beeinflussung der IRI-Sekretion aber nicht feststellen können (Treasure u. Toseland, 1971; Cummings et al., 1973).

Noch umstritten ist auch die Wirkung von DPH bei Patienten mit Insulinomen. In einer (hohen) Dosierung von 600—800 mg/Tag vermindert DPH zwar die Bereitschaft, auf eine Hypoglykämie mit Krampfattacken zu reagieren, das basale Serum-IRI wird jedoch nicht und der Anstieg des IRI nach Stimulierung mit Glucose nur gering oder auch nicht beeinflußt. DPH scheint bei weitem nicht so wirksam wie Diazoxid (Lit. s. Hofeldt et al., 1974).

In vitro Untersuchungen mit dem perfundierten Rattenpankreas (LEVIN *et al.*, 1970, 1972) sowie mit Pankreasstückchen oder isolierten Inseln (KIZER *et al.*, 1970) haben dann gezeigt, daß DPH dosisabhängig (7,5—75 µg/ml) die stimulierende Wirkung von Glucose und, im Gegensatz zu Diazoxid, auch Tolbutamid hemmen kann. DPH hemmt in genügend hoher Konzentration am perfundierten Pankreas (square-wave Stimulierung) beide Sekretionsphasen praktisch vollständig. Bei der Inkubation isolierter Inseln läßt sich die Hemmung mit K^+ oder Ouabain aufheben. Ferner senkt DPH die Aufnahme von ^{22}Na in die Inselzellen. Die Oxydation von ^{14}C-Glucose zu CO_2 wird aber nicht beeinflußt.

Diese Befunde lassen vermuten, daß DPH entweder den oder einen der letzten Schritte der IRI-Sekretion durch Änderungen des Ruhemembranpotentials der B-Zelle (gesteigerter Na^+-Auswärtstransport), durch Änderungen der Na^+-abhängigen Ca^{++}-Aufnahme und der intrazellulären Ca^{++}-Verteilung (s. S. 173), oder aber durch nutzlosen ATP-Verbrauch (Steigerung der Na/K-abhängigen ATP'ase) hemmt (Lit. s. KIZER *et al.*, 1970; LEVIN *et al.*, 1972). Voraussetzung für diese Annahmen sind im wesentlichen Studien über die stimulierende Wirkung von DPH auf die Aktivität der Na/K-ATP'ase und das Ruhepotential der Muskelzellmembran und dem davon abhängigen Elektrolyt- und Monosaccharidtransport (Lit. s. BIHLER *et al.*, 1971; WILLIAMS *et al.*, 1971).

g) Hemmstoffe der Proteinsynthese (Actinomycin, Puromycin, Cycloheximid)

Die Wirkung von Hemmstoffen der Proteinbiosynthese auf die B-Zellfunktion ist aus folgendem Grund von Interesse. Führt eine Hemmung der Insulinsynthese innerhalb kürzerer, im in vitro Experiment realisierbarer Zeit zur Verringerung der IRI-Sekretion, dann kann dies a) Hinweis sein auf ein oder mehrere am Sekretionsprozeß direkt beteiligte Peptide oder Proteine, die rasch verbraucht und daher ständig neu bereitgestellt werden müssen, oder b) die Hypothese von einem neben der Emiocytose der β-Granula bestehenden Sekretionsweg stützen. Außer Insulin könnte vor allem Proinsulin auf diesem Weg die normalerweise mindestens etwa 90 min dauernde Phase von Granulaspeicherung, Proinsulinkonversion und Emiocytose umgehen und unmittelbar nach der Synthese sezerniert werden. Die Ergebnisse von klinischen, morphologischen und biochemischen Untersuchungen an nichtgranulierten B-Zelladenomen haben auf diese Möglichkeit aufmerksam gemacht (s. S. 200, Lit. s. CREUTZFELDT *et al.*, 1973).

Von den im allgemeinen verwendeten Antibiotika Actinomycin A oder D, Puromycin und Cycloheximid eignet sich für Hemmversuche an exokrin oder endokrin sezernierenden Zellen das letztere am besten. Während Actinomycin die m-RNS Bildung hemmt und Puromycin die an den Ribosomen gebildeten Peptidketten entkoppelt, unterbricht Cycloheximid wahrscheinlich sehr spezifisch nur die Aminosäureübertragung von der t-RNS zur Peptidkette (ENNIS u. LUBIN, 1964). Puromycin hat weitere Stoffwechseleffekte; es scheint die cAMP-Phosphodiesterase hemmen zu können und hemmt, zumindest in exokrinen Pankreaszellen, den Transport der Zymogengranula (Lit. s. JAMIESON u. PALADE, 1968). Weder Actinomycin-D noch Puromycin oder Cycloheximid beeinflussen die glucosestimulierte IRI-Abgabe des inkubierten Rattenpankreas (MALAISSE *et al.*, 1968d; FRERICHS, 1969; FRERICHS u. CREUTZFELDT, 1971). Nur in Perfusionsversuchen hemmt Puromycin, insbesondere aber Cycloheximid, partiell die nach der initialen Sekretionsphase ständig steigende IRI-Sekretion (CURRY *et al.*, 1968; CURRY, 1971). Wird statt normalem Pankreas aber Pankreas Tolbutamid-vorbehandelter Ratten inkubiert, in dem die B-Zellen fast völlig degranuliert sind und alle morphologischen Zeichen gesteigerter Proteinsynthese aufweisen, dann kann Cycloheximid die IRI-Abgabe um etwa 30% verringern. Die Synthesehemmung eines sich im Sekretionsprozeß ständig verbrauchenden Protein durch Cycloheximid ist wenig wahrscheinlich, da dann eine stärkere Hemmung der Sekretion normal granulierter B-Zellen zu erwarten wäre (FRERICHS et al., 1971; FRERICHS u. CREUTZFELDT, 1971).

Cycloheximid hemmt in derartigen Versuchen den Einbau von ^{3}H-Leucin in Proinsulin bzw. Insulin praktisch vollständig. Da ferner ein kleiner Teil des Biosyntheseproduktes in kürzerer als der normalen Passagezeit der β-Granula im Inkubat auftaucht, und da in diesem Teil das PI/I-Verhältnis im Vergleich zum wahrscheinlich emiocytotisch sezernierten Anteil zugunsten des PI verschoben ist, können die B-Zellen, zumindest aber Tolbutamid-degranulierte B-Zellen (Lit. s. TRACK et al., 1974) und wahrscheinlich auch B-Zellen bestimmter Insulinome (Lit. s. CREUTZFELDT et al., 1973) Insulin unter Umgehung der β-Granula durch Emiocytose von PI und I enthaltenden Vesikeln unmittelbar nach der Synthese sezernieren.

h) Mitosehemmer u.a.
(Colchizin, Vinblastin, D$_2$O, Cytochalasin)

Daß die Emiocytose der β-Granula der wesentliche, wenn auch nicht allein mögliche (s. S. 207) Weg ist, auf dem Insulin die B-Zelle verläßt, war zunächst nur aufgrund elektronenmikroskopischer Beobachtungen gefordert worden (Lit. s. LACY, 1967). Weitere morphologische Studien haben diese Annahme dann stützen können und haben sogar erlaubt, die bei der Emiocytose der Granula vorübergehend bestehenden winzigen Öffnungen in der Zellwand sichtbar zu machen (ORCI et al., 1973). Als dann noch gezeigt werden konnte, daß Colchizin in vitro die glucosestimulierte IRI-Abgabe hemmt (LACY et al., 1968), ließ sich das intrazelluläre System von Mikrotubuli und membrannahem Netz aus Mikrofilamenten als räumlicher Transportvermittler mit in diese Hypothese übernehmen (Lit. s. LACY et al., 1972; ORCI et al., 1972; MALAISSE, 1973a). Orientieren konnte man sich dabei an den Ergebnissen von Studien über die Wirkung von Colchizin, Vinblastin oder Vincristin (irreversible Zerstörung der mikrotubulären Mitosespindel), von schwerem Wasser, D$_2$O (reversible funktionelle Stabilisierung der Mikrotubuli) (Lit. s. BORISEY u. TAYLOR, 1967; MARSLAND u. HECHT, 1968; BENSCH u. MALAVISTA, 1969; THOA et al., 1972) und von Cytochalasin B (Änderung der Raumstruktur des mikrofilamentären Netzes) auf die Zellfunktion und insbesondere auf die mit der Sekretion aus Zellen verbundenen Vorgänge. Cytochalasine (A, B, C, D) sind aus verschiedenen Stämmen von Fungi imperfecti isoliert worden (ROTHWEILER u. THAMM, 1966; ALDRIDGE et al., 1967). Generell haben sie cytostatische und antibiotische Eigenschaften, werden aber nur experimentell verwendet. Cytochalasin B spielt dabei eine Rolle in Untersuchungen derjenigen Zellfunktionen, für die intakte mikrofilamentäre membrannahe Strukturen wesentlich sind (Lit. s. WESSELS et al., 1971; THOA et al., 1972; LACY et al., 1973).

Als Beispiel für die Ergebnisse der in diesem Zusammenhang interessierenden Studien an der B-Zelle (Lit. s. MALAISSE, 1973a) seien folgende Befunde genannt. a) Colchizin (0,01—1,0 mM) und Vincristin (0,01 mM) hemmen — eine 90 min-Vorinkubation ist erforderlich — die mit Glucose stimulierte IRI-Sekretion von Rattenpankreasstückchen und isolierten Inseln. Der Colchizineffekt scheint dosiskorreliert. Die Hemmung ist irreversibel. Die Ca^{++}-Aufnahme in die Inselzellen bleibt unbeeinflußt; auch der Einbau von ^{3}H-Leucin in Zellproteine und in die

Proinsulin/Insulin-Fraktion ist nicht oder nur ganz gering vermindert (MALAISSE *et al.*, 1971). Bei der Perifusion hemmt Vinblastin (0,1 mM) beide Sekretionsphasen, Colchizin möglicherweise jedoch nur die Phase II. Dieser Befund ließe sich damit erklären, daß unter dem Einfluß von Vinblastin auch die bereits in Membrannähe an den Mikrotubuli befindlichen Granula (acute-release-pool, s. S. 147) immobilisiert werden, Colchizin jedoch mehr mit der „Bindung" der Granula an die Tubuli und daher mit späteren Phasen der Sekretion interferiert. Dafür spräche auch, daß nur Colchizin die rasche monophasische IRI-Sekretion während Stimulierung mit Tolbutamid nicht hemmen kann (LACY *et al.*, 1972). b) Die Hemmwirkung von D₂O (25% v/v bei der Inkubation, 100% v/v bei der Perifusion) entspricht der von Vinblastin, Vincristin oder Colchizin. Sie ist aber nach einer Ruhepause von 10 bis 15 min voll reversibel; und auch elektronenmikroskopisch zeigen sich in den B-Zellen nicht die auf eine Zerstörung der Mikrotubuli hinweisenden Veränderungen (MALAISSE *et al.*, 1971; LACY *et al.*, 1972). c) Ganz im Gegensatz zu diesen sekretionshemmend wirkenden Stoffen kann mit Cytochalasin B die IRI-Sekretion verstärkt werden. Die Basalsekretion bleibt unbeeinflußt, CCB steigert aber eindeutig die mit Glucose, Glukagon, Theophyllin oder Sulfonylharnstoffen stimulierte Sekretion inkubierter isolierter Inseln (ORCI *et al.*, 1972), perifundierter Inseln (LACY *et al.*, 1973) oder des perfundierten Pankreas (VAN OBBERGHEN *et al.*, 1973). Die Wirkungsverstärkung des Glucosestimulus — dies gilt aber auch für andere Stimuli — entspricht dabei einer Linksverschiebung der Dosis/Wirkungskurve, d.h. CCB scheint die Reizschwelle zu erniedrigen bzw. den Sekretionsvorgang zu erleichtern. Im Perfusionsexperiment wirkt CCB dementsprechend sowohl bei monophasischem als auch biphasischem Sekretionsverhalten wirkungsverstärkend. Nach Zerstörung oder Stabilisierung der Mikrotubuli mit Vinblastin oder D₂O ist CCB unwirksam (ORCI *et al.*, 1972; LACY *et al.*, 1973). Die ultrastrukturellen Veränderungen CCB-inkubierter B-Zellen betreffen, neben einer Erweiterung des Extrazellulärraumes der Inselzellen, das netzartig unter der Zellmembran liegende System von Mikrofilamenten. Die Mikrofilamente sind bereits nach 30 min zu dichten, oft weit in das Cytoplasma reichenden Massen verklumpt. Dazwischen liegen bis dicht an die Zellwand reichend und hier zum Teil emiocytotisch mit ihr verschmelzend die β-Granula. CCB scheint also tatsächlich durch Beseitigung des als Barriere wirkenden mikrofilamentären Netzes die Emiocytose zu erleichtern (Lit. s. VAN OBBERGHEN *et al.*, 1973).

Aus der Verbindung dieser morphologischen mit den sekretionsanalytischen Befunden ist das Konzept des translocator-releaser System entwickelt worden: Mikrotubuli sind (aktiv transportierende?) Leitschienen für die Sekretionsgranula in Richtung Zellwand. Die Mikrofilamente vermitteln den Kontakt von Granulamembran und Zellmembran, so daß es zur Verschmelzung und Emiocytose des Granulum kommen kann. Die Transportaktivität der Mikrotubuli, deren Funktionsmechanismus dem der Aktin-Myosinfilamente entsprechen könnte und damit von der Geschwindigkeit einer cAMP-gesteuerten Phosphorylierung abhängig wäre, wird schließlich von der Konzentration des freien intrazellulären Ca^{++} moduliert (Lit. s. MALAISSE, 1973a). Dieses Konzept ist mit den meisten der zur Zeit diskutierten Hypothesen über den Wirkungsmechanismus verschiedener Gruppen von Sekretionsstimuli vereinbar. Ergebnisse einzelner Arbeiten zeigen jedoch Ansätze zu widersprüchlichen Auffassungen. a) Colchizin sowie Glutarsäure und einige ihrer Derivate sind Aldoreduktasen-Inhibitoren und hemmen die IRI-Sekretion des perfundierten Rattenpankreas entsprechend ihrer Hemmwirkung auf Sorbit-DH (die allerdings aus einem Homogenat des gesamten Pankreas präpariert wurde). Sorbit hebt die Hemmung auf (GABBAY u. WAH JUN

Tze, 1972). Wenn bestätigt werden kann, daß der Glucose/Sorbit/Fructose-Weg in die Vermittlung des sekretionsauslösenden Glucosesignals eingeschaltet ist, müßten zumindest die Colchizin betreffenden Vorstellungen anders diskutiert werden. b) CCB stimuliert nicht nur die IRI-Sekretion (maximaler Effekt bei 10 µg/ml), sondern ist bei höheren Konzentrationen (50 µg/ml) zunächst wirkungslos und führt dann sogar zu einer reversiblen Hemmung (200 µg/ml) der glucosestimulierten Sekretion isolierter Ratteninseln (Schauder u. Frerichs, 1974). c) D_2O hemmt die durch Theophyllin zugunsten des freien Anteils beeinflußten Verschiebungen zwischen strukturgebundenem und nicht gebundenem Ca^{++} (Malaisse, 1973b). Auch aus diesem Befund könnte Zweifel an der Bedeutung der Mikrotubuli für den Sekretionsprozeß entstehen; nicht allerdings Zweifel an der Auswirkung des membranstabilisierenden D_2O-Effektes.

i) Varia (stimulierend oder hemmend wirkende Stoffe)

Hier soll noch, ohne damit das ganze Gebiet von Stimulierung und Hemmung der IRI-Sekretion wirklich abschließend behandeln zu können, auf Studien aufmerksam gemacht werden, deren Ergebnisse in Diskussionen über Glucorezeptoren der B-Zellwand und über die Bedeutung der Glucoseoxydation sowie den begleitenden Umsatzänderungen der Dinucleotidcofaktoren mit verwendet werden müssen.

Thiolgruppen-Reagenzien. Jodacetat und Jodacetamid (JAA) gehören in eine Untergruppe dieser Substanzen. In Untersuchungen an verschiedenen Sekretionsmodellen zeigte sich, daß sie in Konzentrationen zwischen 0,1 und 5,0 mM die mit Glucose stimulierte IRI-Sekretion hemmen (Georg et al., 1971; Kanazawa et al., 1971) und zugleich, ohne direkte Korrelation zum Grad der Sekretionshemmung, die Glucoseoxydation sowie den ATP-Gehalt der Inselzellen verringern (Georg et al., 1971; Hellman et al., 1971; Ashcroft et al., 1972). Diese Effekte sind im allgemeinen mit einer Hemmung der Glyceraldehyd-3-P-Dehydrogenase erklärt worden. Interessanterweise hemmen aber einige Thiolreagenzien aus der Gruppe der organischen Quecksilberverbindungen [Chloromercuribenzoat, Chloromercuribenzen-sulfonat (CMBS), u.a.] die IRI-Abgabe isoliert perifundierter Inseln nicht, sondern stimulieren die Sekretion in niedrigen Konzentrationen mit und ohne Glucosereiz. Der Glucosetransport in die Inselzellen und die Glucoseoxydation wird nach längerer Exposition dann gehemmt (Bloom et al., 1972). Es ließ sich ferner nachweisen, daß CMBS zunächst rasch an die Inselzellwand gebunden wird und anschließend langsam die Wand durchdringt und sich in der Zelle anreichert. Die Bindung konnte mit L-Cystein aufgehoben werden (Hellman et al., 1973a). Weitere Studien zeigten dann, daß JAA in niedrigeren (0,03—0,1 mM) als den sonst verwendeten Konzentrationen ebenfalls sekretionsstimulierend wirken kann (Hellman et al., 1973b). JAA erhöht die V_{max} der mit Glucose stimulierten IRI-Abgabe ohne die scheinbare K_m für Glucose zu ändern. Die Phase der stimulierenden Wirkung geht, abhängig von der Konzentration des JAA, nach 15 bis 75 min in eine Hemmung über. Interessanterweise blockiert Mannoheptulose nicht nur den Glucoseeffekt, sondern auch den JAA-Stimulus. Andererseits läßt sich die B-Zelle vor der β-zytotoxischen Wirkung von Alloxan mit MH, und mit Glucose, schützen (Scheynius u. Täljedal, 1971; Zawalich u. Beidler, 1973).

Da Alloxan wiederum mit SH-Gruppen leicht reagiert, aber auch in die B-Zelle transportiert wird (Lit. s. Frerichs u. Creutzfeldt, 1971), ist eine enge funktionelle Beziehung zwischen den Rezeptoren für Glucose und/oder Mannoheptulose sowie den für ihren Transport wichtigen Strukturen und membranständigen SH-

Gruppen vorstellbar (HELLMAN et al., 1973a, 1973b). Alle Befunde sprechen dafür, daß an der Oberfläche der B-Zellen eine verhältnismäßig große Zahl von freien SH-Gruppen vorhanden ist. Die Reaktion von Thiolreagenzien wie CMBS mit diesen SH-Gruppen führt entweder direkt zu einem Sekretionssignal oder sie erleichtert bzw. verstärkt das Glucosesignal. Der glykolytische Abbauweg der Glucose muß jedoch intakt sein, um die Sekretion von IRI zu ermöglichen.

Proteasen, Neuraminidasen. Die Vorbehandlung von isolierten Ratteninseln und aus diesen gewonnenen einzelnen Inselzellen mit relativ hohen Trypsinkonzentrationen (5 mg/ml) (KRAUSE et al., 1973) oder von Ratteninseln mit α-Neuraminidase (MAIER u. PFEIFFER, 1972) hemmt die glucosestimulierte, nicht aber die mit Tolbutamid stimulierte IRI-Sekretion. Andererseits führt die Vorinkubation mit sehr geringen Konzentrationen von Pronase (4 µg/ml; Pronase aus Streptomyces griseus hat ein breites proteolytisches Wirkungsspektrum) zu einer Potenzierung des Glucosereizes (ORCI et al., 1973). Auch diese Befunde können als Argument für das Vorhandensein von oberflächlichen Glucoserezeptoren der B-Zelle verwendet werden. Je nach den verschiedenen experimentellen Bedingungen könnten diese Rezeptoren entweder zum Teil demaskiert oder zerstört worden sein (LAMBERT et al., 1974). Erste Studien an Membranfragmenten von Inselzellen des Hundepankreas weisen tatsächlich auf derartige, anscheinend spezifische Rezeptoren hin (PRICE, 1973).

Pyridindinucleotide. Die Ergebnisse von Studien über die onkolytische und spezifische β-zytotoxische Wirkung von Streptozotocin (SZ) und die in vitro nachweisbare Hemmwirkung auf die mit Glucose stimulierte IRI-Sekretion — beide Effekte können mit Nicotinamid verhindert werden (GOLDEN et al., 1971; Lit. s. SCHEIN et al., 1973) — haben erneut auf die Bedeutung einer intakten intrazellulären Synthese von Pyridindinucleotiden (NAD, NADP) für den IRI-Sekretionsprozeß hingewiesen. Streptozotocin senkt den NAD-Gehalt der Inselzellen wahrscheinlich durch Interferenz mit der Aufnahme von Vorstufen und der Synthese von NAD. Dabei ist möglicherweise nicht SZ selbst, sondern ein durch Zerfall entstehendes Diazoprodukt alkylierend wirksam (Lit. s. SCHEIN et al., 1973). Eine andere Substanz mit alkylierender Wirkung, Azaserin bzw. Serin-diazoacetat, senkt den NAD- und NADH-Gehalt von isolierten Ratteninseln und verhindert die Stimulierung der IRI-Sekretion durch Glucose, Xylit, Xylulose, Arginin und Leucin. Nach Vorinkubation mit Nicotinamid ist Azaserin nicht wirksam (DEERY u. TAYLOR, 1973). Ferner hemmt das bei der Synthese von NAD und NADP als Antimetabolit wirkende 6-Aminonicotinamid in vivo und in vitro die glucosestimulierte IRI-Sekretion; Tolbutamid und Theophyllin werden nicht gehemmt (AMMON u. STEINKE, 1972).

Es muß offen bleiben, ob hiermit die Bedeutung des Pentosephosphat-Weges und der Gewinnung von NADPH (s. S. 149) für die Insulinsekretion bewiesen werden kann (AMMON u. STEINKE, 1972), oder ob letztlich nur eine genügende Bereitstellung von NAD/NADP für die sekretionsstimulierende Wirkung von Glucose und Aminosäuren wesentlich ist. Da NADH und NADPH nicht durch die B-Zellmembran transportiert werden, ist ihre Wirkung auf die Abgabe von Insulin (ILA) aus B-Zellen und isolierten β-Granula von Fischinseln (WATKINS et al., 1971; WATKINS, 1972) innerhalb dieser Diskussion wohl nicht zu berücksichtigen.

III. Abschließende zusammenfassende Bemerkungen zum Sekretionsmechanismus der B-Zelle

Wir glauben, daß es trotz der Vielzahl von experimentellen Untersuchungen nicht gerechtfertigt ist, Beziehungen zwischen sekretorischer Funktion der B-Zelle und intrazellulärem Stoffwechsel von Glucose oder anderen Substraten sowie den diese Prozesse modulierend beeinflussenden Stoffen etwa als gesichert anzusehen. Insgesamt erlauben aber die bisher vorliegenden Versuchsergebnisse Rückschlüsse auf die wahrscheinlich eine Rolle spielenden Zusammenhänge. Die folgenden Bemerkungen können daher einen vorwiegend als Arbeitshypothese aufzufassenden eher schematischen Überblick geben. Sollten Einzelheiten interessieren oder wesentlich erscheinen, muß immer wieder auf die vorhergehenden Abschnitte verwiesen werden.

Man kann davon ausgehen, daß nach der ribosomalen Synthese Proinsulin bereits im tubulären System der Golgi-Zone der B-Zelle in den β-Granula gespeichert und dort über verschiedene Zwischenstufen unter Abspaltung der Dipeptide LYS/ARG und ARG/ARG zum in äquimolaren Mengen in den Granula vorhandenen Sekretionsprodukt Insulin und C-Peptid umgewandelt wird (Kemmler et al., 1971). Aus der granulären Speicherform gelangt Insulin direkt durch Emiocytose der Granula in den extrazellulären Raum. Der Emiocytoseprozeß ist mit einer gleichzeitig ablaufenden Endocytose gekoppelt; möglicherweise zur Rückgewinnung von sonst verlorengehenden Membranbestandteilen. Wahrscheinlich kann Proinsulin und Insulin auch unter Umgehung der typischen β-Granula durch Emiocytose kleiner, aus dem Golgi-System stammender Vesikel sezerniert werden; ein unter normalen physiologischen Verhältnissen unbedeutender Sekretionsweg, der aber unter experimentellen Bedingungen in sekretorisch hoch aktiven Zellen oder, je nach dem Ausmaß des Verlustes von geordneter Speicher- und Sekretionsfunktion, in den Zellen bestimmter Insulinome (Creutzfeldt et al., 1973) durchaus verwendet werden kann.

Die Korrelation von extrazellulärer Glucosekonzentration und sezerniertem Insulin ist einer der wenigen sowohl unter physiologischen Versuchsbedingungen als auch in Modellversuchen gesicherten Befunde. Auch Glucoseumsatz der B-Zelle — gemessen am Umsatz der Triosephosphate — und Glucoseoxydation sind der IRI-Sekretion eindeutig linear korreliert. Diese Beziehung ist jedoch einseitig ausgerichtet; Hemmung der Glucoseoxydation verringert immer die Sekretion, bei gehemmter Sekretion kann die Oxydation der Glucose aber völlig ungestört ablaufen. Es scheint gleichgültig zu sein, auf welchem Weg Glucose den Glucose-6P-pool und damit die weiteren Abbauwege erreicht. Glucose kann entweder aus dem Extrazellulärraum oder aus intrazellulären Glykogenreserven kommen.

Vieles spricht dafür, daß die Abgabe von Insulin aus der B-Zelle ein energieverbrauchender, über oxydativen Glucoseabbau und Substratketten-Phosphorylierung an die Gewinnung energiereicher Phosphate gebundener Vorgang ist. Dies wäre nicht ungewöhnlich, da wahrscheinlich in allen Peptide-sezernierenden Zellen der Sekretionsprozeß neben anderen regulierend oder modulierend wirkenden Faktoren die Bildung energiereicher Phosphate erfordert (Lit. s. Schramm, 1967). Die Sekretionssteuerung erfolgt aber sicher nicht hier, sondern im Bereich einer der dem Energiegewinn vorgeschalteten Glucosetransport- und Stoffwechselstufen. Fraglich ist, ob ein oder mehrere Metabolite, ein oder mehrere Schritte des Intermediärstoffwechsels in Frage kommen. Neben der die Umsatzgeschwindigkeit von Glucose in der B-Zelle bestimmenden Phosphorylierungsreaktion und neben Metaboliten des Pentosephosphatweges muß die Enzymstufe G3P-Dehydrogenase/3PG-Kinase mit ihren Substraten und Reaktionsprodukten in erster Linie als Ausgangspunkt einer glucosebedingten Steuerung der IRI-Sekretion diskutiert werden. Änderungen des Phosphatpotentials und durch Na^+, Ca^{++} und/oder cAMP vermittelte Aktivitätsänderungen der 3PG-Kinase könnten an dieser Stelle regulierend wirksam sein. Die Art der Verbindung zum Sekretionsprozeß bleibt aber ungeklärt. Allenfalls hypothetisch zu diskutieren wäre — in Analogie zu der Reaktion von erythrozytärem 2,3-DPG mit Histidinresten des Hämoglobinmoleküls — ein durch Chelatbildung mit intrazellulärem Calcium oder Strukturproteinen von zytoplasmatischen Membranen erfolgender Einfluß von 1,3-DPG auf die Sekretion des Insulin.

Eine Reihe von Untersuchungsergebnisse ist mit einem Konzept, das ausschließlich vom intrazellulären Intermediärstoffwechsel als sekretionsregulierendem Moment ausgeht, allerdings nicht vereinbar. Man darf vielmehr annehmen, daß in der Zellwand der B-Zelle ein möglicherweise mit dem Transportsystem für Glucose und andere Monosaccharide identischer Glucoserezeptor vorhanden ist (Lit. s. GREY et al., 1970; MATSCHINSKY et al., 1972; HELLMAN et al., 1973a, 1973b; PRICE, 1973). Von diesem Membranbereich mit Rezeptoreigenschaft geht wahrscheinlich im Augenblick der Stimulus/Rezeptor-Kopplung ein die Abgabe von Insulin startendes Signal aus. Daß gleiche oder ähnliche Signale auch von anderen, physiologischen und unphysiologischen Substanzen ausgelöst werden, scheint nur Hinweis auf ein gültiges Grundprinzip zu sein. Insulin wird dann zunächst aus einem sofort zur Verfügung stehenden, bezogen auf die insgesamt in der B-Zelle vorhandene Insulinmenge relativ kleinen pool abgegeben, der im weiteren Sekretionsverlauf aus gespeichertem und neu synthetisiertem Insulin wieder aufgefüllt wird. Diese Phase der IRI-Sekretion könnte durchaus stoffwechselgesteuert sein. Unter experimentellen Bedingungen läßt sich ein solcher biphasischer Sekretionsablauf in vivo und in vitro eindeutig nachweisen. Die dazu erforderliche square-wave Stimulierung entspricht jedoch nicht den physiologischerweise vorkommenden, im allgemeinen langsam an- und abflutenden Sekretionsreizen. Dennoch bleibt diese Modellvorstellung, das ist aus mathematischen Analysen experimentell gewonnener Sekretionskurven zu schließen, auch unter physiologischen Bedingungen in Übereinstimmung mit den Befunden zur Dynamik der IRI-Sekretion (GRODSKY, 1972). Unklar ist die räumliche Zuordnung von funktionell definiertem pool und Zytoplasmastrukturen. Als Lösung bietet sich an, die bereits der Zellwand im Bereich des mikrofilamentären Netzes anliegenden β-Granula als Bestandteil des rasch verfügbaren Kompartments anzusehen.

Faßt man beides — Rezeptor- und Stoffwechselhypothese — zu einem erweiterten Rezeptor-, Metabolit- und Cofaktor-modulierten Sekretionssystem zusammen, dann sind a) Insulinsekretion und Insulinbiosynthese abhängig und/oder gesteuert durch Umsatzgeschwindigkeiten im Abbauweg der Glucose, im Zyklus der für enzymatische Stoffwechselschritte wesentlichen Nucleotid-Cofaktoren und im energiereichen ATP/ADP-System; und sind b) Reaktionen am Rezeptor mit dem Transport von Ca^{++} und Na^+ durch die Membran der B-Zelle und mit Aktivitätsänderungen im cAMP-System gekoppelt. Im Bereich dieses Systems greifen wahrscheinlich auch diejenigen Faktoren in die Sekretionsfunktion der B-Zelle ein, die nicht wie Glucose direkt stimulieren, sondern abhängig vom jeweiligen Glucosereiz dessen Wirkung auf den Sekretionsprozeß fördernd oder hemmend modulieren.

Der letzte Punkt führt die Diskussion zur Bedeutung des Membrantransportes von Ionen und insbesondere von Ca^{++} und dessen intrazellulärer Translokation — auch dazu sei im einzelnen auf die entsprechenden vorhergehenden Abschnitte verwiesen — sowie zur Bedeutung von raschen Änderungen der intrazellulären ATP/cAMP-Zyklisierungsreaktion und der cAMP-Inaktivierung. Die Beziehungen zwischen Hormonen und hormonähnlich wirkenden Stoffen sowie cAMP als Vermittler der Hormonwirkung auf die verschiedenen Funktionsbereiche von Zellen sind ausführlich untersucht und weitgehend anerkannt. Zu diesem funktionsregulierenden System gehören die hormonspezifischen Rezeptoren, die ihnen eng verbundenen, möglicherweise zum ATP zyklisierenden Enzym selbst gehörenden Aktivatoreinheiten, die aktivatorunabhängige eigentliche Adenylatzyklase und die cAMP in das unwirksame 5'-AMP aufspaltende Phosphodiesterase. Anscheinend spielt auch zyklisches Guanosin-3',5'-Monophosphat (cGMP), möglicherweise durch Interferenzen mit Bildung und Abbau von cAMP, eine Rolle für die Abstimmung gleichzeitig eintreffender hormoneller Signale (Lit. s. Major u. Kilpatrick, 1972; Schultz et al., 1972; Lefkowitz, 1973). Hier interessieren in erster Linie die Beziehungen zwischen cAMP und Sekretionsfunktion; dabei scheint es sich um ein für alle endokrin oder exokrin aktiven, das zu sezernierende Material in membranumgebenen Bläschen speichernde Zellen geltendes Prinzip zu handeln (Lit. s. Rasmussen, 1971). Die IRI-Sekretion kann in vivo und in vitro durch Hormone und Substanzen stimuliert oder gehemmt werden, deren Wirkung auf die Aktivität von Adenylatzyklase und cAMP-Phosphodiesterase von anderen Zellen her bekannt ist. Es liegt daher nahe, sekretionsmodulierende Effekte mit Änderungen der aktuellen cAMP-Konzentration oder zumindest der Enzymaktivitäten in Verbindung zu bringen, oder sogar die Wirkung von Glucose mit einer Beeinflussung dieses Systems zu erklären.

Aus der direkten Bestimmung des cAMP, der enzymatischen Aktivität von Adenylatzyklase, Phosphodiesterase sowie cAMP-abhängiger Proteinkinase in Zellhomogenaten isolierter Maus- und Ratteninseln haben sich nun einige überraschende Argumente für und gegen diese Hypothese ergeben.

a) Die Adenylatzyklase der Inselzellen ist, wie von anderen Geweben bekannt, ein membranstruktur-gebundenes Enzym (pH-Optimum etwa 7,6; K_m für ATP 2×10^{-4} M). Die Aktivität im Homogenat wird von einer Reihe der die IRI-Sekretion beeinflussenden Hormone stimuliert (ACTH, Glukagon, Pankreozymin, Sekretin, Prostaglandin E_1 und E_2), dazu wirken NaF, GTP und CTP stimulierend (Davis u. Lazarus, 1972; Levey et al., 1972; Howell u. Montague, 1973; Kuo et al., 1973). Die Stimulierung durch Prostaglandine paßt zu Befunden über eine Stimulierung der IRI-Sekretion isolierter Inseln durch PGE_1 und PGE_2 (Johnson et al., 1973) und des in situ perfundierten Hundepankreas durch PGE_1 (Lefebvre u. Luyckx, 1973). Hemmend wirken Adrenalin, Noradrenalin und, dies scheint umstritten, Isoproterenol; der α-adrenerge Antagonist Phenoxybenzamin blockiert den Hemmeffekt (Howell u. Montague, 1973). Ferner scheint Insulin die Zyklase zu hemmen (Kuo et al., 1973); ein Befund, der auch von Untersuchungen an Leberzellen her bekannt ist (Lit. s. Hepp, 1971) und der Erklärungsmöglichkeiten für die Rückkopplungswirkung von Insulin auf die B-Zelle gibt. Weitaus interessanter ist aber, daß keine der Arbeitsgruppen eine Aktivierung der Adenylatzyklase durch Gucose nachweisen konnte — weder direkt noch nach Vorinkubation der Inseln (Davis u. Lazarus, 1972). Unwirksam waren auch Leucin, Arginin, Glibenclamid und Tolbutamid.

b) Soweit sie charakterisiert werden konnte, hat cAMP-Phosphodiesterase aus Inselzellen der Ratte und des Meerschweinchens im wesentlichen die schon bekannten Eigenschaften [pH-Optimum 8,2 bzw. 8,7; K_m für cAMP $0,9 \times 10^{-5}$ M (Ratte) und $0,3 \times 10^{-5}$ M bzw. $3,0 \times 10^{-5}$ M (Meerschweinchen)]. Die Enzymaktivität mit niedriger K_m läßt sich wie erwartet mit Theophyllin, Coffein und Isobutylmethylxanthin hemmen und mit Imidazol stimulieren. Hemmend wirken ferner Glibenclamid und Tolbutamid (SAMS u. MONTAGUE, 1973). Eine kompetitive Hemmung durch Tolbutamid ist auch für Phosphodiesterase aus den Zellen eines transplantierbaren insulinproduzierenden Hamstertumors und aus Leber-, Lungen-, Nerven- sowie Hirngewebe nachgewiesen worden (GOLDFINE et al., 1971). Die Phosphodiesterase aus Ratteninseln ist ebenfalls Theophyllin-hemmbar (BOWEN u. LAZARUS, 1973). Glucose wirkt aber (im Homogenat oder nach Vorinkubation) weder stimulierend noch hemmend (SAMS u. MONTAGUE, 1973; BOWEN u. LAZARUS, 1973).

c) Letztlich sprechen auch die Ergebnisse direkter Bestimmungen in Maus- und Ratteninselzellen gegen eine (meßbare) Änderung der cAMP-Konzentration durch Glucose (MONTAGUE u. COOK, 1971; COOPER et al., 1973; GREEN et al., 1973). Inkubation oder Perifusion von Mausinseln mit 3,3 oder 20,0 mM Glucose hatte keinen Einfluß auf den Gehalt an cAMP (0,016 pMol/10 Inseln, d.h. etwa 1×10^{-6} M im Zellwasser). Methylxanthine steigerten das cAMP bei niedriger und hoher Glucosekonzentration, verstärkten die IRI-Abgabe — dies stimmt mit vielen Untersuchungen überein — jedoch nur bei Stimulierung mit der höheren Glucosekonzentration (COOPER et al., 1973).

Insgesamt sind diese Befunde durchaus mit der Annahme vereinbar, daß Hormone und adrenerg wirkende Stoffe ihre sekretionsmodulierende Wirkung über Aktivitätsänderungen der Adenylatzyklase und damit über Änderungen der cAMP-Synthese erreichen, daß aber die Wirkung von Glucose, wahrscheinlich auch die von Aminosäuren und Sulfonylharnstoffen, nicht durch Änderungen in diesem System vermittelt wird. Mit anderen Worten, die Steigerung der cAMP-Synthese verstärkt das zum Sekretionsprozeß gelangende Glucosesignal. Dies läßt sich sehr gut am Beispiel der IRI-Sekretion isolierter Inseln aus dem Pankreas trächtiger Ratten zeigen. Die Zyklaseaktivität und der cAMP-Gehalt ist erhöht und Glucose wirkt bereits in niedrigen, normale Inseln nicht stimulierenden Konzentrationen sekretionssteigernd (GREEN et al., 1973).

Ausschließlich im rein hypothetischen Bereich bewegt sich zur Zeit noch die den eigentlichen Mechanismus des cAMP-Effektes auf den Sekretionsvorgang betreffende Diskussion. Wenig wahrscheinlich ist die für andere Zellen bewiesene oder vermutete katalysierende Wirkung auf enzymatische Reaktionen bei der Proteinsynthese und in der Glykolyse. Eine stimulierende Wirkung von cAMP auf die Glucoseoxydation der B-Zellen läßt sich nicht nachweisen. Im Gegenteil, bei maximaler oder submaximaler Glucosestimulierung von Mausinseln senkt Glukagon sogar geringfügig die O_2-Aufnahme sowie die Oxydation von ^{14}C-Glucose zu $^{14}CO_2$ (HELLERSTRÖM u. GUNNARSSON, 1970; RANDLE u. ASHCROFT, 1970). Unklar bleibt auch, ob sich für Theorien zur gegenseitigen Beziehung von cAMP-Synthese und Ca^{++}-Transport sowie zur cAMP-beeinflußten intrazellulären Ca^{++}-Translokation (Lit. s. RASMUSSEN, 1971; MALAISSE, 1973a) aus Studien an Inselzellen genügend Beweise ergeben werden. Besser in das hier diskutierte Schema einzuordnen sind Untersuchungen über Aktivitätsänderungen einer cAMP-abhängigen Proteinkinase aus Inselzellen (MONTAGUE u. HOWELL, 1972; 1973). Mit dieser Kinase lassen sich aus Inselzellhomogenaten stammende strukturgebundene Proteine leicht phosphorylieren. Da die Transportfunktion mikrotubulärer Systeme wiederum phosphorylierungsabhängig ist, wäre eine Verbindung zwischen cAMP-abhängigen sekretionsmodulierenden Faktoren — Glucose hat keinen Einfluß auf die Kinaseaktivität — und der Emiocytose der β-Granula auf dieser Ebene durchaus vorstellbar.

Literatur

ACS-NIH: Organ transplant registry, first scientific report. J. Amer. med. Ass. **217**, 1520—1529 (1971).

Ahlquist, R.P.: Agents which block adrenergic β-receptors. Ann. Rev. Pharmacol. **8**, 259—272 (1968).

Aldridge, D.C., Armstrong, J.J., Speake, R.N., Turner, W.B.: The cytochalasins, a new class of biologically active mould metabolites. Chem. Commun. **3**, 26—27 (1967).

Aleyassine, H.: Energy requirements for insulin release from rat pancreas in vitro. Endocrinology **87**, 84—89 (1970).

Altszuler, N., Steele, R., Rathgeb, I., Bodo, R.C.de: Glucose metabolism and plasma insulin level during epinephrine infusion in the dog. Amer. J. Physiol. **212**, 677—682 (1967).

Ammon, H.P.T., Steinke, J.: 6-Aminonicotinamide (6-AN) as a diabetogenic agent. In vitro and in vivo studies in the rat. Diabetes **21**, 143—148 (1972).

Anderson, E., Long, J.A.: The effect of hyperglycemia on insulin secretion as determined with the isolated rat pancreas in a perfusion apparatus. Endocrinology **40**, 92—97 (1947).

Anderson, J.H., Byrd, G.W., Blackard, W.G.: Hyperresponsiveness to tolbutamide of dogs pretreated with diazoxide. Metabolism **20**, 1023—1030 (1971).

Appleyard, W.J.: Pluriglandular syndrome with hyperinsulinism. Cardiomegaly as a possible complication of diazoxide therapy. Proc. roy. Soc. Med. **61**, 1257—1258 (1968).

Arnold, R.: Pers. Mitteilung (1973).

Arville, A., Ahren, K.: The levator ani muscle of the rat as an intact preparation suitable for in vitro investigations. Acta endocr. (Kbh.) **52**, 325—336 (1966).

Arville, A., Westberg, G., Jonsson, K.A., Hood, B., Ahren, K.: Insulin-like activity and insulin-inhibitory effect of human albumin fractions studied with two biological test methods. Diabetologia **2**, 253—259 (1966).

Ashcroft, S.J.H., Bassett, J.M., Randle, P.J.: Isolation of human pancreatic islets capable of releasing insulin and metabolising glucose in vitro. Lancet **1971 I**, 888—889.

Ashcroft, S.J.H., Bassett, J.M., Randle, P.J.: Insulin secretion mechanisms and glucose metabolism in isolated islets. Diabetes **21** (Suppl. 2), 538—545 (1972a).

Ashcroft, S.J.H., Capito, K., Hedeskov, C.J.: Time course studies of glucose-induced changes in glucose-6-phosphate and fructose-1,6-diphosphate content of mouse and rat pancreatic islets. Diabetologia **9**, 299—302 (1973).

Ashcroft, S.J.H., Hedeskov, C.J., Randle, P.J.: Glucose metabolism in mouse pancreatic islets. Biochem. J. **118**, 143—154 (1970).

Ashcroft, S.J.H., Randle, P.J.: Glucose phosphorylation in mouse pancreatic islets. Biochem. J. **107**, 599—600 (1968).

Ashcroft, S.J.H., Randle, P.J.: Enzymes of glucose metabolism in normal mouse islets. Biochem. J. **119**, 5—15 (1970).

Ashcroft, S.J.H., Weerasinghe, L.C.C., Bassett, J.M., Randle, P.J.: The pentose cycle and insulin release in mouse pancreatic islets. Biochem. J. **126**, 525—532 (1972b).

Assan, R., Tchobroutsky, G., Rosselin, G., Kopf, A., Welt, J.-J., Derot, M.: Un cas d'adénome béta-langerhansien hypoglycémiant et d'adénomes parathyreoidens sécrétants: Les polyadénomatoses. Presse méd. **76**, 2259—2262 (1968).

Bailey, R.E., Castro, A., Kramer, R.M., MacFarlane, D.: Enhancement of insulin release to acute glycaemic stimulation with depression of basal insulin production rates in insulinoma following diazoxide administration. Acta endocr. (Kbh.) **63**, 392—404 (1970).

Baisset, A., Tran, L.D., Montastruc, P.: Influence hypoglycémiante de la vasopressine en perfusion intraveineuse chez le chien. C. R. Soc. Biol. (Paris) **161**, 1458—1461 (1967).

Baker, L., Kaye, R., Root, A.W., Prasad, A.L.N.: Diazoxide treatment of idiopathic hypoglycemia of infancy. J. Pediat. **71**, 494—505 (1967).

Baker, L., Miller, M.E.: Preliminary report: Depression of immunoglobulin-G (IgG) levels associated with diazoxide therapy. Metabolism **16**, 964 (1967).

Baker, P.F., Blaustein, M.P.: Sodium-dependent uptake of calcium by crab nerve. Biochim. biophys. Acta (Amst.) **150**, 167—170 (1968).

Balasse, E.O., Ooms, H.A.: Role of plasma free fatty acids in the control of insulin secretion in man. Diabetologia **9**, 145—151 (1973).

Balasse, E.O., Ooms, H.A., Lambiliotte, J.P.: Evidence for a stimulatory effect of ketone bodies on insulin secretion in man. Horm. Metab. Res. **2**, 371—372 (1970).

BALL, E.G., MERRILL, M.A.: A manometric assay of insulin and some results of the application of the method to sera and islet-containing tissue. Endocrinology 69, 596—607 (1961).

BALLINGER, W.F., LACY, P.E.: Transplantation of intact pancreatic islets in rats. Surgery 72, 175—186 (1972).

BALSAM, M.J., BLAKER, L., KAYE, R.: Hyperosmolar non-ketotic coma assodiated with diazoxide therapy for hypoglycemia. J. Pediat. 78, 523—530 (1971).

BANK, S.: Pancreatic endocrine-exocrine relationships in health and disease. Scand, J. Gastroent. 7, 503—507 (1972).

BARRETT, A.M., CROWTHER, A.F., DUNLOP, D., SHANKS, R.G., SMITH, L.H.: Cardio-selective β-blockade. Naunyn-Schmiedebergs Arch. Pharmak. exp. Path. 259, 152—153 (1968).

BARRETT, C.T., OLIVER, T.K.: Hypoglycemia and hyperinsulinism in infants with erythroblastosis fetalis. New Engl. J. Med. 278, 1260—1263 (1968).

BARTELHEIMER, H.K., LOSERT, W., SENFT, G., SITT, R.: Störungen des Kohlenhydratstoffwechsels im Kaliummangel. Naunyn-Schmiedebergs Arch. Pharmak. exp. Path. 258, 391—408 (1967).

BARTELS, H.-J., HESCH, R.D.: Homotrope kooperative Effekte und aufsteigende B/F-Kurven bei Hormon-Antikörperreaktionen. Z, klin. Chem. 11, 311—318 (1973).

BARTORELLI, C., GARGANO, N., LEONETTI, G., ZANDETTI, A.: Hypotensive and renal effects of diazoxide, a sodiumretaining benzothiadiazine compound. Circulation 27, 895—903 (1963).

BASABE, J.C., CHIERI, R.A., FOGLIA, V.G.: Action of sex hormones on the insulinemia of castrated female rats. Proc. Soc. exp. Biol. (N.Y.) 130, 1159—1164 (1969).

BASABE, J.C., LOPEZ, N.L., VIKTORA, J.K., WOLFF, F.W.: Studies of insulin secretion in the perfused rat pancreas. Diabetes 19, 271—282 (1970).

BASABE, J.C., LOPEZ, N.L., VIKTORIA, J.K., WOLFF, F.W.: Insulin secretion studied in the perfused rat pancreas. II. Effect of glucose, glucagon, 3'5'adenosine monophosphate, theophylline, imidazole and phenoxybenzamine; their interaction with diazoxide. Diabetes 20, 457—466 (1971).

BATTS, A.: Use of the Golgi apparatus as an indicator of the level of activity of the cells of the islets of Langerhans. Ann. N.Y. Acad. Sci. 82, 302—318 (1959).

BAUER, H.-J.: Die Wirkung der Saluretika auf den Kohlenhydratstoffwechsel. Eine Literaturübersicht. Ther. d. Gegenw. 106, 194—205 (1967).

BAUER, K.F.: In vitro Züchtung endocriner Drüsengewebe zwecks Reimplantation. Helv. med. Acta 15, 569—580 (1948).

BAUM, D., DILLARD, D.H., PORTE, D.: Inhibition of insulin release in infants undergoing deep hypothermic vascular surgery. New Engl. J. Med. 279, 1309—1314 (1968).

BAUM, D., PORTE, D.: A mechanism for regulation of insulin release in hypoxia. Amer. J. Physiol. 222, 695—699 (1972).

BEACONSFIELD, P., GINSBURG, J.: Hypoglycaemia after oral ribose. Lancet 1967 II, 154.

BECK, L.V., FEDYNSKYJ, N.: Evidence from combined immunoassay and radioautography procedures that intact insulin-125J molecules are concentrated by mouse kidney proximal tubule cells. Endocrinology 81, 475—483 (1967).

BELL, J.P., SALAMONSEN, L.A., HOLLAND, G.W., ESPINER, E.A., BEAVEN, D.W., HART, D.S.: Autotransplantation of the pancreas in sheep: Insulin secretion from the transplant. J. Endocr. 48, 511—525 (1970).

BELTON, N.R., ETHERIDGE, J.E., MILLICHAP, J.G.: Effect of convulsions and anticonvulsants on blood sugar in rabbits. Epilepsia (Amst.) 6, 243—249 (1965).

BENEDETTI, A., KOLB, F.D.: Metabolic effects of glucagon and epinephrine in four adults with type I glycogen storage disease. Diabetes 15, 529 (1966).

BENNETT, L.L.: Growth hormone and cellular systems. In: The hypophyseal growth hormone, nature and actions, R.W. SMITH, O.H. GAEBLER, C.N.H. LONG, eds., p. 447—452. New York: McGraw-Hill 1955.

BENSCH, K.G., MALAWISTA, S.E.: Microtubular crystals in mammalian cells. J. Cell Biol. 40, 95—107 (1969).

BERGER, S., JOONDEPH, H.C., RACHMELER, B.: Effect of protein ingestion on plasma insulin concentration. J. Lab. clin. Med. 64, 841 (1964).

BERSON, S.A., YALOW, R.S.: General principles of radioimmunoassay. Clin. chim. Acta 22, 51—70 (1968).

BEST, C.H., HAIST, R.E.: The effect of insulin administration on the insulin content of the pancreas. J. Physiol. (Lond.) 100, 142--146 (1941).

Beyer, J., Haupt, E., Cordes, U., Kutschera, J., Schöffling, K.: Different amounts of insulin secretion following an equal total decrease of blood glucose as an indication of possible extrapancreatic activities of different sulfonylurea drugs. Horm. Metab. Res. 5, 9—13 (1973).

Bianchi-Porro, G., Petrillo, M., Peracchi, M., Bianchi, P.A.: Un caso di insulinoma insensibile al trattamento con diazossido. In: Hypoglycemia and diazoxide, M. Austoni et al., eds., p. 278—287. Padua: Cedam 1973.

Bihler, J., Sawh, P.C.: Effects of diphenylhydantoin on the transport of Na^+ and K^+ and the regulation of sugar transport in muscle in vitro. Biochim. biophys. Acta (Amst.) 249, 240—251 (1971).

Black, J.: Diazoxide and the treatment of hypoglycemia: An historical review. Ann. N.Y. Acad. Sci. 150, 194—203 (1968).

Blackard, W.G.: Supression of plasma immunoreactive insulin by epinephrine in obese subjects. Proc. Soc. exp. Biol. (N.Y.) 126, 788—791 (1968).

Blackard, W.G., April, C.N.: Mechanism of action of diazoxide. J. Lab. clin. Med. 69, 960—967 (1967).

Bleicher, S.J., Chowdhury, F., Goldner, M.G.: Thiazide therapy in hypoglycemia of metastatic insulinoma. Clin. Res. 12, 456 (1964).

Bloom, G.D., Hellman, B., Idahl, L.-A., Lernmark, Å., Sehlin, J., Täljedal, I.-B.: Effects of organic mercurials on mammalian pancreatic β-Cells. Biochem. J. 129, 241—254 (1972).

Bloom, M., Mintz, D.H., Field, J.B.: Insulin-induced hypoglycemic glucose intolerance as a cause of "brittle" diabetes: Clinical clues and hormonal genesis. Diabetes 18, 347—348 (1969).

Bodanszky, M., Klausner, J.S., Said, S.I.: Biological activities of synthetic peptides corresponding to fragments of and to the entire sequence of the vasoactive intestinal polypeptide. Proc. nat. Acad. Sci. (Wash.) 70, 382—384 (1973).

Boden, G., Chey, W.Y.: Preparation and specificity of antiserum to synthetic secretin and its use in a radioimmunoassay (RIA). Endocrinology 92, 1617—1624 (1973).

Börner, E., Biro, G., Kettl, H., Weinges, K.F.: Hemmung der metabolischen und zirkulatorischen (kardiovaskulären) Diazoxid-Wirkung durch alpha- und beta-Rezeptorenblockade. Horm. Metab. Res. 1, 296—300 (1969).

Boller, R., Ueberrack, K.: Der Einfluß der vorhergehenden Ernährung bzw. Insulinisierung auf die Zuckerbelastungsprobe. Klin. Wschr. 11, 511 (1932).

Boller, R., Ueberrack, K.: Der Einfluß chronischer und akuter Hyperinsulinisierung auf die alimentäre Hyperglykämie. Wien. Arch. inn. Med. 23, 173—181 (1933).

Borisey, G.G., Taylor, E.W.: The mechanism of action of colchicine. Binding of colchicine-^{3}H to cellular protein. J. Cell Biol. 34, 525—533 (1967).

Bornstein, J.: A proposed mechanism of the diabetogenic action of growth hormone and its relation to the action of insulin. Israel J. med. Sci. 8, 407—412 (1972).

Boulos, B.M., Davis, L.E., Almond, C.H., Jackson, R.L.: Placental transfer of diazoxide and its hazardous effect on the newborn. J. clin. Pharmacol. 11, 206—210 (1971).

Bouman, P.R., Bosboom, R.S.: Effects of growth hormone and of hypophysectomy on the release of insulin from rat pancreas in vitro. Acta endocr. (Kbh.) 50, 202—212 (1965).

Bouman, P.R., Gaarenstroom, J.H.: Stimulation by carbutamide and tolbutamide of insulin release from rat pancreas in vitro. Metabolism 10, 1095—1099 (1961).

Bowen, V., Lazarus, N.R.: Glucose mediated insulin release: 3′,5′ cAMP phosphodiesterase. Diabetes 22, 738—743 (1973).

Bower, B.D., Rayner, P.H.W., Stimmler, L.: Leucine-sensitive hypoglycaemia treated with diazoxide. Arch. Dis. Childh. 42, 410—415 (1967).

Boyns, D.R., Jarrett, R.J., Keen, H.: Intestinal hormones and plasma insulin: An insulinotropic action of secretin. Brit. Med. J. 1967 II, 676—678.

Bressler, R., Brendel, K.: Effect of local anesthetics on insulin secretion by pancreas pieces. Diabetes 20, 721—728 (1971).

Bressler, R., Vargas-Cordon, M., Brendel, K.: The inhibition of insulin secretion by arylsubstituted secondary aminoethanols. Diabetes 18, 262—267 (1969).

Bretag, A.H.: Synthetic interstitial fluid for isolated mammalian tissue. Life Sci. 8, 319—329 (1969).

Brisson, G.R., Malaisse-Lagae, F., Malaisse, W.J.: Effect of phentolamine upon insulin secretion during exercise. Diabetologia 7, 223—226 (1971).

Brisson, G.R., Malaisse-Lagae, F., Malaisse, W.J.: The stimulus-secretion coupling of glucose-induced insulin release. VII. A proposed site of action for adenosine-3′, 5′-cyclic monophosphate. J. clin. Invest. **51**, 232—241 (1972).

BROOKS, M.H., GUHA, A., WEINSTEIN, J.J., DANFORTH, E., HALL, L., BARRY, K.G.: Insulin release in pheochromocytoma: Differential response to glucose and arginine. Diabetes **17**, 318—319 (1968).

BROWN, J.C., COOK, M.A., DRYBURGH, J.R.: Motilin, a gastric motor activity stimulating polypeptide: Final purification, amino acid composition and C-terminal residues. Gastroenterology **62**, 401—404 (1972).

BROWN, J.C., DRYBURGH, J.R.: A gastric inhibitory polypeptide II: The complete amino acid sequence. Canad. J. Biochem. **49**, 867—872 (1971).

BRUNS, W.E., MEHNERT, E., BIBERGEIL, H., HEGEWALD, G.: Metastasierendes Inselzellkarzinom. I. Erfahrungen bei der Behandlung mit Streptozotocin. Endokrinologie **58**, 193—197 (1971).

BUNNAG, S.C., BUNNAG, S., WARNER, N.E.: Microcirculation in the islets of Langerhans of the mouse. Anat. Rec. **146**, 117—124 (1963).

BURR, I.M., BALANT, L., STAUFFACHER, W., RENOLD, A.E.: Perifusion of rat pancreatic tissue in vitro: Substrate modification of theophylline-induced biphasic insulin release. J. clin. Invest. **49**, 2097—2105 (1970).

BURR, I.M., BALANT, L., STAUFFACHER, W., RENOLD, A.E.: Adrenergic modification of glucose-induced biphasic insulin release from perifused rat pancreas. Europ. J. clin. Invest. **1**, 216—224 (1971a).

BURR, I.M., KANAZAWA, Y., MARLISS, E.B., LAMBERT, A.E.: Biphasic insulin release from perifused cultured fetal rat pancreas, Effects of glucose, pyruvate and theophylline. Diabetes **20**, 592—597 (1971b).

BURR, I.M., MARLISS, E.B., STAUFFACHER, W., RENOLD, A.E.: Diazoxide effects on biphasic insulin release: "Adrenergic" suppression and enhancement in the perifused rat pancreas. J. clin. Invest. **50**, 1444—1450 (1971c).

BURR, I.M., MARLISS, E.B., STAUFFACHER, W., RENOLD, A.E.: Differential effect of ouabain on glucose-induced biphasic insulin release in vitro. Amer. J. Physiol. **221**, 903—911 (1971d).

CALESNICK, B., KATCHEN, B., BLACK, J.: Importance of dissolution rates in producing effective diazoxide blood levels in man. J. pharm. Sci. **54**, 1277—1280 (1965).

CAMPBELL, J., RASTOGI, K.S.: Growth hormone-induced diabetes and high levels of serum insulin in dogs. Diabetes **15**, 30—43 (1966a).

CAMPBELL, J., RASTOGI, K.S.: Effects of glucagon and epinephrine on serum insulin and insulin secretion in dogs. Endocrinology **78**, 830—835 (1966b).

CARLINER, N.H., SCHELLING, J.-L., RUSSELL, R.P., OKUN, R., DAVIS, M.: Drug induced hyperglycemia in hypertension. J. Amer. med. Ass. **191**, 535—540 (1965).

CARMINATI, G.M.: Azione diabetogena dei derivati benzotiodiazine nel gatto. Experientia (Basel) **20**, 631 (1964).

CARROLL, K.F., NESTEL, P.J.: Effect of long-chain triglyceride on human insulin secretion. Diabetes **21**, 923—929 (1972).

CATT, K.J.: Radioimmunoassay with antibody-coated discs and tubes. Acta endocr. (Kbh.) **63** (Suppl. 142), 222—246 (1969).

CEGRELL, L.: The occurence of biogenic monoamines in the mammalian endocrine pancreas. Acta physiol. scand. **73**, (Suppl. 314), 1—60 (1968).

CENTA, A.: Ipoglicemia nella malattia emolitica neonatale (M.E.N.) da RH. Possibilita di impiego terapeutico e profilattico del diazossido. In: Hypoglycemia and diazoxide, M. AUSTONI et al., eds., p. 385—390. Padua: Cedam 1973.

CERASI, E.: An analogue computer model for the insulin response to glucose infusion. Acta endocr. (Kbh.) **55**, 163—183 (1967).

CERASI, E., LUFT, R.: The plasma insulin response to glucose infusion in healthy subjects and in diabetes mellitus. Acta endocr. (Kbh.) **55**, 278—304 (1967).

CERASI, E., LUFT, R.: Diabetes mellitus—a disorder of cellular information transmission? Horm. Metab. Res. **2**, 246—249 (1970a).

CERASI, E., LUFT, R.: The pathogenesis of diabetes mellitus—a proposed concept. In: Pathogenesis of diabetes mellitus, E. CERASI, R. LUFT, eds., p. 17—40. Stockholm: Almquist & Wiksell 1970b.

CERASI, E., LUFT, R., EFENDIĆ, S.: Antagonism between glucose and epinephrine regarding insulin secretion. Acta med. scand. **190**, 411—417 (1971).

CERASI, E., LUFT, R., EFENDIĆ, S.: Effect of adrenergic blocking agents on insulin response to glucose infusion in man. Acta endocr. (Kbh.) **69**, 335—346 (1972a).

CERASI, E., LUFT, R., EFENDIĆ, S.: Decreased sensitivity of the pancreatic beta cells to glucose in prediabetic and diabetic subjects. A glucose dose-response study. Diabetes **21**, 224—234 (1972b).

CHAMBERLAIN, M.J., STIMMLER, L.: The renal handling of insulin. J. clin. Invest. **46**, 911—919 (1967).

CHARLES, M.A., DANFORTH, E.: Nonketoacidotic hyperglycemia and coma during intravenous diazoxide therapy in uremia. Diabetes **20**, 501—503 (1971).

CHICK, W.L., LAURIS, V., SOELDNER, J.S., JAU, M.H., GRINBERGS, M.: Monolayer culture of a human pancreatic beta-cell adenoma. Metabolism **22**, 1217—1221 (1973).

CHRISTENSEN, H.N., CULEN, A.M.: Behavior in the rat of a transport-specific, bycyclic amino acid. J. biol. Chem. **244**, 1521—1526 (1969).

CHRISTENSEN, H.N., HELLMAN, B., LERNMARK, Å., SEHLIN, J., TAGER, H.S., TÄLJEDAL, I.B.: In vitro stimulation of insulin release by non-metabolizable, transport-specific amino acids. Biochim. biophys. Acta (Amst.) **241**, 341—348 (1971).

CHU, P.C., GOODNER, C.J.: Lack of functional suppression of pancreatic beta cells during chronic insulin replacement in the rat. Endocrinology **82**, 296—302 (1968).

CLARK, B.B., GIBSON, R.B., PAUL, W.D.: A study of the role of insulin in metabolism in nondiabetic patients. I. Transitory hyperglycemia and glycosuria following discontinuation of insulin. J. Lab. clin. Med. **20**, 1008—1016 (1935).

CLARK, G.A.: The influence of the vagus nerves on the secretion of insulin. J. Physiol. (Lond.) **73**, 297—304 (1931).

COLL-GARCIA, E., GILL, J.R.: Insulin release by isolated pancreatic islets of the mouse incubated in vitro. Diabetologia **5**, 61—66 (1969).

COLWELL, A.R., BERGER, S.: Pancreatic insulin secretion due to intrapancreatic infusion of amino acids. 6. Congr. Int. Diabetes Fed., Stockholm, Int. Congr. Ser. 140, Excerpta Med. Found., Amsterdam, 1967, Abstr. 177.

COLWELL, A.R., COLWELL, J.A., COLWELL, A.R.: Intrapancreatic perfusion of the antidiabetic sulfonylureas. Metabolism **5**, 749—756 (1956).

COLWELL, J.A.: Inhibition of insulin secretion by catecholamines in pheochromacytoma. Ann. intern. Med. **71**, 251—256 (1969).

COLWELL, J.A., COLWELL, A.R.: Effect of insulin infusion of pancreas on blood glucose. Diabetes **15**, 123—126 (1966).

COLWELL, J.A., FUREY, W.L.: Insulin secretion by insulinoma and normal pancreas slices. Studies in a patient with multiple endocrine adenomata. Diabetes **17**, 83—89 (1968).

COMBS, J.T., GRUNT, J.A. BRANDT, I.K.: New syndrome of neonatal hypoglycemia. New Engl. J. Med. **275**, 236—243 (1966).

CONN, J.W., FAJANS, S.S.: Insulin depression and carbohydrate excitation of the pancreatic islets of Langerhans. J. Lab. clin. Med. **32**, 1411—1412 (1947).

COOPER, R.H., ASHCROFT, S.J.H., RANDLE, P.J.: Concentration of adenosine 3′:5′-cyclic monophosphate in mouse pancreatic islets measured by a protein-binding radioassay. Biochem. J. **134**, 599—605 (1973).

COORE, H.G., RANDLE, P.J.: Regulation of insulin secretion studied with pieces of rabbit pancreas incubated in vitro. Biochem. J. **93**, 66—78 (1964a).

COORE, H.G., RANDLE, P.J.: Inhibition of glucose phosphorylation by mannoheptulose. Biochem. J. **91**, 56—59 (1964b).

CORNBLATH, M., SCHWARTZ, R.: Disorders of carbohydrate metabolism in infancy. Philadelphia-London: Saunders 1966.

COSTRINI, N.V., KALTEHOFF, R.K.: Relative effects of pregnancy, estradiol, and progesterone on plasma insulin and pancreatic islet insulin secretion. J. clin. Invest. **50**, 992—999 (1971).

CRESPIN, S.R., GRENNOUGH, W.B., STEINBERG, D.: Effect of sodium linoleate infusion on plasma free fatty acids, glucose, insulin and ketones in unanesthetized dogs. Diabetes **21**, 1179—1184 (1972).

CREUTZFELDT, C., TRACK, N.S., CREUTZFELDT, W.: In vitro studies of the rate of proinsulin and insulin turnover in seven human insulinomas. Europ. J. clin. Invest. **3**, 371—384 (1973).

CREUTZFELDT, W.: Zur Histophysiologie des Inselapparates. Zellforsch. **34**, 280—336 (1949).

CREUTZFELDT, W.: Current views on the mode of action of hypoglycemic sulfonamides. Acta diabet. lat. **6** (Suppl. 1), 201—215 (1969).

CREUTZFELDT, W.: Gastrointestinal hormones and insulin secretion. New Engl. J. Med. **288**, 1238—1239 (1973).

CREUTZFELDT, W., ARNOLD, R., CREUTZFELDT, C., DEUTICKE, U., FRERICHS, H., TRACK, N.S.: Biochemical and morphological investigations of 30 human insulinomas. Correlation between the tumor content of insulin and proinsulin-like component and the histological and ultrastructural appearance. Diabetologia **9**, 217—231 (1973).

CREUTZFELDT, W., CREUTZFELDT, C., FRERICHS, H., PERINGS, E., SICKINGER, K.: The morphological substrate of the inhibition of insulin secretion by diazoxide. Horm. Metab. Res. **1**, 53—64 (1969b).

CREUTZFELDT, W., FEURLE, G., KETTERER, H.: Effect of gastrointestinal hormones on insulin and glucagon secretion. New Engl. J. Med. **282**, 1139—1141 (1970).

CREUTZFELDT, W., FRERICHS, H., CREUTZFELDT, C.: Studies with tolbutamide on islet tissue in vitro and islet homografts. In: Tolbutamide after ten years, W.J.H. BUTTERFIELD, W. VAN WESTERING, eds., p. 34—38. Amsterdam: Excerpta Med. Found. 1967.

CREUTZFELDT, W., FRERICHS, H., CREUTZFELDT, C.: The stimulation and inhibition of insulin secretion in vivo and in vitro. In: Diabetes, J. ÖSTMAN, R.D.G. MILNER, eds., p. 110—122a. Amsterdam: Excerpta Med. Found. 1969a.

CREUTZFELDT, W., FRERICHS, H., KETTERER, H., FEURLE, G., ARNOLD, R.: Die klinischen Syndrome hormonal aktiver Pankreastumoren. Chirurg **42**, 97—105 (1971).

CREUTZFELDT, W., FRERICHS, H., REICH, U.: In vitro studies on rat islets. In: The structure and metabolism of the pancreatic islets, S.E. BROLIN, B. HELLMEN, H. KNUTSON, eds., p.323—331. Oxford: Pergamon Press 1964.

CREUTZFELDT, W., SÖLING, H.D.: Orale Diabetestherapie und ihre experimentellen Grundlagen. Ergebn. inn. Med. Kinderheilk., N.F. **15**, 1—213 (1961).

CROCKFORD, P.M., PORTE, D.: Effect of glucagon on serum insulin, plasma glucose and free fatty acids in man. Metabolism **15**, 114—122 (1966).

CROSSLEY, J.R.: A convenient method for the extraction of insulin from urine. J.Lab. clin. Med. **84**, 752—758 (1974).

CULLUM, V.A., FARMER, J.B., JACK, D., LEVY, G.P.: Salbutamol: a new selective ß-adrenoreceptive receptor stimulant. Brit. J. Pharmacol. **35**, 141—151 (1969).

CUMMINGS, N.P., ROSENBLOOM, A.L., KOHLER, W.C., WILDER, B.J.: Plasma glucose and insulin response to oral glucose with chronic diphenylhydantoin therapy. Pediatrics **51**, 1091—1093 (1973).

CURRY, D.L.: Glucagon potentiation of insulin secretion by the perfused rat pancreas. Diabetes **19**, 420—428 (1970).

CURRY, D.L.: Insulin secretory dynamics in response to slow-rise and square wave stimuli. Amer. J. Physiol. **221**, 324—328 (1971).

CURRY, D.L., BENNETT, L.L., GRODSKY, G.M.: Dynamics of insulin secretion by the perfused rat pancreas. Endocrinology **83**, 572—584 (1968).

DAHL, J.R.: Diphenylhydantoin toxic psychosis with associated hyperglycemia. Calif. Med. **107**, 345—347 (1967).

DANIEL, E.E., NASH, C.W.: The effect of diuretic and non-diuretic benzothiadiazine and of structurally related diuretic drugs on active ion transport and contractility in smooth muscles. Arch. int. Pharmacodyn. **158**, 139—154 (1965).

DANIEL, P.M., HENDERSON, J.R.: The effect of vagal stimulation on plasma insulin and glucose levels in the baboon. J. Physiol. (Lond.) **192**, 317—327 (1967).

DAVIS, B., LAZARUS, N.R.: Glucose-mediated insulin release from mouse islets of Langerhans: Adenylate cyclase. Biochem. J. **128** 96 P—97 P (1972).

DEAN, P.M., MATTHEWS, E.K.: Glucose-induced electrical activity in pancreatic islet cells. J. Physiol. (Lond.) **210**, 255—264 (1970a).

DEAN, P.M., MATTHEWS, E.K.: Electrical activity in pancreatic islet cells: Effect on ions. J. Physiol. (Lond.) **210**, 265—275 (1970b).

DECKERT, T.: Stimulation of insulin secretion by glucagon and secretin. Acta endocr. (Kbh.) **57**, 578—584 (1968).

DECOURT, J., GENNES, J.L. DE: Action du diazoxide dans un cas grave d'hyperinsulinisme du à un carcinome Langerhansien opéré mais compliqué de métastases hépatiques. Bull. Acad. nat. Méd. (Paris) **150**, 604—606 (1966).

DERRY, D.J., TAYLOR, K.W.: Effects of azaserine and nicotinamide on insulin release and nicotinamide-adenine dinucleotide metabolism in isolated rat islets of Langerhans. Biochem. J. **134**, 557—563 (1973).

DEVRIM, S., RECANT, L.: Effect of glucagon on insulin release in vitro. Lancet 1966 II, 1227—1228.

DICZFALUSY, E. (ed.): Immunoassay of gonadotrophins. Acta endocr. (Kbh.) 63 (Suppl. 142), 9—382 (1969).

DIETERLE, P., BOTTERMANN, P., LANDGRAF, R., SCHWARZ, K., SCRIBA, P.C. HENNER, J.: Der Kohlen-hydratstoffwechsel bei Schilddrüsenfunktionsstörungen. Med. Klin. 64, 489—495 (1969).

DITSCHUNEIT, H., FAULHABER, J.D.: Die biologische Bestimmung der insulinähnlichen Serumaktivität (ILA). In: Handbuch des Diabetes mellitus, E.F. PFEIFFER, Hrsg., S. 41—68, München: Lehmanns 1971.

DITSCHUNEIT, H., PFEIFFER, E.F., SCHÖFFLING, K.: Seruminsulinbestimmungen bei Inselzelladenomen. Verh. dtsch. Ges. inn. Med. 67, 359—362 (1961).

DOAR, J.W.H., STAMP, T.C.B., WYNN, V., PATH, F.C., ANDHYA, T.K.: Effect of oral and intravenous glucose loading in thyrotoxicosis. Studies of plasma glucose, free fatty acid, plasma insulin and blood pyruvate levels. Diabetes 18, 633—639 (1969).

DOLLERY, C.T., PENTECOST, B.L., SAMAAN, N.A.: Drug-induced diabetes. Lancet 1962 II, 735—737.

DOUGLAS, W.W.: The mechanism of release of catecholamines from the adrenal medulla. Pharmacol. Rev. 18, 471—480 (1966).

DRASH, A., KENNY, F., FIELD, J., BLIZZARD, R., LANGS, H., WOLFF, F.: The therapeutic application of diazoxide in pediatric hypoglycemic states. Ann. N.Y. Acad. Sci. 150, 337—354 (1968).

DRASH, A., WOLFF, F.W.: Drug therapy in leucine-sensitive hypoglycemia. Metabolism 13, 487—492 (1964).

DRASH, A., WOLFF, F.W., LANGS, H., BLIZZARD, R.M.: Diazoxide-induced diabetes mellitus in a hypopituitary dwarf. Diabetes 15, 319—322 (1966).

DUPRÉ, J., CURTIS, J.D., WADDELL, R.W., BECK, J.C.: Alimentary factors in the endocrine response to administration of arginine in man. Lancet 1968 II, 28—29.

DUPRÉ, J., ROSS, S.A., WATSON, D., BROWN, J.C.: Stimulation of insulin secretion by gastric inhibitory polypeptide in man. J. clin. Endocr. 37, 826—828 (1973).

EFENDIĆ, S., CERASI, E., LUFT, R.: Arginine-induced insulin release in relation to the cyclic AMP system in man. J. clin. Endocr. 34, 67—72 (1972).

EHRLICH, E.N.: Cortisol responses to diazoxide in man and their possible relationship to effective blood volume. Metabolism 19, 469—479 (1970).

EHRLICH, R.M., MARTIN, J.M.: Diazoxide in the management of hypoglycemia in infancy and childhood. Amer. J. Dis. Child. 117, 411—416 (1969).

EKHOLM, R., ERICSON, L.E., LUNDQUIST, I.: Monoamines in the pancreatic islets of the mouse. Subcellular localization of 5-hydroxytryptamine by electron microscopic autoradiography. Diabetologia 7, 339—348 (1971).

ENNIS, H.L., LUBIN, M.: Cycloheximide: Aspects of inhibition of protein synthesis in mammalian cells. Science 146, 1474—1476 (1964).

ERLANDSEN, S.L., WELLS, L.J., LAZAROW, A.: Effects of beef insulin upon the granulation of beta cells in cultures of pancreases of fetal rats from diabetic mothers. Anat. Rec. 157, 415—424 (1967).

ERNESTI, M., MITCHELL, M.L., RABEN, M.S., GILBOA, Y.: Control of hypoglycemia with diazoxide and human growth hormone. Lancet 1965 I, 628—630.

ESPINOSA DE LOS MONTEROS, A., DRISCOLL, S.G., STEINKE, J.: Insulin release from isolated human fetal pancreatic islets. Science 168, 1111—1112 (1970).

ESTERHUIZEN, A.C., SPRIGGS, T.L.B., LEVER, J.D.: Nature of islet-cell innervation in the cat pancreas. Diabetes 17, 33—36 (1968).

FAJANS, S.S., FLOYD, J.C., KNOPF, R.F., CONN, J.W.: Effect of aminoacids and proteins on insulin secretion in man. Recent Progr. Hormone Res. 23, 617—623 (1967).

FAJANS, S.S., FLOYD, J.C., KNOPF, R.F., RULL, J., GUNTSCHE, E.M., CONN, J.W.: Benzothiadiazine suppression of insulin release from normal and abnormal islet tissue in man. J. clin. Invest. 45, 481—492 (1966).

FAJANS, S.S., FLOYD, J.C., KNOPF, R.F., SUMER PEK, QUIBRERA, R., CONN, J.W.: Effects of amino acids on insulin release in vivo. In: Diabetes, R.R. RODRIGUEZ, J. VALLANCE-OWEN, eds., p. 123—136. Amsterdam: Excerpta Medical 1971 b.

FAJANS, S.S., FLOYD, J.C., THIFFAULT, C.A., KNOPF, R.F., HARRISON, T.S., CONN, J.W.: Further studies on diazoxide suppression of insulin release from abnormal and normal islet tissue in man. Ann. N. Y. Acad. Sci. 150, 261—278 (1968).

FAJANS, S.S., QUIBRERA, R., SUMER PEK, FLOYD, J.C., CHRISTENSEN, H.N., CONN, J.W.: Stimulation of insulin release in the dog by a nonmetabolizable amino acid. Comparison with leucine and arginine. J. clin. Endocr. **33**, 35—41 (1971a).

FALKMER, S.: Experimental diabetes research in fish. Acta endocr. (Kbh.) **37** (Suppl. 59), 1—122 (1961).

FALKMER, S., BOQUIST, L., FOA, P.P., GRILLO, T.A.I., BAXTER-GRILLO, D.L., SODOYEZ, J.C., SODOYEZ-GOFFAUX, F., WHITTY, A.J.: Some histological, histochemical and ultrastructural studies and hormone assays in a transplantable islet cell carcinoma of the syrian hamster. Acta path. microbiol. scand. **77**, 561—577 (1969).

FALTA, W.: Regulation des Kohlenhydratstoffwechsels und Aviditätstheorie. Klin. Wschr. **6**, 835—840 (1927).

FARISS, B.L., LUTCHER, C.L.: Diphenylhydantoin-induced hypoglycemia and impaired insulin release: effect of dosage. Diabetes **20**, 177—181 (1971).

FAWCETT, D.W., LONG, J.A., JONES, A.L.: The ultrastructure of endocrine glands. Recent Progr. Hormone Res. **25**, 315—368 (1969).

FEDERSPIL, G., FREZZATO, S., TRISOTTO, A., CASARA, D., SICOLO, N., SCANDELLARI, C.: Diazoxide and spontaneous hypoglycemia. In Hypoglycemia and diazoxide, M. AUSTONI et al., eds., p. 289—301. Padua: Cedam 1973.

FELDMANN, J., CORTELL, R., GELLHORN, E.: On the vago-insulin and sympathico-adrenal system and their mutual relationship under conditions of central excitation induced by anoxia and convulsant drugs. Amer. J. Physiol. **131**, 281—289 (1940).

FELDMANN, J.M., LEBOVITZ, H.E.: Biological activites of tolbutamide and its metabolites. A dissociation of insulin-releasing and hypoglycemic activity. Diabetes **18**, 529—537 (1969).

FELDMANN, J.M., LEBOVITZ, H.E.: Mechanism of epinephrine and serotonin inhibition of insulin release in the golden hamster in vitro. Diabetes **19**, 480—486 (1970).

FELDMANN, J.M., LEBOVITZ, H.E.: The nature of the interaction of amines with the pancreatic beta cell to influence insulin secretion. J. Pharmacol. exp. Ther. **179**, 56—65 (1971).

FELDMANN, J.M., LEBOVITZ, H.E.: Structural determinants of indole amine action on in vitro insulin release. Endocrinology **91**, 809—816 (1972a).

FELDMANN, J.M., LEBOVITZ, H.E.: Antagonism of catecholamine inhibition of insulin secretion by methysergide. Experientia (Basel) **28**, 433—434 (1972b).

FELDMANN, J.M., MARECEK, R.L., QUICKEL, K.E., LEBOVITZ, H.E.: Glucose metabolism and insulin secretion in the carcinoid syndrome. J. clin. Endocr. **35**, 307—310 (1972a).

FELDMANN, J.M., QUICKEL, K.E., LEBOVITZ, H.E.: Potentiation of insulin secretion in vitro by serotonin antagonists. Diabetes **21**, 779—788 (1972b).

FERNER, H., KERN, H.: Die vergleichende Morphologie der Langerhansschen Inseln. In: Handbuch des Diabetes Mellitus, E.F. PFEIFFER, Hrsg., S. 11—38. München: Lehmann 1968.

FIELD, J.B.: Factors concerned with insulin synthesis and release. Metabolism **13**, 407—421 (1964).

FIELD, J.B., MANDELL, S.: Effects of thiazides on glucose uptake and oxidation. Of rat muscle and adipose tissue. Metabolism **13**, 959—963 (1964).

FINEBERG, S.E., MERIMEE, T.J., RABINOWITZ, D., EDGAR, P.J.: Insulin secretion in acromegaly. J. clin. Endocr. **30**, 288—292 (1970).

FISCHER, U., HOMMEL, H., ZIEGLER, M., JUTZI, E.: The mechanism of insulin secretion after oral glucose administration. III. Investigations on the mechanism of a reflectoric insulin mobilization after oral stimulation. Diabetologia **8**, 385—390 (1972).

FLATT, J.P., BALL, E.G.: Studies on the metabolism of adipose tissue. XV. An evaluation of the major pathways of glucose catabolism as influenced by insulin and epinephrine. J. biol. Chem. **239**, 675—685 (1964).

FLOYD, J.C., FAJANS, S.S., CONN, J.W., KNOPF, R.F., RULL, J.: Insulin secretion in response to protein ingestion. J. clin. Invest. **45**, 1479—1486 (1966a).

FLOYD, J.C., FAJANS, S.S., CONN, J.W., KNOPF, R.F., RULL, J.: Stimulation of insulin secretion by amino acids. J. clin. Invest. **45**, 1487—1502 (1966b).

FLOYD, J.C., FAJANS, S.S., KNOPF, R.F., CONN, J.W.: Evidence that insulin release is the mechanism for experimentally induced leucine hypoglycemia in man. J. clin. Invest. **42**, 1714—1719 (1963).

FLOYD, J.C., FAJANS, S.S., KNOPF, R.F., CONN, J.W.: Plasma insulin in organic hyperinsulinism: Comparative effects of tolbutamide, leucine and glucose. J. clin. Endocr. **24**, 747—760 (1964).

FLOYD, J.C., FAJANS, S.S., SUMER PEK, THIFFAULT, C.A., KNOPF, R.F., CONN, J.W.: Synergistic effect of certain amino acid pairs upon insulin secretion in man. Diabetes **19**, 102—108 (1970).

FLOYD, J.C., FAJANS, S.S., THIFFAULT, C.A., KNOPF, R.F., CONN, J.W.: Augmentation by human growth hormone of insulin secretion induced by amino acids. J. Lab. clin. Med. **68**, 874—875 (1966c).

FOA, P.P.: Glucagon. Ergebn. Physiol. **60**, 141—219 (1968).

FOA, P.P., GRILLO, T.A.I.: The study of carbohydrate metabolism. Handbuch der experimentellen Pharmakologie, Bd. XVI/15, S. 1—214. Berlin-Heidelberg-New York: Springer 1966.

FOGLIA, V.G., FERNANDEZ, R.: Acción directa de la glucosa sobre la secreción de insulina por el páncreas. Rev. Soc. argent. Biol. **11**, 556—572 (1935).

FOGLIA, V.G., FERNANDEZ, R.: Action directe du glucose sur la sécrétion de l'insuline par la pancréas. C. R. Soc. Biol. (Paris) **121**, 355—358 (1936).

FRANCKSON, J.R.M., OOMS, H.A.: The glomerular clearance of exogenous insulin. Horm. Metab. Res. **5**, 75—79 (1973).

FREEDMAN, P., MOULTON, R., ROSENHEIM, M.L., SPENCER, A.G., WILLOUGHBY, D.A.: Phaeochromocytoma, diabetes, and glycosuria. Quart. J. Med. **27**, 307—321 (1958).

FRERICHS, H.: Untersuchungen zur Hemmung der Insulinsekretion. Habil.-Schrift, Göttingen 1969.

FRERICHS, H.: Funktionsprüfung des endokrinen Pankreas. In: Nuklearmedizin. Funktionsdiagnostik, D. EMRICH, Hrsg., S. 187—200. Stuttgart: Thieme 1971.

FRERICHS, H., ARNOLD, R., CREUTZFELDT, C., TRACK, N., CREUTZFELDT, W.: Diazoxide in vivo. Clinical, biochemical and morphological observations in patients with insulinomas and ultrastructural studies of pancreatic B-cells of diazoxide-treated rats. In: Hypoglycemia and diazoxide, M. AUSTONI et al., eds., p. 133—149. Padua: Cedam 1973.

FRERICHS, H., CREUTZFELDT, C., CREUTZFELDT, W.: Klinische Beobachtungen und experimentelle Befunde bei der Behandlung des Hyperinsulinismus mit Diazoxide. Verh. dtsch. Ges. inn. Med. **73**, 1086—1091 (1967).

FRERICHS, H., CREUTZFELDT, C., CREUTZFELDT, W.: Inhibitors of insulin secretion. Acta diabet. lat. **5** (Suppl. 1), 105—123 (1968).

FRERICHS, H., CREUTZFELDT, W.: Die Leucin-Hypoglykämie. Dtsch. med. Wschr. **90**, 960—965 (1965).

FRERICHS, H., CREUTZFELDT, W.: Physiologische und pharmakologische Beeinflussung der Insulinsekretion. Med. Klin. **66**, 1039—1045 (1971).

FRERICHS, H., CREUTZFELDT, W.: Der experimentelle chemische Diabetes. In: Handbuch der experimentellen Pharmakologie, Bd. XXXII/1. S. 159—202. Berlin-Heidelberg-New York: Springer 1971.

FRERICHS, H., GERBER, R., CREUTZFELDT, W.: Insulinsekretion in vitro. II. Hemmung der glucoseinduzierten Insulinabgabe durch Diazoxide. Diabetologia **2**, 269—276 (1966).

FRERICHS, H., KING, S., CREUTZFELDT, W.: Further evidence for a release of insulin by pancreatic B-cells immediately after biosynthesis and independent of emiocytosis of ß-granules. Diabetologia **6**, 626 (1971) (Abstract).

FRERICHS, H., PULS, W.: Vergleichende Untersuchungen zur hypoglykämischen, Seruminsulin-steigernden und UFS-beeinflussenden Wirkung von beta-cytotropen Antidiabetika an gesunden Versuchspersonen. Verh. dtsch. Ges. inn. Med. **76**, 441—445 (1970).

FRERICHS, H., REICH, U., CREUTZFELDT, W.: Insulinsekretion in vitro. I. Hemmung der glucoseinduzierten Insulinabgabe durch Insulin. Klin. Wschr. **43**, 136—140 (1965).

FRERICHS, H., WILLMS, B., KASPER, H., CREUTZFELDT, C., CREUTZFELDT, W.: Contribution to the pathogenesis of tumour hypoglycaemia. Europ. J. clin. Invest. **1**, 2—11 (1970).

FROESCH, E.R., BÜRGT, H., MÜLLER, W.A., HUMBEL, R.E., JACOB, A., LABHART, A.: Nonsuppressible insulinlike activity of human serum: Purification, physicochemical and biological properties and its relation to total serum ILA. Recent Progr. Hormone Res. **23**, 565—605 (1967).

FROESCH, E.R., JAKOB, A., LABHART, A.: Hypoglykämie bei extrapankreatischen Tumoren. In: 14. Symp. Dtsch. Ges. f. Endokrinologie, S. 132—145. Berlin-Heidelberg-New York: Springer 1968.

FROESCH, E.R., JAKOB, A., ZAHND, G.R., SIMON, E.: Immunoreactive insulin, suppressible, and non suppressible insulinlike activities in rats after administration of glucose and induction of hyperglycaemia by mannoheptulose. Diabetologia **2**, 265—268 (1966).

FROHMAN, L.A., EZDINLI, E.Z., JAVID, R.: Effect of vagotomy and vagal stimulation on insulin secretion. Diabetes **16**, 443—448 (1967b).

FROHMAN, L.A., MacGILLIVRAY, M.H., ACETO, T.: Acute effects of human growth hormone on insulin secretion and glucose utilization in normal and growth hormone deficient subjects. J. clin. Endocr. **27**, 561—567 (1967a).

GABBAY, K.H., WAH JUN TZE: Inhibition of glucose induced release of insulin by aldose reductase inhibitors. Proc. nat. Acad. Sci. (Wash.) 69, 1435—1439 (1972).

GAGLIARDINO, J.J., MARTIN, J.M.: Studies on the mechanism of insulin release. Metabolism 15, 1068—1075 (1966).

GAGLIARDINO, J.J., ZIEHER, L.M., ITURRIZA, F.C., HERNANDEZ, R.E., RODRIGUEZ, R.R.: Insulin release and glucose changes induced by serotonin. Horm. Metab. Res. 3, 145—150 (1971).

GARCES, L.Y., DRASH, A., KENNY, F.M.: Islet cell tumor in the neonate. Studies in carbohydrate metabolism and therapeutic response. Pediatrics 41, 789—796 (1968).

GENUTH, S., FROHMAN, L.A., LEBOVITZ, H.E.: A radioimmunological assay method for insulin using insulin – ^{125}J and gel filtration. J. clin. Endocr. 25, 1034—1049 (1965).

GENUTH, S., LEBOVITZ, H.E.: Stimulation of insulin release by corticotropin. Endocrinology 76, 1093—1099 (1965).

GEORG, R.H., SUSSMAN, K.E., LEITNER, J.W., KIRSCH, W.M.: Inhibition of glucose and tolbutamide-induced insulin release by iodoacetate and antimycin A. Endocrinology 89, 169—176 (1971).

GERNER, L., L'AGE-STEHR, TJIOE, T.O., WACKER, A.: Zur Isolierung Langerhansscher Inseln aus Rattenpankreas. Hoppe-Seylers-Z. physiol. Chem. 351, 309—312 (1970).

GINSBURG, J., BOUCHER, B., BEACONSFIELD, P.: Hormonal changes during ribose-induced hypoglycemia. Diabetes 19, 23—27 (1970).

GLIEMAN, J.: Assay of insulin-like activity by the isolated fat cell method. I. Factors influencing the response to crystalline insulin. Diabetologia 3, 382—388 (1967).

GOETZ, F.C., MANEY, J.W., GREENBERG, B.Z.: The regulation of insulin secretion: Effects of the infusion of glucose, ribose, and other sugars into the portal vein of dogs. J. Lab. clin. Med. 69, 537—557 (1967).

GOLDBERG, E.M., SANBAR, S.S.: Hyperglycemic, nonketotic coma following administration of Dilantin (diphenylhydantoin). Diabetes 18, 101—106 (1969).

GOLDEN, P., LAIRD, L., MALAISSE, W.J., MALAISSE-LAGAE, F., WALKER, M.M.: Effect of streptozotocin on glucose-induced insulin secretion by isolated islets of Langerhans. Diabetes 20, 513—518 (1971).

GOLDFINE, I.D., ABRAIRA, C., GRUENEWALD, D., GOLDSTEIN, M.S.: Plasma insulin levels during imaginary food ingestion under hypnosis. Proc. Soc. exp. Biol. (N.Y.) 139, 274—276 (1970).

GOLDFINE, I.D., PERLMAN, R., ROTH, J.: Inhibition of cyclic 3',5'-AMP phosphodiesterase in islet cells and other tissues by tolbutamide. Nature (Lond.) 234, 295—297 (1971).

GOLDFINE, I.D., ROTH, R., BIRNBAUMER, L.: Glucagon receptors in β-cells. Binding of ^{125}J-glucagon and activation of adenylate cyclase. J. biol. Chem. 247, 1211—1218 (1972).

GOLDNER, M.G., BLEICHER, S.J.: Über Thiazid-Hyperglykämie. Ihr Mechanismus und ihre klinische Bedeutung mit einer Anmerkung über das gehäufte Auftreten von stenosierenden Dünndarmgeschwüren während Kalium-Thiazid-Medikation. Ärztl. Forsch. 10, 170—174 (1965).

GOLDSMITH, S.J., YALOW, R.S., BERSON, S.A.: Effects of 2-deoxy-D-glucose on insulin-secretory responses to intravenous glucose, glucagon, tolbutamide and arginine in man. Diabetes 19, 453—457 (1970).

GOMEZ, M., CURRY, D.L.: Potassium stimulation of insulin release by the perfused rat pancreas. Endocrinology 92, 1126—1130 (1973).

GOODMAN, H.G., MORISHIMA, A., GRUMBACH, M.M.: The use of diazoxide in hypoglycemia in childhood. Ann. N. Y. Acad. Sci. 150, 367—372 (1968).

GORDON, P., SHERMAN, B., ROTH, J.: Proinsulin-like component of circulating insulin in the basal state and in patients and hamsters with islet cell tumors. J. clin. Invest. 50, 2113—2122 (1971).

GRABER, A.L., PORTE, D., WILLIAMS, R.H.: Clinical use of diazoxide and mechanism for its hyperglycemic effect. Diabetes 15, 143—148 (1966).

GRAFE, E., MEYTHALER, F.: Über den Traubenzucker als Hormon der Insulinsekretion. Klin. Wschr. 6, 1240 (1927a).

GRAFE, E., MEYTHALER, F.: Beitrag zur Kenntnis der Regulation der Insulinproduktion. I. Der Traubenzucker als Hormon für die Insulinabgabe. Naunyn-Schmiedebergs Arch. exp. Path. Pharmak. 125, 181—192 (1927b).

GRAFE, E., MEYTHALER, F.: Beitrag zur Kenntnis der Regulation der Insulinproduktion. II. Die Wirkung von Kohlenhydraten außer Traubenzucker auf die Insulinabgabe. Naunyn-Schmiedebergs Arch. exp. Path. Pharmak. 131, 80—91 (1928).

GRANT, A.M., BASABE, J.C., LOPEZ, N.L., KREES, S.V., WOLFF, F.W.: Mode of action of a diazoxide analog (AO 25). Its effect on insulin secretion. Diabetes 19, 630—639 (1970).

GRANT, D.B., PIESOWICZ, A.T., BUCKLER, J.M.H.: Effect of treatment with diazoxide and chlorothia-zide on a child with leucine-sensitive hypoglycemia. Brit. med. J. 1966 II, 1494—1495.

GRECO, A.V., GHIRLANDA, G., FEDELI, G., GAMBASSI, G.: Insulin in the cerebrospinal fluid of man. Europ. Neurol. 3, 303—307 (1970).

GREEN, I.C., HOWELL, S.L., MONTAGUE, W., TAYLOR, K.W.: Regulation of insulin release from isolated islets of Langerhans of the rat in pregnancy. The role of adenosine 3':5'-cyclic monophos-phate. Biochem. J. 134, 481—487 (1973).

GREEN, O.C., BERGER, S.: The clinical use of diazoxide in leucine-sensitive hypoglycemia Ann. N. Y. Acad. Sci. 150, 336—364 (1968).

GREENBERGER, N.J., TZAGOURNIS, M., GRAVES, T.M.: Stimulation of insulin secretion in man by medium chain triglycerides. Metabolism 17, 796—801 (1968).

GREENE, J.A.: Effects of diazoxide on renal function in the dog. Proc. Soc. exp. Biol. (N.Y.) 125, 375—379 (1967).

GREENOUGH, W.B., CRESPIN, S.R., STEINBERG, D.: Hypoglycaemia and hyperinsulinaemia in response to raised free-fatty-acid levels. Lancet 1967 II, 1334—1336.

GREY, N.J., GOLDRING, S., KIPNIS, D.M.: Evidence for a glucose-inducible glucoreceptor for insulin-secretion in the rat. In: Pathogenesis of Diabetes mellitus, E. CERASI, R. LUFT, eds., p. 155—168. Stockholm: Almquist & Wiksell 1970.

GRODSKY, G.M.: A threshold distribution hypothesis for packet storage of insulin. II. Effect of calcium. Diabetes 21 (Suppl. 2), 584—593 (1972).

GRODSKY, G.M., BATTS, A.A., BENNET, L.L., VCELLA, C., MCWILLIAMS, N.B., SMITH, D.F.: Effects of carbohydrates on secretion of insulin from isolated rat pancreas. Amer. J. Physiol. 205, 638—644 (1963).

GRODSKY, G.M., BENNETT, L.L., SMITH, D.F., SCHMID, F.G.: Effect of pulse administration of glucose or glucagon on insulin secretion in vitro. Metabolism 16, 222—233 (1967).

GRODSKY, G.M., CURRY, D.L., BENNETT, L.L., RODRIGO, J.J.: Factors influencing different rates of insulin release in vitro. Acta diabet. lat. 5 (Suppl. 1), 140—161 (1968).

GRODSKY, G.M., CURRY, D., LANDAHL, H., BENNETT, L.: Further studies on the dynamic aspects of insulin release in vitro with evidence for a two-compartmental storage system. Acta diabet. lat. 6 (Suppl. 1), 554—579 (1969).

GRODSKY, G.M., FANSKA, R., SCHMID, F.G.: Evaluation of the role of exogenous insulin on phasic insulin secretion. Diabetes 22, 256—263 (1973).

GRODSKY, G.M., FORSHAM, P.H.: An immunochemical assay for total extractable insulin in man. J. clin. Invest. 39, 1070—1079 (1960).

GRODSKY, G.M., FORSHAM, P.H.: Insulin and the pancreas. Ann. Rev. Physiol. 28, 347—380 (1966).

GULBENKIAN, A., ORNSTEIN, L., TABACHNICK, I.I.A.: The use of diyzoxide inhibition of insulin secretion as a tool to investigate insulin stimulation by other agents. Horm. Metab. Res. 4, 57—58 (1972).

GUTMAN, R.A., FINK, G., SHAPIRO, J.R., SELAWRY, H., RECANT, L.: Proinsulin and insulin release with a human insulinoma and adjacent nonadenomatous pancreas. J. clin. Endocr. 36, 978—987 (1973).

HADDAD, J.G., OWEN, J.A.: In vitro insulinogenic effect of material harvested from incubated gut loops of rats. Metabolism 18, 71—72 (1969).

HAGER, D., GEORG, R.H., LEITNER, J.W. BECK, P.: Insulin secretion and content in isolated rat pancreatic islets following treatment with gestational hormones. Endocrinology 91, 977—983 (1972).

HAHN, H.J., LIPPMANN, H.G., KNOSPE, S., MICHAEL, R.: Verhalten der Langerhansschen Inseln des Pankreas in vitro. III. Insulin-Sekretionsrate in Abhängigkeit von der Überlebensrate und von der Glukosekonzentration des Mediums. Acta biol. med. germ. 25, 573—581 (1970).

HAHN, H.J., MICHAEL, R.: Weitere Untersuchungen zu Fragen der Eigenhemmung der Insulinsekre-tion in vitro. Endokrinologie 58, 395—402 (1971).

HAHN, H.J., ZIEGLER, M., MICHAEL, R., KARG, U., LANGSCH, H.G.: Metastasierendes Inselzellkar-zinom. II. Studien zur Insulinsekretion in vitro. Endokrinologie 59, 84—92 (1972).

HALES, C.N.: Immunological techniques in diabetes research. Diabetologia 8, 229—235 (1972).

HALES, C.N., HYAMS, D.E.: Plasma concentration of glucose, non-esterified fatty acid, and insulin during oral glucose-tolerance test in thyrotoxicosis. Lancet 1964 II, 69—70.

HALES, C.N., MILNER, R.D.G.: The role of sodium and potassium in insulin secretion from pancreas. J. Physiol. (Lond.) 194, 725—743 (1968).

HALES, C.N., RANDLE, P.J.: Immunoassay of insulin with insulin-antibody precipitate. Biochem. J. **88**, 137—146 (1963).

HELTER, J.B., SCHWARTZ, M.Z., GOETZ, F.C.: The effect of oral and intravenous D-ribose on plasma insulin levels in unanestetized dogs. Proc. Soc. exp. Biol. (N.Y.) **127**, 1147—1151 (1968).

HARRISON, B.D.W., RUTTER, T.W., TAYLOR, R.T.: Severe non-ketotic hyperglycemic pre-coma in a hypertensive patient receiving diazoxide. Lancet **1973 II**, 599—600.

HARVEY, R.F., HARTOGH, M., DOWSETT, L., READ, A.E.: A radioimmunoassay for cholecystokinin/ pancreozymin. Lancet **1973 II**, 826-828.

HAW, P.W., YU, Y.K., CHOW, S.L.: Enlarged pancreatic islets of tube-fed hypophysectomized rats bearing hypothalamic lesions. Amer. J. Physiol. **218**, 769—771 (1970).

HAWKINS, R.A., ALBERTI, K.G.M.M., HOUGHTON, C.R.S., WILLIAMSON, D.W., KREBS, H.A.: The effect of acetoacetate on plasma insulin concentration. Biochem. J. **125**, 541—544 (1971).

HEDESKOV, C.J., HERTZ, L., NISSEN, C.: The effect of mannoheptulose on glucose- and pyruvatestimulated oxygen uptake in normal mouse pancreatic islets. Biochim. biophys. Acta (Amst.) **261**, 388—397 (1972).

HEDING, L.G.: A simplified insulin radioimmunoassay method. In: Labelled proteins in tracer studies, L. DONATO et al., eds., p. 345—351. Brussels: Euratom 1966.

HEDING, L.G., RASMUSSEN, S.M.: Determination of pancreatic and gut glucagon-like immunoreactivity (GLI) in normal and diabetic subjects. Diabetologia **8**, 408—411 (1972).

HEGRE, O.D., WELLS, L.J., LAZAROW, A.: Insulin content of fetal rat pancreases grown in organ culture and subsequently transplanted into maternal hosts. Diabetes **21**, 193—202 (1972).

HEIDEMAN, M.L., MCGUIRE, W.L., LEVY, R.P., SHIPLEY, R.A.: Polyacrylamide gel electrophoresis: Hormonal and species specificity of antibody binding of bovine ^{131}J-thyrotropin. Proc. Soc. exp. Biol. (N.Y.) **122**, 795-802 (1966).

HELLERSTRÖM, C.: A method for the microdissection of intact pancreatic islets of mammals. Acta endocr. (Kbk.) **45**, 122—132 (1964).

HELLERSTRÖM, C.: Effects of carbohydrates on the oxygen consumption of isolated pancreatic islets of mice. Endocrinology **81**, 105—112 (1967).

HELLERSTRÖM, C.: Effects of glucosamine on the respiration of pancreatic islet B-cells. Acta endocr. (Kbh.) **58**, 558—564 (1968).

HELLERSTRÖM, C., GUNNARSSON, R.: Bioenergetics of islet function: Oxygen utilization and oxidative metabolism in the β-cells. Acta diabet. lat. **7** (Suppl. 1), 127—151 (1970).

HELLMAN, B.: Methodological approaches to studies on the pancreatic islets. Diabetologia **6**, 110—120 (1970).

HELLMAN, B., HELLERSTRÖM, C., WESTMAN, S., HAMMER, H., ROTHMAN, U.: Preparation of pancreatic islet cells for biochemical analysis. In: The Structure and metabolism of the pancreatic islets, S.E. BROLIN, B. HELLMAN, H. KNUTSON, eds., p. 193—202. Oxford: Pergamon Press 1964.

HELLMAN, B., IDAHL, L.-A.: Presence and mobilization of glycogen in mammalian pancreatic β-cells. Endocrinology **84**, 1—8 (1969).

HELLMAN, B., IDAHL, L.-A.: Pancreatic islet levels of citrate under conditions of stimulated and inhibited insulin release. Diabetes **21**, 999—1002 (1972).

HELLMAN, B., IDAHL, L.-A., DANIELSSON, A.: Adenosine triphosphate levels of mammalian pancreatic B cells after stimulation with glucose and hypoglycemic sulfonylureas. Diabetes **18**, 509—516 (1969).

HELLMAN, B., IDAHL, L.-A., LERNMARK, Å., SEHLIN, J., SIMON, E., TÄLJEDAL, I.-B.: The pancreatic β-cell recognition of insulin secretagogues. I. Transport of mannoheptulose and the dynamics of insulin release. Molec. Pharmacol. **8**, 1—7 (1972a).

HELLMAN, B., IDAHL, L.-A., LERNMARK, Å., SEHLIN, J., TÄLIEDAL, I.-B.: Iodoacetamide-induced sensitization of the pancreatic β-cells to glucose stimulation. Biochem. J. **132**, 775—789 (1973a).

HELLMAN, B., IDAHL, L.-A., LERNMARK, A., SEHLIN, J., TÄLJEDAL, I.B.: The pancreatic β-cell recognition of insulin secretagogues. Comparisons of glucose with glyceraldehyde isomers and dihydroxyacetone. Arch. Biochem. Biophys. **162**, 448—457 (1974).

HELLMAN, B., LARSSON, S.: The glucose metabolism in the islets of Langerhans. I. In vitro studies of the fate of uniformly ^{14}C-labelled glucose and fructose in Cottus quadricornis L. Acta endocr. (Kbh.) **38**, 303—314 (1961).

HELLMAN, B., LERNMARK, Å., SEHLIN, J., SÖDERBERG, M., TÄLJEDAL, I.-B.: The pancreatic β-cell recognition of insulin secretagogues. VII. Binding and permeation of chloromercuribenzene-p-sulphonic acid in the plasma membrane of pancreatic β-cells. Arch. Biochem. Biophys. **158**, 435—441 (1973b).

Hellman, B., Lernmark, Å., Sehlin, J., Täljedal, I.-B.: Transport and storage of 5-hydroxytryptamine in pancreatic β-cells. Biochem. Pharmacol. **21**, 695—706 (1972b).

Hellman, B., Lernmark, Å., Sehlin, J., Täljedal, I.-B.: Effects of phlorizin on metabolism and function of pancreatic β-cells. Metabolism **21**, 60—67 (1972c).

Hellman, B., Sehlin, J., Täljedal, I.-B.: Calcium uptake by pancreatic β-cells as measured with the aid of ^{45}Ca and mannitol-^{3}H. Amer. J. Physiol. **221**, 1795—1801 (1971a).

Hellman, B., Sehlin, J., Täljedal, I.-B.: Effects of glucose and other modifiers of insulin release on the oxidative metabolism of amino acids in micro-dissected pancreatic islets. Biochem. J. **123**, 513—521 (1971b).

Hellman, B., Sehlin, J., Täljedal, I.-B.: Evidence of mediated transport of glucose in mammalian pancreatic β-cells. Biochim. biophys. Acta (Amst.) **241**, 147—154 (1971c).

Hellman, B., Sehlin, J., Täljedal, I.-B.: Uptake of alanine, arginine, and leucine by mammalian pancreatic β-cells. Endocrinology **89**, 1432—1439 (1971d).

Hellman, B., Sehlin, J., Täljedal, I.-B.: The pancreatic β-cell recognition of insulin secretagogues. IV. Islet uptake of sulfonylureas. Diabetologia **9**, 210—216 (1973c).

Hepp, K.D.: Inhibition of glucagon-stimulated adenyl cyclase by insulin. FEBS Letters **12**, 263—266 (1971).

Herbert, V., Lau, K.S., Gottlieb, C.W., Bleicher, S.J.: Coated charcoal immunoassay of insulin. J. clin. Endocr. **25**, 1375—1384 (1965).

Hermann, H., Mornex, R.: Les Pheochromocytomes. Paris: Gauthier-Villars 1964.

Hernandez, A., Sols, A.: Transport and phosphorylation of sugars in adipose tissue. Biochem. J. **86**, 166—172 (1963).

Hertelendy, F., Machlin, L.J., Gordon, R.S., Horino, M., Kipnis, D.M.: Lipolytic activity and inhibition of insulin release by epinephrine in the pig. Proc. Soc. exp. Biol. (N.Y.) **121**, 675—677 (1966).

Hertelendy, F., Machlin, L., Kipnis, D.M.: Further studies on the regulation of insulin and growth hormone secretion in the sheep. Endocrinology **84**, 192—199 (1969).

Hertelendy, F., Machlin, L.J., Takahashi, Y., Kipnis, D.M.: Insulin release from sheep pancreas in vitro. J. Endocr. **41**, 605—606 (1968).

Hilwig, I.: Über das Wachstum der Pankreaszellen von Säugetieren als Monolayer Cultures. VI. Monolayer Cultures aus Schweinepankreaszellen. Z. Zellforsch. **127**, 382—391 (1972a).

Hilwig, I.: Der Einfluß von Colchicin auf in vitro gezüchtete endokrine Pankreaszellen. Z. Zellforsch. **132**, 263—272 (1972b).

Hochster, R.M.: Hexose and pentose analogues. In: Metabolic inhibitors. A comprehensive treatise, R.M. Hochster, J.H. Quastel, eds., vol. I, p. 131—152. New York-London: Acad. Press, 1963.

Hofeldt, F.D., Dippe, S.E., Levin, S.R., Karam, J.H., Blum, M.R., Forsham, P.H.: Effects of diphenylhydantoin upon glucose-induced insulin secretion in three patients with insulinoma. Diabetes **23**, 192—198 (1974).

Horino, M., Machlin, L.J., Hertelendy, F., Kipnis, D.M.: Effect of short chain fatty acids on plasma insulin in ruminant and non ruminant species. Endocrinology **83**, 118—128 (1968).

Hoshi, M., Shreeve, W.W.: Release and production of insulin by isolated, perifused rat pancreatic islets. Control by glucose. Diabetes **22**, 16—24 (1973).

Houssay, B.A.: Diabetes as a disturbance of endocrine regulation. Amer. J. med. Sci. **193**, 581—606 (1937).

Howell, S.L.: Role of ATP in the intracellular translocation of proinsulin and insulin in the rat pancreatic B Cell. Nature (Lond.) New Biol. **235**, 85—86 (1972).

Howell, S.L., Montague, W.: Adenylate cyclase activity in isolated rat islets of Langerhans. Effects of agents which alter rates of insulin secretion. Biochim. biophys. Acta (Amst.) **320**, 44—52 (1973).

Howell, S.L., Taylor, K.W.: Effects of diazoxide on insulin secretion in vitro. Lancet **1966 I**, 128—129.

Howell, S.L., Taylor, K.W.: Potassium ions and the secretion of insulin by islets of Langerhans incubated in vitro. Biochem. J. **108**, 17—24 (1968).

Humbel, R.E., Renold, A.E., Herrara, M.G., Taylor, K.W.: Incorporation of glucose carbon into protein of the islets of Langerhans from toadfish (Opsanus tau). Endocrinology **69**, 874—877 (1961).

HUNTER, R., JONES, M., HURN, B.A.L., DUNCAN, C.: Impaired glucose tolerance: A late effect of insulinshock treatment. Brit. med. J. **1970 I**, 465—468.

HUTCHEON, D.E., BARTHALMUS, K.S.: Antihypertensive action of diazoxide. Brit. med. J. **1962 II**, 159—161.

IDAHL, L.-A.: Dynamics of pancreatic β-cell responses to glucose. Diabetologia 9, 403—412 (1973).

IDAHL, L.-A., HELLMAN, B.: Regulation of pancreatic β-cell glycogen through cyclic-3,5-AMP. Diabetologia 7, 139—142 (1971).

IDAHL, L.-A., MARTIN, J.M.: Stimulation of insulin release by a ventro-lateral hypothalamic factor. J. Endocr. **51**, 601—602 (1971).

IDE, H.: Stimulation of insulin secretion and hypoglycemia by medium chain triglyceride. J. Jap. Soc. intern. Med. **60**, 115—124 (1971).

ILLIG, R., ZIEGLER, W.H.: Glucose tolerance and immunoreactive insulin in patients with pheochromocytoma. The effect of α-receptor blocking agents. Acta endocr. (Kbh.) **66**, 368—378 (1971).

INGLE, D.J., EVANS, J.S., SHEPPARD, R.: The effect of insulin on the urinary excretion of sodium, chloride, nitrogen and glucose in normal rats. Endocrinology 35, 370—379 (1944).

IRMER, W., DAWEKE, H., WEDELL, J., GRÜNEKLEE, D., SCHMITT, H., JÜNEMANN, A.: Zur Diagnostik und Therapie der Inselzelladenome. Dtsch. med. Wschr. **94**, 1—9 (1969).

IVERSEN, J.: Effect of acetyl choline on the secretion of glucagon and insulin from the isolated, perfused canine pancreas. Diabetes **22**, 381—387 (1973).

IVERSEN, J., MILES, D.W.: Evidence for a feedback inhibition of insulin on insulin secretion in the isolated perfused canine pancreas. Diabetes **20**, 1—9 (1971).

JACOB, A., MEYER, U.A., FLURY, R., ZIEGLER, W.H., LABHART, A., FROESCH, E.R.: The pathogenesis of tumour hypoglycaemia: Blocks of hepatic glucose release and of adipose tissue lipolysis. Diabetologia 3, 506—514 (1967).

JAMIESON, J.D., PALADE, G.E.: Intracellular transport of secretory proteins in the pancreatic exocrine cells. IV. Metabolic requirements. J. Cell Biol. **39**, 589—603 (1968).

JANES, R.G., ROELF, R.J., WILSON, W.R.: Effect of guanethidine and adrenal demedullation on hyperglycemic responses to diazoxide in rats. Proc. Soc. exp. Biol. (N.Y.) **117**, 572—575 (1964).

JANSEN, G.R., HUTCHISON, C.F., ZANETTI, M.E.: Effect of diazoxide on glucose U-C-14 utilization in mice. Diabetes **16**, 777—783 (1967).

JARRETT, R.J., KEEN, H.: Glucose metabolism of isolated mammalian islets of Langerhans. Lancet **1966 I**, 633—635.

JARRETT, R.J., KEEN, H.: Oxidation of sugars, other than glucose, by isolated mammalian islets of Langerhans. Metabolism 17, 155—157 (1968).

JAVIER, Z., GERSHBERG, H.: Leucine-sensitive hypoglycemia. Treatment with zinc glucagon and corticosteroids. Amer. J. Med. **41**, 638—644 (1966).

JÖNSSON, L.-E., PONTÉN, J., THORELL, J.: Long term production of insulin by adult rat pancreas in vitro. Diabetologia 2, 157—161 (1966).

JOHNSON, B.F., WOLFF, F.W.: Trial of mannoheptulose in man. Metabolism 19, 354—362 (1970).

JOHNSON, D.G., FUJIMOTO, W.Y., WILLIAMS, R.H.: Enhanced release of insulin by prostaglandins in isolated pancreatic islets. Diabetes **22**, 658—663 (1973).

JOHNSTON, R., GOETZ, F.C., ZIMMERMANN, B.: Insulin secreting tumor of the pancreas. Report of a case with an untoward response to tolbutamide and with a study of the possible mechanism of postoperative hyperglycemia. New Engl. J. Med. **263**, 1345—1347 (1960).

JØRGENSEN, K.R.: Immunoassay of insulin in human urine. Acta endocr. (Kbh.) **51**, 400—407 (1966).

JØRGENSEN, K.R.: Evaluation of the double antibody immunoassay of insulin and the determination of insulin in plasma and urine in normal subjects. Acta endocr. (Kbh.) **60**, 327—351 (1969).

JUNG, V.J., HAHN, H.-J., ARENDT, R., VOGLER, H., MICHAEL, R.: Insulinfreisetzung durch Pentagastrin beim Menschen und an der isolierten Langerhansschen Insel der Maus. Dtsch. Gesundh.-Wes. **26**, 2406—2409 (1971).

KAESS, H., SCHLIERF, G.: Veränderungen des Blutzuckers und der Plasmainsulinkonzentration nach Stimulierung der endogenen Sekretinfreisetzung. Diabetologia 5, 228—232 (1969).

KAESS, H., SCHLIERF, G., EHLERS, W., MICULICZ-RADECKI, J.G. VON, HASSENSTEIN, P., WALTER, K., BRECH, W., HENGSTMANN, J.: The carbohydrate metabolism of normal subjects during potassium depletion. Diabetologia 7, 82—86 (1971).

KAJINUMA, H., KANETO, A., KUZUYA, T., NAKAO, K.: Effects of methacholine on insulin secretion in man. J. clin. Endocr. **28**, 1384—1388 (1968).

KANAZAWA, Y., KUZUYA, T., IDE, T.: Insulin output via the pancreatic vein and plasma insulin response to glucose in dogs. Amer. J. Physiol. **215**, 620—626 (1968).

KANAZAWA, J., ORCI, L., LAMBERT, A.E.: Organ culture of fetal rat pancreas. IV. Effects of metabolic inhibitors on insulin release. Endocrinology **89**, 576—583 (1971).

KANETO, A., KAJINUMA, H., KOSAKA, K., NAKAO, K.: Stimulation of insulin secretion by parasympathicomimetic agents. Endocrinology **83**, 651—658 (1968).

KANETO, A., KOSAKA, K., NAKAO, K.: Effects of stimulation of the vagus nerve on insulin secretion. Endocrinology **80**, 530—536 (1967a).

KANETO, A., KOSAKA, K., NAKAO, K.: Effects of the neurohypophyseal hormones on insulin secretion. Endocrinology **81**, 783—790 (1967b).

KANETO, A., TASAKA, Y., KOSAKA, K., NAKAO, K.: Stimulation of insulin secretion by the C-terminal tetrapeptide amide of gastrin. Endocrinology **84**, 1098—1106 (1969).

KANSAL, P.C., BUSE, M.G.: The effect of adrenergic blocking agents on plasma insulin and blood glucose during urethan or epinephrine induced hyperglycemia. Metabolism **16**, 548—556 (1967).

KARAM, J.H., GRASSO, S.G., WEGIENKA, L.C., GRODSKY, G.M., FORSHAM, P.H.: Effect of selected hexoses, of epinephrine and of glucagon on insulin secretion in man. Diabetes **15**, 571—578 (1966).

KEEN, H., SELLS, R., JARRETT, R.J.: A method for the study of the metabolism of isolated mammalian islets of Langerhans and some preliminary results. Diabetologia **1**, 28—32 (1965).

KEMMLER, W., PETERSON, J.D., STEINER, D.F.: Studies on the conversion of proinsulin to insulin. I. Conversion in vitro with trypsin and carboxypeptidase-B. J. b. Chem. **246**, 6786—6791 (1971).

KEMP, C.B., KNIGHT, M.J., SCHARP, D.W., BALLINGER, W.F., LACY, P.E.: Effect of transplantation site on the results of pancreatic islet isografts in diabetic rats. Diabetologia **9**, 486—491 (1973).

KETTERER, H., EISENTRAUT, A.M., UNGER, R.H.: Effect upon insulin secretion of physiologic doses of glucagon administered via the portal vein. Diabetes **16**, 283—288 (1967).

KILO, C., DEVRIM, S., BAILEY, R., RECANT, L.: Studies in vivo and in vitro of glucose-stimulated insulin release. The effects of metabolizable sugars, tolbutamide and 2-deoxyglucose. Diabetes **16**, 377—385 (1967).

KILO, C., LONG, C.L., BAILEY, R.M., KOCH, M.B., RECANT, L.: Studies to determine wether glucose must be metabolized to induce insulin release. J. clin. Invest. **41**, 1372—1373 (1962).

KIM, H., KALKHOFF, R.K., COSTRINI, N.V., CERLETTY, J.M., JACOBSON, M.: Plasma insulin disturbances in primary hyperparathyroidism. J. clin. Invest. **50**, 2596—2605 (1971).

KITABCHI, A.E., BUCHANAN, K.D., VANCE, J.E., WILLIAMS, R.H.: Effect of adrenocorticotropin and glucocorticoids on insulin secretion. J. clin. Endocr. **28**, 1479—1486 (1968).

KIZER, J.S., VARGAS-CORDON, M., BRENDEL, K., BRESSLER, R.: The in vitro inhibition of insulin secretion by diphenylhydantoin. J. clin. Invest. **49**, 1942—1948 (1970).

KLEIN, J.P.: Diphenylhydantoin intoxication associated with hyperglycemia. J. Pediat. **69**, 463—465 (1966).

KLINK, D.D., ZALME, E., KNOWLES, H.C.: Glucose induced hyperglycemia and hyperinsulinemia. Persistence following removal of an islet cell adenoma. Arch. intern. Med. **119**, 211—213 (1967).

KOBLENZER, P.J., BAKER, L.: Hypertrichosis lanuginosa associated with diazoxide therapy in prepubertal children: A clinicopathologic study. Ann. N. Y. Acad. Sci. **150**, 373—382 (1968).

KONO, T.: Purification and partial characterization of collagenolytic enzymes from clostridium histolyticum. Biochemistry (Wash.) **7**, 1106—1114 (1968).

KOSAKA, K., IDE, T., KUZUYA, T., MIKI, E., KUZUYA, N., OKINAKA, S.: Insulin-like activity in pancreatic vein blood after glucose loading and epinephrine hyperglycemia. Endocrinology **75**, 9—14 (1964).

KOSAKA, T.: The control of the insulin output of the pancreas. J. Physiol. (Lond.) **79**, 416—422 (1933).

KRACHT, J., KRÖNER, B., HOLT, L. v., HOLT, C. v.: Zunahme von Plasmainsulinaktivität und B-Zellmitosen nach N-(4-methyl-benzolsulfonyl)-N'-butylharnstoff. Naturwissenschaften **44**, 16—17 (1967).

KRAUSE, U., PUCHINGER, H., WACKER, A.: Inhibition of glucose-induced insulin secretion in trypsin-treated islets of Langerhans. Horm. Metab. Res. **5**, 325—329 (1973).

KRIS, A.O., MILLER, R.E., WHERRY, F.E., MASON, J.W.: Inhibition of insulin secretion by infused epinephrine in rhesus monkeys. Endocrinology **78**, 87—97 (1966).

KRZANOWSKI, J.J., FERTEL, R., MATSCHINSKY, F.M.: Energy metabolism in pancreatic islets of rats. Studies with tolbutamide and hypoxia. Diabetes **20**, 598—606 (1971).

KÜHNAU, J., MARTIN, W.: Mehrjährige Behandlung des Hyperinsulinismus mit Diazoxid. Dtsch. med. Wschr. **97**, 1870—1873 (1972).

KUO, W.-N., HODGINS, D.S., KUO, J.F.: Adenylate cyclase in islets of Langerhans. Isolation of islets and regulation of adenylate cyclase activity by various hormones and agents. J. biol. Chem. **248**, 2705—2711 (1973).

KUZUYA, T., KANZANAWA, Y.: Studies on the mechanism of xylitol-induced insulin secretion in dogs. Effect of its infusion into the pancreatic artery, and the inhibition by epinephrine and diazoxide of xylitol-induced hyperinsulinaemia. Diabetologia **5**, 248—257 (1969).

KUZUYA, T., KANAZAWA, Y., HAYASHI, M., KIKUCHI, M., IDE, T.: Species difference in plasma insulin response to intravenous xylitol in man and several mammals. Endocr. Japon. **18**, 309—320 (1971).

KUZUYA, T., KANAZAWA, Y., KOSAKA, K.: Stimulation of insulin secretion by xylitol in dogs. Endocrinology **84**, 200—207 (1969).

KVAM, D.C., STANTON, H.C.: Studies on diazoxide hyperglycemia. Diabetes **13**, 639—644 (1964).

LA BARRE, J.: Contribution a l'étude des variations physiologiques de la sécrétion interne du pancreas. Arch. intern. Physiol. **29**, 227—264 (1927).

LA BARRE, J., LEDRUT, J.: A propos de l'action hypoglycémiante des extraits duodénaux. C. R. Soc. Biol. (Paris) **115**, 750—752 (1934).

LACY, P.E.: The pancreatic beta cell. Structure and function. New Engl. J. Med. **276**, 187—194 (1967).

LACY, P.E.: Beta cell secretion — from the standpoint of a pathobiologist. Diabetes **19**, 895—905 (1970).

LACY, P.E., HOWELL, S.L., YOUNG, D.A., FINK, C.J.: New hypothesis of insulin secretion. Nature (Lond.) **219**, 1177—1179 (1968b).

LACY, P.E., KLEIN, N.J., FINK, C.J.: Effect of cytochalasin B on the biphasic release of insulin in perifused rat islets. Endocrinology **92**, 1458—1468 (1973).

LACY, P.E., KOSTIANOVSKY, M.: Method for the isolation of intact islets of Langerhans from the rat pancreas. Diabetes **16**, 35—41 (1967).

LACY, P.E., WALKER, M.M., FINK, C.J.: Perifusion of isolated rat islets in vitro. Participation of the microtubular system in the biphasic release of insulin. Diabetes **21**, 987—998 (1972).

LACY, P.E., YOUNG, D.A., FINK, C.J.: Studies on insulin secretion in vitro from isolated islets of the rat pancreas. Endocrinology **83**, 1155—1161 (1968a).

LAMBERT, A.E., BLONDEL, B., KANAZAWA, Y., ORCI, L., RENOLD, A.E.: Monolayer cell culture of neonatal rat pancreas: Light microscopy and evidence for immunoreactive insulin synthesis and release. Endocrinology **90**, 239—248 (1972).

LAMBERT, A.E., HENQUIN, J.C., ORCI, L., RENOLD, A.E.: Enzyme-induced modifications of beta cell function. I. Effect of pronase on insulin secretion. Europ. J. clin. Invest. **4**, 459—468 (1974).

LAMBERT, A.E., JEANRENAUD, B., JUNOD, A., RENOLD, A.E.: Organ culture of fetal rat pancreas. II. Insulin release induced by amino and organic acids, by hormonal peptides, by ionic alterations of the medium and by other agents. Biochim. biophys. Acta (Amst.) **184**, 540—553 (1969b).

LAMBERT, A.E., JEANRENAUD, B., RENOLD, A.E.: Enhancement by caffeine of glucagon-induced and tolbutamide-induced insulin release from isolated foetal pancreatic tissue. Lancet **1967 I**, 819—820.

LAMBERT, A.E., JUNOD, A., STAUFFACHER, W., JEANRENAUD, B., RENOLD, A.E.: Organ culture of fetal rat pancreas. I. Insulin release induced by caffeine, and by sugars and some derivatives. Biochim. biophys. Acta (Amst.) **184**, 529—539 (1969a).

LAMBERT, A.E., KANAZAWA, Y., ORCI, L., BURR, I.M., CHRISTENSEN, H.N., RENOLD, A.E.: Stimulation of insulin release in vitro by nonmetabolized amino acid analogues. Proc. Soc. exp. Biol. (N.Y.) **137**, 377—381 (1971).

LANDESMAN, R., WILSON, K.H.: The relaxant effect of diazoxide on isolated gravid and non gravid human myometrium. Amer. J. Obstet. Gynec. **101**, 120—125 (1968).

LANDGRAF, R., KOTLER-BRAJTBURG, J., MATSCHINSKY, F.M.: Kinetics of insulin release from the perfused rat pancreas caused by glucose, glucosamine, and galactose. Proc. nat. Acad. Sci. (Wash.) **68**, 536—540 (1971).

LANGDON, R.G., WOLFF, F.W.: Diabetogenic action of diazoxide. Brit. med. J. **1962 II**, 926—927.

LANGS, H.M., FRIEDBERG, D.: Stimulation of insulin secretion by glucagon. Clin. Res. **13**, 548 (1965).

Larkins, R.G., Martin, F.I.R.: Selective defect in insulin release in one form of spontaneous laboratory diabetes. Nature (Lond.) New Biol. **235**, 86—88 (1972).

Laron, Z., Pertzelan, A., Mannheimer, S.: Genetic pituitary dwarfism with high serum concentration of human growth hormone. A new inborn error in metabolism. Israel J. med. Sci. **2**, 152—158 (1966).

Latta, J.S., Harvey, H.T.: Changes in the islets of Langerhans in the albino rat induced by insulin administration. Anat. Rec. **82**, 281—296 (1942).

Laudicina, E., Bompiani, G.D., Angileri, G.: Incremento dei livelli serici di insulina dopo somministrazione di orciprenalina. Boll. Soc. ital. Biol. sper. **44**, 290—293 (1968 b).

Laudicina, E., Bompiani, G.D., Angileri, G., Mancuso, L.: Inibizone della riposta insulo-pancreatica al carico di glucosio e di tolbutamide per via venosa durante infusione die epinefrina. Folia endocr. (Pisa) **2**, 154—163 (1967).

Laudicina, E., Bompiani, G.D., Angileri, G., Mancuso, L.: Persistenza della riposta insulo-pancreatica al carico intragastrico di aminoacidi durante infusione continua di epinefrina. Boll. Soc. ital. Biol. sper. **44**, 288—290 (1968 a).

Lazarow, A.: Functional characterizations and metabolism of islet cells. In: On the nature and treatment of diabetes, B.S. Leibel, G.A. Wrenshall, eds., p. 31—43. Amsterdam: Excerpta Med. Found. 1965.

Lazarus, N.R., Tanese, T., Gutman, R., Recant, L., Synthesis and release of proinsulin and insulin by human insulinoma tissue. J. clin. Endocr. **30**, 273—281 (1970).

Lazarus, N.R., Voyles, N., Devrim, S., Tanese, T.: Extra-gastrointestinal effects of secretin, gastrin, and pancreozymin. Lancet **1968 II**, 248—250.

Lebacq, E., Meersseman, F., Lambert, R., Gasparo, M. de: Hypoglycémies accompagnant un cholangiome malin contrôlées par le diazoxide. Ann. Endocr. (Paris) **28**, 85—91 (1967).

Lebovitz, H.E., Pooler, K.: Puromycin potentiation of corticotropin-induced insulin release. Endocrinology **80**, 656—662 (1967a).

Lebovitz, H.E., Pooler, K.: ACTH-mediated insulin secretion: Effect of aminophyllin. Endocrinology **81**, 558—564 (1967b).

Lefebvre, P., Luyckx, A.: Influence du glucagon sur le débit circulatoire pancréatico-duodénal et sur l'insulinémie du sang veineux pancréatique du chien. Arch. intern. Physiol. **74**, 867—876 (1966).

Lefebvre, P.J., Luyckx, A.S.: Effect of ouabain on insulin secretion in the anesthetized dog. Biochem. Pharmacol. **21**, 339—345 (1972).

Lefebvre, P.J., Luyckx, A.S.: Stimulation of insulin secretion after prostaglandin PGE_1 in the anesthetized dog. Biochem. Pharmacol. **22**, 1773—1779 (1973).

Lefebvre, P.J., Luyckx, A., Cession-Fossion, A.: Effect of diazoxide on golden hamsters with chronic hypoglycemia due to a transplantable islet-cell tumor. Horm. Metab. Res. **4**, 355—360 (1972).

Lefebvre, P.J., Unger, R.H.: Glucagon. Molecular physiology, clinical and therapeutic implications. Oxford: Pergamon 1972.

Lefkowitz, R.J.: Isolated hormone receptors. Physiologic and clinical implications. New Engl. J. Med. **288**, 1061—1066 (1973).

Leonard, R.J., Lazarow, A., Hegre, O.D.: Pancreatic islet transplantation in the rat. Diabetes **22**, 413—428 (1973).

Lerner, R.L., Porte, D.: Epinephrine: Selective inhibition of the acute insulin response to glucose. J. clin. Invest. **50**, 2453—2457 (1971).

Lernmark, Å.: Isolated mouse islets as a model for studying insulin release. Acta diabet. lat. **8**, 649—679 (1971a).

Lernmark, Å.: The significance of 5-hydroxytryptamine for insulin secretion in the mouse. Horm. Metab. Res. **3**, 305—309 (1971 b).

Lernmark, Å., Hellman, B.: Effect of epinephrine and mannoheptulose on early and late phases of glucose-stimulated insulin release. Metabolism **19**, 614—618 (1970).

Lernmark, Å., Hellman, B., Coore, H.G.: Effects of gastrin on the release of insulin in vitro. J. Endocr. **43**, 371—375 (1969).

Levey, G.S., Schmidt, W.M.J., Mintz, D.H.: Activation of adenyl cyclase in a pancreatic islet cell adenoma by glucagon and tolbutamide. Metabolism **21**, 93—98 (1972).

Levin, S.R., Booker, J., Smith, D.F., Grodsky, G.M.: Inhibition of insulin secretion by diphenylhydantoin in the isolated perfused pancreas. J. clin. Endocr. **30**, 400—401 (1970).

LEVIN, S.R., GRODSKY, G.M., HAGURA, R., SMITH, D.: Comparison of the inhibitory effects of diphenylhydantion and diazoxide upon insulin secretion from the isolated perfused pancreas. Diabetes 21, 856—862 (1972).

LEVIN, S.R., KARAM, J.H., HANE, S., GRODSKY, G.M., FORSHAM, P.H.: Enhancement of arginine-induced insulin secretion in man by prior administration of glucose. Diabetes 20, 171—176 (1971).

LEV-RAN, A., LAOR, J., VINS, M., SIMON, E.: Effect of intravenous infusion of D-mannoheptulose on blood glucose and insulin levels in man. J. Endocr. 47, 137—138 (1970).

LINSCHEER, W.G., SLONE, D., CHALMERS, T.C.: Effects of octanoic acid on serum levels of free fatty acids, insulin, and glucose in patients with cirrhosis and in healthy volunteers. Lancet 1967 I, 593—597.

LOCKWOOD, C.H., NICHOLS, D.M., TROOP, V.L., LEWIS, J.A.: Diazoxide therapy in hypertension. Amer. J. med. Sci. 246, 312—318 (1963).

LOGOTHETOPOULOS, J., DAVIDSON, J.K., HAIST, R.E., BEST, C.H.: Degranulation of beta cells and loss of pancreatic insulin after infusions of insulin antibody or glucose. Diabetes 14, 493—500 (1965).

LONDON, D.R., BACCHUS, R.A., BOLD, A.M., MEADE, L., SACRE, M., TABERNER, M., WALKER, G.: The adrenergic modulation of the serum insulin response to intravenous arginine in man. Europ. J. clin. Invest. 2, 52—58 (1971).

LONDON, E.S., KOTSCHNEFF, N.: Der Mechanismus der alimentären Hyperglykämie. I. Die Rolle der Zuckerresorption aus dem Darme und die Inkretion des Pankreas. Z. exp. Med. 101, 767—775 (1937).

LOPEZ, N., BASABE, J., GRANT, A., KRESS, S., TERRY, M., VIKTORA, J., WOLFF, F.: Ao 44: An improved hyperglycemic agent. Metabolism 20, 373—383 (1971).

LOSERT, W.: Beziehungen zwischen Elektrolythaushalt und Kohlenhydratstoffwechsel. Dtsch. med. Wschr. 93, 1723—1732 (1968).

LOSERT, W., SCHULTZ, G., SENFT, G., SITT, R.: Der Einfluß von Diazoxid auf die Aktivität der Glykogen-Phosphorylase und -Synthetase. Naunyn-Schmiedebergs Arch. exp. Path. Pharmak. 253, 69—70 (1966a).

LOSERT, W., SENFT, G., SITT, R., SCHULTZ, G., KAESS, H.: Die Beteiligung des Insulins an der Diazoxid-Hyperglykämie. Naunyn-Schmiedebergs Arch. exp. Path. Pharmak. 253, 388—394 (1966b).

LOUBATIÈRES, A.: Etude physiologique et pharmacodynamique de certains dérivés sulfamidés hypogly-cémiantes. Arch. intern. Physiol. 54, 174—177 (1946).

LOUBATIÈRES, A.: Démonstration expérimentale du mécanisme d'action d'un sulfamide hyperglycé-miant: le diazoxide. Fondements de son utilisation pour le traitement des hypoglycémies graves dues à l'hypersécrétion d'insuline. Bull. Acad. nat. Med. 150, 591—601 (1966).

LOUBATIÈRES, A.: Physiological and pharmacological aspects of the central role of the pancreas in the mode of action of hypoglycemic sulfonamides. Acta diabet. lat. 6, (Suppl. 1), 216—255 (1969).

LOUBATIÈRES, A., MARIANI, M.M., ALRIC, R., RIBES, G., MALBOSC, H. DE, CHAPAL, J.: Mécanisme d'action d'un sulfonamide hyperglycémiant: le diazoxide. Ann. Endocr. (Paris) 27, 787—794 (1967b).

LOUBATIÈRES, A., MARIANI, M.M., CHAPAL, J.: Inhibition de la sécrétion d'insuline per l'élévation de la teneur en insuline du milieu irriguant les cellules β des ilots de Langerhans du pancréas. C. R. Acad. Sci. (Paris) 266, 2245—2247 (1968).

LOUBATIÈRES, A., MARIANI, M.M., CHAPAL, J., PORTAL, A.: Action frénatrice de faibles doses d'adréna-line et de noradrénaline sur l'insulino-sécrétion étudiée sur le pancréas isolé et perfusé du rat. C. R. Soc. Biol. (Paris) 161, 2578—2582 (1967a).

LOUBATIÈRES, A., MARIANI, M.M., CHAPAL, J., TAYLOR, J., HOUAREAU, M.H., RONDOT, A.M.: Action novice de l'adrénaline pour la structure histologique des ilots de Langerhans du pancréas. Action protectrice de la dihydroergotamine. Diabetologia 1, 13—20 (1965).

LOUBATIÈRES, A., MARIANI, M.M., JALLET, F.: Démonstration expérimentale de l'action stimulante des biguanides (phenformine, metformine) sur l'insulinosécretion. C. R. Acad. Sci. (Paris) 272, 335—338 (1971a).

LOUBATIÈRES, A., MARIANI, M.M., RONDOT, A.M., CHAPAL, J.: Presence et répartition de l'adrénaline et de la noradrenaline dans le pancréas du chien. C. R. Soc. Biol. (Paris) 158, 607—609 (1964).

LOUBATIÈRES, A., MARIANI, M.M., SOREL, G., SAVI, L.: The action of β-adrenergic blocking and stimulating agents on insulin secretion. Characterization of the type of β-receptor. Diabetologia **7**, 127—132 (1971 b).

LOUBATIÈRES, A., RENOLD, A.E. (eds.): Pharmacokinetics and Mode of Action of Oral Hypoglycemic Agents. Acta diabet. lat. **6**, (Suppl. 1) (1969).

LOUBATIERES-MARIANI, M.M., LOUBATIÈRES, A.L., CHAPAL, J.: Analysis of the stimulating action of tolbutamide on the secretion of insulin using mannoheptulose and diazoxide. Diabetologia **9**, 152—157 (1973).

LUFT, R., CERASI, E.: Effect of human growth hormone on insulin production in panhypopituitarism. Lancet **1964 II**, 124—126.

LUFT, R., CERASI, E., WERNER, S.: The effect of moderate and high doses of human growth hormone on the insulin response to glucose infusion in prediabetic subjects. Horm. Metab. Res. **1**, 111—115 (1969).

LUKENS, F.D.W., RAVDIN, I.S.: Adenoma of islet cells of pancreas with operation and recovery. Amer. J. med. Sci. **194**, 92—96 (1937).

LUNDQUIST, I., EKHOLM, R., ERICSON, L.E.: Monoamines in the pancreatic islets of the mouse. 5-Hydroxy-tryptamine as an intracellular modifier of insulin secretion, and the hypoglycaemic action of monoamine oxidase inhibitors. Diabetologia **7**, 414—422 (1971).

LUNDQUIST, I., RERUP, C.: Blood glucose level in mice. III. On the nature of corticotrophin induced hypoglycemia. Acta endocr. (Kbh.) **56**, 713—725 (1967).

LUNDVALL, O., JOHNSSON, S.: Insulom behandlat med diazoxidum. Nord. Med. **73**, 53—56 (1965).

LYNGSOE, J.: Seruminsulin. A review. Acta med. scand. **179** (Suppl.) 1—98 (1965).

MACCHI, I.A., BEYER, W.R., GAPP, D.A., BLAUSTEIN, E.H., BEASER, S.B.: Monolayer cultures derived from neonatal hamster pancreas: Stimulation of immuno-reactive insulin secretion and biosynthesis. Proc. Soc. exp. Biol. (N.Y.) **143**, 335—339 (1973).

MAHLER, R.J., WEISBERG, H.: Failure of endogenous stimulation of secretin and pancreozymin release to influence serum-insulin. Lancet **1968 I**, 448—451.

MAIER, V., PFEIFFER, E.F.: Biosynthese und Sekretion von Insulin nach Behandlung von Langerhansschen Inseln mit α-Neuraminidase. Hoppe-Seylers Z. physiol. Chem. **353**, 1546—1547 (1972).

MAJID, P.A., SAXTON, C., DYKES, J.R.W., GALVIN, M.C., TAYLOR, S.H.: Autonomic control of insulin secretion and the treatment of heart failure. Brit. med. J. **1970 IV**, 328—334.

MAJOR, P.W., KILPATRICK, R.: Cyclic AMP and hormone action. J. Endocr. **52**, 593—630 (1972).

MALAISSE, W.J.: Insulin secretion: Multifactorial regulation for a single process of release. Diabetologia **9**, 167—173 (1973a).

MALAISSE, W.J.: Theophylline-induced translocation of calcium in the pancreatic beta cell: Inhibition by deuterium oxide. Nature (Lond.) **242**, 189 (1973b).

MALAISSE, W.J., BRISSON, G., MALAISSE-LAGAE, F.: The stimulus-secretion coupling of glucose-induced insulin release. I. Interaction of epinephrine and alkaline earth cations. J. Lab. clin. Med. **76**, 895—902 (1970).

MALAISSE, W.J., LEA, M.A., MALAISSE-LAGAE, F.: The effect of mannoheptulose on the phosphorylation of glucose and the secretion of insulin by islets of Langerhans. Metabolism **17**, 126—132 (1968c).

MALAISSE, W.J., MAHY, M., BRISSON, G.R. MALAISSE-LAGAE, F.: The stimulus-secretion coupling of glucose-induced insulin release. VIII. Combined effects of glucose and sulfonylureas. Europ. J. clin. Invest. **2**, 85—90 (1972).

MALAISSE, W.J., MALAISSE-LAGAE, F.: Effect of thiazides upon insulin secretion in vitro. Arch. int. Pharmacodyn. **171**, 235—239 (1968a).

MALAISSE, W.J., MALAISSE-LAGAE, F.: Stimulation of insulin secretion by noncarbohydrate metabolites. J. Lab. clin. Med. **72**, 438—448 (1968b).

MALAISSE, W.J., MALAISSE-LAGAE, F.: Chronic effects of insulin and glucagon upon islet function. Diabetologia **5**, 349—352 (1969).

MALAISSE, W.J., MALAISSE-LAGAE, F., BRISSON, G.: The stimulus-secretion coupling of glucose-induced insulin releases. II. Interaction of alkali and alkaline earth cations. Horm. Metab. Res. **3**, 65—70 (1971a).

MALAISSE, W.J., MALAISSE-LAGAE, F., COLEMAN, D.L.: Insulin secretion in mice with an hereditary diabetes. Proc. Soc. exp. Biol. (N.Y.) **129**, 65—69 (1968d).

MALAISSE, W.J., MALAISSE-LAGAE, F., KING, S.: Quantitative and qualitative aspects of islet function in the rat. J. Lab. clin. Med. **71**, 56—64 (1968b).

MALAISSE, W.J., MALAISSE-LAGAE, F., KING, S., WRIGHT, P.H.: Effect of growth hormone on insulin secretion. Amer. J. Physiol. **215**, 423—428 (1968a).

MALAISSE, W.J., MALAISSE-LAGAE, F., LACY, P.E., WRIGHT, P.H.: Insulin secretion by isolated islets in presence of glucose, insulin and anti-insulin serum. Proc. Soc. exp. Biol. (N.Y.) **124**, 497—500 (1967e).

MALAISSE, W.J., MALAISSE-LAGAE, F., MAYHEW, D.: A possible role for the adenylcyclase system in insulin secretion. J. clin. Invest. **46**, 1724—1734 (1967d).

MALAISSE, W.J., MALAISSE-LAGAE, F., MAYHEW, D.A., WRIGHT, P.H.: Effects of sulfonylureas upon insulin secretion by the rat's pancreas. In: Tolbutamide after ten years, W.J.H. BUTTERFIELD, W. VAN WESTERING, eds., p. 49—60. Amsterdam: Excerpta Med. Found. 1967g.

MALAISSE, W.J., MALAISSE-LAGAE, F., MCCRAW, E.F.: Effects of thyroid function upon insulin secretion. Diabetes **16**, 643—646 (1967a).

MALAISSE, W.J., MALAISSE-LAGAE, F., MCCRAW, E.F., WRIGHT, P.H.: Insulin secretion in vitro by pancreatic tissue from normal, adrenalectomized, and cortisol-treated rats. Proc. Soc. exp. Biol. (N.Y.) **124**, 924—928 (1967b).

MALAISSE, W.J., MALAISSE-LAGAE, F., WALKER, M.O., LACY, P.E.: The stimulus-secretion coupling of glucose-induced insulin release. V. The participation of a microtubular-microfilamentous system. Diabetes **20**, 257—265 (1971b).

MALAISSE, W.J., MALAISSE-LAGAE, F., WRIGHT, P.H.: A new method for the measurement in vitro of pancreatic insulin secretion. Endocrinology **80**, 99—108 (1967b).

MALAISSE, W.J., MALAISSE-LAGAE, F., WRIGHT, P.H., ASHMORE, J.: Effects of adrenergic and cholinergic agents upon insulin secretion in vitro. Endocrinology **80**, 975—978 (1967c).

MALAISSE, W.J., PIPELEERS, D.G., MAHY, M.: The stimulus-secretion coupling of glucose-induced insulin release. XII. Effects of diazoxide and gliclazide upon ^{45}calcium efflux from perifused islets. Diabetologia **9**, 1—5 (1973).

MALAISSE, W.J., VAN OBBERGHEN, E., DEVIS, G., SOMERS, G., RAVAZZOLA, M.: Dynamics of insulin release and microtubular-microfilamentous system. V.A model for the phasic release of insulin. Europ. J. clin. Invest. **4**, 313—318 (1974).

MALAISSE-LAGAE, F., BRISSON, G., MALAISSE, W.J.: The stimulus-secretion coupling of glucose-induced insulin release. VI. Analogy between the insulinotropic mechanisms of sugars and amino acids. Horm. Metab. Res. **3**, 374—378 (1971b).

MALAISSE-LAGAE, F., MALAISSE, W.J.: The stimulus-secretion coupling of glucose-induced insulin release. III. Uptake of ^{45}Calcium by isolated islets of Langerhans. Endocrinology **88**, 72—80 (1971a).

MALHERBE, C., BURRILL, K.C., LEVIN, S.R., KARAM, J.H., FORSHAM, P.H.: Effect of diphenylhydantoin on insulin secretion in man. New Engl. J. Med. **286**, 339—342 (1972).

MANCHESTER, K.L.: Effect of insulin on protein synthesis. Diabetes **21** (Suppl. 2), 447—452 (1972).

MANNS, J.G., BODA, J.M.: Insulin release by acetate, propionate, butyrate, and glucose in lambs and adult sheep. Amer. J. Physiol. **212**, 747—755 (1967).

MARCO, J., BAROJA, I.M., DIAZ-FIERROS, M., VILLANUEVA, M.L., VALVERDE, I.: Relationship between insulin and gut-glucagon-like immunoreactivity (GLI) secretion in normal and gastrectomized subjects. J. clin. Endocr. **34**, 188—191 (1972).

MARCO, J., FALOONA, G.R., UNGER, R.H.: Effect of endogenous intestinal glucagon-like immunoreactivity (GLI) on insulin secretion and glucose concentration in dogs. J. clin. Endocr. **33**, 318—375 (1971).

MARECEK, R.L., FELDMAN, J.M.: Effect of hyperthyroidism on insulin and glucose dynamics in rabbits. Endocrinology **92**, 1604—1608 (1973).

MARGOLIS, R.U., ALTSZULER, N.: Insulin in the cerebrospinal fluid. Nature (Lond.) **215**, 1375—1376 (1967).

MARKS, V.: The value and mode of action of diazoxide in the treatment of spontaneous hypoglycemia. In: Hypoglycemia and diazoxide, M. AUSTONI et al., eds., p. 153—165. Padua: Cedam 1973.

MARKS, V., GREENWOOD, F.C., HOWORTH, P.J.N., SAMOLS, E.: Plasma growth hormone levels in spontaneous hypoglycemia. J. clin. Endocr. **27**, 523—528 (1967).

MARKS, V., ROSE, F.C.: Hypoglycaemia. Oxford: Blackwell Sci. Publ. 1965.

MARKS, V., ROSE, C., SAMOLS, E.: Hyperinsulinism due to metastasizing insulinoma: Treatment with diazoxide. Proc. roy. Soc. Med. **58**, 577—578 (1965).

MARKS, V., SAMOLS, E.: Diazoxide therapy of intractable hypoglycemia. Ann. N. Y. Acad. Sci. **150**, 442—454 (1968).

Marliss, E.B., Girardier, L., Seydoux, J., Wollheim, C.B., Kanazawa, Y., Orci, L., Renold, A.E., Porte, D.: Glucagon release induced by pancreatic nerve stimulation in the dog. J. clin. Invest. **52**, 1246—1259 (1973 b).

Marliss, E.B., Wollheim, C.B., Blondel, B., Orci, L., Lambert, A.E., Stauffacher, W., Like, A.A., Renold, A.E.: Insulin and glucagon release from monolayer cell cultures of pancreas from newborn rats. Europ. J. clin. Invest. **3**, 16—26 (1973 a).

Marri, G., Cozzolino, G.: Stimolazione della secrezione insulinica nell'uomo mediante infusione protratta di glucagone. Boll. Soc. ital. Biol. sper. **42**, 1422—1426 (1966).

Marshland, D., Hecht, R.: Cell division: Combined anti-mitotic effects of colchicine and heavy water on first cleavage in the eggs of Arbacia Punctulata. Exp. Cell Res. **51**, 602—608 (1968).

Martin, J.M.: Effect of D-glucosamine on glucose metabolism and insulin action in the rat intact diaphragm. Canad. J. Physiol. Pharmacol. **45**, 577—586 (1967).

Martin, J.M., Akerblom, H.K., Garay, G.: Insulin secretion in rats with elevated levels of circulating growth hormone due to MtT-W 15-tumor. Diabetes **17**, 661—667 (1968).

Martin, J.M., Bambers, G.: Insulin secretion in glucosamine-induced hyperglycemia in rats. Amer. J. Physiol. **209**, 797—802 (1965).

Martin, J.M., Mok, C.C., Penfold, J., Howard, N.J., Crowne, D.: Hypothalamic stimulation of insulin release. J. Endocr. **58**, 681—682 (1973).

Maske, H.: Interaction between insulin and zinc in the islets of Langerhans. Diabetes **6**, 335—341 (1957).

Massara, F., Strumia, E., Camanni, F., Molinatti, G.M.: Depressed tolbutamid-induced insulin response in subjects treated with propranolol. Diabetologia **7**, 287—289 (1971).

Matschinsky, F.M., Ellerman, J.E.: Metabolism of glucose in the islets of Langerhans. J. biol. Chem. **243**, 2730—2736 (1968).

Matschinsky, F.M., Ellerman, J.E., Krzanowski, J., Kotler-Brajtburg, J., Landgraf, R., Fertel, R.: The dual function of glucose in islets of Langerhans. J. biol. Chem. **246**, 1007—1011 (1971).

Matschinsky, F.M., Landgraf, R., Ellerman, J., Kotler-Brajtburg, J.: Glucoreceptor mechanism in islets of Langerhans. Diabetes **21** (Suppl. 2), 555—569 (1972).

McIntyre, N., Holdsworth, C.D., Turner, D.S.: New interpretation of oral glucose tolerance. Lancet **1964 II**, 20—21.

Meade, R.C., Klitgaard, H.M.: A simplified method for immunoassay of human serum insulin. J. nucl. Med. **3**, 407—416 (1962).

Mebane, D., Madison, L.L.: Hypoglycemic action of ketones. I. Effects of ketones on hepatic glucose output and peripheral glucose utilization. J. Lab. clin. Med. **63**, 177—192 (1964).

Mehnert, H., Schäfer, G., Kaliampetsos, G., Stuhlfauth, K., Engelhardt, W.: Die Insulinsekretion des Pankreas bei extrakorporaler Perfusion. II. Durchströmung der Bauchspeicheldrüse mit Periston, Glucose, Carbutamid und Biguaniden. Klin. Wschr. **40**, 1146—1151 (1962).

Melani, F., Ditschuneit, H., Bartelt, K.M., Friedrich, H., Pfeiffer, E.F.: Über die radioimmunologische Bestimmung von Insulin im Blut. Klin. Wschr. **43**, 1000—1007 (1965).

Meng, K., Kroneberg, G.: Untersuchungen an der Ratte zur Frage der diabetogenen Wirkung von Saluretica. Naunyn-Schmiedebergs Arch. exp. Path. Pharmak. **251**, 433—444 (1965).

Mereu, T.R., Kassoff, A., Goodman, A.D.: Diazoxide in the treatment of infantile hypoglycemia. New Engl. J. Med. **275**, 1455—1460 (1966).

Merimee, T.J., Fineberg, S.E.: Pancreatic compartmentalization of insulin. Evidence for pituitary control. Diabetes **22**, 25—29 (1973).

Merimee, T.J., Rabinowitz, D., Hall, J., Rimoin, D.L., McKusick, V.A.: Isolated human growth hormone deficiency. IV. The response of sexual ateliotic dwarfs to exogenous growth hormone. Metabolism **17**, 1012—1018 (1968).

Metz, R.: The effect of blood glucose concentration on insulin output. Diabetes **9**, 89—93 (1960).

Meythaler, F., Müller, A.: Pancreatopathia hypoglycaemica. Ärztl. Forsch. **20**, 337—350 (1966).

Mialhe, M.P., Meyer, V.: Sécrétion d'insuline par le pancréas du rat in vitro. C.R. Acad. Sci. (Paris) **253**, 1861—1863 (1961).

Miele, E., Rubin, R.P.: Further evidence for dual action of local anesthetics on the adrenal medulla. J. Pharmacol. exp. Ther. **161**, 296—304 (1968).

Miles, L.E.M., Hales, C.N.: The preparation and properties of purified ^{125}J-labelled antibodies to insulin. Biochem. J. **108**, 611—618 (1968).

MILLER, R.W., BECK, L.V.: Effect of acute cold exposure and starvation on plasma glucose and insulin levels in mice. Diabetes 17, 335 (1968).

MILNER, R.D.G.: Stimulation of insulin secretion in vitro by essential amino acids. Lancet 1969 I, 1075—1079.

MILNER, R.D.G., ASHWORTH, M.A., BARSON, A.J.: Insulin release from human foetal pancreas in response to glucose, leucine and arginine. J. Endocr. 52, 497—505 (1972).

MILNER, R.D.G., BARSON, A.J., ASHWORTH, M.A.: Human foetal pancreatic insulin secretion in response to ionic and other stimuli. J. Endocr. 51, 323—332 (1971).

MILNER, R.D.G., CHOUKSEY, S.K.: Effects of fetal exposure to diazoxide in man. Arch. Dis. Child. 47, 537—543 (1972).

MILNER, R.D.G., HALES, C.N.: The role of calcium and magnesium in insulin secretion from rabbit pancreas studied in vitro. Diabetologia 3, 47—49 (1967).

MILNER, R.D.G., HALES, C.N.: Cations and the secretion of insulin. Biochim. biophys. Acta (Amst.) 150, 165—167 (1968).

MINTZ, D.H., FINSTER, J.L., TAYLOR, A.L., FEFER, A.: Hormonal genesis of glucose intolerance following hypoglycemia. Amer. J. Med. 45, 187—197 (1968).

MINTZ, D.H., LEVEY, G.S., SCHENK, A.: Adenosine 3'-5'-cyclic monophosphate and phosphodiesterase activities in isolated fetal and neonatal rat pancreatic islets. Endocrinology 92, 614—620 (1973).

MITCHELL, M.L., BYRON, J.: Use of enzyme proteolysis for the immunochemical measurement of insulin. Diabetes 16, 656—663 (1967).

MITCHELL, M., ERNESTI, L.M., RABEN, M.S., SCALITER, H.: Control of hypoglycemia with diazoxide and hormones. Ann. N. Y. Acad. Sci. 150, 406—411 (1968).

MODIGLIANI, E., STRAUCH, G., DELZANT, G., GILBERT-DREYFUS: Etude de la sécrétion d'insuline au cour de la perfusion d'arginine. Effets comparés des sympatholytiques chez des sujets normaux et hyperthyroidiens. Rev. franç. Étud. clin. biol. 14, 267—275 (1969).

MOLINATTI, G.M., MASSARA, F., MESSINA, M.: Feochromocitoma bilaterale con diabete. Minerva med. 55, 3496—3498 (1964).

MONTAGUE, W., COOK, J.R.: The role of adenosine 3':5'-cyclic monophospate in the regulation of insulin release by isolated rat islets of Langerhans. Biochem. J. 122, 115—120 (1971).

MONTAGUE, W., HOWELL, S.L.: The mode of action of adenosine 3':5'-cyclic monophosphate in mammalian islets of Langerhans. Preparation and properties of islet-cell protein phosphokinase. Biochem. J. 129, 551—560 (1972).

MONTAGUE, W., HOWELL, S.L.: The mode of action of adenosine 3':5'-cyclic monophosphate in mammalian islets of Langerhans. Effect of insulin secretagogues on islet-cell protein kinase activity. Biochem. J. 134, 321—327 (1973).

MONTAGUE, W., TAYLOR, K.W.: Pentitols and insulin release by isolated rat islets of Langerhans. Biochem. J. 109, 333—339 (1968 a).

MONTAGUE, W., TAYLOR, K.W.: Regulation of insulin secretion by short chain fatty acids. Nature (Lond.) 217, 853 (1968 b).

MONTAGUE, W., TAYLOR, K.W.: Islet-cell metabolism during insulin release. Effects of glucose, citrate, octanoate, tolbutamide, glucagon and theophylline. Biochem. J. 115, 257—262 (1969).

MOODY, A.J., MARKUSSEN, J., SCHAICH FRIES, A., STEENSTRUP, C., SUNDBY, F., MALAISSE, W., MALAISSE-LAGAE, F.: The insulin releasing activities of extracts of pork intestine. Diabetologia 6, 135—140 (1970).

MOORE, P.F.: The effects of diazoxide and benzothiadiazine diuretics upon phosphodiesterase. Ann. N. Y. Acad. Sci. 150, 256—259 (1968).

MORGAN, C.R., LOBL, R.T.: A histochemical study of neuro-insular complexes in the pancreas in the rat. Anat. Rec. 160, 231—238 (1968).

MORGAN, C.R., SORENSEN, R.L., LAZAROW, A.: Further studies of an inhibitor of the two antibody immunoassay system. Diabetes 13, 579—584 (1964).

MOSKALEWSKI, S.: Isolation and culture of the islets of Langerhans of the guinea pig. Gen. comp. Endocr. 5, 342—353 (1965).

MROCZEK, W.J., LEIBAL, B.A., DAVIDOV, M., FINNERTY, F.A.: The importance of the rapid administration of diazoxide in accelerated hypertension. New Engl. J. Med. 285, 603—606 (1971).

MURRAY-LYON, I.M., EDDLESTON, A.L.W.F., WILLIAMS, R., BROWN, M., HOGBIN, B.M., BENNETT, A., EDWARDS, J.C., TAYLOR, K.W.: Treatment of multiple-hormone-producing malignant islet-cell tumour with streptozotocin. Lancet 1968 II, 895—898.

MUSCHOLL, E., RAHN, K.H.: Adrenerge α- und β-Rezeptoren und ihre spezifischen Hemmstoffe. Klin. Wschr. **46**, 113—119 (1968).

NAHAS, G., TRINER, L., KYPSON, S.: L'effet hypoglycémique de l'ouabaine chez le chien. C.R. Sci. Nat. **265**, 1760—1763 (1967).

NAKANO, J., ISHII, T., GIN, A.C.: Effect of diazoxide on lipolysis in isolated rat fat cells. Pharmacology **1**, 183—188 (1968).

NELKIN, W., SIMON, E.: Fate of ^{14}C-D-Mannoheptulose in the rat. Biochem. biophys. Res. Commun. **41**, 864—869 (1970).

NELSON, J.K., RABINOWITZ, D., MERIMEE, T.J.: Is secretin the gastrointestinal insulin releasing factor. Clin. Res. **15**, 326 (1967).

NINOMIYA, R., MIURA, Y., KOSAKA, K., NAKAO, K., OKINAKA, S.: Stimulatory effect of chelating agents and mesoxalate on the in vivo release of insulin in the pancreas of the dog. The possible role of amino acids. Diabetes **15**, 44—50 (1966).

OBERGHEN, E. VAN, SOMERS, G., DEVIS, G., VAUGHAN, G.D., MALAISSE-LAGAE, F., ORCI, L., MALAISSE, W.J.: Dynamics of insulin release and microtubular-microfilamentous system. I. Effect of cytochalasin B. J. clin. Invest. **52**, 1041—1051 (1973).

OKUN, R., RUSSELL, R.P., WILSON, W.R.: Enhancement of the hypotensive and hyperglycemic effects of trichlormethiazide by a non diuretic benzothiadiazine, diazoxide. Circulation **26**, 769 (1962).

OKUN, R., RUSSELL, R.P., WILSON, W.R.: Use of diazoxide with trichlormethiazide for hypertension. Arch. intern. Med. **112**, 882—888 (1963).

ONOE, K., KOBASHI, K., FUJINAKA, S., YADA, K.: Eine immunchemische Bestimmungsmethode zur Differenzierung von endogenem und exogenem Insulin unter Verwendung von Bonito-Insulin als exogenem Insulin. Igaku No Ayumi (Japan) **67**, 395—406 (1968) (japanisch).

ORCI, L., AMHERDT, M., HENQUIN, J.C., LAMBERT, A.E., UNGER, R.H., RENOLD, A.E.: Pronase effect on pancreatic beta cell secretion and morphology. Science **180**, 647—649 (1973b).

ORCI, L., AMHERDT, M., MALAISSE-LAGAE, F., ROUILLER, C., RENOLD, A.E.: Insulin release by emiocytosis: Demonstration with freeze-etching technique. Science **179**, 82—84 (1973a).

ORCI, L., GABBAY, K.H., MALAISSE, W.J.: Pancreatic beta-cell web: Its possible role in insulin secretion. Science **175**, 1128—1130 (1972).

ORCI, L., MALAISSE-LAGAE, F., RAVAZZOLA, M., AMHERDT, M., RENOLD, A.E.: Exocytosis-endocytosis coupling in the pancreatic beta cell. Science **181**, 561—562 (1973d).

ORCI, L., PERRELET, A., RAVAZOLLA, M., MALAISSE-LAGAE, F., RENOLD, A.E.: A specialized membrane junction between nerve endings and B-cells in islets of Langerhans. Europ. J. clin. Invest. **3**, 443—445 (1973c).

ORSETTI, A., BOURGEOIS, J.M., BELAICHE, R., MACABIES, J.: Effects de la stimulation du vague sur l'insulinemie chez le chien. C.R. Soc. Biol. (Paris) **164**, 1573—1577 (1970).

ØRSKOV, H.: Wick-chromatography for the immunoassay of insulin. Scand. J. clin. Invest. **20**, 297—304 (1967).

ØRSKOV, H., JOHANSEN, K.: Immunological measurements of urinary insulin for the evaluation of insulin production. Acta endocr. (Kbh.) **71**, 697—708 (1972).

OSHAWA, N., KUZUYA, T., TANIOKA, T., KANAZAWA, Y., IBAYASHI, H., NAKAO, K.: Effect of administration of ACTH on insulin secretion in dogs. Endocrinology **81**, 925—927 (1967).

OTA, K., MORI, S., INOU, T., KANAZAWA, Y., KUZUYA, T.: Endocrine function of the pancreatic allograft. Endocrinology **82**, 731—741 (1968).

PALLOTTA, J.A., KENNEDY, P.J.: Response of plasma insulin and growth hormone to carbohydrate and protein feeding. Metabolism **17**, 901—908 (1968).

PALMIERI, G.M.A., YALOW, R.S., BERSON, S.A.: Adsorbent techniques for the separation of antibody-bound from free peptide hormones in radioimmunoassay. Horm. Metab. Res. **3**, 301—305 (1971).

PANTEN, U., CHRISTIANS, J., KRIEGSTEIN, E. v., POSER, W., HASSELBLATT, A.: Effect of carbohydrates upon fluorescence of reduced pyridine nucleotides from perifused isolated pancreatic islets. Diabetologia **9**, 477—482 (1973).

PANTEN, U., DAL RI, H., POSER, W., HASSELBLATT, A.: Eine Methode der Gewebsumströmung für Fluoreszenzmessungen. Pflügers Arch. ges. Physiol. **323**, 86—90 (1971).

PARKER, J.C., HOFFMAN, J.F.: The role of membrane phosphoglycerate kinase in the control of glycolytic rate by active cation transport in human red blood cell. J. gen. Physiol. **50**, 893—916 (1967).

PARRA-COVARRUBIAS, A., RIVERA-RODRIGUEZ, J., ALMARAZ-UGALDE, A.: Cephalic phase of insulin secretion in obese adolescents. Diabetes **20**, 800—802 (1971).

PAULSEN, E.P., RICHENDERFER, L., WINICK, P.: Suppression of plasma immunoreactive insulin in rats given D-mannoheptulose. Nature (Lond.) **214**, 276—277 (1967).

PEAKE, G.T., McKEEL, D.W., MARIZ, J.K., JARETT, L., DAUGHADAY, W.H.: Insulin storage and release in rats bearing growth hormone secreting tumors. Diabetes **18**, 619—624 (1969).

PEARSE, A.G.E.: The cytochemistry and ultrastructure of polypeptide hormone-producing cells of the APUD series and the embryologic, physiologic, and pathologic implications of the concept. J. Histochem. Cytochem. **17**, 303—313 (1969).

PEARSE, A.G.E., POLAK, J.M., HEATH, C.M.: Development, differentiation and derivation of the endocrine polypeptide cells of the mouse pancreas. Diabetologia **9**, 120—129 (1973).

PEARSON, M.J., LARKINS, R.G., MARTIN, F.J.R.: "Big" insulin and the treatment of an islet cell carcinoma with streptozotocin. Metabolism **21**, 551—558 (1972).

PENHOS, J.C., CHING-HUI WU, BASABE, J.C., LOPEZ, N., WOLFF, F.W.: A rat pancreas-small gut preparation for the study of intestinal factor(s) and insulin release. Diabetes **18**, 733—738 (1969).

PENSUWAN, S., ZACHAREWICZ, F., YERRY, R., FRAWLEY, T.F.: Studies on the mechanism of leucine-induced hypoglycemia. Metabolism **12**, 773—782 (1963).

PERLEY, M.J., KIPNIS, D.M.: Plasma insulin responses to oral and intravenous glucose: Studies in normal and diabetic subjects. J. clin. Invest. **46**, 1954—1962 (1967).

PERRIER, H., JACQUOT, R.: Ultrastructural and biometric action of insulin on foetal rat pancreas. Diabetologia **8**, 334—341 (1972).

PETERS, B.H., SAMAAN, N.A.: Hyperglycemia with relative hypoinsulinemia in diphenylhydantoin toxicity. New Engl. J. Med. **281**, 91—92 (1969).

PETERS, G.: Pharmacology of diuretics. In: Antihypertensive therapy. An international symposium, F. GROSS, ed., p. 31—57. Berlin-Heidelberg-New York: Springer 1966.

PFEIFFER, E.F.: Dynamik der Insulinsekretion. In: Fortschritte der Diabetesforschung, K. OBERDISSE, K. JAHNKE, Hrsg., S. 18—30. Stuttgart: Thieme 1963.

PFEIFFER, E.F., PFEIFFER, M., DITSCHUNEIT, H., CHANG-SU AHN: Clinical and experimental studies on insulin secretion following tolbutamide and metahexamide administration. Ann. N. Y. Acad. Sci. **82**, 479—484 (1959).

PFEIFFER, E.F., RAPTIS, S., FUSSGÄNGER, R.: Gastrointestinal hormones and islet function. In: Secretin, cholecystokinin, gastrin, E. JORPES, V. MUTT, eds., p. 59—310. New York: Springer 1973.

PFEIFFER, E.F., SCHÖFFLING, K., DITSCHUNEIT, H.: Der Wirkungsmechanismus der oralen Antidiabetica. In: Handbuch des Diabetes mellitus, E.F. PFEIFFER, Hrsg., S. 637—684. München: Lehmanns Verlag 1969.

PI-SUNYER, F.X., CAMPBELL, R.G., HASHIM, S.A.: Experimentally induced hyperketonemia and insulin secretion in the dog. Metabolism **19**, 263—270 (1970).

PI-SUNYER, F.X., HASHIM, S.A., ITALLIE, T.B. VAN: Insulin and ketone response to ingestion of medium and long-chain triglycerides in man. Diabetes **18**, 96—100 (1969).

POHL, J.E.F., THURSTON, H., DAVIS, D., MORGAN, M.Y.: Successful use of oral diazoxide in the treatment of severe toxaemia of pregnancy. Brit. med. J. **1972 II**, 568—570.

PORTE, D.: A receptor mechanism for the inhibition of insulin release by epinephrine in man. J. clin. Invest. **46**, 86—94 (1967a).

PORTE, D.: Beta adrenergic stimulation of insulin release in man. Diabetes **16**, 150—155 (1969).

PORTE, D.: Inhibition of insulin by diazoxide and its relation to catecholamine effects in man. Ann. N. Y. Acad. Sci. **150**, 281—289 (1968).

PORTE, D.: Sympathetic regulation of insulin secretion. Its relation to diabetes mellitus. Arch. intern. Med. **123**, 252—260 (1969).

PORTE, D., BAGDADE, J.D.: Human insulin secretion: An integrated approach. Ann. Rev. Med. **21**, 219—240 (1970).

PORTE, D., GIRARDIER, L., SEYDOUX, J., KANAZAWA, Y., POSTERNAK, J.: Neural regulation of insulin secretion in the dog. J. clin. Invest. **52**, 210—216 (1973).

PORTE, D., GRABER, A., KUZUYA, T., WILLIAMS, R.H.: The effect of epinephrine on immunoreactive insulin levels in man. J. clin. Invest. **45**, 228—236 (1966).

PORTE, D., PUPO, A.A.: Insulin response to glucose: Evidence for a two pool system in man. J. clin. Invest. **48**, 2309—2319 (1969).

PORTE, D., WILLIAMS, R.H.: Inhibition of insulin release by norepinephrine in man. Science **152**, 1248—1250 (1966).

Portenhauser, R., Schäfer, G., Trolp, R.: Inhibition of mitochondrial metabolism by the diabeto-genic thiadiazine diazoxide. II. Interaction with energy conservation and ion transport. Biochem. Pharmacol. **20**, 2623—2632 (1971).

Pozza, G., Galansino, G., Foa, P.P.: Insulin secretion following carbutamide injections in normal dogs. Proc. Soc. exp. Biol. (N.Y.) **93**, 539—542 (1956).

Pozza, G., Ghidoni, A., Sanesi, E.: Trattamento con diazossido di un caso di ipoglicemia da iperplasia insulare. Metabolismo **1**, 79—89 (1965).

Pozza, G., Hoffeld, H., Foa, P.P.: Stimulation of insulin output by monosaccharides and monosac-charide derivatives. Amer. J. Physiol. **192**, 497—500 (1958).

Pozza, G., Silvestrini, F., Chiodini, P.G., Ghidoni, A., Liuzzi, A., Pappalettera, A.E.: Effetti del trattamento con diazossido in otto casi di iperinsulinismo organico. In: Hypoglycemia and diazoxide. M. Austoni et al., eds., p. 171—184. Padua: Cedam 1973.

Preziosi, P.: Indagini farmacotossicologiche sul diazossido. In: Hypoglycemia and diazoxide. M. Austoni et al., eds., p. 79—126. Padua: Cedam 1973.

Price, S.: Pancreatic islet cell membranes: Extraction of a possible glucoreceptor. Biochim. biophys. Acta. (Amst.) **318**, 459—463 (1973).

Quary, W.B.: Comparative physiology of serotonin and melatonin. Advanc. Pharmacol. **6A**, 283—297 (1968).

Quickel, K.E., Feldman, J.M., Lebovitz, H.E.: Enhancement of insulin secretion in adult onset diabetics by methysergide maleate: Evidence for an endogenous biogenic monoamine mechanism as a factor in the impaired insulin secretion in diabetes mellitus. J. clin. Endocr. **33**, 877—881 (1971a).

Quickel, K.E., Feldman, J.M., Lebovitz, H.E.: Inhibition of insulin secretion by serotonin and dopamine: Species variation. Endocrinology **89**, 1295—1302 (1971b).

Rabinowitz, D.: Influence of human growth hormone on insulin secretion. Israel J. med. Sci. **8**, 413—419 (1972).

Rabinowitz, D., Merimee, T.J., Burgess, J.A., Riggs, L.: Growth hormone and insulin release after arginine: Indifference to hyperglycemia and epinephrine. J. clin. Endocr. **26**, 1170—1172 (1966b).

Rabinowitz, D., Merimee, T.J., Maffezoli, R., Burgess, J.A.: Patterns of hormonal release after glucose, protein, and glucose plus protein. Lancet **1966 II**, 454 (a).

Rabinowitz, D., Spitz, I., Gonen, B., Paran, E.: Effects of single and multiple pulses of arginine on insulin release in man. J. clin. Endocr. **36**, 901—905 (1973).

Rabkin, R., Rubenstein, A.H., Colwell, J.A.: Glomerular filtration and proximal tubular absorp-tion of insulin [125]J. Amer. J. Physiol. **223**, 1093—1096 (1972).

Rafaelsin, O.J., Lauris, V., Renold, A.E.: Localized intraperitoneal action of insulin on rat dia-phragm and epididymal adipose tissue in vivo. Diabetes **17**, 19—26 (1965).

Randle, P.J.: Carbohydrate metabolism and lipid storage and breakdown. Diabetologia **2**, 237—247 (1966).

Randle, P.J., Ashcroft, S.J.H.: Bioenergetics of islet function: Islet glucose metabolism. Acta diabet. lat. **7** (Suppl. 1), 159—175 (1970).

Randle, P.J., Young, F.G.: The influence of pituitary growth hormone on plasma insulin activity. J. Endocr. **13**, 335—348 (1956).

Rappaport, A.M., Ohira, S., Coddling, J.A., Empey, G., Kalnius, A., Lin, B.J., Haist, R.E.: Effects on insulin output and on pancreatic blood flow of exogenous insulin infusion into an in situ isolated portion of the pancreas. Endocrinology **91**, 168—176 (1972).

Raptis, S., Dollinger, H.C., Schröder, K.E., Schleyer, M., Rothenbuchner, G., Pfeiffer, E.F.: Effects of intravenous or intraduodenal amino acids on human plasma insulin. New Engl. J. Med. **288**, 1199—1202 (1973).

Raptis, S., Rau, R.M., Schröder, K.E., Rothenbuchner, G., Pfeiffer, E.F.: Die Dynamik der Insulinsekretion bei der Hypothyreose vor und während der Substitutionstherapie. Klin. Wschr. **48**, 362—366 (1970).

Raptis, S., Schröder, K.E., Faulhaber, J.D., Pfeiffer, E.F.: Antagonistische Wirkung von intestina-len Hormonen und Diazoxid auf die Insulinsekretion beim Menschen. Horm. Metab. Res. **1**, 116—121 (1969).

Rasmussen, H.: Ionic and hormonal control of calcium homeostasis. Amer. J. Med. **50**, 567—588 (1971).

R.-CANDELA, J.L., R.-CANDELA, R., MARTIN-HERNANDEZ, D., CASTILLA-CORTAZAR, T.: β-Hydroxy-butyrate and sodium citrate as stimuli of the in vitro secretion of insulin. Nature (Lond.) **195**, 711 (1962).

REEMTSMA, K., GIRALDO, N., DEPP, D.A., EICHWALD, E.J.: Islet cell transplantation. Ann. Surg. **168**, 436—446 (1968).

REESE, A.C., LANDAU, B.R., CRAIG, J.W., GIN, G., RODMAN, H.M.: Glucose metabolism by rat pancreatic islets in vitro. Metabolism **22**, 467—472 (1973).

REHFELD, J.F.: Effect of gastrin and its C-terminal tetrapeptide on insulin secretion in man. Acta endoc (Kbh.) **66**, 169—176 (1971).

REHFELD, J.F.: Gastrointestinal hormones and insulin secretion. Scand. J. Gastroent. **7**, 289—292 (1972).

REHFELD, J.F., HIPPE, E.: Serum insulin response to oral glucose in pernicious anemia. Scand. J. Gastroent. **5**, 713—718 (1970).

REHFELD, J.F., STADIL, F.: The effect of gastrin on basal and glucose stimulated insulin secretion in man. J. clin. Invest. **52**, 1415—1421 (1973).

RENNERT, O.M., MUKHOPADHYAY, D.: Diazoxide in Von Gierke's disease. Arch. Dis. Childh. **43**, 358—361 (1968).

RENOLD, A.E.: Insulin biosynthesis and secretion—a still unsettled topic. New Engl. J. Med. **282**, 173—181 (1970).

RENOLD, A.E., MARTIN, D.B., DAGENAIS, Y.M., STEINKE, J., NICKERSON, R.J., SHEPS, M.C.: Measurement of small quantities of insulin-like activity using rat adipose tissue. I. A proposed procedure. J. clin. Invest. **39**, 1487—1498 (1960).

ROBB, G.H.: A fatal reaction to diazoxide. Postgr. med. J. **45**, 43—45 (1969).

ROBERTSON, R.P., PORTE, D.: Adrenergic modulation of basal insulin secretion in man. Diabetes **22**, 1—8 (1973).

RODBARD, D., RAYFORD, P.L., COOPER, J.A., ROSS, G.T.: Statistical quality control of radioimmunoassays. J. clin. Endocr. **28**, 1412 1418 (1968).

ROMMEL, K., MELANI, F., BURKHARDT, H., GRIMMEL, K.: Einfluß der Galaktose auf die Insulinsekretion beim Menschen. Diabetologia **5**, 309—311 (1969).

ROSENBLOOM, A.L.: Ketotic (idiopathic glucagon unresponsive) hypoglycaemia: Diazoxide effects. Arch. Dis. Childh. **47**, 544—549 (1972).

ROSSELIN, G., ASSAN, R., FREYCHET, P., DOLAIS, J., TCHOBROUTSKY, G.: Insuline, glucagon et hormone somatotrope plasmatique dans cinq cas de tumeurs extra-pancréatiques hypoglycémiantes. Revue de la littérature. Presse méd. **75**, 1045—1050 (1967).

ROTHWEILER, W., THAMM, CH.: Isolation and structure of phomin. Experientia (Basel) **22**, 750—752 (1966).

ROWE, G.G., LEICHT, T.R., BOAKE, W.C., KYLE, J.C., CRUMPTON, C.W.: The systemic and coronary hemodynamic effects of diazoxide, Amer. Heart J. **66**, 636—643 (1963).

RUBENSTEIN, A.H., CHO, S., STEINER, D.F.: Evidence for proinsulin in human urine and serum. Lancet **1968 I**, 1353—1354.

RUBENSTEIN, A.H., LOWY, C., WELBORN, T.A., FRASER, T.R.: Urine insulin in normal subjects. Metabolism **16**, 234—244 (1967).

RUBENSTEIN, A.H., SPITZ, I.: Role of the kidney in insulin metabolism and excretion. Diabetes **17**, 161—169 (1968).

RUBIN, A.A., ROTH, F.E., TAYLOR, R.M., ROSENKILDE, H.: Pharmacology of diazoxide, an antihypertensive nondiuretic benzothiadiazine. J. Pharmacol. exp. Ther. **136**, 344 352 (1962).

RUBIN, A.A., ROTH, F.E., WINBURY, M.M., TOPLISS, J.G., SHERLOCK, M.H., SPERBER, N., BLACK, J.: New class of antihypertensive agents. Science **133**, 2067 (1961).

RÜENAUVER, R., HERRMANN, J., DAWEKE, H.: Der unspezifische Einfluß eines Serumfaktors auf die radioimmunologische Insulin-Bestimmungsmethode nach Hales und Randle. Kli. Wschr. **44**, 471—473 (1966).

SACHS, H., HALLER, E.W.: Further studies on the capacity of the neurohypophysis to release vasopressin. Endocrinology **83**, 251—262 (1968).

SAID, S.I., MUTT, V.: Isolation from porcine-intestinal wall of a vasoactive octacosapeptide related to secretin and glucagon. Europ. J. Biochem. **28**, 199—204 (1972).

SALAS, J., SALAS, M., VINUELA, E., SOLS, A.: Glucokinase of rabbit liver. Purification and properties. J. biol. Chem. **240**, 1014—1018 (1965).

SALINAS, E.D., MANGURTEN, H.H., ROBERTS, S.S., SIMON, W.H., CORNBLATH, M.: Functioning islet cell adenoma in the newborn. Report of a case with failure of diazoxide. Pediatrics 41, 646—653 (1968).

SAMAAN, N., DOLLERY, C.T., FRASER, R.: Diabetogenic action of benzothiadiazines. Serum insulin-like activity in diabetes worsened or precipitated by thiazide diuretics. Lancet 1963 II, 1244—1247.

SAMOLS, E., DORMANDY, T.L.: Insulin response to fructose and galactose. Lancet 1963 I, 478—479.

SAMOLS, E., MARKS, V.: The treatment of hypoglycaemia with diazoxide. Proc. roy. Soc. Med. 59, 811—814 (1966).

SAMOLS, E., MARRI, G., MARKS, V.: Promotion of insulin secretion by glucagon. Lancet 1965 II, 415—416.

SAMOLS, E., MARRI, G., MARKS, V.: Interrelationship of glucagon, insulin and glucose. The insulinogenic effect of glucagon. Diabetes 15, 855—866 (1966).

SAMOLS, E., RYDER, J.A.: Studies of tissue uptake of insulin in man using a differential immunoassay for endogenous and exogenous insulin. J. clin. Invest. 40, 2092—2102 (1965).

SAMS, D.J., MONTAGUE, W.: The role of adenosine 3':5'-cyclic monophosphate in the regulation of insulin release. Properties of islet-cell adenosine 3':5'-cyclic monophosphate phosphodiesterase. Biochem. J. 129, 945—952 (1972).

SANBAR, S.S., CONWAY, F.J., ZWEIFLER, A.J., SMET, G.: Diabetogenic effect of Dilantin (diphenylhydantoin). Diabetes 16, 533 (1967 a).

SANBAR, S.S., EVANS, J.R., LIN, B., HETENYI, G.: Further studies on the effect of octanoate on glucose metabolism in dogs. Canad. J. Physiol. Pharmacol. 45, 66—71 (1967 b).

SANBAR, S.S., MARTIN, J.M.: Stimulation by octanoate of insulin release from isolated rat pancreas. Metabolism 16, 482—484 (1967).

SANDO, H., BORG, J., STEINER, D.F.: Studies on the secretion of newly synthesized proinsulin and insulin from isolated rats islets of Langerhans. J. clin. Invest. 51, 1476—1485 (1972).

SANDO, H., GRODSKY, G.M.: Dynamic synthesis and release of insulin and proinsulin from perifused islets. Diabetes 22, 354—359 (1973).

SANDO, H., KANAZAWA, J., KUZUYA, T.: Effect of bonito insulin on endogenous insulin secretion in dogs. Amer. J. Physiol. 218, 1357—1362 (1970).

SAXTON, C., MAJID, P.A., CLOUGH, G., TAYLOR, S.H.: Effect of ouabain on insulin secretion in man. Clin. Sci. 42, 57—62 (1972).

SCHÄFER, G., MEHNERT, H., KALIAMPETSOS, G., FAUST, G., GRUBER, E.: Die Insulinsekretion des Pankreas bei extrakorporaler Perfusion. I. Material und Methodik, Voruntersuchungen, Kritik und Diskussion. Klin. Wschr. 40, 1141—1145 (1962).

SCHAEFFER, L.D., WILDER, M.L., WILLIAMS, R.H.: Secretion and content of insulin and glucagon in human fetal pancreas slices in vitro. Proc. Soc. exp. Biol. (N.Y.) 143, 314—319 (1973).

SCHATZ, H., KATSILAMBROS, N., NIERLE, C., PFEIFFER, E.F.: The effect of biguanides on secretion and biosynthesis of insulin in isolated pancreatic islets of rats. Diabetologia 8, 402—407 (1972).

SCHATZ, H., MAIER, V., HINZ, M., SCHLEYER, M., NIERLE, C., PFEIFFER, E.F.: Hypophysis and function of pancreatic islets. III. Secretion and biosynthesis of insulin in isolated pancreatic islets of intact and hypophysectomized rats in the presence of growth hormone, corticotrophin and human chorionic somatotropin in vitro. Horm. Metab. Res. 5, 29—39 (1973).

SCHAUDER, P., FRERICHS, H.: CYTOCHALASIN B: Inhibition of glucose-induced insulin release from isolated rat pancreatic islets. Diabetologia 10, 85—87 (1975).

SCHEIN, P.S., COONEY, D.A., MCMENAMIN, M.G., ANDERSON, T.: Streptozotocin diabetes—further studies on the mechanism of depression of nicotinamide adenine dinucleotide concentrations in mouse pancreatic islets and liver. Biochem. Pharmacol. 22, 2625—2631 (1973).

SCHENCK, E.G.: Über die Beeinflußbakeit der Blutzuckerregulation durch Eiweißstoffe, Aminosäuren und deren Derivate. I. Naunyn-Schmiedebergs Arch. exp. Path. Pharmak. 167, 201—215 (1932).

SCHENCK, E.G.: Über die Beeinflußbarkeit der Blutzuckerregulation durch Eiweißstoffe, Aminosäuren und deren Derivate. II. Naunyn-Schmiedebergs Arch. exp. Path. Pharmak. 170, 546—550 (1933).

SCHEYNIUS, A., TÄLJEDAL, I.-B.: On the mechanism of glucose protection against alloxan toxicity. Diabetologia 7, 252—255 (1971).

SCHMITT, H., SCHMITT, H., LAUBIE, M.: Action du diazoxide sur le systeme cardiovasculaire, sur le métabolisme du myocarde et sur les décharges sympathiques. Arch. int. Pharmacodyn. 171, 339—355 (1968).

SCHONER, W.: Zum aktiven Na^+, K^+-Transport durch die Membran tierischer Zellen. Angew. Chem. 83, 947—955 (1971).

SCHOTLAND, M.G., GRUMBACH, M.M.: Neutropenia in infant secondary to hydrochlorothiazide therapy: with review of hematologic reactions to „thiazide" drugs. Pediatrics **31**, 754—757 (1963).

SCHRAMM, M.: Secretion of enzymes and other molecules. Ann. Rev. Biochem. **36**, 307—320 (1967).

SCHUCHER, R.: Studies on the metabolism of insulin by pancreas in vitro. I. Degradation of exogenous insulin by calf pancreas slices. Canad. J. Biochem. **43**, 1143—1156 (1965).

SCHULTZ, G.: Die Bedeutung von cyclischem AMP bei Hormonwirkungen. Internist (Berl.) **13**, 159—166 (1972).

SCHULTZ, G., SENFT, G., LOSERT, W., SITT, R.: Biochemische Grundlagen der Diazoxid-Hyperglykämie. Naunyn-Schmiedebergs Arch. exp. Path. Pharmak. **253**, 372—387 (1966).

SELLERS, E.M., KOCH-WESER, J.: Protein binding and vascular activity of diazoxide. New Engl. J. Med. **281**, 1141—1145 (1969).

SELLS, R.A., CALNE, R.Y., HADJIYANAKIS, V., MARSHALL, V.C.: Glucose and insulin metabolism after pancreatic transplantation. Brit. med. J. **1972 III**, 678—681.

SELTZER, H.S.: Quantitative effects of glucose, sulfonylureas, salicylate, and indole-3-acetic acid on the secretion of insulin activity into pancreatic venous blood. J. clin. Invest. **41**, 289—300 (1962).

SELTZER, H.S., ALLEN, E.W.: Hyperglycemia and inhibition of insulin secretion during administration of diazoxide and trichlormethiazide in man. Diabetes **18**, 19—28 (1969).

SELTZER, H.S., CROUT, J.R.: Modification of diazoxide inhibition of insulin secretion by tolbutamide. In: Tolbutamide after ten years, W.J.H. BUTTERFIELD, W. VAN WESTERING, eds., p. 114—126. Amsterdam: Excerpta Med. Found. 1967.

SENFT, G.: Beeinflussung hormonaler und enzymatischer Regulationen des Kohlenhydratstoffwechsels bei Anwendung von Benzothiadiazinen. Internist (Berl.) **7**, 426—435 (1966).

SENFT, G., SITT, R., LOSERT, W., SCHULTZ, G., HOFFMANN, M.: Hemmung der Insulininkretion durch α-Rezeptoren stimulierende Substanzen. Naunyn-Schmiedebergs Arch. Pharmak. exp. Path. **260**, 309—323 (1968).

SENIOR, B., LORIDAN, L.: Functional differentiation of glycogenoses of the liver with respect to the use of glycerol. New Engl. J. Med. **279**, 965—969 (1969).

SETTLE, H.P., MUNSIE, W.J., OWEN, J.A.: Toxic effects of a chlorothiazide-diazoxide combination on adipose tissue and kidney of intact rats. Diabetologia **4**, 136—140 (1968).

SEYBOLD, G., NIEMEYER, G., TSCHÖPA, J.: Die immunologisch meßbare Insulinausscheidung im Urin bei nichtdiabetischen Versuchspersonen nach Gabe eines Saluretikums und bei eingeschränkter Nierenfunktion. Med. Welt **24**, 1343—1349 (1973).

SHAMES, J.M., DHURANDHAR, N.R., BLACKARD, W.G.: Insulin-secreting bronchial carcinoid tumor with widespread metastases. Amer. J. Med. **44**, 623—637 (1968).

SHEPS, M.C., NICKERSON, R.J., DAGENAIS, Y.M., STEINKE, J., MARTIN, D.B., RENOLD, A.E.: Measurement of small quantities of insulin-like activity using rat adipose tissue. II. Evaluation of Performance. J. clin. Invest. **39**, 1499—1510 (1960).

SHERMAN, D.M., PEK, S., FAJANS, S.S., FLOYD, J.C., CONN, J.W.: Plasma proinsulin in patients with functioning pancreatis islet cell tumors. J. clin. Endocr. **35**, 271—276 (1972).

SHERWOOD, L.M., MAYER, G.P., RAMBERG, C.F., KRONFELD, D.S., AURBACH, G.D., POTTS, J.T.: Regulation of parathyroid hormone secretion: Proportional control by calcium, lack of effect of phosphate. Endocrinology **83**, 1043—1051 (1968).

SILVERS, A., SWENSON, R.S., FARQUHAR, J.W., REAVEN, G.M.: Derivation of a three compartment model describing disappearance of plasma insulin-^{131}J in man. J. clin. Invest. **48**, 1461—1469 (1969).

SILVERSTEIN, M.N.: Tumor hypoglycemia. Cancer (Philad.) **23**, 142—144 (1969).

SIMON, E., FRENKEL, G., KRAICER, P.F.: Blockade of insulin secretion by mannoheptulose. Israel J. med. Sci. **8**, 743—752 (1972).

SIMON, E., KRAICER, P.F.: The blockade of insulin secretion by mannoheptulose. Israel J. med. Sci. **2**, 785—799 (1966).

SIMPSON, L.L.: The role of calcium in neurohumoral and neurohormonal extrusion processes. J. Pharm. Pharmacol. **20**, 889—910 (1968).

SIREK, O.V., VIGAS, M., NIKI, A., NIKI, H., SIREK, A.: Beta-adrenergic stimulation and insulin release in dogs following HB 419. Diabetologia **5**, 207—210 (1969).

SLOVITER, H.A., PETKOVIC, M.R.: Stimulation of insulin secretion in the rabbit by D-ribose. Nature (Lond.) **221**, 371—372 (1969).

SNYDER, P.J., KASHET, S., O'SULLIVAN, J.B.: Pentose cycle in isolated islets during glucose stimulated insulin release. Amer. J. Physiol. **219**, 876—880 (1970).

SODOYEZ, J.-C., SODOYEZ-GOFFAUX, F.: Sensibilité á l'insuline des cellules B du pancréas de la souris obése hyperglycémiques. Ann. Endocr. (Paris) **32**, 199—202 (1971).

SODOYEZ, J.-C., SODOYEZ-GOFFAUX, F., FOA, P.P.: Evidence for an insulin-induced inhibition of insulin release by isolated islets of Langerhans. Proc. Soc. exp. Biol. (N.Y.) **130**, 568—571 (1969 b).

SODOYEZ, J.-C., SODOYEZ-GOFFAUX, F., FOA, P.P.: Pathogenesis of hypoglycemia in hamsters with a transplantable islet-cell tumor. J. Lab. clin. Med. **75**, 432—438 (1969 c).

SODOYEZ, J.-C., SODOYEZ-GOFFAUX, F., Rossen, R.M., Foa, P.P.: Function of the pancreatic B-cells in hamsters bearing a transplantable islet cell tumor. Metabolism **18**, 433—438 (1969 a).

SOKAL, J.E.: Failure of diazoxide to affect carbohydrate metabolism of the isolated liver. Diabetes **17**, 256—260 (1968).

SOLS, A., CRANE, R.K.: Substrate specificity of brain hexokinase. J. biol. Chem. **210**, 581—595 (1954).

SOMOGYI, M.: Effect of insulin hypoglycaemia on alimentary hyperglycaemia. J. biol. Chem. **193**, 859—871 (1951).

SPERGEL, G., BLEICHER, S.J.: Effects of diazoxide administration on plasma glucose, insulin, and lipids in von Gierke's disease. Diabetes **15**, 406—410 (1966).

SPERGEL, G., BLEICHER, S.J., ERTEL, N.H.: Carbohydrate and fat metabolism in patients with pheochromocytoma. New Engl. J. Med. **278**, 803—809 (1968).

SPITZ, I.M., RUBENSTEIN, A.H., BEHRSON, I., WRIGHT, A.D., LOWY, C.: Urine insulin in renal disease. J. Lab. clin. Med. **75**, 998—1005 (1970).

STAQUET, M., YABO, R., VIKTORA, J., WOLFF, F.W.: An adrenergic mechanism for hyperglycemia induced by diazoxide. Metabolism **14**, 1000—1009 (1965).

STEINBERG, T., ORTMAN, P., POUCHER, R., COCHRANE, B., GWINUP, G.: The effect of D-ribose infusion on serum immunoreactive insulin and glucose concentration. Metabolism **16**, 40—46 (1967).

STEINER, D.F., CLARK, J.L., NOLAN, C., RUBENSTEIN, A.H., MARGOLIASH, E., ATEN, B., OYER, P.E.: Proinsulin and the biosynthesis of insulin. Recent Progr. Hormone Res. **25**, 207—282 (1969).

STEINKE, J., GRIES, F.A., DRISCOLL, S.G.: In vitro studies of insulin inactivation with reference to erythroblastosis fetalis. Blood **30**, 359—363 (1967).

STEINKE, J., SOELDNER, S.: Metabolic effects of diazoxide in normal subjects, patients with diabetes mellitus, and patients with organic hypoglycemia. Ann. N. Y. Acad. Sci. **150**, 326—336 (1968).

STEINKE, J., SOELDNER, J.S., RENOLD, A.E.: Serum ILA and tumor insulin content in patients with functioning islet cell tumors. J. clin. Invest. **42**, 1322 (1963).

STORK, H., SCHMIDT, F.H., WESTMAN, S., HELLERSTRÖM, C.: Action of some hypoglycaemic sulphonylureas on the oxygen consumption of isolated pancreatic islets of mice. Diabetologia **5**, 279—283 (1969).

SUSSMAN, K.E., VAUGHAN, G.D., STJERNHOLM, M.R.: Factors controlling insulin secretion in the perfused isolated rat pancreas. In: Diabetes, J. ÖSTMAN, R.D.G. MILNER, eds., p. 123—137. Amsterdam: Excerpta Med. Found. 1969.

SUSSMAN, K.E., VAUGHAN, G.D., TIMMER, R.F.: An in vitro method for studying insulin secretion in the perfused isolated rat pancreas. Metabolism **15**, 466—476 (1966).

SWENSON, R.S., SILVERS, A., PETERSON, D.T., KOHASSU, S., REAVEN, G.M.: Effect of nephrectomy and acute uremia on plasma insulin-^{125}J removal rate. J. Lab. clin. Med. **77**, 829—837 (1971).

SYMCHOWICZ, S., KORDUBA, C.A.: The effect of diazoxide on uptake, release, and metabolism of catecholamines. Ann. N.Y. Acad. Sci. **150**, 219—225 (1968).

SYMCHOWICZ, S., WINSTON, L., BLACK, J., SMITH, M., CALESNICK, B., TABACHNICK, I.I.A.: Diazoxide blood levels in man. J. pharm. Sci. **56**, 912—921 (1967).

TABACHNICK, I.I.A., GULBENKIAN, A.: Mechanism of diazoxide hyperglycemia in animals. Ann. N.Y. Acad. Sci. **150**, 204—217 (1968).

TABACHNICK, I.I.A., GULBENKIAN, A., SEIDMAN, F.: The effect of a benzothiadiazine, diazoxide, on carbohydrate metabolism. Diabetes **13**, 408—418 (1964).

TABACHNICK, I.I.A., GULBENKIAN, A., SEIDMAN, F.: Further studies on the metabolic effect of diazoxide. J. Pharmacol. exp. Ther. **150**, 455—467 (1965).

TÄLJEDAL, I.-B., WOLD, S.: Fit of some analytical functions to insulin radioimmunoassay standard curves. Biochem. J. **119**, 139—143 (1970).

TAGER, H.S., CHRISTENSEN, H.N.: Hypoglycemic action of 2-aminobornane-2-carboxylic acid in the rat. Biochem. biophys. Res. Cummun. **44**, 185—187 (1971).

TAMIR, I., GRANT, D.B., FOSBROOKE, A.S., SEGALL, M.M., LLOYD, J.K.: Effects of a single oral load of medium-chain triglyceride on serum lipid and insulin levels in man. J. Lipid. Res. **9**, 661—666 (1968).

TASAKA, Y., CAMPBELL, J.: Pancreatic insulinase and its inhibition by the A and B chains and partial hydrolysate of insulin. Canad. J. Biochem. **46**, 483—487 (1968).

TASHIMA, L., CAHILL, G.F.: Effects of insulin in the toadfish, Opsanus tau. Gen. comp. Endocr. **2**, 262—271 (1968).

TATA, J.R.: Ribosomes and thyroid hormones. In: Wirkungsmechanismen der Hormone, P. KARLSON, Ed., S. 87—103. Berlin-Heidelberg-New York: Springer 1967.

TAYLOR, K.W., HOWELL, S.L.: Insulin and glucagon. In: Clinical diabetes and its biochemical basis, W.G. OAKLEY, D.A. PYKE, K.W. TAYLOR, eds., p. 25—52. Oxford: Blackwell 1968.

TAYLOR, R.M., RUBIN, A.A.: Studies on the renal pharmacology of diazoxide, an antidiuretic benzothiadiazine. J. Pharmacol. exp. Ther. **144**, 284—292 (1964).

TEIXEIRA, E.D., BERGAN, J.J.: Auxiliary pancreas allografting. Arch. Surg. **95**, 65—96 (1967).

TELIB, M.: Vergleichende Untersuchungen über den Einfluß von Monosacchariden und Hormonen auf die Insulinsekretion des isolierten Pankreasgewebes einiger Säugetiere und des Frosches. Z. ges. exp. Med. **147**, 316—332 (1968).

TELIB, M., RAPTIS, S., SCHRÖDER, K.E., PFEIFFER, E.F.: Serotonin and insulin release in vitro. Diabetologia **4**, 253—256 (1968).

THOA, N.B., WOOTEN, G.F., AXELROD, J.: Inhibition of release of dopamine-β-hydroxylase and norepinephrine from sympathetic nerves by colchicine, vinblastine, or cytochalasin-B. Proc. nat. Acad. Sci. (Wash.) **69**, 520—522 (1972).

THOMSON, A.E., NICKERSON, M., GASKELL, P., GRAHAME, G.R.: Clinical observations on an antihypertensive chlorothiazide analogue devoid of diuretic activity. Canad. med. Ass. J. **87**, 1306—1310 (1962).

THORELL, J.I.: Use of immunosorbent in the preparation of an "antigen-free" plasma. An adequate diluent for standards in immunoassay. Clin. chim. Acta **22**, 579—582 (1968).

TIERNAN, J.R., KEMBALL, M.L., SOELDNER, J.S.: A micromodification of the two antibody radioimmunoassay for serum insulin. J. Lab. clin. Med. **71**, 345—357 (1968).

TRACK, N.S., FRERICHS, H., CREUTZFELDT, W.: Release of newly synthetized proinsulin and insulin from granulated and degranulated isolated rat pancreatic islets: The effect of high glucose concentrations. Horm. Metab. Res. Suppl. **5**, 97—103 (1974).

TRAYNER, J.M., WELBORN, T.A., RUBENSTEIN, A.H., FRASER, T.R.: Serum and urine insulin in late pregnancy and in a few pregnant latent diabetics. J. Endocr. **37**, 443—447 (1967).

TREASURE, T., TOSELAND, P.A.: Hyperglycaemia due to phenytoin toxicity. Arch. Dis. Childh. **46**, 563—571 (1971).

TRINER, L., KILLIAN, P., NAHAS, G.G.: Ouabain hypoglycemia: Insulin mediation. Science **162**, 560—561 (1968).

TRISOTTO, A., FEDERSPIL, G., SCANDELLARI, C., LAZZARIN, M., FREZZATO, S., MUGGEO, M., TIENGO, A.: Oral glucose tolerance and insulin response in thyrotoxicosis and in myxoedema. Acta diabet. lat. **6**, 332—345 (1969).

TURNER, D.S.: The effect of amino-acids and intestinal hormones on insulin release in vitro. Diabetologia **5**, 57 (1969).

TURNER, D.S., MARKS, V.: Enhancement of glucose-stimulated insulin release by an intestinal polypeptide in rats. Lancet **1972 I**, 1095—1097.

TURNER, R.C., GRAYBURN, J.A., NEWMAN, G.B., NABARRO, J.D.N.: Measurement of the insulin delivery rate in man. J. clin. Endocr. **33**, 279—286 (1971 a).

TURNER, R.C., JOHNSON, P.C.: Suppression of insulin release by fish-insulin induced hypoglycaemia. Lancet **1973 II**, 1483—1485.

TURNER, R.C., SCHNEELOCH, B., NABARRO, J.D.N.: Biphasic insulin secretory response to intravenous xylitol and glucose in normal, diabetic and obese subjects. J. clin. Endocr. **33**, 301—307 (1971 b).

UNGER, R.H., KETTERER, H., DUPRE, J., EISENTRAUT, A.M.: The effects of secretin, pancreozymin, and gastrin on insulin and glucagon secretion in anesthetized dogs. J. clin. Invest. **46**, 630—645 (1967).

UPDIKE, S.J., HARRINGTON, A.R.: Acute diabetic ketoacidosis—a complication of intravenous diazoxide treatment for refractory hypertension. New Engl. J. Med. **280**, 768 (1969).

VANCE, J.E., BUCHANAN, K.D., CHALLONER, D.R., WILLIAMS, R.H.: Factors influencing insulin and glucagon release from isolated islets of Langerhans. Diabetes 16, 518 (1967).

VANCE, J.E., BUCHANAN, K.D., CHALLONER, D.R., WILLIAMS, R.H.: Effect of glucose concentration on insulin and glucagon release from isolated islets of Langerhans of the rat. Diabetes 17, 187—193 (1968a).

VANCE, J.E., KITABCHI, A.E., BUCHANAN, K.D., WILLIAMS, R.H.: Effect of adrenalectomy on glucagon and insulin release from isolated islets of Langerhans. Clin. Res. 16, 131 (1968b).

VELIC, S.F., FURFINE, C.: Glyceraldehyde 3-phosphate dehydrogenase. In: The enzymes, vol. 7., p. 243—273. P.D. BOYER et al., eds. New York: Academic Press 1963.

WALES, J.K., BRADLEY, P., VIKTORA, J.K., WOLFF, F.W.: The hyperglycemic and antidiuretic activity of a phthalimidine analogue: 1-oxo-3-(4'-chlorophenyl)-3-hydroxyisoindoline (C 3/76). Proc. Soc. exp. Biol. (N.Y.) 128, 581—587 (1968c).

WALES, J.K., GRANT, A.M., WOLFF, F.W.: Reversal of diazoxide effects by tolbutamide. Lancet 1967 I, 1137—1138.

WALES, J.K., GRANT, A.M., WOLFF, F.W.: Studies on the hyperglycemic effects of nonthiazide diuretics. J. Pharmacol. exp. Ther. 159, 229—235 (1968a).

WALES, J.K., KREES, S.V., GRANT, A.M., VIKTORA, J.K., WOLFF, F.W.: Structure-activity relationships of benzothiadiazine compounds as hyperglycemic agents. J. Pharmacol. exp. Ther. 164, 421—432 (1968b).

WALES, J.K., WOLFF, F.W.: Haematological side-effects of diazoxide. Lancet 1967 I, 53—54.

WALFISH, P.G., NATALE, R., CHANG, C.: Beta adrenergic receptor mechanisms in the metabolic effects of diazoxide in fasted rats. Diabetes 19, 228—233 (1970).

WATKINS, D.T.: Pyridine nucleotide stimulation of insulin release from isolated toadfish insulin secretion granules. Endocrinology 90, 272—276 (1972).

WATKINS, D.T.: COOPERSTEIN, S.J., DIXIT, P.K., LAZAROW, A.: Insulin secretion from toadfish islet tissue stimulated by pyridine nucleotides. Science 162, 283—284 (1968).

WATKINS, D.T., COOPERSTEIN, S.J., LAZAROW, A.: Stimulation of insulin secretion by pyridine nucleotides. Endocrinology 88, 1380—1384 (1971).

WEGIENKA, L.C., GRASSO, S.G., FORSHAM, P.H.: Estimation of adrenomedullary reserve by infusion of 2-deoxy-D-glucose. J. clin. Endocr. 26, 37—45 (1966).

WESSELS, N.K., SPOONER, B.S., ASH, J.F., BRADLEY, M.O., LUDUENA, M.A., TAYLOR, E.L., WRENN, J.T., YAMADA, K.M.: Mikrofilaments in cellular and developmental processes. Science 171, 135—143 (1971).

WHITE, J.J., DUPRÉ, J.: Regulation of insulin secretion by the intestinal hormone, secretin: Studies in man via transumbilical portal vein catheterization. Surgery 64, 204—213 (1968).

WIDE, L.: Radioimmunoassays employing immunosorbents. Acta endocr. (Kbh.) 63 (Suppl. 142), 207—218 (1969).

WIDE, L., PORATH, J.: Radioimmunoassay of proteins with the use of Sephadex-coupled antibodies. Biochim. biophys. Acta 130, 257—262 (1966).

WILBER, J.F., TURTLE, J.R., CRANE, N.A.: Inhibition of insulin secretion by a phaeochromocytoma. Lancet 1966 II, 733.

WILDER, R.M., SMITH, F.H., SANDIFORD, I.: Observations on obesity. Ann. intern. Med. 6, 724—742 (1932).

WILKINS, R.W.: New drugs for the treatment of hypertension. Ann. intern. Med. 50, 1—10 (1959).

WILLIAMS, J.A., WITHROW, C.D., WOODBURY, D.M.: Effects of ouabain and diphenylhydantoin on transmembrane potentials, intracellular electrolytes and cell pH of rat muscle and liver in vivo. J. Physiol. (Lond.) 212, 101—116 (1971).

WILLIAMS, R.H., ENSINCK, J.W.: Current studies regarding diabetes. Arch. intern. Med. 128, 820—832 (1971).

WISEMAN, G.: Absorption of amino acids. In: Handbook of Physiology, sect. 6, vol. III, Alimentary canal, p. 1277—1307. C.F. CODE, ed. Washington, DC: Amer. Physiol. Soc. 1968.

WÖLFER, H.J., SCHNEIDER, K.W., HOCHREIN, H.: Klinische und hämodynamische Untersuchungen über eine neue antihypertensive Substanz aus der Thiazidreihe ohne diuretische Wirkung. Arzneimittel-Forsch. (Drug. Res.) 13, 748—756 (1963).

WOHL, A.J., HAUSLER, L.M., ROTH, F.E.: Studies on the mechanism of antihypertensive action of diazoxide: In vitro vascular pharmacodynamics. J. Pharmacol. exp. Ther. 158, 531—539 (1967).

WOLFF, F.W., LANGDON, R.G., RUEBNER, B.H., HOLLANDER, C., SKOGLUND, R.D.: A new form of experimental diabetes. Diabetes 12, 335—338 (1963).

WOLFF, F.W., PARMLEY, W.W.: Aetiological factors in benzothiadiazine hyperglycemia. Lancet **1963 II**, 69.

WOOL, I.G., RAMPERSAD, O.R., MOYER, A.N.: Effect of insulin and diabetes on protein synthesis by ribosomes from heart muscle. Significance for theories of the hormone's mechanism of action. Amer. J. Med. **40**, 716—723 (1966).

WRIGHT, P.H.: Experimental insulin-deficiency due to insulin antibodies. In: Handbuch des Diabetes mellitus, E.F. PFEIFFER, Hrsg., S. 841—865. München: Lehmanns 1969.

WRIGHT, P.H., MALAISSE, W.J.: Effects of epinephrine, stress, and exercise on insulin secretion by the rat. Amer. J. Physiol. **214**, 1031—1034 (1968).

WRIGHT, P.H., RIVERA-CALIMLIN, L., MALAISSE, W.J.: Endogenous insulin secretion in the rat following injection of anti-insulin serum. Amer. J. Physiol. **211**, 1089—1094 (1966).

YABO, R., VIKTORA, J.K., STAQUET, M., WOLFF, F.W.: Studies concerning the hyperglycemic effects of diazoxide and its mode of action. Diabetes **14**, 591—594 (1965).

YAICHNIKOVA, A.S.: Die Wirkung einer Langzeitbehandlung mit kleinen Insulindosen auf die Morphologie und Funktion der Langerhansschen Inseln gesunder Hunde. Probl. Endokrinol. Gormonoterap. **12**, 70—77 (1966) [Russisch].

YALOW, R.S., BERSON, S.A.: Immunoassay of endogenous plasma insulin in man. J. clin. Invest. **39**, 1157—1175 (1960).

YIP, C.C., SCHIMMER, B.P.: Human pancreatic islet tumor cells maintained in vitro. Diabetologia **9**, 251—254 (1973).

YOUNG, F.G.: Permanent experimental diabetes produced by pituitary (anterior lobe) injections. Lancet **1937 II**, 372—377.

YOUNGS, G.: Hormonal control of pancreatic endocrine and exocrine secretion. Gut **13**, 154—161 (1972).

ZAHARKO, D.S., BECK, L.V.: Studies of a simplified plasma insulin immunoassay using·cellulose powder. Diabetes **17**, 444—457 (1968).

ZAHARKO, D.S., BECK, L.V., BLANKERBAKER, R.: Role of the kidney in the disposal of radioiodinated and nonradioiodinated insulin in dogs. Diabetes **15**, 680—685 (1966).

ZARDAY, Z., VIKTORA, J.K., WOLFF, F.W.: The effect of diazoxide on catecholamines. Metabolism **15**, 257—261 (1966).

ZAWALICH, W.S., BEIDLER, L.M.: Glucose and alloxan interactions in the pancreatic islets. Amer. J. Physiol. **224**, 963—966 (1973).

ZIEGLER, M., HAHN, H.J., KLATT, D.: Influence of isolated insulin antibodies on the insulin secretion of the islets of Langerhans in vitro. Diabetologia **4**, 148—149 (1972).

ZUNZ, E., LA BARRE, J.: L'hypoglycémie insulinique diminue t'elle la production d'insuline par le pancréas? C. R. Soc. Biol. (Paris) **96**, 1045—1048 (1927).

ZUNZ, E., LA BARRE, J.: Influence de l'hyperglycémie et de l'hypoglycémie des centres nerveux supérieurs sur la sécrétion interne du pancréas. Ann. Physiol. (Paris) **4**, 688—690 (1928).

ZUR MÜHLEN, A. VON: Grundlagen des radio-immunochemischen Hormonnachweises. In: Nuklearmedizin. Funktionsdiagnostik, D. EMRICH, Hrsg., S. 139—147. Stuttgart: Thieme 1971.

Die Stoffwechselwirkungen des Insulins

Von

Georg Löffler und Ludwig Weiss *

Mit 33 Abbildungen

Einleitung

1921 wurde Insulin erstmalig in einer Reinheit dargestellt, die zur Behandlung von diabetischen Stoffwechselstörungen ausreichte. Gleichzeitig mit diesem Datum setzten von Physiologen und Biochemikern intensive Bemühungen mit dem Ziel ein, den Wirkungsmechanismus des Insulins aufzuklären. Trotz einer mehr als fünfzigjährigen Beschäftigung mit dieser Fragestellung steht heute fest, daß das Verständnis der molekularen Grundlagen der Insulinwirkung noch in weiter Ferne liegt. Die Insulinforschung hat jedoch eine bis heute nahezu unübersehbare Fülle von experimentellen Daten zur Wirkungsweise des Hormones an den verschiedensten Geweben erbracht und entscheidende Erkenntnisse zu dem Problem der Stoffwechselregulation in höheren Organismen beigetragen.

Der klinische Zweck, der zur ersten Reindarstellung des Insulins geführt hatte, nämlich die Behandlung des Diabetes mellitus, bestimmte auch das erste experimentelle Modell, an dem die Insulinwirkung untersucht wurde. Am pankreaslosen Hund konnte erstmals die blutzuckersenkende Wirkung des Insulins gezeigt werden. Dies macht es verständlich, warum in der Frühzeit der Insulinforschung die Hauptwirkung dieses Hormones im Kohlenhydratstoffwechsel vermutet wurde. Insulin wurde schlechthin als das den geordneten Ablauf des Kohlenhydratstoffwechsels regulierende Hormon angesehen. Es dauerte relativ lange, bis spezifische, von den Kohlenhydratstoffwechselwirkungen abzugrenzende Effekte des Insulins auch auf den Fett- und Eiweißstoffwechsel verschiedenster Gewebe beschrieben wurden. Die intensive Beschäftigung mit diesem Aspekt der Insulinwirkung führte zu der heute gültigen Vorstellung, daß das Hormon für den geordneten Ablauf des gesamten Intermediärstoffwechsels von höheren Organismen von entscheidender Bedeutung ist, daß sein Fehlen zu schweren Störungen nicht nur des Kohlenhydrat- sondern auch des Fett- und Proteinstoffwechsels führt und daß hierin der Grund dafür zu sehen ist, daß vollständiger Insulinmangel innerhalb kurzer Zeit zum Tod führt.

In der folgenden Übersicht soll der Versuch unternommen werden, die bis heute über die Wirkung des Insulins zusammengetragenen Beobachtungen darzustellen sowie einen Überblick über die Untersuchungen zu geben, die die Aufklärung des molekularen Wirkungsmechanismus des Hormons zum Ziel haben. Da sich die Insulinwirkung praktisch auf den gesamten Intermediärstoffwechsel erstreckt, sollen auch dessen Grundzüge und Regulation besprochen werden.

* Forschergruppe Diabetes und Institut für Klinische Chemie, Städt. Krankenhaus München-Schwabing

I. Grundzüge des Stoffwechsels

1. Kohlenhydratstoffwechsel

a) Aufnahme von Hexosen in die Zelle

Die Impermeabilität der Zellmembran für eine Vielzahl extra- und intrazellulär vorkommender Substanzen gehört zu den biologischen Grundphänomenen und ist eine Voraussetzung für den geordneten Ablauf des Intermediärstoffwechsels. Auch für die physiologisch vorkommenden Monosaccharide, besonders jedoch für Glucose, existieren Permeabilitätsbarrieren, die eine strenge Kontrolle ihrer Eintrittsgeschwindigkeit aus dem extrazellulären in den intrazellulären Raum ermöglichen.

Grundsätzlich lassen sich zwei Arten des Glucosetransportes unterscheiden, der aktive Transport und die erleichterte Diffusion. Beim aktiven Transport wird das Glucosemolekül mit Hilfe eines Überträgermoleküls (Carrier), das wahrscheinlich ein Protein ist, unter Energieverbrauch in das Zellinnere eingeschleust. Dadurch wird es möglich, daß der Hineintransport auch gegen ein Konzentrationsgefälle, also „bergauf" erfolgen kann. Wie dem in Abb. 1 dargestellten Schema zu entnehmen ist, ist der aktive Glucosetransport mit dem Natriumtransport in der Weise verknüpft, daß an der Außenseite der Zellmembran Glucose und Natrium mit dem Carrier einen „ternären Komplex" bilden und so ins Zellinnere transportiert werden, da Natrium leicht entlang eines Konzentrationsgradienten in die Zelle einströmt [1, 2, 3, 4].

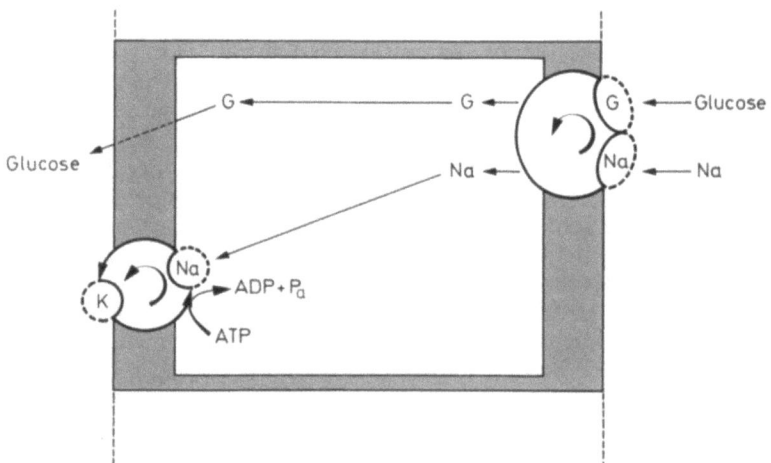

Abb. 1. Mechanismus des aktiven Glucosetransports. (Nach R.K. Crane, 1965 [4])

Damit ist die unter Energieverbrauch aufrecht erhaltene Asymmetrie der Natriumverteilung (Na-K-ATPase) die eigentliche treibende Kraft für den Zuckertransport. Derartige Transportsysteme kommen in der Dünndarmmucosa und in den Nierentubuli vor. Sie ermöglichen innerhalb gewisser Grenzen die restlose Aufnahme des extrazellulär angebotenen Monosaccharides unabhängig von der schon intrazellulär bestehenden Zuckerkonzentration.

Vom aktiven Zuckertransport muß der Zuckertransport durch erleichterte Diffusion abgegrenzt werden, wie er schematisch in Abb. 2 dargestellt ist. An der Außenseite der Zellmembran wird das Zuckermolekül an einen mobilen Carrier gebunden und an die Innenseite der Membran transportiert, wo es abdiffundieren kann. Die Besonderheit der erleichterten Diffusion ist, daß der Carrier mit gleicher Geschwindigkeit auch den Hinaustransport von Zuckern bewirkt.

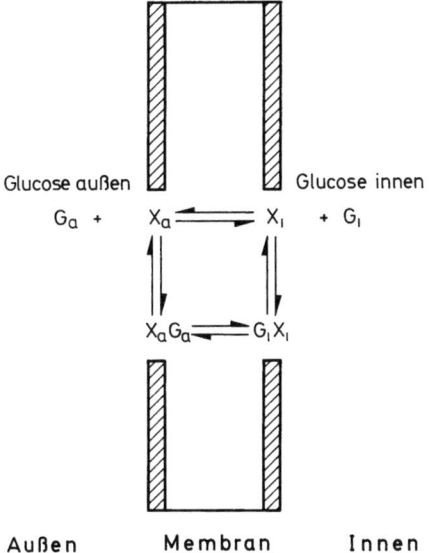

Abb. 2. Mechanismus des Glucosetransports durch erleichterte Diffusion [85]. Ga = Glucose außen, Xa = Carrier außen, Ga Xa = Glucose-Carrierkomplex außen, GiXi = Glucose-Carrierkomplex innen, Gi = Glucose innen, Xi = Carrier innen

Ein Netto-Transport kommt erst dadurch zustande, daß aktive zuckerverbrauchende enzymatische Stoffwechselvorgänge intrazellulär mit dem Carrier um das Zuckermolekül konkurrieren, womit der Stoffwechsel des Zuckermoleküls die treibende Kraft für diese Transportform wird. Der Transport durch erleichterte Diffusion erfolgt aus dem oben gesagten grundsätzlich nur entlang, nicht aber entgegen einem Konzentrationsgefälle. Anders als der aktive Transport verbraucht die erleichterte Diffusion keine Energie [1, 5, 6, 7].

Zuckeraufnahme durch erleichterte Diffusion erfolgt vor allem in der Fett- und Muskelzelle. Das Transportsystem zeigt die höchste Affinität zur D-Glucose und ihren nicht verstoffwechselbaren Analogen, 2-Desoxy-Glucose sowie 3-O-Methyl-Glucose. Daneben werden mit geringerer Geschwindigkeit auch Fructose und Mannose transportiert [8]. Auf die Rolle des Insulins bei der Beschleunigung des Zuckertransportes durch erleichterte Diffusion wird auf S. 276f. eingegangen.

Von einigen Geweben, vor allem dem Zentralnervensystem und der Leber werden Zucker in Abhängigkeit von ihrer extrazellulären Konzentration durch passive Diffusion aufgenommen.

Hier bestimmt neben dem extrazellulären Angebot die Kapazität der nachgeordneten für den Abbau von Zuckern verantwortlichen Enzymsysteme die Höhe der Zuckeraufnahme.

b) Entstehung und Bedeutung des Glucose-6-Phosphates im Stoffwechsel

Nach der Permeation durch die Zellmembran wird das Glucosemolekül in einer ATP-abhängigen Reaktion am C-Atom 6 phosphoryliert. Als Glucose-6-phosphat ist das Molekül soweit reaktionsfähig, daß es durch die verschiedenen Enzyme kataboler und anaboler Stoffwechselwege weiter umgesetzt werden kann. In den meisten bisher untersuchten Geweben ist das für die Glucosephosphorylierung verantwortliche Enzym, die Hexokinase, in zwei- bis drei Isoenzymen nachweisbar [9, 10, 11, 12]. Wie der Name sagt, ist die Spezifität der Enzyme nicht sehr groß, außer Glucose werden auch andere Hexosen wie Fructose bzw. Mannose phosphoryliert. Die zur Sättigung des Enzyms notwendige Glucosekonzentration beträgt etwa 0,5 mM und liegt somit beträchtlich unter der Blutglucosekonzentration (etwa 5 mM). In der Leber und Niere ist die Aktivität der Hexokinase relativ gering, dafür kommt in hoher Aktivität ein weiteres, zur Glucosephosphorylierung fähiges Enzym, die Glucokinase vor [11, 12]. Sie ist sehr spezifisch für Glucose, zu ihrer Sättigung ist eine Glucosekonzentration von etwa 10 mM notwendig. Die Bedeutung dieser Tatsache liegt darin, daß damit die Höhe der Glucoseaufnahme in die Leber- und Nierenzelle von der extrazellulär angebotenen Glucosekonzentration abhängt.

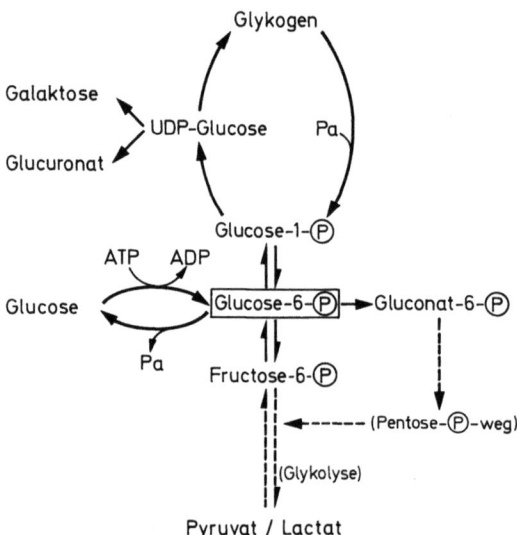

Abb. 3. Stoffwechselwege des Glucose-6-Phosphates

In Abb. 3 sind die verschiedenen Stoffwechselwege dargestellt, die dem Glucose-6-Phosphat zur Verfügung stehen. Wie man sieht, nimmt es eine zentrale Stellung im Kohlenhydratstoffwechsel ein. Einmal ist es die Ausgangssubstanz für die Synthese von Galaktose, Laktose, Glykogen und Glucuronsäuren. Daneben stellt es das Startsubstrat für den Abbau der Glucose in der Glykolyse und über den Hexosemonophosphatweg dar. Schließlich ist es ein wichtiges Zwischenglied bei der Gluconeogenese, d.h. bei der Glucoseneusynthese aus Nichtkohlenhydrat-Vorstufen.

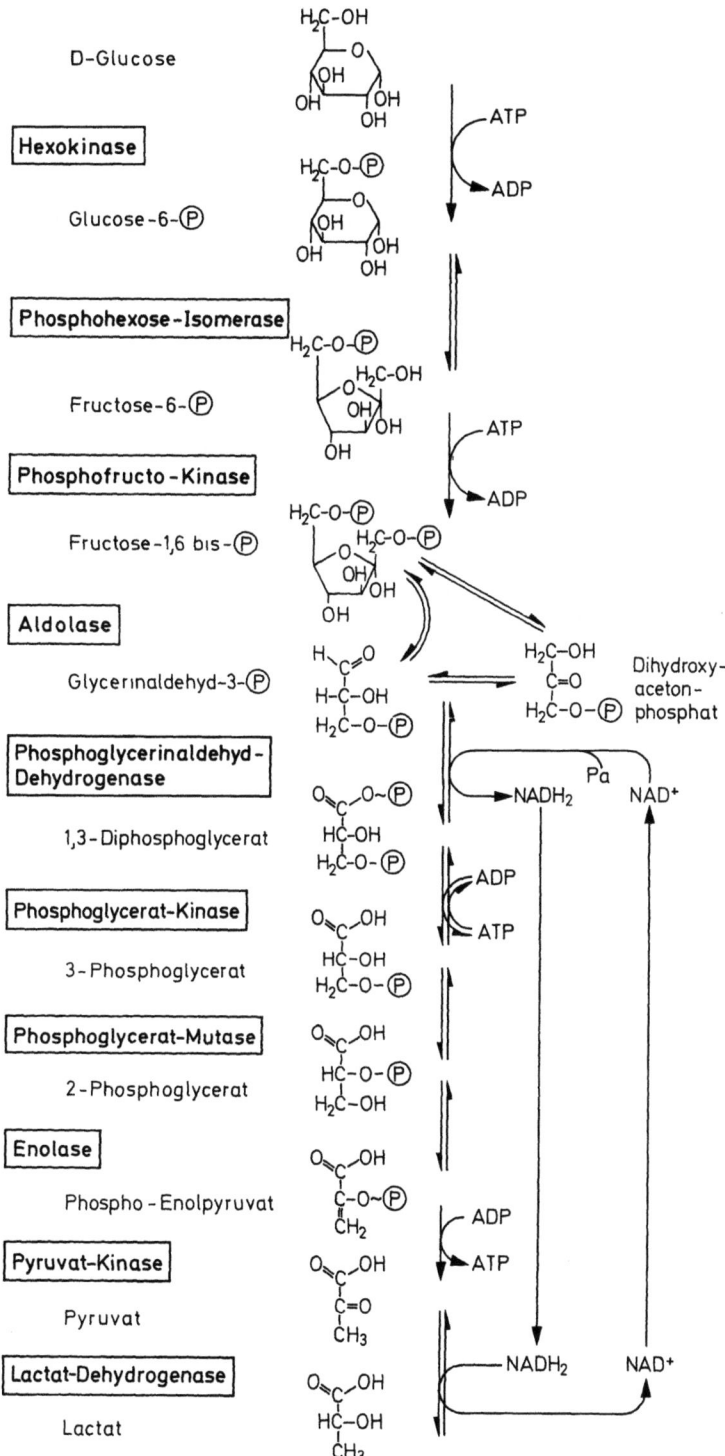

Abb. 4. Die Einzelreaktionen der Glykolyse

c) Glucoseabbau in der Glykolyse

Die einzelnen Reaktionsfolgen der Glykolyse sind in Abb. 4 dargestellt. Ausgehend von Glucose-6-Phosphat erfolgt eine Isomerisierung des Glucose-6-Phosphates zum Fructose-6-Phosphat, das seinerseits mit Hilfe des Enzymes Phosphofructokinase in einer erneut ATP-abhängigen Reaktion zu Fructose-1,6-Bisphosphat phosphoryliert wird. Die Phosphofructosekinase-Aktivität wird in vielen Geweben durch eine Reihe von Effektoren aktiviert bzw. gehemmt, sie übt also einen regulierenden Einfluß auf die Geschwindigkeit der Glykolyse aus (s. S. 267). In der Folgereaktion wird das Fructose-1,6-Bisphosphat in die beiden Triosephosphate Dihydroxyacetonphosphat und Phosphoglycerinaldehyd gespalten, die über die Triosephosphatisomerase miteinander im Gleichgewicht stehen. Durch die Einwirkung der Enzyme Phosphoglycerinaldehyddehydrogenase sowie Phosphoglyceratkinase wird Phosphoglycerinaldehyd in 3-Phosphoglycerat umgewandelt, wobei die Änderung der freien Energie, die bei der Oxidation des Aldehyds zur Säure auftritt, zur Synthese von ATP aus ADP benützt wird (Substratkettenphosphorylierung). Nach Umlagerung von 3-Phosphoglycerat in 2-Phosphoglycerat entsteht durch intramolekulare Wasserabspaltung das Phosphoenolpyruvat, dessen Phosphatgruppe in der Pyruvat-Kinase-Reaktion auf ADP übertragen werden kann, wobei ATP und Pyruvat entstehen.

Ähnlich wie Glucose-6-Phosphat am Anfang der Glykolysekette stellt Pyruvat an ihrem Ende einen Knotenpunkt verschiedener Stoffwechselwege dar (Abb. 5).

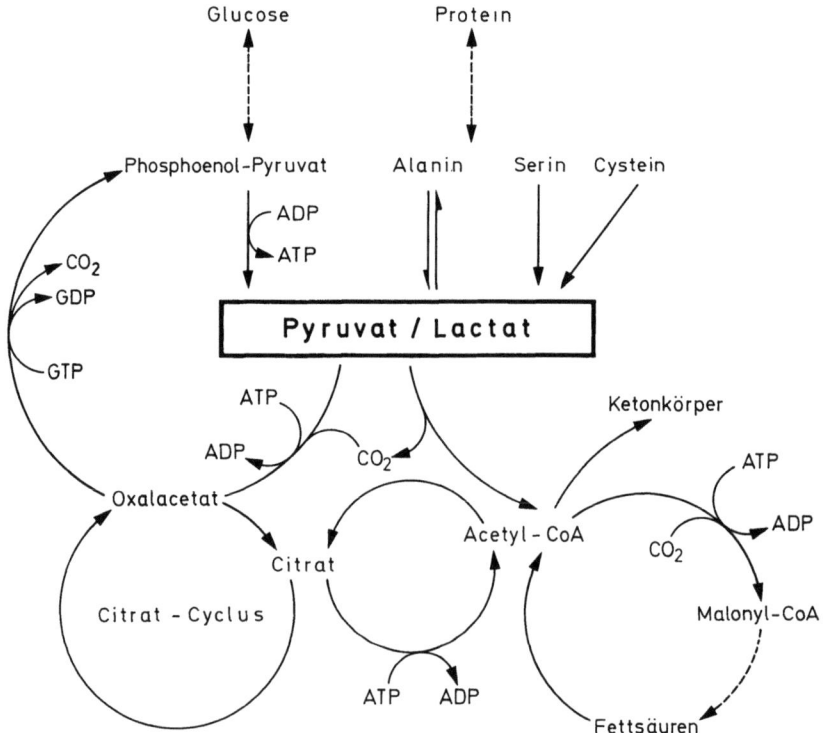

Abb. 5. Die Stoffwechselwege des Pyruvates

Über die Lactatdehydrogenasereaktion steht es im Gleichgewicht mit Lactat, über die Glutamat-Pyruvat-Transaminase mit Alanin und damit mit dem Aminosäurestoffwechsel.

Zwei weitere, mitochondrial lokalisierte Reaktionen verschaffen dem Pyruvat Eingang in den Citratzyklus und stellen so die Grundlage für die vielfältigen Beziehungen des Kohlenhydratstoffwechsels zu anderen Stoffwechselwegen dar. Es handelt sich um die Pyruvat-Carboxylase, die in besonders hoher Aktivität in den zur Gluconeogenese fähigen Geweben Leber und Niere vorkommt (s. Gluconeogenese) sowie die Pyruvatdehydrogenase. Dieser Multienzymkomplex katalysiert in einer komplizierten Reaktionsfolge die dehydrierende Decarboxylierung von Pyruvat zu Acetyl CoA nach folgender Reaktion:

$$\text{Pyruvat} + \text{NAD}^+ + \text{CoA-SH} \xrightarrow[\text{FAD}]{\text{ThPP, Lipoat}} \text{Acetyl-CoA} + CO_2 + \text{NADH} + H^+$$

In den letzten Jahren konnte gezeigt werden, daß die Pyruvatdehydrogenase in die Gruppe der interkonvertierbaren Enzyme gehört [13]. Wie in Abb. 6 dargestellt, wird die aktive Form der Pyruvatdehydrogenase, die PDH_a, durch enzymkatalysierte ATP-abhängige Phosphorylierung zur PDH_b inaktiviert. Die zur Reaktivierung führende Dephosphorylierung erfolgt über eine spezifische Phosphatase. Über die physiologische Bedeutung der Pyruvatdehydrogenase-Interkonvertierung s. [14].

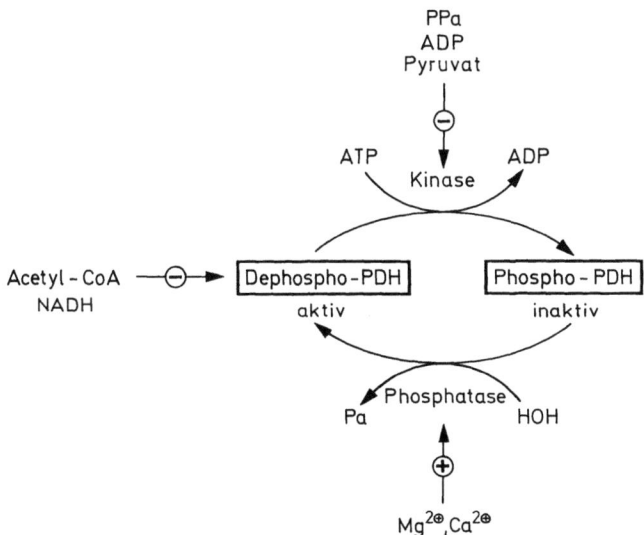

Abb. 6. Die Pyruvatdehydrogenase-Interkonvertierung

d) Glucoseabbau im Hexosemonophosphatweg

Der Hexosemonophosphatweg stellt eine Alternative zum Glucoseabbau in der Glykolyse dar. Seine besondere Bedeutung liegt darin, daß mit ihm zytoplasmatische Reduktionsaequivalente in Form von NADPH erzeugt werden können, die zu einem beträchtlichen Teil für die im gleichen Kompartiment der Zelle lokalisierten reduktiven Biosynthesewege der Fettsäuresynthese, Steroidsynthese u.a. verwendet werden. Daneben entstammen dem Hexosemonophosphatweg die für den Aufbau der Mononukleotide und Nukleinsäuren (Desoxyribonuklein- säure, Ribonukleinsäure) benötigten Pentosen.

In Abb. 7 sind die Grundzüge des Hexosemonophosphatweges zusammenge- stellt. In einer ersten Phase von Reaktionen entstehen, ausgehend von 3 Molekülen

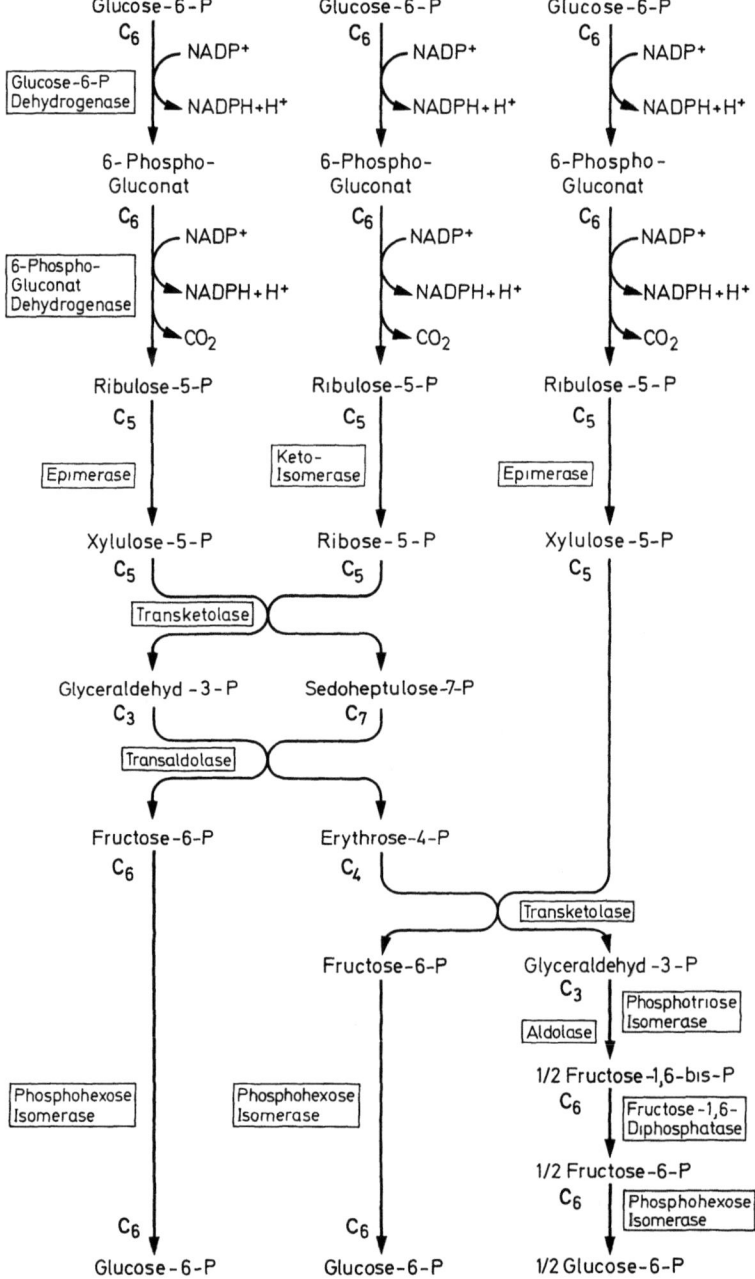

Abb. 7. Die Reaktionen des Hexose-Monophosphat-Weges

Glucose-6-Phosphat 3 Moleküle Pentosephosphate, 3 CO_2 sowie 3 NADPH. In der zweiten Phase des Hexosemonophosphatweges erfolgt durch eine Serie von Umwandlungsreaktionen die Umlagerung zu 2 Molekülen Fructose-6-Phosphat sowie einem Molekül 3-Phosphoglyzerinaldehyd. Da sowohl Fructose-6-Phosphat als auch Phosphoglyzerinaldehyd wieder in Glucose-6-Phosphat zurückverwandelt werden können, kann der Hexosemonophosphatweg als zyklischer Prozeß aufgefaßt werden, in dem das Glucosemolekül vollständig zu CO_2 und Wasserstoff in Form von NADPH oxidiert werden kann. In Anbetracht der Tatsache, daß jedoch dauernd Pentosen für den Nukleotidstoffwechsel entnommen werden und unbekannte Anteile des gebildeten Fructose-6-Phosphat beziehungsweise Phosphoglycerinaldehydes über den Glykolyseweg abgebaut werden, ist es unwahrscheinlich, daß der Hexosemonophosphatweg in der lebenden Zelle als zyklischer Prozeß abläuft.

e) Glykogensynthese und Glykogenabbau

In Abb. 8 sind die einzelnen enzymatischen Schritte von Glykogenauf- und -abbau dargestellt. Ausgehend vom Glucose-6-Phosphat kommt es zunächst zu einer Umlagerung der Phosphatgruppe unter Bildung von Glucose-1-Phosphat. Dieses reagiert mit Uridin-Triphosphat (UTP) unter Bildung von Uridindiphosphat-Glucose und Pyrophosphat, das unter der Einwirkung der in allen Geweben in hoher Konzentration vorkommenden Pyrophosphatase rasch in anorganisches Phosphat gespalten wird. Es werden also zur Erzeugung der Uridindiphosphatglucose oder „aktivierten Glucose" zwei energiereiche Bindungen verbraucht. Mit Hilfe der Glykogensynthetase reagiert Uridindiphosphatglucose mit vorgebilde-

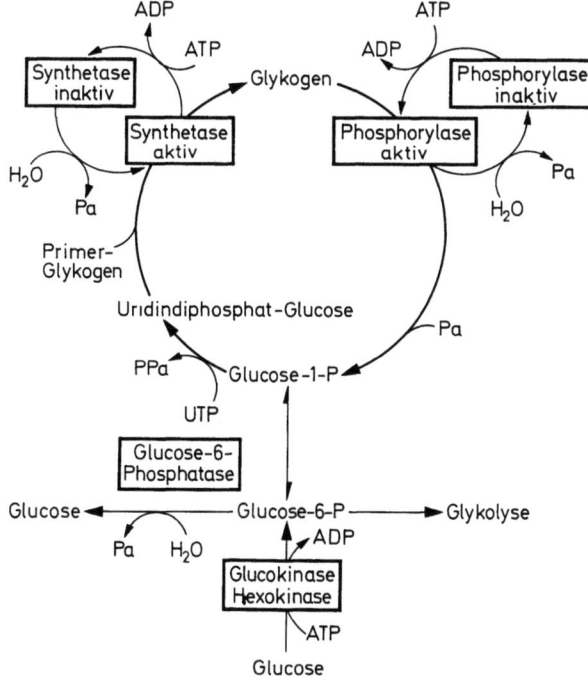

Abb. 8. Die Reaktionen des Glykogenauf- und -abbaus

tem Glykogen, wobei die Glykogenkette um eine Glucosyleinheit verlängert wird und UDP entsteht, das in einer ATP-abhängigen Reaktion rephosphoryliert werden muß. Der Abbau des auf diese Weise gebildeten Glykogens erfolgt durch phosphorolytische Spaltung, wobei Glucose-1-Phosphat entsteht, das durch die oben schon erwähnte Mutase in Glucose-6-Phosphat überführt werden kann. Das für Glykogenphosphorolyse verantwortliche Enzym ist die Glykogenphosphorylase.

Der Organismus bedient sich also zweier grundsätzlich verschiedener Stoffwechselwege zur Glykogensynthese und zum Glykogenabbau. Dies bringt den Vorteil, Synthese und Abbau dieser wichtigen Speichersubstanz getrennt regulieren zu können. Es entspricht der Bedeutung des Glykogens für Intermediärstoffwechsel, daß zusätzliche hormonelle Regulationsmöglichkeiten für die Steuerung von Glykogensynthese und Abbau bestehen, die im folgenden abgehandelt werden sollen.

Sowohl die Glykogensynthetase als auch die Glykogenphosphorylase können durch reversible enzymkatalysierte chemische Modifizierung (Interconvertierung) des Enzymproteins in ihrer katalysierten Aktivität reguliert werden. Abb. 8 veranschaulicht die heute schon in ihren molekularen Einzelheiten aufgeklärte Steuerung des Glykogenstoffwechsels. Die inaktive Dephosphoglykogenphosphorylase oder Phosphorylase b wird durch die ATP-abhängige Phosphorylierung in die Phospho-Phosphorylase umgewandelt, die das aktive Enzym darstellt (Phosphorylase a). Das hierfür notwendige Enzym, die Phosphorylase-Kinase, kommt ebenfalls in einer aktiven und in einer inaktiven Form vor. Ähnlich wie bei der Phosphorylase stellt das Phosphoenzym die aktive Form dar, während das Dephosphoenzym inaktiv ist. Durch eine Proteinkinase, die erst in Anwesenheit

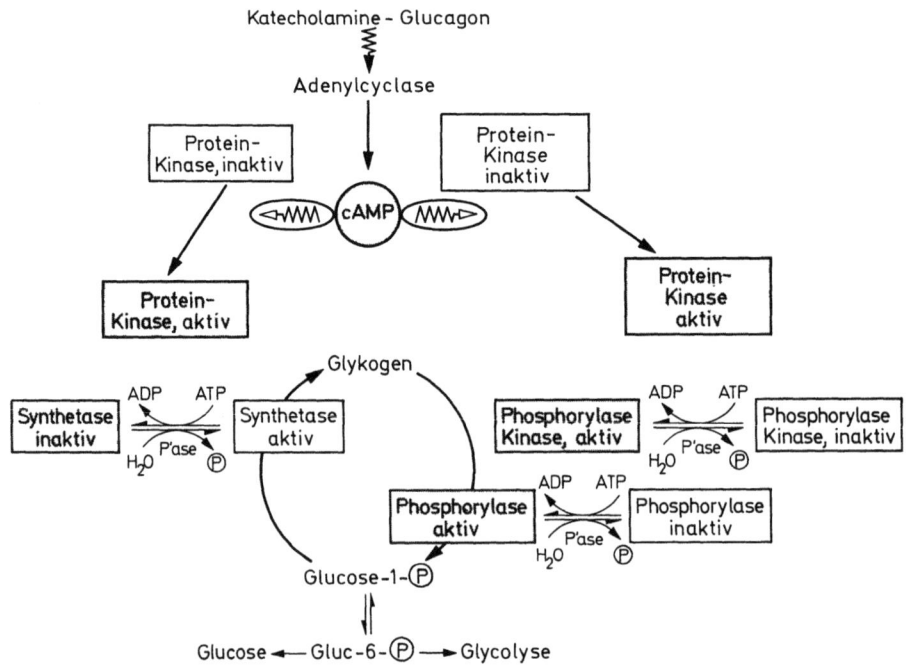

Abb. 9. Die Wirkung von cyclo-AMP auf den Stoffwechsel des Glykogens

von 3',5'-cyclo-AMP aktiv ist, wird in einer Kaskade von Phosphorylierungsreaktionen die Phosphorylase b in ihre aktive Form überführt und damit letztlich eine Reaktionskette in Gang gesetzt, die zu einer vermehrten Glykogenolyse führt (Abb. 9).

Die Spezifität der cAMP-abhängigen Proteinkinase ist relativ gering. Das Enzym stimuliert auch die Phosphorylierung der Glykogensynthetase, deren Aktivität also ebenfalls durch enzymatische Phosphorylierung und Dephosphorylierung gesteuert werden kann. Im Gegensatz zur Phosphorylase ist jedoch bei der Glykogensynthetase die Dephospho-Form das aktive Enzym. Durch Phosphorylierung verliert das Enzym an Aktivität. Aus den in Abb. 9 zusammengestellten Beziehungen läßt sich entnehmen, daß derselbe Effektor, nämlich das 3',5'-cAMP für die Aktivierung des Glykogenabbaues und die gleichzeitige Drosselung der Glykogensynthese verantwortlich ist, in dem er durch eine „Kaskade" von Phosphorylierungsreaktionen die Aktivität der betreffenden Enzyme den Erfordernissen des Stoffwechsels entsprechend miteinander korreliert (Übersicht s. [15, 16, 17]).

f) Gluconeogenese

Verschiedene Reaktionen der Glykolysekette sind aus thermodynamischen Gründen nicht oder nur sehr schwer umkehrbar, so daß sie bei der Glucoseneusynthese aus Pyruvat bzw. anderen Nichtkohlenhydrat-Vorstufen umgangen werden müssen. Wie der Abb. 10 zu entnehmen ist, handelt es sich um die Hexokinasereaktion (ATP abhängige Phosphorylierung von Glucose zu Glucose-6-Phosphat), die Phosphofruktokinasereaktion (Phosphorylierung von Fructose-6-Phosphat zu Fructose-1,6-Bisphosphat), sowie die Pyruvatkinasereaktion (Bildung von Pyruvat aus Phospho-Enol-Pyruvat). Die ersten beiden Reaktionen werden durch einfache Phosphatasen umgangen. So entsteht aus Glucose-6-Phosphat durch die Einwirkung der in Leber und Nieren in der Mikrosomen-Fraktion vorkommenden Glucose-6-Phosphatase Glucose, während Fructose-1,6-Bisphosphat durch die Fructose-1,6-Bisphosphatase zu Fructose-6-Phosphat umgesetzt wird. Auch dieses Enzym kommt in hoher Aktivität in Leber und Nieren vor. Daneben findet sich die Fructose-1,6-Bisphosphatase auch in der Skelettmuskulatur.

Da jedoch dieses Gewebe praktisch keine Glucose-6-Phosphatase-aktivität besitzt, ist man sich dort über die Bedeutung der Fructose-1,6-Bisphosphatase nicht klar.

Einen komplizierteren Reaktionsablauf erfordert die Bildung von Phosphoenolpyruvat aus Pyruvat. Die Einzelreaktionen sind in Abb. 10 dargestellt und laufen in zwei verschiedenen Kompartimenten der Zelle, dem Zytosol und den Mitochondrien, ab. Pyruvat wird zunächst durch die mitochondriale Pyruvatcarboxylase in einer Biotin-abhängigen und ATP verbrauchenden Reaktion zu Oxalacetat carboxyliert [18]. In einer weiteren, diesmal GTP abhängigen Reaktion wird Oxalacetat wieder decarboxyliert und gleichzeitig phosphoryliert, so daß nun Phosphoenolpyruvat entsteht [19]. Über die Lokalisation des für diese Reaktion verantwortlichen Enzyms, der Phosphoenolpyruvatcarboxykinase (PEP-CK) bestand lange Zeit Unklarheit. Bei der Ratte liegt das Enzym offensichtlich im Zytosol, so daß der Hinaustransport des mitochondrial erzeugten Oxalacetats in das Zytosol notwendig ist. Dies geschieht nach Umwandlung von Oxalacetat in Malat, das die mitochondriale Membran leicht passieren kann und danach von der zytosolischen Malatdehydrogenase wieder in Oxalacetat umgewandelt wird [20, 21]. Beim Meerschweinchen und auch beim Menschen wird zumindest ein Teil des aus Oxalacetat gebildeten Phosphoenolpyruvates auch durch eine

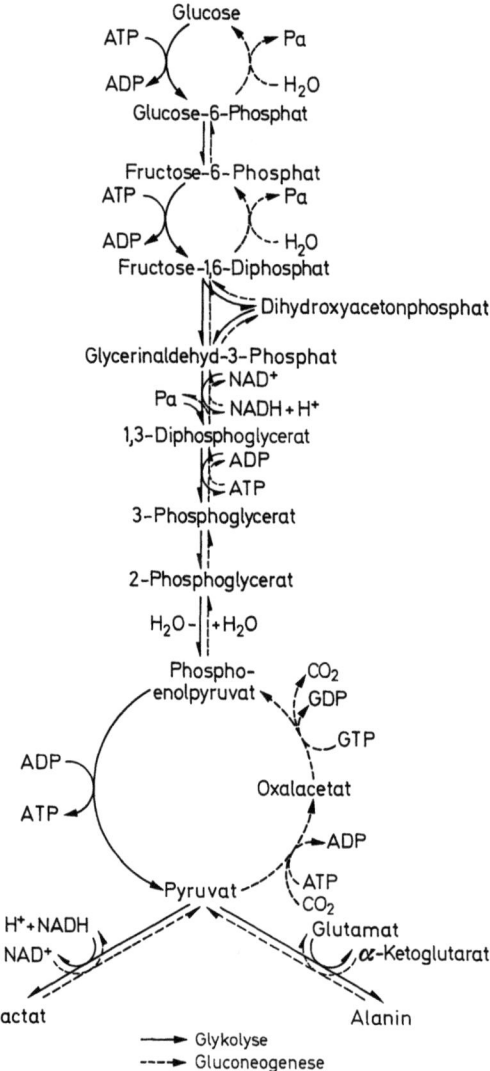

Abb. 10. Die Reaktionen der Gluconeogenese

mitochondriale PEP-CK erzeugt [22, 23]. Hier ist also die wasserstoffverbrauchende mitochondriale Umwandlung von Oxalacetat in Malat nicht unbedingt notwendig, dafür muß das mitochondrial gebildete Phosphoenolpyruvat für die Glucoseneubildung aus den Mitochondrien ins Zytosol transportiert werden.

Der Umweg der Glucoseneubildung über die 4-Kohlenstoff-Körper Oxalacetat und Malat geben dem Organismus zusätzlich die Möglichkeit, außer Laktat und Pyruvat auch andere Verbindungen in die Gluconeogenese einzuschleusen, in deren Stoffwechsel derartige 4-Kohlenstoff-Verbindungen entstehen. Es handelt sich hierbei vor allem um Aminosäuren, die damit in der Glucoseneubildung eine besondere Bedeutung gewinnen. Alanin kann durch die entsprechende Transaminase direkt in Pyruvat überführt werden. Glutamat und Aspartat schließen sich über α-Ketoglutarat-Fumarat-Malat dem Gluconeogeneseweg an.

2. Lipidstoffwechsel

a) Stoffwechsel der Triglyzeride

In Abb. 11 sind in schematischer Form die Reaktionen der Triglyzeridsynthese und der Triglyzeridhydrolyse (Lipolyse) zusammengestellt.

Der erste Schritt der Triglyzeridsynthese besteht in einer Aktivierung von Fettsäuren mit Hilfe von CoA-SH wobei die zur Kondensationsreaktion benötigte Energie der Spaltung von ATP zu AMP und Pyrophosphat entnommen wird, das durch eine Pyrophosphatase weiter in organisches Phosphat gespalten wird. Man beachte, daß bei der Aktivierung von Fettsäuren pro Mol Acyl-CoA also 2 Mol energiereiche Bindungen gebraucht werden. Zwei Mole Acyl-CoA reagieren in der nächsten Reaktion mit α-Glyzerophosphat, wobei eine Phosphatidsäure entsteht. Nach Abspaltung der Phosphatgruppe und Bildung eines Diglyzerids erfolgt schließlich die Kondensation mit einem dritten Molekül Acyl-CoA, womit die Triglyzeridsynthese abgeschlossen ist. Über die Regulation der Triglyzeridsynthese ist relativ wenig bekannt. Neben ausreichenden Mengen an Acyl-CoA hängt sie von dem Angebot an α-Glyzerophosphat ab. In den Geweben, die keine oder wenig Glyzerokinaseaktivität haben, ist die einzige Quelle für α-Glyzerophosphat die Glykolyse, bei der α-Glyzerophosphat durch Reduktion aus Dihydroxyacetonphosphat entstehen kann. Derartige Gewebe sind das Fettgewebe und die Muskulatur, in denen somit das Ausmaß der Triglyzeridsynthese vom Durchsatz durch die Glykolysekette und damit vom Glucoseangebot abhängt.

Triglyzeride stellen die konzentrierteste Energiespeicherform des Organismus dar. Sie enthalten 9,2 Kcal/g, während Kohlenhydrate bzw. Proteine nur 4,2 bzw. 4,5 Kcal/g enthalten. Triglyzeride benötigen zusätzlich für ihre Speicherung die geringsten Wassermengen.

In Anbetracht dieser Tatsache kommt dem Triglyzeridabbau in der Substratversorgung zur Deckung des Energiebedarfs des Organismus besondere Bedeu-

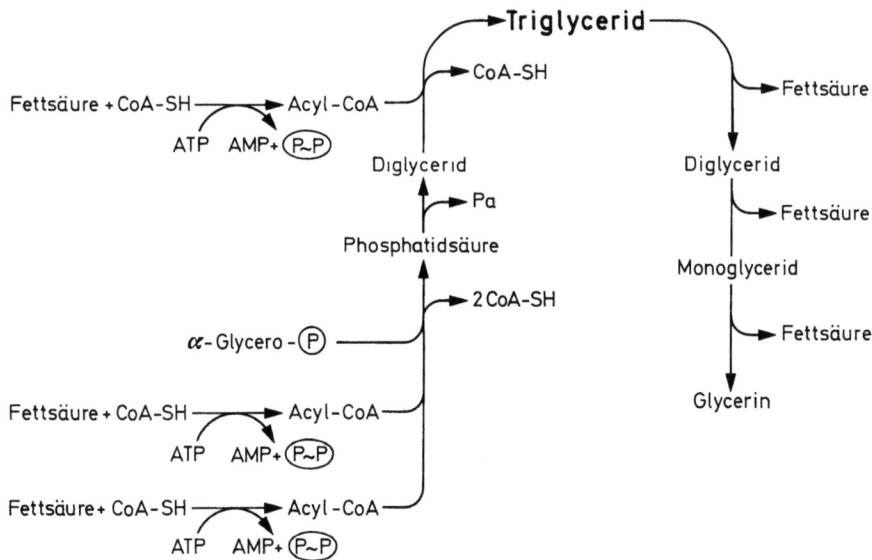

Abb. 11. Triglyzeridsynthese und Abbau

tung zu. Wie aus Abb. 12 hervorgeht, besteht hier über die molekularen Mechanismen größere Klarheit. Ähnlich wie im Falle des Glykogenabbaues wird die Triglyzeridspaltung durch die Wirkung eines interkonvertierbaren Enzyms geregelt. Die Triglyzeridlipase des Fettgewebes, die die Abspaltung einer Fettsäure aus dem Triglyzerid unter Bildung eines Diglyzerides katalysiert, kommt in einer phosphorylierten aktiven und in einer dephosphorylierten inaktiven Form vor [24, 25, 26, 27]. Durch eine cAMP-abhängige Proteinkinase (s. oben) wird das Enzym unter ATP-Verbrauch von der inaktiven in die aktive Form überführt, während durch eine Phosphatasereaktion die Inaktivierung katalysiert wird. Die

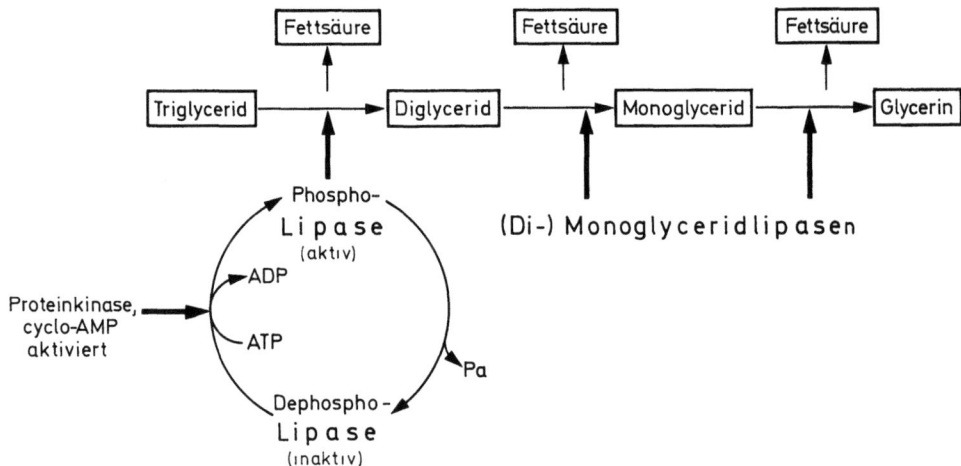

Abb. 12. Die Aktivierung der Triglyzeridlipase

stimulierende Wirkung von cAMP auf die Lipolyse hat somit große Ähnlichkeit mit der Wirkung dieses Effektors auf die Glykogenolyse. Der weitere Abbau von Di- und Monoglyceriden erfolgt durch in nicht limitierender Aktivität vorhandene Di- und Monoglyceridlipasen.

b) Fettsäureoxidation

In Abb. 13 ist der Mechanismus der Fettsäureoxidation dargestellt, wie er in seinen Einzelheiten im wesentlichen von den Arbeits-Gruppen von F. LYNEN, F. LIPMAN und D. GREEN aufgeklärt wurde. Die erste Reaktion der Fettsäureoxidation besteht in der Aktivierung der Fettsäuren mit CoASH und der Bildung von Acyl-CoA, wobei die zur Knüpfung der Thioesterbindung benötigte Energie der Spaltung von ATP in AMP und Pyrophosphat entnommen wird. Da die Fettsäureoxidation in der Matrix der Mitochondrien lokalisiert ist, muß das Acyl-CoA in eine die mitochondriale Membran permeierbare Verbindung umgewandelt werden. Dies geschieht durch Umesterung von Acyl-CoA zu Acyl-Carnitin, der Carnitinester passiert die mitochondriale Membran relativ leicht und wird in der Matrix wieder zu Acyl-CoA umgeestert. In der mitochondrialen Matrix findet die Folge von Reaktionen statt, die als β-Oxidation bezeichnet werden und die durch Reduktion zum α-β-ungesättigten Acyl-Ester mit anschließender Wasseranlagerung und erneuter Reduktion zur β-Keto-Acyl-CoA-Verbindung eingeleitet wird. Der β-Keto-Acyl-Ester wird schließlich in der Thiolase-

Reaktion thiolytisch mit CoASH gespalten, wobei Acetyl-CoA und ein um 2 C-Atome verkürztes Acyl-CoA entsteht. Die bei β-Oxidation entstehenden Reduktionsäquivalente treten in Form von NADH + H$^+$ und FADH$_2$ in die Atmungskette ein. Pro Acetyleinheit können auf diese Weise 5 ATP gebildet werden. Geht man von der Palmitinsäure aus, so können im Verlauf des Palmitinsäureabbaues zu Acetyl-CoA insgesamt $7 \times 5 = 35$ ATP gewonnen werden. Rechnet man die bei der Oxidation von Acetyl-CoA im Zitratzyklus entstehenden $8 \times 12 = 96$ ATP hinzu, so ergibt sich eine Gesamtenergieausbeute bei der Palmitatoxidation von 129 energiereichen Phosphatbindungen in Form von ATP.

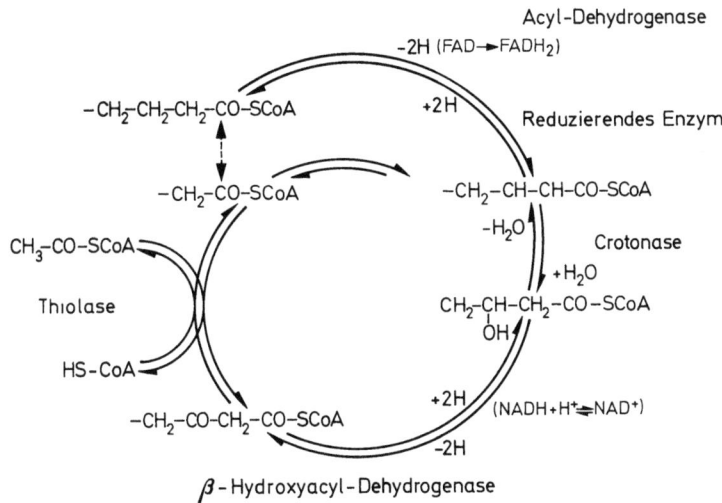

Abb. 13. Reaktionen der Fettsäureoxydation

c) Ketogenese

In der Leber ist die Kapazität zur Oxidation von Acetyl-CoA im Zitratzyklus geringer als die Maximalgeschwindigkeit der β-Oxidation. Bei stark gesteigertem Angebot von oxidierbaren Fettsäuren übersteigt in diesen Fällen die Geschwindigkeit der Acetyl-CoA-Bildung durch die Fettsäureoxidation die Geschwindigkeit der Acetyl-CoA-Oxidation im Zitratzyklus. Der in Abb. 14 dargestellte Mechanismus der Ketonkörperbildung gewährleistet in diesen Fällen die weitere Verwertung von Acetyl-CoA, so daß es nicht zu einer übermäßigen Konzentrationszunahme dieses energiereichen Thioesters kommt. Die bei der Ketogenese entstehenden Ketonkörper Acetacetat und β-Hydroxybutyrat stellen wasserlösliche und damit leicht transportierbare Derivate von Fettsäuren dar, die von vielen Geweben des Organismus, nicht jedoch von der Leber, als Substrat zur Deckung des Energiebedarfes verwendet werden können. Lediglich bei pathologischer Ketonkörperüberproduktion nach exzessiver Fettsäurefreisetzung aus den Triglyceridspeichern des Fettgewebes, wie sie im schweren Insulinmangel, also bei der diabetischen Ketoacidose zu beobachten ist, übersteigt die Geschwindigkeit der Ketonkörperproduktion diejenige ihrer Utilisierung, so daß es zur pathologischen Anhäufung der Ketonkörper im Blut (Ketonämie) und zu ihrer Ausscheidung im Urin (Ketonurie) kommt. Als Übersicht vgl. [28, 78].

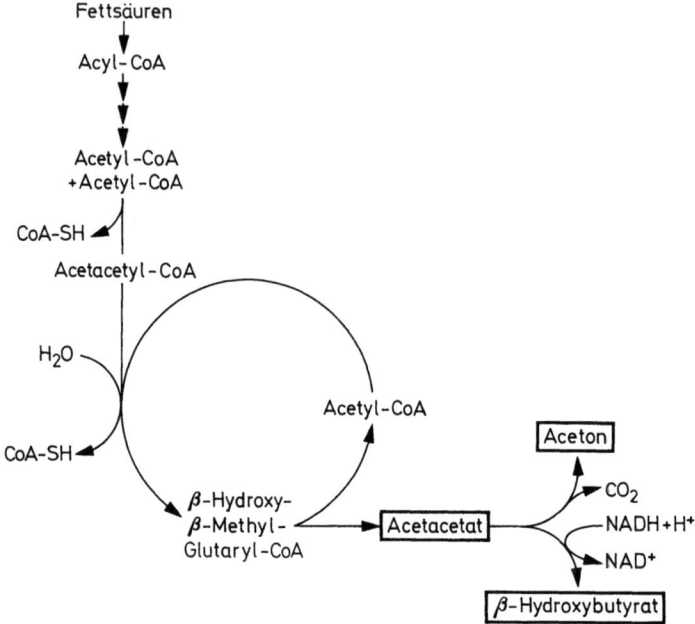

Abb. 14. Reaktionen der Ketogenese

d) Fettsäuresynthese

Eine Reihe von Geweben, vor allem aber die Leber und das Fettgewebe, besitzen die Fähigkeit zur Fettsäuresynthese aus Acetyl-CoA und damit zur Umwandlung von Kohlenhydraten in Fett. Formal gleicht die Fettsäuresynthese einer Umkehr der β-Oxidation, wobei jedoch folgende Unterschiede zwischen Synthese und Oxidation zu beachten sind:

1. Die Fettsäuresynthese erfolgt nicht im Mitochondrium sondern im Zytosol,
2. die einzelnen Enzyme, die zur Fettsäuresynthese benötigt werden, sind in einem Multienzymkomplex, der Fettsäuresynthetase, zusammengefaßt.
3. Die Intermediate der Fettsäuresynthese wie β-keto-, β-hydroxy- und α-β-ungesättigte Acylverbindung sind an ein Panthetein-haltiges Protein des Fettsäuresynthetasekomplexes, das Acyl-Carrierprotein, gebunden.

Aus thermodynamischen Gründen ist die Umkehr der thiolytischen Spaltung der β-keto-Acylverbindung in Acetyl-CoA und die um 2 Kohlenstoffatome verkürzte Fettsäure nur schwer umkehrbar. Die Kondensationsreaktion erfolgt infolgedessen mit Malonyl-CoA, das durch eine Biotin-abhängige Carboxylierung aus Acetyl-CoA entsteht. Das für die Carboxylierungsreaktion notwendige Enzym, die Acetyl-CoA-Carboxylase, katalysiert den geschwindigkeitsbestimmenden Schritt der Fettsäuresynthese im Zytosol.

Abb. 15 stellt in schematischer Form die Arbeitsweise der Fettsäuresynthetase dar. Man beachte, daß im tierischen Organismus nach Abschluß der Fettsäuresynthese die Fettsäure durch hydrolytische Spaltung von der Fettsäuresynthetase abgelöst wird und für weitere Reaktionen, z.B. die Triglyzeridsynthese, in einem ATP-verbrauchenden Schritt in die entsprechende Acyl-CoA-Verbindung umgewandelt werden muß. Als Übersicht vgl. [28].

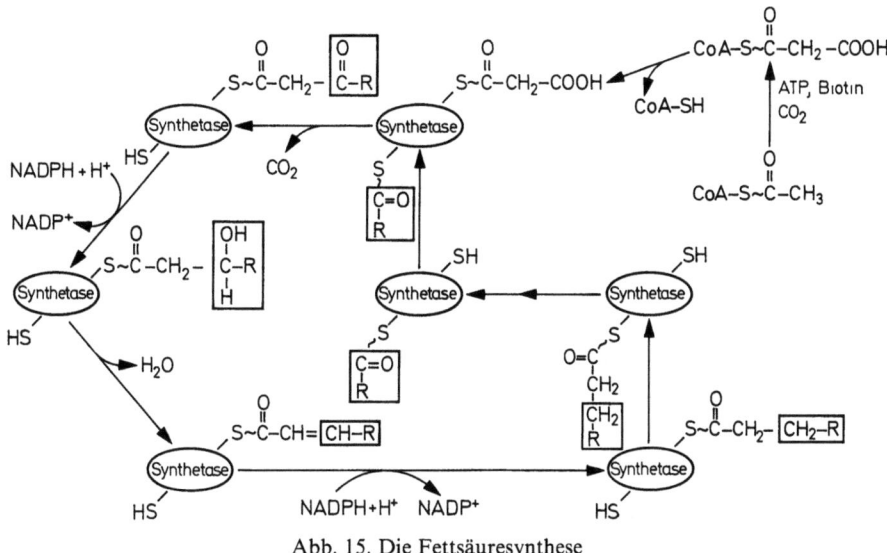

Abb. 15. Die Fettsäuresynthese

e) Wechselbeziehungen zwischen Kohlenhydrat- und Fettstoffwechsel

Überschneidungen und Beziehungen zwischen Kohlenhydrat- und Fettstoffwechsel kommen an so vielen Stellen des Intermediärstoffwechsels vor, daß beide Stoffwechselwege nur gemeinsam besprochen werden können. Zur Beurteilung des Substratumsatzes und seiner Störungen ist die genaue Kenntnis der Berührungspunkte und der Regulationsstellen zwischen den beiden Stoffwechselwegen von großer Bedeutung. Es soll daher im folgenden Abschnitt versucht werden, in schlaglichtartiger Form die für die verschiedenen Gewebe gültigen Wechselbeziehungen zu skizzieren. Da die Substratumsätze in der Muskulatur, im Fettgewebe und in der Leber wegen der Größe dieser Organe von allgemeiner Bedeutung für den Stoffwechsel des Organismus sind, werden im wesentlichen die Stoffwechselbeziehungen in diesen Organen bzw. Organsystemen besprochen.

α) Wechselbeziehungen zwischen Kohlenhydrat- und Fettstoffwechsel in der Muskelzelle

Aufgabe der Muskulatur im Organismus besteht darin, chemische Energie zum Zweck der Bewegung in motorische Energie umzusetzen. Aus diesem Grund ist die Muskelzelle zwar mit aktiven Enzymsystemen zur Oxidation von Kohlenhydraten und Fettsäuren ausgestattet, besitzt aber nur geringe Möglichkeiten für synthetische Leistungen, wenn man davon absieht, daß sie im Stande ist, größere Mengen von Kohlenhydraten im Glykogen zu speichern, um bei Bedarf über sofort mobilisierbare Energiereserven zu verfügen. Außerdem ist sie natürlich zur Synthese der für die Kontraktion benötigten Proteine fähig. Der ruhende Muskel verbraucht Glucose mit relativ geringer Geschwindigkeit. Etwa 50% der aufgenommenen Glucose werden in Form von Laktat an das Blut zurückgegeben, ein kleiner Teil der aufgenommenen Glucose wird in Form von Glykogen fixiert während der Rest zu CO_2 und Wasser oxidiert wird [30, 31]. Außerdem ist die Muskelzelle zur Aufnahme von Fettsäuren befähigt. Nur etwa 20% der vom ruhenden Muskel aufgenommenen Fettsäuren erscheinen im CO_2, werden also oxidiert, während der weitaus größere Teil als Triglyzerid von der Muskulatur aufgenommen und gespeichert wird, um bei Bedarf wieder hydrolysiert und ebenfalls als Substrat zur Energiegewinnung verwendet zu werden. Infolge der sehr geringen Aktivität des zur Phosphorylierung von Glyzerin notwendigen Enzyms Glyzerokinase [32], ist die Muskelzelle bei der Triglyzeridsynthese darauf angewiesen, den Glyzerinanteil der Triglyzeride der Glykolyse zu entnehmen, was durch Reduktion von Dihydroxyacetonphosphat zu α-Glyzerophosphat geschieht. Damit hängt die Geschwindigkeit der Triglyzeridsynthese von der Glykolysegeschwindigkeit ab. Im Glucosemangel und bei niedrigem Glykogenspiegel kann daher auch nur wenig Triglyzerid in der Muskulatur synthetisiert werden. Beim Übergang vom Ruhezustand zur Arbeit nimmt die Glucoseaufnahme sowie die Glykogenolyse beträchtlich zu, ein großer Teil der in der Glykolyse abgebauten Glucose wird jedoch nicht zu Ende oxidiert, sondern in Form von Laktat an das Blut abgegeben [31, 33, 34]. Gleichzeitig mit der Zunahme der Glykolyse kommt es in der Muskulatur zur Steigerung der Fettsäureaufnahme und der Triglyzeridhydrolyse. Im postabsorptiven Zustand können beim arbeitenden Menschen bis zu 70% des Sauerstoffverbrauchs der Muskulatur durch die Fettsäureoxidation gedeckt werden [35].

Wie durch Untersuchungen am isoliert perfundierten Herzmuskel gezeigt werden konnte, führt ein Überangebot von Fettsäuren zu einer Reduktion der Glucoseaufnahme sowie des Glucosedurchsatzes [36]. Über die molekularen Mechanismen, die zu dieser Hemmung führen, die letztlich zum Konzept des „Glucose-Fettsäure-Zyklus" geführt haben, gibt Abb. 16 Aufschluß. Im Verlauf der durch das Überangebot von Fettsäuren gesteigerten Fettsäureoxidation kommt es in der Muskelzelle zu einem Anstieg der Konzentration von Acetyl-CoA und Zitrat. Acetyl-CoA ist ein außerordentlich wirksamer Hemmstoff der dehydrierenden

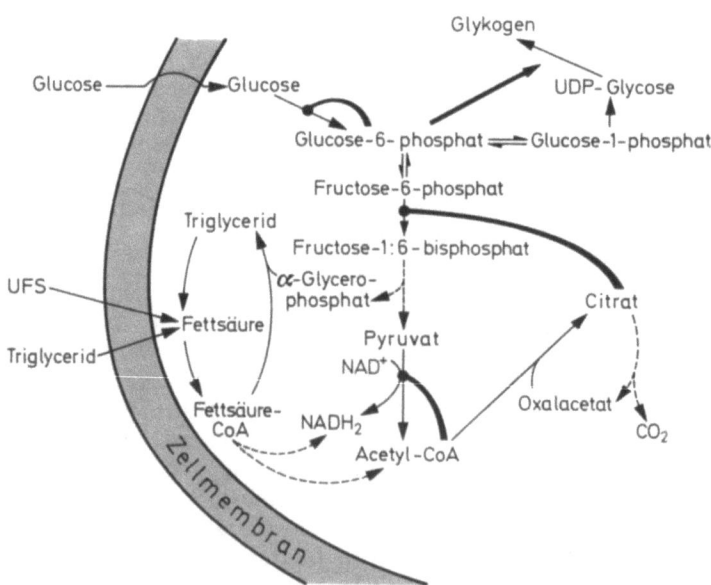

Abb. 16. Wechselwirkungen zwischen Glucose- und Fettsäurestoffwechsel im Muskel. ➡ Aktivierung ⟶• Hemmung. (Nach P. Randle, 1966 [29])

Decarboxylierung von Pyruvat im Sinne einer Rückkoppelungshemmung [37]. Jeder Anstieg der Acetyl-CoA Konzentration wird infolgedessen eine verminderte Decarboxylierung von Pyruvat durch die Pyruvatdehydrogenase und damit ein vermindertes Einschleusen von Pyruvat in den Zitratzyklus zur Folge haben. Gleichzeitig mit der Hemmung der Pyruvatdecarboxylierung kommt es infolge des angestiegenen Zitratgehaltes zu einer weiteren Blockierung der Glykolyse auf Stufe der Phosphofruktokinase, deren Aktivität durch Zitrat gehemmt wird [38, 39]. Die Blockierung der Glykolyse auf der Stufe der Pyruvatdehydrogenase sowie der Phosphofruktokinase führt zu einem Anstau von Glucose-6-Phosphat, der schließlich zu einer Hemmung der Hexokinasereaktion führt [40].

Nach den Untersuchungen in vielen Arbeitsgruppen scheint dieser Mechanismus für den Herzmuskel Gültigkeit zu haben. Es ist zur Zeit aber noch offen, ob er auch auf die Skelettmuskulatur übertragen werden darf. Experimentell konnte bisher zumindest an der ruhenden Muskulatur von verschiedenen Gruppen keine Hemmung von Glucoseaufnahme und Glucoseumsatz durch Erhöhung der Fettsäurekonzentration und der Fettsäureaufnahme gefunden werden [41, 42, 43].

β) Wechselbeziehungen zwischen Kohlenhydrat- und Fettstoffwechsel im Fettgewebe

Die für das Fettgewebe geltenden Wechselbeziehungen zwischen Kohlenhydrat- und Fettstoffwechsel sind in Abb. 17 dargestellt. Die Hauptfunktion des Fettgewebes besteht darin, bei erhöhtem Substratangebot Triglyzeride aus Kohlenhydraten sowie aus Fettsäuren zu synthetisieren und zu speichern und im

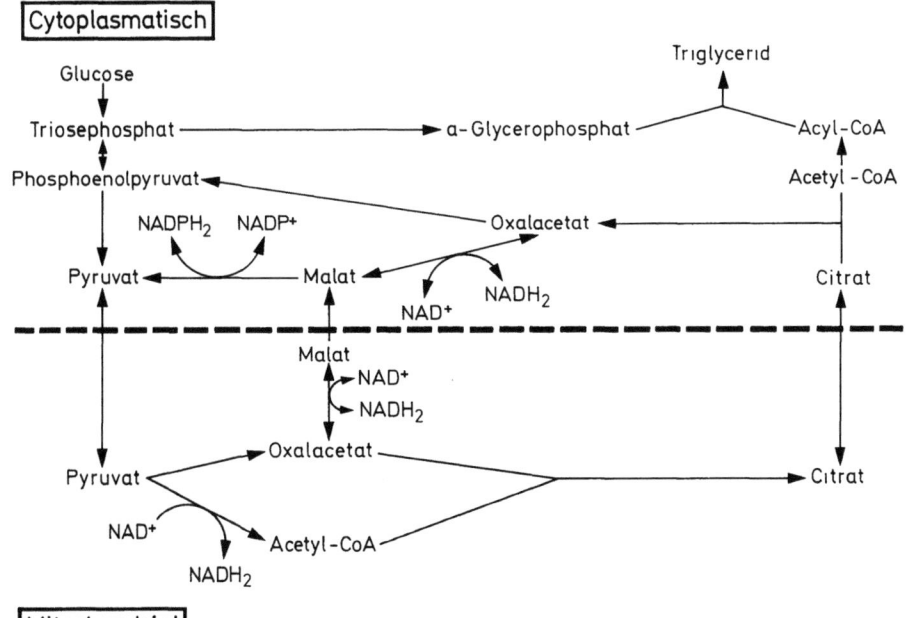

Abb. 17. Beziehungen zwischen Kohlenhydrat- und Fettstoffwechsel im Fettgewebe. (Nach Löffler, 1971 [49])

Hunger das gespeicherte Substrat hydrolytisch zu spalten und in Form von Fettsäuren und Glyzerin wieder ans Blut abzugeben.

Für die Triglyzeridsynthese aus Kohlenhydraten, speziell aus Glucose, ergeben
sich mehrere Stellen, an denen sich Kohlenhydrat- und Fettstoffwechsel gegensei-
tig beeinflussen. Einmal stammt der für die Synthese der Fettsäuren benötigte
Kohlenstoff in Form von Acetyl-CoA aus Glucose. Acetyl-CoA wird mitochondrial durch die Pyruvatdehydrogenasereaktion aus Pyruvat gebildet. Da die Fettsäuresynthese ein cytoplasmatisch ablaufender Prozeß ist, Acetyl-CoA jedoch
die mitochondriale Membran nicht passieren kann, muß es intramitochondrial
in Zitrat umgewandelt und dieses nach seinem Austritt aus den Mitochondrien
durch die cytosolische ATP-Zitrat-Lyase in Acetyl-CoA und Oxalacetat zurückverwandelt werden [44]. Der für die Fettsäuresynthese benötigte Wasserstoff ent-
stammt zu einem großen Teil dem Pentosephosphatweg, der im Fettgewebe eine
beträchtliche Aktivität aufweist. Bei maximal gesteigerter Lipogenese müssen
allerdings zusätzliche Mechanismen zur Wasserstofferzeugung einspringen. Hierfür kommt in allererster Linie das Malatenzym in Frage, das die Umwandlung
von Malat in Pyruvat unter gleichzeitiger NADPH-Bildung katalysiert [45]. Daneben ist auch die NADPH-Erzeugung durch Transhydrogenierungsreaktion aus
NADH diskutiert worden. Das für die Synthese des Glyzeridanteils der Triglyzeride schließlich benötigte Glyzerin muß im Fettgewebe, ähnlich wie in der Muskulatur, ebenfalls der Glykolyse entnommen werden, da die Glyzerokinaseaktivität
auch im Fettgewebe nur sehr gering ist [46]. Lediglich bei bestimmten Fettsucht-
formen kommt es zu einer Steigerung der Glyzerokinaseaktivität im Fettgewebe,
so daß unter diesen Umständen einer der Koppelungsschritte zwischen Kohlen-
hydrat- und Fettstoffwechsel aufgehoben zu sein scheint [47].

Mindestens ein Teil des im Fettgewebe gespeicherten Triglyzerids unterliegt
hier einem ständigen dynamischen Zustandswechsel. Unter der Wirkung der auf
S. 261 f. beschriebenen Lipasen kommt es zu einer kontinuierlichen hydrolytischen
Spaltung von Triglyzeriden in Fettsäuren und Glyzerin. Glyzerin, das im Fettgewebe nicht oder mit nur sehr geringer Geschwindigkeit phosphoryliert werden
kann, wird abgegeben. Ist der Substratbedarf des Organismus nicht sehr groß
oder läßt er sich aus Nahrungsquellen decken, dann wird ein beträchtlicher Teil
der im Zug dieser Triglyzeridhydrolyse entstandenen Fettsäuren erneut mit ATP
und CoA zu Acyl-CoA aktiviert und wieder zu Triglyzeriden reverestert. Die
Geschwindigkeit dieses Reveresterungszyklus, dessen Funktionieren von einem
ausreichenden Glucoseangebot abhängig ist, kann beträchtige Ausmaße annehmen [48]. Der biologische Vorteil dieses energieverbrauchenden Prozesses liegt
darin, daß so die rasche Umschaltung des Fettgewebestoffwechsels von Lipogenese auf Lipolyse ermöglicht wird. Ein Steuerungsglied dieses Zyklus ist die
Glyzerophosphatentnahme aus der Glykolyse.

Es besteht noch keine Klarheit darüber, ob der Glucose-Fettsäurezyklus,
wie er für den schlagenden Herzmuskel beschrieben wurde, für das Fettgewebe
Gültigkeit hat. Dies liegt vor allen Dingen darin, daß wenig Angaben darüber
zu finden sind, inwieweit das Fettgewebe Fettsäuren oxidiert. Bei erhöhter Lipoly-
serate kann experimentell am intakten Fettgewebe eine mäßig gesteigerte Glucoseaufnahme beobachtet werden, die jedoch als Konsequenz eines unter diesen Bedingungen stark beschleunigten Reveresterungszyklus gedeutet wurde [49, 50]. Im
Gegensatz dazu stehen Beobachtungen an isolierten Fettzellmitochondrien, die
beträchtliche Mengen an Palmitylcarnitin oxidieren können und unter diesen
Bedingungen einen Übergang der Pyruvatdehydrogenase von der aktiven in die
inaktive Form zeigen, so daß kein Acetyl-CoA aus Pyruvat für die Fettsäuresynthese mehr erzeugt werden kann [51].

γ) Wechselbeziehungen zwischen Kohlenhydrat- und Fettstoffwechsel der Leber

In Tabelle 1 sind die unter verschiedenen experimentellen Bedingungen gemessenen Flußraten des Kohlenhydrat- und Fettstoffwechsels der Leber mit den Aktivitäten der für die betreffenden Stoffwechselwege verantwortlichen Schlüsselenzyme verglichen (s. auch [52]). Es fällt auf, daß die Aktivitäten von Glukoneogenese, Fettsäureoxidation, Ketogenese und der Harnstoffbildung die der Lipogeneserate aus verschiedenen Präkursoren bei weitem übersteigen. Die Leber ist zwar bei Kohlenhydratangebot, besonders in der Wiederauffütterungsphase nach einer Fastenperiode oder bei hohem Fruktoseangebot, zu einer beträchtlichen Lipogenese aus Kohlenhydraten befähigt. Bei Substratmangel besteht ihre Hauptaufgabe im Intermediärstoffwechsel jedoch in der Glykogenolyse, der Glucosesynthese aus Nicht-Kohlenhydratvorstufen sowie in der Umwandlung von Fettsäuren in Ketonkörper.

Tabelle 1. Flußraten und Enzymaktivitäten des Kohlenhydrat- und Fettstoffwechsels der Leber. (Nach [52])

Stoffwechselweg	μMol Acetyl-Äquiv.·min^{-1}·g^{-1} (T=37°)	Enzymaktivität	μMol Acetyl-Äquiv.·min^{-1}·g^{-1} (T=37°)
Glucose → Lipide (gefüttert)	0,416	HK	1,38
		PDH	0,26
		AcCoA-Carboxylase	0,400
		Fettsäure-Synthetase	0,46
Glucose → Lipide (Hunger – Wiederauffütterung)	0,86	PDH (Totalaktivität)	1,40
		AcCoA-Carboxylase (Zitrat aktiviert)	1,31
Acetat → Lipide (gefüttert)	0,538	ATP:Zitrat-Lyase	2,00
		AcCoA-Carboxylase	0,400
		Fettsäure-Synthetase	0,46
Lactat → Glucose	0,144	PEP-CK	2,9
Lactat → Glucose (48 Std Hunger)	2,24	Pyruvat-Carboxylase	8,7
Fettsäuren → Ketonkörper (48 Std Hunger)	2,0	Carnitin-Palmityl-Transferase	2,707
Harnstoffsynthese[a] (48 Std Hunger)	1,95	Arginin-Synthetase[b]	1,7

[a] Harnstoff μMol · min^{-1} · g^{-1}.
[b] Arginin μMol·min^{-1}·g^{-1}.

Im Verlauf der Gluconeogenese aus den für diesen Stoffwechselweg wichtigsten Präkursoren Laktat, Pyruvat und Alanin muß die aus thermodynamischen Gründen nicht umkehrbare Pyruvatkinasereaktion umgangen werden. Dies geschieht mit der in Abb. 18 dargestellten Reaktionsfolge, die mit einem Eintritt von Pyruvat in das Mitochondrium eingeleitet wird. Hier erfolgt die ATP-abhängige Carboxylierung von Pyruvat zu Oxalazetat. Dieses ist das Substrat für die zytosolische Phosphoenolpyruvatcarboxykinase (PEPCK), die in einer GTP (ITP)

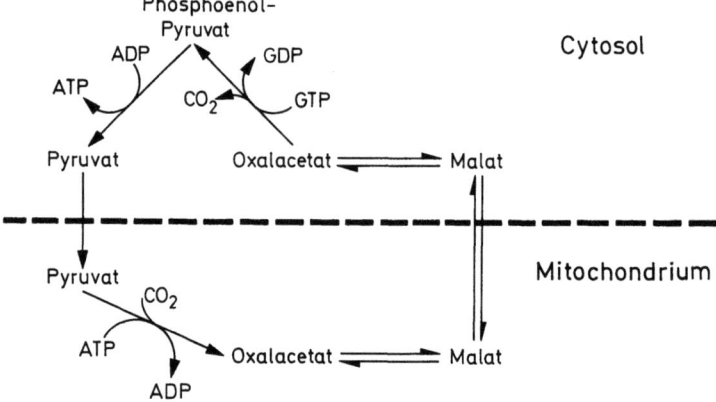

Abb. 18. Umkehr der Pyruvatkinase-Reaktion in der Leber

abhängigen Reaktion Oxalacetat zu Phosphoenolpyruvat decarboxyliert. Dazu muß zuerst intramitochondrial entstandenes Oxalazetat auf dem Weg zur Glucosebildung in den zytosolischen Raum transportiert werden. Es wird dazu mitochondrial in Malat umgewandelt, da diese Carbonsäure im Gegensatz zum Oxalacetat die mitochondriale Membran leicht passieren kann. Die Reoxidation des extramitochondrialen Malates erfolgt durch die extramitochondriale Malatdehydrogenase, das entstandene Oxalacetat steht nun der PEPCK zur Verfügung. Eine andere Möglichkeit für den Transfer des intramitochondrialen Oxalacetatkohlenstoffs besteht in der Transaminierung von Oxalacetat zu Aspartat, welches ebenfalls membrangängig ist und im Zytosol durch Umkehr der Transaminierungsreaktion wieder zu Oxalacetat zurückverwandelt werden kann. Nach den Untersuchungen verschiedener Autoren besitzt jedoch dieser zweite Stoffwechselweg nur eine relativ geringe Bedeutung [53] für den Dicarbonsäuretransport. Die enge Beziehung zwischen Gluconeogenese, Fettsäureoxidation und Ketonkörperbildung in der Leber erhellt die Beobachtung, daß maximale Gluconeogeneseraten von Pyruvat- bzw. Alanin ausgehend nur dann erreicht werden, wenn gleichzeitig die Ketogenese gesteigert ist [54, 55]. Dieses Phänomen wird aus den speziellen, für den Leberstoffwechsel geltenden Wechselbeziehungen zwischen Kohlenhydrat- und Fettstoffwechsel verständlich. Im Fall der Gluconeogenese aus Pyruvat bzw. Alanin können die für die Umkehr der Phosphoglycerinaldehyddehydrogenasereaktion der Gluconeogenese benötigten Reduktionsäquivalente nur der intramitochondrial ablaufenden Fettsäureoxidation entnommen werden. Jede Steigerung der Geschwindigkeit dieses Prozesses wird demzufolge eine Stimulierung der Gluconeogenese zur Folge haben, vorausgesetzt, daß über genügend Substrat verfügt werden kann. Der oben dargelegte Transport von mitochondrialem Oxalacetat-Kohlenstoff in den extramitochondrialen Raum in Form von Malat bietet gleichzeitig die Möglichkeit des Transportes von Reduktionsäquivalenten, da Oxalacetat intramitochondrial reduziert und Malat extramitochondrial oxidiert wird, wobei extramitochondriales NADH entsteht.

Bei der Gluconeogenese aus Lactat, die ebenfalls bei gesteigerter Fettsäureoxidation mit erhöhter Geschwindigkeit abläuft, treffen diese Überlegungen im gleichen Maße zu, da durch die Lactatdehydrogenasereaktion Wasserstoff für die Phosphoglycerinaldehyddehydrogenase erzeugt wird. Wie sich aus den Untersuchungen der letzten Jahre ergeben hat, sind hierfür sehr wahrscheinlich Regulationsmechanismen verantwortlich zu machen, die sich in erster Linie im Bereich des Pyruvatstoffwechsels abspielen. Die in der Leber um das Pyruvat konkurrierenden Enzyme sind die Pyruvatcarboxylase, die zur Bildung von Oxalacetat führt, und die Pyruvatdehydrogenase, deren Aufgabe die dehydrierende Decarboxylierung des Pyruvats unter Bildung von Acetyl-CoA ist. Beide Enzyme unterliegen in der Leberzelle der Kontrolle durch den Acetyl-CoA-Spiegel, der bei gesteigerter Fettsäureoxidation erhöht ist [56, 57]. Während Acetyl-CoA die Pyruvatcarboxylasereaktion und damit die Oxalacetatbildung aus Pyruvat stimuliert [58, 59], führt es zu einer deutlichen Hemmung der Pyruvatdehydrogenaseaktivität, wie erst am Herzmuskel-, später auch am Leberenzym gezeigt werden konnte [60, 61]. Die Pyruvatdehydrogenase wird dabei durch das erhöhte Acetyl-CoA nicht nur im Sinne einer Rückkoppelungshemmung gehemmt, sondern erfährt bei gesteigerter Fettsäureoxidation auch noch eine Änderung des Gleichgewichtes zwischen aktiver und inaktiver Form zugunsten der inaktiven Form des Enzyms [62, 63]. Diese Regulationsmöglichkeiten machen den „sparing effect" gesteigerter Fettsäureoxidation auf die Gluconeogenese aus Lactat verständlich: Lactatkohlenstoff wird durch Hemmung der Pyruvatdehydrogenase von den oxidativen Stoffwechselwegen sowie von der Fettsäuresynthese ferngehalten und durch die Stimulierung der Pyruvatcarboxylasereaktion vermehrt in die zur Gluconeogenese führenden Stoffwechselwege eingeschleust. Es ist fraglich, ob die an der Ratte gefundene Beziehung zwischen Fettsäureoxydation und Gluconeogenese auch für den menschlichen Stoffwechsel gilt. Im Gegensatz zur Ratte ist die PEPCK nicht nur im Cytosol, sondern auch mitochondrial nachweisbar (S. 259) [22, 23]. Damit käme der Beschleunigung der Gluconeogenese durch mitochondriale Reduktionsequivalente, die in Form von Malat ins Cytosol transportiert werden, eine geringere Bedeutung zu.

3. Aminosäure- und Proteinstoffwechsel

a) Intermediärstoffwechsel der Aminosäuren

Im Organismus besteht ein dynamisches Gleichgewicht zwischen Proteinsynthese und Proteinabbau. Da es jedoch zu einem ständigen Stickstoffverlust durch die Ausscheidung von Ammoniak und Harnstoff im Urin kommt, ist die dauernde Zufuhr von Aminosäuren notwendig, um die Bilanz ausgeglichen zu halten. Dies

Tabelle 2. Die für den tierischen Organismus essentiellen Aminosäuren

	Mensch	Ratte
Aspartatfamilie	Lysin	Lysin
	Methionin	Methionin
	Threonin	Threonin
	Isoleucin	Isoleucin
Pyruvatfamilie	Valin	Valin
	Leucin	Leucin
Shikimisäurefamilie	Phenylalanin	Phenylalanin
	Tryptophan	Tryptophan
		Arginin
		Histidin

trifft um so mehr zu, als ein Teil der für die Proteinsynthese benötigten Aminosäuren vom Organismus zwar abgebaut, nicht jedoch aus Aminosäurevorstufen synthetisiert werden können. Es handelt sich hier um die sog. essentiellen Aminosäuren, die in Tabelle 2 zusammengestellt sind.

Die Aminosäureaufnahme aus dem Extrazellulärraum in die Zelle erfolgt nicht durch passive Diffusion, sondern entgegen einem Konzentrationsgradienten durch aktiven Transport [64, 65, 66, 67].

Außer der Proteinsynthese stehen intrazellulär den Aminosäuren weitere Stoffwechselwege offen. So können sie einmal durch Transaminierungsreaktionen bzw. durch Aminierung/Desaminierung ineinander überführt werden. Durch entsprechende Koppelung von Aminierungs- und Transaminierungsreaktionen lassen sich die nichtessentiellen Aminosäuren im Organismus aus Ammoniak und Ketosäuren synthetisieren, wie in Abb. 19 dargestellt. Die bei diesen Vorgängen anfallenden Ketosäuren werden im Organismus zu CO_2 abgebaut oder in Ketonkörper (ketogene Aminosäuren) bzw. Glucose (glucogene Aminosäuren) umgewandelt, sofern sie nicht nach erneuter Aminierung wieder dem intrazellulären Aminosäurepool zufließen. Tabelle 3 gibt eine Zusammenstellung der glucogenen und ketogenen Aminosäuren.

Soweit der bei Desaminierungsreaktionen freigesetzte Ammoniak nicht zu erneuter Aminierung verwendet wird, kann er auf zweierlei Weise vom Organismus ausgeschieden werden. Er kann einmal in der Niere direkt in Form von NH_4^+-Ionen in den Harn übertreten. Diese Form der Ausscheidung organischer Protonen wird in der metabolischen Acidose benützt um die zwangsweise ausge-

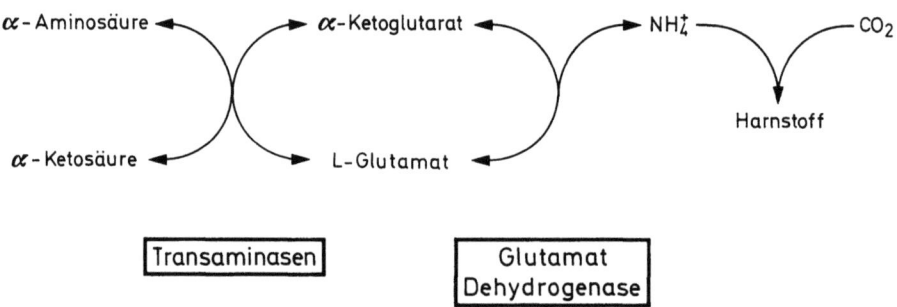

Abb. 19. Umwandlung von α-Ketosäuren in Aminosäuren

Tabelle 3. Glucogene und nicht glucogene Aminosäuren

Glucogen	Variabel glucogen	Nicht glucogen
Alanin	Cystein	Leucin
Asparaginsäure	Cystin	Lysin
Arginin	Isoleucin	Methionin
Glutaminsäure	Phenylalanin	Tryptophan
Glykokoll	Tyrosin	
Histidin		
Prolin		
Serin		
Threonin		
Valin		

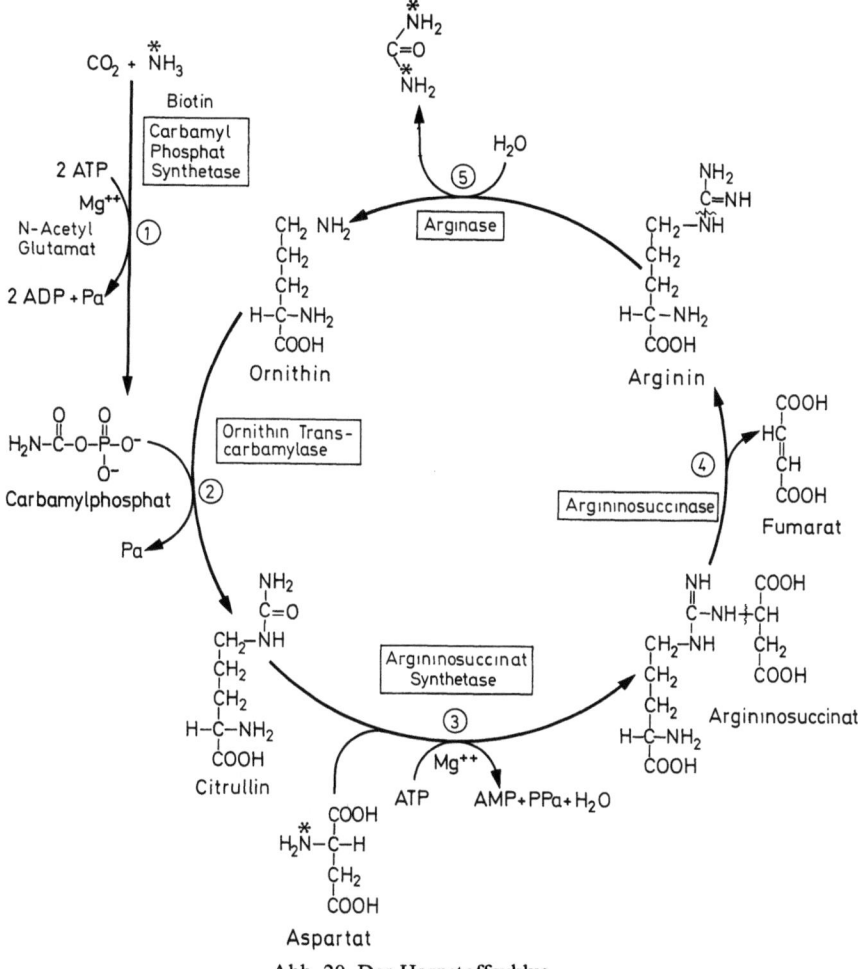

Abb. 20. Der Harnstoffzyklus

schiedenen organischen Anionen zu neutralisieren. Der größte Teil des nicht zur Aminosäurebildung benötigten Ammoniaks wird jedoch in Form von Harnstoff ausgeschieden, der in der Leber in dem auf Abb. 20 dargestellten Harnstoffzyklus gebildet wird. Übersicht s. [68].

b) Proteinsynthese und Proteinabbau

Ein großer Teil der dem Organismus in Form von ATP für Synthesearbeit zur Verfügung stehenden Energie wird für die Proteinsynthese benötigt. Dieser relativ hohe Energieverbrauch erklärt sich damit, daß nicht nur die Knüpfung der Peptidbindungen zu dem Aminosäurebiopolymer, sondern auch die Übertragung der Information über die Sequenz der einzelnen Aminosäuren innerhalb der Peptidkette, die ja für die biologische Funktion des gebildeten Proteins von entscheidender Bedeutung ist, Energie in Form von ATP verbrauchen. In Abb. 21 sind die Beziehungen zwischen Nukleinsäurestoffwechsel und Proteinsynthese in schematischer Form dargestellt. Die gesamte genetische Information einer

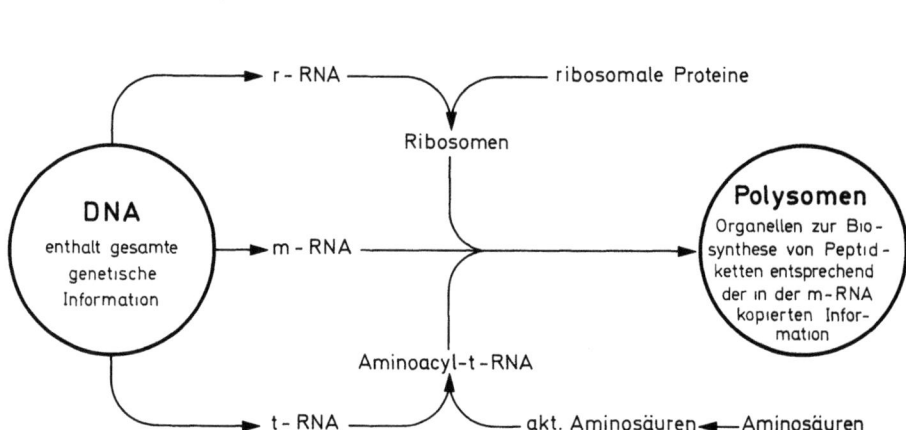

Abb. 21. Beziehungen zwischen Nucleinsäuren und Proteinbiosynthese (DNA = Desoxyribonuclein-säure, r-RNA = ribosomale Ribonucleinsäure, m-RNA = Messenger Ribonucleinsäure, t-RNA = Transfer-Ribonucleinsäuren)

Zelle ist in der im Kern lokalisierten DNA enthalten. Diese hat die Fähigkeit zur identischen Reduplikation und läßt sich deswegen auf alle durch Teilung entstandenen Tochterzellen übertragen. Für die Synthese eines spezifischen Proteins muß der Teil der DNA-Kette, der die entsprechende Information trägt, in einer Form kopiert werden, die den Transport der Information aus dem Zellkern in das Zytoplasma, den Ort der Proteinbiosynthese, erlaubt. Dies geschieht in Form der Messenger-RNA (Boten-RNA) in einem als Transkription bezeichneten Vorgang. Ähnlich wie im Fall der DNA besteht auch die kleinste, eine Aminosäure bezeichnende Informationseinheit der Messenger-RNA, das Codon, aus einer Dreierkombination der Basen Uracil, Adenin, Guanosin bzw. Cytosin. Die Translation, d.h. der Vorgang der Übertragung der in der Basensequenz der Messenger-RNA gespeicherten Information in eine Aminosäuresequenz erfolgt während der Proteinbiosynthese an den Ribosomen. Es handelt sich um subzelluläre Partikel, die aus Protein und ribosomaler-RNA bestehen und sich zu größeren Partikeln, den Polysomen zusammenlagern. An den Ribosomen erfolgt die Anlagerung der Messenger-RNA als Matrize, an die sich die Aminosäuren anlagern und in der vorgesehenen Form verknüpft werden. Dazu ist es allerdings notwendig, daß die einzelnen Aminosäuren in einem Energie-verbrauchenden Prozeß aktiviert und mit einem für jede Aminosäure spezifischen RNA-Molekül, der Transfer-RNA unter Bildung der Amino-Acyl-Transfer-RNA reagieren. Jedes t-RNA-Molekül trägt eine je einer Aminosäure zugehörigen Basensequenz, das Anticodon, das mit dem zugehörigen Codon der Messenger-RNA koppelt und auf diese Weise die Aminosäure in die richtige Position innerhalb der Kette bringt (Übersicht s. [69, 70]).

Wenn auch über den molekularen Mechanismus noch keine Klarheit herrscht, so ist doch sicher, daß eine Vielzahl von Hormonen die Proteinsynthese beeinflussen. Dies gilt vor allem für Glucocorticoide, die Schilddrüsenhormone, das Somatotropin und Insulin (s. unten). Von Interesse ist, daß auch hier das cAMP eine Rolle zu spielen scheint, in dem es auf den Vorgang der Translation eine hemmende Wirkung ausübt [71, 72].

Weit geringer als unsere Kenntnisse über die Steuerung der Proteinsynthese sind unsere Vorstellungen über die Regulation des Proteinabbaues, der zu einem gesteigerten Anfall von Aminosäuren in der Zelle führt. Proteolytisch wirksame Enzyme lassen sich in allen bisher untersuchten Zellsystemen nachweisen, sie scheinen bevorzugt in den Lysosomen lokalisiert zu sein. Es ist jedoch unklar, von welchen Ereignissen im Stoffwechsel die Aktivität der Proteolyse beeinflußt wird. Daß auch hier wahrscheinlich eine übergeordnete hormonelle Kontrolle wirksam wird, geht aus gut dokumentierten experimentellen Beobachtungen hervor. So steigt im postabsorptiven Zustand die Alaninfreisetzung aus der Muskulatur an, gleichzeitig nimmt die Glukoneogeneserate aus Alanin in der Leber zu [73]. Es ist bis jetzt jedoch nicht bekannt, ob ein hormonelles Signal zu einer Stimulierung der Proteolyse führt, oder ob nicht vielmehr die vermehrte Aminosäurefreisetzung eine Konsequenz einer verminderten Proteinsynthese ist. An der perfundierten Leber der Ratte konnte eine gesteigerte Harnstoffbildung, als deren Ursache eine vermehrte Proteolyse angenommen werden muß, unter dem Einfluß von Glucagon bzw. Adrenalin beobachtet werden [74, 75]. Da ähnliche Effekte auch durch Zugabe von Dibutyryl-cyclo-AMP auftreten, liegt die Vermutung nahe, daß wenigstens in der Leber auch die Proteolyse unter der Kontrolle des cAMP steht [76].

II. Stoffwechselwirkungen des Insulins

1. Insulinwirkungen auf den Muskelstoffwechsel

a) Wirkung von Insulin auf die Glucoseaufnahme

Die ersten Experimente, die einen Anhaltspunkt über die molekulare Wirkung des Insulins auf den Muskelstoffwechsel gaben, wurden von R. LEVINE durchgeführt [77]. Er konnte nachweisen, daß am eviscerierten Tier der Verteilungsraum für Galaktose, die bei dieser experimentellen Anordnung wegen des Fehlens der Leber nicht verstoffwechselt werden kann, durch Insulin deutlich zunimmt. Zur Deutung dieser Ergebnisse bot sich die Annahme an, daß das Insulinmolekül in der Muskulatur zu einer Beschleunigung der Hexoseaufnahme durch eine Stimulierung eines Hexosetransportsystems führt. Spätere Untersuchungen am isoliert inkubierten Muskel und am perfundierten Muskelpräparat konnten in eindrucksvoller Weise die Richtigkeit dieser Vorstellung bestätigen [76, 79, 80]. Abb. 22 zeigt die Wirkungen von Insulin in einer Konzentration von 1 000 µE/ml auf die Glucoseaufnahme des isoliert perfundierten Hinterbeins der Ratte, eines Perfusionspräparates, das zu 80% aus Muskulatur und zu je 10% aus Haut und Fett bzw. aus Knochen besteht [31]. Unmittelbar nach der Zugabe des Hormons kommt es zu einer Steigerung der Glucoseaufnahme auf das etwa Vierfache des Kontrollwertes, die über wenigstens eine Stunde bestehen bleibt. Eine Stimulierung der Glucoseaufnahme in einer ähnlichen Größenordnung kann auch am isoliert inkubierten Hemidiaphragma der Ratte, am Musculus soleus der Ratte und am perfundierten Rattenzwerchfell erhoben werden. Auch am perfundierten Herzmuskel läßt sich ein gleichartiger Effekt des Insulins nachweisen [81]. Es ist nicht klar, inwieweit die basale Glucoseaufnahme derartiger Muskelpräparationen durch Insulin, das möglicherweise membrangebunden am Muskel haftet, schon angehoben ist. Jedenfalls konnte gezeigt werden, daß durch Zusatz von Antiinsulinserum zum Perfusionsmedium die basale Glucoseaufnahme durch das perfun-

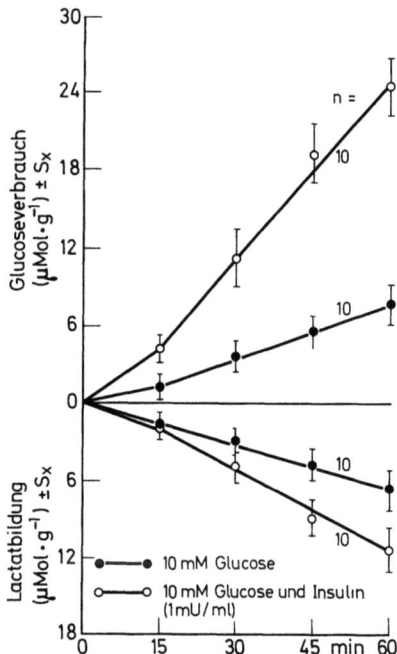

Abb. 22. Wirkung von Insulin auf die Glucoseaufnahme des perfundierten Muskels. (Nach Reimer et al., 1974 [30])

dierte Rattenherz im Vergleich zur Kontrollperfusion gesenkt wird [82]. Alloxandiabetes bewirkt eine deutliche Reduktion der Glucoseaufnahmerate in verschiedenen Muskelpräparationen, die durch Insulin nur teilweise zu beheben ist [83, 84]. Immerhin ist bemerkenswert, daß Insulin auch am diabetischen Muskel zu einer, wenn auch vergleichsweise geringen Stimulierung der Glucoseaufnahme führt. Das bedeutet, daß auch bei länger bestehendem Diabetes die Muskelzelle nicht ihre Fähigkeit verliert, das Insulinmolekül zu erkennen und mit der adäquaten Stoffwechselleistung zu reagieren.

In einer Vielzahl von Experimenten wurde versucht, Einsicht in den molekularen Mechanismus zu gewinnen, über den das Insulinmolekül die Beschleunigung der Glucoseaufnahme auslöst [80, 81, 85, 86]. Nachdem es sich sehr rasch herausgestellt hatte, daß zumindest unter physiologischen Bedingungen die Geschwindigkeit der Glucosephosphorylierung zu Glucose-6-Phosphat durch Insulin unbeeinflußt blieb, konzentrierte sich das Interesse der Forschung auf eine Wirkung des Insulins auf das mobile Carrier-System, das für die erleichterte Diffusion der Glucose durch die Muskelzell-Membran verantwortlich ist. Es zeigte sich, daß die Insulinwirkung auf den Glucosetransport auch dann nachweisbar ist, wenn statt Glucose das Glucoseanalogon 2-Desoxy-Glucose verwendet wird, das intrazellulär zwar noch durch die Hexokinase phosphoryliert werden kann, dann aber nicht weiter metabolisiert wird [87]. Dieser Befund zeigte deutlich, daß die Insulinwirkung auf den Glucosetransport unabhängig von dem Schicksal des eingeschleusten Glucosemoleküls im Stoffwechsel ist. Tieferen Einblick in den Wirkungsmechanismus des Insulins auf den Glucosetransport wurde von verschiedenen Arbeitsgruppen durch Verwendung des nicht metabolisierbaren Glucoseanalogon 3-O-Methyl-Glucose gewonnen [88]. Da 3-O-Methyl-Glucose

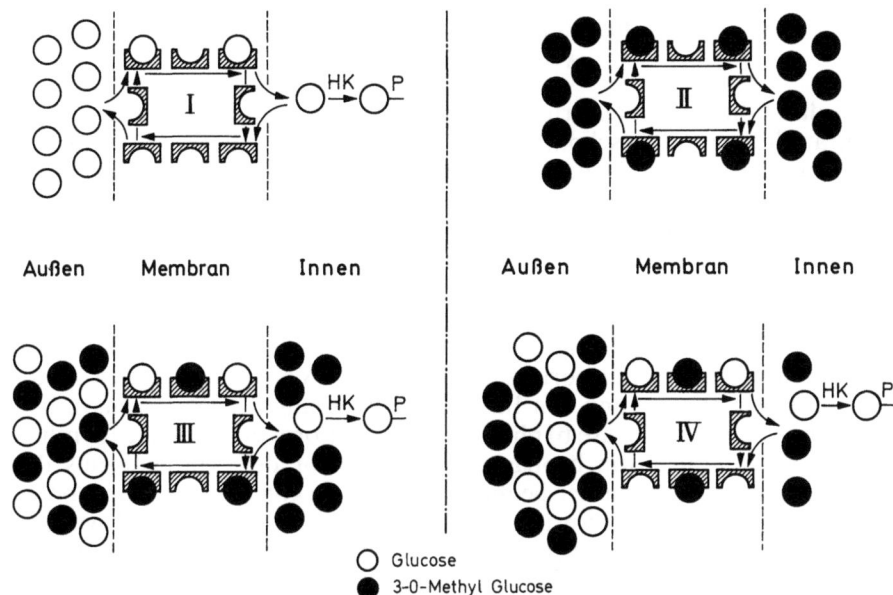

Außen   Membran   Innen

Außen   Membran   Innen

○ Glucose
● 3-0-Methyl Glucose

Abb. 23. Erleichterte Diffusion und Gegentransport. (Nach CROFFORD,1966 [136].) I. Carrier-vermittelte Glucoseaufnahme. Eine Transportleistung kommt durch Glucosephosphorylierung innen zustande; II. Carrier-vermittelte 3-O-Methylglucoseaufnahme. Da 3-O-Methylglucose nicht verstoffwechselt werden kann, kommt es zum Konzentrationsausgleich zwischen außen und innen. III, IV. Bei gleichzeitiger Gabe von Glucose und 3-O-Methylglucose werden beide Zucker mit gleicher Geschwindigkeit in die Zelle transportiert, wegen der Glucosephosphorylierung erfolgt jedoch lediglich der Rücktransport von 3-O-Methylglucose, die infolgedessen extrazellulär akkumuliert

jedoch nicht phosphoryliert werden kann, stellt sich nach relativ kurzer Zeit ein Gleichgewicht zwischen intra- und extrazellulären 3-O-Methyl-Glucosekonzentration ein. Werden die so vorinkubierten Muskelpräparationen in ein zweites Medium eingebracht, in dem 3-O-Methyl-Glucose durch Glucose ersetzt ist, so läßt sich in eindrucksvoller Weise das Phänomen des Gegentransportes nachweisen, wie er in Abb. 23 schematisch geschildert ist [89]. Wird zur Zweitinkubation Insulin zugefügt, dann kommt es infolge der Beschleunigung des mobilen Carriers zu einer Stimulierung des 3-O-Methyl-Glucoseaustritts aus der Muskelzelle. Von CLAUSEN u.Mitarb. [90, 91, 92] wurde am isoliert inkubierten Musculus soleus der Ratte die Insulinwirkung auf den Glucosetransport in Abhängigkeit von mono- und divalenten Kationen untersucht. Sie fanden, daß das Glucosetransportsystem des Muskels offensichtlich im Gegensatz zu dem der intestinalen Mukosa unabhängig von der Natriumkonzentration ist. Ersatz von Natrium durch Kalium führte zwar zu einer Hemmung des Insulineffektes auf den Glucosetransport, der jedoch eher durch eine Störung des Muskelstoffwechsels infolge Natriummangel oder Kaliumüberschuß erklärt wurde [92]. Kinetische Analysen der Insulinwirkungen auf den Glucosetransport haben bis heute noch nicht zu eindeutigen Ergebnissen geführt. So ist es nicht klar, ob Insulin zu einer Erhöhung der Affinität des mobilen Carriers zur Glucose (Abfall der apparenten Michaelis-Konstanten) oder zu einer Zunahme der Maximalgeschwindigkeit führt, was einer Erhöhung der Anzahl der zur Verfügung stehenden Carrier-Moleküle gleich käme. Möglicherweise können in Abhängigkeit von den experimentellen Bedingungen beide Vorgänge nebeneinander auftreten.

b) Wirkung von Insulin auf den intrazellulären Glucosestoffwechsel

Der durch Insulin gesteigerte Glucosetransport führt nicht zu einem Anstieg der intrazellulären Glucosekonzentration im Muskel, da unter physiologischen Bedingungen die Aktivität der Hexokinase größer als die Transportkapazität der Glucose ist. Nach den Untersuchungen von PARK u. Mitarb. (1961) [93] kommt es lediglich bei sehr hohen Insulin- und Glucosekonzentrationen zu einer Limitierung des Glucoseumsatzes durch Phosphorylierungskapazität im Muskel. Ein großer Teil der unter Insulineinwirkung aufgenommenen Glucose wird, wenigstens am ruhenden Muskel, in das Glykogen eingebaut (50—70%). Dieser Effekt ist nicht lediglich auf die Steigerung des Glucose-6-Phosphat-Angebots infolge Erhöhung des Glucosetransports zurückzuführen. Von verschiedenen Autoren wurde unter der Einwirkung von Insulin ein Übergang der Glykogensynthetase von der inaktiven (Synthetase b) phosphorylierten Form in die aktive (Synthetase a) dephosphorylierte Form beobachtet [94]. Die für den Mechanismus dieser innerhalb weniger Minuten zu beobachtenden Interkonvertierung angebotenen Deutungen sind noch widersprüchlich. Von WALAAS u. Mitarb. [95] wurde am Diaphragma eine Inaktivierung der cAMP-abhängigen Proteinkinase beobachtet, was zu einer Hemmung der Überführung der aktiven Glykogensynthetase a in die inaktive Form und damit zu einem Überwiegen des aktiven Enzyms führen würde. Diese Beobachtung steht allerdings im Widerspruch zu Arbeiten, die keinerlei Änderung des cAMP-Spiegels der Muskulatur unter der Einwirkung des Insulins feststellen konnten [96, 97]. Nicht berücksichtigt bleibt hier die Tatsache, daß möglicherweise nur ein kleiner Teil des intrazellulär vorkommenden cAMP für die Aktivierung der Proteinkinase in Frage kommt. Insulin hat offensichtlich keinen Einfluß auf die Aktivität der Glykogenphosphorylase des Skelett- und des Herzmuskels, obwohl eine derartige Wirkung zu erwarten wäre, wenn die Hormonwirkung über Änderungen des Spiegels von cAMP ausgeübt würde [98, 99].

Unter den meisten experimentellen Bedingungen findet sich unter der Insulineinwirkung neben der gesteigerten Glucoseaufnahme und Glykogensynthese eine Vermehrung des Glucosedurchsatzes in der Glykolyse, wie aus der Zunahme der Laktatfreisetzung und der CO_2-Bildung aus radioaktiv markierter Glucose geschlossen werden kann [100]. Sehr wahrscheinlich spielt für diese Durchsatzerhöhung eine Aktivierung der Phosphofruktokinase durch Fruktose-6-Phosphat eine bedeutsame Rolle [101]. Wie von verschiedenen Autoren gezeigt werden konnte, wird die Phosphofruktokinase durch Fruktose-6-Phosphat, Fruktose-1,6-Bisphosphat, Phosphat und 5-AMP aktiviert, während ATP und Citrat zu einer Hemmung des Enzyms führen [101, 102, 103].

Unter der Einwirkung von Insulin kommt es zusätzlich zu einer Änderung des Pyruvatstoffwechsels. Schon in den 50er Jahren wurde gefunden, daß Pyruvataufnahme und Pyruvatoxidation im Diaphragma alloxandiabetischer Ratten erniedrigt sind und daß Insulin, in vitro diesem Gewebe zugesetzt, zu einer Normalisierung des Pyruvatstoffwechsels führt [104]. Auch in perfundierten Herzen von chronisch diabetischen Ratten läßt sich eine Verminderung der Pyruvatoxidation beobachten, die jedoch während der Perfusionsperiode durch Insulin nicht zu beheben ist. Zwei Faktoren sind für diese Hemmung des Pyruvatstoffwechsels verantwortlich. Einmal kommt es in der diabetischen Stoffwechselsituation am Herzmuskel zu einer gesteigerten Oxidation von Fettsäuren und damit zu einem Anstieg der intrazellulären Konzentration von Acetyl-CoA, das zu einer Hemmung der Pyruvatdehydrogenasereaktion im Sinne einer Rückkoppelungshemmung führt. Zum zweiten führt der diabetische Zustand zu einer Verschiebung des Interconvertierungsgleichgewichtes der PDH zugunsten der inaktiven Form, wodurch unabhängig von der Produkthemmung der Bestand an aktivem Enzym vermindert wird [105]. Über den Mechanismus der Steuerung der PDH-Interconvertierung durch den Diabetes und auch durch Hunger kann zur Zeit keine klare Aussage gemacht werden. Auffallend ist, daß durch Insulinzusatz zum perfundierten Herz von akuten Insulinmangeltieren — im Gegensatz zum länger andauernden Diabetes — eine Reaktivierung der Pyruvatdehydrogenase beobachtet werden kann [106].

c) Insulinwirkung auf den Lipidstoffwechsel des Muskels

Im Gegensatz zu früheren Anschauungen verfügt die Muskelzelle auch über einen aktiven Fettstoffwechsel. Ihre Kapazität zur Fettsäuresynthese aus Acetyl-CoA ist zwar relativ gering. Sie ist jedoch im Stande, freie Fettsäuren mit beträchtlicher Geschwindigkeit aufzunehmen und je nach Stoffwechsellage zu oxidieren bzw. zu Triglyzeriden zu verestern [107, 108]. Dank der aktiven Lipoproteidlipase der Muskelzelle ist sie zusätzlich fähig, Lipoproteide zu spalten und Lipoproteid-

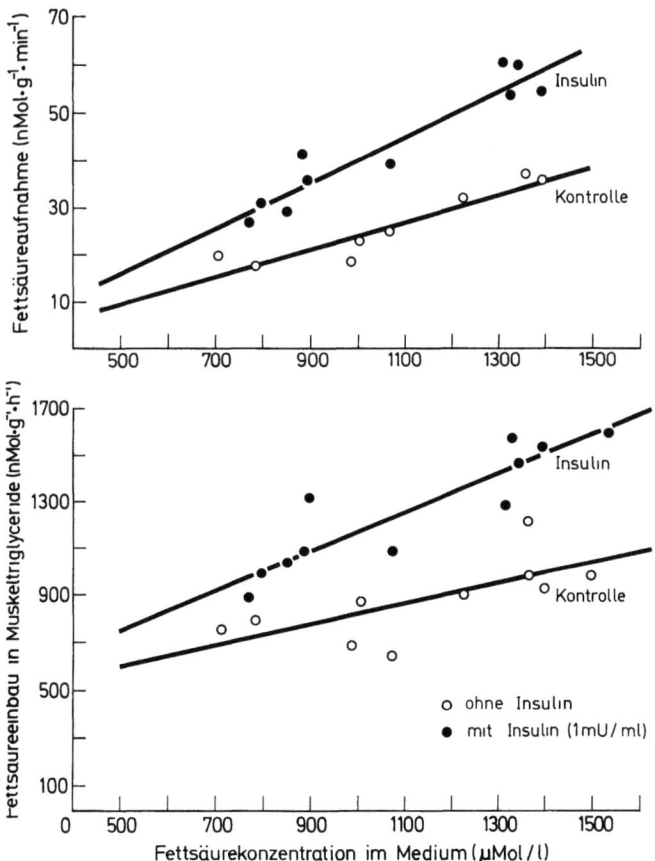

Abb. 24. Wirkung von Insulin auf die Fettsäureaufnahme und Triglyzeridsynthese des perfundierten Muskels. (Nach REIMER et al., 1974 [97])

fettsäuren aufzunehmen, die wie freie Fettsäuren verstoffwechselt werden [109, 110]. Infolge der geringen Glyzerokinaseaktivität kann die Muskelzelle im Zuge der Triglyzeridspaltung freigesetztes Glyzerin nicht phosphorylieren und in den Stoffwechsel einschleusen. Es wird vielmehr, besonders nach Stimulierung der Lipolyse mit Katecholaminen, von der Muskelzelle im beträchtlichen Umfang abgegeben [97].

Insulin greift auf verschiedenen Stufen in den Fettstoffwechsel der Muskulatur ein. Am isoliert perfundierten Muskelpräparat stimuliert Insulin die Fettsäureaufnahme gegenüber der Kontrolle ohne Insulin auf etwa das Doppelte (s.Abb. 24). Die vermehrt aufgenommenen Fettsäuren werden, wenigstens am ruhenden Muskel, nicht verstärkt oxidiert, sondern der Triglyzeridsynthese zugeführt [30]. Die Geschwindigkeit der Fettsäureoxidation bleibt in Anwesenheit von Insulin unverändert [30]. Beim Übergang von Ruhe zur Arbeit kommt es zu einer deutlichen Zunahme der Fettsäureoxidation, die jedoch nicht direkt durch Insulin beeinflußt werden kann. Weniger eindeutig sind die Mitteilungen, die die hormonelle Steuerung der Lipoproteidlipase der Muskulatur betreffen. Während über den Skelettmuskel kaum Mitteilungen vorliegen, haben sich eine Reihe von Untersuchern mit dem Einfluß von Alloxandiabetes und Insulin auf Lipoproteidlipase des Herzmuskels beschäftigt. Von Kessler [111] wurde mitgeteilt, daß die in alloxandiabetischen Herzmuskeln erhöhte Lipoproteinlipaseaktivität durch Behandlung mit Insulin normalisiert werden konnte. Dazu passen Befunde von Gries u.Mitarb. [112] die beim Alloxandiabetes eine erhöhte Aufnahme von Triglyzeriden in den Herzmuskel fanden, die mit Insulinbehandlung normalisiert werden konnte. Auf der anderen Seite gelang es weder Borensztajn et al. [113] noch Atkin und Meng [114], eine eindeutige Wirkung von Alloxandiabetes oder Insulin auf die Lipoproteidlipase des Herzmuskels nachzuweisen.

Im Gegensatz zu anderen Geweben (s.unten) scheint Insulin in Konzentration von 500—1 000 µE/ml keinen Effekt auf die durch Katecholamine stimulierte Glykogenolyse und Lipolyse der Skelettmuskulatur auszuüben. Gut dazu paßt auch, daß das Hormon nach den bis jetzt vorliegenden Untersuchungen nicht im Stande ist, den durch Behandlung mit Katecholaminen erhöhten Spiegel an cyclo-AMP zu erniedrigen [97].

d) Die Wirkung von Insulin auf den Aminosäure- und Proteinstoffwechsel des Muskels

Schon die Studien von J. v. Mering und O. Minkowsky haben gezeigt, daß es am pankreaslosen Tier zu einer Störung des Proteinstoffwechsels kommt. Ganz offensichtlich ist der unbehandelte Diabetes mellitus durch einen unaufhaltsamen Verlust von Körpereiweiß gekennzeichnet, der sich beim jugendlichen Organismus durch Wachstumsstillstand, beim Erwachsenen durch einen Schwund der Muskelmasse sowie durch eine negative Stickstoffbilanz ausdrückt. Daß diese Störung des Proteinstoffwechsels ursächlich mit dem Insulinmangel zusammenhängt, geht aus der Tatsache hervor, daß es nach Insulinsubstitution rasch zur Normalisierung dieses Zustandes kommt.

Schon sehr frühe Untersuchungen ließen den Schluß zu, daß Insulin am Stoffwechsel der Aminosäuren beteiligt sein müsse. So kommt es am gesunden Versuchstier nach Insulingabe zu einer Senkung des Gesamtaminosäuregehaltes im Plasma [115], die parallel geht mit der unter der Einwirkung des Hormons auftretenden Senkung der Glucose- oder Fettsäurekonzentration im Blut. Im Gegensatz zu den zuletzt genannten Verbindungen kommt es jedoch beim Diabetes nur zu einer sehr geringgradigen Erhöhung des Aminosäuregehaltes im Plasma, die sich im wesentlichen auf die Aminosäuren Leucin, Isoleucin, Valin, Threonin und Alanin erstreckt [116]. Von anderen Autoren wurde sogar ein Absinken der Aminosäurekonzentration des Plasma im Insulinmangel beobachtet [117]. Von POZEFSKY u. Mitarb. wurde schließlich mitgeteilt, daß durch Insulin die Aminosäurefreisetzung des katheterisierten Vorderarms des Menschen stark gehemmt wird [118].

Eine Erklärung fanden diese Insulinwirkungen auf den Blutaminosäurespiegel durch die Entdeckung, daß Insulin an verschiedenen Geweben, namentlich jedoch an der Muskulatur, zu einer Stimulierung des Einbaues von Aminosäuren in das Protein führte. Dieser Effekt, der sich infolge des hohen Proteingehalts der Muskelzelle, der relativ langsamen Umsatzrate von Muskelprotein (7—12 Tage) und der sich daraus ergebenden relativ geringen Synthesegeschwindigkeit nur unter Verwendung radioaktiv markierter Aminosäuren nachweisen läßt, erstreckt sich auf alle natürlichen proteinogenen Aminosäuren und läßt sich über einen weiten Konzentrationsbereich beobachten [119]. Obwohl in den Arbeiten verschiedener Autoren teils unphysiologisch hohe Insulinkonzentrationen Verwendung fanden (0,1—1 E/ml), läßt sich am inkubierten Hemidiaphragma der Ratte ein sicherer proteinanaboler Effekt noch mit 50 µE Insulin/ml nachweisen [120], was in der Größenordnung der physiologischerweise vorkommenden Insulinspiegel liegt. Der maximale Effekt des Insulins liegt bei einer Steigerung auf etwa 150—200% des Kontrollwertes.

Zur Erklärung wenigstens eines Teils der insulinbedingten Steigerung der Proteinbiosynthese bietet sich die Beobachtung von KIPNIS und NOALL an, die nachwiesen, daß unter der Einwirkung von Insulin der aktive Transport von Aminosäuren durch die Membran der Muskelzelle geschleunigt wird [121]. Daß dieser Effekt unabhängig vom Ablauf der Proteinbiosynthese auftreten kann, wurde in eleganter Weise unter Verwendung von synthetischen, nicht metabolisierbaren Aminosäureanalogen wie α-Aminoisobuttersäure, α-, γ-Diaminoglutarsäure, Cykloleucin u.a. gezeigt [122]. In jedem Falle führt Insulin zu einer beträchtlichen Zunahme der Transportgeschwindigkeit der Aminosäureanaloga.

Ähnlich wie im Fall des durch Insulin beschleunigten Glucosetransports besteht auch beim Aminosäuretransport noch keine endgültige Klarheit darüber, ob das Hormon die Affinität des Transportsystems zum Substrat steigert oder die Maximalgeschwindigkeit erhöht. Für Aminoisobuttersäure fanden AKEDO und CHRISTENSEN, daß durch Insulin die Affinität des Transportsystems zum Substrat von einer Km von etwa 16 mM auf 1,6 mM gesteigert wurde [123]. Zu ähnlichen Befunden kamen ELSASS u. Mitarb. [124]. Mit nur geringfügig geänderter Methodik fanden dagegen andere Autoren, daß die durch Insulin beschleunigte Aminoisobuttersäureaufnahme des embryonalen Hühnerherzmuskels durch eine Steigerung der Maximalgeschwindigkeit des Transportprozesses hervorgerufen wird [125]. Der stimulierende Effekt des Insulins auf den Aminosäuretransport ist ohne weiteres auch in Abwesenheit von Glucose nachweisbar, er ist jedoch ähnlich wie im Fall der Stimulierung der Proteinbiosynthese durch Insulin, davon abhängig, daß ein oxidierbares Substrat vorhanden ist, das die für den Transport bzw. die Synthese benötigte Energie bereitstellt [126].

Nach diesen Beobachtungen lag es nahe, die Stimulierung der Proteinsynthese durch Insulin auf den gesteigerten Aminosäuretransport durch die Membran der Muskelzelle und damit auf eine Vergrößerung des intrazellulären Aminosäurepools zurückzuführen. Verschiedene Beobachtungen ließen jedoch erkennen, daß ein derartiger Effekt nicht die alleinige Ursache für die Steigerung der Proteinsynthese darstellen kann. Einmal wird ungeachtet der Tatsache, daß die natürlichen Aminosäuren unter Insulin vermehrt in das Protein eingebaut werden, nur ein

Tabelle 4. Akkumulierung von ^{14}C-Aminosäuren im Muskel. (Nach [119])

Aufnahme durch Insulin gesteigert		Aufnahme durch Insulin unbeeinflußt	
Alanin[a]	α-Aminoisobuttersäure	Alanin[a]	β-Alanin
Glycin	Cycloleucin	Arginin	γ-Aminobuttersäure
Histidin	Äthionin	Aspartat	α,γ-Diaminobuttersäure
Methionin	Isovalin	Cystin	α-Methyltyrosin
Prolin	Sarcosin	Glutamat	Norleucin
(Hydroxyprolin)		Histidin	Ornithin
Serin[a]		Isoleucin	
Threonin[a]		Leucin	
		Lysin	
		Phenylalanin	
		Threonin[a]	
		Tryptophan	
		Tyrosin	
		Valin	
		Serin[a]	

[a] Für diese Aminosäuren liegen widersprüchliche Befunde vor.

Teil von ihnen unter dem Einfluß von Insulin aktiv in der Muskelzelle akkumuliert [119]. Tabelle 4 gibt eine Übersicht über Akkumulation verschiedener Aminosäuren unter dem Einfluß von Insulin. Ausgehend von der Beobachtung, daß die Muskelzelle zur Synthese bestimmter Aminosäuren aus den entsprechenden Carbonsäuren im Stande ist, konnte gezeigt werden, daß die Einbauraten in das Protein auch unter Verwendung dieser Carbonsäuren als Substrat durch Insulin gesteigert werden können [127]. Dieser Befund zeigt klar, daß unter gewissen Umständen durch Insulin eine stimulierende Wirkung auf die Proteinbiosynthese auch unter Umgehung des Transportsystems für Aminosäuren hervorgerufen werden kann. Von HIDER et al. sind allerdings Bedenken gegen diese Interpretation angemeldet worden, da sie zeigen konnten, daß die aus den entsprechenden Carbonsäuren synthetisierten Aminosäuren die Muskelzelle unter bestimmten Umständen rasch verlassen können, um dann unter dem Einfluß von Insulin vermehrt in die Zelle wieder einzuströmen und so erst der Proteinbiosynthese zur Verfügung zu stehen [128]. Die deutlichsten Hinweise über eine direkte Beteiligung des Insulins an der Proteinbiosynthese wurden von WOOL u.Mitarb. durch direkte Untersuchung der Proteinsynthese im zellfreien System erbracht [129].

Sie gingen von der Beobachtung aus, daß die Insulin-stimulierte Proteinbiosynthese nicht durch Aktinomyzin D gehemmt werden kann. Da dieses Antibiotikum die Proteinbiosynthese auf der Stufe der Transkription, d.h. der RNA-Synthese, hemmt, muß angenommen werden, daß Insulin eine Wirkung auf der Ebene der Translation entfaltet. Tatsächlich sind die Translationshemmstoffe Puromycin bzw. Zycloheximid imstande, die Insulin-stimulierte Proteinbiosynthese zu hemmen, ohne jedoch die Wirkung des Hormons auf den Transport von Aminosäuren oder Glucose zu beeinflussen.

Durch die Untersuchungen von WOOL u.Mitarb. konnte für die Wirkung des Insulins auf die Proteinbiosynthese zusätzlich zum Aminosäuretransport auch ein Angriffspunkt an den Ribosomen wahrscheinlich gemacht werden. Sie fanden [130], daß Ribosomen aus den Muskeln diabetischer Tiere weniger Protein synthetisieren als entsprechend präparierte Ribosomen von Kontrolltieren. Eine Vorbehandlung mit Insulin nur 5 min vor der Tötung der Versuchstiere ist imstande, den ribosomalen Defekt vollständig zu beheben. Eine gleichartige Funktionsstö-

Tabelle 5. Translation von Polyuridylsäure (Poly-U) bzw. Encephalomyocarditis-Virus Boten-RNA (EMC-RNA) durch Ribosomen aus normalen und diabetischen Muskeln. (Aus [129])

Zusätze	^{3}H-Phenylalanineinbau in Protein (pMol)	
	normal	diabetisch
—	0,04	0,03
Poly U	17,77	9,19 (-48%)
EMC-RNA	2,52	1,50 (-40%)

rung der Ribosomen aus diabetischem Muskelgewebe zeigt sich auch, wenn Ribosomen verwendet werden, die durch entsprechende Vorinkubation die Fähigkeit zur Proteinsynthese verloren haben, wenn nicht exogen Boten-RNA zugesetzt wird. Wie den in Tabelle 5 zusammengestellten Daten zu entnehmen ist, läßt sich eine Verminderung der Einbaurate von Phenylalanin in Protein auch nachweisen, wenn als Boten-RNA Polyuridylsäure bzw. Boten-RNA des Encephalomyocarditisvirus verwendet werden. Diese Befunde sind dahingehend gedeutet worden, daß durch Insulin eine Änderung des Funktionszustandes der Ribosomen hervorgerufen wird, über dessen Natur noch weitgehende Unklarheit besteht [129]. So ist über die Existenz eines unter Insulineinfluß vermehrt gebildeten Proteins spekuliert worden, das die ribosomalen Aktivitäten verstärkt. Auch eine chemische Modifikation ribosomaler Proteine durch Phosphorylierung [131], oder Acetylierung ist verantwortlich gemacht worden. In dieselbe Richtung zielen Beobachtungen von MORGAN u.Mitarb., die zeigen konnten, daß es unter dem Einfluß von Insulin am isoliert perfundierten Muskel nicht nur zu einer Stimulierung des Einbaues radioaktiver Aminosäuren ins Protein, sondern auch zu einer vermehrten Polysomenbildung kommt, der mit einer Abnahme des Spiegels an ribosomalen Untereinheiten einhergeht [132].

Unabhängig von seiner Wirkung auf Proteinbiosynthese zeigt Insulin schließlich noch eine hemmende Wirkung auf die Proteolyse des Muskels. Unter seinem Einfluß wird am Hemidiaphragma der Ratte die Aminosäurefreisetzung vermindert [133]. Auch am isoliert perfundierten Hinterbein der Ratte führt Insulinzusatz zu einer etwa 50%igen Reduktion der Aminosäurefreisetzung [30]. Von MORGAN u.Mitarb. ist aufgrund der Bestimmung der Aminosäure- und Ammoniakfreisetzung im isoliert perfundierten Herzen auf eine etwa 50%ige Reduktion der Proteolysegeschwindigkeit geschlossen worden [134]. In Anbetracht des geringen Wissens über die Regulation der intrazellulären Proteolyse kann über den Mechanismus dieser antiproteolytischen Wirkung nichts ausgesagt werden.

2. Insulinwirkung auf den Fettgewebsstoffwechsel

a) Die Wirkung von Insulin auf den Kohlenhydrat- und Fettstoffwechsel des Fettgewebes

Die Tatsache, daß es unter dem Einfluß von Insulin zu einer vermehrten Umwandlung von Kohlenhydraten im Fett und zu gesteigerter Fettablagerung kommt, ist durch klinische Beobachtungen an Patienten mit Insulin produzierenden Tumoren sowie durch die früher geübte Technik, bei anorexischen Patienten durch Insulingaben eine Gewichtszunahme herbeizuführen, belegt. Eine weitere

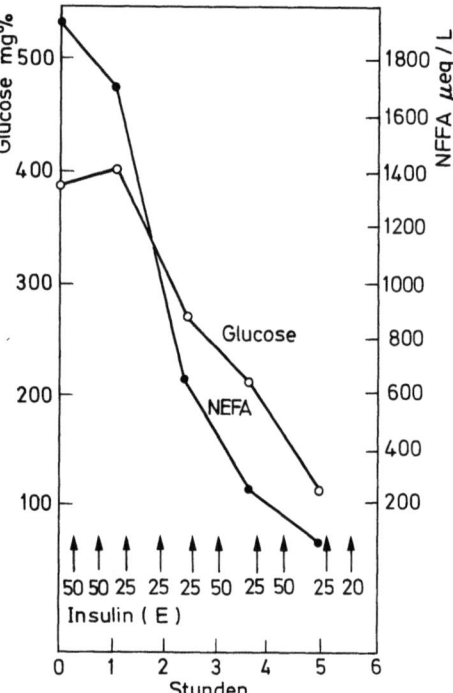

Abb. 25. Verhalten von Blutzucker und nicht veresterten Fettsäuren im Plasma während der Therapie eines Coma diabeticum. (Nach BIERMAN et al., 1957 [139])

Wirkung des Insulins auf den Fettstoffwechsel geht aus dem in Abb. 25 dargestellten Diagramm hervor. Es zeigt das Verhalten der Glucose- und Fettsäurekonzentration im Serum während der Behandlung eines Coma diabeticum mit Insulin. Dabei fällt auf, daß die Konzentration der nichtveresterten Fettsäuren im Serum unter der Behandlung mit Insulin mit etwa derselben Geschwindigkeit abfällt wie die der Glucose. Da das Fettgewebe als die bei weitem wichtigste Quelle der nicht veresterten Fettsäuren im Serum angesehen werden darf, muß aus diesem Befund geschlossen werden, daß Insulin nicht nur die Umwandlung von Kohlenhydraten in Fett beschleunigt, sondern auch die Freisetzung von Fettsäuren aus dem Fettgewebe, also die Lipolyse hemmt. Die seit Ende der fünfziger Jahre in großem Umfang betriebenen Studien über den Stoffwechsel und die hormonelle Kontrolle des Fettgewebes haben zu wichtigen Aufschlüssen über den Mechanismus der Insulinwirkung in diesem Gewebe geführt und gezeigt, daß das Fettgewebe in dynamischer Weise sehr wesentlich am Stoffumsatz innerhalb des Organismus beteiligt ist. Abb. 26 zeigt schematisch die Zusammenhänge zwischen Kohlenhydrat- und Fettstoffwechsel im Fettgewebe und gibt die Angriffspunkte des Insulins wieder.

Bestimmend für die Geschwindigkeit der Umwandlung von Kohlenhydraten zu Fett im Fettgewebe ist zunächst der Transport der Glucose durch die Membran der Fettzelle. Ähnlich wie die Muskelzelle erfolgt der Glucosetransport an einem mobilen Carrier, wobei der Mechanismus dem eines erleichterten Transports entspricht [135]. Insulin führt zu einer Beschleunigung der Transportrate [136]. In eleganten Experimenten konnte von CROFFORD u. Mitarb. gezeigt werden, daß der Glucosetransport der Fettzelle große Ähnlichkeit mit dem der Muskelzelle

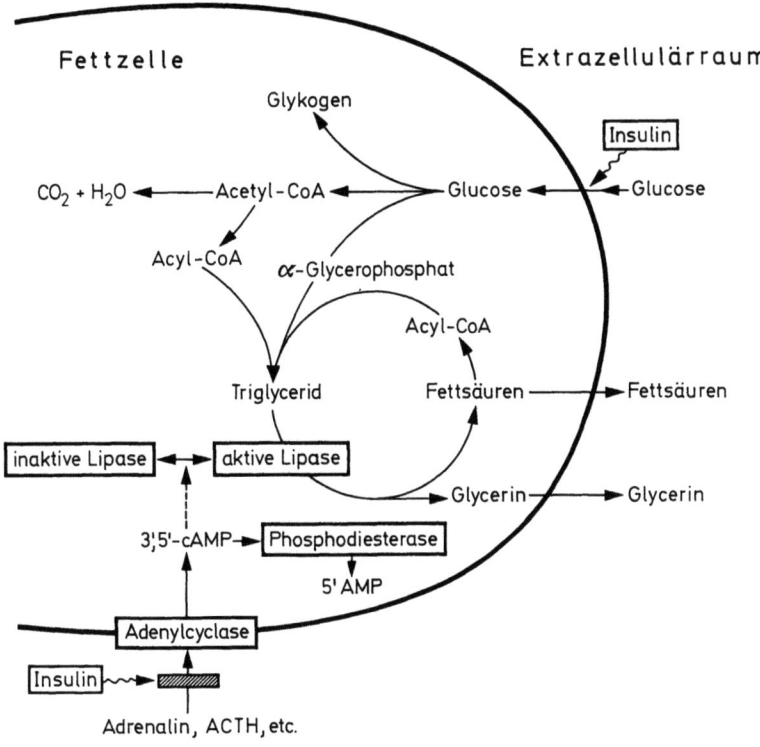

Abb. 26. Wirkung von Insulin auf den Kohlenhydrat- und Fettstoffwechsel des Fettgewebes

hat. Außer Glucose werden mit geringer Geschwindigkeit Fruktose und Mannose transportiert, auch hier ist der Carrier nicht imstande, die Glucoseanaloga 2-Desoxyglucose sowie 3-O-Methylglucose vom Glucosemolekül zu unterscheiden [137]. Dagegen zeigt der Carrier eine ausgeprägte Stereospezifität, da L-Glucose von ihm nicht transportiert wird. Am inkubierten Fettgewebe sowie an isolierten Fettzellen findet sich unter dem Einfluß von physiologischen Insulinkonzentrationen in einem Bereich von 5—200 µE/ml eine dosisabhängige Stimulierung der Glucoseaufnahme mit einer maximalen Steigerung auf das 5—10fache des Kontrollwertes. Da dieser Effekt relativ leicht reproduziert werden kann, ist er zur Grundlage der Bestimmung der biologischen Insulinaktivität in verschiedenen Körperflüssigkeiten geworden [138]. In Abb. 27 sind die unter dem Einfluß von Insulin in Fettgewebe zu beobachtenden Änderungen der Flußraten des Glucosekohlenstoffes dargestellt. Neben der Stimulierung der Glucoseaufnahme kommt es zu einer deutlichen Zunahme des Glucoseflusses durch den Hexosemonophosphatweg. Die Bedeutung dieser Tatsache liegt darin, daß hier ein beträchtlicher Teil der für die Fettsäuresynthese benötigten Reduktionsäquivalente erzeugt wird. Auffallend neben der Beschleunigung der Glykolyserate ist besonders die Steigerung der dehydrierenden Decarboxylierung von Pyruvat zu Acetyl-CoA, wo der für die Fettsäuresynthese benötigte Kohlenstoff bereitgestellt wird. Ihr entspricht die Steigerung der Fettsäuresynthese aus Acetyl-CoA [49]. Ebenfalls dem Glucoseabbau entnommen wird das zur Triglyzeridsynthese benötigte α-Glyzerophosphat, dessen Einbau in die Triglyzeride um etwa das Doppelte stimuliert ist.

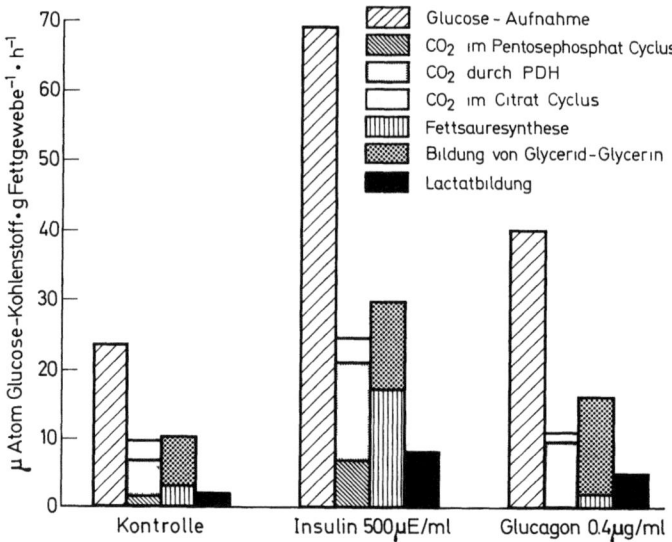

Abb. 27. Wirkung von Insulin und Glucagon auf die Flußraten des Glucosekohlenstoffes im Fettgewebe. (Nach Löffler, 1971 [49])

Von vielen Autoren ist der Versuch gemacht worden, die unter dem Einfluß von Insulin am Fettgewebe zu beobachtende Zunahme der Fettsäuresynthese aus Kohlenhydraten als eine Konsequenz des gesteigerten Glucosedurchtritts durch die Membran der Fettzelle und damit eines gesteigerten Glucoseangebotes zu deuten. Verschiedene Befunde haben jedoch Hinweise dafür erbracht, daß das Insulin weitere, vom Glucosetransport unabhängige Wirkungen auf den Lipidstoffwechsel ausübt. So wurde von Halperin beobachtet, daß Insulin unter bestimmten experimentellen Bedingungen in Abwesenheit von Glucose die Fettsäuresynthese aus Pyruvat wenn auch nur gering steigert [140]. Von Jungas u. Mitarb. konnte zusätzlich beobachtet werden, daß Fettgewebe von 48 Std gefasteten und danach kohlenhydratreich wiederaufgefütterten Tieren in Abwesenheit von exogener Glucose auf Insulin mit einem vermehrten Einbau von Tritiumwasser in die Fettsäuren reagiert, wobei als Kohlenstoffquelle für die gesteigerte Fettsäuresynthese offenbar Glykogen benutzt wird, das in der Wiederauffütterungsphase vermehrt synthetisiert worden war [141]. Beide Befunde legten einen weiteren Angriffspunkt des Insulins auf der Stufe des Pyruvatstoffwechsels nahe, der in den letzten Jahren unabhängig von verschiedenen Arbeitsgruppen untersucht wurde [142—146]. Dabei zeigte es sich, daß Insulin imstande ist, in die Interkonvertierung der Pyruvatdehydrogenase einzugreifen, in dem es das Gleichgewicht zwischen aktiver und inaktiver Form des Enzyms zugunsten der aktiven Form, d.h. also der Dephosphoform verschiebt (Abb. 28). Der Effekt läßt sich am Fettgewebe normal gefütterter Tiere nur in Anwesenheit von Hexosen demonstrieren, die unter Insulineinfluß mit erhöhter Geschwindigkeit transportiert werden. Da er jedoch nicht bei Inkubation von Fettgewebe mit 3-O-Methylglucose auftritt, ist offenbar der Stoffwechsel der gesteigert transportierten Hexosen für die Pyruvatdehydrogenase Interkonvertierung verantwortlich. Da sich bei Untersuchung der Pyruvatdehydrogenase Interkonvertierung in isolierten Leber- und Fettmitochondrien gezeigt hat, daß der Aktivitätszustand des Enzyms vom Phosphorylierungsgrad der mitochondrialen Adeninnukleotide abhängt, muß ange-

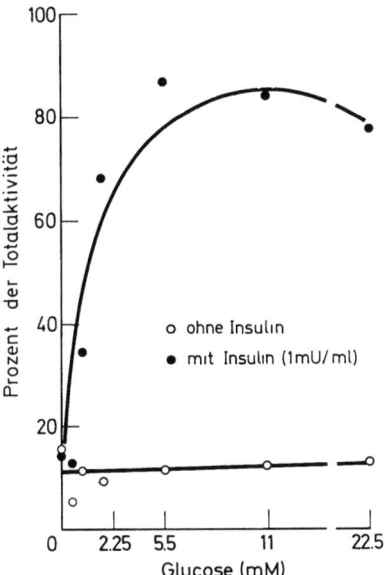

Abb. 28. Wirkung von Insulin auf die Pyruvatdehydrogenase-Aktivität des Fettgewebes. (Nach WEISS et al., 1974 [146].) Isolierte Fettzellen der Ratte wurden 30 min bei den angegebenen Glucosekonzentrationen mit und ohne Insulin inkubiert und danach die Pyruvatdehydrogenaseaktivität bestimmt. Aktivitäten sind als prozentuale Teile des aktiven Dephospho-Enzyms an der Gesamtaktivität angegeben

nommen werden, daß das Insulin auf eine bisher nicht genau bekannte Weise in den Energiestoffwechsel der Mitochondrien eingreift. Eine Zusammenstellung über die sich in diesem Zusammenhang ergebenden Probleme finden sich bei WIELAND et al. [147] sowie WEISS et al. [146].

Ein weiterer Angriffspunkt des Insulins liegt bei der zytoplasmatischen Fettsäuresynthese. Offensichtlich führt der Einfluß dieses Hormons zu einer Zunahme der Aktivität der Acetyl-CoA-Carboxylase, die den Geschwindigkeits-bestimmenden Schritt des zytoplasmatischen Anteils der Fettsäuresynthese katalysiert [148]. Das Enzym, dessen Aktivität außer durch Insulin durch eine Vielzahl weiterer Faktoren beeinflußt werden kann, befindet sich nach Inkubation von Fettgewebe mit Insulin in einem höheren Aktivitätszustand. Über die Bedeutung des Insulins bei der Triglyzeridsynthese aus Fettsäuren und α-Glyzerophosphat besteht noch keine Klarheit. Die immer wieder beobachtete Stimulierung der Reveresterungsgeschwindigkeit sowie des Einbaues exogen zugesetzter Fettsäuren in die Triglyzeridfraktion unter dem Einfluß von Insulin ist häufig als Folge eines durch das Hormon hervorgerufenen erhöhten α-Glyzerophosphatspiegels interpretiert worden. Diese Erklärung ist jedoch nicht voll befriedigend, da nach den Beobachtungen von DENTON u. RANDLE [149] sowie DENTON u. HALPERIN [150] keine sichere Korrelation zwischen der Geschwindigkeit der Triglyzeridsynthese sowie den Konzentrationen von α-Glyzerophosphat und Acyl-CoA festzustellen sind. In diesem Zusammenhang muß auch offen bleiben, welche Bedeutung den von MURTHY und STEINER gemachten Beobachtungen über eine direkte Stimulierung der Triglyzeridsynthese durch Insulin unabhängig von exogen zugesetzter Glucose zukommt [151].

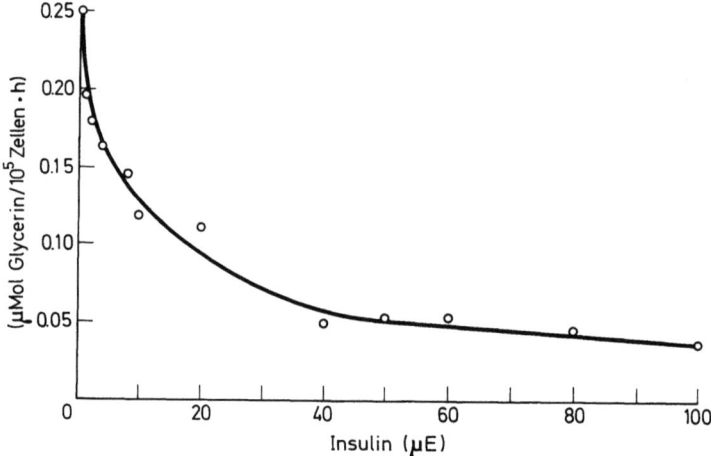

Abb. 29. Antilipolytische Wirkung des Insulins. Fettzellen wurden während 120 min mit ACTH (25 ng/ml) und Insulin wie angegeben inkubiert und danach die Glyzerinkonzentration im Medium bestimmt. (Nach Löffler, 1971 [49])

Insulin führt nicht nur zu einer deutlichen Stimulierung der Lipogenese sondern hemmt die hydrolytische Spaltung der gespeicherten Triglyzeride zu Glyzerin und freien Fettsäuren. Dieser Effekt ist besonders gut als Hemmung der durch lipolytisch wirksame Hormone stimulierten Lipolyse zu beobachten. In Abb. 29 ist die Wirkung von Insulin auf die durch eine submaximale Dosis ACTH stimulierte Lipolyse an isolierten Fettzellen der Ratte dargestellt [139]. Die Hemmung der Lipolyse tritt schon mit Insulinmengen in einer Größenordnung von 0,5— 1 µE/ml auf. Ähnliche Befunde können erhoben werden, wenn die Lipolyse statt mit ACTH mit Katecholaminen oder mit Glucagon stimuliert wird [152]. Die Tatsache, daß die antilipolytische Wirkung von Insulin auch in Abwesenheit von Glucose zu beobachten ist, zeigt klar, daß es sich hier um einen vom Glucosetransport unabhängigen Effekt des Hormons handelt. Wie durch Untersuchungen verschiedener Arbeitsgruppen in den letzten Jahren gezeigt werden konnte, ist Insulin imstande, die durch lipolytische Hormone verursachte Zunahme des cyclo-AMP-Gehaltes der Fettzelle zu verringern [153].

Infolgedessen wird durch Insulin die durch Dibutyryl-cyclo-AMP verursachte Stimulierung der Lipolyse nicht beeinflußt. Über die genaue Lokalisation der Insulinwirkung besteht noch keine völlige Klarheit. In Frage kommen eine Hemmung der Adenyl-Zyklaseaktivität bzw. eine Stimulierung der Aktivität der Phosphodiesterase, die für den Abbau des intrazellulär anfallenden cyclo-AMP verantwortlich ist. Von Hepp u.Mitarb. sowie von Cuatrecasas konnte gezeigt werden, daß Insulin an isolierten Fettzellmembranen die durch Katecholamine bzw. Glucagon verursachte Stimulierung der Adenylzyklaseaktivität hemmt [154, 155]. Die Tatsache, daß andere Untersucher diese Befunde nicht erheben konnten, mag in der Verschiedenheit der verwendeten Membranpräparationen begründet liegen [156, 157]. Zusätzlich zu einer Wirkung auf die Adenylzyklase scheint Insulin nach den Untersuchungen von Loten und Sneyd die Aktivität der Phosphodiesterase zu erhöhen, so daß es über einen zweifachen Mechanismus zum Absinken der cyclo-AMP-Spiegel kommt [158]. Eine Erniedrigung des cyclo-AMP-Gehaltes der Fettzelle führt über die weiter oben geschilderte cyclo-AMP-abhängige Interkonvertierung der hormonsensitiven Triglyzeridlipase des Fettgewebes zu einer Verlangsamung der Triglyzeridspaltung.

b) Der Einfluß von Insulin auf den Aminosäure- und Proteinstoffwechsel des Fettgewebes

Obwohl Aufbau, Umsatz und Abbau des Fettgewebsproteins wegen des geringen Proteingehaltes dieses Gewebes für die Stoffwechselbilanz des Organismus keine große Rolle spielt, ist die Kenntnis von Insulinwirkungen auf den Proteinstoffwechsel des Fettgewebes in Anbetracht der unter Einwirkung des Hormones zu beobachtenden Massenzunahme des Fettgewebes von großem Interesse.

So wurde schon Anfang der 60er Jahre von einer Reihe von Beobachtern mitgeteilt, daß unter Insulineinfluß eine Zunahme der Einbaurate radioaktiv markierter Aminosäuren in das Fettzellprotein zu beobachten ist [159, 160, 161]. Daß dieser Effekt bereits mit physiologischen Konzentrationen des Hormons erzielt werden kann, geht aus Abb. 30 hervor, in der die Insulinabhängigkeit des ^{14}C-Leucineinbaues in das Fettgewebsprotein dargestellt ist.

Verschiedene Mechanismen können für diesen Effekt verantwortlich gemacht werden. Neben einer Stimulierung der Aminosäureaufnahme in die Fettzelle kommen ebenso eine direkte Beeinflussung der Proteinbiosynthese wie auch eine Hemmung der Proteolyse der Fettzelle unter diesen Bedingungen in Frage.

Unter Verwendung nicht metabolisierbarer Aminosäureanaloga (α-Aminoisobuttersäure bzw. Cykloleucin) konnte von verschiedenen Autoren [162, 163] eine mäßige Stimulierung der Aminosäureaufnahme durch Insulin beobachtet werden, die besonders deutlich nach vorheriger Hemmung dieses Prozesses durch Katecholamine auftrat. Andere konnten dagegen keinen direkten Einfluß von Insulin auf die Aminosäureaufnahme feststellen [164, 165] und diskutieren einen direkten Einfluß des Hormons auf die Proteinbiosynthese der Fettzelle, da die schwach antiproteolytische Wirkung des Insulins am Fettgewebe [166] die beobachteten Steigerungsraten des Aminosäureeinbaus in das Fettgewebsprotein nicht voll zu erklären vermag.

Über den molekularen Mechanismus der Insulinwirkung auf die Proteinbiosynthese im Fettgewebe besteht allerdings zur Zeit keine Klarheit. Möglicherweise

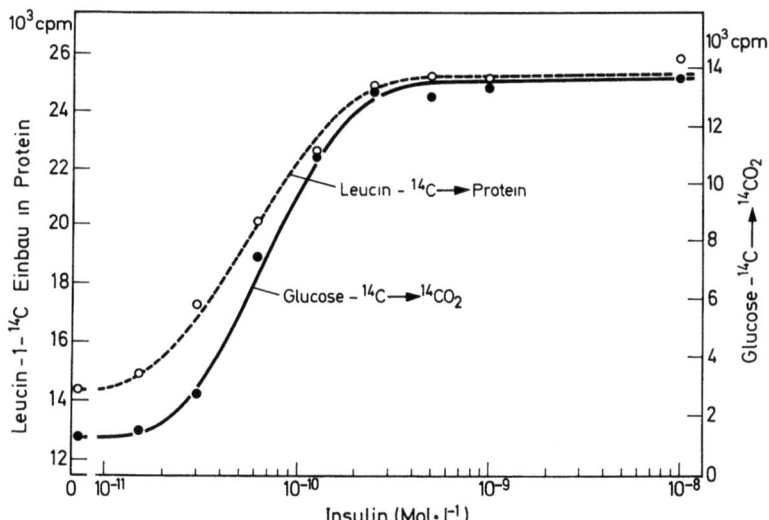

Abb. 30. Wirkung von Insulin auf den Einbau von ^{14}C-Leucin in das Fettgewebsprotein. (Nach CROFFORD et al., 1970 [166])

spielt auch der unter Insulin zu beobachtende Abfall des cyclo-AMP-Spiegels der Fettzelle hierbei eine Rolle.

Welche Bedeutung in diesem Zusammenhang der unter Insulinbehandlung am intakten Tier zu beobachtenden Zunahme des Einbaus von ^{3}H-Thymidin in die Fettzell-DNA sowie der Zunahme der Gesamt-DNA zukommt, kann noch nicht entschieden werden [167].

3. Insulinwirkungen auf den Leberstoffwechsel

a) Insulinwirkung auf Kohlenhydrat- und Fettstoffwechsel der Leberzelle

Die dramatischen Änderungen des Leberstoffwechsels beim Diabetes, also im Insulinmangel, verleiteten die Forschung schon relativ früh nach Insulinwirkungen auf dieses Organ zu suchen. Die dabei gewonnenen Ergebnisse waren jedoch so widersprüchlich, daß die Überzeugung aufkam, die beim Diabetes anzutreffenden Stoffwechseländerungen der Leber seien weniger durch das Fehlen des Hormons an diesem Gewebe als vielmehr infolge passiver Beeinflussung durch das geänderte Stoffwechselverhalten von Muskulatur und Fettgewebe hervorgerufen. Erst mit der Verwendung des isoliert perfundierten Leberpräparates ergab sich die Möglichkeit, den Leberstoffwechsel und seine hormonelle Regulation isoliert vom Organismus zu untersuchen. Dabei ließ sich ein ganzes Spektrum von Insulinwirkungen nachweisen, das im folgenden dargestellt wird, wobei im Einzelfall über die zugrundeliegenden molekularen Mechanismen keine Klarheit besteht.

1. Insulinwirkungen über eine Beeinflussung des Enzymgehalts der Leberzelle: In der diabetischen Leber läßt sich eine Glucoseaufnahme in der Regel nicht mehr nachweisen, vielmehr findet sich eine stark gesteigerte hepatische Glucosefreisetzung aus den wichtigsten Präkursoren der Gluconeogenese Lactat, Pyruvat und Alanin. Daß dieser Effekt des Diabetes nicht nur auf einer Stimulierung

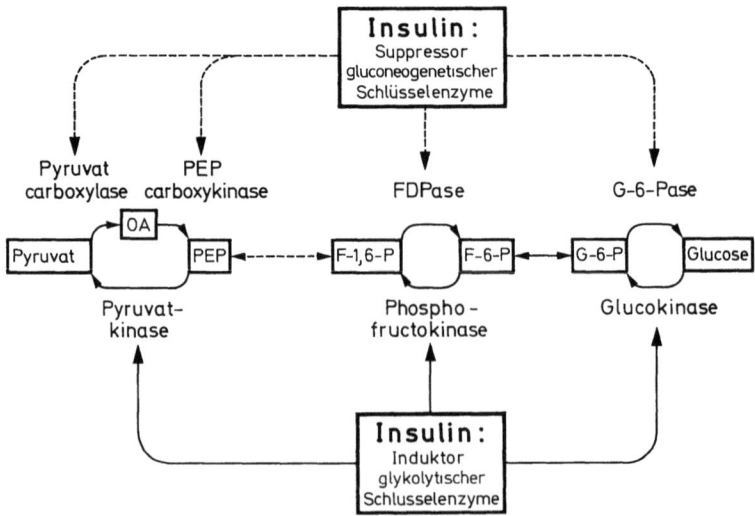

Abb. 31. Wirkung von Insulin auf Schlüsselenzyme der Gluconeogenese und Glykolyse der Leber. (Nach Weber et al., 1966 [168])

der Gluconeogenese (s. unten) beruht, sondern auch durch eine Hemmung der Glykolyse hervorgerufen wird, geht aus Aktivitätsbestimmungen von Schlüsselenzymen der Gluconeogenese und Glykolyse hervor, die in Abb. 31 dargestellt sind (Übersicht s. auch [168]). Danach steht die Biosynthesegeschwindigkeit dieser Enzyme unter hormoneller Kontrolle. Insulin scheint die Enzyme Glucokinase, Phosphofructokinase und Pyruvatkinase zu induzieren, wobei sich Glucocorticoide als Hemmstoffe dieser Insulinwirkung verhalten [168]. Die letzteren induzieren ihrerseits zusätzlich die gluconeogenetischen Enzyme PEPCK, Fructose-1,6-Bisphosphatase und Glucose-6-Phosphatase. Diese Art der Stoffwechselkontrolle ist infolge der sich über Stunden bis Tage erstreckenden Halbwertszeit der betreffenden Enzyme für eine kurzfristige Steuerung des Leberstoffwechsels natürlich nicht geeignet, sie ermöglicht jedoch eine längerfristige Anpassung an geänderte Milieubedingungen. Über den molekularen Mechanismus dieser Insulinwirkung, die sich in einem erhöhten Gehalt dieser Enzyme in der Leberzelle anzeigt, ist zur Zeit nichts bekannt. Insbesondere ist unklar, über welchen Überträgermechanismus Insulin, das sehr wahrscheinlich an der Zellmembran wirkt, die Proteinbiosynthese beeinflußt.

2. Cyclo-AMP-vermittelte Insulinwirkungen: Mit der Einführung der Perfusion der isolierten Leber ergab sich die Möglichkeit, auch kurzfristige direkte Insulinwirkungen auf die Leber zu untersuchen. Dabei fand sich ein Spektrum von zunächst scheinbar zusammenhanglosen Effekten, denen gemeinsam ist, daß sie sich alle antagonistisch zu den Wirkungen des Glucagons oder der Katecholamine verhalten (Tabelle 6).

Der älteste derartige Befund ist die Stimulierung der durch glykogenolytisch wirksame Hormone gehemmten Glykogensynthese zusammen mit einer Hemmung der gesteigerten Glykogenolyse. Die Aufklärung des auf S. 257f. geschilderten Kaskadenmechanismus der Steuerung des Glykogenstoffwechsels erbrachte dann auch den Schlüssel zum Verständnis dieses Bereichs der Insulinwirkung. In vivo und in vitro an der perfundierten Leber kommt es nach Insulin zu einer Hemmung der Glucagon- bzw. Katecholamin-stimulierten cyclo-AMP-Bildung, wo-

Tabelle 6. Wirkungen von Glucagon, Katecholaminen oder cyclo-AMP auf die isoliert perfundierte Rattenleber. (Nach [171])

Effektor	Wirkung	Hemmung durch Insulin
Glucagon	Stimulierung der Glykogenolyse	+
Katecholamine		+
cAMP		+
Glucagon	Stimulierung der Gluconeogenese	+
Katecholamine		nicht untersucht
cAMP		+
Glucagon	Stimulierung der Harnstoffsynthese	+
Katecholamine		nicht untersucht
cAMP		nicht untersucht
Glucagon	Stimulierung der Histon-Phosphorylierung	nicht untersucht
cAMP		
Glucagon	Stimulierung der Proteolyse	+
Glucagon	Phosphoenolpyruvat-Carboxykinase-Induction	+
Katecholamine		+
cAMP		+

durch das Überwiegen der Glykogensynthese über die Glykogenolyse verständlich wird (s.Abb. 9).

Wahrscheinlich ebenfalls über eine Hemmung der cyclo-AMP-Bildung wirkt Insulin auf die durch Glucagon stimulierte Gluconeogenese der Leber. Obwohl der genaue Angriffspunkt des Glucagons bei der Gluconeogenese immer noch nicht bekannt ist, darf auch hier als ursächliches Moment eine insulinbedingte Hemmung der cyclo-AMP-Bildung angenommen werden, nachdem das cyclische Nucleotid die Gluconeogenese in gleicher Weise stimuliert wie Glucagon oder Katecholamine [76].

Schließlich wirkt Insulin auch hemmend auf die Ketogenese aus endogenen Substraten [169], die durch Glucagon bzw. cyclo-AMP, wahrscheinlich über die Aktivierung einer hormonsensitiven, möglicherweise lysosomalen, hepatischen Lipase [170] gesteigert ist.

Die Frage, in welcher Weise Insulin die hepatische cyclo-AMP-Bildung hemmt, ist noch nicht klar entschieden. Nach den Untersuchungen verschiedener Autoren [171] ist eine insulinbedingte Stimulierung der Phosphodiesterase weniger wahrscheinlich als eine Hemmung der für die cyclo-AMP-Bildung verantwortlichen Adenylzyklase. Tatsächlich konnte eine Hemmwirkung von Insulin auf die Adenylzyklaseaktivität isolierter Lebermembranen beobachtet werden [172]. Die Tatsache, daß dieser Befund von anderen Autoren nicht erhoben werden konnte [173], ist möglicherweise auf Verschiedenheiten der verwendeten Techniken zurückzuführen.

3. Wirkung von Insulin auf die Lipogenese aus Kohlenhydraten: Über eine direkte Wirkung von Insulin auf die hepatische Lipogenese liegen nicht viele gesicherte Daten vor (Übersicht siehe [174, 44]). Zwar wird durch Insulinbehandlung die in der diabetischen Leber drastisch verminderte Fettsäuresynthese im Verlauf einiger Tage wieder normalisiert [44], jedoch könnte dieser Effekt ebensogut auf extrahepatische Faktoren zurückzuführen sein.

Untersuchungen über das Verhalten der Pyruvatdehydrogenaseaktivität der Leber während Insulinbehandlung in vivo Versuchstieren bieten eine Erklärungsmöglichkeit für eine direkte Insulinwirkung an. Wie in Abb. 32 dargestellt, führt die Insulinbehandlung diabetischer Tiere in weniger als einer Stunde zu einer

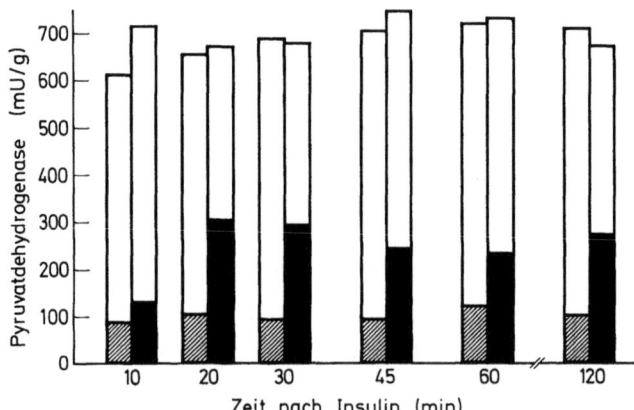

Abb. 32. Wirkung von Insulin auf die Pyruvatdehydrogenase-Aktivität der Leber. Normalgefütterte Ratten erhielten 10 E Insulin intraperitoneal, Kontrollen 0,9%iges NaCl. Die Gesamthöhe der Säulen gibt die Totalaktivität der Pyruvatdehydrogenase wieder, die schattierten Teile die aktive Form des Enzyms. ▨ Kontrollen; ■ Insulin

Aktivierung der Pyruvatdehydrogenase [175]. Damit wäre eine Möglichkeit eröffnet, den für die Fettsäuresynthese nötigen Kohlenstoff in Form von Acetyl-CoA bereitzustellen.

Auch hier besteht über den molekularen Mechanismus der Insulinwirkung keine Sicherheit. Diskutiert wird eine indirekte Beeinflussung des mitochondrialen Energiepotentials, wobei über das Verhältnis von ATP/ADP der Phosphorylierungsgrad des Pyruvatdehydrogenasekomplexes und damit dessen Aktivität gesteuert würde [52].

b) Wirkung von Insulin auf Aminosäure- und Proteinstoffwechsel der Leber

Ähnlich wie in Muskulatur und Fettgewebe stimuliert Insulin in der Leberzelle den Einbau von Aminosäuren in Protein [176, 177]. Auch hier besteht über den molekularen Mechanismus weitgehende Unklarheit. Es wird spekuliert, daß Insulin wie im Muskel die Konformation von Ribosomen ändert und derart zu einer Stimulierung der Proteinbiosynthese führt. Von einigen Autoren wurde jedoch darauf hingewiesen, daß der Insulineffekt auf die hepatische Proteinbiosynthese nur in Anwesenheit von Glucose nachweisbar ist [178]. Möglicherweise ist eine vermehrte Bereitstellung von energiereichen Phosphaten, die für die Proteinbiosynthese benötigt werden, für diesen Effekt verantwortlich.

Auf ebenfalls noch unbekannte Weise scheint Insulin auch an der Leberzelle die Proteolyse zu beeinflussen. Dies geht jedenfalls aus den Untersuchungen verschiedener Autoren hervor, die an der perfundierten Leber die durch Glucagon stimulierte Harnstoffbildung durch Insulin in ähnlicher Weise wie die Ketonkörper- bzw. Glucosebildung hemmen konnten [169, 179, 180].

Es liegt nahe, für diesen Effekt eine insulinbedingte Abnahme des hepatischen cyclo-AMP-Spiegels verantwortlich zu machen. Da jedoch über die Regulation der intrazellulären hepatischen Proteolyse so gut wie nichts bekannt ist, läßt sich die Richtigkeit dieser Spekulation nicht beweisen.

III. Der molekulare Wirkungsmechanismus des Insulins

Die im vorangegangen Abschnitt geschilderten Effekte des Insulins eröffnen zwar den Blick zum Verständnis der Stoffwechselwirkung dieses Hormons, lassen jedoch alle Fragen nach seinem molekularen Wirkungsmechanismus noch offen. Infolge der außerordentlich geringen Insulinkonzentration im Plasma (ca. 10^{-10} M) hat sich eine Beantwortung dieses Themas auch lange dem experimentellen Zugriff entzogen. Erst mit der Einführung hochempfindlicher radioimmunologischer Nachweisverfahren sowie der Möglichkeit zur schonenden Markierung des Insulinmoleküls waren Untersuchungen über eine Wechselwirkung von Insulin mit seiner Zielzelle möglich.

In Anbetracht der Größe des Insulinmoleküls wurde schon früh vermutet, daß es seine Hauptwirkung auf der Ebene der Zellmembran durch Wechselwirkung mit einem Rezeptor entfaltet. Die Beobachtung, daß bei Inkubation von Gewebeproben mit ^{125}J-markiertem Insulin auch intrazellulär dem Insulin zugehörige Radioaktivität nachweisbar war [181], spricht nur scheinbar gegen diese Annahme, da nie ausgeschlossen werden konnte, daß das Hormon nicht vor der Aufnahme in die Zelle gespalten und lediglich Bruchstücke aufgenommen und nachgewiesen wurden.

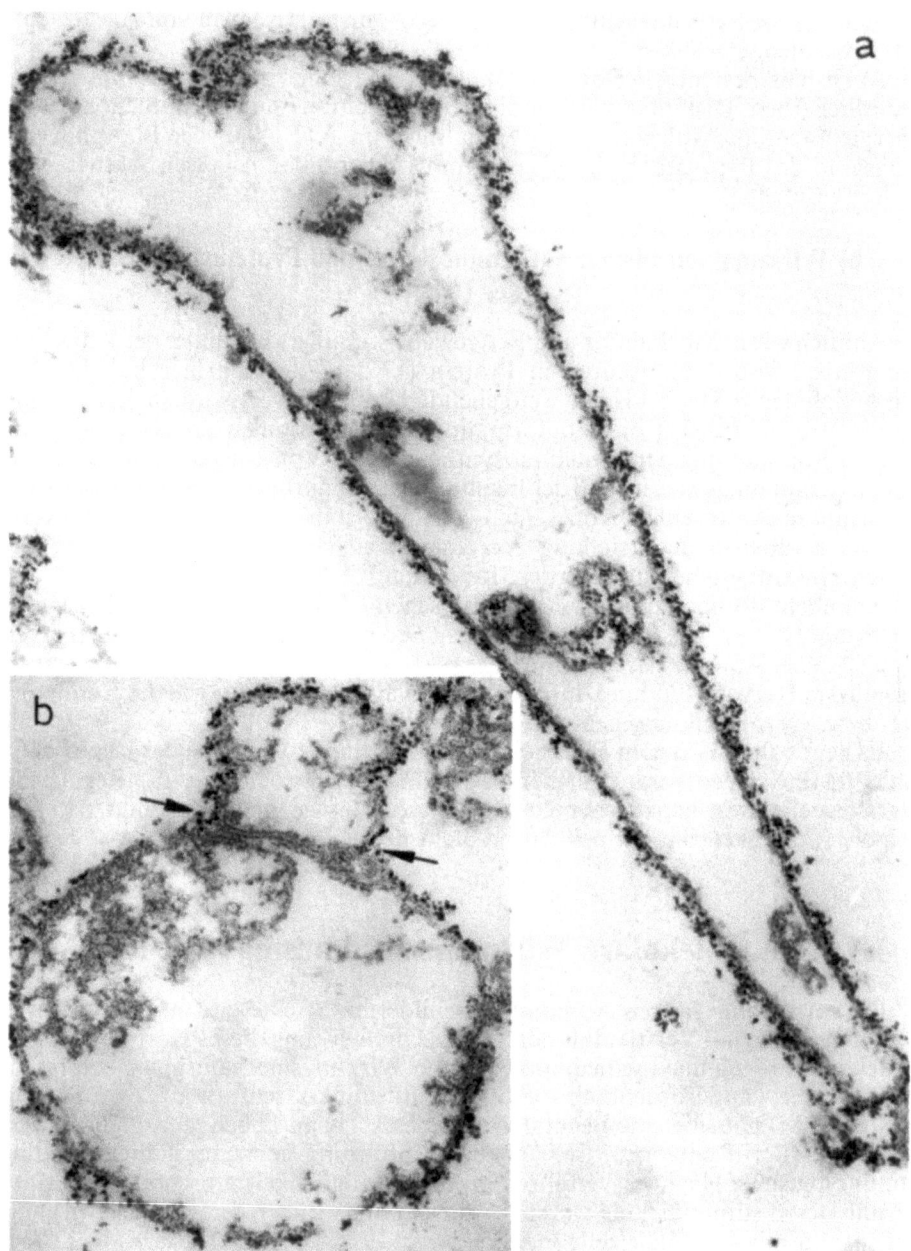

Abb. 33. Ferritin-Insulin-Antikörperkonjugate angelagert an die Außenseite von „Fettzell-Ghosts"
(a u. b). Die elektronendichten Partikel fehlen an der Berührungsstelle zweier „Ghost-Membranen"
(Pfeile in b). Nach SIESS et al., 1974 [190])

In eleganten, von KONO durchgeführten Untersuchungen [182, 183], konnte
schließlich gezeigt werden, daß vorsichtige Behandlung der insulinempfindlichen
Zelle mit Trypsin zu einem Verschwinden der Insulinempfindlichkeit führt, die

jedoch nach einer Erholungsphase zurückkehrt [184, 182]. Diese Befunde wurden dahingehend gedeutet, daß Trypsin zu einer proteolytischen Schädigung des auf der Membran gelegenen Rezeptors für Insulin führt, der jedoch nach Entfernen von Trypsin wieder nachgebildet werden kann [185]. Der endgültige Beweis einer auf die Zellmembran beschränkten Insulinwirkung schien schließlich durch die Arbeiten von CUATRECASAS erbracht [186, 187].

Er koppelte Insulin an Sepharoseteilchen einer mittleren Größe von 150 µ und konnte zeigen, daß die Wirkung eines derartigen Insulins sich nicht wesentlich von dem des löslichen Hormons unterscheidet. In letzter Zeit konnte allerdings nachgewiesen werden, daß der biologische Effekt von Sepharose-gebundenem Insulin nur auf der allmählichen Lösung von Insulin aus der kovalenten Bindung an Sepharose beruht [188, 189]. Obgleich daher der sichere Beweis, daß die Wirkung von Insulin ausschließlich auf der Wechselwirkung des Hormons mit der Zellmembran beruht noch aussteht, scheint uns die Theorie einer Insulin-Rezeptorwirkung an der Zellmembran immer noch als die wahrscheinlichste.

So konnte die Lokalisation von Insulin an Fettzellmembranen elektronenmikroskopisch von SIESS et al. gezeigt werden [190]. Das Nachweisverfahren für Insulin bestand in der Reaktion membrangebundenen Insulins mit einem ferritinmarkierten und damit elektronendichten Antikörper (s. Abb. 33). Es ist deutlich erkennbar, daß die Antigen-Antikörperreaktion mit Insulin sich ausschließlich im Bereich der Zellmembran abspielt.

Schonend radiomarkiertes Insulin wird spezifisch von Membranen aus Fett- und Leberzellen gebunden [191, 192]. Daneben läßt sich jedoch eine Insulinbindung auch auf anderen, nicht oder nur wenig insulinsensitiven Zellen [193, 194] nachweisen.

Als bislang gutes Kriterium für die Spezifität der Insulinbindung gilt die Tatsache, daß gebundenes Insulin sich nur durch natives Hormon und nicht oder nur sehr schlecht durch modifizierte Insuline oder gar andere Peptide gleichen Molekulargewichtes aus seiner Bindungsstelle verdrängen läßt [195, 191].

In jüngster Zeit ist allerdings darauf aufmerksam gemacht worden, daß sehr ähnliche, scheinbar hormonspezifische, Bindungsphänomene auch an Talcum oder Glasoberflächen beobachtet werden können [198]. Dieser Befund zeigt die große Gefahr auf, bei Bindungsstudien Artefakten zu unterliegen, die fälschlich für physiologisch relevant gehalten werden.

Selbstverständlich gibt die Bindung von Insulin an die Membran der Zielzelle noch keinen Hinweis auf den molekularen Wirkungsmechanismus des Hormons. Sie eröffnet aber Wege zur Identifizierung des Bindungsproteins (Rezeptors) der Membran und zu seiner Anreicherung, wie sie bereits versucht worden sind [196, 197]. Damit wäre einerseits die Möglichkeit aufgezeigt, der so lange gesuchten primären Wirkung des Insulins näher zukommen und zum anderen ergäbe sich die Möglichkeit tieferes Verständnis für die molekulare Basis von Störungen der Insulinwirkung zu erlangen.

Literatur

In Anbetracht der Fülle an Literatur zum Thema dieses Aufsatzes kann das vorliegende Literaturverzeichnis keinen Anspruch auf Vollständigkeit erheben. Die Autoren haben sich bemüht, wesentliche Übersichtsartikel anzugeben, die den Weg in die weiterführende Literatur eröffnen.

1. KOTYK, A.: Mechanisms of nonelectrolyte transport. Biochim. biophys. Acta (Amst.) **300**, 183 (1973).
2. GOLDNER, A.M.: Sodium-dependent sugar transport in the intestine. Metabolism **22**, 649 (1973).

3. Kimmich, G.A.: Coupling between Na$^+$ and sugar transport in small intestine. Biochim. biophys. Acta (Amst.) **300**, 31 (1973).

4. Crane, R.K.: Na$^+$-dependent transport in the intestine and other animal tissues. Fed. Proc. **24**, 1 000 (1965).

5. Thews, G.: In: Bartelheimer, H., Heyde, W., Thorn, W.: D-Glucose und verwandte Verbindungen, S. 250. Stuttgart: F. Enke Verlag 1966.

6. Park, C.R., Morgan, H.E., Henderson, M.J., Regen, D.M., Cadenas, E., Post, R.L.: The regulation of glucose uptake in muscle as studied in the perfused rat heart. Recent Progr. Hormone Res. **17**, 493 (1961).

7. Randle, P.J., Morgan, H.E.: Regulation of glucose uptake by muscle. Vitam. and Horm. **20**, 199 (1962).

8. Narahara, H.T., Cori, C.F.: Hormonal control of carbohydrate metabolism in muscle. In: Carbohydrate metabolism and its disorders, vol. I, Dickens, I.F., Randle, P.J. and Whelan, W.J. (eds.), p. 375. London, New York: Academic Press 1968.

9. Katzen, H.M., Schimke, R.T.: Multiple forms of hexokinase in the rat: Tissue distribution, age dependency and properties. Proc. nat. Acad. Sci. (Wash.) **54**, 1218 (1965).

10. McLean, P., Brown, J.: Activities of some enzymes concerned with citrate and glucose metabolism in transplanted rat hepatomas. Biochem. J. **98**, 874 (1966).

11. Salas, M., Vinuela, E., Sols, A.: Insulin-dependent synthesis of liver glucokinase in the rat. J. biol. Chem. **238**, 3535 (1963).

12. Blumenthal, M.D., Abraham, S., Chaikoff, I.L.: Dietary control of liver glucokinase activity in the normal rat. Arch. Biochem. Biophys. **104**, 215 (1964).

13. Reed, L.J., Linn, T.C., Hucho, F., Namihira, G., Barrera, C.R., Roche, T.E., Pelley, J.W., Randall, D.D.: Molecular aspects of the regulation of the mammalian pyruvate dehydrogenase complex. In: Wieland, O., Helmreich, E., Holzer, H., (eds.), Metabolic interconversion of enzymes, p. 281. Berlin-Heidelberg-New York: Springer 1972.

14. Wieland, O.H., Siess, E., Funcke, H.J. v., Patzelt, C., Schirmann, A., Löffler, G., Weiss, L.: Regulation of the mammalian pyruvate dehydrogenase complex: Physiological aspects and characterization of PDH-phosphatase from pig heart. In: Wieland, O., Helmreich, E., Holzer, H. (eds.), Metabolic interconversion of enzymes, p. 293. Berlin-Heidelberg-New York: Springer 1972.

15. Whelan, W.J. (ed): Control of glycogen metabolism. London, New York: Academic Press 1968.

16. Hers, H.G., DeWulf, H., Stalmans, W., van den Berghe, G.: The control of glycogen synthesis in the liver. Advanc. Enz. Reg. **8**, 171 (1970).

17. Hassid, W.Z.: Biosynthesis of complex saccharides. In: Greenberg, D.M. (ed.), Metabolic pathways, 3rd ed., p. 307. New York, London: Academic Press 1967.

18. Utter, M.F., Keech, D.B.: Pyruvate carboxylase. I. Nature of the reaction. J. Biol. Chem. **238**, 2603 (1963).

19. Utter, M.F., Kurahashi, H.: Mechanism of action of oxalacetic carboxylase. J. biol. Chem. **207**, 821 (1954).

20. Lardy, H.A.: Gluconeogenesis: Pathways and hormonal regulation. Harvey Lect. **60**, 261 (1966).

21. Krebs, H.A.: The Croonian Lecture, 1963. Gluconeogenesis. Proc. roy. Soc. B **159**, 545 (1964).

22. Nordlie, R.C., Lardy, H.A.: Mammalian liver phosphoenol-pyruvate carboxykinase activities. J. biol. Chem. **238**, 2259 (1963).

23. Ballard, F.J., Hansen, R.W.: Purification of phosphoenol-pyruvate carboxykinase from the cytosol fraction of rat liver and the immunochemical demonstration of differences between this enzyme and the mitochondrial phosphoenol-pyruvate carboxykinase. J. biol. Chem. **244**, 5625 (1969).

24. Sutherland, E.W., Oye, J., Butcher, R.W.: The action of epinephrine and the role of the adenyl cyclase system in hormone action. Recent Progr. Hormone Res. **21**, 623 (1965).

25. Löffler, G., Weiss, L.: Lipase activities in adipose tissue. In: Jeanrenaud, B., Hepp, K.D. (eds.), Adipose tissue, p. 32. Stuttgart: Thieme 1970.

26. Corbin, J.D., Reimann, F.M., Walsh, D.A., Krebs, E.G.: Activation of adipose tissue lipase by skeletal muscle cyclic adenosine 3′5′-monophosphate-stimulated protein kinase. J. biol. Chem. **245**, 4849 (1970).

27. Huttunen, J.D., Steinberg, D., Mager, S.E.: Protein kinase activation and phosphorylation of a purified hormone-sensitive lipase. Biochem. biophys. Res. Commun. **41**, 1350 (1970).

28. LYNEN, F.: Der Weg von der „aktivierten Essigsäure" zu den Terpenen und Fettsäuren. Angew. Chem. **77**, 929 (1965).
29. RANDLE, P.J., GARLAND, P.B., HALES, C.N., NEWSHOLME, E.A., DENTON, R.M., POGSON, C.J.: Interaction of metabolism and the physiological role of insulin. Recent Progr. Hormone Res. **22**, 1 (1966).
30. REIMER, F., LÖFFLER, G., WIELAND, O.H.: In Vorbereitung.
31. RUDERMAN, N.B., HOUGHTON, C.R.S., HEMS, R.: Evaluation of the isolated perfused rat hindquarter for the study of muscle metabolism. Biochem. J. **124**, 639 (1971).
32. WIELAND, O.: Wechselbeziehungen zwischen Kohlenhydrat- und Fettstoffwechsel. 8. Coll. Ges. physiol. Chemie, S. 86. Berlin-Göttingen-Heidelberg: Springer 1958.
33. WAHREN, J., FELIG, P., AHLBORG, G., IRRFELDT, L.: Glucose metabolism during leg exercise in man. J. clin. Invest. **50**, 2715 (1971).
34. KARPATKIN, S., HELMREICH, E., CORI, C.F.: In: KAPLAN, N.O., KENNEDY, E.P. (eds.), Current aspects of biochemical energetics, p. 127. New York: Academic Press 1966.
35. CARLSON, L.A., EKELUND, L.G., FRÖBERG, S.O.: Concentration of triglycerides, phospholipids and glycogen in skeletal muscle and of free fatty acids and β-hydroxy-butyric acid in blood in man in response to exercise. Europ. J. Clin. Invest. **1**, 248 (1971).
36. RANDLE, P.J., NEWSHOLME, E.A., GARLAND, P.B.: Regulation of glucose uptake by muscle. VIII. Effects of fatty acids, ketone bodies and pyruvate, and of alloxan-diabetes and starvation on the uptake and metabolic fate of glucose in rat heart and diaphragm muscles. Biochem. J. **93**, 652 (1964).
37. GARLAND, P.B., RANDLE, P.J.: Control of pyruvate dehydrogenase in perfused rat heart by the intracellular concentration of acetyl-coenzyme A. Biochem. J. **91**, 6C (1964).
38. RANDLE, P.J., DENTON, R.M., ENGLAND, P.J.: Citrate as a metabolic regulator in muscle and adipose tissue. In: GOODWIN, T.W. (ed.) The metabolic roles of citrate, p. 87. London, New York: Academic Press 1968.
39. POGSON, C.J., RANDLE, P.J.: The control of rat heart phosphofructokinase by citrate and other regulators. Biochem. J. **100**, 683 (1966).
40. GRANE, R.K., SOLS, A.: Animal tissue hexokinase (soluble and particulate forms). In: COLOWICK, S.P., KAPLAN, N.O. (eds.), Methods in enzymology, vol. I, p. 277. London, New York: Academic Press 1955.
41. CASSENS, R.G., BOCEK, R.M., BEATTY, C.H.: Effect of octanoate on carbohydrate metabolism in red and white muscle of the rhesus monkey. Amer. J. Physiol. **217**, 715 (1969).
42. SCHONFELD, G., KIPNIS, D.M.: Glucose-fatty acid interactions in the rat diaphragm in vivo. Diabetes **17**, 422 (1968).
43. REIMER, F., LÖFFLER, G., WIELAND, O.H.: In Vorbereitung.
44. LOWENSTEIN, E.M.: Citrate and the conversion of carbohydrate into fat. In: GOODWIN, T.W. (ed.), The metabolic roles of citrate, p. 61. London, New York: Academic Press 1968.
45. WISE, E.M., BALL, E.G.: Malic enzyme and lipogenesis. Proc. nat. Acad. Sci. (Wash.) **52**, 1255 (1964).
46. ROBINSON, J., NEWSHOLME, E.A.: Glycerol kinase activities in rat heart and adipose tissue. Biochem. J. **104**, 2C—4C (1967).
47. KOSCHINSKY, TH., GRIES, F.A., HERBERG, L.: Regulation of glycerol kinase by insulin in isolated fat cells and liver of bar harbor obese mice. Diabetologia **7**, 316 (1971).
48. STEINBERG, D.: Fatty acid mobilization. Mechanism of regulation and metabolic consequences. In: GRANT, J.K. (ed.), Control of lipid metabolism, p. 111. London, New York: Academic Press 1963.
49. LÖFFLER, G.: Der Stoffwechsel des Fettgewebes bei Insulinmangel. In: WIELAND, O., MEHNERT, H. (Hrsg.), Biochemie und Klinik des Insulinmangels, S. 61. Stuttgart: Thieme 1970.
50. FLATT, J.P., BALL, E.G.: Studies on the metabolism of adipose tissue. XV. An evaluation of the major pathways of glucose catabolism as influenced by insulin and epinephrine. J. biol. Chem. **239**, 675 (1964).
51. BARD, S., LÖFFLER, G., WIELAND, O.H.: In Vorbereitung.
52. WIELAND, O.H., LÖFFLER, G., PATZELT, C., PORTENHAUSER, R.: Regulation of pyruvate dehydrogenase interconversion in liver. In: Regulation of hepatic metabolism, Alfred Benzon Symposium. VI. Copenhagen: Munksgaard 1974.
53. WEISS, L., LÖFFLER, G.: Interrelationship between adipose tissue and liver: Gluconeogenesis and ketogenesis. In: JEANRENAUD, B., HEPP, K.D. (eds.), Adipose tissue, 196. Stuttgart: Thieme 1970.

54. STRUCK, E., ASHMORE, I., WIELAND, O.: Stimulierung der Gluconeogenese durch langkettige Fettsäuren und Glucagon. Biochem. J. **343**, 107 (1965).
55. FRÖHLICH, J., WIELAND, O.: Glucagon and the permissive action of fatty acids in hepatic gluconeogenesis. Europ. J. Biochem. **19**, 557 (1971).
56. WIELAND, O.H., WEISS, L.: Increase in liver acetyl-coenzyme A during ketosis. Biochem. biophys. Res. Common. **10**, 333 (1963).
57. WIELAND, O.H., WEISS, L., EGER-NEUFELD, J.: Enzymatic regulation of liver acetyl-CoA metabolism in relation to ketogenesis. Advanc. Enz. Reg. **2**, 85 (1964).
58. KEECH, D.B., UTTER, M.F.: Pyruvate Carboxylase. J. biol. Chem. **238**, 2609 (1963).
59. KREBS, H.A., SPEAKE, R.N., HEMS, R.: Acceleration of renal gluconeogenesis by ketone bodies and fatty acids. Biochem. J. **94**, 712 (1965).
60. WIELAND, O., JAGOW-WESTERMANN, B.v., STUKOWSKI, B.: Kinetic and regulatory properties of heart muscle pyruvate dehydrogenase. Hoppe-Seylers Z. physiol. Chem. **350**, 329 (1969).
61. JAGOW, G.V., v. WESTERMANN, B., WIELAND, O.: Suppression of pyruvate oxidation in liver mitochondria in presence of long-chain fatty acids. Europ. J. Biochem. **3**, 512 (1968).
62. PATZELT, CH., LÖFFLER, G., WIELAND, O.: Interconversion of pyruvate dehydrogenase in the isolated perfused rat liver. Europ. J. Biochem. **33**, 117 (1973).
63. PORTENHAUSER, R., WIELAND, O.: Regulation of pyruvate dehydrogenase in mitochondria of rat liver. Europ. J. Biochem. **31**, 308 (1972).
64. SPENCER, R.P.: Amer. J. clin. Nutr. **22**, 292 (1969).
65. ROTHFIELD, L.: Structure and function of biological membranes. New York, London: Academic Press 1970.
66. CHRISTENSEN, H.N.: Methods for distinguishing amino acid transport systems of a given cell or tissue. Fed. Proc. **25**, 850 (1966).
67. SCHULTZ, S.G.: The interaction between sodium and amino acid transport across the brush border of rabbit ileum: A plausible molecular model. In: TOSTESON, D.C. (ed.), p. 401. The molecular basis of membrane function. New York: Prentice Hall 1969.
68. GEROK, W.: Eiweiß- und Aminosäurestoffwechsel. In: H.E. BOCK, Pathophysiologie, S. 39. Stuttgart: Thieme 1972.
69. WATSON, J.D.: Molecular biology of the gene. New York: W.A. Benjamin 1970.
70. HARBERS, E.: Nucleinsäuren. Stuttgart: Thieme 1969.
71. TOMKINS, G.M., GELEHRTER, T.D.: The present status of genetic regulation by hormones. In: LITWACK, G. (ed.), Biochem. action of hormones, vol. II, p. 1. New York: Academic Press 1972.
72. GELEHRTER, T.D.: Mechanisms of hormone induction of enzymes. Metabolism **22**, 85 (1973).
73. FELIG, P., WAHREN, J.: Central role of alanine in gluconeogenesis: The glucose-alanine cycle. In: RODRIGUEZ, R.R., VALLANCE-OWEN, J. (eds.), Diabetes. Proc. 7th Congr. Int. Diab. Fed., p. 583. Amsterdam: Excerpta Medica 1971.
74. HEMS, R., ROSS, B.D., BERRY, M.N., KREBS, H.A.: Gluconeogenesis in the perfused rat liver. Biochem. J. **101**, 284 (1966).
75. STRUCK, E., ASHMORE, J., WIELAND, O.: Effects of glucagon and long chain fatty acids on glucose production by isolated perfused rat liver. In: WEBER, G. (ed.), Advanc. Enzym. Reg. **4**, 219 (1966).
76. MENAHAN, L.A., WIELAND, O.: Glucagon-like action of N^6-2'-O-dibutyryl cyclic-3',5'-AMP on perfused rat liver. Biochem. biophys. Res. Commun. **29**, 880 (1967).
77. LEVINE, R., GOLDSTEIN, M., KLEIN, S., HUDDLESTUN, R.: The action of insulin on the distribution of galactose in eviscerated nephrectomized dogs. J. biol. Chem. **179**, 985 (1949).
78. WIELAND, O.: Ketogenesis and its regulation. Adv. Metab. Disord. **3**, 1, (1968).
79. RANDLE, P.J., GARLAND, P.B., HALES, C.N., NEWSHOLME, E.A., DENTON, R.M., POGSON, C.J.: Interaction of metabolism and the physiological role of insulin. Recent Progr. Hormone Res. **22**, 1, (1966).
80. RANDLE, P.J., MORGAN, H.E.: Regulation of glucose uptake by muscle. Vitam. and Horm. **20**, 199 (1962).
81. MORGAN, H.E., RANDLE, P.J., REGEN, D.M.: Regulation of glucose uptake by muscle. III. The effects of insulin, anoxia, salicylate and 2,4-dinitrophenol on membrane transport and intracellular phosphorylation of glucose in the isolated rat heart. Biochem. J. **73**, 573 (1959).
82. CHAIN, E.B., MANSFORD, K.R.L., OPIE, L.H.: Effects of insulin on the pattern of glucose metabolism in the perfused working and Langendorff heart of normal and insulin-deficient rats. Biochem. J. **115**, 537 (1969).

83. MORGAN, H.E., REGEN, D.M., HENDERSON, M.J., SAWYER, T.K., PARK, C.R.: Regulation of glucose uptake in muscle. VI. Effects of hypophysectomy, adrenalectomy, growth hormone, hydrocortisone, and insulin on glucose transport and phsophorylation in the perfused rat heart. J. biol. Chem. **236**, 2162 (1961).

84. BELOFF-CHAIN ANNE, CHAIN, E.B., ROOKLEDGE, K.A.: The influence of insulin and of contraction on glucose metabolism in the perfused diaphragm muscle from normal and streptozotocin-treated rats. Biochem. J. **125**, 97 (1971).

85. RIESER, P.: Insulin, membranes and metabolism. Baltimore: Williams & Wilkins 1967.

86. HEILMEYER, L., HELMREICH, E.: Wirkung des Insulins auf den Muskel. 1. Wirkung des Insulins auf den Zuckertransport. In: WIELAND, O., MEHNERT, H. (Hrsg.), Biochemie und Klinik des Insulinmangels, S. 45. Stuttgart: Thieme 1971.

87. NARAHARA, H.T., CORI, C.F.: Hormonal control of carbohydrate metabolism in muscle. In: DICKENS, F., RANDLE, P.J., WHELAN, W.J. (EDS.), Carbohydrate metabolism and its disorders, vol. I, p. 375. London, New York: Academic Press 1968.

88. NARAHARA, H.T., ÖZAND, P.: Studies of tissue permeability. IX. The effect of insulin on the fluctuation of 3-methylglucose-H^1 in frog muscle. J. biol. Chem. **238**, 40 (1963).

89. MORGAN, H.E., REGEN, D.M., PARK, C.R.: Identification of a mobile carrier-mediated sugar transport system in muscle. J. biol. Chem. **239**, 396 (1964).

90. KOHN, P.G., CLAUSEN, T.: The relationship between the transport of glucose and cation across cell membranes in isolated tissues. IV. The effect of insulin, ouabain, and metabolic inhibitors on the transport of 3-O-methyl-glucose and glucose in rat soleus muscles. Biochim. biophys. Acta (Amst.) **225**, 277 (1971).

91. CLAUSEN, T., GLIEMANN, J., VINTEN, J., KOHN, P.G.: The relationship between the transport of glucose and cations across cell membranes in isolated tissue. VI. The effect of insulin, ouabain, and metabolic inhibitors on the transport of 3-O-methylglucose in rat soleus muscles. Biochim. biophys. Acta (Amst.) **255**, 277 (1971).

92. KOHN, P.G., CLAUSEN, T.: Biochim. biophys. Acta (Amst.) **225**, 798 (1972).

93. MORGAN, H.E., HENDERSON, M.J., REGEN, D.M., PARK, C.R.: Regulation of glucose uptake in muscle. I. The effects of insulin and anoxia on glucose transport and phosphorylation in the isolated, perfused heart of normal rats. J. biol. Chem. **236**, 253 (1961).

94. WILLIAMS, B.J., MAYER, S.E.: Molec. Pharmacol. **2**, 454 (1966).

95. WALAAS, O., WALAAS, E., GRONNEROD, O.: Hormonal regulation of cyclic-AMP-dependent protein kinase of rat diaphragm by epinephrine and insulin. Europ. J. Biochem. **40**, 465 (1973).

96. CRAIG, J.W., RALL, T.W., LARNER, J.: The influence of insulin and epinephrine on adenosine 3',5'-phosphate and glycogen transferase in muscle. Biochim. biophys. Acta (Amst.) **177**, 213 (1969).

97. REIMER, F., LÖFFLER, G., WIELAND, O.H.: In Vorbereitung.

98. CRAIG, J.W., LARNER, J.: Influence of epinephrine and insulin on uridine-diphosphate-glucose-α-glucan transferase and phosphorylase in muscle. Nature (Lond.) **202**, 971 (1964).

99. TORRES, H.N., MARECHAL, L.R., BERNARD, E., BELOCOPITOW, E.: Control of muscle glycogen phosphorylase activity by insulin. Biochim. biophys. Acta (Amst.) **156**, 206 (1968).

100. NEWSHOLME, E.A., RANDLE, P.J.: Regulation of glucose uptake by muscle. V. Effects of anoxia, insulin, adrenaline and prolonged starving on concentrations of hexose phosphates in isolated rat diaphragm and perfused isolated rat heart. Biochem. J. **80**, 655 (1961).

101. GARLAND, P.B., NEWSHOLME, E.A.: Citrate as an intermediary in the inhibition of phosphofructokinase in rat heart muscle by fatty acids, ketone bodies, pyruvate, diabetes and starvation. Nature (Lond.) **200**, 169 (1963).

102. RANDLE, P.J., NEWSHOLME, E.A., Garland, P.B.: Regulation of glucose uptake by muscle. VIII. Effects of fatty acids, ketone bodies and pyruvate and of alloxan diabetes and starvation on the uptake and metabolic fate of glucose in rat heart and diaphragm muscles. Biochem. J. **93**, 652 (1964).

103. AHLFORS, C.E., MANSOUR, T.E.: Studies on heart phosphofructokinase. Desensitization of the enzyme to adenosine triphosphate inhibition. J. biol. Chem. **244**, 1247 (1969).

104. VILLEE, C.A., HASTINGS, A.B.: The utilization in vitro of C^{14}-labelled acetate and pyruvate by diaphragm muscle of rat. J. biol. Chem. **181**, 131 (1949).

105. WIELAND, O., SIESS, E., SCHULZE-WETHMAR, F.H., FUNCKE, H.J.v., WINTON, B.: Active and inactive forms of pyruvate dehydrogenase in rat heart and kidney: Effects of diabetes, fasting,

and refeeding on pyruvate dehydrogenase interconversion. Arch. Biochem. Biophys. **143**, 593 (1971).

106. Ohlen, J., Löffler, G., Wieland, O.H.: In Vorbereitung.

107. Schonfeld, G., Kipnis, D.M.: Effects of fatty acids on carbohydrate and fatty acid metabolism of rat diaphragm. Amer. J. Physiol. **215**, 513 (1968).

108. Eaton, P., Steinberg, D.: Effects of medium fatty acids concentration, epinephrine and glucose on palmitate-1-C^{14}-oxidation and incorporation into neutral lipids by skeletal muscle in vitro. J. Lipid Res. **2**, 376 (1961).

109. Korn, E.D.: Clearing factor, a heparin-activated lipoprotein lipase. I. Isolation and characterization of the enzyme from normal rat heart. J. biol. Chem. **215**, 1 (1955).

110. Alousi, A.A., Malloy, S.: Effects of fatty acids on carbohydrate and fatty acid metabolism of rat diaphragm. Amer. J. Physiol. **206**, 603 (1964).

111. Kessler, J.I.: Effect of diabetes and insulin on the activity of myocardial and adipose tissue lipoprotein lipase of rats. J. Clin. Invest. **42**, 362 (1963).

112. Gries, F.A., Potthoff, S., Jahnke, K.: The effect of insulin on the uptake of radioactive labeled plasma triglycerides by rat tissue in vivo. Diabetologia **3**, 311 (1967).

113. Borensztajn, J., Samols, D.R., Rubenstein, A.H.: Effects of insulin in lipoprotein lipase activity in the rat heart and adipose tissue. Amer. J. Physiol. **223**, 1271 (1972).

114. Atkin, E., Meng, J.C.: Release of clearing factor lipase (lipoprotein-lipase) in vivo and from isolated perfused hearts of alloxan diabetic rats. Diabetes **21**, 149 (1972).

115. Hernandez, T., Coulson, R.A.: The effect of insulin on amino acid metabolism. Biochem. J. **79**, 596 (1961).

116. Scharff, R., Wool, I.G.: Effect of diabetes on the concentration of amino acids in plasma and heart muscle of rats. Biochem. J. **99**, 173 (1966).

117. Kirsten, E., Kirsten, R., Hohorst, H.J., Bücher, T.: Free amino acids in alloxan diabetic rat livers. Biochem. biophys. Res. Commun. **4**, 169 (1961).

118. Pozefsky, T., Felig, P., Soeldner, J.S., Cahill, G.F.: Insulin Blockade of amino acid release by human forearm tissues. Trans. Ass. Amer. Phys. **81**, 258 (1968).

119. Manchester, K.L.: Insulin and protein synthesis. In: Litwack, G. (ed), Biochem. actions of hormones, vol. I.

120. Manchester, K.L., Randle, P.J., Young, F.G.: J. Endocr. **19**, 259 (1959).

121. Kipnis, D.M., Noall, M.W.: Stimulation of amino acid transport by insulin in the isolated rat diaphragm. Biochim. biophys. Acta (Amst.) **28**, 226 (1958).

122. Manchester, K.L., Young, F.G.: The effect of insulin in vitro on the accumulation of amino acids by isolated rat diaphragm. Biochem. J. **75**, 487 (1960).

123. Akedo, K., Christensen, H.N.: Nature of insulin action on amino acid uptake by isolated diaphragm. J. biol. Chem. **237**, 11 (1962).

124. Elsass, L.J., Albrecht, I., Rosenberg, L.E.: Insulin stimulation of amino acid uptake in rat diaphragm. Relationship to protein synthesis. J. biol. Chem. **243**, 1846 (1968).

125. Guidotti, G., Borghetti, A.F., Gaja, G., Loretti, L., Ragnotti, G., Foá, P.P.: Amino acid uptake in the developing chick embryo heart. The effect of insulin on α-amino-isobutyric acid accumulation. Biochem. J. **107**, 565 (1968).

126. Kipnis, D.M., Parrish, J.E.: Role of Na$^+$ and K$^+$ on sugar (2-deoxyglucose) and amino acid (α-amino isobutyric acid) transport in striated muscle. Fed. Proc. **24**, 1051 (1965).

127. Manchester, K.L., Krahl, M.E.: Effect of insulin on the incorporation of ^{14}C from ^{14}C-labeled carboxylic acids and bicarbonate into the protein of isolated rat diaphragm. J. biol. Chem. **234**, 2938 (1959).

128. Hider, R.C., Meade, L.: The conversion of (1-^{14}C) pyruvate into (^{14}C) alanine in rat skeletal muscle: Its relevance to the effect of insulin on protein synthesis. Biochem. J. **128**, 165 (1972).

129. Wool, I.G., Wettenhall, R.E.H., Klein-Bremhar, H., Abayang, N.: Insulin and the control of protein synthesis in muscle. In: Fritz, J.B. (ed.), Insulin action, p. 415. New York, London: Academic Press 1972.

130. Wool, I.G., Caricchi, P.: Protein synthesis by skeletal muscle ribosomes. Effect of diabetes and insulin. Biochemistry (Wash.) **6**, 1231 (1967).

131. Eil, C., Wool, I.G.: Phosphorylation of rat liver ribosomal subunits: Partial purification of two cyclic AMP activated protein kinases. Biochem. biophys. Res. Commun. **43**, 1001 (1971).

132. JEFFERSON, L.S., KOEHLER, J.O., MORGAN, H.E.: Effect of insulin on protein synthesis in skeletal muscle of an isolated perfused preparation of rat hemicorpus. Proc. nat. Acad. Sci. (Wash.) **69**, 816 (1972).

133. MANCHESTER, K.L.: Insulin and incorporation of amino acids into protein of muscle. Cellular amino acid levels and amino-isobutyric acid uptake. Biochem. J. **81**, 135 (1961).

134. MORGAN, H.E., RANNELS, D.E., WOLPERT, E.B., GIGER, K.E., ROBERTSON, J.W., JEFFERSON, L.S.: Effect of insulin on protein turnover in heart and skeletal muscle. In: FRITZ, I.B. (ed.), Insulin action, p. 437. New York, London: Academic Press 1972.

135. CROFFORD, O.B., RENOLD, A.E.: Glucose uptake by incubated rat epididymal adipose tissue. J. biol. Chem. **240**, 14 (1965).

136. CROFFORD, O.B., STAUFFACHER, W., JEANRENAUD, B., RENOLD, A.E.: Glucose transport in isolated fat cells. Helv. physiol. pharmacol. Acta **24**, 45 (1966).

137. CROFFORD, O.B.: Countertransport of 3-O-methylglucose in incubated rat epididymal adipose tissue. Amer. J. Physiol. **212**, 217 (1967).

138. WEISS, L., LÖFFLER, G.: Bestimmung der insulinähnlichen Aktivität (ILA) im Serum mit isolierten Zellen des epididymalen Fettgewebes der Ratte. In: BREUER, H., KRÜSKEMPER, L. (Hrsg.), Methoden der Hormonbestimmung, S. 89. Stuttgart: Thieme 1975.

139. BIERMAN, L., DOLE, V.P., ROBERTS, T.N.: An abnormality in nonesterified fatty acid metabolism in diabetes mellitus. Diabetes **6**, 475 (1957).

140. HALPERIN, M.L.: An additional role for insulin in the control of fatty acid synthesis independent of glucose transport. J. Biochem. **48**, 1228 (1970).

141. JUNGAS, R.L.: Effect of insulin on fatty acid synthesis from pyruvate, lactate or endogenous sources in adipose tissue: Evidence for the hormonal regulation of pyruvate dehydrogenase. Endocrinology **86**, 1368 (1970).

142. JUNGAS, R.L.: Hormonal regulation of pyruvate dehydrogenase. Metabolism **20**, 43 (1971).

143. COORE, H.G., DENTON, R.M., MARTIN, B.R., RANDLE, P.J.: Regulation of adipose tissue pyruvate dehydrogenase by insulin and other hormones. Biochem. J. **125**, 115 (1971).

144. TAYLOR, S.I., MUKHERJEE, CH., JUNGAS, R.L.: Studies on the mechanism of activation of adipose tissue pyruvate dehydrogenase by insulin. J. biol. Chem. **248**, 73 (1973).

145. MARTIN, B.R., DENTON, R.M., PARK, H.T., RANDLE, P.J.: Mechanisms regulating adipose tissue pyruvate dehydrogenase. Biochem. J. **129**, 763 (1972).

146. WEISS, L., LÖFFLER, G., WIELAND, O.H.: Regulation by insulin of adipose tissue pyruvate dehydrogenase. Hoppe-Seylers Z. physiol. Chem. **355**, 363 (1974).

147. WIELAND, O.H., WEISS, L., LÖFFLER, G., BRUNNER, I., BARD, S.: On the mechanism of insulin action on pyruvate dehydrogenase interconversion in adipose tissue. In: FISCHER, E.H., KREBS, E.G., NEURATH, H., STADTMAN, E. (eds.), Metabolic interconversion of enzymes 1973, p. 117. Berlin-Heidelberg-New York: Springer 1974.

148. HALESTRAP, A.P., DENTON, R.M.: Insulin and the regulation of adipose tissue acetyl-coenzyme A carboxylase. Biochem. J. **132**, 509 (1973).

149. DENTON, R.M., RANDLE, P.J.: Measurement of flow of carbon atoms from glucose and glycogen glucose to glyceride glycerol and glycerol in rat heart and epididymal adipose tissue. Effects of insulin, adrenaline and alloxan-diabetes. Biochem. J. **104**, 423 (1967).

150. DENTON, R.M., HALPERIN, M.L.: The control of fatty acid and triglyceride synthesis in rat epididymal adipose tissue. Roles of coenzyme A derivatives, citrate and L-glycerol-3-phosphate. Biochem. J. **110**, 27 (1968).

151. MURTHY, V.K., STEINER, G.: Glucose-independent stimulation of lipogenesis by insulin. Amer. J. Physiol. **222**, 983 (1972).

152. HEPP, K.D., POFFENBARGER, P.L., ENSINCK, J.W., WILLIAMS, R.H.: Effects of nonsuppressible insulin-like activity and insulin on glucose oxidation and lipolysis in the isolated adipose tissue cell. Metabolism **16**, 393 (1967).

153. BUTCHER, P.W., SNEYD, J.G.T., PARK, C.R., SUTHERLAND, E.W.: Effect of insulin on adenosine 3′,5′-monophosphate in the rat epididymal fat pad. J. biol. Chem. **241**, 1651 (1966).

154. HEPP, K.D., RENNER, R.: Insulin action on the adenylcyclase system: Antagonism to activation by lipolytic hormones. Fed. Europ. Biochem. Soc. Lett. **20**, 191 (1972).

155. ILLIANO, G., CUATRECASAS, P.: Modulation of adenylate cyclase activity in liver and fat cell membranes by insulin. Science **175**, 906 (1972).

156. COURBRET, Y., CANDAT, P.: Adenyl cyclase activity in a plasma membrane fraction purified from "ghosts" of rat fat cells. Fed. Europ. Biochem. Soc. Lett. **21**, 45 (1972).

157. Schönhofer, P.S., Skidmore, J.F., Krishna, G.: Effects of insulin on the lipolytic system of rat fat cells. Horm. Metab. Res. **4**, 447 (1972).
158. Loten, E.G., Sneyd, J.G.T.: An effect of insulin on adipose tissue adenosine 3',5'-cyclic monophosphate phosphodiesterase. Biochem. J. **120**, 187 (1970).
159. Krahl, M.E.: Stimulation of peptide synthesis in adipose tissue by insulin without glucose. Amer. J. Physiol. **206**, 618 (1964).
160. Goodman, H.M.: Stimulatory action of insulin on leucine uptake and metabolism in adipose tissue. Amer. J. Physiol. **206**, 129 (1964).
161. Miller, M.V., Beigelman, P.L.: Biomed. Res. **1**, 129 (1967).
162. Jeanrenaud, B., Hepp, K.D., Renold, A.E.: The influence of lipolysis on energy metabolism of isolated fat cells. In: Jeanrenaud, B., Hepp, K.D. (eds.), Adipose tissue, p. 76. Stuttgart: Thieme 1970.
163. Touabi, M., Jeanrenaud, B.: α-aminoisobutyric acid uptake in isolated mouse fat cells. Biochim. biophys. Acta (Amst.) **173**, 128 (1969).
164. Goodman, H.M.: Alpha amino isobutyric acid transport in adipose tissue. Amer. J. Physiol. **211**, 815 (1966).
165. Rodbell, M.: Metabolism of isolated fat cells. VI. The effect of insulin, lipolytic hormones and theophylline on glucose transport and metabolism in "ghosts". J. biol. Chem. **242**, 5751 (1967).
166. Crofford, O.B., Minemura, T., Lacy, W.W.: Effect of insulin on the transport and metabolism of amino acids in isolated fat cells. In: Jeanrenaud, B., Hepp, K.D. (ed.), Adipose tissue, p. 120. Stuttgart: Thieme 1970.
167. Hollenberg, C.H., Vost, A., Patten, R.L.: Regulation of adipose mass: Control of fat cell development and lipid content. In: Astwood, E.B. (ed.), Recent Progr. Hormone Res. New York, London: Academic Press 1970.
168. Weber, G., Singhal, L., Stamm, N.B., Fisher, L., Fisher, E.A.: Synchronous behavior pattern of key glycoloytic enzymes: glucokinase, phosphofructokinase, and pyruvate kinase. In: Weber, G. (ed.), Advanc. Enz. Reg. **4**, 59 (1966).
169. Menahan, L.A., Wieland, O.: Interactions of glucagon and insulin on the metabolism of perfused livers from fasted rats. Europ. J. Biochem. **9**, 55 (1969).
170. Guder, W., Fröhlich, J., Wieland, O.: Determination of the functional state of lysosomal enzymes in perfused rat liver and the effect of glucagon. In: Isolated liver perfusion and its application, p. 109. New York: Raven Press 1973.
171. Park, C.R., Lewis, S.B., Exton, J.H.: Relationship of some hepatic actions of insulin to the intracellular level of cyclic adenylate. Diabetes **21** (Suppl. 2), 439 (1972).
172. Hepp, K.D.: Inhibition of glucagon-stimulated adenyl cyclase by insulin. Fed. Europ. Biochem. Soc. Lett. **12**, 263 (1971).
173. Pilkis, S.J., Exton, J.H., Johnson, R.A., Park, C.R.: Effects of glucagon on cyclic AMP and carbohydrate metabolism in livers from diabetic rats. Biochim. biophys. Acta (Amst.) **343**, 250 (1974).
174. Halperin, M.L., Robinson, B.R.: Sites of insulin action on lipogenesis. In: Fritz, I.B. (ed.), Insulin action, p. 345. New York, London: Academic Press 1972.
175. Wieland, O.H., Patzelt, Ch., Löffler, G.: Active and inactive forms of pyruvate dehydrogenase in rat liver. Effects of starvation and refeeding and of insulin treatment on pyruvate-dehydrogenase interconversion. Europ. J. Biochem. **26**, 426 (1972).
176. Snipes, C.A.: Effects of growth hormone and insulin on amino acid and protein metabolism. Quart. Rev. Biol. **43**, 105 (1968).
177. Miller, L.L., Griffin, E.E.: Direct effects of insulin on amino acid and protein metabolism in the isolated perfused rat liver. In: Fritz, I.B. (ed.), Insulin action, p. 487. New York, London: Academic Press 1972.
178. Krahl, M.E., Penhos, J.C.: A direct effect of insulin on liver. Fed. Proc. **20**, 193 (1961).
179. Mortimore, G.E.: Effect of insulin on release of glucose and urea by isolated rat liver. Amer. J. Physiol. **204**, 699 (1963).
180. Haft, D.E.: Studies of the metabolism of isolated livers of normal and alloxan-diabetic rats perfused with insulin. Diabetes **17**, 244 (1968).
181. Maggi, V., Franks, L.M., Wilson, P.D., Carbonell, A.W.: Localization of insulin in mouse tissues using fluorescence microscopy and light microscopy and high resolution autoradiography. Diabetologia **5**, 67 (1969).

182. KONO, T., BARHAM, F.W.: Insulin-like effects of trypsin on fat cells. Localization of the metabolic steps and the cellular site affected by the enzyme. J. biol. Chem. **246**, 6204 (1971).

183. KONO, T., BARHAM, F.W.: The relationship between the insulin-binding capacity of fat cells and the cellular response to insulin. Studies with intact and trypsin treated fat cells. J. biol. Chem. **246**, 6210 (1971).

184. KONO, T.: Destruction and restoration of the insulin effector system of isolated fat cells. J. biol. Chem. **244**, 5777 (1969).

185. KONO, T.: The insulin receptor of fat cells: The relationship between the binding and physiological effects of insulin. In: FRITZ, I.B. (ed.), Insulin action, p. 171. New York, London: Academic Press 1972.

186. CUATRECASAS, P.: Interaction of insulin with the cell membrane: The primary action of insulin. Proc. nat. Acad. Sci. (Wash.) **63**, 450 (1969).

187. CUATRECASAS, P.: Protein purification by affinity chromatography. J. biol. Chem. **245**, 3059 (1970).

188. DAVIDSON, M.B., HERLE, A.J. VAN, GERSCHENSON, L.E.: Insulin and sepharose-insulin effects on tyrosine transamine levels in cultured rat liver cells. Endocrinology **92**, 1442 (1973).

189. KOLB, H.J., RENNER, R., HEPP, K.D., WEISS, L., WIELAND, O.H.: Re-evaluation of sepharose-insulin as a tool for the study of insulin action. Proc. nat. Acad. Sci. (Wash.) **72**, 248 (1975).

190. SIESS, E.A., NESTORESCU, M.-L., WIELAND, O.H.: Localization of insulin on fat cell ghosts by ferritin labelled insulin antibodies. Diabetologia **10**, 439 (1974).

191. CUATRECASAS, P.: The insulin receptor. Diabetes **21** (Suppl. 2), 396 (1972).

192. FREYCHET, P., ROTH, J., NEVILLE, D.M.: Proc. nat. Acad. Sci. (Wash.) **68**, 1833 (1971).

193. CAVIN, J.R., ROTH, J., JEN, P., FEYCHET, P.: Insulin receptors in human circulating cells and fibroblasts. Proc. nat. Acad. Sci. (Wash.) **69**, 747 (1972).

194. GAVIN, J.R., BUELL, D.N., ROTH, J.: Water-soluble insulin receptors from human lymphocytes. Science **178**, 168 (1972).

195. GLIEMANN, J., GAMMELTOFT, S.: The biological activity and the binding affinity of modified insulins determined on isolated rat fat cells. Diabetologia **10**, 105 (1974).

196. CUATRECASAS, P.: Isolation of the insulin receptor of liver and fat cell membranes. Proc. nat. Acad. Sci. (Wash.) **69**, 318 (1972).

197. CUATRECASAS, P.: Affinity chromatographie and purification of the insulin receptor of liver and cell membranes. Proc. nat. Acad. Sci. (Wash.) **69**, 1277 (1972).

198. CUATRECASAS, P., HOLLENBERG, M.D.: Binding of insulin and other hormones to non-receptor materials: saturability, specificity and apparent "negative cooperativity". Biochem. Biophys. Res. Comm. **62**, 31 (1975).

Die Immunologie des Insulins

Von

L. KERP, H.R. HENRICHS und H. KASEMIR

Mit 18 Abbildungen

Insulin ist auch in hochgereinigter Form ein *wirksames Antigen,* welches bei verschiedenen Tierspezies und beim Menschen eine spezifische Immunantwort hervorrufen kann (Abb. 1). Die Immunisierung mit Insulin führt zur Bildung immunkompetenter Zellen und zur Produktion antigenspezifischer Antikörper. Die Entstehung von spezifischen Immunzellen und die Produktion spezifischer Antikörper sind Voraussetzungen für das Auftreten von *Insulinallergien* mit unterschiedlichen klinischen Erscheinungsformen und für die *Neutralisation der Insulinwirkung* durch Antikörperbindung in Form eines über die Substitutionsdosis erhöhten Fremdinsulinbedarfs oder in Form einer *Insulinresistenz* mit extrem erhöhtem Insulinbedarf. Als *Immunogenität* des Insulins bezeichnet man die Eigenschaften, welche dafür verantwortlich zu machen sind, daß Insulin die Bildung von Immunzellen oder eine Immunglobulinsynthese auslöst. Die *Antigenspezifität* kennzeichnet Eigenschaften des Insulinmoleküls, die für die spezifische Ausprägung der Immunzellen und der Antikörper verantwortlich sind und die die spezifische Reaktionsfähigkeit des Insulins mit Antikörpern und Immunzellen bedingen (STEFFEN, 1968). Die *Insulinimmuntoleranz* ist durch eine Abschwächung oder Aufhebung der Immunreaktion des Organismus bei Insulinzufuhr gekennzeichnet.

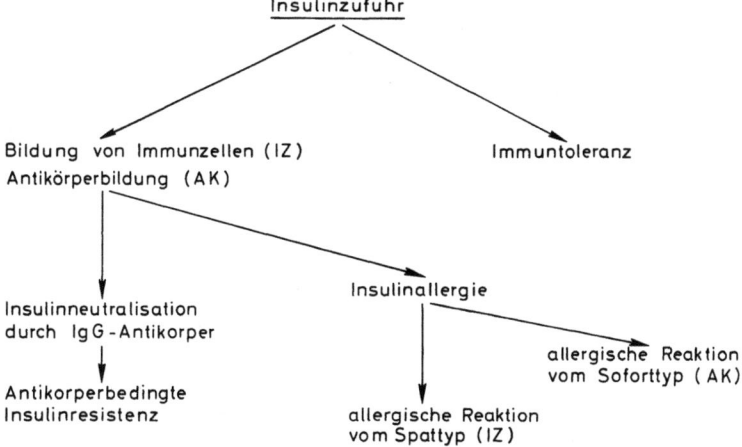

Abb. 1. Durch Insulin induzierte Immunreaktionen

In diesem Beitrag wird die Abhandlung der Immunologie des Insulins auf die im Serum zirkulierenden Antikörper begrenzt. Zur zellulären Immunität und zur Insulinallergie wird auf den zweiten Teilband, VII/2 B (Kapitel Insulinallergie) verwiesen.

I. Immunogenität und Antigenität des Insulins

1. Einleitung

Schon zwei Jahre nach der ersten klinischen Arbeit über Insulin von Banting et al. (1922) und vor der erstmaligen Herstellung kristallinen Insulins durch Abel (1926) berichtete Falta (1924) über einen Patienten mit insulinrefraktärem Diabetes mellitus. 1928 erschien eine Mitteilung von Tuft über eine Insulinallergie mit generalisierter Urticaria. Hauttestungen mit amorphen und kristallinen Schweine- und Rinderinsulinen ergaben dabei urtikarielle Reaktionen, die durch Patientenserum im Prausnitz-Küstnerschen Versuch auf die Haut von vorher nicht reagierenden Empfängern übertragen werden konnten. Depisch und Hasen-öhrl berichteten 1928 über einen Fall von Insulinresistenz, bei dem ein insulinab-schwächender Serumfaktor tierexperimentell nachgewiesen werden konnte.

Die Immunogenität und Antigenität von Insulin konnte beim Menschen durch weitere Beobachtungen von Insulinallergie und Insulinresistenz (Berne u. Wallerstein, 1950; Smelo, 1948 u.a.), Auftreten von insulinneutralisierenden Antikörpern (Banting et al., 1938; Berson et al., 1956; Burrows et al., 1957; Colwell u. Weiger, 1956; De Filipps u. Jannaccone, 1952; Glen u. Eaton, 1938; Kaye et al., 1955; Lerman, 1944; Marsh u. Haugaard, 1952; Sehon et al., 1955; Sherman, 1950; Skom u. Talmage, 1958a, b; Weiger u. Colwell, 1956; Welsh et al., 1956 u.a.) und in Einzeluntersuchungen durch Nachweis präzipitie-render (Lerman, 1944; Moloney u. Aprile, 1959; Steigerwald et al., 1960; Tuft, 1928 u.a.), komplementbindender (Steigerwald u. Spielmann, 1956; Wassermann et al., 1940 u.a.) oder agglutinierender Antikörper (Arquilla u. Stavitsky, 1956a, b; Cannon u. Marshall, 1941; Goldner u. Ricketts, 1942 u.a.) belegt werden.

1931 konnten Barral und Roux bei Meerschweinchen, die mit Rinderinsulin immunisiert worden waren, durch Insulinzufuhr anaphylaktische Reaktionen aus-lösen. Meerschweinchen, die mit einem Rinderpankreasextrakt oder mit Rinderse-rum immunisiert worden waren, zeigten keine Reaktion auf die Zufuhr von Insulin wie andererseits die Tiere, die mit Insulin immunisiert worden waren, auch auf die Zufuhr von Rinderpankreasextrakt oder Rinderserum nicht reagier-ten. Nach diesen Befunden war die Immunogenität des Insulins tierexperimentell beim Meerschweinchen als gesichert anzunehmen.

Beobachtungen von Williams (1933) ergaben erste Hinweise auf eine Spezies-spezifität der Antigenität des Insulins. Diese wurde aufgrund der ähnlichen Kri-stallformen von Rinder-, Schweine-, Schaf- und Fischinsulin, der Übereinstim-mung von Löslichkeit und isoelektrischem Punkt, der gleichen biologischen Wirk-samkeit pro Gewichtseinheit und der nahezu übereinstimmenden Analyse des Kohlenstoff-, Wasserstoff-, Stickstoff- und Schwefelgehaltes zunächst nicht er-wartet (Scott, 1931). Williams (1933) konnte bei zwei Fällen von allergisch bedingten gastrointestinalen Symptomen nach Schweineinsulingaben positive Hautreaktionen mit Schweineinsulin, nicht aber mit Rinderinsulin auslösen. Mit der Schultz-Dale-Technik demonstrierte Lewis (1937) eine speziesspezifische Komponente der Insulinallergie. Am Uterus von mit Schweine- oder Rinderinsulin immunisierten Meerschweinchen konnten mit Insulin beider Spezies Kontraktionen ausgelöst werden. Nachdem mit dem kreuzreagierenden Antigen eine Immunantwort bewirkt war, konnte mit dem zur Sensibilisierung verwandten Insulin eine weitere, zusätzliche Kontraktion ausgelöst werden. Daraus war zu folgern, daß Insulinmoleküle von Rind und Schwein trotz naher immunologischer Verwandtschaft immunologisch nicht identisch sind. Zu einer analogen Schlußfolgerung kam LOWELL (1942), der zeigen konnte, daß bei einem Patienten mit einer Resistenz gegen Rinder-Schweine-Mischinsulin Humaninsulin metabolisch wirksam blieb.

Die speziesspezifische Antigenität von Insulin wurde mit verschiedenen Methoden in der Folgezeit in Tierversuchen bestätigt (ARQUILLA u. STAVITSKY, 1956b; Bernstein et al., 1938; MOLONEY u. COVAL, 1955; WASSERMANN u. MIRSKY, 1942).

Die Immunogenität und speziesspezifische Antigenität des Insulins kann aufgrund klinischer Beobachtungen und experimenteller Befunde als gesichert gelten. Frühere Einwände gegen die Annahme einer spezifischen Immunogenität des Insulins waren vor allem durch Unsicherheit der Methoden zum Nachweis der Antikörperbildung (Literatur bei SCHEIFFARTH et al., 1959) bedingt. Außerdem wurde lange Zeit eingewandt, daß das verhältnismäßig niedrige Molekulargewicht gegen eine Immunogenität des Insulins spreche (CLUTTON et al., 1938a, b; GUTFREUND, 1952; HAUROWITZ, 1950; JORPES, 1949; SANGER, 1955; SCHWARZ u. KOLLER, 1949; SHERRILL u. LAWRENCE, 1950), bis gezeigt werden konnte, daß auch Polypeptide, deren Molekulargewicht deutlich unter dem des Insulins liegt, immunogene Wirkungen haben können (ARNON u. SELA, 1960; SELA u. ARNON, 1960a, b; SELA u. HAUROWITZ, 1958).

2. Bedeutung der größer- und kleinermolekularen Bestandteile von Insulinpräparaten für die Immunogenität und Antigenität des Insulins

a) Durch Molekularsiebchromatographie isolierte Insulinfraktionen

Das Interesse an größermolekularen Begleitstoffen in Pankreasinsulinpräparaten wurde durch STEINER (1967) sowie STEINER und OYER (1967) mit der Entdeckung des Proinsulins als isolierbarer Fraktion von extrahiertem Insulin stimuliert. Abb. 2 zeigt die drei Fraktionen, die sich durch Säulenchromatographie von kristallinem Rinderinsulin an Sephadex G50 isolieren lassen. Über die großmolekulare *A-Fraktion* ist wenig bekannt. Wahrscheinlich enthält sie Material aus dem exokrinen Pankreas. In der *B-Fraktion* konnten Proinsulin, Proinsulinintermediate und in geringem Maße Diinsulin nachgewiesen werden. Die *C-Fraktion* oder Hauptkomponente enthält neben monomerem Insulin insulinverwandte Stoffe mit annähernd gleicher Molekülgröße wie das Monodesamidoinsulin mit Asparaginsäure anstelle von Asparagin in Pos.A21, Arginin-B31-Insulin und Insulinäthylester als Produkte der sauren Pankreasalkoholextraktion.

Die Bestandteile der A- und B-Fraktion sind größermolekular als monomeres Insulin. Nach Untersuchungen von SCHLICHTKRULL (1973) enthalten die A- und B-Fraktion Bestandteile, die mit insulinbindenden Antikörpern Komplexe bilden. Dieses „immunologisch reagierende Insulin" ist möglicherweise an die höhermolekularen Bestandteile der Fraktionen chemisch gebunden. Die B-Fraktion enthält

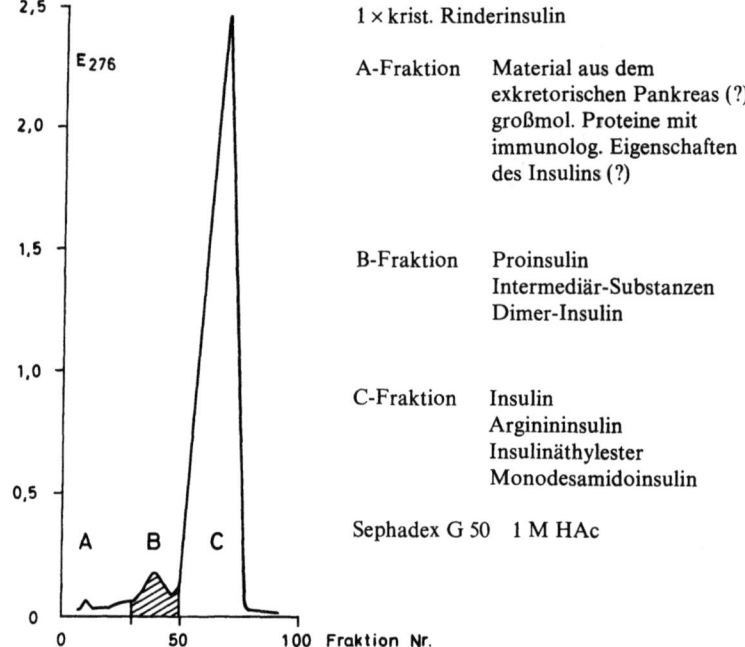

Abb. 2. Säulenchromatographie von kristallinem Rinderinsulin auf Sephadex G-50.
(Nach SCHLICHTKRULL et al., 1969a)

etwa 56% und die A-Fraktion 12% (A1=1%, A2=2%, A3=9%) Material, das von Insulinantikörpern gebunden wird.

Untersuchungen über immunologische Eigenschaften von Insulinpräparaten zielen daher auf die Beantwortung folgender Fragen: 1. Welche Bedeutung besitzen neben monomerem Insulin in extraktiv gewonnenen Insulinpräparaten enthaltene, z.T. größermolekulare Bestandteile? 2. Welche strukturellen Merkmale des Insulinmoleküls selbst sind dafür verantwortlich, daß Immunglobuline und Immunzellen eine antigenspezifische Prägung erhalten?

α) A-Fraktion

Durch Zufuhr der aus Rinderinsulin (SCHLICHTKRULL et al., 1969a, b; ROOT et al., 1972) oder Schweineinsulin (ROOT et al., 1972) isolierten A-Fraktion konnten bei Kaninchen mit und ohne Freunds Adjuvans insulinbindende Antikörper erzeugt werden (Abb. 3). Die Bindung von ^{125}J-Rinderinsulin an Serumantikörper war nach Immunisierung mit Material der Rinderinsulin-A-Fraktion ausgeprägter als nach Immunisierung mit Proinsulin, viermal kristallisiertem oder chromatographiertem Insulin vom Rind (SCI, s.S. 314) (SCHLICHTKRULL et al., 1972a, b).

Im Gegensatz dazu fanden WRIGHT und GINGERICH (1973) bei Meerschweinchen nach Immunisierung mit der isolierten A-Fraktion aus Rinderinsulin nur niedrige Antikörperbindungskapazitäten für Rinderinsulin. Durch Immunisierung mit chromatographisch gereinigten (SPI, SCI) und mit nicht chromatographierten Rinderinsulinen wurden größere Insulinbindungskapazitäten erzeugt.

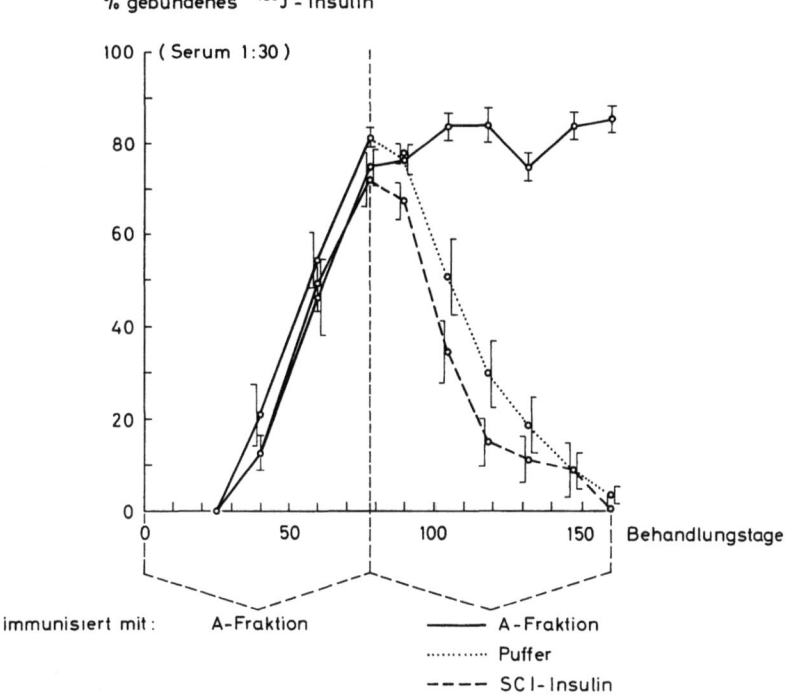

% gebundenes ¹²⁵J - Insulin

Abb. 3. Insulin-Antikörperspiegel bei Kaninchen (8 Tiere pro Gruppe) während der Immunisierung mit boviner A-Fraktion bzw. daran anschließenden Injektionen von Puffer oder einer Lösung von porcinem SCI-Insulin. (Nach SCHLICHTKRULL et al., 1972b)

Ob durch Material der isolierten A-Fraktion auch Antikörper mit anderer Antigenspezifität, d.h. nicht insulinbindende Antikörper, stimuliert werden, wurde bisher noch nicht untersucht. SCHLICHTKRULL (1973) fand bei Patienten, die mit nicht chromatographiertem Rinderinsulin, das also u.a. die A-Fraktion enthielt, behandelt worden waren, eine spezifische Antikörperbindung für die ¹²⁵J-markierte A-Fraktion. Bei Behandlung mit chromatographisch gereinigtem Insulin war eine Antikörperbindung der A-Fraktion nicht nachweisbar.

β) B-Fraktion

Proinsulin. Proinsulin und Proinsulinintermediate stellen 1—2% (CHANCE u. ELLIS, 1969; STEINER et al., 1968) oder 3—6% (CHANCE, 1972) des Proteingehalts nicht chromatographierter kommerzieller Insulinpräparate dar.

Anzahl und Sequenz der Aminosäuren der C-Kette, welche im Proinsulin die A- und B-Kette des Insulinmoleküls verbindet, variieren von Spezies zu Spezies erheblich (CHANCE, 1971, 1972; CHANCE et al., 1968; SCHMIDT u. ARENS, 1968; STEINER et al., 1968). Der Vergleich von C-Ketten der Spezies Schwein, Rind und Mensch ergibt einen Unterschied in der Aminosäuresequenz für annähernd 50% der Positionen. Demgegenüber variieren die Aminosäuren der in der Therapie gebräuchlichen Säugetierinsuline höchstens in 8% der Positionen. Bei Versuchstieren (Meerschweinchen und Kaninchen) konnten verschiedene Untersucher durch Immunisierung mit Proinsulin spezifische insulin- und proinsulinbindende Antikörper erzeugen (CHANCE, 1971, 1972; FEDERLIN, 1970; KERP et al., 1970a,

1971 a; ROOT *et al.*, 1970, 1972; RUBENSTEIN *et al.*, 1969 a, b, 1970; SCHLICHT-KRULL *et al.*, 1969 a, b, 1972 b; STOLL *et al.*, 1970; WRIGHT u. MAKULU, 1969). Der spezifisch proinsulinbindende Anteil von Antiseren wird entweder dadurch bestimmt, daß die mit Insulin kreuzreagierenden Bindungsstellen vor der ^{125}J-Proinsulinbindung mit Insulin abgesättigt werden (RUBENSTEIN *et al.*, 1969 a) oder durch Immunadsorption an Sephadex-, Cellulose- oder Sepharose-gekoppeltes Insulin aus dem Antiserum entfernt werden (KERP *et al.*, 1970 b; KUMAR u. MILLER, 1973 a, 1973 b; ROOT *et al.*, 1970; RUBENSTEIN *et al.*, 1970; YIP u. LOGOTHETOPOULOS, 1969). Es zeigte sich, daß die Immunogenität von isoliertem Proinsulin bei verschiedenen Versuchstieren und in Abhängigkeit von der Proinsulinspezies unterschiedlich ist. Bei *Kaninchen* bewirkt die Immunisierung mit Rinderproinsulin eine stärkere Antikörperbildung gegen Rinderinsulin als die Immunisierung mit kristallinem Rinderinsulin selbst. Die Insulinbindungskapazität der Kaninchenseren war bei Immunisierung mit Rinderproinsulin etwa 20fach höher als bei Immunisierung mit Rinderinsulin (ROOT *et al.*, 1972; SCHLICHTKRULL *et al.*, 1969 a). Proinsulin vom Schwein dagegen führte beim Kaninchen nicht zur Bildung von insulinbindenden Antikörpern (ROOT *et al.*, 1972). Immunisierungen von *Meerschweinchen* mit Proinsulin oder Insulin vom Rind führte zu jeweils gleich starker spezifischer Bindung von Insulin oder Proinsulin (KERP *et al.*, 1970 a). STOLL *et al.* (1970) konnten bei Meerschweinchen darüber hinaus spezifische Schweineproinsulin-Antikörper erzeugen, die Kreuzreaktionen weder mit Insulin noch mit isoliertem C-Peptid zeigten. In quantitativen Untersuchungen zeigten KERP *et al.* (1970 a, 1971 c), daß die hochaffine Antikörperkomponente Ak_1 nach Immunisierung von Meerschweinchen mit Rinderproinsulin zu 50% Spezifität für den C-Ketten-Anteil des Proinsulins besitzt. Die übrigen 50% der Gesamtkonzentration hochaffiner Antikörper besitzen Spezifität für den Insulinanteil des Proinsulinmoleküls (Abb. 4). Die geringer affine Antikörperkomponente Ak_2 besitzt ausschließlich Spezifität für den Insulinanteil des Moleküls.

Proinsuline verschiedener Spezies haben wahrscheinlich aufgrund der differenten Primärstruktur im Bereich der C-Kette bei Untersuchungen mit spezifischen Antiproinsulinseren nur geringe oder keine Kreuzreaktionen, d.h. eine hohe Speziesspezifität (ANDERSEN, 1973 b; ROOT *et al.*, 1970; RUBENSTEIN *et al.*, 1970; STEINER *et al.*, 1970). Trotzdem beobachtete Kreuzreaktionen heterologer Proinsuline von Rind, Schwein und Mensch konnten RUBENSTEIN *et al.* (1970) durch Insulinadsorption der Antiseren löschen und damit eigentlich als Kreuzreaktionen des Insulinanteils im Proinsulinmolekül klassifizieren.

Antikörper gegen Rinderinsulin binden Rinderproinsulin schwächer als das zur Immunisierung benutzte Rinderinsulin. Aufgrund dieses Befundes wird angenommen, daß das C-Peptid im Proinsulin Antikörperinsertionsstellen des Insulinanteils verdeckt (WRIGHT u. MAKULU, 1970; CHANCE, 1972). Hierfür spricht, daß mit sukzessiver Entfernung der C-Kette des Proinsulins die Antigenreaktivität gegenüber Insulinantikörpern zunimmt. Proinsulin oder Proinsulinintermediate verdrängen in äquimolarer Konzentration etwa 45%, Desdipeptid und Desnonapeptid bereits 60% und die Argininsuline 70 bis 80% des Insulins aus der spezifischen Antikörperbindung (CHANCE, 1972).

CHANCE (1971) und ROOT *et al.* (1970) gelang eine nähere Lokalisierung antigendeterminanter Gruppen in den Bereich der Aminosäuren 33 bis 54 des porzinen C-Peptids mit Leucin in Pos. 54. Die Aminosäuren der Pos. 41 bis 54 sind für die Antigendeterminanz von besonderer Bedeutung. Es handelt sich dabei um eine hydrophobe Region, die für verschiedene Spezies ausgeprägte Variabilität besitzt (CHANCE, 1971). Synthetische C-Peptid-Fragmente unterschiedlicher

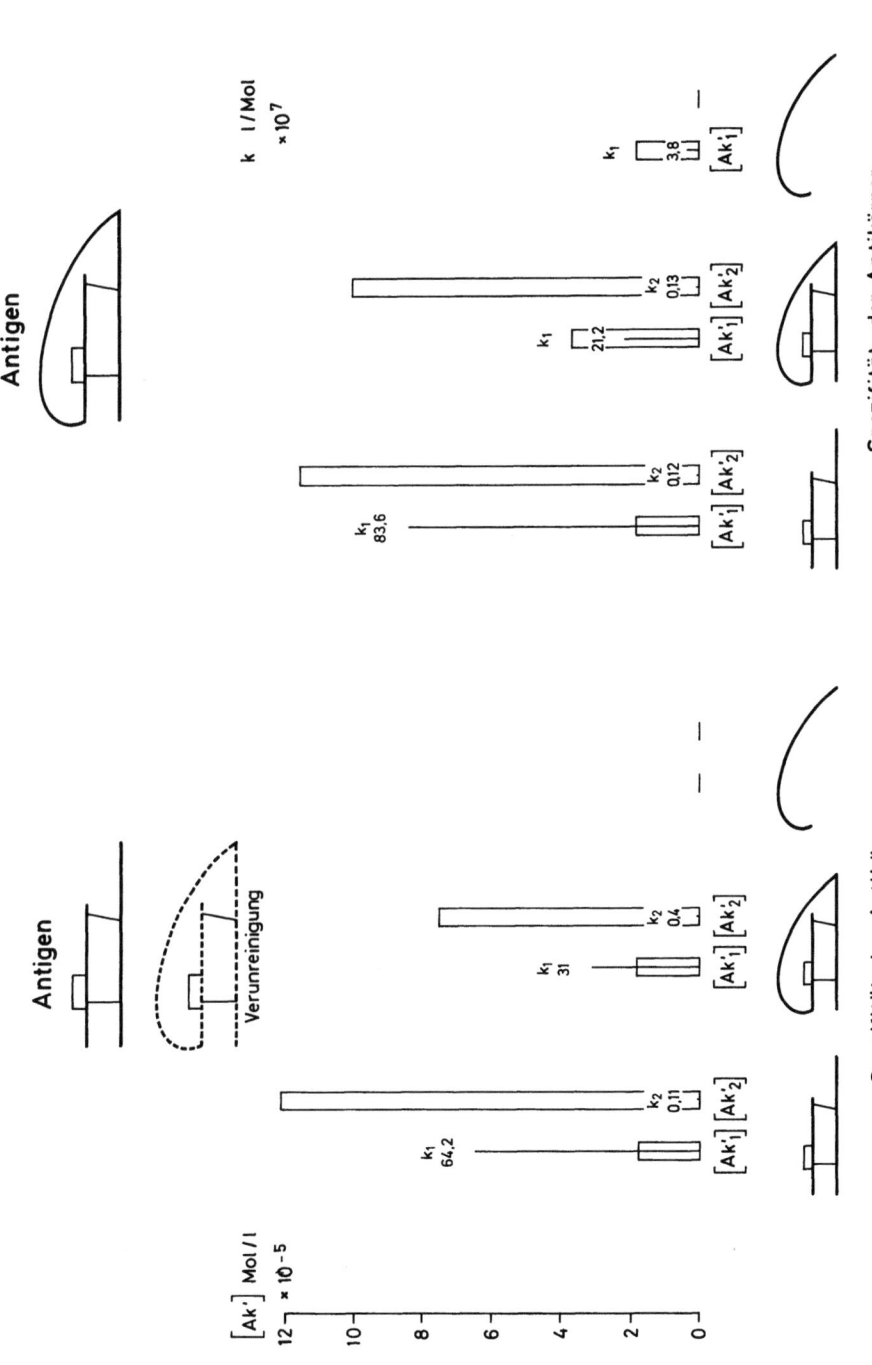

Abb. 4. Vergleichende Analyse der gegen Rinderinsulin und Rinderproinsulin gebildeten Antikörper. Die Abbildung zeigt die Konzentrationen der Antikörperbindungsstellen ([Ak₁] [AK₂]) und die Assoziationskonstanten (k_1, k_2) der Antikörperkomplexbildungen von Rinderinsulin und Rinderproinsulin in gepoolten Antirinderinsulin- und Antirinderproinsulinseren von Meerschweinchen. Die Bestimmungen erfolgten mit Hilfe der präparativen Ultrazentrifugation, für die C-Ketten spezifischen Antikörperbindungsstellen nach Immunadsorption der insulinspezifischen Antikörper an cellulosegebundenes Rinderinsulin. (Nach KERP et al., 1970a)

Länge, die mit den Aminosäuren der Sequenz 41 bis 54 des Schweineproinsulins übereinstimmen, zeigten eine komplette Kreuzreaktion mit spezifischen Antikörpern gegen Schweineproinsulin (Yanaihara et al., 1972 b). Synthetische, dem bovinen C-Peptid verwandte Peptide mit Unterschieden lediglich in den Positionen 50 und 52 ließen geringe immunologische Unterschiede erkennen. Hieraus schlossen Yanaihara et al. (1972 a, b) auf das Vorhandensein einer antigendeterminanten Gruppe im Bereich der Sequenz 47 bis 60. In Übereinstimmung mit den Befunden von Chance (1972), Root et al. (1972) und Yanaihara et al. (1972 b) für porzines Proinsulin konnten Melani et al. (1970) für natürliches und Rubenstein (1972) für synthetisches C-Peptid des Humaninsulins durch Anwendung spezifischer Antiseren einen antigendeterminanten Bereich innerhalb der Aminosäuresequenz 41 bis 54 nachweisen.

Die Frage, ob der Proinsulinanteil nicht chromatographierter Insulinpräparate die Bildung von Antikörpern stimuliert, welche auch Insertionsstellen am Insulinmolekül finden, wird bisher nicht einheitlich beantwortet. Diabetiker bilden unter der Behandlung mit nicht chromatographisch gereinigten Insulinen neben insulinspezifischen auch proinsulinspezifische Antikörper (Andersen, 1973 b; Hinke et al., 1970; Kerp et al., 1970 b; Kumar u. Miller, 1972, 1973 a, b, c). Die Menge der durch nicht chromatographiertes Insulin induzierten proinsulinbindenden Antikörper bzw. die Kreuzreaktivität beider Antigene variiert von Serum zu Serum und mit den Techniken, die zur Antikörperbestimmung zur Anwendung kommen (Wright u. Makulu, 1970). Untersuchungen von Ditschuneit et al. (1969) deuten auf eine im Vergleich zu Rinderinsulin bevorzugte Proinsulinbindung an diese Antikörper hin. In einigen Plasmaproben von Patienten, die mit nicht chromatographisch gereinigtem Schweineinsulin behandelt wurden, fand Andersen (1973 b) Antikörper, die zwar mit Proinsulin und Proinsulinintermediaten, nicht aber mit chromatographisch gereinigtem Insulin, dimerem Insulin oder C-Peptid aus Schweineinsulin Komplexe bildeten. Andere Untersucher fanden für Insulinantikörper von Diabetikern unter Behandlung mit nicht chromatographierten Insulinen eine komplette Kreuzreaktion zwischen Proinsulin und Insulin (Andersen, 1973 b; Goldsmith et al., 1969; Gordon u. Roth, 1969). In Übereinstimmung mit tierexperimentellen Untersuchungen (Kerp et al., 1971 c) ergab sich vorwiegend, daß beim Menschen durch eine Behandlung mit nicht chromatographierten Insulinen weniger proinsulinbindende als insulinbindende Antikörper induziert werden (Chance et al., 1968; Kerp et al., 1970 b; Kitabchi, 1970; Kumar u. Miller, 1972, 1973 a; Lawrence u. Kirsteins, 1969; Rubenstein et al., 1969 a, b; Rubenstein u. Steiner, 1971; Wright u. Makulu, 1969, 1970).

Nach Untersuchungen von Andersen (1973 b) ändert sich das Verhältnis der Proinsulin- zur Insulinbindung durch Antikörper im Verlauf der Insulinbehandlung. Nach einem halben Jahr scheint die Insulinbindungsfähigkeit ihr Maximum erreicht zu haben, während die Proinsulinbindungsfähigkeit noch weiter ansteigt.

Quantitative Untersuchungen an einem Serumpool von 30 mit nicht chromatographierten Insulinen behandelten Diabetikern ergaben, daß insulinbindende IgG-Antikörper nahezu vollständig Kreuzreaktionen mit Rinderinsulin oder Rinderproinsulin eingehen. Nach Entfernung der insulinspezifischen Antikörper mit Hilfe eines an Cellulose gekoppelten chromatographierten Rinderinsulins läßt sich die Konzentration der C-Ketten-spezifischen Antikörper messen. Diese C-Ketten-spezifischen Antikörper standen in Untersuchungen von Kerp et al. (1970 b) zur Gesamtkonzentration insulinbindender Antikörper im Verhältnis wie 2:100. Hinke et al. (1970) bestätigten diese Befunde auch an Einzelseren von insulinbehandelten Diabetikern.

Anhand von Titerbestimmungen vor und nach Adsorption der insulinspezifischen Antikörper fanden KUMAR und MILLER (1973b) bei 9 von 11 Patienten mit antikörperbedingter Insulinresistenz 1,3- bis 17fach höhere Titer für die Insulin- als für die Proinsulinbindung.

Die wechselnd stark ausgeprägte Kreuzreaktion von Proinsulin und Insulin mit Insulinantikörpern muß berücksichtigt werden, wenn Insulinantikörper zur Bestimmung von Insulin in Serumproben mit unbekanntem Gehalt an Proinsulin verwandt werden sollen (KERP et al., 1971c; PAUL, 1971; WRIGHT u. MAKULU, 1970).

Diinsulin. Bestandteil der B-Fraktion ist neben dem Proinsulin und Proinsulinintermediaten das „dimere" Insulin, das mit einem Molekulargewicht von 12000 aus zwei kovalent miteinander verbundenen Insulin-Sanger-Einheiten besteht. SCHLICHTKRULL et al. (1969b) konnten bei Kaninchen durch Immunisierung mit Diinsulin vom Rind eine deutliche Bildung von insulinbindenden Antikörpern und einen Anstieg der Serumnüchternglucosekonzentration nachweisen.

HAHN et al. (1971) untersuchten die Bindung von Rinderdiinsulin an Antiinsulinseren von Diabetikern im Vergleich zur Bindung von chromatographisch gereinigtem Rinderinsulin. Dabei ergab sich, daß nur 50% der Gesamtkonzentration der rinderinsulinbindenden Antikörper zur Bindung von isoliertem Rinderdiinsulin befähigt sind. Hieraus war zu folgern, daß das Diinsulinmolekül Insulinantikörpern von Diabetikern nur halb so viel Insertionsstellen bietet wie das Insulinmolekül selbst. Außerdem erfolgt die Bindung von Diinsulin mit geringerer Bindungsfestigkeit als die Bindung von Insulin. Beide Befunde sprechen gegen eine wesentlich immunogene Wirkung des Diinsulinanteils nicht chromatographierter Insuline beim Menschen.

Zur Immunogenität und Antigenität weiterer Bestandteile der Insulinfraktionen wie u.a. Proinsulinintermediate und Desamidoinsulin wird auf S. 335, 336 verwiesen.

Zumindest für Proinsulin und Diinsulin scheint die Hypothese von SCHLICHTKRULL et al. (1969a, b), SCHLICHTKRULL (1970) und Editorial Lancet (1970), nach der die in nicht chromatographierten Insulinpräparationen enthaltenen Beimengungen von Proinsulin und Diinsulin für die Immunogenität nicht chromatographierter Insuline wesentlich verantwortlich sein könnten, nicht zuzutreffen. Diese größermolekularen Beimengungen sind nicht nennenswert für die Stimulation von Antikörpern verantwortlich, die infolge einer Kreuzreaktion mit Insulin zu insulinbindenden Antikörpern werden. Es bleibt die Möglichkeit, daß diese größermolekularen Bestandteile in nicht chromatographierten Insulinen über einen unspezifischen Adjuvanseffekt die Antikörperbildung gegen Insulin begünstigen.

γ) Bedeutung des Reinheitsgrades für die Immunogenität von Insulinpräparaten

1922 stand bei Einführung der Insulintherapie zunächst nur amorphes Insulin in saurer Lösung zur Verfügung. Die Kristallisation des Insulins durch ABEL (1926) führte besonders bei Wiederholung der Kristallisation zu einer wirksamen Reinigung der Präparate, die sich vor allem in einem Rückgang der allergischen Reaktionen manifestierte (s. Beitrag KÜHNAU in diesem Handbuch). Eine weitere Reinigung wurde durch die Fraktionierung kristallisierter Insuline mit Hilfe der Molekularsiebchromatographie ermöglicht. Durch Chromatographie an Sephadex G50 läßt sich die C-Fraktion isolieren. So präparierte Insuline werden als single peak-Insulin (SPI) bezeichnet. Zur weitergehenden Abtrennung der noch in der C-Fraktion enthaltenen Begleitstoffe haben Jørgensen *et al.* (1971) eine Säulenchromatographie an Anionenaustauscher [QAE-Sephadex A-25, pH 8,4; 25° C, Elution mit 0,06 mol/l Trispuffer, 0,08 mol/l NaCl, 0,02 n HCl, 60% (V/V) Äthylalkohol] angegeben. Die Fraktion F dieser Chromatographie enthält mehr als 99% monomeres Insulin. Ein analoger Chromatographieeffekt wird durch Doppelchromatographie an Sephadex G 50 und DEAE-Cellulose erreicht (Chance *et al.*, 1968). Die so präparierten Insuline werden als single component-Insulin (SCI) bezeichnet.

　　Tierexperimentelle Befunde zum Einfluß der unterschiedlichen Reinigungsverfahren auf die Immunogenität des Insulins variieren erheblich mit den Tierspezies und sind insofern für die Bedeutung der Insulinimmunogenität beim Menschen nur bedingt zu interpretieren.

　　Bei Kaninchen läßt sich die Immunogenität von Insulinpräparaten durch wiederholte Kristallisationen verringern. Schlichtkrull (1971) fand bei Immunisierungen mit einfach, dreifach und elffach kristallisiertem Rinderinsulin in komplettem Freunds Adjuvans eine Abnahme der Zahl antikörperbildender Tiere von 10 auf 4 von jeweils 10 Kaninchen. Mit zusätzlich chromatographisch gereinigtem Insulin (SCI) wurden nur bei einem von 10 Kaninchen Insulinantikörper erzeugt (Schlichtkrull, 1971) (s. Abb. 5). Allerdings sind Kaninchen gegen-

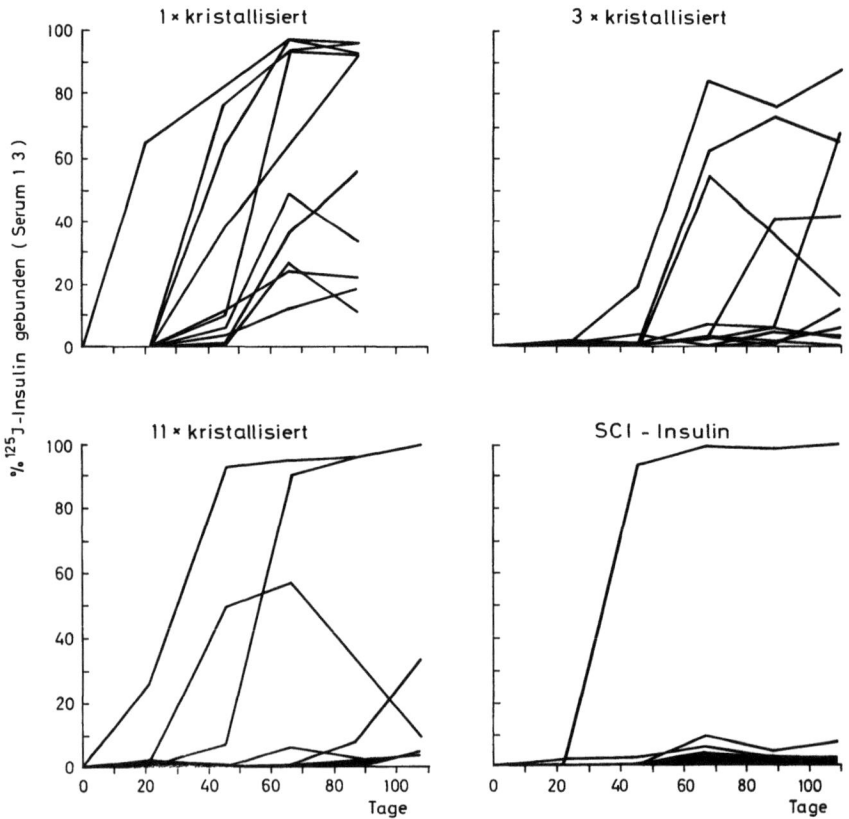

Abb. 5. Individuelle Antikörperspiegel bei Kaninchen (10 Tiere pro Gruppe) nach Immunisierung mit Lösungen von Rinderinsulin in komplettem Freunds Adjuvans. Wöchentlich wurden 2mal 4 μg Insulin pH 7,4 injiziert. (Nach Schlichtkrull *et al.*, 1972b).

über einer Insulinimmunisierung nicht sehr empfindlich. Vermutlich aus diesem Grunde haben ROOT *et al.* (1972) bei Kaninchen ohne Adjuvans weder mit USP-Insulin (ca. 92% Insulin monomer) noch mit chromatographisch gereinigten Insulinen (SPI und SCI) vom Schwein oder Rind insulinbindende Antikörper erzeugen können.

WRIGHT und GINGERICH (1973) untersuchten den Effekt unterschiedlicher Reinigungstechniken auf die Immunogenität von Rinderinsulin bei *Meerschweinchen*. Die unterschiedlichen Insulinpräparationen wurden in öliger Emulsion appliziert. Nach 84 Tagen wurden unter Behandlung mit kommerziellem Insulin 1590 ± 185, mit SPI 1914 ± 30 und mit SCI 1002 ± 151 µE Insulin pro µl Serum gebunden. Die chromatographische Reinigung bewirkte also nur eine schwache Verringerung der immunogenen Wirkung von Rinderinsulin beim Meerschweinchen.

Auch bei *Mäusen* besitzen kristallisiertes und chromatographisch gereinigtes Insulin vom Schwein immunogene Wirkungen. Antikörper werden bei Verwendung chromatographisch gereinigter Insuline allerdings erst nach längerer Immunisierungsdauer nachweisbar (JANSEN, 1971 a).

In *klinischen Studien* wurden die Auswirkungen der Insulinreinigung durch chromatographische Verfahren auf die Immunogenität von Insulinpräparaten beim Menschen untersucht.

SCHLICHTKRULL *et al.* (1972 b) untersuchten die Seren von 7 Patienten, die mit 10mal umkristallisiertem Lente-Insulin vom Schwein behandelt wurden. Es fanden sich Insulinantikörper bis zu einer maximalen Bindungskapazität von 1,5 mU/ml, während sich bei 13 Patienten, die chromatographisch gereinigtes Insulin (SCI) vom Schwein erhielten, keine oder nur eine sehr geringe Insulin-IgG-Bindung nachweisen ließ (Abb. 6). In der gleichen zusammenfassenden Arbeit wurden weitere Befunde zur Beurteilung der Immunogenität chromatographierter Insuline mitgeteilt: In Seren von Diabetikern, die mit nicht chromatographisch gereinigtem Insulin (Lente) behandelt wurden ($n=11$), lag die maximale Insulinbindungskapazität zwischen 0,5 und 11,5 mU/ml IgG-Bindung. Seren von Patienten, die chromatographisch gereinigtes Schweineinsulin (SCI) erhielten ($n=13$), wiesen dagegen nur eine maximale Insulinantikörperbindung von 0,5 mU/ml IgG-Bindung auf (SCHLICHTKRULL, 1971, 1972; SCHLICHTKRULL *et al.*, 1972a, 1972b). Für eine isolierte Beurteilung des Chromatographieeffektes auf die Immunogenität können diese Befunde nicht verglichen werden, da die Patienten mit nicht chromatographiertem Insulin ein Mischinsulin vom Schwein (30%) und Rind (70%), die Versuchsgruppe mit chromatographisch gereinigtem Insulin dagegen Monospeziesinsulin vom Schwein erhielt. Auch unabhängig vom Reinheitsgrad ist aber Rinderinsulin stärker immunogen wirksam als Schweineinsulin (S. 320), so daß in dieser Gegenüberstellung Speziesunterschiede und Chromatographieeffekte nebeneinander zu berücksichtigen sind.

FANKHAUSER und MICHL (1971 a, b, 1973) verglichen die Insulinantikörpertiter von Diabetikern unter Behandlung mit drei- bis viermal kristallisiertem Lente-Misch-Insulin vom Rind (70%) und Schwein ($n=11$), 10mal kristallisiertem Lente-Insulin vom Rind ($n=7$), 10mal kristallisiertem Lente-Insulin vom Schwein ($n=10$) und chromatographisch gereinigtem Insulin vom Schwein (SCI) ($n=12$). Der Vergleich zeigte vor allem eine Abhängigkeit von der zur Therapie verwendeten Insulinspezies. Insulin vom Schwein erzeugte viel weniger Antikörper als Rinderinsulin gleicher Reinheitsqualität. Das chromatographisch gereinigte Schweineinsulin schließlich wies die geringste Immunogenität der untersuchten Präparationen auf. In den ersten vier Behandlungsmonaten (1971) wurden unter der Therapie mit chromatographisch gereinigtem Insulin gar keine Insulinantikör-

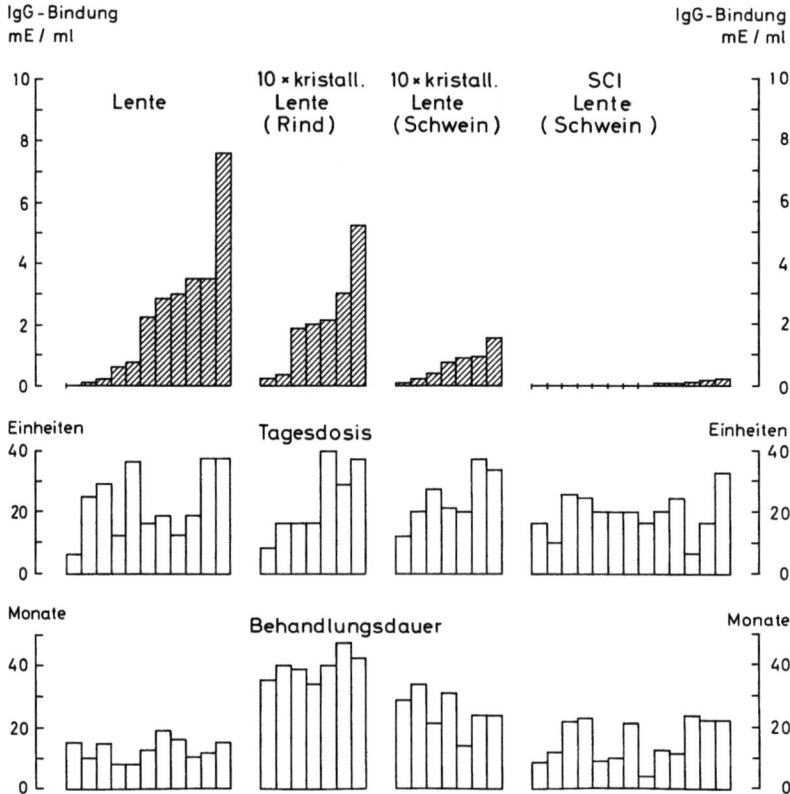

Abb. 6. Serum IgG-Insulinbindung bei Diabetikern nach Ersteinstellung mit gewöhnlichem Lenteinsulin, 10mal kristallisiertem Lenteinsulin vom Rind, 10mal kristallisiertem Lenteinsulin vom Schwein und chromatographisch gereinigtem Schweineinsulin (*SCI*). (Nach SCHLICHTKRULL et al., 1972b)

per beobachtet, so daß aufgrund dieses Befundes die Immunogenität von Schweineinsulin überhaupt in Zweifel gezogen wurde. Erst im weiteren Verlauf der klinischen Untersuchung trat eine geringfügige Antikörperbildung gegen Insulin mit einem mittleren Antikörpertiter von $1,7\% \pm 1,4$ gegenüber $3,7\% \pm 2,6$ in der Gruppe mit hochgereinigtem Schweineinsulin auf (FANKHAUSER u. MICHL, 1973). Nach 18monatiger Behandlung wiesen nur 3 von 13 Patienten der SCI-Gruppe erhöhte Insulinantikörpertiter auf.

Eine gleichzeitige klinische Studie aus Wien (KORP u. LEVETT, 1973; LEVETT u. KORP, 1972a, 1972b) gab analoge Ergebnisse. Erstbehandlung mit 6mal kristallisiertem Schweineinsulin induzierte bei Diabetikern ($n=8$) IgG-Insulinantikörper, die in allen Fällen deutlich unter dem Mittelwert der Titer von Kontrollpatienten unter Behandlung mit „konventionellem Insulin" lagen, wobei allerdings die Herkunftspezies des konventionellen Insulins nicht mitgeteilt wurde. Ein Vergleich des Antikörpertiters der Patienten, die nicht chromatographiertes Schweineinsulin erhielten, mit dem von Patienten, die mit chromatographisch gereinigtem Schweineinsulin (SCI) behandelt wurden, ergab eine weitere Verminderung der Immunogenität. Der Antikörpertiter lag in der ersten Gruppe in vier von acht Fällen und in der zweiten Gruppe in vier von sechzehn Fällen über der unteren Empfindlichkeitsgrenze der Nachweismethode. Umstellungen von nicht chromatographiertem „konventionellem" auf chromatographierte Monospeziesinsuline führten zu einer Erniedrigung des Antikörpertiters.

Zu gleichartigen Befunden kam KÜHNAU JR. (1972) bei einer prospektiven Studie zum Vergleich verschiedener Präparationen aus Rinder- und Schweineinsulin. Die niedrigsten Antikörpertiter wurden bei drei Patienten unter Erstbehandlung mit chromatographisch gereinigtem Schweineinsulin (SCI) beobachtet.

TANTILLO et al. (1973) behandelten sechs Diabetiker mit einfach chromatographisch gereinigtem Insulin (SPI) und fanden in vier Fällen Antikörper, die unter den gewählten Nachweisbedingungen 15% des Insulinantigens banden. Die mit einem Standardinsulin (Spezies?) behandelte Vergleichsgruppe von 15 Diabetikern zeigte die gleiche Insulinbindung. Ein Umsetzen von Standardinsulin auf SCI-Insulin dagegen führte bei zwei Diabetikern zu einer deutlichen Reduzierung der ^{131}J-Insulinbindung von 17 auf 8% und von 28 auf 22%.

Eine gemeinsame klinische Studie zum Vergleich der Immunogenität von nicht chromatographiertem und chromatographisch gereinigtem Depot-Insulin vom Rind (SPI) wurde an 15 Kliniken in der Zeit von 1971 bis 1973 durchgeführt (KERP, 1973) (s. Abb. 7). In der Gruppe von 65 Erstbehandlungen mit chromatographisch gereinigtem Insulin wurden ebenso häufig Insulinantikörper gefunden wie bei den mit nicht chromatographiertem Insulin behandelten 71 Patienten der Vergleichsgruppe.

Das Ausmaß der Antikörperbildung variierte in beiden Gruppen zwischen den einzelnen Patienten sehr stark. Die Kurven der Mittelwerte vermitteln den Eindruck, daß die Antikörperbildung in der SPI-Gruppe geringer ist als in der Vergleichsgruppe mit nicht chromatographiertem Insulin. Wegen der stark variierenden Antikörperbindung in beiden Gruppen konnte der Unterschied allerdings statistisch nicht gesichert werden.

Nach Umstellung von nicht chromatographierten auf chromatographierte Insuline vom Rind (SPI) ($n = 51$, Kontrollen $n = 50$) kam es bei einzelnen Patienten, nicht aber in den Mittelwerten zu einem Absinken der Antikörpertiter.

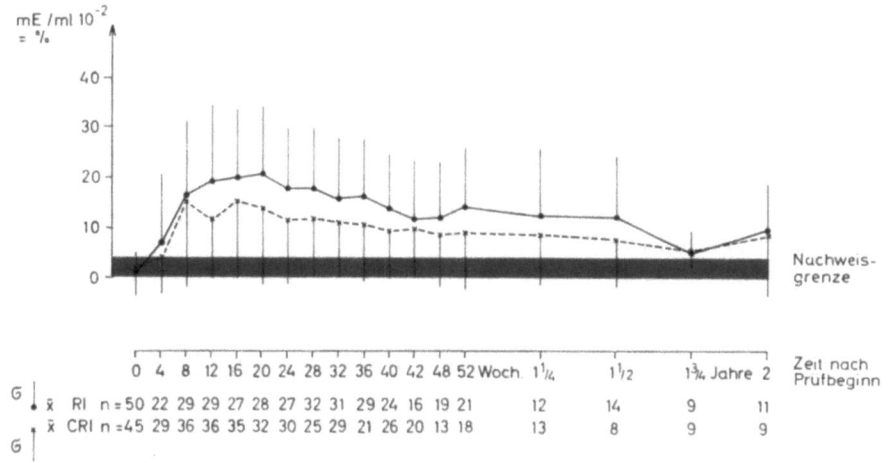

Abb. 7. Effekt der chromatographischen Reinigung auf die Immunogenität von Rinderinsulin beim Menschen. Unter einer Erstbehandlung mit chromatographiertem Rinderinsulin (*SPI*) ×---× und nicht chromatographiertem Rinderinsulin •——• wurde in den Seren von Diabetikern (*n*-Zahlen unter der Darstellung) die %-Insulinbindung ermittelt. (KERP, 1973)

Ersteinstellungen von 36 Diabetikern auf nicht chromatographiertes Schweineinsulin und von 33 Patienten auf chromatographisch gereinigtes Schweineinsulin (SPI) haben ergeben, daß beide Insulinpräparationen eine etwa gleich niedrige Immunogenität besitzen, die weit unter der Immunogenität sowohl des chromatographierten als auch des ungereinigten Rinderinsulins liegt.

Zum Vergleich der verschiedenen prospektiven Studien ist zu bedenken, daß die Insulinchromatographie an Sephadex G 50 in der C-Fraktion Monodesamidoinsulin und Arginininsulin neben dem monomeren Insulin beläßt, während eine zweite Chromatographie den Anteil dieser Begleitstoffe reduzieren kann. Vergleiche werden weiterhin dadurch erschwert, daß die verschiedenen Autoren mit unterschiedlichen Reinigungsverfahren gewonnene Insuline verwendet haben. SPI- oder SCI-Reinheitsgrade können deshalb nicht eine Identität der Präparationen bedeuten. Es fehlen Untersuchungen, die zeigen, welche Bedeutung die in SPI verbleibenden Begleitstoffe für die Immunogenität derartiger Insuline besitzen.

Von besonderem Interesse für die Beurteilung der chromatographischen Insulinreinigung ist der Einfluß dieser Insulinpräparate auf die antikörperbedingte Insulinresistenz. Wegen der Seltenheit der antikörperbedingten Insulinresistenz liegen bisher nur wenige Mitteilungen zu dieser Frage vor. TANTILLO et al. (1973) konnten bei einem Patienten mit antikörperbedingter Insulinresistenz und einem Insulintagesbedarf von 400 E Standardinsulin durch Umsetzen auf chromatographisch gereinigtes Insulin (SPI) während fünf Wochen weder einen Abfall des Antikörpertiters noch einen Rückgang des Insulin-Bedarfs erreichen. PFEIFFER (1971) berichtete über einen Fall, bei dem eine Insulinresistenz erfolgreich durch den Einsatz von chromatographisch gereinigtem Insulin behoben werden konnte. WALDHÄUSL et al. (1972) behandelten eine Gruppe von 9 Patienten, bei denen eine Antikörperinsulinbindungskapazität über 100 µg/l Serum bestanden hatte, mit chromatographisch gereinigtem Insulin. Als Folge kam es zur Reduzierung der Insulinbindungskapazität und bei fünf von neun Patienten zu einer Herabsetzung des Insulinbedarfs. CRABTREE et al. (1971) konnten vier Patienten mit einer antikörperbedingten Insulinresistenz in der Anamnese untersuchen. Bei diesen Patienten wurden chromatographiertes (SCI) Insulin vom Mensch, Schwein, Rind und nicht chromatographiertes Rinderinsulin für jeweils eine Woche verabfolgt. Bei Ermittlung eines „resistance index" aus mittlerem Blutzuckerwert und Insulintagesdosis ergaben sich für die chromatographierten Insuline von Mensch und Schwein erhebliche Vorteile gegenüber Rinderinsulin. Chromatographiertes und nicht chromatographiertes Rinderinsulin dagegen waren nicht voneinander unterscheidbar. Der „resistance index" war allerdings nicht mit Antikörpertiterwerten zu korrelieren.

Insgesamt ist festzustellen, daß eine Reinigung der Insulinpräparate, vor allem durch chromatographische Techniken, die Immunogenität der Insuline verringern kann, ohne sie jedoch ganz aufzuheben. Nach wie vor ist daher davon auszugehen, daß Insulin selbst Immunogenität besitzt.

δ) Stabilisatoren und Depothilfsstoffe, pH der Insulinpräparation

Es bestehen Hinweise darauf, daß Zusatzstoffe wie Protamin, Surfen oder Globin, die Insulinpräparaten zur Stabilisierung und Wirkungsverzögerung zugesetzt werden, Unverträglichkeitserscheinungen nach Insulingaben auslösen können. Es liegt nahe, anzunehmen, daß lösliche Antigene die Immunantwort des Organismus weniger stimulieren als schwer lösliches, unlösliches oder korpuskuläres Antigenmaterial. ANDERSEN (1973a) fand bei 21 Diabetikern, die Protamin-

Insulin erhielten, in 76% und bei 11 Diabetikern unter Behandlung mit neutralem, löslichem Insulin, das aus dem gleichen Ausgangsmaterial gewonnen worden war, nur in 45% der Fälle insulinbindende Antikörper, so daß trotz der geringen Fallzahl angenommen werden kann, daß Protaminzusatz die Immunogenität von Insulin verstärkt. In Analogie zum Protamineffekt haben ANDERSEN (1973a), DECKERT (1966/1968) und JACKSON et al. (1972) vermutet, daß die vermehrte Immunogenität von Insulinpräparaten mit saurem pH durch einen Depoteffekt bzw. die Präzipitation des Insulins an der Injektionsstelle bedingt sein könne. ANDERSEN (1973a) behandelte je 11 Patienten mit zwei Schweineinsulinpräparaten gleicher Herkunft, die sich nur durch das pH der Lösung unterschieden. In neutraler Lösung verabfolgt, erzeugte das Insulin bei fünf Patienten (45%), in saurer Lösung dagegen bei 9 Patienten (82%) Insulinantikörper. DECKERT und GRUNDAHL (1970) zeigten, daß eine Behandlung von 36 nicht diabetischen Patienten mit neutralen Lösungen eines kristallinen Schweineinsulins während 104 Tagen nicht zur Antikörperbildung führte, während mit sauren Insulinpräparaten Antikörper erzeugt wurden. Die Vergleichsgruppe mit saurem Insulin hatte allerdings zuvor Rinder-Schweinemischinsulin erhalten, so daß die Immunisierungsergebnisse nicht streng vergleichbar sind. Auch bei Schweinen konnten nur mit sauren, nicht aber mit neutralen Insulinen vom Schwein Insulinantikörper erzeugt werden (DECKERT u. GRUNDAHL, 1970).

Für die Verstärkung der Insulinimmunogenität im sauren Milieu ist neben den Depot- und Präzipitationseffekten ein weiterer Aspekt unter Umständen von Bedeutung. Insulin wird bei Lagerung im sauren Milieu vermehrt desamidiert (BERSON u. YALOW, 1966a; CARPENTER u. CHRAMBACH, 1962; HARFENIST, 1953; JACKSON et al., 1972; SUNDBY, 1962). BERSON und YALOW (1966a) vermuteten infolgedessen, daß das Desamidoinsulin für die zusätzliche Immunogenität saurer Insulinpräparate verantwortlich sei. (Zur Antigenität von Desamidoinsulin s.S. 336.)

Insgesamt scheinen Depothilfsstoffe und saure Präparationen die Immunogenität von Insulin zu verstärken. Neutrale Insuline behalten aber, wenn auch vermindert, immunogene Wirkungen, wie Untersuchungen von ANDERSEN (1973a), MORCOS et al. (1965) u.a. zeigten. Einzelheiten zur Bedeutung von zugesetzten Stabilisierungs- und Verzögerungsstoffen für die Entstehung der Insulinallergie sind dem Kapitel Insulinallergie (Teilband B) zu entnehmen.

Den Einfluß von Hitze auf die Antigenreaktivität und die biologische Wirkung von Insulinpräparationen untersuchten LUCKE et al. (1970). Dabei hatte Insulin auch nach 20 min langem Kochen unveränderte biologische und antigene Eigenschaften.

b) Antigenspezifität des Insulins und Lokalisation antigendeterminanter Gruppen des Moleküls

Untersuchungen zur Antigenspezifität des Insulinmoleküls und zur Lokalisation antigendeterminanter Gruppen sind 1. mit natürlich vorkommenden, speziesspezifischen Variationen des Antigens, 2. mit systematischen Modifikationen von extrahierten Insulinen und 3. mit synthetischen und teilsynthetischen Ketten und Teilsequenzen des Moleküls durchgeführt worden.

α) Immunogenität und Antigenität von Insulinen verschiedener Tierspezies

Die synoptische Betrachtung der bisher in ihrer Primärstruktur analysierten Insuline verschiedener Spezies zeigt, daß insgesamt 29 von 53 Aminosäurepositionen variabel besetzt sind (Smith, 1972). Der Unterschied in der Aminosäuresequenz von Humaninsulin und den therapeutisch eingesetzten Insulinen vom Rind und Schwein beschränkt sich dagegen auf die 4 Pos. A 8—10 und B 30 (Behrens u. Bromer, 1958; Nicol u. Smith, 1960; Sanger, 1958, 1959).

1937 hat Lewis als erster aufgrund von Immunisierungsversuchen an Meerschweinchen mit Schweine- oder Rinderinsulin auf speziesspezifische Unterschiede der *Insulinimmunogenität* geschlossen. Weitere tierexperimentelle Untersuchungen bestätigten, daß die Immunogenität von Insulin bei Versuchstieren von der Herkunftspezies des Insulins geprägt wird (Davidson et al., 1968, 1969; Lerman, 1944; Lowell, 1942; Malaisse u. Wright, 1966; Moloney u. Aprile, 1960; Moloney u. Coval, 1955; Moloney u. Goldsmith, 1957; Rosselin et al., 1965 u.a.; Wilson u. Dixon, 1961; Yalow u. Berson, 1964). Lockwood und Prout (1965) fanden dagegen bei Kaninchen nach Immunisierung mit kristallinem Rinder- oder Schweineinsulin gleich starke Antikörperbildungen.

Auch für die Klinik ist daher die Frage von Interesse, ob therapeutisch eingesetzte Insuline beim Menschen eine speziesspezifisch unterschiedliche Immunogenität besitzen. Aus den meisten Untersuchungen dazu geht hervor, daß Rinderinsulin beim Menschen eine stärkere Antikörperbildung bewirkt als Schweineinsulin (Andersen, 1973 a; Berson u. Yalow, 1966 b; Devlin u. Duggan, 1969; Fankhauser u. Michl, 1971, 1973; Kerp, 1973; Kühnau jr., 1968). Eine gleich starke Antikörperbildung unter Behandlung mit Schweine- und Rinderinsulin sahen Deckert (1965), Fankhauser und Morell (1968), Hurn et al. (1969) und Schlichtkrull (1970). Andersen (1973 b) beobachtete keine Unterschiede beim Vergleich von Protamininsulinen, ein deutliches Überwiegen der Immunogenität von Rinderinsulin über Schweineinsulin aber bei Verwendung neutraler Insulinlösungen.

Die verschieden starke Immunogenität von Rinder- und Schweineinsulin könnte durch Unterschiede teils in der Primärstruktur, teils in der Raumstruktur und auch dadurch begründet sein, daß Schweineinsulin in Lösung besser stabilisiert ist als Rinderinsulin (Schlichtkrull, 1953). In einer Reinheitsprüfung von im Handel befindlichen Insulinpräparaten mit Hilfe der diskontinuierlichen Polyacrylamidgelelektrophorese (Tjioe u. Wacker, 1972) zeigte sich außerdem, daß die Insuline aus Rinderpankreas im Gegensatz zu Schweineinsulinpräparaten der gleichen Hersteller einen größeren Anteil von Proinsulin und Intermediärformen enthalten. Die Schweineinsulinpräparationen waren dagegen stärker desamidiert als vergleichbare Rinderinsuline. Der unterschiedliche Grad der Proinsulinverunreinigung kann allerdings nicht allein für die speziesspezifischen Unterschiede der Insulinimmunogenität verantwortlich sein, da die Immunogenität von Rinderinsulin gegenüber Schweineinsulin auch beim Vergleich von chromatographisch gereinigten, also proinsulinfreien Insulinpräparationen überwiegt (s.S. 318).

In weitgehender Analogie zur Immunogenität ergeben sich auch für die *Antigenität* von Insulinen verschiedener Spezies gegenüber präformierten insulinbindenden Antikörpern von Versuchstieren speziesspezifische Unterschiede. So demonstrierten Wright et al. (1967) das unterschiedliche Ausmaß der Kreuzreaktionen von Insulinen vom Rind, Schwein, Ratte, Mensch und Kabeljau gegenüber Antikörpern vom Meerschweinchen gegen Rinderinsulin. Kabeljauinsulin reagierte nur schwach mit dem Rinderinsulinantikörper. Rinderinsulin konnte alle Säugetierinsuline aus der Antikörperbindung verdrängen.

Wilson und Falkmer (1964) sowie Falkmer und Wilson (1967) untersuchten die Antigenität der Insuline von 19 verschiedenen Spezies jeweils mit Hilfe von Antikörpern von Meerschweinchen gegen Rinder-, Hühner- und Dorsch-Insulin im passiven cutanen Anaphylaxietest und durch die Antikörperhemmung der biologischen Wirkung. Sie fanden, daß die Insuline der meisten Säugetiere, Vögel und Amphibien in ihrem antigenen Verhalten dem Rinderinsulin ähnlich sind. Insuline vom Katzenfisch, Knorpelfisch und ciona intestinalis (tunicates) ähnelten dem Hühnerinsulin, Insuline vom Seescorpion und anderen Knochenfischen dem Insulin vom Dorsch.

Aus Untersuchungen von VARANDANI (1967) geht hervor, daß eine Speziesspezifität sogar für die spezifische Antigenität von isolierten, sulfonierten Insulin-A-Ketten besteht. Sulfonierte Insulin-A-Ketten vom Rind wurden besser als die vom Schwein von Meerschweinchenantikörpern gegen Rinderinsulin-A-Kette gebunden.

Andere Insuline können aufgrund ihrer Antigenreaktivität in bestimmten Immunsystemen nicht voneinander unterschieden werden. So konnte ROOT (1973) zeigen, daß Kaninchen- und Schweineinsulin von Antikörpern gegen Schweine- und Rinderinsulin vom Meerschweinchen in gleichem Ausmaß gebunden werden.

Die Antigenspezifität von Humaninsulin war aufgrund klinischer Beobachtungen von LOWELL (1942) vermutet worden und konnte durch Vergleich mit der Bindung von Rinder- oder Schweineinsulin durch menschliche Antiinsulinseren erwiesen werden (BURROWS et al., 1957; GRODSKY u. FORSHAM, 1960, 1961; YALOW u. BERSON, 1960, 1961 a). Dabei zeigte ein quantitativer Vergleich, daß Humaninsulin in der Regel schwächer gebunden wird als Rinderinsulin. Die Bindung von Humaninsulin an Schweineinsulinantikörper vom Meerschweinchen entspricht jedoch der von Schweineinsulin (BERSON u. YALOW, 1963) und der von Kanincheninsulin (POTTER et al., 1973).

Während die meisten Säugetierinsuline mit Insulinantikörpern eine mehr oder weniger stark ausgeprägte Kreuzreaktion eingehen, nimmt das Meerschweinchen-insulin — möglicherweise aufgrund der von anderen Säugetierinsulinen besonders stark abweichenden Primärstruktur — eine Sonderstellung ein. MOLONEY und COVAL (1955) fanden, daß Meerschweincheninsulin nicht durch Schweineinsulin-antikörper vom Schaf oder durch Antikörper vom Meerschweinchen gegen Rinder- oder Schweineinsulin neutralisiert wird. BERSON und YALOW (1966 b) benötigten etwa 2 000mal mehr Insulin vom Meerschweinchen als vom Schwein zu gleich starker Verdrängung von markiertem Schweineinsulin von Schweineinsulinanti-körpern vom Meerschweinchen. Nach Untersuchungen von DAVIDSON et al. (1968, 1969) können nur die Insuline von zwei weiteren Säugetierspezies, dem Sumpfbiber (coypu Nutria) und vom Wasserschwein (capybara carpincho oder hydrochoerus hydrochoerus), nicht in ihrer biologischen Wirkung von Antikörpern vom Meerschweinchen gegen Insulin vom Rind, Huhn oder Dorsch neutralisiert werden. Rinderinsulinantikörper vom Meerschweinchen neutralisieren dagegen die Insuline von Rind, Schaf, Schwein, Pferd, Wal, Hund, Katze, Kaninchen, Ratte, chinesischem Hamster, Maus, Affe, Chinchilla, Bisamratte und Mensch (DAVIDSON et al., 1969).

Für die Klinik ist das Ausmaß der Antigenreaktivität therapeutisch eingesetzter Insuline gegenüber Insulinantikörpern vom Menschen von besonderem Interesse. Beim Vergleich der Antikörperbindung von Rinder- oder Schweineinsulin an Insulinantikörper von Patienten, die mit Rind-Schwein-Mischinsulin behandelt wurden, überwiegt in den meisten Fällen unabhängig vom Mischungsverhältnis des therapeutischen Insulinpräparates die Rinderinsulinbindung (BERSON u. YALOW, 1959 b; DEVLIN u. BRIEN, 1965; DEVLIN et al., 1967; DEVLIN u. DUGGAN, 1969; FANKHAUSER, 1969; FELDMAN et al., 1963; KASEMIR et al., 1968; KÜHNAU JR., 1968; LEV RAN et al., 1971; ROSSELIN et al., 1965; SOELDNER u. STEINKE, 1965). Zumindest in Einzelfällen besteht sogar eine bessere Bindung für Rinder-

als für Schweineinsulin im Serum von solchen Patienten, die mit Monospeziesinsulin vom Schwein behandelt wurden (Andersen, 1973 a). Gegenüber Rinder- und Schweineinsulin besonders gering ausgeprägt ist die Bindung von Bonito- oder Thunfischinsulin an Antikörper vom Menschen gegen Rinder-Schweine-Mischinsulin (Burrill et al., 1969; Davidson et al., 1969; Wilson u. Dixon, 1961; Yalow u. Berson, 1964 u.a.).

Erste *quantitative Untersuchungen* mit Ermittlung der Bindungsparameter der Insulinantikörperbindung für die Insulinantigene verschiedener Spezies mit Antiseren von Patienten unter Behandlung mit Schweine-Rinder-Mischinsulin stammen von Berson und Yalow (1959 b). Dabei zeigte sich, daß die speziesspezifischen Unterschiede der Insulinantigenität vor allem in der Bindungsfestigkeit des Antigen-Antikörper-Komplexes ihren Ausdruck finden. Die Bindungskapazität dieser Seren dagegen ist für Insulin vom Rind, Schaf, Schwein und Pferd etwa gleich groß. Die unterschiedlichen Bindungscharakteristiken für verschiedene Antigene durch ein Patientenserum sind in Tabelle 1 zusammengestellt.

Kasemir et al. (1968) fanden demgegenüber beim Vergleich der Parameter der Antikörperbindung von Rinder- und Schweineinsulin durch Seren von Diabetikern, die mit Rinder-Schweine-Mischinsulin behandelt wurden, daß die Konzentration der Antikörperbindungsstellen für Rinderinsulin an beiden Antikörperhauptkomponenten größer war als für Schweineinsulin. Die Festigkeit der Bindung unterschied sich nur an der hochaffinen Antikörperhauptkomponente Ak_1. Diese bindet Rinderinsulin fester als Schweineinsulin.

Zwischenzeitlich hatten auch Vergleiche von Rinder- und Fischinsulin (Yalow u. Berson, 1964) gezeigt, daß Unterschiede in der Bindungsfestigkeit und in der Zahl der Antikörperbindungsstellen für die speziesspezifischen Antigenitätsunterschiede verantwortlich sein können.

Zur Bedeutung der unterschiedlich ausgeprägten Antigenität für die Klinik der Insulintherapie wird auf S.373 verwiesen.

Es lag zunächst nahe, aus der unterschiedlichen Immunogenität und Antigenität von Insulinen verschiedener Spezies unter Berücksichtigung der Primärstruk-

Tabelle 1. Bindungsparameter der Insulin-Antikörperbindung im Serum eines Patienten (Pat. G.) bei Verwendung unterschiedlicher Insulinantigene. (Nach Berson u. Yalow, 1959)

Insulin-spezies	Antikörper-hauptkomponente	Konzentration der Bindungsstellen 10^{-9} Mol/L	Assoziations-konstante 10^9 L/Mol	Freie Bindungs-energie Kcal/Mol
Rind	Ak_1	66	1,4	−12,8
	Ak_2	682	0,032	−10,5
		748[a]		
Schaf	Ak_1	100	0,8	−12,5
	Ak_2	734	0,027	−10,4
		834[a]		
Schwein	Ak_1	30	0,38	−12,0
	Ak_2	720	0,0066	− 9,6
		750[a]		
Pferd	Ak_1	40	0,31	−11,9
	Ak_2	708	0,0034	− 9,2
		748[a]		

[a] Totale Bindungskapazität.

tur Schlüsse auf die *Lokalisation antigendeterminanter Gruppen* zu ziehen. So machten anfangs BERSON und YALOW (1959 b) und BURNET (1961) Abweichungen in der Aminosäuresequenz für die Immunogenität heterologer Insuline verantwortlich. Für die therapeutisch wichtigen Insuline vom Rind und vom Schwein würden also die variablen Aminosäurepositionen A 8, 9, 10 und B 30 des Insulinmoleküls die antigendeterminanten Gruppen oder Teile davon darstellen. Der weitaus größere, invariable Molekülanteil wurde als immunologisch stumm angesehen. Bei solchen Überlegungen setzte man voraus, daß lediglich die Primärstruktur des Insulinmoleküls für dessen Immunogenität maßgebend ist. Diese Annahme reichte aber zur Erklärung weiterer Ergebnisse nicht aus. BERSON und YALOW (1963) behandelten Diabetiker mit Schweineinsulin, das sich von Humaninsulin nur durch Alanin anstelle von Threonin in Pos. B 30 unterschied. Aufgrund dessen war anzunehmen, daß die Immunogenität von Schweineinsulin beim Menschen eben auf der Differenz der Aminosäuren in Pos. B 30 beruht. Es zeigte sich jedoch, daß Schweineinsulin trotz Wegnahme des terminalen Alanin in Pos. B 30 gleichermaßen eine Antigen-Antikörperbindung mit Antischweineinsulinseren vom Menschen eingeht. Daraus war zu schließen, daß die Antigenität des Schweineinsulins beim Menschen nicht vom Vorhandensein der Alanylgruppe abhängt, sondern in Molekülanteilen determiniert ist, welche in der Aminosäuresequenz mit Humaninsulin übereinstimmt. Weiter wurde nachgewiesen, daß die Insuline vom Walfisch (ISHIHARA *et al.*, 1958) und Schwein (BEHRENS u. BROMER, 1958) immunologisch voneinander unterschieden werden können (BERSON u. YALOW, 1961 a), obwohl sie nach bisherigen Analysen (HARRIS *et al.*, 1956) gleiche Aminosäuresequenzen besitzen. Die speziesspezifischen Unterschiede der Primärstruktur sind für die Erklärung der Immunogenität und Antigenität von Insulinen noch weiter in den Hintergrund getreten, nachdem gezeigt werden konnte, daß bei Versuchstieren und beim Menschen sogar homologe Insuline spezifische Insulinantikörper induzieren. Dieser Nachweis gelang beim Rind (RENOLD *et al.*, 1963, 1964, 1965, 1966), beim Meerschweinchen (FENTON *et al.*, 1963), beim Schwein (BRUNFELDT u. DECKERT, 1964a, 1964b; LOCKWOOD u. PROUT, 1965), beim Schaf (RENOLD, 1965; KERP *et al.*, 1967b) und beim Menschen (DECKERT u. KERP, 1970; DECKERT *et al.*, 1972) (s. auch S. 347).

β) Auswirkungen von Modifikationen des Insulinmoleküls auf die immunologischen Eigenschaften

Nach ZAHN *et al.* (1972) bieten sich folgende Wege zur Modifikation von Insulin bzw. Insulinanalogen an:
1. Chemische Modifikation und peptidsynthetische Operationen am Insulinmolekül,
2. selektive Degradation durch Enzyme oder chemische Reaktionen,
3. Resynthese von insulinartigen Verbindungen selektiv degradierter Insuline,
4. Kombination von Insulin A- und B-Ketten von verschiedenen Spezies,
5. Kombination von synthetischen Insulinkettenanalogen oder -kettenderivaten und
6. Kombination von halbsynthetischen Kettenanalogen und Kettenderivaten.
Zur Lokalisation antigendeterminanter Gruppen am Insulinmolekül wurde zunächst versucht zu klären, inwieweit insulinbindende Antikörper Insertionsstellen im Bereich kleiner Bruchstücke des Insulinmoleküls finden. Angesichts der großen Bedeutung der Raumstruktur für immunologische Moleküleigenschaften wurde weiterhin die Antigenreaktivität von systematisch nur geringfügig modifizierten Insulinen im Vergleich zu intaktem Insulin untersucht. Eine Änderung

der Antigenreaktivität aufgrund einer definierten Molekülmodifikation kann unter bestimmten Voraussetzungen zur Identifizierung antigendeterminanter Bereiche am Molekül verwandt werden.

Insulinketten und -kettenbruchstücke. WILSON et al. (1962) wiesen nach, daß das Syntheseprodukt aus einer Insulin-A-Kette vom Rind und einer Insulin-B-Kette vom Kabeljau von Rinderinsulinantikörpern vom Meerschweinchen in der biologischen Wirkung am isolierten Mäusezwerchfell neutralisiert wird, während das Hybridinsulin gleicher biologischer Wirkung, das aus einer Insulin-A-Kette vom Kabeljau und einer Insulin-B-Kette vom Rind besteht, von demselben Antikörper nicht neutralisiert wird. Die Autoren schlossen aus diesen Befunden auf eine ausschließliche A-Ketten-Lokalisation der antigendeterminanten Gruppen des Insulinmoleküls, da eine Kreuzreaktion zwischen den speziesfremden Insulinkettenanteilen nicht anzunehmen war.

Untersuchungen mit isolierten Insulinkettenpeptiden konnten die Schlußfolgerungen aus den Versuchen mit Hybridinsulinen für die Lokalisation antigendeterminanter Gruppen nur teilweise bestätigen. Durch Immunisierung mit isolierten Insulin-A- und -B-Kettenpeptiden können bei Kaninchen und Meerschweinchen spezifische Antikörper induziert werden (BLACKARD, 1967; KERP et al., 1967c; MEEK et al., 1968; ORSETTI et al., 1972; VARANDANI, 1967; WILSON et al., 1967; YAGI et al., 1965). Antikörper, die von Meerschweinchen gegen sulfonierte Rinderinsulin-A-Ketten erzeugt wurden, bildeten nur mit isolierten A-Ketten, B-Ketten-Antikörper dagegen sowohl mit isolierten B-Ketten als auch mit intaktem Rinderinsulin Antigen-Antikörperkomplexe (KERP et al., 1967c; PRESSMAN et al., 1965; TOUBER et al., 1970; VARANDANI, 1967; YAGI et al., 1965). TOUBER et al. (1970) fanden allerdings auch eine schwach ausgeprägte Kreuzreaktion von A-Ketten-Antikörpern mit Insulin und Proinsulin. Das entspricht Befunden, die WILSON et al. (1967) in Form schwacher Kreuzreaktionen von Meerschweinchenantikörpern gegen isolierte Insulin-A-Ketten mit intaktem Rinderinsulin in der Versuchsanordnung der passiven cutanen Anaphylaxie erheben konnten.

Antikörper vom Menschen gegen intaktes Rinderinsulin schienen zunächst isolierte Rinderinsulin-A- und -B-Ketten nicht spezifisch binden zu können (BERSON u. YALOW, 1959b). Auch SURMACZYNSKA und METZ (1969) fanden keine Bindung der isolierten Ketten an Insulinantikörper. Im Gegensatz dazu zeigten YAGI et al. (1965), daß Rinderinsulinantikörper vom Meerschweinchen zwar nicht mit isolierter A-Kette, aber mit isolierter B-Kette Komplexe bilden. Dieser Befund wurde von PRESSMAN et al. (1965), KERP et al. (1967c) und VARANDANI (1967) bestätigt.

Nach anfänglich negativen Befunden von YAGI et al. (1965) zeigten KERP et al. (1967c), daß [131]J-Insulin durch sulfonierte B-Ketten aus der Bindung an Insulinantikörper verdrängt werden kann. Dieser Befund war gleichermaßen durch Verdrängung von Rinderinsulin von Rinderinsulinantikörpern vom Meerschweinchen oder von Antikörpern gegen Schweine-Rinder-Mischinsulin von Diabetikern zu erheben (KERP et al., 1967a). Auch Insulin vom Schaf oder Schwein konnte aus der Bindung an jeweils homologe Insulinantikörper durch isolierte sulfonierte Insulin-B-Ketten, nicht aber durch isolierte sulfonierte Insulin-A-Ketten freigesetzt werden (KERP et al., 1967b).

Analoge Befunde wurden im Migrationshemmtest bei Untersuchung der Insulinimmunreaktion vom verzögerten Typ erhalten (FEDERLIN, 1971; KRIEGBAUM u. FEDERLIN, 1970). Dabei bewirkte nach Immunisierung von Meerschweinchen mit Rinderinsulin nur isolierte Insulin-B-Kette als Antigenzusatz zum Kammermedium, nicht jedoch isolierte Insulin-A-Kette eine signifikante Migrationshemmung der Makrophagen.

Da also spezifische Insulin-B-Ketten-Antikörper Insertionsstellen am Insulinmolekül finden und isolierte Insulin-B-Ketten im Gegensatz zu isolierten Insulin-A-Ketten auch von Insulinantikörpern gebunden werden, ist zu folgern, daß die antigendeterminanten Gruppen des Insulins, soweit sie in diesen experimentellen Ansätzen erfaßt werden, auf der B-Kette lokalisiert sind. Nach Untersuchungen von KERP et al. (1970c) inserieren von der in einem Antirinderinsulinserum vom Meerschweinchen enthaltenen Gesamtkonzentration der Antikörperbindungsstellen Ak_1 mit hoher Affinität etwa ein Drittel in Molekülbereichen, die durch B-Ketten repräsentiert werden. Nur etwa 3% der Antikörperbindungsstellen Ak_1 bilden mit A-Ketten Komplexe. Umgekehrt gehen die Antikörperbindungsstellen Ak_2 mit geringerer Affinität zum Insulinantigen zu etwa einem Drittel ihrer Gesamtkonzentration mit A-Kette eine Komplexbildung ein, während die Derivate der B-Kette keine Insertionsstellen für diese Antikörperkomponente tragen. Das bedeutet, daß die Insertionsstellen der beiden Antikörperhauptkomponenten mit stark unterschiedlichen Affinitäten zum Insulinmolekül, soweit sie isolierten Polypeptidketten des Insulinmoleküls zugeordnet werden können, unterschiedliche Molekülbereiche betreffen.

Während die immunologische Charakterisierung isolierter Insulinketten Untersuchungen zur Immunogenität und Antigenreaktivität umfaßt, sind Insulinkettenbruchstücke nur auf ihre Antigenreaktivität hin untersucht worden.

Bei Untersuchung der Antigenreaktivität von Kettenfragmenten gegen Rinderinsulinantikörper vom Meerschweinchen mit Hilfe der passiven cutanen Anaphylaxie erwiesen sich die Aminosäuresequenzen A10—21 und B1—8 als Träger antigendeterminanter Gruppen. Daneben fanden sich antigene Determinanten von geringerer Bedeutung in den Bereichen A1—9 und B24—30. Die Peptide $(B2—8)_2$, B9—14 und $(B17—23)_2$ waren inaktiv (WILSON et al., 1967).

KRIEGBAUM und FEDERLIN (1970) und FEDERLIN (1971) nutzten den Hemmeffekt von Insulinbruchstücken auf die Makrophagenmigration in vitro (Migrationshemmtest) von mit Rinderinsulin immunisierten Meerschweinchen zu einer Lokalisation antigendeterminanter Bereiche am Insulinmolekül. Eine Migrationshemmung konnte mit intakter Insulin B-Kette und mit dem Teilsequenzpeptid B11—16 ausgelöst werden. Allerdings reagierten nur Meerschweinchen des Pirbright white-Stammes mit dem synthetischen Peptid B11—16. Andere Meerschweinchenstämme zeigten keine Reaktionen. Die Kettenbruchstücke B24—30, B21—30, B23—30, $(B17—20)_2$, $(B1—8)_2$ lösten keinerlei Hemmeffekt aus.

Mit Hilfe der Verdrängung von intaktem Insulinantigen von Rinderinsulinantikörpern vom Meerschweinchen durch Ketten und Kettenbruchstücke führten KERP et al. (1967—1971) in der Ultrazentrifugentechnik analoge Untersuchungen zur Lokalisation antigendeterminanter Gruppen am Insulinmolekül durch. Die Sequenz $(B17—30)_2$ (ZAHN u. SCHMIDT, 1970) verdrängt in diesem Ansatz 11% der intakten Insulinmoleküle aus der Insulinantikörperbindung. Keine Insulinverdrängung bewirkten die Teilsequenzen $(B1—8)_2$, B11—16 und B21—30 (s.Abb. 8) (KERP et al., 1970c). Bei Untersuchungen an Rinderinsulinantikörpern von insulinbehandelten, nicht resistenten Diabetikern fanden sich neben der Sequenz $(B17—30)_2$ zusätzliche Insertionsstellen im Bereich $(B1—8)_2$ mit einem Anteil von 12% der Antikörperbindung für die hochaffine Antikörperkomponente Ak_1 (KERP et al., 1969b).

Zusammenfassend lassen sich also antigendeterminante Gruppen am Insulinmolekül, soweit sie von isolierten A- oder B-Ketten und Bruchstücken dieser Ketten repräsentiert werden, vor allem im Bereich der B-Kette lokalisieren. Eine Insertion an der A-Kette ist für niedrig affine Antikörper der Hauptkomponente

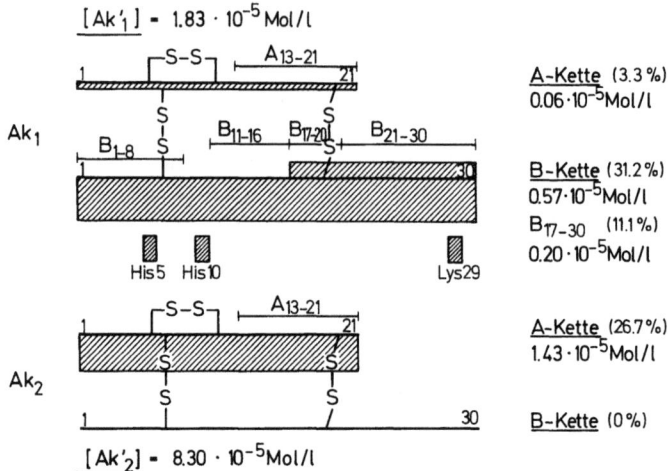

Abb. 8. Lokalisation antigendeterminanter Bereiche am Insulinmolekül. Die Fähigkeit von isolierten Ketten und Kettenbruchstücken von Rinderinsulin, [131]J-Rinderinsulin aus der Bindung an die hoch- und an die minderaffine Antikörperkomponente (Ak$_1$, Ak$_2$) von Rinderinsulinantikörpern vom Meerschweinchen zu verdrängen, ist schematisch am Formelbild des Insulinmoleküls dargestellt. Die Untersuchungen wurden mit Hilfe der Ultrazentrifugentechnik durchgeführt. (Nach Kerp et al., 1971 c)

Ak$_2$ sowie für die in der passiven cutanen Anaphylaxietechnik nachweisbaren IgG-Antikörper faßbar.

Bei Untersuchungen mit isolierten A- und B-Ketten des Insulins, Kettenbruchstücken und synthetischen Teilsequenzen besitzen nur positive Befunde zur Lokalisation antigendeterminanter Bereiche Aussagekraft. Es gelten zwei Bedingungen: 1. Ein an der Antikörperbindung beteiligter und als solcher erkennbarer Kettenabschnitt muß dieselbe oder eine weitgehend ähnliche Raumstruktur einnehmen wie der äquivalente Teil des intakten Insulinmoleküls. 2. Der Beitrag der Kette oder der Teilsequenz zu einer vollständigen determinanten Gruppe, welche bei einer Ausdehnung auf 5—6 (Arnon et al., 1965), 7 (Atassi, 1973; Gill, 1973) oder mehr (Brown, 1962) Aminosäuren räumlich benachbarte Aminosäuren mit einbeziehen wird, muß zur freien Bindungsenergie genügend beitragen, um meßbar zu werden. Nach den Vorstellungen, die aufgrund von Röntgenspektralanalysen über die Raumstruktur des Insulins gewonnen wurden (Hodgkin, 1972), ist es denkbar, daß antigendeterminante Gruppen aus benachbarten Anteilen beider Ketten zusammengesetzt sind. Dadurch wäre erklärt, weshalb nur ein Teil der Insulinantikörper Insertionsstellen im Bereich isolierter Ketten finden kann.

Immunologische Eigenschaften chemisch modifizierter Insuline. Große Teile der Antigenreaktivität des Insulins gehen bei Störung der Integrität des Insulinmoleküls verloren (Arquilla u. Bromer, 1967; Berson u. Yalow, 1959 b; Corcos u. Ovary, 1965; Kerp et al., 1967 a; Wilson et al., 1967; Yagi et al., 1965). Für die vollständige Analyse der antigendeterminanten Gruppen des Insulins ist daher erforderlich, daß die Molekülmodifikationen so durchgeführt werden, daß dabei die Raumstruktur möglichst intakt bleibt. Folgende Modifikationen des Insulinmoleküls wurden immunologisch charakterisiert: 1. Insulinanaloge mit verkürzten Ketten, 2. Insulinanaloge mit verlängerten Ketten, 3. Insulinanaloge mit geänderter Aminosäuresequenz, 4. Insulinderivate, 5. „vernetzte" Insuline und 6. Insuline mit unterschiedlichem Aggregationszustand.

Insulinanaloge mit verkürzten Ketten

Die Daten der biologischen Wirksamkeit der insulinanalogen Substanzen und ihrer Antigenreaktivität sind in Tabelle 2 enthalten.

Verkürzung der N-terminalen Kettenenden

Des-Gly^{A1}-Insulin. Des-Gly^{A1}-Insulin wird semisynthetisch durch Modifikation der isolierten Insulin-A-Kette und Rekombination mit natürlicher B-Kette erhalten (Einzelheiten bei BRANDENBURG et al., 1971 a; WEINERT et al., 1969). CD-Spektren der Substanz deuten auf tiefgreifende Strukturänderungen gegenüber Insulin hin und unterstreichen die besondere Bedeutung der N-terminalen Aminosäure der Insulin-A-Kette für die räumliche Konfiguration des ganzen Moleküls (BRANDENBURG et al., 1971 a). Die biologische *in vivo*-Wirkung der Substanz — gemessen an der Hypoglykämieinduktion bei hungernden Ratten — entspricht 10% derjenigen von intaktem Insulin (PULS zitiert nach BRANDENBURG et al., 1971 a). Die biologische *in vitro*-Wirkung — gemessen an der Glukoseoxydation isolierter Fettzellen — beträgt 2% und 10% von Vergleichsinsulin (GLIEMANN zitiert nach BRANDENBURG et al., 1971 a).

Zur Antigenreaktivität der Substanz wurden unterschiedliche Daten ermittelt. Die minimale Konzentration von Des-Gly^{A1}-Insulin, mit der im Agarimmunodiffusionstest mit Meerschweinchenantiinsulinseren eine Präzipitation erhalten wird, betrug 25 μg/ml, von intaktem Rinderinsulin waren 12,5 μg/ml erforderlich (WILSON, 1971). Für eine Hämagglutinationshemmung gegen Meerschweinchenantiinsulinseren waren 100—125 μg/ml notwendig, entsprechend 1,6% oder 1,3% der Antigenreaktivität von Vergleichs-Rinderinsulin (WILSON, 1971). Die minimal wirksame Konzentration in der Komplementfixation war auf 3,2% von Vergleichsinsulin erniedrigt. In der passiven cutanen Anaphylaxietechnik wurden bei Verwendung von Antihühnerinsulinseren vom Meerschweinchen mit Des-Gly^{A1}-Insulin keine Reaktionen erhalten, bei Verwendung von Antirinderinsulinseren war der Erythemhof bei gleicher Antigenmenge auf weniger als 20% des Vergleichsinsulins reduziert.

Mit Hilfe einer Doppelantikörpermethode fand OOMS (zit. nach BRANDENBURG et al., 1971 a) die Antigenreaktivität auf 30% und 20% vermindert. KERP et al. (1972) ermittelten die Antigenreaktivität des Des-Gly^{A1}-Insulins in Kompetition mit Rinderinsulin um Bindungsstellen von Rinderinsulinantikörpern vom Meerschweinchen. Im Vergleich zu Rinderinsulin war die freie Energie $-\Delta F^0$ der Bindung von Des-Gly^{A1}-Insulin an die hochaffine Antikörperkomponente Ak$_1$ auf 67% vermindert bei unveränderter freier Energie für die Bindung an die minderaffine Antikörperkomponente Ak$_2$.

Des-Gly^{A1}-des-Phe^{B1}-Insulin. Die chemische Darstellung dieses Insulinanalogons mit Entfernung der endständigen N-terminalen Aminosäuren beider Ketten wurde voneinander unabhängig von BRANDENBURG und OOMS (1968) und von AFRICA und CARPENTER (1968, 1970) mitgeteilt. Die Substanz hat noch eine restliche biologische Insulinaktivität von 7% der Blutzuckersenkung bei der Hungerratte (PULS, zit. nach BRANDENBURG et al., 1971 a), 3% im Fettanhangstest (OOMS, zit. nach BRANDENBURG et al., 1971 a) und 1,6% an isolierten Fettzellen (GLIEMANN zit. nach BRANDENBURG et al., 1971 a). BRANDENBURG et al. (1971 a) vermuteten, daß die restliche biologische Aktivität der Substanz darauf zurückzuführen ist, daß in den Präparaten noch unvollständig gespaltene Intermediärprodukte mit biologischer Wirksamkeit enthalten sind.

Tabelle 2. Biologische und immunologische Eigenschaften von systematisch modifizierten Insulinen im Vergleich zu Rinderinsulin (=100%) — Insulinanaloge mit verkürzten Ketten

Substanz	Biologische Wirksamkeit			Antigene Wirksamkeit		
	(%)	Methode	Autor	(%)	Methode	Autor
Des-Gly^{A1}-Insulin	2—10	Fettzellen	GLIEMANN, zit. nach BRANDENBURG et al. (1971a)	20—30	Doppelantikörper-technik	OOMS, zit. nach BRANDENBURG et al. (1971a)
	10	Ratten-hypoglykämie	PULS, zit. nach BRANDENBURG et al. (1971a)	50	Agar-Immuno-diffusion	WILSON (1971)
				1,25—1,6	Hämagglutina-tionshemmung	WILSON (1971)
				ca. 20	PCA-Technik	WILSON (1971)
				Ak$_1$ 67 Ak$_2$ 100	Ultrazentri-fugationstechnik	KERP et al. (1972)
Des-Gly^{A1}-des-Phe^{B1}-Insulin	3	Fettgewebe	OOMS, zit. nach BRANDENBURG et al. (1971a)	15	Doppelantikörper-technik	OOMS, zit. nach BRANDENBURG et al. (1971a)
	1,6	Fettzellen	GLIEMANN, zit. nach BRANDENBURG et al. (1971a)	15	Doppelantikörper-technik	ZAHN et al. (1972)
	7	Kaninchen-hypoglykämie	PULS, zit. nach BRANDENBURG et al. (1971a)	25	Immunodiffusion	WILSON (1971)
				1,6	Hämagglutina-tionshemmung	WILSON (1971)
				Ak$_1$ 70 Ak$_2$ 49	Ultrazentri-fugationstechnik	KERP et al. (1972)
Des-(Gly^{A1}, Ile^{A2}, Phe^{B1}, Val^{B2})-Insulin	<0,2	Fettzellen	GLIEMANN, zit. nach BRANDENBURG et al. (1971a)	2	Doppelantikörper-technik	OOMS, zit. nach BRANDENBURG et al. (1971a)
Des-Phe^{B1}-Insulin	110	Fettgewebe	OOMS, zit. nach BRANDENBURG et al. (1971a)	103	Doppelantikörper-technik	OOMS zit. nach BRANDENBURG et al. (1971a)
	90	Kaninchen-hypoglykämie	PULS, zit. nach BRANDENBURG et al. (1971a)	100	Immunodiffusion	WILSON (1971)
				100	Hämagglutina-tionshemmung	WILSON (1971)
				Ak$_1$ 77	Ultrazentri-	KERP et al. (1974)

Substanz	Biol. Aktivität (%)	Testmethode	Literatur	Immunolog. Reaktion	Methode	Literatur
	78—102	Fettzell-rezeptortest	GLIEMANN u. GAMMELTOFT (1973)	Ak₂ 48	Ultrazentri-fugationstechnik	KERP et al. (1974)
	89	Fettzellen	KERP et al. (1974)			
	97	Kaninchen-hypoglykämie	KERP et al. (1974)			
Des-(Phe-Val)^{B1-2}-Insulin	86	Fettzellen	KERP et al. (1974)	6,25	Immunodiffusion	WILSON (1971)
	95	Kaninchen-hypoglykämie	KERP et al. (1974)	3	Hämagglutina-tionshemmung	WILSON (1971)
				66	PCA-Technik	WILSON (1971)
				Ak₁ 76,3 / Ak₂ 0	Ultrazentri-fugationstechnik	KERP et al. (1974)
Des-(Phe-Val-Asn)^{B1-3}-Insulin	68	Fettzellen	KERP et al. (1974)	Ak₁ 68	Ultrazentri-fugationstechnik	KERP et al. (1974)
	70	Kaninchen-hypoglykämie	KERP et al. (1974)	Ak₂ 0		
Des-Ala^{B30}-Insulin	100		HARRIS u. LI (1952), NICOL (1960), SLOBIN u. CARPENTER (1966)	100	Chromatoelektro-phorese	BERSON u. YALOW (1963), KUMAR u. MILLER (1970)
Des-Ala^{B30}-des-Asp^{A21}-Insulin	4	Mäusekrampftest	ARQUILLA u. BROMER (1969)	2—1,2	Immunhämolyse	ARQUILLA u. BROMER (1969)
	0	Fettgewebe	SURMACZYNSKA et al. (1969)	0		SURMACZYNSKA et al. (1969)
	0	Diaphragmatest	SURMACZYNSKA et al. (1969)	3,4	homologe Immun-hämolyse	BRUGMAN u. ARQUILLA (1973)
				2,3	heterologe I.H.	—
Desoctapeptid^{B23-30}-Insulin	0	Fettgewebe	ARQUILLA u. BROMER (1967)	3,2	homologe Immun-hämolyse	BRUGMAN u. ARQUILLA (1973)
	0	—	SURMACZYNSKA et al. (1969)			
	0	Diaphragmatest	—	0,9	heterologe I.H.	BERSON u. YALOW (1961)
	<1	Mäusekrampftest	ARQUILLA u. BROMER (1967)	↓↓↓	Chromatoelektro-phorese	ARQUILLA et al. (1969)
	0	—	CARPENTER (1966)	0,5—0,025 / 0	Immunhämolyse	SURMACZYNSKA et al. (1969)

Die Antigenreaktivität der Substanz beträgt im Agarimmunodiffusionstest 25%, im Hämagglutinationshemmtest 1,6% und im Komplementfixationstest 6,4% von Vergleichsinsulin (Wilson, 1971). Aus dem Vergleich der Konzentrationen von Insulin und Analogsubstanz, die erforderlich sind, um eine 50%ige Verdrängung von markiertem Insulin von Insulinantikörpern zu bewirken, wurde auf eine restliche Antigenreaktivität von 15% geschlossen (Ooms, zit. nach Brandenburg et al., 1971a). Kerp et al. (1972) bestimmten die Antigenreaktivität des Des-Gly$^{A 1}$-des-Phe$^{B 1}$-Insulins als freie Energie $-\Delta F^0$ für die Bindung an Rinderinsulinantikörper vom Meerschweinchen, die für die hochaffine Antikörperhauptkomponente Ak$_1$ 70% und für die minderaffine Antikörperhauptkomponente Ak$_2$ 49% von Vergleichsinsulin betrug.

Bei Darstellung des Des-Gly$^{A 1}$-des-Phe$^{B 1}$-Insulins durch Rekombination der isolierten Ketten war die Antigenreaktivität für die Bindung an Ak$_1$ auf 21% und an Ak$_2$ auf 52% reduziert (Kerp et al., unveröffentlichte Ergebnisse).

Des-(Gly$^{A 1}$, Ile$^{A 2}$, Phe$^{B 1}$, Val$^{B 2}$)-Insulin. Die chemische Darstellung der Substanz haben Brandenburg et al. (1971a) angegeben. Die Abspaltung von jeweils zwei N-terminalen Aminosäuren beider Insulinketten resultiert in einem nahezu vollständigen Verlust der biologischen Wirkung. An der isolierten Fettzelle betrug der Wirkungsrest weniger als 0,2% des intakten Insulins (Ooms, zit. nach Brandenburg et al., 1971a).

Zur Antigenreaktivität dieser Substanz liegen Befunde aus radioimmunologischen Untersuchungen im Doppelantikörpersystem vor. Für eine gleiche Antigenwirksamkeit war gegenüber Insulin die 50fache Menge von Des-(Gly$^{A 1}$, Ile$^{A 2}$, Phe$^{B 1}$, Val$^{B 2}$)-Insulin erforderlich (Ooms, zit. nach Brandenburg et al., 1971a).

Des-Phe$^{B 1}$-Insulin. Weber und Weitzel (1968) beschrieben die Darstellung dieses Insulinanalogons mit Hilfe der Kombination einer durch Merrifield-Synthese gewonnenen B-Ketten-Modifikation mit natürlicher, boviner Insulin-A-Kette. Brandenburg (1969) stellte Des-Phe$^{B 1}$-Insulin durch Reaktion von Insulin mit Phenylisothiocyanat und anschließender Behandlung der Derivate mit Trifluoroacet-Essigsäure dar. Eine Methode zur Präparation von Des-Phe-$^{B 1}$-Insulin mit selektiver Protektion der Aminogruppen in Gly$^{A 1}$- und Lys$^{B 29}$ mit tertiärer Butyloxycarbonylsäure (BOC) und anschließender Edman-Degradation wurde von Geiger et al. (1971) angegeben.

Des-Phe$^{B 1}$-Insulin kristallisiert wie Insulin (Zahn et al., 1972) und hat ein vom Insulin lediglich geringfügig abweichendes CD-Spektrum (Wollmer, zit. nach Brandenburg et al., 1971a). Die biologische Wirkung der Substanz entspricht weitgehend der des Insulins. Die Blutzuckersenkung beträgt bei der Hungerratte 90% (Puls, zit. nach Brandenburg et al., 1971a), beim Kaninchen $97 \pm 5\%$ (Kerp et al., 1974) der Wirkung von intaktem Insulin. Nach Ooms (Zitat nach Brandenburg et al., 1971a) entspricht die *in vitro*-Aktivität am Fettanhangskörper der Ratte 110% der Insulinwirkung. Die Glukoseoxydation in isolierten Fettzellen ist bei Des-Phe^{B1}-Insulins auf $89 \pm 9\%$ des Vergleichsrinderinsulins vermindert (Kerp et al., 1974). Das von Weber und Weitzel (1968) synthetisierte Des-Phe$^{B 1}$-Insulin hatte im Mäusekrampftest 0,6% und im Fettkörpertest 0,46% Insulinwirkung, bezogen auf reines Insulin mit 25 E/mg. Diese Werte liegen im Bereich der biologischen Aktivität von Hybridinsulinen aus synthetischer A- und natürlicher B-Kette, die von den gleichen Autoren mitgeteilt wurde.

Die Bindung an spezifische Insulinrezeptoren isolierter Fettzellen liegt mit 78 bis 102% im Bereich der Daten für die Insulinbindung (Gliemann u. Gammel-toft, 1973).

Die *Antigenreaktivität* des Des-Phe$^{B\,1}$-Insulins entspricht im Agarimmunodiffusions- und im Hämagglutinationshemmtest mit Meerschweinchenantiinsulinseren quantitativ der Wirkung von intaktem Insulin (WILSON, 1971). OOMS (zit. nach BRANDENBURG et al., 1971a) fand keine Änderung der Antigenreaktivität als Folge der Abspaltung von Phe$^{B\,1}$. Bei der quantitativen Untersuchung zur Antigenreaktivität mit Hilfe der Verdrängung von ^{131}J-Insulin aus der Bindung an Rinderinsulinantikörper vom Meerschweinchen ergab sich, daß die freie Bindungsenergie des Antigen-Antikörper-Komplexes mit Des-Phe$^{B\,1}$-Insulin für die hochaffine Antikörperhauptkomponente Ak$_1$ auf 77% und die der minderaffinen Antikörperhauptkomponente Ak$_2$ sogar auf 48% vermindert ist (KERP et al., 1974).

Zur *Immunogenität* des Des-Phe$^{B\,1}$-Insulins liegen zur Zeit nur Untersuchungsbefunde am Meerschweinchen vor (KERP et al., in Vorbereitung). Bei Immunisierung von Meerschweinchen mit Des-Phe$^{B\,1}$-Rinderinsulin und von Kontrolltieren mit chromatographisch gereinigtem Rinderinsulin zusammen mit Freunds Adjuvans fanden sich bei mit Des-Phe$^{B\,1}$-Insulin immunisierten Tieren ca. dreimal weniger Antikörperbindungsstellen beider Antikörperhauptkomponenten für Insulin als bei den Tieren, die mit chromatographisch gereinigtem Rinderinsulin immunisiert worden waren. Durch Insulin wurden bei diesen Meerschweinchen Antikörper induziert, die für Des-Phe$^{B\,1}$-Insulin um den Faktor 9 weniger Antikörperbindungsstellen aufwiesen als für das zur Immunisierung verwandte Rinderinsulin. Durch Des-Phe$^{B\,1}$-Insulin induzierte Antikörper zeigten dagegen eine komplette Kreuzreaktion zwischen Insulin und der zur Immunisierung verwandten Analogsubstanz.

Des-(Phe-Val)$^{B\,1-2}$-Insulin. WEBER und WEITZEL (1968) synthetisierten analog der Darstellung von Des-Phe$^{B\,1}$-Insulin aus synthetischer modifizierter B-Kette und natürlicher Insulin-A-Kette das Des-(Phe-Val)$^{B\,1-2}$[Ala$^{B\,4}$]-Hybridinsulin mit zusätzlichem Austausch von Glutamin$^{B\,4}$ gegen L-Alanin. Des-(Phe-Val)$^{B\,1-2}$-Insulin wurde von GEIGER (1971) sowie GEIGER und LANGNER (1973) durch Wiederholung des zum Des-Phe$^{B\,1}$-Insulin führenden Edman-Abbaus erhalten.

Die biologische Wirkung des Des-(Phe-Val)$^{B\,1-2}$[Ala$^{B\,4}$]-Hybridinsulins entspricht mit 0,6% im Mäusekrampf- und mit 0,51% im Fettkörpertest etwa der Wirkung eines Vergleichs-Hybridinsulins aus synthetischer A- und natürlicher B-Kette (WEBER u. WEITZEL, 1968). Der Alaninrest in Pos. 4 der B-Kette ist für die biologische Wirksamkeit ohne Bedeutung. Aminosäuren der Pos. 3, 4, 9, 10, 27—29 der B-Kette konnten ohne Aktivitätsverlust gegen Alanin ausgetauscht werden (WEITZEL, 1970).

Für Des-(Phe-Val)$^{B\,1-2}$-Rinderinsulin wurde von KERP et al. (1974) an der Blutzuckersenkung beim Kaninchen eine Wirkung von $95 \pm 5\%$ und an der Stimulation der Glucoseoxydation isolierter Fettzellen von $86 \pm 3,5\%$ im Vergleich zu Rinderinsulin ermittelt.

Die Antigenreaktivität des Des-(Phe-Val)$^{B\,1-2}$-Insulins mit Meerschweinchenantiinsulinseren entsprach im Agarimmunodiffusionstest 6,25%, im Hämagglutinationshemmtest 3% und im Komplementfixationstest 3,2% des Vergleichsinsulins. In der passiven cutanen Anaphylaxietechnik fand sich ein Erythem von 20 mm gegenüber 30 mm bei Verwendung von Insulin als Antigen (WILSON, 1971).

Des-(Phe-Val)$^{B\,1-2}$-Rinderinsulin bewirkte keinerlei ^{131}J-Insulinverdrängung aus dem Antigen-Antikörper-Komplex an der minderaffinen Antikörperhauptkomponente Ak$_2$. Die Insulinverdrängung an der hochaffinen Antikörperhauptkomponente Ak$_1$ entsprach zu 76% intaktem Rinderinsulin (KERP et al. 1974).

Des-(Phe-Val-Asn)$^{B1-3}$-*Insulin*. Zur chemischen Darstellung dieses Insulin-analogons wiederholten GEIGER (1971) sowie GEIGER und LANGNER (1973) den Edmanabbau von Des-(Phe-Val)$^{B1-2}$-Insulin unter Schutz der funktionellen Aminogruppen an A1 und B29.

Die biologische Wirksamkeit der Substanz ist im Fettzelltest mit 68% und an der blutzuckersenkenden Wirkung beim Kaninchen gemessen mit 70% der Rinderinsulinwirkung weitgehend erhalten. Die Bindung an Rinderinsulinantikörper vom Meerschweinchen war an der hochaffinen Antikörperhauptkomponente Ak_1 auf 68% reduziert und an der minderaffinen Antikörperhauptkomponente Ak_2 vollkommen aufgehoben (KERP et al. 1974).

Verkürzung der A- und B-Ketten im C-terminalen Bereich

Des-Ala^{B30}-*Insulin*. Die Abspaltung des C-terminalen Alanins von der A-Kette wird durch milde Hydrolyse von Insulin mit Carboxypeptidase A ausgeführt. Diese Modifikation bleibt ohne Effekt auf das CD-Spektrum von Insulin (ARQUILLA et al., 1972). Die biologische Wirkung der Substanz ist von Insulin nicht zu unterscheiden (HARRIS u. LI, 1952; NICOL, 1960; SLOBIN u. CARPENTER, 1966).

Nur in Pos. B30 unterscheiden sich die Primärstrukturen von Human- und Schweineinsulin voneinander, bei Schweineinsulin bildet Alanin, bei Humaninsulin Threonin das C-terminale Ende der B-Kette. Unter ausschließlicher Berücksichtigung der Primärstruktur ließ die Entfernung des Alanin^{B30} infolgedessen eine Verminderung oder Aufhebung von Immunogenität und Antigenität von Schweineinsulin beim Menschen erwarten (s. S. 323). BERSON und YALOW (1963) konnten aber die erwartete Reduzierung oder Aufhebung der Antigenreaktivität für Des-Ala^{B30}-Insulin gegenüber Schweineinsulinantikörpern von Diabetikern nicht nachweisen.

Wegen der mit Humaninsulin identischen Primärstruktur wurde Des-Ala^{B30}-Insulin wiederholt zur Behandlung einer antikörperbedingten Insulinresistenz eingesetzt (AKRE et al., 1964; BOSHELL et al., 1964). Der Effekt der Umstellung auf Des-Ala^{B30}-Insulin auf den Insulinbedarf entsprach etwa dem einer Umstellung von Mischinsulin auf Monospeziesinsuline vom Schwein. KUMAR und MILLER (1970) konnten darüber hinaus bei 5 von 14 Patienten mit antikörperbedingter Resistenz gegen Schweineinsulin durch Umsetzen auf Des-Ala^{B30}-Schweineinsulin den mittleren Insulintagesbedarf von 770 E Schweineinsulin auf 88 E Des-Ala^{B30}-Schweineinsulin reduzieren. Gegenüber präformierten Insulinantikörpern von insulinresistenten Patienten war Des-Ala^{B30}-Insulin schwächer als Rinder- und Schweineinsulin, aber stärker als Humaninsulin antigenwirksam (KUMAR u. MILLER, 1970).

Des-Ala^{B30}-*des-Asp*^{A21}-*Insulin*. Die Substanz ist wie das Des-Ala^{B30}-Insulin durch Carboxypeptidasehydrolyse aus Insulin darzustellen (SLOBIN u. CARPENTER, 1963a, b). Das UV-CD-Spektrum erlaubt eine deutliche Unterscheidung vom Insulin (BRUGMAN u. ARQUILLA, 1973; MORRIS et al., 1970a). Die biologische Wirkung des Des-Ala^{B30}-des-Asp^{A21}-Insulins ist im Mäusekrampftest auf ca. 4% (ARQUILLA u. BROMER, 1967), in vitro am Fettanhangskörper und am isolierten Zwerchfell auf 0% (SURMACZYNSKA et al., 1969) eines Vergleichsinsulins vermindert.

Die antigene Wirkung betrug im Immunhämolysetest je nach Meerschweinchenstamm zwischen 1,2 und ca. 20%. Mit anderen Serumpools wurden im homologen Immunhämolysetest 3,4% und im heterologen Immunhämolysetest

2,3% Antigenreaktivität ermittelt (ARQUILLA u. BROMER, 1967; BRUGMAN u. AR-QUILLA, 1973). SURMACZYNSKA et al. (1969) fanden eine vollkommene Aufhebung der Antigenreaktivität.

CARPENTER (1966), LEWIN (1969), HODGKIN (1972) sowie HODGKIN und MER-COLA (1972) und BRUGMAN und ARQUILLA (1973) haben darauf hingewiesen, daß Struktur und Funktion des Insulinmoleküls in besonderem Maße von der Beziehung der C-terminalen B-Kette zum Molekülkern abhängt. Für die Stabilität der Beziehung sind die Aminosäuren Asparagin^{A21} und Arginin^{B22} offenbar unentbehrlich. Der Guanidinrest des Arg^{B22} vermittelt eine Ionenresonanzbrücke zum Asp^{A21}. Der Verlust des Asp^{A21} bewirkt eine Konformationsänderung, welche die Beziehung der C-terminalen B-Kette zum Molekülkern abschwächt und zu einem Verlust an Aggregationsneigung (GOLDMAN, 1967) und möglicherweise zu einer Exposition von Sequenzbereichen führt, die bei höheren Aggregat-zuständen verborgen sind. BRUGMAN und ARQUILLA (1973) sehen in dem Befund, daß die B-Ketten-Tyrosine des Des-Ala^{B30}-des-Asp^{A21}-Insulin leichter jodiert werden als die entsprechenden Tyrosinreste von intaktem Insulin, einen Beleg für die tiefgreifende Strukturänderung durch diese Modifikation. Die freigelegte Region — vermutlich die Dimerisationsregion Phe-Phe-Tyr^{A24-26} (FRANK et al., 1972) — kommt als zusätzliche Antigendeterminante in Betracht. Diese Vor-stellung könnte die Tatsache erklären, daß die Immunisierung von Meerschwein-chen mit Des-Ala^{B30}-des-Asp^{A21}-Insulin außer Antikörpern mit kompletter Kreuzreaktion mit Insulin (und Desoctapeptidinsulin) auch Antikörper induziert, die unverändertes Rinderinsulin nicht binden („one way crossreaction"). Die große Wirksamkeit von Des-Ala^{B30}-des-Asp^{A21}-Insulinantikörpern zur Auslö-sung einer Hyperglykämie bei Mäusen könnte durch die zusätzliche antigendeter-minante Gruppe im Bereich der freigelegten Dimerisationsregion erklärt werden (ARQUILLA et al., 1973; GOFF et al., 1973).

Die Frage, ob Insulin unter physiologischen Bedingungen oder unter Bedin-gungen einer Immunisierung mit Insulin in monomerer, dimerer oder polymerer Form vorkommt, ist bisher nicht geklärt.

Desoctapeptid^{B23-30}-*Insulin*. Desoctapeptid-Insulin wird durch kontrollierte Trypsinverdauung von Insulin dargestellt (BROMER u. CHANCE, 1967; CARPENTER u. YOUNG, 1959; YOUNG u. CARPENTER, 1961). Untersuchungen der CD-Spektren (ARQUILLA et al., 1969; BRUGMAN u. ARQUILLA, 1973; MERCOLA et al., 1967) wiesen erhebliche Differenzen zwischen Desoctapeptid^{B23-30}-Insulin und Insulin auf. Eine biologische Wirksamkeit ist im Mäusekrampftest (ARQUILLA u. BROMER, 1967; CARPENTER, 1966; YOUNG u. CARPENTER, 1961) und im Fettanhang- und Zwerchfelltest *in vitro* (SURMACZYNSKA et al., 1969) nicht meßbar.

Die immunologischen Eigenschaften der Substanz untersuchten BERSON und YALOW (1961 b, 1963) und YALOW und BERSON (1961 b). Antikörper von Patien-ten, die Rinderschweinemischinsulin erhalten hatten, gingen mit Desoctapep-tid^{B23-30}-Insulin vom Rind eine viel schwächere Bindung als mit intaktem Rin-derinsulin ein (BERSON u. YALOW, 1961 b). Bei Untersuchungen mit Antikörpern gegen Schweineinsulin war zunächst kein Unterschied zwischen Insulin und Des-octapeptid^{B23-30}-Insulin zu demonstrieren. Mit dem Serum eines Patienten aber, der von Schweine- auf Rinderinsulin umgestellt worden war, reagierte Desocta-peptid^{B23-30}-Insulin schwächer als intaktes Rinderinsulin (BERSON u. YALOW, 1963). ARQUILLA et al. (1969) benötigten je nach verwendetem Meerschweinchen-stamm eine 200- bis 4000mal größere Konzentration vom Desoctapeptid^{B23-30}-Insulin als von unverändertem Rinderinsulin zur 50%igen Hemmung im Immun-hämolysehemmtest. In Untersuchungen von SURMACZYNSKA et al. (1969) ging

Desoctapeptid$^{B\,23-30}$-Insulin mit Insulinantikörpern von Meerschweinchen keine Reaktionen ein.

Insulinanaloge mit verlängerten Ketten

Arg-Gly$^{A\,1}$-*Insulin.* Mit Hilfe von semisynthetischen Verfahren wird aus dem S-Sulfonat der Insulin-A-Kette nach Reaktion mit N-Carboxyanhydrid von Argininhydrobromid und Kombination mit Insulin-B-Kette Arg-Gly$^{A\,1}$-Insulin dargestellt (WEINERT et al., 1969, 1971). Die Substanz ist gut kristallisierbar. Arginyl-Insulin ist *in vivo* ein potentielles Zwischenprodukt bei der Umwandlung von Proinsulin in Insulin. Die Substitution des Arginylrests am Gly$^{A\,1}$ vermindert die biologische Wirkung im Mäusekrampftest auf 59% und die Stimulation der Glucoseoxydation isolierter Fettzellen auf 68%.

Die Antigenität des Arg-Gly$^{A\,1}$-Insulins bei Reaktion mit Insulinantikörpern ist mit der Doppelantikörpertechnik auf 40% gegenüber Insulin vermindert (OOMS, zit. nach BRANDENBURG et al., 1971a). Im Agarimmunodiffusionstest und im Hämagglutinationshemmtest gegenüber Meerschweinchenantiinsulinseren fand WILSON (1971) für Arg-Gly$^{A\,1}$-Insulin 50% der Insulinantigenität.

Lys-Arg-Gly$^{A\,1}$-*Insulin.* Substitution der N-terminalen Insulin-A-Kette durch Lys-Arg (GATTNER, 1970) wurde durch Verlängerung der Arg-Gly$^{A\,1}$-A-Kette und Kombination mit natürlicher B-Kette erhalten. Die biologische Wirkung im Mäusekrampftest entspricht 20% der Insulinwirkung. Die Antigenreaktivität der Substanz gegen Insulinantikörper beträgt 34% von Insulin (ZAHN et al., 1972). Im Agarimmunodiffusionstest entspricht die minimale Präzipitationskonzentration 25%, im Hämagglutinationshemmtest 6% des Insulinantigens (WILSON, 1971). Bei Verwendung der passiven cutanen Anaphylaxietechnik bewirkte Lys-Arg$^{A\,1}$-Insulin einen Erythemhof von 22 mm gegen Rinderinsulinantikörper vom Meerschweinchen und 12 mm gegen Hühnerinsulinantikörper vom Meerschweinchen im Vergleich zu 30 bzw. 13 mm bei Applikation von Insulinantigen (WILSON, 1971).

Monoarginin-Insulin (Arg^{31} *an Ala*$^{B\,30}$ *).* Monoarginin-Insulin (Arg^{31} an Ala$^{B\,30}$) ist in Insulinpräparationen, die aus Pankreas extrahiert werden, enthalten und entsteht auch *in vitro* nach Trypsineinwirkung auf Proinsulin und Intermediate. Monoarginin-Insulin kann durch Chromatographie an DEAE-Cellulose und Sephadex oder durch Polyacrylamidgeldiscelektrophorese isoliert werden (CHANCE, 1971). Die Substanz hat im Mäusekrampftest 66% der Wirkung von äquimolarem Schweineinsulin. In der Alkoholfällungstechnik von HEDING (1965, 1966) entspricht die relative Kreuzreaktivität gegenüber spezifischen Schweineinsulinantiseren von Meerschweinchen 67% eines äquimolaren chromatographisch gereinigten Schweineinsulins (CHANCE, 1971). Eine Kreuzreaktivität mit proinsulinspezifischen Antikörpern besteht nicht. SCHLICHTKRULL et al. (1969b) konnten durch Gaben von Schweinearginininsulin bei Kaninchen insulinbindende Antikörper erzeugen.

Diarginin-Insulin (Arg^{31}-*Arg*^{32} *an Ala*$^{B\,30}$ *).* Wie das Monoargininsulin ist das Diargininsulin durch Gelchromatographie aus extrahierten Insulinen zu isolieren oder durch tryptische Hydrolyse aus Proinsulin oder Proinsulinintermediaten darzustellen (CHANCE, 1971). Im Mäusekrampftest besitzt Diargininsulin 62% der Wirkung eines äquimolaren Schweineinsulins. Gegenüber Insulin besteht mit Schweineinsulinantikörpern vom Meerschweinchen eine 80%ige Kreuzreaktion in der Äthanolfällungstechnik. Proinsulinantikörper gehen mit Diargininsulin keine Bindung ein (CHANCE, 1971).

Proinsulinintermediate. „Split proinsulin" mit Aufspaltung der Bindung von Leu[54]-Ala[55], Desdipeptid-Proinsulin mit Entfernung von Lys[62] und Arg[63] und Desnonapeptid-Proinsulin mit Entfernung von B[55-63] sind einzelne aus Pankreasextrakt isolierbare Proteine mit zunehmender biologischer Wirksamkeit im Mäusekrampftest (20%, 58% bzw. 62% der Wirkung von Schweineinsulin) und ebenfalls zunehmender Antigenreaktivität gegenüber Schweineinsulinantikörpern vom Meerschweinchen (45%, 61% bzw. 61%). Tabelle 3 zeigt den Vergleich von biologischer und immunologischer Wirkung der Proinsulinintermediate und der extrahierbaren Arginininsuline im Vergleich mit Proinsulin und Insulin (CHANCE, 1971).

Tabelle 3. Biologische und immunologische Eigenschaften von Proteinen, die aus einem Schweineinsulinpräparat zu isolieren waren. (Nach CHANCE, 1971)

	Teil der DEAE-Cellulose-Fraktion	Biologische Wirksamkeit im Mäusekrampftest		Immunologische Wirksamkeit[b]	
		Einheiten pro mg[a]	relative Wirksamkeit (äquimolar)	relative Kreuzreaktivität — Insulinantiseren (äquimolar)	relative Kreuzreaktivität — Schweineproinsulinantiseren (äquimolar)
ɔinsulin-ähnlich:					
ɔinsulin	C	3,0 ± 0,8 (150 Mäuse)	18%	45%	100%
plit-Proinsulin" ₊u₅₄-Ala₅₅-Bindung palten)	C₁, D	3,4 ± 0,5 (150 Mäuse)	20%	45%	107%
sdipeptid-Proinsulin ⁄s₆₂-Arg₆₃ entfernt)	G	10,3 ± 0,5 (150 Mäuse)	58%	61%	84%
snonapeptid-Proinsulin ₅₅₋₆₃) entfernt]	E, F	12,0 ± 2,4 (150 Mäuse)	62%	61%	107%
ulin-ähnlich:					
arginin-Insulin ʳg₃₁-Arg₃₂ an Ala₃₀)	B₁	16,2 ± 3,2 (600 Mäuse)	62%	80%	0%
Ionoarginin"-Insulin ʳg₃₁ an Ala₃₀)	C, C₁, D	17,6 ± 2,4 (150 Mäuse)	66%	67%	0%
ingle-component"-ᵤlin (SCI)	G	27,0 ± 4,6 (900 Mäuse)	100%	100%	0%
ɔnodesamido-Insulin ₃p anstelle von Asn Pos. A₂₁)	H	26,5 ± 6,1 (300 Mäuse)	98%	80%	—

[a] Die Konzentrationen der Proben wurden aus der optischen Dichte bei 276 mμ bestimmt (FRANK u. VEROS, 1968).
[b] Angaben über die relativen Kreuzreaktivitäten basieren auf den molaren Konzentrationen an den Punkten, an denen noch jeweils 40% des markierten Antigens gebunden waren.

Insulinanaloge mit variierter Primärstruktur

Modifikationen in Pos. A1. Peptidsynthesen mit Des-Gly^{A1}-Insulin-A-Kette als Aminokomponente und aktivierten Estern von Butyloxycarbonylaminosäuren und Kombination mit natürlicher B-Kette führen zu Insulinanalogen mit Glutamyl^{A1}-, Leucyl^{A1}-, Prolyl^{A1}- oder Acetyl^{A1}-Ersatz für Gly^{A1}. Die biologische Wirkung der Glutamyl^{A1}-, Leucyl^{A1}- und Prolyl^{A1}-Insulinmodifikationen entspricht der des Insulins (Brandenburg et al., 1970). Im Gegensatz dazu führt die Desaminierung zum Acetyl^{A1}- oder Des-Amino^{A1}-Insulin zu einem deutlichen biologischen Wirkverlust auf 15% Insulinaktivität im Fettzelltest (Gliemann, zit. nach Brandenburg et al., 1971a; Zahn et al., 1972). Die Antigenreaktivität des Des-Amino^{A1}-Insulins beträgt 40% (Zahn et al., 1972) bzw. 30% von Insulin (Ooms, zit. nach Brandenburg et al., 1971a). Die starke Verringerung der biologischen und immunologischen Wirksamkeit durch diese Modifikation in Pos. A1 (s. auch Des-Gly^{A1}-Insulin S. 327) entspricht wahrscheinlich tiefgreifenden Konformationsänderungen des gesamten Moleküls, die aufgrund von CD-Spektralanalysen anzunehmen sind (Brandenburg et al., 1971a).

Des-Amido-Insulin. Die desaminierte Form von Insulin mit Asparaginsäure anstelle von Asparagin in Pos. A21 entsteht bei milder Säurebehandlung von Insulin (s. S. 319) und kann durch geeignete Chromatographietechniken aus Insulinpräparaten entfernt werden (s. S. 314). Die biologische Wirkung der Substanz entspricht im Mäusekrampftest der von Schweineinsulin (Slobin u. Carpenter, 1963b; Chance, 1971). Gegenüber Schweineinsulinantikörpern vom Meerschweinchen wurde mit Hilfe der Alkoholfällungstechnik für Des-Amido-Insulin eine Antigenreaktivität von 80% im Vergleich zu Schweineinsulin ermittelt (Chance, 1971). Root et al. (1972) konnten bei Immunisierungsversuchen mit Monodesamido-Schweineinsulin bei Kaninchen keine insulinbindenden Antikörper erzeugen.

Gly^{B1}-ε-Acetyl^{B29}-Insulin. Diese Substanz mit Sequenzvariation in Pos. B1 und ε-Acetylierung von Lys^{B29} besitzt eine biologische *in vivo*-Aktivität von 35% und eine Antigenreaktivität von 25% im Vergleich zu intaktem Insulin (Zahn et al., 1972).

Insulinderivate

Da Insulin u.a. über drei primäre Aminogruppen, sechs Carboxylgruppen und vier Tyrosinreste, d.h. über eine Vielzahl untereinander identischer funktioneller Gruppen an verschiedenen Stellen des Moleküls verfügt, entstehen aus Reaktionen mit Reagenzien von begrenzter Selektivität meist Gemische verschiedener Reaktionsprodukte. Die Inhomogenität derartiger Modifikationen erschwert die Kennzeichnung biologischer oder immunologischer Eigenschaften. Einige Insulinderivate konnten auch molekular homogen erhalten und untersucht werden (Übersicht bei Brandenburg et al., 1971a).

Acetylinsuline

Acetylinsuline wurden von Lindsay und Shall (1971) sowie von Brandenburg et al. (1972b) dargestellt. Die Darstellungsreaktion verläuft entweder über die „Insulinroute" mit Protektion freier funktioneller Gruppen und anschließender Reaktion mit Acetanhydrid oder über eine Rekombination zuvor selektiv acetylierter Ketten mit der jeweiligen Partnerkette. Die Acetylierung betrifft die

N-terminalen Aminogruppen an A 1 und B 1 sowie die ε-Aminogruppen von Lys$^{B\,29}$. Biologisch hatten Derivate mit Acetylierung einer beliebigen NH$_2$-Gruppe in den Untersuchungen von LINDSAY und SHALL (1971) im Gegensatz zu Acetoacetyl- oder Thiazolidin-Carbonyl-Derivaten im Mäusekrampftest volle Insulinwirkung. Eine umschriebene Acetylierung reduziert die biologische Wirksamkeit bei Substitution an Gly$^{A\,1}$, nicht aber an Phe$^{B\,1}$ oder Lys$^{B\,29}$. ZAHN et al. (1972) fanden eine deutliche Minderung der biologischen Wirkung in in vitro-Ansätzen, während die Wirksamkeit in vivo — gemessen an der Blutzuckersenkung bei der Ratte — mit Insulin gleich war. Der in vitro-Wirkverlust war dabei vom Grad und der Lokalisation der Acetylierung abhängig. Acetyl-Gly$^{A\,1}$-Insulin hatte im Fettzelltest 40%, Acetyl$^{B\,29}$-Insulin 75% und das Diacetyl$^{B\,1,\ B\,29}$-Insulin 85% Insulinwirkung. Die Diskrepanz zwischen in vivo- und in vitro-Wirkungsdaten scheint Folge einer enzymatischen Deacetylierung unter in vivo-Bedingungen zu sein (BRANDENBURG et al., 1972 b).

Eine Acetylierung schien nach früheren Untersuchungen die immunologischen Eigenschaften von Insulin nicht zu beeinflussen (GRODSKY et al., 1959; KITAGAVA et al., 1960). In den Untersuchungen von ZAHN et al. (1972) war dagegen die Antigenreaktivität der Monoacetylinsuline gegenüber Insulin etwa im Ausmaß der Reduzierung der biologischen in vitro-Wirkung vermindert. Die Antigenreaktivität von Acetyl$^{A\,1}$-Insulin entsprach 47%, von Acetyl$^{B\,29}$-Insulin 85% eines Vergleichsinsulins. Die Antigenreaktivität von Diacetyl$^{B\,1,\ B\,29}$-Insulin dagegen ist auf 30% reduziert. LINDSAY und SHALL (1971) beobachteten eine deutlich reduzierte Affinität von Phe$^{B\,1}$-Acetyl-Insulin zu Insulinantikörpern vom Meerschweinchen.

Sulfatinsuline

Sulfatierte Insuline werden durch Reaktion von Insulin mit Schwefelsäure unter kontrollierten Bedingungen synthetisiert (MOLONEY et al., 1964). Die biologische Wirkung ist entsprechend dem Sulfatierungsgrad auf 95 bis 30% Insulinwirkung vermindert (THOMAS, 1971). Die Antigenreaktivität gegenüber Rinderinsulinantiseren verringert sich ebenfalls mit zunehmendem Sulfatgehalt der Derivate (THOMAS, 1971). Im Hämagglutinationshemmtest entspricht die Antigenwirkung von Sulfatinsulin 0,3% und weniger Insulin (WILSON, 1971). Wegen ihrer geringen Antigenreaktivität konnten sulfatierte Insuline mit Erfolg zur Behandlung der antikörperbedingten Insulinresistenz eingesetzt werden (ARNOTT u. LITTLE, 1965; DAVIDSON, 1972; LITTLE u. ARNOTT, 1966; MOLONEY et al., 1964; SCHREIBER u. ROTTENHÖFER, 1968). Auch die immunogene Wirkung von Rinderinsulin beim Menschen wird durch Sulfatierung reduziert, wie eine Studie von PLAUTZ und LITTLE (1970) zeigt. Die Autoren behandelten 18 Diabetiker mit sulfatiertem Rinderinsulin und eine Vergleichsgruppe von 17 Diabetikern mit handelsüblichem Lente-Insulin vom Rind. Die mittleren Insulinantikörperspiegel in der ersten Patientengruppe betrugen nach drei, sechs, neun und zwölf Monaten 10, 8, 2 und 11 μE/ml, während die Antikörperspiegel der Lente-Insulin-Gruppe 678, 4329, 3663 und 482 μE/ml betrugen.

Maleyl- und Succinyl-Insuline

Maleyl-Rinderinsuline werden aus der Reaktion von Rinderinsulin mit Maleylanhydrid in Dimethylsulfoxyd erhalten (MOLONEY u. TIRPAK, 1969; MOLONEY u. JACKSON, 1973). Je nach den Reaktionsbedingungen werden unterschiedlich viel Maleylreste pro Insulinmolekül eingeführt. Im Mäusekrampftest betrug die biologische Wirkung einer Maleyl-Insulincharge mit 14 Maleylresten 4% eines Insulinstandards (MOLONEY u. JACKSON, 1973). Die Antigenreaktivität des M5-Maleylinsulins war im Hämagglutinationshemmtest auf ca. 0,3% vermindert (WILSON, 1973; WILSON et al., 1973). Zusammen mit inkomplettem Freundschen Adjuvans besitzt Maleyl-Rinderinsulin bei Meerschweinchen nur eine schwache immunogene Wirkung. Mit Maleyl- und ebenso mit Succinyl-Rinderinsulin konnte bei Meerschweinchen Immuntoleranz erzeugt werden (MOLONEY u. TIRPAK, 1969; MOLONEY u. EVANS, 1971; MOLONEY u. JACKSON, 1973; WILSON, 1973) (s. S. 343).

Nitroinsuline

Durch Einwirkung von Tetranitromethan oder p-Nitrophenylacetat auf Insulin werden Mono-, Di- und Trinitroinsuline erhalten (BOESEL u. CARPENTER, 1970; BRANDENBURG et al., 1971a, 1972a; LINDSAY u. SHALL, 1971; MORRIS et al., 1970b).

Die Einzelkomponenten der Reaktionen sind durch DEAE-Sephadex-Chromatographie zu isolieren. Die Derivatbildung betrifft mit zunehmender Nitrierung zunächst den Tyrosylrest in Pos. A14, dann die Tyrosine in den Pos. A14 und A19 und danach B16 und B26. Die Antigenreaktivität von Mononitroinsulin beträgt etwa 40%, von Dinitroinsulin 30% und von Trinitroinsulin 20% eines Vergleichsinsulins (BRANDENBURG et al., 1971a).

Jodinsuline

Zur Jodierung und insbesondere zur Spurenjodierung von Insulin mit radioaktiv markiertem Jod sind eine Vielzahl von Techniken angegeben worden (Übersichten bei KALLEE, 1952, 1969; ROTH, 1973; ZAHN u. KLOSTERMEYER, 1969). Die Jodierung betrifft die Tyrosylreste des Insulinmoleküls in den Pos. A8, A14, A19, B16, B26 und B27 in sehr unterschiedlichem Maße. Histidinreste nehmen beim Insulin normalerweise nicht an der Jodierung teil (KALLEE, 1969). BRUNFELDT et al. (1968) fanden die biologische Wirkung der Jodinsuline in vivo (blutzuckersenkende Wirkung beim Kaninchen und Mäusekrampftest) und in vitro (Fettzelltest) in Bestätigung alter Befunde von JENSEN et al. (1932) proportional zum Jodierungsgrad eingeschränkt. Durch Discelektrophorese in 15%igem Acrylamidgel gereinigtes ^{125}J-Insulin mit 0,5 oder weniger Atomen Jod pro Molekül zeigte in Untersuchungen von BROMER und ARQUILLA (1967) am Fettkörpertest in vitro keine biologische Wirkung. LAMBERT et al. (1972) fanden, daß ihre ^{125}J-Monojodinsulin-Präparation zwar die Fähigkeit, in isolierten Rattendiaphragmen die Glucoseaufnahme zu stimulieren, verloren hat, daß sie aber wie unmarkiertes Insulin an plasmatische Insulinrezeptoren gebunden wird. Weitere Daten zur Beziehung von biologischer Wirkung und Jodierungsgrad sind in der Übersicht von KALLEE (1969) enthalten. Der Verlust an biologischer Wirkung ist außer vom Jodierungsgrad von den chemischen Bedingungen der Jodierungsreaktion abhängig (ROTH, 1973), wobei möglicherweise spontane intermolekulare Vernetzungen zu Insulindimeren mit verminderter biologischer Wirksamkeit eine Rolle spielen (CSORBA u. GATTNER, 1970). Von Bedeutung für die biologische Wirksamkeit ist außerdem die Position der jodsubstituierten Tyrosylreste. KRAIL et al. (1971) ermittelten die biologische in vitro-Wirkung eines semisynthetisch in Form des p-Jod-Phenylalanin^{B1}-Insulin gewonnenen Monojodinsulins im Fettzelltest mit 65% im Vergleich zu nicht jodiertem Insulin. Eine Tyrosinjodierung in den Pos. A19 und B16 führte in Untersuchungen von GARRATT et al. (1972) zur kompletten Aufhebung der biologischen Insulinwirksamkeit.

Auch auf die Insulinantigenreaktivität wirken sich modifizierende Einflüsse wie Jodierungsgrad und -technik sowie die Lokalisation des Substituenten unterschiedlich aus. Izzo et al. (1964) sahen keinen Einfluß der Jodierung auf die Antikörperbindung von Insulin. ARQUILLA et al. (1965, 1966, 1968, 1969) dagegen beobachteten eine deutliche, zum Teil vom Jodierungsgrad und zum Teil von der Präparationstechnik abhängige Minderung der Insulinantigenreaktivität im Immunhämolysehemmtest. Die Hemmung der Antigenreaktivität bestand auch noch bei sehr geringgradiger Jodierung von 0,55 bis 0,03 Atom Jod/Mol. Insulin. BRUNFELDT et al. (1968) sahen ebenfalls eine deutliche Einschränkung der Antigenreaktivität gegenüber Schweineinsulinantikörpern vom Meerschweinchen in der Doppelantikörpertechnik in Abhängigkeit vom Jodierungsgrad des Insulins.

Bei einem ^{131}J-Rinderinsulin mit niedrigem Jodierungsgrad von durchschnittlich etwa 1 Jodatom pro Insulinmolekül war die Antigenreaktivität in Untersuchungen von KERP et al. (1966) nicht meßbar gegenüber Rinderinsulin verändert. Die Meßwerte der Insulinantikörperbindung lagen in der Cellulosedifferentialadsorptionstechnik unabhängig vom Mischungsverhältnis von markiertem und nicht markiertem Insulin auf einer gemeinsamen Adsorptionsisotherme (Abb. 9).

Cyanoaethyl-Insuline

Aus der Reaktion von Insulin mit Acrylonitril entstehen Cyanoaethyl-Insuline (BOSSHARD et al., 1969). Die Derivatbildung geschieht an Aminogruppen und in wechselndem Ausmaß an den Histidinresten in Pos. B 5 und B 10 des Insulinmo-

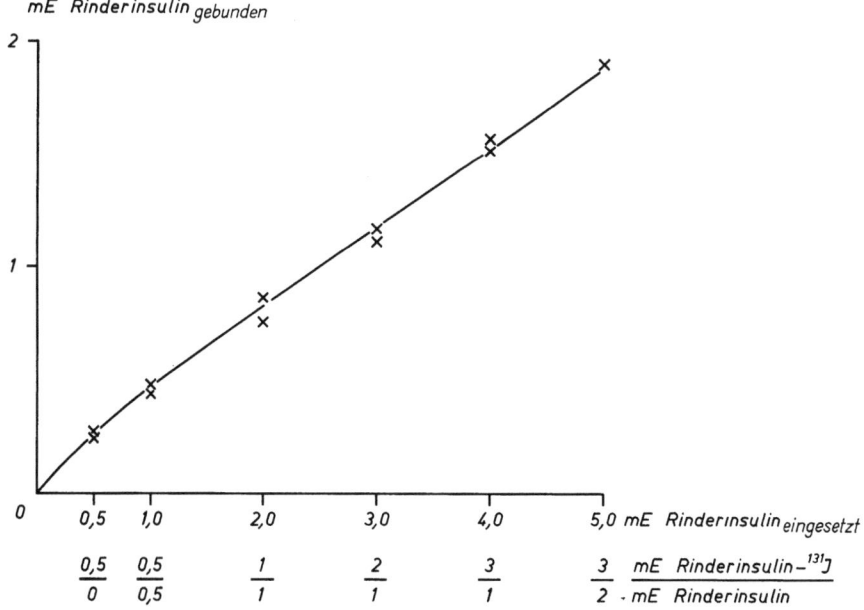

Abb. 9. Bindung von Rinderinsulin durch ein Antiinsulinserum in Abhängigkeit von der eingesetzten Insulinmenge bei verschiedenen Mischungsverhältnissen von ^{131}J-markiertem Rinderinsulin zu nicht markiertem Rinderinsulin. (Phosphatpuffer 0,04 m, pH 8,0, Albumingehalt 0,25%, Serumkonzentration 10%, 100 mg Cellulosepulver MN 100/ml.) (Nach KERP et al., 1966)

leküls. Abhängig vom Grad der Cyanoaethylierung wird die biologische Aktivität von Rinderinsulin im Mäusekrampftest und an isolierten epididymalen Fettkörpern der Ratte auf 50 bis 20% vermindert. Bei Blockierung beider Histidylreste beträgt der biologische Wirkrest nur noch 1,5%. Dabei zeigt sich, daß das Histidin[B5] für die biologische Wirkung vermutlich von besonderer Bedeutung ist. Die Antigenreaktivität der Derivate variiert mit dem Grad der Derivatbildung. Die Bindung von Cyanoaethylinsulin mit einem restlichen Histidingehalt von 50% an Schweineinsulinantikörper vom Meerschweinchen entspricht der Bindung von nicht modifiziertem Schweineinsulin. Die Beurteilung der Befunde ist erschwert, da die Acrylonitrilreaktion außer den Histidylresten gleichzeitig α- und ε-Aminogruppen blockieren kann (Bosshard *et al.*, 1969).

Fluoreszein-Insulin-Konjugate

Mit Fluoreszein-Isothiocyanat reagiert Insulin unter Bildung von Fluoreszein-Konjugaten an Phe[B1], Gly[A1] und Lys[B29] (Arquilla *et al.*, 1966, 1969; Bromer *et al.*, 1966, 1967; Mercola *et al.*, 1972). Mit dem Konjugierungsgrad korreliert der biologische Wirkverlust und eine Reduktion der Antigenreaktivität der Substanzen (Arquilla *et al.*, 1969; Arquilla, 1967). Die Tabelle 4 enthält Daten aus Untersuchungen von Arquilla und Bromer (1967) mit Ermittlung der Antigenreaktivität im Immunhämolysetest. Die Befunde bei Verwendung verschiedener Meerschweinchenstämme sind im Prinzip einander entsprechend.

Tabelle 4. Biologische Wirkung und Antigenreaktivität
von Fluoreszein-Insulin-Konjugaten. (Nach Arquilla u. Bromer, 1967)

	Biologische Wirkung (Mäusekrampftest und Fettkörpertest)	Antigenreaktivität (50% Hemmung der Immunhämolyse)		
		Strain: 13	Strain: 2	gemischtrassig
Monokonjugat	40%	0,09 µg	0,22 µg	0,25 µg
Dikonjugat	4%	0,16 µg	0,81 µg	1,81 µg
Trikonjugat	0%	1,3 µg	7050,0 µg	223,5 µg

Phenylthiocarbamyl-(PTC)-Insuline

PTC-Insuline werden als Kondensationsprodukte von Insulin mit Edman-Reagenz, dem Phenylisothiocyanat dargestellt. Die PTC-Substitution betrifft die Aminosäuren in Pos. B1 oder A1 und B1 oder A1, B1 und B29. Die PTC-Substitution der N-terminalen Aminogruppen und an Lys[B29] führt analog zu anderen Modifikationen durch monofunktionelle Substituenten zu zunehmendem Verlust an biologischer Aktivität und — in geringerem Ausmaß — zu einer Minderung der Antigenreaktivität (Brandenburg *et al.*, 1971a) (s. Tabelle 5).

Kerp *et al.* (1972) fanden für Mono-PTC-Insulin an beiden Hauptkomponenten von Rinderinsulinantikörpern vom Meerschweinchen eine komplette Kreuzreaktion mit Insulin. Die freie Bindungsenergie des Antigenantikörperkomplexes mit Di-PTC-Insulin betrug im Vergleich zu Rinderinsulin für die minderaffine Antikörperhauptkomponente Ak$_2$ 100% und war für die hochaffine Antikörperhauptkomponente Ak$_1$ auf 84% reduziert.

Tabelle 5. Eigenschaften von Phenylthiocarbamyl-(PTC-)Insulinen

Derivat	% biologische Aktivität			% Immuno-reaktivität
	Fettgewebe	Fettzellen	Blutzucker	
Mono-PTC	77	57	48	94
Di-PTC	19	16	13	20,40
Tri-PTC	4		10	2,12
PBC	3	1,2	< 1	3
PTC-PBC		1,6		3,5

PTC = Phenylthiocarbamoyl.
PBC = Phenylen-bis-thiocarbamoyl.
Die in vivo-Aktivität wurde durch Bestimmung der Hypoglykämieinduktion bei hungernden Ratten untersucht. Die in vitro-Aktivität wurde am Fettanhang bzw. an isolierten Fettzellen von Ratten ermittelt. Die %-Immunoreaktivität wurde aus den Konzentrationen von Analogsubstanz und Insulin, die für eine 50%-Verdrängung von markiertem Insulin aus der Antikörperbindung erforderlich sind, kalkuliert. (Nach BRANDENBURG et al., 1971 a)

Carbamyl- und Methylcarbamylinsuline

LINDSAY et al. (1972) stellten durch Reaktion von Insulin mit Kaliumcyanat und Methylisothiocyanat Carbamyl- und Methylcarbamylderivate des Insulins her. Die Substitution betrifft die α-Aminogruppen der N-terminalen Aminosäuren beider Ketten des Insulinmoleküls. Die biologische Aktivität der Derivate entspricht der des Insulins. Die Antigenreaktivität dagegen ist gegenüber Insulinantikörpern vom Meerschweinchen durch Modifikation der Aminogruppen an Phe[B1] erheblich vermindert.

Vernetzte Insuline

Mit bifunktionellen Reagenzien wie m-Phenylendiisothiocyanat oder aliphatischen Dicarbonsäuren werden Insulinderivate mit nicht peptidischer intra- oder intermolekularer Vernetzung erhalten (BRANDENBURG et al., 1971 a, 1972 a). Biologische und immunologische Daten der A 1-B 1- und A 1-B 29-Phenylen-Bisthiocarbamoyl-Insuline (PBC) enthält die Tabelle 5. Die räumliche Fixierung der N-terminalen Aminosäuren bewirkt einen drastischen Wirkverlust und eine starke Reduktion der Antigenreaktivität dieser Insulinmodifikationen. CD-Spektren des A 1-B 1-PBC-Insulins lassen auf tiefgreifende Konfigurationsänderungen des Moleküls schließen. Im Gegensatz dazu entsprechen CD-Spektren von Insulinderivaten, die über Dicarbonsäuren eine A 1-B 29-Vernetzung eingegangen sind, in größerer Näherung A 1-B 29-Diacetylinsulin (BRANDENBURG et al., 1972 a).

Die oben angegebenen Reaktionen führen außer zu intramolekularen Vernetzungen der Insulinketten auch zu intermolekularen Vernetzungen von Insulinmolekülen. Daraus entstehende dimere Insulinderivate sind dadurch gekennzeichnet, daß analog zu den bei der Jodierung entstehenden *dimeren* Produkten (CSORBA u. GATTNER, 1970) die biologische Aktivität bei heterologen Dimeren im Aktivitätstest am Fettanhangskörper in den Bereich von 3% reduziert ist. Die Antigenreaktivität dieser dimeren Insuline ist auf etwa 50% im Vergleich zu Insulin vermindert. Homologe Dimere mit Phe^{B1}-$Phe^{B1'}$-Vernetzung dagegen besitzen einen größeren biologischen Wirkrest von ca. 20%, während die Antigenreaktivität der der heterologen dimeren Derivate gleicht (BRANDENBURG et al., 1971 a).

Insuline mit teilweise gesprengten Disulfidbrücken

Eine elektrochemische Reduktion von Insulin unter unterschiedlichen Reaktionsbedingungen führt zur Sprengung der interchenären A7-B7- (GATTNER, 1970) oder intrachenären A6-A11-Disulfidbrücken. Die selektive Spaltung der Disulfidbrücke A7-B7 kann auch durch chemische Sulfitolyse erhalten werden (BUSSE u. GATTNER, 1973). CD-Spektren von Insulinderivaten mit gesprengten intra- und interchenären Disulfidbrücken sind untereinander ähnlich, aber vom Insulin drastisch verschieden (BRANDENBURG et al., 1972 a, 1973).

Die biologische Aktivität des Insulin-A7-B7-Di-S-Sulfonats ist im Rattenhypoglykämietest auf Werte von 4—10% und im Mäusekrampftest auf 15% vermindert (BUSSE u. GATTNER, 1973). Die Antigenreaktivität der Substanz beträgt in der passiven cutanen Anaphylaxietechnik am Meerschweinchen 5,6 bis 11,3% (BUSSE u. GATTNER, 1973), im Agarimmunodiffusionstest 50%, im Hämagglutinationshemmtest 6% (WILSON, 1971) von Vergleichsinsulin.

Als Insulinderivat mit fehlender intrachenärer Disulfidbrücke A6-A11 synthetisierten KATSOYANNIS et al. (1973) Ala^{A6-A11}-Schafinsulin durch Austausch der Cysteine in Pos. A6 und A11 durch Alanine. Die biologische Aktivität dieses Derivates ohne das intrachenäre zyklische System entspricht 2,0 bis 2,5 E/mg im Mäusekrampftest. Die Antigenreaktivität ist in gleichem Ausmaß gegenüber Schafinsulin vermindert.

Insgesamt haben die Modifikationen des Insulinmoleküls in den meisten der untersuchten Fälle eine graduell unterschiedliche Minderung der Antigenreaktivität zur Folge. Die Änderung der Antigenreaktivität ist in erster Linie von der Lokalisation der Modifikationen am Insulinmolekül und weniger ausgeprägt von der Art der Modifikation abhängig. Modifikationen, die in Form von Aminosäureaustausch, durch Verlängerung oder Verkürzung der Ketten, Derivatbildung u.a. die Insulinkettenenden betreffen, zeigen, daß Änderungen des Insulinmoleküls an der C-terminalen B-Kette, N-terminalen B-Kette, C-terminalen A-Kette und N-terminalen A-Kette in der genannten Reihenfolge eine zunehmende Reduzierung der Antigenität bewirken. Diese Reihenfolge korrespondiert zu der verschieden großen Bedeutung der genannten Kettenenden für die Aufrechterhaltung der Insulinraumstruktur. Die Substitutionen funktioneller Gruppen mit Bildung von Acetyl-, Acetoacetyl-, Sulfat-, Maleyl-, Succinyl-, Nitro-, Jod-, Cyanoaethyl-, Fluoreszein-, PTC-, Carbamyl- und Methylcarbamyl-Insulinen bedingen unterschiedliche Grade verminderter Antigenität, die bisher keine systematische Abhängigkeit von der Art der Substitution erkennen lassen. Vernetzungsprodukte, die durch kovalente Verknüpfung von Insulinketten oder von Insulinmonomeren entstehen, weisen Antigenitätsverluste und entsprechende Änderungen der Konfiguration auf. Die immunologischen Eigenschaften der über aliphatische Dicarbonsäuren intramolekular vernetzten Insuline sind noch nicht abschließend ermittelt. Eine Sprengung der interchenären oder intrachenären Disulfidbrücken führt zu jeweils etwa gleich stark ausgeprägten Verlusten an biologischer und antigener Wirksamkeit.

Die Befunde zur Antigenität modifizierter Insulinmoleküle erlauben nur dann Rückschlüsse auf die Lokalisation umschriebener antigendeterminanter Gruppen, wenn die mit verschiedenen Methoden überprüfte biologische Wirkung bzw. die Bindung an spezifische Insulinrezeptoren (FREYCHET, 1973; GAMELTOFT u. GLIEMANN, 1973; GLIEMANN u. GAMMELTOFT, 1973) als Indikatoren einer intakten Raumstruktur erhalten ist. Eine weitere Sicherung der unversehrten Raumstruktur kann durch Röntgenstrukturanalysen (BLUNDELL et al., 1971 a, b, 1972; HODGKIN, 1972) und mit Hilfe der CD-Spektren (ETTINGER u. TIMASHEFF, 1971), deren Aussagekraft allerdings kürzlich durch BRUGMAN und ARQUILLA (1973) in Frage gestellt wurde, gewonnen werden.

Werden durch eine Modifikation die biologische Wirksamkeit und die Antigenität gleichermaßen verändert, muß in erster Linie angenommen werden, daß sich durch die Modifikation Änderungen der Molekülkonfiguration ergeben haben, die auch von der chemischen Veränderung räumlich entfernte antigendeterminante Gruppen beeinflußt haben. Aus der starken Minderung der Antigenreaktivität durch Modifikationen an Gly^{A1} oder Asp^{A21} kann aus diesen Gründen also nicht unmittelbar die Lokalisation antigendeterminanter Gruppen im Bereich von Gly^{A1} oder Asp^{A21} abgeleitet werden. Zum Unterschied davon muß aus den verschiedenen Befunden mit Modifikationen im N-terminalen Bereich der Insulin-B-Kette geschlossen werden, daß in dieser Region eine antigendeterminante Gruppe oder Teile davon lokalisiert sind. Denn die zitierten Modifikationen der N-terminalen B-Kette in Form von Kettenverkürzungen und isolierter Derivatbildung an B 1 zeigten gemeinsam eine relativ starke Minderung der Antigenität und Immunogenität auf, während die biologische Insulinwirkung durch die Modifikationen in diesem Bereich wenig beeinflußt wurde.

c) Insulinimmuntoleranz

Zur Induktion einer Immuntoleranz gegen Insulin liegen bisher nur tierexperimentelle Befunde vor. Beim Meerschweinchen konnte in Analogie zur Immuntoleranzinduktion gegen Rinderserumalbumin (MITCHISON, 1964) durch wiederholte intravenöse Injektion sehr kleiner Insulindosen (von 0,002 μg bis 0,2 μg/100 g Meerschweinchen) eine partielle Immuntoleranz mit einer verbleibenden Antikörperbildung von 30 bis 50% im Vergleich zu einer Kontrollgruppe erzeugt werden (KERP et al., 1969 c). Der Vergleich der Antikörperkonzentrationen in den isolierten γ1- und γ2-Globulinfraktionen der partiell immuntoleranten Meerschweinchenseren und der Kontrolltiere zeigte, daß die Hemmung der Antikörperbildung bei der Niedrigdosistoleranz nur für Antikörper der γ2-Globulinfraktion bewirkt wurde. Die Verminderung der Antikörperkonzentration in der γ2-Globulinfraktion partiell immuntoleranter Tiere beruht dabei ausschließlich auf einer Abnahme der Konzentration der Bindungsstellen der weniger affinen Antikörperhauptkomponente Ak_2. Die Assoziationskonstanten beider Antikörperhauptkomponenten in den γ-Globulinfraktionen und die Konzentration der mit den γ1-Globulinen wandernden Antikörperbindungsstellen wurden durch Induktion der partiellen Immuntoleranz nicht verändert (FOCKE, 1972).

Ebenfalls beim Meerschweinchen konnten MOLONEY und TIRPAK (1969) eine Hochdosistoleranz gegen Insulin durch wiederholte und Einzelinjektionen von Maleyl-Rinderinsulin mit inkomplettem Freundschem Adjuvans erzeugen, dessen

biologische, antigene und immunogene Wirkungen stark vermindert sind (Moloney u. Jackson, 1973) (s. S. 337). Später ergab sich, daß die tolerogene Wirkung
dieses modifizierten Insulins bei Vielfachinjektionen im Dosisbereich von 0,49
bis 39,33 µg Proteinstickstoff pro Meerschweinchen sowie bei 240 und 800 µg
Proteinstickstoff pro Meerschweinchen und bei Einzelinjektionen von 10 bis
200 µg Proteinstickstoff pro Meerschweinchen gleichmäßig ausgeprägt war (Moloney u. Tirpak, 1969; Moloney u. Evans, 1971; Moloney u. Jackson, 1973).
Wilson et al. (1973) demonstrierten eine Toleranzinduktion bei Meerschweinchen
durch Maleylinsulinchargen mit einer sehr geringgradigen Maleylierung. Die geringgradige Derivatbildung hatte zur Folge, daß die biologische Wirkung der
Substanz mit 8 E/mg noch soweit erhalten ist, daß ihr therapeutischer Einsatz
erwogen worden ist.

In weiteren Untersuchungen konnten Moloney und Jackson (1973) auch
mit Succinylinsulin eine Immuntoleranz bei Meerschweinchen induzieren.

Jansen (1971 a, b, c) gelang die Induktion einer Immuntoleranz gegen Insulin
auch ohne Freundsches Adjuvans bei Mäusen. Durch eine intraperitoneale Vorbehandlung von NMRI-Mäusen mit niedrigen (100 ng 3mal wöchentlich) und mit
hohen (100 µg 3mal wöchentlich) Insulindosen und nachfolgender Stimulation
der Antikörperbildung mit einer subcutan applizierten Insulindosis von 100 µg
in Freunds Adjuvans konnte sowohl eine komplette Niedrigdosistoleranz als
auch eine komplette Hochdosistoleranz demonstriert werden (Abb. 10).

Bei den Insulindosen von 10 µg und 100 µg kommt es dabei zunächst zu
einer Antikörperstimulation, die unter Weiterbehandlung nach einem Monat
in eine partielle und nach zwei Monaten in eine komplette Toleranz übergeht.
Bei Dosen zwischen 100 ng und 10 ng wird bei der Maus sehr früh eine partielle
Toleranz erreicht, die bei längerer Wartezeit in eine komplette Niedrigdosistoleranz übergeht.

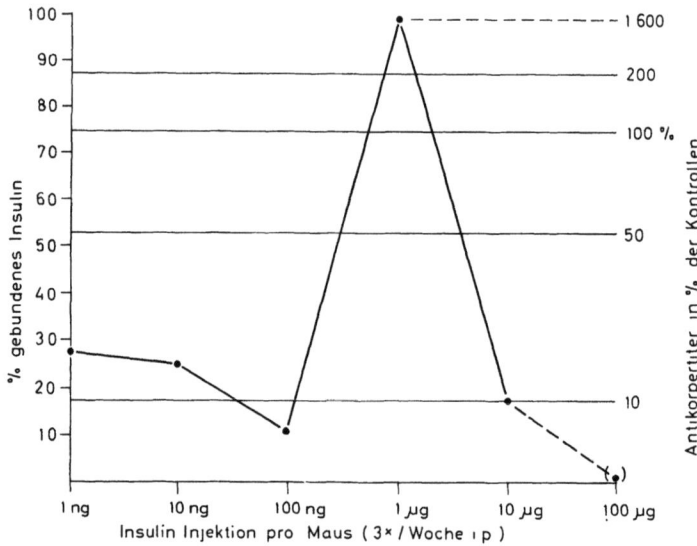

Abb. 10. Niedrig- und Hochdosis-Insulinimmuntoleranz nach Immunisierung von Mäusen über 12
Wochen. Der Antikörpergehalt wurde 5 Wochen nach der Testimmunisation mit komplettem Freunds
Adjuvans bestimmt. Der Antikörpertiter der Kontrollen wurde als 100% gesetzt (rechte Skala).
(Nach Jansen, 1971)

Chromatographisch hochgereinigte Insuline unterschieden sich von lediglich umkristallisierten Insulinen dadurch, daß zur Toleranzinduktion vierfach längere Vorbehandlungszeiten erforderlich waren (JANSEN, 1971a). Die Glucosetoleranz der mit lediglich umkristallisierten Insulinen vorbehandelten immuntoleranten Mäuse war in allen Fällen pathologisch (JANSEN u. HERBERG, 1973).

Bei zwei Hunden konnten MENZEL und ZIEGLER (1970a) und MENZEL et al. (1971) durch Behandlung mit Rinderschweinemischinsulin in allmählich ansteigender Dosis durch subcutane Applikation während zwei Jahren wahrscheinlich eine Niedrigdosistoleranz induzieren. Sie fanden weder in vitro [Techniken: Ouchterlony-Diffusionstest, Immunelektrophorese mit Autoradiographie, Alkoholpräzipitation nach WELBORN (1967), Celluloseadsorptionsmethode nach KERP et al. (1966)] noch in vivo (durch Nachweis der blutzuckersenkenden Wirkung von i.v. appliziertem Insulin und durch Bestimmung der Verschwinderate von i.v. injiziertem ^{125}J-Insulin) Anhalt für das Vorhandensein insulinbindender Antikörper. Bei diesen Untersuchungen fehlt allerdings als Beweis der Toleranzinduktion ein anschließender Immunisierungsversuch mit Insulin in Freunds Adjuvans.

1973 (a) teilte ANDERSEN eine bemerkenswerte Beobachtung bei insulinbehandelten Diabetikern mit. Die Behandlung von Patienten mit Schweineinsulin in neutraler Lösung bewirkte, daß eine nachfolgende Behandlung mit Protamin-Schweineinsulin eine geringere Insulinantikörperbildung induzierte, als wenn Protamin-Schweineinsulin ohne vorausgehende Behandlung verabfolgt wurde. Da die genannte Vorbehandlung allein nur Spuren von Insulinantikörpern induzierte, wurde die Möglichkeit einer Niedrigdosistoleranzinduktion diskutiert.

II. Spezifische Antikörper gegen Insulin

1. Antikörperbildung gegen Insulin bei verschiedenen Spezies

Durch *Immunisierung mit heterologem Insulin* können mit geeigneter Technik spezifische Antikörper gegen Insulin erzeugt werden. Solche insulinbindenden Antikörper wurden experimentell bei Kaninchen (ARQUILLA u. STAVITSKY, 1956b; ARQUILLA u. COBLENCE, 1960; ARQUILLA et al., 1962; ARQUILLA u. FINN, 1963b; GRODSKY, 1964; HIRATA u. BLUMENTHAL, 1962a, b, 1963; PATTERSON et al., 1964; STEIGERWALD et al., 1960; STRIEBEL et al., 1962; u.a.), Meerschweinchen (ARQUILLA u. FINN, 1963a, b, 1965; BERSON u. YALOW, 1961a; CORCOS u. OVARY, 1965; DAVIDSON u. HAIST, 1965; HEIDEMAN, 1964; HIRATA u. BLUMENTHAL, 1963; JONES u. CUNLIFFE, 1961; KERP, 1963 folg.; MANN u. SMITH, 1963; MEADE, 1963; MOLONEY u. APRILE, 1959; MORSE, 1959; SAMAAN u. FRAZER, 1964; TAYLOR et al., 1965; WRIGHT, 1965; WRIGHT u. NORMAN, 1966; YAGI et al., 1962a, b; u.a.), Schaf (FEDERLIN, 1971; MOLONEY u. COVAL, 1955; MOLONEY u. GOLDSMITH, 1957; WRIGHT, 1961; u.a.), Pferd (MOLONEY u. APRILE, 1959), Huhn (AMBROSIUS u. ERMISCH, 1964; BRUNFELDT u. DECKERT, 1964a), Hund (MENZEL u. ZIEGLER, 1970a, b; FISCHER et al., 1970), Maus (JANSEN, 1971a, b; JANSEN u. HERBERG, 1973), Schwein (BRUNFELDT u. DECKERT, 1964a, 1964b; LOCKWOOD u. PROUT, 1965), Rind (RENOLD et al., 1963, 1964 u.f.) und Ziege (LIEBERMANN et al., 1972; ZIEGLER u. LIPPMANN, 1969; ZIEGLER et al., 1972a, b) gewonnen.

Zur Immunisierung mit heterologem Insulin eignet sich von den Labortieren besonders das Meerschweinchen, da es mehr als andere Versuchstiere oder der Mensch auf die Zufuhr von Insulin mit der Bildung von Antikörpern reagiert

(MOLONEY u. GOLDSMITH, 1957; YALOW u. BERSON, 1961). Die Abhängigkeit des Immunisierungserfolges von der *Wahl des Adjuvans* untersuchten WRIGHT und NORMAN (1966) sowie WRIGHT et al. (1968a). Aus den Untersuchungen ergab sich, daß die Inkorporation von Hämophilus pertussis-Vakzine in das Adjuvans bei der Initialinjektion den Anteil der Tiere, die aktiv Antikörper mit hohem Antikörpertiter produzieren, anhebt. Dieses Adjuvans erschien in diesen Untersuchungen wirksamer als konventionelles Freundsches Adjuvans zu sein, mit der Einschränkung, daß es bei häufiger Gabe eine höhere Mortalität bei den Versuchstieren hat. Während beim Meerschweinchen die Zufuhr von Insulin auch ohne Adjuvans zur Antikörperbildung führen kann, ist die Antikörperbildung gegen Insulin beim Hund, Schaf, Schwein, Kaninchen, Maus und Rind von der gleichzeitigen Gabe von Adjuvansstoffen abhängig. Hund und Maus wurden außer Meerschweinchen besonders für Untersuchungen zur Induktion einer Immuntoleranz eingesetzt (JANSEN, 1971a, b, c; JANSEN u. HERBERG, 1973; MENZEL u. ZIEGLER, 1970; FISCHER et al., 1970).

Trotz identischer Immunisierungsbedingungen führt Insulin bei verschiedenen Tierspezies zu *unterschiedlichen Immunantworten*. Auch innerhalb einer Spezies werden uneinheitliche Immunreaktionen beobachtet. ARQUILLA *et al.* (1962) konnten nach Immunisierung von Meerschweinchen mit Insulin nebeneinander neutralisierende und nicht neutralisierende Antikörper nachweisen, wobei Meerschweinchen verschiedener Inzuchtstämme Antikörper mit unterschiedlichen Bindungseigenschaften bildeten (ARQUILLA u. FINN, 1963a, b). Innerhalb eines Inzuchtstammes konnten dagegen keine Unterschiede nachgewiesen werden (ARQUILLA u. FINN, 1965). Nach Hybridisierung von reinerbigen Inzuchtstämmen traten bei Tieren der F-2-Generation Antikörperbindungsstellen auf, die von denen beider Elternstämme verschieden waren, so daß die genetische Kontrolle der Antikörperbildung wahrscheinlich über mehr als ein Gen und nicht durch multiple Allele eines Genlocus reguliert wird (ARQUILLA u. FINN, 1965; ARQUILLA et al., 1966).

Der *zeitliche Ablauf der spezifischen Immunantwort* des Organismus bei Insulinzufuhr wurde am Verhalten von antikörperbildenden Zellen im Tierversuch bei Meerschweinchen von FEDERLIN et al. (1968) untersucht. Diese Zellen wurden erstmals am dritten Tag nach der ersten Immunisierung mit Maximum am fünften Tag beobachtet. Nach jeder weiteren Immunisierung kam es schneller zu geringgradigen Reaktionsmaxima. Mit Erscheinen von humoralen Antikörpern von der dritten Woche an ging die Zahl antikörperbildender Zellen kontinuierlich zurück.

Die exogene Zufuhr von heterologem Insulin ist nicht nur geeignet, im immunisierten Organismus Antikörper gegen Insulin der Herkunftspezies zu induzieren. Es konnte nachgewiesen werden, daß die induzierten Insulinantikörper in Form einer Kreuzreaktion auch mit dem *endogenen*, ins Blut sezernierten *Insulin* Komplexe bilden können. GRODSKY (1965) wies im Serum von zwei Patienten mit antikörperbedingter Insulinresistenz endogenes menschliches Insulin nach, das in großen Mengen an Antikörper gebunden war. Weiter wurde gezeigt, daß bei Kaninchen durch Rinderinsulin induzierte Antikörper auch endogenes Insulin dieser Versuchstiere im Antigen-Antikörper-Komplex zu binden vermögen (GRODSKY, 1965; KARAM et al., 1969a, b).

Diese Kreuzreaktion von Antikörpern gegen exogenes, heterologes Insulin mit endogenem, sezerniertem Insulin ist eine Ursache der Entwicklung einer progredienten Insulinresistenz auch bei solchen Patienten, bei denen an sich eine metabolisch wirksame endogene Insulinreserve vorhanden war (KARAM et al., 1969a).

Von großer theoretischer Bedeutung ist schließlich der Befund, daß verschiedene Spezies auch spezifische *gegen homologes Insulin gerichtete Antikörper* bilden können, wenn dieses vorher als Antigen exogen zugeführt wurde. Der Nachweis einer Antikörperbildung gegen homologes Insulin gelang beim Rind (RENOLD et al., 1963, 1964, 1965, 1966), Schwein (BRUNFELDT u. DECKERT, 1964a, 1964b; LOCKWOOD u. PROUT, 1965) und Schaf (FEDERLIN, 1971; KERP et al., 1967b; RENOLD, 1965). Nach einem ersten negativen Bericht (MOLONEY, 1962) fanden FENTON et al. (1963) auch beim Meerschweinchen Antikörper gegen homologes Insulin. In der passiven cutanen Anaphylaxietechnik waren homologe Meerschweinchen-Insulinantikörper allerdings nicht nachweisbar (FALKMER u. WILSON, 1967). Erstmals 1966 konnten DECKERT und JORGENSEN zeigen, daß auch Insulin, das aus menschlichem Pankreas extraktiv gewonnen worden war, beim Menschen immunogen wirksam ist. Dieser Befund wurde später wiederholt bestätigt (DECKERT u. GRUNDAHL, 1969; DECKERT u. KERP, 1970; DECKERT et al., 1972). Von 10 psychiatrischen Patienten, die mit humanem Insulin therapiert worden waren, bildeten mehrere — davon zwei mit recht hoher Insulinbindungskapazität — zirkulierende insulinbindende Antikörper (DECKERT et al., 1972).

Zur Erklärung der Antikörperbildung auch gegen homologes Insulin wurden u.a. von DECKERT (1967—1972) folgende *Hypothesen* diskutiert: 1. Ein nicht näher charakterisierbarer Adjuvanseffekt macht homologes Insulin immunogen (RENOLD et al., 1964). 2. Ein Protaminzusatz kann das Insulinmolekül modifizieren und ihm Immunogenität verleihen (LOCKWOOD u. PROUT, 1965). 3. Eine entzündliche Gewebereaktion, die durch wiederholte Injektionen ausgelöst wird, könnte für die Immunantwort des Organismus Bedeutung erlangen. 4. Insulin erreicht an der Injektionsstelle unphysiologisch hohe Gewebekonzentrationen, die für die Insulinimmunogenität von Bedeutung sein könnten (DECKERT, 1967; LOCKWOOD u. PROUT, 1965; RENOLD et al., 1964). 5. Verunreinigungen der homologen Insulinpräparationen könnten für die Immunogenität verantwortlich sein. 6. Das Insulinmolekül könnte durch Extraktion und Reinigungsverfahren so verändert sein, daß es Antigeneigenschaften gewinnt. 7. Die Applikation des Insulins im Bereich des großen Kreislaufs schafft gegenüber der physiologischen Sekretion in den Portalkreislauf mit nachfolgender Leberpassage unphysiologische Bedingungen. 8. Eine Änderung normalerweise vorhandener Symplex- oder Komplexbildungen (Insulin-Insulin- oder Insulin-Protein-Verbindungen) könnte eine Verfremdung des Insulins bewirken. 9. Subcutan injiziertes Insulin passiert nach der Resorption ins Lymphsystem regionäre und nachgeschaltete Lymphknoten. Da diese Route der subcutanen oder intracutanen Applikation eines Antigens zur Stimulation der Immunantwort sehr geeignet ist, wäre denkbar, daß eine Immuntoleranz gegen das endogene Insulin, die durch die physiologische Inkretion in den Pfortaderkreislauf unterhalten werden könnte, bei subcutaner Injektion auch von homologem Insulin durchbrochen wird.

2. Methoden zum Nachweis von Insulinantikörpern

a) Nachweis durch Hemmung der Insulinwirkung im biologischen Test

Hemmung der Insulinwirkung am Ganztier

Vor allem in früheren Arbeiten zur Insulinresistenz wurden insulinbindende Antikörper durch Hemmung der Insulinwirkung am Ganztier nachgewiesen. Diese Methoden beruhen im Prinzip auf einem Vergleich der blutzuckersenkenden Wirkung bekannter kristalliner Insulinmengen in Gegenwart und in Abwesenheit des zu prüfenden Serums. BANTING et al. (1938) benutzten zum Antikörpernachweis als erste die Hemmung insulinbedingter hypoglykämischer Konvulsionen bei der Maus *(Mäusekrampftest)*. Bei dieser Technik injiziert man hungernden Mäusen 0,25 ml des zu untersuchenden Serums oder einer Serumverdünnung gleichzeitig mit einer bestimmten Insulinmenge (etwa 0,05 E), die ohne Serum, in physiologischer Kochsalzlösung gegeben, bei 90 bis 100% der Mäuse Konvulsionen hervorruft.

Die Abschwächung der *blutzuckersenkenden Insulinwirkung* durch Mischung des Insulins mit dem Plasma insulinresistenter Diabetiker oder insulinbehandelter Versuchstiere ist an normalen Mäusen, Ratten, Kaninchen oder Meerschweinchen wiederholt gezeigt worden (ARQUILLA et al., 1962; ARQUILLA u. STAVITSKY, 1956a, b; BEIGELMAN, 1958; COLWELL u. WEIGER, 1956; DEPISCH u. HASENÖHRL, 1928; ESKIND et al., 1953; FIELD u. RIGBY, 1959; FIELD u. WOODSON, 1959; DE FILLIPS u. JANNACCONE, 1952; GLEN u. EATON, 1938; INDERBITZIN u. MEYER, 1954; KAYE et al., 1955; LACHNIT u. WIEDEMANN, 1961; LOWELL, 1944a, b, 1947; MOLONEY u. COVAL, 1955; SEHON et al., 1955).

Eine andere Versuchsanordnung, bei der ebenfalls intakte Versuchstiere verwandt werden, beruht auf der *Neutralisation* ihres *endogenen Insulins* durch Injektion von antikörperhaltigem Serum. MOLONEY u. COVAL (1955) zeigten zuerst, daß Antiinsulinserum von Meerschweinchen, weißen Mäusen intraperitoneal gegeben, eine Blutzuckersteigerung bis zu 21 Std nach Versuchsbeginn auslöst. Wird den Mäusen das Antiinsulinserum drei Tage lang intravenös und intraperitoneal verabfolgt, so kommt es zu Blutzuckeranstieg, Acetonurie und Gewichtsverlust.

WRIGHT (1959a), ARMIN et al. (1960a, b) und ROBINSON und WRIGHT (1961) zeigten, daß sich bei Kaninchen, Ratten und Katzen durch Meerschweinchenantiinsulinserum eine Hyperglykämie erzeugen läßt, deren Höhe und Dauer von der Dosis des Antiserums abhängig ist. Auch bei Hunden, Schweinen und Schafen konnte durch einmalige Injektion des insulinantikörperhaltigen Meerschweinchenserums ein Blutzuckeranstieg ausgelöst werden (ARMIN et al., 1961), nicht dagegen beim Meerschweinchen (ARMIN et al., 1960a; MOLONEY u. COVAL, 1955).

Hemmung der Insulinwirkung auf Stoffwechselfunktionen isolierter Gewebe

Methoden zur Insulinbestimmung mit Hilfe isolierter Gewebe (Rattenzwerchfell, epididymales Fettgewebe der Ratte, isolierte Fettzellen der Ratte) wurden auch zum Nachweis insulinbindender Antikörper herangezogen.

Grundsätzlich lassen sich mit diesen Techniken Insulinantagonisten durch Hemmung der Wirkung einer bekannten Insulinmenge nachweisen. Dabei kann meist nicht entschieden werden, ob es sich um insulinantagonistisch wirksame Hormone (Schilddrüsenhormon, somatotropes Hormon, adrenocorticotropes Hormon, Glucocorticoide, Adrenalin, Noradrenalin, Glucagon), insulinbindende Proteine und Antikörper oder um noch unbekannte Insulinantagonisten handelt.

Zur Messung der Antiinsulinwirkung von menschlichen oder tierischen Seren wird z.B. der Einfluß der Seren auf die Glucoseaufnahme oder Glycogensynthese von in *vitro* in glucosehaltigem (150 bis 300 mg-%) Puffer inkubierten *Rattenzwerchfellen* verwendet, bei denen nach einer Beobachtung von GEMMIL (1941) schon kleine Mengen von Insulin die Glucoseaufnahme beschleunigen.

PERLMUTTER und GREEP (1948) benutzten die Glycogensynthese im Rattenzwerchfell als Parameter der Insulinwirkung.

Zur Bestimmung von Faktoren, die mit der Insulinwirkung interferieren, insbesondere zum Nachweis insulinbindender Proteine und Antikörper, verwandten die meisten Autoren den stimulierenden Effekt von Insulin auf die Glucoseaufnahme des Rattenzwerchfellmuskels (BORNSTEIN, 1953; BORNSTEIN u. PARK, 1953; DAVIDSON u. GOODNER, 1966; KRAHL et al., 1959; RANDLE, 1954, 1956, 1957, 1960; VALLANCE-OWEN et al., 1955, 1958 a, b; VALLANCE-OWEN u. HURLOCK, 1954 VALLANCE-OWEN u. LILLEY, 1961; VALLANCE-OWEN u. LUKENS, 1957; WILLEBRANDS et al., 1958; WRIGHT, 1959 b). Einzelne Untersucher arbeiteten mit dem weniger empfindlichen Index der Glycogenbildung im Muskelgewebe (FIELD u. STETTEN JR. 1956 a, b; FIELD et al., 1957; MARSH u. HAUGAARD, 1952).

Bei dem sehr empfindlichen Insulinnachweis am *epididymalen Fettgewebe der Ratte* bedient man sich der Insulinwirkung auf den Kohlehydratstoffwechsel des Fettgewebes (ANTONIADES u. SIMON, 1972; BEIGELMAN u. ANTONIADES, 1958; FROESCH et al., 1963; LYNGSØE, 1962; MARTIN et al., 1958; RAMSEIER et al., 1961; RENOLD et al., 1957, 1960; SLATER et al., 1961; WINEGRAD u. RENOLD, 1958 a, b). Verschiedene Parameter der Insulinwirkung auf Fettgewebe sind zum Nachweis insulinbindender Proteine und Antikörper herangezogen worden: 1. Die Glucoseaufnahme durch das Fettgewebe bzw. die Glucoseabnahme im Inkubationsmedium (HASSELBLATT u. SCHMIETA, 1961). 2. Der mit der Warburg-Apparatur gemessene Nettogasaustausch (CO_2-Bildung—O_2-Verbrauch) (RAMSEIER et al., 1961). 3. Die Oxydation von Glucose-1-^{14}C zu $^{14}CO_2$, welche sich als methodisch am einfachsten erwiesen hat, wenn auch ein gewisser apparativer Aufwand erforderlich ist (GLIEMANN, 1969; MARTINI u. HAHN, 1967; PFEIFFER u. DITSCHUNEIT, 1962).

b) Nachweis von Insulinantikörpern durch Hemmung des Insulinabbaus

Beobachtungen von ELGEE et al. (1953, 1954), WILLIAMS et al. (1953), WELSH et al. (1956) und BERSON et al. (1956) haben ergeben, daß bei insulinbehandelten Diabetikern und Nichtdiabetikern nach intravenöser ^{131}J-Insulingabe der ^{131}J-Insulinplasmaspiegel wesentlich langsamer absinkt, als bei nicht insulinbehandelten Kontrollpersonen.

Weitere Untersuchungen zeigten eine Parallelität zwischen der *in vivo* verlängerten Insulinretention und einer protektiven Wirkung der Seren dieser insulinbehandelten Patienten auf den Insulinabbau durch Rattenleberhomogenate *in vitro* (WELSH et al., 1956). BERSON und YALOW (1957 a) konnten klarstellen, daß die verlängerte Halbwertzeit von ^{131}J-Insulin im Serum insulinbehandelter Patienten (BERSON et al., 1956; ELGEE et al., 1953; WELSH et al., 1956; WILLIAMS et al., 1953) und auch die in Gegenwart solcher Seren beobachtete Hemmung des Insulinabbaus (BERSON et al., 1956; YALOW u. BERSON, 1957) auf einen im Laufe der Insulinbehandlung erworbenen insulinbindenden Antikörper zurückzuführen ist. Infolge Bindung des Insulins an spezifische Antikörper wird also der Abbau durch das insulinabbauende Fermentsystem gehemmt. Aus diesen Untersuchungen ergeben sich zwei Möglichkeiten zum indirekten Nachweis insulinbindender Antikörper, die mehrfach angewandt wurden: 1. Bestimmung der Insulinretention *in vivo* nach intravenöser Insulingabe (BERSON et al., 1956; BOLINGER et al., 1964; ELGEE et al., 1953; FØLLING u. NORMAN, 1972; HAUGAARD et al., 1954; HORINO et al., 1967; MCADAMS et al., 1967; MENZEL et al., 1971; ORSKOV u. CHRISTENSEN, 1969; PALUMBO et al., 1972; STIMMLER, 1967; TOMASI et al., 1967; WELSH et al., 1956; WILLIAMS et al., 1953; WILLIAMS et al., 1968). 2. *In vitro* Hemmung des Insulinabbaus an Leberschnitten oder Leberhomogenaten durch

Seren insulinbehandelter Patienten (BERSON et al., 1956; NARAHARA u. WILLIAMS, 1964; WELSH et al., 1956). Allerdings lassen sich mit beiden Methoden, wie schon aus der jeweiligen Versuchsanordnung hervorgeht, kaum quantitativ verwertbare Befunde zum Vorkommen insulinbindender Antikörper gewinnen.

Als einfachen Test zur Beurteilung der Rolle von Insulinantikörpern bei Vorliegen einer Insulinresistenz haben BURRILL et al. (1969) einen Differentialinsulintoleranztest mit Säugetier- und Fischinsulinen vorgeschlagen. Aufgrund der geringen Kreuzreaktivität von Fischinsulin mit Antikörpern gegen Säugetierinsuline kann bei antikörperbedingter Insulinresistenz eine normale Hypoglykämieantwort auf Bonitoinsuline erhalten werden, während Insulinresistenzen, die nicht antikörperbedingt sind, auch gegenüber Fischinsulin zum Ausdruck kommen.

c) Nachweis insulinbindender Antikörper durch immunologische Teste

Serologische Methoden

Serologische Teste zum Nachweis von Insulinantikörpern beruhen auf der qualitativen und quantitativen Erfassung von Präzipitation, Agglutination, Hämolyse und Komplementbindung als Folgen einer Antigen-Antikörper-Reaktion. Ein Nachteil der serologischen Methoden liegt darin, daß sich Antigen und Antikörper auch ohne Auftreten von Sekundärreaktionen vereinigen können, besonders dann, wenn es sich, wie beim Insulin, um lösliche Antigen-Antikörper-Komplexe handelt (BOYD, 1956). Unsicher bleibt also, ob sich mit serologischen Techniken die Insulinantikörper in ihrer Gesamtkonzentration erfassen lassen.

Bei Untersuchungen der Seren von insulinresistenten Diabetikern, von Patienten mit Insulinallergien und von insulinbehandelten Versuchstieren konnten einige Arbeitsgruppen präzipitierende Antikörper nachweisen (BIRKINSHAW et al., 1962; CESKA, 1968; CORCOS u. OVARY, 1965; EZRIN u. MOLONEY, 1959; FEINBERG, 1954; HIRATA u. BLUMENTHAL, 1962a, 1963; HORINO et al., 1959; JONES u. CUNLIFFE, 1961; KARR et al., 1931; LERMAN, 1944; LOCKWOOD u. PROUT, 1965; MOLONEY u. APRILE, 1959; PATTERSON et al., 1964; PENCHEV et al., 1965, 1968; RENOLD et al., 1966; SMELO, 1947; STEIGERWALD et al., 1960; TUFT, 1928). In vielen Fällen konnte keine Präzipitation beobachtet werden (ARQUILLA u. STAVITSKY, 1956a; BERNE u. WALLERSTEIN, 1950; BERSON u. YALOW, 1964a, 1965; DITSCHUNEIT et al., 1963; LACHNIT u. WIEDEMANN, 1961; MOLONEY u. COVAL, 1955; STEIGERWALD u. SPIELMANN, 1956; WASSERMAN et al., 1940).

WASSERMAN et al. (1940), STEIGERWALD und SPIELMANN (1956), RAUSCH-STROOMANN und SAUER (1953), PAV et al. (1963), VAN DE WIEL und VAN DE WIEL-DORFMEYER (1964), CHETTY und WATSON (1965) u.a. verwendeten eine Komplementbindungsreaktion bzw. Komplementverbrauchsreaktion zum Nachweis von Insulinantikörpern bei immunisierten Kaninchen und bei Patienten. Mit Hilfe einer Immunfluoreszenztechnik wiesen MANCINI et al. (1964, 1965) bei Diabetikern mit und ohne Insulinbehandlung Insulinantikörper nach.

CANNON und MARSHALL (1941), GOLDNER und RICKETTS (1942), MOINAT (1958) und PAL et al. (1969a, b) berichteten über die Agglutination von insulinüberzogenen Kollodiumpartikeln durch Seren insulinresistenter Patienten.

ARQUILLA und STAVITSKY (1956a, b), STAVITSKY und ARQUILLA (1953) und STAVITSKY (1954) gelang es, gegen Insulin gerichtete Antikörper sowohl bei insulinbehandelten Kaninchen als auch bei insulinresistenten Diabetikern durch Hämagglutination und Hämolyse nachzuweisen. Das Insulinantigen wurde dazu über eine Diazobrücke an Kaninchen- oder Schaferythrozyten gebunden. Die vorbehandelten Erythrozyten wurden durch Antiinsulinseren agglutiniert bzw. in Anwesenheit von Komplement hämolysiert.

Einer Hämagglutinationstechnik bedienen sich ebenfalls BRINCKERHOFF und ROSE (1969), DEVLIN (1966), MOINAT (1958), PATTERSON et al. (1964), SCECSEY et al. (1963), SCHEIFFARTH und FRENGER (1956), SCHEIFFARTH et al. (1959) und STEIGERWALD und SPIELMANN (1956). Dabei wird in Anlehnung an die indirekte Hämagglutinationsreaktion nach BOYDEN (1951) das Insulinantigen an Schaferythrozyten nach Tanninsäurevorbehandlung adsorbiert.

Passive Antikörperübertragung

LOVELESS (1956) übertrug zum Nachweis insulinneutralisierender Antikörper das Serum eines insulinallergischen Patienten an mehreren Stellen in die Haut eines gesunden Empfängers. Durch Injektion steigender Dosen von Rinderinsulin in die Hautstellen der Serumeinlagen wird zunächst die zur Auslösung einer allergischen Sofortreaktion erforderliche Insulinschwellendosis ermittelt. Im Hauptversuch werden variierte Insulinmengen gleichzeitig mit antikörperhaltigem Serum in die vorbereitete Hautstelle injiziert. Dabei läßt sich in Abhängigkeit vom Antikörpertiter des untersuchten Serums eine Erhöhung der Schwellendosis für Insulin ermitteln. Aus der Differenz der in Gegenwart und Abwesenheit von Serum zur Auslösung der Hautreaktion notwendigen Insulinmenge wird das antikörpergebundene Insulin ermittelt. Wegen der Gefahr einer Hepatitisübertragung kann diese Methode nicht mehr angewandt werden.

Bei der von OVARY (1958, 1959) angegebenen, sehr empfindlichen passiven cutanen Anaphylaxietechnik (PCA) zum Nachweis von IgG-Antikörpern wird das zu testende Serum Meerschweinchen intracutan injiziert. Mehrere Stunden nach Seruminjektion wird das Antigen zusammen mit einem Farbstoff intravenös injiziert. Bei Vorhandensein von Antikörpern kommt es lokal zu einer Antigen-Antikörper-Reaktion mit Permeabilitätsstörung der Gefäße und Farbstoffaustritt. Die Ausdehnung des Erythemhofes erlaubt einen quantitativen Rückschluß auf den Antikörpertiter. Diese Methode wurde in der Folgezeit häufig, u.a. von OAKLEY et al. (1959), DITSCHUNEIT et al. (1962) und WILSON et al. (1966, 1967) angewandt.

d) Nachweis und quantitative Bestimmung von Insulinantikörpern durch direkte Messung der Insulinantikörperbindung

Durch KALLEE wurde erstmals 1952 Insulin radioaktiv markiert. Da markiertes Insulin mit begrenztem Jodierungsgrad von Antikörpern wie nicht markiertes Insulin gebunden wird (s.S. 339), ergab sich die Möglichkeit, die Insulin-Antikörperbindung direkt zu messen. Zur Trennung von antikörpergebundener und freier Insulinfraktion sind unterschiedliche Verfahren angegeben worden. Mit den Verfahren zur direkten Bestimmung der Komplexbildung wird ohne zusätzliche Maßnahmen die Gesamtbindung aller insulinbindenden Proteine summarisch erfaßt.

Elektrophorese. Elektrophoresetechniken sind häufig zum Nachweis der Bindung kleinmolekularer Liganden durch Serumproteine benutzt worden. Ist der Ligand markiert, läßt sich eine Bindung an einzelne Plasmafraktionen aufgrund des elektrophoretischen Verhaltens leicht verfolgen. Dabei muß allerdings in Rechnung gestellt werden, daß quantitative Meßergebnisse zur Komplexbildung zwischen Protein und Ligand mit den Elektrophoresetechniken nicht exakt zu

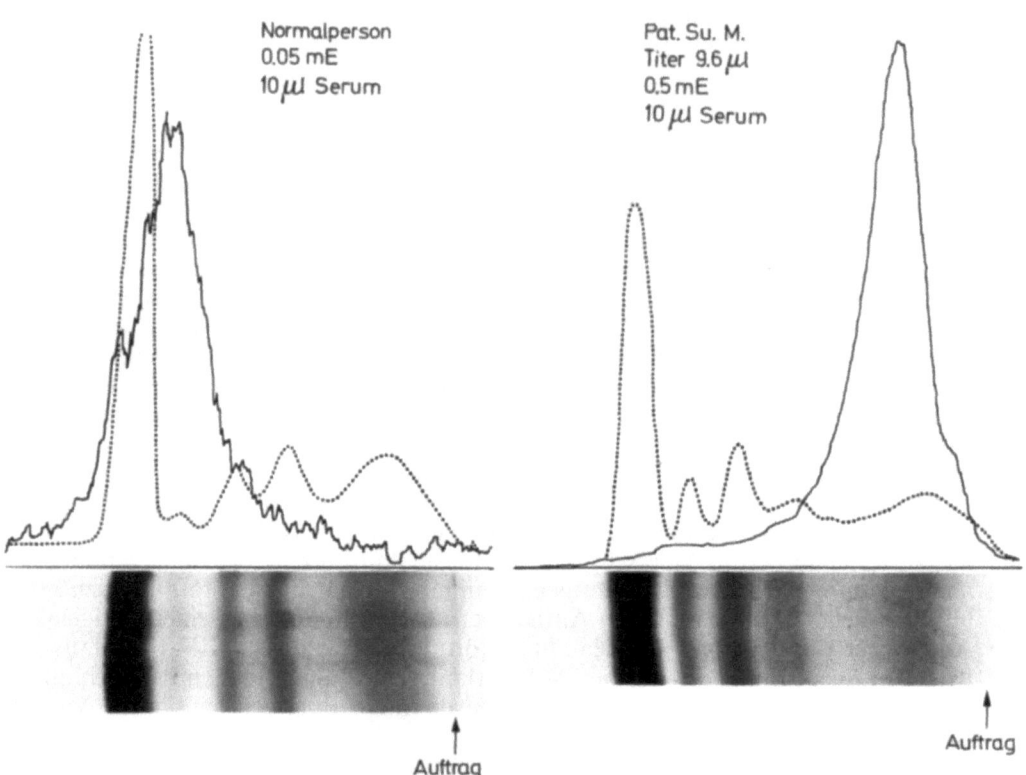

Abb. 11. Radiopherogramm von [131]J-Rinderinsulin auf Celluloseacetatfolie in Gegenwart von Serum eines insulinresistenten Diabetikers (Su.M.) und von Serum einer Normalperson. Oben: Verteilung der Radioaktivität ——— und Eiweißelektropherogramm · · · · · ·. Unten: gefärbte Elektrophoresestreifen. Auftragung von 0,05 mE [131]J-Insulin und 10 μl Serum

gewinnen sind. Die Konzentration von Proteinen, von gebundenem und freiem Liganden sind vom Pufferfluß abhängig, und besonders bei leicht dissoziierbaren Komplexen kommt es während der elektrophoretischen Wanderung zur Ausbildung einer Vielzahl neuer, unübersichtlicher Konzentrationsgleichgewichte. Die Elektrophoresetechniken können nicht ohne weiteres zwischen einer Bindung an spezifische Antikörper oder andere insulinbindende Proteine unterscheiden.

Die Papierelektrophorese zum Nachweis insulinbindender Antikörper benutzten u.a. BERSON et al. (1956), BERSON und YALOW (1957 u. folg.), BURROWS et al. (1957), ENSICK et al. (1964), FELDMAN et al. (1963), FREEDLENDER et al. (1964), GRODSKY und FORSHAM (1958), KOENIG et al. (1956), MORSE (1959), MORSE und HEREMANS (1962), SEHON et al. (1955). Wird ^{131}J-markiertes Insulin einer Elektrophorese auf Papier als Trägermaterial unterworfen, so bleibt die gesamte Radioaktivität an der Auftragstelle nachweisbar. Auch bei gleichzeitiger Auftragung des ^{131}J-Insulins mit Serum von nicht insulinbehandelten Personen findet sich nahezu die gesamte Insulinaktivität an der Auftragstelle. In Gegenwart von Seren insulinbehandelter Patienten mit insulinbindenden Antikörpern wandert dagegen ein Teil oder die Gesamtmenge von ^{131}J-Insulin mit der γ- oder β-Globulinfraktion. Mit Hilfe der elektrophoretischen Technik waren BERSON et al. (1956) erstmals in der Lage, Insulin-Antikörperbindungskurven aufzunehmen und auf diese Weise die Konzentration von Antikörperbindungsstellen und die Assoziationskonstanten für die Komplexbildung zwischen spezifischen Antikörpern und dem Insulinantigen zu ermitteln.

Elektrophoretische Nachweismethoden wurden zur Vermeidung der unspezifischen Adsorption von Insulin vor allem durch Änderung des Trägermaterials modifiziert. Mit *Agargel* als Trägermaterial arbeiteten FØLLING und NORMAN (1972), HIRATA und BLUMENTHAL (1962b), KALLEE et al. (1963a, b), LOHSS und KALLEE (1961), MELANI et al. (1965), PFEIFFER et al. (1965), PROUT et al. (1963) u.a., mit *Celluloseacetatfolie* (Abb. 11), *Acrylamidgel oder Stärkegel* GRÜNEKLEE et al. (1971), KERP (1963), WEIGER und COLWELL (1956) u.a. Eine Polyacrylamidgeldiscelektrophorese zur Insulinantikörperbestimmung beschrieben DITZOV et al. (1971), HEIDEMAN JR. (1964), RAMACHANDRAN et al. (1969) und SIRAKOV und DITZOV (1973).

Mehrere Verfahren zum Nachweis von Insulinantikörpern beruhen auf Gelfiltration, Anionenaustauscher- und Kationenaustauscher-Chromatographie in Säulen- und Papierchromatographietechniken (ABDEL WAHAB u. EL KINAWI, 1965; CHAO et al., 1965; FØLLING u. NORMAN, 1972; HORWITZ et al., 1964; HORINO u. BLUMENTHAL, 1966; MITCHELL u. BRADFORD, 1963; STRIEBEL et al., 1962).

Radioimmunelektrophorese. Wegen der Möglichkeit, die Immunglobuline spezifisch zu erfassen, wurde von vielen Autoren die Radioimmunelektrophorese für den Insulinantikörpernachweis gewählt. Die Technik zur Trennung der Proteinfraktionen beruht auf Angaben von GRABAR (1959). Lokalisation und Bestimmung des J-markierten Insulins erfolgt durch Autoradiographie oder durch quantitative Isotopenmeßverfahren. MILLER und OWEN (1960) gaben diese Methode erstmals zum Insulinantikörpernachweis an. In der Folgezeit wurde sie von vielen Untersuchern angewandt (CLAUSEN et al., 1963; DEVLIN u. O'DONOVAN, 1965; DOLOVICH et al., 1970; FØLLING u. NORMAN, 1972; GEERLING u. SIREK, 1965; KERP u. KASEMIR, 1968; MENZEL et al., 1971; MORSE u. HEREMANS, 1962; PALUMBO et al., 1965; PATTERSON et al., 1964; PROUT et al., 1963; RANDLE u. TAYLOR, 1958; STARZYNSKA et al., 1967; STARZYNSKA, 1969; YAGI et al., 1962ff.; u.a.). Eine Modifikation der Radioimmunelektrophoresetechnik stammt von CHRISTIANSEN (1970): Trägermaterial für die Elektrophorese ist dabei Agarose-

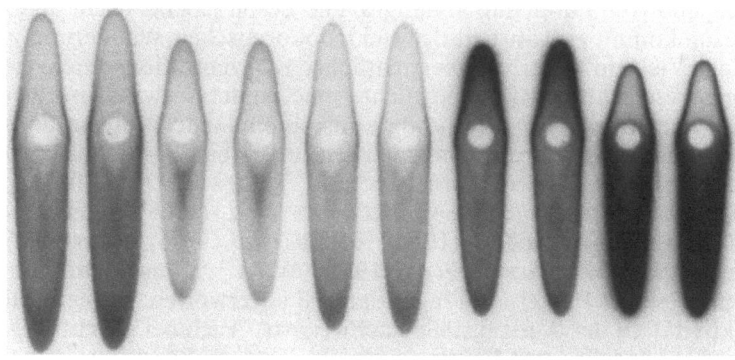

Abb. 12. Insulinantikörperbestimmung mit Hilfe einer modifizierten Radioimmunoelektrophorese-technik. Autoradiographie von ^{125}J-Insulin gebunden an Serumglobuline (*IgG*) während der Elektro-phorese in Agarosegel. Die Trägersubstanz enthält Antihuman-IgG Gammaglobulin von Kaninchen. (Nach SCHLICHTKRULL et al., 1972b)

gel, das γ-Globulin von Kaninchen enthält, die gegen Human-γ-Globulin immu-nisiert worden waren. Der Nachweis des antikörpergebundenen ^{125}J-Insulins geschieht durch Autoradiographie oder Bestimmung der Radioaktivität eines ausgeschnittenen Pherogramms (Abb. 12). Diese Modifikation wurde von ROOT et al. (1972), SCHLICHTKRULL et al. (1970, 1972) und SERRANO-RIOS et al. (1973a, b) u.a. angewandt.

Die *gekreuzte Antigen-Antikörper-Elektrophorese* scheint geeignet zu sein, die mit der Methode nach CHRISTIANSEN (1970) zu hoch bestimmte, unspezifische Insulinbindung an Albumin, α-2-Makroglobulin und β-Lipoprotein auszuschalten (SCHLICHTKRULL et al., 1972a).

In letzter Zeit wurde auch die Radioimmunodiffusion in Anlehnung an die Technik von OUCHTERLONY (1958, 1962) zum Nachweis von insulinbindenden Antikörpern benutzt (DOLOVICH et al., 1970; MENZEL et al., 1971; MENZEL u. ZIEGLER, 1970b).

Präparative Ultrazentrifugation. Die Ultrazentrifugentechnik ist zur Untersu-chung der Insulinantikörperbindung erstmals 1956 von BERSON et al. und später u.a. von KERP (1963), CHAO et al. (1965), GEERLING und SIREK (1965), GRODSKY (1965), FØLLING und NORMAN (1972) angewandt worden. Eine Ultrazentrifugen-technik zur quantitativen Untersuchung von Protein-Ligandenkomplexen mit Bestimmung der Konzentration der Bindungsstellen und der Assoziationskon-stanten der Komplexbildung wurde 1962 von KERP und STEINHILBER angegeben und später für die Bestimmung der Insulinantikörperbindung verwandt. Antikör-pergebundenes Insulin sedimentiert im Schwerefeld der Ultrazentrifuge quantita-tiv im Verlaufe von 8 Std bei 100000mal g. Während der Ultrazentrifugation bildet sich für freies Insulin ein Konzentrationsgradient aus, der von der eingesetz-ten Insulinkonzentration unabhängig ist. Bei Kenntnis dieses Gradienten, der für jede Analyse im antikörperfreien Ansatz überprüft werden muß, läßt sich aus der gemessenen Konzentration des Insulins im Überstand die Konzentration

Bestimmung des freien [F] und des antikorpergebundenen [B]
Rinderinsulins ^{131}J durch Ultrazentrifugation

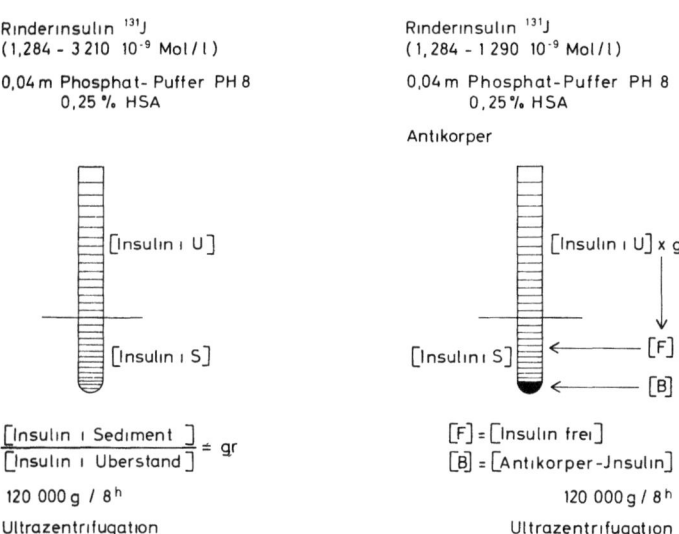

Abb. 13. Prinzip der Bestimmung insulinbindender Antikörper mit Hilfe der präparativen Ultrazentrifugation

des freien Insulins im Sediment berechnen. Die Konzentration des antikörpergebundenen Insulins im Sediment ergibt sich aus der gesamten Insulinkonzentration im Sediment, vermindert um die berechnete Konzentration des freien Insulins im Sediment (s. Abb. 13). Wird bei konstanter Serum- bzw. Antikörperkonzentration die Konzentration des eingesetzten Insulins ansteigend variiert, ergibt sich bei Auftragung von gebundener gegen eingesetzte Insulinmenge eine Bindungskurve mit hyperbolischem Verlauf bis zur Absättigung der vorhandenen Antikörperbindungsstellen (vgl. Abb. 16a), aus der die Konzentration der Antikörperbindungsstellen und die Bindungsfestigkeit durch geeignete Transformation ermittelt werden (S. 359). Die Ultrazentrifugenmethode zeichnet sich dadurch aus, daß das Gleichgewicht der Antigen-Antikörperbindungsreaktion — und nur auf diesen Zustand ist das Massenwirkungsgesetz streng anwendbar — einschließlich der Endpunktbestimmung nicht gestört wird.

Präzipitation der Insulin-Proteinkomplexe. Präzipitationsmethoden mit Bestimmung des proteingebundenen Liganden im Präzipitat werden zum Nachweis von Komplexbildungen zwischen Proteinen und kleinermolekularen Stoffen und auch zur Messung der Insulin-Proteinbindung herangezogen. Bei quantitativen Messungen sind vor allem zwei Einwände gegen diese Verfahren erhoben worden: 1. Die Anwesenheit eines Liganden im Präzipitat beweist nicht, daß vor der Präzipitation eine Bindung an das native Protein bestand (DAVIS, 1948). 2. Die Bindungsfähigkeit eines Proteins für Liganden kann durch Präzipitation und Denaturierung alteriert werden, wie für die Eiweißbindung einer Reihe anderer Stoffe gezeigt worden ist (BENNHOLD, 1938; DAVIS, 1948; u.a.).

Salz- und Alkoholfällung. Aus dem Arbeitskreis von Berson beschrieb Gordis (1960) eine Technik zur Fällung von antikörpergebundenem Insulin mit kochsalzgesättigtem 76%igen Äthylalkohol in 0,01 mol/l Kalilauge. Auf Salzfällung mit Natriumsulfat beruhen die Methoden von Grodsky und Forsham (1960) und Karam et al. (1963). Gegen die Fällungsmethoden bestehen Bedenken wegen des stark alkalischen pH und der hohen Ionenkonzentration, da beide Bedingungen der optimalen Antigen-Antikörperkomplexbildung entgegenstehen. Eine Alkoholfällung des Insulin-Antikörperkomplexes zum Nachweis insulinbindender Antikörper verwenden Heding (1965, 1966) und Welborn et al. (1967).

Heding (1969) und Følling und Norman (1972) u.a. verwerten die Bestimmung der endogenen Insulinmenge, die durch Alkoholextraktion nach Säurespaltung des Insulin-Antikörperkomplexes aus antikörperhaltigen Patientenseren zu extrahieren ist, als weiteres Maß für den Antikörpergehalt der Serumprobe.

Als Suchmethode zum Nachweis von insulinbindenden Antikörpern wurde von Steinke (1972) die von Desbuquois und Auerbach (1971) zur Trennung von freien und antikörpergebundenen Peptidhormonen vorgeschlagene Fällung mit Polyäthylenglycol empfohlen.

Doppelantikörperpräzipitation — Skom und Talmage (1956a, b, 1958a, b) entwickelten in Anlehnung an die von Feinberg (1954) angegebene Technik zum Nachweis löslicher Antigen-Antikörperkomplexe einen Insulin-Antikörpernachweis durch Doppelantikörper-Präzipitation. Antiinsulinseren werden dabei mit ^{131}J-Insulin inkubiert und die γ-Globulinfraktion dieser Ansätze anschließend mit einem Antihuman-γ-Globulinserum von Kaninchen präzipitiert. Durch Messung der Radioaktivität im Präzipitat und im Überstand läßt sich der Anteil des an γ-Globuline gebundenen ^{131}J-Insulins bestimmen. Dieses Prinzip liegt Methoden zum Insulinnachweis von Goetz et al. (1963), Hales und Randle (1963) und Morgan und Lazarow (1962, 1963) zugrunde. Analoge Techniken wurden von Deckert und Grundahl (1970) und Kumar und Miller (1973) zum Nachweis von insulinbindenden Antikörpern angewandt.

Eine Modifikation der Immunpräzipitationstechnik stammt von Andersen et al. (1972). Hierbei wird Antiinsulinserum vom Meerschweinchen mit einem Antiserum von Kaninchen gegen Meerschweinchenserum vorpräzipitiert und mit Spuren von J-markiertem Insulin ins Gleichgewicht gebracht. Die Zugabe eines antikörperhaltigen Serums vermindert die Radioaktivität des Immunpräzipitates in proportionaler Abhängigkeit zum Antikörpergehalt der Probe. Die Bindungskapazität des Meerschweinchenantiinsulinserums ist groß genug, um nicht durch unmarkiertes endogenes oder exogenes Insulin aus der Probe beeinflußt zu werden.

Adsorptionstechniken. Adsorptionstechniken zur Messung der Proteinbindung von J-markiertem Insulin beruhen darauf, daß freies im Gegensatz zu proteineingebundenem Insulin an geeignete Adsorbentien gebunden wird. Mitchell und O'Rourke (1959) und Mitchell et al. (1959) bestimmten die ^{131}J-Insulinbindung verschiedener Seren durch Adsorption des nicht proteingebundenen Insulinanteils an den Anionenaustauscher *Amberlit* IRA 400. Hierzu wird die antikörperhaltige Serumprobe 15 min mit ^{131}J-Insulin inkubiert und anschließend zum Anionenaustauscher gegeben. Zunächst wird die Gesamtradioaktivität gemessen, dann wird der Austauscher vom Überstand getrennt. Die mit dem Anionenaustauscher zurückbleibende Radioaktivität wird in % der Initialaktivität als „resin index" angegeben. Diese Technik hat zum Nachteil, daß zwischen Serumproteinen und ^{131}J-Insulin eine Konkurrenz um Bindungsstellen am Austauscher besteht, die

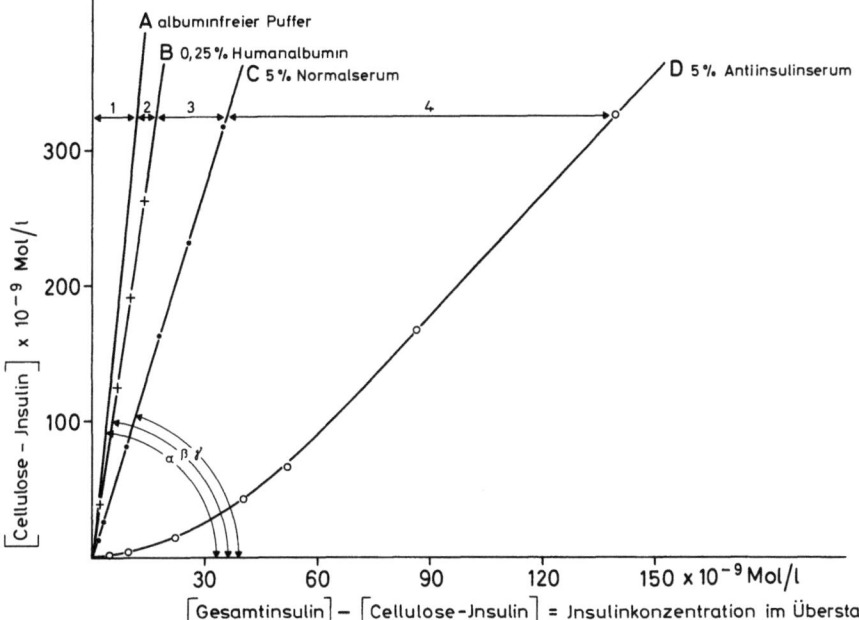

Abb. 14. Nachweis von insulinbindenden Antikörpern durch Cellulosedifferentialadsorption. Isothermen für die Insulinadsorption an Cellulosepulver MN 100. Bezeichnung der Isothermen A, B und C vergleiche Text. Die eingezeichneten Abschnitte 1 und 4 entsprechen dem freien ([Insulin$_{frei}$]) bzw. dem antikörpergebundenen Insulin ([Antikörper-Insulin])

eine Abhängigkeit des „resin index" von der jeweiligen Proteinkonzentration des untersuchten Serums bedingt. Infolge dieser Konkurrenz unterscheiden sich die prozentuale [131]J-Insulinbindung an den Austauscher bei antikörperhaltigen und antikörperfreien Seren nur um durchschnittlich 7%.

Eine Amberlit-Adsorption des freien Insulins verwenden auch MEADE und KLITGAARD (1962), MELANI et al. (1965), DITSCHUNEIT und FEDERLIN (1966) und JANSEN (1971c). Die Eignung von Dowex-Kationenaustauschern für die Trennung von freiem und gebundenem Insulin untersuchten HORWITZ et al. (1964) und MELANI et al. (1965).

Die Bindung von freiem Insulin an *dextran-beschichtete Holzkohle* benutzten erstmals HERBERT et al. (1965) und später LEV-RAN et al. (1972), HILDEBRANDT et al. (1968) und SEBRIAKOVA und LITTLE (1973) zum Nachweis von insulinbindenden Antikörpern.

Zur Insulinbestimmung entwickelten HALES und RANDLE (1963) eine *Membranfiltertechnik* zur Trennung von antikörpergebundenem und freiem Insulin.

ZINDER et al. (1961) benutzten *Erythrozyten* zur Adsorption des freien, nicht an Serumproteine gebundenen [131]J-Insulins. Sie entwickelten ihre Technik in Analogie zu dem von CRISPELL et al. (1956) angegebenen Verfahren zum Nachweis thyroxin- und trijodthyroninbindender Plasmaeiweiße. Heparinisiertes Vollblut wird hierzu mit [131]J-Insulin inkubiert. Nach Messung der Gesamtradioaktivität werden die Erythrozyten vom Plasma getrennt. Die zellgebundene Radioaktivität wird als Teil der Gesamtradioaktivität als „% RBC uptake" angegeben. Ein

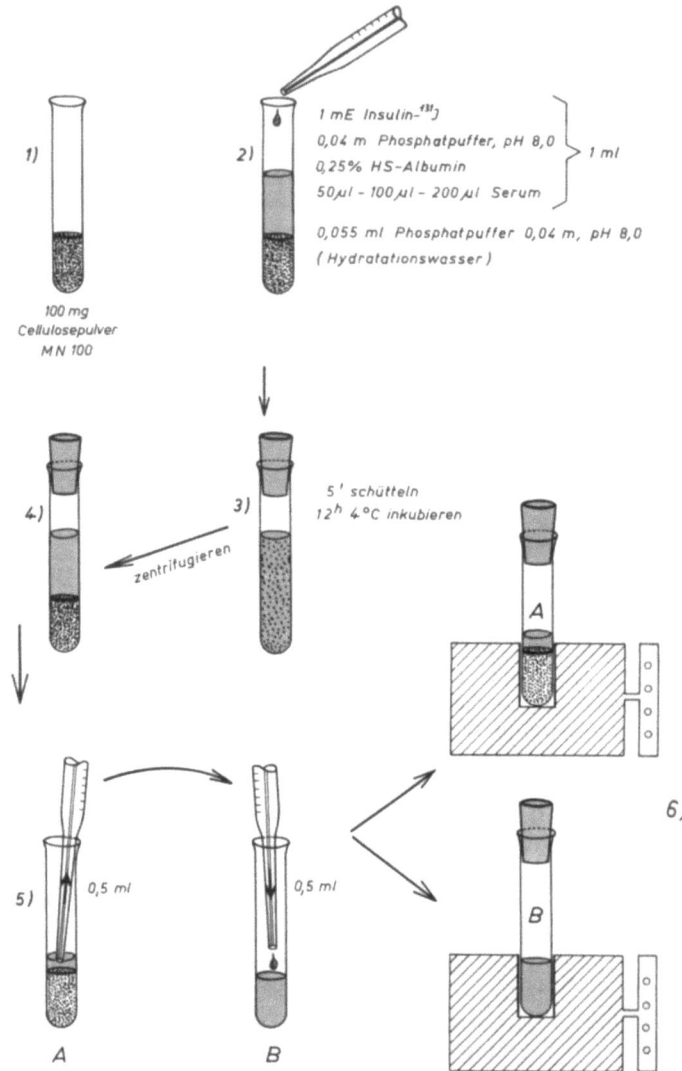

Abb. 15. Schema zur praktischen Durchführung der Insulinantikörperbestimmung mit Hilfe der Celluloseadsorptionsmethode

Nachteil dieser Technik liegt in der Verwendung eines biologischen Adsorbens, dessen Adsorptionsfähigkeit Schwankungen unterworfen sein muß. Auch werden an die Erythrozytenoberfläche insulinbindende Proteine selbst adsorbiert, die das Meßergebnis verfälschen können.

Ebenso unübersichtlich ist eine Technik, bei der *Rattenzwerchfelle* als Adsorbens benutzt werden (NEWERLY u. BERSON, 1957; STADIE *et al.*, 1949). Nicht nur durch Insulinantikörper von insulinbehandelten Patienten, sondern auch durch andere Proteine (NEWERLY u. BERSON, 1957) wird die ^{131}J-Insulinadsorption an die Zwerchfellmuskulatur gehemmt.

BERSON et al. (1956) beobachteten eine ausgeprägte Adsorption von nicht antikörpergebundenem Insulin an Cellulose. Auf dem Prinzip der Celluloseadsorption von freiem, nicht antikörpergebundenem Insulin beruhen verschiedene Methoden zum Nachweis von Insulinantikörpern (DENDRINOS et al., 1961; KERP u. STEINHILBER, 1963; KERP et al., 1966; WRIGHT, 1965; WRIGHT u. MALAISSE, 1966; LOCKWOOD u. PROUT, 1965; KÜHNAU JR., 1968; u.a.).

Das von KERP und STEINHILBER (1963) erstmals angegebene Verfahren zum Nachweis insulinbindender Antikörper durch Differentialadsorption beruht auf der Insulinadsorption an Cellulosepulver (KERP et al., 1966, 1968).

Steht J-markiertes Insulin mit Serumproteinen, wie Albumin und den übrigen Fraktionen des Serumeiweißspektrums, gegebenenfalls einschließlich spezifisch bindender Antikörper und einem Adsorbens in einem Bindungsgleichgewicht, so können proteingebundenes und freies Insulin gemessen werden, wenn die Isothermen für die Insulinadsorption bekannt sind. Bei von $0,64 \times 10^{-9}$ mol/l bis $1,29 \times 10^{-6}$ mol/l ansteigender Insulinkonzentration wird der Anteil des freien und antikörpergebundenen Insulins für jeden Ansatz mit Hilfe der im Adsorptionssystem gemessenen Isothermen für die Adsorption von J-markiertem Rinderoder Schweineinsulin an das Cellulosepulver A in albumfreiem Phosphatpuffer, B in albuminhaltigem (0,25%) Phosphatpuffer, C in albuminhaltigem (0,25%igem) Phosphatpuffer mit Zusatz von 5% Normalserum (Serumpool von 15 Normalpersonen), D in albuminhaltigem (0,25%) Phosphatpuffer mit Zusatz eines Antiinsulinserums rechnerisch bestimmt (s. Abb. 14). Aus den Meßergebnissen ist der Anteil von freiem und antikörpergebundenem Insulin im Bindungsgleichgewicht zu ermitteln. Das praktische Vorgehen ist schematisch auf Abb. 15 dargestellt.

Mit dieser Technik werden bei steigender Antigenkonzentration Insulin-Antikörper-Bindungskurven aufgenommen. Aus den Daten wird durch Transformation in das von SCATCHARD et al. (1957) angegebene Koordinatensystem die Berechnung der Assoziationskonstanten k und der maximalen Konzentration der Antikörperbindungsstellen [Ak] des Antiserums vorgenommen (s. unten). Alternativ kann bei Einsatz einer willkürlichen Antigenkonzentrationsstufe die prozentuale Insulinbindung oder ein Antikörpertiter ermittelt werden.

Zur Berechnung quantitativer Parameter der Insulinantikörperbindung im Reaktionsgleichgewicht

Die Bindung von Insulin an Serumantikörper ist mit einer einzigen Maßzahl, z.B. als Insulinbindung in % der eingesetzten Menge oder in Form eines Titers unzureichend beschrieben. Unklar bleibt dabei, wie hoch die maximale Konzentration der zur Insulinbindung zur Verfügung stehenden Bindungsstellen der Antikörper und wie groß die Festigkeit der Bindung zwischen Insulin und den spezifischen Antikörperbindungsstellen ist. Bei der Beurteilung der Bindungsfestigkeit ist weiterhin von Interesse, ob die Insulinantikörperbindung durch eine einzige Assoziationskonstante beschrieben werden kann, oder ob die Antikörper hinsichtlich ihrer Bindungsfestigkeit heterogen sind. Sofern eine Methode es erlaubt, die bei der geringen Dissoziation der Insulinantikörperkomplexe sehr niedrige Konzentration des freien Insulins neben antikörper-gebundenem Insulin im Gleichgewicht zu bestimmen, können Insulin-Antikörperbindungskurven aufgenommen werden. Die Auftragung der Meßwerte aus Bindungskurven wie z.B. aus Abb. 16a im Koordinatensystem nach SCATCHARD et al. (1957) mit der Abszisse [Antikörper-Insulin] und der Ordinate [Antikörper-Insulin]/[Insulin$_{frei}$] (s. Abb. 16b) ermöglicht die Berechnung der Assoziationskonstanten

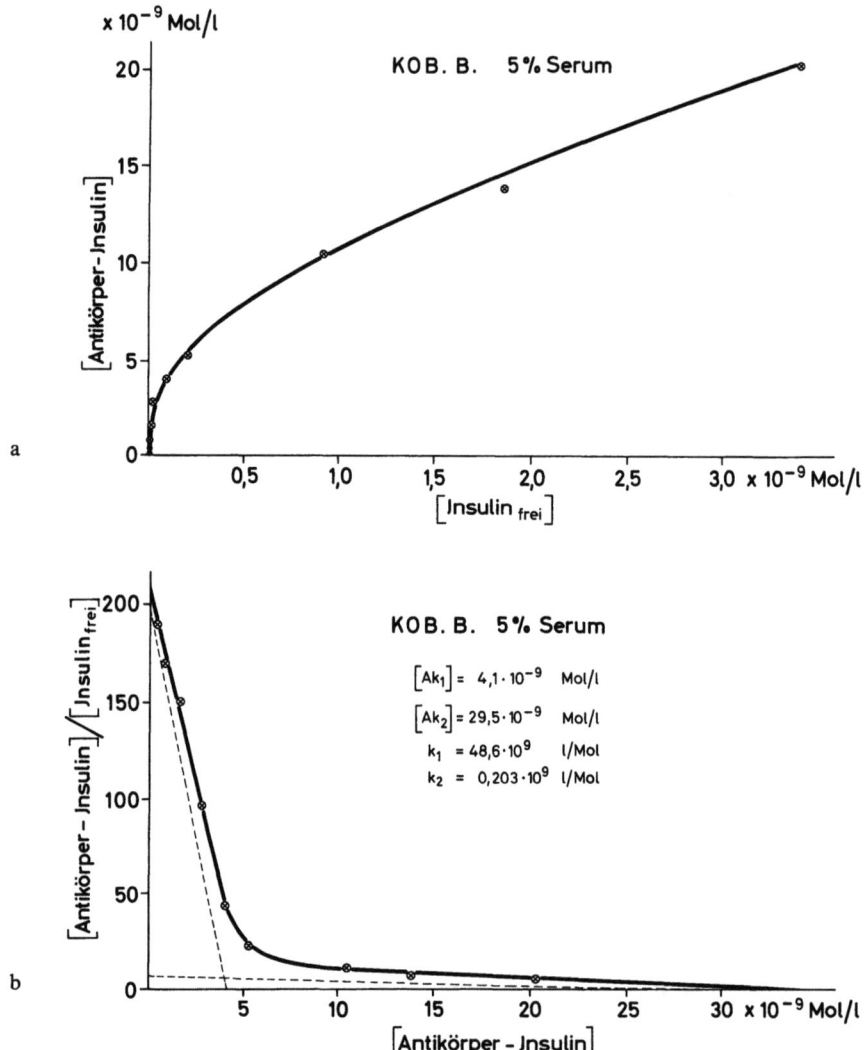

Abb. 16a u. b. Bindung von ^{131}J-Rinderinsulin durch Antikörper eines Antiinsulinserums vom Menschen (Celluloseadsorptionsmethode, Phosphatpuffer 0,04 m, pH 8,0, Albumingehalt des Puffers 0,25%). (a) (oben) Bindungskurve; (b) (unten) Extrapolationskurve nach Sᴄᴀᴛᴄʜᴀʀᴅ *et al.* (1957) mit Bestimmung der Konzentrationen der Antikörperbindungsstellen [Ak$_1$] und [Ak$_2$] und der Assoziationskonstanten k_1 und k_2 für die Komplexbildung mit Insulin. (Kᴇʀᴘ *et al.*, 1968b)

k und der maximalen Konzentration an Antikörper-Bindungsstellen [Ak'] des Antiinsulinserums. Zu beachten ist, daß [Ak'] nicht unmittelbar die Konzentration insulinbindender Antikörper, sondern das Produkt aus der Anzahl der Bindungsstellen pro Antikörpermolekül und der molaren Konzentration der Antikörper bezeichnet. Der konkave Verlauf der Bindungskurve (s. Abb. 16b) zeigt, daß an der Insulinbindung wenigstens zwei in ihrer Affinität zum Insulinantigen verschiedene Antikörperbindungsstellen Ak$_1$ und Ak$_2$ mit den zugeordneten Assoziationskonstanten

$$k_1 = \frac{[\text{Ak}_1\text{-Insulin}]}{[\text{Insulin}_{\text{frei}}]\,[\text{Ak}_{1\,\text{frei}}]} \qquad k_2 = \frac{[\text{Ak}_2\text{-Insulin}]}{[\text{Insulin}_{\text{frei}}]\,[\text{Ak}_{2\,\text{frei}}]}$$

beteiligt sind. Die maximale Konzentration an Insulinbindungsstellen eines Antiinsulinserums $[\text{Ak}_1']+[\text{Ak}_2']$ ergibt sich unter Berücksichtigung der Serumverdünnung aus dem Abszissenschnittpunkt der Extrapolationskurve. Die Konzentrationen der beiden Hauptkomponenten an Antikörperbindungsstellen $[\text{Ak}_1']$ und $[\text{Ak}_2']$ liefern die Abszissenschnittpunkte der an die Extrapolationskurve angelegten Asymptoten. Nach Berechnung der für jedes Antiinsulinserum maximalen Konzentrationen $[\text{Ak}_1]$ und $[\text{Ak}_2]$ können die Assoziationskonstanten k_1 und k_2 aus den Ordinatenschnittpunkten der Extrapolationskurve ($k_1[\text{Ak}_1']+k_2\,[\text{Ak}_2']$) sowie der Asymptoten ($k_1[\text{Ak}_1']$ bzw. $k_2\,[\text{Ak}_2']$) bestimmt werden. Die Asymptoten der Extrapolationskurven werden jeweils graphisch konstruiert. Diese Berechnung entspricht einer Modifikation des Scatchard-plot und der Extrapolation von BERSON und YALOW (1959 a).

Aus den Assoziationskonstanten kann die *freie Bindungsenergie* $-\Delta F^0$ nach der Formel

$$-\Delta F^0 = RT \ln k$$

errechnet werden. Dabei ist R die Gaskonstante, T die absolute Temperatur und k die jeweilige Assoziationskonstante.

Um qualitative Unterschiede der Insulinantikörperbindung für einzelne Antiinsulinseren erfassen zu können, wird der sogenannte *Heterogenitätsindex* nach dem von NISONOFF und PRESSMAN (1958) angegebenen Verfahren graphisch ermittelt. Hierzu werden zunächst die experimentell für B und F gefundenen Werte in ein Koordinatensystem mit der Abszisse $1/F$ und der Ordinate $1/B$ aufgetragen. Bei dieser Auftragung ergibt sich in Anwesenheit heterogener Insulinbindungsstellen ein gebogener Kurvenverlauf, wenn $\alpha = 1$ ist. Als Heterogenitätsindex α wird der Exponent von $1/F$ bezeichnet, mit dem der gebogene Kurvenverlauf auf eine Gerade zurückgeführt werden kann. α nimmt in dem Maße ab, in dem die Assoziationskonstanten verschiedener Bindungsstellen für Insulin im gleichen Serum untereinander abweichen.

Zur Untersuchung der Antigenreaktivität von modifizierten Insulinen oder von Insulinen verschiedener Speziesherkunft werden an präformierten Antikörpern gleichzeitig mit dem modifizierten Antigen und mit einem Referenzantigen *Verdrängungskurven* aufgenommen.

Die Verdrängung von ^{131}J- oder ^{125}J-Insulin aus der Antikörperbindung durch ein variiertes Antigen in äquimolarer Konzentration ist Maß für die Antigenreaktivität der modifizierten Substanz. Nach KABAT (1971) ist die Hemmung einer Antigen-Antikörper-Bindung durch ein modifiziertes Antigen dessen freier Bindungsenergie proportional. Die Hemmwirkung des modifizierten Antigens an beiden Antikörperhauptkomponenten läßt sich aus der Verschiebung der Extrapolationsgeraden ablesen und die freie Bindungsenergie wie oben angegeben berechnen.

Ein spezielles Problem des quantitativen Antikörpernachweises mit Hilfe von markiertem Insulinantigen ist die Interferenz des endogenen oder exogen zugeführten, nicht markierten, mit dem markierten Insulinantigen. MICHEL (1959) fand schon 20 min nach Insulininjektion einen scheinbaren Abfall des Serumantikörpergehaltes. Das injizierte Insulin wird an die zirkulierenden Antikörper gebunden und reduziert dadurch die Konzentration der freien Antikörperbindungsstellen. Aus der Komplexbindung wird das Insulin nach Maßgabe der Assoziationskonstanten allmählich freigesetzt (Fankhauser u. Goetz, 1961; Harwood, 1960). Schade und Wehner (1969) fanden die Insulinbindungskapazität bei immunisierten Meerschweinchen 90 min nach Insulingabe bereits deutlich und nach 3—4 Std maximal um etwa 28% reduziert. Noch 9 Std nach Insulininjektion war der Ausgangswert der Insulinbindungskapazität nicht wieder erreicht. Die freie Bindungskapazität verhält sich also zur abgesättigten Bindungskapazität in unverdünnten Serumproben wie sichtbarer und unsichtbarer Anteil eines „schwimmenden Eisberges" (Jayarao et al., 1969). In einer Gruppe von 14 nicht insulinresistenten Patienten mit niedrigem Insulinantikörpertiter konnten Karam et al. (1969 b) trotz Unterbrechung der Insulintherapie für 1—42 Tage gebundenes Insulin in wechselnden Mengen zwischen 15 und 3000 μE/ml extrahieren. Bei vier Patienten mit antikörperbedingter Insulinresistenz lagen die nüchtern gemessenen, totalen Insulinkonzentrationen sogar zwischen 8000 und 12000 μE/ml.

Zum quantitativen Insulinantikörpernachweis sollte daher zunächst eine möglichst gleich lange Insulinkarenz vor der Bestimmung eingehalten werden, um zumindest den exogenen Insulinanteil konstant zu reduzieren. Eine Messung auch der maskierten Insulinantikörper ist möglich durch eine Spaltung des Insulin-Antikörperkomplexes, z.B. durch pH 2—3 und Antikörperbestimmung nach Entfernung des freigesetzten Insulins durch Adsorption an aktivierte Kohle (Jayarao et al., 1969a) oder z.B. Celluloseadsorption. Andernfalls müßten die gemessenen Werte der Bindungskapazität durch die gebundene Insulinmenge korrigiert werden. Zur Messung dieses gebundenen Insulins ist von Heding und Nielsen (1967) und Heding (1969) eine differente Bestimmung des freien und des Säurealkoholextrahierbaren antikörpergebundenen Insulins vorgeschlagen worden.

3. Chemisch-physikalische Eigenschaften der Insulinantikörper und Zugehörigkeit zu den Serumeiweißfraktionen und Immunglobulinklassen

a) Lokalisation der Insulinantikörper in den Serumeiweißfraktionen

Die ersten Versuche, insulinneutralisierende Antikörper in den Serumeiweißfraktionen zu lokalisieren, wurden bei Patienten mit *Insulinresistenz* unternommen. 1952 berichteten de Fillips und Jannaccone, daß die durch Aussalzen aus dem Serum eines insulinresistenten Patienten isolierten γ-Globuline die blutzuckersenkende Wirkung von Insulin bei Ratten im gleichen Maße wie Gesamtserum dieser Patienten hemmten. Dieser Befund wurde von Colwell und Weiger (1956) bestätigt. Auch elektrophoretisch waren die Insulinantikörper bei Patienten mit antikörperbedingter Insulinresistenz in den γ-Globulinbereich zu lokalisieren (Berson et al., 1956, 1957; Burrows et al., 1957; Mitchell, 1960; Sehon et al., 1955).

Loveless und Cann (1953, 1955), Cann und Loveless (1954) und Lowell (1942, 1944b) konnten durch Elektrophorese der Seren von Patienten mit Insulinresistenz und Insulinallergie Antikörper in der γ- und β-Globulinfraktion lokalisieren. In Übereinstimmung mit diesen Befunden fanden Miller und Owen (1960) sowie Harris-Jones et al. (1963) immunelektrophoretisch im Serum eines Patienten mit Insulinresistenz zwei deutlich voneinander getrennte Insulinantikörper in den Zonen der γ- und β-Globuline.

Bei insulinbehandelten, aber *nicht insulinresistenten Diabetikern* fanden BER-SON et al. (1956), GRODSKY und FORSHAM (1958) und HARRIS-JONES et al. (1963), daß bei papierelektrophoretischer Auftrennung dieser Seren [131]J-Insulin mit der γ-Globulinfraktion wandert. BURROWS et al. (1957) hatten dagegen ebenfalls bei Verwendung der Papierelektrophorese beobachtet, daß [131]J-Insulin in Anwesenheit von Seren insulinempfindlicher Diabetiker an der Auftragstelle liegen bleibt. Zu gleichen Ergebnissen kamen RANDLE und TAYLOR (1958) mit der Säulenelektrophorese auf äthanolisierter Cellulose und MITCHELL (1960) mit der Elektrophorese auf Kationenaustauscherpapier.

Die Unterschiede erklären sich wahrscheinlich durch verschieden starke Adsorption des Insulins an den Elektrophoreseträger. Bei fester Adsorption können geringe Mengen relativ schwach bindender Antikörper dem Nachweis entgehen. Bei geringer Adsorption von Insulin, z.B. an Acetylcellulose als Trägermaterial, wurden Insulinantikörper in der γ-Globulinfraktion nachgewiesen (KERP, 1963) (Abb. 11).

Beim Kaninchen und Meerschweinchen konnten insulinbindende Antikörper in der γ-Globulinfraktion (MORSE, 1959; KERP, 1963), beim Meerschweinchen außerdem in der β-Globulinfraktion (MORSE, 1959; YAGI et al., 1962a, 1962b; KERP, 1963) demonstriert werden. Die schneller wandernde Komponente dieser Meerschweinchenantikörper wurde später den γ1-, die langsamer wandernde Komponente den γ2-Globulinen zugeordnet.

γ$_1$- und γ$_2$-Insulinantikörper haben aufgrund von unterschiedlichen Strukturen der Fc-Fragmente unterschiedliche biologische Eigenschaften. So ist eine passive cutane Anaphylaxiereaktion nur durch intradermale Injektion von Antikörpern der γ1-Globulinklasse auszulösen (OVARY et al., 1963). Nur die γ2-Antikörper dagegen führen im Experiment mit sensibilisierten Erythrozyten zur Hämolyse mit Komplementverbrauch (BLOCH et al., 1963).

BRUCCHIERI und GRASSO (1967) konnten durch Immunelektrophorese von Insulinantikörpern vom Meerschweinchen Antikörperanteile im Bereich der γ-, β3- und β2-Globuline nachweisen. Nach Immunisierung der Meerschweinchen mit Rinderinsulin wurden nur zwei, nach Immunisierung mit Schweineinsulin drei elektrophoretisch identifizierbare Antikörpertypen einschließlich eines IgM-Globulins nachweisbar (BRUCCHIERI u. GRASSO, 1967).

Mit Hilfe der *Immunelektrophorese* wurden in den Seren von insulinbehandelten Diabetikern oder von immunisierten Versuchstieren Insulinantikörper in allen Immunglobulinklassen nachgewiesen. Ein isoliertes Vorkommen in der *IgG-* und *IgM-Klasse* oder ein gemeinsames Vorkommen in beiden Immunglobulinklassen beschrieben CHRISTIANSEN (1970), CHRISTIANSEN und VØLUND (1971), CUNLIFFE (1965), DECKERT (1964), DEVLIN (1966), DEVLIN und O'DONOVAN (1965, 1966), DOLOVICH et al. (1970), FØLLING und NORMAN (1972), HORINO et al. (1966), KERP und KASEMIR (1968), MORSE und HEREMANS (1962), PALUMBO et al. (1965), PATTERSON et al. (1973a), SAMOLS und JONES (1965), STARZYNSKA und DEPOWSKA (1967), YAGI et al. (1963) u.a. Die Beteiligung dieser Immunglobulinklassen kann quantitativ durch Ultrazentrifugenanalysen erfaßt werden. So fanden HORINO et al. (1966) bei Meerschweinchen in der initialen Immunisierungsphase 9,5% der Insulinantikörper im 19S- und 90,7% im 7S-Globulinbereich.

Bevor die Arbeitsgruppe von ISHIZAKA (1966a, b) die für allergische Sofortreaktionen des anaphylaktischen Typs (u.a. Urticaria, Quinckeödem) verantwortlichen Antikörper (Reagine) in der Immunglobulinklasse *IgE* lokalisiert haben und DOLOVICH et al. (1970), LIEBERMAN et al. (1971) und PATTERSON et al. (1973b) bei Insulinallergien vom anaphylaktischen Typ insulinspezifische Antikörper der IgE-Klasse zuordnen konnten, war die Reaginaktivität der Insulinantikörper in der IgA-Klasse vermutet worden. Solche IgA-Insulinantikörper beschrieben als erste Yagi et al. (1963) und später Cerasi et al. (1966), Corcos und Ovary (1965), Horino et al. (1966), Palumbo et al. (1965), Patterson et al. (1969), Starzynska (1969), Yagi et al. (1963) u.a. Insulinantikörper waren im Bereich der IgA-Globuline relativ selten gefunden worden. Bei 50 insulinbehandelten Diabetikern wiesen Faulk et al. (1971) nur fünfmal IgA-Insulinantikörper nach.

IgD-Insulinantikörper wurden von Devey et al. (1970) bei drei von sechs Diabetikern, die daneben IgG-Antikörper hatten, nachgewiesen (red blood cell linked antigen-antiglobulin reaction). Bei einem dieser Fälle bestand eine Insulinallergie mit Urticaria und gastrointestinalen Symptomen.

IgM-, IgA- bzw. IgE- und IgD-Antikörper repräsentieren nur einen kleinen Teil der gesamten Konzentration an Insulinantikörpern. Der bei weitem größte Teil der spezifischen Insulinantikörper gehört zur IgG-Klasse. Die klinischen Auswirkungen von Insulinantikörpern der verschiedenen Immunglobulinklassen sind — soweit bisher möglich — in Tabelle 6 zusammengefaßt.

Tabelle 6. Klinische Auswirkungen von Insulinantikörpern der verschiedenen Immunglobulinklassen

IgE-Antikörper (Reagine)	IgM-Antikörper	IgG-Antikörper
Insulinallergie vom Soforttyp a) Lokalreaktion (Ödem, Quaddel) b) generalisierte Reaktion (Urticaria, Quincke Ödem, anaphylaktischer Schock)	Neutralisation der Insulinwirkung	Erhöhung des Insulinbedarfs (Ak_1) Insulinresistenz (Ak_1) Depotwirkung (Ak_2) (?)

Eine physikalisch-chemische Trennung und präparative Isolierung der insulinbindenden Antikörper gelingt durch verschiedene chromatographische Verfahren. Eine Chromatographie von IgG-Insulinantikörpern vom Meerschweinchen an DEAE-Cellulose ergab zwei Fraktionen, die durch ihr elektrophoretisches Verhalten als γ2- und γ1-Globuline zu bestimmen waren (Horino et al., 1966).

Bei Gelfiltration der ^{125}J-Insulin-Ak-Komplexe aus Seren insulinbehandelter Diabetiker auf Sephadex G 200 und DEAE-Sephadex A 50 erhielten Tamas et al. (1973) zwei Hauptpeaks A und B mit kleineren Zwischenpeaks. Bei der Sedimentationsanalyse entsprach Peak A 19 S-, Peak B 7 S-Globulinen. Die J-Insulinkomplexe waren auch durch Polyacrylamidgeldiscelektrophorese in Einzelfraktionen zu zerlegen (Tamas et al., 1973). Auch reine IgG-Antiseren aus dem Nabelschnurblut von Kindern diabetischer Mütter erwiesen sich als chromatographisch uneinheitlich (Tamas et al., 1973).

Durch Gelfiltration an Sephadex G 200 konnten Ramachandran et al. (1970) Insulinantikörper von Meerschweinchen und insulinresistenten Diabetikern zunächst in zwei und nach Insulinsättigung in vier Fraktionen auftrennen.

b) Insulinantikörper-Hauptkomponenten

Der IgG-Klasse angehörige Insulinantikörper lassen zwei Hauptkomponenten erkennen, die das Antigen mit unterschiedlicher Festigkeit binden (Berson u. Yalow, 1959a; Ditschuneit u. Federlin, 1966; Grodsky u. Forsham 1961; Kerp et al., 1965; Kerp et al., 1966; Kühnau u. Grimm, 1971; Lev Ran et al.,

1972; Rosselin et al., 1965; Yagi et al., 1962a; u.a.). Das Vorhandensein dieser Antikörper-Hauptkomponenten ergibt sich aus der Analyse von Bindungskurven für die Insulin-Antikörper-Komplexbildung im Gleichgewicht oder aus der Messung der Komplexbildung unter kinetischen Bedingungen.

Es hat sich gezeigt, daß alle antikörperhaltigen Seren von Patienten oder die entsprechenden IgG-Globulinfraktionen (Kerp et al., 1966) und auch die Seren von insulinimmunisierten Meerschweinchen (Kerp et al., 1970a; Yagi et al., 1962a) zwei Hauptkomponenten insulinbindender Antikörper enthalten. Yagi et al. (1962a) fanden in der $\gamma1$- und $\gamma2$-Immunglobulinfraktion von Meerschweinchen ebenfalls Antikörper, die beide Hauptkomponenten enthielten.

Die Antikörperhauptkomponenten unterscheiden sich hinsichtlich der Festigkeit, mit der das Insulinantigen gebunden wird. Bei Insulinantikörpern von insulinbehandelten Diabetikern liegt die Assoziationskonstante für die hochaffine Antikörperhauptkomponente k_1 in der Größenordnung von ca. $10^{9-10}\,1\cdot\text{Mol}^{-1}$, die der minderaffinen Antikörperhauptkomponente k_2 in der Größenordnung von $10^7-10^8\,1\cdot\text{Mol}^{-1}$. Von der gesamten Insulinbindung in der IgG-Klasse entfallen auf die hochaffine Antikörperhauptkomponente Ak_1 nur 10% der Antikörperbindungsstellen, 90% auf die minderaffine Antikörperhauptkomponente Ak_2. Die aus den Assoziationskonstanten für die Insulinantikörperbindung ermittelten freien Bindungsenergien liegen für $-\Delta F_1^0$ im Bereich von 12—13 kcal·Mol^{-1} und für $-\Delta F_2^0$ bei 10 kcal·Mol^{-1} (Kerp et al., 1966). Die den Assoziationskonstanten entsprechenden Reaktionsgeschwindigkeiten können direkt in Systemen mit hoher Antikörperverdünnung bestimmt werden. Die Assoziationsgeschwindigkeit von Insulinantikörperkomplexen beträgt bei 37° zwischen 2 und 500·10^{5}1/Mol Antikörper/min (Berson u. Yalow, 1959a). Auch aus Zeitanalysen der Assoziationsreaktion der Insulinantikörperkomplexbildung kann gezeigt werden, daß die Seren von insulinbehandelten Diabetikern wenigstens zwei Komponenten enthalten, eine rasch und eine langsam bindende (Kühnau u. Grimm, 1971; Lev-Ran et al., 1972). Die Antigen-Antikörperkomplexe dissoziieren in vitro mit Halbwertszeiten von Minuten bis zu vielen Stunden oder gar Tagen, je nach der Bindungsenergie des individuellen Antikörpers (Berson u. Yalow, 1959a). Die unterschiedlichen Eigenschaften der Antikörperhauptkomponenten sind in Tabelle 7 aufgeführt.

In Abhängigkeit von der unterschiedlichen Affinität zum Insulinantigen erfolgt die Bindung von Insulin im Bereich niedriger Seruminsulinkonzentrationen überwiegend durch die höheraffine Antikörperkomponente Ak_1, während sich die minderaffine Antikörperhauptkomponente Ak_2 erst bei höheren Insulinkonzentrationen an der Insulinbindung beteiligen kann. Diese Gesetzmäßigkeit ergibt sich aus dem Verhältnis der Bindungskurven beider Hauptkomponenten, wie sie in Abb. 17 dargestellt sind.

Tabelle 7. Eigenschaften insulinbindender IgG-Antikörper

Antikörperfraktion	Ak_1	Ak_2
Anteil an der Insulinbindungskapazität	10%	90%
Festigkeit der Insulinbindung	hoch $k_{ass}\approx 10^{10}$	niedrig $k_{ass}\approx 10^{7}$
Determinante Bereiche des Insulinmoleküls	isolierte B-Kette	isolierte A-Kette
Insulinneutralisierende Wirkung	vorhanden	?

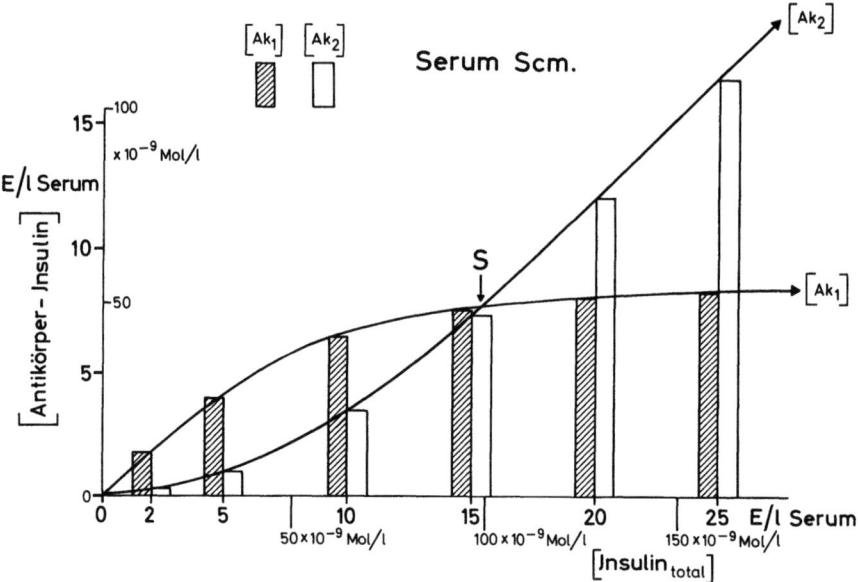

Abb. 17. Insulinbindung durch hoch- und minderaffine Antikörperbindungsstellen (Ak₁ und Ak₂) in Abhängigkeit von der Gesamtkonzentration des Insulins im Serum. (Kerp u. Kasemir, 1968)

Bei den Antikörperhauptkomponenten Ak_1 und Ak_2 handelt es sich am ehesten um insulinspezifische Antikörper, die gegen unterschiedliche determinante Bereiche des Insulinmoleküls gerichtet sind. Hierfür sprechen Befunde von Berson und Yalow (1969b), nach denen die Antikörperhauptkomponenten eines Patientenantiserums Insulinantigene von verschiedener Speziesherkunft jeweils unterschiedlich fest banden. Auch beim Meerschweinchen sind die Insulinantikörperhauptkomponenten gegen unterschiedlich determinante Bereiche gerichtet. Isolierte Insulin-A-Ketten werden vorwiegend von der minderaffinen Antikörperhauptkomponente Ak_2, Derivate und Teilsequenzen der Insulin-B-Kette werden dagegen bevorzugt von der hochaffinen Antikörperhauptkomponente Ak_1 der rinderinsulinspezifischen Antikörper des Meerschweinchens gebunden (s. S. 324).

4. Vorkommen von Insulinantikörpern beim Menschen ohne vorausgehende Insulinbehandlung

Die Frage, ob insulinbindende Antikörper beim Menschen ohne vorausgehende Insulinbehandlung auftreten können, ist für die Pathophysiologie des Diabetes mellitus von Interesse. Ein Nachweis von spontan auftretenden Insulinantikörpern wäre ein gewichtiges Argument für die Möglichkeit einer Autoimmungenese des Diabetes mellitus. Eine erste Mitteilung über das Vorkommen von Insulinantikörpern bei nicht mit Insulin behandelten Personen stammt von Pav et al. (1963). Mit einer Komplementverbrauchsmethode wurden bei Kontrollpersonen in 40% der Fälle und bei Diabetikern in 34,4% der Fälle Insulinantikörper nachgewiesen. Diese Befunde wurden von van de Wil und van de Wil-Dorfmeyer (1964) bestätigt. Mit derselben Komplementverbrauchsmethode wie diese Autoren wiesen Chetty und Watson (1965) bei Nichtdiabetikern in 26% der

Fälle und bei Diabetikern ohne Insulinbehandlung in 58% der Fälle „antikörperartige Aktivität" nach. Die passive Hämagglutinationsreaktion nach BOYDEN (1951) mit Patientenserum und Insulin fiel sogar bei 58 von 62 Nichtdiabetikern mit verschiedenen chronischen Krankheiten positiv aus. Da gleiche Befunde auch bei Verwendung eines Leberextraktes anstelle des Insulins zustande kamen, sind positive Hämagglutinationsreaktionen nach SCHEIFFARTH et al. (1959) nicht zum Nachweis insulinspezifischer Antikörper geeignet. Später haben PAL et al. (1969 a, b) mit der Hämagglutinationstechnik nach MOINAT (1958) bei 58% einer Gruppe von Diabetikern unter Behandlung mit oralen Antidiabetica und bei 50% einer Gruppe unbehandelter Diabetiker Insulinantikörper im untersten Titerbereich der Methode nachgewiesen. In den Seren von 25 gesunden Kontrollpersonen war eine Insulinhämagglutination nicht zu finden. Bei insulinbehandelten Diabetikern kamen Insulinantikörper häufiger (96 bis 98%) und vor allem in einem vielfach höheren Titerbereich zur Beobachtung. Weitere Befunde über spontanes Auftreten von Antikörpern gegen endogenes Insulin sind von BERNS et al. (1965) mit einer Komplementverbrauchsmethode, MANCINI et al. (1965) mit der Immunofluoreszenztechnik und von PENCHEV et al. (1968) durch Präzipitation nach OUDIN mitgeteilt worden. Aufgrund von Einwänden gegen die Antikörpernachweismethode ihrer früheren Untersuchungen (PENCHEV et al., 1968) wiederholten diese Autoren ihre Studie mit Hilfe einer discelektrophoretischen Trennung von freier und antikörpergebundener ^{125}J-Insulinfraktion mit und ohne vorausgehende Immunoadsorption der Patientenseren (DITZOV et al., 1971). Bei Anwendung der verbesserten Technik verminderte sich die Rate der antikörperpositiven Seren von nicht mit Insulin behandelten Diabetikern von 33,3% (PENCHEV et al., 1968) auf 18,7%.

Mit anderen radioimmunologischen Methoden zum direkten Insulinantikörpernachweis sind spontan auftretende Antikörper gegen endogenes Insulin von BERSON et al. (1956), BURROWS et al. (1957), CHAO et al. (1965), DECKERT (1967), KALANT et al. (1958), KERP (1963), KUMAR und MILLER (1973b), SKOM und TALMAGE (1958) u.a. nicht nachgewiesen worden. BERSON und YALOW (1965) sind der Überzeugung, daß der Nachweis von Insulinantikörpern eine vorherige Therapie mit exogenem Insulin anzeigt, auch wenn eine derartige Therapie nach der Anamnese allein nicht anzunehmen war.

In letzter Zeit wurden mehrere Fälle eines „neuen Syndroms", „Insulin autoimmune syndrom" (HIRATA et al., 1973) mitgeteilt. Bei den Patienten, bei denen es zum Auftreten von Hyperglykämien im Wechsel mit postprandialen hypoglykämischen Attacken kommt, wurden im Serum ohne vorausgehende Insulinbehandlung zirkulierende Insulinantikörper nachgewiesen (FØLLING u. NORMAN, 1972; HIRATA u. ISHIZU, 1972; HIRATA et al., 1973; OHNEDA et al., 1973). In den fünf Fällen, über die bisher berichtet wurde, kann der Insulinantikörpernachweis als gesichert erachtet werden.

Bei einem 42jährigen Mann, den FØLLING und NORMAN (1972) untersuchten, konnten Insulinantikörper durch Gelfiltration, präparative Ultrazentrifugation, Agarelektrophorese und Immunelektrophorese in vitro nachgewiesen werden. Außerdem waren in vivo die Insulinelimination aus der Blutbahn und die Insulinempfindlichkeit herabgesetzt.

Die freie Insulinbindungskapazität des Patientenserums betrug mehrere Einheiten/Liter. Durch Säurespaltung des Insulin-Antikörperkomplexes wurden über 7 E/l Insulin freigesetzt. Nach einer oralen Glucosebelastung stieg die Konzentration des Seruminsulins um 2,3 E/l an.

Die Insulinantikörper des Patienten hatten eine höhere Bindungsfestigkeit für Human- und Schweineinsulin als für Rinderinsulin und waren im Verhalten bei der Agarelektrophorese und bei der Immunelektrophorese bemerkenswert homogen, was als Hinweis auf die Möglichkeit eines monoklonalen Ursprungs dieser Antikörper angesehen wurde. Das auffallende Fehlen einer Heterogenität und die ungewöhnliche Speziesspezifität der Antikörper sprachen außer der Anamnese gegen eine Insulinantikörper-Induktion durch exogene Insulinzufuhr.

Als Ursache der hyperglykämischen Zustände wurde die insulinneutralisierende Wirkung der Antikörper angesehen. Für die postprandialen Hypoglykämien wurde weniger eine spontane Insulinfreisetzung aus der Antikörperbindung als eine über die Sättigung der Antikörper-Bindungskapzität hinaus überschießende Insulinproduktion und -sekretion durch die maximal stimulierten, gesunden β-Zellen angeschuldigt.

Drei Patienten von Hirata et al. (1973) und die Patienten von Ohneda et al. (1973) zeigten die gleiche Befundkonstellation. Zwei Patienten von Hirata und ein Patient von Ohneda wurden teilpankreatektomiert. Dabei fand sich eine β-Zellhyperplasie bzw. eine Zunahme der Anzahl der Langerhansschen Inseln. Hirata et al. (1973) beobachteten außer den genannten drei weitere Patienten mit spontan aufgetretenen Antikörpern gegen endogenes Insulin, bei denen gleichzeitig eine Hyperthyreose vorlag.

Eine schwierige Vorbedingung für die Annahme des Insulinautoimmunsyndroms ist natürlich der sichere Ausschluß einer vorausgehenden Insulinzufuhr bei dem entsprechenden Patienten.

5. Vorkommen insulinbindender Antikörper beim Menschen nach Insulinbehandlung

Untersuchungen über die Häufigkeit des Vorkommens insulinbindender Antikörper nach Insulinbehandlung sind von einer Vielzahl von Autoren mit unterschiedlichen Befunden durchgeführt worden. Eine Auswahl solcher Untersuchungen enthält die Tabelle 8.

Die Divergenzen der Befunde dürften auf der Verwendung von Untersuchungstechniken mit unterschiedlicher Empfindlichkeit und durch unterschiedliche Zusammensetzung der Patientengruppen hinsichtlich des Alters, der Behandlungsdauer, des täglichen Insulinbedarfs und des jeweils verwendeten Insulins beruhen. Studien aus neuerer Zeit zur Häufigkeit des Vorkommens insulinbindender Antikörper mit immunchemischem Antikörpernachweis unter Verwendung von Insulinpräparaten definierter Spezies und mit definiertem Reinheitsgrad sind in Einzelheiten an anderen Stellen des Beitrags (S. 315) abgehandelt. Insgesamt muß damit gerechnet werden, daß bei den meisten Patienten unter Insulinbehandlung insulinbindende Antikörper auftreten.

Die Insulinantikörper finden sich nur zu Beginn der Behandlung in der IgM-Klasse und gleichzeitig oder später in der IgG-Klasse (Devlin, 1966; Horino et al., 1966; Yagi et al., 1963; u.a.). Die Zeit bis zum Auftreten von Insulinantikörpern beträgt zwischen 2 (Devlin, 1966), 6 und 35 Tagen (Berson u. Yalow, 1959; Dolovich et al., 1970; Kallee, 1963a). Aber auch noch nach Jahren kann mit erstmaligem Auftreten von Insulinantikörpern gerechnet werden (Hürter u. Kühnau, 1970). Andersen (1972) konnte bei Therapie mit Monospeziesinsulin vom Schwein eine erste Antikörperbildung nach 1—3 Monaten und ein Maximum der Antikörperkonzentration nach 4—9 Monaten nachweisen.

Nach Beendigung der Insulinantigenzufuhr ist mit einer längeren Persistenz von Insulinantikörpern zu rechnen. Karam et al. (1969a) bestimmten bei einer

Tabelle 8. Untersuchungen zum Vorkommen von Insulinantikörpern beim Menschen nach Insulinbehandlung

Autoren	Untersuchungstechnik	Antikörpernachweis		
		positiv	%	negativ
WELSH et al. (1956)	^{131}J-Insulinretention im Serum	45	80	11
BERSON et al. (1956)	Elektrophorese	25	81	6
STEIGERWALD u. SPIELMANN (1956)	Hämagglutination nach BOYDEN; Coombs-Test	11	—	keine Angaben
ARQUILLA u. STAVITSKY (1956b)	Hämagglutination nach Kuppelung von Insulin an Erythrozyten	6	46	7
BERSON u. YALOW (1957)	^{131}J-Insulinretention im Serum und Elektrophorese	9	100	—
SKOM u. TALMAGE (1958b)	Immunpräzipitation der Gamma-Globuline	28	78	9
MOINAT (1958)	Hämagglutination nach BOYDEN	70	74	26
SCHEIFFARTH et al. (1959)	Hämagglutination Nach BOYDEN	27	25	83
PROUT u. KATIMS (1959)	^{131}J-Insulinretention im Serum	4	67	2
ROBINSON et al. (1961)	Hämagglutination nach BOYDEN	2	4,7	43
ENGLESON u. NILSSON (1962)	Hämagglutination nach BOYDEN	5	13	34
YAGI et al. (1963)	Immunelektrophorese und Chromatographie	15	80	3
FANKHAUSER (1963a)	Immunpräzipitation der Gammaglobuline	27	27	(73)
PAV et al. (1963)	Komplementverbrauch	50	32	104
KERP (1963)	Celluloseadsorption	118	55	96
STARZYNSKA u. DEPOWSKA (1967)	Immunelektrophorese		ca. 100	
HÜRTER u. KÜHNAU JR. (1970)	Celluloseadsorption	61	95	3
PAL et al. (1969b)	Erythrozytenagglutination	45	98	1
SCHWEIZER (1970)	Celluloseadsorption	285	63	165
CHRISTIANSEN et al. (1971)	Immunelektrophorese nach CHRISTIANSEN		ca. 100	
DITZOV et al. (1971)	Disc-Elektrophorese auf Polyacrylamid	29	58	21
ANDERSEN (1972)	Immunpräzipitation (modifiziert)	39	76	12

Patientin mit antikörperbedingter Insulinresistenz nach Absetzen der Insulintherapie den Abfall des Antikörpertiters mit einer „Halbwertszeit" von ca. 20 Tagen. Niedrige Antikörperspiegel blieben aber mehr als 18 Monate nach Beendigung der Insulintherapie nachweisbar. PLAUTZ und LITTLE (1970) ermittelten für Insulinantikörper eine Halbwertszeit von 18 Tagen entsprechend der Halbwertszeit anderer Immunglobuline.

Bei *Neugeborenen insulinbehandelter diabetischer Mütter* sind insulinbindende Antikörper von JØRGENSEN et al. (1966), KODEJSZKO et al. (1963), KODEJSZKO

(1964), MEIER und JERGANIAN (1961), MOLONEY und COVAL (1955), SPELLACY und GOETZ (1963), STARZYNSKA et al. (1969) u.a. nachgewiesen worden. Entsprechende Befunde wurden bei Tierversuchen — dort auch beim Foeten — erhalten (MEADE, 1963; STARZYNSKA et al., 1969; THORELL, 1966a, b). Da freies Insulin nicht oder nur in Spuren die Plazenta passiert (Literatur bei STARZYNSKA et al., 1969), ist zu schließen, daß die Insulinantikörper diaplazentar übertragen werden, wie auch nach passiver Immunisierung von Meerschweinchenmuttertieren gezeigt werden konnte (THORELL, 1966a). Nach Untersuchungen von THORELL (1966a, 1966b) und STARZYNSKA et al. (1969) sind nur die der IgG- und IgA-Klasse angehörigen Insulinantikörper, nicht die IgM-Antikörper plazentagängig. In der Amnionflüssigkeit von schwangeren Meerschweinchen, die mit Insulin immunisiert worden waren, war die Konzentration der Insulinantikörper etwa $1/100$ von derjenigen der Plasmakonzentration. Nach der Geburt verschwanden die Plasmainsulinantikörper beim Meerschweinchen mit einer mittleren Halbwertszeit von 8 Tagen (THORELL, 1966a). Für Insulinantikörper von Kindern diabetischer Mütter errechneten SPELLACY und GOETZ (1963) eine Plasmahalbwertszeit von 25 Tagen.

Für das *Alter zu Beginn der Insulinbehandlung* fanden HÜRTER und KÜHNAU (1970) in der Altersgruppe zwischen 2 und 16 Jahren ($n=64$) keine Beziehung zur Insulinantikörperbindung. ANDERSEN (1972) hat an 43 diabetischen Patienten gezeigt, daß mit zunehmendem Lebensalter zu Beginn der Insulintherapie weniger Insulinantikörper gebildet werden. In den Untersuchungen von WELSH et al. (1956), LEV-RAN et al. (1971) sowie MOINAT (1958) ließen sich jedoch keine Korrelationen zwischen dem Patientenalter und der Menge der insulinbindenden Antikörper erkennen.

Die Antikörperbildung steht vor allem in der Anfangsphase in einer positiven Korrelation zur *Dauer der Insulinbehandlung*. In Seren von erst kurzfristig mit Insulin behandelten Patienten werden insulinbindende Antikörper seltener nachgewiesen als nach langjähriger Vorbehandlung. LEV-RAN et al. (1971) fanden ohne Berücksichtigung der Initialphase keine Korrelation zwischen der Dauer der Insulinbehandlung und dem Vorkommen von Insulinantikörpern. Im Laufe der Behandlung kommt es meist zum Anstieg der Insulinantikörperbindungskapazität (SCHLICHTKRULL et al., 1972a; KERP et al., in Vorbereitung). HÜRTER und KÜHNAU (1970) kamen bei Untersuchung diabetischer Kinder zu gleichen Befunden. Keine Beziehung zwischen der Dauer der Insulinbehandlung und einer Insulinbindungskapazität von mehr als 100 µg l fanden WALDHÄUSL et al. (1972). Die Antikörperbindungskapazität erweist sich bei einzelnen Patienten im Laufe einer Insulinbehandlung oft als stark schwankend, gelegentlich auch spontan rückläufig (KERP et al., in Vorbereitung).

Die Antikörperbildung wird außerdem durch *weitere Faktoren* beeinflußt. Hierzu gehören unspezifische Infekte (ANDERSEN, 1972) oder die Tuberkulose (PENCHEV et al., 1968), die Menstruation (PALUMBO et al., 1964b), die Schwangerschaft (PALUMBO et al., 1964b) und Unterbrechungen in der Insulinbehandlung (FANKHAUSER u. DIACON, 1966; FEDERLIN, 1971; HANAUER u. BARSON, 1961; OAKLEY et al., 1969; PAL et al., 1969b; u.a.). Die Unterbrechungen der Insulinbehandlung scheinen für die Entwicklung einer antikörperbedingten Insulinresistenz Bedeutung zu haben. Bei 8 von 41 Patienten mit Insulinresistenz von OAKLEY und CUNLIFFE (1968) waren der Insulinresistenz eine oder mehrere Unterbrechungen der Insulinbehandlung vorausgegangen.

6. Insulinbindende Antikörper und Insulinbedarf bei diabetischen Patienten

Die endogene Insulinsekretion kann bei Patienten nach Pankreatektomie mit durchschnittlich 30 bis 50 E Insulin/Tag substituiert werden (CREUTZFELDT et al., 1959; GOLDNER u. CLARK, 1944; MCCULLAGH et al., 1958; u.a.). Da bei 70 bis 80% aller Diabetiker der tägliche Insulinbedarf zum Teil erheblich über dieser Substitutionsdosis liegt, muß ein großer Teil der verabfolgten Insulinmenge in der Wirkung auf insulinabhängige Gewebe durch insulinantagonistische Faktoren gehemmt werden. Die Frage, ob insulinbindende Antikörper an der Neutralisation von exogenem Insulin beteiligt sind, war zunächst strittig.

Eindeutig war der Zusammenhang bei Patienten mit chronischer Insulinresistenz, die einen extrem hohen Insulinbedarf von mehr als 200 E/Tag während wenigstens 48 Std aufweisen, ohne daß eine ketoazidotische oder hyperglykämisch-hyperosmolare Stoffwechselentgleisung besteht. Bei diesen Patienten wurden überwiegend hohe Insulinbindungskapazitäten der Seren ermittelt (ARQUILLA u. STAVITSKY, 1956a; BERSON et al., 1956; BERSON u. YALOW, 1959c, 1964b; DITSCHUNEIT u. FEDERLIN, 1966; ENGLESON u. NILSON, 1962; KERP u. KASEMIR, 1968; KERP et al., 1965; MORSE, 1961; OAKLEY et al., 1967; Prout u. KATIMS, 1959; ROSSELIN et al., 1965; SKOM u. TALMAGE, 1958b; STEIGERWALD u. SPIELMANN, 1956; YALOW u. BERSON, 1964). Nach Überwindung der Phase der Insulinresistenz fallen die Werte der Insulinbindungskapazität wieder ab (BERSON u. YALOW, 1958; FIELD, 1962; KERP et al., 1965; PROUT u. KATIMS, 1960; SHIPP et al., 1961). Im Gegensatz zu der antikörperbedingten Insulinresistenz wurde bei insulinpflichtigen Diabetikern eine Beziehung zwischen Insulinbedarf und der Konzentration bzw. dem Titer der insulinbindenden Antikörper in vielen Untersuchungen vermißt (BERSON u. YALOW, 1959a; CHRISTIANSEN et al., 1971; ENGLESON u. NIELSON, 1962; KALANT et al., 1958; KORP u. LEVETT, 1973; LEVETT u. KORP, 1972c; LOVELESS u. CANN, 1955; MOINAT 1958; MOWBRAY et al., 1971; PALUMBO et al., 1964a, b; ROSSELIN et al., 1965; SCHEIFFARTH et al., 1967; SKOM u. TALMAGE, 1958b; WALDHÄUSL et al., 1972; WELSH et al., 1956; YAGI et al., 1963). Häufiger waren der Insulinbedarf und die Antikörperkonzentration auch bei insulinempfindlichen Patienten positiv miteinander korreliert (ANDERSEN, 1972; BERSON u. YALOW, 1964b; COLWELL u. WEIGER, 1956; DECKERT, 1965; FANKHAUSER, 1963b; FANKHAUSER u. MONTADON, 1963; HARRIS-JONES et al., 1963; HORINO et al., 1959; HÜRTER u. KÜHNAU, 1970; KERP, 1965; KERP et al., 1968b; KÜHNAU, 1968; KÜHNAU u. MEYER, 1967; MEYER, 1968; PAL et al., 1969b; PROUT u. KATIMS, 1960; ROSSELIN et al., 1965; SCÈCSEY et al., 1963; STRUWE et al., 1970).

Die von KERP et al. (1968b) vorgenommene quantitative Analyse von 91 Antiinsulinseren von Patienten mit ausgeglichener Stoffwechsellage ohne Insulinresistenz ergab unter anderem die in Abb. 18 dargestellte Korrelation zwischen dem Insulintagesbedarf und der Konzentration der Antikörperbindungsstellen der hochaffinen Antikörperhauptkomponente Ak_1. Für die Assoziationskonstanten der Insulin-Antikörperbindung sind Beziehungen zum täglichen Insulinbedarf nicht nachzuweisen (DITSCHUNEIT u. FEDERLIN, 1966; KERP et al., 1968b).

Bei einer Berücksichtigung der tatsächlichen Beladungsverhältnisse der Antikörperhauptkomponenten mit Insulin ließ sich zeigen, daß hochaffine Antikörperbindungsstellen Ak_1 als Ausdruck einer wirksamen Insulinneutralisation mit dem Insulintagesbedarf positiv, die minderaffinen Antikörperbindungsstellen aber negativ korreliert sind (KERP et al., 1968b).

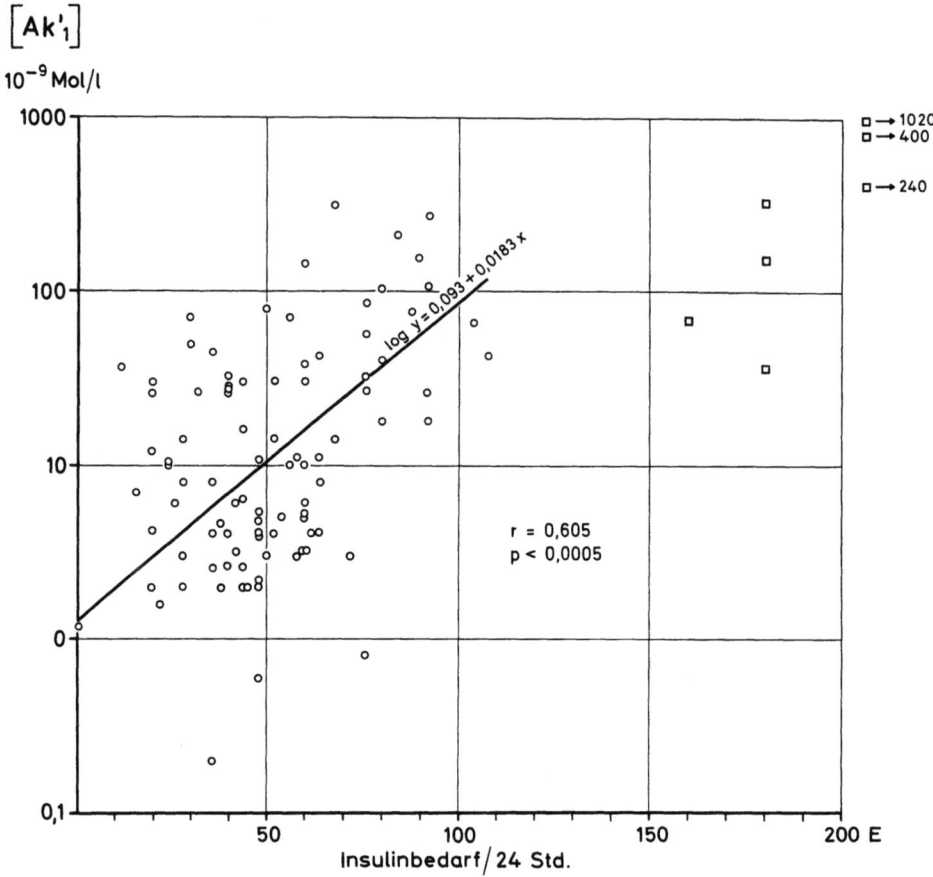

Abb. 18. Abhängigkeit des Insulintagesbedarfs von der Konzentration der Bindungsstellen der hochaffinen Antikörperkomponente Ak_1 (o Diabetiker, $n=91$; □ Diabetiker mit relativer Insulinresistenz, $n=7$). (KERP *et al.*, 1968)

Bei der Auswertung der Insulinstaten von 50 insulinbehandelten Diabetikern mit insulinbindenden Antikörpern fanden LEV-RAN *et al.* (1973), daß die Konzentration des freien Insulins im nüchtern entnommenen Serum unabhängig von der Menge des antikörpergebundenen Insulins bzw. der Bindungskapazität der Seren mit 58 ± 5 µE/ml innerhalb eines sehr engen, annähernd physiologischen Bereiches liegt. Der tägliche Insulinbedarf dieser Patienten lag zwischen 20 und 100 E/Tag. Die mittlere Konzentration des Blutzuckers wurde mit 168 ± 13 mg/100 ml bestimmt. Das totale Insulin lag bei 1900 ± 125 µE/ml. Obwohl die Insulinbindungskapazität mit 2—40% nur zum Teil abgesättigt ist, steht freies Insulin nahe der physiologischen Konzentration im Plasma zur Verfügung. Der größte Teil des endogenen und exogenen Insulins ist durch maskierende Antikörper im zirkulierenden Plasma neutralisiert (FAULK *et al.*, 1971; JAYARAO *et al.*, 1969a; TOMSOVIC *et al.*, 1971).

Die Abhängigkeit des Insulintagesbedarfs von der Insulinbindungskapazität der spezifischen Antikörper erklärt den unterschiedlichen Tagesbedarf von Insulinen mit unterschiedlicher Speziesherkunft. Aufgrund der gegenüber Rinderinsulin geringeren Antigenität von Schweineinsulin (s.S. 320) ist der tägliche Insulinbedarf bei Diabetikern mit Insulinantikörpern bei erhaltenem Stoffwechselgleichgewicht durch Umsetzen von Rinder- auf Schweineinsulin zu reduzieren (AKRE et al., 1964; DEROT u. RATHERY, 1960; DEVLIN u. BRIEN, 1965; DEVLIN et al., 1966, 1967; FANKHAUSER u. MORELL, 1967; HÜRTER u. KÜHNAU, 1970; KÜHNAU u. VON STRITZKY, 1963; KREUTZER et al., 1956; MICHEL, 1962; MOWBRAY et al., 1971; u.a.).

Der geänderte Insulinbedarf war aufgrund von Antikörperanalysen quantitativ vorhersehbar. Der „perferential beef-insulin-binding factor" der Seren (DEVLIN u. O'DONOVAN, 1966), der aus dem Vergleich von Rinder- und Schweineinsulinbindungskurven mit Kalkulation der mittleren Bindungskapazität gewonnen wurde, entsprach der anschließend beobachteten klinischen Wirksamkeit des jeweiligen Insulins. Bei diabetischen Kindern konnten MURTHY et al. (1969) sowie HÜRTER und KÜHNAU (1970) trotz höherer Antikörperbindungskapazität der Seren für Rinderinsulin durch Umsetzen auf Schweineinsulin nur einen geringgradigen und vorübergehenden Rückgang des Insulinbedarfs feststellen. Danach kam es mit Anstieg der Schweineinsulinbindungskapazität der Seren auch zum Anstieg des Schweineinsulinbedarfs (HÜRTER u. KÜHNAU, 1972).

Von großer klinischer Bedeutung ist der Unterschied der antigenen Wirksamkeit von Rinder- und Schweineinsulin auf den *Insulinbedarf* bei Fällen von *antikörperbedingter Insulinresistenz*. Oft kann eine Besserung der Insulinresistenz durch Wechsel der Insulinpräparation von Rinder-Schweine-Mischinsulin oder Monospeziesrinderinsulin auf Schweineinsulin herbeigeführt werden (BEEUWKES et al., 1956; BOSHELL et al., 1964; BOULET et al., 1959; COHEN, 1972; DEROT u. RATHERY, 1960; DEVLIN et al., 1966; FANKHAUSER, 1964; FANKHAUSER u. MORELL, 1967; FELDMAN et al., 1963; GOLDMAN u. KAYE, 1962; JENSEN et al., 1929; KERP, 1965; KISSEL u. DEBRY, 1960; KREUTZER et al., 1956; KÜHNAU u. VON STRITZKY, 1963; MICHEL, 1962; SOELDNER u. STEINKE, 1965; u.a.). KHURANA et al. (1973) berichteten von entsprechenden Therapieerfolgen bei diabetischen Kindern. Nach Erfahrungen von BERSON und YALOW (1966b) kann bei ca. 50% der Patienten mit chronischer Insulinresistenz unter Mischinsulinen von der Umstellung auf Schweineinsulin ein Erfolg erwartet werden.

Insgesamt spricht die Mehrzahl der klinischen Untersuchungen für eine Neutralisation von exogen zugeführtem Insulin durch Insulinantikörper sowohl bei Insulinresistenz als auch beim insulinempfindlichen Diabetes mellitus.

7. Einfluß der Antikörper auf die Qualität der Einstellung der diabetischen Stoffwechsellage mit Insulin

Die Qualität der Einstellung der diabetischen Stoffwechsellage durch Insulinzufuhr könnte durch die insulinneutralisierende Wirkung der Insulinantikörper beeinträchtigt werden. KERP (1963), PALUMBO et al. (1964b, 1972) sowie KORP und LEVETT (1973) sahen keinen Unterschied in der Häufigkeit des Antikörpervorkommens bei insulinbehandelten „stabil" und „labil" eingestellten Patienten. Die Antikörpertiter verhielten sich allerdings zur Einstellungsqualität umgekehrt proportional (KERP, 1963; DIXON et al., 1972; LEV-RAN, 1973). ANDERSEN (1972) fand bei Patienten unter 25 Jahren eine positive Korrelation zwischen dem Regulationsindex des Diabetes mellitus und den Antikörpertitern. Bei den älteren Patienten und dem Gesamtkollektiv seiner Studie bestand diese Abhängigkeit nicht.

Bei Betrachtung von Einzelparametern zur Einstellungsqualität des Diabetes fanden WALDHÄUSL et al. (1972) zwischen dem Nüchternblutzucker und dem

Grad der Glucosurie und der Antikörperkapazität für Insulin im Serum ihrer Patienten keine relevante Beziehung. FANKHAUSER und GOETZ (1961) sowie FANK-HAUSER (1963c) beschrieben eine umgekehrte Proportionalität von insulinbinden-den Antikörpern und Ketosetendenz bei Diabetikern. Aus derartigen Befunden wurde Insulinantikörpern ein stabilisierender Effekt auf die diabetische Stoffwech-sellage zugesprochen (FANKHAUSER, 1969; DIXON et al., 1972). Ähnlich einem Puffersystem stellt das System

$$k = \frac{[\text{Ak-Insulin}]}{[\text{Insulin}_{\text{frei}}] \, [\text{Ak}_{\text{frei}}]}$$

ein Fließgleichgewicht mit voneinander abhängigen Gliedern dar (s. S. 361). Diese Pufferwirkung insulinbindender Antikörper bedeutet bei akuter Insulinzufuhr einen wirksamen „Hypoglykämieschutz". Dieser zeigte sich tierexperimentell bei Versuchen von MOLONEY und TIRPAK (1969), die nach Injektion von Rinderinsulin bei immuntoleranten Meerschweinchen mehr Todesfälle beobachteten als bei Kontrolltieren, die gegen Rinderinsulin Antikörper gebildet hatten. In Untersu-chungen von KRAUTWALD (1971) konnte ein entsprechender Hypoglykämieschutz durch Insulinantikörper bei diabetischen Patienten erwiesen werden (s. auch WELSH et al., 1956). Hierin besteht eine Analogie zu klinischen Beobachtungen, nach denen insulinbindende Antikörper therapeutisch verabfolgtem Altinsulin Depotwirkung verleihen können.

Andererseits wurde bei Untersuchungen von PALUMBO et al. (1972) ein signifi-kanter Zusammenhang zwischen dem Antikörpergehalt der Seren und der Blut-zuckerantwort auf Insulinzufuhr bei Patienten vermißt.

Von BERSON und YALOW (1957c, 1958), HARWOOD (1960) sowie PAL et al. (1969b) wurde aufgrund der Reversibilität der Insulinantikörperkomplexbindung die Vermutung geäußert, daß verzögerte *Spontanhypoglykämien* bei insulinbehan-delten Diabetikern besonders im Abklingen einer Insulinresistenzphase durch Freiwerden von Insulin aus der Antikörperkomplexbindung zustande kommen könnten.

8. Auswirkungen insulinbindender Antikörper auf Stoffwechselvorgänge

Die metabolischen Auswirkungen der Anwesenheit von insulinbindenden An-tikörpern sind Folgen der Neutralisation der biologischen Wirkungen des endoge-nen oder exogenen Insulins.

Die akute Wirkung von passiv übertragenen insulinbindenden Antikörpern ist an Versuchstieren mit einer unmittelbar einsetzenden Neutralisation der Insu-linwirkung auf zahlreiche insulinabhängige Stoffwechselparameter gezeigt worden (S. 347). Die Effekte können z.B. am Blutzuckeranstieg narkotisierter (ARQUILLA et al., 1962) oder nicht narkotisierter Ratten (SAMAAN u. FRAZER, 1964) oder an der Hyperglykämie und Ketonämie von Schafen und Kühen (CUNNINGHAM et al., 1963) gezeigt werden. Den akuten Insulinmangel als Folge einer intra-venösen Insulinantikörperzufuhr beschrieben KALKHOFF und KIPNIS (1966) so-wie KALKHOFF et al. (1966) an Parametern der hepatischen Fettsäure- und Proteinsynthese, der Glykolyse, dem Tricarbonsäurezyklus und an der Konzentra-tion von Pyridinnukleotiden bei Ratten. COHEN et al. (1969) konnten durch Zufuhr von Insulinantikörpern Insulinmangelbedingungen bei fetalen Schafen herstellen. BALASSE et al. (1972) sahen bei Hunden 3—4 Std nach Injektion von Meerschweinchen-Antiinsulinseren die volle Entwicklung eines Insulinmangels. Die mittlere arterielle Konzentration des Blutzuckers, der freien Fettsäuren, des Glycerols, der Triglyceride und der „very low density proteins" stieg dabei auf das Doppelte, die der Ketonkörper auf das Vierfache der Ausgangskonzentration an.

Es handelt sich bei den akuten Antikörpereffekten um eine Löschung der Insulinwirkung auf insulinempfindliche Gewebe durch direkte Insulinneutralisation. Die Wirkung besteht zunächst darin, daß die Insulin-Antikörperbindung im Plasma die transkapillare Passage von Insulin ins Gewebe verzögert (BERSON et al., 1956). Dazu kommt, daß Insulin auch im extravaskulären Raum im Antikörperkomplex unfähig ist, spezifische Wirkungen auszulösen. Dementsprechend sind insulinneutralisierende Effekte von Insulinantikörpern auch in vitro demonstrierbar (s.S. 348). Das betrifft alle meßbaren Insulinwirkungsparameter, wie die Glucoseaufnahme oder die Glucoseoxydation von isolierten Zwerchfellen, von epididymalen Fettanhangskörpern, von isolierten Fettzellen oder die Glycogenbildung in der Muskulatur u.a. Außer an Parametern des Kohlehydratstoffwechsels kann auch an anderen insulinabhängigen Vorgängen ein akuter Insulinmangelzustand durch Antikörper demonstriert werden. PECK (1971) zeigte, daß die insulinabhängige Inkorporation von Pyridin-Ribonukleotiden in Knochenzellen durch Insulinantikörper gehemmt wird. BEIGELMAN und HOLLANDER (1965) konnten den verstärkenden Effekt von Insulin auf das elektrische Ruhepotential an Fettgewebe von Ratten durch Insulinantikörper aufheben. HAHN und ZIEGLER (1971) sowie ZIEGLER et al. (1972 c) zeigten, daß durch Zugabe von isolierten Insulinantikörpern in vitro die Insulinsekretion von isolierten Langerhansschen Inseln von Mäusen stimuliert wird.

Allein die Bildung löslicher Insulinantikörperkomplexe reicht durch Neutralisierung der Insulinwirkung zur Löschung von Insulineffekten aus, obwohl die Bindung an Antikörper dazu führt, daß Insulin länger im Organismus bleibt als ohne die Anwesenheit von Insulinantikörpern. BERSON et al. (1956) zeigten, daß intravenös appliziertes ^{131}J-Insulin in Gegenwart von Insulinantikörpern verlangsamt aus der Blutbahn von Patienten verschwindet. Dieser Befund wurde an Patienten und Versuchstieren wiederholt bestätigt (BECK, 1966; BOLINGER et al., 1964; BUTTERFIELD et al., 1963; HORINO et al., 1967; MCADAMS et al., 1967; ORSKOV u. CHRISTENSEN, 1969; PALUMBO et al., 1972; SCOTT et al., 1958; SRIVASTAVA et al., 1971; STIMMLER, 1967; TOMASI et al., 1967; WILLIAMS et al., 1968) und zum Nachweis insulinbindender Antikörper (S. 349) benutzt. Nach DIXON et al. (1952 a, b) hätte man eine beschleunigte Elimination des Insulins erwartet, da bei immunisierten Tieren Antigene im allgemeinen rascher aus der Zirkulation verschwinden. Die Insulinantikörperkomplexe selbst scheinen auch im Vergleich zu insulinfreien Antikörpern schneller vom retikuloendothelialen System phagozytiert zu werden, wie GINGERICH et al. (1971) zeigten. Bei Verteilungsstudien fand sich dementsprechend bei Ratten das antikörpergebundene Insulin vorwiegend in der Leber (80%) und in der Milz. In den Nieren der Tiere wurde antikörpergebundenes Insulin im Gegensatz zu Kontrollversuchen mit nicht antikörpergebundenem Insulin nicht gefunden.

Die Geschwindigkeit, mit der Insulin von den spezifischen Antikörpern gebunden wird, ist bei mittlerer Antikörperbindungskapazität entsprechend den Assoziationskonstanten der Antigen-Antikörperkomplexbildung um mehr als das Zehnfache höher als die Geschwindigkeit, mit der Insulin in vivo enzymatisch degradiert wird (BERSON et al., 1956). Auf diese Weise wird intaktes Insulin gebunden, bevor es abgebaut werden kann. Sobald die Antikörperkomplexbindung eingetreten ist, wird das Insulin nicht mehr degradiert. Dieses konnte durch

Untersuchungen mit ^{131}J-Insulin-Degradierung bei der Maus *in vivo* (Beck et al., 1966) und *in vitro* mit Versuchen an Leberinsulinase (Yalow u. Berson, 1957) sowie an Glutathion-Insulin-Transhydrogenase (Varandani u. Tomizawa, 1965) gezeigt werden.

Die chronische Insulinneutralisierung durch insulinbindende Antikörper bedingt zum Ausgleich des Stoffwechselgleichgewichtes einen zunehmenden Insulinbedarf. Dieser Bedarf kann bei nicht diabetischen Versuchstieren offenbar zunächst bereitgestellt werden, denn auch hohe Konzentrationen von insulinbindenden Antikörpern führen im Tierversuch nicht notwendig zu Zeichen eines Insulinmangels (Lowell u. Franklin, 1949; Moloney u. Coval, 1955). Die neutralisierende Wirkung wird *in vivo* von gesunden β-Zellen durch vermehrte Insulinausschüttung zunächst kompensiert, wie Bürkle et al. (1971) immunhistologisch und Hahn und Ziegler (1971) sowie Ziegler et al. (1972c) bei *in vitro*-Versuchen zeigen konnten. Bei Mäusen beschrieben Logothetopoulos (1965) sowie Logothetopoulos und Bell (1966) unter Behandlung mit Meerschweinchenantiinsulinseren analog zu Befunden an Ratten (Lacy u. Wright, 1965; Logothetopoulos et al., 1965) eine rasche, anhaltende Degranulierung der β-Zellen mit Schwellung des Golgy-Apparates und weiteren Hinweisen auf eine vermehrte Zellaktivität. Danach kamen um die β-Zellen gelegene Infiltrationen von neutrophilen und eosinophilen Granulocyten und Monocyten zur Beobachtung. Grodsky et al. (1966) beobachteten auch bei aktiv mit Rinderinsulin immunisierten Kaninchen eine Degranulierung der β-Zellen, schwere β-Zellschädigungszeichen und lymphocytäre Infiltrationen.

Nach andauernder Insulinneutralisierung durch Antikörper kommt es bei Versuchstieren zur Ausbildung eines „Immundiabetes" (Armin et al., 1960b; Arquilla et al., 1973; Freytag, 1972; Goff et al., 1973; Grodsky et al., 1966; Hirata u. Blumenthal, 1962b; Lee et al., 1969; Moloney u. Coval, 1955; Moloney u. Goldsmith, 1957; Kitagawa et al., 1960; Robinson u. Wright, 1961; Samaan u. Frazer, 1964; Schöffling, 1966; Wright, 1959a, 1961), welcher durch aktive oder durch passive Immunisierung induziert werden kann (Freytag, 1972; Freytag u. Kloeppel, 1971; Kloeppel et al., 1973).

Eine zunehmende Antikörperbildung und die Entwicklung einer Kreuzreaktivität von Antikörpern gegen exogenes, heterologes Insulin mit endogenem Insulin kann sich im Verlaufe einer Insulintherapie bei Patienten verhängnisvoll auswirken und zur progredienten Insulinresistenz führen (s. Beitrag Kühnau in diesem Handbuch).

Literatur

Abdel-Wahab, M.F., El-Kinawi, S.A.: Preparation of I-131-labelled insulin and isolation by gelfiltration. Int. J. appl. Radiat. **16**, 668 (1965).

Abel, J.J.: Crystalline insulin. Proc. nat. Acad. Sci. (Wash.) **12**, 132 (1926).

Africa, B., Carpenter, F.H.: Di-phenylthio-carbamoyl-insulin and des Gly^{A1}- des Phe^{B1}-insulin. Fed. Proc., **27**, 766 (1968).

Africa, B., Carpenter, F.H.: Preparation and characterization of diphenylthiocarbamyl insulin and des Gly^{A1}-des Phe^{B1}-insulin (bovine). Biochemistry (Wash.) **9**, 1962 (1970).

Akre, P.R., Kirtley, W.R., Galloway, J.A.: Comparative hypoglycemic response of diabetic subjects to human insulin or structurally similar insulins of animal source. Diabetes **13**, 135 (1964).

Ambrosius, H., Ermisch, A.: Die Herstellung von Anti-Insulin-Seren in Hähnen. Klin. Wschr. **42**, 645 (1964).

Andersen, O.O.: Insulin antibody formation. I. The influence of age, sex, infections, insulin dosage and regulation of diabetes. Acta endocr. (Kbh.) **71**, 126 (1972).

Andersen, O.O.: Insulin antibody formation II. The influence of species differences and method of administration. Acta endocr. (Kbh.) **72**, 33 (1973a).

ANDERSEN, O.O.: Antibodies to proinsulin in diabetic patients treated with porcine insulin preparations. Acta endocr. (Kbh.) **73**, 304 (1973b).

ANDERSEN, O.O., BRUNFELDT, K., ABILDGARD, F.: A method for quantitative determination of insulin antibodies in human plasma. Acta endocr. (Kbh.) **69**, 195 (1972).

ANTONIADES, H.N., SIMON, J.D.: Neutralization of the biological activity of human serum bound insulin by potent insulin antisera. Diabetes **21**, 930 (1972).

ARMIN, J., CUNNINGHAM, N.F., GRANT, R.T., LLOYD, M.K., WRIGHT, P.H.: Acute insulin deficiency provoked in the dog, pig, and sheep by single injections of anti-insulin-serum. J. Physiol. (Lond.) **157**, 64 (1961).

ARMIN, J., GRANT, R.T., WRIGHT, P.H.: Acute insulin deficiency provoked by single injection of anti-insulin serum. J. Physiol. (Lond.) **153**, 131 (1960a).

ARMIN, J., GRANT, R.T., WRIGHT, P.H.: Experimental diabetes in rats produced by parenteral administration of anti-insulinserum. J. Physiol. (Lond.) **153**, 146 (1960b).

ARNON, R., SELA, M.: Studies on the chemical basis of the antigenicity of proteins. 2. Antigenic specificity of polystyrosyl gelatins. Biochem. J. **75**, 103 (1960).

ARNON, R., SELA, M., YARON, A., SOBER, H.A.: Polylysine- specific antibodies and their reaction with oligolysines. Biochemistry (Wash.) **4**, 948 (1965).

ARNOTT, J.H., LITTLE, J.A.: Sulfated insulin in mild, moderate, severe and insulin-resistant diabetes mellitus. Diabetes **14**, 440 (1965).

ARQUILLA, E.R.: Relationships between A and B chains, necessary for antigenic determinants and the biologic activity of insulin. VI. Congress International Diabetes Federation, Stockholm (1967).

ARQUILLA, E.R., ALEXANDER, J.D., PTACEK, E.D., LOOSLI, E.S.: Studies on insulin neutralization by antisera from various species. I. Methodology and assay of insulin with intact anesthetized rats. Diabetes **11**, 412 (1962).

ARQUILLA, E.R., BROMER, W.W.: Conformation of antigenic determinants on insulin and biological activity of insulin. Proc. 6th Congr. Int. Diabetes Federation Stockholm Excerpta medica. Int. Congr. Ser., **172**, 28 (1967).

ARQUILLA, E.R., BROMER, W.W., MERCOLA, D.A.: Immunology, conformation and biological activity of insulin. Diabetes **18**, 193 (1969).

ARQUILLA, E.R., COBLENCE, C.: The isolation of rabbit insulin antibodies. Anat. Rec. **138**, 203 (1960).

ARQUILLA, E.R., FINN, J.: Genetic differences in antibody production to determinant groups in insulin. Science **142**, 400 (1963a).

ARQUILLA, E.R., FINN, J.: Insulin antibody variations in rabbits and guinea pigs and multiple antigenic determinants on insulin. J. exp. Med. **118**, 55 (1963b).

ARQUILLA, E.R., FINN, J.: Genetic control of combining sites of insulin antibodies produced by guinea pigs. J. exp. Med. **122**, 771 (1965).

ARQUILLA, E.R., GOFF, J., GOFF, M., BRUGMAN, T.: The induction of experimental diabetes with insulin antibodies against a restricted determinant. Diabetes **22** (Suppl. 1), 306 (1973).

ARQUILLA, E.R., MILES, P.V., MORRIS, J.W.S.: In: Handbook of Physiology, Sect. 7, Vol. I, p. 159. Baltimore, Md., Waverly 1972.

ARQUILLA, E.R., OOMS, H., FINN, J.,: Relative combination of guinea pig insulin antibodies with crystalline insulin and I-125 insulin. Diabetes **14**, 449 (1965).

ARQUILLA, E.R., OOMS, H., FINN, J.: Genetic differences of combining sites of insulin antibodies and importance of c-terminal portion of the A chain to biological and immunological activity of insulin. Diabetologia **2**, 1 (1966).

ARQUILLA, E.R., OOMS, H., MERCOLA, K.: Immunological and biological properties of iodoinsulin labelled with one or less atoms of iodine per molecule. J. clin. Invest. **47**, 474 (1968).

ARQUILLA, E.R., STAVITSKY, A.B.: The production and identification of antibodies from diabetic patients and their use in assaying insulin. J. clin. Invest. **35**, 458 (1956a).

ARQUILLA, E.R., STAVITSKY, A.B.: Evidence for the insulin-directed specificity of rabbit anti-insulin serum. J. clin. Invest. **35**, 467 (1956b).

ATASSI, M.Z.: Antigenic structures of proteins inferred from myoglobin as the first protein whose antigenic structure has reached completion. In: Specific Receptors of Antibodies, Antigens and Cells. 3rd. Int. Convoc. Immunol. Buffalo, N.Y., **1972**, p. 118. Basel: Karger 1973.

BALASSE, E.D., BIER, D.M., HAVEL, R.J.: Early effects of anti-insulin serum on hepatic metabolism of plasma free fatty acids in dogs. Diabetes **21**, 280 (1972).

BANTING, F.G., BEST, C.H., COLLIP, J.B., CAMPBELL, W.R., FLETCHER, A.A.: Pancreatic extracts in the treatment of diabetes mellitus. Canad. med. Ass. J. **12**, 142 (1922).

BANTING, F.G., FRANKS, W.R. GAIRNS, S.: Anti-insulin activity of serum of insulin treated patients. Amer. J. Psychiat. **95**, 562 (1938).

BARRAL, P., ROUX, J.: L'insuline constitue-t-elle en elle—méme un antigéne spécifique? C. R. Soc. Biol. (Paris) **106**, 292 (1931).

BECK, H.: Über Insulin bindende Gammaglobuline. A) Schwundrate von 131-J-Rinderinsulin und 125-J-Kaninchen-Gammaglobulin aus dem Serum insulinsensibilisierter Kaninchen. B) Versuche zur Reindarstellung von Insulin bindenden Gammaglobulinen mit Hilfe von Rivanol und Surfen. Dissertation Tübingen 1966.

BECK, L.V., ZAHARKO, D.S., ROBERTS, N., KING, C.: On insulin I-131-metabolism in mice modifying effects of anti-insulin serum and of total insulin dosage. Diabetes **15**, 336 (1966).

BEEUWKES, H., HOLLMAN, E.C.M.J., KREUTZER, H.H.: Specifiske antistoffen tegen rinderinsuline Ned. T. Geneesk. **100**, 3600 (1956).

BEHRENS, O.K., BROMER, W.W.: Biochemistry of the protein hormones. Ann. Rev. Biochem. **27**, 57 (1958).

BEIGELMAN, P.M.: Insulin-like activity of serum protein fractions. Diabetes **7**, 365 (1958).

BEIGELMAN, P.M., ANTONIADES, H.N.: Insulin like activity of human plasma constituents. IV. Insulin levels of normal human serum and plasma. Metabolism **7**, 269 (1958).

BEIGELMAN, P.M., HOLLANDER, P.B.: Effect of insulin and insulin antibody upon rat adipose tissue membrane resting electrical potential. Acta endocr. (Kbh.) **50**, 648 (1965).

BELOFF-CHAIN, A., CANTANZARO, R., CHAIN, E.B.: Influence of anti-insulin serum on glucose metabolism. I. In isolated adipose tissue. Diabetes **16**, 472 (1967).

BENNHOLD, H.: Die Vehikelfunktion der Bluteiweißkörper. In: Die Eiweißkörper des Blutplasmas, BENNHOLD, H., KEYLIN, E., RUSZNYAK, S., Hrsg. Leipzig: Steinkopf 1938.

BERNE, R.M., WALLERSTEIN, R.S.: The role of antibodies in insulin resistance. Report of a case. J. Mt Sinai Hosp. **17**, 102 (1950).

BERNS, A.W., CURRY, M.C., BLUMENTHAL, H.T.: An evaluation of the complement consumption technic for insulin antibody. Fed. Proc. **24**, 243 (1965).

BERNSTEIN, C., KIRSNER, J.B., TURNER, W.J.: Studies on anaphylaxis with insulin. J. Lab. clin. Med. **23**, 938 (1938).

BERSON, S.A., YALOW, R.S.: Kinetics of reaction between insulin and insulin binding antibody. J. clin. Invest. **36**, 873 (1957a).

BERSON, S.A., YALOW, R.S.: Ethanol fractionation of plasma and electrophoretic identification of insulin binding antibody. J. clin. Invest. **36**, 642 (1957b).

BERSON, S.A., YALOW, R.S.: Studies with insulin binding antibodies. Diabetes **6**, 402 (1957c).

BERSON, S.A., YALOW, R.S.: Insulin antagonists, insulin antibodies and insulin resistance. Amer. J. Med. **25**, 155 (1958).

BERSON, S.A., YALOW, R.S.: Quantitative aspects of the reaction between insulin and insulin-binding antibodies. J. clin. Invest. **38**, 1996 (1959a).

BERSON, S.A., YALOW, R.S.: Species specificity of human anti-beef-, pork-insulin serum. J. clin. Invest. **38**, 2017 (1959b).

BERSON, S.A., YALOW, R.S.: Recent studies on insulin-binding antibodies. Ann. N.Y. Acad. Sci. **82**, 338 (1959c).

BERSON, S.A., YALOW, R.S.: Immunochemical distinction between insulins with identical aminoacid sequences from different mammalian species (pork and sperm whale insulins). Nature (Lond.) **191**, 1392 (1961a).

BERSON, S.A., YALOW, R.S.: Immunologic aspects of insulin. Amer. J. Med. **31**, 882 (1961b).

BERSON, S.A., YALOW, R.S.: Antigens in insulin. Determinants of specificity of porcine insulin in man. Science **139**, 844 (1963).

BERSON, S.A., YALOW, R.S.: Bound insulin — fact, fancy or phantasy. Proceed. II. Intern. Congr. Endocrinol., London p. 332 (1964a).

BERSON, S.A., YALOW, R.S.: The present status of insulin antagonists in plasma. Diabetes **13**, 247 (1964b).

BERSON, S.A., YALOW, R.S.: Some current controversies in diabetes research. Diabetes **14**, 549 (1965).

BERSON, S.A., YALOW, R.S.: Desamidation of insulin during storage in frozen state. Diabetes **15**, 875 (1966a).

BERSON, S.A., YALOW, R.S.: Insulin in blood and insulin antibodies. Amer. J. Med. **40**, 676 (1966 b).

BERSON, S.A., YALOW, R.S., BAUMAN, A., ROTHSCHILD, M.A., NEWERLY, K.: Insulin I-131 metabolism in human subjects: Demonstration of insulin binding globulin in circulation of insulin treated subjects. J. clin. Invest. **35**, 170 (1956).

BIRKINSHAW, V.J., RANDALL, S.S., RISDALL, P.C.: Formation of precipitin lines between insulin and anti-insulin serum produced in sheep and in guinea pigs. Nature (Lond.) **193**, 1089 (1962).

BLACKARD, W.G.: Radioimmunoassay of the A chain of insulin. Diabetes **16**, 681 (1967).

BLOCH, K., KOURILSKY, F., OVARY, Z.N., BENACERRAF, B.: Properties of guinea pig 7-s-antibodies: III. Identification of antibodies involved in complement fixation and hemolysis. J. exp. Med. **117**, 965 (1963).

BLUNDELL, T.L., CUTFIELD, J.F., CUTFIELD, S.M., DODSON, E.J., DODSON, G.G., HODGKIN, D.C., MERCOLA, D.A.: 3-dimensional atomic structure of insulin and its relationship to activity. Diabetes **21** (Suppl.), 492 (1972).

BLUNDELL, T.L., CUTFIELD, J.F., CUTFIELD, S.M., DODSON, E.J., DODSON, G.G., HODGKIN, D.C., MERCOLA, D.A., VIJAYAN, M.: Atomic positions in rhombohedral 2-zinc insulin crystals. Nature (Lond.) **231**, 506 (1971 b).

BLUNDELL, T.L., DODSON, G.G., DODSON, E.J., HODGKIN, D.C., VIJAYAN, M.: X-ray analysis and the structure of insulin. Recent Progr. Hormone Res. **27**, 1 (1971 a).

BOESEL, R.W., CARPENTER, F.H.: Crosslinking during the nitration of bovine insulin with tetranitromethane. Biochem. biophys. Res. Commun. **38**, 678 (1970).

BOLINGER, R.E., MORRIS, J.H., MCKNIGHT, F.G., DIEDERICH, D.A.: Disappearance of I-131-labeled insulin from plasma as a guide to management of diabetes. New Engl. J. Med. **270**, 767 (1964).

BORNSTEIN, J.A.: Insulin reversible inhibition of glucose utilisation by serum lipoprotein fractions. J. biol. Chem. **205**, 513 (1953).

BORNSTEIN, J.A., PARK, C.R.: Inhibition of glucose uptake by the serum of diabetic. J. biol. Chem. **205**, 503 (1953).

BOSHELL, B.R., BARRETT, J.C., WILENSKY, A.S., PATTON, T.B.: Insulin resistance. Response to insulin from various animal sources including human. Diabetes **13**, 144 (1964).

BOSSHARD, H.R., JØRGENSEN, K.H., HUMBEL, R.E.: Preparation and properties of cyanoethylated insulin. An insulin derivative with blocked amino- and imidazole-groups. Europ. J. Biochem. **9**, 353 (1969).

BOULET, P., MITROUZE, J., BARJON, P., SCHMOUKER, Y.: Utilité de l'insuline de porc dans les traitments de diabètes rebelles à l'insuline de boeuf (à propos de 2 cas recents). Diabète **5**, 177 (1959).

BOYD, W.C.: Fundamentals of immunology. III. Edition, p. 37 (Interscience Publishers, Inc. N.Y. 1956).

BOYDEN, S.V.: The adsorption of proteins on erythrocytes treated with tannic acid and subsequent hemagglutination by antiprotein sera. J. exp. Med. **93**, 107 (1951).

BRANDENBURG, D.: Des-Phe[B1]-Insulin, ein kristallines Analogon des Rinderinsulins. Hoppe-Seylers Z. physiol. Chem. **350**, 741 (1969).

BRANDENBURG, D., BIELA, M., HERBERTZ, L., ZAHN, H.: Chemical modifications at the amino group of insulin chains and their influence on biological activity of the hormone. Diabetologia **6**, 38 (1970) (abstr.).

BRANDENBURG, D., BUSSE, W.D., GATTNER, H.-G., ZAHN, H., WOLLMER, A., GLIEMANN, J., PULS, W.: Structure function studies with chemically modified insulins. In: Proc. 11[th]Europ. Peptide Symposium, Reinhardsbrunn Castle, (1972 a), eds. H. HANSON, H.D. JAKUBKE.

BRANDENBURG, D., GATTNER, H.-G., Herbertz, L., Krail, G., Weinert, M., Zahn, H.: Semisynthetic insulin analogues. Biochem. J. **125**, 51 (1971 b).

BRANDENBURG, D., GATTNER, H.-G., WEINERT, M., HERBERTZ, L., ZAHN, H., WOLLMER, A.: Structure function studies with derivatives and analogs of insulin and its chains. In: Proc. VII Congr. Intern. Diabetes Federation, Buenos Aires 1970 Excerpta medica, Int. Congr. Ser. **231**, 363 (1971 a).

BRANDENBURG, D., GATTNER, H.-G., WOLLMER, A.: Darstellung und Eigenschaften von Acetylderivaten des Rinderinsulins. Hoppe-Seylers Z. physiol. Chem. **353**, 599 (1972 b).

BRANDENBURG, D., OOMS, H.A.: Des glycine[A1]- des phenylalanin[B1] insulin and related insulin derivatives. In: Proceedings, Intern. Symposium on Protein and peptide Hormones Liège, ed. M. MARGOULIES. Excerpta medica, Int. Congr. Ser. **161**, 482 (1968).

BRANDENBURG, D., WOLLMER, A.: The effect of a non-peptide interchain crosslink on the reoxidation of reduced insulin. Hoppe-Seylers Z. physiol. Chem. **354**, 613 (1973).

BRINCKERHOFF, C.E., ROSE, N.R.: Characteristics of some "natural" autoantibodies in rabbits. J. Immunol. **102**, 682 (1969).

BROMER, W.W., BERNS, A.W., KNAPP, S., ARQUILLA, E.R.: The preparation and properties of fluoresceinthiocarbamyl insulins. Diabetes **15**, 523 (1966).

BROMER, W.W., CHANCE, R.: Preparation and characterization of desoctapeptide — insulin. Biochim. biophys. Acta (Amst.) **133**, 219 (1967).

BROMER, W.W., SHEEHAN, S.K., BERNS, A.W., ARQUILLA, E.R.: Preparation and properties of fluoresceinthiocarbamyl insulins. Biochemistry (Wash.) **6**, 2378 (1967).

BROWN, R.K.: Studies on the antigenic structure of ribonuclease. III. Inhibition by peptides of antibody to performic acid- oxidized ribonuclease. J. biol. Chem. **237**, 1162 (1962).

BRUCCHIERI, A., GRASSO, S.: Immunoelectrophoretic identification of antiinsulin antibodies in guinea pigs. Boll. Soc. ital. Biol. sper. **43**, 1108 (1967).

BRUGMAN, T.M., ARQUILLA, E.R.: Circular dichroic and immunologic studies of structure relationship of insulin and derivatives. Biochemistry (Wash.) **12**, 727 (1973).

BRUNFELDT, K., DECKERT, T.: The antigenic properties of pig insulin. Acta endocr. (Kbh.) **47**, 353 (1964a).

BRUNFELDT, K., DECKERT, T.: Antibodies in the pig against pig insulin. Acta endocr. (Kbh.) **47**, 367 (1964b).

BRUNFELDT, K., HANSEN, B.A., JØRGENSEN, K.R.: The immunological reactivity and biological activity of iodinated insulin. Acta endocr. (Kbh.) **57**, 307 (1968).

BURKLE, P.A., HAMM, G., HUBER, V., FEDERLIN, K.: Immunohistological demonstration of insulin in islets of Langerhans after stimulation of insulin secretion by glucose, sulfonylureas and insulin antibodies. Diabetologia **7**, 423 (1971).

BURNET, F.M.: The new approach to immunology. New. Engl. J. Med. **264**, 24 (1961).

BURRILL, K., KARAM, J.K., CHING, K.N., GRODSKY, G.M.; FORSHAM, P.H.: The use of fish-insulin: A simple test to evaluate the role of insulin antibodies in insulin resistance. Diabetes **18**, 344 (1969) (abstr.).

BURROWS, B.A., PETERS, T., LOWELL, F.D., TRAKAS, A.N., REILLY, P.: Physical binding of insulin by gammaglobulins of insulin resistant subjects. J. clin. Invest. **36**, 393 (1957).

BUSSE, W.D., GATTNER, H.-G.: Selective cleavage of one disulfide bond in insulin. Preparation and properties of insulin-A7-B7-di-S-sulfonate. Hoppe-Seylers Z. physiol. Chem. **354**, 147 (1973).

BUTTERFIELD, W.J.H., GARRATT, C.J., WHICHELOW, M.J.: Peripheral hormone action: Studies on the clearence and effect of (131I)-iodo-insulin in the peripheral tissues of normal, acromegalic and diabetic subjects. Clin. Sci. **24**, 331 (1963).

CANN, J.R., LOVELESS, M.H.: Distribution of sensitizing antibody in human serum proteins, fractionated by electrophoresis convection. J. Immunol. **72**, 270 (1954).

CANNON, P., MARSHALL, C.E.: Studies on insulin allergy. Amer. J. Path. **17**, 442 (1941).

CARPENTER, F.H.: Relation of structure to biological activity of insulin as revealed by degradative studies. Amer. J. Med. **40**, 750 (1966).

CARPENTER, F.H., CHRAMBACH, A.: On the amide content of insulin fractions isolated by partition column chromatography and countercurrent distribution. J. biol. Chem. **237**, 404 (1962).

CARPENTER, F.H., YOUNG, J.D.: Isolation of desoctapeptide insulin. Fed. Proc. **18**, 201 (1959).

CERASI, E., HOGEMAN, O., LUFT, R., PORATH, J., ROOVETTE, A.: Insulin antibodies: description of specific serum protein localisation in a patient with insulin resistant diabetes. Diabetologia **2**, 45 (1966).

CESKA, M.: Detection of insulin precipitating antibodies. Nature (Lond.) **217**, 356 (1968).

CHANCE, R.E.: Chemical, physical, biological and immunological studies on porcine proinsulin and related polypeptides. Proc. 7th Congr. Intern. Diabetes Federation, Buenos Aires 1970. Excerpta medica, Int. Congr. Ser. **231**, 292 (1971).

CHANCE, R.E.: Amino acid sequences of proinsulin and intermediates. Diabetes **21** (Suppl. 2), 461 (1972).

CHANCE, R.E., ELLIS, R.M.: Proinsulin: Single-chain precursor of insulin. Arch. intern. Med. **123**, 229 (1969).

CHANCE, R.E., ELLIS, R.W., BROMER, W.W.: Porcine proinsulin: characterization and amino acid sequence. Science **161**, 165 (1968).

CHAO, P.J., KARAM, J.H., GRODSKY, G.M.: Insulin I-131 binding in serum from normal and diabetic subjects by ultracentrifugation and gelfiltration. Diabetes **14**, 27 (1965).

CHETTY, M.P., WATSON, K.C.: Antibody-like activity in diabetic and normal serum measured by complement consumption. Lancet 1965 I, 67.

CHRISTIANSEN, A.H.: A new method for determination of insulin binding immunoglobulin in insulin treated diabetic patients. Horm. Metab. Res. 2, 187 (1970).

CHRISTIANSEN, A.H., RASMUSSEN, S.M., VØLUND, A: Levels of insulin binding immunoglobulin in diabetics compared to clinical data. Diabetologia 7, 474 (1971) (abstr.).

CHRISTIANSEN, A.H., VØLUND, A.: Studies on insulin-binding serum proteins in normals and diabetics applying immunoelectrophoresis. Diabetologia 7, 475 (1971).

CLAUSEN, J., GJEDDE, F., JØRGENSEN, K.: Insulin binding proteins in human serum. In vitro experiments. Proc. Soc. exp. Biol. (N.Y.) 112, 778 (19963).

CLUTTON, R.F., HARINGTON, C.R., YUILL, M.E.: Studies in synthetic immunochemistry. II. Serological investigation of O-β-glucosidotyrosyl derivatives of proteins. Biochem. J. 32, 1111 (1938).

CLUTTON, R.F., HARINGTON, C.R., YUILL, M.E.: Studies in synthetic immunochemistry. III. Preparation and antigenic properties of thyroxyl derivatives of proteins, and physiological effects of their antisera. Biochem. J. 32, 1119 (1938).

COHEN, N.M., DINWIDDY, G., ALEXANDER, D.P., BRITTON, H., NIXON, D.A.: The effect of anti-insulin serum in the fetal sheep and young lamb. Diabetologia 5, 201 (1969).

COHEN, S.S.: Pork vs beef insulin in control of diabetes mellitus.—A case study. Amer. J. Hosp. Pharm. 29, 874 (1972).

COLWELL, A.R., WEIGER, R.W.: Inhibition of insulin action by serum gamma globulin. J. Lab. clin. Med. 47, 844 (1956).

CORCOS, J.M., OVARY, Z.: Biological properties of guinea pig anti-insulin antibodiess. Proc. Soc. exp. Biol. (N.Y.) 119, 142 (1965).

CRABTREE, R.E., YOUNG, E.C., GALLOWAY, J.A., RODDA, B.E.: The use of highly purified "single component" insulins in insulin resistance. Diabetes 20 (Suppl. 1), 352 (1971) (abstr.).

CREUTZFELDT, W., KÜMMERLE, F., KERN, E.: Beobachtungen an vier Patienten mit totaler Duodeno-pankreatektomie wegen eines Carcinoms des Pankreas. Dtsch. med. Wschr. 84, 541 (1959).

CRISPELL, K.R., KAHANA, S., HYER, H.: The effect of plasma on the in vitro uptake or binding by human red cells of radioactive I^{131}-labeled l-thyroxin and l-trijodothyronine. J. clin. Invest. 35, 121 (1956).

CSORBA, T.S., GATTNER, H.-G.: Cross-linking of insulin induced by iodination. Horm. Metab. Res. 2, 305 (1970).

CUNLIFFE, A.C.: In: Colloquium on the Immunology of Insulin. London (1965). Zit. nach DEVLIN u. O'DONOVAN (1966).

CUNNINGHAM, N.F., PATTERSON, D.S.P., WRIGHT, P.H.: Acute insulin deficiency provoked in sheep and cows by single injections of antiinsulin serum. J. Physiol. (Lond.) 169, 137 (1963).

DAVIDSON, J.K.: Diskussionsbemerkung. Diabetes 21 (Suppl. 2), 648 (1972).

DAVIDSON, J.K., HAIST, R.E.: Failure of guinea pig antibody to beef insulin to neutralize pancreatic and serum guinea pig insulin activity in vitro. Canad. J. Physiol. Pharmacol. 43, 373 (1965).

DAVIDSON, J.K., ZEIGLER, M., HAIST, R.E.: Failure of guinea pig antibody to beef insulin to neutralize coypu (nutria) insulin. Diabetes 17, 8 (1968).

DAVIDSON, J.K., ZEIGLER, M., HAIST, R.E.: Failure of guinea pig antibodies to beef insulin, chicken insulin, and cod insulin to neutralize capybara insulin. Diabetes 18, 212 (1969).

DAVIDSON, M.B., GOODNER, C.J.: Assay of insulin antagonism by serial incubation of paired rat hemidiaphragms. Diabetes 15, 380 (1966).

DAVIES, B.D.: The binding of chemotherapeutic agents to proteins and its effect on their distribution and activity. In: Evaluation of chemotherapeutic agents. Symposium of Section on Microbiology of the N.Y. Acad. of Med. (Columbia University press, 1948).

DECKERT, T.: Insulin antibodies. Inaugural-Dissertation Kopenhagen, Munksgaard (1964).

DECKERT, T.: Insulin antibodies. Rep. Steno. Hosp. (Kbh.) 12, 11 (1965).

DECKERT, T.: Autoimmunological aspects of diabetes mellitus. Acta med. scand. (Suppl.) 478 (1967).

DECKERT, T. (1966/1968): Personal communication to K. FEDERLIN. In: Immunopathology of insulin, p. 6. Berlin-Heidelberg-New York: Springer 1971.

DECKERT, T., ANDERSEN, O.O., GRUNDAHL, E., KERP, L.: Isoimmunization of man by recrystallized human insulin. Diabetologia 8, 358 (1972).

DECKERT, T., GRUNDAHL, E.: Isoimmunization of men with human insulin. Diabetologia 5, 425 (1969).

DECKERT, T., GRUNDAHL, E.: The antigenicity of pig insulin. Diabetologia 6, 15 (1970).

DECKERT, T., JORGENSEN, K.R.: Immunological reactivity of insulin in human serum. Acta endocr. (Kbh.) **53**, 673 (1966).

DECKERT, T., KERP, L.: Isoimmunization of man with recrystallized human insulin. Excerpta medica, Int. Congr. Ser. **209**, 101 (1970).

DENDRINOS, G.J., PROUT, T.E., ODAK, V.V.: A simplified technic for measurement of insulin binding globulin. 43. ann. Meeting of the Endocr. Soc. N.Y. City—Abstract No. 65 (1961).

DEPISCH, F., HASENÖHRL, R.: Experimentelle Untersuchungen über die Insulinresistenz beim Diabetes mellitus. Z. ges. exp. Med. **58**, 110 (1928).

DEROT, M., RATHERY, M.: Sur un cas de diabète sensible à l'insuline de porc. Diabète **8**, 65 (1960).

DESBUQUOIS, S., AUERBACH, G.D.: Use of polyethylene glycol to separate free and antibody bound peptide hormones in radioimmunoassay. J. clin. Endocr. **33**, 732 (1971).

DEVEY, M., CARTER, D., SANDERSON, C.J., COOMBS, R.R.A.: IgD antibody to insulin. Lancet **1970 II**, 7686, 1280.

DEVLIN, J.G.: Evidence for the existence of an IgM immunoglobulin to insulin. Irish J. med. Sci. **6**, 507 (1966).

DEVLIN, J.G., BRIEN, T.G.: Relationship between differential antibody binding capacity and clinical requirements of beef and pork insulin. Metabolism **14**, 1034 (1965).

DEVLIN, J.G., BRIEN, T., STEPHENSON, N.: Effect of alteration of species source of insulin on insulin-antibody levels. Lancet **1966 II**, 883.

DEVLIN, J.G., BRIEN, T., STEPHENSON, N.: Relationship between antibody and insulin dose. Brit. med. J. **1967 I**, 542.

DEVLIN, J.G., DUGGAN, M.: Antibody studies in patients on mixed bovine/porcine insulins. Diabetologia **5**, 192 (1969).

DEVLIN, J.G., O'DONOVAN, D.K.: Association of acute local reactions to insulin with an insulin binding gamma IgM antibody. J. clin. Path. **18**, 356 (1965).

DEVLIN, J.G., O'DONOVAN, D.K.: Preferential beef/pork insulin-binding capacity. Radioimmunoelectrophoretic and chromatographic data in patients with dermal reactions to insulin. Diabetes **15**, 790 (1966).

DITSCHUNEIT, H., FEDERLIN, K.: Beitrag zur Pathogenese der Insulinresistenz. Dtsch. med. Wschr. **91**, 853 (1966).

DITSCHUNEIT, H., HINZ, M., FAULHABER, I.D.: Vergleichende Quantitative Untersuchungen über Antikörper gegen Proinsulin und Insulin im Blut bei insulinbehandelten Diabetikern. Europ. J. Immunol. abstr. S. 12 (1970). 1. Tagung Ges. Immunologie, Freiburg (1969).

DITSCHUNEIT, H., KAPP, H., PFEIFFER, E.F.: Nachweis und klinische Bedeutung von Insulinantikörpern bei Insulinresistenz. 9. Symposium Dtsch. Ges. Endokrin. S. 186. Berlin-Göttingen-Heidelberg: Springer 1962.

DITSCHUNEIT, H., SCHMIDT, H., ROADI, A., PFEIFFER, E.F.: Beitrag zum Problem der Insulin Antikörper bei Diabetikern mit hohem Insulinbedarf. Verh. dtsch. Ges. inn. Med. **69**, 435 (1963).

DITURI, B.: Insulin resistant diabetes after total pancreatectomy. Report of a case. New Engl. J. Med. **251**, 13 (1954).

DITZOV, S., PENCHEV, J., ANDREEV, D., SIRAKOV, L., TARKOLEV, N.: Insulin-binding antibodies in insulin treated and untreated diabetic patients. Diabetologia 7, 477 (1971) (abstr.).

DIXON, F.J., TALMAGE, D.W., MAURER, PH.: Radiosensitive and radioresistant phases in antibody response. J. Immunol. **68**, 693 (1952 b).

DIXON, F., TALMAGE, D.W., MAURER, P.H., DEICHMÜLLER, M.: The halflife of homologous gamma-globulin (antibody) in several spezies. J. exp. Med. **96**, 313 (1952 a).

DIXON, K., EXON, P.D., HUGHES, H.R.: Insulin antibodies in aetiology of labile diabetes. Lancet **1972 I**, 7746.

DOLOVICH, J., SCHNATZ, J.D., REISMAN, R.E., YAGI, Y., ARBESMAN, C.E.: Insulin allergy and insulin resistance. J. Allergy **46**, 127 (1970).

Editorial. Lancet **1970 II**, 1069.

ELGEE, N.J., WILLIAMS, R.H., LEE, N.D.: Distribution and degradation studies with insulin-I-131. J. clin. Invest. **33**, 1252 (1954).

ELGEE, N.J., WILLIAMS, R.H., LEE, N.D., WONG, T., HOGNESS, I.R.: Studies of radioactive insulin. Diabetes **2**, 370 (1953).

ENGLESON, G., NILSSON, S.B.: Insulin antibodies in juvenile diabetes. Acta paediat. (Uppsala) **51**, 433 (1962).

ENSINCK, J.W., COOMBS, G.J., WILLIAMS, R.H., VALLANCE-OWEN, J.: Studies in vitro of the transport of the A and B chains of insulin in serum. J. biol. Chem. **239**, 3377 (1964).

ESKIND, J.B., FRANKLIN, W., LOWELL, F.C.: Insulin resistant diabetes mellitus associated with hemochromatosis. Ann. intern. Med. **38**, 1295 (1953).

ETTINGER, M.J., TIMASHEFF, S.N.: Optical activity of insulin. I. On the nature of the circular dichroism bands. Biochemistry (Wash.) **10**, 824 (1971).

EZRIN, C., MOLONEY, P.J.: The antigenicity of insulin. J. clin. Invest. **38**, 1002 (1959).

FALKMER, S., WILSON, S.: Comparative aspects of the immunology and biology of insulin. Diabetologia **3**, 519 (1967).

FALTA, W.: Über einen insulinrefraktären Fall von Diabetes mellitus. Klin. Wschr. **3**, 1315 (1924).

FANKHAUSER, S.: Zur Pathophysiologie des Diabetes. Schweiz. med. Wschr. **93**, 1515 (1963a).

FANKHAUSER, S.: In: Symp. Internat. sul. Diabete, Modena (1963b). Zit. nach MORCOS et al. (1965).

FANKHAUSER, S.: Insulinantikörper und Ketosetendenz bei Diabetes mellitus. Helv. med. Acta **30**, 500 (1963c).

FANKHAUSER, S.: Zur Klinik und Therapie der Insulinresistenz. Praxis **53**, 185 (1964).

FANKHAUSER, S.: Neuere Aspekte der Insulintherapie. Schweiz. med. Wschr. **99**, 414 (1969).

FANKHAUSER, S., DIACON, CH.: Die Bedeutung der Insulinantikörper bei Komplikationen der Insulintherapie. Helv. med. Acta **33** (Suppl. 46), 164 (1966).

FANKHAUSER, S., GOETZ, F.C.: Zur Bedeutung der Insulinantikörper für das klinische Verhalten des Diabetes mellitus. Helv. med. Acta **28**, 496 (1961).

FANKHAUSER, S., MICHL, J.: New possibilities to avoid the formation of insulin-antibodies in diabetic patients. Diabetologia **7**, 478 (1971) (abstr.).

FANKHAUSER, S., MICHL, J.: Die Antigenität verschiedener Depotinsuline bei Diabetikern. 2. Int. Donausymposium über Diabetes mellitus. Budapest (1971).

FANKHAUSER, S., MICHL, J.: Zwei Jahre Erfahrungen mit Monocomponent-Insulin bei Diabetikern. 3. Int. Donausymposium über Diabetes mellitus. Salzburg (1973).

FANKHAUSER, S., MICHL, J.: Two years experience with a new monocomponent insulin in diabetic patients. Excerpta medica, Int. Congr. Ser. **280**, 130 (1973).

FANKHAUSER, S., MONTADON, A.: Immunologic aspect of the insulin treatment. Rev. méd. Suisse rom. **83**, 33 (1963).

FANKHAUSER, S., MORELL, B.: Beobachtungen über das Verhalten von Insulin-Antikörpern bei Patienten mit Insulinresistenz unter Behandlung mit Corticosteroiden. VI. Congr. Int. Diab. Fed., Stockholm (1967).

FANKHAUSER, S., MORELL, B.: Antigenicity of different insulin preparations in psychiatric and diabetic patients. Diabetologia **4**, 389 (1968) (abstr.).

FAULK, W.P., KARAM, J.H., FUDENBERG, H.H.: Human anti-insulin antibodies. J. Immunol. **106**, 1112 (1971).

FEDERLIN, K.: Untersuchungen über die Antigenität von Insulin, Proinsulin und verwandten Proteinen am Meerschweinchen mit der passiven kutanen Anaphylaxie. Proinsulin und verwandte Proteine, Monokomponentinsulin. Arbeitsgespräch Novo. Mainz (1970) zit. in: Immunopathology of Insulin, p. 29. Berlin-Heidelberg-New York: Springer 1971.

FEDERLIN, K.: Immunopathology of insulin. Monographs on Endocrinology, vol. 6, p. 3. Berlin-Heidelberg-New York: Springer 1971.

FEDERLIN, K., BIEDERMANN, M., PFEIFFER, E.F.: Antikörperbildende Zellen im Blut nach Sensibilisierung mit Insulin. Z. Immunitätsforsch. **138**, 141 (1968).

FEDERLIN, K., DITSCHUNEIT, H., PFEIFFER, E.F.: Insulinallergie und Insulinresistenz. In: Handbuch des Diabetes mellitus, Hrsg. E.F. PFEIFFER, Band II, S. 1141. München: J.F. Lehmanns 1971.

FEDERLIN, K., KRIEGBAUM, D., HEINEMANN, G., FLACH, H.D., PFEIFFER, E.F.: Experimental studies in animals on the antigenicity of insulin, of A and B chains and of fragments of synthetic insulin in terms of delayed immunoreactivity to insulin. Diabetologia **6**, 44 (1970) (abstr.).

FEINBERG, R.: Detection of non-precipitating antibodies coexisting with precipitating antibodies using I-131 labeled antigen. Fed. Proc. **13**, 493 (1954).

FELDMAN, R., GRODSKY, G.M., KOHOUT, F.W., McWILLIAMS, N.B.: Immunologic studies in a diabetic subject resistant to bovine insulin but sensitive to porcine insulin. Amer. J. Med. **35**, 411 (1963).

FENTON, E.L., MANN, C.B., POPE, C.G., SMITH, G.H. Ann. Meeting British Diabetic Assoc. (1963).

FIELD, J.B.: Insulin resistance in diabetes. Ann. Rev. Med. **13**, 249 (1962).

FIELD, J.B., RIGBY, B.: Circulating insulin antagonists in diabetes mellitus: untreated diabetics during infections and acromegalies with diabetes. J. Endocr. **19**, 174 (1959).

FIELD, J.B., STETTEN, D., JR.: Studies on humoral insulin antagonism associated with diabetic acidosis. Amer. J. Med. **21**, 339 (1956a).

FIELD, J.B., STETTEN, D., JR.: Studies on humoral antagonism in diabetic acidosis. Diabetes **5**, 391 (1956b).

FIELD, J.B., TIETZE, F., STETTEN, D., JR.: Further characterization of an insulin antagonist in the serum of patients in diabetic acidosis. J. clin. Invest. **36**, 1588 (1957).

FIELD, J.B., WOODSON, M.L.: Studies on the circulating insulin inhibitor found in some diabetics patients exhibiting chronic insulin resistance. J. clin. Invest. **38**, 3 (1959).

FILLIPS, V. DE, JANNACCONE, A.: Insulin neutralizing activity of gamma globulins derived from the serum of an insulin-resistant patient. Lancet **1952I**, 1191.

FISCHER, V., HOMMEL, H., MICHAEL, R., BIBERGAIL, H.: Insulin and insulin effect in the spontanously diabetic dog. 7th Congr. Int. Diab. Fed. Buenos Aires, Abstr. 22 (1970).

FOCKE, T.: Auswirkungen einer Niedrigdosistoleranz gegen Rinderinsulin auf Insulinantikörper der γ 1 und γ 2-Globulinfraktion erwachsener Meerschweinchen. Inauguraldissertation Freiburg (1972).

FØLLING, J., NORMAN, N.: Hyperglycemia, hypoglycemic attacks, and production of anti-insulin-antibodies without previous known immunization. Immunological and functional studies in a patient. Diabetes **21**, 814 (1972).

FRANK, B.H., PEKAR, A.H., VEROS, A.J.: Insulin and proinsulin conformation in solution. Diabetes **21** (Suppl. 2), 486 (1972).

FRANK, B.H., VEROS, A.J.: Insulinassociation in neutral solutions in the presence and absence of zinc. 154th Amer. chemical Soc. Meeting, abstract No. 248, Chicago, Ill. (1967).

FREEDLENDER, A.E., REES, S.B., SOELDNER, J.S. (introduced by RENOLD, A.E.): Some physical-chemical variables affecting insulin migration in vitro. I. Electrophoresis. Proc. Soc. exp. Biol. (N.Y.) **115**, 21 (1964).

FREYCHET, P.: Insulin-receptor interaction: Some recent developments. Symposium: Chemie des Insulins und Proinsulins, Aachen (1973).

FREYTAG, G.H.: Immunpathologie des Diabetes mellitus. Veröffenlichungen aus der Morphologischen Pathologie, Heft 88. Stuttgart: Gustav Fischer Verlag 1972.

FREYTAG, G., JANSEN, F.K., KLÖPPEL, G.: Immune reactions to fractions of crystalline insulin. 1. Significance of lymphocytic infiltrates in the endocrine and exocrine pancreas of mice. Diabetologia **9**, 185 (1973).

FREYTAG, G., KLÖPPEL, G.: Contribution to the immunopathology of experimental insulitis. Diabetologia **7**, 479 (1971) (abstr.).

FROESCH, E.R., BÜRGI, H., RAMSEIER, E.B., BALLY, P., LABHART, A.: Antibody suppressible and non suppressible insulin like activities in human serum and their physiological significance. J. clin. Invest. **42**, 1816 (1963).

GAMMELTOFT, S., GLIEMANN, J.: Binding and degradation of 125-I-labelled insulin by isolated rat fat cells. Biochim. biophys. Acta (Amst.) **320**, 16 (1973).

GARRATT, C.J., HARRISON, D.M., WICKS, M.: The effect of iodination of particular tyrosine residues on the hormonal activity of insulin. Biochem. J. **126**, 123 (1972).

GATTNER, H.-G.: A partially reduced insulin with full hypoglycaemic action. 8. Int. Congr. Biochem., Interlaken (1970). Zit. nach ZAHN *et al.* (1972).

GEERLING, H., SIREK, O.V.: Alpha-2-macroglobulin and the question of a protein carrier for insulin in human serum. Canad. J. Physiol. Pharmacol. **43**, 885 (1965).

GEIGER, R.: Selective chemical modifications of insulin. Hoppe-Seylers Z. physiol. Chem. **352**, 7 (1971).

GEIGER, R., LANGNER, D.: Insulin-analoga mit N-terminal verkürzter B-Kette; selektiver Edman Abbau an der B-Kette des Insulins. Hoppe-Seylers Z. physiol. Chem. **354**, 1285 (1973).

GEIGER, R., SCHÖNE, H.-H., PFAFF, W.: Bis(tert.-butyl-oxycarbonyl)-insulin. Hoppe-Seylers Z. physiol. Chem. **352**, 1487 (1971).

GEMMIL, C.L.: Effects of glucose and of insulin on metabolism of isolated diaphragm of the rat. Bull. Johns Hopk. Hosp. **68**, 329 (1941).

GILL, III. T.J.: Antigenic determinants on synthetic polypeptides. In: Specific Receptors of Antibodies, Antigens and Cells. 3rd. Int. Convoc. Immunol. Buffalo, N.Y., **1972**, p. 136. Basel: Karger 1973.

GINGERICH, R.L., CARTER, G.A., MAKULU, D.R., WRIGHT, P.H.: The fate of insulin/antibody complexes in rats. Diabetes **20**, 356 (1971).

GLEN, A., EATON, J.C.: Insulin antagonism. Quart. J. Med. **7**, 271 (1938).

GLIEMANN, J.: Insulin like activity of dilute human serum by isolated adipose cell method. Diabetes **14**, 643 (1969).

GLIEMANN, J., GAMMELTOFT, S.: Insulin receptors in fat cells. Symposium Chemie des Insulins und Proinsulins. Aachen (1973).

GOETZ, F.C., GREENBERG, B.Z., ELLS, J., MEINERT, C.: A simple immunoassay for insulin: application to human and dog plasma. J. clin. Endocr. **23**, 1237 (1963).

GOFF, J., GOFF, M., BRUGMAN, T., ARQUILLA, E.R.: The induction of experimental diabetes with insulin antibodies against a restricted determinant. Excerpta medica, Int. Congr. Ser. **280**, 131 (1973).

GOLDMAN, A.S., KAYE, R.: Insulin resistance in a diabetic child. Diabetes **11**, 122 (1962).

GOLDMAN, J.: Structure of insulin and its derivatives. Ph. D. thesis, University of California, Berkeley (1967). Zit. nach BRUGMAN und ARQUILLA (1973).

GOLDNER, M.G., CLARK, D.E.: The insulin requirement of man after total pancreatectomy. J. clin. Endocr. **4**, 194 (1944).

GOLDNER, M.G., RICKETTS, H.T.: Insulin allergy. A report of eight cases with generalized symptoms. J. clin. Endocr. **2**, 595 (1942).

GOLDSMITH, S.J., YALOW, R.S., BERSON, S.A.: Significance of human plasma insulin sephadex fractions. Diabetes **18**, 834 (1969).

GORDIS, E. (introduced by S.A. BERSON): Detection of insulin-binding antibodies and separation of free and antibody-bound insulin by a rapid chemical procedure. Proc. Soc. exp. Biol (N.Y.) **103**, 542 (1960).

GORDON, P., ROTH, J.: Circulating insulins: "Big" and "little". Arch. intern. Med. **123**, 237 (1969).

GRABAR, P.: Immunoelectrophoretic analysis. In: Methods of biochemical analysis. New York: Interscience Publishers, Inc. 1959.

GRODSKY, G.M.: Production of autoantibodies to insulin an man and rabbits. J. clin. Invest. **43**, 1292 (1964) (abstr.).

GRODSKY, G.M.: Production of autoantibodies to insulin in man and rabbits. Diabetes **14**, 396 (1965).

GRODSKY, G.M., FELDMAN, R., TORESON, W.E., LEE, J.C.: Diabetes mellitus in rabbits immunized with insulin. Diabetes **15**, 579 (1966).

GRODSKY, G.M., FORSHAM, P.H.: Binding mechanism for insulin in "insulin resistant" sera. Fed. Proc. **17**, 234 (1958).

GRODSKY, G.M., FORSHAM, P.H.: An immunochemical assay of total extractable insulin in man. J. clin. Invest. **39**, 1070 (1960).

GRODSKY, G.M., FORSHAM, P.H.: Comparative binding of beef and human insulin to insulin antibodies produced in man and guinea pigs. J. clin. Invest. **40**, 799 (1961).

GRODSKY, G.M., PENG, C.T., FORSHAM, P.H.: Effect of modification of insulin on specific binding in insulin resistant sera. Arch. Biochem. Biophys. **81**, 264 (1959).

GRÜNEKLEE, D., HESSING, J., DAWEKE, H., HERBERG, L., GRIESS, F.A.: Insulin resistance without circulating antibodies, evidence for an antagonist? Diabetologia **7**, 482 (1971) (abstr.).

GUTFREUND, H.: The reversible dissociation of insulin and its minimum molecular weight. Biochem. J. **50**, 564 (1952).

HAHN, H.J., ZIEGLER, M.: Influence of isolated insulin antibodies on the insulin secretion *in vitro*. Diabetologia **7**, 483 (1971) (abstr.).

HAHN, J., RICHTER, O., STEINHILBER, S., KERP, L.: Comments to the antigenic role of the beef-Di-insulin- contamination in comercial insulins. Diabetologia **7**, 483 (1971) (abstr.).

HALES, C.N., RANDLE, P.J.: Immunoassay of insulin with insulin-antibody precipitate. Biochem. J. **88**, 137 (1963).

HANAUER, L., BARSON, J.M.: Anaphylactic shock following insulin injection: a case report and review of the literature. Diabetes **10**, 105 (1961).

HARFENIST, E.J.: The amino acid composition of insulins from beef, pork and sheep glands. J. Amer. chem. Soc. **75**, 5529 (1953).

HARRIS, J.I., LI, C.H.: The biological activity of enzymatic digests of insulin. J. Amer. chem. Soc. **74**, 2945 (1952).

HARRIS, J.I., SANGER, F., NAUGHTON, M.A.: Species differences in insulin. Arch. Biochem. Biophys. **65**, 427 (1956).

HARRIS-JONES, J.M., MILLER, H., OWEN, G.: Insulin binding antibodies in relation to insulin therapy. J. clin. Path. **16**, 120 (1963).

HARWOOD, R.: Insulin binding antibodies and "spontaneous" hypoglycemia. New Engl. J. Med. **262**, 979 (1960).

HASSELBLATT, A., SCHMIETA, J.: Aktivierung von gebundenem Insulin durch Tolbutamid. Klin. Wschr. **39**, 910 (1961).

HAUGAARD, N., VAUGHAN, M., HAUGAARD, E.S., STADIE, W.C.: Studies of radioactive injected labeled insulin. J. biol. Chem. **208**, 549 (1954).

HAUROWITZ, F.: Chemistry and biology of proteins, 1st ed. New York: Academic press 1950.

HEDING, L.G.: Ethanol precipitation as a substitute for the double-antibody reaction in a simplified insulin immunoassay method. Diabetologia **1**, 76 (1965) (abstr.).

HEDING, L.G.: A simplified insulin radioimmunoassay method. Conference on problems connected with the preparation and use of labelled proteins in tracer studies. Pisa (1966).

HEDING, L.G.: Free and antibody-bound serum insulin in insulin-treated diabetic patients. Diabetologia **4**, 392 (1968) (abstr.).

HEDING, L.G.: Determination of free and antibody-bound insulin in insulin treated diabetic patients. Horm. Metab. Res. **1**, 145 (1969).

HEDING, L.G., NIELSEN, A.V.: Determination of free and antibody bound immunoreactive insulin in serum from insulin treated diabetic patients. Excerpta medica, Int. Congr. Ser. **140**, 114 (1967).

HEIDEMAN, M.L., JR.: Separation of (131 I) Insulin-antibody complexes and of antibodies by disc electrophoresis in polyacrylamide gels. Biochemistry (Wash.) **3**, 1108 (1964).

HERBERT, V., LAU, K.S., GOTTLIEB, C.W., BLEICHER, S.J.: Coated charcoal immunoassay of insulin. J. clin. Endocr. **25**, 1375 (1965).

HILDEBRANDT, H.E., AMMON, J., PFEIFFER, E.F.: Ergebnisse einer Bestimmung der Konzentration von Antikörpern gegen Insulin mit Hilfe zweier verschiedener radioimmunologischer Methoden. In: Nebenschilddrüse und endokrine Regulation des Calciumstoffwechsels. Hrsg. J. KRACHT. Berlin-Heidelberg-New York: Springer 1968.

HINKE, H., STEINHILBER, S., KASEMIR, H., KERP, L.: Quantitative Untersuchungen zur Antikörperbindung von Rinderinsulin und Rinderproinsulin im Serum insulinbehandelter Diabetiker. Verh. dtsch. Ges. inn. Med. **76**, 375 (1970).

HIRATA, Y., BLUMENTHAL, H.T.: Precipitation of insulin with the sera of insulin treated guinea pigs and rabbits. J. Lab. clin. Med. **60**, 194 (1962 a).

HIRATA, Y., BLUMENTHAL, H.T.: Blood sugar and anti-insulin serum levels of actively and passively immunized rabbits. Diabetes **11** (Suppl.), 26 (1962 b).

HIRATA, Y., BLUMENTHAL, H.T.: Demonstration of a precipitating insulin-binding antibody in the sera of insulin-treated guinea pigs and rabbits. J. Lab. clin. Med. **62**, 683 (1963).

HIRATA, Y., ISHIZU, H.: Elevated insulin-binding capacity of serum proteins in a case with spontaneous hypoglycemia and mild diabetes not treated with insulin. Tohoku J. exp. Med. **107**, 277 (1972).

HIRATA, Y., ISHIZU, H., ITO, J.: A new syndrome: insulin autoimmune syndrome. Excerpta medica, Int. Congr. Ser. **280**, 131 (1973).

HODGKIN, D.C.: The structure of insulin. Diabetes **21**, 1131 (1972).

HODGKIN, D.C., MERCOLA, D.A.: In: Handbook of Physiology, sect. 7, vol I, p. 139. Baltimore, Md.: Waverly 1972. Zit. nach BRUGMAN und ARQUILLA (1973).

HORINO, M., HIRATA, Y., SATO, T., ITO, M., SHIROUZU, H., MAKINO, N.: Studies on insulin antibodies. Folia endocr. (Japan) **35**, 330 (1959).

HORINO, M., SHIU, Y.Y., BLUMENTHAL, H.T.: Studies on experimental insulin immunity. II. The organ distribution of insulin in immune rabbits. Diabetes **16**, 402 (1967).

HORINO, M., YU, S.Y., BLUMENTHAL, H.T.: Studies on experimental insulin immunity. I. Dynamics of insulin immunity in the guinea pig. Diabetes **15**, 812 (1966).

HORWITZ, F., ALP, H., RECANT, L.: Observations on cationic exchange resins in relation to insulin binding. J. Lab. clin. Med. **64**, 942 (1964).

HÜRTER, P., KÜHNAU, J., JR.: Die Aktivität zirkulierender Insulinantikörper bei kindlichen Diabetikern. Helv. paediat. Acta **25**, 154 (1970).

HÜRTER, P., KÜHNAU, J., JR.: Insulinantikörper bei diabetischen Kindern unter verschiedenen Monospezies-Insulinen. 7. Kongreß Dtsch. Diabetes-Gesellschaft, Bad Nauheim, abstr. 28 (1972).

HURN, B.A.L., FARRANT, P.C., YOUNG, B.A., GRAHAME, A.: Insulin-binding antibody and hormone dosage in non-resistant diabetes. Postgrad. Med. Suppl. 819 (1969).

INDERBITZIN, R., MEYER, H.: Beitrag zur Frage der Insulinallergie. Int. Arch. Allergy **5**, 62 (1954).

ISHIHARA, Y., SAITO, T., ITO, Y., FUJINO, M.: Structure of sperm- and sei-whale insulin and their breakdown by whale pepsin. Nature (Lond.) 181, 1468 (1958).

ISHIZAKA, K., ISHIZAKA, T., HORNBROOK, M.M.: Physicochemical properties of human reagenic antibody. IV. Presence of a unique immunoglobulin as a carrier of reagenic activity. J. Immunol. 97, 75 (1966a).

ISHIZAKA, K., ISHIZAKA, T., HORNBROOK, M.M.: Physicochemical properties of reagenic antibody V. Correlation of reagenic activity with γ E-globulin antibody. J. Immunol. 97, 840 (1966b).

IZZO, J.L., RONCONE, A., IZZO, M.J.: Evidence for insulin transport as a monomer in body fluids. Diabetes 22 (Suppl. 1), 305 (1973).

IZZO, J.L., RONCONE, A., IZZO, M.J., BALE, W.F.: Relationship between degree of iodination of insulin and its biological electrophoretic, and immunochemical properties. J. biol. Chem. 239, 3749 (1964).

JACKSON, R.C., STORVICK, W.O., HOLLINDEN, C.S., STROH, L.E., STILZ, J.G.: Neutral regular insulin. Diabetes 21, 235 (1972).

JANSEN, F.K.: The ability of monocomponent insulin or 1 × crystallized insulin in the development of immunological tolerance in mice. Diabetologia 7, 485 (1971a) (abstr.).

JANSEN, F.K.: Hochdosis und Niedrigdosistoleranz mit kristallinem Insulin und ihre zeitliche Entstehung. 6. Kongr. Dtsch. Diabetes-Gesellschaft, Düsseldorf, abstr. 8 (1971b).

JANSEN, F.K.: Tolerance to high and low doses of natural crystalline insulin. Diabetologia 7, 290 (1971c).

JANSEN, F.K., HERBERG, L.: Glucose tolerance and insulin antibodies after immunizing mice with crystalline and monocomponent insulin. Excerpta medica, Int. Congr. Ser. 280, 131 (1973).

JAYARAO, K., KARAM, J.H., FAULK, W.P., GRODSKY, G.M., FORSHAM, P.H.: Measurement of "masked" insulin antibodies in insulin resistance. Diabetes 18 (Suppl. 1) 324 (1969a).

JAYARAO, K., KARAM, J.H., FAULK, W.P., GRODSKY, G.M., FORSHAM, P.H.: "Masked" insulin antibodies in insulin resistance. Effectiveness of fish insulin in therapy. 29th Annual Meeting Amer. Diabetes Ass., New York (1969b).

JENSEN, H., SCHOCK, E., SOLLERS, E.: Studies on crystalline insulin. XVI. The action of ammonium hydroxide and of iodine on insulin. J. biol. Chem. 98, 93 (1932).

JENSEN, H., WINTERSTEINER, O., GEILING, E.M.K.: Studies on crystalline insulin. VIII. The isolation of crystalline insulin from fish islets (cod and pollock) and from pig's pancreas. The activity of crystalline insulin and further remarks on its preparation. J. Pharmacol exp. Ther. 36, 115 (1929).

JONES, V.E., CUNLIFFE, A.C.: A precipitating antibody to insulin. Nature (Lond.) 192, 136 (1961).

JØRGENSEN, K.H., BRANGE, J., HALLUND, O., PINGEL, M.: A method for the preparation of essentially pure insulin. Excerpta medica, Int. Congr. Ser. 209, 149 (1971).

JØRGENSEN, K.H., DECKERT, T., PEDERSEN, L.M., PEDERSEN, J.: Insulin, insulinantibodies and glucose in plasma of newborn infants of diabetic women. Acta endocr. (Kbh.) 52, 154 (1966).

JORPES, J.E.: Recrystallized insulin for diabetic patients with insulin allergy. Arch. intern. Med. 83, 363 (1949).

JOSLIN, E.P., GRAY, H.F., ROOT, P.: Insulin in hospital and home. J. Metabol. Res. 2, 651 (1922).

KABAT, E.: Einführung in die Immunchemie und Immunologie, S. 71. Berlin-Heidelberg-New York: Springer 1971.

KALANT, N., GOMBERG, C., SCHUCKER, R.: The effect of insulin binding antibodies on insulin sensitivity. Lancet, 1958II, 614.

KALKHOFF, R.K., HORNBROOK, K.R., BURCH, H.B., KIPNIS, D.M.: Studies on the metabolic effects of acute insulin deficiency. II. Changes in hepatic glycolytic and Krebs-cycle intermediates and pyridine nucleotides. Diabetes 15, 451 (1966).

KALKHOFF, R.K., KIPNIS, D.M.: Studies on the metabolic effects of acute insulin deficiency. I. Mechanism of impairment of hepatic fatty acid and protein synthesis. Diabetes 15, 443 (1966).

KALLEE, E.: Über 131-J-signiertes Insulin. I. Mitteilung (Nachweis). Z. Naturforsch. 7b, 661 (1952).

KALLEE, E.: Die Inselzellhormone: Radiojodiertes Insulin. In: Handbuch des Diabetes mellitus, Band I, S. 247, Hrsg. E.F. PFEIFFER. München: J.F. Lehmanns Verlag 1969.

KALLEE, E., DEBIASI, S., D'ADDABBO, A.: Studies on I-131 labelled insulin. VI. Immunological experiments on the binding of 131-I-insulin to serum proteins of normal, analbuminemic, and insulin-treated subjects. Acta isotop. 3, 239 (1963b).

KALLEE, E., WILMANNS, W., WEISS, G.: Geschwindigkeit der Neubildung insulinbindender γ-Globuline. Z. Naturforsch. 18b, 1124 (1963a).

KARAM, J.H., GRODSKY, G.M., FORSHAM, P.H.: Excessive insulin response to glucose in obese subjects, as measured by immunochemical assay. Diabetes 12, 197 (1963).

KARAM, J.H., GRODSKY, G.M., FORSHAM, P.H.: Insulin resistant diabetes with autoantibodies induced by exogenous insulin. Successful treatment by insulin withdrawal. Diabetes 18, 445 (1969a).

KARAM, J.H., LEVIN, S.R., LECHARNY, B., GRODSKY, G.M., FORSHAM, P.H.: Circulating insulin levels in insulin treated diabetics. Diabetes 18, 361 (1969b) (abstr.).

KARR, W.G., FREIDER, W.A., SEULL, C.W., PETTY, O.H.: Certain immunologic studies in insulin sensitivity. Amer. J. med. Sci. 181, 293 (1931).

KASEMIR, H., KERP, L., STEINHILBER, S., STRUWE, F.: Auswirkungen insulinbindender Antikörper auf den Insulinbedarf und den Verlauf des Diabetes mellitus. In: 2. Intern. Donausymp. Diab. mell. Budapest, Hrsg.: J. MAGYAR, A. BERNINGER, S. 399. Verlag der Wiener Mediz. Akademie (1971).

KASEMIR, H., PAULUS, U., STEINHILBER, S., KERP, L.: Quantitativ vergleichende Untersuchungen zur Antikörperbildung von Rinder- und Schweineinsulin. Diabetologia 5, 130 (1949) (abstr.).

KASEMIR, H., PAULUS, U., STEINHILBER, S., KERP, L.: Comparative quantitative studies on insulin antibody formation by beef and pork insulin. Diabetologia 4, 395 (1968) (abstr.).

KATSOYANNIS, P.G., OKADA, Y., ZAHNT, C.: Synthesis of a biologically active insulin analog lacking the intrachain cyclic system. Biochemistry (Wash.) 12, 2516 (1973).

KAYE, M., MCGARDY, E., ROSENFELD, I.: Accquired insulin resistance. A case report. Diabetes 4, 133 (1955).

KERP, L.: Insulinbindende Antikörper. Habilitationsschrift, Freiburg (1963).

KERP, L.: Insulin als Antigen. Dtsch. med. Wschr. 90, 841 (1965).

KERP, L.: Quantitative data concerning the localization of antibody binding sites on insulin and proinsulin molecules. Int. Arch. Allergy 41, 216 (1971a).

KERP, L.: Experimentelle Untersuchungen zur antikörperbedingten Insulinneutralisation. In: 2. Intern. Donausymp. Diab. mell. Budapest, Hrsg.: J. MAGYAR, A. BERNINGER, S. 89. Verlag der Wiener Mediz. Akademie 1971b.

Kerp, L.: Klinisch vergleichende Untersuchungen zur Immunogenität chromatographisch gereinigter mit nicht chromatographierten Insulinen von Rind und Schwein. 8. Kongr. dtsch. Diabetes Ges., München, Round-table-Gespräch (1973).

KERP, L., KASEMIR, H.: Klinische und experimentelle Untersuchungen zur Pathogenese der Insulinresistenz. Allergie u. Asthma 14, 200 (1968).

KERP, L., KASEMIR, H., KIELING, F.: Insulinbindende Antikörper und Insulinbedarf bei Diabetikern. Klin. Wschr. 46, 376 (1968b).

KERP, L., KASEMIR, H., KIELING, F., KEIDERLING, W.: Spezifität der gegen isolierte A und B Ketten und gegen intaktes Insulin gebildeten Antikörper. Naturwissenschaften 54, 589 (1967c).

KERP, L., KASEMIR, H., KIELING, F., STEINHILBER, S.: Zur Lokalisation von Antikörper-Bindungsstellen am Insulinmolekül. Verh. dtsch. Ges. inn. Med. 74, 552 (1968a).

KERP, L., KASEMIR, H., KIELING, F., STEINHILBER, S.: Localisation of antibody-binding sites on insulin molecules. Int. Arch. Allergy 36, 143 (1969b).

KERP, L., KASEMIR, H., STEINHILBER, S.: Sources of error in the insulin immunoassay due to fragments of bovine insulin and bovine proinsulin. Horm. Metab. Res. (Suppl. Series No. 3) 29 (1971c).

KERP, L., KASEMIR, H., STEINHILBER, S., KIELING, F.: Untersuchungen zur Lokalisation der Insertionsstellen insulinbindender Antikörper am Insulinmolekül. Protid. biol. Fluids 16, 265 (1969a).

KERP, L., KIELING, F., KASEMIR, H.: Zur Lokalisation von Antikörperbindungsstellen an homologen Insulinmolekülen. Naturwissenschaften 54, 368 (1967b).

KERP, L., KIELING, F., STEINHILBER, S.: Zur Lokalisation der Antikörper-Bindungsstellen an heterologen Insulinmolekülen. Naturwissenschaften 54, 167 (1967a).

KERP, L., LANGER, J., KASEMIR, H., STEINHILBER, S.: Induktion einer „low dose tolerance" gegen Rinderinsulin bei Meerschweinchen. Klin. Wschr. 47, 492 (1969c).

KERP, L., STEINHILBER, S.: Verbesserte Ultrazentrifugenmethodik zur quantitativen Untersuchung von Protein-Liganden Komplexen. Klin. Wschr. 40, 540 (1962).

KERP, L., STEINHILBER, S.: Quantitativer Nachweis insulinbindender Proteine durch Differentialadsorption. Protid. biol. Fluids 11, 455 (1963).

KERP, L., STEINHILBER, S., KASEMIR, H.: Ein Verfahren zum Nachweis insulinbindender Antikörper durch Differentialadsorption. Klin. Wschr. 44, 560 (1966).

KERP, L., STEINHILBER, S., KASEMIR, H.: Besitzt die Proinsulinverunreinigung kommerzieller Insulinpräparate Bedeutung für die Stimulierung von Insulinantikörpern? Klin. Wschr. 48, 884 (1970b).

KERP, L., STEINHILBER, S., KASEMIR, H.: Quantitative Ergebnisse zur Lokalisation determinanter Gruppen am Insulinmolekül. Naturwissenschaften 57, 196 (1970c).

KERP, L., STEINHILBER, S., KASEMIR, H., BRANDENBURG, D.: Zur Antikörperbindung von Insulinmolekülen mit Modifikationen an den Aminosäuren A^1 und B^1. 4. Tagg. Ges. Immunologie, Bern (1972).

KERP, L., STEINHILBER, S., KASEMIR, H., HAHN, J., HENRICHS, H.R., GEIGER, R.: Changes in the immunospecificity of bovine insulin due to splitting off the amino acids B_1, B_2 and B_3. Diabetes 23, 651 (1974).

KERP, L., STEINHILBER, S., KIELING, F., CREUTZFELDT, W.: Klinisch und experimentelle Untersuchungen zur Insulinallergie und Insulinresistenz. Dtsch. med. Wschr. 90, 806 (1965).

KERP, L., STEINHILBER, S., SCHMIDT, D.D.: Vergleichende Analyse der gegen Rinderproinsulin und Rinderinsulin gebildeten Antikörper. FEBS Letters 8, 157 (1970a).

KHURANA, R.C., BARNETT, D.M., BRADLEY, R.F., MARBLE, A.: Insulin resistance in children with diabetes mellitus. Diabetes 22 (Suppl. 1), 289 (1973).

KISSEL, P., DEBRY, G.: Efficacité de l'insuline de porc chez trois diabétiques traités sans succès par l'insuline de boeuf. Bull. Soc. Méd. Hôp. Paris 344 (1960).

KITABCHI, A.E.: The biological and immunological properties of porc and beef insulin, proinsulin and connecting peptides. J. clin. Invest. 49, 979 (1970).

KITAGAWA, M., OUVUE, K., KAMURA, Y., ANAI, M., YAMAMURA, Y.: Immunochemical studies of insulin. II. The specificity of insulin neutralizing antibody and experimental diabetes. J. Biochem. (Tokyo) 48, 438 (1960).

KLÖPPEL, G., ALTENAEHR, E., JANSEN, F.K., FREYTAG, G.: Relations between insulitis, intracutaneous skin reaction, antibody titer and decreased glucose tolerance in rabbits immunized with bovine insulin. Excerpta medica, Int. Congr. Ser. 280, 132 (1973).

KODEJSZKO, E.: Investigation upon insulin resistance. Excerpta medica, Int. Congr. Ser. 74, 73 (1964).

KODEJSZKO, E., SENIOW, S., NIEDŹWIEDZKA: Badania nad opornoścìa na insuline. XXII. Zjazd. Tow. Int. Polsk. Pol. Arch. Med. wewnęt. 33, 1071 (1963); Zit. nach: STARZYNSKA et al. (1969).

KOENIG, V.L., WEIGER, R.W., SOWINSKI, R.: Electrophoretic analysis of sera from a patient with hemochromatosis and diabetes resistant to insulin. J. Lab. clin. Med. 47, 862 (1956).

KORP, W., LEVETT, R.E.: Erfahrungen mit Monokomponenten-Insulin. Wien. klin. Wschr. 85, 326 (1973).

KRAHL, M.E., T'DBALL, M.E., BREGMAN, E.: Preparation and antiinsulin activity of lipoprotein from rat serum. Proc. Soc. exp. Biol. (N.Y.) 101, 1 (1959).

KRAIL, G., BRANDENBURG, D., ZAHN, H.: (B_1-p-Jodphenylalanin) Insulin, ein einheitliches Monojodinsulin. Hoppe-Seylers Z. physiol. Chem. 352, 1595 (1971).

KRAUTWALD, D.: Auswirkungen insulinbindender Antikörper auf das Verhalten des Blutzuckers nach iv. Insulininjektion beim Menschen. Dissertation Freiburg (1971).

KREUTZER, H.H., MOORS, J.J., VERHILLE, R.: Specificke resistentic tegen rinder-insuline. Ned. T. Geneesk. 100, 3598 (1956).

KRIEGBAUM, D., FEDERLIN, K.: Tierexperimentelle Untersuchungen zur verzögerten Immunreaktion gegenüber Insulin, A- und B-Kette sowie Insulinbruchstücken. Diabetologia 6, 78 (1970) (abstr.).

KÜHNAU, J., JR.: Die Bedeutung humoraler Insulinantikörper für die Insulinansprechbarkeit bei Diabetes mellitus und die Konsequenzen für die Therapie. Habilitationsschrift, Hamburg (1968).

KÜHNAU, J., JR.: Development and characteristics of humoral insulin antibodies in man treated with species- homogeneous insulin of cow and pig. Diabetologia 4, 395 (1968) (abstr.).

KÜHNAU, J., JR.: Insulin-Antikörper bei Diabetes mellitus in einer prospektiven Studie mit Rinderund Schweineinsulinen. 7. Kongr. Dtsch. Diabetes Gesellschaft, Bad Nauheim, (1972) abstr. 25.

KÜHNAU, J., JR., GRIMM, B.: Die Beziehungen zwischen Aktivitätseigenschaften neutralisierender Insulinantikörper und dem Insulinbedarf bei Diabetes mellitus. In: 2. Intern. Donausymp. Diab. mell. Budapest, Hrsg.: J. MAGYAR, A. BERNINGER. Verlag der Wiener Mediz. Akademie 1971.

KÜHNAU, J., JR., MEYER, H.-W.: Über die Bedeutung insulinneutralisierender Antikörper für die Insulintherapie bei Diabetes mellitus. Excerpta medica, Int. Congr. Ser. 140, 77 (1967).

KÜHNAU, J., JR., STRITZKY, A. VON: Mit Schweineinsulin erfolgreich behandelte Insulinresistenz bei Diabetes mellitus. Mitteilung über 2 Fälle. Schweiz. med. Wschr. 93, 914 (1963).

KUMAR, D., MILLER, L. V.: Pork insulin resistance treated with desalaninated insulin. Diabetes 19, 392 (1970) (abstr.).

KUMAR, D., MILLER, L. V.: Evidence of the presence of proinsulin antibody in insulin-resistant patients. Diabetes 21 (Suppl. 1), 368 (1972).

KUMAR, D., MILLER, L. V.: Proinsulin-specific antibodies in human sera. Diabetes 22, 361 (1973a).

KUMAR, D., MILLER, L. V.: Prevalence of proinsulin-specific antibodies in diabetic patients. Horm. Metab. Res. 5, 1 (1973b).

KUMAR, D., MILLER, L. V.: Studies on the antibodies in insulin treated diabetic patients. Excerpta medica, Int. Congr. Ser. 280, 133 (1973c).

LACHNIT, V., WIEDEMANN, G.: Untersuchungen bei Insulinallergie. Z. Immun.-Forsch. 122, 216 (1961).

LACY, P.E., WRIGHT, P.H.: Allergic interstitial panc–eatitis in rats injected with guinea pig anti-insulin serum. Diabetes 14, 634 (1965).

LAMBERT, B., SUTTER, B.C.J., JAQUEMIN, C.: Effect of iodination on the biological activity of insulin. Horm. Metab. Res. 4, 149 (1972).

LAWRENCE, A.M., KIRSTEINS, L.: The effect of proinsulin on the immunoassay of insulin and its possible relation to states of hyperinsulinaemia. Proc. Soc. exp. Biol. (N.Y.) 131, 1142 (1969).

LEE, J.C., GRODSKY, G.M., CAPLAN, J., GRAW, L.: Experimental immune diabetes in the rabbit. Amer. J. Path. 57, 597 (1969).

LERMAN, J.: Insulin resistance: The role of immunity in its production. Amer. J. med. Sci. 207, 354 (1944).

LEVETT, R.E., KORP, W.: A clinical trial with monocomponent (MC)-insulin. Preliminary results. Diabetologia 8, 55 (1972a) (abstr.).

LEVETT, R.E., KORP, W.: Monocomponent insulin. A clinical trial after one year. 8th Annual meeting European Ass. for the Study of Diabetes, Madrid (1972b).

LEVETT, R.E., KORP, W.: Der Tagesinsulinbedarf des juvenilen Diabetikers. Bedeutung des gebundenen Insulins und der IgG-Insulinantikörper. 7. Kongr. dtsch. Diabetes Gesellschaft, Bad Nauheim (1972c) abstr. 26.

LEVETT, R.E., KORP, W.: Neue Aspekte der Insulintherapie — Monocomponent-Insuline. 3. Int. Donau-Symposium über Diabetes mellitus, Salzburg (1973) Hrsg.: A. BERINGER. Wien-München-Bern: Verlag W. Maudrich, 1973.

LEV-RAN, A., JOSHUA, H., MANNHEIMER, S.: Insulin antibodies in diabetes. Israel J. med. Sci. 7, 1035 (1971).

LEV-RAN, A., RATT, L.: Insulin binding and free insulin in serum of insulin-treated diabetics. Horm. Metab. Res. 5, 67 (1973).

LEV-RAN, A., RATT, L., GERSHT, N.: Free and total insulin and insulin binding capacity in serum of insulin treated non resistant diabetics. Excerpta medica, Int. Cong. Ser. 280, 134 (1973).

LEV-RAN, A., RATT, L., LAOR, J.: Some characteristics of insulin antibodies in non resistant diabetes. Israel J. med. Sci. 8, 905 (1972).

LEWIN, S.: Insulin conformations. Biochem. J. 114, 83 (1969).

LEWIN, S., LEWIS, A.A.G., MOWBRAY, R.R.DE: Detection of insulin-antibodies by acrylamide gel cross electrofocussing with insulin. Diabetologia 6, 53 (1970) (abstr.).

LEWIS, J.H.: The antigenic properties of insulin. J. Amer. med. Ass. 108, 1336 (1937).

LIEBERMAN, P., PATTERSON, R., METZ, R., LUCENA, G.: Allergic reactions to insulin. J. Amer. med. Ass. 215, 1106 (1971).

LIEBERMANN, H., ZIEGLER, M., LIPPMANN, H.-G.: Insulin-Antikörper. III. Molekulargewichtsbestimmung in der Ultrazentrifuge. Acta biol. med. germ. 29, 301 (1972).

LINDSAY, D.G., LOGE, O., LOSERT, W.: Carbamyl- and methylthiocarbamylinsulins. Biochim. biophys. Acta (Amst.) 263, 658 (1972).

LINDSAY, D.G., SHALL, S.: The acetylation of insulin. Biochem. J. 121, 737 (1971).

LITTLE, J.A., ARNOTT, J.H.: Sulfated insulin in mild, moderate, severe and insulin-resistant diabetes mellitus. Diabetes 15, 457 (1966).

LOCKWOOD, D.H., PROUT, T.E.: Antigenicity of heterologous and homologous insulin. Metabolism 14, 530 (1965).

LOGOTHETOPOULOS, J.: Cytological and autoradiographic studies of the islets of mice injected with insulin antibodies. Diabetes 14, 449 (1965).

LOGOTHETOPOULOS, J., BELL, E.G.: Histological and autoradiographic studies of the islets of mice injected with insulin antibody. Diabetes 15, 205 (1966).

LOGOTHETOPOULOS, J., DAVIDSON, J.K., HAIST, R.E., BEST, C.H.: Degranulation of beta cells and loss of pancreatic insulin after infusion of insulin antibody or glucose. Diabetes 14, 493 (1965).

LOHSS, F., KALLEE, E.: Immunological detection of the binding of 59-Fe ascorbinate, 131-I-thyroxine and 131-I-insulin to serum proteins. In: Protid. biol. Fluids, 8, 142 (1961).

LOVELESS, M.: A means of estimating circulating insulin in man. Quart. Rev. Allergy 10, 374 (1956).

LOVELESS, M., CANN, J.R.: Distribution of allergic and "blocking" activity in human serum proteins fractionated by electrophoresis convection. Science 117, 105 (1953).

LOVELESS, M.H., CANN, J.R.: Distribution of "blocking" antibody in human serum protein fractioned by electrophoresis convection. J. Immunol. 74, 329 (1955).

LOWELL, F.C.: Evidence for the existence of two antibodies for crystalline insulin. Proc. Soc. Exp. Biol. Med. 50, 167 (1942).

LOWELL, F.C.: Immunological studies in insulin resistance: I. Report of a case exhibiting variations in resistance and allergy to insulin. J. clin. Invest. 23, 225 (1944a).

LOWELL, F.C.: Immunological studies in insulin resistance: II. The presence of a neutralizing factor in the blood exhibiting some characteristics of an antibody. J. clin. Invest. 23, 233 (1944b).

LOWELL, F.C.: Immunological studies in insulin resistance: III. Measurement of an insulin antagonist in the serum of an insulin-resistant patient by the blood sugar curve method in mice. J. clin. Invest. 26, 57 (1947).

LOWELL, F.C., FRANKLIN, W.: Induced insulin resistance in the rabbit. J. clin. Invest. 28, 199 (1949).

LUCKE, C., KAGAN, A., GLICK, S.M.: Biological and immunological activity of boiled insulin. Diabetes 19, (Suppl. 1), 394 (1970) abstr.

LYNGSØE, J.: Insulin-like activity in serum determined by the epididymal fat pad method. II. The values in undiluted and diluted serum from diabetic patients determined before and after the ingestion of glucose. Acta med. scand. 172, 41 (1962).

MALAISSE, W., WRIGHT, P.H.: Neutralization of insulinantibodies in guinea pig serum. Clin. Res. 14, 430 (1966).

MANCINI, A.M., CONSTANZI, G., ZAMPA, G.A.: Human insulin antibodies detected by immunofluorescent technique. Lancet 1964 I, 726.

MANCINI, A.M., ZAMPA, G.A., VECCHI, A., CONSTANZI, G.: Histoimmunological technics for detecting anti-insulin antibodies in human sera. Lancet 1965 I, 1189.

MANN, C.B., SMITH, G.H.: The state of plasma insulin in guinea pigs with circulating antibodies to ox insulin. Biochem. J. 88, 13p (1963).

MARSH, J.B., HAUGAARD, N.H.: The effect of serum from insulin resistant cases on the combination of insulin with the rat diaphragm. J. clin. Invest. 31, 107 (1952).

MARTIN, D.B., DAGENAIS, Y.M., RENOLD, A.E.: An assay for insulin-like activity using rat adipose tissue. Lancet 1958 II, 76.

MARTINI, O., HAHN, J.: Messung von Insulinaktivität an isolierten Fettzellen. Hoppe-Seylers Z. physiol. Chem. 348, 1461 (1967).

McADAMS, G.B., KNOX, K.R., WILCOX, D.S.: The initial, rapid phase disappearance of intravenous radio-insulin in diabetes. J. nucl. Med. 8, 173 (1967).

McCULLAGH, E.P., COOK, J.R., SHIREY, E.K.: Diabetes following total pancreatectomy: Clinical observations of 10 cases. Diabetes 7, 298 (1958).

MEADE, R.C.: Placental transfer of insulin binding antibodies in the guinea pig. Amer. J. Physiol. 205, 845 (1963).

MEADE, R.C., KLITGAARD, H.M.: A simplified method for immunoassay of human serum insulin. J. nucl. Med. 3, 407 (1962).

MEEK, J.C., DOFFING, K.M., BOLINGER, R.E.: Radioimmunoassay of insulin A and B chains in normal and diabetic human plasma. Diabetes 17, 61 (1968).

MEIER, H., YERGANIAN, D.: Spontaneous diabetes mellitus in the offspring of diabetic parents. Diabetes 10, 12 (1961)

MELANI, F., DITSCHUNEIT, H., BARTELT, K.M., FRIEDRICH, H., PFEIFFER, E.F.: Über die radioimmunologische Bestimmung von Insulin im Blut. Klin. Wschr. 43, 1000 (1965).

MELANI, F., RUBENSTEIN, A.H., OYER, P.E., STEINER, D.F.: Identification of proinsulin and c-peptide in human serum by a specific immunoassay. Proc. nat. Acad. Sci. (Wash.) 67, 148 (1970).

MENZEL, R., KNOSPE, S., ZIEGLER, M., WILKE, W., MICHAEL, R.: Failure of immunogenic action of insulin in dogs after slow adaption to insulin. Diabetologia 6, 639 (1970) abstr.

MENZEL, R., KNOSPE, S., ZIEGLER, M., WILKE, W., MICHAEL, R.: Failure of appearance of insulin antibodies in dogs adapted to bovine-porcine insulin. Diabetologia 7, 386 (1971).

MENZEL, R., ZIEGLER, M.: Fehlende immunogene Wirkung exogenen Insulins bei Hunden nach langsamer Adaptation an Insulin. Experientia (Basel) 26, 906 (1970a).

MENZEL, R., ZIEGLER, M.: Nachweis von zirkulierenden Insulinantikörpern beim Hund. Endokrinologie **56**, 334 (1970b).

MERCOLA, D.A., MORRIS, J.W.S., ARQUILLA, E.R.: Use of resonance interaction in the study of the chain folding of insulin in solution. Biochemistry (Wash.) **11**, 3860 (1972).

MERCOLA, D., MORRIS, J., ARQUILLA, E.R., BROMER, W.: The ultraviolet circular dichroism of bovine insulin and desoctapeptide insulin. Biochim. biophys. Acta (Amst.) **133**, 224 (1967).

MEYER, H.W.: Über die Bindung von Rinder- und Schweineinsulin durch zirkulierende Antikörper im Serum von Diabetikern. Med. Welt **19**, 1758 (1968).

MICHEL, H.: Beitrag zur Serologie der Insulin-Antikörper bei Insulin-Resistenz. In: Diabetes mellitus, III. Kongr. Int. Diabetes Federation (1958), S. 608. Stuttgart: Thieme 1959.

MICHEL, H.: Insulinallergie und Insulinresistenz. Internist (Berl.) **3**, 728 (1962).

MICHL, J., MORELL, B., FANKHAUSER, S.: Zwei Jahre Erfahrungen mit einem neuen Monocomponent-Insulin bei Diabetikern. 41. Jahrestagung Schweiz. Ges. innere Med. (1973) − Autorenreferat.

MILLER, H., OWEN, G.: Immunoelectrophoresis of insulin-binding antibodies. Nature (Lond.) **188**, 70 (1960).

MITCHELL, M.L.: Abnormal insulin-binding fractions demonstrated by the electrophoresis on ion-exchange paper of sera from diabetic patients. J. clin. Endocr. **20**, 1319 (1960).

MITCHELL, M.L., BRADFORD, A.H.: Measurement of insulin binding by resin paper in vitro. Diabetes **12**, 257 (1963).

MITCHELL, M.L., O'ROURKE, M.E.: Differential resin binding of insulin in sera from insulin responsive and resistant diabetic subjects. 41st Meeting of the Endocrine Soc., Atlantic City, N.Y. 1959, abstr. No. 83, progr. p. 58.

MITCHELL, M.L., WHITEHEAD, W.O., O'ROURKE, M.E.: Differential resin binding of insulin in serum. Endocrinology **65**, 322 (1959).

MITCHISON, N.A.: Induction of immunological paralysis in two zones of dosages. Proc. roy. Soc. B. **161**, 275 (1964).

MOINAT, P.: A quantitative estimation of antibodies to exogeneous insulin in diabetic subjects. Diabetes **7**, 462 (1958).

MOLONEY, P.J.: Antibodies to insulin and the problem of auto-immunization. 7. Int. Kongr. Innere Medizin, München (1962) abstr. 14.

MOLONEY, P.J., APRILE, M.A.: On the antigenicity of insulin: Flocculation of insulin-antiserum. Canad. J. Biochem. **37**, 793 (1959).

MOLONEY, P.J., APRILE, M.A.: Neutralization of cod insulin with antiserum: Precipitation of insulin-anti-insulin complex with ethanol water. Canad. J. Biochem. **38**, 1216 (1960).

MOLONEY, P.J., APRILE, M.A., WILSON, S.: Sulfated insulin for treatment of insulin-resistant diabetics. J. New. Drugs **4**, 258 (1964).

MOLONEY, P.J., COVAL, M.: Antigenicity of insulin. Diabetes induced by specific antibodies. Biochem. J. **59**, 179 (1955).

MOLONEY, P.J., EVANS, M.A.: Immuntolerance to insulin and Freund's adjuvant. Canad. J. Biochem. **49**, 865 (1971).

MOLONEY, P.J., GOLDSMITH, L.: On the antigenicity of insulin. Canad. J. Biochem. **35**, 79 (1957).

MOLONEY, P.J., JACKSON, S.G.: Specific immunosuppression of antibody response to ox insulin: Effect of adjuvant and dosage of maleyl insulin. Canad. J. Biochem. **51**, 421 (1973).

MOLONEY, P.J., TIRPAK, A.E.: Immuntolerance to ox insulin induced in the adult guinea pig. Canad. med. Ass. J. **100**, 573 (1969).

MORCOS, R.H., ABD EL NABY, S., DITSCHUNEIT, H., PFEIFFER, E.F.: Über die Ursache der Insulinresistenz bei der Insulinschocktherapie in der Psychiatrie. Med. Klin. **60**, 1073 (1965).

MORGAN, C.R., LAZAROW, A.: Immunoassay of insulin using a two-antibody system. Proc. Soc. exp. Biol. (N.Y.) **110**, 29 (1962).

MORGAN, C.R., LAZAROW, A.: Immunoassay of insulin. Two antibody system, plasma insulin levels of normal, subdiabetic and diabetic rats. Diabetes **12**, 115 (1963).

MORRIS, J.W.S., MERCOLA, D.A., ARQUILLA, E.R.: Preparation and properties of 3-nitro-tyrosine insulins. Biochemistry (Wash.) **9**, 3930 (1970b).

MORRIS, J.W.S., MERCOLA, D.A., MILES, P.V., ARQUILLA, E.R.: The role of Asn A-21 in the conformation of insulin. Fed. Proc. **29**, 313 (1970a).

MORSE, J.H. (introduced by S.A. BERSON): Rapid production and detection of insulin binding antibodies in rabbits and guinea pigs. Proc. Soc. exp. Biol. (N.Y.) **101**, 722 (1959).

MORSE, J.H.: Correlations of insulin requirements with the concentration of insulin binding antibody in two cases of insulin resistance. J. clin. Endocr. **21**, 533 (1961).

MORSE, J.H., HEREMANS, J.F.: Immunoelectrophoretic analysis of human insulin antibody and its papain produced fragments. J. Lab. clin. Med. **59**, 891 (1962).

MOWBRAY, R.R.DE., TURNER, J.J., GARNER, S.D., BRUCK, E., NYE, L., TRIGGS, S.: Comparative requirements of bovine and porcine insulin. Diabetologia 7, 476 (1971) abstr.

MURTHY, D.Y.N., GUTHRIE, R.A., WOMACK, W.N., JACKSON, R.L.: Insulin binding in children with diabetes mellitus. Pediatrics **43**, 558 (1969).

NARAHARA, H.T., WILLIAMS, R.H.: The reaction of rabbit antibeef insulin serum with heterologous and homologous insulin preparations. Diabetes **13**, 22 (1964).

NEWERLY, K., BERSON, S.A.: Lack of specificity of insulin I^{131}-binding by isolated rat diaphragm. Proc. Soc. exp. Biol. (N.Y.) **94**, 751 (1957).

NICOL, D.S.H.: The biological activity of pure peptides obtained by enzymatic hydrolysis of insulin. Biochem. J. **75**, 395 (1960).

NICOL, D.S.H.W., SMITH, L.F.: Amino-acid sequence of human insulin. Nature (Lond.) **187**, 483 (1960).

NISONOFF, A., PRESSMAN, D.: Heterogenicity and average combining constants of antibodies from individual rabbits. J. Immunol. **80**, 417 (1958).

OAKLEY, W.G., CUNLIFFE, A.C.: Insulin resistance. In: Clin. Diabetes and its biochemical basis, Eds. W.G. OAKLEY, D.A. PYKE, K.W. TAYLOR., p. 722. Oxford: Blackwell Scientific Publ. 1968.

OAKLEY, W.G., FIELD, J.B., SOWTON, G., RIGBY, B., CUNLIFFE, A.C.: Action of prednisone in insulin resistant diabetes. Brit. med. J. **1959 II**, 1601.

OAKLEY, W.G., JONES, V.E., CUNLIFFE, A.C.: Insulin resistance. Brit. med. J. **1967 II**, 134.

OHNEDA, A., MATSUDA, K., ISHII, S., CHIBA, M., YAMAGATA, S.: Hypoglycemia and production of antibodies to insulin without previous treatment of insulin. Excerpta medica, Int. Congr. Ser. **280**, 135 (1973).

ORSETTI, A., BALI, J.P., SERRE, A., MIROUZE, J.: Insulin immunology and synthesis. Diabetologia **8**, 62 (1972) abstr.

ORSKOV, H., CRISTENSEN, N.J.: Plasma disappearance rate of injected human insulin in juvenile diabetic, maturity onset diabetic and nondiabetic subjects. Diabetes **18**, 653 (1969).

OUCHTERLONY, O.: Diffusion in gel methods for immunological analysis. I. Progr. Allergy **5**, 1 (1958).

OUCHTERLONY, O.: Diffusion in gel methods for immunological analysis. II. Progr. Allergy **6**, 30 (1962).

OVARY, Z.: Immediate reactions in the skin of experimental animals provoked by antibody-antigen interaction. Progr. Allergy **5**, 459 (1958).

OVARY, Z.: Passive cutaneous anaphylaxis in the guinea pig: Degree of reaction as a function of the quantity of antigen and antibody. Int. Arch. Allergy **14**, 18 (1959).

OVARY, Z., BENACERRAF, B., BLOCH, K.: Identification of antibodies involved in passive cutaneous and systematic anaphylaxis. J. exp. Med. **117**, 951 (1963).

PAL, S., CHATURVEDI, V.C., MEHROTA, R.M.L., GUPTA, N.N., SIRCAR, A.R.: Insulin "autoantibodies" in diabetes mellitus. Indian J. med. Sci. **23**, 598 (1969a).

PAL, S., GUPTA, N.N., MEHROTA, R.M.L., SIRCAR, A.R., CHATURVEDI, V.C.: Insulin antibodies in diabetes mellitus. Indian J. med. Res. **57**, 573 (1969b).

PALUMBO, P.J., MOLNAR, G.D., TAUXE, W.N.: Serum protein binding of exogenous insulin in menstruating and pregnant diabetic patients. Diabetes **13**, 634 (1964a).

PALUMBO, P.J., MOLNAR, G.D., TAUXE, W.N.: In: Diabetes. Excerpta medica, Int. Congr. Ser. **74**, 173 (1964b).

PALUMBO, P.J., TAUXE, W.N., GREENBERG, B., GOETZ, F.C., MOLNAR, G.D.: Serum protein binding of insulin by chromatoelectrophoresis and immunoprecipitation technics. Amer. J. clin. Path. **43**, 532 (1965).

PALUMBO, P.J., TAYLOR, W.F., MOLNAR, G.D., TAUXE, W.N.: Disappearance of bovine insulin from plasma in diabetic and normal subjects. Metabolism **21**, 787 (1972).

PATTERSON, G.R., LUCENA, G., METZ, R., ROBERTS, M.: Reaginic antibody against insulin. Demonstration of antigenic distinction between native and extracted insulin. J. Immunol. **103**, 1061 (1969).

PATTERSON, R., COLWELL, J.A., GREGOR, W.H., CARY, E.: Avian anti-insulin serum: A comparison of its immunologic and biologic activity with that of guinea pig and rabbit antisera. J. Lab. clin. Med. **64**, 399 (1964).

PATTERSON, R., MELLIES, C.J., ROBERTS, M.: Immunologic reactions against insulin: II. IgE antiinsulin, insulin allergy and combined IgE and IgG immunologic insulin resistance. J. Immunol. **110**, 1135 (1973 b).

PATTERSON, R., O'ROURKE, J., ROBERTS, M., SUSZKO, J.: Immunologic reactions against insulin. I. IgG antiinsulin and insulin resistance. J. Immunol. **110**, 1126 (1973 a).

PAUL, T.N.: The effect of proinsulin in the insulin immunoassay. Diabetes **20**, 372 (1971).

PAV, J., JEŽKOVÁ, Z., SKRHA, F.: Insulin antibodies. Lancet **1963 II**, 221.

PECK, W.A.: Regulation of pyrimidine ribonucleoside incorporation in isolated bone cells. Stimulation by insulin and by 2,3 dihydroxy-1,4-dithiobutane (dithiotreitol). J. biol. Chem. **246**, 4439 (1971).

PENCHEV, J., ANDREEV, D., DITZOV, S.: Insulin-precipitierende Antikörper bei insulinbehandelten und unbehandelten Diabetikern und mit Insulin immunisierten Meerschweinchen. Acta diabet. lat. **2**, 454 (1965).

PENCHEV, J., ANDREEV, D., DITZOV, S.: Insulin-precipitating antibodies in insulin treated and untreated diabetic patients. Diabetologia **4**, 164 (1968).

PERLMUTTER, M., GREEP, R.O.: The uptake of glucose and the synthesis of glycogen by the isolated diaphragm of normal and pituitectomized rats. J. biol. Chem. **174**, 915 (1948).

PFEIFFER, E.F.: Diskussionsbeitrag, Diabetes **21** (Suppl. 2) 660 (1971).

PFEIFFER, E.F., DITSCHUNEIT, H.: Aktuelle Probleme der Diabetestherapie. Dtsch. med. Wschr. **87**, 2290 (1962).

PFEIFFER, E.F., DITSCHUNEIT, H., FEDERLIN, K.: Die Inselzellhormone: Die Immunologie des Insulins. In: Handbuch des Diabetes mellitus, Band 1, S. 155, Hrsg.: E.F. PFEIFFER u. Mitarb. München: J.F. Lehmanns 1969.

PFEIFFER, E.F., MELANI, F., DITSCHUNEIT, H.: Radioimmunologische Bestimmung des Insulins. Bull. schweiz. Akad. med. Wiss. **21**, 276 (1965).

PLAUTZ, M., LITTLE, J.A.: An immunoassay for insulin antibodies in humans: Their development in diabetics treated with sulfated or Lente insulin. Diabetes **19** (Suppl. 1), 371 (1970) abstr.

POTTER, D.E., MORATINOS, J., ELLIS, S.: Rabbit and human insulins: Similar cross-reactivities with antibodies to porcine insulin. Experientia (Basel) **29**, 1144 (1973).

PRESSMAN, D., YAGI, Y., MAIER, P.: Antibodies against the component polypeptide chains of bovine Insulin. Science **147**, 617 (1965).

PROUT, T.E.: The antigenicity of insulin. A review. J. chron. Dis. **15**, 879 (1962).

PROUT, T.E., KATIMS, R.B.: The effect of insulin-binding serum globulin on insulin requirement. Diabetes **8**, 425 (1959).

PROUT, T.E., KATIMS, R.B.: Relationship between serum binding globulin and insulin requirement. Bull. Johns Hopk. Hosp. **106**, 119 (1960).

PROUT, T.E., ODAK, V.V., DENDRINOS, G.J., LOCKWOOD, D.H.: The insulin carrying protein of normal human serum. Diabetes **12**, 144 (1963).

RAMACHANDRAN, S., RITCHIE, D., WAGLE, S.R.: Studies on the measuremant of insulin antibodies in controlled and resistant human diabetic patients by polyacrylamid gel electrophoresis. Proc. Soc. exp. Biol. (N.Y.) **131**, 796 (1969).

RAMACHANDRAN, S., RITCHIE, D., WAGLE, S.R.: Studies on purification and properties of insulin antibody-protein from guinea pig and human resistant diabetic patients. Life Sci. **9**, 351 (1970).

RAMSEIER, E.B., FROESCH, E.R., BALLY, P., LABHART, A.: Seruminsulinbestimmung am Fettgewebe in vitro: Beeinflussung durch andere Hormone. „Freie" und „gebundene" Insulinaktivität. 4. Kongr. Intern. Diab. Fed., Genf (1961). Ed. Méd. Hyg. Vol. I, p. 64J.

RANDLE, P.J.: Assay of plasma insulin activity by the rat-diaphragm method. Brit. med. J. **1954 I**, 1237.

RANDLE, P.J.: The assay of insulin in vitro by means of the glucose uptake of the isolated diaphragm. J. Endocr. **14**, 82 (1956).

RANDLE, P.J.: Insulin in blood. Ciba Found. Coll. Endocr. **11**, 115 (1957).

RANDLE, P.J.: Insulin antagonism in plasma. In: Diabetes, ed. R.H. WILLIAMS, p. 257. New York: Hoeber 1960.

RANDLE, P.J., TAYLOR, K.W.: Insulin in protein fractions of serum from healthy people and from insulin treated diabetics. Lancet **1958 II**, 996.

RAUSCH-STROOMANN, J.G., SAUER, H.: Zur Frage der Insulinresistenz durch Antikörperbildung. Klin. Wschr. **31**, 551 (1953).

RENOLD, A.E.: Réactions immunologiques à l'injection d'insuline homologue et hétérologue. J. ann. diabetolog. de l'Hôtel-Dieu Montréal **7**, 25 (1965).

RENOLD, A.E., BEIGELMAN, P.M., WILLEBRANDS, A.F., GROEN, J., MARTIN, D.B., DAGENAIS, Y.M., BERSON, S.A., YALOW, R.S., KRAHL, M.E., ANTONIADES, H.N.: Insulin like activity and antiinsulin factors in human plasma. In: Hormones in human plasma, ed. H.N. ANTONIADES. Boston, Mass.: Little, Brown & Company 1960.

RENOLD, A.E., SOELDNER, J.S., STEINKE, J.: Immunological studies with homologous and heterologous pancreatic insulin in the cow. Ciba Found. Coll. Endor. 15, 122 (1964).

RENOLD, A.E., STEINKE, J., SOELDNER, J.S., ANTONIADES, H.N., SMITH, R.E.: Immunological response to the prolonged administration of heterologous and homologous insulin in cattle. J. clin. Invest. 45, 702 (1966).

RENOLD, A.E., STEINKE, J., SOELDNER, J.S., GONET, A., LeCOMPTE, P.: Insulite experimentale chez la genisse. 4th intern. Symp. on Immunopathol., eds. MIESCHER and GRABAR, p. 349. Basel: Benno Schwabe 1965.

RENOLD, A.E., STEINKE, J., SOELDNER, J.S., SMITH, R.E., ANTONIADES, H.N.: Response of calves and heifers to the prolonged administration of porcine and bovine insulin. Vox Sang. (Basel) 8, 121 (1963).

RENOLD, A.E., WINEGRAD, A.J., MARTIN, D.B.: Diabète sucré et tissue adipeux. Helv. med. Acta 24, 322 (1957).

ROBINSON, B.H., LANGMAN, M.J.S., BANFIELD, P.J.: Insulin-resistant diabetes with circulating insulin antibodies. Guy's Hosp. Rep. 110, 336 (1961).

ROBINSON, B.H.B., WRIGHT, P.H.: Guinea pig antiinsulin serum. J. clin. Physiol. 155, 302 (1961).

ROOT, M.A.: Persönliche Mitteilung an POTTER et al. (1973).

ROOT, M.A., CHANCE, R.E., GALLOWAY, J.A.: Immunogenicity of insulin. Diabetes 21, 657 (1972).

ROOT, M.A., ELLIS, R.M., CHANCE, R.E., GALLOWAY, J.A.: Preparation and use of a purified porcine proinsulin antiserum. Diabetes 19 (Suppl. 1), 359 (1970) abstr.

ROSSELIN, G., TCHOBROUTSKY, G., ASSAN, R., LELLOUCH, L., DOLAIS, J., DÊROT, M.: Etude quantitative d'anticorps humains anti-insulines animales par la méthode radio-immunologique de BERSON et YALOW. Diabetologia 1, 33 (1965).

ROTH, J.: Peptide hormone binding to receptors: A review of direct studies in vitro: Metabolism 22, 1059 (1973).

RUBENSTEIN, A.H.: Diskussionsbemerkung. Diabetes 21 (Suppl. 2), 485 (1972).

RUBENSTEIN, A.H., MELANI, F., PILKIS, S., STEINER, D.F.: Proinsulin. Secretion, metabolism, immunological and biological properties. Postgrad. med. J. 45 (Suppl.), 476 (1969b).

RUBENSTEIN, A.H., STEINER, D.F.: Proinsulin. Ann. Rev. Med. 22, 1 (1971).

RUBENSTEIN, A.H., STEINER, D.F., CHO, S., LAWRENCE, A.M., KIRSTEINS, L.: Immunological properties of bovine proinsulin and related fractions. Diabetes 18, 598 (1969a).

RUBENSTEIN, A.H., WELBOURNE, W.P., MAKO, M., MELANI, F., STEINER, D.F.: Comparative immunology of bovine, porcine and human proinsulin and c-peptides. Diabetes 19, 546 (1970).

SAMAAN, N., FRAZER, R.: Effect of circulating antibody to serum levels of insulin-like activity in rats, guinea pigs and a diabetic patient. Brit. med. J. 1964II, 482.

SAMOLS, E., JONES, V.: Insulin resistance and the relationship of human antibodies to insulin when measured by three different methods. Diabetologia 1, 75 (1965) abstr.

SANGER, F.: Structure of insulin. In: Les Prix Nobel en 1958, p. 134. Stockholm 1959.

SANGER, F.: Chemistry of insulin. Science 129, 1340 (1959).

SANGER, F., THOMPSON, E.O.P., KITAL, R.: The amide groups of insulin. Biochem. J. 59, 509 (1955).

SCATCHARD, G., COLEMAN, J.S., SHEN, A.L.: Physical chemistry of protein solutions. VII. The binding of some small anions to serum albumin. J. Amer. chem. Soc. 79, 12 (1957).

SCÈCSEY, G., BRETAN, M., BIKICH, G., KAMMERER, L.: Der Nachweis von Insulin-Antikörpern bei Zuckerkranken durch passives Hämagglutinationsverfahren. Z. Immun-Forsch. 125, 253 (1963).

SCHADE, U., WEHNER, H.: Der Einfluß von Insulin auf die Insulinbindungskapazität des Serums insulinsensibilisierter Kaninchen. Klin. Wschr. 47, 438 (1969).

SCHEIFFARTH, F., FRENGER, W.: Die Verwendbarkeit der passiven oder indirekten Haemagglutinationsreaktion nach BOYDEN beim Nachweis von Antikörpern. Blut 2, 102 (1956).

SCHEIFFARTH, F., FRENGER, W., MÖCKEL, G.: Serologische Studien über das Wesen der Insulin-Antikörper. Dtsch. med. Wschr. 84, 177 (1959).

SCHEIFFARTH, F., WEIST, F., WARNATZ, H., SCHNELL, K.: Das Vorkommen von Insulinantikörpern und die Beeinflussung dieser Insulineiweißbindung durch Sulfonylharnstoff und Glycodiazin. Med. Pharmacol. Exp. (Basel) 17, 17 (1967).

SCHLICHTKRULL, J.: Insulin crystals. Copenhagen: Munksgaard 1953.

Schlichtkrull, J.: Proinsulin and monocomponent insulin. 6th ann. Meeting Europ. Ass. Study of Diabetes, Warsaw (1970). Diabetologia 6, 647 (1970) abstr.

Schlichtkrull, J.: Monocomponent insulin. 7th ann. Meeting Europ. Ass. Study of Diabetes, Southampton (1971). Diabetologia 8, 66 (1972).

Schlichtkrull, J.: Monocomponent insulin. 7th ann. Meeting Europ. Ass. Study of Diabetes, Madrid (1972). Diabetologia 8, 66 (1972) abstr.

Schlichtkrull, J.: Pankreas-Insulin, chemische und biologische Studien. Symposium Chemie des Insulins und Proinsulins. Aachen (1973). Sonderdruck abstracta diabetologica.

Schlichtkrull, J., Brange, J., Christiansen, Aa.H., Hallund, O., Heding, L.G., Jørgensen, K.H.: Clinical aspects of insulin-antigenicity. Diabetes 21 (Suppl.), 649 (1972 b).

Schlichtkrull, J., Brange, J., Ege, H., Hallund, O., Heding, L.G., Jørgensen, K.H., Markussen, J., Stahnke, P., Sundby, F., Vølund, Aa.: Proinsulin und verwandte Proteine. 4. Kongr. dtsch. Diabetes-Gesellschaft, Ulm (1969 a). Diabetologia 6, 80 (1970) abstr.

Schlichtkrull, J., Brange, J., Ege, H., Hallund, O., Heding, L.G., Jørgensen, K.H., Markussen, J., Stahnke, P., Sundby, F., Vølund, Aa.: 5th ann. Meeting Europ. Ass. Study of Diabetes, Montpellier (1969 b). Proinsulin and related proteins. Diabetologia 6, 63 (1970) abstr.

Schlichtkrull, J., Brange, J., Hallund, O., Christiansen, Aa.H., Heding, L.G., Jørgensen, K.H.: Hochgereinigtes Insulin zu therapeutischen Zwecken. 8. Jahresversammlung Schweiz. Diab. Ges., Lausanne (1972 a). Sonderdruck abstracta diabetologica.

Schmidt, D.D., Arens, A.: Proinsulin vom Rind. Isolierung, Eigenschaften und seine Aktivierung durch Trypsin. Hoppe-Seylers Z. physiol. Chem. 349, 1157 (1968).

Schöffling, K.: Insulinstoffwechsel des pankreaslosen Hundes. 12. Symp. dtsch. Ges. Endokr., Wiesbaden (1966), S. 200. Berlin-Heidelberg-New York: Springer 1967.

Schreiber, F., Rottenhöfer, H.: Insulinresistenz und Granulosazelltumor. Verlaufsbeobachtung bei einer 63jährigen Frau. Verh. dtsch. Ges. inn. Med. 74, 1225 (1968).

Schwarz, E., Koller, F.: Verwendung von gereinigten (umkristallisierten) Insulinpräparaten bei Zuständen von Insulinallergie. Schweiz. med. Wschr. 79, 936 (1949).

Schweizer, R.: Insulinbehandlung und Insulinantikörper. Dissertation Freiburg (1970).

Scott, D.A.: Further studies on crystalline insulin. J. biol. chem. 92, 281 (1931).

Scott, G.W., Prout, T.E., Weaver, J.A., Asper, S.P.: A comparison of the behavior of insulin and insulin labeled with I-131 in serum. Diabetes 7, 38 (1958).

Sebriakova, M., Little, J.A.: A method for the determination of plasma insulin antibodies and its application in normal and diabetic subjects. Diabetes 22, 30 (1973).

Sehon, A.H., Kaye, M., McGarry, E., Rose, B.: Localization of an insulin-neutralizing factor by zone electrophoresis in a serum of an insulin-resistant patient. J. Lab. clin. Med. 45, 765 (1955).

Sela, M., Arnon, R.: Studies on the chemical basis of the antigenicity of proteins. 1. Antigenicity of polypeptidyl gelatins. Biochem. J. 75, 91 (1960 a).

Sela, M., Arnon, R.: Studies on the chemical basis of the antigenicity of proteins. 3. The role of rigidity in the antigenicity of polypeptidyl gelatins. Biochem. J. 77, 394 (1960 b).

Sela, M., Haurowitz, F.: Serological properties of poly-L-tyrosine derivatives. Experientia (Basel) 14, 91 (1958).

Serrano-Riós, M., Malo, J., Oya, M., Larrodera, L., Hawkins, F., Escobar, F.: Failure to find Ig-G-insulin antibodies in Down's syndrome. Horm. Metab. Res. 5, 57 (1973 a).

Serrano-Rios, M., SanRoman Cos Gayon, C., Sordo, M.T., Rodriguez-Minón, J.L.: Insulin secretion in Down's syndrome. Diabetologia 9, 50 (1973 b).

Sherman, W.B.: A case of coexisting insulin allergy and insulin resistance. J. Allergy 21, 49 (1950).

Sherrill, J.W., Lawrence, R., Jr.: Insulin resistance: mechanisms involved and influence of infection and refrigeration. U.S. Armed Forces med. J. 1, 1399 (1950).

Shipp, J.C., Russell, R.O., Steinke, J., Mitchell, M.L., Hadley, W.B.: Insulin resistance with high levels of circulating insulin like activity demonstrable in vitro and in vivo. Diabetes 10, 1 (1961).

Sirakov, L.M., Ditzov, S.P.: Quantitative determination of insulin-binding antibodies in human serum. Clin. chim. Acta 45, 145 (1973).

Skom, J.H., Talmage, D.W.: Nonprecipitating insulin-binding antibodies. J. Lab. clin. Med. 48, 943 (1956 b).

Skom, J.H., Talmage, D.W.: In: Proc. centr. Soc. clin. Res. 29, 80 (1956 a). Zit. nach Stavitsky und Arquilla (1958).

SKOM, J.H., TALMAGE, D.W.: Nonprecipitating insulin antibodies. J. clin. Invest. **37**, 783 (1958a).

SKOM, J.H., TALMAGE, D.W.: The role of nonprecipitating antibodies in diabetes. J. clin. Invest. **37**, 787 (1958b).

SLATER, J.D.H., SAMAAN, N.A., FRASER, R., STILLMAN, D.: Immunologic studies with circulating insulin. Brit. med. J. **1961**I, 1712.

SLOBIN, L.J., CARPENTER, F.H.: Action of carboxypeptidase-A on bovine insulin: Preparation of desalanine-desasparagine-insulin. Biochemistry (Wash.) **2**, 16 (1963a).

SLOBIN, L.J., CARPENTER, F.H.: The labile amide in insulin: Preparation of desalanine-desamido-insulin. Biochemistry (Wash.) **2**, 22 (1963b).

SLOBIN, L.J., CARPENTER, F.H.: Kinetic studies on the reaction of carboxypeptidase A on bovine insulin and related model peptides. Biochemistry (Wash.) **5**, 499 (1966).

SMELO, L.S.: Lack of response to insulin. Report of a patient treated with five thousand units per twenty-four hours. South. Med. J. **40**, 333 (1947).

SMELO, L.S.: Insulin resistance. Proc. Amer. Diab. Ass. **8**, 75 (1948).

SMITH, L.F.: Amino acid sequences of insulin. Diabetes **21** (Suppl. 2), 457 (1972).

SOELDNER, J.S., STEINKE, J.: Insulin resistance. Med. Clin. N. Amer. **49**, 939 (1965).

SPELLACY, W.N., GOETZ, F.C.: Insulin antibodies in pregnancy. Lancet **1963**I, 222.

SRIVASTAVA, M.C., SONKSEN, P.H., TOMKINS, C.V., NABARRO, J.D.N.: Studies on the metabolism of monocomponent-human insulin in man. 7th ann. Meeting Europ. Ass. Study of Diabetes, Southampton (1971). Diabetologia **8**, 68 (1972) abstr.

STADIE, W.C., HAUGAARD, N., HILLS, A.G., MARSH, J.B.: Hormonal influence on the chemical combination of insulin with rat muscle (diaphragm). Amer. J. med. Sci. **218**, 275 (1949).

STARZÝNSKA, R.: Insulin allergy. Clinical and immunological effects of specific desensitization. Acta diabet. lat. **6**, 796 (1969).

STARZÝNSKA, R., DEPOWSKA, B.: The immunological consequences of insulin therapy. Acta diabet. lat. **4**, 550 (1967).

STARZÝNSKA, R., SENIOW, S., KODEJSZKO, E., KOWALSKI, H., STARZYNSKI, S., DEPOWSKA, B.: Studies on the transport of insulin antibodies across the placenta to the fetus and their effects on the fetal pancreatic islet system. Acta diabet. lat. **6**, 573 (1969).

STAVITSKY, A.B.: Miccomethods for the study of proteins and antibodies. I. Procedure and general applications of hemagglutination and hemagglutination-inhibition reactions with tannic acid and protein treated red blood cells. J. Immunol. **72**, 360 (1954).

STAVITSKY, A.B., ARQUILLA, E.R.: Estimation of insulin and antibodies to insulin in vitro by hemagglutination and hemolysis of insulintreated red cells and inhibition of these reactions. Fed. Proc. **12**, 461 (1953).

STEFFEN, C.: Allgemeine und experimentelle Immunologie und Immunpathologie. Stuttgart: Georg Thieme 1968.

STEIGERWALD, D., SPIELMANN, W.: Nachweis von Insulinantikörpern bei Diabetikern mit Insulinresistenz in Haemagglutinationstest und Coombstest. Klin. Wschr. **34**, 80 (1956).

STEIGERWALD, H., SPIELMANN, W., FRIES, H., GREBE, S.T.: Neuere Untersuchungen über die Antigenwirkung des Insulins. Klin. Wschr. **38**, 973 (1960).

STEINER, D.F.: Evidence for a precursor in the biosynthesis of insulin. Trans. N.Y. Acad. Sci., Ser. II **30**, 60 (1967).

STEINER, D.F., HALLUND, O., RUBENSTEIN, A., CHAO, S., BAYLISS, C.: Isolation and properties of proinsulin, intermediate forms, and other minor components from crystalline bovine insulin. Diabetes **14**, 725 (1968).

STEINER, D.F., OYER, P.E.: The biosynthesis of insulin and a probable precursor of insulin by a human islet cell adenoma. Proc. nat. Acad. Sci. (Wash.) **57**, 473 (1967).

STEINER, D.F., OYER, P., CHAO, S., MELANI, F., RUBENSTEIN, A.H.: Structural and immunological studies on human proinsulin. Excerpta medica, Int. Congr. Ser. **231**, 281 (1970).

STEINKE, J.: A new screening test of circulating antibodies to insulin using polyethylene glycol. Diabetes **21** (Suppl. 1), 379 (1972).

STIMMLER, L.: Disappearance of immunoreactive insulin in normal and adult-onset diabetic subjects. Diabetes **16**, 652 (1967).

STOLL, R.W., TOUBER, J.L., ENSINCK, J.W., WILLIAMS, R.H.: Substances immunologically related to proinsulin or connecting peptide in swine plasma. Horm. Metab. Res. **2**, 153 (1970).

STRIEBEL, J.L., MOLNAR, G.D., OWEN, C.A.: Insulin-binding antibodies in plasma after administration of insulin to rabbits. Diabetes **11**, 527 (1962).

Struwe, F.E., Steinhilber, S., Teuscher, V., Kerp, L.: Diabetesverlauf, Insulinbedarf und insulinbindende Antikörper bei Kindern. 5. Kongr. dtsch. Diabetes Gesellschaft, Bonn-Bad Godesberg, (1970) Nr. 46.

Sundby, F.: Separation and characterization of acid-induced insulin transformation products by paper elctrophoresis in 7 M urea. J. biol. Chem. 237, 3406 (1962).

Surmaczynska, B., Metz, R.: Hormonal and immunological properties of insulin fragments: 1. The individual peptide chains. Endocrinology 85, 368 (1969).

Surmaczynska, B., Metz, R., Barrett, R., Lucena, G.: Hormonal and immunological properties of insulin fragments: 2. Products obtained by enzymatic hydrolysis. Endocrinology 85, 577 (1969).

Tamàs, Gy., Gaál, Ö., Medgyesi, Gy., Gerö, L.: Heterogeneity of insulin binding antibody. (125-I-insulin complexes). Excerpta medica, Int. Congr. Ser. 280, 136 (1973).

Tantillo, J.J., Karam, J.H., Burrill, K.C., Jones, M.A., Grodsky, G.M., Forsham, P.H.: Antigenicity of "single peak" insulin preparations in diabetics. Diabetes 22 (Suppl. 1), 293 (1973).

Taylor, K.W., Gardner, G., Parry, D.G., Jones, V.E.: The purification of tritium-labelled insulin by precipitation with insulin antibodies. Biochim. biophys. Acta (Amst.) 100, 520 (1965).

Thomas, J.H.: Electrophoresis of (^{35}S)-sulfated insulin. Horm. Metab. Res. 3, 207 (1971).

Thorell, J.I.: Placental transfer of insulin 131-I in guinea pigs immunized against insulin. Acta endocr. (Kbh.) 52, 276 (1966 b).

Thorell, J.I.: Insulin antibodies in pregnant guinea pigs and their offspring. Acta endocr. (Kbh.) 52, 255 (1966 a).

Tjioe, T.O., Wacker, A.: Reinheitsprüfung von im Handel befindlichen Insulinpräparaten mit Hilfe der discontinuierlichen Polyacrylamidgel-Elektrophorese. Klin. Wschr. 50, 882 (1972).

Tomasi, T., Sledz, D., Wales, J.K., Recant, L.: Insulin half-life in normal and diabetic subjects. Proc. Soc. exp. Biol. (N.Y.) 126, 315 (1967).

Tomsovic, E.J., Faulk, W.P., Fudenberg, H.H.: Anaphylaxis and red cell survival studies in a child with insulin-resistant diabetes mellitus. Acta paediat. scand. 60, 647 (1971).

Touber, J.L., Stoll, R.W., Ensinck, J.W., Williams, R.H.: Immunological studies of the A and B chains of insulin. Diabetes 19, 409 (1970).

Tuft, L.: Insulin hypersensitiviness; immunologic consideration and case reports. Amer. J. med. Sci. 176, 707 (1928).

Vallance-Owen, J., Dennes, E., Campbell, P.H.: Insulin antagonism in plasma of diabetic patients and normal subjects. Lancet 1958 II, 336 (a).

Vallance-Owen, J., Dennes, E., Campbell, P.M.: The nature of insulin-antagonist associated with plasma albumin. Lancet 1958 II, 696 (b).

Vallance-Owen, J., Hurlock, B.: Estimation of plasma insulin activity by the rat diaphragm method. Lancet 1954 I, 68 u. 983.

Vallance-Owen, J., Hurlock, B., Please, N.W.: Plasma insulin activity in diabetes mellitus measured by the rat diaphragm technique. Lancet 1955 II, 583.

Vallance-Owen, J., Lilley, M.D.: Further studies on insulin antagonism associated with plasma albumin. IVe Congr. Fed. int. du Diabète, Genève, (1961) abstr. No. 179.

Vallance-Owen, J., Lukens, F.D.W.: Studies on insulin antagonism in plasma. Endocrinology 60, 625 (1957).

Van de Wiel, Th.W.M., Van de Wiel-Dorfmeyer, H.: Insulin antibodies. Lancet 1964 I, 561.

Varandani, P.T.: Studies on the nature of antigenicity of A- and B-chains of bovine insulin. Biochemistry (Wash.) 6, 100 (1967).

Varandani, P.T., Tomizawa, H.H.: Studies on action of glutathion-insulin transhydrogenase on antibody bound insulin. Biochim. biophys. Acta (Amst.) 97, 498 (1965).

Waldhäusl, W.K.: Insulinbindende Antikörper und Insulinresistenz. Wien. klin. Wschr. 85, 833 (1973).

Waldhäusl, W.K., Frisch, H., Haydl, H.: Vorkommen und Bedeutung von Insulinantikörpern bei Diabetikern und ihre Beeinflussung durch Monocomponenteninsulin. 7th ann. Meeting Europ. Ass. Study of Diabetes, Madrid (1972).

Wasserman, P., Broh-Kahn, R.H., Mirsky, I.A.: The antigenic properties of insulin. J. Immunol. 38, 213 (1940).

Wasserman, P., Mirsky, J.A.: Immunological identity of insulin from various species. Endocrinology 31, 115 (1942).

Weber, V., Weitzel, G.: Struktur und Wirkung von Insulin. V. Synthetische B-Ketten mit variierter Sequenz. Hoppe-Seylers Z. physiol. Chem. 349, 1431 (1968).

WEIGER, R.W., COLWELL, A.R.: The inhibition of insulin action by serum gamma globulin. Clin. Res. Proc. **4**, 123 (1956).

WEINERT, M., BRANDENBURG, D., ZAHN, H.: Peptidsynthesen mit der Insulin-A-Kette. Hoppe-Seylers Z. physiol. Chem. **350**, 1556 (1969).

WEINERT, M., KIRCHER, K., BRANDENBURG, D., ZAHN, H.: Kristallisiertes Arginyl ^{A1}-insulin. Hoppe Seylers Z. physiol. Chem. **352**, 719 (1971).

WEITZEL, G.: Vortrag bei der Peptidtagung in Heidelberg (1970), auszugsweise zit. von H. ZAHN in: Biochemie und Klinik des Insulinmangels, 6. Symposium der Forschergruppe Diabetes (1970), S. 18. Stuttgart: Thieme Verlag 1971.

WELBORN, T.A., RICHARDS, R., FRASER, T.R.: Simple test for insulin antibodies in sera using I-131-insulin and ethanol precipitation. Brit. med. J. **1967I**, 719.

WELSH, G.W., HENLEY, E.D., WILLIAMS, R.H., COX, R.S.: I^{131}-Insulin metabolism in man. Plasma-binding distribution and degradation. Amer. J. Med. **21**, 324 (1956).

WILLEBRANDS, A.F., GELD, H.V.D., GROEN, J.: Determination of serum insulin using the isolated rat diaphragm. The effect of serum dilutions. Diabetes **7**, 119 (1958).

WILLIAMS, J.R.: A second case of gastro-intestinal allergy due to insulin. J. Amer. med. Ass. **100**, 658 (1933).

WILLIAMS, R.F., GLEASON, R.E., SOELDNER, J.S.: The half life of endogeneous serum immunoreactive insulin in man. Metabolism **17**, 1025 (1968).

WILLIAMS, R.H., ELGEE, N.J., LEE, N.D., HOGNESS, J.R., WONG, T.: Insulin metabolism. Trans. Ass. Amer. Physiol. **66**, 137 (1953).

WILSON, S.: The antigenic loci in insulin. 6th Congr. Int. Diab. Fed., Stockholm (1967). In: J. ÖSTMAN, ed., Excerpta medica Foundation Amsterdam (1969) p. 403.

WILSON, S.: Insulin und modifizierte Insuline. Arbeitstagung 11.—13.5.1971 — Düsseldorf (1971).

WILSON, S.: The immune response to insulin at the submolecular level. Symp. Chemie des Insulins und Proinsulins. Aachen (1973).

WILSON, S., APRILE, M.A., SASAKI, L.: Passive cutaneous anaphylaxis induced in guinea pigs by insulins and their component chains. Canad. J. Biochem. **44**, 989 (1966).

WILSON, S., APRILE, M.A., SASAKI, L.: The antigenic loci of insulin. Canad. J. Biochem. **45**, 1135 (1967).

WILSON, S., DIXON, G.H.: A comparison of cod and bovine insulin. Nature (Lond.) **191**, 876 (1961).

WILSON, S., DIXON, G.H., WARDLOW, A.C.: Resynthesis of cod insulin from its polypeptide chains and the preparation of cod-ox hybrid insulins. Biochim. biophys. Acta (Amst.) **62**, 483 (1962).

WILSON, S., FALKMER, S.: Comparative immunology of insulin. Excerpta medica, Int. Congr. Ser. **74**, 174 (1964).

WILSON, S., JAKUS, C.M., LOGAN, L.: Induction of tolerance to insulin at the molecular and submolecular levels. Excerpta medica, Int. Congr. Ser. **280**, 136 (1973) abstr.

WINEGARD, A.J., RENOLD, A.E.: Studies on rat adipose tissue in vitro. I. Effects of insulin on the metabolism of glucose, pyruvate and acetate. J. biol. Chem. **233**, 267 (1958a).

WINEGARD, A.J., RENOLD, A.E.: Studies on rat adipose tissue in vitro: II. Effects of insulin on the metabolism of specifically labeled glucose. J. biol. Chem. **233**, 273 (1958b).

WRIGHT, P.H.: Production of acute insulin deficiency by administration of insulin antiserum. Nature (Lond.) **183**, 829 (1959a).

WRIGHT, P.H.: The effect of insulin antibodies on glucose uptake by the isolated rat diaphragm. Biochem. J. **71**, 633 (1959b).

WRIGHT, P.H.: The production of experimental diabetes by means of insulin antibodies. Amer. J. Med. **31**, 892 (1961).

WRIGHT, P.H.: Guinea pig anti-insulin serum (GPAIS). Diabetes **14**, 449 (1965).

WRIGHT, P.H., GINGERICH, R.L.: Immunogenicity of insulin components in guinea pigs. Excerpta medica, Int. Congr. Ser. **280**, 137 (1973).

WRIGHT, P.H., MAKULU, D.R.: Some immunological properties of insulin and proinsulin. Diabetes **18** (Suppl.), 339 (1969) abstr.

WRIGHT, P.H., MAKULU, D.R.: Reactions of Proinsulin and its derivatives with antibodies to insulin. Proc. Soc. exp. Biol. (N.Y.) **134**, 1165 (1970).

WRIGHT, P.H., MAKULU, D.R., MALAISSE, W.J., ROBERTS, N.M., YU, P.L.: A method for the immunoassay of insulin. Diabetes **17**, 537 (1968b).

WRIGHT, P.H., MAKULU, D.R., POSEY, I.J.: Guinea pig anti-insulin serum adjuvant effect of H. pertussis vaccine. Diabetes **17**, 513 (1968a).

Wright, P.H., Malaisse, W.J.: A simple method for the assay of guinea pig anti-insulin serum. Diabetologia **2**, 178 (1966).

Wright, P.H., Malaisse, W.J., Renolds, J.J.: Assay of partially neutralized guinea pig anti-insulin serum. Endocrinology **81**, 226 (1967).

Wright, P.H., Norman, L.L.: Some factors affecting insulin antibody production in guinea pigs. Diabetes **15**, 668 (1966).

Yagi, Y., Maier, P., Pressman, D.: Two different anti-insulin antibodies in guinea pig antisera. J. Immunol. **89**, 442 (1962a).

Yagi, Y., Maier, P., Pressman, D.: Immunoelectrophoretic identification of guinea pig anti-insulin antibodies. J. Immunol. **89**, 736 (1962b).

Yagi, Y., Maier, P., Pressman, D.: Antibodies against the component polypeptide chains of bovine insulin. Science **147**, 617 (1965).

Yagi, Y., Maier, P., Pressman, D., Arbesman, C.E., Reisman, R.E., Lenzner, R.A.: Multiplicity of insulinbinding antibodies in human serum. Presence of antibody in gamma-1-, beta-$_{2A}$-, and beta-$_{2M}$-globulins. I. Immunol. **90**, 760 (1963).

Yalow, R.S., Berson, S.A.: Apparent inhibition of liver insulinase activity by serum and serum fractions containing insulin binding antibodies. J. clin. Invest. **36**, 648 (1957).

Yalow, R.S., Berson, S.A.: Plasma insulin concentration in non-diabetic and early diabetic subjects. Determination by a new sensitive immunoassay technic. Diabetes **9**, 254 (1960).

Yalow, R.S., Berson, S.A.: Immunological specificity of human insulin application to immunoassay of insulin. J. clin. Invest. **40**, 2190 (1961a).

Yalow, R.S., Berson, S.A.: Immunologic aspects of insulin. Amer. J. Med. **31**, 882 (1961b).

Yalow, R.S., Berson, S.A.: Reaction of fish insulin with human insulin antiserum. Potential value in the treatment of insulin resistance. New Engl. J. Med. **270**, 1171 (1964).

Yanaihara, N., Hashimoto, T., Yanaihara, C., Sakagami, M., Sakura, N.: Synthesis of polypeptides related to porcine proinsulin. Diabetes **21** (Suppl.), 476 (1972b).

Yanaihara, N., Sakura, N., Yanaihara, C., Hashimoto, T.: Studies on the synthesis of proinsulin III. Synthesis of polypeptides related to the connecting peptide segment of bovine proinsulin. J. Amer. chem. Soc. **94**, 8243 (1972a).

Yip, C.C., Logothetopoulos, J.: A specific anti-proinsulin serum and the presence of proinsulin in calf serum. Proc. nat. Acad. Sci. (Wash.) **62**, 415 (1969).

Young, J.D., Carpenter, F.H.: Isolation and characterization of products formed by the action of trypsin on insulin. J. biol. Chem. **236**, 743 (1961).

Zahn, H., Brandenburg, D., Gattner, H.-G.: Molecular basis of insulin action. Contributions of chemical modification and synthetic approaches. Diabetes **21** (Suppl. 2), 468 (1972).

Zahn, H., Klostermeyer, H.: Die Inselzellhormone: Chemie, Struktur und Synthese von Insulin. In: Handbuch des Diabetes mellitus, Band I, Hrsg.: E.F. Pfeiffer. München: J.F. Lehmanns 1969.

Zahn, H., Schmidt, G.: Synthese der Insulinsequenz (B17—30)$_2$ als symmetrisches Disulfid und der Insulin-B-Kette als polymeres Disulfid. Liebigs Ann. Chem. **731**, 101 (1970).

Ziegler, M., Hahn, H.J., Klatt, D.: Influence of isolated insulin antibodies on the insulin secretion of the islets of Langerhans in vitro. Diabetologia **8**, 148 (1972c).

Ziegler, M., Lippmann, H.G.: Gewinnung präzipitierender Insulin-Antikörper von der Ziege. Experientia (Basel) **25**, 191 (1969).

Ziegler, M., Lippmann, H.G., Fiedler, H., Knospe, S.: Insulinantikörper II. Präparative Darstellung in reiner Form, immunologische und biologische Charakterisierung. Acta biol. med. ger. **29**, 289 (1972b).

Ziegler, M., Lippmann, H.G., Klatt, D.: Insulin-Antikörper I. Erzeugung in Ziegen und Nachweis durch Immunpräzipitation mit Insulin. Acta biol. med. ger. **29**, 281 (1972a).

Zinder, J.I., Berger, S., Goldstein, M.S.: In vitro red blood cell uptake of radio-insulin. Simple method for detecting insulin antibodies. Proc. Soc. exp. Biol. (N.Y.) **107**, 345 (1961).

Die Beziehungen zwischen Hypophysenvorderlappen und Diabetes mellitus im Tierversuch

Von

H. Liebermeister

Wie enge Querverbindungen zwischen dem Diabetes mellitus und einer Reihe von Hormonaktivitäten bestehen, ist bereits im Kapitel 4 dieses Bandes dargelegt worden. Eine Reihe endokriner Störungen modifiziert seinen Verlauf.

In besonderem Maße gilt dies für den Einfluß des Wachstumshormons. Bereits gegen Ende des vergangenen Jahrhunderts fanden Arnold (1894), Hansemann (1897) und Hinsdale (1898) bei 9—12% ihrer Akromegalie-Patienten einen manifesten Diabetes mellitus. Später konnten Davidoff und Cushing (1927) zeigen, daß eine Entfernung des Hypophysen-Adenoms den Kohlenhydratstoffwechsel entscheidend bessern kann. Den gegenwärtigen Stand unserer Kenntnisse zur Wirkung des Wachstumshormons auf den *menschlichen* Diabetes haben Cerasi und Luft S. 713 in diesem Band dargestellt.

Eine umfangreiche Übersicht mit 437 Referenzen über *tierexperimentelle* Bestätigungen der am Menschen erhobenen Befunde gibt Houssay bereits 1936. Ein Jahr später gelang es Young, bei Hunden durch Injektionen von Hypophysenvorderlappen-Präparaten nicht nur schwere diabetische Zustandsbilder mit Ketoazidose und Tod im diabetischen Koma, sondern auch einen Diabetes auszulösen, der die Zufuhr der Hypophysenextrakte um Jahre überdauerte (Young, 1937). Die Verhältnisse werden allerdings dadurch kompliziert, daß auch gereinigte Wachstumspräparate nicht nur einen *diabetogenen Späteffekt*, sondern außerdem noch möglicherweise eine *insulinotrope Wirkung* auf die B-Zelle und einen vielfach bestätigten *blutzuckersenkenden Früheffekt* ausüben. So sahen Martin und Gagliardino (1967) an isolierten Ratten-Pankreasinseln eine Steigerung der in vitro-Insulinsekretion nach Zugabe von Wachstumshormon. Peake *et al.* (1969) nahmen ebenfalls aufgrund ihrer Befunde bei Ratten mit Wachstumshormon-sezernierenden Tumoren an, daß Somatotropin die Insulinsynthese direkt steigert (Malaisse *et al.*, 1968). Umgekehrt konnten Grodsky *et al.* (1962), Candela (1963), sowie Coore und Randle (1964) keine Stimulierung der Insulinsekretion in vitro unter Somatotropinzusätzen feststellen. In vivo fanden Pfeiffer *et al.* (1965) im abgeleiteten Pankreasvenenblut des in situ belassenen Organs beim Hund sowohl mit der biologischen (ILA), als auch der immunologischen Methode eine prompte und markante Steigerung der Insulinspiegel nach Gaben von 0,5 mg menschlichen Wachstumshormons/Kilogramm. Möglicherweise lassen sich die divergierenden Befunde dadurch erklären, daß Somatotropin die Insulinsekretion nicht direkt, sondern über eine Steigerung des Ansprechens der B-Zelle auf erhöhte Blutzuckerspiegel stimuliert (Young, 1965).

Der blutzuckersenkende Früheffekt des Somatotropins (s. Sirek, 1969) wurde bei normalen Ratten (Wilman u. Russel, 1950), bei intakten Katzen (Cotes et al., 1949) und bei hypophysektomierten Affen (Knobil et al., 1961) und Hunden (Kurtz et al., 1951; Sirek u. Best, 1956) in vivo festgestellt. Am perfundierten Rattenherzen konnte in vitro eine Beschleunigung des Glukosetransportes durch die Zellmembran eine Stunde nach Wachstumshormon-Gaben festgestellt werden (Park et al., 1961). Die schon früh von Park et al. (1952) aufgrund ihrer Untersuchungen am isolierten Rattenzwerchfell vertretene Auffassung, daß dieser hypoglykämisierende Früheffekt nicht auf einer Aktivierung oder Freisetzung von gewebsgebundenem Insulin (Stadie u. Marsh, 1951) beruht, wurde durch Untersuchungen von Kurtz et al. (1951) und Sirek und Best (1956) am pankreatektomierten Hund in Frage gestellt. Bei diesen Experimenten ließ sich nämlich eine Blutzuckersenkung nach Somatotropin nur dann nachweisen, wenn die Versuchstiere in den letzten 3 Tagen vor dem Versuch Insulin erhalten hatten oder die Pankreasexstirpation erst kurz zurücklag, d.h. solange noch Insulin im Organismus vorhanden war. Ein weiterer Beweis dafür, daß das Wachstumshormon selbst den Blutzucker auch in der Frühphase nach der Injektion nicht senkt, ist darin zu suchen, daß eine solche hypoglykämisierende Wirkung auch bei dem gegenüber Somatotropin sehr empfindlichen hypophysektomierten und pankreatektomierten Houssay-Hund nicht zu beobachten ist (Sirek et al., 1964). Mahler und Szabo (1969) fanden, daß Somatotropin-Injektionen den Insulinabbau in Leber- und Nierenschnitten von Ratten herabsetzten und erklären den frühen „Insulin-synergistischen" Effekt des Wachstumshormons auf diese Weise.

Andererseits wird, zumindestens beim Houssay-Hund, die Schwundrate von Insulin durch Somatotropin-Injektionen erheblich beschleunigt (Campbell u. Rastogi, 1967).

Auf die Dauer und insbesondere für die Klinik steht allerdings der insulinantagonistische Späteffekt des Wachstumshormons gegenüber seiner umstrittenen insulinotropen Wirkung und seinem blutzuckersenkenden Früheffekt im Vordergrund.

Nachdem, wie erwähnt, bereits Ende des vergangenen Jahrhunderts die überproportional häufige Kombination von Akromegalie und Diabetes festgestellt worden war, sind seit den ersten tierexperimentellen Untersuchungen von Young (1937) zahlreiche ähnliche Experimente an Menschen (s. Luft, Kapitel 4 dieses Bandes) und an zahlreichen Tierarten durchgeführt worden (Sirek u. Sirek, 1964). Dabei fanden sich interessante Speziesunterschiede. So ließ sich im Injektionen von hochgereinigtem Wachstumshormon-Präparaten von Ochsen bei erwachsenen Hunden und Katzen ein Diabetes auslösen (Young, 1945), ähnliche Versuche mißlangen jedoch bei Jungtieren dieser Spezies und bei trächtigen oder stillenden Hündinnen und Katzen (Young, 1953). Bei mit Wachstumshormon behandelten Ratten aller Altersklassen war nur eine Beschleunigung des Wachstums und eine Inselzellhypertrophie, jedoch kein permanenter Diabetes nachzuweisen (Richardson u. Young, 1937). Daß jedoch auch bei diesen Tieren eine Verschlechterung der Glukoseaufnahme einsetzt, belegen Untersuchungen von Krahl (1951), Park et al. (1952), Manchester et al. (1959).

In Experimenten am perfundierten Rattenherzen konnten Park et al. (1961) demonstrieren, daß der Späteffekt des in vivo zugeführten Somatotropins u.a. in einer Herabsetzung der Empfindlichkeit des Glukosetransportes durch die Muskelmembran gegenüber Insulin besteht. Besonders ausgeprägt waren diese Veränderungen bei hypophysektomierten Tieren, und sie wurden durch Verabreichung von Cortisol in vivo noch verstärkt.

Offen ist noch, ob diese Hemmung der Glukoseaufnahme vorwiegend in Folge einer gesteigerten Mobilisierung von freien Fettsäuren unter dem Einfluß der Wachstumshormon-Präparate (RABEN u. HOLLENBERG, 1960) im Sinne des Glukose-Fettsäurenzyklus (RANDLE et al., 1963) eintritt. Es konnte nämlich gezeigt werden, daß Zusätze von freien Fettsäuren über eine Hemmung der Hexokinase- und Phosphofructokinase-Aktivitäten (REGEN et al., 1964) die Glukoseaufnahme des perfundierten Rattenherzens hemmen, ein Befund, der auch in vivo an narkotisierten Hunden bestätigt werden konnte (HIRCHE u. KOIKE, 1964). In Übereinstimmung mit diesen Daten haben RABINOWITZ et al. (1965) bei Untersuchungen der arterio-venösen Differenzen am menschlichen Unterarm gezeigt, daß Wachstumshormon auch am Menschen in vivo einen adipokinetischen Effekt ausübt (GOODMAN u. MACDONALD, 1969) und daß es zu einer gesteigerten Verbrennung freier Fettsäuren auf Kosten des Glukoseumsatzes führt. GOODMAN beobachtete allerdings 1967 die Somatotropin-bedingte Hemmung der Glukoseutilisation am Rattenzwerchfell auch in Abwesenheit erhöhter Fettsäurenspiegel. Er stellte fest, daß sich dieser Effekt durch Actinomycingaben aufheben ließ, und führte ihn daher auf eine Änderung des genetischen Ausdrucks zurück.

LEVINE und LUFT (1964) haben die Auffassung vertreten, daß die bisher verwandten Wachstumshormonpräparate zwei verschiedene Fraktionen enthalten. Die erste führe dabei über eine Steigerung der Eiweißsynthese, des Epiphysenwachstums und der Insulinfreisetzung zu einer Wachstumsförderung und einem erhöhten Eiweißansatz, während die zweite, der sog. adipokinetische Faktor (AK), über eine gesteigerte Lipolyse, verringerte Glukoseaufnahme und Erhöhung der Insulinresistenz (GALBRAITH et al., 1960) einen diabetogenen Effekt ausübe. Dieses Problem wird unter Verwendung synthetisch hergestellter Somatotropin-Präparate geklärt werden können.

YOUNG (1964) und UNGER (1966) halten an der unitarischen Auffassung fest, wobei sie dem Somatotropin die entscheidende Rolle für die Glukoseeinsparung im Hungerzustand zuordnen.

Durch die Steigerung der insulinabhängigen Proteinsynthese (HJALMARSON et al., 1969) könnte das Somatotropin dabei die zur Verfügung stehenden Insulinmengen vorwiegend in den Eiweißstoffwechsel schleusen und damit der Kohlenhydratverwertung entziehen (CAMPBELL u. RASTOGI, 1969). Möglicherweise entfaltet Somatotropin seine diabetogene Wirkung auch nur bei Insulinmangel (RABINOWITZ et al., 1966).

Zusammenfassend läßt sich aus den angeführten Untersuchungen folgern, daß langfristige Wachstumshormon-Gaben die Insulinsynthese fördern und daß das Zustandekommen des blutzuckersenkenden Früheffektes und des für die Klinik wichtigeren und auf die Dauer überwiegenden insulinantagonistischen Späteffektes des Somatotropins noch verschieden interpretiert werden.

Jedenfalls stellt die vermehrte Wachstumshormonbildung bei der Akromegalie ebenso wie die Fettsucht (s. GRIES in Kapitel 13a dieses Bandes) einen wichtigen diabetogenen Faktor dar. Auch bei der Akromegalie gehen die subklinischen oder klinischen Störungen des Kohlenhydratstoffwechsels mit stark erhöhten, nach Behandlung des Grundleidens abfallenden Seruminsulinspiegeln (CERASI u. LUFT, 1964; KARAM et al., 1965; BECK et al., 1965; DÉROT et al., 1966; LIEBERMEISTER et al., 1968; ELKELES et al., 1969) einher. Vor allem bei Patienten mit schweren Akromegalieformen und bei Personen, bei denen die Leistung der B-Zellen aus genetischen oder anderen Gründen (CERASI u. LUFT, 1967) herabgesetzt ist, wird man in ca. 25% mit der Manifestation eines klinischen Diabetes mellitus rechnen müssen (LUFT et al., 1967). Eine Rückbildung eines solchen idiohypophysären Diabetes ist vor allem dann zu erwarten, wenn das zugrundeliegende Adenom innerhalb der beiden ersten Jahre nach Auftreten der Kohlenhydrat-Stoff-wechselstörung ausgeschaltet wird (OBERDISSE u. TÖNNIS, 1953). Auch bei nicht-diabetischen Akromegalen führt die Strahlentherapie oder die operative Behand-lung zu einem markanten Abfall der überhöhten Seruminsulinspiegel (SÖNKSEN et al., 1967; LUFT u. CERASI, 1968; LIEBERMEISTER et al., 1968; AKERBLOM et al., 1969). An einem Einzelfall konnte die Parallelität zwischen periodischer Hy-peraktivität des HVL und Glukosestoffwechselstörungen über mehrere Phasen verfolgt werden (WALDHÄUSL et al., 1969).

Auf die Frage, ob erhöhte Somatotropinspiegel auch für die Manifestation der Zuckerkrankheit auf genetischer Basis von Bedeutung sind (GREENBERG, 1965; BODEN et al. 1968; BAIRD et al., 1969; MARTIN u. YOUNG, 1969; YDE, 1970), wird LUFT in Kapitel 10a dieses Bandes näher eingehen.

Die engen Beziehungen zwischen Hypophysenlappen und Diabetes mellitus haben für einen noch kleinen Teil der Patienten mit diabetischer Retinopathie beschränkte therapeutische Möglichkeiten eröffnet. Seit Hinweisen von LUFT et al. (1955) auf Besserungen des Netzhautbefundes nach Hypophysektomie sind eine Reihe von Berichten erschienen, aus denen hervorgeht, daß bei jüngeren Patienten mit befriedigender Nierenfunktion und nicht zu weit fortgeschrittener Retinopathie die Verfahren der Hypophysektomie, einer Protonenbestrahlung, der radioaktiven Spickung, der Kryokoagulation oder einer Elektrokoagulation das weitere Fortschreiten der Mikroangiopathie und besonders die Gefäßneubil-dung verhindern bzw. verlangsamen können (BRADLEY et al., 1965; JOPLIN et al., 1967; HARDY u. CIRCIC, 1968; TEUSCHER et al., 1970). Durch die Ausschaltung des Hypophysenvorderlappens haben sich allerdings die arteriosklerotischen Komplikationen bei Diabetikern und die diabetische Nephropathie nicht entschei-dend beeinflussen lassen (FIELD, 1967), doch konnten CHRISTENSEN und TERKILD-SEN (1970) bei hypophysektomierten Diabetikern eine deutliche Besserung der Kapillarresistenz in der Haut beobachten.

Das Schmidt-Syndrom

Über das gemeinsame Auftreten eines M. Addison und eines Diabetes mellitus ist seit den ersten Hinweisen von OGLE (1886) relativ häufig berichtet worden. SOLOMON et al. konnten bereits 1965 39 derartige Arbeiten zusammenstellen. Bei 63% der von ihnen erfaßten 113 Fälle war zunächst der Diabetes, bei 23% die Nebenniereninsuffizienz aufgetreten. Bei 76 der Patienten lag eine NN-Atro-phie vor, eine tuberkulöse Ätiologie konnte nur bei 16 Patienten wahrscheinlich gemacht werden. Noch seltener war die tuberkulöse Genese in 2 von 28 Fällen mit Schmidtschem Syndrom, einer Kombination von Nebennieren- und Schild-drüsen-Insuffizienz (SCHMIDT, 1926) und Diabetes mellitus. Die Kombination weist eine hohe Mortalität auf (GUISAN et al., 1969). Eine Reihe von Argumenten sprechen dafür, daß es sich dabei um eine Polyendokrinopathie auf der Basis von Autoimmunvorgängen handelt. So fanden sich in der Schilddrüse und den Nebennieren lymphozytäre Infiltrate mit Follikelbildung, häufig treten noch wei-tere Ausfälle von endokrinen Drüsen hinzu und es können verschiedenartige organspezifische Antikörper nachgewiesen werden. Die Ursache dieser Prozesse ist unbekannt (GUISAN et al., 1969).

Literatur

AKERBLOM, H.K., NEWMAN, P.R., MEAKIN, J.W., MARTIN, J.M., SIMPSON, W.J.K.: Insulin and growth hormone responses to glucose loading in treated acromegalics. Diabetologia 5, 183—187 (1969).

AMATUZIO, D.S., RAMES, E.D., NESBITT, S.: The practical application of the rapid intravenous glucose tolerance test in various diseases states affecting glucose metabolism. J. Lab. clin. Med. 48, 714—720 (1956).

ARNOLD, J.: Weitere Beiträge zur Akromegaliefrage. Virchows Arch. path. Anat. 135, 1 (1894) (zit. bei DAVIDOFF).

BAIRD, J.D., HUNTER, W.M., SMITH, A.W.M.: Clinical and laboratory study on the relationship between human growth hormone and the development of clinical diabetes mellitus. J. Endocr. 43, 13—14 (1969).

BRADLEY, R.F., REES, S.B., FAGER, C.A.: Pituitary ablation in the treatment of diabetic retinopathy. Med. Clin. N. Amer. 49, 1105—1124 (1965).

CAMPBELL, J., RASTOGI, K.S.: Effects of growth hormone on the rate of disappearance of insulin from blood in depancreatized and Houssay-dogs. Metabolism 16, 562—571 (1967).

CAMPBELL, J., RASTOGI, K.S.: Actions of growth hormone: enhancement of insulin utilization with inhibition of insulin effect on blood glucose in dogs. Metabolism 18, 930—944 (1969).

CANDELA, J.L.R., MARTIN-HERNANDES, D., CASTILLA CORTAZAR, T.: Insulin secretion in vitro. In: Perspectives in biology, p. 105. Amsterdam-New York: Elsevier 1963.

CERASI, E., LUFT, R.: Insulin response to glucose loading in acromegaly. Lancet 1964 II, 769—771.

CERASI, E., LUFT, R.: Further studies on healthy subjects with low and high insulin response to glucose infusion. Acta endocr. (Kbh.) 55, 305—329 (1967).

CHRISTENSEN, N.J., TERKILDSEN, A.B.: Increased skin capillary resistance after hypophysectomy in long-term-diabetics (abstr.). Diabetologia 6, 40 (1970).

COORE, H.G., RANDLE, P.J.: Regulation of insulin secretion studied with pieces of rabbit pancreas incubated in-vitro. Biochem. J. 93, 66—70 (1964).

COTES, P.M., REID, E., YOUNG, F.G.: Diabetogenic action of pure anterior pituitary growth hormone. Nature (Lond.) 164, 209—211 (1969).

DAVIDOFF, L.M., CUSHING, H.: Studies in acromegaly. Arch. intern. Med. 39, 751—779 (1927).

DÉROT, M., ROSELIN, G., ASSAN, R., FREYCHET, P., TCHOBROUTSKY, G.: Taux plasmatiques de l'hormone de croissance et de l'insuline chez des acromégales. Ann. Endocr. (Paris) 27, 776—783 (1966).

ELKELES, R.S., WRIGHT, A.D., LOWRY, C., FRASER, T.R.: Serum-insulin in acromegaly. Lancet 1969 II, 615—618.

GALBRAITH, J.J.B., GINSBURG, J., PATON, A.: Decreased response to intraarterial insulin in acromegaly. Diabetes 9, 459—465 (1960).

GOLDBERG, L., LUFT, R.: The diagnostic value of oral and intravenous dextrose tolerance tests in endocrine disorders with decreased dextrose-tolerance: diabetes mellitus, thyrotoxicosis, Cushings syndrome and acromegaly. Acta med. scand. 135, 1—17 (1949).

GOODMAN, H.M.: Effects of growth hormone in glucose utilization in diaphragm muscle in the absence of increased lipolysis. Endocrinology 81, 1099—1103 (1967).

GOODMAN, H.M., MACDONALD, G.J.: The effects of hypophysectomy and growth hormone on the metabolism of adipose tissue of diabetic rats. Horm. metab. Res. 1, 290—295 (1969).

GREENBERG, E.: Growth hormone and diabetes mellitus. Diabetes 14, 2028—2033 (1969).

GRODSKY, G.M., BENNETT, L., BATTS, A., McWILLIAMS, N., VIELLA, C.: Insulin secretion from isolated perfused pancreas (abstr.). Fed. Proc. 21, 202 (1962).

GUISAN, M., RIBAS-MUNDO, M., LABHART, A.: Syndrome de Schmidt (maladie d'Addison et hypothyroidie idiopathique) et diabète sucré. Schweiz. med. Wschr. 99, 1341—1350 (1969).

HANSEMANN, D.: Über Akromegalie. Berl. klin. Wschr. 34, 417—420 (1897).

HARDY, J., CIRCIC, I.S.: Selective anterior hypophysectomy in the treatment of dibateic retinopathy. J. Amer. med. Ass. 203, 73—78 (1968).

HINSDALE, G.: Acromegaly. Medicine (Baltimore) 4, 442—449 (1889).

HIRCHE, H., KOIKE, S.: Hemmung der Aufnahme und des Abbaus der Glukose im Herzmuskel narkotisierter Hunde durch die freien Fettsäuren. Pflügers Arch. ges. Physiol. 280, 158—164 (1964).

Hjalmarson, A., Isaksson, O., Ahrén, K.: Effects of growth hormone and insulin on amino acid transport in perfused rat heart. Amer. J. Physiol. **217**, 1795—1802 (1969).

Houssay, B.A.: The hypophysis and metabolism/carbohydrate metabolism. New Engl. J. Med. **214**, 971—986 (1936).

Joslin, G.F., Oakley, N.W., Hill, D.W., Korner, E.M., Russell-Fraser, T.: Diabetic retinopathy. II. Comparison of disease remission induced by various degress of pituitary ablation by ^{90}Y. Diabetologia **3**, 406—412 (1967).

Karam, J.H., Grodsky, G.M., Pavlatos, F.C., Forsham, P.H.: Critical factors in excessive serum-insulin response to glucose. Lancet **1965I**, 286—289.

Knobil, E., Best, G.R., Goodman, H.M.: The hypoglycemic action of simian and bovine growth hormone in hypophysectomized rhesus-monkeys. Endocrinology **68**, 723—725 (1961).

Krahl, M.E.: The effect of insulin and pituitary hormones on glucose uptake in muscle. Ann. N.Y. Acad. Sci. **54**, 649—670 (1951).

Kurtz, M., de Bodo, R.C., Kiang, S.P., Ancowitz, A.: Hypoglycemia produced by purified anterior pituitary growth hormone and its relationship to pancreas. Proc. Soc. exp. Biol. (N.Y.) **76**, 21—24 (1951).

Levine, R., Luft, R.: The relations between the growth and diabetogenic effects of the anterior pituitary. Diabetes **13**, 651—655 (1964).

Liebermeister, H., Solbach, H.G., Schilling, W.H., Rüenauver, R., Daweke, H., Meissner, H., Grüneklee, D., Herberg, L.: Serum insulin in acromegaly. Comparative investigations by a radio-immunological method and the biological methods using adipose and muscle tissue. Diabetologia **4**, 195—202 (1968).

Lozner, E.L., Winkler, A.W., Taylor, F.H., Peters, J.P.: The intravenous glucose tolerance test. J. clin. Invest. **20**, 507 (1941).

Luft, R., Cerasi, E.: Human growth hormone as a regulator of blood glucose concentration and as a diabetogenic substance. Diabetologia **4**, 1—9 (1968).

Luft, R., Cerasi, E., Hymberger, C.A.: Studies on the pathogenesis of diabetes in acromegaly. Acta endocr. (Kbh.) **56**, 593—607 (1967).

Luft, R., Olivecrona, H., Iklos, D., Kornerup, T., Ljunggren, H.: Hypophysectomy in man. Brit. med. J. **1955II**, 752—756.

Mahler, R.J., Szabo, O.: Early insulin synergistic activity of growth hormone. Diabetes **18**, 550—555 (1969).

Malaisse, W.J., Malaisse-Lagae, F., King, S., Wright, P.H.: Effect of growth hormone on insulin secretion. Amer. J. Physiol. **215**, 423—428 (1968).

Manchester, K.L., Randle, P.J., Young, F.G.: The effect of growth hormone and of cortisol and the response of isolated rat diaphragm to the stimulating effect of insulin on glucose uptake and on incorporation of amino acids into protein. J. Endocr. **18**, 395—408 (1959).

Martin, D.B., Gagliardino, J.J.: Effect of growth hormone on isolated pancreatic islands of rat in vitro. Nature (Lond.) **213**, 630—631 (1967).

Martin, T.E., Young, F.G.: Can an oversecretion of growth hormone be a cause of human diabetes? In: Handbuch des Diabetes mellitus (Pfeiffer, E.F., Hrsg.), Bd. I, p. 768—769. München: Lehmanns Verlag 1969.

Milman, A.E., Russell, J.A.: Some effects of purified pituitary growth hormone on carbohydrate metabolism in the rat. Endocrinology **47**, 114—128 (1950).

Molnar, G.D.: "Brittle" diabetes. In: Diabetes mellitus: diagnosis and treatment (Hamwi, G.J., Danowski, T.S., eds.), vol. II, p. 121—124. New York: Amer. Diab. Assoc. 1967.

Oberdisse, K., Tönnis, W.: Pathophysiologie, Klinik und Behandlung der Hypophysenadenome. Ergebn. inn. Med. Kinderheilk. **4**, 975—1057 (1953).

Ogle, J.W.: Brain disease from diabetes mellitus. St. George's Hosp. Rep. **1**, 178 (1886); zit. n. Solomon et al., 1965.

Park, C.R., Brown, D.A., Cornblath, M., Danghaday, W., Krahl, M.E.: The effect of growth hormone on glucose uptake by the isolated rat diaphragm. J. biol. Chem. **197**, 151—166 (1952).

Park, C.R., Morgan, H.E., Henderson, M.J., Regen, D.M., Cadenas, E., Post, R.L.: The regulation of glucose uptake in muscle as studied in the perfused rat heart. Recent Progr. Hormone Res. **17**, 493—538 (1961).

Pfeiffer, E.F.: Anerkannte diabetogene Hormone und Zuckerkrankheit des Menschen. Dtsch. med. Wschr. **90**, 855—863 (1965).

PFEIFFER, E.F., MELANI, F., DITSCHUNEIT, H., SCHÖFFLING, K.: Radioimmunologische Bestimmung des Insulins. Bull. schweiz. Akad. med. Wiss. **21**, 276—297 (1965).

RABEN, M.S., HOLLENBERG, C.H.: Growth hormone and the mobilization of fatty acids. Ciba Foundation Colloquia on Endocrinology **13**, 89—125 (1960).

RABINOWITZ, D., KLASSEN, G.A., ZIERLER, K.L.: Effect of human growth hormone on muscle and adipose tissue metabolism in the forearm of man. J. clin. Invest. **44**, 51—61 (965).

RABINOWITZ, D., MERIMEE, T.J., BURGESS, J.A., BALTIMORE, M.B.: Growth hormone—insulin—interaction. Fact and speculation. Diabetes **15**, 905—910 (1966).

RANDLE, P.J., GARLAND, P.B., HALES, C.N., NEWSHOLME, E.A.: The glucose-fatty acid cycle. Its role in insulin sensitivity and the metabolic disturbances of diabetes mellitus. Lancet **1963I**, 785—789.

REGEN, D.M., DAVIS, W.W., MORGAN, H.E., PARK, C.R.: The regulation of hexokinase and phosphofructokinase activity in heart muscle. J. biol. Chem. **239**, 43—49 (1964).

RENOLD, A.E., MARTIN, D.B., DAGENAIS, Y.M., STEINKE, J., NICKERSON, R.G., SHEPS, M.C.: Measurement of small quantities of insulin-like activity using rat adipose tissue. J. clin. Invest. **39**, 1487—1498 (1960).

RICHARDSON, K.C., YOUNG, F.G.: The "pancreotropic" action of anterior pituitary extracts. J. Physiol. (Lond.) **91**, 352—364 (1937).

SANDHOFER, F., SAILER, S., BOLZANO, K., BRAUNSTEINER, H.: Über die Wirkung eines β-Rezeptoren-blockers (Propranolol) auf die Umsatzrate der freien Fettsäuren und deren Einbaurate in Plasmatriglyzeride bei Hyperthyreose. Schweiz. med. Wschr. **97**, 1319—1323 (1967).

SCHMIDT, M.B.: Eine biglanduläre Erkrankung (Nebenniere und Schilddrüse) bei Morbus Addisonii. Verh. dtsch. Ges. Path. **21**, 212—224 (1926).

SIREK, A., SCHÖFFLING, K., WEBSTER, M., SIREK, O.V.: Absence of effect of bovine growth hormone on blood sugar of Houssay dogs. Canad. J. Physiol. Pharmacol. **42**, 299—301 (1964a).

SIREK, O.V.: Metabolic effects of pituitary hormones: growth hormone. In: Handbuch des Diabetes mellitus (PFEIFFER, E.F., Hrsg.), Bd. I, S. 622—623. München: Lehmanns Verlag 1969.

SIREK, O.V., SIREK, A.: The physiology of growth hormone. Ergebn. inn. Med. Kinderheilk. **21**, 217—263 (1964b).

SIREK, O.V., BEST, C.H.: Anterior pituitary growth hormone and blood sugar levels of normal and diabetic dogs. Amer. J. Physiol. **185**, 557—563 (1956).

SÖNKSEN, P.H., GREENWOOD, F.C., ELLIS, J.P., LOWY, C., RUTHERFORD, A., NABARRO, J.D.N.: Changes of carbohydrate tolerance in acromegaly with progress of the disease and in response to treatment. J. clin. Endocr. **27**, 1418—1430 (1967).

SOLOMON, N., CARPENTER, C.C.J., BENNETT, I.L., JR., HARVEY, A.M.: Schmidt's syndrome (thyroid and adrenal insufficiency) and coexistent diabetes mellitus. Diabetes **14**, 300—304 (1965).

STADIE, W.C., MARSH, J.B.: Combination of insulin with muscle of the hypophysectomized rat. J. biol. Chem. **188**, 167—172 (1951).

TEUSCHER, A., ESCHER, F., KÖNIG, H., ZAHND, G.: Long-term effects of transsphenoidal hypophysectomy on growth hormone, renal function and eyeground in patients with diabetic retinopathy. Diabetes **19**, 502—518 (1970).

UNGER, R.H.: Glucoregulatory hormones in health and disease. Diabetes **15**, 500—506 (1966).

WALDHÄUSL, W., BURIAN, K., BERINGER, A.: Endogener idiohypophysärer Diabetes mellitus. Dtsch. med. Wschr. **94**, 2028—2033 (1969).

YALOW, R.S., BERSON, S.A.: Immunoassay of endogenous plasma insulin in man. J. clin. Invest. **39**, 1157—1175 (1960).

YDE, H.: The immunoreactive growth hormone in serum from patients with various types of diabetes mellitus. Acta endocr. (Kbh.) **64**, 339—346 (1970).

YOUNG, F.G.: Permanent experimental diabetes produced by pituitary (tanterior lobe) injections. Lancet **1937II**, 372—374.

YOUNG, F.G.: Growth and diabetes in normal animals treated with pituitary (anterior lobe) diabetogenic extract. Biochem. J. **39**, 515—536 (1945).

YOUNG, F.G.: The growth hormone and diabetes. Rec. Progr. Hormone Res. **8**, 471—510 (1953).

YOUNG, F.G.: The biochemistry of the endocrine system. Advanc. Sci. **21**, 369—378 (1964).

YOUNG, F.G.: Qutstanding unanswered questions concerning experimental diabetes. In: The nature and treatment of diabetes mellitus (WRENSHALL, G.A., LEIBL, B.S., eds.), p. 736. Amsterdam: Excerpta Medica 1965.

Die Stoffwechselwirkungen des Glukagon

Von

Viviane Leclercq-Meyer und Willy J. Malaisse

Einleitung

Glukagon, der hyperglykämisierende glykogenolytische Faktor des Pankreas, wurde fast zur selben Zeit wie das Insulin entdeckt, nämlich vor ungefähr 5 Jahrzehnten. Kimball und Murlin (1923) trennten als erste eine hyperglykämisierende Substanz aus Insulinpräparaten ab, die sie Glukagon nannten. Neben vielen anderen haben de Duve (1953) und Bergen und van Itallie (1960) die Geschichte der Glukagonforschung ausführlich beschrieben. Während der 20 Jahre, die seiner Entdeckung folgten, kamen nur wenig neue Erkenntnisse über das Glukagon hinzu. Manche Forscher, wie Bürger u. Brandt (1935) glaubten an seine Existenz und versuchten, das Glukagon in reiner Form darzustellen. Demgegenüber schrieben andere die hyperglykämisierenden und glykogenolytischen Wirkungen der Pankreasextrakte und einiger Insulinpräparate dem Insulin selbst oder der Anwesenheit von heterogenen Verunreinigungen zu. Erst in den fünfziger Jahren trat die Arbeit über das Glukagon in eine neue Phase, als Sutherland u. de Duve (1948) und Sutherland et al. (1949) den hyperglykämisierenden Faktor aus dem Pankreas extrahierten und begannen, seine Eigenschaften zu untersuchen. Seitdem ist eine Fülle von Informationen über die verschiedenen metabolischen Wirkungen und den Wirkungsmechanismus dieses Peptids gesammelt worden. Trotzdem war es lange Zeit schwierig, die Stellung des Glukagon als Hormon und seine physiologische Rolle zu definieren, insbesondere beim Menschen. Dies hing hauptsächlich mit der Tatsache zusammen, daß bis vor kurzem kein definierter pathologischer Zustand einem Überschuß oder einem Defekt der Glukagonsekretion zugeordnet werden konnte. Darüber hinaus war die Bestimmung des Hormons im Plasma erschwert, weil eine Methode fehlte, die genügend empfindlich und spezifisch war, um die kleinen Mengen (pg/ml) von zirkulierendem endogenen Glukagon zu entdecken. Die letztere Schwierigkeit wurde kürzlich durch die Entwicklung der empfindlichen radioimmunologischen Methoden behoben, die inzwischen viel dazu beigetragen haben, unsere Kenntnisse vom pankreatischen Glukagon zu erweitern. Hinzu kommt, daß wir auf dem Wege sind, eine „Glukagon-ähnliche" Substanz, die nicht aus dem Pankreas, sondern aus dem Verdauungstrakt stammt (Enteroglukagon), in ihrer Bedeutung besser zu verstehen. Es sollte hier jedoch betont werden, daß auch unsere heutigen Kenntnisse bruchstückhaft bleiben und häufig nicht frei von Widersprüchen sind. Die Gründe dafür könnten zum Teil die unterschiedlichen Tierspezies und Experimentalmethoden sein, die bei den Untersuchungen verwandt wurden. Deshalb werden in Zukunft noch viele Untersuchungen erforderlich sein, um zu klären, welche Faktoren die Glukagon- und Enteroglukagon-Sekretion regulieren, in welcher Form die beiden Hormone im Pankreas oder Darm gespeichert und in die Blutbahn abgegeben werden und welches ihre wahre physiologische und pathophysiologische Bedeutung im Körper ist.

I. Struktur und Nachweis des Pankreas-Glukagon

1. Struktur

STAUB et al. (1955) gelang es als ersten, kristallines Glukagon von hohem Reinheitsgrad darzustellen. BROMER et al. (1957) klärten seine Primärstruktur auf und machten das Vorhandensein einer einzigen Kette von 29 Aminosäuren mit einem Molekulargewicht von 3485 wahrscheinlich. Sie formulierten die Aminosäuresequenz des Schweineglukagon wie folgt:

His-ser-gln-gly-thr-phe-thr-ser-asp-tyr-ser-lys-tyr-leu-asp-ser-arg-arg-ala-gln-asp-phe-val-gln-trp-leu-met-asn-thr

Diese Aminosäuren-Sequenz wurde von WÜNSCH (1967) bestätigt, dem die Synthese des ganzen Peptid gelang. Somit zeigt das synthetische Glukagonmolekül chemische, physikalische, biologische und immunologische Eigenschaften, die mit denen des natürlichen Schweineglukagon vergleichbar sind (WÜNSCH u. WEINGES, 1972).

Neuere Untersuchungen zeigen, daß die Zusammensetzung der Aminosäuren und ihre Sequenz im Glukagonmolekül, das aus dem Pankreas verschiedener Spezies von Säugetieren gewonnen wird, mit denen des Schweineglukagon identisch sind. Dies ist für das Rinder-, Ratten-, Kaninchen- und das menschliche Glukagon nachgewiesen (BROMER et al., 1971; THOMSEN et al., 1972; SUNDBY u. MARKUSSEN, 1971, 1972). Nur das Glukagonmolekül des Truthahn läßt, soweit man dies bis jetzt sagen kann, eine andere Struktur erkennen. Der Unterschied ist jedoch geringfügig, da die Zusammensetzung der Aminosäuren des Glukagon dieser Vogelspezies sich von der des Säugetierglukagon nur in der Position 28 unterscheidet, während ein Asparagin durch einen Serin-Rest ersetzt ist (MARKUSSEN et al., 1972).

2. Nachweis

a) Biologische Methoden

Früher versuchte man, Glukagon mit biologischen Methoden zu messen, die darauf basierten, daß Glukagon im Tierversuch eine Hyperglykämie und in der Leber eine Glykogenolyse hervorruft. Diese Methoden sind mehrfach in ausführlichen Übersichten dargestellt worden (FOA et al., 1957; BERGEN u. VAN ITALLIE, 1960; BROMER u. BEHRENS, 1962; UNGER u. EISENTRAUT, 1967; SOKAL, 1972). Kürzlich hat man auch einen biologischen Nachweis für Glukagon, der auf der lipolytischen Reaktion isolierter Fettzellen vom Fettgewebe des Hühnchens basiert, ausgedacht (LANGSLOW u. HALES, 1970).

Der in vivo-Nachweis, der auf dem Blutzuckeranstieg nach einer Glukagoninjektion beruht, wurde bei Katzen, Kaninchen, Hühnchen, Ratten und Mäusen durchgeführt, wobei die Empfindlichkeit der Tiere manchmal durch geeignete Vorbehandlungen (Adrenalektomie, Hypophysektomie, Cortisonbehandlung usw.) gesteigert wurde.

Die *in vitro*-Bestimmungen, die auf der Glykogenolyse der Leber basieren, stützen sich auf mehrere Schritte des glykogenolytischen Stoffwechselweges als Parameter der Glukagonaktivität. Einige dieser biologischen *in vitro*-Bestimmungsmethoden schließen die Inkubation von Leberschnitten, Leberhomogenaten subzellulärer Fraktionen, die das Adenylzyklase-System enthalten, ein. Außerdem verwandte man die isolierte perfundierte Leber (SOKAL *et al.*, 1964, WEINTRAUB *et al.*, 1969).

Die biologischen Nachweismethoden, die für die isolierte perfundierte Rattenleber oder die Fettzellen des Hühnchens benutzt wurden, lassen die höchste Empfindlichkeit und Spezifität erkennen. Mit diesen Methoden konnten SOKAL und EZDINLI (1967), sowie LANGSLOW und HALES (1970) zum ersten Mal den Glukagonspiegel im peripheren Plasma des Menschen bestimmen. Darüber hinaus ermöglichten diese Methoden es MARCO *et al.* (1971), eine interessante Korrelation zwischen den Glukagonmengen, die durch den Radioimmunnachweis im Plasma des Menschen nachzuweisen sind, und der biologischen Aktivität dieser Plasmaproben aufzuzeigen. Es sollte jedoch betont werden, daß diese Methoden mühsam und technisch schwierig bleiben und daß sie nur als semi-quantitative Bestimmungsmethoden für das Plasma-Glukagon gelten können. Trotzdem können diese Methoden in Zukunft sehr wohl nützlich sein und andere ergänzen und so dazu beitragen, die biologische Funktion des Glukagon — und vielleicht auch des Enteroglukagon — die durch radioimmunologische Bestimmungsmethoden im Plasma entdeckt wurden, aufzuklären.

Die übrigen biologischen Bestimmungsmethoden sind jedoch für den Nachweis des Glukagon im Plasma ungeeignet, da ihre fehlende Spezifität und Empfindlichkeit entweder zu falsch hohen Plasma-Glukagon-Werten führt oder die Entdeckung der winzig kleinen Mengen des zirkulierenden Hormons nicht erlaubt. Darüber hinaus wird ihr Wert durch viele Nachteile, so durch Ungenauigkeit, fehlende Reproduzierbarkeit und großen Zeitaufwand herabgesetzt. Jedoch können diese Methoden, ungeachtet ihrer Mängel, als brauchbare Verfahren für die Messung der großen Glukagonmengen in Pankreasextrakten und zum Studium der biologischen Aktivität gereinigter, synthetischer oder modifizierter Glukagonpräparate verwandt werden. Die mögliche Bedeutung dieser Methoden sollte deshalb im Zusammenhang mit empfindlicheren und spezifischeren Nachweisverfahren, die für dieselben Zwecke verwendet werden können, nicht außer acht gelassen werden.

b) Radioimmunologische Methoden

Eine neue Ära in der Glukagonforschung begann in den frühen fünfziger Jahren, als es UNGER *et al.* (1959, 1961) gelang, Antikörper zu erzeugen und einen radioimmunologischen Nachweis für das Glukagon zu entwickeln. Anschließend bestätigten mehrere Laboratorien die Durchführbarkeit solcher Verfahren (GRODSKY *et al.*, 1961; SAMOLS *et al.*, 1965b; LAWRENCE, 1966; ASSAN *et al.*, 1966; HAZZARD *et al.*, 1968; WEINGES, 1968; SHIMA u. FOA, 1968; LECLERCQ-MEYER *et al.*, 1970 und andere; zusammenfassende Darstellung bei LUYCKX, 1972). Obwohl diese Methoden faszinierende Möglichkeiten eröffneten, traten bei der ersten Anwendung der radioimmunologischen Glukagonmessungen nicht unerhebliche technische Probleme auf.

Das erste Problem hing mit der Schwierigkeit zusammen, Antiseren mit genügend hoher Energie für eine Bestimmungsmethode mit ausreichender Empfindlichkeit zu erzielen. Die Antikörpergewinnung bleibt sogar heute noch ein oft dem Zufall überlassenes Unterfangen. Die Schwierigkeiten scheinen jedoch geringer geworden zu sein, da mehrere Untersucher, einschließlich der Ungerschen Gruppe über die Herstellung von brauchbaren Glukagon-Antiseren berichtet haben (Assan et al., 1965; Worobec et al., 1967; Unger u. Eisentraut, 1967; Heding, 1969, 1972).

Weitere Probleme betrafen die mangelnde Spezifität dieser radioimmunologischen Methoden. Tatsächlich zeigten die ersten Glukagonmessungen im Plasma erhebliche Differenzen. Die Werte des Nüchternspiegels beim Gesunden schwankten in beträchtlichem Maße, von weniger als 1 ng bis zu 10 ng/ml [1]. Einer der für die falsch hohen Werte verantwortlichen Faktoren war die Schädigung des radioaktiv markierten Glukagon durch proteolytische Enzyme des Plasma. Diese Läsion führte zu einer Verminderung des immunreaktiven, an Antiserum gebundenen markierten Hormons, eine Verminderung, die irrtümlicherweise der eigenen Wirkung des PlasmaGlukagon zugeschrieben wurde. Eine solche Läsion kann heute durch Zugabe eines Proteinase-Inhibitors zum Untersuchungssystem verhindert werden (Assan et al., 1965; Eisentraut et al., 1968; Hazzard et al., 1968). Ein anderer Faktor der mit der mangelnden Spezifität des radioimmunologischen Glukagonnachweises in Beziehung gebracht werden muß, ist die Interferenz mit einer „Glukagonähnlichen" Substanz, die im Plasma vorhanden und gastrointestinalen Ursprungs ist (Enteroglukagon, s. Abschnitt V, S. 428). Obgleich diese Substanz nicht mit Glukagon identisch ist, wurde sie bei den meisten radioimmunologischen Glukagonbestimmungen mitgemessen. Das Problem dieser Interferenz kann auf verschiedene Weise umgangen werden. So kann die spezifische Sekretion des Pankreasglukagon ohne Beeinträchtigung durch den Gastrointestinaltrakt in vitro untersucht werden, wenn man isolierte Langerhanssche Inseln, Pankreasstückchen von Ratte, Maus oder Meerschweinchen oder die Pankreasperfusions-Technik verwendet. In vivo wurde die Sekretion des spezifischen Pankreas-Glukagon zunächst bei Hunden untersucht, deren pankreatische und mesenteriale Sekrete durch verschiedene Katheter aufgefangen wurden (Unger et al., 1968). Später konnte diese Differenzierung unmittelbar in Proben des peripheren Plasma unter Verwendung spezifischer Antikörper gegen Glukagon bzw. Enteroglukagon verwirklicht werden (Aguilar-Parada et al., 1969a, 1969b; Heding, 1971, 1972; Unger, 1972a). Der radioimmunologische Nachweis des Glukagon ist nun über die ganze Welt verbreitet, und die Verbesserung dieser Methode, die durch die verfügbaren spezifischen Antisera erzielt wurde, ist zur Zeit das Fundament unserer Kenntnisse über die Sekretion des menschlichen Pankreas-Glukagon

II. Synthese, Speicherung und Sekretion

1. Synthese

Manches spricht nunmehr dafür, daß das Glukagon wie das Insulin mit Hilfe eines größeren Präkursor synthetisiert wird. Rigopoulou et al. (1970) berichteten erstmals, daß 5—10% der Glukagon-Immunoreaktivität, die man in Pankreasex-

---

[1] Nach dem derzeitigen Stand der Kenntnisse liegt die Konzentration des Glukagon im Plasma des gesunden Menschen im Bereich von 0,1 ng/ml.

trakten findet, eine Molekulargröße aufweisen, die wenigstens 2mal die des Gluka-
gon übertrifft. Diese groß-molekulare Glukagon-Immunoreaktivität wurde in
Pankreasextrakten des Kaninchens, der Ente, des Rindes, der Ratte und des
Menschen entdeckt. Komponenten mit hohem Molekulargewicht, die Glukagon-
ähnliche Immunoreaktivität aufweisen, sind auch von anderen Autoren im Pan-
kreas der Ente identifiziert worden (KRUG u. MIALHE, 1971), desgleichen in den
Inseln des Anglerfisches (NOE u. BAUER, 1971, 1973) und des Meerschweinchens
(HELLERSTRÖM et al., 1972) und schließlich in den kommerziellen kristallinen
Präparaten des Rinder- und des Schweine-Glukagon (TAGER u. STEINER, 1973).
Darüber hinaus haben biosynthetische Studien gezeigt, daß ^{3}H-Tryptophan, das
wohl im Glukagonmolekül, nicht aber im Proinsulin- oder Insulinmolekül vorkommt, nicht nur in Glukagon eingelagert wird, sondern auch in einen Bestandteil
der Inseln verschiedener Spezies, der ein hohes Molekulargewicht aufweist und
mit dem Glukagon in Beziehung steht; dies gilt für den Anglerfisch (NOE u.
BAUER, 1971, 1973), die Taube (TUNG u. ZEREGA, 1971; TUNG, 1973) und das
Meerschweinchen (HELLERSTRÖM et al., 1972). Die erwähnten Untersuchungen
lassen sich mit der Möglichkeit in Einklang bringen, daß die Glukagonkompo-
nente mit dem hohen Molekulargewicht einen Glukagon-Präkursor oder ein „Pro-
Glukagon" darstellt. Es bedarf jedoch noch weiterer Untersuchungen, um die
wahre Natur dieser Glukagonfraktion mit großem Molekulargewicht, ihre mögliche Rolle als Intermediärprodukt (Prohormon) bei der Biosynthese des Glukagon und den Synthesemechanismus bei der Bildung des Glukagon aufzuklären.

2. Speicherung

Wie von mehreren Autoren dargelegt, macht es eine Reihe von experimentellen
Befunden wahrscheinlich, daß die A-Zelle des endokrinen Pankreas Ursprungsort
des Glukagon ist (LAZAROW, 1967; BERGEN u. VAN ITALLIE, 1960; UNGER u.
EISENTRAUT, 1967; WEINGES, 1968). Eines der Argumente, die diese Annahme
stützen, besagt, daß der Glukagongehalt des Pankreas eng mit der Verteilung
der Inselzellen korreliert und daß normale Mengen von Glukagon im Pankreas
gefunden werden, wenn das exokrine Gewebe durch Unterbindung des Ausfüh-
rungsganges zur Atrophie gebracht oder die B-Zellen durch Alloxan zerstört
wurden (SUTHERLAND u. DE DUVE, 1948; GAEDE et al., 1950; PINCUS u. RUTMAN,
1953; CAVALLERO, 1953; BENCOSME et al., 1955).

Auch morphologische Veränderungen der A-Zellen nach Injektion von Glukagon (PETERSSON u. HELLMAN, 1963; HELLERSTRÖM et al., 1964) oder von A-zytoto-
xischen Stoffen wie CoCl$_2$ oder Synthalin A (BENCOSME u. FREI, 1956; MUNGER,
1962; KERN, 1970) sind als Beweis für den Ursprungsort des Glukagon aufgefaßt
worden. Den deutlichsten Hinweis ergaben jedoch die Immunofluoreszenzverfah-
ren, mit deren Hilfe man das Glukagon bei verschiedenen Spezies in den A-Zellen
lokalisieren konnte (BAUM et al., 1962; OKADA et al., 1969; LOMSKY et al., 1968;
LANGE, 1970).

Ausgehend von den Arbeiten von HELLERSTRÖM et al. (1964) und BJÖRKMAN
und HELLMAN (1964), verbreitete sich die Ansicht, daß die A-Zellen aus zwei
Zelltypen bestehen, den A$_1$- und den A$_2$-Zellen und daß nur die A$_2$-Zellen die
wirklichen Glukagon-produzierenden Zellen sind. Bis vor kurzem wurde die
Unterscheidung zwischen A$_1$- und A$_2$-Zellen nicht allgemein akzeptiert; man
nahm vielmehr an, daß die Differenzen zwischen diesen Zelltypen auf die verschiedenen Dichtegrade der Sekretionsgranula in derselben Zelle zurückzuführen seien
(LAZAROW et al., 1968; FALLER, 1969; KERN, 1970).

Die Verteilung der A-Zellen in den Inseln variiert unter den verschiedenen untersuchten Spezies (Hellerström et al., 1964; Sato et al., 1966). Beim Menschen sind die A-Zellen z.B. zwischen den B-Zellen verstreut, während sie bei der Ratte und der Maus an der Peripherie der Inseln liegen. Auch wechselt die Zahl der A-Zellen je nach Region des Pankreas und Alter der Versuchstiere. So findet man beim Hund im Processus uncinatus fast keine A-Zellen, während der Schwanz sie in großer Zahl enthält (Bencosme et al., 1955).

Elektronenmikroskopische Untersuchungen haben gezeigt, daß die A-Zelle durch ihre große Konzentration von kugelförmigen Sekretgranula, die von einem Säckchen eng umschlossen sind, charakterisiert sind. Oft sind diese Granula homogen; manchmal kann man aber eine feine körnige Struktur erkennen (Lacy, 1957; Bencosme u. Pease, 1958; Björkman u. Hellman, 1964; Sato et al., 1966). Was den sekretorischen Zyklus der A-Zellen angeht, so besteht allgemeine Übereinstimmung, daß die Granula der A-Zellen in den Elementen des Golgi-Apparates gebildet werden (Munger, 1962; Winborn, 1963; Machino u. Sakuma, 1967; Lazarus et al., 1968; Faller, 1969). Auf welche Art die Granula ausgeschleust werden, wird jedoch noch diskutiert. Zu dieser Frage wurden zwei Hypothesen vorgetragen: Einmal nahm man an, daß die Granula der A-Zellen wie die der B-Zellen durch einen emiocytotischen Mechanismus freigesetzt werden. Dabei wandern die Granula zum Kapillarrand der Zelle und werden unverändert zwischen Plasma und Basalmembran ausgestoßen, wo sie aufgelöst und resorbiert zu werden scheinen (Machino u. Sakuma, 1967; Lazarus et al., 1968; Gomez-Acebo et al., 1968). Andererseits wurde auch angenommen, daß eine fortschreitende Auflösung der Granula innerhalb der Zelle stattfindet (Munger, 1962; Faller, 1969).

Glukagon-produzierende Zellen gibt es schon während des frühen foetalen Lebens. So haben elektronenmikroskopische Studien die Existenz von A-Zellen im foetalen Pankreas verschiedener Spezies gezeigt, so bei der Ratte (Orci et al., 1969; Perrier et al., 1969; Perrier u. Billat, 1970; Pictet u. Rutter, 1972), bei der Maus (Pearce et al., 1973), bei Meerschweinchen (Petersson, 1966) und beim Menschen (Björkman et al., 1966; Wellman et al., 1971; Like u. Orci, 1972).

Die Anwesenheit von Glukagon im foetalen Pankreas wurde sowohl biologisch wie auch radioimmunologisch nachgewiesen. So wurde der hyperglykämisierende Faktor aus dem foetalen Kalbspankreas schon in den frühen fünfziger Jahren extrahiert (Sutherland u. de Duve, 1948; Pincus u. Rutman, 1953). Kürzlich wurde berichtet, daß die Spiegel des immunoreaktiven Glukagon im foetalen Pankreasgewebe der Ratte gegen Ende der Gestation zwischen 1,2 und 8,4 ng/mg schwanken (Orci et al., 1969; Blazquez et al., 1972; Jarousse et al., 1973). Im menschlichen foetalen Pankreas war Glukagon schon in der 8. Woche der Gestation nachweisbar; es stieg bis zur 26. Woche auf einen Spiegel von 8 ng/mg (Assan u. Boillot, 1973).

Die Messung des Glukagongehaltes im Pankreas der erwachsenen Ratte ergab Werte in einem engen Bereich zwischen 8—14 ng/mg (Orci et al., 1969; Jarousse et al., 1973). Im Pankreas des erwachsenen Menschen fanden sich Werte mit großer Streuung, was auf die verschiedenen Untersuchungsmethoden zurückzuführen sein dürfte, aber auch auf den Erhaltungszustand und das Teilgebiet des Pankreas, das jeweils untersucht wurde. So wurde eine Glukagonmenge pro mg Gewebe von 37 ng (Makman u. Sutherland, 1964), von 4—12 ng (Samols et al., 1966), von 1,4 ng (Schopman et al., 1967), von 0—84 ng mit einem Mittel von 14 ng (Unger u. Eisentraut, 1967) und von 1,5 ng (Assan et al., 1969 b) gefunden.

3. Sekretion

Vor der radioimmunologischen Ära wurde die Regulation der Glukagonsekretion nur auf indirektem Wege untersucht (FOA et al., 1967; BERTHET, 1959; BERGEN u. VAN ITALLIE, 1960; WEINGES, 1968). Seit 1969 wurden die früheren Beobachtungen von vielen Untersuchern auf den empfindlicheren und spezifischeren radioimmunologischen Glukagonnachweis ausgedehnt (s. Abschnitt I, 2, b, S. 411). Obwohl einige widersprüchliche Resultate in der schnell anwachsenden Literatur zu finden sind, kann man es jetzt als bewiesen ansehen, daß viele Faktoren (Stoffwechselsituation, Hormone, Elektrolyte und pharmakologische Faktoren) und experimentelle Situationen (physiologische und pathophysiologische) in der Lage sind, die Sekretion des Glukagon zu beeinflussen. Der nachfolgende Bericht gibt einen Überblick über unsere gegenwärtigen Kenntnisse auf diesem Gebiet. Die Bedeutung der beobachteten Schwankungen der Glukagon-Sekretion soll in einem späteren Abschnitt (s. Abschnitt IV) zusammenfassend dargestellt werden.

a) Stoffwechselfaktoren, Hormone, Elektrolyte und Pharmaca

α) Stoffwechselfaktoren

Glukose. In Anbetracht der wohlbekannten hyperglykämisierenden Eigenschaften des Glukagon und der Möglichkeit, daß das Glukagon eine physiologische Rolle bei der Regulation der Glukose-Homöostase spielt, hat sich das Interesse vieler Untersucher zunächst auf die Wirkung dieses Substrates konzentriert. Untersuchungen an Tieren und am Menschen haben klar gezeigt, daß die pankreatische Glukagonsekretion zum Glukosespiegel umgekehrt korreliert ist, d.h. sie wird im Glukosemangel stimuliert und durch eine Hyperglykämie gehemmt. Dies ist in vivo an Hunden gezeigt worden (OHNEDA et al., 1969; BUCHANAN et al., 1969a; UNGER u. LEFEBVRE, 1972) und beim Menschen (MÜLLER et al., 1970; HEDING, 1971; GERICH et al., 1972b). Außerdem wurden erhöhte Glukagonspiegel im Zustand des Glukosemangels beobachtet, so beim Menschen im Hungerzustand (AGUILAR-PARADA et al., 1969a; MARLISS et al., 1970) und während der frühen hypoglykämischen postnatalen Periode bei der Ratte (GIRARD et al., 1972; BLAZQUEZ et al., 1972) und beim Menschen (BLOOM u. JOHNSTON, 1972; SPERLING et al., 1974). Die reziproke Relation zwischen Glukose und Glukagonsekretion wurde überzeugend auch in vitro gezeigt, wobei man die isolierten Pankreasinseln der Ratte und der Maus benutzte (VANCE et al., 1968; CHESNEY u. SCHOFIELD, 1969; NONAKA u. FOA, 1968) oder das perfundierte Pankreas der Ratte (FUSSGÄNGER et al., 1969; LUYCKX u. LEFEBVRE, 1974) und des Hundes (IVERSEN, 1971, 1973a).

Freie Fettsäuren. Da das Glukagon ein stark wirkendes lipolytisches Agens ist, war die Klärung der Beziehung zwischen Spiegel der freien Fettsäuren und Glukagonsekretion ebenfalls Gegenstand verschiedentlicher Bemühungen. Untersuchungen, die zuerst in vivo am Hund durchgeführt wurden, zeigten, daß, ähnlich wie bei der Glukose, eine reziproke Beziehung zwischen dem Spiegel der freien Fettsäuren und dem des Glukagon besteht, d.h. hohe Spiegel hemmen und niedrige Spiegel stimulieren die Glukagonsekretion (MADISON et al., 1968; LUYCKX u. LEFEBVRE, 1970). Untersuchungen über diese reziproke Beziehung sind kürzlich auch auf den Menschen ausgedehnt worden: GERICH et al. (1974a) berichteten, daß ziemlich kleine Veränderungen des Spiegels der freien Fettsäuren im Plasma, und zwar innerhalb der physiologischen Grenzen, eine signifikante Wirkung auf die Glukagonsekretion haben. Zusätzliche Beweise für diese Beziehung wurden auch durch in vitro-Untersuchungen erbracht, in welchen die isolierten Inseln des Meerschweinchens (Edwards, 1969; Edwards u. Taylor, 1970) und das isolierte perfundierte Rattenpankreas (Luyckx u. Lefebvre, 1974b) verwandt wurden. Es sollte aber darauf hingewiesen werden, daß es einen anscheinend widersprüchlichen Bericht von Böttger et al. (1973) gibt, der beobachtete, daß die Zufuhr einer Fettmahlzeit die Glukagonsekretion beim Hunde steigert. Dieser Anstieg ließ sich jedoch nicht, wie von diesen Autoren selbst gezeigt, auf die Fettabsorption als solche beziehen, sondern auf ein noch unbekanntes Signal, das aus dem Darm stammt (vielleicht das Pankreozymin).

Aminosäuren. Einige Aminosäuren gehören zu den stärksten Stimulatoren der Glukagonsekretion. Dieser stimulierende Effekt der Aminosäuren wurde in umfassenden Untersuchungen sowohl in vivo als auch in vitro gezeigt. In vivo ließ sich dies bei vielen Spezies, der Ratte, dem Hund und dem Menschen beweisen, wobei man entweder Arginin oder ein Aminosäurengemisch (Assan et al., 1967; Ohneda et al., 1968; Unger u. Lefebvre, 1972; usw.) intravenös infundierte. Es ist von Interesse, daß Rocha et al. (1972) zeigten, daß die Sekretion des Glukagon beim Hund am stärksten durch diejenigen Aminosäuren stimuliert wird, die besonders stark an der Glukoneogenese beteiligt sind. In ähnlicher Weise bewirkt die Infusion von Alanin, das, wie man annimmt, eine Schlüsselposition bei der Glukoneogenese innehat (Felig et al., 1970), eine deutliche Anhebung der Glukagonsekretion sowohl beim Hund wie beim Menschen (Müller et al., 1971; Buckman et al., 1973; Wise et al., 1973a).

In Untersuchungen, die mehr physiologischen Bedingungen entsprechen, ließ sich feststellen, daß eine orale Gabe oder eine intraduodenale Instillation von Aminosäuren und eines Gemisches von Aminosäuren die Glukagonsekretion beim Hund und beim Menschen ansteigen ließ (Assan et al., 1967; Ohneda et al., 1968; Unger et al., 1969; Müller et al., 1970).

Es gibt auch eine Fülle von in vitro-Beweisen für die stimulierende Wirkung der Aminosäuren auf die Glukagonfreisetzung. Die des Arginin und des Leucin wurde insbesondere durch die Verwendung isolierter Inseln der Maus und des Meerschweinchens (Chesney u. Schofield, 1969; Edwards et al., 1969), von Einschichtkulturen des Pankreas neugeborener Ratten (Marliss et al., 1973b) und des isolierten perfundierten Pankreas von Hund und Ratte (Iversen, 1971; Assan et al., 1972; Luyckx u. Lefebvre, 1974b) dokumentiert.

β) Hormone

Gastrointestinale Hormone. Verschiedene gastrointestinale Hormone scheinen imstande zu sein, die Glukagonsekretion zu beeinflussen. Wie später gezeigt wird, ist die wirkliche Bedeutung dieser Hormone zum gegenwärtigen Zeitpunkt bei weitem nicht klargelegt, zumal in diesem Forschungsbereich über manche widersprüchliche Befunde berichtet worden ist.

Das *Pankreozymin* (PZ-CCK) ist, wie sich zeigen ließ, ein sehr wirksamer Stimulator für die Glukosefreisetzung bei Hunden in vivo (Unger et al., 1967; Buchanan et al., 1968). Außerdem weiß man, daß es die Glukagonreaktion auf Aminosäuren bei Hunden und beim Menschen potenziert (Ohneda et al., 1968; Dupee et al., 1969).

Der stimulierende Effekt des Pankreozymin ließ sich auch in vitro beweisen, wobei isolierte Pankreaspräparate der Ratte und des Hundes perfundiert wurden (Fussgänger et al., 1969; Iversen, 1971). Die eben erwähnten Beobachtungen wurden jedoch kürzlich von RABINOWITCH und DUPRE (1974) in Frage gestellt. Diese Forscher berichtete, daß hochgereinigte Pankreozyminpräparate nicht imstande waren, die Freisetzung von Glukagon in vivo bei der Ratte zu stimulieren. Sie nahmen deshalb an, daß eine Verunreinigung in den früher verwendeten Pankreozyminpräparaten (z.B. GIP = gastric inhibitory polypeptide) für die vordem beobachteten Effekte des Pankreozymin auf die Glukagonsekretion verantwortlich war. Die Beziehungen zwischen Pankreozymin und Glukagon bedürfen also in Zukunft noch weiterer Klärung.

Eine Wirkung des *Gastrin* ist bis jetzt in vivo noch nicht deutlich nachgewiesen worden (UNGER et al., 1967; DUPRE et al., 1969). In vitro hat IVERSEN jedoch eine stimulierende Wirkung des Gastrin am Hundepankreas beobachtet (IVERSEN, 1971). In ähnlicher Weise stimuliert Tetragastrin, das synthetische C-terminale Polypeptid des Gastrin, die Sekretion des Glukagon, wenn man es beim Hund in der Nähe des Pankreas infundiert (KANETO et al., 1970). Ähnlich wie beim Pankreozymin, scheint es noch zu früh zu sein, dem Gastrin eine wirkliche physiologische Bedeutung für die Glukagonsekretion zuzuschreiben.

Auf der anderen Seite soll *Sekretin* die Glukagonsekretion hemmen und weiterhin die Glukose-induzierte Hemmung der Glukagonsekretion in vivo beim Hund verstärken (SANTEUSIANO et al., 1972). In gleicher Weise wies diese Arbeitsgruppe auch eine durch Sekretin erfolgende Hemmung der Alanin-induzierten Glukagonfreisetzung bei der gleichen Spezies nach (SANTEUSIANO et al., 1973 b). In zahlreichen anderen Untersuchungen, die sowohl in vivo wie in vitro ausgeführt wurden, ließ sich keinerlei Effekt des Sekretin auf die Glukosefreisetzung nachweisen.

Wachstumshormon. Zahlreiche indirekte Beweise wurden früher gegen eine positive Relation zwischen Wachstumshormon und den A-Zellen des endokrinen Pankreas angeführt (Zusammenfassende Darstellung bei FOA et al., 1957; WEINGES, 1968; LAWRENCE, 1972). Unter Verwendung des modernen Radioimmun-Nachweises haben einige Forscher tatsächlich diese Hypothese bestätigt und über erhöhte Basalwerte und gesteigerte Glukagonreaktion auf Arginin bei Akromegalen und Personen, die mit Wachstumshormon behandelt wurden, berichtet (GOLDFINE et al., 1972; PEK et al., 1974). Auf der anderen Seite beschrieben GOLDFINE et al. (1972) bei Patienten mit Hypophysenunterfunktion eine verminderte oder fehlende Reaktion des Glukagon auf Arginin. Andere konnten jedoch keine Schädigung der Glukagon-Freisetzung bei Patienten mit ähnlichem Mangel an Wachstumshormon nachweisen (BLACKARD et al., 1973). Darüber hinaus berichteten FARMER et al. (1971), daß Wachstumshormon die Glukagonsekretion beim Hund im akuten Versuch nicht stimuliert. Die Beziehungen zwischen Wachstumshormon und Glukagonsekretion bedürfen also entschieden weiterer Untersuchungen.

Glukocorticoide. Auch hier ergaben sich widersprüchliche Ergebnisse. So wurde einerseits überzeugend dargelegt, daß eine Behandlung mit Glukocorticoiden beim Menschen einen Hyperglukagonismus hervorruft (MARCO et al., 1973 a; WISE et al., 1973 b). Andererseits konnten vor kurzem andere Autoren einen Beweis für eine gesteigerte Glukagonsekretion bei experimentell erzeugtem Glukocorticoid-Überschuß nicht erbringen (PEK et al., 1974).

Epinephrin und Acetylcholin. Früheren Berichten zufolge lag eine Wirkung des Epinephrin auf die Glukagonsekretion weder in vivo noch in vitro vor (SAMOLS u. MARKS, 1967; CHESNEY u. SCHOFIELD, 1969; VANCE et al., 1971). Jetzt dagegen gibt es ausreichende Beweise, daß Epinephrin einen eindeutigen stimulierenden Effekt auf die Glukagonfreisetzung ausübt. Dies ließ sich bei Enten in vivo (SAMOLS et al., 1972), beim Menschen (GERICH et al., 1973 a) und in vitro am inkubierten Pankreasstückchen der Ratte (LECLERCQ-MEYER et al., 1971) oder beim perfundierten Hundepankreas (Iversen, 1973a) zeigen. In ähnlicher Weise konnte man nachweisen, daß Acetylcholin die Glukagonsekretion des perfundierten Hundepankreas stimuliert (Iversen, 1973b). Eine nachdrückliche Bestätigung all dieser Beobachtungen wurde von Marliss et al., 1973a erbracht; die Autoren zeigten, daß eine direkte Erregung der Pankreasnerven (sowohl der sympathischen wie der parasympathischen Endigungen) Glukagonfreisetzung beim Hund bewirkt.

γ) Elektrolyte und Pharmaca

Elektrolyte. Beweise über die Wirkung von Elektrolyten auf die Glukagonsekretion werden jetzt eben erst zusammengetragen. Die bisher vorliegenden Daten lassen erkennen, daß erhöhte Kaliumspiegel die Freisetzung des Glukagon in vivo beim Hund stimulieren (Santeusiano et al., 1973a; Kuzuya et al., 1974). Im Gegensatz dazu stimulieren herabgesetzte Calcium- und Magnesiumspiegel synergistisch die Glukagonsekretion des Rattenpankreas in vitro (Leclercq-Meyer et al., 1973), wogegen erhöhte Calciumspiegel die Glukagonsekretion nicht zu beeinflussen scheinen (Leclercq-Meyer et al., 1973; Kuzuya et al., 1974).

Hypoglykämisierende Sulfonylharnstoffe. Ungeachtet vieler Untersuchungen, mit dem Ziel, den Einfluß dieser pharmakologisch wirkenden Stoffe auf die A-Zellen zu klären, ist die Frage, ob diese Stoffe die Glukagonsekretion stimulieren oder nicht, Gegenstand kontroverser Diskussionen. Die Lösung bleibt der Zukunft überlassen. Auf der einen Seite berichteten Samols et al. (1969, 1972), daß die Infusion von Tolbutamid die Sekretion bei der Ente, beim Hund und beim Menschen deutlich hemmt. Eine Tolbutamid-induzierte Hemmung der Glukagonfreisetzung ist in ähnlicher Weise in vitro am isolierten perfundierten Pankreas der Ratte beobachtet worden (Laube et al., 1971). Auf der anderen Seite haben mehrere Untersucher im Gegensatz zu diesen Befunden eine solche Hemmung nicht gesehen. Über einen fehlenden Einfluß der Sulfonylharnstoffe auf die Suppression der Glukagonsekretion ist insbesondere in vivo am Menschen (Pek et al., 1972; Marco u. Valverde, 1973) und in vitro an isolierten Inseln der Maus und der Ratte (Chesney u. Schofield, 1969; Buchanan et al., 1969b) berichtet worden.

Verschiedene Faktoren. Bis jetzt ist gelegentlich der Einfluß von Pharmaca, so z.B. Diazoxid, Diphenylhydantoin, Clofibrat usw. untersucht worden. Die vorliegenden Daten sind jedoch zu spärlich und zu widersprüchlich, um sie hier im einzelnen aufzuführen.

b) Physiologische und pathophysiologische Situationen

α) Physiologische Situationen

Einige der physiologischen Stoffwechselsyndrome, die mit Änderungen der Glukagonsekretion im Zusammenhang stehen, sind bereits besprochen worden (s. Abschnitt Stoffwechselfaktoren, S. 415). Es handelt sich um den Hungerzustand, die Zufuhr einer Kohlenhydrat-, Eiweiß- oder Fettmahlzeit und um die frühe postnatale Periode. Außerdem sind aber noch andere physiologische Situationen bekannt, die die Glukagonsekretion beeinflussen: Muskeltätigkeit und Stress sind die wichtigsten. So ist während der Muskeltätigkeit ein Anstieg der Glukagonsekretion bei verschiedenen Spezies, so beim Hund, beim Menschen, bei der Ratte (Böttger et al., 1972b; Felig et al., 1972; Luyckx u. Lefebvre,

1974a) zu verzeichnen. In ähnlicher Weise wurde eine gesteigerte Glukagonfreisetzung bei Schmerzen oder physiologischem Stress beim Pavian dokumentiert (BLOOM *et al.*, 1973).

β) Pathophysiologische Situationen

Man kann sie bei grober Schätzung in das hyperglukagonämische und das hypoglukagonämische Syndrom einteilen (LAWRENCE, 1972). In manchen Fällen ist eine solche Klassifikation aber noch willkürlich.

Hyperglukagonämische Zustände. *Glukagon-sezernierende Tumoren.* Wie UNGER und EISENTRAUT (1967) berichteten, gibt es zahlreiche biologische und anatomische Hinweise für die Existenz Glukagon-sezernierender Tumoren. Einen direkten radioimmunologischen Beweis haben nunmehr verschiedene Untersucher erbracht, als sie gesteigerte Plasma- und Pankreasglukagonspiegel bei solchen Krankheitszuständen beobachteten (UNGER *et al.*, 1964; McGAVRAN *et al.*, 1966; YOSHINAGA *et al.*, 1966; VANCE *et al.*, 1969; CROOKS *et al.*, 1972). Das Vorhandensein von Glukagon in Inselzell-Adenomen ist außerdem von LOMSKY *et al.* (1969) bestätigt worden, die eine spezifische Immunofluoreszenz-Technik benutzten. Von Interesse ist, das Glukagonome oft nicht als isolierte Tumoren gefunden werden, daß sie vielmehr einen Teil des Syndroms der multiplen glandulären Adenomatose darstellen (VANCE *et al.*, 1969; CROOKS *et al.*, 1972). Auch diabetische Symptome, denen möglicherweise eine gesteigerte Glukagonsekretion zugrunde liegt, sind bei solchen Tumoren beobachtet worden (McGAVRAN *et al.*, 1966; YOSHINAGA *et al.*, 1966; LIGHTMAN u. BLOOM, 1974). Diese Symptome können gegebenenfalls durch chirurgische Entfernung des Glukagonom geheilt werden, wenn es sich um einen lokalisierten Typ handelt (LIGHTMAN u. BLOOM, 1974).

Diabetes. Über einen indirekten Beweis für die Hypothese, daß Glukagon in der Ätiologie gewisser Formen des Diabetes eine Rolle spielt, ist mehrmals berichtet worden (FOA *et al.*, 1957; BERGEN u. VAN ITALLIE, 1960; SOKAL, 1966b; WEINGES, 1968). Durch die Verwendung radioimmunologischer Methoden ist diese frühere Hypothese jetzt tatsächlich bestätigt worden. So zeigte die Gruppe von UNGER (AGUILAR-PARADA *et al.*, 1969b; MÜLLER *et al.*, 1970; UNGER *et al.*, 1972b) als erste, daß Diabetiker im Verhältnis zu ihrer Hyperglykämie hohe Nüchternglukagonspiegel zeigen und daß sie nicht mit einem normalen Abfall des Plasmaglukagon auf Zufuhr einer Kohlenhydratmahlzeit oder nach Infusion von Glukose reagieren. Darüber hinaus bewirkt die Infusion von Arginin bei Diabetikern einen ungewöhnlich hohen Anstieg der Glukagonsekretion. Diese Beobachtungen sind inzwischen von anderen bestätigt worden (HEDING u. RASSMUSSEN, 1972; GERICH *et al.*, 1973c; WISE *et al.*, 1973a).

Sehr hohe Glukagonspiegel sind auch in Fällen von schwerer diabetischer Ketoazidose beobachtet worden (ASSAN *et al.*, 1969a; UNGER *et al.*, 1970). Die Glukagonämie bei diabetischer Ketoazidose kann, wenigstens zum Teil, mit dem begleitenden Insulindefizit in Verbindung gebracht werden, da sie mit einsetzender Insulintherapie zurückgeht. Auf der anderen Seite ist die Hyperglukagonämie des nichtketotischen Diabetes offensichtlich nicht die Folge des Insulinmangels an sich, sondern eher durch einen endogenen Defekt der A-Zellen bedingt, die anscheinend nicht in der Lage sind, das Glukosesignal zu erkennen (UNGER *et al.*, 1972; GERICH *et al.*, 1973b).

Krankhafte Streß-Situationen. Bei Nicht-Diabetikern mit gewissen katabolen krankhaften Streß-Situationen hat man eine Hyperglukagonämie beobachtet. So sind erhöhte Glukagonspiegel bei Infektionskrankheiten gefunden worden (Ro-

Cha et al., 1973), nach Trauma (Lindsey et al., 1974) und bei Verbrennungen (Wilmore et al., 1974). Der Mechanismus, der in solchen Situationen der gesteigerten Glukagonsekretion zugrunde liegt, ist im Augenblick unbekannt, doch hat man versucht, ihn der erhöhten adrenergischen Aktivität, der Stimulation durch Aminosäuren, die durch den erhöhten Eiweißzerfall freigesetzt wurden, oder der Stimulation durch Kalium zuzuschreiben. Diese Faktoren sind allerdings charakteristisch für diese krankhaften Streß-Situationen (Unger, 1973 a, b).

Syndrome, die mit einer Kohlenhydrat-Intoleranz einhergehen. In verschiedenen Studien hat man versucht, den Beweis einer gesteigerten Glukagonsekretion bei Syndromen zu erbringen, die im allgemeinen eine Kohlenhydratintoleranz aufweisen. Solche Syndrome schließen nach unseren derzeitigen Kenntnissen bis jetzt die Akromegalie, das Cushing-Syndrom, das Phäochromozytom, die Leberzirrhose und die chronische Niereninsuffizienz ein. Wie früher bereits aufgezeigt (s. Abschnitt Hormone, S. 417) spricht manches dafür, daß die Glukagonsekretion in der Tat bei Hypersekretion des Wachstumshormons (Akromegalie) oder der Glukocorticoide (Cushing-Syndrom) erhöht ist. Die vorliegenden Daten sind jedoch zu spärlich und zu kontrovers, als daß man ihnen zustimmen und sie akzeptieren könnte. Dasselbe gilt für das Phäochromozytom, für das nur ein einziger Bericht über erhöhte Glukagonspiegel existiert (Lawrence, 1966). Erhöhte Glukagonspiegel sind auch bei der Leberzirrhose beobachtet worden (Marco et al., 1973b) sowie bei der chronischen Niereninsuffizienz (Bilbrey et al., 1974). Die Bedeutung dieser erhöhten Spiegel ist jedoch noch unbekannt; es könnte sehr wohl sein, daß sie nur Ausdruck einer herabgesetzten Extraktion des Plasmaglukagon aus der Leber und Niere sind. Dies ist wahrscheinlicher, als daß es sich um einen wahren Anstieg der Pankreas-Glukagonsekretion handelt.

Hypoglukagonämische Zustände. Hypoglukagonämische Zustände sind bisher noch nicht gut gekennzeichnet; viele sind noch hypothetisch und widersprüchlich. Hier sollen nur einige Möglichkeiten erörtert werden.

Die idiopathische oder spontane Hypoglykämie. Man hat ein Glukagondefizit, das durch eine Verminderung der A-Zellen im Pankreas hervorgerufen wird, als mögliche Ursache der idiopathischen Hypoglykämie angesehen. McQuarrie et al. (1950) und Grollman et al. (1964) haben tatsächlich über einen fast kompletten Schwund der A-Zellen oder einen verminderten Quotienten von A:B-Zellen bei Kindern oder Erwachsenen mit Spontanhypoglykämien berichtet. Bis jetzt jedoch ist ein Glukagondefizit bei dem sog. McQuarrie-Syndrom durch radioimmunologischen Nachweis noch nicht wahrscheinlich gemacht worden.

Die reaktive Hypoglykämie. Man hat die Möglichkeit, daß sich eine reaktive Hypoglykämie während der Postabsorptionsphase auf eine defekte Glukagonsekretion beziehen ließe, in Betracht gezogen (Sokal et al., 1966b); aber auch hier gibt es bis jetzt noch keinen radioimmunologischen Beweis, der eine solche Hypothese bestätigt.

Die Pankreatitis. Frühere radioimmunologische Untersuchungen berichteten über erhöhte Glukagonspiegel bei Patienten mit chronischer Pankreatitis (Paloyan et al., 1967). Die Befunde, die in letzter Zeit vorgelegt wurden, sind jedoch sehr verwirrend. So haben verschiedene Untersucher im Gegensatz zu diesen anfänglichen Befunden eine verminderte oder eine fehlende Glukagonreaktion auf Arginin oder Glukose bei dieser Krankheit beobachtet (Aguilar-Parada et al., 1969b; Persson et al., 1971; Assan u. Tiengo, 1973). Auch Day et al. (1972) schilderten eine Hypoglukagonämie bei schwerer chronischer Pankreatitis; sie fanden aber in den frühen (d.h. nicht schweren) Stadien der Pankreatitis hohe Werte, jedenfalls im Vergleich zu den in solchen Phasen vorherrschenden Plasmaglukosespiegeln. Es besteht also noch keine Übereinstimmung, ob die

Pankreatitis wirklich in die hypoglukagonämischen oder in die hyperglukagonämischen eingeordnet werden soll.

Die Fettsucht. Einige Forscher haben verminderte Glukagonreaktionen bei
der Fettsucht festgestellt (WISE *et al.*, 1972, 1973a). Andere berichteten aber,
daß die Glukagonsekretion unverändert oder sogar gesteigert ist (KALKOFF *et
al.*, 1968; GERICH *et al.*, 1973b). Diese widersprüchlichen Ergebnisse machen
auch hier die Entscheidung schwer, ob die Fettsucht einen hypoglukagonämischen
oder einen hyperglukagonämischen Zustand darstellt.

III. Wirkungsmechanismus und Stoffwechselwirkungen

1. Wirkungsmechanismus

Nach RODBELL *et al.* (1970) wirkt Glukagon, ähnlich wie andere Polypeptid-
hormone, auf sein Zielorgan durch die Aktivierung eines an der Zellmembran
befindlichen Informationssystems. Das Hormon verbindet sich mit einem spezifischen Diskriminator. Ein Vermittler koppelt das diskriminierte ankommende
Signal an einen Verstärker, der das herausgehende Signal erzeugt. Man stellt
sich vor, daß der Diskriminator an der Außenseite der Plasmamembran lokalisiert
und so für das Hormon erreichbar ist. Der Verstärker soll sich im Inneren der
Zellmembran befinden. Er könnte mit dem Adenylzyklase-System identisch sein,
das die Synthese des Adenosin-3'5'-Monophosphat, meist zyklisches AMP genannt, aus ATP katalysiert. In diesem Modell ist die Bindung des Glukagon
an die Zellmembran ein schneller und schnell reversibler Vorgang, vorausgesetzt
daß GTP oder GDP (10^{-8} bis 10^{-5} M) im Inkubationsmedium vorhanden sind
(RODBELL, 1972). Das Nukleotid verleiht dem Hormon-Diskriminator-Komplex
einerseits die Fähigkeit, die katalytische Komponente, d.h. das Adenylcyclase-
Enzym zu aktivieren; auf der anderen Seite sorgt es für eine genügende Instabilität
des Komplexes, damit eine schnelle Freisetzung des Hormons erfolgen kann,
und so für die Wiederherstellung der mit hoher Affinität ausgestatteten regulatorischen Komponente, d.h. des Diskriminator. Die Plasmamembran könnte auch
das Glukagon inaktivieren, möglicherweise dann, wenn die Freisetzung an der
Bindungsstelle erfolgt. Die Kinetik der Bindung, der Dissoziation und der Inaktivierung des Hormons reguliert die Dauer des Glukagoneffektes. So übt das Glukagonmolekül einen Quanteneffekt aus, wenn es sich mit dem Diskriminator verbindet; offensichtlich muß das Glukagon von seinem Diskriminator getrennt und
ein anderes Molekül des Hormons dann wieder mit ihm verbunden werden,
damit sich der Quanteneffekt wiederholen kann. Die Zellmembran besitzt wahrscheinlich eine begrenzte Anzahl von spezifischen Bindungsstellen für das Hormon. Eine enge Beziehung besteht zwischen den Hormonkonzentrationen, die
für die Bindung an die Zellmembran, und denjenigen, die für die Aktivierung
der Adenylcyklase notwendig sind. An Leberzellmembranen werden sowohl die
maximale Bindung als auch die Aktivierung des Enzyms mit einer Konzentration
von ungefähr $4\cdot10^{-8}$ M Glukagon erreicht. Die halbe maximale Bindung und
Aktivierung ist bei ungefähr $4\cdot10^{-9}$ M Glukagon festzustellen.

Durch die Aktivierung des Adenylcyclase-Systems steigert das Glukagon die
intrazelluläre Konzentration von cyklischem AMP. Nach SUTHERLAND *et al.*
(1968) handelt es sich beim cyklischen AMP um den „zweiten Boten" im Bereich
hormoneller Regulationsvorgänge. Der „erste Bote" ist der hormonale Wirkstoff,
d.h. Glukagon, das von der endokrinen Drüse über den Blutkreislauf zum Erfolgs-

organ gelangt. Der „zweite Bote", das cyklische AMP, ist innerhalb des Erfolgsorgans lokalisiert und leitet die Information von der Zellmembran an das Enzymsystem weiter. Man nimmt an, daß das cyklische AMP inaktive Enzyme in ihre aktive Form umwandelt. Zwar ist der letzte Mechanismus dieses Aktivierungsvorgangs noch nicht vollständig aufgeklärt, man darf sich aber vorstellen, daß die wesentliche Wirkung des cyklischen AMP in der Aktivierung eines Enzyms mit ziemlich breiter Spezifität besteht; dieses wird deshalb Proteinkinase genannt. Kürzlich wurde gezeigt, daß das cyklische AMP mit einem enzymatisch inaktivierten Komplex zwischen Proteinkinase und seinem regulierenden Eiweiß reagiert. Bei der Bindung des cyklischen AMP dissoziiert das regulatorische Protein von der Kinase, die allosterisch in ihre aktive Form umgewandelt wird (Walsh et al., 1970). Die aktivierte Proteinkinase katalysiert hinwiederum die Phosphorylierung eines Proteinmoleküls. In der Leber zum Beispiel katalysiert die Proteinkinase, früher als Phosphorylase-b-Kinase-Kinase bekannt, die Phosphorylierung der Phosphorylase-b-Kinase. Diese Reaktion ergibt die Aktivierung der Phosphorylase-b-Kinase. Die aktivierte Phosphorylase-b-Kinase katalysiert wiederum die Phosphorylierung einer inaktiven oder dephosphorylierten Form der Glykogen-Phosphorylase in ihre aktive oder Phosphophosphorylase-Form. Es ist wahrscheinlich, daß die durch das cyklische AMP aktivierte Proteinkinase die Phosphorylierung einer Reihe anderer Proteinmoleküle stimuliert. So dienen z.B. im Gehirn die neurotubulären Untereinheiten auch als Substrat für eine eigene, cyklo-AMP-abhängige Proteinkinase (Goodman et al., 1970). Da man annehmen kann, daß Mikrotubuli eine wesentliche Rolle bei Sekretionsvorgängen spielen, könnte eine solche Wirkung des cyklischen AMP für seine ubiquitär stimulierende Wirkung auf Sekretionsvorgänge verantwortlich gemacht werden. Als Alternative haben Rasmussen u. Tenenhouse (1968) angenommen, daß die stimulierende Wirkung des cyklischen AMP auf sekretorische Systeme durch Veränderungen der Durchlässigkeit der Zellmembran für Calcium oder durch die Bindung dieses Kation an die Membran vermittelt wird.

2. Stoffwechselwirkungen

Wie Lawrence (1969) dargelegt hat, übt das Glukagon eine direkte und unmittelbar stimulierende Wirkung auf eine Reihe physiologischer Vorgänge aus, wie die Glykogenolyse, die Glukoneogenese, die Lipolyse und den Protein-Katabolismus, die Chronotropie und Inotropie des Herzens, die Insulinsekretion der B-Zelle des Pankreas, die Calcitonin-Freisetzung der Schilddrüse und die Sekretion der Katecholamine in der Nebenniere. In diesem Abschnitt sollen nur diejenigen Stoffwechselwirkungen berücksichtigt werden, die für die Pathophysiologie des Diabetes mellitus von Bedeutung sind.

a) Glykogenolytische Wirkung

Glukagon aktiviert die Glykogen-Phosphorylase und inaktiviert die Glykogen-Synthetase der Leber; so verhindert sie einen überflüssigen Zyklus der Glukosewirkstoffe. Beide Vorgänge sind das Ergebnis einer Aktivierung der Proteinkinase durch cyklisches AMP, was zur Phosphorylierung sowohl der Phosphorylase-Kinase (und daraus folgend der Phosphorylase; s. Abschnitt Wirkungsmechanismus, S. 421) und auch der Glykogen-Synthetase führt, die in ihrer phosphorylierten Form inaktiv ist, außer bei einer hohen Konzentration von Glukose-6-Phosphat. Wie de Wulf (1971) gezeigt hat, sind die Leberenzyme so organisiert, daß Glykogenaufbau- und -abbau in größerem Ausmaß nicht gleichzeitig nebeneinander stattfinden können. Da die Leber eines der wenigen Organe ist, das mit Glukose-6-Phosphatase ausgestattet ist, kann das Glukose-6-Phosphat, das sich unter dem Einfluß von Glukagon in der Leberzelle angehäuft hat, in Glukose und anorganisches Phosphat umgewandelt werden. Glukose wird dann in den hepatischen Kreislauf abgegeben. Der glykogenolytische Effekt des Glukagon ist für die schnelle Wiederherstellung des normalen Blutzuckerspiegels nach einer akuten Hypoglykämie verantwortlich. Auch die anderen Stoffwechselwirkungen des Glukagon tragen zur Verhinderung der Hypoglykämie in potentiell glykopenischen Situationen, wie z.B. bei langem Fasten bei.

b) Lipolytische Wirkung

Glukagon ist ein starker lipolytischer Wirkstoff; die minimal wirksame Konzentration liegt dicht bei 1 ng/ml (LEFEBVRE, 1972); es stimuliert auch die Glukoseaufnahme und -oxidation im Fettgewebe. Der lipolytische Effekt des Glukagon wird durch die Aktivierung der vom zyklischen AMP abhängigen Triglycerid-Lipase bewirkt. Seine Antagonisten sind das Insulin, die Prostaglandine und des Imidazol, ein Aktivator der Phosphodiesterase. Glukagon kann auch eine hormonsensitive Lipase in der Leber aktivieren, obwohl manche Autoren annehmen, daß dieses Leberenzym lysomalen Ursprungs ist (GUDER et al., 1970).

Dieser lipolytische Effekt des Glukagon kann in vitro leicht gezeigt werden. In vivo ruft die Gabe von Glukagon jedoch einen initialen Abfall des Spiegels der zirkulierenden freien Fettsäuren hervor. Dieser Abfall beruht auf der antilipolytischen Wirkung des Insulins, das unter der Wirkung von Glukagon wie auch der begleitenden Hyperglykämie aus den B-Zellen freigesetzt wird. Darüber hinaus könnte auch eine beschleunigte Reveresterung der freien Fettsäuren, die ebenfalls durch Hyperinsulinämie und Hyperglykämie bedingt ist, zu der verminderten Freisetzung freier Fettsäuren beitragen. Trotzdem steigt der Spiegel der freien Fettsäuren im Blut manchmal zu einem späteren Zeitpunkt nach Gabe von Glukagon an (LEFEBVRE, 1966). Nach RANDLE (1965) zielt ein solcher Anstieg auf eine Verringerung der Glukoseoxidation im Muskel, wodurch mehr Glukose für glukoseabhängige Gewebe, insbesondere für das Gehirn, verfügbar bleibt. Die Glukagon-induzierte Hyperlipazidämie bewirkt auch eine erhöhte Aufnahme der freien Fettsäuren in der Leber mit darauf folgender erhöhter Ketogenese und Anhäufung von Triglyceriden in der Leber.

c) Stimulation des Eiweißabbaus

Glukagon ist, wie man annimmt, insofern von Bedeutung, als es die Richtung und das Ausmaß des Aminosäurendurchflusses im gesunden Organismus bestimmt, besonders die Utilisation der Aminosäuren in der Leber bei der Glukoneogenese. In der Leber steigert Glukagon offensichtlich den Antransport von Aminosäuren, stimuliert die Synthese der Glukose aus glukogenen Aminosäuren wie Alanin und Glutamat (womit ein Ansteigen der Ureogenese verbunden ist), hemmt die Nettosynthese des Eiweiß, wahrscheinlich als Ergebnis einer gesteigerten Proteolyserate und induziert eine gesteigerte Aktivität einer Anzahl von Transaminasen (MILLER, 1965). Ein Teil des letzteren Effektes kann durch eine gesteigerte autophagozytotische Aktivität der Leber bedingt sein. In den peripheren Geweben übt Glukagon, zumindest in pharmakologischen Dosen, einen, den ganzen Stoffwechsel umgreifenden katabolischen Effekt aus, dessen Mechanismus im einzelnen noch geklärt werden muß (MARLISS et al., 1972). Die verstärkte Utilisation der Aminosäuren in der Leber kann für den Abfall ihres Spiegels im Blut, den man nach Glukagongabe beobachtet, verantwortlich gemacht werden. Die Hypoaminoazidämie hinwiederum könnte die Mobilisierung von Aminosäuren aus den peripheren Geweben begünstigen.

d) Glukoneogenetische Wirkung

In vivo beruht die stimulierende Wirkung von Glukagon auf die Glukoneogenese zum Teil auf der Mobilisierung glukoneogenetischer Substrate, wie Glycerin und gewisser Aminosäuren. Darüber hinaus wurde in vitro ein direkter Effekt des Glukagon auf die Glukoneogenese der isolierten Leber beschrieben (SOKAL, 1966a; EXTON u. PARK, 1966).

Die Erklärung eines solchen direkten Effektes bleibt unsicher (PARK u. EXTON, 1972). Zeitweilig nahm man an, daß er auf der Aktivierung einer hepatischen Lipase durch Glukagon beruhe, die eine Spaltung der Leber-Triglyceride und eine Anhäufung von Fettsäuren und ihres Abbauproduktes, des Acetyl-Coenzym A, herbeiführe (STRUCK et al., 1965). Obwohl das Acetyl-Coenzym A nicht als Substrat für die Glukoneogenese dient, erhöht es doch die Synthese von Glukose aus Laktat und Pyruvat. Diese Wirkung beruht wahrscheinlich auf einer Förderung der Pyruvat-Carboxilase durch die erhöhten Spiegel von Acetyl-Coenzym A (WILLIAMSON et al., 1966). Da Glukagon Fettsäuren aus dem Fettgewebe mobilisiert und da die Leber freie Fettsäuren ihrer Plasmakonzentration entsprechend aus dem Blut aufnimmt, könnte ein Überfluß an extrahepatischen Fettsäuren in der Leberzelle in vergleichbarer Weise zu einer Förderung der Glukoneogenese beitragen. Diese Ansichten bleiben jedoch noch Gegenstand der Diskussion; andere Erklärungen für den direkten Effekt des Glukagon auf die Glukoneogenese werden zur Zeit in Erwägung gezogen (PARK u. EXTON, 1972).

e) Ketogenetische Wirkung

Der lipolytische Effekt des Glukagon ruft einen Anstieg des Acetyl-Coenzym A in der Leberzelle hervor. Die Acetyl-Coenzym A-Moleküle werden entweder zu CO_2 und H_2O oxidiert oder zu Ketokörpern konjugiert: Acetoacetat, β-Hydroxibutyrat und Aceton. Der ketogenetische Effekt des Glukagon hängt deshalb direkt mit seiner stimulierenden Wirkung auf die Mobilisierung extra- und intrahepatischer Fettsäuren zusammen. Zusätzlich könnte diese ketogene Wirkung des Glukagon auch durch die Mobilisierung bestimmter ketogener Aminosäuren begünstigt werden. Die von der Leber produzierten Ketosäuren werden vermutlich durch die peripheren Gewebe oxidiert. So stellt der ketogenetische Effekt des Glukagon einen weiteren Mechanismus dar, durch den metabolische Substrate, die aus dem Fettgewebe mobilisiert worden sind, für andere Gewebe, so z.B. den Muskel oder das Gehirn, zur Verfügung gestellt werden. Da Ketonkörper bekanntlich die Glukoseoxidation vermindern (BALASSE, 1971), trägt auch die ketogenetische Wirkung von Glukagon wahrscheinlich zu einer umfassenden Einsparung von Glukose als Energielieferanten bei.

f) Insulinotrope Wirkung

In Anbetracht des gegensätzlichen Effektes von Insulin und Glukagon auf zahlreiche Stoffwechselvorgänge erscheint die stimulierende Wirkung des Glukagon auf die Insulinfreisetzung als unerwartete Eigenschaft. Die insulinotrope Wirkung des Glukagon wurde zuerst von SAMOLS et al. (1965a) beim Menschen gefunden, danach bei verschiedenen Spezies, so beim Menschen, beim Hund, beim Kaninchen, bei der Ratte und der Maus sowohl in vivo wie in vitro bestätigt. Diese Wirkung des Glukagon ist im Pankreasgewebe des Erwachsenen ebenso wie im foetalen Gewebe nachweisbar. Demnach kann man die insulinotrope Wirkung des Glukagon als gesichertes Phänomen ansehen. Es steht jedoch weiterhin zur Diskussion, ob das Pankreasglukagon eine wesentliche Rolle bei der physiologischen Regulation der Insulinsekretion spielt, wie dies von einigen Autoren angenommen wird (SAMOLS et al., 1972). Wie von MALAISSE (1972) dargelegt, hat Glukagon in Abwesenheit metabolischer Substrate keinen anhaltenden Effekt auf die Insulinfreisetzung, während es die stimulierende Wirkung von Glukose und Leucin deutlich potenziert. Man nimmt an, daß die Freisetzung von Glukagon durch Glukosemangel stimuliert wird. Daraus folgt, daß die endogene Glukagonsekretion anscheinend nur unter Bedingungen auftritt, in denen sie nur eine geringe oder überhaupt keine Insulinfreisetzung bewirken kann. Die Hypothese, daß lokal freigesetztes Glukagon eine Rolle bei der normalen stimulierenden Wirkung der Glukose auf die Insulinsekretion aus den benachbarten B-Zellen spielt, ist unwahrscheinlich, da die Glukose-induzierte Insulinsekretion in vitro nur wenig durch Aktivatoren der Phosphodiesterase beeinflußt wird, deren Konzentrationen ausreichen, um die Wirkung von exogen zugeführtem Glukagon aufzuheben (MALAISSE et al., 1968).

IV. Die Rolle des Glukagon in Gesundheit und Krankheit

1. Physiologie und Pathophysiologie

Wegen seiner gut dokumentierten glykogenolytischen, glukoneogenetischen, lipolytischen und ketogenetischen Wirkungen (s. Abschnitt III) hat man lange Zeit angenommen, daß das Glukagon eine wichtige Rolle nicht nur bei der Versorgung mit Glukose, sondern auch mit anderen metabolischen Substraten spiele (LAWRENCE, 1969). Bei einigen Vogelarten wurde dieses Konzept durch die Tatsache erwiesen, daß Pankreatektomie zu einer Hypoglykämie führt und durch Glukagongabe zu einem deutlichen Ansteigen der freien Fettsäuren im Blut (MIALHE, 1958; GRANDE, 1968); das Hormon ist also wahrscheinlich auch von großer Bedeutung für die Zugvögel (LAWRENCE, 1969). Obgleich dies zunächst für Säugetiere schwer nachzuweisen war, wurde eine physiologische Rolle des Glukagon bei der Glukosehomöostase durch den Befund nahegelegt, daß die Injektion von neutralisierendem Glukagon-Antiserum bei adrenalektomierten Ratten eine Hypoglykämie herbeiführt (GREY et al., 1970). Die Ansicht, daß Glukagon ein Hormon des Energiemangels darstellt, wird durch neuere radioimmunologische Untersuchungen gestützt, die gezeigt haben, daß die Glukagonsekretion stets ansteigt, wenn der Organismus nicht über genügend große Mengen energieliefernder Substrate (Glukose oder freie Fettsäuren) verfügt, und dann gehemmt wird, wenn sie reichlich zu Gebote stehen (s. Abschnitt Stoffwechselfaktoren, S. 415). Dementsprechend ist die gesteigerte Glukagonsekretion während einer Muskeltätigkeit oder einer Stress-Situation als Ausdruck des gesteigerten Bedarfs von energieliefernden Substraten in diesen Stoffwechselsituationen gedeutet worden.

Es wird jedoch immer wahrscheinlicher, daß das Glukagon nicht allein diese Rolle bei der zur Verfügungstellung von Nährstoffen beanspruchen kann, sondern daß der anabole Prozeß der Brennstoffspeicherung wie der katabole Prozeß der

Brennstoffmobilisierung unter dem Einfluß der jeweiligen relativen Konzentrationen von Glukagon und Insulin stehen. Diesem Grundkonzept entsprechend, das zuerst von Unger (1971) vorgeschlagen wurde, sollte man die endokrinen A- und B-Zellen des Pankreas als eine hormonale Einheit ansehen, die das aktuelle Gleichgewicht von Glukose, Aminosäuren und möglicherweise von freien Fettsäuren reguliert (Unger, 1972b; 1973a, b; Unger u. Lefebvre, 1972). Der Zustand dieser funktionellen Einheit in einer gegebenen Situation kann durch den Insulin-Glukagon-Quotienten (I/G) charakterisiert werden, wobei I und G die molaren Plasmakonzentrationen von Insulin und Glukagon darstellen. Die folgenden Erwägungen sollen dieses Konzept erläutern.

a) Physiologie

Es ließ sich zeigen, daß der I/G-Quotient in zahlreichen physiologischen Situationen direkt und umgekehrt mit dem Bedarf nach endogener Glukoseproduktion schwankt. So wird ein niedrigerer I/G-Quotient (verminderter Insulin- und erhöhter Glukagonspiegel) in zahlreichen Stoffwechselsituationen mit Glukosebedarf beobachtet, etwa im Hungerzustand, in der ersten postnatalen Periode, bei Muskeltätigkeit und in Stress-Situationen. Der niedrige I/G-Quotient begünstigt in diesem Fall das Auftreten einer maximalen Glykogenolyse und Glukoneogenese auf Kosten der Proteinsynthese, begrenzt die Speicherung verfügbarer Kohlenhydrate in der Peripherie und leitet so eine Reaktion in kataboler Richtung ein. Auf der andern Seite fördert ein erhöhter I/G-Quotient (erhöhter Insulin- und herabgesetzter Glukagonspiegel) bei reichlichem Glukoseangebot (kohlenhydrathaltige Mahlzeit, Glukoseinfusion) die Speicherung und Verwertung zugeführter Nahrungsmittel und drängt die Glukoneogenese zurück, was sich in einer umfassenden Raktion in anaboler Richtung auswirkt.

Dementsprechend scheint die Schwankung des I/G-Quotienten, der nach Zufuhr von Eiweiß oder Infusion von Aminosäuren beobachtet wird, für die Verfügung über diese Nährstoffe wichtiger zu sein als die Schwankungen des einzelnen Hormons für sich genommen. Es ist in der Tat wohl bekannt, daß Aminosäuren sowohl eine Glukagon- als auch eine Insulinfreisetzung induzieren. Jedoch können die relativen Mengen des sezernierten Glukagon oder Insulin ganz erheblich differieren, je nachdem welche Konstellation für den endogenen Glukosebedarf den Ausschlag gibt. Deshalb bewirken eine unternormale Insulin- und eine übernormale Glukagonreaktion nach Gabe von Eiweiß oder Aminosäuren in Stoffwechsellagen, in denen die Verfügbarkeit über Glukose, wie etwa im Hungerzustand, herabgesetzt ist, eine Erniedrigung des I/G-Quotienten. Dieses wiederum begünstigt die Glukoseproduktion aus oral zugeführten oder infundierten Aminosäuren auf Kosten der Proteinsynthese, wodurch auch eine Hypoglykämie verhindert wird, die andernfalls durch die begleitende Insulinsekretion zustande kommt (Unger et al., 1969). Auf der anderen Seite erhöht sich der I/G-Quotient deutlich in einer Stoffwechselsituation, in der Glukose verfügbar ist oder im Überfluß bereitsteht (normal ernährte Personen oder Glukoseinfusion), durch ein relativ stärkeres Ansteigen der Insulin- und ein geringeres Ansteigen der Glukagonsekretion. Diese Sekretionsschwankungen tendieren dazu, die Glukoneogenese zu unterdrücken, und zielen in erster Linie über die Wirkung auf die Aminosäuren in die Richtung einer anabolen Eiweißsynthese.

b) Pathophysiologie

Wie wir gesehen haben, können die pathophysiologischen Zustände in einen hyperglukagonämischen und einen hypoglukagonämischen Status eingeteilt werden (s. Abschnitt Pathophysiologische Situationen, S. 419). Unter den hyperglukagonämischen Zuständen stellt der Diabetes eine Stoffwechselsituation dar, die sowohl durch eine herabgesetzte Insulin- wie durch eine übernormale Glukagonsekretion gekennzeichnet ist. Die übernormalen Glukagonspiegel tragen so von sich aus dazu bei, die Glukoseintoleranz, die bei dieser Krankheit bereits durch den Insulinmangel hervorgerufen wird, zu verschlechtern. Darüber hinaus ist der Nüchtern-I/G-Quotient bei Diabetikern niedriger als bei Gesunden; er steigt auch nicht wesentlich nach einer Glukosebelastung an (verminderte Insulinreaktion und fehlende Suppressibilität der Glukagonsekretion durch Glukose). Ebenso bewirkt eine Proteinbelastung eher ein Abfallen des I/G-Quotienten als ein Ansteigen, wie man dies beim Gesunden sieht (dieser Abfall ist vorwiegend durch die übernormale Glukagonreaktion bedingt). So begünstigt der generell erniedrigte I/G-Quotient des Diabetikers (ein I/G-Quotient, der dem Hungerzustand entspricht) eher eine adäquate Einschleusung der Aminosäuren in die Glukoneogenese als in die Proteinsynthese, eine katabole Reaktion, die die schon vorhandene diabetische oder ketoazidotische Stoffwechsellage dadurch weiter verschlechtert, daß sie die Folgen des Insulinmangels übertreibt.

Der Hyperglukagonämie, die bei krankhaften Stress-Situationen vorkommt, hat man ebenfalls eine bedeutende Rolle bei den metabolischen Abbauvorgängen zugewiesen, die bei diesen Stoffwechselsituationen (Störung der Glukosetoleranz und erhöhter Stickstoffverlust) gewöhnlich beobachtet werden. So soll der niedrige I/G-Quotient eine diabetesähnliche Stoffwechselsituation hervorrufen, und zwar durch erhöhte Glukoseproduktion, durch Glykogenolyse und Glukoneogenese auf Kosten der Aminosäurenabgabe der peripheren Gewebe; das Ergebnis ist letztlich die beobachtete negative Stickstoffbilanz.

Was andere pathophysiologische Stoffwechselsituationen angeht, die mit Hyperglukagonämie verbunden sind (z.B. Akromegalie, Cushing-Syndrom usw.), so ist man weit davon entfernt, die dem Glukagon und dem I/G-Quotienten bei diesen Krankheiten zugewiesene Rolle als gesichert anzusehen, hauptsächlich deshalb, weil keine Übereinstimmung darüber besteht, ob die Glukagonsekretion in diesen Fällen tatsächlich erhöht ist. Wenn auch ein Verdacht berechtigt ist, daß die Glukagonhypersekretion zu der Glukoseintoleranz, die gewöhnlich mit einigen dieser pathologischen Zustände verbunden ist, beitragen könnte, so erscheint jedoch jede weitere Spekulation solange voreilig, bis mehr Daten und Kenntnisse gesammelt sind. Dasselbe trifft für die hypoglykagonämischen Zustände zu, ebenso für eine mögliche Rolle des Glukagon im Elektrolythaushalt.

2. Therapeutische und diagnostische Anwendungen des Glukagon

Das Glukagon ist zur Zeit für therapeutische und diagnostische Zwecke bei verschiedenen klinischen Zuständen im Versuch und im Gebrauch (zusammenfassend dargestellt von LAWRENCE, 1969 und WEINGES, 1968, und kürzlich von GALLOWAY, 1972). Durch seine hyperglykämisierenden Eigenschaften kann man es mit großem Nutzen verwenden, um hypoglykämische Zustände, gleichviel welchen Ursprungs, abzukürzen und auszugleichen; wegen seiner positiven inotropen Wirkungen hat man die Anwendung des Glukagon auch auf Patienten mit herabgesetzter Myocardfunktion und Herzinsuffizienz ausgedehnt. Außerdem wird das Hormon verwandt, um den Calciumspiegel bei hypercalcämischen Patienten herabzusetzen.

In diagnostischer Hinsicht hat man das Glukagon zur Entdeckung mancher Formen der Glykogenspeicherkrankheiten, von Fällen von Insulinom, von Phäochromocytom, von defekter Nebennierenmarkfunktion und von Störungen bei der Sekretion des Wachstumshormons verwandt. Es sollte jedoch betont werden, daß bei den erwähnten therapeutischen und diagnostischen Maßnahmen die Mengen des zugeführten Glukagon sich innerhalb der pharmakologischen Dosierungsbreite bewegen und daß man bei solchen Gelegenheiten mit Nebenwirkungen konfrontiert wird.

V. Das Enteroglukagon

1. Anhaltspunkte für „Glukagon-ähnliches" Material im Darm

Sutherland und de Duve (1948) wiesen als erste im Darm einen Stoff nach, der biologische Beziehungen zum Pankreas-Glukagon erkennen läßt. Dieser Stoff wurde auch mit radioimmunologischen Methoden in verschiedenen Teilen des Verdauungstraktes bei zahlreichen Spezies entdeckt (Unger et al., 1966; Buchanan et al., 1967; Samols et al., 1966; Schopman et al., 1967; Assan et al., 1969b). Auf Grund morphologischer Hinweise haben Orci et al. (1968) angenommen, daß diesen Stoff ein Zelltyp sezerniert, der weitgehende Ähnlichkeit mit den Glukagon-sezernierenden A-Zellen des Pankreas aufweist.

Trotz dieser biologischen, immunologischen und morphologischen Ähnlichkeiten ist die wahre Natur des Enteroglukagon noch keineswegs geklärt. Wie Heding (1969, 1972) gezeigt hat, kann die immunologische Aktivität desselben Darmextraktes je nach Typ der verwendeten Glukagon-Antikörper, sehr verschieden sein. In extremen Fällen kann eine solche Aktivität fehlen (spezifische Antikörper gegenüber dem Pankreas-Glukagon) oder von der des Pankreas-Glukagon nicht zu unterscheiden sein (unspezifische Antikörper gegenüber dem Pankreas-Glukagon).

2. Sekretion

Die verfügbaren Daten über die Sekretion des Enteroglukagon sind mittels radioimmunologischer Bestimmungsmethoden gewonnen worden. Deshalb sollte daran erinnert werden, daß wir lediglich mit einer Substanz (oder mit Substanzen) arbeiten, die eine immunologische Kreuzreaktion mit einigen der Antikörper aufzeigen, die zur Bestimmung des Pankreas-Glukagon dienen.

Oral oder intraduodenal zugeführte Glukose ist ein kräftiges Stimulans für die Freisetzung des Enteroglukagon. Ein solcher Glukoseeffekt stand am Anfang des scheinbar paradoxen Anstieges des Plasma-„Glukagon", den man in der frühen Phase der radioimmunologischen Glukagonbestimmung beobachtete, als spezifische Antikörper gegenüber dem Pankreas-Glukagon noch nicht zur Verfügung standen (Samols et al., 1965b; Lawrence, 1966; Buchanan et al., 1967). Die Gruppe um Unger (Unger et al., 1968) zeigte unter Verwendung mehrfacher Katheterisierungen beim Hund als erste, daß der scheinbare Anstieg des „Glukagon" in Wirklichkeit auf einen Stoff zurückzuführen war, der aus dem Verdauungstrakt stammt, und den sie „Glukagon-ähnliche Immunoreaktivität (GLI)" nannten. Die stimulierende Wirkung der Glukose auf die Freisetzung des Enteroglukagon ist inzwischen an mehreren Spezies bestätigt worden, in vivo (HEDING, 1971) und in vitro (GRENIER et al., 1969).

Auch andere Faktoren können die Freisetzung des Enteroglukagon stimulieren, insbesondere die intraduodenale Gabe von Calciumsalzen (BÖTTGER et al., 1972a). Eine erhöhte Freisetzung von Enteroglukagon ist auch in einigen Fällen von reaktiver Hypoglykämie beim Menschen beobachtet worden (REHFELD u. HEDING, 1970).

3. Stoffwechselwirkungen

In älteren Arbeiten wurde bewiesen, daß Darmextrakte hyperglykämisierend und glykogenolytisch wirken (SUTHERLAND u. DE DUVE, 1948; MACKMAN u. SUTHERLAND, 1964; KENNY u. SAY, 1962; UNGER et al., 1966). Auf der anderen Seite berichteten UNGER et al. (1968), daß GLI keine Hyperglykämie erzeugt, keine glykogenolytische Aktivität entfaltet und die Phosphorylase und die Adenylcyclase der Leber nicht aktiviert, wenn man es in die Pfortader des Hundes injiziert. Die erwähnten Widersprüche konnten jedoch nur deshalb auftauchen, weil die verschiedenen Forscher wahrscheinlich nicht mit derselben Substanz arbeiteten. Man nimmt deshalb jetzt an, daß es mehr als ein Enteroglukagon im Darm gibt. VALVERDE et al. (1968, 1970) haben zwei Komponenten ihrer Darmextrakte gekennzeichnet. Die erste zeigt ein Molekulargewicht von 7000 (ungefähr das Doppelte des Molekulargewichtes des Pankreasglukagon), die zweite ein Molekulargewicht von 3500 (vergleichbar mit dem des Pankreas-Glukagon). Über ähnliche Befunde haben andere berichtet (GUTMAN et al., 1973). Nur die zweite Fraktion scheint hyperglykämisierende und glykogenolytische Eigenschaften zu besitzen. Von einigen Untersuchern wurde dieser zweiten Fraktion ebenfalls eine Insulin-freisetzende Aktivität zugeschrieben (UNGER et al., 1968; MOODY et al., 1970), obgleich nicht jeder Autor von der Insulin-freisetzenden Eigenschaft des Enteroglukagon überzeugt ist (MARCO et al., 1972). Jedoch hat man gefunden, daß beide Fraktionen lipolytische Eigenschaften besitzen, die denen des Pankreas-Glukagon ähneln (LEFEBVRE et al., 1969).

4. Physiologische Rolle

Die physiologische Bedeutung des Enteroglukagon ist noch im Dunkeln. Die Freisetzung des Enteroglukagon als Reaktion auf zugeführte Glukose und seine möglicherweise vorhandenen insulinogenen Eigenschaften haben UNGER und EISENTRAUT (1969) ursprünglich dazu geführt, die Hypothese einer entero-insulinären Achse zu postulieren. Im Rahmen eines solchen Konzeptes setzt die zugeführte Glukose Enteroglukagon frei, das hinwiederum als frühzeitiges Signal auf das endokrine Pankreas wirkt, um eine adäquate Verwendung der zugeführten Nährstoffe zu sichern. In ähnlicher Weise hat man angenommen, daß Enteroglukagon, das unter der Einwirkung von Calcium freigesetzt wird, als ein frühzeitiges Signal aus dem Darm wirkt und so zum Calciumgleichgewicht beiträgt. Dies alles bleibt jedoch ein wenig spekulativ, bis wir mehr über das Enteroglukagon wissen, das immunologisch mit nicht-spezifischen Antiseren entdeckt wurde, und über verschiedene andere, schlecht definierte Stoffe oder Hormone, die aus dem Verdauungstrakt extrahiert werden können und biologische Eigenschaften aufweisen, die denen des Pankreas-Glukagon ähneln.

Literatur

Aguilar-Parada, E., Eisentraut, A.M., Unger, R.H.: Effects of starvation on plasma pancreatic glucagon in normal man. Diabetes 18, 717—723 (1969a).

Aguilar-Parada, E., Eisentraut, A.M., Unger, R.H.: Pancreatic glucagon secretion in normal and diabetic subjects. Amer. J. med. Sci. 257, 415—418 (1969b).

Assan, R., Boillot, J.: Pancreatic glucagon and glucagon-like material in tissues and plasma from human fetuses 6—26 weeks old. Path. Biol. 21, 149—155 (1973).

Assan, R., Boillot, J., Attali, J.R., Soufflet, E., Ballero, G.: Diphasic glucagon release induced by arginine in the perfused rat pancreas. Nature (Lond.) New Biol. 239, 125—126 (1972).

Assan, R., Hautecouverture, G., Guillemant, S., Dauchy, F., Protin, P., Derot, M.: Evolution de paramètres hormonaux (glucagon, cortisol, hormone somatotrope) et énergétiques (glucose, acides gras, glycerol libre) dans dix acido-cétoses diabétiques graves traitées. Path. et Biol. 17, 1095—1105 (1969a).

Assan, R., Rosselin, G., Dolais, J.: Effets sur la glucagonémie des perfusions et ingestions d'acides aminés. Journées Annuelles de Diabétologie de l'Hôtel Dieu, p. 25—41. Paris: Editions Médicales Flammarion 1967.

Assan, R., Rosselin, G., Drouet, J., Dolais, J., Tchobroutsky, G.: Glucagon antibodies. Lancet 1965 II, 590—591.

Assan, R., Rosselin, G., Drouet, J., Dolais, J., Tchobroutsky, G., Derot, M.: Dosage radio-immunologique du glucagon plasmatique chez l'homme. Résultats préliminaires. Ann. Endocr. (Paris) 27, 690—695 (1966).

Assan, R., Tchobroutsky, G., Rosselin, G.: Caractérisation radioimmunologique de glucagon dans les tissus digestifs de diverses espèces animales. Path. et Biol. 17, 747—755 (1969b).

Assan, R., Tiengo, A.: Comparaison des sécrétions de glucagon dans les diabètes sucrés avec ou sans pancréatopathie organique acquise. Path. et Biol. 21, 17—25 (1973).

Balasse, E.O.: Régulation du métabolisme extra-hépatique des corps cétoniques in vivo. Bruxelles: Thesis, 1971.

Baum, J., Simons, B.E., Unger, R.H., Madison, L.L.: Localization of glucagon in the alpha cells in the pancreatic islet by immunofluorescent technics. Diabetes 11, 371—374 (1962).

Bencosme, S.A., Frei, J.: Relation of glucagon to A-cells of the pancreas. Proc. Soc. exp. Biol. (N.Y.) 91, 589—592 (1956).

Bencosme, S.A., Liepa, E., Lazarus, S.: Glucagon content of pancreatic tissue devoid of alpha cells. Proc. Soc. exp. Biol. (N.Y.) 90, 387—392 (1955).

Bencosme, S.A., Pease, D.C.: Electron microscopy of the pancreatic islets. Endocrinology 63, 1—13 (1958).

Bergen, S.S., Jr., Itallie, T.B. van: Glucagon. An interim report. Metabolism 9, 132—156 (1960).

Berthet, J.: Some aspects of the glucagon problem. Amer. J. Med. 26, 703—714 (1959).

Bilbrey, G.L., Faloona, G.R., White, M.G., Knockel, J.P.: Hyperglucagonemia of renal failure. J. clin. Invest. 53, 841—847 (1974).

Björkman, N., Hellerström, C., Hellman, B., Petersson, B.: The cell types in the endocrine pancreas of the human fetus. Z. Zellforsch. 72, 425—445 (1966).

Björkman, N., Hellman, B.: Ultrastructure of the pancreatic A_2-cells in different species. In: Ultrastructure and metabolism of the pancreatic islets, S.E. Brolin, B. Hellman K. Knutson, eds., p. 131—142. New York: Pergamon Press 1964.

Blackard, W.G., Andrews, S.S., Lazarus, E.J.: Effect of growth hormone deficiency on glucagon secretion. Proc. Soc. exp. Biol. (N.Y.) 143, 1042—1044 (1973).

Blazquez, E., Sugase, T., Blazquez, M., Foa, P.P.: The ontogeny of metabolic regulation in the rat with special reference to the development of insular function. Acta diabet. lat. 9, Suppl. 1, 13—35 (1972).

Bloom, S.R., Daniel, P.M., Johnston, D.I., Ogawa, O., Pratt, O.E.: Release of glucagon induced by stress. Quart. J. exp. Physiol. 58, 99—108 (1973).

Bloom, S.R., Johnston, D.I.: Failure of glucagon release of infants of diabetic mothers. Brit. med. J. 1972 IV, 453—454.

Böttger, I., Dobbs, R., Faloona, G.R., Unger, R.H.: The effects of triglyceride absorption upon glucagon, insulin and gut glucagon-like immunoreactivity. J. clin. Invest. 52, 2532—2541 (1973).

Böttger, I., Faloona, G.R., Unger, R.H.: The effect of calcium and other salts upon the release of glucagon-like immunoreactivity (GLI) from the gut. J. clin. Invest. 51, 831—836 (1972a).

BÖTTGER, I., SCHLEIN, E.M., FALOONA, G.R., KNOCKEL, J.P., UNGER, R.H.: The effect of exercise on glucagon secretion. J. clin. Endocr. **35**, 117—125 (1927b).

BROMER, W.W., BEHRENS, O.K.: Glucagon. In: Methods in hormone research, R.I. DORFMAN, ed., tome II, p. 459—475. New York-London: Academic Press 1962.

BROMER, W.W., BOUCHER, M.E., KOFFENBERGER, J.E. JR.: Amino acid sequence of bovine glucagon. J. biol. Chem. **246**, 2822—2827 (1971).

BROMER, W.W., SINN, L.G., STAUB, A., BEHRENS, O.K.: The amino acid sequence of glucagon. Diabetes **6**, 234—238 (1957).

BUCHANAN, K.D., VANCE, J.E., AOKI, T., WILLIAMS, R.H.: Rise in serum immunoreactive glucagon after intrajejunal glucose in pancreatectomized dogs. Proc. Soc. Exp. Biol. (N.Y.) **126**, 813—815 (1967).

BUCHANAN, K.D., VANCE, J.E., DINSTL, K., WILLIAMS, R.H.: Effect of blood glucose on glucagon secretion in anesthetized dogs. Diabetes **18**, 11—18 (1969a).

BUCHANAN, K.D., VANCE, J.E., MORGAN, A., WILLIAMS, R.H.: Effect of pancreozymin on insulin and glucagon levels in blood and bile. Amer. J. Physiol. **215**, 1293—1298 (1968).

BUCHANAN, K.D., VANCE, J.E., WLLIAMS, R.H.: Insulin and glucagon release from isolated islets of Langerhans. Effect of enteric factors. Diabetes **18**, 381—386 (1969b).

BUCKMAN, M.T., CONWAY, M.J., SEIBEL, J.A., EATON, R.P.: Effect of fasting on alanine-stimulated insulin and glucagon secretion. Metabolism **22**, 1253—1262 (1973).

BÜRGER, M., BRANDT, W.: Über das Glukagon (die hyperglykämisierende Substanz des Pankreas). Z. ges. exp. Med. **96**, 375—397 (1935).

CAVALLERO, C.: Etudes sur le facteur hyperglycémiant du pancréas (glucagon). Rev. canad. Biol. **12**, 509—529 (1953).

CHESNEY, T.M., SCHOFIELD, J.G.: Studies on the secretion of pancreatic glucagon. Diabetes **18**, 627—632 (1969).

CROOKS, R.J.M., HULSMANS, H.A.M., ISRAËL, D.E., HACKENG, W.H.L., SCHOPMAN, W.: Glucagonoma as part of the polyglandular adenoma syndrome. Amer. J. Med. **52**, 690—698 (1972).

DAY, J.L., KNIGHT, M., CONDON, J.R.: The role of pancreatic glucagon in the pathogenesis of acute pancreatitis. Clin. Sci. **43**, 597—603 (1972).

DUPRE, J., CURTIS, J.D., UNGER, R.H., WADDELL, R.W., BECK, J.C.: Effects of secretin, pancreozymin or gastrin on the response of the endocrine pancreas to administration of glucose or arginine in man. J. clin. Invest. **48**, 745—757 (1969).

DUVE, C. DE: Glucagon, the hyperglycaemic glycogenolytic factor of the pancreas. Lancet **1953 II**, 99—104.

EDWARDS, J.C., HOWELL, S.L., TAYLOR, K.W.: Fatty acids as regulators of glucagon secretion. Nature (Lond.) **224**, 808—809 (1969).

EDWARDS, J.C., TAYLOR, K.W.: Fatty acids and the release of glucagon from isolated guinea-pig islets of Langerhans incubated *in vitro*. Biochim. biophys. Acta (Amst.) **215**, 310—315 (1970).

EISENTRAUT, A.M., WHISSEN, N., UNGER, R.H.: Incubation damage in the radioimmunoassay for human plasma glucagon and its prevention with "Trasylol". Amer. J. med. Sci. **225**, 137—142 (1968).

EXTON, J.E., PARK, C.R.: The stimulation of gluconeogenesis from lactate by epinephrine, glucagon, and cyclic 3',5'-adenylate in the perfused rat liver. Pharmacol. Rev. **18**, 181—188 (1966).

FALLER, A.: Elektronenmikroskopische Differenzierung verschiedener Inselzelltypen im Pankreas normaler Albinoratten. Z. Zellforsch. **97**, 226—248 (1969).

FARMER, R.W., PELIZZARI, E.D., FABRE, L.F., JR., NONAKA, K., SUGASE, T., FOA, P.P.: Failure of growth hormone to stimulate glucagon secretion. Proc. Soc. exp. Biol. (N.Y.) **138**, 491—493 (1971).

FELIG, P., POZEFSKY, T., MARLISS, E., CAHILL, G.F., JR.: Alanine: key role in gluconeogenesis. Science **167**, 1003—1004 (1970).

FELIG, P., WAHREN, J., HENDLER, R., AHLBORG, G.: Plasma glucagon levels in exercising man. New. Engl. J. Med. **287**, 184—185 (1972).

FOA, P.P., GALANSINO, G., POZZA, G.: Glucagon, a second pancreatic hormone. Recent Progr. Hormone Res. **13**, 473—510 (1957).

FUSSGÄNGER, R.D., STRAUB, K., GOBERNA, R., JAROS, P., SCHRÖDER, K.E., RAPTIS, S., PFEIFFER, E.F.: Primary secretion of insulin and secondary release of glucagon from the isolated perfused rat pancreas following stimulation with pancreozymin. Horm. Metab. Res. **1**, 224—227 (1969).

GAEDE, K., FERNER, H., KASTRUP, H.: Über das zweite Kohlenhydratstoffwechselhormon der Bauchspeicheldrüse (Glucagon) und seine Herkunft aus dem α-Zellensystem. Klin. Wschr. **28**, 388—393 (1950).

Galloway, J.A.: The pharmacology and clinical use of glucagon. In: Glucagon, molecular physiology, clinical and therapeutic implication, P.J. Lefebvre and R.H. Unger, eds., p. 299—318. Oxford: Pergamon Press 1972.

Gerich, J.E., Karam, J.H., Forscham, P.H.: Stimulation of glucagon secretion by epinephrine in man. J. clin. Endocr. **37**, 479—480 (1973a).

Gerich, J.E., Langlois, M., Noacco, C.: Glucagon secretion in obesity. Lancet **1973 I**, 1323.

Gerich, J.E., Langlois, M., Noacco, C., Karam, J.H., Forsham, P.H.: Lack of glucagon response to hypoglycemia in diabetes: evidence for an intrinsic pancreatic alpha cell defect. Science **182**, 171—173 (1973c).

Gerich, J.E., Langlois, M., Schneider, V., Karam, J.H., Noacco, C.: Effects of alteration of plasma free fatty acid levels on pancreatic glucagon secretion in man. J. clin. Invest. **53**, 1284—1289 (1974a).

Gerich, J.E., Schneider, V., Dippe, S.E., Langlois, M., Noacco, C., Karam, J.H., Forsham, P.H.: Characterization of the glucagon response to hypoglycemia in man. J. clin. Endocr. **38**, 77—82 (1974b7 .

Girard, J., Bal, D., Assan, R.: Glucagon secretion during the early postnatal period in the rat. Horm. metab. Res. **4**, 168—170 (1972).

Goldfine, I.D., Kirsteins, L., Lawrence, A.M.: Excessive glucagon responses to arginine in active acromegaly. Horm. metab. Res. **4**, 97—100 (1972).

Gomez-Acebo, J., Parrilla, R., Candela, J.L.R.: Fine structure of the A and D cells of the rabbit endocrine pancreas in vivo and incubated in vitro. I. Mechanism of secretion of the A cells. J. Cell Biol. **36**, 33—44 (1968).

Goodman, D.B.P., Rasmussen, H., Dibella, F., Guthrow, C.E.: Cyclic adenosine 3':5'-monophosphate stimulated phosphorylation of isolated neurotubule subunits. Proc. nat. Acad. Sci. (Wash.) **67**, 652—659 (1970).

Grande, F.: Effect of glucagon on plasma free fatty acids and blood sugar in birds. Proc. Soc. exp. Biol. (N.Y.) **128**, 532—536 (1968).

Grenier, J.F., Gillet, M., Kachelhoffer, J., Wong, P., Arriaga, R., Moody, A.J., Heding, L.G., Markussen, J., Sundby, F.: Circulation extra-corporelle d'intestin isolé chez le chien. Mise en évidence d'une sécrétion par l'intestin de type glucagon. C.R. Soc. Biol. (Paris) **163**, 2446—2449 (1969).

Grey, N., McGuigan, J., Kipnis, D.: Neutralization of endogenous glucagon by high titer glucagon antiserum. Endocrinology **86**, 1383—1388 (1970).

Grodsky, G.M., Hayashida, T., Peng, C.T., Geschwind, I.I.: Production of glucagon antibodies and their role in metabolism and immunoassay of glucagon. Proc. Soc. exp. Biol. (N.Y.) **107**, 491—494 (1961).

Grollman, A., McCaleb, W.E., White, F.N.: Glucagon deficiency as a cause of hypoglycemia. Metabolism **13**, 686—690 (1964).

Guder, W., Frölich, J., Patzelt, C., Wieland, O.: The effect of glucagon on the state of lysosomal enzymes in isolated perfused rat liver. FEBS Letters **10**, 215—218 (1970).

Gutman, R.A., Fink, G., Voyles, N., Selawry, H., Penhos, J.C., Lepp, A., Recant, L.: Specific biologic effects of intestinal glucagon-like materials. J. clin. Invest. **52**, 1165—1175 (1973).

Hazzard, W.R., Crockford, P.M., Buchanan, K.D., Vance, J.E., Chen, R., Williams, R.H.: A double antibody immunoassay for glucagon. Diabetes **17**, 179—186 (1968).

Heding, L.G.: The production of glucagon antibodies in rabbits. Horm. Metab. Res. **1**, 87—88 (1969).

Heding, L.G.: Radioimmunological determination of pancreatic and gut glucagon in plasma. Diabetologia **7**, 10—19 (1971).

Heding, L.G.: Immunologic properties of pancreatic glucagon: antigenicity and antibody characteristics. In: Glucagon, molecular physiology, clinical and therapeutic implications, P.J. Lefebvre and R.H. Unger, eds., p. 187—200. Oxford: Pergamon Press 1972.

Heding, L.G., Rasmussen, S.M.: Determination of pancreatic and gut glucagon-like immunoreactivity (GLI) in normal and diabetic subjects. Diabetologia **8**, 408—411 (1972).

Hellerström, C., Hellman, B., Petersson, P., Alm, G.: The two types of pancreatic A-cells and their relation to glucagon secretion. In: The structure and metabolism of the pancreatic islets, S.E. Brolin, B. Hellman and H. Knutson, eds., p. 117—130. New York: Pergamon Press 1964.

HELLERSTRÖM, C., HOWELL, S.L., EDWARDS, J.C., ANDERSSON, A.: An investigation of glucagon biosynthesis in isolated pancreatic islets of guinea-pigs. FEBS Letters 27, 97—101 (1972).

IVERSEN, J.: Secretion of glucagon from the isolated, perfused canine pancreas. J. clin. Invest. 50, 2123—2136 (1971).

IVERSEN, J.: Adrenergic receptors and the secretion of glucagon and insulin from the isolated, perfused canine pancreas. J. clin. Invest. 52, 2102—2116 (1973a).

IVERSEN, J.: Effect of acetylcholine on the secretion of glucagon and insulin from the isolated perfused canine pancreas. Diabetes 22, 381—387 (1973b).

JAROUSSE, C., RANCON, F., ROSSELIN, G.: Hormonogenèse périnatale de l'insuline et du glucagon chez le rat. C.R. Acad. Sci. (Paris) 276, 585—588 (1973).

KALKHOFF, R.K., GOSSAIN, V.V., MATUTE, M.L.: Plasma glucagon in obesity. Response to arginine glucose and protein administration. New Engl. J. Med. 289, 465—467 (1973).

KANETO, A., MIZUNO, Y., TASAKA, Y., KOSAKA, K.: Stimulation of glucagon secretion by tetragastrin. Endocrinology 86, 1175—1180 (1970).

KENNY, A.J., SAY, R.R.: Glucagon-like activity extractable from the gastro-intestinal tract of man and other animals. J. Endocr. 25, 1—7 (1962).

KERN, H.F.: The fine structure of pancreatic α-cells under normal and experimental conditions. In: The structure and metabolism of the pancreatic islets, S. FALKMER, B. HELLMAN and I.B. TÄLJEDAL, eds., p. 99—107. Oxford: Pergamon Press 1970.

KIMBALL, C.P., MURLIN, J.R.: Aqueous extracts of pancreas. III. Some precipitation reactions of insulin. J. biol. Chem. 58, 337—346 (1923).

KRUG, E., MIALHE, P.: Pancreatic and intestinal glucagon in the duck. Horm. Metab. Res. 3, 24—27 (1971).

KUZUYA, T., KAJINUMA, H., IDE, T.: Effect of intrapancreatic injection of potassium and calcium on insulin and glucagon secretion in dogs. Diabetes 23, 55—60 (1974).

LACY, P.E.: Electron microscopy of the normal islets of Langerhans. Studies in the dog, rabbit, guinea-pig and rat. Diabetes 6, 498—507 (1957).

LANGE, R.: Immunofluoreszenzmikroskopische Darstellung glukagon-bildender Zellen an Plastikdünnschnitten von Inselgewebe (Ratte, Frosch). Histochemie 22, 226—233 (1970).

LANGSLOW, D.R., HALES, C.N.: Bioassay of glucagon in human serum. Lancet 1970 I, 1151—1152.

LAUBE, H., FUSSGÄNGER, R., GOBERNA, R., SCHRÖDER, K., STRAUB, K., SUSSMAN, K., PFEIFFER, E.F.: Effects of tolbutamide on insulin and glucagon secretion of the isolated perfused rat pancreas. Horm. Metab. Res. 3, 238—242 (1971).

LAWRENCE, A.M.: Radioimmunoassayable glucagon levels in man: effects of starvation, hypoglycemia, and glucose administration. Proc. nat. Acad. Sci. (Wash.) 55, 316—320 (1966).

LAWRENCE, A.M.: Glucagon. Ann. Rev. Med. 20, 207—222 (1969).

LAWRENCE, A.M.: Pancreatic alpha-cell function in miscellaneous clinical disorders. In: Glucagon, molecular physiology, clinical and therapeutic implications, P.J. LEFEBVRE and R.H. UNGER, eds., p. 259—274. Oxford: Pergamon Press 1972.

LAZAROW, A.: Cell types of the islets of Langerhans and the hormones they produce. Diabetes 6, 222—233 (1957).

LAZARUS, S.S., SHAPIRO, S., VOLK, B.W.: Secretory granule formation and release in rabbit pancreatic A-cells. Diabetes 17, 152—160 (1968).

LECLERCQ-MEYER, V., BRISSON, G.R., MALAISSE, W.J.: Effect of epinephrine and glucose on glucagon and insulin release in vitro. Nature, (Lond.) New Biol. 231, 248—249 (1971).

LECLERCQ-MEYER, V., MARCHAND, J., MALAISSE, W.J.: The effect of calcium and magnesium on glucagon secretion. Endocrinology 93, 1360—1370 (1973).

LECLERCQ-MEYER, V., MIALHE, P., MALAISSE, W.J.: Une méthode de dosage radioimmunologique du glucagon compartant une séparation par le charbon-dextran. Diabetologia 6, 121—129 (1970).

LEFEBVRE, P.: The physiological effect of glucagon on fat mobilisation. Diabetologia 2, 130—132 (1966).

LEFEBVRE, P.: Glucagon and lipid metabolism. In: Glucagon, molecular physiology, clinical and therapeutic implications, P.J. LEFEBVRE and R.H. UNGER, eds., p. 109—121. Oxford: Pergamon Press 1972.

LEFEBVRE, P.J., UNGER, R.H., VALVERDE, I., RIGOPOULOU, D., LUYCKX, A.S., EISENTRAUT, A.: Effect of dog jejunum "glucagon-like immunoreactive material" on adipose tissue metabolism. Horm. Metab. Res. 1, 143—144 (1969).

LIGHTMAN, S.L., BLOOM, S.R.: Cure of insulin-dependent diabetes mellitus by removal of a glucagonoma. Brit. med. J. **1974 I**, 367—368.

LIKE, A.A., ORCI, L.: Embryogenesis of the human pancreatic islets: a light and electron microscopic study. Diabetes **21**, 511—534 (1972).

LINDSEY, A., SANTEUSIANO, F., BRAATEN, J., FALOONA, G.R., UNGER, R.H.: Pancreatic alpha-cell function in trauma. J. Amer. med. Ass. **227**, 757—761 (1974).

LOMSKY, R., LANGR, F., VORTEL, V.: Site of glucagon in the islets of Langerhans of man as studied by the immunofluorescent technic. Sborn. lék. **11**, 585—595 (1968).

LOMSKY, R., LANGR, F., VORTEL, V.: Demonstration of glucagon in islet cell adenomas of the pancreas by immunofluorescent technic. Amer. J. clin. Path. **51**, 245—250 (1969).

LUYCKX, A.S.: Immunoassays for glucagon. In: Glucagon, molecular physiology, clinical and therapeutic implications, P.J. LEFEBVRE and R.H. UNGER, eds., p. 285—298, Oxford: Pergamon Press, 1972.

LUYCKX, A.S., LEFEBVRE, P.J.: Arguments for a regulation of pancreatic glucagon secretion by circulating plasma free fatty acids. Proc. Soc. exp. Biol. (N.Y.) **133**, 524—528 (1970).

LUYCKX, A.S., LEFEBVRE, P.J.: Mechanisms involved in the exercise-induced increase in glucagon secretion in rats. Diabetes **23**, 81—93 (1974a).

LUYCKX, A., LEFEBVRE, P.: The role of energy substrates in controlling glucagon secretion. Experimental studies. In: Diabetes, Proc. 8th Congr. Int. Diab. Fed., Brussels 1973, p. 190—202. Amsterdam: Excerpta Medica, ICS n° 312, 1974b.

MACHINO, M., SAKUMA, H.: Electron microscopy of islet alpha cells of domestic fowl. Nature (Lond.) **214**, 808—809 (1967).

MADISON, L.L., SEYFFERT, W.A., JR., UNGER, R.H., BARKER, B.: Effect of plasma free fatty acids on plasma glucagon and serum insulin concentrations. Metabolism **17**, 301—304 (1968).

MAKMAN, M.H., SUTHERLAND, E.W., JR.: Use of liver adenyl cyclase for assay of glucagon in human gastro-intestinal tract and pancreas. Endocrinology **75**, 127—134 (1964).

MALAISSE, W.J.: Hormonal and environmental modification of islet activity. In: Handbook of physiology, section 7: Endocrinology, vol. I: Endocrine pancreas, D. STEINER and N. FREINKEL, eds., p. 237—260. Washington: American Physiological Society 1972.

MALAISSE, W., MALAISSE-LAGAE, F., KING, S.: Effects of neutral red and imidazole upon insulin secretion. Diabetologia **4**, 370—374 (1968).

MARCO, J., BAROJA, I.M., DIAZ-FIERROS, M., VILLANUEVA, M.L., VALVERDE, I.: Relationship between insulin and gut glucagon-like immunoreactivity (GLI) secretion in normal and gastrectomized subjects. J. clin. Endocr. **34**, 188—191 (1972).

MARCO, J., CALLE, C., ROMAN, D., DIAZ-FIERROS, M., VILLANUEVA, M.L., VALVERDE, I.: Hyperglucagonism induced by glucocorticoid treatment in man. New Engl. J. Med. **288**, 128—131 (1973a).

MARCO, J., DIEGO, J., VILLANUEVA, M.L., DIAZ-FIERROS, M., VALVERDE, I., SEGOVIA, J.M.: Elevated plasma glucagon levels in cirrhosis of the liver. New Engl. J. Med. **289**, 1107—1111 (1973b).

MARCO, J., FALOONA, G.R., UNGER, R.H.: The glycogenolytic activity of immunoreactive glucagon in plasma. J. clin. Invest. **50**, 1650—1655 (1971).

MARCO, J., VALVERDE, I.: Unaltered glucagon secretion after seven days of sulfonylurea administration in normal subjects. Diabetologia **9**, Suppl., 317—319 (1973).

MARKUSSEN, J., FRANDSEN, E., HEDING, L.G., SUNDBY, F.: Turkey glucagon: crystallization, amino acid composition and immunology. Horm. Metab. Res. **4**, 360—363 (1972).

MARLISS, E.B., AOKI, T.T., CAHILL, G.F., JR.: Glucagon and amino-acid metabolism. In: Glucagon, molecular physiology, clinical and therapeutic implications, P.J. LEFEBVRE and R.H. UNGER, eds., p. 123—150. Oxford: Pergamon Press 1972.

MARLISS, E.B., AOKI, T.T., UNGER, R.H., SOELDNER, J.S., CAHILL, G.F., JR.: Glucagon levels and metabolic effects in fasting man. J. clin. Invest. **49**, 2256—2270 (1970).

MARLISS, E.B., GIRARD, L., SEYDOUX, J., WOLLHEIM, C.B., KANAZAWA, Y., ORCI, L., RENOLD, A.E., PORTE, D., JR.: Glucagon release induced by pancreatic stimulation in the dog. J. clin. Invest. **52**, 1246—1259 (1973a).

MARLISS, E.B., WOLLHEIM, C.B., BLONDEL, B., ORCI, L., LAMBERT, A.E., STAUFFACHER, W., LIKE, A., RENOLD, A.E.: Insulin and glucagon release from monolayer cell cultures of pancreas from newborn rats. Europ. J. clin. Invest. **3**, 16—26 (1973b).

MCGAVRAN, M.H., UNGER, R.H., RECANT, L., POLK, H.C., KILO, C., LEVIN, M.E.: A glucagon-secreting alpha-cell carcinoma of the pancreas. New Engl. J. Med. **274**, 1408—1413 (1966).

McQUARRIE, I., BELL, E.T., ZIMMERMANN, B., WRIGHT, W.S.: Deficiency of alpha cells of pancreas as possible ethiological factor in familial hypoglycemosis. Fed. Proc. **9**, 337 (1950).

MIALHE, P.: Glucagon, insuline et régulation endocrine de la glycémie chez le canard. Acta endocr. (Kbh.), Suppl. **36**, 1—134 (1958).

MILLER, L.L.: Direct actions of insulin, glucagon and epinephrine on the isolated perfused rat liver. Fed. Proc. **24**, 737—744 (1965).

MOODY, A.J., MARKUSSEN, J., SCHAICH FRIES, A., STEENSTRUP, C., SUNDBY, F., MALAISSE, W., MALAISSE-LAGAE, F.: The insulin releasing activities of extracts of pork intestine. Diabetologia **6**, 135—140 (1970).

MÜLLER, W.A., FALOONA, G.R., AGUILAR-PARADA, E., UNGER, R.H.: Abnormal alpha-cell function in diabetes. Response to carbohydrate and protein ingestion. New Engl. J. Med. **283**, 109—115 (1970).

MÜLLER, W.A., FALOONA, G.R., UNGER, R.H.: The effect of alanine on glucagon secretion. J. clin. Invest. **50**, 2215—2218 (1971).

MUNGER, B.L.: The secretory cycle of the pancreatic islet α-cell. An electron microscopic study of normal and synthalin-treated rabbits. Lab. Invest. **11**, 885—901 (1962).

NOE, B.D., BAUER, G.E.: Evidence for glucagon biosynthesis involving a protein intermediate in islets of the Anglerfish (Lophius americanus). Endocrinology **89**, 642—651 (1971).

NOE, B.D., BAUER, G.E.: Further characterization of a glucagon precursor from Anglerfish islet tissue. Proc. Soc. exp. Biol. (N.Y.) **142**, 210—213 (1973).

NONAKA, K., FOA, P.P.: A simplified glucagon immunoassay and its use in a study of incubated pancreatic islets. Proc. Soc. exp. Biol. (N.Y.) **130**, 330—336 (1969).

OHNEDA, A., AGUILLAR-PARADA, E., EISENTRAUT, A.M., UNGER, R.H.: Control of pancreatic glucagon secretion by glucose. Diabetes **18**, 1—10 (1969).

OHNEDA, A., PARADA, E., EISENTRAUT, A.M., UNGER, R.H.: Characterization of response of circulating glucagon to intraduodenal and intravenous administration of amino acids. J. clin. Invest. **47**, 2305—2322 (1968).

OKADA, N., TAKAKI, R., KITAGAWA, M.: Histologic and immunofluorescent studies on the site of origin of glucagon in mammalian pancreas. J. Histochem. Cytochem. **16**, 405—409 (1968).

ORCI, L., LAMBERT, A.E., ROUILLER, C., RENOLD, A.E., SAMOLS, E.: Evidence for the presence of A-cells in the endocrine fetal pancreas of the rat. Horm. Met. Res. **1**, 108—110 (1969).

ORCI, L., PICTET, R., FORSSMANN, W.G., RENOLD, A.E., ROUILLER, C.: Structural evidence for glucagon producing cells in the intestinal mucosa of the rat. Diabetologia **4**, 56—67 (1968).

PALOYAN, E., PALOYAN, D., HARPER, P.V.: The role of glucagon hypersecretion in the relationship of pancreatitis and hyperparathyroidism. Surgery **62**, 167—173 (1967).

PARK, C.R., EXTON, J.H.: Glucagon and the metabolism of glucose. In: Glucagon, molecular physiology, clinical and therapeutic implications, P.J. LEFEBVRE and R.H. UNGER, eds. p. 77—108. Oxford: Pergamon Press 1972.

PEARCE, A.G.E., POLAK, J.M., HEATH, C.M.: Development, differentiation and derivation of the endocrine polypeptide cells of the mouse pancreas. Immunofluorescence, cytochemical and ultrastructural studies. Diabetologia **9**, 120—129 (1973).

PEK, S., FAJANS, S.S., FLOYD, J.C., JR., KNOPF, R.F.: Clinical conditions with elevated plasma levels of glucagon. In: Diabetes, Proc. 8th Congr. Int. Diabetes Fed., Brussels 1973, p. 207—213. Amsterdam: Excerpta medica, ICS n° 312, 1974.

PEK, S., FAJANS, S.S., FLOYD, J.C., JR., KNOPF, F.R., CONN, J.W.: Failure of sulfonylureas to suppress plasma glucagon in man. Diabetes **21**, 216—223 (1972).

PERRIER, H., BILLAT, C.: Evolution de l'ulstrastructure du pancréas chez le foetus de rat. Diabetologia **6**, 605—615 (1970).

PERRIER, H., PORTE, A., JACQUOT, R.: Présence de cellules A dans le pancréas foetal de rat. C.R. Acad. Sci., série D, **269**, 841—843 (1969).

PERSSON, I., GYNTELBERG, F., HEDING, L.G., BOSS-NIELSEN, J.: Pancreatic glucagon-like immunoreactivity after intravenous insulin in normal and chronic-pancreatitis patients. Acta endocr. (Kbh.) **67**, 401—404 (1971).

PETERSSON, B.: The two types of alpha cells during the development of the guinea-pig pancreas. Z. Zellforsch. **75**, 371—380 (1966).

PETERSSON, B., HELLMAN, B.: Effects of long term administration of glucagon on the pancreatic islet tissue of rats and guinea-pigs. Acta endocr. (Kbh.) **44**, 139—149 (1963).

PICTET, R., RUTTER, W.J.: Development of the embryonic endocrine pancreas. In: Handbook of physiology, section 7: Endocrinology, vol. I: Endocrine pancreas, D.F. STEINER and N. FREINKEL, eds., p. 25—66. Washington: American Physiological Society 1972.

PINCUS, I.J., RUTMAN, J.Z.: Glucagon, the hyperglycemic agent in pancreatic extracts. Arch. intern. Med. 92, 666—677 (1953).

RABINOVITCH, A., DUPRE, J.: Effects of the gastric inhibitory polypeptide present in impure pancreozymin-cholecystokinin on plasma insulin and glucagon in the rat. Endocrinology 94, 1139—1144 (1974).

RASMUSSEN, H., TENENHOUSE, A.: Cyclic adenosine monophosphate, Ca^{++}, and membranes. Proc. nat. Acad. Sci. (Wash.) 59, 1364—1370 (1968).

REHFELD, J.F., HEDING, L.G.: Increased release of gut glucagon in reactive hypoglycaemia. Brit. med. J. 1970 II, 706—707.

RIGOPOULOU, D., VALVERDE, I., MARCO, J., FALOONGA, G., UNGER, R.H.: Large glucagon immunoreactivity in extracts of pancreas. J. biol. Chem. 245, 496—501 (1970).

ROCHA, D.M., FALOONA, G.R., UNGER, R.H.: Glucagon-stimulating activity of 20 amino-acids in dogs. J. clin. Invest. 51, 2346—2351 (1972).

ROCHA, D.M., SANTEUSIANO, F., FALOONA, G.R., UNGER, R.H.: Abnormal pancreatic alpha-cell function in bacterial infections. New Engl. J. Med. 288, 700—703 (1973).

RODBELL, M.: Regulation of glucagon action at its receptors. In: Glucagon, molecular physiology, clinical and therapeutic implications, P.J. LEFEBVRE and R.H. UNGER, eds., p. 61—75. Oxford: Pergamon Press 1972.

RODBELL, M., BIRNBAUMER, L., POHL, S.L., MICHIEL, H., KRANS, J.: Properties of the adenyl cyclase systems in liver and adipose cells: the mode of action of hormones. In: On the pathogenesis of diabetes mellitus, R. LUFT and P.J. RANDLE, eds., p. 9—57. Milano: Casa Editrice „Il ponte" 1970.

SAMOLS, E., MARKS, V.: Nouvelles conceptions sur la signification fonctionnelle du glucagon (pancréatique et extrapancréatique). In: Journées Annuelles de Diabétologie de l'Hôtel Dieu, p. 43—66. Paris: Editions Médicales Flammarion 1967.

SAMOLS, E., MARRI, G., MARKS, V.: Promotion of insulin secretion by glucagon. Lancet 1965a II, 415—416.

SAMOLS, E., TYLER, J.M., MARKS, V.: Glucagon-insulin relationships. In: Glucagon, molecular physiology, clinical and therapeutic implications, P.J. LEFEBVRE and R.H. UNGER, eds., p. 151—173. Oxford: Pergamon Press 1972.

SAMOLS, E., TYLER, J., MARRI, G., MARKS, V.: Stimulation of glucagon secretion by oral glucose. Lancet 1965b II, 1257—1259.

SAMOLS, E., TYLER, J., MEGYESI, C., MARKS, V.: Immunochemical glucagon in human pancreas, gut, and plasma. Lancet 1966 II, 727—729.

SAMOLS, E., TYLER, J.M., MIALHE, P.: Suppression of pancreatic glucagon release by the hypoglycaemic sulfonylureas. Lancet 1969 I, 174—176.

SANTEUSIANO, F., FALOONA, G.R., KNOCKEL, J.P., UNGER, R.H.: Evidence for a role of endogenous insulin and glucagon in the regulation of potassium homeostasis. J. Lab. clin. Med. 81, 809—817 (1973a).

SANTEUSIANO, F., FALOONA, G.R., UNGER, R.H.: Suppressive effect of secretin upon pancreatic alpha cell function. J. clin. Invest. 51, 1743—1749 (1972).

SANTEUSIANO, F., FALOONA, G.R., UNGER, R.H.: Inhibition of alanine-stimulated glucagon secretion by secretin in the dog. Horm. Metab. Res. 5, 425—427 (1973b).

SATO, T., HERMAN, L., FITZGERALD, P.J.: The comparative ultrastructure of the pancreatic islet of Langerhans. Gen. comp. Endocr. 7, 132—157 (1966).

SCHOPMAN, W., HACKENG, W.H.L., STEENDIJK, C.: The purification of ^{125}I-glucagon of high specific activity for radioimmunochemical estimation of glucagon and a qualitative comparison of glucagon from different sources. Acta endocr. (Kbh.) 54, 527—540 (1967).

SHIMA, K., FOA, P.P.: A double antibody assay for glucagon. Clin. chim. Acta 22, 511—520 (1968).

SOKAL, J.E.: Effect of glucagon on gluconeogenesis by the isolated perfused rat liver. Endocrinology 78, 538—548 (1966a).

SOKAL, J.E.: Glucagon. An essential hormone. Amer. J. Med. 41, 331—341 (1966b).

SOKAL, J.E.: Bioassays for glucagon. In: Glucagon, molecular physiology, clinical and therapeutic implications, P.J. LEFEBVRE and R.H. UNGER, eds., p. 275—284. Oxford: Pergamon Press 1972.

SOKAL, J.E., EZDINLI, E.Z.: Basal plasma glucagon levels of man. J. clin. Invest. 46, 778—785 (1967).

SOKAL, J.E., SARCIONE, E.J., HENDERSON, A.M.: Relative potency of glucagon and epinephrine as hepatic glycogenolytic agents: studies with the isolated perfused rat liver. Endocrinology **74**, 930—938 (1964).

SPERLING, M.A., LAMATER, P.V., DE, PHELPS, D., FISER, R.H., OH, W., FISHER, D.A.: Spontaneous and amino acid-stimulated glucagon secretion in the immediate postnatal period. Relation to glucose and insulin. J. clin. Invest. **53**, 1159—1166 (1974).

STAUB, A., SINN, L., BEHRENS, O.K.: Purification and crystallization of glucagon. J. biol. Chem. **214**, 619—632 (1955).

STRUCK, E., ASHMORE, J., WIELAND, O.: Stimulierung der Gluconeogenese durch langkettige Fettsäuren und Glucagon. Biochem. Z. **343**, 107—110 (1965).

SUNDBY, F., MARKUSSEN, J.: Isolation crystallization and amino acid composition of rat glucagon. Horm. Metab. Res. **3**, 184—187 (1971).

SUNDBY, F., MARKUSSEN, J.: Rabbit glucagon: isolation crystallization and amino acid composition. Horm. Metab. Res. **4**, 56 (1972).

SUTHERLAND, E.W., CORI, C.F., HAYNES, R., OLSEN, N.S.: Purification of the hyperglycemic-glycogenolytic factor from insulin and from gastric mucisa. J. biol. Chem. **180**, 825—837 (1949).

SUTHERLAND, E.W., DUVE, C. DE: Origin and distribution of the hyperglycemic-glycogenolytic factor of the pancreas. J. biol. Chem. **175**, 663—674 (1948).

SUTHERLAND, E.W., HARDMAN, J.G., BUTCHER, R.W., BROADUS, A.E.: The biological role of cyclic AMP (some areas of contrast with cyclic GMP). In: Progress in endocrinology, C. GUAL, ed., p. 26—32. Amsterdam: Excerpta Medica Foundation, ICS n° 184, 1968.

TAGER, H.S., STEINER, D.F.: Isolation of a glucagon-containing peptide: primary structure of a possible fragment of proglucagon. Proc. nat. Acad. Sci. (Wash.) **70**, 2321—2325 (1973).

THOMSEN, J., KRISTIANSEN, K., BRUNFELDT, K., SUNDBY, F.: The amino acid sequence of human glucagon. FEBS Letters **21**, 315—319 (1972).

TUNG, A.K.: Biosynthesis of avian glucagon: evidence for a possible high molecular weight biosynthetic intermediate. Horm. Metab. Res. **5**, 416—424 (1973).

TUNG, A.K., ZEREGA, F.: Biosynthesis of glucagon in isolated pigeon islets. Biochem. biophys. Res. Commun. **45**, 387—395 (1971).

UNGER, R.H.: Glucagon and the insulin: glucagon ratio in diabetes and other catabolic illnesses. Diabetes **20**, 834—838 (1971).

UNGER, R.H.: Glucagon and glucagon immunoreactivity in plasma and pancreatic tissues. In: Glucagon, molecular physiology, clinical and therapeutic implications, P.J. LEFEBVRE and R.H. UNGER, eds. p. 205—211. Oxford: Pergamon Press 1972a.

UNGER, R.H.: Pancreatic alpha-cell function in diabetes mellitus. In: Glucagon, molecular physiology, clinical and therapeutic implications, P.J. LEFEBVRE and R.H. UNGER, eds., p. 245—257. Oxford: Pergamon Press 1972b.

UNGER, R.H.: Radioimmunoassay of glucagon. Metabolism **22**, 979—985 (1973a).

UNGER, R.H.: Normal and abnormal alpha cell function. Ann. Rev. Med. **24**, 303—308 (1973b).

UNGER, R.H., AGUILAR-PARADA, E., MÜLLER, W.A., EISENTRAUT, A.M.: Studies of pancreatic alpha cell function in normal and diabetic subjects. J. clin. Invest. **49**, 837—848 (1970).

UNGER, R.H., EISENTRAUT, A.M.: Glucagon. In: Hormones in blood, C.H. GRAY and A.L. BUCHARACH, eds., 2nd ed., vol. I, p. 83—128. London-New York: Academic Press 1967.

UNGER, R.H., EISENTRAUT, A.M.: Entero-insular axis. Arch. intern. Med. **123**, 261—266 (1969).

UNGER, R.H., EISENTRAUT, A.M., McCALL, M.S., KELLER, S., LANZ, H.C., MADISON, L.L.: Glucagon antibodies and their use for immunoassay for glucagon. Proc. Soc. exp. Biol. (N.Y.) **102**, 621—623 (1959).

UNGER, R.H., EISENTRAUT, A.M., McCALL, M.S., MADISON, L.L.: Glucagon antibodies and an immunoassay for glucagon. J. clin. Invest. **40**, 1280—1289 (1961).

UNGER, R.H., KETTERER, H., DUPRE, J., EISENTRAUT, A.M.: The effects of secretin, pancreozymin, and gastrin on insulin and glucagon secretion in anesthetized dogs. J. clin. Invest. **46**, 630—645 (1967).

UNGER, R.H., KETTERER, H., EISENTRAUT, A.M.: Distribution of immunoassayable glucagon in gastrointestinal tissues. Metabolism **15**, 865—867 (1966).

UNGER, R.H., LEFEBVRE, P.J.: Glucagon physiology. In: Glucagon, molecular physiology, clinical and therapeutic implications, P.J. LEFEBVRE and R.H. UNGER, eds., p. 213—244. Oxford: Pergamon Press 1972.

UNGER, R.H., LOCHNER, J. DE V., EISENTRAUT, A.M.: Identification of insulin and glucagon in a bronchogenic metastasis. J. clin. Endocr. **24**, 823—831 (1964).

UNGER, R.H., MADISON, L.L., MÜLLER, W.A.: Abnormal alpha cell function in diabetics: response to insulin. Diabetes **21**, 301—307 (1972).

UNGER, R.H., OHNEDA, A., AGUILAR-PARADA, E., EISENTRAUT, A.M.: The role of aminogenic glucagon secretion in blood glucose homeostasis. J. clin. Invest. **48**, 810—822 (1969).

UNGER, R.H., OHNEDA, A., VALVERDE, I., EISENTRAUT, A.M., EXTON, J.: Characterization of the responses of circulating glucagon like immunoreactivity to intraduodenal and intravenous administration of glucose. J. clin. Invest. **47**, 48—65 (1968).

VALVERDE, I., RIGOPOULOU, D., EXTON, J., OHNEDA, A., EISENTRAUT, A.M., UNGER, R.H.: Demonstration and characterization of a second fraction of glucagon-like immunoreactivity in jejunal extracts. Amer. J. med. Sci. **255**, 415—420 (1968).

VALVERDE, I., RIGOPOULOU, D., MARCO, J., FALOONA, G.R., UNGER, R.H.: Characterization of glucagon-like immunoreactivity (GLI). Diabetes **19**, 614—623 (1970).

VANCE, J.E., BUCHANAN, K.D., CHALLONER, D.R., WILLIAMS, R.H.: Effect of glucose concentration on insulin and glucagon release from isolated islets of Langerhans of the rat. Diabetes **17**, 187—193 (1968).

VANCE, J.E., BUCHANAN, K.D., WILLIAMS, R.H.: Glucagon and insulin release. Influence of drugs affecting the autonomic nervous system. Diabetes **20**, 78—82 (1971).

VANCE, J.E., STOLL, R.W., KITABCHI, A.E., WILLIAMS, R.H., WOOD, F.C., JR.: Nesidioblastosis in familial endocrine adenomatosis. J. Amer. med. Ass. **207**, 1679—1682 (1969).

WALSH, D.A., KREBS, E.G., REIMANN, E.M., BROSTROM, M.A., CORBIN, J.D., HICKENBOTTOM, J.P., SODERLING, T.R., PERKINS, J.P.: The receptor protein for cyclic AMP in the control of glycogenolysis. In: Role of cyclic AMP in cell function, P. GREENGARD and E. COSTA, eds., p. 265—285. New York: Raven Press 1970.

WEINGES, K.F.: Glucagon. In: Monographie in der Reihe Biochemie und Klinik, Hrsg. G. WEITZEL und N. ZÖLLNER. Stuttgart: Georg Thieme Verlag 1968.

WEINTRAUB, B., SARCIONE, E.J., SOKAL, J.E.: Effect of glucagon on phosphorylase activity of the isolated perfused rat liver. Amer. J. Physiol. **216**, 521—526 (1969).

WELLMAN, K.F., VOLK, B.W., BRANCATO, P.: Ultrastructure and insulin content of the endocrine pancreas in the human fetus. Lab. Invest. **25**, 97—103 (1971).

WILLIAMSON, J.R., WRIGHT, P.H., MALAISSE, W.J., ASHMORE, J.: Control of glucogenesis by acetyl CoA in rats treated with glucagon and anti-insulin serum. Biochem. biophys. Res. Commun. **24**, 765—770 (1966).

WILMORE, D., MOYLAN, J.A., PRUITT, B.A., LINDSEY, C.A., FALOONA, G.R., UNGER, R.H.: Hyperglucagonemia after burns. Lancet **1974 I**, 73—74.

WINBORN, W.B.: Light and electron microscopy of the islets of Langerhans of the Saimiri Monkey pancreas. Anat. Rec. **147**, 65—93 (1963).

WISE, J.K., HENDLER, R., FELIG, P.: Obesity: evidence for decreased secretion of glucagon. Science **178**, 513—514 (1972).

WISE, J.K., HENDLER, R., FELIG, P.: Evaluation of alpha-cell function by infusion of alanine in normal, diabetic and obese subjects. New Engl. J. Med. **288**, 484—487 (1973a).

WISE, J.K., HENDLER, R., FELIG, P.: Influence of glucocorticoids on glucagon secretion and plasma amino acid concentrations in man. J. clin. Invest. **52**, 2774—2782 (1973b).

WOROBEC, R., LOCKE, R., HALL, A., ERTL, R., ERNST, K., DEININGER, E.: Production of antibodies of high binding affinities to glucagon in rabbits. Biochem. biophys. Res. Commun. **29**, 406—412 (1967).

WÜNSCH, E.: Die Totalsynthese des Pankreas-Hormons Glucagon. Z. Naturforsch. **22b**, 1269—1276 (1967).

WÜNSCH, E., WEINGES, K.F.: The synthesis of glucagon. Properties of synthetic glucagon. In: Glucagon, molecular physiology, clinical and therapeutic implications, P.J. LEFEBVRE and R.H. UNGER, eds., p. 31—46. Oxford: Pergamon Press 1972.

WULF, H., DE: The control of glycogen metabolism in the liver. Louvain: Vander 1971.

YOSHINAGA, T., OKUNO, G., SHINJI, Y., TSUJII, T., NISHIKAWA, M.: Pancreatic A-cell tumor associated with severe diabetes mellitus. Diabetes **15**, 709—713 (1966).

Literaturübersicht im April 1974 abgeschlossen.

Die Stoffwechselwirkungen der Schilddrüsenhormone

Von

P. Dieterle und P.C. Scriba

Mit 1 Abbildung

Einleitung

Bereits in den ersten Mitteilungen über die Hyperthyreose wiesen Graves (1835) und von Basedow (1840) auf die Beziehung dieser Erkrankung zum Diabetes mellitus hin. In der älteren Literatur wurde zunächst auf die häufig zu beobachtende Glucosurie bei der Hyperthyreose aufmerksam gemacht (Kraus u. Ludwig, 1891; Joslin u. Lahey, 1928). Später beschrieben verschiedene Autoren die Koinzidenz einer Hyperthyreose mit einem manifesten Diabetes mellitus (Abt, 1962; Bansi, 1955; Falta, 1944; Fitz, 1921; Foster u. Lowrie, 1938; Holst, 1921; John, 1932 u. 1940; Joslin u. Lahey, 1928; Lerman u. Means, 1932; Perlman, 1961; Oberdisse u. Klein, 1967; Regan u. Wilder, 1940; Root u. Bradley, 1959; Sattler 1909, Schieche u. Reistel, 1969; Wilder, 1926).

Houssay (1944a, 1946) griff Untersuchungen von Baronoff (1922) erneut auf und zeigte an teilpankreatektomierten Tieren, daß die Gabe von Schilddrüsenhormonen einen Diabetes induziert, der auch nach Beendigung der Schilddrüsenhormongabe bestehen blieb. Die vorherige Thyreoidektomie an den teilpankreatektomierten Tieren konnte einen bleibenden Diabetes mellitus verhindern (Houssay, 1946). Damit schien der diabetogene Einfluß von Schilddrüsenhormonen bewiesen.

Trotz der eindeutigen Ergebnisse von Houssay besteht über die Wirkung der Schilddrüsenhormone auf den Kohlenhydratstoffwechsel in der menschlichen Pathologie keineswegs Klarheit. Bei der von Houssay aufgezeigten diabetogenen Wirkung von Schilddrüsenhormonen müßte die Häufigkeit eines manifesten Diabetes mellitus bei der Hyperthyreose sehr groß sein. Die Häufigkeit (s.u.) einer Zuckerkrankheit bei der Schilddrüsen-Überfunktion übersteigt aber kaum die Morbiditätsrate des Diabetes in der Gesamtbevölkerung.

Natürlich sind die Befunde Houssays nicht ohne weiteres mit der menschlichen Hyperthyreose zu vergleichen. Houssay verminderte in seinen Untersuchungen durch Teilpankreatektomie künstlich die Insulinreserve. Ein funktionstüchtiges Inselorgan wäre aber durchaus in der Lage, eine diabetogene Noxe durch Mehrsekretion von Insulin zu überwinden. So kennen wir den adaptativen Hyperinsulinismus beim Cushing-Syndrom oder bei der Akromegalie. Erkrankt jedoch ein Praediabetiker, also ein Mensch mit primär verringerter Insulinkapazität, an einer Hyperthyreose, so ähneln die Verhältnisse den künstlich erzeugten von Houssay. Eine diabetische Erbanlage wird bei 25% der Menschen vermutet (Cerasi u. Luft, 1967). Im Einzelfall wissen wir jedoch nicht, ob ein Gesunder oder ein Prädiabetiker von einer Schilddrüsenerkrankung betroffen wird. Dies mag eine Teilursache für die häufig widersprüchlichen Befunde beim Menschen sein.

Auch die Literatur zum Wirkungsmechanismus von Schilddrüsenhormonen zeichnet sich durch Widersprüchlichkeit und Uneinheitlichkeit aus. Im Tierexperiment werden meist pharmakologische Dosen von Schilddrüsenhormonen verwendet, was zu hohen Blutspiegeln führt, wie sie beim Menschen selbst in der thyreotoxischen Krise nicht annähernd erreicht werden. Schilddrüsenhormone haben aber eine ambivalente Wirkung. Pauschal stimulieren Schilddrüsenhormone in niedriger, physiologischer Dosierung anabole Prozesse, in hoher, pharmakologischer Dosis jedoch katabole Prozesse.

I. Häufigkeit der Koinzidenz von Störungen der Schilddrüsenfunktion und des Kohlenhydratstoffwechsels

1. Klinisch manifeste Erkrankungen

Die Literatur zum Thema „Diabetes und Schilddrüsenhormone" umfaßt eine Fülle von ernst zu nehmenden Arbeiten; die praktisch-klinische Bedeutung dieses Themas ist aber wohl doch begrenzt. Das wird deutlich, wenn wir uns zunächst mit der Häufigkeit des manifesten Diabetes mellitus bei Hyper- bzw. Hypothyreose beschäftigen.

Bei 644 Patienten mit *Hyperthyreose* fand Oberdisse und Klein (1967) in 2,7% der Fälle einen manifesten Diabetes mellitus. Das ist wohl nicht viel mehr als die Spontan-Häufigkeit des Diabetes mellitus. Früher wurde eine höhere Diabetes-Häufigkeit (Joslin u. Lahey, 1928) angegeben, was nach Bastenie (1971) auf die früher schwierigere Behandlung der Hyperthyreose und deren dadurch längere Dauer zurückzuführen ist. Ferner scheint der manifeste Diabetes mellitus bei Knotenstruma mit Hyperthyreose häufiger als bei Hyperthyreose mit diffuser Struma vorzukommen (Regan u. Wilder, 1940), was wohl auf das höhere Alter der Patienten mit Knotenstruma zu beziehen ist. Hinzu kommt, daß das weibliche Geschlecht sowohl von der Hyperthyreose als auch vom Diabetes häufiger betroffen wird. Bei den 5 Zuckerkranken unter 322 Hyperthyreosen im Krankengut Bansis (1955) handelte es sich ausschließlich um Frauen. Oberdisse und Klein (1967) berichten ebenfalls über die Häufigkeit einer Koexistenz beider Erkrankungen bei Frauen. Auch Angaben, welche Krankheit sich zuerst manifestiert, gehen auseinander. Während Sattler (1909) die Hyperthyreose fast stets als Ersterkrankung beschreibt, betonen Root und Bradley (1959), daß sich ein Diabetes in der überwiegenden Mehrzahl vor der Hyperthyreose manifestiert. Auch Kreines et al. (1965) beschrieben bei ihren 51 Patienten mit Hyperthyreose einen manifesten Diabetes stets als Ersterkrankung. Bei den 17 Diabetesfällen unter 644 Hyperthyreosen im Krankengut von Oberdisse und Klein (1967) war in einem Drittel der Diabetes vor der Hyperthyreose, in einem Drittel die Hyperthyreose vor der Zuckerkrankheit vorhanden und im letzten Drittel manifestierten sich beide Erkrankungen gleichzeitig.

Unter Berücksichtigung des Alters, des Geschlechtes und der Erbanlage für beide Erkrankungen sehen Oberdisse und Klein im Zusammentreffen von Hyperthyreose und Diabetes nur eine zufällige Koinzidenz und keinen echten Zusammenhang. Für diese Annahme spricht, daß sich die Stoffwechsellage eines manifesten Diabetes auch nach Behandlung der Hyperthyreose nicht oder nur geringfügig bessert (KREINES et al., 1965; OBERDISSE u. KLEIN, 1967; ROOT u. BRADLEY, 1959). Andererseits wird aber auch eine deutliche Besserung der Stoffwechsellage nach Überführen einer Hyperthyreose zur Euthyreose beschrieben (ABT, 1962; ELLER et al., 1960; RINKOFF et al., 1954). Bei Behandlung der Hyperthyreose kann es also zu einer Besserung des Diabetes mellitus kommen, der Insulinbedarf nimmt aber keineswegs in allen diesen Fällen ab (FRASER, 1960). Nur in Einzelfällen beobachtete man schwerste diabetische Stoffwechselentgleisungen bei Thyreotoxikose (BASTENIE, 1971; SINGH u. SRIVASTAVA, 1968). Übrigens sind frühere Versuche, schwer einstellbare Diabetiker durch totale Thyreoidektomie zu behandeln, wegen einer meist nur vorübergehenden Stoffwechselbesserung vollkommen verlassen worden (RUDY et al., 1935; WILDER et al., 1933 und 1934).

Bei einer *Hypothyreose* soll ein manifester Diabetes mellitus zu den Seltenheiten gehören. In der Literatur gibt es eine Reihe von Einzelkasuistiken über diese Doppelerkrankung (BERNSTEIN, 1948; GLICK, 1961; IVERSEN, 1950; KELLEN, 1956a; MEANS et al., 1963; RUPP et al., 1955; SCHIECHE, 1966; SCHIMKE u. GRÜTTERS, 1966, SMITH u. GILLILAND, 1961; WERNER, 1962; WILDER, 1926). BASTENIE (1971) fand allerdings bei 80 Patienten mit Hypothyreose elfmal einen manifesten Diabetes mellitus. Ältere Berichte, z.B. von IVERSEN (1950), RUPP (1955) sowie SCHIMKE und GRÜTTERS (1966) zeigten, daß bei gleichzeitigem Myxoedem und Diabetes nach Schilddrüsenhormon-Therapie eine Verschlechterung des Diabetes mellitus zu beobachten ist. BASTENIE (1971) fand diesen sog. Thyreo-Diabetes nur bei 2 Myxoedem-Patienten, während 7 Diabetiker bei der Behandlung ihres Myxoedems mit Schilddrüsenhormonen keine Steigerung des Insulinbedarfs erkennen ließen. JOSLIN et al. (1959) beobachteten, daß selbst schwer ketoazidotische Diabetiker in der Myxoedem-Krise keine Besserung ihrer Stoffwechselsituation erkennen ließen. Eine Hypothyreose beim Diabetes mellitus soll die diabetischen Spätkomplikationen hintanhalten (GLICK, 1961; SMITH u. GILLILAND, 1961).

Fragen wir nun umgekehrt nach der Häufigkeit von Schilddrüsenfunktionsstörungen bei *manifestem Diabetes mellitus*. BASTENIE (1971) zeigte in seinem Beitrag zum Handbuch von PFEIFFER, daß eine Hyperthyreose bei Diabetikern der Universitätsklinik ($9^0/_{00}$), aber auch bei Diabetikern einer allgemeinen Klinik ($6^0/_{00}$), häufiger beobachtet wird als Hyperthyreose ($0,5^0/_{00}$) bzw. Diabetes mellitus allein. Auch eine Hypothyreose wird bei Diabetikern häufiger als bei Allgemein-Kranken gefunden (BASTENIE, 1971).

Weitere Literatur: Bei einem primär diabetischen Krankengut wird die Häufigkeit einer Hyperthyreose mit 0,5% bis 1,6% angegeben (FALTA, 1944; FOSTER u. LOWRIE, 1938; JOSLIN et al., 1959; OBERDISSE u. KLEIN, 1967; ROOT u. BRADLEY, 1959; PIRART, 1965). Lediglich SCHIECHE und REISTEL (1969) berichten in einem Krankengut von 290 Diabetikern über das Auftreten einer Hyperthyreose in 8,3%. Die Häufigkeit der Hyperthyreose beim Diabetes wurde aber von JOSLIN et al. (1959) und PIRART (1965) an einem wesentlich größeren Krankengut erhoben. In Einzelkasuistiken wurde auf das seltene Zusammentreffen einer thyreotoxischen Krise mit einem Coma diabeticum aufmerksam gemacht (HANSCOM u. RYAN, 1957; LAKIN et al., 1961; TROEN et al., 1951). — Auf die Seltenheit einer Doppelerkrankung von Hypothyreose und Diabetes mellitus wurde bereits verwiesen. Bei 52 500 Diabetikern beobachteten JOSLIN et al. (1959) nur in 15 Fällen (= 0,03%) eine Hypothyreose. Bei einem wesentlich kleineren Krankengut wurde von anderen Autoren der Prozentsatz einer Hypothyreose bei Diabetes mellitus höher angegeben (BARON, 1955; HECHT u. GERSHBERG, 1968; PIRART, 1965; WEINSTEIN, 1932).

Man wird jedoch bei diesen Häufigkeiten von um oder unter 1% wiederholen dürfen, daß die praktisch klinische Relevanz der Assoziation dieser manifesten Erkrankungen wohl gering ist.

Immunologische und genetische Aspekte

Herausstellen muß man wohl heute die Bedeutung des Nachweises *thyreoidaler Antikörper* bei Diabetes mellitus. Zwei neuere Arbeiten (NISSLEY et al., 1973; NERUP u. BINDER, 1973) bestätigten kürzlich, daß positive thyreoidale Antikörper bei Diabetes mellitus in ca. 20% der Fälle im Vergleich zu 3% bei Kontrollen beobachtet werden. Dieser Befund sollte einmal den Kliniker dazu veranlassen, nach anderen sog. Autoimmunerkrankungen, z.B. einer Perniciosa (BRIDGMAN, 1971; KANAGHINIS et al., 1973) zu suchen. Aber neben dieser praktischen Konsequenz ergeben sich hier Ansatzpunkte für Spekulationen bezüglich einer gemeinsamen pathogenetischen Wegstrecke beider Erkrankungen, etwa im Sinne der „Autoimmunpolyendokrinopathie".

Weitere Literatur: PETTIT et al. (1961) machten auf ein signifikant häufigeres Auftreten von Thyreoglobulin-Antikörpern bei Diabetikern aufmerksam. Diese Befunde wurden später bestätigt (LANDING et al., 1963; MARET u. BERTHAUX, 1965; MOORE et al., 1963; SIMKINS, 1968). Bei 2 von 11 diabetischen Kindern mit klinischer Euthyreose, die aus anderer Ursache verstorben waren, fanden LANDING et al. (1963) bei der Autopsie eine chronische Thyreoiditis. Dieser Prozentsatz einer histologisch gesicherten Thyreoiditis entsprach in etwa der Häufigkeit von Thyreoglobulin-Antikörpern bei Diabetikern im gleichen Lebensalter. IRVINE et al. (1970) fanden Schilddrüsen-Antikörper besonders häufig bei jugendlichen Insulin-pflichtigen Diabetikern. Da beim jugendlichen Diabetes häufig eine lymphozytäre Infiltration in den Langerhansschen Inseln beobachtet wird, diskutieren IRVINE et al. die Möglichkeit einer gemeinsamen Autoimmunerkrankung für den Diabetes und Schilddrüsenerkrankungen.

Dieses Arbeitsgebiet erfreut sich zur Zeit erheblicher neuer Aufmerksamkeit. Man hat durch neue immunologische Techniken jetzt auch die Untersuchung zellulärer Immunmechanismen eingeschlossen (HELMKE u. FEDERLIN, 1974). NISSLEY et al. (1973) schlossen aus der größeren Antikörper-Häufigkeit bei Verwandten antikörperpositiver jugendlicher Diabetiker im Vergleich zu den Antikörper-Befunden bei den Verwandten antikörpernegativer jugendlicher Diabetiker auf die genetische Heterogenität des Insulinmangeldiabetes. Bei Thyreoiditis (BODE et al., 1973) und bei jugendlichem Diabetes wird zur Zeit die Assoziation mit bestimmten HL-A-Antigenen geprüft, um eventuell Aufschluß über die Lokalisation für die Vererbung des jugendlichen Diabetes mellitus bedeutsamer Gene zu erhalten. Obwohl das Zusammentreffen einer Hyperthyreose mit einem Diabetes mellitus vielleicht auf einer zufälligen Koinzidenz beruht, gibt es Stimmen, die schon länger eine gemeinsame *genetische* Beziehung zwischen beiden Erkrankungen diskutieren. Dieser Gedanke wurde erstmals von ALTHAUSEN (1940) aufgeworfen. KREINES et al. (1965) und PERLMAN (1961) belegen diese Theorie mit der Häufigkeit eines Diabetes mellitus bei Verwandten von Hyperthyreosekranken (33 bzw. 36%). KREINES et al. machten schließlich darauf aufmerksam, daß ihre hyperthyreoten Frauen, die keine Störung der Glucosetoleranz zeigten, in 9,7% überschwere Kinder entbunden hatten. Als weiterer Beweis für eine gemeinsame genetische Beziehung wird das Vorkommen eines Diabetes und einer Hyperthyreose bei eineiigen Zwillingen angeführt (BIRKLE, 1953; DANOWSKI, 1962; JOHN, 1932; REGAN u. WILDER, 1940; WERNER, 1962).

2. Latente Funktionsstörungen

Bisher wurden klinisch manifeste Erkrankungen abgehandelt, die wir ruhig als die Spitze des Eisberges bezeichnen dürfen, um uns nun den subklinischen oder *latenten Störungen* zuzuwenden.

a) Glucosetoleranz bei manifester Hyperthyreose

Die Literatur zu diesem Thema zeichnet sich leider durch die Widersprüchlichkeit der Befunde verschiedener Autoren aus. Während ein manifester Diabetes bei der Hyperthyreose kaum häufiger beobachtet wird, als es dem Zufall entspräche, liegen die Verhältnisse anders im Hinblick auf Glucosetoleranzstörungen. Von der Mehrzahl der Autoren wird eine gestörte Glucosetoleranz nach *oraler* Glucosebelastung beschrieben (AMATUZIO et al., 1954; AVOGARO et al., 1965; BALFOUR u. SPRAGUE, 1949; BAUMGARTEN, 1953; CRAWFORD, 1940; DANOWSKI, 1962; DAWEKE et al., 1965 und 1970; DOAR et al., 1969; HALES u. HYAMS, 1964; KELLEN, 1956a und b; KREINES et al., 1965; MARKS et al., 1960; SANGER u. HUN, 1922; TRISOTTO et al., 1969; WOEBER et al., 1966). Die gestörte Toleranz nach oraler Applikation von Glucose wird meist mit der beschleunigten Resorption von Dextrosen im Darm in Zusammenhang gebracht. Im Vergleich zu Gesunden zeigen aber Hyperthyreosekranke meist einen verspäteten Glucosepeak nach oraler Belastung (DOAR et al., 1969; HALES u. HYAMS, 1964; HANN, 1969; KREINES et al., 1965; MARKS et al., 1960; WOEBER et al., 1966), was sich nicht mit einer beschleunigten Glucoseresorption im Darm vereinbaren läßt. Auch berichten die meisten Autoren bei oraler Belastung über einen verzögerten Glucoseabfall und gerade nicht nur über einen initialen Glucosepeak, was also einem latenten Diabetes entspricht.

Die Hoffnung auf eine Lösung des Problems durch Umgehung der physiologischen Resorptionsstätte mittels der *intravenösen* Glucosebelastung wurde nicht erfüllt. Die im Tierexperiment beobachtete beschleunigte Glucoseelimination nach intravenöser Glucosezufuhr (MIRSKY u. BROH-KAHN, 1936) wurde für den Menschen nur von LAMBERG (1965) bestätigt. ANDREANI et al. (1970a), ELRICK et al. (1961), sowie MACHO (1958) fanden eine normale Stoffwechsellage nach intravenöser Glucosebelastung, während wiederum andere Autoren bis zu einer Häufigkeit von 50% einen asymptomatischen Diabetes mellitus nach intravenöser Glucosebelastung bei der Hyperthyreose beschrieben (AMATUZIO et al., 1954; DAWEKE et al., 1965 und 1970; DIETERLE et al., 1969; DOAR et al., 1969; HOFMANN et al., 1971). Schilddrüsenhormongabe bei Gesunden führte dagegen zu keiner Störung der Glucosetoleranz (DANOWSKI et al., 1964b; STAMP et al., 1969), was auch für den Menschen zeigt, daß experimentelle Zufuhr von Schilddrüsenhormonen u.a. hinsichtlich Dosis und Dauer nicht mit spontaner Hyperthyreose gleichgesetzt werden sollte.

Zieht man alle diese Berichte zusammen, so sind etwa 40% verminderte Glucosetoleranz mehr als die Zahl der genetisch diabetisch Belasteten in einer normalen Bevölkerung.

b) Glucosetoleranz bei manifester Hypothyreose

Bei der so seltenen Manifestation einer Zuckerkrankheit bei der Hypothyreose ist es um so erstaunlicher, daß übereinstimmend bei oraler und intravenöser Glucosebelastung häufig eine verminderte Glucosetoleranz gefunden wurde (AVOGARO et al., 1965; ANDREANI et al., 1970a und b, 1974; DIETERLE et al., 1969; ELRICK et al., 1961; HALMI et al., 1959; HANN, 1969; KATSILAMBROS et al., 1971; LAMBERG, 1965; MACHO, 1958; MENZINGER et al., 1970; RAPTIS et al., 1970a und b). Die gestörte Glucosetoleranz bei der Hypothyreose wird mit dem verminderten Glucoseabbau und mit einer Insulinresistenz in Zusammenhang gebracht (s.u.). Nach Substitution normalisiert sich der gestörte Kohlenhydratstoffwechsel nach einigen Berichten (HALMI et al., 1958; RAPTIS et al., 1970a), wobei im Hinblick auf das Verhalten hypothyreoter Diabetiker (s.o.) unter Schilddrüsenhormon-Therapie mit erheblicher individueller Variabilität zu rechnen ist.

Anmerkung: *Manifeste* Erkrankungen im Sinne einer Hyperthyreose oder Hypothyreose werden in der Regel doch relativ schnell erkannt und einer spezifischen Behandlung zugeführt. Auch deswegen haben diese Erkrankungen wohl nur in Einzelfällen einen wesentlichen Einfluß auf den Verlauf einer Kohlenhydratstoffwechselstörung im Sinne des Diabetes mellitus. Um so wichtiger wäre es, die Frage zu beantworten, welchen Einfluß *latente* Schilddrüsenfunktionsstörungen haben könnten. Für die blande endemische Struma konnte gezeigt werden (Pickardt et al., 1972, 1974), daß 10 bis 20% der Patienten eine latente Hypothyreose haben, wenn man das Kriterium erhöhter TSH-Spiegel nach intravenöser TRH-Belastung zugrundelegt. Damit erhebt sich die bislang nicht beantwortete Frage, was nun eine klinisch latente Hypothyreose von jahrelanger Dauer für die Glucosetoleranz bedeutet.

c) Latente Schilddrüsenfunktionsstörungen bei manifestem Diabetes mellitus

Rothenbuchner et al. (1972) untersuchten die *TSH-Sekretion* bei *juvenilen Diabetikern.* Die Gruppe fand bei diesen insulinpflichtigen Diabetikern im Vergleich zur normalen TSH-Antwort bei TRH-Belastung doch häufig erhöhte Anstiege der TSH-Sekretion. Weeke und Hansen (1974) fanden hingegen völlig normale TSH-Antworten auf die intravenöse TRH-Belastung, was zugleich gegen eine primäre Schilddrüsenfunktionsstörung spräche und ferner von den Autoren als Indiz gegen eine generelle hypothalamische Fehlfunktion bei jugendlichem Diabetes mellitus gewertet wird. — Über Veränderungen der Schilddrüsenhormon-bindenden Serumproteine bei „schwerem" Diabetes mellitus berichteten kürzlich Slavnov et al. (1974).

3. Pharmakologische Beziehungen

Bisher ist wenig über die pharmakologische Beeinflussung der Schilddrüse durch Antidiabetika, bzw. Insulin (s.u.), sowie die Beeinflussung der Glucosetoleranz durch antithyreoidale Medikamente bekannt geworden. Wegen einer gewissen praktischen Bedeutung soll hier auf die Sulfonylharnstoffderivate eingegangen werden.

Trat eine Hypothyreose im Verlauf eines mit Sulfonylharnstoffen behandelten Diabetes mellitus auf, so mußte an die Möglichkeit einer iatrogenen, d.h. medikamentös induzierten Schilddrüsen-Unterfunktion gedacht werden. Carbutamid bewirkt im Tierexperiment eine Schilddrüsenvergrößerung mit verminderter Funktion (Achelis u. Hardebeck, 1955; Brown u. Solomon, 1956 u. 1958; Miller u. Dulin, 1956). Auch beim Menschen wurde für Carbutamid eine strumigene Wirkung mit verminderter Schilddrüsenfunktion beschrieben (Brown u. Solomon, 1956; McGavack et al., 1953 und 1957; Seegers et al., 1957). Die heute hauptsächlich verwendeten Sulfonylharnstoffe — Tolbutamid und Chlorpropamid — für Glibenclamid liegen noch wenige Untersuchungen vor (Raptis et al., 1974) — ließen auch nach Langzeit-Behandlung keine antithyreoidale Wirkung erkennen (Balodimos et al., 1966; Beaser, 1964; Bibergeil et al., 1967; Brewsher et al., 1968; Burke et al., 1967; Cervantes-Amezcua et al., 1965). Tolbutamid und Chlorpropamid bewirken aber eine Erniedrigung des proteingebundenen Jods (PBI) im Serum (Hamwi et al., 1959; Hunton et al., 1965; Portioli u. Rocchi, 1969; Skinner et al., 1959). Lediglich Hunton et al. (1965) beobachteten häufig die Entwicklung einer Hypothyreose in Abhängigkeit von der zeitlichen Dauer der Sulfonylharnstoff-Therapie. Von anderen Autoren wurde gerade das Ausbleiben einer Hypothyreose trotz des erniedrigten PBI im Serum betont (HAMWI et al., 1959; SKINNER et al., 1959). Die Diskrepanz zwischen erniedrigtem PBI und normaler Schilddrüsenfunktion erklärt sich in einer Verschiebung der Bindungsverhältnisse von Schilddrüsenhormonen nach Einwirkung von Chlorpropamid und Tolbutamid. Beide Substanzen erhöhen den Anteil freier Schilddrüsenhormone, so daß die Schilddrüsenfunktion trotz Abfall des PBI euthyreot bleibt (HERSHMAN u. KONERDING, 1968 a; HERSHMAN et al., 1968; SCHEMMEL et al., 1969; SLAVNOV et al., 1974).

Die Frage der Schilddrüsenfunktion bei mit Sulfonylharnstoffen behandelten Diabetikern wurde erneut von INADA et al. (1973) aufgegriffen. Die Autoren konnten zeigen, daß derartige Patienten bei geringfügig erniedrigten PBI-Werten erhöhte prozentuale Anteile an freiem Thyroxin haben. Errechnet man aus diesen beiden Größen den Serumgehalt an freiem Thyroxin, so finden sich bei Patienten, die wegen ihres Diabetes mellitus mit Sulfonylharnstoffen behandelt werden, stets normale Werte. Auch die Sekretionsraten von Thyroxin waren bei diesen Patienten normal. Es ist deshalb nicht zu erwarten, daß die Anwendung der heute gebräuchlichen Sulfonylharnstoffe in der Diabetes-Therapie zu einer Hypothyreose führt.

4. Adipositas und Schilddrüsenfunktion

Wegen der Relevanz der Adipositas für die Glucosetoleranz soll schließlich kurz die Frage angeschnitten werden, was man heute über die Schilddrüsenfunktion bei der alimentären Adipositas aussagen kann. SCRIBA et al. (1967) haben darauf hingewiesen, daß bei der Adipositas im Vergleich zu normalgewichtigen Personen im Mittel signifikant niedrigere Werte des PBI^{127}- und des T_3-in vitro-Tests gefunden werden. Diese Befunde wurden seinerzeit als Hinweis auf einen gewissen, wenn auch gering ausgeprägten Schilddrüsenhormonmangel interpretiert. Die radioimmunologisch gemessenen Trijodthyronin-Spiegel waren dagegen bei Adipösen normal (HOFMANN et al., 1974 b). Als vorläufig zu bezeichnen ist noch die Mitteilung von SIMS et al. (1974), daß bei Fütterungsversuchen mit Gefangenen ein Anstieg der Spiegel des Gesamt-Trijodthyronins zu beobachten war. Inzwischen wurde bei adipösen Patienten die Frage, ob diese als euthyreot zu betrachten sind, mit Hilfe der TRH-Belastung mit radioimmunologischer TSH-Bestimmung untersucht. Es stellte sich heraus, daß die TSH-Antwort auf eine TRH-Belastung bei Adipösen normal ist (HOFMANN et al., 1974 b; PORTNAY et al., 1974). Es erscheint uns gerade in diesem Zusammenhang wichtig, mit diesem Befund auf die Relativität und die Interpretationsschwierigkeiten bei Abweichungen einzelner Schilddrüsen-Parameter von der Norm, hinzuweisen. Nach den TSH-Befunden sieht es jetzt so aus, als ob bei der alimentären Adipositas keine primäre Schilddrüsenhormonmangelsituation vorliegt.

II. Wechselbeziehungen zwischen Schilddrüse und Hormonen, die den Kohlenhydratstoffwechsel steuern

1. Schilddrüse und Insulin

Gerade dieses Kapitel ist durch zahlreiche Widersprüche in den einschlägigen Arbeiten gekennzeichnet.

Die veränderte Insulinsekretion bei Schilddrüsenfunktionsstörungen ist sicherlich sekundärer Natur. An Pankreasschnitten von Tieren haben Schilddrüsenhormone keine direkte Wirkung (Malaisse et al., 1967). Pankreasgewebe von thyreoidektomierten Ratten weist zwar einen normalen pankreatischen Insulingehalt auf, reagiert jedoch mit einer verminderten Insulinsekretion nach Glucosereiz. Diese Insulinsekretionsstarre kann durch noch in vivo erfolgte Substitution mit Schilddrüsenhormonen wieder normalisiert werden. Pankreasgewebe getöteter Tiere, die vorher mit Schilddrüsenhormonen gefüttert wurden, zeigen dagegen einen absolut verminderten Insulingehalt und reagieren ebenfalls auf einen Glucosereiz mit einer verminderten Insulinantwort (Malaisse et al., 1967). Die ambivalente Wirkung der Schilddrüsenhormone offenbart sich also auch am Inselorgan des Pankreas. Während Schilddrüsenhormone einerseits bei einer Hypothyreose die Insulinsekretion stimulieren können, ist beim Schilddrüsenhormonexzeß eine verminderte Insulinsekretion vorhanden, wobei der gleichzeitig beobachtete absolut verminderte Insulingehalt des Pankreasgewebes wiederum an eine Erschöpfung der B-Zellen denken läßt.

a) Hyperthyreose

Im Tierexperiment führt die langfristige Fütterung mit Schilddrüsenhormonen zu einer B-Zellenschädigung (Farrant, 1913; Houssay, 1944a). Der Insulinabbau ist beim gesteigerten Stoffwechsel der experimentell induzierten und der spontanen menschlichen Hyperthyreose beschleunigt (Cohen, 1957; Elgee u. Williams, 1955; Marecek u. Feldmann, 1973). Komplementär ist der Insulinumsatz bei Hypothyreose vermindert (Boucher, 1969; Renauld et al., 1972 und 1974).

Die Mitteilungen über erniedrigte Insulin-Spiegel bei der Hyperthyreose des Menschen (Daweke et al., 1965; Linquette et al., 1970; Woeber et al., 1966) ließen sich mit einem verstärkten Insulinkatabolismus erklären, ebenso wie die erhöhten Insulin-Spiegel bei der Schilddrüsen-Unterfunktion (Andreani et al., 1970a; Andreani et al., 1970b; Menzinger et al., 1970; Quabbe et al., 1969; Raptis et al., 1970a und b; Trisotto et al., 1969) auf einen verminderten Insulinabbau hindeuten. Jedoch sind die Angaben über die *Insulinsekretion* nach Glucosebelastung bei Schilddrüsenfunktionsstörungen keineswegs einheitlich. Bei Hyperthyreose wurden normale (Hales u. Hyams, 1964), sowie erhöhte Insulin-Spiegel nach Glucosereiz (Daweke et al., 1970; Dieterle et al., 1969; Doar et al., 1969; Hann, 1969; Hofmann et al., 1971; Klink u. Estrich, 1964; Levy et al., 1970; Nieschlag et al., 1971; Nolte et al., 1972; Quabbe et al., 1968; Vinik et al., 1970; Yalow u. Berson, 1960) beobachtet, während die Angaben über die Insulinsekretion bei der Hypothyreose zwischen erniedrigten, normalen und erhöhten Werten schwanken (Andreani et al., 1970a und b; Dieterle et al., 1969; Menzinger et al., 1970; Raptis et al., 1970a und b; Shah et al., 1971; Shah u. Cerchio, 1973). — Durch die Behandlung einer Hyperthyreose werden nach Holdsworth und Besser (1968) sowie Nieschlag et al. (1971) die Glucosetoleranz gebessert und die Glucose-stimulierten Insulin-Spiegel erniedrigt.

Analysieren wir die skizzierten Widersprüche etwas näher. Bei den *Hyperthyreoten* von Daweke et al. (1970) war nach oraler Glucosebelastung das Verhältnis von Insulinanstieg zu Glucoseanstieg im Vergleich zum Normal-Kollektiv um etwa ein Drittel vermindert. Global kann man bei den Hyperthyreosen vielleicht von einer Verminderung der sogenannten *Insulin-Reserve* bei Glucosebelastung sprechen. Woeber et al. (1966) beschrieben nach Guanethidin sowohl eine Verbesserung der Glucosetoleranz als auch eine Zunahme der Glucose-stimulierten Insulinsekretion. Man diskutiert danach, daß die gesteigerte Katecholamin-Empfindlichkeit (s.u.) bei Hyperthyreose einen durch α-Rezeptoren vermittelten Hemmeffekt auf die Insulinsekretion ausübe. Bislang hat man jedoch nicht gezeigt, daß durch α-Rezeptoren-Blocker die Insulinsekretion bei hyperthyreoten Patienten höher als normal ansteigt, wenn man von einer entsprechenden Kurzmitteilung von HUSAIN et al. (1971) absieht.

Die erwähnten Diskrepanzen werden etwas plausibler, wenn man sich die Insulin-Antwort auf eine Glucosebelastung bei Hyperthyreotikern getrennt in solche mit und ohne verminderte Glucosetoleranz ansieht. Setzt man die jeweiligen Blutzuckerwerte mit den Insulin-Spiegeln in Beziehung (Abb. 1), so weisen im Vergleich zu Normalpersonen hyperthyreote Patienten mit normaler Glucosetoleranz wesentlich höhere Insulin-Spiegel auf, während bei Hyperthyreose mit erniedrigter Glucosetoleranz relativ niedrigere Insulin-Spiegel beobachtet werden. Möglicherweise sind die diskrepanten Befunde in der Literatur über die Insulinsekretion bei Hyperthyreose zum Teil damit zu erklären, daß in den einzelnen Hyperthyreose-Kollektiven der Anteil der Patienten mit gestörter Glucosetoleranz und damit relativ zu niedriger Insulinsekretion sehr verschieden war. Unter klinischen Bedingungen ist es eben nur sehr selten möglich, Patienten mit „reinen" Krankheitsbildern, z.B. „reiner" Hyperthyreose zu selektionieren (NOLTE et al., 1972), welche Aussagen über die Spezifität beobachteter pathophysiologischer Phänomene erlauben würden.

Damit kommt man zu der Frage, wie effektiv der gefundene Insulin-Spiegel bei einem Hyperthyreotiker ist. Abb. 1 zeigt, daß die normale Glucosetoleranz der Gesunden einen niedrigeren Insulin-Spiegel erfordert, als die normale Glucosetoleranz des Patienten mit Hyperthyreose. Errechnet man aus der Fläche der Abnahme der Glucose nach intravenöser Belastung und der Fläche des Insulinanstieges einen sogenannten Insulin-Effizienz-Koeffizienten, so findet man für ein anderes Kollektiv von 30 Hyperthyreosen (NOLTE et al., 1972) einen *verminderten*

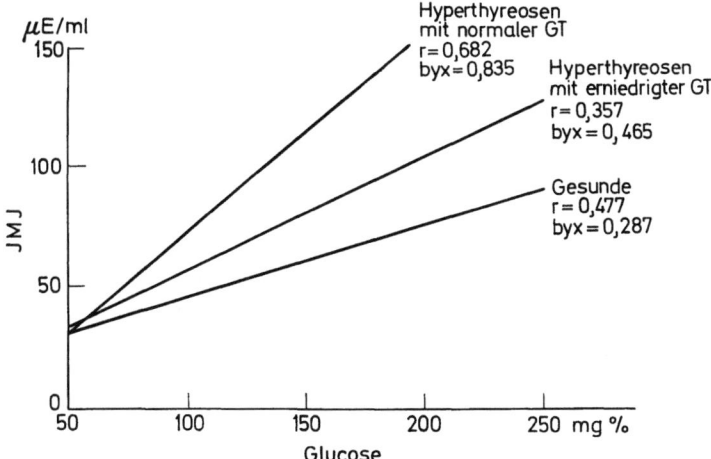

Abb. 1. Regressionsgerade und Korrelationskoeffizienten der Glucose-Insulin-Beziehung bei Gesunden sowie hyperthyreoten Patienten mit normaler und mit erniedrigter Glucosetoleranz (*GT*). Die Insulinwerte (*IMI*) wurden als Funktion der Blutglucose aufgetragen. (Aus: DIETERLE et al., 1969)

Insulin-Effizienz-Koeffizienten im Vergleich zu Gesunden. Man kann also festhalten, daß die Effizienz endogenen Insulins bei der Hyperthyreose offenbar vermindert ist. — Dies steht aber wieder im Gegensatz zu einer Reihe von Mitteilungen über eine Steigerung der Empfindlichkeit gegenüber exogenem Insulin bei Hyperthyreose, so von Danowski et al. (1964b), Hagen (1960a), Elrick et al. (1961) und Lamberg (1965). Den Widerspruch einer erhöhten Empfindlichkeit auf exogen zugeführtes Insulin einerseits und einer häufig zu beobachtenden Glucosetoleranzstörung bei der Hyperthyreose andererseits führen Elrick et al. (1961) auf den erhöhten Insulinkatabolismus bei der Schilddrüsenüberfunktion zurück. Während intravenös injiziertes Insulin vorübergehend die erhöhte Insulinempfindlichkeit aufdecke, komme diese erhöhte Sensitivität durch endogenes oder auch subcutan injiziertes Insulin auf Grund des beschleunigten Insulinabbaues bei der Hyperthyreose nicht zum Tragen. Allerdings finden sich auch bezüglich der Insulinsensitivität bei Schilddrüsenfunktionsstörungen in der Literatur keine einheitlichen Angaben (Abrams u. Rourke, 1934; Crawford, 1940; Griffiths, 1939; Hales u. Hyams, 1964; Kellen, 1956b; Macho, 1959; Meythaler u. Mann, 1937; Scow u. Cornfield, 1954).

Zusammengefaßt ist bei der Hyperthyreose die Glucosetoleranz in bis zu 40 oder 50% der Fälle vermindert. Die Insulin-Reserve ist vermindert, und zwar bei Patienten mit pathologischer Glucosetoleranz deutlicher als bei normaler Glucosetoleranz. Die Insulinempfindlichkeit ist vermindert. Man muß allerdings wohl Zweifel haben, ob die Begriffe „Insulin-Reserve" und „Insulinempfindlichkeit" aufgrund der am Menschen durchführbaren globalen Belastungsteste überhaupt berechtigt sind.

b) Hypothyreose

Die erhöhten Insulin-Spiegel bei der Hypothyreose des Menschen (Andreani et al., 1970a und b; Nolte et al., 1972; Menzinger et al., 1970; Raptis et al., 1970a und b; Quabbe et al., 1960), die sich nach Substitutionstherapie normalisieren, sind noch schwerer zu interpretieren, zumal im Unterschied zu der Schilddrüsen-Überfunktion bei der Hypothyreose die Glucosetoleranz übereinstimmend als vermindert angegeben wird (Avogaro et al., 1965; Andreani et al., 1970a und b; Dieterle et al., 1969; Elrick et al., 1961; Halmi et al., 1959; Katsilambros et al., 1971; Lamberg, 1965; Macho, 1958; Menzinger et al., 1970; Raptis et al., 1970a und b). Neben dem verminderten Insulinabbau (Cohen, 1957; Elgee u. Williams, 1955) muß bei der Hypothyreose also auch eine verminderte Insulinempfindlichkeit vorliegen. Eine herabgesetzte Empfindlichkeit gegenüber Insulin konnte sowohl durch Tolbutamid (Lamberg, 1965) als auch durch Insulin (Elrick et al., 1961) für die Hypothyreose nachgewiesen werden.

Da bei thyreoidektomierten, hypothyreoten Ratten die Insulinsekretion nach Glucosebelastung vermindert ist (Katsilambros et al., 1971), wird diskutiert, ob Unterschiede zwischen einer Hypothyreose nach Struma-Resektion und einem spontanen Myxoedem bestehen, die möglicherweise mit den Thyreoglobulin-Antikörpern (s.o.) in Zusammenhang zu bringen sind (Andreani et al., 1970a; Katsilambros et al., 1971; Raptis et al., 1970a und b). Im Gegensatz zu den Autoren mit erhöhter Insulinsekretion bei Hypothyreose (s.o.) fanden Holdsworth und Besser (1968), sowie Trisotto et al. (1969), Hann (1969) und Daweke et al. (1970) normale Insulinwerte nach Glucosebelastung, und Dieterle et al. (1969), sowie Shah et al. (1971) und Shah und Cerchio (1973) sogar eine erniedrigte Insulinsekretion. Die sogenannte Insulin-Reserve, dargestellt als Quotient von Delta-Insulin über Delta-Glucose bei oraler Glucosebelastung ist bei der Hypothyreose normal (HANN, 1969). Der Insulinempfindlichkeits-Koeffizient ist bei intravenöser Glucosebelastung dagegen erniedrigt (NOLTE et al., 1972), was wiederum für eine verminderte Empfindlichkeit gegenüber endogenem Insulin bei Hypothyreose spricht.

Etwas verallgemeinernd kann man wohl festhalten, daß offenbar auch die *Hypothyreose* ein *diabetogener Faktor* ist.

c) Insulinhypoglykämie und Schilddrüse

Neuere Arbeiten lassen einen Zusammenhang zwischen Insulin bzw. Insulinwirkung einerseits und der Schilddrüsenfunktion andererseits vermuten. 1968 berichteten SENDRAIL et al. über einen signifikanten Anstieg des proteingebundenen Jods im Anschluß an eine Insulinhypoglykämie. Da dieser Anstieg des PB ^{127}I nach Hypophysektomie ausblieb, schlossen die Autoren, daß die Hypoglykämie über eine hypothalamische Stimulation von TRH zur TSH-Sekretion mit nachfolgendem Anstieg der peripheren Schilddrüsenhormone führe. Beim Menschen beschrieben neuerdings BLUM et al. (1973) ebenfalls einen Anstieg des Gesamt-Thyroxins und des freien Thyroxins nach einer Insulinhypoglykämie, der allerdings nicht mit einem Anstieg, sondern mit einem deutlichen Abfall der TSH-Spiegel einherging. Den Anstieg von Thyroxin bringen BLUM u. Mitarb. mit einer hepatischen Freisetzung von Schilddrüsenhormonen in Zusammenhang, der möglicherweise zu einer Suppression der übergeordneten Zentren führt. Wenngleich LONDONG et al. (1973) bis zu 7 Std nach Insulingabe beim Menschen keine Änderungen der peripheren Schilddrüsen-Parameter (PB ^{127}I und T_3-in vitro-Test) feststellen konnten, beobachteten auch diese Autoren einen signifikanten Abfall der TSH-Spiegel, der bei Hypothyreosen mit primär erhöhten TSH-Spiegeln deutlicher ausgeprägt war. Diese Beobachtungen über eine mögliche Wechselbeziehung zwischen Blutzuckerhöhe und TSH-Sekretion stehen im Widerspruch zu früheren Berichten von ODELL et al. (1967), die bei Änderungen der Blutzucker-Spiegel keine Beeinflussung der TSH-Sekretion feststellen konnten.

2. Wechselwirkungen zwischen Schilddrüsenhormonen und anderen diabetogenen Hormonen

a) Schilddrüse und Katecholamine

Etliche Symptome der Hyperthyreose lassen eine Ähnlichkeit zur Wirkung von Nebennierenmarkhormonen erkennen. Bereits von GOETSCH (1918) wurde eine Potenzierung der Adrenalinwirkung durch Schilddrüsenhormongabe beschrieben. Nach ELLIS (1956) wird die kalorigene, glykogenolytische und hyperglykämische Wirkung von Adrenalin durch Schilddrüsenhormone reguliert. Erhöhte Schilddrüsenhormon-Spiegel verstärken die Adrenalinwirkung bezüglich der Glykogenolyse, erniedrigte vermindern diese Adrenalinwirkung (COMSA, 1950; ELLIS, 1956). Auch die katecholaminbedingte Lipolyse ist vom aktuellen Schilddrüsenhormon-Spiegel abhängig (CHALLONER u. ALLEN, 1970; DEBONS u. SCHWARTZ, 1959 und 1961; ROSENFELD u. ROSENBERG, 1965; ROSENQUIST, 1972a und b; ROSENQUIST et al., 1971). Eine potenzierende Wirkung von Schilddrüsenhormonen auf Adrenalineffekte bzw. ein Synergismus zwischen Schilddrüsenhormonen und Katecholaminen wurde sowohl im Tierexperiment als auch beim Menschen vielfach beobachtet (ABDERHALDEN u. GELLHORN, 1925; ABELIN u.

Goldstein, 1956; Brewster *et al.*, 1956; Danowski *et al.*, 1964b und c; Grab, 1952; Hopsu, 1960; Svedmyr, 1966; Swanson, 1956). Da Katecholamine eine Stimulierung der Lipolyse, eine vermehrte Glykogenolyse und schließlich eine Hemmung der Insulinsekretion (Porte *et al.*, 1965; Loubatieres *et al.*, 1971) bewirken, sind einige metabolische Veränderungen bei der Hyperthyreose mit einer Sensibilisierung gegenüber Nebennierenmarkhormonen in Einklang zu bringen. So lassen sich bei der Hyperthyreose eine Erhöhung der Nüchternblutzucker, eine stimulierte Lipolyse sowie veränderte Insulin-Spiegel (s.o.) nachweisen.

Unter der Zufuhr von Schilddrüsenhormonen kommt es zu einer Abnahme des Adrenalin- und Noradrenalingehaltes der sekretorischen Markzellen (Abelin u. Ryser, 1957; Hopsu, 1960). Im Herzen ist der Adrenalingehalt bei Schilddrüsen-Überfunktion zumindest nicht erhöht (Goodkind *et al.*, 1961). Trotz des verminderten Gehaltes der sekretorischen Markzellen an Nebennierenmarkhormonen ist die Katecholaminausscheidung bei der Hyperthyreose nicht erhöht (Wiswell *et al.*, 1963). Nach Bayliss und Edwards (1971) werden Adrenalin und Noradrenalin bei Hyperthyreose vermehrt im Urin ausgeschieden, während Stoffer *et al.* (1973) zeigten, daß die Plasmakatecholamine bei Hypothyreose erhöht und bei Hyperthyreose erniedrigt sind. Dagegen ließ sich nachweisen, daß im Unterschied zu der unveränderten Toxizität des Noradrenalins die des Adrenalins unter Thyroxinzufuhr beträchtlich ansteigt (Kronenberg, 1952). Es lag daher nahe, durch Sympathikusblockade oder Beta-Rezeptoren-Blocker bzw. antiadrenerge Drogen zu versuchen, die Symptome der Hyperthyreose zu beeinflussen. Mit wenigen Ausnahmen (Margolius u. Gaffney, 1965; van der Schoot u. Moran, 1965; Wilson *et al.*, 1964 und 1966) geben die meisten Autoren eine deutliche Besserung der haemodynamischen Veränderungen bei der Hyperthyreose nach Einsatz derartiger Substanzen bzw. nach Sympathikusblockade an (Brewster *et al.*, 1956; Canary *et al.*, 1957; Dillon *et al.*, 1970; Gaffney *et al.*, 1961; Holtkamp u. Heming, 1953; Howitt u. Rowlands, 1966; Laubinger, 1967; Marsden *et al.*, 1968; Ramey *et al.*, 1955; Vinik *et al.*, 1970). Untersuchungen über den Einfluß von antiadrenergen Substanzen auf den intermediären Stoffwechsel liegen nur vereinzelt vor. Bereits Brewster *et al.* (1956) fielen auf, daß sich zwar die haemodynamischen Veränderungen einer Hyperthyreose durch eine Sympathikusblockade besserten, daß aber die metabolischen Auswirkungen nicht verändert werden konnten. Mit Ausnahme von Woeber *et al.* (1966), die nach Guanethidingabe bei der Hyperthyreose sowohl eine Besserung der Glucosetoleranz als auch eine vermehrte Insulinsekretion nachwiesen, konnten andere Autoren diese Wirkung auf die Glucosetoleranz durch Beta-Rezeptoren-Blocker nicht bestätigen (Hofmann *et al.*, 1971; Linquette *et al.*, 1970). Auch die regelmäßig bei der Hyperthyreose erhöhte Lipolyse, die in ähnlichem Ausmaß auch nach Verabreichung von Katecholaminen beobachtet wird (Eaton u. Steinberg, 1961; Gordon u. Cherkes, 1956 und 1958; Sandhofer *et al.*, 1967a; White u. Engel, 1958a und b), sowie die erhöhte Umsatzrate der Fettsäuren bei der Hyperthyreose (Eaton u. Steinberg, 1965; Harlan *et al.*, 1963; Sandhofer *et al.*, 1967b; Vinik *et al.*, 1970) ließen sich durch Beta-Rezeptoren-Blocker nicht beeinflussen.

Nach diesen Befunden scheint ein gleicher Wirkungsmechanismus von Nebennierenmark- und Schilddrüsenhormonen nicht zu bestehen, sondern lediglich ein Synergismus bezüglich der peripheren Wirkungen.

b) Schilddrüse und Cortisol

Aus dem Tierexperiment ist bekannt, daß die Schilddrüsen-Überfunktion zur Nebennierenrindenhyperplasie, die Unterfunktion zur Nebennierenrindenatrophie führt (D'Angelo u. Grodin, 1964; Money, 1954). Beim Menschen sind die morphologischen Veränderungen bei Schilddrüsenfunktionsstörungen variabel (Berkheiser, 1955; LeCompte, 1944; Holst, 1935; Marine, 1930; Means *et al.*, 1963). Für die Nebennierenrindenfunktion geben die modernen Methoden der Plasma- und Urin-Corticosteroidbestimmung einen besseren Einblick als die morphologischen Veränderungen. Während mit wenigen Ausnahmen die Plasma-Spiegel für Cortisol bei der Hyperthyreose als normal bis leicht erhöht angegeben werden (Hochheuser *et al.*, 1968a und b; 1969; Karl u. Decker, 1964; Kenny *et al.*, 1967; Peterson, 1958), wird nahezu übereinstimmend die Ausscheidung der Hydroxycorticosteroide als vermehrt angegeben (DANOWSKI et al., 1964a; JAKOBSON, 1958; KARL u. DECKER, 1964; KENNY et al., 1967; PETERSON, 1958). Die Produktionsraten für Cortisol sind bei der Schilddrüsen-Überfunktion erhöht (HELLMAN et al., 1961; KARL u. DECKER, 1964; PETERSON, 1958). Eine Erhöhung des freien Cortisols im Plasma (HOCHHEUSER et al., 1968a und b; 1969; NOLTE et al., 1972) bzw. eine Verminderung von Transcortin (KREINES u. ESSELBORN, 1968) wurden beschrieben.

Trotz der erhöhten Produktionsraten ist die Funktionsreserve der Nebennierenrinde vermindert. MIKULAJ und NEMETH (1958) zeigten, daß nach ACTH am ersten und am zweiten Tag die Cortisol-Antwort noch normal war, im weiteren Verlauf aber im Unterschied zu Gesunden deutlich abfiel. Zu ähnlichen Ergebnissen kamen FELBER et al. (1959). Bei der Hyperthyreose kann es also nach einem Zustand erhöhter Rindenaktivität zur Erschöpfung mit konsekutiver Nebennierenrindeninsuffizienz kommen (FELBER et al., 1959; RADO u. TAKO, 1968; SCHWARZ, 1959). Abnorm tiefe Cortisol-Spiegel sind selbst beim Cushing-Syndrom mit gleichzeitiger Hyperthyreose beschrieben worden (KREINES u. ESSELBORN, 1968).

Der scheinbare Widerspruch einer erhöhten Produktionsrate von Cortisol mit erhöhter Ausscheidung von Hydroxycorticoiden bei gleichzeitig verminderter Funktionsreserve der Nebennierenrinde findet seine Erklärung in dem beschleunigten Umsatz und Abbau der Rindensteroide (DANOWSKI et al., 1964a; LEVIN u. DAUGHADAY, 1955; McGUIRE u. TOMKINS, 1959). Die Schwundraten von exogenem Cortisol, Corticosteron und Cortison (GARREN u. LIPSETT, 1961; PETERSON, 1958) sowie von synthetischen Corticoiden (HOCHHEUSER et al., 1968a) sind bei der Hyperthyreose gesteigert. Die Plasma-Halbwertszeiten des proteingebundenen und mehr noch des freien Cortisols sind gegenüber euthyreoten Personen verkürzt (BEISEL et al., 1964a und b; GABRILOVE u. WEINER, 1962), so daß der erhöhte Anteil des freien Cortisols auch einer rascheren Metabolisierung unterliegt. Ein Überangebot an Schilddrüsenhormonen führt nicht nur zu einer Steigerung des Abbaues, sondern auch zu einer Verschiebung in Richtung einer vermehrten Metabolisierung von Cortisol in wenig aktive 11-Keto-Metaboliten (HELLMAN et al., 1961). Die Geschwindigkeit des Abbaues scheint abhängig von der Höhe des Grundumsatzes (BROWN et al., 1958; LEVIN u. DAUGHADAY, 1955; SCHWARZ, 1959).

Bei der Schilddrüsen-Unterfunktion liegen die Verhältnisse umgekehrt. Die Hormonproduktion ist absolut vermindert (KARL u. DECKER, 1964; KENNY et al., 1967). Die Ausscheidung von Hydroxycorticosteroiden im Urin sinkt ab (PAGNI u. HOET, 1960) und der Stoffwechsel ist in Richtung auf die Entstehung von 11-Hydroxymetaboliten verschoben (HELLMAN et al., 1961). Die Schwundraten und die Halbwertszeiten sind verlängert (BEISEL et al., 1964a und b; BROWN et al., 1958). Gleichzeitig scheint der normale Tagesrhythmus der Cortisolproduktion aufgehoben (MARTIN et al., 1963). Unter Substitution normalisieren sich die Verhältnisse schneller als der Gesamtstoffwechsel.

Zusammengefaßt haben Schilddrüsenhormone eine erhöhte Produktionsrate und einen beschleunigten Abbau von Rindenhormonen zur Folge. Bei schweren Thyreotoxikosen kann aufgrund des Katabolismus eine echte Nebennierenrindeninsuffizienz resultieren.

c) Schilddrüse und Wachstumshormon

Das beschleunigte Wachstum bei kindlichen Hyperthyreosen, bzw. die Wachstumsverzögerung bei jugendlichen Myxoedemkranken regte zu Untersuchungen über die Sekretion von Wachstumshormon bei Schilddrüsenfunktionsstörungen an. Für einen Zusammenhang zwischen Schilddrüsenfunktion und Wachstumshormonproduktion sprachen die Ergebnisse von Lewis et al. (1965), die eine Verminderung des Wachstumshormongehaltes in den Hypophysen hypothyreoter Tiere nachweisen konnten. Wachstumshormon wirkt einerseits anabol, andererseits diabetogen. Bei der Hyperthyreose wird in den bislang nur vereinzelten Mitteilungen der Wachstumshormonanstieg nach einer Insulinhypoglykämie (Burgess et al., 1966; Quabbe et al., 1969; Rosenfeld et al., 1969) bzw. nach Arginin- oder Propranololgabe (Kato et al., 1970; Strauch et al., 1969; Yeung, 1973; Braun et al., 1973) als verzögert und vermindert angegeben. Die meisten Autoren betonen jedoch die große Schwankungsbreite der Wachstumshormon-Spiegel, die auch noch geschlechtsabhängige Unterschiede zeigen. Vinik und Pimstone (1968) fanden normale Wachstumshormon-Spiegel bei der Hyperthyreose, die jedoch durch Glucose nur schlecht zu supprimieren waren. Finkelstein et al. (1974) zeigten für die verminderten Wachstumshormonsekretionsraten eine Rückkehr zur Norm nach Behandlung der Hyperthyreose.

Bei der Hypothyreose werden ebenfalls niedrige Wachstumshormon-Spiegel beschrieben (McGillivray et al., 1968), die auf eine Insulinhypoglykämie nur einen verminderten Anstieg erkennen lassen (Brauman u. Corvilain, 1968; Iwatsubo et al., 1967; Pfeiffer u. Melani, 1968; Utiger, 1965). Die Verminderung der Wachstumshormonsekretion bei Hypothyreose ist durch Thyroxinbehandlung reversibel (Minozzi et al., 1973). Die überschießende Wachstumshormon-Antwort auf eine Insulinhypoglykämie bei Kretins (Harrison et al., 1968) wurde bei substituierten und euthyreoten Patienten beobachtet.

d) Schilddrüse und Glucagon sowie Prolactin

Andreani et al. (1974) zeigten für das primäre Myxoedem des Erwachsenen, daß die Spiegel des immunoreaktiven *Glucagons* (kein Pankreas-spezifischer Assay) während der oralen Glucose-Belastung niedriger als normal waren. Die Autoren schlossen aus ihren Ergebnissen, daß die verminderte Insulin-Empfindlichkeit der Patienten mit Hypothyreose nicht durch immunoreaktives Glucagon verursacht ist. Ferner zeigten Levy et al. (1970), daß hypothyreote Patienten auf eine Glucagon-Injektion hin einen erhöhten Anstieg der Plasma-Glucose-Spiegel aufweisen; die erhöhte Glucose-Antwort war durch Schilddrüsenhormonbehandlung reversibel.

Die *Prolactin*-Spiegel sind bei primärem Myxoedem offenbar zum Teil erhöht (L'Hermite et al., 1974; Toft et al., 1973). Da die exzessive Hyperprolactinaemie beim Prolactin-produzierenden Hypophysenvorderlappen-Adenom offenbar mit einer diabetischen Stoffwechsellage einhergeht (Landgraf et al., 1975), sollte auch dieses „diabetogene" Hormon im Zusammenhang mit Schilddrüsenfunktionsstörungen im Auge behalten werden.

III. Stoffwechselwirkungen der Schilddrüsenhormone

1. Wirkung von Schilddrüsenhormonen auf die Glucoseresorption im Darm

Bei der Hyperthyreose sind mannigfaltige Symptome des Gastrointestinaltraktes zu beobachten. So ist die Motilität (Fetter u. Carlson, 1932a; Fetter et al., 1932b; Kratinoff, 1937; Gail u. Hadam, 1974; Thomas et al., 1973) und damit die Passage beschleunigt. Desgleichen ist die Salzsäure- und Pepsinproduktion erhöht (ABRAMS u. BAKER, 1954).

Ausgehend von der Beobachtung einer Galactoseintoleranz bei der menschlichen Hyperthyreose unternahmen ALTHAUSEN und STOCKHOLM (1939) systematische Untersuchungen zur Resorption von Zuckern und Fettsäuren bei hyperthyreoten Tieren (ALTHAUSEN u. STOCKHOLM, 1938; ALTHAUSEN, 1940). Schilddrüsenhormone bewirkten eine erhöhte Resorption von Dextrosen und Fettsäuren. Diese erhöhte Resorption war durch Phlorrhizin hemmbar, so daß ALTHAUSEN auf eine erhöhte Phosphorylierungsrate von Glucose in der Darmwand unter dem Einfluß von Schilddrüsenhormonen schloß. Im Rattendarm von mit Schilddrüsenhormonen behandelten Tieren sind die Phosphorylierungsenzyme auch nachweislich erhöht (NISHIKAWARA, 1958; 1961a; NISHIKAWARA u. GABRIELSON, 1961b).

Eine beschleunigte Resorption von Dextrosen wurde allerdings für den Menschen mit einer Schilddrüsen-Überfunktion (s.o.) nicht bestätigt (MOSELY u. CHORNOCK, 1947; HANN, 1969).

Auch im Experiment wirken Schilddrüsenhormone auf die Glucoseresorption im Darm offensichtlich nur am Ganztier und haben darüber hinaus eine gewisse Latenzzeit (BRONK u. PARSONS, 1964). Es wird deshalb diskutiert, ob die beschleunigte Glucoseresorption auf dem Umweg über andere Faktoren induziert wird.

So konnten BANERJEE und VARMA (1966) eine beschleunigte Glucoseresorption im isolierten Rattendarm nur nach vorheriger Fütterung mit Cortisosteroiden, nicht jedoch mit Schilddrüsenhormonen erzielen. Dieser Befund eröffnet interessante Aspekte. Es ist bekannt, daß bei der Hyperthyreose die Cortisolproduktion erhöht ist (s.o.). Infolgedessen kann die beim Menschen allerdings noch nicht bewiesene erhöhte Glucoseresorption im Darm möglicherweise auf eine durch Schilddrüsenhormone stimulierte Corticosteroidproduktion zurückgeführt werden.

2. Wirkungen der Schilddrüsenhormone auf einzelne Stoffwechselwege, die Beziehungen zum Kohlenhydratstoffwechsel haben

a) Atmung

Friedrich von MÜLLER machte als erster die Beobachtung, daß bei der Hyperthyreose der Gesamtkalorienverbrauch erhöht ist (1893). Den exakten Beweis dieser klinischen Beobachtung erbrachte später MAGNUS-LEVY (1895, 1897). MARTIUS et al. (1951, 1955a, 1955b) beobachteten bei Untersuchungen zum Wirkungsmechanismus von Schilddrüsenhormonen eine im Vergleich zum Sauerstoffverbrauch zu geringe ATP-Bildung, weshalb sie in Analogie zur Wirkung von Dinitrophenol eine Entkoppelung annahmen. Dieser „Entkoppelungseffekt" von Schilddrüsenhormonen wurde später für die menschliche Pathologie in Frage gestellt, da er sich auch im Tierexperiment nur durch hohe, pharmakologische Dosen nachweisen ließ. HESS und BRAND (1964) zeigten, daß niedrige Dosen von Schilddrüsenhormonen zwar eine Steigerung des Sauerstoffbedarfs verursachen, die aber zunächst mit einer kontrollierten, also ebenfalls gesteigerten Produktion von ATP einhergeht. Allerdings bewirken noch nicht kalorigene Dosen von Thyroxin eine Potenzierung des Entkoppelungseffektes von Dinitrophenol (HOCH, 1965, 1966). Die entkoppelnde Wirkung pharmakologischer Dosen von Schilddrüsenhormonen ist im Tierexperiment vielfältig bestätigt (HOCH, 1962).

In der menschlichen Pathophysiologie müßte ein derartiger Entkoppelungseffekt tiefgreifende Wirkungen auf den Stoffwechsel haben, da zur Energiebereitstellung ungleich höhere Kalorienmengen vonnöten wären. Es besteht kein Zweifel, daß der Kalorienbedarf bei der Hyperthyreose wesentlich gesteigert ist. Man muß aber immer berücksichtigen, daß beim Menschen selbst bei einer schweren Thyreotoxikose die freien, biologisch wirksamen Schilddrüsenhormon-Spiegel wesentlich unter denen liegen, die im Tierexperiment mit pharmakologischen Dosen erzeugt wurden. Der vermehrte Kalorienbedarf bei der menschlichen Hyperthyreose ist deshalb nicht unbedingt gleichzusetzen mit einer entkoppelnden Wirkung von Schilddrüsenhormonen. Die verminderte ATP-Bildung könnte auch über den Glycerin-1-Phosphat-Cyclus (Bücher u. Klingenberg, 1958) zustande kommen, obwohl bei der menschlichen Hyperthyreose die Aktivität der α-Glycerophosphatdehydrogenase in der Leber nicht erhöht ist (Scriba et al., 1970; Nolte et al., 1972). Bisher ist der biochemische Wirkungsmechanismus der Schilddrüsenhormone trotz einer großen Konkurrenz nachgewiesener biochemischer Effekte (Übersicht: Scriba, 1970; Scriba et al., 1975) nicht aufgeklärt.

b) Kohlenhydratstoffwechsel

(Glykogenolyse, Glykolyse, Gluconeogenese u.a.)

Einer der ältesten Befunde bei der Hyperthyreose ist eine Glykogenverarmung der Organe. Die Glykogenolyse ist gesteigert, die Glykogensynthese vermindert. Dies drückt sich in einer Glykogenverarmung der Leber (Bösl, 1928; Chilson u. Sacks, 1959; Coggeshall u. Greene, 1933; Cramer u. Krause, 1913; Drill et al., 1942; Drill u. Gunn, 1944; Fukui, 1925; Glock et al., 1956; Grab, 1952; Grauer et al., 1942; Haben, 1935; Kochakian u. Bartlett, 1948; Kuriyama, 1918; McLagan u. Rundle, 1940; Romeis, 1923; Spiro u. Ball, 1958) und der Muskulatur (Bösl, 1928; Mirsky u. Broh-Kahn, 1936; Schümann, 1939) aus. Bei Menschen mit Schilddrüsen-Überfunktion ist der im Vergleich zu Gesunden geringe Blutzuckeranstieg nach Glucagongabe ein weiterer Hinweis für die Glykogenarmut der Leber (Lamberg, 1965; Levy et al., 1970). Obwohl im allgemeinen eine Wirkung von Schilddrüsenhormonen auf das Gehirn negiert wird, wurde eine Glykogenverarmung des Gehirns im Tierexperiment nach Schilddrüsenhormongabe beschrieben (Potop, 1958).

Die Glykogenverarmung scheint in enger Beziehung zu dem niedrigen ATP-Gehalt der Organe zu stehen (Berg, 1937; Chatagner u. Gautheron, 1960; Mattonet, 1933; Schulz et al., 1957). Wertheimer und Bentor (1953) sowie Wertheimer et al. (1954) zeigten, daß Schilddrüsenhormone in niedriger Dosierung eine Steigerung der Glykogensynthese, Schilddrüsenhormone in hoher Dosierung dagegen eine Glykogenverarmung zur Folge hatten. Auf diese ambivalente Wirkung der Schilddrüsenhormone sind wahrscheinlich vereinzelte Berichte über einen erhöhten Glykogengehalt der Organe zurückzuführen (Leonard u. Ringler, 1954; Leonard, 1955; Burton et al., 1957; Burton et al., 1958; Sternheimer, 1939).

Neben der Glykogenverarmung der Organe kommt es unter dem Einfluß von Schilddrüsenhormonen zu einer Steigerung der aeroben Glykolyse, einer Steigerung des Pentose-Phosphat-Shunts, sowie einer Steigerung der Gluconeogenese (Bargoni et al., 1961, 1964, 1966, 1967, 1968, 1969, 1970, Böttger et al., 1970; Freedland, 1965; Freedland u. Krebs, 1967; Hanson et al., 1961; Menahan u. Wieland, 1969; Murad u. Freedland, 1967; Pitra et al., 1969; Young, 1968). Die meisten Untersuchungen über die Glykolyse, den Pentose-Phosphat-Shunt und die Gluconeogenese wurden an Lebern von mit Schilddrüsenhormonen gefütterten Tieren erhoben. An der Muskulatur, der Niere und in den Erythrozyten wirken Schilddrüsenhormone ähnlich (Bargoni et al., 1967; Bargoni et al., 1970), während Gehirn und Hoden in dieser Hinsicht keine Beeinflussung zeigen (Bargoni et al., 1967).

Als geschwindigkeitsbegrenzendes Enzym der Gluconeogenese wird die Pyruvat-Carboxylase angenommen (Böttger et al., 1970; Menahan u. Wieland, 1969). Die Hemmbarkeit der glykolytischen und gluconeogenetischen Schlüsselenzyme durch gleichzeitige Vorbehandlung der Tiere mit Puromycin oder Actinomycin weist auf eine Enzyminduktion durch Schilddrüsenhormone hin (BARGONI et al., 1969; BÖTTGER et al., 1970; PITRA et al., 1969). Eine Enzyminduktion würde auch den fehlenden Effekt von Schilddrüsenhormonen bei direkter Zugabe zum Inkubations- oder Perfusionsmedium erklären. Um die beschriebenen Wirkungen zu erzielen, ist stets eine vorausgehende Schilddrüsenhormonbehandlung am lebenden Tier erforderlich.

Bei der Hypothyreose wird sowohl eine Vermehrung des Glykogengehaltes der Organe (BARGONI et al., 1966), eine verminderte Glykogenolyse (BARGONI et al., 1967), eine Abnahme der glykolytischen Enzyme und der Enzyme des Tricarbonsäurecyclus (BÖTTGER et al., 1970; MENAHAN u. WIELAND, 1969; PITRA et al., 1969), als auch eine Verminderung der gluconeogenetischen Enzyme (BARGONI et al., 1966, 1967, 1968, 1970; BÖTTGER et al., 1970, MENAHAN u. WIELAND, 1969; PITRA et al., 1969) beobachtet.

Beim Menschen konnte in Leberstanzzylindern von hyperthyreoten Patienten ebenfalls eine Zunahme von glykolytischen und gluconeogenetischen Enzymen beobachtet werden (SCRIBA et al., 1970; NOLTE et al., 1972). Erstaunlicherweise ist die im Tierexperiment unter dem Einfluß von Schilddrüsenhormonen regelhaft zu beobachtende Erhöhung der α-Glycerophosphatdehydrogenase (BÖTTGER et al., 1970; KADENBACH, 1966; LARDY et al., 1960; LEE et al., 1959; LEE u. LARDY, 1965; RUEGAMER et al., 1965; SCHAPIRO u. PERCIN, 1966; WESTERFELD et al., 1965) beim Menschen mit Hyperthyreose nicht erhöht (NOLTE et al., 1972; SCRIBA et al., 1970).

NOLTE et al. (1972) diskutieren vielmehr, ob der erhöhte Grundumsatz bei der Hyperthyreose möglicherweise über einen vermehrten aeroben Kohlenhydratabbau in der Muskulatur erfolgt (KUBIŠTA et al., 1971), da sie im menschlichen Skelettmuskel eine Erhöhung der Hexokinaseaktivität (Isoenzym II) nachweisen konnten. Mehr als 30% des Körpergewichtes beim Menschen entfallen auf die Skelettmuskulatur. Eine Steigerung des aeroben Kohlenhydratabbaues der gesamten Skelettmuskulatur ließe sich gut mit einem erhöhten Sauerstoffverbrauch und damit dem erhöhten Grundumsatz bei der Hyperthyreose vereinbaren. Allerdings konnte bislang ein erhöhter Glucoseumsatz in der menschlichen Skelettmuskulatur nicht eindeutig nachgewiesen werden.

Als weiteren wichtigen Befund heben NOLTE et al. (1972) in der menschlichen Leber eine Verminderung der Glucokinaseaktivität bei der Hyperthyreose hervor. Es ist bekannt, daß die Glucokinase durch Insulin stimuliert wird. Die Autoren erörtern daher einen möglichen Zusammenhang zwischen den von verschiedenen Autoren nachgewiesenen erhöhten Insulin-Spiegeln und der verminderten Glucokinaseaktivität (JACKSON et al., 1973) der Leber bei der menschlichen Hyperthyreose.

c) Lipolyse und Fettstoffwechsel

Unter dem Einfluß von Schilddrüsenhormonen kommt es zu einer Veränderung der Plasma-Spiegel von Cholesterin und Neutralfetten (JACOBSEN, 1973; KIRKEBY, 1969; NIKKILA u. KEKKI, 1972; WIELAND u. SEIDEL, 1972). Da nach den Untersuchungen von RANDLE et al.(1963) besonders die freien Fettsäuren im Plasma als diabetogener Faktor angesehen werden, sei nur diese Lipidfraktion besprochen.

Bei der Schilddrüsen-Überfunktion werden übereinstimmend erhöhte Nüchternwerte der freien Fettsäuren im Plasma angegeben (AVOGARO et al., 1965; CLAYTON u. BIERMAN, 1959; DIETERLE et al., 1969; DOAR et al., 1969; EATON et al., 1965; FELT, 1967; HALES u. HYAMS, 1964; HARLAN et al., 1963; JAHNKE et al., 1965; LEVY et al., 1970; MARKS et al., 1960; RICH et al., 1959; SANDHOFER et al., 1966a, 1966b, 1967b; VINIK et al., 1970; WOEBER et al., 1966). Umgekehrt sind die Fettsäure-Spiegel bei der Hypothyreose tief normal bzw. erniedrigt (Dieterle et al., 1969; Felt, 1967; Hales u. Hyams, 1964; Jahnke et al., 1965; Levy et al., 1970; Sandhofer et al., 1966a).

Die Schilddrüsenhormone scheinen die Lipolyse zu stimulieren. Für diese Annahme sprechen die erhöhten Glycerinwerte im Plasma bei der Hyperthyreose (Hofmann et al., 1971; Jahnke et al., 1965; Laurell u. Tibbling, 1968; Tibbling, 1969). Klinisch ist die Aktivierung des Stoffwechsels am Fettgewebe an dem Fettschwund bei länger dauernder Hyperthyreose, sowie an dem stets erniedrigten respiratorischen Quotienten kenntlich (DuBois, 1916; Eaton et al., 1965; Gold et al., 1967). Auch am isolierten Fettgewebe stimulieren die Schilddrüsenhormone die Lipolyse (Debons u. Schwartz, 1959 und 1961; Hofmann et al., 1974a; Jeanrenaud, 1961; Löffler u. Weinges, 1966; Rosenfeld u. Rosenberg, 1965).

Bislang glaubte man, daß die lipolytische Wirkung der Schilddrüsenhormone nicht direkt, sondern über eine Potenzierung der Katecholaminwirkung zustande komme. Am Fettgewebe thyreoidektomierter Tiere ist nämlich die katecholaminbedingte Lipolyse vermindert oder ganz aufgehoben. Umgekehrt ist eine im Vergleich zu Normaltieren wesentlich verstärkte Lipolyse am Fettgewebe hyperthyreoter Tiere nach Gabe von Katecholaminen zu beobachten (Berti u. Usardi, 1965; Debons u. Schwartz, 1959 und 1961; Deykin u. Vaughan, 1963; Felt et al., 1962; Hagen, 1960a und 1960b; Jeanrenaud, 1961; Löffler u. Weinges, 1966; Rosenfeld u. Rosenberg, 1965; Rosenquist, 1972a und b; Rosenquist et al., 1971; Schwartz u. Debons, 1959).

In jüngster Zeit konnte aber nach Gabe von Schilddrüsenhormonen eine Zunahme der Adenylcyclase im Fettgewebe nachgewiesen werden (Brodie et al., 1966; Fisher u. Ball, 1967; Krishna et al., 1968; Mandel u. Kuehl, 1967; Vaughan, 1967), was auf eine direkte Stimulierung der Lipolyse durch Schilddrüsenhormone schließen läßt.

Das Fettgewebe hyperthyreoter Tiere zeigt im Vergleich zu Normaltieren eine erhöhte Insulin-Empfindlichkeit. Die Glucoseaufnahme sowie die CO_2-Produktion ist im Fettgewebe hyperthyreoter Tiere erhöht, die Hemmung der Fettsäurefreisetzung durch Insulin sechsmal ausgeprägter als bei Kontrolltieren (Hagen, 1960a und 1960b).

Neben der stimulierten Lipolyse läuft bei der Hyperthyreose also auch die Lipogenese beschleunigt ab. Die erhöhte Insulin-Empfindlichkeit des Fettgewebes von mit Schilddrüsenhormonen behandelten Tieren deckt sich mit klinischen Befunden bei der Hyperthyreose. Nach einer Glucosebelastung fallen die erhöhten Fettsäure-Spiegel im Unterschied zum Diabetes mellitus sehr rasch ab (Dieterle et al., 1969; Doar et al., 1969; Felt, 1967; Marks et al., 1960).

Schilddrüsenhormone bewirken über eine Stimulierung der Lipolyse auch beim Menschen einen Anstieg der freien Fettsäuren im Plasma und könnten nach der Hypothese Randles durch bevorzugte intrazelluläre Verbrennung dieser Fraktion diabetogen wirken.

d) Mineralhaushalt

Schilddrüsenhormone haben vielfältige Auswirkungen auf den Mineralhaushalt, insbesondere den Phosphat- und Kalziumstoffwechsel.

Nach den bisherigen Kenntnissen hat aber vorwiegend Kalium enge Beziehungen zum Kohlenhydratstoffwechsel (Bartelheimer et al., 1967; Losert, 1968). Bei normalem bis leicht erhöhtem Serumkalium (Lukensmeyer et al., 1970; Moses et al., 1964) wird bei der Hyperthyreose vermehrt Kalium durch den Urin ausgeschieden (Boekelmann, 1948; Byrom, 1933). Das gesamte austauschbare Kalium ist bei der Hyperthyreose vermindert (MUNRO *et al.*, 1958; SAVOIE u. JUNGERS, 1965; STAFFURTH u. THOMPSON, 1965; WAYNE, 1960). Störungen der Glucosetoleranz bei Hypokalie sind geläufig (GORDEN *et al.*, 1972). BARTELHEIMER *et al.* (1967) erzielten im Tierexperiment durch *Kaliumverarmung* eine verminderte Kohlenhydrattoleranz, die mit einem adaptativen Hyperinsulinismus, sowie erhöhter Corticosteroidproduktion einhergeht. Ähnliche Befunde konnten bei unseren Patienten mit Schilddrüsen-Überfunktion nachgewiesen werden, obwohl die Serumkalium-Spiegel keine Erniedrigung zeigten (NOLTE *et al.*, 1972).

e) Peripherer Substratumsatz

Der vermehrte Sauerstoffverbrauch bei der Hyperthyreose, gleichgültig, ob er mit kontrollierter ATP-Bildung einhergeht oder nicht, muß eine erhöhte Substratoxydation zur Voraussetzung haben. Bereits in älteren Arbeiten wurde verschiedentlich auf einen erhöhten Glucoseumsatz bei der Hyperthyreose hingewiesen (SANGER u. HUN, 1922; MIRSKY u. BROH-KAHN, 1936).

Im Tierexperiment ist der Glucoseumsatz unter dem Einfluß von Schilddrüsenhormonen gesteigert (DOW u. ALLEN, 1961; MACHO, 1959; SPIRO u. BALL, 1958). In eviscerierten Tieren kommt der beschleunigte Glucoseumsatz und die vermehrte Glucoseoxydation besonders deutlich zum Ausdruck (HOUSSAY *et al.*, 1944b; MIRSKY u. BROH-KAHN, 1936). Die vermehrte Glucoseaufnahme und -oxydation unter dem Einfluß von Schilddrüsenhormonen ist nicht nur am Ganztier, sondern auch an der isolierten Muskulatur (AMBRUS, 1929; MCEACHERN, 1935), in der Leber (BURTON *et al.*, 1957 und 1958) und in anderen Geweben nachweisbar (BARKER u. LEWIS, 1956; CEREIJO-SANTALO *et al.*, 1961; HALEVY u. AVIVI, 1958; HEIMBERG *et al.*, 1955).

Auch bei Menschen spricht die vermehrte CO_2-Bildung aus markierter Glucose bei der Hyperthyreose für einen erhöhten Glucoseumsatz (GORDON u. GOLDBERG, 1964). GORDON und GOLDBERG konnten bei ihren Untersuchungen auch auf eine Aktivierung des Pentose-Phosphat-Shunts schließen. Bei der Hypothyreose waren dagegen sowohl die Glucoseoxydation aus markierter Glucose, als auch der Weg über den Pentose-Phosphat-Shunt vermindert.

Direkte Untersuchungen über die Glucoseaufnahme in die Muskulatur beim Menschen liegen nur von BUTTERFIELD und WHICHELOW (1964) vor. Die Glucoseaufnahme in die Muskulatur von hyperthyreoten Patienten war nicht erhöht. BUTTERFIELD und WHICHELOW fielen aber im Vergleich zu Gesunden erniedrigte arterielle Blutzucker-Spiegel nach Glucoseinfusion bei den hyperthyreoten Patienten auf. Sie schlossen aus ihren Befunden, daß beim Menschen Glucose vorwiegend im Fettgewebe umgesetzt wird, zumal aus dem Tierexperiment die hohe Empfindlichkeit des Fettgewebes von mit Schilddrüsenhormonen behandelten Tieren bekannt ist (HAGEN, 1960a und b). Für eine rasche Lipogenese aus α-Glycerophosphat und Fettsäuren beim Menschen spricht auch der krasse Abfall der erhöhten Nüchtern-Spiegel an freien Fettsäuren nach einer Glucosebelastung (DIETERLE *et al.*, 1969; DOAR *et al.*, 1969; FELT, 1967; MARKS *et al.*, 1960; VINIK *et al.*, 1970).

Über den erhöhten Glucoseumsatz hinaus ist jedoch bei der Hyperthyreose die Fettverbrennung enorm gesteigert. Dies kommt schon im stets erniedrigten respiratorischen Quotienten zum Ausdruck (DUBOIS, 1960; EATON *et al.*, 1965; FREY, 1967; GOLD *et al.*, 1967). Der Fettsäureumsatz und die Fettsäureoxydation ist bei der Hyperthyreose im Gesamtorganismus (EATON *et al.*, 1965; GORDON u. GOLDBERG, 1964; SANDHOFER *et al.*, 1966b), als auch am isolierten Organ (FREY, 1967; GOLD *et al.*, 1967) gesteigert. Neben einer erhöhten Fettsäureoxydation wiesen BRESSLER und WITTELS (1966) einen Anstieg der für die Fettverbrennung geschwindigkeitsbestimmenden Palmityl-CoA-Acyltransferase an Herzhomogenaten nach Gabe von Schilddrüsenhormonen nach.

Die gesteigerte Fettsäureoxydation bei der Hyperthyreose ist weder durch Gabe von Glucose (GORDON u. GOLDBERG, 1964), Nicotinsäure (EATON et al., 1965) oder Propranolol (SANDHOFER et al., 1967b) zu hemmen.

Schilddrüsenhormone stimulieren sowohl beim Tier als auch beim Menschen an einzelnen Organen und Geweben z.T. allerdings in sehr unterschiedlicher Weise katabole Prozesse. Neben einer vermehrten Glucoseverbrennung ist insbesondere die Fettsäureoxydation enorm gesteigert, was wiederum im Sinne RANDLES als diabetogen wirksamer Faktor angesehen werden kann. Gerade im Hinblick auf die Organspezifität der Stoffwechselwirkungen der Schilddrüsenhormone gibt es noch kein vereinheitlichendes Konzept zur Erklärung ihrer diabetogenen Wirksamkeit.

IV. Zusammenfassung klinisch bedeutsamer Gesichtspunkte

Manifester Diabetes mellitus und manifeste Hyper- bzw. Hypothyreose treten gemeinsam mit nur gering über der Zufallswahrscheinlichkeit liegender Häufigkeit auf.

Die Glucosetoleranz ist sowohl bei Hyper- als auch bei Hypothyreose häufiger pathologisch, als man nach der geschätzten Häufigkeit der genetischen diabetischen Belastung erwarten muß. Hyper- und Hypothyreose sind daher diabetogene Faktoren, wobei der Mechanismus der diabetogenen Schilddrüsenhormonwirkung sicher komplex, kontrovers und in vielen Punkten unklar ist.

Die Koinzidenz von Diabetes mellitus und positivem thyreoidalen Antikörper-Titer ist weit überzufällig hoch.

Die Bedeutung langjährig bestehender subklinischer Hypothyreosen (z.B. blande Struma) für den Kohlenhydratstoffwechsel bleibt abzuklären.

Adipöse sind in der Regel euthyreot.

Literatur

ABDERHALDEN, E., GELLHORN, E.: Vergleichende Versuche über die Wirkung von l- und d-Adrenalin unter verschiedenen Bedingungen auf den Gaswechsel normaler und thyreopriver Mäuse. Pflügers Arch. ges. Physiol. **210**, 461–476 (1925).

ABELIN, I., GOLDSTEIN, M.: Über die Rolle des Adrenalins bei der Hyperthyreose. Klin. Wschr. **34**, 1000–1005 (1956).

ABELIN, I., RYSER, H.: Adrénaline et thyroxine. Helv. med. Acta **24**, 231–240 (1957).

ABRAMS, G.D., BAKER, B.L.: Cytology and secretory activity of gastric zymogenic cells after ablation of ductless glands. Gastroenterology **27**, 462–471 (1954).

ABRAMS, M.I., ROURKE, D.D.: Carbohydrate metabolism in human hypothyroidism induced by total thyroidectomy. II. The blood sugar response to insulin. Amer. J. med. Sci. **188**, 796–801 (1934).

ABT, A.F.: Hyperthyroidism and diabetes. Metabolism **11**, 202–212 (1962).

ACHELIS, J.O., HARDEBECK, K.: Über eine neue blutzuckersenkende Substanz. Dtsch. med. Wschr. **80**, 1452–1460 (1955).

ALTHAUSEN, T.L.: The disturbance of carbohydrate metabolism in hyperthyroidism, nature and management. J. Amer. med. Ass. **115**, 101–104 (1940).

ALTHAUSEN, T.L., STOCKHOLM, M.: Influence of the thyroid gland on absorption in the digestive tract. Amer. J. Physiol. **123**, 577–588 (1938).

AMATUZIO, D.S., SCHULTZ, A.L., VANDERBILT, M.J., RAMES, E.D., NESBITT, S.: Effect of epinephrine, insulin and hyperthyroidism on rapid intravenous glucose tolerance test. J. clin. Invest. **33**, 97–102 (1954).

AMBRUS, G.: Beiträge zur Physiologie überlebender Säugetierherzen; über den Zuckerverbrauch der Herzen schilddrüsenloser, sowie normaler und schilddrüsenloser, mit Thyroxin vorbehandelter Katzen. Biochem. Z. **205**, 194–203 (1929).

ANDREANI, D., FALLUCCA, F., TAMBURRANO, G., IAVICOLI, M., MENZINGER, G.: Insulin, glucagon and growth hormone in primary adult myxoedema. Diabetologia **10**, 7–12 (1974).

ANDREANI, D., MENZINGER, G., FALLUCA, F., ALIBERTI, G., TAMBURRANO, G., CASSANO, C.: Insulin levels in thyrotoxicosis and primary myxoedema: Response to intravenous glucose and glucagon. Diabetologia **6**, 1–7 (1970a).

ANDREANI, D., MENZINGER, G., FALLUCA, F., TAMBURRANO, F., JAVICOLI, M., CASSANO, C.: Insulin, glucagon and growth hormone in primary myxoedema. Diabetologia **6**, 617 (1970b) (Abstract).

D'ANGELO, S.A., GRODIN, J.M.: Experimental hyperthyroidism and adrenocortical function in the rat. Endocrinology **74**, 509–514 (1964).

AVOGARO, P., CREPALDI, G., TIENGO, A., ENZI, G., VIANELLO, A.: Carbohydrate metabolism and plasma non-esterified fatty acid in hypothyroidism and thyrotoxicosis. From: Thyroid research Eds.: C. CASSANO and M. ANDREOLI, 1079–1089. New York-London: Academic Press 1965.

BALFOUR, W.M., SPRAGUE, R.G.: Association of diabetes mellitus and disorders of the anterior pituitary, thyroid and adrenal cortex. Amer. J. Med. **7**, 596–608 (1949).

BALODIMOS, M.C., CAMERINI-DAVALOS, R.A., MARBLE, A.: Nine years' experience with tolbutamide in the treatment of diabetes. Metabolism **15**, 957–970 (1966).

BANERJEE, S., VARMA, S.D.: Effect of diabetogenic hormones on transport of glucose in small intestine in vitro. Proc. Soc. exp. Biol. (N.Y.) **123**, 212–213 (1966).

BANSI, H.W.: Krankheiten der Schilddrüse. In: Handbuch der inneren Medizin, 4. Aufl. Bd. 7, Innersekretorische und Stoffwechselkrankheiten, Teil I, S. 457–923. Berlin-Göttingen-Heidelberg: Springer 1955

BARGONI, N., FOSSA, T., RINAUDO, M.T., GIUNTA, C., BRUNO, R.: Über den Kohlenhydratstoffwechsel in den Erythrozyten von mit Trijodthyronin oder mit Propylthiouracil behandelten Ratten. Hoppe-Seylers Z. physiol. Chem. **351**, 479–482 (1970).

BARGONI, N., GRILLO, M.A., RINAUDO, M.T., FOSSA, T.: Über den Kohlenhydratstoffwechsel in der Niere und im Skelettmuskel von mit Schilddrüsen oder Propylthiouracil gefütterten Ratten. Hoppe-Seylers Z. physiol. Chem. **348**, 303–307 (1967).

BARGONI, N., GRILLO, M.A. RINAUDO, M.T., FOSSA, T.: Über den Kohlenhydrat-Stoffwechsel in der Leber und in der Niere von mit Propylthiouracil oder Schilddrüse gefütterten Ratten. Hoppe-Seylers Z. physiol. Chem. **349**, 275–278 (1968).

BARGONI, N., GRILLO, M.A., RINAUDO, M.T., FOSSA, T., TOURN, M.L., BOZZI, M.L.: Über die Glykolyse und Gluconeogenese in der Leber von hypothyreotischen Ratten. Hoppe-Seylers Z. physiol. Chem. **344**, 42–49 (1966).

BARGONI, N., GRILLO, M.A., RINAUDO, M.T., GIUNTA, C., BRUNO, R.: Über die Wirkung von Puromycin, Actinomycin D und Äthionin auf den Kohlenhydratstoffwechsel in der Leber von mit Schilddrüse gefütterten Ratten. Hoppe-Seylers Z. physiol. Chem. **350**, 35–39 (1969).

BARGONI, N., GRILLO, M.A., RINAUDO, M.T., STRUMIA, E., ARESE, P., FOSSA, T.: Über den Kohlenhydratstoffwechsel von mit Schilddrüse gefütterten Ratten. Hoppe-Seylers Z. physiol. Chem. **335**, 207–215 (1964).

BARGONI, N., LUZZATI, A., RINAUDO, M.T., ROSSINI, L., STRUMIA, E.: Über die Leberglykolyse von mit Schilddrüse gefütterten Ratten. Hoppe-Seylers Z. physiol. Chem. **326**, 65–72 (1961).

BARKER, S.B., LEWIS, W.J.: Metabolic actions of acetic analogs of thyroxine and triiodothyronine. Proc. Soc. exp. Biol. (N.Y.) **91**, 650–654 (1956).

BARON, D.N.: Hypothyroidism and diabetes mellitus. Lancet **1955 II**, 796–798.

BARONOFF, W.G.: Über den Einfluß der Schilddrüse auf die Entwicklung und den Verlauf des Diabetes. Z. ges. exp. Med. **59**, 222 (1922).

BARTELHEIMER, H.K., LOSERT, W., SENFT, G., SITT, R.: Störungen des Kohlenhydratstoffwechsels im Kaliummangel. Naunyn-Schmiedebergs Arch. Pharmak. exp. Path. **258**, 391–408 (1967).

BASEDOW, C.A., VON: Exophthalmus durch Hypertrophie des Zellgewebes in der Augenhöhle. Caspers Wschr. ges. Heilk. **197**, 220 (1840).

BASTENIE, P.A.: Endocrine disorders and diabetes. In: E.F. PFEIFFER, Handbuch des Diabetes mellitus, Bd. II, S. 871—912. München: Lehmann 1971.

Baumgarten, F.: Die Kombination von physiologischer Belastung und Entlastung als diagnostisches Prinzip. Z. klin. Med. **152**, 174 (1953).

Bayliss, R.I.S., Edwards, O.M.: Urinary excretion of free catecholamines in Graves disease. J. Endocr. **49**, 167–173 (1971).

Beaser, S.B.: Oral treatment of diabetes mellitus. J. Amer. med. Ass. **187**, 887–893 (1964)

Beisel, W.R., DiRaimondo, V.C., Chao, P.Y., Rosner, J.M., Forsham, P.H.: The influence of plasma protein binding on the extraadrenal metabolism of cortisol in normal, hyperthyroid and hypothyroid subjects. Metabolism **13**, 942–951 (1964a).

Beisel, W.R., DiRaimondo, V.C., Forsham, P.H.: Cortisol transport and dissappearance. Ann. intern. Med. **60**, 641–652 (1964b).

Berg, H.: Über den Herzmuskelstoffwechsel bei Hyperthyreose und seine Beeinflussung durch Vitamin C. Naunyn-Schmiedebergs Arch. exp. Path. Pharmak. **185**, 359–367 (1937).

Berkheiser, S.W.: Adult hypothyroidism: Report of an advanced case with autopsy study. J. clin. Endocr. **15**, 44–48 (1955).

Bernstein, D.E.: Diabetes mellitus followed by Addisons disease and hypothyroidism, simulating panhypopituitarism. J. clin. Endocr. **8**, 687–693 (1948).

Berti, F., Usardi, M.M.: Influence of thyroid on free fatty acid release from in vitro electrically stimulated epididymal fat. Biochem. Pharmacol. **14**, 357–359 (1965).

Bibergeil, H., Tredt, H.-J., Schwartz, K.-D.: Radiojodtest und eiweißgebundenes Jod (PBI) bei Diabetes mellitus. Med. Welt **18**, 141–144 (1967).

Birkle, T.K.: Diabetes mellitus und Hyperthyreose bei eineiigen Zwillingen. Z. menschl. Vererb.- u. Konstit.-Lehre **32**, 68–72 (1953).

Blum, C., Cornette, C., Beckers, C.: Effect of insulin induced hypoglycaemia on thyroid function and thyroxine turnover. Europ. J. clin. Invest. **3**, 124–129 (1973).

Bode, H.H., Dorf, M.E., Forbes, A.P.: Familial lymphocytic thyroiditis: Analysis of linkage with histocompatibility and blood groups. J. clin. Endocr. **37**, 692–697 (1973).

Boekelman, A.J.: La glande thyroide. Régulatrice du potassium. Presse méd. **56**, 23–25 (1948).

Bösl, O.: Über die Einwirkung von Thyroxin auf den Glykogengehalt des Skelettmuskels und der Leber bei Meerschweinchen. Biochem. Z. **202**, 299 (1928).

Böttger, I., Kriegel, H., Wieland, O.: Fluctuation of hepatic enzymes important in glucose metabolism in relation to thyroid function. Europ. J. Biochem. **13**, 253–257 (1970).

Boucher, B.J.: Reduced rates of disappearance of insulin and glucose during standard insulin tolerance tests in myxoedema. Acta endocr. (Kbh.), Suppl. **138**, 159 (1969).

Brauman, H., Corvilain, J.: Effet de l'hypoglycemie sur la secretion de l'hormon somatotrope (STH) dans le myxoedeme. Ann. Endocr. (Paris) **29**, 465 (1968)

Braun, K.P., Glanzmann, C., Nilson, K., Horst, W.: Das Verhalten des Wachstumshormons (hGH) im Serum nach Insulin-Stimulation bei Radiojod-behandelten toxischen Adenomen und Basedow-Erkrankungen. Klin. Wschr. **51**, 123–126 (1973).

Bressler, R., Wittels, B.: The effect of thyroxin on lipid and carbohydrate metabolism in heart. J. clin. Invest. **45**, 1326–1333 (1966).

Brewsher, P.D., Scott, R.D.M., Stowers, J.M.: The effect of chlorpropamide on thyroid status. Diabetologia **4**, 378–379 (1968) (Abstract).

Brewster, W.R., Isaacs, J.P., Osgood, P.F., King, T.L.: The hemodynamic and metabolic interrelationships in the activity of epinephrine, norepinephrine and the thyroid hormones. Circulation **13**, 1–20 (1956).

Bridgman, J.F.: Diabetes mellitus and hypothyroidism. Postgrad. med. J. **47**, 781–784 (1971).

Brodie, B.B., Davies, J.I., Hynie, S., Krishna, G., Weiss, B.: Interrelationships of catecholamines with other endocrine systems. Pharmacol. Rev. **18**, 273–289 (1966).

Bronk, J.R., Parsons, D.S.: Influence of the thyroid gland on the accumulation of sugars in rat intestinal mucosa during absorption. Nature (Lond.) **201**, 712–713 (1964).

Brown, H., Englert, E., Wallach, S.: Metabolism of free and conjugated 17-hydroxycorticosteroids in subjects with thyroid disease. J. clin. Endocr. **18**, 167–179 (1968).

Brown, J., Solomon, D.H.: Effects of tolbutamide and carbutamide on thyroid function. Metabolism **5**, 813–821 (1956).

Brown, J., Solomon, D.H.: Mechanism of anti-thyroid effects of a sulfonylurea in the rat. Endocrinology **63**, 473–480 (1958).

Bücher, T., Klingenberg, M.: Wege des Wasserstoffs in der lebendigen Organisation. Angew. Chem. **70**, 552–570 (1958).

BURGESS, J.A., SMITH, B.R., MERIMEE, T.J.: Growth hormone in thyrotoxicosis: effect of insulin-induced hypoglycemia. J. clin. Endocr. **26**, 1257–1260 (1966).

BURKE, G., SILVERSTEIN, G.E., SORKIN, A.I.: Effect of long-term sulfonylurea therapy on thyroid function in man. Metabolism **16**, 651–657 (1967).

BURTON, S.D., ROBBINS, E.D., BYERS, S.O.: Effect of hyperthyroidism on glycogen content of the isolated rat liver. Amer. J. Physiol. **188**, 509–513 (1957).

BURTON, S.D., ROBBINS, E.D., BYERS, S.O.: Utilization of glucose by hyperthyroid isolated rat liver. Proc. Soc. exp. Biol. (N.Y.) **92**, 272–273 (1958).

BUTTERFIELD, W.J.H., WHICHELOW, M.J.: Are thyroid hormones diabetogenic? A study of peripheral glucose metabolism during glucose infusions in normal subjects and hyperthyroid patients before and after treatment. Metabolism **13**, 620–628 (1964).

BYROM, F.B.: Nature of myxoedema. Clin. Sci. **1**, 273–285 (1933).

CANARY, J.J., SCHAAF, M., DUFFY, B.J., KYLE, L.H.: Effects of oral and intramuscular administration of reserpine in thyrotoxicosis. New Engl. J. Med. **257**, 435–442 (1957).

CERASI, E., LUFT, R.: "What is inherited—what is added". Hypothesis for the pathogenesis of diabetes mellitus. Diabetes **16**, 615–627 (1967).

CEREIJO-SANTALO, R., DINELLA, R., PARK, C.R., PARK, J.H.: The effects of analogues of thyroxine on the glycolysis and oxygen uptake of ascites tumors cells. Endocrinology **69**, 422–429 (1961).

CERVANTES-AMEZCUA, A., NALDJIAN, S. CAMERINI-DAVALOS, R., MARBLE, A.: Long-term use of chlorpropamide in diabetes. J. Amer. med. Ass. **193**, 759–762 (1965).

CHALLONER, D.R., ALLEN, D.O.: An in vitro effect of triiodothyronine on lipolysis, cyclic AMP-C^{14} accumulation and oxygen consumption in isolated fat cells. Metabolism **19**, 480–487 (1970).

CHATAGNER, F., GAUTHERON, D.: Influence des hormones thyroidiennes sur la teneur en adenosine triphosphate du foie du rat. Biochim. biophys. Acta (Amst.) **41**, 544–545 (1960).

CHILSON, O.P., SACKS, J.: Effect of hyperthyroidism on distribution of adenosine phosphates and glycogen in liver. Proc. Soc. exp. Biol. (N.Y.) **101**, 331–332 (1959).

CLAYTON, R., BIERMAN, E.L.: Plasma non-esterified fatty acids in hyperthyroid states. J. clin. Invest. **38**, 275–278 (1959).

COGGESHALL, H.C., GREENE, J.A.: The influence of desiccated thyroid gland, thyroxin and inorganic iodine upon storage of glycogen in the liver of the albino rat under controlled conditions. Amer. J. Physiol. **105**, 103–109 (1933).

COHEN, A.M.: Interrelation of insulin activity and thyroid function. Amer. J. Physiol. **188**, 287–290 (1957).

LeCOMPTE, P.M.: Width of adrenal cortex in lymphatic leukemia, lymphosarcoma and hyperthyroid-ism. J. clin. Endocr. **4**, 517 (1944).

COMSA, J.: Adrenaline-thyroxin interaction in guinea pigs. Amer. J. Physiol. **161**, 550–553 (1950).

CRAMER, W., KRAUSE, R.A.: Carbohydrate metabolism in its relation to the thyroid gland. The effect of thyroid feeding on the glycogen content of the liver and the nitrogen distribution in the urine. Proc. roy. Soc. Med. **86** B, 550 (1913).

CRAWFORD, T.: Carbohydrate metabolism in hypothyroidism and hyperthyroidism Arch. Dis. Childh. **15**, 184 (1940).

DANOWSKI, T.S.: The thyroid. Clinical endocrinology. Baltimore: Wiliam & Wilkins Comp. 1962.

DANOWSKI, T.S., BONESSI, J.V., SARVER, M.E., MOSES, C.: Hydrocortisone and/or desiccated thyroid in physiologic dosage. XII. Carbohydrate metabolism during large dosage thyroid (Proloid) therapy. Metabolism **13**, 739–746 (1964b).

DANOWSKI, T.S., HEINEMANN, A.C., BONESSI, J.V., MOSES: C.: Effect of thyroid hormone excesses on pressor activity and epinephrine responses. Metabolism **13**, 747–752 (1964c).

DANOWSKI, T.S., RODNAN, G.P., SARVER, M.E., MOSES, C.: Effects of thyroid hormone excesses on urinary solutes and steroids. Metabolism **13**, 729–738 (1964a).

DAWEKE, H., OBERDISSE, K., REINWEIN, D., BETHGE, H., SCHILLING, W.: Insulinähnliche Aktivität und Glukosetoleranz bei Hyperthyreose und Myxoedem. Abstract. Diabetologia **1**, 78 (1965).

DAWEKE, H., REINWEIN, D., HANN, K. LIEBERMEISTER, H., GRÜNEKLEE, D.: Seruminsulin und Insulin-reserve bei Hyperthyreose und Myxoedem. 5. Kongr. Dtsch. Diabetes Ges., Bonn-Bad Godesberg, 1970.

DEBONS, A.F., SCHWARTZ, I.L.: Dependence of the lipolytic action of epinephrine in vitro upon thyroid hormone. Physiologist **2**, 31–32 (1959).

DEBONS, A.F., SCHWARTZ, I.L.: Dependence of lipolytic action of epinephrine in vitro upon thyroid hormones. J. Lipid. Res. **2**, 86–89 (1961).

Deykin, D., Vaughan, M.: Release of free fatty acids by adipose tissue from rats treated with triiodothyronine or propylthiouracil. J.Lipid. Res. **4**, 200–203 (1963).

Dieterle, P., Bottermann, P., Landgraf, R., Schwarz, K., Scriba, P.C.: Der Kohlenhydratstoffwechsel bei Schilddrüsenfunktionsstörungen. Med. Klin. **64**, 489–495 (1969).

Dillon, P.T., Baba, J., Meloni, C.R., Canary, J.J.: Reserpine in thyrotoxic crisis. New Engl. J. Med. **283**, 1020–1023 (1970).

Doar, J.W.H., Stamp, T.C.B., Wynn, V., Audhya, T.K.: Effects of oral and intravenous glucose loading in thyrotoxicosis. Studies of plasma glucose, free fatty acid, plasma insulin and blood pyruvate levels. Diabetes **18**, 633–639 (1969).

Dow, O.S., Allen, C.E.: Steady state oxidation of glucose in hyperthyroid and hypothyroid rats. Canad. J. Biochem. Physiol. **39**, 981–983 (1961).

Drill, V.A., Gunn, F.D.: Hepatic lesions and experimental hyperthyroidism. Endocrinology **35**, 477—480 (1944).

Drill, V.A., Shaffer, C.B., Overman, R.: Liver function, pulse rate and temperature of hyperthyroid dogs: effect of a yeast-free diet and a high B vitamin diet. Amer. J. Physiol. **138**, 370 (1942—43).

DuBois, E.F.: Metabolism in exophthalmic goiter. Arch. intern. Med. **17**, 915—964 (1916).

Eaton, R.P., Steinberg, D.: Effects of medium fatty acid concentration, epinephrine and glucose In palmitate-1-14C-oxidation and incorporation into neutral llipids by skeletal muscle in vitro. J. Lipid. Res. **2**, 376—380 (1961).

Eaton, R.P., Steinberg, D., Thompson, R.H.: Relationship between free fatty acid turnover and total body oxygen consumption in the euthyroid and hyperthyroid states. J. clin. Invest. **44**, 247—260 (1965).

Elgee, N.J., Williams, R.H.: Effects of thyroid function on insulin-J-131 degradation. Amer. J. Physiol. **180**, 13—15 (1955).

Eller, M., Silver, L., Yohalem, S.B., Segal, R.L.: The treatment of toxic nodular goiter with radioactive iodine: 10 years' experience with 436 cases. Ann. intern. Med. **52**, 976—1013 (1960).

Ellis, S.: The metabolic effects of epinephrine and related amines. Pharmacol. Rev. **8**, 485—562 (1956).

Elrick, H., Hlad, C.J., Arai, Y.: Influence of thyroid function on carbohydrate metabolism and a new method for assessing response to insulin. J. clin. Endocr. **21**, 387—400 (1961).

Falta, W.: Die Zuckerkrankheit, 3. Aufl. Berlin-Wien: Urban & Schwarzenberg 1944.

Farrant, R.: Hyperthyroidism: its experimental production in animals. Brit. med. J. **1913 II**, 1363—1367.

Felber, J.P., Reddy, W.J., Selenkow, H.A., Thorn, G.W.: Adrenocortical response to the 48-hour ACTH-Test in myxoedema and hyperthyroidism. J. clin. Endocr. **19**, 895—906 (1959).

Felt, V., Schovanec, B., Benes, P., Plzak, F., Vrbensky, V.: The effect of thyroid state, adrenaline and glucose on the release of free fatty acids from adipose tissue. Experientia (Basel) **18**, 379—382 (1962).

Felt, V.: Serum free fatty acids and other lipids during glucose loading in endocrinopathies. Amer. J. med. Sci. **254**, 161—172 (1967).

Fetter, D., Barron, L., Carlson, A.J.: Effect of induced hyperthyroidism on gastro-intestinal motility of vagotomized dogs. Amer. J. Physiol. **101**, 605 (1932 b).

Fetter, D., Carlson, A.J.: Effect of experimental hyperthyroidism on gastrointestinal motility. Amer. J. Physiol. **101**, 598 (1932 a).

Finkelstein, J.W., Boyar, R.M., Hellman, L.: Growth hormone secretion in hyperthyroidism. J. clin. Endocr. **38**, 634—637 (1974).

Fisher, J.N., Ball, E.G.: The effect of thyroid states on oxygen consumption and lipolysis. Biochemistry **6**, 637—647 (1967).

Fitz, R.: The relation of hyperthyroidism to diabetes mellitus. Arch. intern. Med. **27**, 305 (1921).

Foster, D.P., Lowrie, W.L.: Diabetes mellitus associated with hyperthyroidism-Endocrinology **23**, 681 (1938).

Fraser, R.: Endocrine disorders and insulin action. Brit. med. Bull. **16**, 242 (1960).

Freedland, R.A.: Effects of thyroid hormones on metabolism. Effect of thyroxine and iodinated caseine on liver enzyme activity. Endocrinology 77, 19—27 (1965).

Freedland, R.A., Krebs, H.A.: The effect of thyroxine treatment on the rate of gluconeogenesis in the perfused rat liver. Biochem. J. **104**, 45—49 (1967).

Frey, H.: Uptake of free fatty acids (FFA) by normal and thyrotoxic skeletal muscle (Abstract). Acta endocr. (Kbh.) **56**, Suppl. 119, 203 (1967).

FUKUI, T.: Über den Kohlenhydratverlust der Leber hyperthyreoidisierter Ratten. Zugleich ein Beitrag zur Frage der Wertbestimmung von Schilddrüsenpräparaten. Pflügers Arch. ges. Physiol. **210**, 410—425 (1925).

GABRILOVE, J.L., WEINER, H.E.: Effect of thyroid function on adrenocortical steroid metabolism in a patient with Addison's disease and thyrotoxicosis. J. clin. Endocr. **22**, 795–799 (1962).

GAFFNEY, T.E., BRAUNWALD, E., KAHLER, R.L.: Effects of guanethidine on triiodothyronine-induced hyperthyroidism in man. New Engl. J. Med. **265**, 16—20 (1961).

GAIL, K., HADAM, W.: Durchfall bei Hyperthyreose. Dtsch. med. Wschr. **99**, 1318—1319 (1974).

GARREN, L.D., LIPSETT, M.B.: The effect of euthyroidal hypermetabolism on cortisol removal rates. J. clin. Endocr. **21**, 1248—1253 (1961).

GLICK, S.M.: Diabetes mellitus and cretinism: Report of a case free of complications after 27 years. Metabolism **10**, 788—793 (1961).

GLOCK, G.E., MCLEAN, P., WHITEHEAD, F.K.: Pathways of glucose, catabolism in rat liver in alloxan diabetes and hyperthyroidism. Biochem. J. **63**, 520—524 (1956).

GOETSCH, E.: Newer methods in the diagnosis of thyroid disorders. Pathological and clinical. Ann. N.Y. Med. J. **18**, 259 (1918).

GOLD, M., SCOTT, J.C., SPITZER, J.J.: Myocardial metabolism of free fatty acids in control, hyperthyroid and hypothyroid dogs. Amer. J. Physiol. **213**, 239—244 (1967).

GOODKIND, M.F., FRAM, D.H., ROBERTS, M.: Effects of thyroid hormone on myocardial catecholamine content of guinea pig. Amer. J. Physiol. **201**, 1049—1052 (1961).

GORDEN, P., SHERMAN, B.M., SIMOPOULOS, A.P.: Glucose intolerance with hypokalemia: An increased proportion of circulating proinsulin-like component. J. clin. Endocr. **34**, 235—237 (1972).

GORDON, R.S., CHERKES, A.: Unesterified fatty acids in human blood plasma. J. clin. Invest. **35**, 206—212 (1956).

GORDON, R.S., CHERKES, A.: Production of unesterified fatty acids from isolated rat adipose tissue incubated in vitro. Proc. Soc. exp. Biol. (N.Y.) **97**, 150—151 (1958).

GORDON, E.S., GOLDBERG, M.: Carbon-14 Studies of energy metabolism in various thyroid states. Metabolism **13**, 591—608 (1964).

GRAB, W.: Pharmakologie der Schilddrüsentätigkeit. Naunyn-Schmiedebergs Arch. exp. Path. Pharmak. **216**, 15—23 (1952).

GRAUER, R.C., STARKEY, W.F., SAIER, E.: The influence of stilbestrol and thyroxin on galactose absorption and liver function. Endocrinology **30**, 474—482 (1942).

GRAVES, R.J.: Newly observed affection of the thyroid gland. London M. and S.J. **7**, 516 (1835).

GRIFFITHS, W.J.: Insulin resistance and the diagnosis of thyroid disease. Quart. J. Med. **8**, 23—27 (1939).

HABEN, G.: Leberveränderungen bei experimentellem Hyperthyreoidismus. Beitr. path. Anat. **95**, 573—579 (1935).

HAGEN, J.H.: Effect of insulin on the metabolism of adipose tissue from hyperthyroid rats. J. biol. Chem. **235**, 2600—2603 (1960a).

HAGEN, J.H.: Action of insulin on adipose tissue from hyperthyroid rats. Fed. Proc. **19**, 162—171 (1960b).

HALES, C.N., HYAMS, D.E.: Plasma concentrations of glucose, non-esterified fatty acids and insulin during oral glucose tolerance tests in thyrotoxicosis. Lancet **1964 II**, 69—70.

HALEVY, S., AVIVI, L.: The effect of thyroid hormones on carbohydrate metabolism in tissue culture. Biochim. biophys. Acta (Amst.) **30**, 198—199 (1958).

HALMI, N.S., ALBERT, H., DOUGHMAN, D.J., GRANNER, D.K., SPIRTOS, B.N.: Improved intravenous glucose tolerance in thyroidectomized or hypophysectomized rats treated with triiodothyronine. Endocrinology **64**, 618—620 (1959).

HAMWI, G.J., SKILLMAN, T.G., KRUGER, F.A., FREEDY, L.R.: The effects of chlorpropamide on endocrine function in patients with diabetes mellitus and its effects in other endocrine disorders. Ann. N.Y. Acad. Sci. **74**, 1003—1007 (1959).

HANN, K.: Kohlenhydratstoffwechselstörungen bei Schilddrüsenerkrankungen. Dissertation, Universität Düsseldorf 1969, S. 1—123.

HANSCOM, D.H., RYAN, R.J.: Thyrotoxic crisis and diabetic ketoacidosis. New Engl. J. Med. **257**, 697—701 (1957).

HANSON, R.W., LINDSAY, R.H., BBARKER, S.B.: Effect of thyroxine on metabolism of glucose and amino acids by rat kidney cortex. Endocrinology **69**, 883—895 (1961).

Harlan, W.R., Laszlo, J., Bogdonoff, M.D., Estes, E.H.: Alterations in free fatty acid metabolism in endocrine disorders. Part I. Effect of thyroid hormone. J. clin. Endocr. 23, 33—40 (1963).

Harrison, M.R., Fierro-Benitez, R., Ramirez, I., Refetoff, S., Stanbury, J.B.: Immmunoreactive growth hormone in endemic cretins in Ecuador. Lancet 1968 I, 936—940.

Hecht, A., Gershberg, H.: Diabetes mellitus and primary hypothyroidism. Metabolism 17, 108—113 (1968).

Heimberg, M., Park, J.H., Isaacs, A., Pitt-Rivers, R.: The effect of the acetic acid analogs of thyroxine and triiodothyronine on glycolysis in ascites tumor cells in vitro. Endocrinology 57, 756—758 (1955).

Hellman, L., Bradlow, H.L., Zumoff, B., Gallgeer, T.F.: The influence of thyroid hormone on hydrocortisone production and metabolism. J. clin. Endocr. 21, 1231—1247 (1961).

Helmke, K., Federlin, K.: Humorale Antikörper und celluläre Immunmechanismen bei verschiedenen Schilddrüsenerkrankungen sowie ihre Beziehungen zum klinischen Erscheinungsbild. Klin. Wschr. 52, 578—588 (1974).

L'Hermite, M., Robyn, i C., Golstein, J., Rothenbuchner, G., Birk, J., Loos, U., Bonnyns, M., Vanhaelst, L.: Prolactin and thyrotropin in thyroid diseases: Lack of evidence for a physiological role of thyrotropin releasing hormone in the regulation of prolactin secretion. Horm. Metab. Res. 6, 190—195 (1974).

Hershman, J.M., Crane, T.J., Colwell, J.A.: Effect of sulfonylurea drugs on the binding triiodothyronine and thyroxine to thyroxine-binding globulin. J. clin. Endocr. 28, 1605—1610 (1968b).

Hershman, J.M., Konerding, K.: Effects of sulfonylurea drugs on the thyroid and serum protein binding of thyroxine in the rat. Endocrinology 83, 73 — 78 (1968a).

Hess, B., Brand, K.: Wirkungsmechanismus des Schilddrüsenhormons. 10. Symp. Dtsch. Ges. Endokr., Hrsg. E. Klein, S. 76—87. Berlin-Göttingen-Heidelberg: Springer 1964.

Hoch, F.L.: Biochemical actions of thyroid disease. Physiol. Rev. 42, 605—673 (1962).

Hoch, F.L.: L-thyroxine in subcalorigenic doses: Rapid potentiation of dinitrophenol-induced calorigenesis in hypothyroid rats. Endocrinology 77, 991—998 (1965).

Hoch, F.L.: Rapid effects of a subcalorigenic dose of L-thyroxine on mitochondria. J. biol. Chem. 241, 524—525 (1966).

Hochheuser, W., Marguth, F., Müller-Bardorff, M., Schwarz, K., Scriba, P.C., Thiele, H.: Diagnostische Bedeutung der Proteinbindung von Plasmacortisol bestimmt durch Dextrangelfiltration. Klin. Wschr. 47, 300—309 (1969).

Hochheuser, W., Müller-Bardorff, M., Schwarz, K., Scriba, P.C.: Fluorimetrische Bestimmung der sog. 11-Hydroxycorticosteroide im Plasma bei Hyperthyreose und bei Nebenniereninsuffizienz. 13. Symp. Dtsch. Ges. Endokr., Würzburg 1967, S. 298—301. Berlin-Heidelberg-New York: Springer 1968a.

Hochheuser, W., Müller-Bardorff, M., Thiele, H., Scriba, P.C., Schwarz, K.: Klinische Bedeutung der Trennung von proteingebundenem und sog. freiem Anteil des Plasmacortisols mit Hilfe der Dextrangelfiltration. Verh. dtsch. Ges. inn. Med. 74, 1157—1161 (1968b).

Hofmann, G.G., Schneider, G., Krick, L.: Lipolytic effect of L-triiodothyronine and L-thyroxine on insulin-stimulated fat cells of obese and normal weight subjects. Acta endocr. (Kbh.), 184, 103 (1974a).

Hofmann, G.G., Strohmeier, E., Pickardt, C.R.: Die Schilddrüsenfunktion bei der Fettsucht und Wirkung einer Schilddrüsenhormon-Therapie an Fastenden. Verh. dtsch. Ges. inn. Med. 80, im Druck (1974b).

Hofmann, G.G., Zilker, Th., Souvatzoglou, A., Bottermann, P., Horn, K., Schwarz, K.: Der Einfluß von Propranolol auf den Kohlenhydrat- und Fettstoffwechsel bei der Hyperthyreose. Verh. dtsch. Ges. inn. Med. 77, 569—573 (1971).

Holdsworth, C.D., Besser, G.M.: Influence of gastric emptying rate and of insulin response on oral glucose tolerance in thyroid disease. Lancet 1968 II, 700—702.

Holst, J.: Glucosurie and diabetes in exophthalmic goiter. Acta med. scand. 55, 302—320 (1921).

Holst, J.: Pathologische Anatomie der Organe außer der Schilddrüse bei der Basedow'schen Krankheit. 2. Internat. Kropfkonferenz. Bern: H. Huber 1935.

Holtkamp, D.E., Heming, A.E.: Prevention of thyroxine-induced increased oxygen consumption of rats by concurrent "Dibenzyline" administration. Fed. Proc. 12, 331—342 (1953).

Hopsu, V.K.: Effect of experimental alterations of the thyroid function on the adrenal medulla of the mouse. Acta endocr. (Kbh.) 34, Suppl. 48 (1960).

Houssay, B.A.: Thyroid and metathyroid diabetes. Endocrinology 35, 158—172 (1944a).

HOUSSAY, B.A., DOSNE, C., FOGLIA, V.G.: The glucose necessary to maintain the glucaemia in eviscerated dogs. Amer. J. Physiol. **141**, 1—6 (1944b).

HOUSSAY, B.A.: The thyroid in diabetes. Vitamin. and Horm. **4**, 187—191 (1946).

HOWITT, G., ROWLANDS, D.J.: Beta-sympathetic blockade in hyperthyroidism. Lancet **1966I**, 628—631.

HUNTON, R.B., WELLS, M.V., SKIPPER, E.W.: Hypothyroidism in diabetics treated with sulphonylurea. Lancet **1965II**, 449—451.

HUSAIN, M.K., ERTEL, N.H., SPERGEL, G., BLEICHER, S.J., LEVY, L., RODMAN, H.M.: Sympathetic regulation of blood pressure and insulin release in thyrotoxicosis: Comparison of phentolamine and glucagon effects. 53. Meet. Endocr. Soc., San Francisco, 1971, Abstr. No. 228.

INADA, M., OKABE, J., KAZAMA, Y., TAKAYAMA, H., NAKAGAWA, T., TORIZUKA, K.: Thyroxine turnover and transport in diabetes mellitus. J. clin. Endocr. **36**, 590—597 (1973).

IRVINE, W.J., CLARKE, B.F., SCARTH, L., DULLEN, D.R., DUNCAN, L.J.P.: Thyroid and gastric autoimmunity in patients with diabetes mellitus. Lancet **1970II**, 163—165.

IVERSEN, M.: Diabetes and myxoedema. Three cases illustrating the antagonism between insulin and thyroid hormone. Acta med. scand. **137**, 217—225 (1950).

IWATSUBO, H., OMORI, K., OKADA, Y., FUKUCHI, M., ABE, H., KUMAHARA, Y.: Human growth hormone secretion in primary hypothyroidism before and after treatment. J. clin. Endocr. **27**, 1751—1754 (1967).

JACKSON, R.A., ADVANI, U., PERRY, G., ROGERS, J., PETERS, N., DAY, S., PILKINGTON, T.R.E.: Dietary diabetes. The influence of a low carbohydrate diet on forearm metabolism in man. Diabetes **22**, 145—159 (1973).

JACOBSEN, B.B.: Blood lipids during treatment of hyperthyroidism. Acta endocr. (Kbh.) **72**, 443—452 (1973).

JAHNKE, K., GRIES, F.A., BETHGE, H., FEHLINGS, K.: Über den Einfluß der Schilddrüsenfunktion auf Metabolite des Fettstoffwechsels im Serum. 11. Sympos. Dtsch. Ges. Endokr. Düsseldorf 1964, S. 217—221. Berlin-Heidelberg-New York: Springer 1965.

JAKOBSON, T.: Observation on urinary and plasma corticoid levels in hyperthyroidism during basal conditions and during the administration of corticotrophin. Acta endocr. (Kbh.) **27**, 432—440 (1958).

JEANRENAUD, B.: Dynamic aspects of adipose tissue metabolism. A review. Metabolism **10**, 535—581 (1961).

JOHN, H.J.: Hyperthyroidism showing carbohydrate metabolism disturbances; 10 year study and follow up. J. Amer. med. Ass **99**, 620—625 (1932).

JOHN, H.J.: Disturbance of carbohydrate metabolism in hyperthyroidism. West. J. Surg. **48**, 413 (1940).

JOSLIN, E.P., LAHEY, F.H.: Diabetes and hyperthyroidism. Amer. J. med. Sci. **176**, 1—22 (1928).

JOSLIN, E.P., ROOT, H.F., WHITE, P., MARBLE, A.: The treatment of diabetes mellitus, 10th ed., p. 641. Philadelphia: Lea & Febiger 1959.

KADENBACH, B.: Der Einfluß von Thyreoidhormonen in vivo auf die oxydative Phosphorylierung und Enzymaktivitäten in Mitochondrien. Biochem. Z. **344**, 49—75 (1966).

KANAGHINIS, T., FOSTIROPOULOS, G., GATSOU, P., IKKOS, D., KARAYANNIS, S., KOURIS, C., GARDIKAS, C.: The incidence of gastric and thyroid autoimmunity in insulin-dependent greek diabetic patients. Dig. Dis. **18**, (2), 92—98 (1973).

KARL, H.J., DECKER, W.: Untersuchungen über Sekretion und Abbau von Cortisol bei Patienten mit Hypo- und Hyperthyreose. 10. Symp. Dtsch. Ges. Endokr. 1963, S. 198—202. Berlin-Göttingen-Heidelberg: Springer 1964.

KATO, Y., MORIMOTO, M., IMURA, H.: Plasma growth hormone in hyperthyroidism and obesity: effect of propranolol infusion. Metabolism **19**, 406—408 (1970).

KATSILAMBROS, N., ZIEGLER, R., SCHATZ, H., MINZ, M., PFEIFFER, E.F.: Glucosetoleranz und Seruminsulinsekretion nach Thyreoidektomie bei Ratten. 6. Kongr. Dtsch. Diabetes-Ges., Düsseldorf 1971.

KELLEN, J.: Über Störungen des Kohlenhydratstoffwechsels bei erhöhter Tätigkeit der Schilddrüse. Z. ges. inn. Med. **11**, 368 (1956a).

KELLEN, J.: Stoffwechselstörungen im Kohlenhydrathaushalt bei Thyreotoxikose. II. Zur Frage der insulinresistenz. Z. ges. inn. Med. **11**, 802 (1956b).

KENNY, F.M., ITURZAETA, N., PREEYASOMBAT, CH., TAYLOR, F.H., MIGEON, C.J.: Cortisol production rate. VII. Hypothyroidism and Hyperthyroidism in infants and children. J. clin. Endocr. **27**, 1616—1622 (1967).

Kirkeby, K.: Post heparin plasma lipoprotein lipase activity in thyroid disease. Acta endocr. (Kbh.) **59**, 555—563 (1969).

Klink, D., Estrich, D.: Plasma insulin concentration in Cushing's syndrome and thyrotoxicosis. Clin. Res. **12**, 354—358 (1964).

Kochakian, C.D., Bartlett, M.N.: The effect of crystalline adrenal corticoid steroids. DL-thyroxine, and epinephrine on the alkaline and acid phosphates and arginase of the liver and kidney of the normal adult rat. J. biol. Chem. **176**, 243—247 (1948).

Kratinoff, A.: Beiträge zur Physiologie der Hungertätigkeit des Verdauungsapparates. I. Mitteilung: Über die Art der Hungerbewegung des Verdauungsapparates bei experimentellen Hyperthyreosen. Z. exp. Med. **64**, 353—361 (1937).

Kraus, Fr., Ludwig, H.: Klinische Beiträge zur alimentären Glykosurie. Wien. klin. Wschr. **1891**, 898.

Kreines, K., Esselborn, V.M.: Simultaneous Graves' disease and Cushing's syndrome with unusually low levels of plasma cortisol. J. clin. Endocr. **28**, 789—794 (1968).

Kreines, K., Jett, M., Knowles, H.: Observation in hyperthyroidism of abnormal glucose tolerance and other traits related to diabetes mellitus. Diabetes **14**, 740—744 (1965).

Krishna, G., Hynie, S., Brodie, B.B.: Effects of thyroid hormones on adenyl cyclase in adipose tissue and on free fatty acid mobilization. Proc. nat. Acad. Sci. (Wash.) **59**, 884—889 (1968).

Kronenberg, G.: Über den Einfluß des Thyroxins auf die Wirkungen von Adrenalin und Arterenol. Naunyn-Schmiedebergs Arch. exp. Path. Pharmak. **216**, 240—248 (1952).

Kubišta, V., Kubištová, J., Pette, D.: Thyroid hormone induced changes in the enzyme activity pattern of energy-supplying metabolism of fast (white), slow (red) and heart muscle of the rat. Europ. J. Biochem. **18**, 553—560 (1971).

Kuriyama, S.: The influence of thyroid feeding upon carbohydrate metabolism. I. The storage and mobilization of liver glycogen in thyroid-fed animals. J. biol. Chem. **33**, 193—213 (1918).

Lakin, M., Bradley, R.F., Bell, G.O.: Acute hyperthyroidism in severe diabetic ketoacidosis. Amer. J. med. Sci. **241**, 443—446 (1961).

Lamberg, B.A.: Glucose metabolism in thyroid disease. Acta med. scand. **178**, 351—362 (1965).

Landgraf, R., Weissmann, A., Landgraf-Leurs, M., Werder, K.v.: Glucose tolerance and glucose-induced insulin release in patients with hyperprolactinemia. Acta endocr. (Kbh.), Suppl. (1975), in print.

Landing, B.H., Pettit, M.D., Wiens, R.L., Knowles, H., Guest, G.M.: Antithyroid antibody and chronic thyroiditis in diabetes. J. clin. Endocr. **23**, 119—120 (1963).

Lardy, H.A., Lee, Y.P., Takemori, A.: Enzyme responses to thyroid hormones. Ann. N.Y. Acad. Sci. **86**, 506—511 (1960).

Laubinger, G.: Erfahrungen mit Guanethidin bei der Behandlung der Hyperthyreose. Med. Welt **1967**, 1316—1319.

Laurell, S., Tibbling, G.: The use of blood glycerol determination in the diagnosis of hyperthyroidism. Clin. chim. Acta **21**, 127—131 (1968).

Lee, Y.P., Lardy, H.A.: Influence of thyroid hormones on L-α-glycerophosphate dehydrogenase and other dehydrogenases in various organs of the rat. J. biol. Chem. **240**, 1427—1436 (1965).

Lee, Y.P., Takemori, A.E., Lardy, H.A.: Enhanced oxidation of α-glycerophosphate by mitochondria of thyroid-fed rats. J. biol. Chem. **234**, 3051—3054 (1959).

Leonard, S.L.: Effect of hormones on muscle glycogenolysis in hypophysectomized animals. Amer. J. Phys. Med. **34**, 279—302 (1955).

Leonard, S.L., Ringler, I.: Glycogenolytic effects of epinephrine in skeletal muscles of hypophysectomized rats treated with glycopexic hormones. Endocrinology **55**, 212—218 (1954).

Lerman, J., Means, J.H.: Cardiovascular symptomatology in exophthalmic goiter. Amer. Heart J. **8**, 55—60 (1932).

Levin, M.E., Daughaday, W.H.: The influence of the thyroid on adrenocortical function. J. clin. Endocr. **15**, 1499—1503 (1955).

Levy, L.J., Adesman, J.D., Spergel, G.: Studies on carbohydrate and lipid metabolism in thyroid disease: Effects of glucagon. J. clin. Endocr. **30**, 372—379 (1970).

Lewis, U.J., Cheever, E.V., Laan, W.P. van der: Studies on the growth hormone of normal and dwarf mice. Endocrinology **76**, 210—215 (1965).

Linquette, P., Fossati, P., Fourlinnie, J.C., May, J.P.: Insulin secretion and adrenergic β-receptors in hyperthyroidism. Diabetologia **6**, 54 (1970) (Abstract).

LÖFFLER, G., WEINGES, K.F.: Die endokrine Beeinflussung des Stoffwechsels im Fettgewebe. Dtsch. med. Wschr. **91**, 773—778 (1966).

LONDONG, V., BLUMBERG, K., ERHARDT, F., MÜLLER, O.A., PICKARDT, R.C., SCRIBA, P.C., WERDER, K. v., DIETERLE, P.: Hemmung der TSH-Sekretion durch Hypoglykämie. Verh. dtsch. Ges. inn. Med. **79**, 1235—1237 (1973).

LOSERT, W.: Beziehungen zwischen Elektrolythaushalt und Kohlenhydratstoffwechsel. Dtsch. med. Wschr. **93**, 1723—177732 (1968).

LOUBATIÈRES, A., MARIANI, M.M., SOREL, G., SAVI, L.: The action of β-adrenergic blocking and stimulating agents on insulin secretion: Characterization of the type of β receptor. Diabetologia **7**, 127—132 (1971).

LUKENSMEYER, W.W., HEGE, J.H., THEIL, G.B., WILSON, W.R.: Calcium and phosphorus metabolic studies in triidothyronine-induced hypermetabolism. Amer. J. med. Sci. **250**, 282—291 (1970).

MACHO, L.: The influence of endocrine glands on carbohydrate metabolism. II. Glucose tolerance and clearance of glucose in healthy subjects and in patients with hypo- and hyperthyroidism. Acta med. scand. **160**, 485—490 (1958).

MACHO, L.: Influence of endocrine glands on carbohydrate metabolism: II. The effect of thyroid gland on the insulin sensitivity in rabbits. Arch. Physiol. **67**, 4—7 (1959).

MACLAGAN, N.F., RUNDLE, F.F.: Liver function in thyrotoxicosis. Quart. J. Med. **9**, 215—228 (1940).

MAGNUS-LEVY, A.: Über den respiratorischen Gaswechsel unter dem Einfluß der Thyroidea sowie unter verschiedenen pathologischen Zuständen. Berl. klin. Wschr. **22**, 650 (1895).

MAGNUS-LEVY, A.: Untersuchungen zur Schilddrüsenfrage. Z. klin. Med. **33**, 269 (1897).

MALAISSE, W.J., MALAISSE-LAGAE, F., McCRAW, E.F.: Effects of thyroid function upon insulin secretion. Diabetes **16**, 643—646 (1967).

MANDEL, L.R., KUEHL, F.A.: Lipolytic action of 3,3′-,5-triiodothyronine, a cyclic AMP phosphodiesterase inhibitor. Biochem. biophys. Res. Commun. **28**, 13—18 (1967).

MARECEK, R.L., FELDMAN, J.M.: Effect of hyperthyroidism on insulin and glucose dynamics in rabbits. Endocrinology **92**, 1604—1611 (1973).

MARET, L., BERTHAUX, P.: Les anticorps antithyroglobuline chez les diabetiques ages. Rev. franç. Géront. **11**, 7—9 (1965).

MARGOLIUS, H.S., GAFFNEY, T.: The effects of injected norepinephrine and sympathic nerve stimulation in hypo- and hyperthyroid dogs. J. Pharmacol. exp. Ther. **149**, 329—332 (1965).

MARINE, D.: Remarks on the pathogenesis of Graves' disease. Amer. J. med. Sci. **180**, 767—769 (1930).

MARKS, B.H., KIEM, I., HILLS, G.: Endocrine influences on fat and carbohydrate metabolism in man. 1. Effect of hyperthyroidism on fasting nonesterified fatty acid concentration and on its response to glucose ingestion. Metabolism **9**, 1133—1139 (1960).

MARSDEN, C.D., GIMLETTE, T.M.D., McALLISTER, R.G., OWEN, D.A.L., MILLER, T.N.: Effect of β-adrenergic blockade on finger tremor and achilles reflex time in anxious and thyrotoxic patients. Acta endocr. (Kbh.) **57**, 353—362 (1968).

MARTIN, M.M., MINTZ, D.H., TAMAGAKI, H.: Effect of altered thyroid function upon steroid circadian rhythmus in man. J. clin. Endocr. **23**, 242—247 (1963).

MARTIUS, C., BIELING, H., NITZLITZOW, D.: Vergleich der Wirkung von Thyroxin auf den Grundumsatz und die Atmungskettenphosphorylierung. Biochem. Z. **327**, 163—169 (1955a).

MARTIUS, C., HESS, B.: The mode of action of thyroxine. Arch. Biochem. Biophys. **33**, 486—487 (1951).

MARTIUS, C., HESS, B.: Über den Wirkungsmechanismus der Schilddrüsenhormone. Biochem. Z. **326**, 191—203 (1955b).

MATTONET, C.: Chemischer Beitrag zur Frage der Herzmuskelschädigung durch Thyroxin. Z. ges. exp. Med. **90**, 237—244 (1933).

McEACHERN, D.: Metabolism of isolated surviving tissues from animals rendered hyperthyroid with thyroxine. Bull. Johns Hopk. Hosp. **56**, 145—179 (1935).

McGAVACK, T.H., SEEGERS, W., HAAR, H.O., ENZINGER, J., ERK, V.: Thyroid function of diabetic patients as influenced by the sulfonylureas. Ann. N.Y. Acad. Sci. **71**, 268—274 (1957).

McGAVACK, T.H., SEEGERS, W., HAAR, H., ERK, V.: Some clinical experiences with the arylsulfonylureas in the management of diabetes mellitus. Metabolism **5**, 919—924 (1953).

McGILLIVRAY, H., ACETO, T., FROHMAN, L.A.: Plasma growth hormone responses and growth retardation of hypothyroidism. Amer. J. Dis. Childh. **115**, 273—278 (1968).

McGuire, J.S., Tomkins, G.M.: The effect of thyroxin-administration on the enzymic reduction Δ_4-3-ketosteroids. J. biol. Chem. **234**, 791—794 (1959).

Means, J.H., DeGroot, L., Stanbury, J.B.: The thyroid and its diseases, 3rd ed. New York: McGraw Hill Book Co. 1963.

Menahan, L.A., Wieland, O.: The role of thyroid function in the metabolism of perfused rat liver with particular reference to gluconeogenesis. Europ. J. Biochem. **10**, 188—194 (1969).

Menzinger, G., Falluca, F., Javicoli, M., Tamburrano, G., Andreani, D.: Diabetes in primary adult myxoedema and in iatrogenic myxoedema. Diabetologia **6**, 640 (1970) (Abstract).

Meythaler, F., Mann, H.: Über den Einfluß der Schilddrüse auf den Kohlenhydratstoffwechsel. Klin. Wschr. **16**, 983—1007 (1937).

Mikulay, L., Németh, S.: Zum Problem der Nebennierenrindenfunktion bei der Thyreotoxikose. Schweiz. med. Wschr. **88**, 384—388 (1958).

Miller, W.L., Dulin, W.E.: Orinase, a new oral hypoglycemic compound. Science **123**, 584—585 (1956).

Minozzi, M., Faggiono, M., Lombardi, G., Carella, C., Criscuolo, T., Oliver, Ch., Vague, Ph.: Somatotrophic and corticotrophic functions in primary hypothyroidism before and after thyroxine treatment. Acta endocr. (Kbh.) **74**, 483—491 (1973).

Mirsky, I.A., Broh-Kahn, R.H.: The effect of experimental hyperthyroidism on carbohydrate metabolism. Amer. J. Physiol. **117**, 6—12 (1936).

Money, W.L.: The interrelation of the thyroid and the adrenals. In: The thyroid. Brookhaven. Symposium in Biology, Upton, Brookhaven, National Laboratory, 1954.

Moore, J.M., Glass, M.B., McE. Neilson, J.: Antibodies to gastric mucosa and thyroid in diabetes mellitus. Lancet **1963 II**, 645—647.

Moseley, V., Chornock, F.W.: Intubation studies of the human small intestine. XXV. The absorption of galactose from the intestine of normal individuals and thyrotoxic patients. J. clin. Invest. **26**, 11—17 (1947).

Moses, C., Sunder, J.-H., Vester, J.W., Danowski, T.S.: Hydrocortisone and/or desiccated thyroid in physiologic dosage. XI. Effects of thyroid hormone excesses on lipids and other blood and serum solutes. Metabolism **13**, 717—728 (1964).

Müller, F: Beiträge zur Kenntnis der Basedow'schen Krankheit. Dtsch. Arch. klin. Med. **51**, 335 (1893).

Munro, D.S., Renschler, H., Wilson, G.M.: Exchangeable potassium and sodium in hyperthyreoidism and hypothyroidism. Metabolism **7**, 124—132 (1958).

Murad, S., Freedland, R.A.: Effect of thyroxine administration on enzymes associated with glucose metabolism in the liver. Proc. Soc. exp. Biol. (N.Y.) **124**, 1176—1178 (1967).

Nerup, J., Binder, C.: Thyroid, gastric and adrenal autoimmunity in diabetes mellitus. Acta endocr. (Kbh.) **72**, 279—286 (1973).

Nieschlag, E., Wördehoff, B., Gilfrich, H.J., Michaelis, J., Overzier, C.: Kohlenhydratstoffwechsel bei Hyperthyreose: Einfluß einer thyreostatischen Therapie auf orale und intravenöse Glucosetoleranz und Insulinaktivität. Acta endocr. (Kbh.) **67**(2), 277—287 (1971).

Nikkilä, E.A., Kekki, M.: Plasma triglyceride metabolism in thyroid disease. J. clin. Invest. **51**, 2103—2114 (1972).

Nishikawara, M.T.: Thyroid control of glucokinase and glucose-6-phosphatase activity of rat intestinal mucosa. Fed. Proc. **17**, 118—121 (1958).

Nishikawara, M.T.: Hexokinase and phosphatase activities of intestinal mucosa following thyroidectomy and thyroid administration. Endocrinology **68**, 850—854 (1961 a).

Nishikawara, M.T., Gabrielson, E.: Hexokinase and phosphatase activities of the intestinal mucosa in hypophysectomized and thyroid-treated hypophysectomized rats. Endocrinology **68**, 855—857 (1961 b).

Nissley, S., Frash, L.A., Blizzard, M., Sperling, M., Childs, B.: Comparison of juvenile diabetes with positive and negative organ specific antibody titers. Evidence for genetic heterogenity. Diabetes **22**, 63—65 (1973).

Nolte, J., Pette, D., Bachmaier, B., Kiefhaber, P., Schneider, H., Scriba, P.C.: Enzyme response to thyrotoxicosis and hypothyroidism in human liver and muscle: comparative aspects. Europ. J. clin. Invest. **2**, 141—149 (1972).

Oberdisse, K., Klein, E.: Die Krankheiten der Schilddrüse. Stuttgart: G. Thieme 1967.

ODELL, W.D., WILBER, J.F., UTIGER, R.: Studies of thyrotropin physiology by means of radioimmunoassay. Recent Progr. Hormone Res. 23, 47—96 (1967).

PAGNI, G., HOET, J.J.: L'influence de la fonction thyroidienne sur la secretion cortisolique chez
l'homme. Fol. endocr. (Rom) 13, 644—650 (1960).

PERLMAN, L.V.: Familial incidence of diabetes in hyperthyroidism. Ann. intern. Med. 55, 796—799
(1961).

PETERSON, R.E.: The influence of the thyroid on adrenal cortical function. J. clin. Invest. 37, 736—743
(1958).

PETTIT, M.D., LANDING, B.H., GUEST, G.M.: Antithyroid antibody in juvenile diabetes. J. clin.
Endocr. 21, 209—210 (1961).

PFEIFFER, E.F., MELANI, F.: Menschliches Wachstumshormon. Darstellung, Bestimmung im Blute
und klinische Bedeutung. Dtsch. med. Wschr. 93, 846—856 (1968).

PICKARDT, C.R., ERHARDT, F., GRÜNER, J., HORN, K., SCRIBA, P.C.: Stimulation der TSH-Sekretion
durch TRH bei blander Struma: Diagnostische Bedeutung und pathophysiologische Folgerungen.
Klin. Wschr. 50, 1134—1137 (1972).

PICKARDT, C.R., ERHARDT, F., HORN, K., LEHNERT, P., SCRIBA, P.C.: Therapeutische Suppression
der TSH-Sekretion bei blander Struma, Rezidiv-Struma und zur Rezidiv-Prophylaxe nach Struma-
Resektion. Verh. dtsch. Ges. inn. Med. 80, im Druck (1974).

PIRART, J.: Action diabétogène de la thyroide. Ann. Endocr. (Paris) 62, 27—42 (1965).

PITRA, C., KRAUSE, E.G., WOLLENBERGER, A.: Trijodthyronin-stimulierte Aktivitätserhöhung einiger
Enzyme des Glykogenstoffwechsels und der Glykolyse im Skelettmuskel hypothyreoter Ratten
und ihre Beeinflussung durch Actinomycin D. Endokrinologie 54, 225—237 (1969).

PORTE, D., GRABER, A., KUZUYA, T., WILLIAMS, R.H.: Epinephrine inhibition of insulin release.
J. clin. Invest. 44, 1087 (1965).

PORTIOLI, I., ROCCHI, F.: Sulfonylureas and hypothyroidism. Lancet 1969I, 681.

PORTNAY, G.I., O'BRIAN, J.T., BUSH, J., VAGENAKIS, A.G., AZIZI, F., ARKY, A.R., INGBAR, S.H.,
BRAVERMAN, L.E.: The effect of starvation on the concentration and binding of thyroxine and
triiodothyronine in serum and on the response to TRH. J. clin. Endocr. 39, 191—194 (1974).

POTOP, I.: Influence of thyroxine on carbohydrate metabolism in the brain in chronic experiments.
Biokhimia 23, 8—12 (1958). Zit. nach F.L. HOCH, Biochemical actions of thyroid hormones.
Physiol. Rev. 42, 605—673 (1962).

QUABBE, H.J., SCHLEUSENER, H., WEGENER, F.: STH und Insulinsekretion bei der Hyper- und Hypothyreose. 14. Symp. Dtsch. Ges. Endokrinologie, Heidelberg 1968, S. 379—383. Berlin-Heidelberg-
New York: Springer 1969.

RADO, J.P., TAKO, J.: Adrenocortical insufficiency in spite of high corticosteroid excretion in a
patient with thyrotoxicosis. Endokrinologie 52, 327—334 (1968).

RAMEY, E.R., BERNSTEIN, H., GOLDSTEIN, M.S.: Effect of sympathicolytic blocking agents on increased
oxygen consumption following administration of thyroxine. Fed. Proc. 14, 118—125 (1955).

RANDLE, P.J., GARLAND, P.B., HALES, C.N., NEWSHOLME, E.A.: The glucose fatty acid cycle. Its
role in insulin sensitivity and the metabolic disturbances of diabetes mellitus. Lancet 1963I,
785—789.

RAPTIS, S., RAU, R.M., SCHRÖDER, K.E.: The dynamics of insulin secretion in hypothyroidism
before and during substitution therapy. Diabetologia 6, 80 (1970b) (Abstract).

RAPTIS, S., RAU, R.M., SCHRÖDER, K.E., ROTHENBUCHER, G., PFEIFFER, E.F.: Die Dynamik der
Insulinsekretion bei der Hypothyreose vor und während der Substitutionstherapie. Klin. Wschr.
48, 362—365 (1970a).

RAPTIS, S., ROTHENBUCHNER, G., CZAJA, W., SCHRÖDER, K.E., LOOS, U., BIRK, J.: The influence
of long-term treatment with glibenclamide on functions of the pituitary-thyroid system in the
diabetic. Diabetologia 10, 398 (1974).

REGAN, J.F., WILDER, R.M.: Hyperthyroidism and diabetes. Arch. intern. Med. 65, 1116—1122
(1940).

RENAULD, A., SVERDLIK, R.C., ANDRADE, L.L.: Effects of hypothyroidism on serum immunoreactive
insulin, free fatty acids and blood sugar in the dog as tested for oral glucose tolerance. Horm.
Metab. Res. 6, 137—141 (1974).

RENAULD, A., SVERDLIK, R.C., ANDRADE, L.L., RODRÍGUEZ, R.R.: Studies on the effect of thyroxine
replacement therapy on the increased insulin response to hyperglycemia in the thyroidectomized
dog. Horm. Metab. Res. 4, 373—376 (1972).

Rich, C., Bierman, E.L., Schwartz, I.L.: Plasma nonesterified fatty acids in hyperthyroid states. J. clin. Invest. **38**, 275—278 (1959).

Rinkoff, S., Fried, J.R., Rossman, L., Spring, M.: Treatment of hyperthyroidism with radioiodine: Clinical evaluation of 142 cases. N.Y. J. Med. **54**, 2470 (1954).

Romeis, B.: Untersuchungen über die Wirkung des Thyroxins. I. Mitteilung: Über die Wirkung des Thyroxins auf Körpergewicht und Leberglykogen weißer Mäuse. Biochem. Z. **135**, 85 (1923).

Root, H.F., Bradley, R.F.: Clinical disorders of the glands of internal secretion complicating diabetes. In: The treatment of diabetes mellitus, ed.: E.P. Joslin and H.F. Root, 10. edit. Philadelphia: Lea & Febiger 1959.

Rosenfeld, P.S., Rosenberg, I.N.: Effect of altered thyroid status upon epinephrine induced lipolysis in vitro. Proc. Soc. exp. Biol. (N.Y.) **118**, 221—225 (1965).

Rosenfeld, P.S., Woll, M.S., Danforth, E.: Growth hormone response to insulin-induced hypoglycemia in thyrotoxicosis. J. clin. Endocr. **29**, 777—780 (1969).

Rosenqvist, U.: Inhibition of noradrenaline-induced lipolysis in hypothyroid subjects by increased α-adrenergic responsiveness. Acta med. scand. **192**, 353—360 (1972a).

Rosenqvist, U.: Noradrenaline-induced lipolysis in subcutaneous adipose tissue from hypothyroid subjects. Acta med. scand. **192**, 361—369 (1972b).

Rosenqvist, U., Efendíc, S., Jereb, B., Östman, J.: Influence of the hypothyroid state on lipolysis in human adipose tissue in vitro. Hypothyroid state and lipolysis. Acta med. scand. **189**, 381—384 (1971).

Rothenbuchner, G., Raptis, S., Birk, J., Loos, U., Pfeiffer, E.F.: Radioimmunologically measurable thyrotropin (TSH) in serum following thyrotropin releasing factor (TRF) in juvenile diabetics. Diabetologia **8**, 65 (1972)

Rudy, A., Blumgart, H.L., Berlin, D.D.: Carbohydrate metabolism in human hypothyroidism induced by total thyroidectomy. III. A case of diabetes mellitus treated by total ablation of the normal thyroid gland. Amer. J. med. Sci. **190**, 51 (1935).

Ruegamer, W.R., Newman, G.H., Richert, D.A., Westerfield, W.W.: Specifity of the α-glycerophosphate dehydrogenase and malic enzyme response to thyroxine. Endocrinology **77**, 707—715 (1965).

Rupp, J.J., DiGeorge, A.M., Paschkis, K.E.: Hypothyroidism and diabetes mellitus. Diabetes **4**, 393—397 (1955).

Sandhofer, F., Sailer, S., Bolzano, K., Braunsteiner, H.: Über die Wirkung eines β-Rezeptorenblockers (Propranolol) auf die Umsatzrate der freien Fettsäuren und deren Einbaurate in Plasmatriglyceride bei Hyperthyreose. Schweiz. med. Wschr. **97**, 1319—1323 (1967b).

Sandhofer, F., Sailer, S., Braunsteiner, H.: Plasmalipide bei Störungen der Schilddrüsenfunktion des Menschen. Klin. Wschr. **44**, 433—436 (1966a).

Sandhofer, F., Sailer, S., Braunsteiner, H.: Fettsäure- und Triglyceridumsatz bei Schilddrüsenüberfunktion. Klin. Wschr. **44**, 1389—1393 (1966b).

Sandhofer, F., Sailer, S., Dienstl, F., Braunsteiner, H.: Über den Einfluß von Katecholaminen auf die Umsatzrate der freien Fettsäuren und die Bildung von Plasmatriglyceriden. Klin. Wschr. **45**, 486—492 (1967a).

Sanger, B.J., Hun, E.G.: Glucose mobilization rate in hyperthyroidism. Arch. intern. Med. **30**, 397—406 (1922).

Sattler, H.: Die Basedow'sche Krankheit. Leipzig: Wilhelm Engelmann 1909.

Savoie, J.C., Jungers, P.: Intracellular potassium in hyperthyroidism. From: Thyroid research. Eds. C. Cassano and M. Andreoli, p. 1065—1073. New York-London: Academic Press 1965.

Schapiro, S., Percin, C.J.: Thyroid hormone induction of α-glycerophosphate dehydrogenase in rats of different ages. Endocrinology **79**, 1075—1078 (1966).

Schemmel, K., Lahrtz, Hg., Leybold, K., Haupt, E., Eickenbusch, W.: Der Einfluß von Tolbutamid auf die Bindungskapazität von Serumeiweiß für 131-J-Thyroxin, 131-J-Insulin und Cortisol. Verh. dtsch. Ges. inn. Med. **75**, 782—785 (1969).

Schieche, M.: Myxoedem und Diabetes mellitus als Doppelerkrankung. Endokrinologie **49**, 81—86 (1966).

Schieche, M., Reistel, R.: Schilddrüsenfunktion bei Diabetikern. Z. ges. inn. Med. **24**, 307—308 (1969).

Schimke, K., Grütters, L.: Hypothyreose und Diabetes mellitus. Med. Klin. **61**, 794—797 (1966).

Schoot, J.B. van der, Moran, N.C.: An experimental evaluation of the reputed influence of thyroxine on the cardiovascular effects of catecholamines. J. Pharmacol. exp. Ther. **149**, 336—340 (1965).

Schümann, H.: Experimentelle Befunde zur Frage gesteigerter Thyroxinempfindlichkeit des mechanisch vermehrt belasteten Herzens. Z. ges. exp. Med. **105**, 577—583 (1939).

Schulz, H., Löw, H., Ernster, L., Sjöstrand, F.S.: Elektronenmikroskopische Studien an Leberschnitten von Thyroxin-behandelten Ratten. In: European Regional Conference on Electron Microscopy, edit. by F.S. Sjöstrand and J. Rhodin, p. 134—137. New York: Academic Press 1957.

Schwartz, I.L., Debons, A.F.: Action of thyroid hormone on the release of fatty acids from tissue stores. Physiologist **2**, 104—109 (1959).

Schwarz, K.: Zur Frage der Nebennierenrindenfunktion bei Erkrankungen der Schilddrüse. I. Mitt.: Hyperthyreosen und thyreotoxische Krise. Klin. Wschr. **39**, 654—657 (1959).

Scow, R.O., Cornfield, J.: The effect of thyroidectomy and food intake on oral and intravenous glucose tolerances in rats. Amer. J. Physiol. **179**, 39—45 (1954).

Scriba, P.C.: Schilddrüsenkrankheiten. In: Endokrinologie für die Praxis, S. 1—142. München: J.F. Lehmanns 1970.

Scriba, P.C., Bachmaier, B., Bauer, B., Boss, N., Bottermann, P., Dieterle, P., Gerbitz, K., Henner, J., Horn, K., Kiefhaber, P., Landgraf, R., Nolte, J., Pette, D., Schneider, H., Souvatzoglou, A.: Der Einfluß von Hyper- und Hypothyreose auf Enzymaktivitäten der menschlichen Leber. Verh. dtsch. Ges. inn. Med. **76**, 483—485 (1970).

Scriba, P.C., Kiefhaber, P., Klemm, J., Nolte, J.: Wechselbeziehungen zwischen Leber und Schilddrüsenfunktion. 5. Leber-Symp. Vulpera, im Druck 1975.

Scriba, P.C., Richter, J., Horn, K., Beckebans, J., Schwarz, K.: Zur Frage der Schilddrüsenfunktion bei Adipositas. Klin. Wschr. **45**, 323—324 (1967); **46**, 1058 (1968).

Seegers, W., McGavack, T.H., Haar, H.O., Erk, V., Spellen, B.: Influence of the arylsulfonylureas on thyroid function in older diabetic men and women. J. Amer. Geriat. Soc. **5**, 739—745 (1957).

Sendrail, M., Bru, A., Blum, C.: L'insuline, hormone de stimulation thyroidiene en physiopathologie humaine. Ann. Endocr. (Paris) **29**, 681—697 (1968).

Shah, J.H., Cerchio, G.M.: Hypoinsulinemia of hypothyroidism. Arch. intern. Med. **132**, 657—661 (1973).

Shah, J.H., Cerchio, G.M., Popovich, P.A.: Early phase insulin release in hypothyroidism. Diabetes **20**, 376 (1971).

Simkins, S.: Antihydroglobulin antibodies in diabetes mellitus. Diabetes **17**, 136—140 (1968).

Sims, E.A.H., Bray, G.A., Danforth, E., Jr., Glennon, J.A., Horton, E.S., Salans, L.B., O'Connel, M.: Experimental obesity in man. VI. The effect of variations in intake of carbohydrate on carbohydrate, lipid, and cortisol metabolism. In: Lipid metabolism, obesity, and diabetes mellitus: Impact upon atherosclerosis. Hrsg. H. Greten, R. Levine, E.F. Pfeiffer, A.E. Renold. Horm. Metab. Res., Suppl. No 4, 70 (1974).

Singh, I., Srivastava, M.C.: Hyperglycemia, keto-acidosis and coma in a nondiabetic hyperthyroid patient. Metabolism **17**, 893—895 (1968).

Skinner, N.S., Hayes, R.L., Hill, S.R.: Studies on the use of chlorpropamide in patients with diabetes mellitus. Ann. N.Y. Acad. Sci. **74**, 830—837 (1959).

Slavnov, V.N., Yefimov, A.S., Shevchenko, Zh.B.: Role of metabolic disorders of thyroid hormones in the pathogenesis of diabetes mellitus. Endokrinologie (Lpz.) **63**, 225—230 (1974).

Smith, J., Gilliland, J.C.: Longstanding diabetes without complications, and Graves' disease followed by spontaneous myxoedema. Proc. roy. Soc. Med. **54**, 346—351 (1961).

Spiro, M.J., Ball, E.G.: Comparison of pathways of glucose catabolism in normal and hyperthyroid rats. J. biol. Chem. **231**, 31—40 (1958).

Staffurth, J.S., Thompson, J.C.: Muscle potassium in thyrotoxicosis. Metabolism **14**, 241—245 (1965).

Stamp, T.C.B., Doar, J.W.H., Wynn, V.: Observations on some effects of L-triiodothyronine on carbohydrate and lipid metabolism in man. J. clin. Path. **22**, 132—135 (1969).

Sternheimer, R.: The effect of a single injection of thyroxine on carbohydrates, protein and growth in the rat liver. Endocrinology **25**, 899—908 (1939).

Stoffer, S.S., Jiang, N.S., Gorman, C.A., Pikler, G.M.: Plasma catecholamines in hypothyroidism and hyperthyroidism. J. clin. Endocr. **36**, 587—589 (1973).

Strauch, G., Modigliani, E., Bricaire, H.: Growth hormone response to arginine in normal and hyperthyroid females under propranolol. J. clin. Endocr. **29**, 606—608 (1969).

Svedmyr, N.: Studies on the relationships between some metabolic effects of thyroid hormones and catecholamines in animals and man. Acta physiol. scand. **68**, Suppl. 274, 1—46 (1966).

Swanson, H.E.: Interrelationships between thyroxine and adrenalin in the regulation of oxygen consumption in the albino rat. Endocrinology 59, 217—225 (1956).

Thomas, F.B., Caldwell, J.H., Greenberger, N.J.: Steatorrhea in thyrotoxicosis. Relation to hypermotility and excessive dietary fat. Ann. intern. Med. 78, 669—675 (1973).

Tibbling, G.: Glycerol turnover in hyperthyroidism. Clin. chim. Acta 24, 121—127 (1969).

Toft, A.D., Boyns, A.R., Cole, E.N., Groom, G.V., Hunter, W.M., Irvine, W.J.: The effect of thyrotrophin-releasing hormone on plasma prolactin and thyrotrophin levels in primary hypothyroidism. Clin. Endocr. 2, 289—295 (1973).

Trisotto, A., Federspil, G., Scandellari, C., Lazzarin, M., Frezzato, S., Muggeo, M., Tiengo, A.: Oral glucose tolerance and insulin response in thyrotoxicosis and in myxoedema. Acta diabet. lat. 6, 332—345 (1969).

Troen, P., Taymor, R.C., Goldberg, B.J.: Thyroid crisis associated with diabetic coma. New Engl. J. Med. 244, 394—399 (1951).

Utiger, R.D.: Radioimmunoassay of human plasma thyrotropin. J. clin. Invest. 44, 1277—1286 (1965).

Vaughan, M.: An in vitro effect of triiodothyronine on rat adipose tissue. J. clin. Invest. 46, 1482—1491 (1967).

Vinik, A., Pimstone, B., Buchanan-Lee, B.: Impairment of hyperglycemia induced growth hormone suppression in hyperthyroidism. J. clin. Endocr. 28, 1534—1538 (1968).

Vinik, A.I., Pimstone, B.L., Hoffenberg, R.: Studies on raised free fatty acids in hyperthyroidism. Metabolism 19, 93—101 (1970).

Wayne, E.J.: Clinical and metabolic studies in thyroid disease. Brit. med. J. 1960 I, 1—11, 78—90.

Weeke, J., Hansen, A.P.: Serum thyrotropin during daily life and in response to thyrotropin releasing hormone in normal subjects and juvenile diabetics. Diabetologia 10, 101—104 (1974).

Weinstein, A.: Diabetes mellitus and myxedema. Bull. Johns Hopk. Hosp. 51, 27—40 (1932).

Werner, S.C.: The thyroid, 2nd ed. New York: Harper & Row 1962.

Wertheimer, E., Bentor, V.: Metabolic changes in the rat diaphragm during heat regulation. Metabolism 2, 536—545 (1953).

Wertheimer, E., Bentor, V., Wurzel, M.: In vitro demonstration of metabolic changes during heat regulation in rats. Biochem. J. 56, 297—302 (1954).

Westerfeld, W.W., Richert, D.A., Ruegamer, W.R.: New Assay procedure for thyroxine analogs. Endocrinology 77, 802—811 (1965).

White, J.E., Engel, F.L.: A lipolytic action of epinephrine and norepinephrine on rat adipose tissue in vitro. Proc. Soc. exp. Biol. (N.Y.) 99, 375—378 (1958a).

White, J.E., Engel, F.L.: Lipolytic action of corticotropin on rat adipose tissue in vitro. J. clin. Invest. 37, 1556—1563 (1958b).

Wieland, H., Seidel, W.: Plasmalipoproteine bei Patienten mit Hyperthyreose: Isolierung und Charakterisierung eines abnormen High-Density-Lipoproteins. Z. klin. Chem. 10, 311—321 (1972).

Wilder, R.M.: Hyperthyroidism, myxedema and diabetes. Arch. intern. Med. 38, 736 (1926).

Wilder, R.M., Forster, R.F., Pemberton, J.: Total thyroidectomy in diabetes mellitus. Proc. Mayo Clin. 8, 720—726 (1933).

Wilder, R.M., Forster, R.F., Pemberton, J.J.: Total thyroidectomy in diabetes mellitus. Endocrinology 18, 455—456 (1934).

Wilson, W.R., Theilen, E.O., Fletcher, F.W.: Pharmacodynamic effects of beta-adrenergic receptor blockade in patients with hyperthyroidism. J. clin. Invest. 43, 1697—1703 (1964).

Wilson, W.R., Theilen, E.O., Hege, J.H., Valenca, M.R.: Effects of beta-adrenergic receptor blockade in normal subjects before, during and after triiodothyronine induced hypermetabolism. J. clin. Invest. 45, 1159—1169 (1966).

Wiswell, J.G., Hurwitz, G.E., Coronho, V., Bing, O.H.L., Child, D.L.: Urinary catechol amines and their metabolites in hyperthyroidism and hypothyroidism. J. clin. Endocr. 23, 1102—1106 (1963).

Woeber, K.A., Arky, R., Braverman, L.E.: Reversal by guanethidine of abnormal oral glucose tolerance in thyrotoxicosis. Lancet 1966 I, 895—898.

Yalow, R.S., Berson, S.A.: Immunoassay of endogenous plasma insulin in man. J. clin. Invest. 39, 1157—1175 (1960).

Yeung, R.T.T.: Effect of propranolol on plasma growth hormone response in insulin-induced hypoglycemia in thyrotoxic patients. J. clin. Endocr. 37, 968—973 (1973).

Young, J.W.: Effects of D- and L-thyroxine on enzymes in liver and adipose tissue of rats. Amer. J. Physiol. 214, 378—383 (1968).

Die Wirkungen der Corticosteroide auf den Kohlenhydratstoffwechsel

Von

H. Zimmermann

Mit 2 Abbildungen

Einleitung

Im menschlichen Organismus werden in der Nebennierenrinde (NNR) sowie in den Testes bzw. in den Ovarien Steroidhormone gebildet und sezerniert.

Den stärksten Einfluß auf den Kohlenhydratstoffwechsel haben die Glucocorticoide Cortisol und Cortison, während das Corticosteron und Aldosteron einen deutlich geringeren Effekt auf den Kohlenhydratstoffwechsel ausüben. Den Nebennierenrindenandrogenen fehlt ein wesentlicher glucotroper Effekt.

Den Testesandrogenen, deren Hauptvertreter das Testosteron ist, fehlt ebenso wie den anderen C 19-Steroiden Androstendion (Androsten-4-en-3,17-dion), Dehydroepiandrosteron (Androst-5-en-3β-ol-17-on) und Dehydroepiandrosteronsulfat ein direkter Effekt auf den Kohlenhydratstoffwechsel. Sie werden in unterschiedlicher Menge, ebenso wie in den Testes, auch in der Nebennierenrinde und in den Ovarien der Frau als Zwischenprodukte bei der Oestrogensynthese gebildet (zusammenf. Darstell. TAMM, 1970; SCHREINER, 1971).

Die vorwiegend im Ovar gebildeten C 18-Steroide, die Oestrogene Oestron (Oe 1), Oestradiol (Oe 2) und Oestriol (Oe 3), ebenso wie die Gestagene Progesteron, 17α-Hydroxyprogesteron und 20α-Hydroxy-4-pregnen-3-on, haben gleichfalls keine gesicherte Wirkung auf den Kohlenhydratstoffwechsel. Sie scheinen jedoch eine begünstigende Wirkung auf die Manifestation einer diabetischen Stoffwechsellage zu haben, wie sich bei der Verwendung oraler Contraceptiva gezeigt hat (SPELLACY, 1969).

Es soll daher hier besonders die diabetogene Wirkung des Cortisols (Hydrocortison) sowie die Wirkung der therapeutisch verwandten synthetischen Analogen besprochen werden. Die Wirkung einiger anaboler Steroide, so wie der Oestrogene und Gestagene bzw. der oralen Contraceptiva, ist demgegenüber von vergleichsweise geringerer Bedeutung.

Regulation und Sekretion der Nebennierenrindensteroide

Die Nebennierenrinde sezerniert unter physiologischen Bedingungen die Glucocorticoide Cortisol und Corticosteron, das vornehmlich mineralocoticoidwirksame Aldosteron und die Nebennierenrindenandrogene. Neben diesen hauptsächlichen NNR-Hormonen werden noch andere mehr oder weniger hormonaktive oder -inaktive Vorstufen, wie Desoxycorticosteron, Cortexsolon, 18-Hydroxycorticosteron, 17α-Hydroxyprogesteron und 17α-Hydroxypregnanolon, produziert. Außerdem ist die Produktion von Testosteron und Oestrogenen gesichert.

Die Regulation der Sekretion erfolgt normalerweise über einen homöostatischen Reglermechanismus. Er wird vorwiegend durch den freien Cortisolspiegel im Plasma über Transmitter im Hypothalamus via Corticotropin-Releasing-Faktor und den Hypophysenvorderlappen mit adäquater ACTH-Freisetzung vorgenommen. Sinkt der Plasmacortisolspiegel ab, so kommt es über das Zwischenhirn-Hypophysen-System zu einer vermehrten Ausschüttung von ACTH aus dem HVL. Steigt der Plasmacortisolspiegel an, so wird die ACTH-Ausschüttung gebremst. Diese normale homöostatische Regulation kann bei Streßzuständen durchbrochen werden. Die Cortisolproduktion kann dann vorübergehend auf das Mehrfache der Norm ansteigen. Auf diese Weise könnte der ungünstige Effekt solcher Situationen und die interkurrente Entgleisung des Kohlenhydratstoffwechsels bei Diabetikern erklärt werden.

Die NNR-Steroidproduktion folgt einem Tagesrhythmus mit einem Maximum des Cortisolspiegels in den frühen Morgenstunden und einem Minimum in der Nacht. Möglicherweise ist so der tageszeitliche Unterschied im Ausfall von Glucosebelastungen zu erklären.

Demgegenüber unterliegt die Aldosteronsekretion nicht der hypothalamisch-hypophysären Kontrolle, sie wird weitgehend unabhängig von der adrenocorticotropen Funktion des HVL über den Angiotensin-Renin-Mechanismus bzw. über die Kalium-Natriumspiegel und verschiedene andere Faktoren gesteuert (zusammenf. Darstellung Siegenthaler et al., 1970; Labhart u. Müller, 1971).

In der nachfolgenden Tabelle ist die mit Produktionsraten ermittelte Tagesproduktion der hauptsächlichsten Nebennierenrindensteroide und ihre neoglucogenetische Aktivität (Conn u. Fajans, 1956) — bezogen auf Cortisol — dargestellt.

Tabelle 1

NNR-Steroid	Produktion/24 Std	Neoglucogenetische Wirkung Diabetogene Wirkung
Cortisol	15 — 30 mg [1, 4]	1,0
Cortison		0,7
Corticosteron	1,5— 4,5 mg [1, 4]	0,3
Aldosteron	45 —200 µg [2]	0,2
Dehydroepiandrosteron	20 — 50 mg [3]	—
11β-Hydroxyandrostendion	1 — 3 mg [3]	—

([1] Peterson, [2] Siegenthaler et al., [3] Tamm, [4] Winkelmann et al.)

Berechnet man die auf die einzelnen Steroide entfallende neoglucogenetische Aktivität im Hinblick auf die physiologische Tagesproduktion, so ist festzustellen, daß praktisch allein das Cortisol-Cortison wirksam wird. Die übrigen Glucocorticoide Corticosteron und das Mineralocorticoid Aldosteron dürften allenfalls einen Anteil von 5% der durch die NNR-Steroide verursachten neoglucogenetischen Wirkung haben. Eine Beeinflussung des KH-Stoffwechsels durch die Mineralocorticoide Desoxycorticosteron und Aldosteron über den Na/K-Stoffwechsel ist möglich (Wolff et al., 1969, Lit. s. dort; Conn et al., 1965).

Diese normale NNR-Steroidproduktion kann unter verschiedenen Streß-Bedingungen unter Umgehung des homöostatischen Reglermechanismus vorübergehend auf das Mehrfache gesteigert werden. Steigerungen der Cortisolproduktion auf das 10fache entsprechend einer Cortisolproduktion von 100—200 mg/24 Std wurden beobachtet. Beim Cushing-Syndrom verschiedener Genese ist die Cortisolsekretion gleichfalls erhöht. Steigerungen zwischen 27—408 mg/24 Std konnten von WINKELMANN et al. (1971) mit Hilfe von Cortisolproduktionsraten-Bestimmungen gefunden werden.

Im tierischen und menschlichen Serum wird Cortisol an spezifisches α-Globulin (Transcortin) gebunden, wie DAUGHADAY (1956), BUSH (1957), SLAUNWHITE und SANDBERG (1959) als erste nachweisen konnten. Der Hormonproteinkomplex ist physiologisch inaktiv und dient offenbar als Speichersystem. Neuere Untersuchungen über Reinigung und Bindungskapazität sind bei WESTPHAL (1970) beschrieben. Nur 10% des Cortisols liegen im Blut in freier Form vor und nur dieser Anteil dürfte physiologisch wirksam sein (SLAUNWHITE, LOCKIE et al., 1962; MATSUI u. PLAGER, 1966; KAWAI u. YATES, 1966).

Funktion der Glucocorticoide im Kohlenhydrat-Stoffwechsel

Obwohl die Glucocorticoide auf alle Körperzellen eine Wirkung ausüben, liegt ihr wesentlicher Wirkungsbereich im KH-Stoffwechsel in Leber und Niere, da nur hier die Enzymsysteme vorhanden sind, die für den Ablauf der Gluconeogenese benötigt werden. Dabei kommt der Leber dank ihrer größeren Masse die dominierende Rolle zu.

Die Leber scheint das einzige Organ zu sein, in dem die Corticoide über den Blutspiegel hinaus konzentriert werden (BRADLOW et al., 1954; BELLAMY et al., 1962). Nach intraperitonealer Injektion von markiertem Cortisol erscheinen die Corticoide in ca. 45 min in der Leber (LITWACK et al., 1963); noch schneller, wenn man in die Blutbahn injiziert (MORRIS u. BARNS, 1967). Der größte Teil des Cortisol und seiner Metabolite wird im Zellcytosol an spezifische Makromoleküle gebunden (MUNCK u. BRINCK-JOHNSON, 1963; LITWACK u. SINGER, 1972). Es wird angenommen, daß dieser Hormon-Receptorkomplex unter gewissen Veränderungen in den Zellkern eindringt, vielleicht unter Neubindung an einen Kernreceptor mit der DNA reagiert. Nur so kann über eine Veränderung der Ribosomen-RNA, transfer-RNA und messenger-RNA eine Neusynthese (Induktion) von spezifischen Enzymproteinen in der Leber und eine Suppression durch die Glucocorticoide erklärt werden (THOMPSON u. LIPPMAN, 1974).

Verschiedene Studien haben gezeigt, daß der direkte Wirkungsmechanismus der Corticoide im KH-Stoffwechsel der Leber ohne direkte Vermittlung von cyclischem AMP abläuft (GRANNER et al., 1968; KENNEY, 1970). Eine ausführliche Diskussion findet sich bei MAJOR und KILPATRICK, 1972, und THOMPSON und LIPPMANN, 1974.

Am längsten untersucht ist die stimulierende Wirkung der Glucocorticoide auf die Glykogensynthese und Einlagerung in die Leber auf Kosten des Muskelglykogens, wie von LONG et al. (1940) zuerst an fastenden adrenalektomierten Ratten nach Behandlung mit Cortisol nachgewiesen wurde. Die Stufe, bei der die Glucocorticoide eingreifen, scheint das Glykogensynthese-System zu sein, wie HORNBROCK et al. (1965) an Rattenlebern zeigen konnten.

Hiervon unabhängig wird durch die Glucocorticoide, ähnlich wie bei Hunger oder Insulinmangeldiabetes, die Gluconeogeneserate in der Leber gesteigert. Dabei liegt primär die Hauptfunktion der Corticoide vermutlich bei der Mobilisation von Substraten aus extrahepatischem Gewebe und deren gesteigertem Transport in die Leberzellen. Neben Lactat und Pyruvat werden vor allem Aminosäuren aus der Muskulatur mobilisiert (Noall et al., 1957; Smith u. Long, 1967; Exton u. Harper, 1972).

Bondy konnte schon 1949 zeigen (Bondy, 1949), daß durch Corticoide die Plasma-Aminosäuren in eviscerierten Ratten anstiegen, d.h. daß der Mobilisationseffekt der Corticoide auf die extrahepatischen Gewebe unabhängig von den Stoffwechselvorgängen in der Leber ist. Ähnliche Untersuchungen wurden in neuerer Zeit von Smith mit denselben Ergebnissen durchgeführt (Smith u. Long, 1967). Außerdem stellten Wool et al. (1959) fest, daß der Einbau von Aminosäuren in Proteine der Skeletmuskulatur und andere extrahepatische Gewebe durch Corticoide vermindert ist.

Von den Aminosäuren soll der Hauptpräcursor nach Arbeiten von Felig et al. das Alanin sein, das aus dem Muskel (Transaminierung von Pyruvat) durch das Blut in die Leber transportiert und dort wieder zu Pyruvat desaminiert (transaminiert) wird (Felig et al., 1970). Eisenstein et al. (1966) beschrieben sogar eine beschleunigte Umwandlung von Alanin zu Glucose an der isolierten perfundierten Rattenleber nach Cortisolzusatz.

Auch für Serin, Threonin und Glycin wurde eine Beteiligung bei der Gluconeogenese in der perfundierten Rattenleber nachgewiesen (Ross et al., 1967).

Während der Amino-N der Aminosäuren aus dem Muskel also letztlich in der Leber in Harnstoff überführt wird, wird aus dem Kohlenstoffskelet Glucose gebildet. Gleichzeitig stimulieren die Glucocorticoide die Neusynthese Aminosäuren-abbauender Enzyme in der Leber, wie Alanin-Transaminase, Glutaminsäure-Pyruvat-Transaminase, Tyrosin-α-Ketoglutarsäure-Transaminase und Tryptophan-Pyrolase (Kenny, 1962; Rosen u. Nichols, 1963; Granner et al., 1968).

Enzyme und Substrate der Glykolyse- und Gluconeogenese-Kette sind im Kapitel „Wirkungen des Insulins auf den Zellstoffwechsel" dargestellt. Wie die zelleigenen Kontrollsysteme der Gluconeogenesekette durch die Glucocorticoide beeinflußt werden, ist immer noch nicht geklärt. Vermutlich spielen die, durch die Funktion der Glucocorticoide, erhöhten speziellen Substratspiegel bei der Beeinflussung der Enzyme eine wesentliche Rolle. Untersuchungen zu diesem Problem wurden hauptsächlich durch Perfusionsversuche an Rattenlebern, in geringerem Maße durch in vitro/in vivo-Versuche an anderen Tieren durchgeführt.

So wurde ein Anstieg der Maximalkapazität der Pyruvatcarboxylase nach Injektion von hohen Dosen Corticoide in Rattenlebern gefunden (Hemmig et al., 1963). Diese Befunde konnten jedoch von Lardy et al. (1964) nicht bestätigt werden (Shrago u. Lardy, 1966; Struck et al., 1966). Indirekt kann der Acetyl-CoA-Spiegel, der bei Cortisolbehandlung ansteigt, durch allosterische Aktivierung der Pyruvatcarboxylase den Fluß von Pyruvat zu Glucose stimulieren (Utter u. Scrutton, 1969; Schoner et al., 1970). Im Gegensatz zur Meerschweinchenleber wurde in der Rattenleber ein Anstieg der Phosphorenolpyruvat-Carboxykinaseaktivität gefunden (Larda et al., 1964). Die Wirkung von Cortisol und synthetischen Corticoiden auf die maximale Aktivität der Fructose-1,6-Diphosphatase, die von Weber (Weber u. Alinghal, 1964) beschrieben wurde, ist mit den Befunden anderer Autoren nicht vereinbar (Exton et al., 1970). Dagegen wurde eine Aktivierung von Glucose-6-Phosphatase an glucocorticoid-behandelten Tieren mehrfach beobachtet (Ashmore u. Weber, 1959; Arien u. Nordlie, 1967; Exton u. Harper, 1972).

Aufschlußreich sind auch die Befunde von Frerichs, Willms und Creutzfeldt, die bei einem Patienten mit einer tumorbedingten Hypoglykämie durch Gaben von 36 mg Prednisolon täglich neben einem Anstieg des Blutzuckers aufgrund der Leberbiopsie auch einen Anstieg der Maximalaktivitäten der gluconeogenetischen Enzyme nachweisen konnten (Frerichs et al., 1969).

Neben der Stimulation gluconeogenetischer Enzyme wird auch die Hemmung glykolytischer Enzyme durch von Corticoiden mobilisierten Substraten diskutiert. So fanden SCHONER *et al.* an aus Rattenleber isolierter Pyruvatkinase eine Hemmung der enzymatischen Aktivität durch Alanin (SCHONER *et al.*, 1970). Die Konzentration des Alanins entsprach dabei etwa der, die von BETHEIL *et al.* (1965) durch Cortisol im Gewebe provoziert worden war. Acetyl-CoA, das in Rattenlebern die Pyruvatcarboxylase allosterisch aktiviert (s. oben), hemmt die oxydative Decarboxylierung in der Leber (WILLMS, 1970).

Die gesteigerte Gluconeogenese in der Leber führt zu einer vermehrten Abgabe von Glucose ins Blut, wie WELT *et al.* (1952) in Rattenversuchen feststellten. Das Einsetzen der Gluconeogenese wurde jedoch erst 3 oder 4 Std nach Injektion von Glucocorticoiden als Langzeiteffekt in Tierversuchen beobachtet (ENGEL, 1951; LONG *et al.*, 1960), wogegen ein Anstieg der Blutzuckerkonzentration schon nach 80—100 min oder auch früher nach der Hormoninjektion auftrat (MUNCK u. KORITZ, 1962). Deshalb wurde als Kurzzeitwirkung der Glucocorticoide eine Hemmung der Glucoseaufnahme und/oder Ausnutzung in extrahepatischen Geweben postuliert. Sie konnte von verschiedenen Autoren an Fettgewebe (MUNCK, 1961; LEBOEUF *et al.*, 1962; FAIN *et al.*, 1963) nachgewiesen werden. Auch an bestimmten Muskeln war die Glucoseaufnahme und -ausnutzung vermindert (KIPNIS, 1959; PARK u. MORGAN, 1960), wobei jedoch nur der insulinstimulierte Glucosetransport durch Glucocorticoide gehemmt zu sein scheint (RIDDICK *et al.*, 1962).

1964/65 wurde zuerst in Perfusionsuntersuchungen an der Rattenleber und an Nierenschnitten nachgewiesen, daß eine gesteigerte Fettsäureoxydation über eine Anhäufung von Acetyl-Co-A (s. oben) die Gluconeogeneserate in den Leberzellen stimuliert (SÖLING *et al.*, 1964; STRUCK *et al.*, 1965; KREBS *et al.*, 1965).

Diese Befunde konnten in zahlreichen weiteren Untersuchungen an der Ratte bestätigt, an anderen Tieren jedoch nicht bestätigt werden (Übersicht bei EXTON, 1972; WILLMS, 1970; TEPPERMAN u. TEPPERMAN, 1970). Ferner wurde als Wirkung der freien Fettsäuren im KH-Stoffwechsel ein antagonistischer Effekt auf die insulinstimulierte Glucoseaufnahme am Muskel beobachtet (RANDLE, 1963). Ein direkter Einfluß von Glucocorticoiden auf die Lipogenese in vitro wurde zuerst von BRADY *et al.* (1953) beschrieben. Die Hemmung der Lipogenese in vitro an verschiedenen Systemen wiesen ASHMORE *et al.* (1958) und RENOLD *et al.* (1962) nach. Weitere in vitro-Studien hauptsächlich von RENOLD *et al.* (1960) am Fettgewebe zeigten, daß durch Zugabe von Glucocorticoiden oder von Dexamethason (FAIN *et al.*, 1963) neben einer Hemmung der Glucoseoxydation gleichzeitig auch eine Hemmung der Lipogenese und der Proteinsynthese stattfand. Es wird angenommen, daß das erhöhte Auftreten freier Fettsäuren auf eine verminderte Reesterifizierung in der Leber durch Mangel an Glycerophosphat zurückzuführen ist und nicht auf eine Beeinflussung der Lipolyse (JEANRENAUD, 1967).

Ob und inwieweit alle diese, hauptsächlich in Tierversuchen mit z.T. unphysiologisch hohen Corticoiddosen statuierten Mechanismen auf den menschlichen Organismus übertragbar sind, erscheint fraglich. Auch der sog. permissive Effekt der Corticoide gegenüber anderen Hormonen, wie Adrenalin und Glucagon, unter Beteiligung von cyclischem AMP, wurde bisher im wesentlichen in Tierversuchen nachgewiesen (SAYER, 1950; EXTON, JEFFERSON *et al.*, 1966; FRIEDMAN, EXTON *et al.*, 1967; SCHAEFFER, CHENOWETH *et al.*, 1969). Der permissive Effekt der Glucocorticoide scheint darin zu bestehen, daß Adrenalin und Glucagon nur in Gegenwart von physiologischen Corticoid-Konzentrationen ihre Stoffwechselwirkung auf die Glykogenolyse in Muskel und Leber und auf die Lipolyse in Muskel und Fettgewebe entfalten (s. entspr. Kapitel). Eine ausführliche Diskussion und Darstellung der unterschiedlichen Wirkungsmechanismen findet sich bei Exton (1972) und Thompson und Lippmann (1974).

Einen Einblick in die Wirkung der Glucocorticoide auf den Organismus bieten die Beobachtungen des Kohlenhydratstoffwechsels bei der Nebennierenrindeninsuffizienz, beim Cushing-Syndrom und nach exogener Zufuhr von Steroiden.

Nebennierenrindeninsuffizienz und Kohlenhydratstoffwechsel

Bereits 1908 wurde von Bierry und Malliozel das Auftreten von Hypoglykämien nach Adrenalektomie bei Hunden beschrieben. Long et al. (1940) konnten zeigen, daß eine Adrenalektomie bei Ratten zur Hypoglykämie führt und daß durch Gabe von Nebennierenrindenextrakten eine starke Glykogenspeicherung in der Leber hervorgerufen wird und die Hypoglykämie aufgehoben werden kann. Ingle und Thorn (1941) konnten in ähnlichen Versuchen nachweisen, daß die Produktion von Glucose größer war als aus dem Eiweißkatabolismus anhand der ausgeschiedenen Stickstoffmenge berechnet werden konnte. Sie schlossen daher auf eine Hemmung der peripheren Glucoseutilisation. Demgegenüber hielten de Bode und Altszuler (1958) die Utilisationshemmung für einen relativ kleinen physiologischen Effekt (zusammenf. Darstell. Conn u. Fajans, 1956; Thorn et al., 1959; Beck u. McGarry, 1962; Cope, 1964; Jeanrenaud u. Renolds, 1969).

Patienten mit einer NNR-Insuffizienz neigen zu hypoglykämischen Krisen (Maranon, 1949) und vermehrter Insulinempfindlichkeit (Fraser, Albright u. Smith, 1941). Sie scheinen darüber hinaus empfindlicher gegenüber der diabetogenen Wirkung des Cortisols zu sein (zit. nach Bastenie, 1971). Sie können schlecht hungern und neigen besonders unter einer Kost mit niedrigem Kohlenhydratstoffanteil zu Hypoglykämie-Symptomen, auch wenn der Blutzuckerspiegel noch nicht deutlich erniedrigt ist. Es besteht eine intensivere sekundäre Hypoglykämie nach oraler oder intravenöser Glucosezufuhr. Daneben sind Nüchtern-RQ und Harnstickstoffausscheidung im Hunger erniedrigt (Conn u. Fajans, 1956). Spätere Untersuchungen durch Fajans (1961) und Fajans, Schneider, Schteingart und Conn (1961) an adrenalektomierten nicht fastenden Patienten ließen jedoch unter Insulin bzw. Tolbutamid keine wesentlich abweichende Reaktion des Blutzuckers gegenüber Normalpersonen erkennen. Die Autoren kamen zu dem Schluß, daß die verminderte Nahrungsaufnahme bei Patienten mit unbehandelter NNR-Insuffizienz für die gesteigerte Insulinempfindlichkeit und die Hypoglykämie verantwortlich sei. Diese Befunde unterstützen die Interpretation von Long et al. (1940), daß die Abnahme der Neoglucogenese im Tierexperiment nach Adrenalektomie der primäre Defekt sei. Durch Zufuhr von Hydrocortison und Cortison können die beschriebenen Wirkungen der NNR-Insuffizienz auf den Kohlenhydratstoffwechsel wieder normalisiert werden. Unter Substitution wird der Blutzucker auch bei längerem Hunger stabil, die Glucosetoleranz normal, die Insulinsensibilität nimmt ab, die Hypoglykämiesymptome bei normalen Blutzuckerwerten schwinden. Die Stickstoffausscheidung im Hunger steigt an, der Ruhe-RQ fällt ab. Unter unphysiologisch hohen Dosen von Cortison (100 mg/24 Std) werden jedoch mitunter pathologische Glucosetoleranzkurven beobachtet (Hoet, 1951; Thorn et al., 1940, 1949; Sprague et al., 1948, 1949, 1951; Perera et al., 1949; Conn u. Fajans, 1956 [zusammenf. Darstell.]; Cope 1965 [zusammenf. Darstell.]).

Kommt es bei Patienten mit einem Diabetes mellitus zum Auftreten einer primären Nebennierenrindeninsuffizienz, wie es zuerst von SCHMIDT (1926) und später von WEBSTER und JUST (1957) und SOLOMON et al. bei 61 bzw. 113 Fällen beschrieben wurde, so wird in der Regel eine drastische Reduktion des Insulinbedarfs erforderlich. Die Glucosetoleranz wird deutlich gebessert (BICKEL, 1945; CRAMPTON et al., 1949; BAIRD u. MONRO, 1954; STANTON et al., 1959). In der Regel manifestiert sich der Diabetes einige Jahre vor dem Auftreten der NNR-Insuffizienz (BAIRD u. MUNRO, 1954; SOLOMON et al., 1965). Bei der Koincidenz von Diabetes mellitus und dem Auftreten einer primären NNR-Insuffizienz werden autoimmunologische Mechanismen diskutiert. Zufuhr von Cortison oder Hydrocortison verschlechtert die diabetische Stoffwechsellage prompt. Es kommt zu einem starken Anstieg des Blutzuckers, vermehrter Glucosurie, Ketonämie und Ketonurie. Unter einer Substitutionstherapie mit 15—25 mg Hydrocortison bzw. Cortison wird bei Koexistenz von Diabetes mellitus und primärer NNR-Insuffizienz der Diabetes zwar intensiviert, die Einstellung des Diabetes jedoch, obwohl höhere Insulindosen benötigt werden, wegen der fehlenden Hypoglykämieneigung deutlich erleichtert. Die Substitution mit Hydrocortison bzw. Cortison muß wegen der Gefahr der Induktion einer plötzlichen Acidose sorgfältig überwacht werden (BAIRD u. MONRO, 1954). Seltener kommt es zum Auftreten eines Diabetes mellitus bei einer bereits bestehenden primären NNR-Insuffizienz (CRAMPTON, 1949; BASTENIE et al., 1956; BELLENS et al., 1958; THORN, RENOLD u. CAHILL, 1959; GILBERT-DREYFUSS et al., 1961).

Die durchschnittliche Häufigkeit der Koincidenz schwankt zwischen 17—19% (TURKINGTON, LEBOVITZ, 1967; TZAGOURNIS u. HAMWI, 1967). Dagegen fanden BOTTERMANN et al. (1969) unter 19 Patienten mit einem M. Addison nur einen Patienten mit einem manifesten und einen mit einem asymptomatischen Diabetes.

Die Nüchterninsulinspiegel beim unbehandelten Morbus Addison wurden niedrig-normal gefunden, demgegenüber war der ACTH-Spiegel durchschnittlich gegenüber Normalpersonen erhöht. Während der i.v. Glucosebelastung stieg der Insulinspiegel bei gleichzeitiger Substitution deutlicher an als 18—24 Std nach der letzten Cortisolgabe. BOTTERMANN et al. (1969) kommen daher zu dem Schluß, daß die erhöhte Glucosetoleranz bei nicht behandeltem Morbus Addison nicht durch eine Steigerung der Insulinsekretion durch erhöhtes endogenes ACTH, sondern allein durch den Corticosteroidmangel und die dadurch verminderte Gluconeogenese bedingt ist.

Nach dieser Untersuchung dürfte es unwahrscheinlich sein, daß das in relativ physiologischer Menge produzierte ACTH einen wesentlichen Effekt auf die Insulinfreisetzung aus dem Pankreas hat, wie dies in Tierversuchen ermittelt wurde (Lit. s. BOTTERMANN, 1969; KITABCHI et al., 1968). Beiderseitige Adrenalektomie bei Diabetikern bewirkt die gleiche Einsparung von Insulin wie bei Patienten mit einem Diabetes und Morbus Addison (BASTENIE, 1971).

Nebennierenrindenüberfunktion und Kohlenhydratstoffwechsel. Cushing-Syndrom

Das klinische Bild dieses zuerst von CUSHING (1932) beschriebenen Krankheitsbildes wird in seiner wesentlichen Symptomatik von der Überproduktion von Glucocorticoiden aus der NNR und deren Einwirkung auf den Organismus geprägt. So ist für den ausgeprägten Eiweißkatabolismus und die Störungen des Kohlenhydratstoffwechsels die stark gesteigerte Cortisolproduktion verantwortlich. Nach der ersten Beschreibung wurden verschiedene größere Studien von LUKENS *et al.* (1937), PLOTZ *et al.* (1952), COPE und BAKER (1955), SPRAGUE *et al.* (1956), SKILLON und MCCULLAGH (1957), SOFFER *et al.* (1961) veröffentlicht. Die Ursache der gesteigerten Steroidproduktion ist verschieden. Am häufigsten wird eine NNR-Hyperplasie (in 70—80%) gefunden, die durch gesteigerte bzw. kontinuierliche ACTH-Sekretion aus dem Hypophysenvorderlappen oder seltener durch Produktion ACTH-ähnlichen Materials in sog. paraneoplastischen Tumoren (Oat-Cell-Carcinom der Lunge, Thymomen, Pankreascarcinomen u.a.) verursacht ist. Die ACTH-Konzentration im Plasma liegt im oberen Normalbereich oder darüber (CLAYTON, 1958; LIDDLE *et al.*, 1962; BERSON u. YALOW, 1968; BESSER u. LANDON, 1968). Die physiologische Tagesrhythmik der ACTH-Sekretion ist aufgehoben (RETIENE *et al.*, 1964; BESSER u. LANDON, 1968).

Im Gegensatz zum Cushing-Syndrom mit NNR-Hyperplasie werden NNR-Adenome in ca. 15% und NNR-Carcinome in 10% der Fälle gefunden. Hier produzieren die Tumoren Cortisol unabhängig von der hypothalamisch-hypophysären Regulation. Die endogene ACTH-Produktion ist gebremst. Im Plasma ist ACTH nicht nachweisbar. Die Folge ist eine kontralaterale Atrophie der nicht erkrankten Nebenniere (Ausnahme: vorwiegend androgenproduzierende Tumoren) (zusammenf. Darstell. LABHART, 1971).

Unabhängig von der Genese ist beim Cushing-Syndrom die physiologische Tagesrhythmik des Cortisolspiegels im Plasma immer aufgehoben. Allein der Ausfall des nächtlichen Absinkens der Cortisolproduktion führt zu einer Verdopplung der Gesamtcortisolproduktion (RETIENE, 1965). Dies macht verständlich, daß ein Cushing-Syndrom auch bei nicht excessiv gesteigerter Cortisolproduktion und nur mäßig erhöhten Plasmacortisolwerten auftreten kann. Die Cortisolproduktion ist jedoch meist deutlich über die Norm gesteigert. In Abb. 1 sind Cortisol- und Corticosteronsekretionsraten bei verschiedenen Formen des Cushing-Syndroms dargestellt (WINKELMANN *et al.*, 1971; SCHTEINGART *et al.*, 1963).

Eine sichere Korrelation zwischen gesteigerter Steroidproduktion und dem Ausmaß einer Kohlenhydratstoffwechselstörung scheint es jedoch nicht zu geben. Immerhin konnte SOFFER (1961) eine zeitliche Abhängigkeit in der Häufigkeit des Auftretens einer KH-Stoffwechselstörung vom Beginn der Erkrankung bis

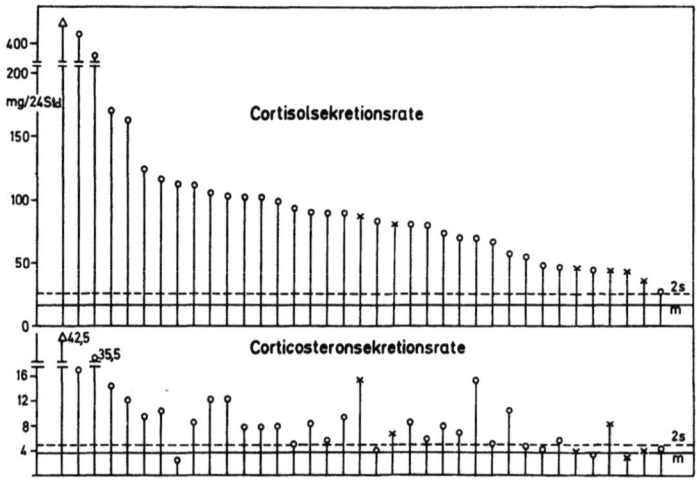

Abb. 1. Cortisol- und Corticosteron-Sekretionsraten beim Cushing-Syndrom (WINKELMANN *et al.*, 1973) (o NNR-Hyperplasie, × NNR-Adenom, △ NNR-Ca).

zum Zeitpunkt der Aufnahme in die Klinik feststellen. Bei Beginn der Erkrankung war bei 4%, bei der Aufnahme in die Klinik bei 84% der Patienten mit einem Cushing-Syndrom eine Störung der Kohlenhydrattoleranz nachweisbar. Der Nüchtern-Blutzucker ist in ca. 10—30% der Fälle erhöht (HENNEMANN u. BUNKER, 1957; SOFFER, THORN et al., 1957) und schwankt zwischen 130—200 mg-% (SOFFER et al., 1961; BASTENIE, 1971). Eine Glucosurie wird in ca. 20—38% der Fälle beobachtet (PLOTZ et al., 1952; THORN et al., 1957; SOFFER et al., 1961). Der Glucosetoleranztest ist am häufigsten, und zwar durchschnittlich in 70—80% der Fälle gestört. Die Angaben in der Literatur sind z.T. verschieden. Während LUKENS et al. (1937) und SKILLERN und MCCULLAGH (1957) eine gestörte Glucosetoleranz in 49 und 62% finden, geben PLOTZ et al. (1952) 94%, COPE und BAKER (1955) 83%, SPRAGUE et al. (1956) 85%, SOFFER et al. (1961) 84%, THORN et al. (1957) 81% an. In unserem Krankengut war die Glucosetoleranz in 72% der Fälle gestört. Ein manifester Steroiddiabetes wurde demgegenüber nur in ca. 20—24% der Fälle mit einer Schwankung zwischen 11—37% von den verschiedenen Autoren beobachtet. Das entspricht der Häufigkeit, auf die die Anlage zum Diabetes mellitus in der westlichen Welt geschätzt wird (LABHART, 1971), und würde bedeuten, daß ein manifester Diabetes nur bei einer entsprechenden Prädisposition auftritt.

Wie bereits bei der Besprechung der NNR-Insuffizienz erwähnt wurde, ist nicht anzunehmen, daß der bei Hyperfunktions-Cushing mit NNR-Hyperplasie erhöhte ACTH-Spiegel eine direkte Wirkung auf die Insulinsekretion ausübt (BOTTERMANN, 1969; KITABCHI et al., 1968). Daß der wesentliche Faktor bei der Störung des Kohlenhydratstoffwechsels das Cortisol bzw. die Glucocorticoide sind, beweisen Untersuchungen, bei denen mit Metopiron die endogene Cortisolproduktion unterdrückt wurde. Durch Zufuhr von Metopiron (Amphenon B, einem 11β-Hydroxylasehemmer) läßt sich die Cortisolsynthese dosisabhängig zumindest teilweise blockieren. Ein Steroiddiabetes kann so dramatisch gebessert werden (THORN et al., 1957; zit. nach COPE, 1964). In Abb. 2 ist das Verhalten des Kohlenhydratstoffwechsels bei einer Patientin mit einem ausgeprägten Steroiddiabetes bei einem Cushing-Syndrom mit NNR-Hyperplasie dargestellt. Unter peroraler Gabe von 3000 mg Metopiron (750 mg 4 × tägl.) kam es zu einem Schwinden der Glucosurie, die vorher 50—70 g/24 Std betragen hatte. Die Insulindosis mußte von 44 auf 36 i.E. Depot-Insulin reduziert werden. Nach dem Absetzen des Metopirons stieg die Harnzuckerausscheidung wieder auf die vorherige Höhe an. Nach durchgeführter Nebennierenrindenresektion schwand der Steroiddiabetes völlig (ZIMMERMANN, 1964).

Auch bei Normalpersonen läßt sich durch Verabreichung von Metopiron während eines peroralen Glucosetoleranztestes eine Senkung des maximalen Blutzuckeranstiegs und entsprechend eine verminderte Insulinausschüttung erzielen, wie KITABCHI et al. (1968) nachweisen konnten. Diese Befunde sprechen eindeutig für die Rolle des Cortisols bei der Genese des Steroiddiabetes.

Der Steroiddiabetes unterscheidet sich in einigen Eigentümlichkeiten vom genuinen Diabetes mellitus. Der Nüchternblutzucker ist meist mäßig erhöht. Es besteht eine relative Unempfindlichkeit gegenüber exogen zugeführtem Insulin. In der Regel wird nur selten Insulin zur Einstellung benötigt (OBERDISSE, 1961).

Die Neigung zu Acidose und Ketonurie ist gering. Der Lactat- und Pyruvatspiegel ist erhöht und steigt nach Glucosezufuhr excessiv an (HILLS et al., 1952; FRAWLEY, 1955; HENNEMANN u. BUNKER, 1957; HENNES et al., 1957).

Ein weiteres Charakteristicum ist die negative Stickstoffbilanz, die beim Hypercortisolismus bzw. bei Steroiddiabetes gefunden wird. Sie ist häufig bereits lange vor dem Eintreten der Kohlenhydratstoffwechselstörung vorhanden.

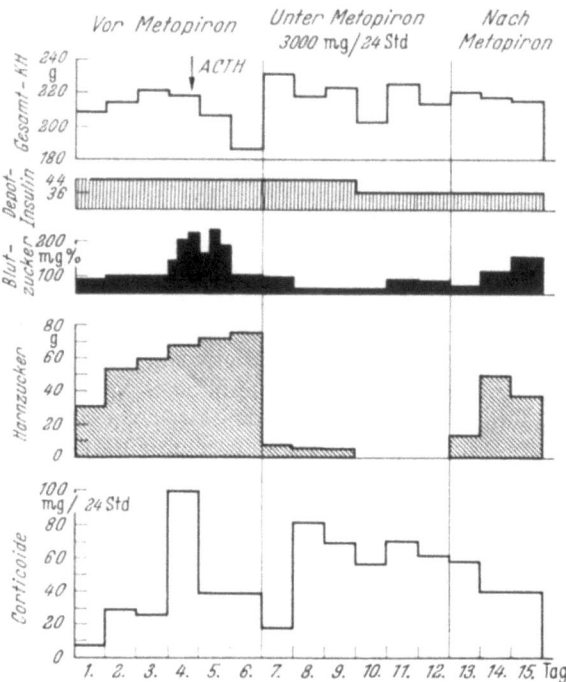

Abb. 2. Darstellung der Kohlenhydratbilanz

Die typische Osteoporose, wie sie beim Cushing-Syndrom und beim iatrogenen Steroiddiabetes gefunden wird, ist beim Diabetes mellitus nicht vorhanden. Sie ist auf den Eiweißkatabolismus zurückzuführen und ebenso wie die abnorme Fettverteilung nur beim Steroiddiabetes zu finden.

Untersuchungen über die Insulin-like activity im Plasma bei Patienten mit Cushing-Syndrom wurden von SCHWARZ et al. (1962) durchgeführt. Sie fanden erhöhte Nüchternspiegel, die nach Glucosebelastung excessiv anstiegen. Einen erhöhten Insulinspiegel bei Patienten mit einem Cushing-Syndrom fanden ferner KLINK et al. (1964). Demgegenüber kamen MODIGLIANI et al. (1970) zu unterschiedlichen Ergebnissen. Von 15 Cushing-Patienten hatten 12 eine gestörte Glucosetoleranz, 2 eine leichte Störung, nur 1 Patient zeigte keine Störung des KH-Stoffwechsels. Nur bei 5 von diesen Patienten war unter Glucosebelastung eine statistisch signifikante Erhöhung des radioimmunologisch bestimmten Insulin im Plasma vorhanden. Bei 9 Patienten lag die Insulinkonzentration innerhalb normaler Grenzen, obwohl die Glucosetoleranz gestört war. Durch Arginin-Infusionen konnte bei diesen 9 Patienten ein normaler Insulinanstieg gefunden werden. Nur ein Patient wies unter den Belastungen einen subnormalen Insulinanstieg auf.

Das Verhalten des Insulinspiegels beim Cushing-Syndrom basal und unter Belastung ist uneinheitlich. Die Störung der Glucosetoleranz dürfte Folge der gesteigerten Cortisolproduktion mit gesteigerter Neoglucogenese ebenso wie einer Verminderung der Insulinwirkung auf die periphere Glucoseutilisation sein (ASHMORE u. MORGAN, 1967; MUNK, 1971).

Ein manifester Steroiddiabetes entwickelt sich immer dann, wenn die gesteigerte Neoglucogenese und die periphere steroid-induzierte Hemmung des Glucosestoffwechsels durch eine gesteigerte Insulinproduktion nicht mehr aufgefangen werden kann, oder eine diabetische Anlage mit Insuffizienz des β-Zellapparates, der eine kompensatorische Insulinproduktion unmöglich macht, vorhanden ist.

Auch die exogene Zufuhr von Glucocorticoiden bewirkt ein Ansteigen des immunreaktiven Insulins im Plasma (PERLEY u. KIPNIS, 1966); dabei zeigen Diabetiker ein bedeutend geringeres Ansprechen. RUBENSTEIN et al. (1968), CHANCE und ELLIS (1969), KINASH und HAIST (1954) sowie OSHAWA et al. (1967) nahmen aufgrund von histologischen Untersuchungen am Rattenpankreas eine direkte Stimulierbarkeit der Insulinsekretion an. Demgegenüber vertreten KITABASHI et al. (1968) die Auffassung, daß über eine Steroid-induzierte gesteigerte Glucoseresorption bzw. vermehrte Ausschüttung von intestinalen Hormonen ein verstärkter Effekt auf die Insulinsekretion ausgeübt wird.

Ebenso könnte eine unter Glucocorticoiden und beim Cushing-Syndrom gesteigerte Glucagonausschüttung für die diabetogene Wirkung der Corticoide eine Rolle spielen, wie neuerdings von WISE et al. (1973) beobachtet wurde.

Der leichten Erhöhung des ACTH-Spiegels im Plasma bei Patienten mit einem Hyperfunktions-Cushing dürfte ebenso wie bei der NNR-Insuffizienz keine Bedeutung in bezug auf die Insulinausschüttung zukommen.

Synthetische Steroide und Kohlenhydratstoffwechsel

Die unerwünschten Nebenwirkungen des Cortisols und Cortisons, besonders auf den Mineralstoffwechsel, gaben Veranlassung, für die Therapie Glucocorticoide mit gesteigerter entzündungshemmender und reduzierter Mineralocorticoidwirkung zu entwickeln. So konnte die entzündungshemmende Wirkung gegenüber Cortison durch Einführung einer Doppelbindung in Ring A an C1-C2 beim Cortison bzw. Hydrocortison in den entsprechenden Verbindungen Prednison-Prednisolon auf das 4- bis 5fache gesteigert und die Mineralocorticoidwirkung erheblich abgeschwächt werden. Weitere Veränderungen des Moleküls durch Einführung einer 6α-Methylgruppe, 6α- bzw. 9α-Fluorierung und gleichzeitige Einführung einer 16α-Hydroxyl- bzw. 16- oder 16β-Methylgruppe führten zu Verbindungen mit praktisch aufgehobener Mineralocorticoidwirkung und bis zu 24- bis 30fach gesteigerter entzündungshemmender Wirkung. Die diabetogene Wirkung bzw. neoglucogenetische Aktivität ist an das Vorhandensein einer Hydroxyl- bzw. Ketogruppe am C11-Kohlenstoffatom gebunden und wird durch das Vorhandensein einer 16α-Hydroxylgruppe verstärkt. Gegenüber dem Cortisol unterscheiden sich die synthetischen Steroide auch durch eine unterschiedliche Halbwertszeit (STAIB u. HÜBNER, 1965). Die Halogen- oder Methylsubstitution stabilisiert die wirksame 11β-Hydroxylgruppe gegenüber der Dehydrierung zur 11-Ketogruppe und verzögert so den Abbau. Ferner ist die Bindung an Plasmaproteine, insbesondere an Transcortin, unterschiedlich (WESTPHAL, 1970). Betrachtet man die gluconeogenetische Wirkung der verschiedenen Steroide, so kann man feststellen, daß die synthetischen Steroide mit längerer Halbwertszeit eine verstärkte neoglucogenetische Wirkung ausüben, jedoch besteht keine sichere Parallelität.

Die in Tierversuchen ermittelte neoglucogenetische Aktivität der verschiedenen natürlichen und auch synthetischen Glucocorticoide ist nicht ohne weiteres auf den Menschen übertragbar. Es bestehen beträchtliche Species-Differenzen. Nach der Literatur ist die Empfindlichkeit in abnehmender Reihenfolge gegenüber zugeführtem Cortison am größten beim Kaninchen, dann folgen Meerschweinchen und Ratten, relativ unempfindlich sind Hunde (ABELOVE u. PASCHKIS, 1954). Eine einmalige hohe Glucocorticoidgabe wird von Ratten, Kaninchen, Meerschweinchen und Katzen mit einer deutlichen Hyperglykämie beantwortet, während diese bei Hunden, Affen und Küken ausbleibt. Diese unterschiedliche Reaktion soll nach Azuma und Eisenstein (1964) auf die verschiedene Effectivität der zugeführten Glucocorticoide einmal mehr auf die Neoglucogenese, zum anderen mehr auf die periphere Glucoseutilisation zurückzuführen sein. Außerdem spielen noch die Fütterungsbedingungen eine große Rolle. Die Entwicklung eines zumindest passageren Steroiddiabetes mit Hyperglykämie und Glucosurie im Tierexperiment wird durch eine Schädigung des Pankreas durch partielle Pankreatektomie, Pankreatektomie oder Alloxanbehandlung gefördert (zusammenf. Darstell. s. Bellens u. Bastenie, 1969).

Mit gewissen Einschränkungen muß sowohl aus den tierexperimentellen Untersuchungen als auch aus den klinischen Beobachtungen, die in großer Zahl vorliegen, gefolgert werden, daß die diabetogene Wirkung der verschiedenen in der Therapie angewandten Glucocorticoide im wesentlichen ihrer entzündungshemmenden Wirkung parallel geht (Oberdisse, 1961; Begemann u. Kaboth, 1967).

In den nachfolgenden Tabellen 2 und 3 sind Näherungswerte für die entzündungshemmende und die diabetogene Wirkungs-Dosis der verschiedenen Steroide dargestellt (Conn u. Fajans, 1956; Begemann u. Kaboth, 1967).

Aus dieser Zusammenstellung ist ersichtlich, daß der diabetogene Effekt mit der Zahl der Fluor- und Methylsubstituenten zunimmt (Frawley, 1955, 1959; Kaiser, 1971). Demgegenüber konnten Fiegel und Kuwka (1969) in einer ausgedehnten Untersuchungsreihe mit einem modifizierten Corticoid-Glucose-Toleranztest für die Dosisäquivalenz in bezug auf die entzündungshemmende Wirkung verschiedener Steroide andere Resultate gewinnen. Sie fanden eine deutlich geringere diabetogene Wirkung von Betamethason, Paramethason und Fluorprednisolon gegenüber Prednison, Prednisolon, 6-Methylenprednisolon, Dexamethason und Triamcinolon sowohl an gesunden Versuchspersonen als auch an Patienten mit einem nicht näher klassifizierten Diabetes. Diese Untersuchungen lassen sich jedoch kaum verallgemeinern.

Tabelle 2. Äquivalenztabelle

	Struktur	Halb-werts-zeit	Äqui-valenz-dosen	Cushing-Schwellen-dosis	Durch-schnittliche Erhaltungs-dosis
		min	mg	mg/Tag	mg/Tag
Cortisol		110	20	40	
Cortison			25	50	25 —37,5
Prednison	$\Delta 1$	200	5	10	7,5—12,5
Prednisolon	$\Delta 1$		5	10	7,5—12,5
6-Methyl-prednisolon	$\Delta 1; 6\alpha\text{-CH}_3$		4	8	6 —12
Triamcinolon	$\Delta 1; 9\alpha\text{-F}; 16\alpha\text{-OH}$	300	4	8	6 — 8
Paramethason	$\Delta 1; 6\alpha\text{-F}; 16\alpha\text{-CH}_3$		2	4—6	2 — 6
Dexamethason	$\Delta 1; 9\alpha\text{-F}; 16\alpha\text{-CH}_3$	200	0,75	2	
Betamethason 9-Fluor-Hydrocortison	$\Delta 1; 9\alpha\text{-F}; 16\alpha\text{-CH}_3$		0,75	2	1,0— 1,5
16-Methylen-Prednisolon	$\Delta 1; 16=\text{CH}_2$	160	6	18—24	12 —15
Fluocortolon	$\Delta 1; 6\alpha\text{-F}; 16\alpha\text{-CH}_3$	90	5	10—15	7,5—12,5

Tabelle 3

Steroid	Entzündungs-hemmung	Wirkung auf KH-Stoffwechsel
Cortison	1,0	1,0
Cortisol	1,0— 1,25	1,25
Prednison (1-Dehydrocortison)	3 — 5	3— 5
Prednisolon (1-Dehydrocortisol)	3 — 5	3— 5
6α-Methylprednisolon	3 — 5	3— 5
16-Methylprednisolon	3 — 4	2— 4
Triamcinolon (9α-Fluor-16α-Hydroxyprednisolon)	3 — 5	3— 5
Dexamethason (9α-Fluor-16α-Methylprednisolon)	25 —30	10—20
Betamethason (9α-Fluor-16α-Methylprednisolon)	25 —30	10—20
Paramethason (6α-Fluor-16α-Methylprednisolon)	15 —20	5—10

Das Auftreten eines Steroiddiabetes unter Therapie mit natürlichen und synthetischen Steroiden ist ebenso wie beim Cushing-Syndrom von verschiedenen individuellen Faktoren, insbesondere von einer Diabetesbelastung abhängig. In der Literatur liegen zahlreiche Angaben über das Eintreten von Glucosetoleranzstörungen vor, die von einer einfachen Glucosurie und Hyperglykämie bis zur Manifestation eines Steroiddiabetes unter einer Glucocorticoidtherapie reichen. Da bei unterschiedlichen Krankheitsbildern differente Steroide in unterschiedlicher Dosierung über verschieden lange Zeit von den einzelnen Untersuchern verwandt und unterschiedliche Kriterien für die Diagnose Steroiddiabetes benutzt wurden, ist eine einheitliche Aussage nur unter Vorbehalt möglich. Faßt man die Arbeiten, die sich mit der Therapie mit Cortison und synthetischen Glucocorticoiden befassen, zusammen, so ist aus den Mitteilungen von HENCH et al. (1954), CONN und FAJANS (1956), BOLAND (1956), BOCK (1962), BOCK (1965), CRIEP (1959), COPE (1965), ILLIG (1965), SAUER und RAUSCH-STROOMANN (1964), SCHUBERT und SCHULTE (1963), FIEGEL et al. (1965), FIEGEL und KELLING (1959), BEGEMANN und KABOTH (1967), COLUCCI und DE LUCA (1968) u.a. zu ersehen, daß das Auftreten eines Steroiddiabetes bzw. die Störung der KH-Toleranz von folgenden Faktoren abhängig ist:
1. von der diabetogenen Belastung,
2. vom Lebensalter des Patienten,
3. vom Funktionszustand der Leber,
4. von der Art und Dosis des angewandten Steroids,
5. von der Dauer der Behandlung.
In der Regel ist das Auftreten eines Steroiddiabetes bei Patienten ohne Diabetesbelastung und ohne Lebererkrankung bei einer Corticoidbehandlung, die unterhalb der Cushingschwellendosis liegt, kaum zu beobachten. Gaben von 10—20 mg Prednison täglich bzw. äquivalenten Dosen eines anderen Steroids führen nur in ca. 1—2% zu einer diabetischen Stoffwechsellage, auch wenn die Behandlung über längere Zeit erfolgt. Demgegenüber nimmt die Häufigkeit auch bei kurzfristiger Behandlung mit Dosen von 30—50 Prednisolonäquivalenten bis auf 9% zu. Erhöhung der täglichen Dosis auf Gaben von 50 und 100 Prednisolonäquivalenten können das Auftreten eines Steroiddiabetes auf 30—40% erhöhen (SCHUBERT u. SCHULTE, 1963; s. auch BASTENIE, 1971).
Auf das erhöhte Auftreten eines Diabetes unter Glucocorticoidtherapie bei Lebererkrankungen, und zwar sowohl bei Hepatitiden und Cirrhosen, wurde von BOCK (1962), CREUTZFELDT und KÜHN (1959), SIEDE und KLAMP (1960),

Tabelle 4

Corticoidtherapie	mg/Tag	Steroid-Diabetes in % der Fälle
Verschiedene	kleine Dosen	1—2% bei Erkrankungen ohne Diabetes und Hepatitis
Cortison	100	1—9% chronische Polyarthritis
Prednison	30—50	
Prednison in 5 Tagen	350	17—28% chronische Hepatitis und Cirrhosen
Prednisolon	20—40	
Dexamethason		36%
Prednison in 5 Tagen	105	3%
	110—200	10% Virus-Hepatitis
	200—300	37%
	500	100%
Prednison	5—30	20—90% Diabetes-Verschlechterung
Prednisolon		

Takac et al. (1965), Schubert und Schulte (1963), Pabst et al. (1967) berichtet. In einer Untersuchung von Bock (1962) wurde beobachtet, daß bei ca. 50% der Patienten, bei denen ein Steroiddiabetes auftrat, eine Leberschädigung vorhanden war.

Möglicherweise führt hierbei eine verzögerte Reduktion des Steroids bei der ersten Abbaustufe in der Leber und die verminderte Glucuronidbildung zu einer verlängerten Halbwertszeit und so zu einer stärkeren glucogenetischen Wirkung des verwandten Steroids.

In Tabelle 4 sind die aus der Literatur (s. oben) zusammengefaßten Befunde über das Auftreten eines Steroiddiabetes unter verschiedener Dosierung von Glucocorticoiden summarisch zusammengefaßt.

Dem Lebensalter kommt nach den Untersuchungen von Zicha et al. (1966) eine besondere Bedeutung bei der Entwicklung einer gestörten Glucosetoleranz unter Corticoidtherapie zu. Im Alter von 30 Jahren wird bei 14%, bis zum 40. Lebensjahr bei 36% und jenseits des 70. Lebensjahres in 87,5% ein pathologischer Cortison-Glucosetoleranztest beobachtet. Ein ebenso gravierender Faktor ist das Körpergewicht (s. Kapitel Adipositas und Diabetes).

Für das Eintreten einer permanenten Glucosetoleranzstörung bzw. eines Steroiddiabetes scheint die Applikationsform, ob kontinuierlich, circadian oder alternierend, von geringer Bedeutung zu sein als die Therapiedauer und die familiäre Diabetesbelastung (v.d. Nahmer u. Siedeck, 1972).

Ein iatrogener Steroiddiabetes ist immer ein passageres Ereignis und schwindet nach Absetzen der Glucocorticoidtherapie. Manifestiert sich ein Diabetes unter einer Therapie mit Corticosteroiden, so muß angenommen werden, daß der Patient Träger einer diabetischen Anlage ist bzw. ein bereits bestehender latenter Diabetes sich manifestiert hat (Oberdisse, 1962; Begemann u. Kaboth, 1967) bzw. eine Leberfunktionsstörung vorliegt (Creutzfeldt). Die häufig zu beobachtende Glucosurie ohne Erhöhung des Blutzuckers ist möglicherweise Folge einer Erniedrigung der Nierenschwelle für Glucose (Lit. s. Schubert u. Schulte, 1963).

Die Störung der Glucosetoleranz unter Corticoidbelastung sowie das Auftreten einer Hyperglykämie und Glucosurie unter Corticoidtherapie zeigt, daß die gesteigerte Produktion von Insulin zur Kompensation nicht mehr ausreicht. Ein persistierender Diabetes nach Absetzen der Steroidtherapie ist kein Steroiddiabetes, sondern ein manifestierter latenter Diabetes, möglicherweise durch Erschöpfung des Inselzellsystems (PFEIFFER, 1966; PERLEY u. KIPNIS, 1966; RUBENSTEIN et al., 1968).

Der Steroiddiabetes ist in der Regel leicht, er kann oft allein durch diätetische Maßnahmen, orale Antidiabetica oder mit Insulin eingestellt werden. Ein bereits bestehender Diabetes, der sich unter Glucocorticoidtherapie verschlechtert, stellt keine Kontraindikation gegen eine notwendige Steroidbehandlung dar. Er ist durch eine Erhöhung der Insulindosis zu kompensieren (OBERDISSE, 1961; BEGEMANN u. KABOTH, 1967; SCHUBERT u. SCHULTE, 1963; PETRIDES et al., 1972).

Corticoidglucosetoleranztest

Die diabetogene Wirkung des Cortisons und seiner synthetischen Analogen wurde zuerst von FAJANS und CONN (1954, 1959) benutzt, um mit einem standardisierten Cortison-Glucosetoleranztest (orale Gabe von 2×50 mg Cortison $1/2$ und 2 Std vor Gabe von 100 g Glucose per os) latenten und nicht latenten Diabetes besser unterscheiden zu können. Sie fanden, daß 4% gesunder, nicht diabetisch belasteter Personen eine gestörte Glucosetoleranz unter Cortison aufwiesen, demgegenüber bei einem Kollektiv von hereditär belasteten Personen, bei denen die einfache orale Glucosebelastung (oGTT) stets normal war, die Glucosetoleranz unter dem oralen Cortison-Glucosetoleranztest (coGTT) bei ca. 25% gestört war. Nach einer 7jährigen Beobachtungszeit konnte bei 57 Probanden (aus einer Gruppe von 128 hereditär diabetisch belasteten Personen), bei denen anfänglich ein pathologischer Ausfall des coGTT vorhanden war, bei 26% die Entwicklung eines manifesten Diabetes und bei weiteren 3% eines wahrscheinlichen Diabetes festgestellt werden (CONN u. FAJANS, 1961). In der nicht familiär belasteten Gruppe war demgegenüber nur bei 2 von 71 Personen (ca. 3%) mit anfangs normaler coGTT die Manifestation eines Diabetes zu erkennen.

Bei einer Gruppe von adipösen Diabetikern, die nach Gewichtsreduktion einen normalen Ausfall des oGTT aufwiesen, konnte unter einem coGTT bei 87% ein immer noch bestehender latenter Diabetes bzw. ein pathologischer Ausfall gefunden werden (FAJANS u. CONN, 1961).

Verschiedene andere Untersucher konnten die von CONN und FAJANS (1954, 1959, 1961) erhobenen Befunde insoweit bestätigen, als sie gleichfalls eine größere Anzahl von positiven Resultaten im coGTT bei hereditär diabetesbelasteten Personen fanden (LAMBERT et al., 1961; SANDERS, 1961; OBERDISSE, 1962; POTE u. POUCHER, 1962).

Im Gegensatz zu FAJANS und CONN (1954, 1959) fanden verschiedene Autoren in einem höheren Prozentsatz bei Personen ohne familiäre Diabetesbelastung einen positiven Ausfall des coGTT (WEST, 1957; JACKSON, 1961; SANDERS, 1961).

Ebenso wie der intravenöse und der orale Glucosetoleranztest wird der coGTT auch in seinen Modifikationen in seinem Ergebnis, und zwar sowohl bei den erblich belasteten als auch bei Normalpersonen, vom Alter der Probanden beeinflußt (WEST, 1957; JACKSON, 1961; SANDERS, 1961; ZICHA et al., 1966; BERTRAND u. GILBERT, 1960; WACHENBERG et al., 1961; ZICHA u. KITTENBERG, 1966; POZEFSKY et al., 1965; STREETEN et al., 1965).

Die bei modifizierten Corticoid-Glucosetoleranztests verwendeten Steroide lassen auch bei äquivalenter entzündungshemmender Dosierung unterschiedliche Wirkungen auf die Glucosetoleranz erkennen (ZICHA et al., 1966; ZICHA u. KITTENBERG, 1966; ZICHA u. FEIG, 1967; FIEGEL u. KIKWA, 1969) (s.o.). Ebenso bestehen Differenzen zwischen intravenöser und oraler Glucosetoleranzbestimmung bei entsprechend dosiert verwandten synthetischen Corticoiden.

Modifikationen des unterschiedlich angewandten Glucocorticoid-Glucosetoleranztestes werden bei Czyczyk (1971), Zicha et al. (1966) diskutiert.

Ebenso wie bei hereditär belasteten Personen konnte bei Frauen, die in der Schwangerschaft einen passageren Diabetes entwickelten, sowie bei Müttern übergewichtiger Neugeborener häufiger ein pathologischer Ausfall des coGTT gefunden werden als bei entsprechenden Normalpersonen (Oberdisse et al., 1962; Auinger et al., 1965). Kalkhoff et al. (1968) konnten unter gleichzeitiger Bestimmung des IRI unter einem kombinierten Prednison-Glucosetoleranztest zeigen, daß in 44% eine gestörte Glucosetoleranz vorhanden war, obwohl der einfache oGTT normal ausgefallen war. Dabei konnte allenfalls ein leichter subnormaler Anstieg des Insulins in der frühen Phase der Insulinausschüttung (30 min) im Vergleich zum erhöhten Glucoseanstieg im coGTT gegenüber Normalpersonen gefunden werden. Das Verhalten des immunoreaktiven Insulins unter einem Cortison-Glucosetoleranztest, wie es von verschiedenen Autoren gefunden wurde, steht in keiner korrelierten Beziehung zum Verhalten der Blutglucose. Erhöhte Insulinwerte wurden von Berger et al. (1966) und Perley und Kipnis (1966) unter einem pathologischen coGTT bzw. unter Dexamethason gefunden. McKiddie et al. (1968) konnten an einer Gruppe von langfristig corticoidbehandelten im Vergleich zu nicht corticoidbehandelten Rheumatikern im Durchschnitt einen erhöhten Insulin- und Glucoseanstieg unter einem coGTT gegenüber dem Verhalten unter einem einfachen oGTT feststellen. Die Patienten mit einem pathologischen coGTT zeigten einen höheren Blutzucker- und einen niedrigeren Plasmainsulin-Anstieg als diejenigen Patienten, bei denen der coGTT normal war.

Ryan et al. (1971) konnten gleichfalls unter einem modifizierten Prednison-Glucosetoleranztest ein unterschiedliches Verhalten der Serum-IRI-Werte und der Blutglucose finden. Ein pathologischer Ausfall der Glucosetoleranz unter Prednison wurde sowohl bei Patienten mit einem erhöhten als auch bei Patienten mit einem relativ niedrigen Anstieg der Serum-IRI-Werte gefunden. Sie schlossen aus ihren Untersuchungen, daß keine einfache Beziehung zwischen einem erniedrigten IRI-Anstieg und erhöhten Blutzuckerspiegel besteht, wie sie auch am Beispiel einer gestörten Glucosetoleranz bei gesteigerter Insulinausschüttung zeigen konnten.

Das Verhalten der Glucosetoleranz und des immunoreaktiven Insulins unter einer coGTT dürfte ebenso wie unter einem normalen oGTT von der Genese der Kohlenhydratstoffwechselstörung abhängen; der durchschnittlich erhöhte Blutzuckeranstieg bei durchschnittlich erhöhten Insulinwerten macht deutlich, daß durch die Corticoidzufuhr offenbar eine erhöhte Insulinresistenz in der Peripherie beim Cortison-Glucosetoleranztest ein zusätzlicher Belastungseffekt ist.

Das unterschiedliche Verhalten des Seruminsulins unter einem coGTT dürfte stark von individuellen Faktoren, wie sie bei den verschiedenen Formen des Diabetes mellitus und den Glucosetoleranzstörungen beim Alters- und Übergewichtigen-Diabetes vorliegen, beeinflußt werden (Pfeiffer, 1972; Melani, 1968).

Der Corticoid-Glucosetoleranztest unter standardisierten Bedingungen (Vorernährung, Art und Applikationsform des verwandten Glucocorticoids, Normierung der Blutglucosebestimmung usw.) hat seine Bedeutung in der höheren Rate von pathologischen Testergebnissen bei familiär stark diabetisch belasteten Personen. Gegenüber den verschiedenen oralen und intravenösen Glucosebelastungsproben kann jedoch der Ausfall des coGTT auch bei nicht Belasteten erhöht sein.

Zusammenfassend kann gesagt werden, daß die Erkennung eines potentiellen Diabetes durch den coGtt nicht möglich ist. Seine Anwendung ist heute vorwiegend auf wissenschaftliche Fragestellungen beschränkt (Froesch, 1971).

Glucocorticoide und Diabetes mellitus

Seit den Mitteilungen von RUSSI et al. (1945), die ebenso wie BECKER (1952) und BECKER et al. (1954) ein vermehrtes Auftreten von Nebennierenrindenadenomen bei Diabetikern und Diabetikern mit Nephropathien finden konnten, wurden verschiedene Untersuchungen über die Nebennierenrindenfunktion bei Diabetikern durchgeführt. Eine normale Ausscheidung von 17-Hydroxysteroiden (JAKOB, 1958; MAENGWYN-DAVIES et al., 1956; MORTIMORE et al., 1956; RIFKIN et al., 1958; SCÜCS u. CSAPOL, 1964) wurde ebenso wie ein normaler 17-OHCS-Spiegel im Blut gefunden. Bei Diabetikern mit und ohne Angiopathie wurde ein normales Ansprechen der NNR von JAKOBSON (1958), MORTIMORE et al. (1956), RIFKIN et al. (1958) ebenso wie eine normale Tagesrhythmik (EIK-NES et al., 1955) beschrieben. Dabei sind die älteren Bestimmungen der 17-OHCS wegen einer möglichen Störung durch Acetonkörper nur bedingt zu verwerten.

LENTLE und THOMAS (1964) fanden erhöhte basale 17-OHCS-Werte sowohl bei Diabetikern mit wie auch ohne Angiopathie; bei letzteren konnte eine gestörte Tagesrhythmik, eine erhöhte 17-OHCS-Ausscheidung sowie eine Erhöhung der Cortisol-Produktionsrate festgestellt werden. Drei von fünf Diabetikern mit Angiopathie zeigten eine ungenügende Hemmung der 17-OHCS-Ausscheidung unter 8 mg Dexamethason täglich; bei zwei Patienten war keine Hemmwirkung zu erkennen.

ASFELD (1969) konnte bei 16 nicht insulinbehandelten Diabetikern mit 1 mg Dexamethason eine komplette Hemmung erzielen. Bei 15 von 41 insulinbehandelten jugendlichen Diabetikern war eine ungenügende Suppression vorhanden; erst mit 2 mg Dexamethason konnte eine totale Hemmung errecht werden.

Aus den Befunden von ASFELD 1968/1972 ebenso wie aus vorangegangenen Untersuchungen (JAUSMANN, 1957; GOTH et al., 1956; BOLINGER et al., 1965) wurde geschlossen, daß besonders bei instabilem Diabetes mit starken Blutzuckerschwankungen unter einer Insulintherapie entsprechend einem Insulinhypoglykämietest passagere Steigerungen der Cortisolproduktion auftreten. Ein entsprechendes Verhalten des fluorometrisch gemessenen Plasmacortisolspiegels unter Hypoglykämien konnte von ASFELD (1972) gesichert werden.

Faßt man die Untersuchungen über das Verhalten der NNR-Funktion beim Diabetes zusammen, so bestehen keine sicheren Hinweise für das Bestehen eines Hypercortisolismus bezüglich der Genese des Diabetes mellitus. Eine Einschränkung könnte allenfalls bei Patienten mit einer diabetischen Angiopathie gegeben sein. Auch im diabetischen Koma wird der Cortisolspiegel in der Regel deutlich erhöht gefunden, schwindet jedoch nach Blutzuckernormalisierung (VON DER NAHMER et al., 1971).

Ovulationshemmer und Kohlenhydratstoffwechsel

Die Frage, ob Oestrogene und Progesteron einen Effekt auf den Kohlenhydratstoffwechsel ausüben können (s. Schwangerschaft und Diabetes), wird diskutiert. Es lassen sich jedoch weder aus den tierexperimentellen Untersuchungen noch aus Befunden am Menschen verbindliche Aussagen über den Mechanismus der Kohlenhydratstoffwechselstörung herleiten.

Eine Störung der oralen Glucosetoleranz unter Ovulationshemmern wurde von GERSHBERG et al. (1964), BUCHLER und WARREN (1966), HALING et al. (1967), PETERSON et al. (1966), POSNER et al. (1967), SPELLACY et al. (1968), WYNN und DOAR (1966) in 20—80% beobachtet, demgegenüber waren die Beobachtungen von Pi-Sunyer und Oster (1968), Danowski et al. (1968), Taylor und Kass (1968), Spellacy et al. (1967), Clinch et al. (1969) nicht so eindeutig. Eine Toleranzverminderung nach intravenöser Glucosebelastung wurde von verschiedenen Autoren gar nicht (Bottermann et al., 1967; Buchler u. Warren, 1966; Spellacy et al., 1968), von anderen nur in einem geringen Umfang (9,2—15%) gefunden.

Der Einfluß der Oestrogene auf die Störung der Glucosetoleranz scheint größer als der des Progesterons bzw. der Gestagene zu sein. Ebenso scheint das Lebensalter, die familiäre Diabetesbelastung, die Art und Dosis des verwandten Ovulationshemmers einen Einfluß zu haben. Eine ausführliche Diskussion der Beeinflussung des Kohlenhydratstoffwechsels durch Oestrogene, Progesteron und verschiedene Typen von Ovulationshemmern findet sich bei Spellacy (1969), Bottermann (1972), Chimenes et al. (1972), Vermeulen et al. (1970), Wynn und Doar (1966).

Ein bereits bestehender Diabetes mellitus scheint in der Regel unter der Medikation von Ovulationshemmern keine wesentliche Verschlechterung zu erfahren (Oakley, 1968). Demgegenüber konnten Fuertes de la Haba et al. (1971) in einer ausführlichen Studie bei einer Patientin, die bereits zu Beginn der Behandlung eine pathologische Glucosetoleranz bei familiärer Diabetesbelastung aufwies, die Manifestation eines diätetisch kompensierbaren Diabetes beobachten.

Verschiedene Beobachtungen zeigen, daß nach Absetzen der Ovulationshemmer die Glucosetoleranzstörung meist wieder schwindet (DiPaola et al., 1970; Posner et al., 1967; Spellacy, 1969).

Unter Ovulationshemmern nehmen die Transportproteine für Cortisol und für die Schilddrüsenhormone Thyroxin und Trijodthyronin im Blut zu. Durch die vermehrte Eiweißbindung wird zwar die Gesamtmenge dieser Hormone im Plasma vermehrt, der Anteil der freien, die Regulation beeinflussenden Hormone im Plasma bleibt jedoch unverändert. Die Funktionsdiagnostik ist ungestört. Es ist daher nicht wahrscheinlich, daß dieser Effekt eine Wirkung auf die Glucosetoleranz ausübt (Bottermann, 1972).

Eine Erhöhung des Seruminsulinspiegels wurde bei der Verwendung unterschiedlich zusammengesetzter Präparate gefunden (Yen u. Vela, 1968; Spellacy et al., 1968). Diese kann sich offenbar unter länger andauernder Gabe von Ovulationshemmern wieder normalisieren (Spellacy, 1969). Aus dem erhöhten Seruminsulinspiegel bei gestörter oder normaler Glucosetoleranz wurde auf das Vorliegen einer peripheren Insulinresistenz geschlossen (Vermeulen, 1970; Angeli u. Vertes, 1973). Unter der Einnahme von Ovulationshemmern werden individuell verschieden und abhängig von den unterschiedlich zusammengesetzten Präparaten Veränderungen der Serumlipide und der Leberfunktion sowie eine Veränderung der verschiedensten klinisch-chemischen Normalwerte beobachtet (Übersicht s. Wilbert et al., 1969). Andere Autoren beobachteten unter oestrogenhaltigen Contraceptiva eine Erhöhung des Wachstumshormonspiegels, so daß evtl. die diabetogene Wirkung dieses Hormons für das Auftreten der Kohlenhydratstoffwechselstörung verantwortlich sein könnte (Yen u. Vela, 1968; Spellacy, 1966/ 1969). Es ist z.Z. nicht zu entscheiden, welche Faktoren die gelegentliche Störung der Glucosetoleranz hervorrufen.

Androgene und anabole Steroide und Kohlenhydratstoffwechsel

Das Vorliegen eines direkten Einflusses der Androgene auf den Kohlenhydratstoffwechsel ist unter normalen Bedingungen nicht gesichert. Demgegenüber liegen Beobachtungen über eine gewisse Verbesserung der Kohlenhydrattoleranz bei Diabetikern unter Testosteron und Anabolicagaben in der Literatur vor (GYORGY, 1939; THADDEA u. HAMPE, 1940; KINSELL et al., 1951; KINSELL, 1957; HOUTSMULLER, 1961; TAINTER et al., 1964; LANDEN et al., 1962).

Andere Autoren konnten jedoch keine Verbesserung der Kohlenhydrattoleranz bei instabilen Diabetikern beobachten (MOLNAR et al., 1965). Bei 6 Kindern mit einem jugendlichen Diabetes konnte LARON (1965) unter Behandlung mit Fluoxymesteron und Methandrostenolon eine Steigerung der Glucosurie und das Fehlen einer hypoglykämischen Wirkung beobachten.

Die unterschiedlichen Beobachtungen über das Verhalten des Kohlenhydratstoffwechsels unter Behandlung mit differenten anabolen Steroiden ebenso wie mögliche Ursachen einer gestörten oder gebesserten Kohlenhydrattoleranz sind von KRÜSKEMPER (1965) ausführlich diskutiert worden. Möglicherweise ist eine Besserung der Kohlenhydrattoleranz auf einen vermehrten Muskelansatz sowie auf eine gesteigerte Glykogenbildung in der Muskulatur unter Anabolicatherapie — zumindest passager — zurückzuführen. Eine Verschlechterung der Kohlenhydrattoleranz könnte bei der oralen Verwendung 17α-alkylierter anaboler Steroide durch die Beeinflussung hepatischer Enzymsysteme, speziell jedoch durch eine Hemmung der $\Delta 4$-Reductase und damit verzögertem Cortisolabbau bedingt sein.

Nach bestimmten Autoren scheint ein Hemmeffekt durch anabole Steroide auf die glucagoninduzierte Hyperglykämie zu bestehen (WEISENFELD, 1958; KRÜSKEMPER, 1965 [zusammenf. Darstell.]). Untersuchungen an der isoliert perfundierten Mäuseleber durch THARANDT et al. (1974) ließen jedoch keine Hemmung der hepatischen glucagonstimulierten Glykogenolyse und Gluconeogenese erkennen. Eine Beeinflussung der Insulinsekretion konnte von DOMENICI et al. (1969) beobachtet werden. Inwieweit die verschiedenen anabolen Steroide ähnlich wie die Oestrogene und die hormonellen Contraceptiva durch Beeinflussung der hormonbindenden Proteine different und strukturabhängig (BARBOSA et al., 1971) auch eine Wirkung auf den Kohlenhydratstoffwechsel ausüben, ist nicht geklärt.

Literatur

ABELOVE, W.A., PASCHKIS, K.E.: Comparison of the diabetogenic action of cortisone and growth hormone in different species. Endocrinology **55**, 637 (1954).

ALEXANDER, R.W.: Detection of subclinical diabetes in industry using glucocorticoid provocation. J. occup. Med. **10**, 278 (1968).

ALEXANDER, R.W., FORSHAM, P.H., GRODSKY, G.M.: Early insulin response to intravenous glucose in steroid-stress-diabetes. Metabolism **18**, 248 (1969).

ANGELI, I., VERTES, L.: Orale Kontrazeptiva und Kohlenhydratstoffwechsel. In: Diabetes mellitus, Salzburg 1973 (Hrsg. BERINGER, A.). Wien-München-Bern: W. Maudrich 1973.

ARION, W.J., NORDLIE, R.C.: Biological regulation of inorganic pyrophosphate-glucose-phosphotransferase and glucose-6-phosphatase. Activation by triamcinolone in vivo in the presence of actinomycin D. J. biol. Chem. **242**, 2207 (1967).

ASFELDT, V.H.: Hypophyseo-adrenocortical function in diabetes mellitus. Acta med. scand. **191**, 349 (1972).

ASFELDT, V.H., JORGENSEN, K.R.: Plasma corticosteroid, plasma insulin and blood sugar of normal fasting and diabetic subjects with or without hypercorticism. Acta endocr. (Kbh.) **58**, 643 (1968).

ASHMORE, J.: The effects of glucocorticoids on insulin action. Diabetes **13**, 349 (1964).

ASHMORE, J., CAHILL, G.F., HILLMAN, R., RENOLD, A.E.: Adrenal cortical regulation of hepatic glucose metabolism. Endocrinology **62**, 621 (1958).

ASHMORE, J., MORGAN, D.: Metabolic effects of adrenal glucocorticoid hormones. In: The adrenal cortex (ed. EISENSTEIN, A.B.). Boston: Little, Brown & Co. 1967.

ASHMORE, J., WEBER, C.: The role of glucose-6-phosphatase in the regulation of carbohydrate metabolism. Vitam. and Horm. **17**, 91 (1959).

Auinger, W., Gitsch, E., Thalhammer, O.: Versuche zur Erfassung praediabetischer Frauen. Wien. klin. Wschr. **77**, 1025 (1965).

Azuma, T., Eisenstein, A.B.: Effect of adrenal steroids on carbohydrate metabolism in various animal species. Endocrinology **75**, 521 (1964).

Baird, J.M., Munro, D.S.: Addison's disease with diabetes mellitus a case treated with cortisone. Lancet **1954 I**, 962.

Barbosa, J., Seal, U.S., Doe, R.P.: Effects of anabolic steroids on hormone binding proteins, serum cortisol and serum nonprotein-bound cortisol. J. clin. Endocr. **32**, 232 (1971).

Bastenie, P.A.: Cortico surrenale et diabète humain, 1 vol. Paris: Masson 1956.

Bastenie, P.A.: Endocrine disorders and diabetes. In: Handbuch des Diabetes mellitus (Hrsg. Pfeiffer, E.F.). München: Lehmanns Verlag 1971.

Bastenie, P.A., Conard, V., Franckson, J.R.M.: Effect of cortisone on carbohydrate metabolism measured by the "glucoseassimilation coefficient". Diabetes **3**, 205 (1954).

Beck, J.C., McGarry, E.E.: Physiological importance of cortisol. Brit. med. Bull. **18**, 134 (1962).

Becker, B.: Diabetic retinopathy. Ann. intern. Med. **37**, 273 (1952).

Becker, B., Maengwyn-Davies, G.D., Rosen, D., Friedenwald, J.S., Winter, F.C.: The adrenal cortex and B-vitamins in diabetic retinopathy. Diabetes **3**, 273 (1952).

Begemann, R., Kaboth, W.: Nebenwirkungen der Cortisonderivate. Internist (Berl.) **8**, 85 (1967).

Bellamy, D., Phillipps, J.G., Jones, I.C., Leonard, R.A.: The uptake of cortisol by rat tissues. Biochem. J. **85**, 537 (1962).

Bellens, R., Bastenie, P.A.: Experimental steroid diabetes. In: Handbuch des Diabetes mellitus (Hrsg. Pfeiffer, E.F.). München: Lehmanns Verlag 1969.

Bellens, R., Corvilain, J., Conrad, V., Bastenie, P.A.: Maladie d'Addison et diabète. Acta clin. belg. **13**, 80 (1958).

Berger, S., Downey, J.L., Traisman, H.S., Metz, R.: Mechanism of the cortisone-modified glucose tolerance test. New Engl. J. Med. **274**, 1460 (1966).

Berson, S.A., Yalow, R.S.: Radioimmunassay of ACTH in plasma. J. clin. Invest. **47**, 2725 (1968).

Bertrand, N.R., Gilbert, J.A.L.: The prednisone glucose tolerance test in the diagnosis of diabetes in woman producing large babies. Canad. med. Ass. J. **83**, 753 (1960).

Besser, G.M., Landon, J.: Plasma levels of immunoreactive corticotrophin in patients with Cushing's syndrome. Brit. med. J. **1968 IV**, 552.

Betheil, J.J., Feigelson, M., Feigelson, P.: The differential effects of glucocorticoid on tissue and plasma acid levels. Biochim. biophys. Acta (Amst.) **104**, 92 (1965).

Bickel, G.: Diabète pancreatique, sévère devenu aglycosurique a loccasion du developpement d'une maladie d'Addison. Helv. med. Acta **11**, 281 (1945).

Bierry, H., Malliozel, L.: Hypoglycaemie après decapsulation. Effects de l'injection d'adrenaline sur les animaux decapsulés. C. R. Soc. Biol. (Paris) **65**, 232 (1908).

Bock, H.E.: Schäden durch Nebennierensteroide. Internist (Berl.) **3**, 459 (1962).

Bodo, R.C. de, Altszuler, N.: Insulinhypersensivity and physiological insulin antagonists. Physiol. Rev. **38**, 389 (1958).

Boland, E.W.: Prednisone and prednisolone therapy in rheumatoid arthritis. J. Amer. med. Ass. **160**, 613 (1956).

Bondy, P.K.: The effect of the adrenal and thyroid glands upon the rise of plasma aminoacids in the eviscerated rat. Endocrinology **45**, 605 (1949).

Bottermann, P.: Früherkennung des Diabetes mellitus. Med. Klin. **64**, 49 (1969).

Bottermann, P.: Beeinflussung endokriner Parameter durch Ovulationshemmer. Internist (Berl.) **13**, 293 (1972).

Bottermann, P., Dieterle, P., Hochheuser, W., Horn, K., Kapetz, K., Schleypen, K., Schwarz, K., Scriba, P.C.: Zur Frage der endokrinen Nebenwirkungen von Ovulationshemmern. Einfluß auf Glukosetoleranz, unveresterte Fettsäuren, Insulin und Cortisolspiegel, sowie proteingebundenes Jod und Trijodthyronin im Serum. Münch. med. Wschr. **109**, 685 (1967).

Bradlow, H.L., Dobriner, K., Gallagher, T.F.: The fate of cortisone-T in mice. Endocrinology **54**, 343 (1954).

Brooks, R.V., Dupré, J., Cogate, A.N., Mills, J.H., Prunt, F.T.G.: Appraisal of adrenocortical hyperfunction: patients with Cushing's syndrome or non-endocrine tumors. J. clin. Endocr. **23**, 725 (1963).

Brown, E.M.,Jr., Lukens, F.D.W., Elkington, J.R., De Moor, P.: Observations on metabolic and antiarthritic effects of ACTH and cortisone in diabetics. J. clin. Endocr. **10**, 1363 (1950).

BUCHLER, D., WARREN, J.C.: Effects of estrogen on glucose tolerance. Amer. J. Obstet. Gynec. **95**, 479 (1966).

BUNIM, J.J., KALTMANN, A.J., McEWEN, C.: Diabetogenic effect of cortisone and ACTH in a nondiabetic patient with rheumatoid arthritis. Amer. J. Med. **12**, 125 (1952).

BUSH, I.E.: The physicochemical state of cortisol in blood. Ciba Foundation Colloq. Endocri. **11**, 263 (1957).

CHANCE, R.E., ELLIS, R.M.: Proinsulin. Single-chain precursor of insulin. Arch. intern. Med. **123**, 229 (1969).

CHIMÈNES, H., CAURIER, J., DEKERGORLAY, B., RUSSO, F.: Influence des contraceptifs oraux sur le metabolisme glucidique contraception hormonale et diabète sucré. Sem. Hôp. Paris **48**, 1587 (1972).

CLAYTON, B.E.: Some observations on adrenocorticotrophin in blood. Proc. roy. Soc. Med. **51**, 558 (1958).

CLINCH, J., TURNBULL, A.C., KHOSIA, T.: Effects of O.C. on glucose tolerance. Lancet **1969 I**, 857—858.

COLLENS, W.S., BANOWITCH, M.M.: Insulin resistance: report of an unusual case with requirements up to 7840 units in 24 hours. Metabolism **4**, 355 (1955).

COLUCCI, C.F., DELUCA, F.P.: Le indicazioni dei cortisonici nella terapia della cirrosi epatica ascitica. A proposito di 122 casi e 323 osservazioni. Minerva med. **59**, 783 (1968).

CONN, J.W.: Hypertension the patassium ion and impaired carbohydrate tolerance. New Engl. J. Med. **273**, 1135 (1965).

CONN, J.W., FAJANS, S.S.: Influence of adrenal cortical steroids on carbohydrate metabolism in man. Metabolism **5**, 114 (1956).

CONN, J.W., KNOPF, R.F., NESBIT, R.M.: Clinical characteristics of primary aldosteronism from an analysis of 145 cases. Amer. J. Surg. **107**, 159 (1964).

CONN, J.W., LOUIS, L.H., WHEELER, C.E.: Production of temporary diabetes mellitus in man with pituitary adrenocorticotropic hormone; relation to uric acid metabolism. J. Lab. clin. Med. **33**, 651 (1948).

COPE, C.L.: Adrenal steroids and disease. London: Pitman Medical Publishing 1965.

COPE, C.L., RAKER, J.W.: Cushing disease. The surgical experience in the care of 46 cases. New Engl. J. Med. **253**, 119 (1955).

COREY, E.L., BRITTON, S.W.: Hypophyseal and adrenal interrelationships and carbohydrate metabolism. Amer. J. Physiol. **126**, 148 (1939).

CRAMPTON, J.H., SCUDDER, S.T., DAVIS, C.D.: Carbohydrate metabolism in the combination of diabetes mellitus and Addison disease as illustrated by a case. J. clin. Endocr. **9**, 245 (1949).

CREUTZFELDT, W., BECK, K.: Erhebungen über Ätiologie, Pathogenese, Therapieerfolge und Überlebenszeit an einem unausgewählten Krankengut von 560 Patienten mit Leberzirrhose. Dtsch. med. Wschr. **91**, 662 (1966).

CREUTZFELDT, W., KÜHN, H.A.: Die Therapie der Leber-Zirrhose mit Glukocorticoiden. Dtsch. med. Wschr. **84**, 455 (1959).

CREUTZFELDT, W., SICKINGER, K., FRERICHS, H.: Diabetes und Lebererkrankungen. In: Handbuch des Diabetes mellitus (Hrsg. PFEIFFER, E.F.). München: Lehmanns Verlag 1971.

CRIEP, L.H.: Triamcinolone in the treatment of allergic conditions. J. Allergy **30**, 50 (1959).

CUSHING, H.: The basophil adenomas of the pituitary body and their clinical manifestations (pituitary basophilism). Bull. Johns Hopk. Hosp. **50**, 137 (1932).

CZIRCZYK, A.: Belastungsteste mit Hormonen und Sulfonylharnstoffen. In: Handbuch des Diabetes mellitus (Hrsg. PFEIFFER, E.F.). München: Lehmanns Verlag 1971.

DANOWSKI, T.S., SABEH, G., ALLEY, R.A.,   : Glucose tolerance prior to and during therapy with contraceptive steroids. Clin. Pharmacol. Ther. **9**, 223 (1968).

DARDENNE, U.: The therapeutic application of anabolic steroids in ophthalmology. Acta endocr. (Kbh.) **39**, Suppl. 63, 143 (1961).

DAUGHADAY, W.H.: Evidence for two corticoid binding systems in human plasma. J. Lab. clin. Med. **48**, 799 (1956).

DAVID, D.S., GRIECO, M.H., CUSHMAN, P., JR: Adrenal glucocorticoids after twenty years: A review of their clinically relevant consequences. J. chron. Dis. **22**, 637 (1970).

DOMENICI, G., COZZOLINO, G., SCIANARO, L.: Testosterone propionato ed insulinamia in individui normali. Boll. Soc. ital. Biol. sper. **45**, 536 (1969).

DULIN, W.E., BARNES, L.E., GLENN, E.M., LYSTER, S.C., COLLINS, E.J.: Biologic activities of some C$_{21}$ steroids and some 6-methyl steroids. Metabolism 7, 398 (1958).

EISENSTEIN, A.B., SPENCER, S., FLATNESS, S., BRODSKY, A.: Carbohydrate synthesis in the isolated perfused rat liver: role of the adrenal cortex. Endocrinology 79, 182 (1966).

ENGEL, F.L.: A consideration of the roles of the adrenal cortex and stress in the regulation of proteinmetabolism. Recent Progr. Hormone Res. 6, 277 (1951).

EXTON, J.H.: Progress in endocrinology and metabolism gluconeogenesis. Metabolism 21, 945 (1972).

EXTON, J.H., FRIEDMAN, N., WONG, E.H., BRINEAUX, J.P., CORBIN, J.D., PARC, C.R.: Interaction of glucocorticoids with glucagon and epinephrine in the control of gluconeogenesis and glycogenolysis in liver and lipolysis in adipose tissue. J. biol. Chem. 247, 3579 (1972).

EXTON, J.H., HARPER, S.C.: Role of cyclic AMP and glucocorticoids in the activation of hepatic gluconeogeneses by diabetes. Fed. Proc. 31, 243 (1972).

EXTON, J.H., JEFFERSON, L.S., BUTCHER, R.W.,   : Gluconeogenesis in the perfused liver: The effects of fasting, alloxan diabetes, glucagon, epinephrine, adenosine 3′,5′-monophosphate and insulin. Amer. J. Med. 40, 709 (1966).

EXTON, J.H., MALETTE, L.E., JEFFERSON, L.S., WONG, E.H., FRIEDMAN, N., MILLER, T.B.J., PARC, C.R.: The hormonal control of hepatic gluconeogenesis. Recent Progr. Hormone Res. 26, 411 (1970).

FAIN, J.N., SCOW, R.O., CHERNICK, S.S.: Effects of glucocorticoids on metabolism of adipose tissue in vitro. J. biol. Chem. 238, 54 (1963).

FAJANS, S.S.: Some metabolic actions of corticosteroids. Metabolism 10, 951 (1961).

FAJANS, S.S.: Cortisone-glucose-tolerance test. J. Amer. med. Ass. 186, 279 (1963).

FAJANS, S.S., CONN, J.W.: The approach to the prediction of diabetes mellitus by modification of the glucose-tolerance test with cortisone. Diabetes 3, 296 (1954).

FAJANS, S.S., CONN, J.W.: The early recognition of diabetes mellitus. Ann. N.Y. Acad. Sci. 82, 208 (1959).

FAJANS, S.S., SCHNEIDER, J.M., SCHTEINGART, D.E., CONN, J.W.: The diagnostic value of sodium tolbutamide in hypoglycemic states. J. clin. Endocr. 21, 371 (1961).

FELIG, P., POZEFSKY, T., MARLISS, E., CAHILL, G.F., JR.: Alanine, key-role in gluconeogenesis. Science 167, 1003 (1970).

FIEGEL, G., BARGHEER, R., HEINDORF, M., FISCHER, R., MICHALIK, E.: Der Kortikoid-Glukose-Test zur Verifizierung des latenten Diabetes mellitus. Med. Welt (Stuttg.) 1965, 1408.

FIEGEL, G., KELLING, H.W.: Beeinflussung des Stoffwechsels, des Elektrolythaushaltes und des Blutstatus durch Dexamethason. Münch. med. Wschr. 101, 1787 (1959).

FIEGEL, G., KUKWA, D.: Vergleichende Untersuchungen über die Wirkung verschiedener Glukokorticoide im Kortikoid-Glukose-Toleranz-Test. Int. J. Pharm. 2, 94 (1969).

FIELD, J.B., MARBLE, A.: Diminished adrenal cortical function in diabetes as shown in eosinophil response to stress of surgery. Proc. Soc. exp. Biol. (N.Y.) 77, 195 (1951).

FRASER, R., ALBRIGHT, F., SMITH, P.H.: The value of the glucose tolerance test, the insulin tolerance test and the glucose-tolerance test in the diagnosis of endocrinologic disorders of glucose metabolism. J. clin. Endocr. 1, 297 (1941).

FRASER, R., ALBRIGHT, F., SMITH, P.H.: Endocrine disorders and insulin action. Brit. med. Bull. 16, 242 (1960).

FRAWLEY, T.F.: The role of the adrenal cortex in glucose and pyruvic acid metabolism in man including the use of intravenous hydrocortisone in acute hypoglycaemie. Ann. N.Y. Acad. Sci. 61, 464 (1955).

FRAWLEY, T.F., KISTLER, H., SHELLEY, T.: Effects of antiinflammatory steroids on carbohydrate matabolism with emphasis on hypoglycemic and diabetic states. Ann. N.Y. Acad. Sci. 82, 868 (1959).

FRERICHS, H., CREUTZFELDT, W.: Der experimentelle Diabetes. In: Handbuch der experimentellen Pharmakologie, Bd. XXXII/1: Insulin (Hrsg. DÖRZBACH, E.). Berlin-Heidelberg-New York: Springer 1971.

FRERICHS, H., WILLMS, B., CREUTZFELDT, W.: Further evidence for an inhibition of hepatic gluconeogenesis in hypoglycaemia due to non-insulin producing rumors. Horm. metab. Res. 1, 896 (1969).

FRIEDMAN, N., EXTON, J., PARK, C.R.: Interaction of adrenal steroids and glucagon on gluconeogenesis in perfused rat liver. Biochem. biophys. Res. Commun. 29, 113 (1967).

FRIEDMAN, N., EXTON, J., PARK, C.R.: Permissive effect of glucocorticoid on the stimulation of gluconeogenesis by glucagon and epinephrine. Role of cyclic adenylate. Fed. Proc. 27, 625 (1968).

FROESCH, E.R.: Inselzellapparat, Stoffwechsel und Pathophysiologie des Diabetes mellitus. In: Klinik der inneren Sekretion (Hrsg. LABHART, A.). Berlin-Heidelberg-New York: Springer 1971.

FUERTES DELA HABA, A., VEGA DE RODRIGUEZ, G., PELEGRINA, I.: Carbohydrate metabolism in long-term oral contraceptive users. Obstet. and Gynec. **37**, 220 (1971).

GAUNT, R., RENZI, A.A., CHART, J.J.: Aldosterone — a review. J. clin. Endocr. **15**, 621 (1955).

GERSHBERG, M., JAVIER, Z., HULSE, M.: Glucose tolerance in women receiving an ovulatory suppressant. Diabetes **13**, 378 (1964).

GILBERT-DREYFUS, G., CHIMÈNES, H., THERVET, F.: Maladie d'Addison et diabète sucré. J. annuelles de Diabetologie **2**, 25 (1961).

GRANNER, D.K., CHASE, L.R., AURBACH, G.D., TOMKINS, G.M.: Tyrosine aminotransferase: Enzyme induction independent of adenosine 3′,5′-monophosphate. Science **162**, 1018 (1968).

GRANNER, D.K., HAYASHI, S., THOMSON, E., TOMKINS, G.: Stimulation of tyrosine aminotransferase synthesis by dexamethasone phophate in cell culture. J. molec. Biol. **35**, 291 (1968).

GURIN, S., BRADY, R.O.: The in vitro synthesis of lipids and its hormonal control. Recent Progr. Hormone Res. **8**, 571 (1953).

GYORGY, A.: Therapeutische Beeinflussung des Diabetes durch hochwertige Hodenhormone. Wien. med. Wschr. **89**, 1024 (1939).

HALLING, G.R., MICHALS, E.L., PAULSEN, C.A.: Glucose intolerance during ethynodiol diacetate-mestranol therapy. Metabolism **16**, 465 (1967).

HENCH, P.S., WARD, L.E.: Rheumatoid arthritis and other theumatic on articular diseases. In: LUKENS, F.D.W., Medical use of Cortisone including Hydrocortisone and Corticotropin, p. 237. New York: Blakiston Company, Inc. 1954.

HENNEMANN, D.M., BUNKER, J.P.: The pattern of intermediary carbohydrate metabolism in Cushing's syndrome. Amer. J. Med. **23**, 34 (1957).

HENNES, A.R., WAJCHENBERG, B.L., FAJANS, S.S., CONN, J.W.: The effect of adrenal steroids on blood levels of pyruvic and alpha-ketoglutaric acid in normal subjects. Metabolism **6**, 339 (1957).

HENNING, H.V., SEIFERT, J., SEUBERT, W.: Cortisol induzierter Anstieg der Pyruvatcarboxylaseaktivität in der Rattenleber. Biochim. biophys. Acta (Amst.) **77**, 345 (1963).

HILLS, O.W., POWER, M.H., WILDER, R.M.: Diabetes mellitus and Cushing's syndrome concentration of lactate and pyruvate in blood after ingestion of glucose. Diabetes **1**, 351 (1952).

HOET, J.P.: L'exaltation de l'action diabétogène de la cortisone dans la maladie d'Addison. Ann. Endocr. (Paris) **12**, 847 (1951).

HORNBROOK, K.R., BURCH, H.B., LOWRY, O.H.: Changes in substrate levels in liver during glycogen synthesis induced by lactate and hydrocortisone. Biochem. biophys. Res. Commun. **18**, 206 (1965).

HOUSSAY, B.A., RODRIGUEZ, R.R., CARDEZA, A.F.: Prevention of experimental diabetes with adrenal steroids. Endocrinology **54**, 550 (1954).

HOUTSMULLER, A.J.: The therapeutic application of anabolic steroids in ophthalmology. Biochemical results. Acta endocr. (Kbh.) Suppl. **63**, 154 (1961); Sympos. on anabolic steroids, vol. 3.

HÜBENER, H.J., STAIB, W.H.: Biochemie der Nebennierenrindenhormone. Stuttgart: Thieme 1965.

ILLIG, H.: Wie behandelt man das Asthmasyndrom mit Kortikoiden? Landarzt **41**, 629 (1965).

INGLE, D.J.: The production of glycosuria in normal rat by means of 17-hydroxy-11-dehydrocorticosterone. Endocrinology **29**, 649 (1941).

INGLE, D.J.: Experimental steroid diabetes. Diabetes **5**, 187 (1956).

INGLE, D.J., SHEPPARD, R., EVANS, J.S., KUIZENGRA, M.H.: A comparison of adrenal steroid diabetes an pancreatic diabetes in rat. Endocrinology **37**, 341 (1945).

INGLE, D.J., THORN, G.W.: Comparison of effects of 11-desoxycorticosterone acetate and 17-hydroxy-11-dehydrocorticosterone in partially depancreatized rats. Amer. J. Physiol. **132**, 670 (1941).

JACKSON, W.P.U.: The cortisone-glucose-tolerance test with special reference to the prediction of diabetes (diagnosis of prediabetes). Diabetes **10**, 33 (1961).

JAHNKE, K.: Die Glukose-, Cortison-Glukose- und Rastinonbelastungsproben bei älteren Personen. In: OBERDISSE, K., JAHNKE, K., Fortschritte der Diabetesforschung, S. 167. Stuttgart: Thieme 1963.

JAHNKE, K., DAWEKE, H., SCHILLING, W., RÜENAUVER, R., OBERDISSE, K.: Der potentielle Diabetes (sog. Praediabetes). In: Pathogenese des Diabetes mellitus, S. 57. Berlin-Heidelberg-New York: Springer 1967.

JAKOBSEN, T.: Clinical studies on adrenocortical function in diabetes mellitus. Acta endocr. (Kbh.), Suppl. **41**, 5 (1958).

JEANRENAUD, B.: Effect of glucocorticoid hormones on fatty acid mobilization and re-esterification in rat adipose tissue. Biochem. J. **103**, 627 (1967).

JEANRENAUD, B., RENOLD, A.E.: Studies on rat adipose tissue in vitro VII. Effects of adrenal cortical hormones. J. biol. Chem. **235**, 2217 (1960).

JEANRENAUD, B., RENOLD, A.E.: Metabolic effects of corticosteroids. In: Handbuch des Diabetes mellitus (Hrsg. PFEIFFER, E.F.). München: Lehmanns Verlag 1969.

KAISER, G., HANUSCH, A.W.: Zum Wert des Glukose-, Kortison-Glukose- und Tolbutamid-Tests zur Erkennung eines latenten Diabetes mellitus. Med. Welt (Stuttg.) **21**, 1331 (1968).

KAISER, H.: Cortisonderivate in Klinik und Praxis. Stuttgart: Thieme 1973.

KALKHOFF, R.K., RICHARDSON, B.L., STODDARD, F.J.: Defective plasma insulin response during prednisolone glucose tolerance tests in subclinical diabetic mothers of heavy infants. Diabetes **17**, 37 (1968).

KAWAI, A., YATES, F.E.: Interference with feedback inhibition of adrenocorticotrophin release by protein binding of corticosterone. Endocrinology **79**, 1040 (1966).

KENNEY, F.T.: Induction of tyrosine-1-α-ketoglutarate transaminase in rat liver. IV. Evidence for an increase in the rate of enzyme synthesis. J. biol. Chem. **237**, 3495 (1962).

KENNEY, F.T.: Hormonal regulation of synthesis of liver enzymes. Mammalian Protein Metabolism **4**, 131 (1970).

KINASH, B., HAIST, R.E.: Effect of ACTH and cortisone on islets of Langerhans and pancreas in intact and hypophysectomized rats. Amer. J. Physiol. **178**, 441 (1954).

KINSELL, L.W.: Hypophysectomie in unstable diabetics with progressive retinal and renal vascular disease. Bull. N.Y. Acad. Med. **33**, 171 (1957).

KINSELL, L.W., LAWRENCE, L., WEYAND, R.D.: Hypophysectomy in patients with diabetic vascular disease; clinical and metabolic observations. Amer. J. Med. **19**, 295 (1955).

KINSELL, L.W., MARGAN, S., MICHAELS, G.D.: Evaluation of effect of testosterone propionate upon ketone, carbohydrate and protein metabolism in patient with diabetes mellitus complicated by thyrotoxicosis. J. clin. Invest. **30**, 1486 (1951).

KIPNIS, D.M.: Regulation of glucose uptake by muscle functional significance of permeability and phosphorylating activity. Ann. N.Y. Acad. Sci. **82**, 354 (1959).

KITABCHI, A.E., BUCHANAN, K.D., VANCE, J.E., WILLIAM, R.H.: Effect of adrenocorticotropin and glucocorticoids on insulin secretion. J. clin. Endocr. **28**, 1479 (1968).

KLINK, D., ESTRICH, D.: Plasma-insulin-concentration in Cushing's syndrome and thyrotoxicosis. Clin. Res. **12**, 354 (1969).

KNICK, B.: Moderne Methoden der Diabetesdiagnostik. Dtsch. Ärztebl. **65**, 75 (1968).

KREBS, H.A., SPEAKE, R., HEMS, R.: Acceleration of renal gluconeogenesis by ketone bodies and fatty acids. Biochem. J. **94**, 712 (1965).

KRÜSKEMPER, H.L.: Anabole Steroide (Hrsg. WEITZEL, G., ZÖLLNER, N.). Stuttgart: Thieme 1965.

LABHART, A.: Die Nebennierenrinde. In: Klinik der inneren Sekretion (Hrsg. LABHART, A.), S. 347. Berlin-Heidelberg-New York: Springer 1971.

LABHART, A., MÜLLER, J.: Die Nebennierenrinde, Physiologie. In: Klinik der inneren Sekretion (Hrsg. LABHART, A.), S. 298. Berlin-Heidelberg-New York: Springer 1971.

LAMBERT, T.H., JOHNSON, R.B., PAUL, G.R.: Glucose and cortisone-glucose-tolerance in normal and "prediabetic" humans. Ann. intern. Med. **54**, 916 (1961).

LANDAU, B.R.: Adrenal steroids and carbohydrate metabolism. Vitam. and Horm. **23**, 2 (1965).

LANDON, J., WYNN, J.V., COOKE, N.C., KENNEDY, A.: Effects of anabolic steroid, methandienone, on carbohydrate metabolism in man. Metabolism **11**, 501 (1962).

LARDY, H.A., FOSTER, D.O., SHRAGO, E., RAY, P.D.: Metabolic and hormonal regulation of phospho-pyruvate synthesis. Advanc. Enzym. Regulat. **2**, 39 (1964).

LARON, Z.: Glucosuric effect of anabolic steroids in juvenile diabetes. Helv. paediat. Acta **20**, 635 (1965).

LAZAROW, A.: The relation of gluthathione to the diabetogenic effect of adrenal steroids. Diabetes **1**, 171 (1952).

LEBOEUF, B., RENOLD, A.E., CAHILL, G.F.: Studies on rat adipose tissue in vitro. IX. Further effects of cortisol on glucose metabolism. J. biol. Chem. **237**, 988 (1962).

LIDDLE, G.W., ISLAND, D., MEADOR, C.K.: Normal and abnormal regulation of corticotropin secretion in man. Recent Progr. Hormone Res. **18**, 125 (1962).

LITWACK, G., SEARS, M.L., DIAMONDSTONE, T.I.: Intracellular distribution of tyrosine-ketoglutarate transaminase and 4-C^{14}hydrocortisone activities during induction. J. biol. Chem. **238**, 302 (1963).

LITWACK, G., SINGER, S.: Subcellular actions of glucocorticoids. In: Biochemical action of hormones, 11, p. 113. New York-London: Academic Press 1972.

LONG, C.N.H.: Diabetes mellitus in light of our present knowledge of metabolism. Trans. Stud. Coll. Phycns Philad. **7**, 121 (1939).

LONG, C.N.H., FRY, E.G., BONNYCASTLE, M.: Effect of cortisol in carbohydrate deposition and urea nitrogen excretion in the adrenalectomized rat. Acta endocr. (Kbh.), Suppl. **51**, 819 (1960).

LONG, C.N.H., KATZIN, B., FRY, E.G.: The adrenal cortex and carbohydrate metabolism. Endocrinology **26**, 309 (1940).

LONG, C.N.H., LUKENS, F.D.W.: The effects of adrenalectomy and hypophysectomy experimental diabetes in the cat. J. exp. Med. **63**, 465 (1936).

LUKENS, F.D.W., FLIPPIN, H.F., THIGPEN, F.M.: Adrenal cortical adenoma with absence of the opposite adrenal report of a case with operation and autopsie. Amer. J. med. Sci. **193**, 812 (1937).

MAENGWYN-DAVIES, G.D., LERMAN, S., POGELL, B.M., STONE, H.H., FRIEDENWALD, J.S.: The adrenal cortex in diabetic retinopathy urinary 17-hydroxycorticosteroid excretion studies. Bull. Johns Hopk. Hosp. **99**, 16 (1956).

MAJOR, P.W., KILPATRICK, R.: Cyclic AMP and hormone action. J. Endocr. **54**, 593 (1972).

MARANON, G., NOGUERA, J.F.: La enfermedad de Addison (estudio de 400 casos). Madrid: Espasa-Calpe 1949.

MARCO, J., CALLE, C., ROMÁN, D., DIAZ-FIERROS, M., VILLANUEVA, M., VALVERDE, J.: Hyperglucagonism induced by glucocorticoid treatment in man. New Engl. J. Med. **288**, 128 (1973).

MATSUI, N., PLAGER, J.E.: An in vitro physiological activity of protein bound and unbound cortisol. Endocrinology **78**, 1159 (1966).

MATSUI, N., PLAGER, J.E.: "Anti-insulin" action of cortisol 1. Influence of cortisol on the metabolism of specifically labeled glucose, pyruvate and glucose-6-phosphate. Endocrinology **84**, 1439 (1969).

McKIDDIE, M.T., JASANI, M.K., BUCHANAN, K.D., BOYLE, J.A., BUCHANAN, W.W.: The relationsship between glucose-tolerance plasma insulin and corticosteroid therapie in patients with rheumatoid arthritis. Metabolism **17**, 730 (1968).

McMAHON, F.G.: Steroiddiabetes. J. Louisiana med. Soc. **112**, 126 (1960).

MEIKLE, A.W., KLAIN, G.J., HANNON, J.P.: Inhibition of glucose oxydation and fatty acid synthesis in liver slices from fed, fasted an fasted-refed by glucagon, epinephrine an cyclic adenosine-3-5'-monophosphate. Proc. Soc. exp. Biol. (N.Y.) **143**, 379 (1973).

MELANI, F.: Das immunologisch meßbare Insulin im Blut. Habilitationsschrift, Ulm 1968.

MODIGLIANI, E., STRAUCH, G., LUTON, J.P., BRICAIRE, H.: Effets du glucose et de l'arginine sur la sécrétion d'insuline au cours des syndromes de Cushing. Diabetologia **6**, 8 (1970).

MOLNAR, G.D., ROSEVEAR, J.W., GASTINEAU, C.F., MOXNESS, K.E.: Effects of anabolic steroids on diabetic instability. Amer. J. med. Sci. **249**, 280 (1965).

MORRIS, D.J., BARNES, W.F.: On the intracellular distribution of $4\text{-}C^{14}$ cortisol in rat liver. Biochim. biophys. Acta (Amst.) **136**, 67 (1967).

MORTIMORE, G.E., IRVINE, E., HOPPER, J., FORSHAM, P.H.: The functional state of the adrenal cortex in diabetes mellitus. J. clin. Endocr. **16**, 932 (1956).

MUNCK, A.: The effect of cortisol on glucose uptake by rat epididymal fat pads. Endocrinology **68**, 178 (1961).

MUNCK, A.: Glucocorticoid inhibition of glucose uptake by peripheral tissues: Old and new evidence molecular mechanism and physiological significance. Perspect. Biol. Med. **14**, 265 (1971).

MUNCK, A., BRINCK-JOHNSON, T.: Specific and nonspecific physiochemical interactions of glucocorticoids and related steroids with rat thymus cells in vitro. J. biol. Chem. **243**, 5556 (1968).

MUNCK, A., KORITZ, S.B.: Studies on the mode of action of glucocorticoids in rats. 1. Early effects of cortisol on blood glucose and on glucose entry into muscle, liver and adipose tissue. Biochim. biophys. Acta (Amst.) **57**, 310 (1962).

NAHMER, D. v.D., MISS, H.D., JAHNKE, K.: Die Funktion der Nebennierenrinde im diabetischen Koma. Untersuchungen der 11-OHCS im Plasma. Klin. Wschr. **49**, 578 (1971).

NAHMER, D. v.D., SIEDEK, M.: Hypothalamus-Hypophysenvorderlappen-Nebennierenrindensystem und Glukosestoffwechsel. Med. Welt **23**, 1413 (1972).

NELSON, D.H., SPRUNT, J.G., MIMS, R.B.: Plasma ACTH determination in 58 patients before or after adrenalectomy for Cushing's syndrome. J. clin. Endocr. **26**, 722 (1966).

NOALL, M.W., RIGGS, T.R., WALKER, L.M., CHRISTENSEN, H.N.: Endocrine control of amino acid transfer. Science **126**, 1002 (1957).

OAKLEY, G.W., FIELD, J.B., SOWTON, J.V., RIGBY, B., CUNLIFFE, A.C.: Action of prednisone in insulin-resistant diabetes. Brit. med. J. **1959 I**, 1601.

OAKLEY, G.W., PEEL, J.: Pregnancy. In: OAKLEY, G.W., PYKE, D.A., TAYLOR, K.W. (eds.), Clinical diabetes and its biochemical basis. Oxford-Edinburgh: Blackwell Scientific Publications 1968.

OBERDISSE, K.: Die Therapie mit Glucocorticoiden (Substitution, Hemmwirkung, Therapie mit pharmakologischen Dosen). Naunyn-Schmiedeberg's Arch. Pharmak. exp. Path. 241, 102 (1961).

OBERDISSE, K., BLANK, H., HÜTER, K.: Die Erfassung prädiabetischer Zustände. Klin. Wschr. 40, 446 (1962).

OSHAWA, N., KUZUYA, T., TANIOKA, T., KANAZAWA, Y., IBAYASHI, H., NAKOA, K.: Effect of administration of ACTH on insulinsecretion in dogs. J. clin. Endocr. 81, 925 (1967).

PAOLA, G., DI, ROBIN, M., NICHOLSON, R.: Estrogen therapie and glucose tolerance test. Amer. J. Obstet. Gynec. 107, 124 (1970).

PAPST, K., THEILE, U., ORESTANO, F.: Nebenwirkungen der Steroidbehandlung bei Patienten mit Hepatitis. Therapiewoche 17, 1917 (1967).

PARK, C.R., MORGAN, H.E.: Glucose transport and phosphorylation in muscle of diabetic animals. Diabetes 9, 250 (1960).

PERERA, G.A., PINES, K.L., HAMILTON, H.B., VISLOCKY, K.: Clinical and metabolic study of 11-dehydro-17-hydroxycorticosterone acetate (Kendall compound E) in hypertension, Addison's disease and diabetes mellitus. Amer. J. Med. 7, 56 (1949).

PERLEY, M., KIPNIS, D.M.: Effect of glucocorticoids on plasma insulin. New Engl. J. Med. 274, 1237 (1966).

PERSKY, M., LINSK, ISAACS, M., JENKINS, J.P., ROSENBLUTH, M., KUPPERMAN, H.S.: Acute effects of intravenous hydrocortisone on glucose and insulin tolerances and levels of serum and urinary inorganic phosphorus. J. clin. Endocr. 15, 1247 (1955).

PETERSON, W.F., STEEL, M.W., JR., COYNE, R.V.: Analysis of the effect of ovulatory suppressants on glucose tolerance. Amer. J. Obstet. Gynec. 95, 484 (1966).

PETRIDES, P., WEISS, L., LÖFFLER, G., WIELAND, O.: Die Zuckerkrankheit. In: COBET, R., GUTZEIT, K., BOCK, H.E., HARTMANN, F. (Hrsg.), Klinik der Gegenwart, Bd. XI. München-Berlin-Wien: Urban & Schwarzenberg: 1970.

PFEIFFER, E.F.: Endokrines System. In: HEINTZ, R. (Hrsg.): Erkrankungen durch Arzneimittel. Stuttgart: Thieme 1966.

PFEIFFER, E.F.: Obesity and diabetes in man. Diab. Croat. 1, 271 (1972).

PI-SUNYER, F.X., OSTER, S.: Effect of an ovulatory suppressant on glucose tolerance and insulin secretion. Obstet. and Gynec. 31, 482 (1968).

PLOTZ, C.M., KNOWLTON, A.J., RAGAN, C.: The natural history of Cushing's syndrome. Amer. J. Med. 13, 597 (1952).

POSNER, N.A., SILVERSTONE, F.A., POMERANCE, W., BAUMGOLD, D.: Oral contraceptives and intravenous glucose tolerance. 1. Data noted early in treatment. Obstet. and Gynec. 29, 79 (1967).

POTE, W.W.H., POUCHER, R.L.: Comparative results of three tests for diabetes in normal persons. Diabetes 11 (Suppl.), 132 (1962).

POZEFSKY, T., COLKER, J.L., LANGS, H.M.: The cortisone-glucose-tolerance test the influence of age of performance. Ann. intern. Med. 63, 988 (1965).

RANDLE, P.J., GARLAND, P.B., HALES, C.N., NEWSHOLME, A.E.: The glucose fatty acid cycle. Lancet 1963 I, 785.

REISERT, P.M.: 16-Methylenprednisolon (Decortilen) in klinischer Sicht. Münch. med. Wschr. 104, 1003 (1962).

RENOLD, A.E., ASHMORE, J.: Metabolic effects of adrenal corticosteroids. In: Diabetes (ed. R.H. WILLIAMS), p. 129. New York: Ed. Hoeber 1960.

RETIENE, K., BAYER, J.M.: Langjährige Verlaufsbeobachtungen des endogenen ACTH-Gehaltes im Blut von 37 Cushingkranken vor und nach totaler Adrenalektomie. Verh. dtsch. Ges. inn. Med. 77, 1051 (1971).

RETIENE, K.A., ESPINOZA, G., ABDEL RAHMAN, G., MARX, K.H., PFEIFFER, E.F.: Untersuchungen über den Transport und die Tagesrhythmik von endogenem ACTH im Blut bei stoffwechselgesunden und Cushing-Kranken. 10. Symp. Dtsch. Ges. f. Endokrinologie 1964, S. 231.

RETIENE, K., ESPINOZA, A., MARX, K.H., PFEIFFER, E.F.: Über das Verhalten von ACTH und Cortisol im Blut von normalen und Kranken mit primärer und sekundärer Störung der Nebennierenrindenfunktion. I. Nachweis der vermehrten ACTH-Sekretion beim Morbus Cushing. Klin. Wschr. 43, 205 (1965).

RIDDICK, F.A., JR., REISLER, D.M., KIPNIS, D.M.: The sugar transport system in striated muscle, effect of growth hormone, hydrocortisone and alloxan diabetes. Diabetes 11, 171 (1962).

RIFKIN, H., SOLOMON, S., LIEBERMAN, S.: Role of the adrenal cortex in diabetic retinopathy and nephropathy. Diabetes **7**, 9 (1958).

ROBISON, G.A., BUTCHER, R.W., SUTHERLAND, E.W.: Cyclic AMP, p. 392. New York and London: Academic Press 1971.

ROSEN, F., NICHOL, C.A.: Corticosteroids and enzyme activity. Vitam. and Horm. **21**, 135 (1963).

ROSEN, F., ROBERTS, N.R., BUDNICK, L.E., NICHOL, C.A.: An enzymatic basis for the gluconeogenic action of hydrocortisone. Science **127**, 287 (1958).

ROSS, B.D., HEMS, R., KREBS, H.A.: The rate of gluconeogenesis from various precursors in the perfused rat liver. Biochem. J. **102**, 942 (1967).

RUBENSTEIN, A.M., SOOJA, C., STEINER, D.F.: Evidence for proinsulin in human urine and serum. Lancet **1968 I**, 1353.

RULL, J.A., CONN, J.W., FLOYD, J.C., FAJANS, S.S.: Levels of plasma insulin during cortisone glucose tolerance test in "nondiabetic" relatives of diabetic patients. Diabetes **19**, 1 (1970).

RUSSI, S., BLUMENTHAL, H.T., GRAY, S.H.: Small adenomas of adrenal cortex in hypertension and diabetes. Arch. intern. Med. **76**, 284 (1945).

RYAN, W.G., SCHWARTZ, T.B., NIBBE, A.F.: Serum immunoreactive insulin levels during glucose tolerance and intensive islet stimulation. Diabetes **20**, 404 (1971).

SACHSE, B., YAZDANFAR, A.: Diagnostische Kriterien des Frühdiabetes. Dtsch. med. Wschr. **93**, 57 (1968).

SANDERS, M.J.: Effect of prednisolone on glucose tolerance in respect to age and family history of diabetes mellitus. Diabetes **10**, 41 (1957).

SAUER, H., RAUSCH-STROOMANN, J.G.: Klinik und Therapie des Steroiddiabetes. Dtsch. med. Wschr. **89**, 2130 (1964).

SAYER, G.: The adrenal cortex and homeostasis. Physiol. Rev. **30**, 241 (1950).

SCHAEFFER, L.D., CHENOWETH, M., DUNN, A.: Adrenal corticosteroid involvement in the control of liver glycogen phosphorylase activity. Biochim. biophys. Acta (Amst.) **192**, 292 (1969).

SCHAEFFER, L.D., CHENOWETH, M., DUNN, A.: Adrenal corticosteroid involvement in the control of phosphorylase in muscle. Biochim. biophys. Acta (Amst.) **192**, 304 (1969).

SCHMIDT, M.B.: Eine biglanduläre Erkrankung (Nebennieren und Schilddrüse) bei Morbus Addison. Verh. dtsch. Ges. Path. **12**, 212 (1926).

SCHONER, W., HAAG, U., SEUBERT, W.: Regulation of carbohydrate metabolism by cortisol independent of the de novo synthesis of enzymes in rat liver Hoppe Seylers Z. physiol. Chem. **351**, 1071 (1970).

SCHREINER, W.E.: Ovar. In: Klinik der inneren Sekretion (Hrsg. LABHART, A.), S. 523. Berlin-Heidelberg-New York: Springer 1971.

SCHRIEFERS, H.: Factors regulating the metabolism of steroids. Vitam. and Horm. **25**, 271 (1967).

SCHTEINGART, D.E., GREGERMAN, R.J., CONN, J.W.: A comparison of the characteristics of increased adrenocortical function in obesity and in Cushing's syndrome. Metabolism **12**, 484 (1963).

SCHUBERT, G.E., SCHULTE, H.D.: Beitrag zur Klinik des Steroiddiabetes. Dtsch. med. Wschr. **88**, 1174 (1963).

SCHWARZ, K., WEINGES, K.F., EUMER, K.P., KOPETZ, K.: Das Verhalten der insulin-ähnlichen Aktivität bei Patienten mit einem Cushing-Syndrom während einer Glukose-Doppelbelastung. Verh. dtsch. Ges. inn. Med. **68**, 289 (1962).

SELTZER, H.S.: Diagnosis of diabetes. In: Diabetes mellitus (theory and practice) (eds. ELLENBERG, M., RIFKIN, H.). New York: McGraw-Hill 1970.

SHRAGO, E., LARDY, H.A.: Paths of carbon in gluconeogenesis and lipogenesis. II. Conversion of precursors to phosphoenolpyruvate in liver cytosol. J. biol. Chem. **241**, 663 (1966).

SIEDE, W., KLAMP, A.: Die Behandlung der akuten Virushepatitis mit Corticoid-Derivaten. Dtsch. med. Wschr. **85**, 333 (1960).

SIEGENTHALER, W., SCHÖNBECK, M., WERNING, C.: Nebenniere. In: Klin. Pathophysiologie, S. 306. Stuttgart: Thieme 1970.

SIMPSON, J.R.: Steroiddiabetes. Harper Hosp. Bull. **15**, 43 (1957).

SKILLERN, P.G., McCULLAGH, E.P.: Hyperfunction and hypofunction of endocrine glands and diabetes mellitus. J. Indiana med. Ass. **50**, 701 (1957).

SLATON, P.E., BIGLIERI, E.G.: Hypertension and hyperaldosteronism of renal and adrenal origin. Amer. J. Med. **38**, 324 (1965).

SLAUNWHITE, W.R., JR., LOCKIE, G.N., BACH, N., SANDBERG, A.A.: Inactivity in vivo of transcortinbound cortisol. Science **135**, 1062 (1962).

Slaunwhite, W.R., Sandberg, A.A.: Transcortin A corticosteroid-binding protein of plasma. J. clin. Invest. **38**, 384 (1959).

Smith, O.K., Long, C.N.H.: Effect of cortisol on the plasma amino nitrogen of eviszerated-adrenalectomized diabetic rats. Endocrinology **80**, 561 (1967).

Söling, H.D., Kattermann, R., Schmidt, H.: The relationship between the cytoplasmatic redox-state and ketogenesis in the liver cell and the problem of the triosephosphate block in diabetes mellitus. Excerpta medica, Intern. Congr. Ser. **74**, 55 (1964).

Soffer, L.J., Jannacone, A., Gabrilove, J.: Cushing's syndrome, a study of fifty patients. Amer. J. Med. **30**, 129 (1961).

Solomon, N., Carpenter, C.C.J., Bennet, I.L., jr., Harvey, A. MCG.: Schmidt's syndrome (thyroid and adrenal insufficiency) and coexistent diabetes mellitus. Diabetes **14**, 300 (1965).

Spellacy, W.N.: A review of carbohydrate metabolism and the oral contraceptives. Amer. J. Obstet. Gynec. **104**, 448 (1969).

Spellacy, W.N., Carlson, K.L., Birks, S.A., Schade, S.L.: Glucose and insulin alterations after one year of combination-type oral contraceptive treatment. Metabolism **17**, 496 (1968).

Spellacy, W.N., Carlson, K.L., Schade, R.M.: Menstrual cycle carbohydrate metabolism. Amer. J. Obstet. Gynec. **99**, 382 (1967).

Sprague, R.G., Gastineau, C.F., Mason, H.L., Power, M.H.: Effects of synthetic 11-dehydrocorticosterone (compound A) in a subject with Addison's disease. Amer. J. Med. **4**, 175 (1948).

Sprague, R.G., Hayles, A.B., Power, M.W., Mason, H.L., Bennett, W.A.: "Steroid diabetes" and alkalosis associated with Cushing's syndrome, report of case isolation of 17-hydroxycorticosterone (compound F) from urine and metabolic studies. J. clin. Endocr. **10**, 289 (1950).

Sprague, R.G., Mason, H.L., Power, M.H.: Studies of the effects of adrenal cortical hormones on carbohydrate metabolism in human subjects. Proc. Amer. Diab. Ass. **9**, 147 (1949).

Sprague, R.G., Power, M.H., Mason, H.L., Albert, A., Mathieson, D.R., Hench, P.S., Kendall, E.C., Slocum, C.H., Polley, H.F.: Observations on the physiological effects of cortisone and ACTH in man. Arch. intern. Med. **85**, 199 (1950).

Sprague, R.G., Randall, R.V., Salassa, R.M., Scholz, D.A., Priestley, J.T., Walters, W., Bulbulian, A.H.: Cushing's syndrome: A progressive and often fatal disease, a review of 100 cases seen between july 1945 and july 1954. Scientific exhibit. Arch. intern. Med. **98**, 389 (1956).

Stanton, E.R., Jones, H.W., jr., Marble, A.: Coexisting diabetes mellitus and Addison's disease: observations and report of a case in a 10-year-old boy. Arch. intern. Med. **93**, 911 (1954).

Streeten, B.H.P., Gerstein, M.M., Marmor, B.M., Doisy, R.J.: Reduced glucose tolerance in elderly human subjects. Diabetes **14**, 579 (1965).

Struck, E., Ashmore, J., Wieland, O.: Stimulierung der Glukoneogenese durch langkettige Fettsäuren und Glukagon. Biochem. Z. **343**, 107 (1965).

Struck, E., Ashmore, J., Wieland, O.: Pyruvatcarboxylase-Aktivität und Glukoseneubildung in der isoliert perfundierten Rattenleber. Enzymol. biol. clin. **7**, 38 (1966).

Szücs, S., Csapó, G.: Hypophyseo-adrenal function in diabetic angiopathy. Acta endocr. (Kbh.) **46**, 135 (1964).

Tacáč, A., Bruns, W., Langsch, H.G., Vetter, K., Kublun, G.: Vergleichende Untersuchungen mit Prednison-Kurztherapie bei Diabetikern und Nichtdiabetikern mit chronischer Hepatitis und Leberzirrhose unter besonderer Berücksichtigung des Kohlenhydratstoffwechsels. Dtsch. Z. Verdau.- u. Stoffwechselkr. **25**, 312 (1965).

Tainter, M.L., Arnold, A., Beyler, A.L., Potts, G.O., Roth, C.H.: Anabolic steroids in the management of the diabetic patient. N.Y. St. J. Med. **64**, 1001 (1964).

Talbot, N.B., Wood, M.S., Worcester, J., Christo, E., Cambell, A.M., Zygmuntowicz, A.S.: Further observations on the urinary excretion of water-soluble corticosteroids by normal and abnormal subjects. J. clin. Endocr. **11**, 1224 (1951).

Tamm, J.: Testis. In: Klin. Pathophysiologie (Hrsg. Siegenthaler, W.), S. 336. Stuttgart: Thieme 1970.

Taylor, M.B., Kass, M.B.: Effect of oral contraceptives on glucose metabolism. Amer. J. Obstet. Gynec. **102**, 1035 (1968).

Tepperman, J., Tepperman, H.M.: Gluconeogenesis, lipogenesis and the sherringtonian metaphor. Fed. Proc. **29**, 1284 (1970).

Thaddea, S., Hampe, H.: Über den Einfluß der Sexualhormone auf die Stoffwechsellage des Altersdiabetes. Z. klin. Med. **137**, 760 (1940).

THARANDT, L., DIEKERS, R.I., BREUER, N., STAIB, W.: Effects of testosterone on glucagon and lactate-induced gluconeogenesis with the model of isolated perfused (without hemoglobin) mice-livers. 20. Symp. Dtsch. Ges. Endokr. Tübingen 1974 (Referat).

THOMPSON, E.B., LIPPMAN, M.E.: Mechanism of action of glucocorticoids Metabolism 23, 159 (1974).

THORN, G.W., FORSHAM, P.H., BENNETT, L.L., ROCHE, M., REISS, R.S., SLESSOR, A., FLINK, E.B., SOMERVILLE, W.: Clinical and metabolic changes in Addison's disease following the administration of compound E acetat. Trans. Ass. Amer. Phycns 62, 233 (1949).

THORN, G.W., KOEPF, G.F., LEWIS, R.A., OLSEN, E.F.: Carbohydrate metabolism in Addison's disease. J. clin. Invest. 19, 813 (1940).

THORN, G.W., RENOLD, A.E., CAHILL, G.F.: The adrenal and diabetes- some interactions and interrelations. Diabetes 8, 337 (1959).

THORN, G.E., RENOLD, A.E., WINEGRAD, A.I.: Some effects of adrenal cortical steroids on intermediary metabolism. Brit. med. J. 1957 II, 1009.

TURKINGTON, R.W., LEBOWITZ, H.E.: Extraadrenal endocrine deficienies in addison's disease. Amer. J. Med. 43, 499 (1967).

TZARGOURNIS, M., HAMWI, G.J.: The prevalence of diabetes mellitus in patients with addison's disease: Measurements of serum insulin levels. Metabolism 16, 213 (1967).

UTTER, M.F., SCRUTTON, M.C.: Pyruvate carboxylase. Curr. Top. cell. Regulat. 1, 253 (1969).

VERMEULEN, A., DANEELS, R., THIERY, M.: Effects of oral contraceptives on carbohydrate metabolism. Diabetologia 6, 519 (1970).

WAJCHENBERG, B.L., PUPO, A.A., MACHADO, M.M., MATTAR, E., SCHNAIDER, J., PEREIRA, V.G., GELMAN, A., ULHUA CINTRA, A.B.: Glucose tolerance and cortisoneglucose tolerance in children relatives of known diabetic patients 4. Congrès de la F.I.D., ed. Médicine et Hygiène, vol. 11, p. 229, Genève 1961.

WEBER, G., SINGHAL, R.L.: Role of enzymes in homeostasis V. Actinomycin and puromycin inhibition of cortisone-induced synthesis of hepatic glucose-6-phosphatase and fructose 1,6-diphosphatase. J. biol. Chem. 239, 521 (1964).

WEBSTER, B.H., HURT, J.E.: The concomitance of diabetes mellitus and Addison's disease. Diabetes 6, 436 (1957).

WEISENFELD, S.: Effect of 17-ethyl-19-nortestosterone on hyperglycemic action of glucagon in humans. Proc. Soc. exp. Biol. (N.Y.) 97, 764 (1958).

WELT, I.D., DESTETTEN, W., JR., INGLE, D.J., MORLEY, E.H.: Effect of cortisone upon rates of glucose production and oxydation in rat. J. biol. Chem. 197, 57 (1952).

WEST, K.M.: Comparison of the hyperglycemic effects of glucocorticoids in human beings. The effect of heredity on responses to glucocorticoids. Diabetes 6, 168 (1957).

WEST, K.M.: Relative eosinopenic and hyperglycemic potencies of glucocorticoids in man. Metabolism 7, 441 (1958).

WESTPHAL, U.: Binding of hormones to serumproteins. In: Biochemical actions and hormons (ed. LITWACK, G., vol. 1, p. 259. New York-London 1970.

WILBERT, L., HILLMER, T., HUNSTEIN, W., REISERT, P., KABOTH, U., CREUTZFELDT, W.: Einfluß oraler Ovulationshemmer auf klinisch-chemische Normalwerte. Dtsch. med. Wschr. 94, 844 (1969).

WILSON, D.L., FRAWLEY, T.F., FORSHAM, P.H., THORN, G.W.: The functional relationship between the pancreatic islets and the adrenal cortex in man. Proc. Amer. Diabetes Ass. 10, 25 (1950).

WILLMS, B.: Zur Regulation der Glukoneogenese in der Leber. Habilitationsschrift Göttingen 1970.

WINKELMANN, W., BETHGE, H., HACKENBERG, K., HEESEN, D., MIES, R., ZIMMERMANN, H.: Untersuchungen zur Cortisol und Cortisol und Corticosteronsekretion bei unterschiedlichen Formen des Cushing-Syndroms. Verh. dtsch. Ges. inn. Med. 77, 1051 (1971).

WISE, J.K., HENDLER, R., FELIG, P.: Influence of glucocorticoids on glucagon secretion and plasma amino acid concentrations in man. J. clin. Invest. 52, 2774 (1973).

WOLFF, H.P., BARTH, CH., DISTLER, A., DÜSTERDIEK, G., KRÜCK, F., ROSCHER, S., VESCEI, P., WEINGES, K.F.: Hypokaliaemischer und normokaliaemischer primärer Aldosteronismus. Dtsch. med. Wschr. 94, 760 (1969).

WOOL, I.G., WEINSHELBAUM, E.I.: Incorporation of C^{14}-amino acids into protein of isolated diaphragms: Role of the adrenal gland steroids. Amer. J. Physiol. 197, 1089 (1959).

WYNN, V., DOAR, J.W.H.: Some effects of oral contraceptives on carbohydrate metabolism. Lancet 1966 II, 715.

YEN, S.C.C., VELA, P.: Effects of contraceptive on carbohydrate metabolism. J. clin. Endocr. 28, 1564 (1968).

Zicha, L., Feig, A.W.: Vergleichende Untersuchungen über den Einfluß von Paramethason und Betamethason auf die orale und intravenöse Glukosetoleranz. Arzneimittel-Forsch. **17**, 1582 (1967).

Zicha, L., Kittenberg, H.: Glucocorticoide und Glucosestoffwechsel. III. Mitteilung. Arzneimittel-Forsch. **16**, 797 (1966).

Zicha, L., Krämer, R., Scheifferth, F., Bergner, D.: Glucocorticoide und Glucosestoffwechsel. I. Mitteilung. Arzneimittel-Forsch. **16**, 785 (1966).

Zimmermann, H.: Klinik und Differentialdiagnose des Cushing-Syndroms. 11. Symp. d. dtsch. Ges. f. Endokrinologie Düsseldorf. Berlin-Göttingen-Heidelberg-New York: Springer 1964.

Stoffwechselwirkungen der Katecholamine

Von

A. HASSELBLATT

Einleitung

Das sympathische Nervensystem befähigt durch seine Überträgerstoffe, Noradrenalin und Adrenalin, den Organismus, auch unter extremen Bedingungen lebenswichtige Funktionen und die Versorgung mit Stoffwechselenergie aufrechtzuerhalten. So schließen CANNON et al. (1924) aus ihrer klassischen Untersuchung der Abwehrmechanismen, die dem Organismus bei lebensbedrohendem Glucosemangel zur Verfügung stehen, daß das adrenerge System ein bemerkenswertes Beispiel für eine automatische Regelung darstellt. Bereits die klinischen Symptome der Hypoglykämie, wie Tachykardie, Blässe, Schweißausbruch und Pupillenerweiterung, weisen auf eine Erregung im sympathischen Bereich hin. Von den Autoren wurde die Konzentration der Katecholamine im Blut an der Frequenz des denervierten Herzens gemessen. Die Herzfrequenz stieg an, sobald der Blutzucker auf hypoglykämische Werte abfiel, und diese Reaktion wurde durch Glucose oder durch operative Entfernung der Nebennieren beseitigt. Damit war der Beweis erbracht, daß eine Hypoglykämie eine Aktivierung des Sympathicus und eine Abgabe von Katecholaminen aus dem Nebennierenmark auslöst. Dadurch wird Glucose aus der Leber mobilisiert und die Gefahr der Hypoglykämie abgewendet. Diese Funktion des sympathischen Systems ist auch in Versuchen an operativ sympathektomierten Tieren deutlich geworden. Die Blutglucose-Konzentration sympathektomierter Katzen unterschied sich nicht von Kontrollwerten, und auch auf kleine Insulindosen, die keine hypoglykämischen Symptome auslösten, reagierten die operierten Tiere normal. Der Wirkung hoher Insulindosen waren die sympathektomierten Tiere jedoch wehrlos ausgeliefert. Sie verstarben in hypoglykämischen Krämpfen, während sich normale Katzen spontan erholten (SCHLOSSBERG et al., 1933). Bereits durch diese älteren Arbeiten wird deutlich, daß Hypoglykämien, wie sie ja gerade auch bei Diabetikern auftreten können, das sympathische Nervensystem aktivieren. Versuche an 10 gesunden Versuchspersonen, bei denen eine intravenöse Injektion von 0,1 I.E. Insulin/kg eine zehnfache Steigerung der Ausscheidung von Adrenalin im Urin auslöste (VON EULER u. LUFT, 1952), haben gezeigt, daß auch beim Menschen bei hypoglykämischen Blutzuckerwerten eine adrenerge Gegenregulation einsetzt. Neben einer bedrohlichen Hypoglykämie können andere tiefgreifende Störungen, die die Homöostase des Organismus gefährden, wie z.B. eine Hypoxie oder eine Hypothermie, über das Zentralnervensystem das efferente sympathische System aktivieren.

Ein Abfall der Glucosekonzentration im Blut wird offenbar von Bereichen des Hypothalamus (DUNÉR, 1953) oder des Rückenmarkes (GOLDFIEN, 1966) registriert. Die efferenten Impulse erreichen das Nebennierenmark, aus dem Adre-

nalin und Noradrenalin in das Blut abgegeben werden. Der Gehalt der chromaffinen Zellen des Nebennierenmarks an Katecholaminen nimmt daher ab (BURN
et al., 1950). Auch auf geringere Belastungen reagiert das sympathische System.
Die Menge an Katecholaminen, die aus der Nebenniere in das Blut gelangt,
ist jedoch zu gering, um in der Leber eine Glykogenspaltung auszulösen (SOKAL
u. SARCIONE, 1964). Darüber hinaus zeigt die kurze Plasmahalbwertszeit von
1—2 min (COHEN et al., 1959), daß Katecholamine das Blut sehr schnell verlassen
bzw. inaktiviert werden. Daher hat das Noradrenalin, das in unmittelbarer Nachbarschaft der Zellen, z.B. der Leber und des Fettgewebes, aus sympathischen
Nervenendigungen freigesetzt wird, für den Eingriff des sympathischen Systems
in den Stoffwechsel größere Bedeutung als die Katecholamine des Nebennierenmarks. Der hauptsächliche Überträgerstoff der sympathischen Nervenendigungen
ist das Noradrenalin, während Adrenalin, das aus dem Nebennierenmark zu
einem größeren Anteil freigesetzt wird, hier nur in Spuren nachweisbar ist (VON
EULER, 1951). Unter der Wirkung von Noradrenalin und Adrenalin wird in
der Leber gespeichertes Glykogen mobilisiert und vermehrt Glucose aus Aminosäuren oder dem Laktat gebildet, das durch die gleichzeitig in der Muskulatur
ausgelöste Glykogenspaltung in das Blut gelangt. Aus dem Fettgewebe gelangen
vermehrt freie Fettsäuren in das Blut, die in der Leber als Fett abgelagert oder
zu Ketonkörpern oxydiert werden und in der Muskulatur die Glucoseverwertung
beeinträchtigen können. Damit können die Symptome eines Diabetes mellitus,
wie Hyperglykämie, Glucosurie, schließlich auch die diabetische Ketoacidose
durch das adrenerge System verstärkt werden. Alle diese Wirkungen, die im
einzelnen Gegenstand dieser Darstellung sind, hemmen den Stoffwechseleffekt
von Insulin und müssen dazu beitragen, die Empfindlichkeit gegen injiziertes
Insulin herabzusetzen. Wenn man sich weiter vor Augen führt, daß Katecholamine
nicht nur die Wirkung von Insulin beeinträchtigen, sondern auch die Freisetzung
von Insulin aus dem Inselorgan der Bauchspeicheldrüse unterdrücken, so überrascht nicht mehr, daß Belastungen, wie Infektionen, operative Eingriffe, ja selbst
geringfügig erscheinende Zahnabszesse, bei manchen stabilen Diabetikern eine
Ketoacidose auslösen können (PORTE, 1969). Eine derartige Belastung muß auch
die schwere diabetische Stoffwechselstörung selbst darstellen, die zumindest im
Tierversuch die Ausscheidung von Katecholaminen im Urin erhöht (NATHA-
NIELSZ, 1969). Es gibt jedoch keine eindeutigen Beweise dafür, daß — wenn
diese Notfallsituation durch eine geeignete Therapie beseitigt wurde — bei einem
gut eingestellten Diabetiker also, im sympathischen System ein Zustand gesteigerter Erregung beibehalten wird. Eine Sympathektomie kann dementsprechend
den Zustand diabetischer Tiere nicht entscheidend bessern (CLEVELAND u. DAVIS,
1936) und verspricht damit in der Therapie des Diabetes ebensowenig Erfolg
wie die Gabe antiadrenerger Arzneimittel, die höchstens die Gefahr verstärken
könnten, daß hypoglykämische Zwischenfälle auftreten, weil sie dem Organismus
die Möglichkeit der Gegenregulation nehmen (BYERS u. FRIEDMAN, 1966). Ebenfalls keine Beweise liegen dafür vor, daß der Stoffwechsel gut eingestellter Diabetiker empfindlicher auf Katecholamine reagiert als der des Gesunden. Im Gegensatz
hierzu ist eine empfindlichere vasokonstriktorische Reaktion auf Adrenalin, Noradrenalin und allerdings auch Angiotensin bei diabetischen Ratten nachgewiesen
(BRODY u. DIXON, 1964) und eine entsprechende Wirkung für Noradrenalin auch
am alloxandiabetischen Kaninchen gezeigt worden (CSEUZ et al., 1973). Derartige
Befunde sind besonders im Hinblick auf die Gefäßerkrankungen diabetischer
Patienten von großem Interesse. Es liegen jedoch keine Hinweise vor, daß auch
Stoffwechselwirkungen des sympathischen Systems in Art oder Ausmaß durch
das diabetische Grundleiden selbst verändert werden.

Adrenalin hat, neben „erregenden" Wirkungen, wie die Vasokonstriktion insbesondere in Haut und Schleimhäuten oder die Steigerung von Frequenz und Kontraktionskraft des Herzens, auch „hemmende" oder lähmende Wirkungen. So wird die Bronchialmuskulatur durch Adrenalin zum Erschlaffen gebracht und ein asthmatischer Anfall durchbrochen. Durch chemische Veränderungen am Molekül des Adrenalin wurden Wirkstoffe erhalten, die selektiv nur einen Teil der Adrenalineffekte auslösen. So erregt das Isoprenalin (Aludrin) das Herz und erweitert die Bronchien, ohne eine Vasokonstriktion auszulösen. Andererseits wurden Hemmstoffe synthetisiert, die spezifisch bestimmte Wirkungen von Adrenalin ausschalten konnten, andere aber nicht beeinflußten. Diesen Gegebenheiten wurde die Theorie von zwei adrenergen Rezeptoren gerecht (AHLQUIST, 1948). Sie unterscheidet α- und β-Rezeptoren. Die adrenergen α-Rezeptoren wurden für die meisten erregenden Wirkungen von Adrenalin verantwortlich gemacht, wie Vasokonstriktion, Stimulation des Uterus, des Ureters und des Dilator pupillae, jedoch auch für eine wichtige hemmende Wirkung, nämlich die Erschlaffung der Darmmuskulatur.

Über die β-Rezeptoren sollte Adrenalin seine meisten hemmenden Wirkungen entfalten, wie Vasodilatation, Hemmung des Uterus und Erschlaffung der Bronchialmuskulatur, jedoch als eine wichtige erregende Wirkung, die Stimulation des Myokards. Stoffwechseleffekte der Katecholamine spielten für diese Einteilung zunächst noch keine entscheidende Rolle. Ihre Zuordnung zur Gruppe der α- oder β-Rezeptoren wurde dadurch erschwert, daß z.B. die durch Adrenalin ausgelöste Glykogenspaltung im Skelettmuskel weder durch Stoffe, die α-Rezeptoren blockieren, noch durch typische β-Blocker regelmäßig unterdrückt werden kann (FURCHTGOTT, 1967). Die Wirkung von Adrenalin oder Noradrenalin auf das Fettgewebe wird dagegen durch β-Rezeptoren vermittelt. Unter dem Eindruck, daß sich die Gruppe der β-Rezeptoren gegenüber manchen erregenden Aminen nicht einheitlich verhält, ist eine weitere Unterteilung in β_1- und β_2-Rezeptoren vorgeschlagen worden, wobei die lipolytische Wirkung im Fettgewebe ebenso wie die kardialen Effekte des Adrenalin über β_1-, die Bronchodilatation dagegen über β_2-Rezeptoren ausgelöst werden soll (LANDS et al., 1967). Diese Einteilung wird der bereits früher beobachteten Tatsache gerecht, daß manche Hemmstoffe des adrenergen Systems die lipolytische Wirkung von Adrenalin, allerdings auch die Adrenalinhyperglykämie, hemmen, ohne daß sie Herzwirkung aufheben (BURNS et al., 1964). Mit Agonisten und Antagonisten gelang es zunächst nicht, die Rezeptoren, über die Adrenalin in der Leber eine Glykogenolyse auslöst, in die beiden Hauptgruppen einzuordnen (CLASSEN u. NOACH, 1960). Außerdem hat die unterschiedliche Reaktion verschiedener Tierspezies dazu geführt, daß die Rezeptoren in der Leber des Hundes zur β-Gruppe (MAYER et al., 1961), diejenigen in der Rattenleber zur α-Gruppe (FLEMING u. KENNY, 1964) gerechnet wurden.

Durch das grundlegende Konzept vom „second messenger", eines zweiten Botenstoffes also, der durch Wirkung von Hormonen auf die Zellmembran im Innern der Zelle entsteht und dort die hormonal übermittelte Information in biochemische oder biophysikalische Wirkungen umsetzt, ist die Diskussion über die adrenergen Rezeptoren in eine neue Phase getreten. Die membranständige Adenylcyclase, als das strukturgebundene Enzym, das die Bildung von 3′,5′-cyclo-Adenosinmonophosphat (cAMP) katalysiert, wird in vitro auch in hochgereinigten Fraktionen durch die typischen β-adrenergen Stimulatoren aktiviert. Daher ist geschlossen worden, daß der adrenerge β-Rezeptor wahrscheinlich ein Bestandteil des Adenylcyclase-Systems der Zellmembran darstellt, zumal der intrazelluläre cAMP-Spiegel in Geweben, die β-Rezeptoren enthalten, auf adrenerge Reize ansteigt. Die Wirkungen einer Stimulation der β-Rezeptoren werden dementsprechend als Folge des Anstiegs der intrazellulären cAMP-Konzentration aufgefaßt (ROBISON et al., 1967, 1971). Eine Erregung der adrenergen α-Rezeptoren hat häufig, z.B. am Inselorgan der Bauchspeicheldrüse einen der β-Wirkung entgegengesetzten Effekt. Zwar ist ein Abfall des intrazellulären cAMP durch α-Rezeptoren erregende Stoffe beschrieben, eine Hemmung der Adenylcyclase selbst jedoch noch nicht nachgewiesen worden. Mit dieser Einschränkung entwerfen ROBISON et al. (1971) das Modell eines adrenergen Rezeptorsystems, nach dem in Zellen, die beide Rezeptortypen enthalten, α-Rezeptoren unmittelbar hemmend, die β-Rezeptoren aktivierend auf die Adenylcyclase einwirken. Andere Autoren sehen die α-Rezeptoren in enger Verknüpfung mit einer Membran-ATPase, deren Aktivierung durch Katecholamine zu einer Abgabe von Calciumionen in das Zellinnere führt, wodurch der kontraktile Prozeß der glatten Muskulatur, z.B. in Gefäßen, aktiviert wird (BELLEAU, 1967; BLOOM u. GOLDMAN, 1966). Eine Erregung der α-Rezeptoren würde nach dieser Vorstellung den Verbrauch des energiereichen Phosphats ATP in Membrannähe steigern, so daß der Adenylcyclase weniger ATP zur Synthese von cAMP zur Verfügung steht. Ein Abfall der cAMP-Spiegel im Zellinneren wäre hier als Folge einer indirekten Hemmung der Adenylcyclaseaktivität aufzufassen. Inzwischen ist an Parotisgewebe gezeigt worden, daß α-Rezeptoren tatsächlich Ionenbewegungen durch die Membran auslösen (BATZRI et al., 1973) und sich ihre Wirkung damit nicht auf einen Abfall des intrazellulären cAMP beschränkt.

Die Wirkung der Katecholamine auf ihre Rezeptoren in Leber, Muskel- und Fettgewebe und im Bereich der Pankreasinseln hat besonders tiefgreifende Auswirkungen auf den Stoffwechsel (Übersichten: ELLIS, 1956; HIMMS-HAGEN, 1967).

Diejenigen Wirkungen der Katecholamine in diesen Geweben, die den Gesamtstoffwechsel verändern können, werden in den folgenden Abschnitten eingehender betrachtet.

I. Wirkungen der Katecholamine auf den Stoffwechsel der Leber

Die Wirkung der Katecholamine auf die Leberzelle äußert sich in einer Glykogenolyse, einer gesteigerten Gluconeogenese, Ketogenese und einem Abbau von Protein. Obwohl nicht für alle diese Stoffwechselreaktionen eindeutig belegt ist, daß sie durch einen Anstieg der intrazellulären Konzentration von cAMP ausgelöst werden, scheint die Aktivierung der Adenylcyclase in der Zellmembran die früheste, meßbare Wirkung der Katecholamine an der Leber darzustellen. Trotzdem spricht vieles dafür, daß die Katecholamine das Enzym nicht unmittelbar stimulieren, sondern daß diese Stimulation durch einen spezifischen Rezeptor vermittelt wird, der zwar eng mit der Adenylcyclase verbunden ist, sich aber doch von dem Rezeptor für Glucagon unterscheidet, das ebenfalls die Adenylcyclase aktiviert.

Die Annahme von unterschiedlichen Rezeptoren für Adrenalin und Glucagon kann erklären, daß die Reaktion auf beide Hormone nicht völlig gleichartig ist. So ist beobachtet worden, daß eine Behandlung mit Glucocorticoiden die Reaktion der Adenylcyclase auf Adrenalin stark hemmt, ohne diejenige auf Glucagon zu beeinträchtigen (BITENSKY et al., 1970). Dieser Effekt ist später als eine Reaktion auf die durch die Behandlung mit Glucocorticoiden erhöhte Insulinsekretion zurückgeführt worden. Bei diabetischen Tieren nämlich ist die Aktivität der mit Adrenalin stimulierbaren Adenylcyclase erhöht, durch eine Behandlung mit Insulin wird sie gesenkt (BITENSKY et al., 1972). Da durch Glucagon sehr viel höhere cAMP-Konzentrationen in der Leber zu erzielen sind als durch Adrenalin (PARK u. EXTON, 1972), muß man annehmen, daß entweder der Glucagonrezeptor das Enzym stärker anregen kann, oder daß Glucagon Enzymeinheiten stimulieren kann, die auf Adrenalin nicht ansprechen.

1. Glykogen

Die Wirkung der Katecholamine auf die Spaltung von Glykogen in Leber- und Muskelzellen stellt sich heute als eine lückenlose Reaktionskette dar, deren einzelne Schritte bekannt sind. Der Aktivierung der Adenylcyclase in der Zellmembran folgt zunächst eine Anhäufung von cAMP im Zellinnern. Das cyclische Nucleotid seinerseits aktiviert eine Proteinkinase, die auf die Phosphorylase-b-Kinase einwirkt. Unter dem Einfluß dieses letzten Enzyms wird schließlich eine aktive Phosphorylase a gebildet, die die Glykogenolyse steigert (SUTHERLAND u. RALL, 1960; ROBISON et al., 1971). Die Kenntnis dieser vielgliedrigen Reaktionskette wirft natürlich neue Fragen auf. Die Reaktion jedes einzelnen Gliedes nämlich könnte durch hormonale oder medikamentöse Eingriffe modifiziert werden, so daß sich neben dem adrenergen Rezeptor und der Adenylcyclase zahlreiche Einflußmöglichkeiten für körpereigene und körperfremde Stoffe bieten.

Die entscheidende Rolle des cAMP bei der Aktivierung der Leberphosphorylase wird wohl von keiner Seite bestritten. Methodische Schwierigkeiten ergeben sich jedoch daraus, daß Anstiege der wirksamen cAMP-Konzentration in bestimmten Compartimenten der Leberzelle nicht notwendig an einem Anstieg des cAMP-Gehaltes der gesamten Leber erkennbar sein müssen. Bereits 1967 hat PARK darauf hingewiesen, daß Leberhomogenate von Kontrolltieren cAMP in so hoher Konzentration enthalten, daß alle cAMP-abhängigen Stoffwechselreaktionen maximal stimuliert sein müßten. Da das aber nicht der Fall ist, muß angenommen werden, daß aktives cAMP in der Zelle durch intrazelluläre Barrieren daran gehindert wird, die Proteinkinasen zu erreichen und zu stimulieren. Es kann ebenso nicht ausgeschlossen werden, daß die cAMP-Konzentration in bestimmten Zellcompartimenten auch dann ansteigt, wenn eine Zunahme des Gesamtgehaltes der Leber an cAMP nicht nachweisbar ist. Die gemessene cAMP-Konzentration in Leberzellen ist vielleicht aus diesen Gründen nicht mit der beobachteten Stoffwechselwirkung korreliert (TOLBERT et al., 1973).

Unter der Einwirkung der Katecholamine auf die Leber wird die im Glykogen gespeicherte Glucose mobilisiert und an das Blut abgegeben. Es erscheint sinnvoll, daß gleichzeitig die Neusynthese von Glykogen in der Leber gehemmt wird. Die Anlagerung von Glucose aus Uridin-diphosphat-Glucose an Glykogen wird durch die Glykogensynthetase katalysiert. Dieses Enzym wird durch eine spezifische Kinase aus der aktiven (Glucose-6-Phosphat unabhängigen) I-Form in die inaktive (Glucose-6-Phosphat abhängige) D-Form überführt. Die Aktivität der Kinase wird durch cAMP erhöht. Daher ist verständlich, daß die aktive Glykogensynthetase durch Injektion von Adrenalin, Glucagon oder durch das cyclische Nucleotid selbst schnell inaktiviert und damit die Glykogensynthese unterbrochen wird (DE WULFF u. HERS, 1968). Insulin dagegen kann die Konzentration von cAMP in der Leber senken (EXTON et al., 1970) und dementsprechend die Phosphorylase-Reaktion hemmen und die Glykogensynthetase aktivieren (BISHOP u. LARNER, 1967). Die fördernde Wirkung der Katecholamine auf die Glykogenspaltung wird also durch eine Hemmung der Glykogensynthese ergänzt, beide Effekte führen dazu, daß in der Leberzelle präformierte Glucose in das Blut gelangt, die Glucoseabgabe der Leber steigt daher an.

2. Gluconeogenese

Bereits die Beobachtung, daß auch im Hunger, wenn in der Leber keine Glykogenreserven zur Verfügung stehen, die hepatische Glucoseabgabe durch Adrenalin gesteigert wird, weist darauf hin, daß Katecholamine auch die Neubildung von Glucose aus Milchsäure oder Aminosäuren anregen können. Versuche an nichtnarkotisierten Hunden geben eine Übersicht über die Bedeutung dieser Wirkung für den Gesamtstoffwechsel (ISSEKUTZ u. ALLEN, 1972). Durch eine Infusion von Adrenalin wurde die Glucosekonzentration im Plasma um etwa 50% gesteigert. Die Neusynthese von Glucose in der Leber stieg um 35%, was im wesentlichen auf eine vermehrte Glucosebildung aus Milchsäure zurückzuführen war. Der Laktatumsatz erhöhte sich auf das Vierfache und der Beitrag des Laktates zur Gluconeogenese auf das Dreifache des Kontrollwertes. Der in diesen Versuchen beobachtete Effekt auf die Gluconeogenese ist indirekt durch das erhöhte Angebot von Milchsäure aus der Muskulatur ausgelöst worden, denn die Glucosesynthese in der Leber stieg im gleichen Umfang an, wie der Leber Milchsäure zur Verfügung gestellt wurde. Die Kapazität der Leber, Glucose zu synthetisieren, ist unter physiologischen Bedingungen nicht mit Substrat gesättigt, sondern kann zusätzlich Milchsäure aufnehmen, die aus dem Muskelglykogen unter der Adrenalininfusion gebildet und an das Blut abgegeben wird. Besonders im physiologischen Konzentrationsbereich steigt die hepatische Gluconeogenese steil mit dem Substratangebot an (EXTON u. PARK, 1967). Erst bei hohen Substratkonzentrationen, wie sie am Ganztier nicht über längere Zeit eingestellt werden können, erreicht die Gluconeogenese einen maximalen Wert, der die Kapazität der Leber zur Glucosesynthese anzeigt. Die maximalen Gluconeogeneseraten werden an isolierten, perfundierten Lebern gemessen, weil hier eine Sättigung mit Substraten, wie z.B. Milchsäure, sichergestellt werden kann.

In dieser Versuchsanordnung steigern Adrenalin und Noradrenalin die Glucosesynthese aus Laktat (20 mM). Der cAMP-Gehalt der Leber steigt an, bevor die Steigerung der Gluconeogenese meßbar wird. Da darüber hinaus cAMP selbst die Gluconeogenese in der perfundierten Leber steigert, spricht vieles dafür, daß die Katecholamine die Synthese von Glucose aus Laktat oder der Aminosäure Alanin über cAMP steigern (Übersicht: EXTON et al., 1970). Versuche an Tieren, deren Nebennieren operativ entfernt worden waren, zeigen jedoch, daß der Anstieg von cAMP in der Leberzelle nicht starr an eine Steigerung der Glucosesynthese gekoppelt ist. In den perfundierten Lebern dieser adrenalektomierten Tiere stimuliert Adrenalin die Gluconeogenese aus Laktat geringer als bei Kontrolltieren, während der Anstieg des cAMP-Gehaltes den Kontrollwert überstieg. Auch auf exogen zugesetztes cAMP reagierten die Lebern nebennierenloser Tiere weniger empfindlich (EXTON et al., 1972); für die volle Reaktion ist die Anwesenheit der Glucocorticoide der Nebennierenrinde entscheidend. An isolierten Leberzellen konnte cAMP-Gehalt und Gluconeogenese unabhängig voneinander verändert werden (TOLBERT et al., 1973). Damit ist fraglich geworden, ob zwischen diesen beiden Faktoren eine kausale Beziehung besteht.

3. Fettstoffwechsel

Durch die lipolytische Wirkung der Katecholamine im Fettgewebe steigt die Konzentration der freien, nichtveresterten Fettsäuren im Blut an und die Leber, die Fettsäuren in Abhängigkeit vom Angebot mit dem Blut aufnimmt (FINE u. WILLIAMS, 1960), wird dadurch aus der Peripherie mit langkettigen Fettsäuren überflutet. Die Leberzelle selbst hat offenbar keine Möglichkeit, den Einstrom von Fettsäuren zu steuern, so daß der Umsatz allein von der Plasmakonzentration abhängig ist (ARMSTRONG et al., 1961). An der isolierten, perfundierten Leber werden Fettsäuren, die im Überschuß mit dem Perfusionsmedium angeboten werden, hauptsächlich als Triglyceride in der Leberzelle eingelagert, so daß die Leberverfettung, wie sie durch Kältestreß oder Katecholamine ausgelöst werden kann, durch das gesteigerte Angebot an Fettsäuren erklärt werden kann (NESTEL u. STEINBERG, 1963). Die Oxydation von Fettsäuren zu Ketonkörpern wird besonders durch Glucagon gesteigert (HEIMBERG et al., 1969), das die intrahepatische Lipolyse aktiviert (BREWSHER u. ASHMORE, 1966). Die Fetteinlagerung in die Leber wird durch die hemmende Wirkung von Noradrenalin auf die Abgabe von Triglyceriden aus der Leber begünstigt (HEIMBERG u. FIZETTE, 1968).

II. Wirkungen der Katecholamine auf das Fettgewebe

Adrenalin und Noradrenalin lösen an Zellen des Fettgewebes die lipolytische Spaltung der gespeicherten Triglyceride in Fettsäuren und Glycerin aus. Die Spaltprodukte, Glycerin und die nichtveresterten, freien Fettsäuren (FFS), werden in das Blut abgegeben. Diese eindrucksvolle und wohl am besten untersuchte Wirkung der Katecholamine auf das Fettgewebe wurde erst erkannt, als Methoden zur Messung der FFS zur Verfügung standen (WHITE u. ENGEL, 1958; GORDON u. CHERKES, 1958). Auch hier zeigt sich, daß Katecholamine entgegengesetzte Wirkungen entfalten, wie Insulin, das die Lipolyse hemmt, während ein Insulinmangel der Wirkung von Noradrenalin entspricht (TARRANT et al., 1962). Ähnlich wie an der Leberzelle wird auch im Fettgewebe die Adenylcyclase durch Noradrenalin aus den sympathischen Nervenendigungen oder durch Adrenalin und Noradrenalin aus dem Nebennierenmark aktiviert. Dabei ist die noradrenerge Innervation des Fettgewebes für den Anstieg der Lipolyse bei Streß-Reaktionen offenbar wesentlicher als die Hormonabgabe aus dem Nebennierenmark (WESTERMANN, 1967). Die Konzentration von cAMP im Fettgewebe wird durch Adrenalin konzentrationsabhängig erhöht (BUTCHER et al., 1965). Dieser Anstieg ist allerdings nicht bei jeder, durch Noradrenalin stimulierten Lipolyse nachweisbar, so daß man annehmen muß, daß das zyklische Nucleotid in bestimmten Zellcompartimenten Konzentrationen erreicht, die ausreichen, eine Lipolyse auszulösen, ohne daß die Gesamtkonzentration an cAMP ansteigen muß (KUO u. DE RENZO, 1969). Ähnlich wie in der Leber ist auch im Fettgewebe von adrenalektomierten Tieren die Ansprechbarkeit auf cAMP herabgesetzt. Hier löste Adrenalin eine geringere Lipolyse aus, obwohl höhere cAMP-Konzentrationen gemessen wurden als bei Kontrollen. Eine Voraussetzung dafür, daß cAMP seine Wirkung voll entfalten kann, scheint die Anwesenheit der Nebennierenrinden-Steroide darzustellen (EXTON et al., 1972).

Adrenalin steigert die Aufnahme von Glucose in das Fettgewebe und die Oxydation von Glucose zu CO_2 ebenso wie ihre Umwandlung zu dem mit Fettsäuren veresterten Glycerin (CAHILL et al., 1960). Dieser Effekt ist als Folge der gesteigerten Lipolyse und der dadurch erhöhten Konzentration an FFS in den Zellen aufgefaßt worden, wobei aus Glucose vermehrt α-Glycerophosphat gebildet und so die Rückveresterung gefördert würde (VERNER et al., 1962). Neuere Untersuchungen haben allerdings gezeigt, daß die beiden Wirkungen von Adrenalin im Fettgewebe, nämlich die Steigerung der Lipolyse und der Glucoseutilisation doch unabhängig voneinander sind. Durch Nikotinsäure oder Prostaglandin E₁ ließ sich nämlich die lipolytische Wirkung von Adrenalin hemmen, ohne daß das Rückwirkungen auf den Glucosestoffwechsel hatte. Beide Wirkungen, obwohl unabhängig voneinander, sind durch β-Rezeptoren blockierende Stoffe zu unterdrücken (BLECHER et al., 1969).

Am Menschen tritt die stimulierende Wirkung von Noradrenalin auf die Lipolyse bereits bei Dosen auf, die sich kaum auf die Konzentration von Glucose oder Milchsäure im Blut auswirken. Unter einer Infusion von Noradrenalin stieg die Konzentration der FFS um 127, der Sauerstoffverbrauch gleichzeitig um 21% an. Die Oxydation von markierter Palmitinsäure zu CO_2 war in den zwei untersuchten Fällen 2—3fach gesteigert (STEINBERG et al., 1964). Noradrenalin kann also in niedrigen Konzentrationen tiefgreifende Veränderungen im Fettstoffwechsel auslösen, ohne daß die Glykogenolyse im Muskel oder in der Leber im gleichen Umfang betroffen ist. Trotzdem ist der Glucosestoffwechsel verändert, weil ein hohes Angebot an FFS die Glucoseverwertung in der Peripherie beeinträchtigt (Übersicht: HASSELBLATT, 1971). So werden Fettsäuren vom Herzmuskel gegenüber Glucose bevorzugt oxydiert (NEWSHOLME et al., 1964; SHIPP et al., 1964). Es ist allerdings fraglich, ob Fettsäuren in der gesamten Muskulatur die Glucoseverwertung hemmen (SCHONFELD u. KIPNIS, 1968). Auch können Fettsäuren die Insulinsekretion fördern (MADISON et al., 1968; CRESPIN et al., 1969) und auf diesem Wege die Glucoseverwertung begünstigen. So wird verständlich, daß die Plasmakonzentration der FFS auf extreme Werte gesteigert werden muß, um beim Menschen eine erniedrigte Glucosetoleranz zu erhalten (SCHALCH u. KIPNIS, 1964). Allerdings hemmen Adrenalin und Noradrenalin zusätzlich zu ihrer lipolytischen Wirkung die Insulinsekretion. Daher könnten hier die Fettsäuren, die in der Peripherie bevorzugt von Glucose umgesetzt werden, die Glucoseutilisation beeinträchtigen, ohne daß dem eine zusätzliche Insulinabgabe entgegenwirkt.

III. Wirkungen der Katecholamine am Muskel

Die Wirkung von Adrenalin auf die periphere Glucoseverwertung wird besonders in Versuchen an nicht narkotisierten Hunden deutlich, in denen der Umsatz von markierter Glucose unter einer Adrenalininfusion verfolgt wurde ALTSZULER et al., 1967). Obwohl die Glucosekonzentration im Blut um 30—40% anstieg, wurde nicht mehr Glucose durch die Gewebe aufgenommen. Im Gegensatz hierzu stieg die Glucoseaufnahme deutlich, wenn eine vergleichbare Hyperglykämie nicht durch Adrenalin, sondern durch eine Glucoseinfusion ausgelöst wurde. Bei der Adrenalinhyperglykämie ist also offenbar die Verwertung von Glucose gestört. Diese Störung ist nicht allein auf den Anstieg der freien Fettsäuren zurückzuführen, da vergleichbare Plasmawerte der FFS die Glucoseaufnahme nicht hemmten. Eine mögliche Ursache dagegen ist das fehlende Ansprechen der Insulinsekretion auf die Adrenalinhyperglykämie, das in diesen Versuchen besonders beim Vergleich mit vergleichbaren Hyperglykämien, die durch Glucoseinfusionen ausgelöst wurden, deutlich wurde.

Als weitere Ursache aber ist zu diskutieren, ob Katecholamine die Aufnahme von Glucose in die Muskelzelle beeinträchtigen. Ähnlich wie in der Leberzelle aktivieren die Katecholamine die Adenylcyclase der Muskelzelle, so daß der Gehalt an cAMP um das 2—3fache ansteigt und die Konzentration der aktiven Phosphorylase a schnell auf hohe Werte ansteigt (POSNER et al., 1965). Auch im Muskel wird so die Spaltung von Glykogen eingeleitet. Im Gegensatz zur Leber verfügt die Muskelzelle nicht über die enzymatische Ausstattung, um aus Glucose-6-Phosphat, das bei der Glykogenolyse entsteht, Glucose freizusetzen und in das Blut abzugeben. Als Spaltprodukt des Glykogens tritt daher aus dem Muskel Milchsäure in das Blut, so daß Adrenalin die Milchsäurekonzentration im Blut erhöht (CORI et al., 1930). Es wurde bereits darauf hingewiesen, daß auf diesem Wege Laktat für die Gluconeogenese in der Leber bereitgestellt wird. Am Menschen kann der Anstieg der Milchsäurekonzentration im Blut durch Propranolol, eine β-Rezeptoren-blockierende Substanz, gehemmt werden, so daß hier offenbar die Aktivierung der Adenylcyclase im Muskel durch adrenerge β-Rezeptoren vermittelt wird (ABRAMSON u. ARKY, 1968). Obwohl zusätzliche Wirkungen von Adrenalin, so eine Aktivierung der Phosphofructokinase im Muskel (BEVIZ et al., 1967), den weiteren Abbau der bei der Glykogenspaltung freigesetzten Glucose-Phosphate fördern, kann doch — zumindest in vitro — ein Anstau von Glucose-6-Phosphat in der Muskelzelle auftreten (KIPNIS et al., 1959). Dieser Anstau ist in Verbindung gebracht worden mit der Beobachtung, daß Adrenalin die Aufnahme von Glucose in den Zwerchfellmuskel hemmt (WALAAS u. WALAAS, 1950). Glucose-6-Phosphat hemmt nämlich die Hexokinase (CRANE u. SOLS, 1953) und damit die Phosphorylierung neu in die Zelle eintretender Glucosemoleküle. Sollte dieser Effekt nicht nur in vitro am isolierten Muskel, sondern auch im Organismus zum Tragen kommen, so könnte er eine Störung der Glucoseverwertung in der Muskulatur erklären. Normalerweise ist der Transport von Glucose durch die Zellmembran der begrenzende Faktor für die Glucoseutilisation. Insulin steigert den Glucosetransport und fördert allein dadurch die Verwertung von Glucose in Muskel- und Fettgewebe. Im Zellinneren wird Glucose normalerweise sofort phosphoryliert und kann dann die Zellmembran nicht mehr passieren, sondern wird für die Glykogensynthese verwendet oder dem glykolytischen Abbau zugeführt. Ist jedoch die Phosphorylierung durch einen Anstau an Glucose-6-Phosphat gehemmt, müßte sich freie Glucose in der Zelle anhäufen und wieder aus den Zellen austreten. Unter diesen Bedingungen, unter denen nicht mehr der Transport, sondern die Phosphorylierung der Glucose limitierend für den Glucoseumsatz wird, müßte auch Insulin der Möglichkeit beraubt sein, über einen vermehrten Glucosetransport die Glucoseverwertung im Muskel zu steigern. Der Nachweis, daß auch im Organismus, wie am isolierten Muskelpräparat, eine Situation eintreten kann, in der unter dem Einfluß von Adrenalin allein die Phosphorylierung die Glucoseverwertung im Muskel bestimmt, steht jedoch bisher noch aus.

Für die Störung der peripheren Glucoseverwertung durch Katecholamine, die sich auch am Menschen in einer verschlechterten Glucosetoleranz äußert (SOMOGYI, 1951), können also beitragen: der Anstieg der Konzentration freier Fettsäuren im Blut, eine Hemmung der Glucoseverwertung in der Muskelzelle und schließlich eine Beeinträchtigung der Insulinsekretion, auf die im folgenden Abschnitt ausführlich eingegangen wird.

Wie in der Leber wird auch im Muskel die aktive I-Form der Glykogensynthetase in die inaktive D-Form umgewandelt. Das cyclische 3′,5′-Adenosinmonophosphat steigert diese Umwandlung (ROSELLPEREZ u. LARNER, 1964) möglicherweise, indem es die Affinität der für diese Reaktion verantwortlichen Kinase für

Magnesiumionen erhöht, die ihrerseits das Enzym allosterisch aktivieren (Huijing u. Larner, 1966). Insulin vermag auch in Gegenwart von Adrenalin und damit hohen cAMP-Konzentrationen den Anteil der aktiven I-Form der Glykogensynthetase zu steigern (Craig et al., 1969).

Im Muskel, wie in der Leber, hemmen Katecholamine also die Neusynthese von Glykogen und fördern den Glykogenabbau. Dadurch gelangt aus dem Muskel Milchsäure, aus der Leber Glucose in das Blut.

Am Herzmuskel beeinflussen die Katecholamine nicht nur den Stoffwechsel, sondern durch ihre positiv inotrope Wirkung auch die Funktion des Myokards. Eine Reihe sympathomimetisch wirkender Amine ist im gleichen Umfang inotrop wirksam, wie sie die Phosphorylase im Herzen aktivieren. Daher lag der Schluß nahe, daß die Umwandlung der Phosphorylase b in die Phosphorylase a eng mit dem Mechanismus verknüpft ist, durch den Katecholamine die Kontraktilität des Herzmuskels erhöhen (Kukovetz et al., 1959). Wegen der ausgezeichneten Korrelation der Wirkung sympathomimetischer Amine auf Phosphorylase und Funktion ist das cAMP-Phosphorylase-System der Herzmuskelzelle als wahrscheinlicher Überträger sympathischer Impulse auf die Zellfunktion angesehen worden (Haugaard u. Hess, 1965). Die zeitliche Analyse hat ergeben, daß die Konzentration von cAMP im Herzen auf Adrenalin hinreichend schnell ansteigt, um die Rolle eines Überträgerstoffes übernehmen zu können. Damit ist die Möglichkeit gegeben, daß die Erregung der adrenergen β-Rezeptoren des Herzens über eine Aktivierung der Adenylcyclase auf den Anstieg von cAMP in der Zelle weitergegeben wird und über das zyklische Nucleotid die Kontraktionskraft des Herzmuskels steigert (Cheung u. Williamson, 1965). Es ist jedoch wenig wahrscheinlich, daß auch die Phosphorylase in diese Reaktionskette eingeschaltet wird. Der Beginn der inotropen Wirkung ist nämlich schon 20 sec vor einem Anstieg der Phosphorylase-Aktivität nachzuweisen, und selbst wenn die Kontraktionskraft ihr Maximum erreicht hat, ist die Enzymaktivität erst geringfügig, wenn auch signifikant erhöht (Øye, 1965). Die positiv inotrope Wirkung der Katecholamine am Herzen kann daher zwar durchaus eine Folge der Aktivierung der Adenylcyclase sein, sie wird jedoch offenbar nicht durch Wirkungen auf den Zellstoffwechsel ausgelöst.

IV. Wirkungen der Katecholamine auf das Inselorgan der Bauchspeicheldrüse

Histochemische und autoradiographische Methoden haben gezeigt, daß sowohl die A- als auch die B-Zellen der Langerhansschen Inseln in der Bauchspeicheldrüse von Katzen adrenerg innerviert werden (Esterhuizen et al., 1968). Beide Zelltypen könnten daher direkt und nicht über den Blutweg Katecholaminen ausgesetzt werden. Die Gefäßversorgung des Inselorganes und der Bauchspeicheldrüse spricht offenbar sehr empfindlich auf Noradrenalin an. So senkte eine Infusion von 6µg Noradrenalin/min in die A. pancreatica inferior beim Hund die Durchblutung und die Insulinabgabe auf $^1/_7$ des Ausgangswertes. Allerdings löste eine mechanische Einengung der Arterie, die den Blutfluß gleichstark erniedrigte, keine entsprechende Hemmung der Insulinsekretion aus, so daß Noradrenalin zusätzlich zur reinen Abnahme des Blutflusses die Inselzellfunktion beeinträchtigen kann (Rappaport et al., 1971). Eine Hypoxie durch Vasokonstriktion oder auch durch Störung der Mikrozirkulation ist die wahrscheinlichste Ursache für

die degenerativen Veränderungen der B-Zellen, die nach längerdauernder Infusion
von Adrenalin in die Pankreasarterie gefunden wurden (LOUBATIÈRES *et al.*, 1965).
Unabhängig von Gefäßreaktionen sind Wirkungen der Katecholamine auf die
Hormonabgabe von isoliert inkubiertem Pankreasgewebe oder von isolierten Pankreasinseln zu beurteilen. Auf die Abgabe von Glucagon aus den isolierten Inseln
der Bauchspeicheldrüsen von Mäusen hatte weder Adrenalin noch Noradrenalin
einen Einfluß (CHESNEY u. SCHOFIELD, 1969). Im Ganztier müßte sich der durch
die Katecholamine ausgelöste Anstieg der freien Fettsäuren im Blut nachteilig
auf die Glucagonsekretion auswirken (MADISON *et al.*, 1968). Die Insulinsekretion
auf einen Glucosestimulus wird dagegen aufgehoben, wenn Pankreasgewebe in
Gegenwart von Adrenalin inkubiert wird (COORE u. RANDLE, 1964). Dementsprechend stieg in Versuchen an Hunden die in dieser Arbeit biologisch gemessene
Insulinaktivität im Blut bei einer Adrenalinhyperglykämie nicht an, obwohl Blutglucosekonzentrationen von 240 mg/100 ml erreicht wurden (KOSAKA *et al.*,
1964). Auch am Menschen hemmen Infusionen von Adrenalin den durch Glucose
ausgelösten Anstieg des radioimmunologisch nachweisbaren, also immunoreaktiven Insulin (IRI) im peripheren Blut (PORTE *et al.*, 1966), so daß trotz ausgeprägter
Hyperglykämie die Insulinwerte die Basalwerte nicht überschreiten. Ebenso wie
infundiertes Adrenalin hemmen auch endogene aus einem Phäochromocytom
freigesetzte Katecholamine die durch Glucose induzierte Insulinsekretion. Nach
der Entfernung des Tumors reagiert das Inselorgan normal auf eine Glucosebelastung (WILBER *et al.*, 1966). Die Hemmung der Insulinsekretion durch Adrenalin
wird durch Phentolamin (Regitin) aufgehoben, durch eine Substanz also, die
adrenerge α-Rezeptoren blockieren kann (PORTE, 1967a). Isoproterenol (Aludrin),
als ein die adrenergen β-Rezeptoren erregender Stoff, steigerte dagegen die Plasmainsulinwerte auf das Zweieinhalbfache, ohne die Blutglucosekonzentration
zu erhöhen (PORTE, 1967b). Exogene und endogene Katecholamine haben, wie
diese Befunde zeigen, eine — offenbar durch adrenerge α-Rezeptoren vermittelte
— hemmende Wirkung auf die Insulinabgabe. Ein fördernder, β-adrenerger Effekt
ist nachweisbar, wenn entweder die überwiegend hemmende Wirkung durch Phentolamin ausgeschaltet wurde oder rein β-stimulierende Amine, wie Isoproterenol,
eingesetzt werden.
      Es ist daher nicht überraschend, daß eine Aktivierung des sympathischen
Nervensystems durch Stress-Situationen die Insulinabgabe aus der Bauchspeicheldrüse unterdrückt (WRIGHT u. MALAISSE, 1968). Auch wenn durch tiefe Hypothermie das sympathische System aktiviert wird, fehlt ein Anstieg der Plamainsulin-
werte als Reaktion auf eine Glucoseinfusion (BAUM u. PORTE, 1971). Zwar hemmt
eine Hypothermie die Insulinabgabe auch am isolierten, perfundierten Pankreas
(CURRY u. CURRY, 1970) selbst in Gegenwart von Phentolamin, so daß hier
offenbar der Sekretionsprozeß selbst durch die erniedrigte Temperatur gestört
wird; in den Versuchen am Ganztier war jedoch die Hemmung durch Phentolamin
aufzuheben, so daß hier ein α-adrenerger Effekt im Vordergrund zu stehen scheint.
Es kann also kaum ein Zweifel daran bestehen, daß der Sympathicus unter extremen Belastungen die Funktion der insulinbildenden Zellen beeinträchtigt.
      Viel interessanter erscheint die Frage, ob auch unter alltäglichen Bedingungen
das sympathische Nervensystem über seine Überträgerstoffe Noradrenalin und
Adrenalin andauernd die Insulinabgabe aus dem Pankreas modifiziert. Eine verstärkte Innervation der B-Zellen oder ein Überwiegen ihrer α-Rezeptoren könnte
dann zu einem Insulinmangel und einer diabetischen Stoffwechselstörung führen.
      Auf Grund der vorliegenden Erfahrungen ist es nicht leicht zu erkennen,
ob der sympathischen Innervation der B-Zelle eine modifizierende Wirkung auf
die basale Insulinsekretion unter Ruhebedingungen zukommt. Phentolamin hatte

keine Wirkung auf die Basalwerte in einer Versuchsreihe (BUSE et al., 1970), löste jedoch in einer anderen einen geringen Anstieg der basalen Insulinwerte aus, während Propranolol in diesen Versuchen die Insulinwerte erniedrigte (ROBERTSON u. PORTE, 1973). Von Versuchspersonen, die Phentolamin erhalten hatten, wurde in den ersten 5 min nach einer intravenösen Glucosebelastung mehr Insulin sezerniert als von nicht vorbehandelten Kontrollen, so daß beim Menschen der Sympathicotonus tatsächlich die Reaktion der Inselzellen auf Glucose zu beeinflussen scheint (BUSE et al., 1970). Dieser Effekt des α-Blockers wurde jedoch an 15 Versuchspersonen von CERASI et al. (1972) nur vereinzelt gefunden. In diesen Versuchen hemmte Phentolamin die Wirkung des sezernierten Insulin auf die Glucoseutilisation. Dadurch traten bei der behandelten Gruppe höhere Blutzuckerwerte auf, so daß auf diesem Wege eine stärkere Insulinsekretion auch unabhängig von einer direkten antiadrenergen Wirkung an der B-Zelle zustandekommen kann. Wenn dieser Gesichtspunkt zusätzlich berücksichtigt wird, scheint die Schlußfolgerung berechtigt, daß die Glucose-induzierte Insulinsekretion normalerweise keiner andauernden α-adrenergen Hemmung unterliegt.

Die Frage, inwieweit adrenerge β-Rezeptoren an der durch Glucose induzierten Insulinsekretion beteiligt sind, wird gegenwärtig lebhaft diskutiert (CERASI et al., 1972; ROBERTSON u. PORTE, 1973) Diese Diskussion stützt sich auf allerdings widersprechende Erfahrungen mit dem Hemmstoff der adrenergen β-Rezeptoren Propranolol (Dociton). Propranolol hatte keine Wirkung auf die Basis-Sekretion der Inselzellen des Menschen, so daß ein dauernder, β-adrenerger, fördernder Einfluß auf das Inselorgan nicht nachweisbar ist (CERASI et al., 1972). Dagegen wurde in den Versuchen von CERASI et al. (1972) der Anstieg der Plasmainsulinwerte auf eine Glucoseinfusion signifikant durch Propranolol gehemmt. Allerdings zeigten sich starke individuelle Unterschiede zwischen den 16 Versuchspersonen, bei einigen war keine Hemmung erkennbar, bei anderen wurde die Insulinsekretion fast vollständig unterdrückt. Daher war der Umfang der Hemmung für die Gesamtgruppe in der Größenordnung von etwa 10% relativ gering. Trotzdem legen diese Befunde nahe, anzunehmen, daß eine Wechselwirkung zwischen dem hypothetischen Glucose-Rezeptor der B-Zelle und dem adrenergen β-Rezeptor und damit dem Adenylcyclase-cAMP-System besteht. Diese Annahme der schwedischen Arbeitsgruppe (CERASI et al., 1972) stützt sich hauptsächlich auf den geschilderten Befund, daß Propranolol die Glucose-induzierte Insulinabgabe hemmt. Die Autoren weisen daher auch darauf hin, daß sie unspezifische hemmende Wirkungen von Propranolol, die also unabhängig von der β-antiadrenergen Wirkung auftreten, nicht ausschließen können. Besonders die membranstabilisierende Wirkung von Propranolol könnte das Ansprechen der Inselzelle auf verschiedene Stimuli der Insulinsekretion herabsetzen. Versuche an isolierten Pankreasinseln, die natürlich auch keine sympathischen Impulse mehr erhalten, haben gezeigt, daß Propranolol in niedriger Konzentration (bis 25 µg/ml) die Insulinsekretion auf einen Glucosestimulus verhindert. Dieser Befund würde also für eine unspezifische, hemmende Wirkung sprechen. Hohe Konzentrationen von Propranolol lösen dagegen eine starke Insulinabgabe aus (NORTHROP et al., 1973). Die Möglichkeit, daß die von CERASI et al. (1972) beobachtete hemmende Wirkung von Propranolol auf die Glucose-induzierte Insulinsekretion durch den chinidinartigen membranstabilisierenden Effekt der Substanz ausgelöst wurde und nicht Folge einer Blockade β-adrenerger Rezeptoren der B-Zelle ist, gewinnt durch diese in vitro-Beobachtungen an Wahrscheinlichkeit. Es wäre sicher aufschlußreich, wenn die Versuche mit anderen, spezifischer wirksamen β-Rezeptorenblockern wiederholt würden. Das scheint besonders im Hinblick auf die widersprechenden Erfahrungen von ROBERTSON und PORTE (1973) wesentlich, in deren

Versuchen Propranolol keinen signifikanten Einfluß auf die durch Glucose ausgelöste Insulinsekretion hatte. Bei dieser Sachlage ist zum gegenwärtigen Zeitpunkt nicht als erwiesen anzusehen, daß β-adrenerge Rezeptoren der B-Zellen notwendig an der Insulinsekretion beteiligt sind, die durch erhöhte Glucosekonzentrationen im Blut ausgelöst wird. Eindeutig ist jedoch, daß der adrenerge β-Rezeptor selbst sich funktionell von dem System unterscheidet, durch das Glucose eine Insulinsekretion auslöst. Dafür sprechen Befunde an diabetischen Patienten, die Glucose oder das die adrenergen β-Rezeptoren erregende Isoprenalin erhielten. Bei 10 normalgewichtigen Altersdiabetikern steigerte eine Infusion von Isoprenalin die Plasmainsulinwerte in einem Umfang, der der Reaktion von 12 stoffwechselgesunden Versuchspersonen entsprach. Der Anstieg der Insulinwerte auf eine Glucosebelastung war dagegen bei den Diabetikern stark vermindert (DECKERT et al., 1972). Aus entsprechenden Ergebnissen schließen ROBERTSON und PORTE (1973), daß der „Glucose-Rezeptor" der B-Zelle „unabhängig" vom β-adrenergen Rezeptor ist, und daß daher die gestörte Glucose-induzierte Insulinsekretion bei Diabetikern nicht auf einer Störung des β-adrenergen Rezeptors beruhen kann.

V. Zusammenfassung

Das sympathische Nervensystem kann über seine Überträgerstoffe Noradrenalin und Adrenalin den Stoffwechsel an Notsituationen anpassen. In niedriger Konzentration freigesetzt wird Noradrenalin zunächst die Lipolyse im Fettgewebe anregen, so daß freie Fettsäuren als Energieträger in das Blut gelangen und in der Muskulatur verwertet werden können. Da Fettsäuren von der Muskelzelle gegenüber Glucose bevorzugt umgesetzt werden, nimmt die Muskulatur weniger Glucose aus dem Blut auf. Im gleichen Sinne wirkt die Hemmung der Insulinsekretion durch die erhöhten sympathischen Impulse, die das Inselorgan der Bauchspeicheldrüse erreichen. Auch durch den Abfall der Insulinkonzentration im Blut wird erreicht, daß weniger Glucose in die Zellen von Muskel- und Fettgewebe eintritt und dort gestoffwechselt oder zum Aufbau von Glykogen- oder Fettreserven verwertet wird. Bereits in niedriger Konzentration führt Noradrenalin damit zu einer Hemmung der Verwertung von Glucose in der Peripherie. Die dadurch eingesparte Glucose steht jetzt zur Verfügung, um den Energiebedarf des Zentralnervensystems zu decken. Dadurch kann bei einer Hypoglykämie der noch verfügbare Glucosebestand optimal genutzt und durch den Fettsäureumsatz bei einer Hypothermie zusätzliche Wärme gewonnen werden.

Wenn diese Stoffwechselumstellung nicht ausreicht, um der Belastung zu begegnen, wird die sympathische Erregung weiter ansteigen. Die Glykogenbestände der Leber werden mobilisiert und als Glucose in das Blut abgegeben, wo sie zur sofortigen Verwertung im Nervensystem zur Verfügung stehen. Auch die Glykogenvorräte der Muskulatur werden jetzt angegriffen, so daß Milchsäure der Leber zur Neusynthese von Glucose zur Verfügung gestellt wird. Auch die gesteigerte Glykogenolyse im Muskel sorgt dafür, daß die jetzt vermehrte Blutglucose nicht peripher verbraucht wird. Die Stoffwechselwirkung der Katecholamine kann damit eine Anpassung des Stoffwechsels auslösen, deren Sinn besonders dann deutlich wird, wenn es darum geht, den Glucosebedarf des Gehirns bei einer bedrohlichen Hypoglykämie sicherzustellen. Bei vielen anderen Stress-Situationen aber ist der Wert dieser eingreifenden Stoffwechselumstellung schwer zu erkennen. Das gilt sicher für viele Infektionskrankheiten, besonders aber für die diabetische Stoffwechselerkrankung, bei der ein gesteigerter sympathischer

Tonus den Insulinmangel zusätzlich verstärkt und durch die Wirkung auf Fettgewebe, Muskulatur und Leber die Hyperglykämie und den Eintritt einer Ketoacidose begünstigt. Das sympathische System stellt also nicht allein wirksame Mittel
bereit, akuten Notfällen zu begegnen, sondern kann auch eine bestehende Stoffwechselstörung verstärken. Es ist jedoch nicht gesichert, daß unter den vielen
kleinen und größeren Belastungen des alltäglichen Lebens die Funktion der Inselzellen über sympathische Nervenendigungen dauernd gehemmt wird und so
schließlich eine diabetische Stoffwechselstörung entstehen kann. Eine derartige
andauernde „negativ tonisierende" Wirkung des sympathischen Systems war an
gesunden Versuchspersonen nicht einmal in der für sie wohl nicht alltäglichen
Situation dieser Versuche mit Regelmäßigkeit nachzuweisen. Allerdings sind gerade Schwankungen der Insulinkonzentration im Blut um den niedrigen, basalen
Wert, wie sie in diesen Versuchen gemessen werden müssen (Anstieg nach Blokkade der α-Rezeptoren; Abfall nach Blockade der β-Rezeptoren), mit einer erheblichen, methodisch bedingten Streuung belastet. Trotz dieser Schwierigkeiten,
die heute noch nicht zu vermeiden sind, würden weitere Versuche an zahlreicheren
Versuchspersonen besonders dann zu schlüssigen Aussagen führen, wenn spezifischer wirksame Hemmstoffe der β-adrenergen Rezeptoren eingesetzt werden würden, die eine geringere membranstabilisierende Wirkung haben als das Propranolol. Eine unspezifische, d.h. nicht über die Blockade der adrenergen β-Rezeptoren
ausgelöste Hemmung der Insulinsekretion könnte so vermieden werden.

   Auch zu der Frage, ob der Sympathicus die Reaktion der Inselzellen auf
Glucose modifiziert, konnte hier nicht eindeutig Stellung genommen werden.
Es ist anzunehmen, daß schon in nächster Zukunft neue Gesichtspunkte die
Diskussion dieser Frage bereichern werden. Zwar kann kein Zweifel daran bestehen, daß auch diabetische Pankreasinseln, die nicht mehr ausreichend auf Glucose
ansprechen, noch über funktionsfähige adrenerge β-Rezeptoren verfügen. Trotzdem könnte eine Störung in der Wechselwirkung zwischen „Glucoserezeptor"
und β-Rezeptor, wenn eine solche überhaupt besteht, die Funktionsfähigkeit
der Inselzelle beeinträchtigen und wäre damit sofort auch von klinischem Interesse.

Literatur

Abramson, E.A., Arky, R.A.: Role of beta-adrenergic receptors in counterregulation to insulin
   induced hypoglycemia. Diabetes 17, 141—146 (1968).
Ahlquist, R.P.: A study of the adrenergic receptors. Amer. J. Physiol. 153, 586—600 (1948).
Altszuler, N.R., Steele, I., Ratinger, I., Bodo, R.C. de: Glucose metabolism and plasma insulin
   level during epinephrine infusion in the dog. Amer. J. Physiol. 212, 677—682 (1967).
Armstrong, D.T., Steele, R., Altzuler, N.R., Dunn, A., Bishop, I.S., Bodo, R.C.de: Regulation
   of plasma free fatty acid turnover. Amer. J. Physiol. 201, 9—15 (1961).
Batzri, S., Sellinger, Z., Schramm, M., Robinovitsch, M.R.: Potassium release mediated by
   the epinephrine α receptor in rat parotid. J. biol. Chem. 248, 361—368 (1973).
Baum, D., Porte, D., Jr.: Alpha-adrenergic inhibition of immunoreactive insulin release during
   deep hypothermia. Amer. J. Physiol. 221, 303—311 (1971).
Belleau, B.: Stereochemistry of adrenergic receptors: newer concepts on the molecular mechanism
   of action of catecholamines and antiadrenergic drugs at the receptor level. Ann. N.Y. Acad.
   Sci. 139, 580—605 (1967).
Beviz, A., Lundholm, L., Mohme-Lundholm, E., Svedmyr, N.: The effect of adrenaline on the
   carbohydrate metabolism in striated muscle. Acta physiol. scand. 69, 213—217 (1967).
Bishop, J.S., Larner, J.: Rapid activation-inactivation of liver uridine diphosphate glucose-glycogen
   transferase and phosphorylase by insulin and glucagon in vivo. J. biol. Chem. 242, 1354—1356
   (1967).

BITENSKY, M.W., GORMAN, R.E., NEUFELD, A.H.: Selective effect of insulin on hepatic epinephrine responsive adenyl cyclase activity. Endocrinology 90, 1331—1335 (1972).

BITENSKY, M.W., RUSSEL, V., BLANCO, M.: Independent variation of glucagon and epinephrine responsive components of hepatic adenylcyclase as a function of age, sex, and steroid hormones. Endocrinology 86, 154—159 (1970).

BLECHER, M., MERLINO, N.S., ROANE, J.T., FLYNN, P.D.: Independence of the effects of epinephrine, glucagon and adenocorticotropin on glucose utilisation from those on lipolysis in isolated rat adipose cells. J. biol. Chem. 244, 3423—3429 (1969).

BLOOM, B.M., GOLDMAN, I.M.: The nature of catecholamine-adenine mononucleotide interactions in adrenergic mechanisms. Advanc. Drug Res. 3, 121—169 (1966).

BREWSHER, P.D., ASHMORE, J.: Ketogenic and lipolytic effect of glucagon on liver. Biochem. biophys. Res. Commun. 24, 431—436 (1966).

BRODY, M.J., DIXON, M.L.: Vascular reactivity in experimental diabetes mellitus. Circulat. Res. 14, 494—501 (1964).

BURN, J.H., HUTCHEON, D.E., PARKER, R.H.O.: Adrenaline and noradrenaline in the suprarenal medulla after insulin. Brit. J. Pharmacol. 5, 417—423 (1950).

BURNS, J.J., COLVILLE, K.J., LINDSAY, L.A., SALVADOR, R.A.: Blockade of some metabolic effects of catecholamines by N-isopropyl-methoxamine. J. Pharmacol. exp. Ther. 144, 163—171 (1964).

BUSE, M.G., JOHNSON, A.H., KUPERMINC, D., BUSE, J.: Effect of alpha adrenergic blockade on insulin secretion in man. Metabolism 19, 219—225 (1970).

BUTCHER, R.W., HO, R.J., MENG, H.C., SUTHERLAND, E.W.: Adenosine-3′, 5′-monophosphate in biological material. II. The measurement of adenosine-3′, 5′-monophosphate in tissues and the role of the cyclic nucleotide in the lipolytic response of fat to epinephrine. J. biol. Chem. 240, 4515—4525 (1965).

BYERS, S.O., FRIEDMAN, M.: Insulin hypoglycemia enhanced by beta adrenergic blockade. Proc. Soc. exp. Biol. (N.Y.) 122, 114—115 (1966).

CAHILL, G.F., LEBOEUF, B., FLINN, R.B.: Studies on adipose tissue in vitro. VI. Effect of epinephrine on glucose metabolism. J. biol. Chem. 235, 1246—1250 (1960).

CANNON, W.B., MCIVER, A.B., BLISS, S.W.: Studies on the conditions of activity in endocrine glands. XIII. A sympathetic and adrenal mechanism for mibilizing sugar in hypoglycemia. Amer. J. Physiol. 69, 46—66 (1924).

CERASI, E., LUFT, R., EFENDIC, S.: Effect of adrenergic blocking agents on insulin response to glucose infusion in man. Acta endocr. (Kbh.) 69, 335—346 (1972).

CHESNEY, T.McC., SCHOFIELD, J.G.: Studies on the secretion of pancreatic glucagon. Diabetes 18, 627—632 (1969).

CHEUNG, W.Y., WILLIAMSON, J.R.: Kinetics of adenosine monophosphate changes in rat heart following epinephrine administration. Nature (Lond.) 207, 979—980 (1965).

CLAASEN, V., NOACH, E.L.: Dichloro-isuprel inhibition of sympathomimetic hyperglycaemia. Arch. int. Pharmacodyn. 126, 332—340 (1960).

CLEVELAND, D., DAVIS, L.: Further studies on the effect of hypothalamic lesions upon carbohydrate metabolism. Brain 59, 459—465 (1936).

COHEN, G., HOLLAND, B., SHA, J., GOLDENBERG, M.: Plasma concentrations of epinephrine and norepinephrine during intravenous infusions in man. J. clin. Invest. 38, 1935—1941 (1959).

COORE, H.G., RANDLE, P.J.: Regulation of insulin secretion studied with pieces of rabbit pancreas incubated in vitro. Biochem. J. 93, 66—78 (1964).

CORI, C.F., CORI, G.T., BUCHWALD, K.W.: The mechanism of epinephrine action. Amer. J. Physiol. 93, 273—283 (1930).

CRAIG, J.W., RALL, T.W., LARNER, J.: The influence of insulin and epinephrine on adenosine 3′, 5′-phosphate and glycogen transferase in muscle. Biochim. biophys. Acta (Amst.) 177, 213—219 (1969).

CRANE, R.K., SOLS, A.: The association of hexokinase with particulate fractions of brain and other tissue homogenates. J. biol. Chem. 203, 273—292 (1953).

CRESPIN, S.R., GREENOUGH, W.R., STEINBERG, D.: Stimulation of insulin secretion by infusion of free fatty acids. J. clin. Invest. 48, 1934—1943 (1969).

CSEUZ, R., WENGER, T.L., KUNOS, G., SZENTIVANYI, M.: Changes of adrenergic reaction pattern in experimental diabetes mellitus. Endocrinology 93, 752—755 (1973).

CURRY, D.L., CURRY, K.P.: Hypothermia and insulin secretion. Endocrinology 87, 750—755 (1970).

Deckert, R., Lauridsen, U.B., Madsen, S.N., Deckert, M.: Serum insulin following isoprenaline in normal and diabetic persons. Horm. Metab. Res. **4**, 229—232 (1972).

Duner, H.: The influence of the blood glucose level on the secretion of adrenaline and noradrenaline from the suprarenal. Acta physiol. scand. **28**, Suppl. 102, 1—77 (1953).

Ellis, S.: The metabolic effects of epinephrine and related amines. Pharmacol. Rev. **8**, 485—562 (1956).

Esterhuizen, A.C., Spriggs, T.L.B., Lever, J.D.: Nature of islet cell innervation in the cat pancreas. Diabetes **17**, 33—36 (1968).

Euler, U.S. von: The nature of adrenergic nerve mediators. Pharmacol. Rev. **3**, 247—277 (1951).

Euler, U.S. von, Luft, R.: Effect of insulin on urinary excretion of adrenaline and noradrenaline. Metabolism **1**, 528—532 (1952).

Exton, J.H., Friedman, N., Wong, E.H.A., Brineaux, J.P., Corbin, J.D., Park, C.R.: Interaction of glucocorticoids with glucagon and epinephrine in the control of gluconeogenesis and glycogenolysis in liver and of lipolysis in adipose tissue. J. biol. Chem. **247**, 3579—3588 (1972).

Exton, J.H., Malette, L.E., Jefferson, L.S., Wong, E.H.A., Friedman, N., Miller, T.B., Park, C.R.: The hormonal control of hepatic gluconeogenesis. Recent Progr. Hormone Res. **26**, 411—461 (1970).

Exton, J.H., Park, C.R.: Control of gluconeogenesis in liver. J. biol. Chem. **242**, 2622—2636 (1967).

Fine, M.B., Williams, R.H.: Effects of fasting, epinephrine and glucose, and insulin on hepatic uptake of nonesterified fatty acids. Amer. J. Physiol. **199**, 403—406 (1960).

Fleming, W.W., Kenny, A.D.: The effect of fasting on the hyperglycemic response to catecholamines in rats. Brit. J. Pharmacol. **22**, 267—274 (1964).

Furchtgott, R.F.: The pharmacological differentiation of adrenergic receptors. Ann. N.Y. Acad. Sci. **139**, 553—570 (1967).

Goldfien, A.: Effects of glucose deprivation on the sympathetic outflow to the adrenal medulla and adipose tissue. Pharmacol. Rev. **18**, 303—311 (1966).

Gordon, R.S., Cherkes, A.: Production of unesterified fatty acids from isolated rat adipose tissue incubated in vitro. Proc. Soc. exp. Biol. (N.Y.) **97**, 150—151 (1958).

Hasselblatt, A.: Interrelations between lipid and carbohydrate metabolism. Naunyn-Schmiedebergs Arch. Pharmak. **269**, 331—346 (1971).

Haugaard, N., Hess, M.E.: Actions of autonic drugs on phosphorylase activity and function. Pharmacol. Rev. **17**, 27—69 (1965).

Heimberg, M., Fizette, N.B.: The action of norepinephrine on the transport of fatty acids and triglycerides by the isolated perfused rat liver. Biochem. Pharmacol. **12**, 392—394 (1968).

Heimberg, M., Weinstein, I., Kohout, M.: The effect of glucagon, dibutyryl cyclic adenosine 3′-, 5′-monophosphate, and concentration of free fatty acid on hepatic lipid metabolism. J. biol. Chem. **244**, 5131—5139 (1969).

Himms-Hagen, J.: Sympathetic regulation of metabolism. Pharmacol. Rev. **19**, 367—461 (1967).

Huijing, Fr., Larner, J.: On the mechanism of action of adenosine-3′-5′-cyclophosphate. Proc. nat. Acad. Sci. (Wash.) **56**, 647—653 (1966).

Issekutz, B., Allen, M.: Effect of catecholamines and methylprednisolone on carbohydrate metabolism of dogs. Metabolism **21**, 48—59 (1972).

Kipnis, D.M., Helmreich, E., Cori, C.F.: Studies of tissue permeability. IV The distribution of glucose between plasma and muscle. J. biol. Chem. **234**, 165—170 (1959).

Kosaka, K., Ide, T., Kuzuya, T., Miki, E., Kuzuya, N., Okinaka, S.: Insulin like activity in pancreatic vein blood after glucose loading and epinephrine hyperglycemia. Endocrinology **75**, 9—14 (1964).

Kukovetz, W.R., Hess, M.E., Shanfield, J., Haugaard, N.: The action of sympathomimetic amines on isometric contraction and phosphorylase activity of the isolated rat heart. J. Pharmacol. exp. Ther. **127**, 122—127 (1959).

Kuo, J.F., Renzo, E.C. de: A comparison of the effects of lipolytic and antilipolytic agents on adenosine 3′-5′-monophosphate levels in adipose cells as determined by prior labeling with adenine-C-8-^{14}C. J. biol. Chem. **244**, 2252—2260 (1969).

Lands, A.M., Arnold, A., McAuliff, J.P., Luduena, F.P., Brown, T.G.: Differentiation of receptor systems activated by sympathomimetic amines. Nature (Lond.) **214**, 597—598 (1967).

Loubatieres, A., Mariani, M.M., Chapal, J., Houareau, M.H., Rondot, A.M.: Action nocive de l'adrenaline pur la structure histologique des ilots de Langerhans du pancreas. Action protective de la dihydroergotamine. Diabetologia **1**, 13—20 (1965).

MADISON, L.L., SEYFFERT, W.A., UNGER, R.H., BARKER, B.: Effect of plasma free fatty acids on plasma glucagon and serum insulin concentration. Metabolism 17, 301—304 (1968).

MAYER, S., MORAN, N.C., FAIN, J.: The effect of adrenergic blocking agents on some metabolic actions of catecholamines. J. Pharmacol. exp. Ther. 134, 18—27 (1961).

NATHANIELSZ, P.W.: Effect of cold (4° C) on catecholamine excretion in the diabetic rat and its relation to autonomic neuropathy. Diabetes 18, 625—626 (1969).

NESTEL, P.J., STEINBERG, D.: Fate of palmitate and of linoleate perfused through the isolated rat liver at high concentrations. J. Lipid Res. 4, 461—469 (1963).

NEWSHOLME, E.A., RANDLE, P.J., MANCHESTER, K.L.: Regulation of glucose uptake by the muscle. 7. Effects of fatty acids, ketone bodies and pyruvate, and diabetes and starvation, hypophysectomy and adrenalectomy on concentration of hexose phosphates, nucleotides, and inorganic phosphate. Biochem. J. 93, 641—651 (1964).

NORTHROP, G., RYAN, W.G., SCHWARTZ, T.B.: Propranolol-induced insulin release in isolated rat islets of Langerhans. Diabetes 22, 91—93 (1973).

ØYE, J.: The action of adrenaline in cardiac muscle. Dissociation between phosphorylase activation and inotropic response. Acta physiol. scand. 65, 251—258 (1965).

PARK, C.R.: Diskussionsbemerkung; IDF-Congress, Stockholm, 1967.

PARK, C.R., EXTON, J.H.: Glucagon and metabolism of glucose. In: Glucagon (LEFEBVRE, P.J., UNGER, R.H., eds.), p. 77—108. Oxford: Pergamon Press 1972.

PORTE, D., JR.: A receptor mechanism for the inhibition of insulin release by epinephrine in man. J. clin. Invest. 46, 86—94 (1967a).

PORTE, D., JR.: Beta-adrenergic stimulation of insulin release in man. Diabetes 16, 150—155 (1967b).

PORTE, D., JR.: Sympathetic regulation of insulin secretion. Its relation to diabetes mellitus. Arch. intern. Med. 123, 252—260 (1969).

PORTE, D., JR., GRABER, A.L., KUZUYA, T., WILLIAMS, R.H.: The effect of epinephrine on immunoreactive insulin levels in man. J. clin. Invest. 45, 228—236 (1966).

POSNER, J.R., STERN, R., KREBS, E.G.: Effects of electrical stimulation and epinephrine on muscle phosphorylase phosphorylase b kinase, and adenosine 3'-5'-phosphate. J. biol. Chem. 240, 982—985 (1965).

RAPPAPORT, A.M., KAWAMURA, T., DAVIDSON, J.K., LIN, B.J., OHIRA, S., ZEIGLER, M., CODDLING, J.A., HENDERSEN, J., HAIST, R.E.: Effects of hormones and of blood flow on insulin output of isolated pancreas in situ. Amer. J. Physiol. 221, 343—348 (1971).

ROBERTSON, R.P., PORTE, D., JR.: Adrenergic modulation of basal insulin secretion in man. Diabetes 22, 1—8 (1973a).

ROBERTSON, R.P., PORTE, D., JR.: The glucose receptor-a defective mechanism in diabetes mellitus distinct from the beta adrenergic receptor. J. clin. Invest. 52, 870—876 (1973b).

ROBISON, G.A., BUTCHER, R.W., SUTHERLAND, E.W.: Adenylcyclase as an adrenergic receptor. Ann. N.Y. Acad. Sci. 139, 703—723 (1967).

ROBISON, G.A., BUTCHER, R.W., SUTHERLAND, E.W.: Cyclic AMP, New York, London: Academic Press 1971.

ROSELL-PEREZ, M., LARNER, J.: Studies on UDPG-α-glucan transglucosylase. V. Two forms of the enzyme in dog sceletal muscle and their interconversion. Biochemistry (Wash.) 3, 81—88 (1964).

SCHALCH, D.S., KIPNIS, D.M.: The impairment of carbohydrate tolerance by elevated plasma free fatty acids. J. clin. Invest. 43, 1283—1284 (1964).

SCHLOSSBERG, T., SAWYER, M.E.M., BIXBY, E.M.: Studies of homeostasis in normal, sympathectomized and ergotaminized animals. III. The effect of insulin. Amer. J. Physiol. 104, 190—194 (1933).

SCHONFELD, G., KIPNIS, D.M.: Effects of fatty acids on carbohydrate and fatty acid metabolism of rat diaphragma. Amer. J. Physiol. 215, 513—522 (1968).

SHIPP, J.C., OPIE, L.H., CHALLONER, D.R.: Interactions between carbohydrate and fatty acid metabolism of isolated perfused rat heart. Metabolism 13, 852—867 (1964).

SOKAL, J.E., SARCIONE, E.J.: Failure of physiological concentrations of epinephrine to affect glycogen levels in the isolated rat liver. Nature (Lond.) 204, 881—883 (1964).

SOMOGYI, M.: Mechanism of epinephrine hyperglycemia. Endocrinology 49, 774—781 (1951).

STEINBERG, D., NESTEL, P.J., BUTCHER, E.R., THOMPSON, R.H.: Calorigenic effect of norepinephrine correlated with plasma free fatty acid turnover and oxidation. J. clin. Invest. 43, 167—176 (1964).

SUTHERLAND, E.W., RALL, T.W.: The relation of adenosine 3'-5'-phosphate and phosphorylase to the action of catecholamines and other hormones. Pharmacol. Rev. 12, 265—299 (1960).

Tarrant, M.E., Thompson, R.H.S., Wright, P.H.: Some aspects of lipid metabolism in rats treated with antiinsulin serum. Biochem. J. **84**, 6—10 (1962).

Tolbert, M.E.M., Butcher, F.R., Fain, J.N.: Lack of correlation between catecholamine effects on cyclicadenosine 3'-5'-monophosphate and gluconeogenesis in isolated rat liver cells. J. biol. Chem. **248**, 5686—5692 (1973).

Verner, J.V., Blackard, W.G., Engel, F.L.: Some factors modifying the actions of hormones on glucose uptake by adipose tissue in vitro. Endocrinology **70**, 420—428 (1962).

Walaas, O., Walaas, E.: Effect of epinephrine on rat diaphragm. J. biol. Chem. **187**, 769—776 (1950).

Westermann, E.: Sympathicus und Fettstoffwechsel. Acta neuroveg. (Wien) **30**, 19—29 (1967).

White, J.E., Engel, F.L.: A lipolytic action of epinephrine and norepinephrine on rat adipose tissue in vitro. Proc. Soc. exp. Biol. (N.Y.) **99**, 375—378 (1958).

Wilber, J.P., Turtle, J.R., Crane, N.A.: Inhibition of insulin secretion by a phaeochromocytoma. Lancet **1966 II**, 733.

Wright, P.H., Malaisse, W.J.: Effects of epinephrine, stress and excercise on insulin secretion by the rat. Amer. J. Physiol. **214**, 1031—1034 (1968).

Wulff, De, H., Hers, H.G.: The role of glucose, glucagon and glucocorticoids in the regulation of liver glycogen synthesis. Europ. J. Biochem. **6**, 558—564 (1968).

Der experimentelle Diabetes

Von

K.H. Usadel, U. Schwedes und K. Schöffling

Mit 2 Abbildungen

Einleitung

Zur Klärung von Fragen über den Wirkungsmechanismus des Insulins und der Pathogenese des Diabetes mellitus mußten zunehmend Methoden der Grundlagenforschung angewandt werden. Das Tierexperiment bietet bei geeigneter Wahl der Tierart in Verbindung mit der entsprechenden Versuchsmethode dem menschlichen diabetischen Organismus, zumindest teilweise, vergleichbare Verhältnisse.

In diesem Kapitel soll nicht auf die genetischen Besonderheiten spezieller spontan-diabetischer Versuchs- und Haustiere eingegangen werden, sondern die Möglichkeiten aufgezeichnet werden, wie am Normaltier durch exogene Eingriffe eine mehr oder minder starke Beeinflussung der Blutzuckerhomöostase erzielt werden kann. Im folgenden werden operative Maßnahmen, chemische Einflüsse, sowie andere exogene Maßnahmen besprochen, die in der Lage sind, eine diabetische Stoffwechsellage zu erzeugen.

I. Diabetes nach Pankreatektomie

Unter der Annahme, daß eine Drüse ein oder mehrere Hormone sezerniert, muß aus klassischer endokrinologischer Sicht der Beweis dadurch erbracht werden, daß es durch die Entfernung des Drüsengewebes zu Symptomen der Mangelerscheinung kommt, wobei diese Symptome unter der Gabe eines Extraktes der Drüse wieder beseitigt werden können. Von Mering und Minkowski (1890) zeigten, daß es nach der operativen Entfernung des Pankreas beim Hund zu einer schweren Glucosurie, Polyphagie und Polydipsie kommt. In der Folgezeit wurden zahlreiche Experimente bezüglich einer endokrinen Funktion des Pankreas durchgeführt. Durch Drosselung der das Pankreas versorgenden Gefäße oder nach mehr oder weniger ausgiebiger Excision des Drüsengewebes wiesen die Tiere eine Hyperglykämie und Glucosurie auf.

Durch Parabioseversuche zwischen einem pankreatektomierten hyperglykämischen und einem Normaltier konnte durch die Gefäßbrücken die Hyperglykämie behoben werden (Cahn, 1956). Der Nachweis der Existenz eines Hormones im Pankreas wurde jedoch erst durch Banting und Best (1922) erbracht. Sie wiesen nach, daß die Hyperglykämie bei pankreatektomierten Hunden durch die Gabe von Hundepankreasextrakten gesenkt werden konnte. Somit war der Beweis erbracht, daß der Bauchspeicheldrüse auch Hormondrüsencharakter zuzusprechen ist. Im folgenden soll nicht auf die Entdeckung des Insulins und seiner Produktion in der Beta-Zelle eingegangen werden, sondern die operativen Methoden beschrieben werden, die Eingang in die Laboratorien gefunden haben und zu einer Beeinflussung der Blutzuckerhomöostase führen.

1. Pankreatektomie

Seit der pathophysiologische Zusammenhang zwischen dem Diabetes mellitus und dem Pankreas bekannt war, wurde die Pankreatektomie beim Versuchstier zunehmend eine Standardmethode. Aufgrund der unterschiedlichen topographischen Anatomie des Pankreas mit der unterschiedlichen Verteilung der Beta-Zellen innerhalb des Pankreas wurden zahlreiche Techniken der Pankreatektomie bei den verschiedenen Tierspezies beschrieben. Beim Pankreatektomie-bedingten Diabetes bestehen bei den verschiedenen Tierarten große Unterschiede.

a) Pankreatektomie beim Hund

Von Mehring und Minkovski (1890) berichteten über die erste vollständige Pankreatektomie beim Hund. Bei einer bestehendbleibenden diabetischen Stoffwechsellage wiesen die Tiere die typischen Zeichen wie Polyurie, Glucosurie, Ketonurie, Polyphagie, Hyperglykämie, vermehrte Nitrogenausscheidung und ein Schwund des Muskel- und Leberglykogens auf. Bei schlechter Wundheilung starben die Tiere spätestens 4 Wochen nach der Operation. Bei partieller Pankreatektomie trat hingegen kein Diabetes auf. Die von uns angewendete (Beyer u. Schöffling, 1969) und von Sirek (1969) im Detail beschriebene Methode der Pankreatektomie soll im folgenden gekürzt aufgezeichnet werden.

α) Anatomie

Beim Hund ist das Pankreas im Durchschnitt eine 15—30 cm lange und 2—4 cm breite gelappte Drüse. Der linke Teil (Portio gastrosplencia, bzw. Cauda pancreatis) findet sich hinter dem Magen in der Hinterwand der bursa omentalis gelegen und reicht meist bis zur Milz und linken Niere. Der rechte Teil (Portio duodenalis, bzw. Caput pancreatis) legt sich im Mesoduodenum sehr an das Duodenum an, nur der Processus uncinats weicht etwas vom Duodenum ab. Beide Hauptteile vereinigen sich in der Gegend des Pylorus. Mittels 2—3 innerhalb des Pankreas kommunizierender Gänge (Bottin, 1934) wird das exokrine Sekret in das Duodenum abgegeben. Der schmale Hauptgang mündet gemeinsam oder in unmittelbarer Nähe des Ductus choledochus. Der accessorische größere Gang mündet 2—3 cm distaler. Die arterielle Blutversorgung geschieht mittels der A. pancreaticoduodenalis superior und inferior, Ästen der A. lienalis, der A. gastrosplenica und der A. gastroepiploica. Der venöse Abfluß wird über die entsprechenden Venen zur Vena porta gewährleistet. Topographische Zeichnungen finden sich bei Sirek (1969) und Foà (1971).

β) Operationstechnik

Der mit Nembutal (Abbott) intravenös anästhesierte und auf dem Rücken liegende Hund wird durch einen medianen Hautschnitt vom Prozessus xifoideus bis unterhalb des Nabels durch die Linea alba laparatomiert (SIREK, 1969). Nach Gefäßligaturen wird das Ligamentum falciforme getrennt.

Zunächst wird das Duodenum mit dem Pankreaskopf in günstige Lage in die durch einen Sperrer geöffnete Operationswunde gebracht. Zuerst wird das Mesenterium über dem Prozessus uncinatus gespalten und der Prozessus selbst freipräpariert. Das Drüsengewebe wird von der Arteria pancreaticoduodenalis inferior abpräpariert, wobei die Gefäße sorgfältig geschont werden. Der Pankreaskopf wird stumpf von der Duodenalwand und den pancreatico-duodenalen Gefäßen abpräpariert. Eine Ischämie und Nekrose des Duodenums muß durch Schonung dieser Gefäße vermieden werden. Diese Ablösung geschieht präparatorisch von beiden Seiten des Duodenums, wobei darauf geachtet werden muß, daß keine Pankreasreste an der Mündungsgegend des accessorischen Pankreasganges belassen werden. Nach genügendem Freipräparieren dieses Pankreasganges wird er nach doppelter Ligatur scharf getrennt. Das weitere Präparieren gelingt leicht, bis man an einen schmalen Duodenallappen rechts dorsal des Duodenums gelangt. Dieser, den schmalen Hauptpankreasgang enthaltende Pankreaslappen ist am Duodenum stark adhärent. Nur durch stumpfes Präparieren und Ligieren der Gefäße können schwere Hämorrhagien und Duodenalverletzungen vermieden werden. Nun wird durch Zug am Pylorus und Magen der pylorusnahe und übrige Teil des Pankreas vorverlagert, das Duodenum und der bereits präparierte Duodenalteil werden hingegen zurückverlagert. Das Mesenterium des Pankreaskopfes und -schwanzes wird mit der Schere gespalten. Kreuzende Gefäße werden doppelt ligiert und getrennt. Von der Seite der Milz her wird das Pankreas stumpf und schrittweise von den Milzgefäßen getrennt, wobei hintereinander die Äste zum Pankreas doppelt unterbunden und getrennt werden. Zuletzt wird hierbei der pylorische Anteil präpariert und schließlich das gesamte Pankreas entfernt. Anschließend wird der Situs nach Pankreasresten untersucht. Duodenalwand und zugehöriges Mesenterium werden durch einige Nähte vereint und mit Omentum gedeckt. 250 000 E Penicillin-G-Kalium werden in 10 ml 0,9% Kochsalzlösung vor dem Bauchdeckenschluß intraperitoneal verabfolgt. Nach einer fortlaufenden Naht mit Stahlfaden folgt der weitere schichtweise Verschluß mit Subcutan- und Hautnähten.

Um einen vollständigen Insulinmangel zu erhalten, ist, wie oben aufgezeigt, ein sorgfältiges operatives Vorgehen erforderlich. In seltenen Ausnahmen können allerdings atypische, meist distal der Vaterschen Papille gelegene Pankreasteile eine 100% Pankreatektomie erschweren (BARRON, 1959; SIREK, 1960; SIREK et al., 1960).

Postoperativ wird dem Tier 0,75 g Glukose/kg Körpergewicht subcutan injiziert (0,9% NaCl, 5% Glukose). Außerdem werden 300 000 E Penicillin-G-Procain in öliger Lösung intramuskulär injiziert. Das Tier wird in einen bodenbeheizten Käfig gebracht und bekommt in den ersten 24 Std nach der Operation lediglich Wasser zu trinken. Die Penicillintherapie wird für fünf Tage weiter geführt. Die erste Nahrungszufuhr sollte nicht mehr als 500 g Hundefutter plus rohes Pankreas (100/kg KW) betragen.

Die ersten fünf Tage nach der Operation sollten 24-Stunden-Urine auf die Glukoseausscheidung untersucht werden. Neben der allgemeinen Beobachtung des Tieres werden am 2. postoperativen Tag 4 E kristallines Insulin subcutan injiziert. Gemessen an der Glukoseausscheidung benötigt ein 10 kg schwerer Hund durchschnittlich weiterhin 2 E täglich. Das Belassen einer mäßigen Glukosurie schützt weitgehend vor Hypoglykämien. Bei guter Pflege erholen sich die Tiere sehr schnell, meistens laufen sie bereits am ersten Tag in ihrem Käfig herum. Der Blutzucker läßt sich innerhalb von 10 Tagen auf durchschnittlich 150 mg/

100 ml bei weniger als 1 g Glukoseausscheidung täglich einstellen. Als günstig haben sich zwei Mahlzeiten und zwei Insulininjektionen erwiesen.

γ) Nachbehandlung

CHAIKOFF (1927), HOUSSAY and BIASOTTI (1930) berichten, daß die Tiere ohne Insulintherapie lediglich eine kurze Zeit von ca. 9 Tagen überleben. Mit steigenden Blutzuckerwerten und bestehender Glukosurie, sowie am 3. bis 4. Tag auftretenden Ketonkörpern gelangen die Tiere, indem sie auch die Nahrungsaufnahme einstellen, ins Koma. Tiere, die nach der Operation sofort und gut fressen, überleben länger (STEINKE et al., 1962). Postoperative Insulingabe und anschließende alleinige Diät erlauben eine etwa vierwöchige Überlebenszeit (SOSKIN, 1930). Über die postoperative Nachbehandlung, die eine Überlebenszeit von mehreren Jahren durch die Gabe von Insulin und einer entsprechenden Diät erlaubt, berichten mehrere Autoren (HERSHEY, 1930; HERSHEY u. SOSKIN, 1931; BEST u. HUNTSMANN, 1932; BEST et al., 1933; CHAIKOFF u. KAPLAN, 1937; MARKOWITZ et al., 1959).

Die lipotropen Substanzen des zugeführten Rohpankreas verhindern im Wesentlichen eine Fettleber (ALLEN et al., 1924; FISCHER, 1924), wo hingegen der Fermentmangel nur zum Teil kompensiert wird (COFFEY et al., 1940; MINKOWSKI, 1893; SANDMEYER, 1895). Nach unseren eigenen Erfahrungen überleben die Tiere bei optimaler Pflege, Diät und Substitutionstherapie (Pankreas, Alt-Insulin, bzw. Depot-Insulin) viele Jahre.

b) Pankreatektomie bei anderen Tierspezies

Pankreatektomieversuche bei Fischen, Fröschen, Tauben, Eidechsen, Salamandern, Schlangen und Alligatoren beschrieb zusammenfassend SIREK (1969). Mit ausführlichen Literaturangaben berichtet der Autor zusätzlich über die Pankreatektomie bei Vögeln, Pflanzenfressern, sowie Schwein, Katze, Ratte, Maus und Affe. Zusammenfassend wiesen Hunde, Katzen, Affen und Ratten postoperativ einen schweren Diabetes auf. Bei Ratten und insbesondere Mäusen stellte sich durch die diffuse topographische Ausbreitung des Pankreas die Pankreatektomie als großes technisches Problem dar, so daß eine hundertprozentige Pankreatektomie so gut wie kaum gelingt.

2. Die Houssay-Präparation

Die Bedeutung der Hypophyse für den Kohlenhydratstoffwechsel und insbesondere für den Ablauf des experimentellen Diabetes mellitus wurden durch die klassischen Versuche von HOUSSAY in der Zeit von 1924 bis 1932 demonstriert. HOUSSAY und seine Mitarbeiter konnten zeigen, daß der Diabetes mellitus des pankreatektomierten Versuchstieres durch die Hypophysektomie gebessert wird. Durch diese kombinierte Operation war eine deutliche Verlängerung der Überlebenszeit bei weniger ausgeprägter diabetischer Symptomatologie erreichbar. Bis heute kommt der Houssay-Präparation eine erhebliche Bedeutung zu, da man erst mit dieser Methode die Aufklärung zahlreicher Stoffwechselveränderungen und Hormonhaushaltsverschiebungen angehen konnte. Beim menschlichen Diabetes mellitus beginnt die Hypophysektomie zur Therapie des Spätsyndroms zusätzliches Interesse zu gewinnen.

Da experimentell für die Houssay-Präparation hauptsächlich der Hund Verwendung findet, werden im folgenden zunächst die Operationsmethoden und der Krankheitsverlauf für dieses Tier aufgezeigt. Anschließend erfolgt eine Übersicht bei anderen Versuchstieren.

a) Die Hypophysektomie beim Hund

α) Technik der transbuccalen Hypophysektomie

Die reiskorn- bis erbsgroße Hypophyse liegt in der Sella turcica und ist gegen den Hypothalamus meist durch eine Membran abgegrenzt, die durch den Hypophysenstiel durchbrochen wird. Occipital und parietal ist die Hypophyse von einem venösen Sinus umgeben, rostral und cranial liegt das Chiasma nervi optici. Die Hyphophyse kann operativ von temporal oder von buccal angegangen werden. Der erstere stellt den technisch schwierigeren Weg dar, die Hypophysektomie gelingt radikaler, jedoch ist diese Methode von einer hohen Operationsmortalität belastet (HORSLEY, 1886; CUSHING, 1909 a, b). Die transbuccale Entfernung gelang schon früh und mit gutem Erfolg (ASCHNER, 1912) und ist bis heute die verbreitetste Methode. Sie wird auch von uns seit Jahren mit Erfolg angewendet (SCHÖFFLING et al., 1964, 1965; BEYER et al., 1965; BEYER u. SCHÖFFLING, 1969). Der narkotisierte Hund (0,025 g/kg Nembutal, Abbott) wird auf dem Rücken liegend fixiert und der Oberkiefer auf der Unterlage angebunden. Der Unterkiefer wird mittels eines Gestelles (modifiziert nach McLEAN, 1928) maximal abgespreizt. Der topographische Punkt als Zugangsweg zur Hypophyse findet sich als Schnittpunkt einer Geraden, die Occipitalseite der beiden Humuli der Prozessi pterygoidei verbindet mit der Medianlinie des Schädels (BENNET, 1936). Nach vorheriger Infiltration mit Suprarenin wird der weiche Gaumen und das Mucoperiost über dem trigonometrischen Punkt gespalten und zur Seite präpariert. Häufig erscheint an diesem Punkt ein blutendes Emissargefäß und gelegentlich eine leichte Senkung im Knochenniveau als Rest der Rathkeschen Tasche. Mittels eines Dentalbohrers und einer Fräse wird ein Kanal durch die Schädelbasis geschaffen, durch welchen die Hypophyse nach der Duraöffnung durch Unterdruck abgesaugt wird. Nach Inspektion der leeren Sella turcica wird das Präparationsloch mit Knochenwachs fest verschlossen und der Eingriff durch eine Naht des weichen Gaumens beendet. Näheres zur Methodik s. BEYER und SCHÖFFLING (1969). Eine vom Nacken ausgehende Operationsmethode, die sterile Kautelen erlaubt, wurde von VERDURA et al. (1963) angegeben.

β) Postoperative Pflege und Komplikationen

Postoperativ erholen sich die Tiere nach wenigen Stunden. Ein sofort nach dem Erwachen auftretender starker Durst ist Ausdruck eines kurzfristigen Diabetes insipidus (DE BODO et al., 1942), er bildet sich innerhalb weniger Tage zurück. Bereits in den ersten Tagen sind Appetit und Temperament der Tiere gedämpft. Eine Substitutionstherapie erübrigt sich jedoch meistens in den ersten Wochen, wenn ausreichend Wasser, sowie kohlehydrat- und proteinreiche Nahrung angeboten wird. Die Blutzuckererniedrigung, sowie verminderte Leistungsfähigkeit, Temperatursenkung, Hyperkaliämie und Bradykardie als Ausdruck klinischer Ausfallerscheinungen sind nach der totalen transtemporalen Hypophysektomie ausgeprägter. Ebenso erlischt der sexuelle Trieb und die Hoden atrophieren. Junge hypophysektomierte Tiere bleiben in der sexuellen Entwicklung und Körpergröße zurück (Aschner, 1912). Ohne Substitutionstherapie werden viele Tiere adipös und Belastungssituationen oder Hypoglykämien können zu plötzlichem Tod führen.

b) Die Präparation nach Houssay

α) Operationsmethode

Bei unseren Experimenten haben sich folgende Operationsschritte bewährt. Nach der oben angegebenen Hypophysektomie auf transbuccalem Wege erfolgt die Pankreatektomie zwei bis vier Wochen später. Die hormonelle Substitution beginnt am 2. Tag nach der ersten Operation. Die im Durchschnitt 15—25 kg schweren Hunde erhalten täglich 25—50 mg Cortison und einmalig zu Beginn 50 mg Depot-Desoxycorticosteron. 48 Std vor der Pankreatektomie werden die Tiere zuletzt gefüttert. Die Narkose erfolgt mit etwa $^2/_3$ der Normaldosis Nembutal, zusätzlich wird über einen Trachealtubus ein Sauerstoff-Lachgas-Gemisch im Verhältnis 1 : 3 zugeführt. Während der Pankreatektomie, die nach der oben angegebenen und von Sirek (1969) näher beschriebenen Methode durchgeführt wird, wird den Tieren zusätzlich 50 mg Hydrocortison in 5%iger Glukoselösung infundiert.

β) Postoperativer Verlauf bei hypophysektomierten und pankreatektomierten Hunden

Für die Länge der Überlebenszeit nach den beiden Operationen ist die postoperative Pflege ausschlaggebend. Die Tiere müssen in gleichmäßig temperierten Boxen einzeln gehalten werden. Wegen der leicht auftretenden verzögerten Wundheilung ist außer einer antibiotischen Therapie sorgfältigste Reinhaltung der Tiere erforderlich. Innerhalb von fünf Tagen kann die Cortisontherapie abgebaut werden, eine Insulintherapie wird nicht mehr notwendig.

Die meisten Hunde werden am ersten postoperativen Tag wieder lebhaft. Sie erhalten lediglich in kleinen Portionen angewärmtes Wasser und erst am 2. postoperativen Tag Nahrung. Innerhalb der ersten 3—4 Tage liegen die Blutzuckerwerte zwischen 250 und 400 mg/100 ml, eine Woche nach der Pankreatektomie zwischen 200 und 300 mg/100 ml. Sie sinken dann im weiteren Verlauf weiter ab, während die Glukosurie zurückgeht. Eine anfänglich bestehende leichte Ketonurie wird später nicht mehr nachweisbar (Stirling u. Campell, 1960).

In den ersten Tagen tritt gelegentlich als Komplikation eine Hyperkaliämie mit Bradykardie und Arhythmie auf. Die Tiere sind gering exsikkotisch, lustlos und wirken steif. Eine Desoxycorticosterontherapie beseitigt diese Symptome. Vier Wochen postoperativ wird meist eine erneute Injektion erforderlich.

Das Körpergewicht fällt in der ersten Woche bereits ab (Stirling u. Campell, 1960) und kann später 40% des Ausgangsgewichtes betragen. Die Anorexie ist bei den doppelt operierten Tieren die Regel. Die Nahrung soll kohlenhydrat- und proteinreich sein. Gelegentlich wurde eine Polyphagie beobachtet (Houssay, 1931). Die typische Steatokreatorrhoe kann durch die Gabe von rohem Pankreas oder Pankreasferment-Substitution beherrscht werden (über allgemeine Stoffwechselveränderungen nach Hypophysektomie und Adrenalektomie s. Beyer u. Schöffling, 1969).

3. Hypophysektomie und Pankreasdiabetes
bei verschiedenen Tierspezies

a) Niedere Tiere

Experimentelle Hypophysektomie und Pankreatektomie bei Fischen, Amphibien (Frosch, Kröte, Salamander), Reptilien (Schildkröte, Schlange) und Vögel (Ente) wurde von BEYER und SCHÖFFLING (1969) zusammenfassend dargestellt. Im Wesentlichen kommt es bei diesen Tieren nach der Hypophysektomie zu einem Blutzuckerabfall. Die Pankreatektomie, die nach der Hypophysektomie erfolgte, bewirkt einen geringeren Blutzuckeranstieg als nach alleiniger Pankreatektomie.

Hypophysenvorderlappenhormone oder -extrakte haben bei diesen „Houssay-Tieren" mit seltenen Ausnahmen eine diabetogene Wirkung, wobei den Hormonen STH (plus Glucagon) eine größere Bedeutung, dem ACTH dagegen eine geringere Bedeutung zukommt.

b) Säugetiere (einschließlich Mensch)

α) Ratte

Eine vollständige Pankreatektomie ist aufgrund der anatomischen Verhältnisse bei der Ratte sehr schwierig. Hier dürfte die Ursache für die widersprüchlichen Ergebnisse zu finden sein. SCOW (1957a) berichtet über eine 99,5%ige Pankreatektomie, wobei 18 Std postoperativ schwere diabetische Symptome auftraten, und die Tiere ohne Insulingabe nach 48 Std starben. Durch zusätzliche Hypophysektomie oder beidseitiger Adrenalektomie wurde eine extreme Ketose und Fettinfiltration der Gewebe vermieden. Der Blutzucker der gefütterten Tiere stieg jedoch weiter an (SCOW, 1963). Im Gegensatz zu den gefütterten Tieren überlebten hungernde und doppelt operierte Tiere länger. Obwohl die Blutzuckerwerte um 20 mg/100 ml lagen, traten keine Krämpfe auf. Bei geringer Stickstoffausscheidung wurde weder eine Glukose- oder Ketonurie beobachtet (SCOW et al., 1957; SCOW u. CHERNIK, 1960). Durch ACTH kann der hemmende Einfluß der Hypophysektomie auf die Ausbildung des Diabetes bei pankreatektomierten Tieren aufgehoben werden. ACTH, wie auch Cortison, weisen einen starken ketogenetischen und lipolytischen Effekt bei hypophysektomierten und pankreatektomierten Tieren auf. Bei fastenden und doppelt operierten Tieren hat jeweils Somatotropin, Thyreotropin sowie Prolactin keinen Einfluß auf den Blutzuckerspiegel und die Ketonkörperausscheidung. STH-Gabe verstärkt jedoch beim doppelt operierten Tier den ketogenetischen Effekt der Glucocorticoide, solange noch geringe Insulinmengen im Tier vorhanden sind. Da das Insulin die ketogenetische Wirkung der Glucocorticoide hemmt, kann angenommen werden, daß STH das restliche vorhandene Insulin inaktiviert (SCOW, 1957a, b; SCOW u. CHERNIK, 1960).

β) Hund und Katze

Werden Hunde bzw. Katzen vollständig pankreatektomiert, so entwickeln sich die Symptome Hyperglykämie, Glukosurie, Ketonaemie und Ketonurie, Hyperlipidaemie, Polydipsie, Polyurie und starke Exsikkose. Trotz starker Verfettung der Organe nehmen die Tiere stark an Gewicht ab und sterben im Koma diabeticum. HOUSSAY und BIASOTTI (1930) zeigten zuerst am Hund, daß bei zusätzlicher Hypophysektomie die Hyperglykämie und Glukosurie geringer als beim pankreatektomierten Tier ausgeprägt ist. Die zweifach operierten Hunde überlebten bis zu 9 Monate. Bei diesen Hunden und Katzen sind im Urin Ketonkörper nur noch in Spuren nachweisbar (HOUSSAY, 1963), und im Serum sind Gesamtlipide, unveresterte Fettsäuren, Glyceride und Phospholipide zwar erhöht, jedoch, ebenso wie die Leberverfettung, deutlich geringer als nach alleiniger Pankreatektomie (Literatur s. BEYER u. SCHÖFFLING, 1969).

Mit fortschreitendem Gewichtsverlust sinken beim Houssay-Hund auch die Nüchternblutzuckerwerte von anfangs 250—300 mg/100 ml auf 150 mg/100 ml nach zwei Monaten ab (SCHÖFFLING et al., 1965a, c). Ebenso sinken die Werte für unveresterte Fettsäuren. In Abhängigkeit vom Ernährungszustand der Hunde und Katzen beträgt die Harnzuckerausscheidung zwischen 0,059 und 0,89 g/kg/Tag und die Stickstoffbilanz dieser doppelt operierten Tiere ist negativ. Das D/N-Verhältnis im Urin liegt bei 1,79 und ist niedriger als bei diabetischen Tieren (Literatur s. BEYER u. SCHÖFFLING, 1969).

Beim Houssay-Hund ist die Glukosetoleranz erniedrigt, und es werden nur 60—70% der oral zugeführten Glukosemenge assimiliert (HOUSSAY u. BIASOTTI, 1931; BARNES u. REGAN, 1933; BIASOTTI, 1934). Die Assimilationsrate von intravenös verabfolgter Glukose beträgt bei Hund und Katzen etwa $1/24$ derjenigen von Normaltieren (LONG u. LUKENS, 1936; STIRLING u. CAMPBELL, 1960). Beim Houssay-Hund kommt es nach Sulfonylharnstoffen zu einer Hypoglykämie (BEYER et al., 1965). Durch die Injektion von Hypophysenvorderlappenextrakten traten bei Houssay-Hunden die Symptome Hyperglykämie, Hyperlipaemie, ein Wiederanstieg der unveresterten Fettsäuren und der Blutketonkörper erneut auf, dabei war es relativ unbedeutend, von welcher Tierspezies das Hypophysenmaterial stammte (Literatur s. BEYER u. SCHÖFFLING, 1969).

Beim Houssay-Hund kommt es nach der Injektion von Wachstumshormon kurze Zeit nach der Hypophysektomie zur Hyperglykämie, Hyperlipaemie, sowie zum Anstieg der unveresterten Fettsäuren und der Blutketonkörper. 20 Tage nach der Hypophysektomie blieb diese Wirkung aus, möglicherweise aufgrund der Nebennierenatrophie. Wird der Houssay-Hund zusätzlich adrenalektomiert, bewirken die gemeinsame Gabe von Wachstumshormon und Cortison eine Hyperglykämie, Hyperketonaemie, Hyperlipaemie und Vermehrung der unveresterten Fettsäuren. Bei allerdings alleiniger Gabe eines dieser Hormone wird dies nicht beobachtet. Für die diabetische Azidose beim Hund ist außer dem Fehlen von Insulin, das Vorhandensein der Hypophyse- bzw. ihrer Hormone notwendig.

γ) Affe

Bei Pavianen entwickelt sich sofort nach der Pankreatektomie ein Diabetes mit Fetteinlagerungen in der Leber. Die diabetischen Symptome werden nach Hypophysektomie gebessert, und die Tiere reagieren 3—4mal empfindlicher auf Insulin als nach alleiniger Pankreatektomie. Kohlenhydratstoffwechselstörungen werden durch die Hypophysektomie nicht wesentlich gebessert, die Fettstoffwechselstörungen prägen sich dagegen geringer aus (GILLMAN, 1958). Auch bei Rhesusaffen wird durch Hypophysektomie eine Besserung des Diabetes nach Pankreatektomie gesehen (CHAPMAN u. FULTON, 1938). Die diabetischen Symptome treten nach der Injektion von Hypophysenvorderlappenextrakten wieder auf (NELSON u. OVERHOLSER, 1936).

δ) Mensch

Die oben beschriebenen Besserungen der diabetischen Stoffwechsellage durch Hypophysektomie ist für den Menschen selten beschrieben worden. In der letzten

Zeit wurden jedoch therapeutisch Diabetiker hypophysektomiert. 24 Std nach der Hypophysektomie entwickelt sich eine deutliche Hypoglykämieneigung, die Patienten reagieren auf Insulin äußerst empfindlich (LUFT et al., 1955; KINSELL, 1957; u.a.). Die diabetische Stoffwechsellage wird nicht beseitigt, jedoch gebessert (LEVIN, 1954). Die Glukosetoleranzteste bleiben pathologisch, obwohl die diabetischen Symptome verschwinden können. Eine Insulin-Dauertherapie bleibt jedoch meist erforderlich (HARVEY u. KLERK, 1955). FRASER (1971) berichtet über die therapeutische Möglichkeit der Hypophysektomie bei menschlichen Diabetikern mit vorhandener Retinopathie. Die beobachtete Besserung muß in der Deutung offen bleiben, diskutiert wird die Rolle des STH, Cortisols, sowie die möglicherweise bessere Blutzuckertagesprofil-Einstellung.

II. Der chemisch induzierbare Diabetes

Zu dem Thema des experimentellen chemischen Diabetes liegt eine sehr große Anzahl von Literatur vor, die nahezu nicht mehr übersehen werden kann. Zusammenfassende Darstellungen finden sich bei folgenden Autoren: DUFF (1945), BRÜCKMAN und WERTHEIMER (1947), LUKENS (1958), RENOLD (1948), BAILEY (1949), CREUTZFELDT (1949), OKAMOTO (1949), MEYER (1949/50), OKAMOTO (1951), LAZAROW (1954), CREUTZFELDT (1959), FALKMER (1961), LAZARUS und VOLK (1962), COOPERSTEIN et al. (1964), KOREC (1967), FOÀ und GRILLO (1966) und insbesondere FRERICHS und CREUTZFELDT (1969, 1971).

Der sogenannte chemische Diabetes nimmt insofern eine Sonderstellung ein, als es im Gegensatz zur forcierten Fütterung mit Glukose oder einer Langzeitbehandlung mit Cortisol oder Glukagon und der Verabfolgung von Anti-Insulinserum oder aber der Pankreatektomie zu einer selektiven toxischen Schädigung der B-Zellen der Langerhansschen Inseln bei geeigneter Dosierung kommt. Auf ein entsprechendes Agens hin kann sich ein permanenter Diabetes mellitus mit den Symptomen Hyperglykämie und Glukosurie als Folge der B-Zellschädigung entwickeln. Diese Beta-Cytotoxine können den folgenden Stoffklassen zugeordnet werden: Alloxane, Carbazone und Carbamate, Chinoline, Ascorbate und insbesondere das aus einem Streptomycesstamm gewonnene Streptozotocin, das stark und fast selectiv beta-cytotoxisch wirkt und daneben auch eine antibakterielle und antitumorale Wirkung aufweist (Abb. 1). Eine einmalige Injektion von Beta-Cytotoxin führt bei Laboratoriumstieren je nach Dosis und Substanz bei einer unterschiedlich großen Anzahl der Tiere zu einem Dauerdiabetes.

1. Diabetes nach Alloxan

a) Alloxan

Alloxan (2,4,5,6,-Tetraoxohexahydro-Pyrimidin, Abb. 1a), der älteste und bekannteste Vertreter der Beta-Cytotoxine, wurde von WÖHLER und LIEBIG (1938) als Produkt der Oxydation von Harnsäure mit Salpetersäure beschrieben. Nach dieser Methode wird Alloxan auch heute noch synthetisiert. Neuere Syntheseverfahren, sowie Bestimmungsmethoden, s. FRERICHS und CREUTZFELDT (1971).

Alloxan ist leicht wasser- und alkohollöslich und reagiert in wässriger Lösung schwach sauer. Bei einem pH über 3,5 sind Alloxan-Lösungen sehr labil und es entsteht insbesondere in ungepuffertem, neutralem Milieu Alloxansäure. Allo-

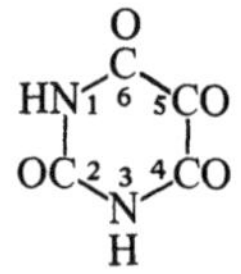

a) Alloxan

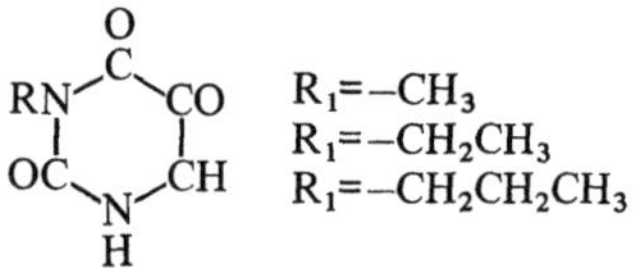

b) Mono-*N*-substituierte Alloxane

$R_1 = -CH_3$
$R_1 = -CH_2CH_3$
$R_1 = -CH_2CH_2CH_3$

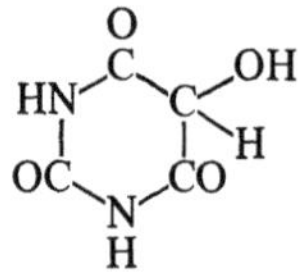

c) Dialursäure

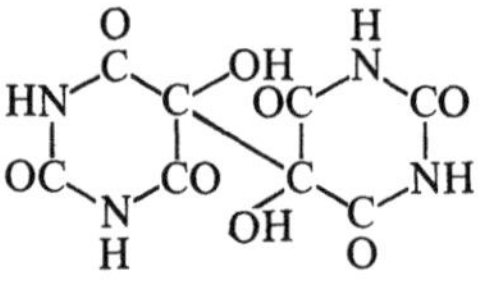

d) Alloxantin

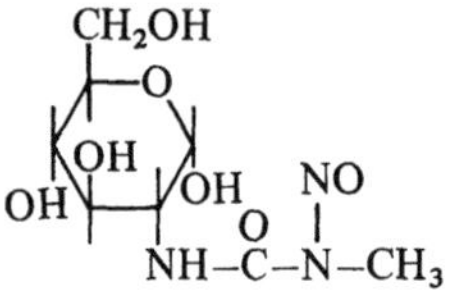

e) Streptozotocin

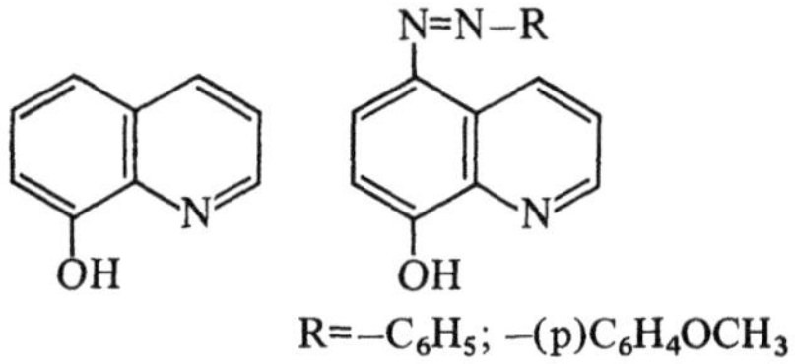

f) Oxin(8-Hydroxy-Chinolin)Phenylazo-Hydroxy-Chinoline

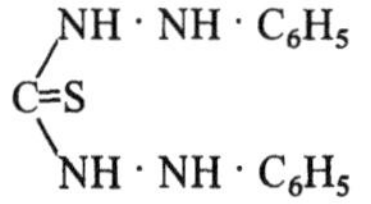

$R = -C_6H_5; -(p)C_6H_4OCH_3$

g) Diphenyl-Thio-Carbazon

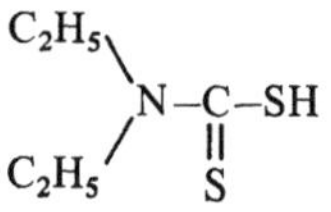

h) Diäthyl-Dithio-Carbamat

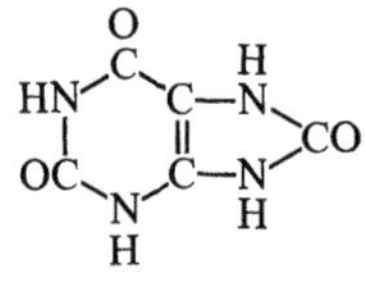

i) Harnsäure

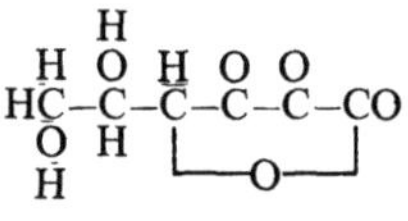

k) Dehydro-Ascorbinsäure

Abb. 1. Struktur der verschiedenen Beta-Cytotoxine

xantin, Dialursäure, Purpursäure und murexidartige Salze sind weitere Zerfalls- bzw. Aggregationsprodukte. Die Halbwertszeit von Alloxan beträgt: in vitro (pH 7,4, 37° C) 3—4 min, in vivo 1—2 min. In vitro (nicht in vivo) findet sich allerdings nach 10—25 min Inkubation noch ein bis zwei Prozent der Initialdosis.

α) Substituierte Alloxane

Werden Alloxane Mono-N-substituiert (Abb. 1b), so entsprechen sie ein- schließlich des N-propyl-Alloxans dem Alloxan und sind beta-cytotoxisch. Län- gere Seitenketten haben keine diabetogene Wirkung mehr, die allgemeine Toxizi- tät jedoch, insbesondere die Wirkung auf die Niere, wird verstärkt. Durch eine

Substitution mit einer Ringgruppe wird Alloxan atoxisch. Wird eine Substitution an beiden Endgruppen durchgeführt, so wird die toxische Wirkung, insbesondere diejenige an den Nieren, verstärkt. C_5-substituiertes Alloxan wirkt in üblicher Dosierung weder diabetogen, noch toxisch (Literatur s. RENOLD, 1948).

β) Dialursäure und Alloxantin (Abb. 1 c, d)

wirken ebenfalls beta-cytotoxisch. Ihre Wirkung beruht wahrscheinlich darauf, daß diese Substanzen im Blut sehr schnell zu Alloxan umgewandelt werden (Literatur s. FRERICHS u. CREUTZFELDT, 1971).

Einen krampfauslösenden Effekt auf Alloxan beschrieb WIENER (1899) am Kaninchen. LABES und FREISBURGER (1930), JACOBS (1937), sowie DUNN et al. (1943 (2)) beschrieben ähnliche Beobachtungen, wobei nach Alloxaninjektionen in den ersten 24 Std tödlich endende Hypoglykämien auftraten. JACOBS vermutete zunächst eine insulinähnliche Wirkung des Alloxans. Histologische Untersuchungen des Pankreas zeigten daraufhin bei diesen Tieren eine schwere Zellnekrose in den Langerhansschen Inseln (DUNN et al. (1)). Kurz darauf konnte von BRUNSCHWIG et al. (1943) mit Alloxan bei Hunden eine mehrwöchige Hyperglykämie mit Glukosurie erzeugt werden. Bei Kaninchen trat ebenfalls eine Dauerhyperglykämie auf, wenn nach Alloxangabe die anfängliche Hypoglykämie durch intravenöse Glukosegaben überwunden wurde. In der Folgezeit konnte ein Alloxan-Diabetes auch bei der Ratte (GOLDNER u. GOMORI, 1944; DUNN et al., 1943; BALLEY et al., 1944) und an Rhesusaffen (BANERJEE, 1944) erzeugt werden.

b) Alloxanempfindlichkeit verschiedener Spezies

Die Wirkung von Alloxan auf die verschiedenen Tierarten ist sehr unterschiedlich. Auch innerhalb einer Art und sogar eines Zuchtstammes wechselt die Größe der experimentellen Dosis zwischen der Menge, die gerade einen Alloxaneffekt (B-Zellschädigung, Hyperglykämie, Glucosurie) erzeugt und der Menge, die für die Mehrzahl der Tiere eine tödliche Dosis bedeutet. In Tabelle 1 ist zusammenfassend die Dosierung von Alloxan wiedergegeben, die nach Angaben der beiden Autoren bei einer einmaligen Applikation zu einer unterschiedlich starken B-Zellschädigung mit folgender Hyperglykämie und Glucosurie führt.

α) Fische

Bei Fischen vermutete man zunächst eine Alloxanresistenz, bei Knochenfischen (Opsanus tau, Cottus scarpius, Ictalurus nebulosus) konnte dann jedoch eine Hyperglykämie mit B-Zellveränderungen erzeugt werden. Beim Seeskorpion (Cottus scorpius) kommt es nach 200—300 mg/kg Alloxan zur Schädigung der B-Zellen (FALKMER, 1961) des Brockmanschen Körperchens (außerhalb des exokrinen Pankreas gelegenes Inselorgan). Dies gelingt aber nur bei einigen Tieren, wie auch von diesen nur einige mit einer Hyperglykämie reagieren. B-Zellschädigung und Hyperglykämie korrelieren oft nicht, so daß ein ausgedehnter B-Zelluntergang und Normoglykämie nebeneinander bestehen können. Der "toad fish" (Opsanus tau) und der "cat fish" (Ictalarus nebulosus) weisen eine dem Seeskorpion entsprechende Alloxanempfindlichkeit auf. (Literatur s. FRERICHS u. CREUTZFELDT, 1971.)

β) Amphibien

Amphibien weisen nach bisherigen Kenntnissen keine Veränderung nach Alloxan auf. So sah Wright (1959) bei Ochsenfröschen auch auf die hohe Alloxandosis von 800 mg/kg intraperitoneal weder eine B-Zellschädigung noch eine Blutglukosebeeinflussung. Bei *Reptilien* (Schlangen, Eidechsen, Alligatoren, Schildkröten) führen hohe Alloxandosen, über längere Zeit verabfolgt, zur B-Zellschädigung und Hyperglykämie (Literatur s. Frerichs u. Creutzfeldt, 1971).

γ) Vögel

Bei Vögeln läßt sich durch Alloxan kein typischer Diabetes erzeugen. So kommt es bei Tauben auch auf mehrfache Alloxaninjektionen hin nur zu einer passageren Hyperglykämie, die B-Zellen scheinen unverändert zu bleiben. Hühner, Enten und Eulen reagieren selbst auf sehr hohe Alloxandosen (bis zu 400 mg/kg) ohne Hyperglykämie und lassen keine B-Zellveränderungen erkennen (Mirsky, 1945; Scott *et al.*, 1945).

δ) Säuger

Beim Säuger findet sich wie beim Hund und der Katze ein unkomplizierter Diabetes mellitus nach der Injektion einer Alloxanmenge bis zum zweifachen Schwellenwert. Die Häufigkeit liegt bei 30%, sie nimmt bei steigender Dosis zu, dabei wird der Verlauf des Diabetes jedoch durch die Nieren- und Leberschäden verändert. Der Dosisbereich zwischen diabetogener und toxischer Wirkung ist groß.

Ratte, Maus und Hamster weisen einen wesentlich engeren Dosierungsbereich auf, wobei die Alloxanempfindlichkeit der einzelnen Zuchtstämme wiederum sehr unterschiedlich sein kann (Martinez *et al.*, 1954; Beade *et al.*, 1956; Sudak u. Beaser, 1960).

Haubenratten (Albinoratten mit dunklem Fell des Kopfes und Rückens) reagieren erst nach höheren als sonst üblichen Alloxandosen (über 200 mg/kg i.v.) mit einer typischen B-Zellnekrose und einem Diabetes (Duff u. Starr, 1944). Ein ähnliches Verhalten findet man bei Tieren des Osborn-Mendel-Stammes sowie bei manchen Wistar- und Sprague-Dawley-Inzuchtstämmen.

Frerichs und Creutzfeldt (1971) geben eine Tierreihe mit absteigender Empfindlichkeit an: Hund, Kaninchen, Ratte, Maus, Hamster, Katze, Schaf, Ziege, Rhesusaffe und Schwein. Es werden weiterhin Arbeiten zitiert, deren Autoren eine geringere Alloxanempfindlichkeit bei jüngeren gegenüber älteren Tieren nachweisen.

Meerschweinchen sind interessanterweise als alloxanresistente Tiere zu bezeichnen (Maske u. Weinges, 1957), da es selbst nach extrem hohen Dosen (400—500 mg/kg) nur zu Kernpyknosen der B-Zellen, niemals aber zu Zytoplasmaveränderungen oder Inselnekrosen kommt. Einzelne B-Zellen bleiben immer unverändert und nach 3—8 Tagen ist durch B-Zellmitosen das A-B-Zellverhältnis zu Gunsten der B-Zellen verschoben (Johnson, 1950). Die diabetogene Dosis und tödlich-toxische Dosis liegen so nahe beieinander, daß die Tiere entweder an einer hämolytischen Anämie und Leber- bzw. Tubulusschäden sterben, oder aber sie werden nach 2 Wochen wieder normoglykämisch, wobei die Glucosestoffwechseländerung durch eine häpathische Schädigung verursacht zu sein scheint (Maske u. Weinges, 1957). Die Ursache dieser Alloxanresistenz ist unklar. Diskutiert werden die Eigenschaften des Alloxans mit Zink feste Komplexverbindungen eingehen zu können und mit Sulfhydrilgruppen leicht zu reagieren (histochemisch konnte in den Langerhansschen Inseln kein Zink nachgewiesen werden, MASKE und WEINGES, 1957; der SH-Glutathiongehalt des Meerschweinchens liegt höher als beim Kaninchen, GRIFFITHS, 1950, 1951).

ε) Mensch

Studien über den Wirkungsmechanismus von Alloxan am Gesunden verbieten sich von selbst. Bei einem insulinproduzierenden B-Zellencarcinom versuchten als erster BRUNSCHWIG *et al.* (1944) mit Alloxaninfusionen (278 g innerhalb 24 Tagen, Einzeldosis 220 mg/kg) die schweren Hypoglykämien zu beeinflussen, jedoch ohne Erfolg. Autoptisch waren weder die Carcinom- noch die normalen B-Zellen verändert. Bei 4 weiteren Patienten mit unheilbaren Carcinomen anderer Genese kam es ebenfalls zu keiner Dauerhypoglykämie. Da auch FLINN *et al.* (1947) keine Wirkung auf ein Inselzellcarcinom sah, nahm man zunächst beim Menschen eine Alloxanresistenz der B-Zellen an. Bei möglichst schneller parenteraler Applikation, um wenigstens einen kurzfristigen hohen Blutspiegel zu erhalten, konnte CONN *et al.* (1947) rezidivierende Hypoglykämien vorübergehend beseitigen (2 × 50 mg/kg, bzw. 100 mg/kg/ die während 7 Tagen). In den später reserzierten Adenomen waren die Beta-Zellen unbeeinflußt geblieben, während diejenigen des benachbarten, normalen Pankreas deutliche Zeichen der Degeneration oder Nekrosen aufwiesen (CONN u. HINERMANN, 1948). Über weitere therapeutische Versuche mit Alloxan bei unbeherrschbaren Hypoglykämien berichten mehrere Autoren (Literatur s. FRERICHS u. CREUTZFELDT, 1971), wobei z.T. kurzfristige Erfolge zu verzeichnen waren.

In der Humanmedizin spielt Alloxan heute keine Rolle, da die Insulinsekretion der inoperablen B-Zelltumoren gut durch das Benzothiadiazin Diazoxid gehemmt werden kann (FRERICHS, 1967).

c) Dosierung von Alloxan

Die Dosiswahl, um einen Diabetes mellitus gleichen Schweregrades zu erreichen, ohne daß toxische Schädigungen anderer Organe auftreten, ist von mehreren Faktoren abhängig. Selbst bei einem genetisch gleichen Tierstamm ist einerseits das Alter der Tiere, der Fütterungszustand und die Futterzusammensetzung, andererseits die Applikationsart von großer Bedeutung. Alloxan weist eine sehr kurze Halbwertszeit, insbesondere bei physiologischen pH auf. Sie ist außerdem sehr temperaturabhängig. So wird im allgemeinen Alloxan Monohydrat verwendet. Es ist wichtig, die Lösung kurz vor der Injektion anzusetzen und bei etwa 2—4°C aufzubewahren (gelöst in phys. NaCl oder Aqua bidest). Wird Alloxan in ein Phosphat-Citrat-Puffer gelöst (0,05 M; ph 4,0; 20°C), so bleibt die Lösung bis 25 Std stabil und kann gut subcutan oder intravenös injiziert werden (KLEBANOFF u. GREENBAUM, 1954).

Nach den Befunden von GOMORI und GOLDNER (1943) an Hunden und von BALLEY *et al.* (1950) an Kaninchen mußte geschlossen werden, daß Alloxan nach der Injektion nur wenige Sekunden betazytotoxisch wirkt, da in den Inseln von Pankreasteilen, die während der Injektion durch Gefäßabklemmung von der Blutversorgung abgeschnitten waren, keine morphologischen Veränderungen nachzuweisen waren. Widersprüchliche Ergebnisse brachten die von BILLIC und FELBER (1970) wieder aufgegriffenen Untersuchungen allerdings an Ratten. So konnte durch eine 10minütige Unterbindung der Arteria mesenterica superior und der Arteria pancreaticoduodenalis kurz vor der Injektion von 20 mg/kg

Alloxan (20 mg/ml, Phosphat-Citrat-Puffer, pH 4,0) eine B-Zellschädigung und ein Dauerdiabetes nicht verhindert werden. Insgesamt muß jedoch angenommen werden, daß mehr Tiere einen Dauerdiabetes entwickeln, wenn der an der B-Zelle wirkende Alloxanspiegel möglichst lange hoch gehalten wird. Limitierend wirkt allerdings die toxische Grenze. PINCUS et al. (1954) geben folgende Zahlen für Kaninchen an: Bei einer gleichmäßigen Injektion von 150 mg/kg Alloxan-Monohydrat (0,5 g/100 ml phys. NaCl, pH 4,5) von durchschnittlich 10 min war der Erfolg am größten. 70% der Tiere entwickelten einen Diabetes mit Hyperglykämie und Glucosurie, 15% der Tiere starben nach 2—7 Tagen. Die übrigen Tiere wiesen nur eine kurzfristige Hyperglykämie auf. Bei einer Verlängerung der Injektionszeit auf 20 min war lediglich der diabetogene Effekt geringer, der prozentuale Anteil der tödlichen Vergiftung änderte sich nicht.

CREUTZFELDT und BÖTTCHER (1956) verwendeten die gleiche Dosierung, erzielten allerdings nur bei einem Drittel der Kaninchen einen permanenten Diabetes. Nach der Erhöhung der Alloxandosis auf 200 mg/kg starben 50% der Tiere an einer diabetischen Azidose. Dem Tierstamm und der Alloxancharge scheint daher eine Bedeutung zuzukommen.

Wie aus Tabelle 1 zusammenfassend ersichtlich ist, sind bei intraperitonealer Injektion, aufgrund der langsamen Resorption, hohe Alloxandosen erforderlich, wobei die Lösung isoosmolar bis leicht hyperosmolar sein soll (5—10 g/100 ml). Die intraperitoneale Verabreichung kommt im Wesentlichen nur für Ratten und

Tabelle 1. Dosierung von Alloxanmonohydrat bei verschiedenen Spezies. (Nach FRERICHS u. CREUTZFELDT, 1971)

Species	Diabetogene Dosis (mg/kg)	Injektionsweg
Fische (Teleostier		
Cottus scorpius	200—300	intramuskulär (in Citratpuffer)
Ictalurus nebulosus	200—400	intraarteriell
Amphibien[a]	—800	intraperitoneal
Reptilien[a]	—600	intravenös
Vögel[a]		
Taube	75—200	intravenös
Säugetiere		
Maus	40— 80	intravenös
	150—200	subcutan (in Citratpuffer)
Ratte	25— 60	intravenös
	50—150	intraperitoneal
	100—200	subcutan (in Citratpuffer)
Hamster (Mesocricetus auratus)	40—100	intravenös (retrobulbärer Sinus oder intrakardial)
	100—200	intraperitoneal
Meerschweinchen[a]	400—500	intravenös
Kaninchen	25—300	intravenös
	200—500	intraperitoneal
Katze	100—150	intravenös
Schaf	45—100	intravenös
Ziege	45—100	intravenös
Schwein (Jungtiere)	200—250	intravenös (intrakardial)
Affe (Rhesusaffe)	100—300	intravenös
Mensch	50—100	intravenös (Schnellinfusion)

[a] Kein Dauerdiabetes.

Hamster infrage. Bei 80—120 mg/kg (Ratte) und 120—160 mg/kg (Hamster) entwickeln ein Drittel der Tiere einen permanenten Diabetes. Ein weiteres Drittel stirbt innerhalb der ersten Wochen in einer diabetischen Azidose. Der Rest der Tiere weist z.T. eine kurzfristige Hyperglykämie auf, nach mehrmaligen Injektionen kann es aber zu einer ausreichenden B-Zellschädigung kommen. Bei Erhöhung der Einzeldosis nimmt lediglich die toxische Wirkung zu (FRERICHS u. CREUTZFELDT, 1971). Die intravenöse Verabreichung von Alloxan ist erfolgreicher und ein Diabetes genauer zu erreichen. RERUP und LUNDQUIST (1967) fanden nach der Gabe von 70 mg/kg bei Mäusen eines NMRI-Stammes bei 90% der Tiere nach 24—48 Std Blutglucosewerte zwischen 300 und 400 mg/100 ml. Eine Erhöhung der Dosis auf 70—140 mg/kg erhöhte lediglich die Mortalitätsquote. Die Alloxankonzentration wird mit 6,0 g% empfohlen. Einige Autoren bevorzugen bei Ratten und Mäusen die subcutane Injektion, wobei Dosen zwischen 150 und 175 mg/kg in Phosphat-Citrat-Puffer (0,05 M; ph 4,0; 8 g%) verabfolgt werden (Literatur s. FRERICHS u. CREUTZFELDT, 1971).

Werden bei Kaninchen und Ratten einmalig Alloxan in niedriger Dosierung (25—30 mg/kg) intravenös verabfolgt, so findet sich eine mehrere Wochen anhaltende Stoffwechselstörung, die dem menschlichen latenden Diabetes mellitus entsprechen soll (Literatur s. WELLMANN et al., 1967) und durch zusätzliche Faktoren wie Gewichtszunahme, Gravidität, Injektion, Glucocorticoidgabe in einen manifesten Diabetes übergehen kann. Bei mehrmaliger Verabreichung subdiabetogener Alloxandosen (20—30 mg/kg, Hund, Ratte; 20—45 mg/kg, Kaninchen) scheint eine Kummulation der Wirkung nur dann zu bestehen, wenn die Einzelinjektionen in kurzen (täglichen oder zweitägigen) Abständen folgen: Bei über der Hälfte der Tiere entwickelt sich ein latenter Diabetes (lediglich postprandiale Hyperglykämie bei pathologischer Belastungsglucosetoleranz), die übrigen Tiere werden manifest diabetisch.

Über die Änderung der Empfindlichkeit auf Alloxan sei auf die zusammenfassende Darstellung von FRERICHS und CREUTZFELDT (1971) verwiesen. Alloxan kann einmal als Ausdruck einer direkten chemischen Reaktion mit verschiedenen Substanzen nicht mehr diabetogen wirken (Eisen, Kobalt, Zink, verschiedene heterocyclische Verbindungen und Benzolabkömmlinge), oder es liegt eine alloxanantagonistische Wirkung an der B-Zelle durch Coffein oder Chelatbildner (PAN) vor. Einen erhöhten Schutz vor Alloxan bietet in hoher Dosierung verabfolgtes reduziertes Glutathion und Cystin. Die Empfindlichkeitssteigerung der B-Zellen gegenüber Alloxan bei hungernden Tieren ist möglicherweise Ausdruck des erniedrigten Glutathionspiegels. Grundsätzlich soll die aktivierte B-Zelle, z.B. durch Fütterung oder Glucoseinjektion und Cortisongabe, weniger Alloxanempfindlich als die inaktivierte sein (Hungerzustand). Eine wesentliche Rolle scheint zusätzlich den Alpha- und Beta-Rezeptoren zuzukommen.

d) Verlauf des Alloxandiabetes

Bereits von GOLDNER und GOMORI (1944) am Kaninchen beschrieben und in der Folgezeit immer wieder bestätigt (Literatur s. LUKENS, 1948), findet sich nach einer diabetogenen Alloxandosis bei denjenigen Tieren, die einen Dauerdiabetes entwickeln, in den ersten 24 Std ein typischer triphasischer Blutglucoseverlauf (Abb. 2). Die *erste Phase* zeichnet sich durch eine Hyperglykämie aus, die in der Regel 30 min nach der Injektion beginnt und den Höhepunkt nach 2—4 Std erreicht hat. Bei Hunden (WRENNSHALL et al., 1949) kann allerdings direkt nach der Injektion eine kurze und wenig ausgeprägte Hypoglykämie vorausgehen.

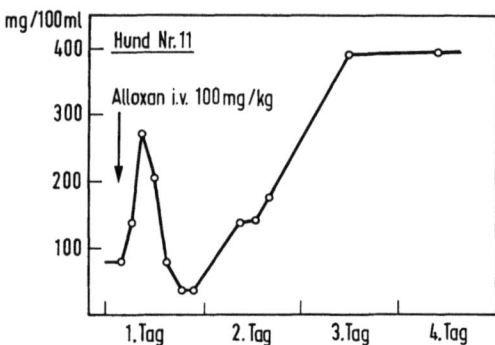

Abb. 2. Triphasischer Verlauf der Blutglukose nach Alloxan. (Nach CREUTZFELDT, 1949)

In der *zweiten Phase* schließt sich eine mehrere Stunden anhaltende Hypoglyk-ämie an, die besonders bei Hunden, Hamstern, Mäusen und Kaninchen bis 15 Std anhalten kann. LABES und FREISBURGER (1930) sahen bereits zentrale Krämpfe nach Alloxan und JACOBS (1937) vermutete sogar eine insulinähnliche Wirkung des Alloxans. Diese hypoglykämische Phase muß mit wiederholter Glucosesubsti-tution überbrückt werden, bis sich in der *dritten Phase* während drei Tagen die Dauerhyperglykämie einstellt (Literatur s. FRERICHS u. CREUTZFELDT, 1971). Die erste hyperglykämische Phase findet ihre Ursache in einer Glykogenolyse der Leber, die durch eine vermehrte Adrenalinabgabe aus dem Nebennierenmark eingeleitet wird. Das Leberglykogen fällt in den ersten Stunden um 40—50% ab, so bei Mäusen 45% innerhalb 45 min (RERUP u. LUNDQUIST, 1967) und bei Ratten um 35% innerhalb 20 min, und nach 12—24 Std findet sich ein Glykogengehalt wie bei hungernden Tieren. Außer einer direkten Alloxaneinwir-kung auf die Leber scheinen Glucocorticoide im Rahmen einer allgemeinen Streß-situation einen Einfluß auf die Glykogenolyse zu haben. So findet sich nach kombinierter Adrenal- und Hepatektomie keine anfängliche Hyperglykämie, ebensowenig wie RERUP und LUNDQUIST (1967) an Ratten und Mäusen zeigen konnten, nach totaler Hypophysektomie, wohl aber wenn Hypophysenreste vor-handen bleiben.
Nach 100 mg/kg Alloxan kommt es bei Kaninchen zum typischen triphasi-schen Verlauf des Blutglucosegehaltes, jedoch kommt es kaum zu einer primären Hyperglykämie, wenn die Leberdurchblutung während der Alloxaninjektion unterbunden wird (Literatur s. KOSKA, 1954). Die zweite Phase mit dem Abfall des Glucosespiegels konnte, und dies vermutete bereits BAILEY (1943), auf die Ausschwemmung von vermehrtem Insulin aus den geschädigten B-Zellen verur-sacht sein. Hierfür sprach das Fehlen der zweiten Phase bei pankreatektomierten, bzw. Alloxan vorgeschädigten Kaninchen und Hunden, wohl trat allerdings die primäre Hyperglykämie auf (GOLDNER u. GOMORI, 1944; BANERJEE, 1945; GOLD-NER, 1947). Dasselbe gilt für Ratten, deren B-Zellen durch Tolbutamid degranu-liert sind (KLIMAS und SEARLE, 1958). Durch die heute angewendeten radioimmu-nologischen Bestimmungsmethoden von Seruminsulin fanden HOWELL und TAY-LOR (1967) als Ausdruck der Insulinausschwemmung nach Alloxan während der hyperglykämischen Phase einen vorübergehenden Anstieg des Plasmainsulinge-haltes.
FRERICHS und CREUTZFELDT (1971) fanden allerdings bei zwei Inzuchtstämmen (Wistar, Sprague-Dawley) nach Alloxan keine hypoglykämische Phase und kein Insulinanstieg (vgl. Tabelle 1), es bleibt während zweistündiger Messungen in

den ersten 12 Std konstant bei Ausgangswerten, um dann allerdings abzufallen. In Übereinstimmungen mit den Befunden von MORGAN und LAZAROW (1965) wurde vermutet, daß zumindest für diese Tierstämme Alloxan die Permeabilität der B-Zellen ändert und für Insulin unpassierbar macht, zumal nach kombinierter Alloxan-Tolbutamid-Gabe ebenfalls kein Insulinanstieg zu verzeichnen war. Das Insulin soll während des endgültigen B-Zellunterganges zerstört werden. Hier besteht ein eindeutiger Unterschied zu Kaninchen, wo während der hypoglykämischen Phase Insulin die B-Zelle verläßt.

Die dritte Phase des Alloxandiabetes ist dadurch gekennzeichnet, daß sich 24—48 Std nach der Injektion eine zunehmende Hyperglykämie mit Glucosurie, Polyurie, Hyperphagie und Gewichtsabnahme einstellt. Sind 95% der B-Zellen geschädigt, so verläuft der Diabetes fortschreitend bis zum azidotischen Koma und Tod. Sind weniger B-Zellen geschädigt, so stellt sich ein gleichbleibender Diabetes ohne Ketoazidose ein, er ist nicht insulinbedürftig. Dies trifft in der Regel für die Ratte, das Kaninchen und den Hamster zu. Andere Tiere werden insulinbedürftig. B-Zellen können allerdings auch regenerieren, so daß vorwiegend Ratten und Kaninchen Spontanremissionen des Diabetes entwickeln können (Literatur s. FRERICHS u. CREUTZFELDT, 1971). Hohe Alloxandosen können in den ersten Tagen zu einer Früh-Ketonämie und Azodämie führen, die wahrscheinlich durch eine gesteigerte Lipolyse durch den akuten Insulinmangel bedingt ist. Die Leber zeigt hierbei eine schwere diffuse Leberverfettung. Erschwerend oder mitverantwortlich muß auch der passagere toxische Nierenschaden durch Alloxan gemacht werden (Literatur s. FRERICHS und CREUTZFELDT, 1971).

e) Histologie des Alloxandiabetes

Alloxan weist insbesondere einen B-zellschädigenden Effekt auf, jedoch finden sich auch histologische Veränderungen an anderen Organen in unterschiedlichem Ausmaß.

α) Inselorgan

Diejenigen Tierspezies, die auf Alloxan mit einem Dauerdiabetes reagieren, weisen hier licht- wie auch elektronenoptisch prinzipiell dieselben histologischen Veränderungen auf. Mit speziellen, die B-Zellen darstellenden Färbemethoden, (s. ROMEIS, 1968) erkennt man lichtmikroskopisch bereits 5—10 min nach einer diabetogenen Alloxandosis in den B-Zellen veränderte Granula, kurz darauf verdichtet und verklumpt das Cytoplasma (Literatur s. CREUTZFELDT, 1959; LAZARUS u. VOLK, 1962). Elektronenoptisch ist das Cytoplasma am endoplasmatischen Reticulum vorwiegend an der kapillarnahen Zellwand aufgelockert. Die schwellenden Mitochondrien degenerieren, das gesamte Cytoplasma dilatiert und es treten zunehmend Vakuolen auf. Die einzelnen B-Zellen dissoziieren durch Schrumpfung. Die Insulingranula sind unterschiedlich stark betroffen. Neben normalem Granulationsgrad finden sich B-Zellen mit mäßigem bis deutlichen Granulaverlust (Literatur s. FRERICHS u. CREUTZFELDT, 1971). Nach 5—10 Std erkennt man in den stärksten geschädigten Zellen eine deutliche Kernpyknose und Vakuolisierung, die Zellform selbst wird kugelig. Innerhalb der nächsten 12 Std sind die geschädigten B-Zellen lytisch und nach 48 Std resorbiert. Interessanterweise treten keine leukocytären Infiltrationen auf, Makrophagen werden allerdings nachweisbar. Die deutlich kleiner gewordenen Inseln bestehen entsprechend der Alloxandosis ausschließlich aus A-Zellen.

Alloxan führt in subdiabetogener Dosis gegeben zu den gleichen Veränderungen, die Ausdehnung ist jedoch viel geringer. Den endgültigen Zelluntergang anzeigende Veränderungen treten allerdings nicht auf. Bei mehrfacher Injektion gerade diabetogener Dosen kommen alle Stadien der B-Zell-Degeneration nebeneinander vor (Bailey et al., 1944; Duff, 1945). Das Phänomen der B-Zellregeneration nach geringen Alloxandosen und das Vorkommen von Spontanremissionen hat zur Theorie des Reifungszyclus der B-Zellen geführt. Alloxan soll danach die inselzentral gelegenen und angeblich älteren Zellen schädigen, während die peripheren und größeren erhalten bleiben und wieder funktionstüchtig werden (Hughes, 1947). DNS-Synthese-Untersuchungen zeigten nach Alloxan starke B-Zellregeneration, wobei sich auch einzelne Acinus-Zellen zu B-Zellen differenzieren (Logothe-Topoulos u. Brosky, 1968). Ebenso werden im Gangepithel (ductuli) Proliferationen gesehen, die zur Neubildung von Inselgewebe führen (Literatur s. Bunnag et al., 1967).

Die Besserung eines Alloxandiabetes geht also mit Regenerationsvorgängen einher, die bei den Spezies unterschiedlich stark ausgeprägt ist: Regeneration sich erholender oder nicht geschädigter B-Zellen, Proliferation potentieller B-Zellen, Umwandlung von Acinuszellen zu B-Zellen (House, 1958).

β) Andere Organe

Außer den typischen Veränderungen der B-Zellen werden durch Alloxan Schäden auch in anderen Organen festgestellt. Einige Tage nach der Injektion erkennt man eine durch Glykogeneinlagerungen bedingte sogenannte hydropische Degeneration der Gangepithelien des Hundepankreas (Goldner u. Gomori, 1944; Creutzfeldt, 1949; Tiscornia et al., 1968). Diese Veränderungen können durch Insulingabe verhindert werden (Duff u. Toreson, 1951). Die nach drei Tagen im Pankreasgangepithel auftretenden und wieder verschwindenden, versilberbaren „hellen" Zellen, scheinen auf den Alloxanreiz selbst zu entstehen (Creutzfeldt, 1949).

Weiterhin zeigen die Leber und die Nieren nach Alloxan Frühschäden. In der Leber erkennt man zwischen dem ersten und dritten Tag fleckförmige Verfettungen und Nekrosen einzelner Leberzellen vorwiegend herdförmig und läppchenperipher. Intraperitoneal appliziertes Alloxan führt zu subkapsulären Nekroseherden in der Leber. Wird Alloxan und Cystein gleichzeitig injiziert, so ist die Leberzellschädigung um das Mehrfache gesteigert. Die Leberveränderungen können zur portalen Zirrhose führen (Literatur s. Frerichs u. Creutzfeldt, 1971).

Die Nieren lassen binnen den ersten Tagen nach Alloxan Schäden der Tubuli im Rinden-Mark-Bereich erkennen. Die Tubulusepithelien vakuolisieren und zeigen neben hydropischer Schwellung, Nekrosen auch Desquamationen. An den Stellen der Basalmembranzerstörung entstehen interstitiell kleine Granulome. Innerhalb zwei bis drei Wochen findet eine Besserung oder eine völlige Rückbildung dieser Veränderungen statt (Literatur s. Duff, 1945; Lukens, 1948), wobei in das Tubuluslumen Regenerate hereinragen und zu proximalen Obstruktionen führen können. Hohe Alloxandosen führen ebenfalls zu toxischen Zellschädigungen in den Lungen, Nebennieren, Ovarien und Testes (Hard u. Carr, 1944; Creutzfeldt, 1949; Kellner et al., 1965)

Die Spätschäden, die nach Alloxan auftreten, werden in der Regel als Folge des langfristigen Diabetes gedeutet. Erwähnt werden sollen hier lediglich Kapillarveränderungen die der menschlichen diabetischen Angiopathie vergleichbar sind (Sak u. Beaser, 1962; Bloodworth, 1965; Engermann u. Bloodworth, 1965; Olsen et al., 1966; Scher u. Lawrence, 1971), sowie Fertilitätsstörungen nach Alloxan (Literatur s. Schöffling, 1967).

Über das Auftreten eines Spontandiabetes nach Alloxangaben in späteren Generationen bei Ratten sei auf das Kapitel Spontandiabetes verwiesen.

f) Mechanismus der Alloxanwirkung

Die Folgen der Alloxanwirkung sind morphologisch zwar genau faßbar, völlig unklar ist bisher jedoch die eigentliche Ursache, der primäre Angriffspunkt dieser diabetogenen Substanz. In zahlreichen Untersuchungen wurde versucht, über dieses Problem Aufschlüsse zu gewinnen. FRERICHS und CREUTZFELDT (1971) diskutieren in einer ausführlichen Zusammenstellung die vorliegenden Befunde über den Wirkungsmechanismus des Alloxans. Folgende Punkte scheinen hiernach ursächlich eine Rolle zu spielen:
1. Reaktionen mit SH-Gruppen an Membranen oder zytoplasmatischen Strukturen. Infrage kommen SH-Gruppen tragende Enzyme (möglicherweise extramitochondreal gelegene ATP-ase) oder Membranbestandteile (Sulfhydrilgruppen-Theorie). Für eine Zellmembran-Permiabilitätsveränderung sprechen neuere invitro-Versuche an isolierten Inseln. Bei in-vitro-Alloxankonzentrationen, die den in-vivo-Konzentrationen entsprachen, penetrierte das stets im Extrazellularraum verbleibende D-Mannitol und Insulin in die Zelle. Daneben kommt es zum Ausströmen von Zytoplasmaproteinen.
2. Chelatbildung mit Metallen, insbesondere Zink. FRERICHS und CREUTZFELDT (1971) sind der Ansicht, daß zusammenfassend beurteilt, der Alloxanangriffspunkt noch am ehesten an der Zellmembran gesehen werden muß, falls „Sulfhydrilgruppen in der Zellwand von größter Bedeutung für die Steuerung der Durchlässigkeit und für die Funktion von in oder nahe der Zellwand liegenden Enzymkombinationen sind, die den Zellstoffwechsel durch Überträgersubstanzen beeinflussen". Als Folge dieses Membranschadens ist die Nekrose deutbar, völlig unklar bleibt allerdings, warum gerade die B-Zellen diese Alloxanempfindlichkeit aufweist.

2. Diabetes nach Streptozotocin

Streptozotocin (Abb. 1 e), das zunächst aus Streptomyces achromogenes gewonnen wurde, konnte von HERR et al. (1967) strukturell aufgeklärt und voll synthetisiert werden (N-methyl-N-nitrose-carbamy-Glucosamin, Summenformel $C_8H_{15}N_3O_7$, MW 265,2; gelbliche, nadelförmige Kristalle). Der Nachweis im Serum geschieht spektrophotometrisch und ist durch den alleinigen Nachweis der N-Nitrosogruppe am Harnstoff der Seitenkette nicht spezifisch (FORIST, 1964). Die antibiotische Eigenschaft von Streptozotocin ist wegen der starken Nebenwirkung nicht ausnutzbar. Außerdem wirkt Streptozotocin sowohl zytostatisch als auch karzinogen (RAKIETEN et al., 1963). So sahen ARISON und FEUDALE (1964) bei Ratten bei 50 mg/kg Streptozotocin i.v. adenocarzinomähnliche Tumoren in der Niere und des exokrinen Pankreas, SIBAY und HAYES (1969) bei Chinesischen Hamstern Hepatome, biliäre Carcinome und Lebersarkome. Anhand dieser Eigenschaften ist Streptozotocin zwar ein allgemeines Zellgift, die tierexperimentelle diabetogene Dosis liegt aber, zumindest bei Ratten, unter der allgemeinen toxischen Dosis.

Streptozotocin kann als ein spezifisch wirkendes B-Zytotoxin angesehen werden (GONEST u. RENOLD, 1966; ARISON et al. 1967; GERRITSEN u. DULIN, 1967; JUNOD et al., 1967; BROSKY u. LOGOTHETOPUOLOS, 1969; CREUTZFELDT et al., 1969 a).

a) Streptozotocinempfindlichkeit verschiedener Spezies und Dosierung

Da Streptozotocin in wäßriger Lösung leicht zerfällt soll es kurz vor der Injektion gelöst werden (entweder in Phosphat-Citrat-Puffer: 0,05—0,1 M, ph 4,0, 4°C, oder Natriumcitrat: 0,1 M, pH 4,5, 4°C) in einer Konzentration von 10—40 mg/ml.

α) Ratte

Die B-Zellen sind bei verschiedenen Rattenstämmen zwar unterschiedlich empfindlich gegenüber Streptozotocin, eine Resistenz, wie sie bei Alloxan beobachtet wird, scheint jedoch nicht vorzukommen. Bei Dosen von 5—15 mg/kg kommt es zu passageren Hyperglykämien, Dosen über 100 mg/kg i.v. sind allgemeintoxisch. Schwere und Dauer der Diabetes korrelieren mit der Dosis. So wird 24 Std nach 25—30 mg/kg i.v. der Blutzuckerspiegel auf 50% der nach Maximaldosen erreichten Höchstwerte angehoben und analog das aus dem Pankreas extrahierbare Insulin um 50% gesenkt (Frerichs u. Creutzfeldt, 1971). Nach durchschnittlich 50—75 mg/kg erhält man nach 2—4 Tagen eine Dauerhyperglykämie mit Glucosurie. Der Diabetes wird erst nach 75—100 mg/kg ketoazidotisch. Nach Rakieten et al. (1963) liegt die LD_{50} zwischen 110 und 180 mg/kg i.v.

β) Hunde

Bei einer LD_{50} von 50 mg/kg i.v. und einem engen Dosisbereich sind Hunde Streptozotocin-empfindlicher als Ratten. Bei 3×15 mg/kg oder bei einmaliger Gabe von 30—50 mg/kg i.v. lassen sich B-Zellen-Nekrosen und bei Überleben der Tiere ein Dauerdiabetes erzeugen (Rakieten et al., 1963).

γ) Rhesusaffe

Pitkin und Reynolds (1970) gaben für Rhesusaffen eine diabetogene Dosis von 45—60 mg/kg i.v. an, wobei 45 mg/kg eine mäßige Hyperglykämie mit Glukosetoleranzstörungen, bei 60 mg/kg ein manifester Diabetes mit Ketoazidose erreicht werden konnte.

δ) Maus

Von mehreren Autoren wird als diabetogene Dosis für gefastete Mäuse (c57Bi, MNRI) 100—175 mg/kg angegeben (Literatur s. Frerichs u. Creutzfeldt, 1971). Der beta-cytoxische Effekt wird sowohl durch vorherige Glucosegabe (150 mg i.p.) als auch durch Insulinhypoglykämie (2 i.E./Tier) sehr verstärkt. Vorherige Anti-Insulingabe verhindert die betacytotoxische Wirkung des Streptozotocins, vielleicht aufgrund der hierdurch erfolgten B-Zelldegranulierung (Brosky u. Logothetopoulos, 1969). Bei den genetisch fettsüchtigen obob-Mäusen des Stammes Bar Harbour war selbst nach dreiwöchiger kalorienarmer Diät und zusätzlichem dreitägigen Fasten nach 100 mg Streptozotocin keine B-Zellnekrose zu erreichen. Bei 150 mg/kg fand sich dann in den bei diesen Tieren hypertrophierten Inseln kleine Nekrosen (Brosky u. Logothetopoulos, 1969). Bei dieser Dosierung war die allgemein toxische Wirkung erheblich. Wurde Streptozotocin zweimalig in der Dosis von 70 mg verabfolgt, so konnte einmal die Mortalitätsrate gesenkt werden, andererseits trat bei den überlebenden Tieren ein insulinbedürftiger ketoazidotischer Diabetes mit typischen Inselveränderungen auf.

ε) Kaninchen

Nach den vorliegenden wenigen Untersuchungen scheinen Neuseeland-Albino-Kaninchen bei bisher verwendeten Dosen Streptozotocin unempfindlich zu sein. Dosen von 65—130 mg/kg i.p. führten zu keinem Blutglucoseanstieg, obwohl zu anderen Tieren vergleichbare Streptozotocin-Konzentrationen im Serum vorgefunden wurden (KUSHNERY et al., 1969). Detailliertere Untersuchungen liegen noch nicht vor.

ζ) Meerschweinchen

Zunächst war es bei Meerschweinchen nicht gelungen mittels Streptozotocin ein Diabetes auszulösen. Nach 80 mg/kg i.v. fand sich außer einem kurzfristigen und geringen Glucoseanstieg unmittelbar nach der Injektion weder in gefasteten noch in gefütterten Tieren bis zu 3 Wochen eine Pankreashyperglykämie. Bei 120 mg/kg fand sich eine etwas stärkere Degranulierung der B-Zellen, die Tiere überlebten jedoch höchstens zwei Wochen. Nach 240 mg/kg Streptozotocin stellt sich nach 12—18 Std eine Hyperglykämie (200—300 mg/100 ml) ein, ohne daß die B-Zellen zu einem großen Prozentsatz geschädigt erscheinen. Nach 48 Std sind die Blutzuckerwerte wieder normal, dennoch gehen die Tiere an den allgemeintoxischen Schäden nach Abmagerung innerhalb 8 Tagen zugrunde. Autoptisch findet sich bei diesen Tieren eine schwere diffuse Leberverfettung und ausgeprägte Herzmuskel- sowie Nierenveränderungen (FRERICHS u. CREUTZFELDT, 1971).

BROSKY und LOGOTHETOPOULOS (1969) gelang es durch eine vorgeschaltete Insulin-Hypoglykämie bei männlichen Meerschweinchen doch einen dauerhaften Diabetes mit typischen Inselveränderungen zu erzeugen: nach 20—25 i.E./Tier subcutan erfolgt eine intravenöse Injektion von 150 mg/kg Streptozotocin (30 mg/ml 0,9 NaCL, pH 3,5,), wenn die Tiere Hypoglykämiezeichen aufwiesen (Muskelkrämpfe, Paresen). Zur Bekämpfung der Hypoglykämie ist eine orale Verabreichung von Glucose erforderlich.

η) Mensch

Mehrere Autoren (Literatur s. FRERICHS u. CREUTZFELDT, 1971) versuchten aufgrund der beta-zytotoxischen und der zytostatischen Eigenschaft von Streptozotocin die schweren und Therapieresistenten Hypoglykämien von Patienten mit B-Zell-Karzinomen zu beeinflussen. Zumeist wurde den Patienten 1—3 g/die Streptozotocin (15—45 mg/kg) als Kurzinfusion i.v. oder mittels Katheter in die Arteria coeliaca verabfolgt. Eine Gesamtdosis von 10—20 g war zur Beseitigung der Hypoglykämiesymptomen erforderlich, wobei die toxischen Auswirkungen, wie Erbrechen, Leberschädigung (Anstieg der Transaminasenaktivität, Bilirubinerhöhung) und Nierenfunktionsstörungen (metabolische Azidose, Plasma-Kreatininanstieg, Aminoacidurie) in Kauf genommen wurde.

b) Verlauf des Streptozoticindiabetes

Analog den Blutzuckerwerten nach Alloxan findet sich nach Streptozotocin ebenfalls ein triphasischer Verlauf. Entsprechend dem Glykogengehalt der Leber stellt sich dosisabhängig nach der Injektion zunächst eine 4—6stündige Hyperglykämie ein. JUNOD et al. (1969) fanden bei Ratten bei 50—70 mg/kg nach 3 Std die ersten Blutzuckermaximalwerte (200—300 mg/100 ml), die bei gefasteten, bzw. adrenalektomierten und daher Leberglykogenarmen Tieren ausblieb

(Schein u. Bates, 1968). Während dieser ersten hyperglykämischen Phase wurden immer Insulinwerte, die denen der Ausgangswerte entsprachen, gemessen. Der Abfall des Leberglykogens und die durch den Zerfall der geschädigten B-Zellen bedingte Hyperinsulinämie sind die wahrscheinliche Ursache der folgenden hypoglykämischen zweiten Phase. 6—8 Std nach Streptozotocin sind 2—5fache Werte (40—100 µE/ml) gemessen worden, sie fallen nach 10—12 Std mit zunehmenden B-Zell-Schädigung auf nicht mehr meßbare Werte ab. Mannoheptulose, das die Eigenschaft besitzt, die durch Glukose induzierbare Insulinausschüttung zu hemmen, beeinflußt in der Dosierung von 2 × 400 mg i.p. bei Ratten die Hyperinsulinämie nicht. Da innerhalb der ersten 25 Std andererseits das aus dem Pankreas extrahierbare Insulin unverändert gegenüber den Ausgangswerten blieb, müssen die nicht sofort zerfallenden B-Zellen Glukose unempfindlich geworden sein. Für die Funktions- oder Sekretionsstarre spricht einmal, daß sich die unveresterten Fettsäuren anlog dem Blutzuckeranstieg und Wiederabfall verhalten, andererseits reagieren isolierte Ratteninseln 60 oder 180 min nach Streptozotocin (70 mg/kg i.v.) nicht mehr auf eine Glukosekonzentrationsänderung mit einer entsprechenden Insulinsekretion (Frerichs u. Creutzfeldt, 1971).

Nach der hypoglykämischen Phase, wo Werte um 50 mg/100 ml erreicht werden, stellt sich zunehmend eine Dauerhyperglykämie ein. Der manifeste Diabetes wird bei Ratten mit der diabetogenen Dosis von 50—75 mg/kg i.v. nach 24—48 Std erreicht. Insulinbedarf und Ketoazidose findet sich bei Ratte und Maus nach 100—150 mg/kg Streptozotocin (Brosky u. Logothetopoulos, 1969; Junod et al., 1969), nach eigenen Erfahrungen bei Haubenratten jedoch auch schon mit 60—70 mg/kg Streptozotocin.

Eine dem subklinischen, menschlichen Diabetes ähnliche Glukosestoffwechselstörung wird bei Ratten nach 25—30 mg/kg Streptozotocin i.v. erreicht. Nach oraler Glukosebelastung (3g) wird bei diesen Tieren sowohl ein verzögerter Blutglucoseabfall als auch ein verzögerter Insulinanstieg beobachtet (Junod et al., 1969).

c) Histologie des Streptozotocindiabetes

Elektronenoptisch wird schon 5 min nach der Streptozotocin-Injektion eine Erweiterung des rauen endoplasmatischen Reticulums der B-Zellen gesehen. Der zunehmenden Auflockerung und Zerstörung des gesamten Zytoplasmas der am stärksten geschädigten B-Zellen folgt die Zellyse. In weniger veränderten B-Zellen (geringerer Aktivitätszustand oder Resistenz?) werden Beta-Granulaveränderungen gesehen, die die Möglichkeit einer kristalinen Ausfällung von Insulin aufzeigen (Junod et al., 1967; Creutzfeldt et al., 1969a).

Lichtmikroskopisch erkennt man eine Stunde nach der Injektion Kernpyknosen der B-Zellen, nach 6—8 Std werden die Nekrosen erst einzelner, dann der Mehrzahl der B-Zellen sichtbar. Nach 48 Std sind die überlebenden Zellen völlig degranuliert. Brosky und Logothetopoulos (1969) konnten an Mäusen mit histoaudoradiographischen Methoden zeigen, daß in partiell geschädigten Inseln in den ersten zwei Wochen eine hohe Mitoserate vorliegt, die sich nach zwei Monaten normalisiert hatte. Stark geschädigte Inseln von Ratten mit einem Dauerdiabetes zeigten keine Anzeichen einer B-Zell-Regeneration, sondern eine funktionelle Anpassung der überlebenden B-Zellen (Hypertrophie). Dafür sprechen Untersuchungen über das A/B-Zellverhältnis, sowie über den prozentualen B-Zellanteil im Verhältnis zur Streptozotocindosis oder der Plasma-Insulin-Konzentration, sowie Zellkernmessungen (Junod et al., 1969; Steiner et al., 1970).

d) Mechanismus der Streptozotocinwirkung

Die vorliegenden Befunde aus Untersuchungen über den Wirkungsmechanismus des Streptozotocins erlauben, wie beim Alloxan, noch keine Antwort auf den interzellulären Angriffspunkt. Mehrere Substanzen wurden dahingehend untersucht, ob eine Interferenz zu Streptozotocin (Hemmung oder Abschwächung der Wirkung) besteht. Danach wird vermutet, daß Streptozotocin die Synthese, bzw. Abgabe von Nikotinamid-adenin-Dinucleotiden (NAD, NADP) beeinflußt.

So zeigte sich, daß folgenden Substanzen eine abschwächende oder hemmende Wirkung zukommt:

2-deoxy-Glucose, Pyrazinamid, Nicotinamid.

Keinen Einfluß hatten: Glucose, Mannoheptulose, Glucosamin, Adrenalin, Glutaminsäure, Asparaginsäure, Glycin, Cystein, Glutathion, Äthylalkohol, Diazoxid, Guanidoacetat, p-amino-Benzoat, Tolbutamid, 3,5-dimethyl-Pyrazol, 3-carboxy-5-methyl-Pyrazol, Nicotinsäure und NAD (DULIN u. WYSE, 1969).

2-deoxy-Glucose hemmt möglicherweise den Eintritt von Streptozotocin in die B-Zellen, jedoch nur, wenn es in der Dosierung von 550, bzw. 2000 mg/kg gemeinsam mit Streptozotocin injiziert wird. Ein indirekter Effekt durch die akute Ausschüttung von Katecholaminen scheint durch das Fehlen einer exogenen Adrenalinwirkung nicht vorzuliegen (DULIN u. WYSE, 1969). Ebenso wie die prophylaktische Wirkung von Pyrazinamid (250 mg/kg 15 min vor Streptozotocin i.p.) bisher nicht erklärbar ist, muß offen bleiben, ob Streptozotocin über Phosphorylierungsvorgänge in die Zelle gelangt.

Nicotinamid erscheint in seiner Wirkung besonders interessant. Einmal hemmt es die beta-zytotoxische (nicht dagegen die zytostatische) Wirkung von Streptozotocin bei Ratten, wenn es gleichzeitig oder 15 min zuvor injiziert wird. Eine abschwächende Wirkung findet sich andererseits auch, wenn Nicotinamid 2 Std nach der Streptozotocin-Injektion bei Ratten und Mäusen verabfolgt wird (SCHEIN et al., 1967; SCHEIN u. BATES, 1968; DULIN u. WYSE, 1969; STAUFFACHER et al., 1970). Da die ersten morphologisch faßbaren Schäden an den B-Zellen schon 5 min nach der Streptozotocin-Injekton faßbar sind, kann angenommen werden, daß diese kurative Wirkung von Nicotinamid (bei Nicotinsäure ist dies nicht der Fall) möglicherweise darauf hindeutet, daß Streptozotocin nur auf Zellen mit einem bestimmten Funktionszustand zytotoxisch wirkt, Nicotinamid müßte dann innerhalb der verschiedenen Zeitpunkte verschiedene B-Zell-Populationen schützen. Für den Angriffspunkt des Streptozotocins nennen FRERICHS und CREUTZFELDT (1971) folgende hypothetische Möglichkeiten:

1. Die NAD-Synthese wird gehemmt. Dabei wird vorausgesetzt, daß Nicotinat-Dinucleotid unmittelbar aus Nicotinamid entstehen kann und nicht über Nicotinsäure.

2. Der NAD- und NADP-Bedarf ist im Zellstoffwechsel gesteigert (die Unwirksamkeit von Nicotinsäure bleibt dabei unklar).

3. Die Aktivität der NAD- und NADP-Nucleotidase ist gesteigert, wobei eine hohe Nicotinamidkonzentration die Reaktion zu Gunsten der Cofaktoren verschieben würde (DULIN u. WYSE, 1969; STAUFFACHER et al., 1970).

3. Diabetes durch Metallkomplexbildner

Da einerseits die B-Zellen besonders viel Zink enthalten und von Alloxan die Eigenschaft bekannt war, mit Zink und anderen Metallen Komplexverbindungen einzugehen, wurde vermutet, daß auch andere Metallkomplexbildner diabetogen wirken könnten (Kadota, 1950). Von mehreren Autoren (Literatur s. Frerichs u. Creutzfeldt, 1971) wurde dann die diabetogene Wirkung von Oxin (8-hydroxy-chinolin) und anderen Cholin-Derivaten, von Dithizon und dem Kalium-, bzw. Natriumsalz von Diäthyl-dithio-Carbonat nachgewiesen. Bereits Dunn *et al.* (1943) hatte·auf die hyperglykämische Wirkung eines Chinolin-Derivates (Styrylquinoline Nr. 90) hingewiesen.

Oxin (8-hydroxy-chinolin, Abb. 1f) ist als Kristall farblos bis schwach gelb, in Wasser fast unlöslich, in Alkohol, Aceton und besonders in wäßriger Salzsäure (0,1—0,3 N HCl) dagegen gut löslich. Außer anderen direkten (Kadota u. Midorikawa, 1951) sind auch Phenyl-azoderivate des Oxins diabetogen (Lazaris u. Lazaris, 1967), wobei die Wirkung und wohl auch der Wirkungsmechanismus dem des Oxin entspricht.

Dithizon (diphenyl-thio-Carbazon, Abb. 1g) ist ein blauschwarzes Pulver, die Löslichkeit ist in organischen Lösungen und schwachen Basen (60,0 N NH_4OH, 70° C) gut, in Wasser und wäßrigen Säuren ist es nicht löslich. Die Lösungen wirken je nach Reinheitsgrad schwer allgemein toxisch, so daß die Tiere bei der Injektion sterben können (Okamoto, 1949) und Reinigungen über Aktivkohle oder durch Ausschütteln in CCl_4 erfolgen müssen.

Diäthyldithiocarbamat (Abb. 1h) wirkt als Natrium- oder Kaliumsalz (wäßrige Lösung) in hohen Dosen (500—1 000 mg/kg i.v.) vorwiegend bei Kaninchen diabetogen.

a) Dosierung und Verlauf

Eine echte Empfindlichkeit gegenüber Oxin und Dithizon ist nur beim Kaninchen bekannt, wobei die Anzahl der Tiere, die einen Diabetes entwickeln, ebenso wie die Dauer des Diabetes sehr unterschiedlich ist (Lazaris u. Boguslavskaya, 1968). Nach diabetogenen Dosen (Oxin: 50 mg/kg i.v.; Dithizon: 20—200 mg/kg i.v.) reagiert ein Teil der Tiere mit einer mehrtägigen Hyperglykämie, von diesen wiederum nur wenige mit einem mehrere Wochen anhaltenden Diabetes. Der Verlauf entspricht dem triphasischen nach Alloxan, bzw. Streptozotocin, wobei die hyperglykämische Phase allerdings oft protrahiert verläuft (Literatur s. Frerichs u. Creutzfeldt, 1971). Oxin wirkt bei anderen Tieren (Hund, Katze, Ratte, Maus, Meerschweinchen) kaum diabetogen. Nach 30—120 mg/kg i.v. kommt es zu einem 7—10 Tage, in seltenen Fällen 4 Wochen anhaltenden Diabetes, jedoch überleben nur 10—20% der Tiere diese diabetogene Dosis (Okamoto, 1951; Kadota, 1950; Campana u. Dotta, 1953).

Nach Dithizon entwickeln Hunde, Katzen und Tauben in der Dosierung von 40—120 mg/kg i.v. eine Hyperglykämie, die eine Stunde bis einige Tage anhalten kann, eine Dauerhyperglykämie entwickelt sich auch nach zusätzlichen Injektionen nicht (Okamoto, 1951; Kadota, 1950; Root u. Chen, 1952; Lazaris u. Eschenko, 1966).

Ratten überleben Dosen um 100 mg/kg i.v. nur vereinzelt mit einem 7 Tage anhaltenden Diabetes (Okamoto, 1951).

25 mg/kg i.v. Dithizon sollen unwirksam, 25—80 mg/kg weitgehend letal wirken (Campana u. Dotta, 1953; Pajares u. Candela, 1958).

Mäuse entwickeln auf Dithizon (20—25 mg/kg i.v.) eine, nach einigen Wochen wieder abklingende Hyperglykämie und Glucosurie (Lazaris, 1966).

b) Histologie

Nach Oxin und Dithizon werden lichtmikroskopisch in den Langerhansschen Inseln Schäden erkannt, die auch dem zeitlichen Verlauf nach prinzipielle denjenigen nach Alloxan entsprechen. Unklar bleibt allerdings der ausgeprägtere histochemisch nachweisbare Zinkverlust der B-Zellen, wobei einerseits ein echter Verlust durch Diffusion von Zink-Dithionat und andererseits eine nicht mehr reagierende Form des Zinks diskutiert wird (Literatur s. MASKE u. WEINGES, 1957; KAWANISKI, 1966).

Ultrastrukturelle Untersuchungen der B-Zellen nach Dithizon liegen nur am Kaninchen vor (KAWANISKI, 1966).

5 min nach 100 mg/kg i.v. finden sich bereits Mitochondrienschwellungen, ein erweitertes endoplasmatischer Reticulum sowie schlecht kontrastierbare Beta-Granula. Nach 15—30 min weist das gesamte endoplasmatische Reticulum Zeichen der Nekrose auf, nach 2 Std wird die gesamt B-Zelle zunehmend zerstört.

Aufgrund der licht- bzw. elektronenoptischen Ähnlichkeit der Schäden nach Dithizon, Alloxan und Streptozotocin sind Rückschlüsse über einen gemeinsamen oder unterschiedlichen Angriffspunkt des Wirkungsmechanismus dieser Substanzen nicht möglich.

4. Diabetes durch Harnsäure und Dehydroascorbinsäure

Harnsäure (Abb. 1i) verursacht in der hohen Dosierung von 1,0—2,0 g/kg i.v. beim Kaninchen eine 5—10tägige passagere Hyperglykämie (GRIFFITH, 1948, 1950). Voraussetzung scheint allerdings dafür eine besondere Vorbehandlung zu sein: 6—7 Tage vor der Injektion sollen die Tiere mit Methionin-Cystein und Vitamin C frei ernährt werden.

Dehydroascorbinsäure (Abb. 1k) und Dehydro-iso-Ascorbinsäure werden leicht durch Oxydation von Ascorbinsäure oder iso-Ascorbinsäure durch p-Benzochinon ($C_6H_4O_2$) hergestellt (PATTERSON, 1950). In wäßriger Lösung erfolgt schnell die Reduktion zu Ascorbinsäure, im Blut beträgt die Halbwertzeit 2 min. Eine Aufbewahrung der Injektionslösung bei 4° C ist daher empfehlenswert.

PATTERSON beschrieb auch zuerst die diabetogene Wirkung von Dehydro-Ascorbinsäure und Dehydro-iso-Ascorbinsäure. Diese Substanzen besitzen eine hohe Affinität zu SH-Gruppen und wirken synergistisch mit Alloxan bezüglich dem diabetogenen als auch dem nephrotoxischen Effekt. Nach histoautoradiographischen Befunden von HAMMARSTRÖM (1966) scheint Ascorbinsäure viele Stunden in den Langerhansschen Inseln zu verbleiben.

Da leicht eine exsudative Reaktion der Bronchialepithelien mit Lungenödem erfolgen kann, muß Dehydro-Ascorbinsäure nach einem bestimmten Verfahren injiziert werden. Vertragen fastende Ratten 20—40 mg/kg subcutan gut, so wird nach 12 Std in weiteren 12-Std-Abständen 200 mg/kg subcutan über die folgenden Tage injiziert (PATTERSON, 1950; MESSINA et al., 1968). Nach 3—6 Tagen entwickelt sich eine Hyperglykämie mit teilweiser Glukosurie. Nach 7 Tagen ist aus dem Pankreas praktisch kein Insulin mehr extrahierbar, analog fällt das Plasmainsulin ab und ist nach 2—4 Wochen nicht mehr meßbar (MESSINA et al., 1968). Wird anschließend an die letzte Dehydro-Ascorbinsäure-Injektion Alloxan (80 mg/kg subcutan) verabfolgt, so entwickelt sich als Ausdruck des Synergismus ein schwerer Dauerdiabetes mit Ketoacidose aus. Obwohl nach Dehydro-Ascorbinsäure lichtmikroskopisch alloxanähnliche Schäden, Degranulationen und B-Zell-Schrumpfung sowie Vakuolisierung des Zytoplasmas und Zellkernpyknosen gesehen werden, scheinen echte B-Zell-Nekrosen doch selten vorzukommen (MAC DONALD u. BHATTACHARYA, 1956). MERLINI und CARAMIA (1965) sahen elektronenoptisch keine Zellnekrosen aber Mitochondrienschwellungen und Veränderungen des zytoplasmatischen Reticulums analog nach Alloxan (s.o.).

III. Diabetes mellitus
durch andere exogene Maßnahmen

1. Diabetes mellitus nach Benzothiadiazinen

Ein Jahr nach Einführung der Benzothiadiazine (BZD), die noch heute als Saluretika Anwendung in der Hochdrucktherapie finden, wurde von WILKINS (1959) und FINNERTY (1959) die hyperglykämische Nebenwirkung von Chlorothiazid beim Menschen erkannt. Entsprechende Beobachtungen wurden in den folgenden Jahren auch bei anderen BZD-Derivaten gemacht (Zusammenfassung s. KÖNIGSTEIN, 1967).

WOLFF und LINDEMAN (1966) konnten in einer Doppelblindstudie bei Hypertonikern unter BZD- bzw. Placebotherapie ein vermehrtes Auftreten von Hyperglykämien und klinisch manifestem Diabetes mellitus in der ersten Gruppe beobachten. Als antihypertensives Pharmakon wurde auch Diazoxid, eine chemisch den diuretischen BZD verwandte, aber andere pharmakologische Eigenschaften besitzende Substanz, erprobt. Diazoxid hat eine sehr starke hyperglykämische Wirkung und zeigt im Gegensatz zu den anderen BZD einen antidiuretischen Effekt (OKUN *et al.*, 1962; DOLLERY *et al.*, 1962; WILSON u. OKUN, 1963; WILSON *et al.*, 1964).

Die hyperglykämische Wirkung von Diazoxid und Trichlormethiazid wurde erstmals bei Hunden von LANGDON und WOLFF (1962) und in den folgenden Jahren bei Hunden, Kaninchen, Ratten und Mäusen von GULBENKIAN *et al.* (1963), TABACHNICK *et al.* (1963) und WALES (1964) beschrieben.

Kontinuierliche Blutzuckerkontrollen bei Ratten ließen einen Blutzuckeranstieg zwischen der 5. und 6. Std nach einmaliger Gabe von BZD und einen normalen Blutzucker nach 24 Std erkennen (WOLFF, 1964a). Dabei zeigte sich eine Dosisabhängigkeit der hyperglykämischen Wirkung.

Diese war bei der Ratte bei einer Kombination von 500 mg/kg Diazoxid und 20 mg/kg Trichlormethiazid deutlich ausgeprägt. Nach Adrenalektomie und Hypophysektomie war der hyperglykämische Effekt bei der Ratte abgeschwächt aber nicht aufgehoben (WOLFF, 1964a; WOLFF u. LANGDON, 1964). Demedullierung alleine ergab keine Veränderung der Wirkung.

Experimentell hyperglykämische Hunde (WOLFF *et al.*, 1963a) und Mäuse (TABACHNICK *et al.*, 1963) wiesen eine normale Sensibilität der peripheren Gewebe auf exogen zugeführtes Insulin auf. Die Hyperglykämie nach Diazoxid kann durch zusätzliche Gaben von Tolbutamid sowohl akut als auch unter Dauermedikation abgeschwächt werden (WOLFF u. PARMLEY, 1963; WOLFF, 1964c; SELTZER, 1966b).

Eine Änderung der Insulinbindung im Serum konnte WOLFF und PARMLEY (1963b) bei in-vitro Versuchen nicht nachweisen. Dagegen fanden DOLLEREY *et al.* (1962) bei Patienten unter Diazoxidtherapie einen leichten Anstieg des gebundenen Insulins im Serum.

Lichtmikroskopisch zeigten sich nach Diazoxid und saluretischen BZD an den B-Zellen keine Nekrosen oder Veränderungen, wie sie nach Alloxan-Gaben (s.o.) beobachtet werden können (WOLFF *et al.*, 1963a). Nach Langzeittherapie wiesen die B-Zellen bei normaler Färbetechnik allerdings eine deutliche Degranulierung auf (WOLFF, 1964a; YOSHINAGA, 1969), wahrscheinlich ein Effekt der andauernden Hyperglykämie. Die hyperglykämische Wirkung der BZD einschließlich des Diazoxids beruht in erster Linie auf einer Hemmung der glukosestimulierten Insulinsekretion (SELTZER u. CROUT, 1966a; HOWELL u. TAYLOR, 1966;

FRERICHS *et al.*, 1966; LOUBATIERES *et al.*, 1968), wobei insbesondere eine Hemmung der Glukosephosphorylierung angenommen wird. Unterschiede ergaben
sich allerdings bei den einzelnen BZD-Derivaten, so zeigte z.B. Chlorothiazid
keine blockierende Wirkung auf die B-Zellen (SELTZER u. CROUT, 1966a). BASABE
et al. (1970) konnten an perfundierten Rattenpankreata nachweisen, daß Gaben
von Diazoxid eine hemmende Wirkung auf die Insulinfreisetzung haben aber
die Insulinsynthese nicht beeinflussen. So sahen YOSHINAGA (1969) mit speziellen
Färbungen lichtmikroskopisch und CREUTZFELDT *et al.* (1969b) elektronenmikroskopisch große Mengen von Granula bzw. von gespeichertem Insulin in den
B-Zellen nach einmaliger Gabe von Diazoxid.

Untersuchungen an operativ pankreatektomierten Hunden (TABACHNICK *et
al.*, 1964) und alloxanvorbehandelten Ratten (STAQUET *et al.*, 1965) zeigen, daß
der immer noch bestehende, wenn auch geringere hyperglykämische Effekt von
Diazoxid auch auf einer extrapankreatischen Wirkung beruht (BLEICHER *et al.*,
1968; TABACHNICK *et al.*, 1968), wobei eine adrenerge Stimulierung angenommen
wird (TABACHNICK u. SEIDMAN, 1964; KVAM u. STANTON, 1964; YABO *et al.*,
1965). Speziell muß eine Stimulierung der Beta-Rezeptoren durch Diazoxid bestehen, da der hyperglykämische Effekt von Diazoxid durch Gaben von Beta-Rezep-
torenblockern gehemmt werden kann (KVAM *et al.*, 1965; WALFISH *et al.*, 1970).
Ein weiterer extrapankreatischer Mechanismus der Diazoxidwirkung liegt in einer
Hemmung der Phosphodiesterase (SENFT, 1966). Die Folge ist eine verstärkte
Glykogenspaltung und gleichzeitig eine reduzierte Glykogenneubildung.

2. Diabetes mellitus nach passiver und aktiver Immunisierung mit Insulin

a) Diabetes mellitus nach Anti-Insulin-Serumgaben

Eine neue Methode zur Erzeugung eines experimentellen Diabetes mellitus
führten MOLONEY und COVAL (1955) ein, indem sie Mäusen Meerschweinchen-
Anti-Insulinserum injizierten.

α) Meerschweinchen-Anti-Insulin-Serum

Herstellung

Insulin war früher allgemein als schwach antigene Substanz bekannt. MOLO-
NEY und COVAL (1955) und MOLONEY und GOLDSMITH (1957) gelang es Meerschweinchen, Kaninchen, Mäuse, Schafe und Pferde mit heterologem Insulin
zu sensibilisieren. ROBINSON und WRIGHT (1961) immunisierten Meerschweinchen
mit einer standartisierten Methode, um größere Mengen von Anti-Insulin-Serum
zu erhalten.

Das Immunisierungsverfahren enthält folgende Grundprinzipien (Einzelheiten
s. WRIGHT, 1969; FEDERLIN, 1971): Insulin wird in einer Wasser-in-Öl-Emulsion
subcutan injiziert. Zur besseren Antikörperbildung kann Freundsches Adjuvant
(YAMAMURA *et al.*, 1958) oder auch Haemophilus pertussis Vaccine (WRIGHT
u. NORMAN, 1966) zusätzlich gegeben werden. Die Injektionen werden in Abständen (etwa monatlich) wiederholt. Nach 14 Tagen kann antikörperhaltiges Serum
gewonnen werden.

Es zeigte sich, daß speziell Meerschweinchen gute Antikörperbildner gegen
Insulin waren.

Eigenschaften der Insulin-Antikörper

YAGI et al. (1962) konnten in Meerschweinchen-Anti-Insulin-Serum (MAIS) mit Hilfe der Chromatographie zwei aktive Globuline trennen, ein β_2- und ein γ-Globulin, das zu den langsam wandernden γ_2-Globulinen gehört. Beide scheinen den 7S-Globulinen zu entsprechen und binden [131]J-Insulin, allerdings in unterschiedlicher Stärke (YAGI, 1962). Immunelektrophoretische Untersuchungen ließen die Insulin-Antikörper den Immunglobulinen IgG, IgA und IgM zuordnen (THORELL, 1966a, b; STARZYNSKA u. DEPOWSKA, 1967; STARZYNSKA et al., 1969).

In Bio-Assays zeigen die Antikörper keine Speziesspezifität (MOLONEY u. COVAL, 1955; WRIGHT, 1959a). Dagegen konnte YALOW und BERSON (1960) nachweisen, daß Anti-Insulin-Serum von Meerschweinchen immunisiert mit Rinderinsulin das homologe Insulin stärker binden als z.B. menschliches oder Schweine-Insulin.

MAIS zeigt im Vergleich zu Anti-Insulin-Seren, die von anderen Tieren gebildet wurden, eine stärkere Insulinbindungsaffinität (MOLONEY u. GOLDSMITH, 1957; WRIGHT et al., 1962).

β) Insulin-Mangel nach Anti-Insulin-Serum-Applikation

Nachdem MOLONEY und COVAL (1955) bei Mäusen durch Gabe von Meerschweinchen-Anti-Insulin-Serum (MAIS) eine Hyperglykämie auslösen konnten, wurde dieser Effekt auch bei Kaninchen (WRIGHT, 1959b), Ratten, Kaninchen und Katzen (ARMIN et al., 1960a), Hunden, Schweinen und Schafen (ARMIN et al., 1961), Schafen und Kühen (CUNNINGHAM et al., 1963) und Hunden (FRANKSON et al., 1964; SCHÖFFLING, 1967) nachgewiesen. In allen Experimenten wurde das Anti-Insulin-Serum intravenös injiziert und löste eine sofortige Hyperglykämie aus, die auf einer Neutralisierung von endogenem Insulin durch die exogen zugeführten Insulin-Antikörper beruhte.

Wenn Insulin-antikörperhaltige Seren von anderen Spezies (Pferd, Schaf und auch Mensch) injiziert wurden, traten keine Hyperglykämien auf (MOLONEY u. GOLDSMITH, 1967; WRIGHT et al., 1962). Alle Antiseren, einschließlich von Meerschweinchen, verhinderten das Entstehen von hypoglykämischen Schockzuständen in Mäusen nach exogener Insulingabe. Letzteren Effekt benutzten MOLONEY und COVAL (1955) bereits als Bio-Assay zum Nachweis von Insulin-Antikörpern im immunisierten Meerschweinchen. Entgegen den oben beschriebenen Ergebnissen konnten PATTERSON et al. (1964) allerdings bei Ratten und Hunden auch durch Injektionen mit Hühner-anti-Insulin-Serum Hyperglykämien auslösen.

Nach Injektion von MAIS bei Ratten (GREGOR et al., 1963), Schafen, Schweinen und Kühen (ARMIN et al., 1961; CUNNINGHAM et al., 1963) zeigte sich ein Verlust des biologisch aktiven Insulins im Serum, das erst wieder auftauchte, nachdem die Hyperglykämie wieder zurückging. Das an Antikörper gebundene Insulin im Serum stieg dagegen bis auf das Zehnfache der Norm an und blieb auf einem hohen Niveau für viele Stunden oder sogar Tage, auch nachdem die Serum-Blutzucker-Konzentration bereits wieder normal geworden war (ARMIN et al., 1961; CUNNINGHAM et al., 1963). Daraus folgt, daß die injizierten Insulin-Antikörper einen Mangel an zirkulierendem, biologisch aktivem Insulin in den Tieren solange hervorrufen, bis deren Pankreas genug Insulin sezerniert hat, daß alle Antikörper neutralisiert sind. Es kommt dabei zu einer Verminderung des pankreatischen Insulins (s.u.).

WRIGHT et al. (1966) konnten bei Hunden und Ratten nachweisen, daß das Insulin, das aufgrund der Antikörper-Injektion aus dem Pankreas sezerniert wird, von zirkulierenden, freien Antikörpern neutralisiert wird. Anhand der Geschwindigkeit der Neutralisation von injizierten Antikörpern ermittelten sie bei Ratten die Sekretionsrate von Insulin mit etwa 40 mE/kg Körpergewicht/min. Daraus geht hervor, daß das Pankreas einer normalen Ratte innerhalb von 2—$3^1/_2$ Std sein gespeichertes Insulin (5—9 Einheiten/kg Körpergewicht) vollständig verlieren kann. Bei Hunden war die Geschwindigkeit der Neutralisation von injizierten Antikörpern und somit auch die Sekretionsrate von Insulin bedeutend langsamer.

Zusammenfassend ergibt sich, daß nach Gabe von speziell Meerschweinchen-Anti-Insulin-Serum in dem injizierten Tier ein echter Insulinmangel erzeugt wird, da sowohl freies als auch frisch sezerniertes Insulin neutralisiert wird.

γ) Wirkung von Meerschweinchen-Anti-Insulin-Serum auf den Blutzuckerspiegel nach unterschiedlicher Applikationsart

Die subcutane Applikation von MAIS zeigt keinerlei Wirkung, nur intravenöse oder intraperitoneale Gaben führen zu einem Insulinmangel und haben somit einen diabetogenen Effekt (WRIGHT, 1969).

Einmalige intravenöse Injektion von Meerschweinchen-Anti-Insulin-Serum

Auf eine einmalige intravenöse Injektion von MAIS zeigt sich bei allen untersuchten Tieren, mit Ausnahme von Meerschweinchen, die überhaupt nicht ansprechen (ARMIN et al., 1960a), eine gleichartige Reaktion (ARMIN et al., 1960a; KITAGAWA et al., 1960; ARMIN et al., 1961; ROBINSON u. WRIGHT, 1961; GREGOR et al., 1963; DIXIT et al., 1963; CUNNINGHAM et al., 1963; FRANKSON et al., 1964). Direkt nach der Injektion steigt der Blutzucker gleichmäßig bis zu einem Maximum an, um dann wieder auf normale Werte abzufallen.

Bei Ratten zeigte sich, daß die initiale Blutzuckeranstiegsrate nicht von der Dosis, sondern vom Zustand des Tieres abhängig ist (ARMIN et al., 1960a). Steigt bei gut genährten Ratten der Blutzucker um 3,16 mg/100 ml/min an, so betrug die Steigerungsrate nach 24stündiger Nahrungskarenz nur 1,38 mg/100 ml/min. Barbituratnarkose zeigte bei den gut genährten Tieren keine Beeinflussung des Effektes von MAIS-Gaben, unterdrückte aber bei den fastenden Tieren die hyperglykämische Reaktion. Bei Hunden ergab sich nach MAIS-Injektion eine geringere Blutzuckeranstiegsrate als bei den Ratten (ARMIN et al., 1961), der unterschiedliche Effekt in bezug auf den Ernährungszustand der Tiere ließ sich aber auch hier nachweisen (WRIGHT u. CALIMLIM, 1965).

Dem maximalen Blutzuckeranstieg nach MAIS-Gabe sollte nicht zu viel Bedeutung beigemessen werden, da er unter anderem zu stark vom Ernährungszustandes des Tieres abhängig ist (WRIGHT, 1969). Entscheidender ist die Dauer der Hyperglykämie. So sahen ARMIN et al. (1960a) bei der Ratte nach Erhöhung der Dosis auf das Vierfache eine Verlängerung der Hyperglykämiedauer von $1^1/_2$ auf 4 Std. Die Fläche unter der Blutzuckerkurve kann in direkte Beziehung zu der verabfolgten Dosis von MAIS gesetzt werden (ROBINSON u. WRIGHT, 1961). Bei Kaninchen, Hunden, Kühen und Schafen zeigte sich bereits nach geringerer, als bei der Ratte üblichen, Dosis von MAIS eine im Verhältnis länger andauernde Hyperglykämie (ARMIN et al., 1960a; CUNNINGHAM et al., 1963).

Intravenöse Dauertropf-Infusion von Meerschweinchen-Anti-Insulin-Serum

Eingehende Untersuchungen bei der Ratte mit intravenösen Dauertropfinfusionen von MAIS über 20 Std (ARMIN et al., 1960b; WRIGHT, 1961) zeigten bei niedriger (Neutralisation von 1,2 E Insulin/kg Körpergewicht/Stunde) und mittlerer (Neutralisation von 2,6 E Insulin/kg Körpergewicht/Stunde) Dosierung einen biphasischen Verlauf des Blutzuckerverhaltens. Der Blutzucker stieg sofort an, mit einem Maximum nach einer Stunde, fiel wieder z.T. auf normale Werte ab, um dann erneut auf höhere Werte anzusteigen und ab der 10. Std auf einem gleichmäßig hohen Niveau zu bleiben. Nach Absetzen der Infusion fiel der Blutzucker bei niedriger Dosierung sofort, bei mittlerer Dosierung mit Verzögerung auf normale Werte ab. Die Tiere, die eine mittlere Dosierung erhielten, wiesen während der hohen Plateauphase eine Glukosurie und Ketonurie auf.

Bei hoher Dosierung (Neutralisation von mehr als 4,5 E Insulin/kg Körpergewicht/Stunde) ergab sich ein monophasischer Verlauf des Blutzuckerspiegels. Der Blutzucker stieg sofort auf Werte über 260 mg/100 ml an und fiel nicht mehr ab. Zucker- und Acetonnachweis im Urin waren positiv. Nach Absetzen der Infusion blieb die Hyperglykämie bestehen, und gleichzeitig mit einem Übergang der Polyurie in eine Oligo- und Anurie stieg der Blutzucker nochmals weiter an, und die Tiere starben innerhalb von 30—70 Std.

Intraperitoneale Injektionen von Meerschweinchen-Anti-Insulin-Serum

Der Effekt einer kleinen intraperitoneal gegebenen Dosis von MAIS entspricht dem nach intravenöser Injektion der gleichen Dosis (Armin *et al.*, 1960b). Wenn die Dosis der intraperitonealen Gabe erhöht und/oder die Injektionen öfters wiederholt werden, entsteht das gleiche Bild wie nach intravenöser Dauertropfinfusion von MAIS (Armin *et al.*, 1960b; Anderson *et al.*, 1963; Dixit *et al.*, 1963; Samaan u. Fraser, 1964).

δ) Klinik und Pathologie des Diabetes mellitus bei der Ratte nach Gabe von Meerschweinchen-Anti-Insulin-Serum (MAIS)

Klinisches Bild

Nach ausreichender Gabe von MAIS zeigen alle Tiere das gleiche klinische Bild (Wright, 1969). Neben der bereits erwähnten Hyperglykämie tritt innerhalb von 2 Std eine Glukosurie in Verbindung mit einer Polyurie auf. Wenige Stunden später kommt eine Acetonurie hinzu. Die Polyurie geht dann in eine Oligurie und etwa nach 24 Std in eine Anurie über. Zu diesem Zeitpunkt sind die Tiere bereits zu schwach zum Trinken. Die Atemfrequenz steigt bis auf das Doppelte der Norm an, und bei einigen Tieren kommt es zu Krampfanfällen oder auch zu komatösen Zuständen. In der terminalen Phase sind die Tiere unterkühlt, cyanotisch und exsikkotisch. Durch intravenöse oder intraperitoneale Gabe von phys. Kochsalzlösung kann das Auftreten der oligurischen Phase vermieden und die Tiere über längere Zeit am Leben gehalten werden (Armin *et al.*, 1960b).

Biochemische Veränderungen

Serum. Die Ergebnisse von biochemischen Blutuntersuchungen bei der Ratte nach Injektion von MAIS (Armin *et al.*, 1960b; Wright, 1961; Tarrant *et al.*, 1962; Anderson *et al.*, 1963; Tarrant *et al.*, 1964) wurden von Wright (1969) tabellarisch zusammengefaßt (s. dort). Parallel zu dem Blutzuckeranstieg auf Werte zwischen 250 und 350 mg/100 ml in den ersten 4 Std steigen die freien, unveresterten Fettsäuren im Blut an (Tarrant *et al.*, 1962 und 1964). Ab etwa der 14. Std fällt der $p\text{-}CO_2$ stark ab, um praefinal niedrigste Werte zu erreichen.

Zu diesem Zeitpunkt steigt der Blutzucker erneut weiter an (bis auf Werte über 900 mg/100 ml). Außerdem entwickelt sich eine Hyperkaliaemie und eine Uraemie als Folge der eingetretenen Anurie. Bei einigen Tieren tritt in dieser letzten Phase noch eine Erhöhung der Transaminasen SGOT und SGPT auf.

Urin. ANDERSON et al. (1963) fanden bei der Ratte nach Gabe von MAIS eine Glukosekonzentration im Urin von 5—7 g/100 ml während der polyurischen Phase. Neben der Glukosurie tritt eine vermehrte Ausscheidung von Kalium und Natrium sowie Phosphat auf. Dagegen wird die Chloridausscheidung gedrosselt. Parallel zur Entwicklung der diabetischen Acidose treten im Urin vermehrt organische Säuren auf. Bedeutende Stickstoffverluste über die Nieren wurden nicht beobachtet.

Gewebe. Die Insulinextraktion aus dem Pankreas mit Säure-Alkohol (GREGOR et al., 1963) sowie Untersuchungen an mikroskopisch isolierten Pankreasinseln (DIXIT et al., 1963) erbrachte, daß bereits innerhalb von einer Stunde nach der Injektion von MAIS der Insulingehalt des Pankreas deutlich abfällt.

Die Glykogenreserven der Leber sinken innerhalb von 2 Std auf die Hälfte der Norm (STERN et al., 1963). WAGLE und ASHMORE (1964) konnten in vitro an Lebergewebe (isoliert 12 Std nach Gabe von MAIS) zeigen, daß C^{14}-markiertes Alanin und Bicarbonat vermehrt in Glukose umgewandelt werden. ANDERSON et al. (1963) wiesen noch eine Verminderung des intrazellulären Kaliums nach.

Pathologische-morphologische Veränderungen

Makroskopisch. In Abhängigkeit von der Länge des diabetischen Zustandes zeigen die Tiere einen bis zu 26% betragenden Gewichtsverlust und eine Verminderung der Fettdepots (WRIGHT, 1969). Neben einer ausgeprägten Dilatation des Magens findet sich eine Verkleinerung der Leber nach 24 Std. Das Pankreas zeigt bis auf eine nur zum Teil beobachtete Trübung keine Veränderungen.

Mikroskopisch. *Pankreas:* Bereits 30 min nach der Injektion von MAIS zeigt sich eine beginnende Degranulierung der B-Zellen (GREGOR et al., 1963), die bei ausreichender Dosierung nach 4 Std fast vollständig ist (LACY u. WRIGHT, 1965).

Außerdem fanden LACY und WRIGHT (1965) bei der Mehrzahl der Tiere eine „allergische interstitielle Pankreatitis", die in Form einer eosinophilen Infiltration der Drüsen des exokrinen Anteils, und zwar schon innerhalb von 4 Std nach der Injektion von MAIS, auftrat. Ein kleinerer Anteil der Tiere zeigte zusätzlich ein diffuses Ödem im Pankreas und focale Nekrosen oder Blutungen, die jeweils nur einzelne exokrine Drüsen innerhalb der Pankreasläppchen betrafen. In keinem Fall konnten Nekrosen, Blutungen oder andere Veränderungen, mit Ausnahmen der oben beschriebenen Degranulierung, in den Inselzellen, speziell den B-Zellen beobachtet werden.

Einen speziesbedingten Unterschied nach Gabe von MAIS in bezug auf die Pankreatitis fanden FREYTAG et al. (1970). Bei Ratten fanden sie ebenfalls die oben beschriebenen Veränderungen, wogegen sie bei Mäusen eine chronische irreversible Insulitis gefolgt von einem persistierenden Diabetes mellitus beobachteten. Da diese Insulitis bei unbehandelten Mäusen nach Übertragung von Milzzellen von mit MAIS injizierten Mäusen ebenfalls auftrat, wurde ein autoimmunes Geschehen angenommen.

Leber und Niere: Sowohl die Leber als auch die Nieren zeigten bei sonst unauffälligem Bild eine vermehrte Verfettung (TARRANT et al., 1962). Diese fand sich in der Leber vorwiegend in den peripheren Anteilen der Läppchen und in der Niere in den Tubulusepithelien.

b) Diabetes mellitus nach aktiver Immunisierung mit Insulin

Aktive Immunisierung von Tieren, speziell von Meerschweinchen, mit Insulin führt zu einer z.t. sehr guten Antikörperbildung gegen das injizierte Insulin (zuerst beschrieben von Moloney u. Coval, 1955), es kommt aber in der Regel zu keinem Insulinmangel mit nachfolgendem Diabetes mellitus in dem sensibilisierten Tier (Federlin, 1971). Bisher liegen nur einzelne Beobachtungen über die Erzeugung eines experimentellen Diabetes auf diesem Wege vor.

So gelang es bei Kaninchen durch Immunisierung mit Rinderinsulin eine Insulitis mit vollständiger Zerstörung der B-Zellen und einem daraus resultierenden schweren Diabetes mellitus auszulösen (Toreson et al., 1964; Grodsky et al., 1966). Renold et al. (1964) und Federlin et al. (1968), (s. auch Federlin, 1971) erzeugten bei Kühen bzw. Schafen nach Immunisierung mit heterologem und homologem Insulin ebenfalls nicht nur eine Antikörperbildung, sondern allerdings nur bei einem Teil der Tiere, eine Insulitis. Die Langerhansschen Inseln zeigten eine starke lymphocytäre Infiltration mit einzelnen Monozyten und Plasmazellen. Die B-Zellen innerhalb der Infiltrationen wiesen nur selten ihre normale Form auf. Die meisten waren pyknotisch oder übermäßig gequollen. Die typische Granulierung der B-Zellen war nur gering ausgebildet. Glucosetoleranzteste ergaben aber keinen Verdacht auf das Vorliegen eines Diabetes mellitus. Federlin (1971) nimmt an, daß sich möglicherweise bei den sensibilisierten Tieren, die eine deutliche Insulitis zeigten, nach einem längeren Beobachtungszeitraum ein Diabetes entwickelt hätte.

Starzynska et al. (1969) und Seniow (persönliche Mitteilung, 1973) beobachteten bei Meerschweinchen nach Langzeitimmunisierung mit Rinderinsulin sporadisch das Auftreten eines klinisch manifesten Diabetes mellitus mit Gewichtsverlust, Hyperglykämie und Hyperlipämie sowie Haarausfall. Mikroskopisch waren in den Langerhansschen Inseln die einzelnen Zellen durch eine amorphe, in der Hämatoxylin-Eosin-Färbung rosa erscheinende Substanz voneinander getrennt und die Gesamtzahl der Inselzellen hatte abgenommen. Eine zellige Infiltration konnte nicht nachgewiesen werden.

Warum nach aktiver Immunisierung mit Insulin beim Tier trotz Antikörperbildung bisher nur selten das Auftreten eines Diabetes mellitus beobachtet werden konnte, ist noch weitgehend unklar (Federlin, 1971) und bleibt weiteren Untersuchungen vorbehalten.

Literatur

Allan, F.N., Bowie, D.J., MacLeod, J.J.R., Robinson, W.L.: Behavior of depancreatized dogs kept alive with insulin. Brit. J. exp. Path. **5**, 75 (1924).

Anderson, J.W., Kilbourn, K.G., Robinson, J., Wright, P.H.: Diabetic acidosis in rats treated with anti-insulin serum. Clin. Sci. **24**, 417 (1963).

Arison, R.N., Ciaccio, E.I., Glitzer, M.S., Casaro, J.A., Pruss, M.P.: Light and electronmicroscopy of lesions in rats rendered diabetic with streptozotocin. Diabetes **16**, 51 (1967).

Arison, R.N., Feudale, E.L.: Induction of renal tumour by streptozotocin in rats. Nature (Lond. **214**, 1254 (1964).

Armin, J.: Experimental Diabetes in rats produced by parenteral administration of anti-insulin serum. J. Physiol. (Lond.) **153**, 146 (1960b).

Armin, J., Cunningham, N.F., Grant, R.T., Lloyd, M.K., Wright, P.H.: Acute insulin deficiency provoked in the dog, pig and sheep by single injektions of anti-insulin serum. J. Physiol. (Lond.) **157**, 64 (1961).

Armin, J., Grant, R.T., Wright, P.H.: Acute insulin deficiency provoked by singel injektions of anti-insulin serum. J. Physiol. (Lond.) **153**, 131 (1960a).

ASCHNER, B.: Über die Funktion der Hypophyse. Arch. ges. Physiol. **146**, 1 (1912).

BAILEY, C.C.: Alloxan diabetes. Vitam. and Horm. **7**, 365 (1949).

BAILEY, C.C., BAILEY, O.T.: Production of diabetes mellitus in rabbits with alloxan. Preliminary report. J. Amer. med. Ass. **122**, 1165 (1943).

BAILEY, C.C., COLLINS-WILLIAMS, J., LE COMPTE, P.M.: Effect of alloxan in rabbits with temporary occlusion of arteries to pancreas. Proc. Soc. exp. Biol. (N.Y.) **71**, 580 (1950).

BAILEY, O.T., BAILEY, C.C., HAGAN, W.H.: Alloxan diabetes in rabbits: consideration of morphologic and physiologic changes. Amer. J. med. Soc. **208**, 450 (1944).

BANERJEE, S.: Alloxan diabetes in monkeys. Lancet **1944 II**, 648.

BANERJEE, S.: On the hyperglycemic action of alloxan. J. biol. Chem. **158**, 547 (1945).

BANTING, F.G., BEST, C.H.: The internal secretion of the pancreas. J. Lab. clin. Med. **7**, 251 (1922).

BARNES, B.O., REGAN, J.F.: The relation of the anterior pituitary to carbohydrate metabolism. Endocrinology **17**, 522 (1933).

BARRON, C.N.: Ectopic pancreas in the dog, a report of three cases. Acta anat. (Basel) **36**, 344 (1959).

BASABE, J., LOPEZ, N., VIKTORA, J., WOLFF, F.: Studies of insulin secretion in the perfused rat pancreas. Diabetes **19**, 271 (1970).

BEADE, E.F., BRADSHAW, PH.J., CULLIMORE, O.S.: Effects of strain differences on alloxan diabetes in albino rats. Diabetes **5**, 105 (1956).

BENNETT, R.J., JR.: A simple method of hypophysectomy in the dog. Endocrinology **20**, 860 (1936).

BEST, C.H., FERGUSON, G.C., HERSHEY, J.M.: Choline and liver fat in diabetic dogs. J. Physiol. (Lond.) **79**, 94 (1933).

BEST, C.H., HUNTSMANN, M.E.: The effect of the components of lecithine upon deposition of fat in the liver. J. Physiol. (Lond.) **75**, 405 (1932).

BEYER, J., SCHÖFFLING, K.: Die Houssay-Präparation (Methodisches Vorgehen und Auswirkungen der Versuchsanordnung auf Stoffwechsel und endokrines System). In: Handbuch des Diabetes mellitus, Bd. 1. München: J.F. Lehmann 1969.

BEYER, J., SCHÖFFLING, K., DITSCHUNEIT, H., MELANI, F., AMMON, J., WALTER, A., ALTHOFF, P., PFEIFFER, E.F.: Das Verhalten von Blutzucker, Seruminsulinwirkung und immunologisch nachweisbarem Insulin des hypophysektomierten und pankreatektomierten Hundes nach intravenöser Gabe von Glukose, Tolbutamid und Wachstumshormon. Diabetologia **1**, 76 (1965).

BIASOTTI, A.: El consumption by glucose porlos perros privados de la hipofisis y des pancreas. Rev. Soc. argent. Biol. **10**, 82 (1934).

BILIC, N., FELBER, J.P.: Diabetogenic action of alloxan following temporary interruption of arterial blood flow to pancreas in rats. Diabetes **19**, 81 (1970).

BLEICHER, S.J., CHOUDHURY, F., PODOLSKY, S., FLEISCHMANN, P., GOLDNER, M.: Studies on diazoxine-induced hyperglycemia, an extrapancreatic mechanism. Ann. N. Y. Acad. Sci. **150**, 294 (1968).

BLOODWORTH, J.M.B.: Experimental diabetic glomerulosclerosis. II. The dog. Arch. Path. **79**, 113 (1965).

BODO, R.C. DE, BLOCH, H.J. DE, GROSS, J.H.: Role of anterior pituitary in adrenaline hyperglycemia and liver glycogenolysis. Amer. J. Physiol. **137**, 124 (1942).

BOTTIN, J.: Contribution a l'étude de l'anatomie des canaux excréteurs du pancréas chez le chien. C.R. Soc. Biol. (Paris) **117**, 825 (1934).

BROSKY, G., LOGOTHETOPOULOS, J.: Streptozotocin diabetes in the mouse and guinea pig. Diabetes **18**, 606 (1969).

BRÜCKMANN, G., WERTHEIMER, E.: Alloxan studies, actions of alloxan homologues and related compounds. J. biol. Chem. **168**, 241 (1947).

BRUNSCHWIG, A., ALLEN, J.G., GOLDNER, J.G., GOMORI, G.: Alloxan. J. Amer. med. Ass. **122**, 966 (1943).

BRUNSCHWIG, A., OWENS, F.M., THORNTON, TH.F.: Alloxan in the treatment of insulin producing islet cell carcinoma of the pancreas. J. Amer. med. Ass. **124**, 212 (1944).

BUNNAG, S.C., WARNER, N.E., BUNNAG, S.: Effect of alloxan on the mouse pancreas during and after recovery from diabetes. Diabetes **16**, 83 (1967).

CAHN, T.: La régulation des processus métaboliques dans l'organisme. 12. Paris: Presses Universitaires 1956.

CAMPANA, C., DOTTA, F.: Sull'azione diabetogena di alcuni reagenti organici dello zinco (difeniltiocarbazone, 8-idrossichinolina) nel ratto albino. Boll. Soc. ital. Biol. sper. **29**, 1737 (1953).

CHAIKOFF, I.L.: Observation on the ketone body excretion, the dextrose to nitrogen ratios, and the glycogen content of liver and muskels of fasted, depancreatized dogs. J. biol. Chem. 74, 203 (1927).

CHAIKOFF, I.L., KAPLAN, A.: On the survival of the completely depancreatized dog. J. Nutr. 14, 459 (1937).

CHAPMAN, S.W., FULTON, J.F.: Pancreatectomy in the monkey. Amer. J. Physiol. 123, 35 (1938).

COFFEY, R.J., MANN, F.C., BOLLMAN, J.L.: Influence of pancreas on utilization of foodstuffs. Amer. J. dig. Dis. 7, 144 (1940).

CONN, J.W., HINERMAN, D.L.: Effects of alloxan upon function and structure of normal and neoplastic pancreatic islet cells in man. Amer. J. Path. 24, 429 (1948).

CONN, J.W., HINERMAN, D.L., BUXTON, R.W.: Effects of alloxan upon human pancreas. J. Lab. clin. Med. 32, 347 (1947).

COOPERSTEIN, S.J., WATKINS, D., LAZAROW, A.: The effect of alloxan in islet tissue permeability. In: The structure and metabolism of the pancreatic islets, p. 389, Oxford: Pergamon Press 1964.

CREUTZFELDT, W.: Zur Histophysiologie des Inselapparates. Z. Zellforsch. 34, 280 (1949).

CREUTZFELDT, W.: Die pathologische Morphologie der Langerhansschen Inseln im Experiment, besonders beim experimentellen Diabetes. Verh. dtsch. Ges. Path. 42, 85 (1959).

CREUTZFELDT, W., BÖTTCHER, K.: Die Wirkung des D 860 auf den Alloxandiabetes des Kaninchens. Dtsch. med. Wschr. 81, 896 (1956).

CREUTZFELDT, W., CREUTZFELDT, C., FRERICHS, H., PERINGS, E., SICKINGER, K.: The morphological substrate of the inhibition of insulin secretion by diazoxide. Horm. Metab. Res. 1, 53 (1969b).

CREUTZFELDT, W., FRERICHS, H., CREUTZFELDT, C.: The stimulation and inhibition of insulin secretion in vivo and in vitro. In: Diabetes, p. 110 (OSTMAN J. and R.D.G. MILNER, eds.). Amsterdam: Excerpta Med. Found. 1969a.

CUNNINGHAM, N.F., PATTERSON, D.S., WRIGHT, P.H.: Acute Insulin deficiency provoked in sheep and cows by single injections of anti-insulin serum. J. Physiol. (Lond.) 169, 137 (1963).

CUSHING, W.: Is the pituitary gland essential for the maintenance of life. Johns Hopk. Hosp. Bull. 105 (1909a).

CUSHING, W.: The hypophysis cerebri. Clinical aspects of hyperpituitarism and of hypopituitarism. J. Amer. med. Assoc. 249 (1969b).

DIXIT, P.K., MORGAN, C.R., LOWE, I.P., LAZAROW, A.: Anti-insulin serum hyperglycemia: in vitro glucose utilisation and insulin degradation by rat epididymal fat pad. Metabolism 12, 642 (1963).

DOLLERY, C.T., PENTECOST, B.L., SAMAAN, N.A.: Drug-induced diabetes. Lancet 1962 II, 735.

DUFF. G.L.: The pathology of the pancreas in experimental diabetes mellitus. Amer. J. med. Sci. 210, 381 (1945).

DUFF, G.L., STARR, H.: Experimental alloxan diabetes in hooded rats. Proc. soc. exp. Biol. (N. Y.) 57, 280 (1944).

DUFF, G.L., TORESON, W.E.: Prevention and reversal despite hyperglycemia of glykogen infiltration (Hydropic degeneration) in the pancreas in alloxan diabetes in the rabbit. Endocrinology 48, 298 (1951).

DULIN, W.E., WYSE, B.M.: Studies on the ability of compounds to block the diabetogenic activity of streptozotocin. Diabetes 18, 459 (1969).

DUNN, J., KIRKPATRICK, S., McLETCHIE, N.G.B., TELFER, S.V.: (1) Necrosis of the islets of Langerhans produced experimentally. J. Path. Bact. 55, 245 (1943).

DUNN, J.S., SHEEHAN, H.L., McLETCHIE, N.G.B.: (2) Necrosis of islets of Langerhans produced experimentally. Lancet 1943 I, 484.

ENGERMANN, R.L., BLOODWORTH, J.M.B.: Experimental diabetic retinopathy in dogs. Arch. Ophthal. 73, 205 (1965).

FALKMER, S.: Experimental diabetes research in fish. Acta endocr. (Kbh.), Suppl. 59 (1961).

FEDERLIN, K.: Immunopathology of insulin. Monographes on endocrinology, vol. 6. Berlin-Heidelberg-New York: Springer 1971.

FEDERLIN, K., RENOLD, A.E., PFEIFFER, E.F.: Antigen-binding leucocytes in patients and in insulin-sensitized animals with delayed insulin allergy. Immunpathology Vth. Symposium, ed. by P.A. MIESCHER and P. GRABAR, p. 107. Basel/Stuttgart: Schwabe & Co. 1968.

FINNERTY, F.A.: The use of Chlorothiazide and its derivates in the treatment of toxemia of pregnancy. Int. Rec. Med. 172, 534 (1959).

FISHER, N.F.: Attempts to maintain life to totally pancreatectomized dogs indefinitely by insulin. Amer. J. Physiol. 67, 634 (1924).

FLINN, L.B., MINNICK, E., GAY, D.M.: Alloxan in treatment of a case of islet-cell carcinom of pancreas with liver metastases. Ann. intern. Med. **26**, 936 (1947).

FoÀ, P.P.: Pankreatektomie. In: Handbuch der experimentellen Pharmakologie, Bd. XXXII/1. Berlin-Heidelberg-New York: Springer 1971.

FoÀ, P.P., GRILLO, T.A.I.: The studys of carbohydrate metabolism. In: Handbuch der experimentellen Pharmakologie, Bd. XVI/15. Berlin-Heidelberg-New York: Springer 1966.

FORIST, A.A.: Spectrophotometric determination of streptozotocin. Analyt. Chem. **36**, 133 (1964).

FRASER, R.: The treatment of diabetic retinopathy by pituitary ablation. In: Handbuch des Diabetes mellitus, Band II. München: J.F. Lehmann 1971.

FRERICHS, H., CREUTZFELDT, W.: Diabetes durch Beta-Zytotoxine. In: Handbuch des Diabetes mellitus, Band I. München: J.F. Lehmann 1969.

FRERICHS, H., CREUTZFELDT, W.: Der experimentelle chemische Diabetes. In: Handbuch der experimentellen Pharmakologie, Bd. XXXII/1, Insulin I, S. 159. Berlin-Heidelberg-New York: Springer 1971.

FRERICHS, H., GERBER, R., CREUTZFELDT, W.: Inhibation of glucose induced insulin secretions by diazoxide. Diabetologia **2**, 269 (1966).

FREYTAG, G., MITCHKE, H., KLÖPPEL, G.: Immunpathologische Untersuchungen zur experimentellen Insulitis. Verh. dtsch. Ges. Path. **54**, 290 (1970).

GERRITSEN, G.C., DULIN, W.E.: Streptozotocin diabetes in the rat. 6. Congr. Intern. Diabetes Fed. (Stockholm 1967). Intern. Series No. 140, Abstr. 256. Excerpta Med. Found., Amsterdam.

GILLMAN, J.: Fatty liver of endocrine origin with special reference to fatty liver of malnourished african infants. Brit. med. J. **1958**, 57

GOLDNER, M.G.: Further studies on the mechanism of alloxan diabetes, pancreatectomy and alloxan. Proc. Soc. exp. Biol. (N.Y.) **65**, 18 (1947).

GOLDNER, M.G., GOMORI, G.: Studies on the mechanism of alloxan diabetes. Endocrinology **35**, 241 (1944).

GOMORI, G., GOLDNER, M.G.: Production of diabetes mellitus in rats with alloxan. Proc. Soc. exp. Biol. (N.Y.) **54**, 287 (1943).

GONET, A.E., RENOLD, A.E.: Studies in the diabetogenic activity of an antibiotic:streptozotocin. Diabetologia **2**, 151 (1966).

GREGOR, W.H., MARTIN, J.M., WILLIAMSON, J.R., LACY, P.E., KIPNIS, D.M.: A study of the diabetic syndrome produced in rats by anti-insulin serum. Diabetes **12**, 73 (1963).

GRIFFITHS, M.: Uric acid diabetes. J. biol. Chem. **172**, 853 (1948).

GRIFFITHS, M.: The mechanism of the diabetogenic action of uric acid. J. biol. Chem. **184**, 289 (1950).

GRIFFITHS, M.: The effect of alloxan in methionine and cystine deficient guinea pigs. Endocrinology **48**, 117 (1951).

GRODSKY, G.M., FELDMAN, R., TORESON, W.E., LEE, J.C.: Diabetes mellitus in rabbits immunized with insulin. Diabetes **15**, 579 (1966).

GULBENKIAN, A., PETILLO, J.J., SHOBERT, L.J., SEIDMAN, F., YARNELL, A., TABACHNICK, I.I.A.: Hyperglycemic effect of diazoxide. Fed. Proc. **22**, 543 (1963).

HAMMARSTRÖM, L.: Autoradiographic studies on the distribution of C^{14}-labelled ascorbic acid and dehydroascorbic acid. Acta physiol. scand. **70**, Suppl. 289 (1966).

HARD, W.L., CARR, C.J.: Experimental diabetes produced by alloxan. Proc. Soc. exp. Biol. (N.Y.) **55**, 214 (1944).

HARVEY, J.C., KLERK, J. DE: The houssay phenomen in man. Amer. J. Med. **19**, 327 (1955).

HERR, R.R., JAHNKE, H.K., ARGOUDELIS, A.D.: The structure of streptozotocin. J. Amer. chem. Soc. **89**, 4808 (1967).

HERSHEY, J.M.: Substitution of lecithin for raw pancreas in the diet of depancreatized dog. Amer. J. Physiol. **93**, 657 (1930).

HERSHEY, J.M., SOSKIN, S.: Substitution of "lecithin" for raw pancreas in diet of depancreatized dog. Amer. J. Physiol. **98**, 74 (1931).

HORSLEY, V.: Brain surgery. Brit. med. J. **1886 II**, 723.

HOUSE, E.L.: A histological study of the pancreas, liver and kidney both during the recovery from alloxan diabetes. Endocrinology **62**, 189 (1958)

HOUSSAY, B.A.: Pankreasdiabetes und Hypophyse beim Hund. Pflügers Arch. ges. Physiol. **227**, 239 (1931).

HOUSSAY, B.A.: Hormonal Factors of Diabetic Ketosis. Diabetes **12**, 481 (1963).

HOUSSAY, B.A., BIASOTTI, A.: Hypophysektomie et diabéte pancréatique chez le crapaud. C.R. Soc. Biol. (Paris) **104**, 407 (1930).

HOWELL, S.L., TAYLOR, K.W.: Effect of Diazoxide on insulin secretion, in vitro. Lancet **1966 I**, 128.

HOWELL, S.L., TAYLOR, K.W.: The acute pancreatic effect of alloxan in the rabbit. J. Endocr. **37**, 421 (1967).

HUGHES, K.: Cyclical changes in the islets of Langerhans in the rat pancreas. J. Anat. (Lond.) **81**, 82 (1947).

JACOBS, H.R.: Hypoglycemic action of alloxan. Proc. Soc. exp. Biol. (N.Y.) **37**, 407 (1937).

JOHNSON, D.D.: Alloxan administration in the guinea pig. Endocrinology **46**, 135 (1950).

JUNOD, A., LAMBERT, A.E., ORCI, L., PICTET, R., GONET, A., RENOLD, A.E.: Studies of the diabetogenic action of streptozotocin. Proc. Soc. exp. Biol. (N.Y.) **126**, 201 (1967).

JUNOD, A., LAMBERT, A.E., STAUFFACHER, W., RENOLD, A.E.: Diabetogenic action of streptozotocin: relationship of dose to metabolic response. J. clin. Invest. **48**, 2129 (1969).

KADOTA, I.: Studies on experimental diabetes mellitus, as produced by organic reagents. J. Lab. clin. Med. **35**, 568 (1950).

KADOTA, I., MIDORIKAWA, O.: Diabetogenic action of organic reagents: destructive lesions of islets of Langerhans caused by sodium diethyldithiocarbamate and potassium ethylxanthate. J. Lab. clin. Med. **38**, 671 (1951).

KAWANISHI, H.: Electron microscopic studies on the secretory mechanism of pancreatic islet cells, with particular reference to beta cells. II. Secretion of beta granules in islets reactive zone under normal conditions, during prolonged starvation, and after administration of dithizone in rabbits. Endocr. jap. **13**, 384 (1966).

KELLNER, M., KOVACH, A.G.B., MAKLARI, E., GOTTSEGEN, G.: Studies on the pathogenesis of pulmonary alloxan oedema: Acta med. Acad. Sci. hung. **21**, 187 (1965).

KINSELL, L.W.: Hypophysectomy in unstable diabetics with progressive retinal and renal vascular disease. Bull. N.Y. Acad. Med. **33**, 171 (1957).

KITIGAWA, M., ONOUE, K., OKAMURA, Y., ANAI, M., YAMAMURA, Y.: Immunochemical studies of insulin II. The specificity of insulin-neutralising antibody and experimental diabetes. J. Biochem. (Tokyo) **48**, 483 (1960).

KLEBANOFF, S.J., GREENBAUM, A.L.: The effect of pH on the diabetogenic action of alloxan. J. Endocr. **11**, 314 (1954).

KLIMAS, J.E., SEARLE, G.W.: Tolbutamide and the onset of diabetes in rats. Diabetes **7**, 388 (1958).

KÖNIGSTEIN, R.P.: Diabetes mellitus und Saluretika. Stuttgart: Georg Thieme 1967.

KOREC, R.: Experimental diabetes mellitus in the rat. Bratislava: Publ. House of the Slovak Acad. of Sciences 1967.

KOSAKA, K.: Studies on the mechanism of alloxan initial hyperglycemia. Tohoku J. exp. Med. **59**, 379 (1954).

KUSHNER, B., LAZAR, M., FURMAN, M., LIEBERMAN, T.W., LEOPOLD, I.H.: Resistence of rabbits and guinea pigs to the diabetogenic effect of streptozotocin. Diabetes **18**, 542 (1969).

KVAM, D.C., RIGGILO, D.A., LISH, P.M.: Effect of some new β-adrenergic blocking agents on certain metabolic response to catecholamines. J. Pharmacol. exp. Ther **149**, 183 (1965).

KVAM, D.C., STANTON, H.C.: Studies on diazoxide hyperglycemia. Diabetes **13**, 639 (1964).

LABES, R., FREISBURGER, H.: Das Alloxan als Oxydationsmittel für Thiolgruppen, als Kapillargift und als Krampfgift. Naunyn-Schmiedebergs Arch. exp. Path. Pharmak. **156**, 226 (1930).

LACY, P.E., WRIGHT, P.H.: Allergic interstitial pancreatitis in rats injected with guinea-pig-anti-insulin serum. Diabetes **14**, 634 (1965).

LANGDON, R.G., WOLFF, F.W.: Diabetic action of diazoxide. Brit. med. J. **1962 II**, 926

LAZARIS, Y.A.: Die Pathogenese des Dithizon-Diabetes. Probl. Éndokr. Gormonoter. **12**, 77 (1966) [Russisch].

LAZARIS, Y.A., BOGUSLACSKAYA, D.M.: Spontanremission im Verlauf des Dithizon-Diabetes. Probl. Endokr. Gormonoter. **14**, 91 (1968) [Russisch].

LAZARIS, Y.A., ESCHENKO, V.: Die diabetogene Wirkung von Dithizon bei Tieren verschiedener Spezies. Probl. Endokr. Gormonoter. **12**, 65 (1966) [Russisch].

LAZARIS, Y.A., LAZARIS, A.Y.: Experimenteller Diabetes durch Oxychinolin-Derivate. Probl. Endokr. Gormonoter. **13**, 75 (1967) [Russisch].

LAZAROW, A.: Alloxan diabetes and the mechanism of beta cell demage by chemical agents. In: Experimental diabetes. Springfield (Ill.): Ch. C. Thomas Publ. Co. 1954.

LAZARUS, S.S., VOLK, B.W.: The pankreas in human and experimental diabetes. New York-London: Grune & Stratton, Inc. 1962.

LEVIN, M.E.: Spontaneous remission of diabetes mellitus: The houssay phenomena in man. Ann. intern. Med. **40**, 1230 (1954).

LOGOTHETOPOULOS, J., BROSKY, G.: Mitotic activity of islet cells in alloxan and streptozotocin diabetic mice studied by radioautography. Diabetes **17**, 306 (1968).

LONG, C.N.H., LUKENS, F.D.W.: The effect of adrenalectomy and hypophysectomy upon the fatty infiltration of the liver following pankreatectomy in the cat. Amer. J. Physiol. **116**, 309 (1936).

LOUBATIERES, A., MARIANI, M.M., ARLIC, R.: The action of diazoxide on insulin secretion, medulload-renal secretion, and the liberation of catecholamines. Ann. N.Y. Acad. Sci. **150**, 226 (1968).

LUFT, R., OLIVECRONA, J., SJOGREN, B.: Hypophysectomy in man. Experiences in severe diabetes mellitus. J. clin. Endocr. **15**, 391 (1955).

LUKENS, F.D.: Alloxan diabetes. Physiol. Rev. **28**, 304 (1948).

MACDONALD, M.K., BHATTACHARYA, S.K.: Histological changes in rats rendered hyperglycaemic by injection of dehydroascorbic acid. Quart. J. exsp. Physiol. **41**, 153 (1956).

MARKOWITZ, J., ARCHIBALD, J., DOWNIE, H.G.: Experimental surgery, 4th edition. Baltimore: The Williams & Wilkins 1959.

MARTINEZ, C., GRANDE, F., BITTNER, J.J.: Alloxan diabetes in different strains of mice. Proc. Soc. exp. Biol. (N.Y.) **87**, 236 (1954).

MASKE, H., WEINGES, K.: Untersuchungen über das Verhalten der Meerschweinchen gegenüber verschiedenen diabetogenen Noxen. Alloxan und Dithizon. Naunyn-Schmiedebergs Arch. exp. Path. Pharmak. **230**, 406 (1957).

MCLEAN, A.J.: Transbuccal Approach to the encephalon. Ann. Surg. **88**, 985 (1928).

MEHRING, J. VON, MINKOWSKI, O.: Diabetes mellitus nach Pankreasexstirpation. Naunyn-Schmiedebergs Arch. exp. Path. Pharmak. **26**, 371 (1890).

MERLINI, D., CARAMIA, F.: Effect of dehydroascorbic acid in the islets of Langerhans of the rat pancreas. J. Cell Biol. **26**, 245 (1965).

MESSINA, A., BRUCCHIERI, A., GASSO, G.: Diabete sperimentale de acido deidroascorbico. Boll. Soc. ital. Biol. sper. **44**, 1138 (1968).

MEYER, F.W.: Entwicklungsphasen und Verlaufsformen des Alloxandiabetes. Z. Vitamin-, Hormon- u. Fermentforsch. 3, 436 (1949/50).

MINKOWSKI, O.: Untersuchungen über den Diabetes mellitus nach Exstirpation des Pankreas. Naunyn-Schmiedebergs Arch. exp. Path. Pharmak. **31**, 85 (1893).

MIRSKY, I.A.: Alloxan administration to the duck. Proc. Soc. exp. Biol. (N.Y.) **59**, 35 (1945).

MOLONEY, P.J., COVAL, M.: Antigenicity of Insulin, Diabetes induced by specific antibodies. Biochem. J. **59**, 179 (1955).

MOLONEY, P.J., GOLDSMITH, L.: On the antigenicity of insulin. Canad. J. Biochem. **35**, 79 (1957).

MORGAN, C.R., LAZAROW, A.: Immunoassay of pancreatic and plasma insulin following alloxan injection of rats. Diabetes **14**, 669 (1965).

NELSON, W.O., OVERHOLSER, M.D.: The effect of oestrogenic hormone on experimental pancreatic diabetes in monkeys. Endocrinology **20**, 473 (1936).

OKAMOTO, K.: Experimental studies on the pathogenesis of diabetes mellitus. Acta Sch. med. Univ. Kioto **27**, 43 (1949).

OKAMOTO, K.: Production of experimental diabetes mellitus and zinc reaction of islets of Langerhans. Hyogo J. med. Sci. **1**, 77 (1951).

OKUN, R., RUSELL, R.P., WILSON, W.R.: Enhancement of the hypotensive and hyperglycemic effects of trichlormethiazide (TCZ) by a nondiuretic benzothiadiazine diazoxide. Circulation **26**, 769 (1962).

OLSEN, T.S., ORSKOV, H., LUNDBAEK, K.: Kidney lesions in rats with severe long-term alloxan diabetes. 2. Histochemical studies. Comparison with human diabetic glomerular lesions. Acta. path. microbiol. scand. **66**, 1 (1966).

PAJARES, J.M., CANDELA, J.L.R.: Ausencia de efecto diabetogeno de la ditizona. Rev. ibér. Endocr. **30**, 625 (1958).

PATTERSON, J.W.: The diabetogenic effect of dehydroascorbic and dehydroisoascorbic acids. J. biol. Chem. **183**, 81 (1950).

PATTERSON, R., COLWELL, J.A., GREGOR, W.H., CARY, E.: Avian anti-insulin serum: a comparison of its immunologic and biologic activity with that of guinea pig and rabbit antisera. J. Lab. clin. Med. **64**, 399 (1964).

Pincus, I.J., Hurwitz, J.J., Scott, M.E.: Effects of rate on injection of alloxan on development of diabetes in rabbits. Proc. Soc. exp. Biol. (N.Y.) **86**, 553 (1954).

Pitkin, R.M., Reynolds, W.A.: Diabetogenic effects of streptozotocin in rhesus monkeys. Diabetes **19**, 85 (1970).

Rakieten, N., Rakieten, M.L., Nadkarni, M.V.: Studies on the diabetogenic action of streptozotocin. Cancer Chemother. Rep. **29**, 91 (1963).

Renold, A.D., Soeldner, J.S., Steinke, J.: Immunological studies with homologous and heterologous pancreatic insulin in the cow. Ciba Foundation Colloq. Endocr., vol. 15, p. 122. London: Churchill 1964.

Renold, A.E.: Der Alloxandiabetes. Dissertation, Zürich 1948.

Rerup, C., Lundquist, I.: Blood glucose level in mice. 2. A quantitive study of alloxan diabetes. Acta endocr. (Kbh.) **54**, 514 (1967).

Robinson, B.H.B., Wright, P.H.: Guinea-pig anti-insulin serum. J. Physiol. (Lond.) **155**, 302 (1961).

Romeis, B.: Guinea-pig anti-insulin Technik. München-Wien: R. Oldenbourg Verlag 1968.

Root, M.A., Chen, K.K.: Experimental diabetes produced by 8-hydroxyquinoline. J. Pharmacol. exp. Ther. **104**, 404 (1952).

Sak, M.F., Beasser, S.B.: Alloxan diabetes in the golden hamster mesocricetus auratus. I. Presence of sacculations in venules of the cheek pouch and their absence in retinal vessels. Lab. Invest. **11**, 255 (1962).

Samaan, N., Fraser, R.: Effect of circulating antibody to insulin on serum levels of insulin-like activity in rats. Guinea-pigs and a diabetic patient. Brit. med. J. **1964 II**, 482

Sandmeyer, W.: Über die Folgen der partiellen Pankreasexstirpation beim Hund. Z. Biol. 31, 12 (1895).

Scott, Ch.C., Harris, P.N., Chen, K.K.: Effects of alloxan in bird. Endocrinology **37**, 201 (1945).

Scow, R.O.: "Total", pancreatectomy in the rat: operation, effects and postoperative care. Endocrinology **60**, 359 (1957a).

Scow, R.O.: Effect of growth hormone on growth in hypophysectomized-pancreatectomized rat. Endocrinology **61**, 582 (1957b).

Scow, R.O.: Diabetic ketosis and at mobilization in the hypophysectomized-pancreatectomized rat. In: Cori, C.G., V.G. Foglia, L.F. Leloir and Ochoa, S.: Perspectives in biology. Amsterdam-London-New York: Elsevier Publ. Comp. (Printed in the Netherlands.) 1963.

Scow, R.O., Chernick, S.S.: Hormonal control of protein and fat metabolism in the pancreatectomized rat. Recent. Progr. Hormone Res. **16**, 497 (1960).

Scow, R.O., Wagner, E.M., Cardeza, A.: Effect of hypophysectomy on the insulin requirement and response to fasting of "totally" pancreatectomized rats. Endocirnology **61**, 380 (1957).

Schein, P.S., Bates, R.W.: Plasma glucose levels in normal and adrenalectomized mice treated with streptozotocin and nicotinamide. Diabetes **17**, 760 (1968).

Schein, P.S., Conney, D.A., Vernon, M.L.: The use of nicotinamide to modify the toxicity of streptozotocin diabetes without loss of antitumoral activity. Cancer Res. **27**, 2324 (1967).

Scher, S.M., Lawrence, A.M.: Functional microangiopathy in alloxan diabetic rats. Acta endocr. (Kbh.) **66**, 357 (1971).

Schöffling, K.: Insulinstoffwechsel des pankreaslosen Hundes. 12. Symp. Dtsch. Ges. Endokr., Wiesbaden 1966, S. 200. Berlin-Heidelberg-New York: Springer 1967.

Schöffling, K., Beyer, J., Althoff, P., Walter, A., Ditschuneit, H., Melani, F., Ditschuneit, H.H., Ammon, J., Pfeiffer, E.F.: Weitere Untersuchungen über das Verhalten der beiden Insulinaktivitäten und des immunologisch nachweisbaren Insulins am hypophysektomierten und pankreatektomierten Hunde. Diabetologia **1**, 77 (1965).

Schöffling, K., Ditschuneit, H., Petzoldt, R., Beyer, J., Pfeiffer, E.F., Sirek, A., Geerling, H., Sirek, O.V.: Serum insulin-like activity in hypophysektomiced and depancreaticed (houssay) dogs. Diabetes **14**, 655 (1965).

Schöffling, K., Ferderlin, K., Schmitt, W., Pfeiffer, E.F.: Histometric investigations on the testicular tissue of rats with alloxan diabetes an chinese hamsters with spontaneous diabetes. Acta endocr. (Kbh.) **54**, 335 (1967).

Seltzer, H.S.: Obliteration of insulin secretion by diazoxide and its reversal by tolbutamide. Progr. 26th Ann. Meet. Am. Diab. Ass. Abstr. Nr. 32 (1966).

Seltzer, H.S., Crout, J.R.: Effect of different benzothiadiazines and catecholamines on insulin secretion. Progr. 48th Meet. The Endocrine Soc. Abstr. Nr. 103 (1966).

SENFT, G.: Beeinflussung hormonaler und enzymatischer Regulationen des Kohlehydratstoffwechsels bei Anwendung von Benzothiadiazinen. Internist (Berl.) **7**, 426 (1966).

SIBAY, T.M., HAYMES, J.A.: Potential carcinogenetic effects of streptozotocin. Lancet **1969** II, 912.

SIREK, A.: Pancreatectomy and Diabetes. In: Handbuch des Diabetes mellitus, Bd. I. München: J.F. Lehmann 1966.

SIREK, A., MONKHOUSE, F.C., BEST, C.H.: Effect of prolonged administration of tolbutamide in depancreatized dogs. Diabetes **8**, 284 (1959).

SIREK, A., SIREK, O.V., HANUS, Y.: Effect of Carbutamide in a "depancreatized" dog with a small ectopic pancreas. Metabolism **9**, 660 (1960).

SOSKIN, S.: The utilization of carbohydrate by totally depancreatized dogs receiving no insulin. J. Nutr. **3**, 99 (1930).

STAQUET, M.J., NABWANGU, J., WOLFF, F.: The effect of thiazide on the blood sugar of alloxanized, and suballoxanized rats. Metabolism **14**, 1307 (1965).

STARZYNKA, R., DEPOWSKA, B.: The immunological consequences of insulin therapy. Acta diabet. lat. **4**, 550 (1967).

STARZYNKA, R., KOWALSKI, H., SENIOW, S., STARZYNSKI, S., KODEJSZKO, E., DEPOWSKA, B.: Studies on the transport of insulin antibodies across the placenta to the fetus and their effect on the fetal pancreatic islets system. Acta diabet. lat. **3**, 573 (1969).

STAUFFACHER, W., BURR, I., GUTZEIT, A., BEAVEN, D., VELEMINSKY, J., RENOLD, A.E.: Streptozotocin diabetes: times course of irreversible B-cell damage; further observations on prevention by nicotinamide. Proc. Soc. exp. Biol. (N.Y.) **133**, 194 (1970).

STEINER, H., OELZ, O., ZAHND, G., FROESCH, E.R.: Studies on islet cell regeneration and intrainsular cellular interrelations in long lasting streptozotocin diabetes in rats. Diabetologia **6**, 558 (1970).

STEINKE, J., SIREK, A., LAURIS, V., LUKENS, F.D., RENOLD, A.E.: Measurement of small quantities of Insulin-like activity with rat adipose tissue. III. Persistence of serum insulin-like activity after pancreatectomy. J. clin. Invest **41**, 1699 (1962).

STERN, M., WAGLE, S.R., SWEENEY, J.M., ASHMORE, J.: Studies in experimental diabetes. I. Effects of anti-insulin serum on C^{14}-glucose metabolism. J. biol. Chem. **238**, 12 (1963).

STIRLING, R.A.C., CAMPBELL, J.: Metabolism in hypophysectmized-depencreatized dogs. Metabolism **9**, 738 (1960).

SUDAK, F.N., BAESER, S.B.: The maintenance of diabetic hamsters with insulin. Endocrinology **67**, 878 (1960).

TABACHNICK, I.I.A., GULBENKIAN, A.: Mechanism of diazoxide hyperglycemia in animals. Ann. N.Y. Acad. Sci. **150**, 204 (1968).

TABACHNICK, I.I.A., GULBENKIAN, A., SEIDMAN, F.: The effect of a benzothiadiazine, diazoxide on carbohydratemetabolism. Diabetes **13**, 408 (1964).

TABACHNICK, I.I.A., GULBENKIAN, A., ZEMAN, W., BLACK, J.: The effect of a benzothiadiazine in carbohydrat metabolism. Proc. Amer. Diabetes Ass., Program 23rd Annual Meeting (1963).

TARRANT, M.E., MAHLER, R.J., ASHMORE, J.: Studies in experimental diabetes. IV. Free fatty acid metabolism. J. biol. Chem. **239**, 1714 (1964).

TARRANT, M.E., THOMPSON, R.H.S., WRIGHT, P.W.: Some aspects of lipid metabolism in rats treated with anti-insulin serum. Biochem. J. **84**, 6 (1962).

THORELL, J.J.: Insulin antibodies in pregnant guinea pigs and their offspring. Acta endocr. (Kbh.) **52**, 255 (1966a).

THORELL, J.J.: Placental transfer of insulin ^{131}J in guinea pigs immunizied against insulin. Acta endocr. (Kbh.) **52**, 276 (1966b).

TISCORNIA, O.M., JANOWITZ, H.D., DREILING, D.A.: The effect of alloxan upon canine exocrine pancreatic secretion. Amer. J. Gastroent. **49**, 328 (1968).

TORESON, W.E., FELDMAN, R., LEE, J.C., GRODSKY, G.M.: Pathology of diabetes mellitus produced in rabbits by means of immunization with beef insulin. Amer. J. clin. Path. **42**, 531 (1964).

VERDURA, J., WHITE, R.J., ALBIN, M.: A new technique for aseptic hypophysectomy in the dog. J. surg. Res. **3**, 174 (1963).

WAGLE, S.R., ASHMORE, J.: Studies in experimental diabetes III. Effects of acute insulin insufficiency on C^{14}-glucose formation from labeled substrates. J. biol. Chem. **239**, 1289 (1964).

WALES, J.: Investigation into the hyperglycemic activity of benzothiadiazines and related compounds. Med. Docum. Thesis (1964).

WALFISH, P.G., NATALE, R., CHANG, C.: Beta adrenergic receptor mechanism in the metabolic effects of diazoxide in fasted rats. Diabetes **19**, 228 (1970).

Wellmann, K.F., Volk, B.W., Lazarus, S.S.: Ultrastructural pancreatic beta-cell changes in rabbits after small and large doses of alloxan. Diabetes **16**, 242 (1967).

Wiener, H.: Zur Zersetzung und Bildung der Harnsäure im Tierkörper. Naunyn-Schmiedebergs Arch. exp. Path. Pharmak. **42**, 375 (1899).

Wilkins, R.W.: New drugs for the treatment of hypertension. Ann. intern. Med. **50**, 1 (1959).

Wilson, W.R., Okun, R.: The acute hemodynamic effect of diazoxide in man. Circulation **28**, 89 (1963).

Wilson, W.R., Stone, D.B., Okun, R., Russel, R.P.: Metabolic effect of diuretic and nondiuretic benzothiadiazines. Ann. intern. Med. **60**, 317 (1964).

Wöhler, F., Liebig, J.: Untersuchungen über die Natur der Harnsäure. Ann. Pharm. **26**, 241 (1838).

Wolff, F.: Diabetes following benzothiadiazines. In: Handbuch des Diabetes mellitus, Bd. I. München: J.F. Lehmann 1969.

Wolff, F.W.: Futher observation concerning the hyperglycemic activity of benzothiadiazines. Diabetes **13**, 115 (1964a).

Wolff, F.W.: Diazoxide hyperglycemia and its continued relief by tolbutamide. Lancet **1964 I**, 309 (c).

Wolff, F.W., Langdon, R.G.: Conjoint clinic on drugs and diabetes- J. chron. Dis. **17**, 585 (1964b).

Wolff, F.W., Langdon, R.C., Ruebner, B.H., Hollander, C., Skoglund, R.D.: A new form of experimental diabetes. Diabetes **12**, 335 (1963a).

Wolff, F.W., Lindeman, R.D.: Effect of treatment in hypertension. J. chron. Dis. **19**, 227 (1966).

Wolff, F.W., Parmley, W.W.: Aetological factors in benzothiadiazine hyperglycemia. Lancet **1963 II**, 69 (b).

Wrenshall, G.A., Collins-Williamms, J., Hartroff, W.S.: Incidence, control and regression of diabetic symptoms in the alloxan-treated rat. Amer. J. Physiol. **156**, 100 (1949).

Wright, P.A.: Blood sugar studies in the bullfrog, rana catesbiana. Endocrinology **64**, 551 (1959).

Wright, P.H.: The effect of insulin antibodies on glucose uptake by the isolated rat diaphragm. Biochem. J. **71**, 633 (1959a).

Wright, P.H.: Production on acute insulin deficiency by administration of insulin antiserum. Nature (Lond.) **183**, 829 (1959b).

Wright, P.H.: The production of experimental diabetes by means of insulin antibodies. Amer. J. Med. **31**, 862 (1961).

Wright, P.H.: Experimental insulin deficiency due to insulinantibodies. In: Handbuch des Diabetes mellitus, Bd. I. München: J.F. Lehmann 1969.

Wright, P.H., Calimlim, L.R.: The assay of insulin antibodies produced by the guinea-pig. Nature (Lond.) **207**, 995 (1965).

Wright, P.H., Calimlim, L.R., Malaisse, W.J.: Endogenous insulin secretion in the rat following injection of anti-insulin serum. Amer. J. Physiol. **211**, 1089 (1966).

Wright, P.H., Kreisberg, R.A., Halpern, B., Dolkart, R.E.: Properties of insulin antibodies produced by the guinea-pig, hors, sheep and man. Diabetes **11**, 519 (1962).

Wright, P.H., Norman, L.L.: Some factors affecting insulin antibody production in guinea-pigs. Diabetes **15**, 668 (1966).

Yabo, R., Victoria, J., Staquet, M., Wolff, F.W.: Studies concerning the hyperglycemic effects of diazoxide and its mode of action. Diabetes **14**, 591 (1965).

Yagi, Y.: Immuno-Electrophoretic identification of guinea-pig anti-insulin antibodies. J. Immunol. **89**, 736 (1962).

Yagi, Y., Maier, P., Pressman, D.: Two different anti-insulin antibodies in guinea-pig antisera. J. Immunol. **89**, 442 (1962).

Yalow, R.S., Berson, S.A.: Immuno-assay of endogenous plasma-insulin in man. J. clin. Invest. **39**, 1157 (1960).

Yamamura, Y., Kitigawa, M., Onoue, K.: Immuno-chemical studies of insulin concerning neutralising antibodies. J. Biochem. (Tokyo) **45**, 947 (1958).

Yoshinaga, T.: A morphological study on the mechanism of diazoxide-hyperglycemia. (Clinical and Experimental Investigation.) Endocrinologie **54**, 410 (1969).

Die spontan-diabetischen Tiere

Von

Lieselotte Herberg

I. Voraussetzungen für die Beurteilung von Stoffwechseluntersuchungen am Tier

In den Ländern, in denen eine hochkalorische Ernährung die Regel ist, nehmen Adipositas und Diabetes mellitus immer mehr an Häufigkeit zu. Obgleich in den vergangenen Jahren eine Fülle von Informationen über die ursächlichen Faktoren und die Verlaufsformen dieser Stoffwechselstörungen erbracht wurden, blieben viele Fragen offen, deren Beantwortung aus technischen oder ethischen Gründen am Menschen schwierig oder unmöglich ist. Erst die Züchtung genetisch fettsüchtiger und/oder hyperglykämischer Laboratoriumstiere erbrachte Modelle, die es gestatten, Stoffwechselbesonderheiten des zur Fettsucht oder zur Zuckerkrankheit neigenden Organismus intensiv zu studieren, um so mögliche Rückschlüsse auf diese Stoffwechselstörungen beim Menschen zu ziehen.

Stoffwechselstudien an verschiedenen, untereinander genetisch homogenen Tierstämmen haben gezeigt, daß den Haltungsbedingungen, den alters- und geschlechtsabhängigen Besonderheiten und der Beachtung speziesspezifischer Faktoren bei der Planung und Auswertung von Stoffwechselexperimenten am Tier eine hohe Bedeutung zukommt. Innerhalb einer Gattung bestehen genetisch determinierte Unterschiede im Wachstum, Körperbau und Körpergewicht (GRÜNE-BERG, 1952; LAIRD u. HOWARD, 1967; POILEY, 1972). Stammesspezifische Besonderheiten lassen sich vor allem an den endokrinen Organsystemen erkennen (SHIRE, 1970; BADR, 1971; BRZYCKA u. MARCHLEWSKA-KOJ, 1971; CHAI u. MELLOH, 1972; ELEFTHERIOU u. BAILEY, 1972; IVANYI et al., 1972; LINDBERG et al., 1972; SHIRE u. BARTKE, 1972; SHIRE u. STEWART, 1972). Um zu vergleichbaren Ergebnissen zu gelangen, ist es notwendig, ein möglichst einheitliches Tiermaterial zu verwenden. Stoffwechseluntersuchungen sollten daher an Inzuchtstämmen durchgeführt werden, die unter dauernder gesundheitlicher Kontrolle stehen. Die Beteiligung eines oder mehrerer Organsysteme bei akuten oder chronischen Krankheiten erhöht die Streubreite innerhalb eines Tierstammes und/oder verfälscht die Ergebnisse.

Eine standardisierte Vorbehandlung der Tiere ist für die Durchführung vergleichender Untersuchungen unerläßlich. Die Haltung in vollklimatisierten Räumen mit einem regelmäßigen Hell-Dunkel-Rhythmus verringert jahreszeitlich bedingte Aktivitätsänderungen der Stoffwechselvorgänge, wie sie von den Winterschläfern bekannt sind. Außerdem werden so diurnale Einflüsse, die regulierend auf die körperliche Aktivität der Tiere und somit auf die Futter- und Wasseraufnahme sowie die Substratkonzentrationen und Enzymaktivitäten im Organismus einwirken, gesteuert (Siegel u. Stuckey, 1947; Siegel, 1961; Leveille u. Hanson, 1965; Leveille u. Chakrabarty, 1967; Feigin et al., 1969; Nowell, 1970; Ben-Dyke, 1971; Besch, 1969, 1970; Huber u. Hamprecht, 1972; Huber et al., 1972; Shefer et al., 1972). Bei Experimenten, deren Beurteilung wesentlich auf den Kriterien des Körperwachstums, der Organgröße und des anabolen Stoffwechsels fußt, ist die diätetische Vorbehandlung nicht nur der Versuchstiere selbst, sondern schon ihrer Mütter während der Gestation wichtig. Die Folgen einer Malnutrition während der adulten Phase können jederzeit durch genügende Nahrungszufuhr ausgeglichen werden. Mangelernährung der Muttertiere während der Tragzeit und Säugeperiode dagegen prägt die körperliche Entwicklung der Jungtiere in nicht mehr zu behebender Weise (Roeder u. Chow, 1972; McLeod et al., 1972; Enwonwu u. Glover, 1973).

Die Beachtung der seit langem bekannten Geschlechtsspezifität (Bell u. Zukker, 1971; Mickelsen et al., 1971; Ghraf et al., 1972; Hebold et al., 1972; Yamasaki u. Natori, 1972; Laird, 1972; Solyom u. Lauter, 1973), die sich nicht nur im hormonellen Status deutlich ausprägt, sondern ihren Ausdruck auch in unterschiedlichen Substratkonzentrationen und Enzymaktivitäten der Körperflüssigkeiten und Organe, sowie in differenten hämatologischen Standardwerten findet, ist eine allgemein anerkannte Notwendigkeit bei der Beurteilung tierexperimenteller Studien geworden.

Eine weitere Voraussetzung für die Bewertung tierexperimenteller Studien ist die Kenntnis der hormonellen und/oder altersbedingten Regulation des Stoffwechsels (Albert et al., 1970; Jelinkova et al., 1970; Kato et al., 1970; Lavine et al., 1971; Dupont et al., 1972; Hynie u. Hahn, 1972; Platt u. Pauli, 1972; Wilson, 1972, 1973). Untersuchungen an Ratten beiderlei Geschlechts haben gezeigt, daß Futtermengenaufnahme, Körpergewicht und Körpergröße eine deutliche Beziehung zu den gonadalen Hormonen erkennen lassen. Jedoch üben nicht die absoluten Spiegel der Androgene oder Östrogene eine steuernde Funktion aus, sondern die Hormonsensitivität nervöser Zentren und peripherer Erfolgsorgane ist in den verschiedenen Entwicklungsstadien der Tiere unterschiedlich ausgeprägt.

Auch dem natürlichen sozialen Verhalten der Tiere sollte weitgehend Rechnung getragen werden (Christian, 1959; Anton et al., 1968; Gärtner, 1968; Anton, 1969; Gärtner u. Bonath, 1971; Lloyd, 1971). Als störend auf die körperliche Aktivität und die Freßgewohnheiten erweist sich sowohl die Einzelhaltung von Tieren, die sich in ihrem physiologischen Biotop zu Gruppen oder Herden zusammenschließen, als auch die Gemeinschaftshaltung vornehmlich singulär lebender Tiere.

II. Allgemeine Stoffwechselbesonderheiten spontan-diabetischer Laboratoriumstiere und spezielle Untersuchungsmethoden

Obgleich das Vorkommen des Diabetes mellitus bei Haustieren verschiedener Spezies in zahlreichen Publikationen belegt wurde (s. Übersicht bei Brunk, 1971), gewann die tierexperimentelle Diabetesforschung erst mit der intensiven Züchtung genetisch fettsüchtiger und/oder hyperglykämisch-hyperinsulinämischer Laboratoriumstiere an Bedeutung. In verschiedenen Übersichten wurden die Stoffwechselbesonderheiten dieser Tiere beschrieben (RENOLD, 1968; SIREK, 1969; STAUFFA-CHER et al., 1970b, 1970c, 1970d, 1971; BRAY u. YORK, 1971a; BRUNK, 1971; CAMERON et al., 1972c; RENOLD et al., 1972) und ihr Modellcharakter für Kohlen-hydrat- und Fettstoffwechselstörungen beim Menschen diskutiert (RENOLD u. YOUNG, 1965; RENOLD et al., 1968; RENOLD u. BURR, 1970). Diese Tiere gehören der Ordnung der Nager und den Arten der Mäuse (Mus musculus L.) oder der Mäuseartigen (Mus rattus L., Cricetulus griseus, Acomys cahirinus, Psammo-mys obesus, Meriones unguiculatus, Genomys talarum, Mystromys albicaudatus) an. Die rasche Generationsfolge dieser Tiere erleichtert das Studium des Verer-bungsmodus und gewährleistet bei vergleichsweise geringen Haltungskosten ein zahlenmäßig großes Tiermaterial. In der folgenden Tabelle sind die bisher bekann-ten, spontan-diabetischen Laboratoriumstiere aufgeführt, geordnet nach der An-zahl der mutierten Gene, die als verantwortlich für die Stoffwechselstörung anzu-sehen sind (Tabelle 1).

Tabelle 1. Nagetiere mit Hyperglykämie und/oder Fettsucht

Art	Stamm	Gen-Symbol	Deutsche Bezeichnung
Mutation eines Gen			
Mus musculus L.	verschiedene, z.B. C57 BL/6J-A^y	A^y	gelbe fettsüchtige Maus (lethal)
		A^{vy}	gelbe fettsüchtige Maus (lebensfähig)
		A^{iy}	gelbe fettsüchtige Maus (intermediär)
	C57 BL/6J-ob	ob	Amerikanische fettsüchtig-hyperglykämische Maus oder Obesitas-Maus
	C57 BL/KsJ-db und C57 BL/6J-db	db	Diabetes-Maus
	verschiedene, z.B. C57 BL/6J-ad	ad	Adipositas-(Edinburgh-)Maus
	KK		Japanische fettsüchtige oder KK-Maus
Mus rattus L.		fa	Zucker-Ratte
Mutation mehrerer Gene			
Mus musculus L.	NZO		Neuseeländische fettsüchtige Maus
Cricetulus griseus			Streifenhamster oder Chinesischer Hamster
Acomys cahirinus			Stachelmaus
Psammomys obesus			Sandratte
Meriones unguiculatus			Mongolischer Gerbil
Ctenomys talarum			Tuco-tuco
Mystromys albicaudatus			Afrikanische Weißschwanz-ratte
F$_1$-Hybriden			
Mus musculus L.	C$_3$Hf × I \ / F$_1$		Wellesly hybride-Maus

1. Hyperglykämie

a) Glukosetoleranztest

Eine permanente oder transitorische Hyperglykämie kann bei Mäusen und Mäuseartigen auftreten, unabhängig davon, ob die Stoffwechselstörung mit oder ohne Fettsucht einhergeht. Die allgemein üblichen Methoden zur Charakterisierung der Stoffwechsellage sind Belastungstests mit Glukose, deren Durchführung in der tierexperimentellen Diabetesforschung nicht einheitlich gehandhabt wird. Die Fastenperioden vor Testbeginn variieren von 0—24 Std (Nakamura, 1962; Crofford u. Davis, 1965; Hackel et al., 1966; Westman, 1968; Penhos et al., 1969; Matsuo et al., 1970; Iwatsuka u. Shino, 1970; Dulin u. Wyse, 1970a; Herberg et al., 1970b; Stauffacher et al., 1970a). Die Dosierung richtet sich üblicherweise jeweils nach dem Körpergewicht, die applizierte Glukosemenge pro 1 000 g Tier liegt bei intraperitonealer oder intravenöser Zufuhr zwischen 1,25 mg und 3 g (Hackel et al., 1966; Genuth, 1969; Dulin u. Wyse, 1970a; Iwatsuka u. Shino, 1970; Matsuo et al., 1970; Herberg et al., 1970b; Strasser u. Brunk, 1971); bei oraler Belastung zwischen 2 g und 5 g (Nakamura, 1962; Brodoff et al., 1967a, 1969; Penhos et al., 1969; Brodoff u. Zeballos, 1970; Chlouverakis et al., 1970).

Die intravenöse und intraperitoneale Belastung stehen in ihrer Aussagekraft gleichwertig nebeneinander. Eine orale Belastung sollte nur bei bestimmten Fragestellungen, die den Einfluß gastrointestinaler Hormone einbeziehen, durchgeführt werden, da bei genetisch fettsüchtigen, hyperphagischen Tieren die intestinale Glukoseresorption mit Erhöhung der Dosis gesteigert wird. Dieses Phänomen, das als adaptativ an langdauernde hyperphagische Zustände gedeutet wird, läßt sich bei stoffwechselgesunden, normgewichtigen Kontrolltieren nicht beobachten (Mayer u. Yannoni, 1956).

Bei der Durchführung von Glukosetoleranztests sollte streng darauf geachtet werden, den Test stets zur gleichen Tageszeit zu beginnen; diurnal bedingte Änderungen in der Futteraufnahme beeinflussen die Ausgangswerte von Blutzucker, Seruminsulin und Leberglykogen und bedingen unterschiedliche Reaktionen auf exogen zugeführte Glukose (Ben-Dyke, 1971). Die Beurteilung der Testergebnisse sollte nur im Vergleich zu dem unter identischen Bedingungen behandelten gesunden Kontrollkollektiv erfolgen.

b) Verhalten des Blutzuckers nach Kalorienreduktion oder blutzuckersteigernden Hormonen

Entsprechend der Labilität des Blutzuckers, der bei Futterentzug oder Reduzierung der Kalorienaufnahme im akuten oder chronischen Versuch vergleichsweise übermäßig abfällt (Mayer et al., 1953b; Mayer u. Silides, 1958; Carpenter u. Mayer, 1958; Christophe et al., 1959; Haines et al., 1965; Christophe, 1965; Miki et al., 1966, 1967; Stauffacher et al., 1967; Cahill et al., 1967; Gerritsen u. Dulin, 1967; Hackel et al., 1967a, 1967b; Westman, 1968; Coleman u. Hummel, 1969a; Hata, 1970; Chick u. Like, 1970a; Wyse u. Dulin, 1970; Dulin u. Wyse, 1970a; Chang u. Schneider, 1970b; Genuth et al., 1971; Chlouverakis, 1971, 1972b; Frenkel u. Kraicer, 1973), ist auch die Toleranz der Tiere gegenüber blutzuckersteigernden Hormonen deutlich herabgesetzt. So reagieren insbesondere homozygot fettsüchtige und hyperglykämische Mäuse verschiedener Stämme auf Wachstumshormon, ACTH, Cortison oder Glucagon mit einem erheblich stärkeren Anstieg als ihre Kontrollen (MAYER et al., 1953a, 1953b; MAYER u. SILIDES, 1953; SHULL u. MAYER, 1956b; CARPENTER u. MAYER, 1958; PENHOS et al., 1969). Auch bei den Mäuseartigen wie dem Chinesischen Hamster und der Sandratte provozieren Wachstumshormon und/oder Cortison eine Blutzuckererhöhung oder Verschlechterung der Glukosetoleranz (CAMPBELL et al., 1966; BRODOFF et al., 1967a; FRENKEL u. KRAICER, 1973). Da jedoch keine Untersuchungen an entsprechenden Kontrollen vorliegen, ist es schwierig zu beurteilen, ob diese Befunde Ausdruck einer veränderten Stoffwechsellage oder eine stammesspezifische Reaktionsweise sind.

2. Hyperinsulinämie

a) Seruminsulinbestimmung, Pankreasinsulinbestimmung, Histologie des endokrinen Pankreas

Ein weiteres Charakteristikum der spontan-diabetischen Laboratoriumstiere ist die Hyperinsulinämie, die sich sowohl in einer Erhöhung der insulinähnlichen Aktivität (ILA) (CHRISTOPHE et al., 1959; SNEYD, 1964; KAMIOKA, 1965a) als auch des immunreaktiven Insulins (IRI) im Blut äußert (SNEYD, 1964; STAUFFA-CHER et al., 1966, 1967; HACKEL et al., 1966, 1967b; MIKI et al., 1966; CAHILL et al., 1967; LIKE u. JONES, 1967; COLEMAN u. HUMMEL, 1967, 1969b; GENUTH, 1969; HERBERG et al., 1970b; CHICK et al., 1970; WYSE u. DULIN, 1970; DULIN u. WYSE, 1970b). Wie der erhöhte Pankreasinsulingehalt (WRENSHALL et al., 1955; NAKAMURA, 1962; LIKE et al., 1965; STAUFFACHER et al., 1966, 1967, 1970a; GENUTH, 1969; DULIN u. WYSE, 1970a) können ILA und IRI zumindest in einer Entwicklungsphase des Syndroms nachgewiesen werden.

Histologisch ist das Pankreas dieser Tiere durch Inselhypertrophie und Inselzellhyperplasie gekennzeichnet (BLEISCH et al., 1952; WRENSHALL et al., 1955; BIELSCHOWSKY u. BIELSCHOWSKY, 1956; THIEL, 1958; GEPTS et al., 1960; HELLMAN et al., 1961a; CHRISTOPHE, 1961; MEIER u. YERGANIAN, 1961a; JONES, 1964; LIKE et al., 1965; GONET et al., 1965a, 1965b; NAKAMURA, 1965a; LIKE u. JONES, 1967; PICTET et al., 1967; WISE et al., 1972). Ebenso läßt sich eine gesteigerte B-Zellaktivität nachweisen (HELLMAN u. PETERSSON, 1960; HELLMAN et al., 1961b; HELLMAN u. HELLERSTRÖM, 1962a, 1962b; HELLERSTRÖM et al., 1962a; HELLERSTRÖM u. HELLMAN, 1963b; YAMADA u. NAKAMURA, 1969; LIKE u. CHICK, 1970a, 1970b; SHINO u. IWATSUKA, 1970).

b) Insulinsekretion

Im in vitro-System läßt sich zeigen, daß Insulinsynthese und Insulinsekretion bei spontan-diabetischen Laboratoriumstieren in vergleichsweise stärkerem Maße stimulierbar sind als bei ihren Kontrollen (MALAISSE et al., 1968a, 1968b, 1969; MALAISSE u. MALAISSE-LAGUE, 1969; LERNMARK u. HELLMAN, 1969). Mit Erhöhung der Glukosekonzentrationen steigt die Insulinsekretion an (MALAISSE et al., 1967; LERNMARK u. HELLMAN, 1969; LERNMARK u. WENNGREN, 1972). Studien an Tieren während unterschiedlichen Entwicklungsstadien des Hyperglykämiesyndroms schränken die allgemeine Gültigkeit dieser Beobachtungen jedoch ein. So läßt sich zwar an euglykämischen oder intermittierend hyperglykämischen

Sandratten ein deutlicher Stimulationseffekt erzeugen, am Pankreas hyperglyk-ämischer Tiere dagegen bleibt Glukose wirkungslos, der absolute Pankreasinsu-lingehalt dieser Tiere liegt niedriger als bei den stoffwechselunauffälligen Kontrol-len. Bei diesen Spezies konnte histologisch nachgewiesen werden, daß die vermin-derte Sekretionskapazität der B-Zelle auf einer reduzierten Syntheserate des Insu-lins beruht. Eine Beeinträchtigung der Mobilisierung des gespeicherten Hormons läßt sich aus den relativ hohen Seruminsulinspiegeln nicht ersehen (MALAISSE et al., 1968 a). Beim Chinesischen Hamster hingegen stehen Insulingehalt des Pankreas und Insulinsekretion in vitro in einer direkten Beziehung zueinander. Jedoch auch bei diesem Stamm nehmen Syntheserate und Sekretionskapazität mit der Schwere der diabetischen Stoffwechsellage ab (MALAISSE et al., 1967). Bei Sandratten, Chinesischen Hamstern und Diabetes-Mäusen sind erniedrigte Syntheserate, verminderter Pankreasinsulingehalt und die relativ frühzeitig auftre-tenden normalen oder subnormalen Seruminsulinspiegel als Ausdruck eines er-schöpften Inselsystems aufzufassen (MALAISSE et al., 1969). Morphologisch treten bei Diabetes-Mäusen mit zunehmendem Alter immer mehr atrophierte Inseln mit degranulierten Zellen, epithel-ausgekleideten Gängen und azinären Zellen in den Vordergrund (HUMMEL et al., 1972).

Das Fettsucht-Hyperglykämiesyndrom der Amerikanischen fettsüchtig-hy-perglykämischen Obesitas-Mäuse, das besonders bei jungen Tieren einen ähn-lichen Verlauf nimmt wie bei den Diabetes-Mäusen, ist bei älteren Tieren durch relativ hohe Seruminsulinspiegel und einem gegenüber jungen Tieren erhöhten Pankreasinsulingehalt gekennzeichnet (MALAISSE et al., 1968 b). Im histologischen Bild imponieren Hypertrophie der Inseln und Hyperplasie der Zellen, wobei die Zahl der B-Zellen um das Dreifache zunehmen kann (GEPTS et al., 1960). Die starke funktionelle Belastung des Inselsystems läßt sich einmal aus den Serum-insulinspiegeln ersehen, zum anderen aber auch daraus, daß das Verhältnis der Insulinausschüttung zum Insulingehalt des Pankreas angestiegen ist. Wenn auch das Volumen des Inselgewebes eine deutliche Beziehung zum Körpergewicht der Tiere erkennen läßt (PETERSSON u. HELLMAN, 1962), so können jedoch Synthe-serate und sekretorische Aktivität nicht allein auf den Gewichtsanstieg und den damit verbundenen erhöhten Insulinbedarf zurückgeführt werden (MALAISSE et al., 1968 b). Ein zusätzlicher B-Zell stimulierender Faktor muß angenommen werden, über dessen Natur jedoch bisher noch nichts bekannt ist.

Seruminsulinbestimmungen bei Sandratten während eines Glukosetoleranz-tests (HACKEL et al., 1966) lassen erkennen, daß die Insulinsekretion bei hyperglyk-ämischen Tieren im Gegensatz zu ihren Kontrollen verzögert erfolgt. Von Bedeu-tung für die Kinetik der Insulinsekretion scheinen der Ernährungszustand und/ oder die Höhe der basalen Insulinspiegel zu sein. So bleibt bei NZO-Mäusen, denen 12—16 Std vor der Glukosegabe das Futter entzogen worden war, das Seruminsulin unverändert (LARKINS u. MARTIN, 1972; HERBERG et al., 1973 a). Bei ad lib vorernährten Tieren dagegen steigt das Plasmainsulin nach einem geringfügigen Abfall während der ersten Minuten nach Glukose deutlich an (HER-BERG et al., 1973 a). Auch bei Obesitas-Mäusen wird nach einer Fastenperiode ein prompter, glukoseinduzierbarer Insulinanstieg beobachtet (WESTMAN, 1970; CAMERON et al., 1972 b), an ad lib vorernährten Tieren dagegen tritt initial ein deutlicher Abfall auf (GENUTH et al., 1971; HERBERG et al., 1973 a). Dieser Abfall ist um so ausgeprägter, je höher die basalen Seruminsulinspiegel liegen. In diesem Sinne lassen sich die Untersuchungen von WESTMAN (1970) deuten, in denen nur an extrem hyperinsulinämischen Tieren im Alter von 4 Monaten ein primärer Abfall des Seruminsulins nach Glukose auftritt, während bei mäßig erhöhten basalen Insulinspiegeln prompte Anstiege zu beobachten sind. Möglicherweise beruht diese Unfähigkeit der B-Zellen, auf den physiologischen Reiz mit einer erhöhten Sekretion zu reagieren, auf einer ohnehin maximal gesteigerten Funktionskapazität. Eine weitere Deutung dieses Phänomens läge in der Verschiebung des Verhältnisses von immunreaktivem Insulin zu immunreaktiven proinsulinähnlichen Substanzen (IRP), wie sie von MOBLEY und MAHLER (1973) beschrieben wurde.

Nicht nur nach Glukosegabe sind Ablauf und Ausmaß der Insulinsekretion bei spontan-diabetischen Laboratoriumstieren im Sinne einer Regulationsstörung verändert, sondern ebenfalls nach Stimulierung mit Arginin, Tolbutamid, Glucagon, Isoprenalin, Aminophyllin und Db-cyclo AMP (LARKINS u. MARTIN, 1972; CAMERON et al., 1972a, 1972b; HERBERG et al., 1973a).

Im in vitro-Versuch an mikrodissezierten Inseln der Obesitas-Mäuse und in Mikro-Perifusions-Systemen hat besonders die schwedische Arbeitsgruppe den Mechanismus der Insulinsekretion untersucht (LERNMARK, 1971; IDAHL, 1972). Glukose stimuliert sowohl die frühe als auch die späte Phase der Insulinsekretion (IDAHL, 1970, 1973). Adrenalin- oder Mannoheptulosezusatz vermindern oder unterdrücken die Insulinabgabe während beider Phasen (LERNMARK u. HELLMAN, 1970). Da diese Substanzen einen Hemmeffekt auf den Glukoseabbau ausüben, läßt sich folgern, daß ein intakter Glukosestoffwechsel Vorbedingung ist für die Insulinsekretion.

Ebenso läßt sich aus Untersuchungen dieser Arbeitsgruppe schließen (HELLMAN et al., 1971a, 1971b, 1972a; TÄLJEDAL et al., 1971), daß die Glukoseaufnahme in die B-Zelle durch ein membrangebundenes Transportmolekül bewirkt wird, das stereospezifisch für D-Glukose ist. Der stereospezifische Effekt der D-Glukose wäre somit verständlich.

Die Effekte der Aminosäuren auf die Insulinsekretion in vitro sind unterschiedlich. L-Leucin und die Vorstufe alpha-Ketoisocapronsäure (PANTEN et al., 1972) sowie Arginin in Gegenwart von Glukose (BELOFF-CHAIN et al., 1973) haben eine deutlich stimulierende Wirkung, während Glycin (SEHLIN, 1972a) und Alanin (LERNMARK, 1971: in HELLMAN et al., 1971b) die Insulinfreisetzung nicht beeinflussen. Obgleich der Mechanismus der Insulinstimulation durch Aminosäuren noch nicht geklärt ist, läßt sich aus den Untersuchungen an mikrodissezierten Inseln fettsüchtiger Mäuse schließen, daß die insulinotrope Wirkung nicht über die Bereitstellung von Energie verstanden werden kann (HELLMAN et al., 1971b, 1971c; SEHLIN, 1972a, 1972b). Nach LERNMARK et al. (1971) und CHRISTENSEN et al. (1971) kommt vielmehr der Bindung an spezifische Transportmoleküle eine Bedeutung zu.

HELLMAN et al. (1972c) fanden, daß sich Sulfonylharnstoffe an die Außenmembran der B-Zelle anlagern. Sie folgerten, daß die Insulinsekretion über einen Mechanismus stimuliert wird, der an der Membran angreift. Nach SEHLIN (1973) fördert Tolbutamid die Insulinfreisetzung mittels Bildung spezifischer Bindungen an der Plasmamembran der B-Zelle. STORK et al. (1969) beobachteten an mikrodissezierten Inseln, daß Sulfonylharnstoffe zu einer gesteigerten endogenen Substratoxydation in der B-Zelle führen. Daß Jodazetamid nicht nur eine Hemmung der Insulinsekretion, sondern auch eine Stimulierung auslösen kann, wiesen HELLMAN et al. (1973a) nach. Der insulinotrope Effekt scheint wie bei Chlormercuribenzol-p-Sulfosäure an eine Reaktion mit Thiol-Gruppen der B-Zellmembran gebunden zu sein (HELLMAN et al., 1973b). Die Hemmung der Insulinsekretion durch 5-Hydroxytryptamin scheint eine Folge der Bindung des Amins an die Speichergranula der B-Zelle zu sein. Weder nach Glukose noch Glibenclamid tritt eine normale Emiozytose der 5-Hydroxytryptamin-bindenden Granula auf (HELLMAN et al., 1972b).

c) Insulintoleranz und Insulinresistenz

Bei fast allen Stämmen ist die blutzuckersenkende Wirkung des Insulins vermindert (Bielschowsky u. Bielschowsky, 1953; Mayer et al., 1953a; Carpenter u. Mayer, 1958; Crofford u. Davis, 1965; Batt u. Mialhe, 1966; Westman, 1968; Genuth, 1969; Iwatsuka u. Shino, 1970).

Die beim Normaltier krampfauslösende Dosis kann bis auf das Vierzigfache gesteigert werden, ohne daß sich am spontan-diabetischen Tier eine Reaktion erkennen läßt (Gershoff et al., 1966; Stauffacher u. Renold, 1969; Cahill et al., 1967; Coleman u. Hummel, 1968; Chlouverakis u. White, 1969; Genuth et al., 1971; Abraham u. Beloff-Chain, 1971). Diese Insulinresistenz wurde bisher nur an Mäusen nachgewiesen. Von den Mäuseartigen, wie den Sandratten, berichteten Hackel et al. (1967b) über eine verminderte Insulinempfindlichkeit des Fettgewebes; jedoch muß diese Beobachtung vorsichtig beurteilt werden, da entsprechende Kontrollversuche nicht durchgeführt wurden. Fütterungsversuche an Obesitas-Mäusen zeigten, daß nach Gewichtsreduktion die Insulintoleranz in oder sogar unter den Normbereich der Kontrollen absinkt (Batt u. Mialhe, 1966; Chlouverakis u. White, 1969).

Da das Übergewicht der fettsüchtigen Tiere bis zu 90% auf die Depotfettbildung zurückzuführen ist (Mayer u. Cotter in: Goldberg u. Mayer, 1952), läßt sich folgern, daß der Fettgewebsmasse eine entscheidende Bedeutung bei der Ausprägung der Toleranz gegenüber Insulin zukommt. Die Beteiligung weiterer Faktoren muß angenommen werden, da es möglich ist, bei 24 Tage alten Mäusen des Stammes C57BL/6J-ob, die phänotypisch nicht von den Kontrollen zu differenzieren sind, mit Hilfe des Insulintoleranztests diejenigen Tiere zu erkennen, die später Fettsucht, Hyperglykämie und Hyperinsulinämie entwickeln (Westman, 1968). Auch bei den KK-Mäusen ist der blutzuckersenkende Effekt des Insulins bereits vermindert, wenn die Tiere noch keine Zeichen von Fettsucht erkennen lassen (Penhos et al., 1969). Von außerordentlicher Bedeutung für die Klärung der Pathogenese der Geweberesistenz gegenüber Insulin sind die Beobachtungen von Kahn et al. (1972) und Freychet et al. (1972), daß an Fettzell- und Leberzellmembranen von Obesitas-Mäusen eine reduzierte Insulinbindungskapazität besteht, die als Ausdruck einer verminderten Anzahl zellulärer Insulinrezeptoren angesehen wird.

3. Fettsucht

a) Fettverteilungstypen

Während Hyperglykämie, Hyperinsulinämie und ihre Folgeerscheinungen zumeist erst mit Hilfe laboratoriumstechnischer Methoden nachweisbar sind, ist die Fettsucht, ein weiteres Charakteristikum spontan-diabetischer Laboratoriumstiere, schon aus dem Körperbautyp und Körpergewicht zu ersehen. Der Anteil des Fettgewebes am Gesamtgewicht variiert von Stamm zu Stamm. So läßt sich die Gewichtszunahme bei gelben fettsüchtigen Mäusen und Obesitas-Mäusen bis zu 90% auf die Fettgewebsmasse zurückführen (Weitze, 1940; Mayer u. Cotter in Goldberg u. Mayer, 1952). Bei NZO-Mäusen schwankt der Anteil zwischen 50—74% (Crofford u. Davis, 1965) und liegt bei KK-Mäusen um 33% (Kato, 1969). Vor allem im subkutanen Bereich am Stamm treten die Fettgewebsablagerungen auf und erstrecken sich bis unterhalb des Schulter- und Beckengürtels in den Axillar- und Inguinalbereich (Cuénot, 1905; Danforth, 1927; Ingalls et al., 1950; Bielschowsky u. Bielschowsky, 1953; Mayer,

1953 a; KONDO et al., 1957; CARPENTER u. MAYER, 1958; FALCONER u. ISAACSON, 1959; GONET et al., 1965a; CROFFORD u. DAVIS, 1965; HUMMEL et al., 1966). Im Intraabdominalraum sind epididymales, parametranes und perirenales Fettgewebe gegenüber den Kontrollen erheblich an Umfang, Ausdehnung und Gewicht vergrößert (RENOLD et al., 1960; CHRISTOPHE et al., 1961a, 1961b, 1970; WESTMAN et al., 1962; TÄLJEDAL u. HELLMAN, 1962, 1963; HELLMAN et al., 1962a, 1962b, 1962c, 1963a, 1963c; WESTMAN u. HELLMAN, 1963; HELLMAN u. WESTMAN, 1964; CHRISTOPHE, 1965; JANSEN et al., 1967; CAMPBELL u. GREEN, 1966; YEN et al., 1970b; LEMONNIER et al., 1971; DE GASQUET u. PEQUIGNOT, 1972; JOHNSON u. HIRSCH, 1972).

Subkutane und intraabdominale Region sind bei allen Tierstämmen ungefähr gleichmäßig von der Depotfettbildung betroffen, nur bei der NZO-Maus findet sich die Hauptmasse des Fettgewebes im Bauchraum (KAMIOKA, 1965a; CROFFORD u. DAVIS, 1965). Bei diesem Stamm sind die männlichen Tiere im allgemeinen etwas schwerer als die weiblichen (KAMIOKA, 1965a; CROFFORD u. DAVIS, 1965). Den gleichen Eindruck vermitteln Gewichtskurven männlicher und weiblicher Stachelmäuse (DIETERLEN, 1961; GONET et al., 1965a, 1965b). Gesamtfettbestimmungen des Tierkörpers der gelben fettsüchtigen Maus erbrachten bei weiblichen Tieren einen doppelt so hohen Anteil an Fettsäuren wie bei männlichen (ZOMZELY u. MAYER, 1959).

b) Untersuchungen zur Zellularität des Fettgewebes

Die Vergrößerung der Fettdepots ist vor allem auf eine Volumenzunahme der Einzelzelle zurückzuführen (HAUSBERGER u. HAUSBERGER, 1957; HAUSBERGER, 1959; CHRISTOPHE, 1961; HELLMAN et al., 1962d, 1962e, 1963c; TÄLJEDAL u. HELLMAN, 1962, 1963; HELLMAN, 1965; HERBERG et al., 1970a; LEMONNIER et al., 1971; RAKOW et al., 1971; JOHNSON u. HIRSCH, 1972). Aber auch die bei fettsüchtigen Tieren verschiedener Stämme auftretende absolute Vermehrung der Gesamtfettzellzahl bestimmt das Ausmaß der Fettsucht entscheidend mit (HAUSBERGER u. HAUSBERGER, 1957; HAUSBERGER, 1959; HERBERG et al., 1970a; JOHNSON u. HIRSCH, 1972).

Fettzellvolumen und Fettzellzahl werden von Regulationsmechanismen gesteuert, deren Sitz nicht in der Zelle selbst zu suchen ist. Werden Tiere, die 4 Monate lang miteinander in Parabiose gehalten wurden, getrennt, so nimmt derjenige subkutane Hautbezirk, der von einem stoffwechselintakten Kontrolltier stammt und auf einem genetisch fettsüchtigen Tier belassen wird, die charakteristischen Merkmale des Empfängers an: Fettzellvolumen und Fettzellzahl entsprechen in ein bis zwei Monaten nach erfolgter Trennung denjenigen des Gewebes genetisch fettsüchtiger Tiere. Ebenso nimmt das Fettzellvolumen ab, wenn der Spender des Hautareals ein genetisch fettsüchtiges und der Empfänger ein stoffwechselintaktes Kontrolltier ist. Lediglich an der Zahl der Fettzellen läßt sich dann der transplantierte Hautbezirk erkennen. Ob als Ursache dieses von HAUSBERGER 1958, 1959) bezeichneten „glandulären regulatorischen Effektes" auf die Zelle das Insulin anzusehen ist, wie HAUSBERGER aus den Studien schloß, muß bezweifelt werden. Neuere Untersuchungen (HERBERG et al., 1973b) zeigen deutlich, daß durch ernährungsbedingte Faktoren ein Anstieg von Fettzellzahl und Fettzellvolumen induziert wird, der keine Beziehung zum Seruminsulinspiegel erkennen läßt.

Außer der Hyperplasie und Hypertrophie der Fettzellen läßt sich im Fettgewebe eine starke Zunahme der Bindegewebs- und Blutgefäßwandzellen feststellen

(RAKOW *et al.*, 1971), die jedoch wie die vermehrte Anzahl an Mastzellen auch bei Tieren mit Goldthioglukose-induzierter Fettsucht auftritt und daher durch die Adipositas per se bedingt zu sein scheint (HELLMAN *et al.*, 1963a; HAUSBERGER, 1966).

Die starke Ausbildung der Fettdepots ist zum Teil auf die Hyperphagie der Tiere zurückzuführen (MAYER, 1953a; MAYER u. BARRNETT, 1953). So läßt sich aus kontrollierten Fütterungsversuchen berechnen, daß bei einer Kalorienaufnahme von 5 kcal/Tag im Überschuß in einer Zeitspanne von 30 Tagen bis zu 4 g Depotfett gebildet wird. Bei einer entsprechenden Zunahme des Gesamtkörperwassers und -proteins, müßte somit die Körpergewichtszunahme das Vierfache der neugebildeten Fettgewebsmasse betragen (MAYER *et al.*, 1951a). Bei einem Anstieg des Körpergewichts auf das Doppelte und der Körperoberfläche auf das Eineinhalbfache nimmt bei fettsüchtigen Tieren das absolute Blutvolumen nur um etwa ein Viertel im Vergleich zu den Kontrollen zu (YEN *et al.*, 1970c). Der prozentuale Gesamtkörperwasseranteil sinkt bei fettsüchtigen Tieren ab (MAYER u. HAGMAN, 1953). Der prozentuale Proteingehalt des Gesamtkörpers liegt bei fettsüchtigen Tieren im Mittel um die Hälfte niedriger als bei den Kontrollen (ALONSO u. MAREN, 1955). Diese Befunde, die an Obesitas-Mäusen erhoben wurden, und die oben erwähnten Gesamtkörperanalysen weisen auf eine verstärkte Lipogenese als hauptsächlichen Faktor der Fettsucht hin. Überdies zeigen in vivo Untersuchungen, daß auch bei drastischer Kalorienbeschränkung, die sogar zur Reduktion des Körpergewichts führen kann, die Fettgewebsmasse bei genetisch fettsüchtigen Tieren einen höheren Anteil am Gesamtkörpergewicht ausmacht als bei den Kontrollen (ALONSO u. MAREN, 1954, 1955; HOLLIFIELD u. PARSON, 1958; MAYER, 1960; PITTS u. HOLLIFIELD, 1962; CHLOUVERAKIS, 1970, 1972a).

III. Speziesspezifische Stoffwechselbesonderheiten spontan-diabetischer Laboratoriumstiere

1. Die gelbe fettsüchtige Maus

Zum erstenmal wurde die gelbe fettsüchtige Maus von LATASTE (1883) erwähnt. Die auffällige Haarpigmentierung führte in der angelsächsischen Literatur dazu, die Nachkommen dieser Mutante als „yellow" (A^y) zu bezeichnen (BATESON, 1903; DARBISHIRE, 1904). Systematische Kreuzungsversuche ließen einen semidominanten Erbgang des Gens der Haarfarbe erkennen (BATESON, 1903; CUÉNOT, 1905).

Körpergröße und Körpergewicht. CUÉNOT (1908) und CASTLE und LITTLE (1910) wiesen darauf hin, daß Kreuzungen zwischen gelben Tieren zu Nachkommen führen, deren Körpergröße deutlich geringer ist als die der Nachkommen von Kreuzungen zwischen gelben und nicht-gelben Tieren.

Andere Autoren berichteten, daß das Körpergewicht gelber Tiere stets höher liegt als das ihrer andersfarbigen Wurfgeschwister (LAW, 1938; LYNCH, 1940; HESTON, 1942). Nach Untersuchungen von CASTLE (1941, 1942) haben auch geschlechtsspezifische Faktoren einen Einfluß auf die Körperlänge und in besonderem Maße auf das Körpergewicht; männliche gelbe Tiere sind im Mittel 33% schwerer als ihre nicht-gelben Brüder, während weibliche gelbe Mäuse im Durchschnitt 62% mehr wiegen als ihre nicht-gelben Schwestern. Diese Gewichtsunterschiede wurden bereits von DANFORTH (1925, 1927) auf die Ausbildung einer

Adipositas zurückgeführt. Im Gegensatz zu CASTLE (1941) und HAUSBERGER und HAUSBERGER (1966) fanden FENTON und CHASE (1951) und CARPENTER und MAYER (1958) bei männlichen gelben Mäusen höhere Körpergewichte als bei weiblichen. Dies läßt sich jedoch leicht verstehen, wenn man bedenkt, daß das A^y-Gen in verschiedene Stämme eingekreuzt wurde und somit in den oben erwähnten Studien ein im Grunde heterogenes Tiermaterial miteinander verglichen wird.

Genetik. Zwei Beobachtungen an Nachkommen gelber Elternpaare führten zu der Vermutung, daß gelbe Mäuse stets heterozygot sind: einmal der prozentuale Anteil gelber Tiere zur Anzahl aller Nachkommen, der mit den Mendelschen Grundregeln der Vererbung nicht in Übereinstimmung zu bringen war, und zum andern die zahlenmäßig kleinen Würfe gelber Elternpaare im Vergleich zu andersfarbigen (CUÉNOT, 1905; CASTLE u. LITTLE, 1910). Untersuchungen trächtiger Uteri gelber Mäuse erbrachten den Beweis für diese Hypothese (KIRKHAM, 1917, 1919; IBSEN u. STEIGLEDER, 1917; LITTLE, 1919; ROBERTSON, 1942; EATON u. GREEN, 1962). Die an der gelben fettsüchtigen Maus erhobenen genetischen Befunde besagen, daß Homozygotie des A^y-Gens lethal wirkt, Heterozygotie zur Ausbildung des gelben Haarpigments führt (außer wenn ein Elter Albino ist) und die Anlage zur exzessiven Fettgewebsablagerung stets an das A^y-Gen gebunden ist (DANFORTH, 1926, 1927). Weiterhin ist die Präsenz des A^y-Gens von einer Disposition für die Ausbildung von Tumoren der Lunge, der Mamma, der Leber und der Haut begleitet (MORGAN, 1950; HESTON u. VLAHAKIS, 1961a, 1961b; VLAHAKIS u. HESTON, 1963).

Eine Variante der gelben fettsüchtigen Maus trat 1960 in den Jackson Laboratories, Bar Harbor/Maine, USA im Stamm C3H/HeJ auf (DICKIE, 1962a). Diese Mutante ist auch bei Homozygotie lebensfähig und wurde mit dem Gensymbol A^{vy} (viable yellow) bezeichnet. Während der Säugeperiode sind diese Tiere nicht von der heterozygoten A^y-Mutante zu unterscheiden. In höherem Lebensalter kann das Haarkleid drei verschiedene Färbungen zeigen, reingelb, verschiedengradig gesprenkelt oder leicht rußfarben-schimmernd und damit dem Wildtyp ähnelnd. Die Neigung zur Adipositas ist bei dieser Mutante zum Ausmaß der Gelbfärbung des Haarkleides korreliert (WOLFF, 1965b).

Die dritte Variante der gelben fettsüchtigen Maus, die ebenfalls in den Jackson Laboratories im Stamm C57BL/6J beobachtet wurde, erhielt das Gensymbol A^{iy} (intermediär yellow). Sie steht mit ihrer dunklen Rücken- und hellen Bauchfärbung zwischen den beiden oben beschriebenen Varianten und wird daher als Intermediärtyp bezeichnet (DICKIE, 1962b).

Blutzucker. Postprandial liegt der Blutzucker gelber fettsüchtiger Mäuse um 200 mg-% (SILBERBERG et al., 1955; HELLERSTRÖM u. HELLMAN, 1963b), während er im Fasten bis auf die Normwerte der Kontrollen (100 mg-%) absinkt (WEITZE, 1940; CARPENTER u. MAYER, 1958).

Auf Cortison, Wachstumshormon, ACTH und Glucagon reagieren gelbe Mäuse mit einer vergleichsweise überschießenden Blutzuckererhöhung (CARPENTER u. MAYER, 1958). Die Toleranz gegenüber Insulin ist bei gelben Mäusen deutlich erhöht (WEITZE, 1940; CARPENTER u. MAYER, 1958).

Pankreasmorphologie. Morphologisch ist das Pankreas durch Hypertrophie und Hyperplasie der Langerhansschen Inseln gekennzeichnet (HAUSBERGER u. HAUSBERGER, 1960; HELLERSTRÖM u. HELLMAN, 1963b). Begünstigend auf die Vergrößerung der Inseln wirkt sich eine kohlenhydratreiche Diät aus (SILBERBERG u. SILBERBERG, 1957).

Fettsucht. Daß die Neigung zur übermäßigen Fettgewebsablagerung unabhängig von der aufgenommenen Kalorienmenge ein Charakteristikum der gelben fettsüchtigen Maus ist, wurde bereits von DANFORTH (1927) beschrieben.

Ernährungseinflüsse. Durch eine geeignete Nahrungszusammensetzung kann jedoch die Fettgewebsmasse so gering gehalten werden, daß sie sich im Körpergewicht nicht bemerkbar macht (FENTON u. CHASE, 1951; HOLLIFIELD u. PARSON, 1957; CARPENTER u. MAYER, 1958), sondern erst durch Analysierung des Gesamtkörpers erkannt wird. Besonders lipogen wirken fettreiche Diäten (FENTON u. CHASE, 1951; SILBERBERG et al., 1956; CARPENTER u. MAYER, 1958).

Im Gegensatz zu den Kontrollen reagieren gelbe Mäuse auf eine Kalorienreduzierung mit einem deutlichen Abfall des Körpergewichtes, so daß RYTAND (1943) die Fettsucht dieser Tiere als „latent" bezeichnete. Fettsuchtsbegünstigend wirkt die leichte Hyperphagie der gelben Maus (DICKERSON u. GOWEN, 1947), deren Verschwinden (HOLLIFIELD u. PARSON, 1957) ungefähr mit dem Zeitpunkt des spontanen Gewichtsverlustes zwischen dem 7. bis 18. Lebensmonat (DICKIE u. WOOLEY, 1946) zusammenfällt. Ob die Hyperphagie auf eine Dysfunktion hypothalamischer Zentren zurückzuführen ist, läßt sich anhand der vorliegenden Untersuchungen nicht beurteilen; HOLLIFIELD und PARSON (1957) verneinen diese Ursache, während TURNER (1948) die gestörte Temperaturregulation als Hinweis für die Beteiligung hypothalamischer Faktoren ansieht. Fettsuchtsfördernd wirkt überdies die verminderte körperliche Aktivität (DICKERSON u. GOWEN, 1947), die erst bei adulten Tieren auftritt, die im Gegensatz zu jungen durch einen herabgesetzten Sauerstoffverbrauch im Vergleich zu den Kontrollen gekennzeichnet sind (BARTKE u. GORECKI, 1968).

Fettgewebszellularität. 92% des Übergewichtes gelber Mäuse ist auf die Fettgewebsmasse zurückzuführen (WEITZE, 1940). Untersuchungen der Fettzellgröße und der Fettzellzahl zeigten, daß diese Tiere den hypertrophischen Fettsuchtstyp repräsentieren (HELLMAN et al., 1963a; TÄLJEDAL u. HELLMAN, 1963; JOHNSON u. HIRSCH, 1972).

Lipogenese. Aus den vorliegenden Untersuchungen der Lipogenese läßt sich deutlich ersehen, welche Bedeutung der Altersangabe der Tiere zukommt, um Stoffwechselstudien beurteilen zu können. Während bei gelben Mäusen zum Zeitpunkt der sichtbaren Fettsucht die Einbaurate markierten Kohlenstoffs in die Fettsäuren der Leber und der extrahepatischen Gewebe erwartungsgemäß signifikant höher liegt als bei den entsprechenden Kontrollen (ZOMZELY u. MAYER, 1959), kann die Lipidsynthese bei sehr jungen oder sehr alten Tieren quantitativ unauffällig verlaufen. Nur so lassen sich die Beobachtungen von HOLLIFIELD et al. (1960) an Tieren ohne definierte Altersangabe verstehen, die besagen, daß das Fettgewebe gelber fettsüchtiger Mäuse geringere Acetatmengen einbaut, als Gewebsschnitte stoffwechselgesunder Kontrolltiere. Wie bei anderen spontandiabetischen Nagern sinkt auch bei gelben Mäusen die Lipogenese im Fasten deutlich ab, bleibt jedoch im Vergleich zu den Kontrollen stets erhöht (ZOMZELY u. MAYER, 1959).

Nach YEN et al. (1970b) stehen Glukoseoxydation im Fettgewebe und Glukoseeinbau in die Lipide des Fettgewebes in keiner Relation zu den Blutzucker- oder Seruminsulinkonzentrationen. Beide Parameter sind jedoch auf den Stickstoffgehalt des Feuchtgewichtes und nicht auf die absolute Zahl der inkubierten Fettzellen bezogen, so daß diese Befunde keine Aussage über die metabolische Kapazität der Einzelzelle enthalten.

Lipolyse. Während langer Fastenperioden können gelbe fettsüchtige Mäuse ihren Energiebedarf durch Fettmobilisierung decken. Bis zu 70% ihres Körpergewichtes können sie einschmelzen, ohne daß irreparable Schädigungen entstehen (DANFORTH, 1927).

Die basale Triglyceridhydrolyse des Fettgewebes, ausgedrückt als Abgabe freier Fettsäuren pro g Feuchtgewicht, liegt bei homozygoten und heterozygoten gelben Mäusen vom Genotyp A^{vy} im Bereich der Kontrollen, während sie bei heterozygoten Tieren vom Genotyp A^y deutlich herabgesetzt ist. Auch nach Theophyllin ist die Abgabe der freien Fettsäuren bei homozygoten „viable" Tieren vermindert. Die lipolytische Reaktion auf Noradrenalin hingegen verhält sich entgegengesetzt. Nach Zugabe von 3',5'-DB-cyclo-AMP reagiert das Fettgewebe gelber Mäuse aller Genotypen in gleicher Weise wie bei den Kontrollen (YEN et al., 1970a). Aus diesen Befunden läßt sich ersehen, daß nicht nur die verschiedene Haarpigmentierung genetisch determiniert ist, sondern ebenfalls die Regulation der Lipolyse. Vergleicht man diese Ergebnisse mit der von DANFORTH (1927) beschriebenen Beobachtung einer erhöhten Lipolysefähigkeit des Fettgewebes und setzt sie in Beziehung zu Untersuchungen an der Obesitas-Maus, so drängt sich die Vermutung auf, daß die scheinbare Diskrepanz auf die Wahl des Bezugssystems zurückzuführen ist. Zwischen lipolytischer Aktivität und Fettzellvolumen besteht bei diesen Tieren eine enge Korrelation (HERBERG et al., 1970a), so daß biochemische Parameter aus Lipolysestudien in vitro nur in bezug auf die Zahl der Fettzellen in einem Gewebestück diskutiert werden sollten (HELLMAN et al., 1962e) (s. Obesitas-Maus).

Endokrinium. Nach KASTEN (1952) lassen Schilddrüse und Nebennierenrinde im histologischen Bild keine Abweichung vom Status der Wildtypen erkennen, wohingegen HAUSBERGER und HAUSBERGER (1960) eine ausgeprägte Nebennierenrindenhyperplasie beschreiben. Interessant ist der Befund, daß nach Adrenalektomie sehr junger Tiere keine Fettsucht auftritt und auch die Langerhansschen Inseln unauffällig bleiben. Weiterhin lassen sich an gelben Mäusen, die in Parabiose mit nicht-gelben Tieren leben, keine Hyperplasie der Nebennierenrinde und keine Hypertrophie des Inselapparates feststellen.

Die Fertilität weiblicher gelber Mäuse ist vergleichsweise vermindert, die Würfe sind zahlenmäßig klein, die Generationsphase der Tiere verkürzt (DANFORTH, 1927; BENEDICT u. LEE, 1936). In den Ovarien finden sich wenige oder keine Corpora lutea und die Organe imponieren durch eine diffuse, starke Vaskularisierung, während die Testes den physiologischen Befund stoffwechselunauffälliger Kontrollen bieten (KASTEN, 1952). Im Hinblick auf das vergleichsweise nur mäßig erhöhte Körpergewicht männlicher gelber Mäuse und die Beobachtung, daß der Beginn der sichtbaren Fettsucht mit dem Eintritt der Geschlechtsreife zusammenfällt (DANFORTH, 1927; DICKERSON u. GOWEN, 1946; DICKIE u. WOOLEY, 1946; FENTON u. CHASE, 1951), drängt sich die Vermutung auf, daß die reduzierte Fertilität oder Sterilität eine Folge der Fettsucht ist. Solange jedoch keine Stimulationstests der gonadalen Funktion vorliegen, muß diese Annahme sehr vorsichtig beurteilt werden. Die mittlere Lebensdauer der Tiere wird durch die Fettsucht deutlich verkürzt, wobei der absoluten Fettgewebsmasse eine geringere Bedeutung zukommt als der Zusammensetzung der Diät (SILBERBERG et al., 1955).

Pathogenese. Als primäre Ursache der Fettsucht wurden von WEITZE (1940) hormonelle Faktoren angesehen: nach parabiotischer Vereinigung eines fettsüchtigen mit einem Normaltier blieben die Körpergewichte beider Tiere im Normbereich. WOLFF (1963) konnte diese Befunde nicht bestätigen, schloß jedoch nicht aus, daß möglicherweise Einwirkungen des A^y-Gens auf den zellulären Stoffwechsel Effekte nachahmen können, die auf den relativen Wirkungsspiegeln verschiedener Hormone in der extrazellulären Flüssigkeit beruhen. Diese Hypothese wurde durch die Beobachtung gestützt, daß bei dem normalen wie bei dem fettsüchtigen Parabionten oder dem nicht-parabiotischen fettsüchtigen Tier die Körperlänge in stärkerem und die Schwanzlänge in geringerem Maße zunimmt als es für das nicht-parabiotische Normaltier zutrifft. Jedoch konnte eine Beteiligung von

Wachstumshormon oder Thyreotropin, die auf Körper- und Schwanzlänge einen positiven Effekt ausüben (VAN DYKE et al., 1950), ausgeschlossen werden (WOLFF, 1965a). Auch histologische Untersuchungen des Hypophysenvorderlappens gelber fettsüchtiger Mäuse erbrachten keinen Hinweis auf eine hypophysäre Genese der Stoffwechselstörung (FRANCIS, 1945).

2. Die Obesitas-Maus

1949 wurden in dem Stamm V der Jackson Laboratories mehrere Tiere beobachtet, die auffallend plump erschienen und deren Körpergewicht teilweise bis zu 90 g anstieg.

Genetik. Zuchtdaten ließen darauf schließen, daß eine Einzelgenmutation vorliegt und der Erbgang des mutierten Gens, das mit dem Symbol „ob" oder „obesitas" bezeichnet wird, rezessiv ist (INGALLS et al., 1950). Das Gen wurde in den Inzuchtstamm C57BL/6J eingekreuzt und wird in ihm in vielen Tierlaboratorien geführt. Nur Tiere, die in bezug auf das ob-Gen homozygot sind, werden fettsüchtig. Heterozygot fettsüchtige Kontrollen (ob/+) sind phänotypisch nicht von homozygoten Kontrollen (+/+) zu unterscheiden. Zahl und Morphologie der Chromosomen sind bei fettsüchtigen und dünnen Tieren identisch (FREDGA, 1961).

Körpergewicht. Bereits mit 4 Wochen haben fettsüchtige Obesitas-Mäuse ein signifikant höheres Körpergewicht als ihre Kontrollen. Diese akzelerierte Gewichtszunahme dauert ungefähr 5 Monate an (WESTMAN, 1967). Dann stabilisiert sich das Körpergewicht und fällt bei älteren Tieren langsam ab. Ein deutlicher Gewichtssturz tritt fast immer kurz vor dem spontanen Tod auf (WESTMAN, 1968, 1969b; HERBERG et al., 1970b). Das durchschnittliche Maximalgewicht fettsüchtiger Mäuse von 60 bis 70 g liegt um das Doppelte höher als bei den Kontrollen (HERBERG u. GRIES, 1968).

Blutzucker. Die adulte Obesitas-Maus ist im Gegensatz zu der Diabetes-Maus durch eine milde Hyperglykämie charakterisiert, die postprandialen Blutzuckerspiegel liegen um 300 mg-% (MAYER et al., 1951b). Bis zur 4. Lebenswoche liegt die Blutglukose bei fettsüchtigen Tieren und ihren Kontrollen im gleichen Bereich (WESTMAN, 1968, 1969b). Sie steigt im 2. bis 3. Lebensmonat steil an (MAYER et al., 1953a; WESTMAN, 1968, 1969b) und fällt anschließend langsam bis in die Nähe des Kontrollbereiches oder in den Kontrollbereich ab (WESTMAN, 1968, 1969b).

Glukosetoleranztest. Das Verhalten des Blutzuckers während eines Glukosetoleranztests ist ebenfalls alters- und gewichtsabhängig. Die höchsten Werte, die bei Mäusen im allgemeinen zwischen 10 und 20 min nach Glukosegabe gemessen werden, treten bei ob/ob Mäusen im Alter von 4 Monaten auf, wenn die Tiere zwischen 40 und 50 g wiegen. Bei älteren Obesitas-Mäusen, deren Körpergewicht höher liegt, nähern sich die Kurven in ihrem gesamten Verlauf immer mehr denen der Kontrollen. Im 12. bis 13. Lebensmonat, bei Körpergewichten zwischen 60 bis 75 g liegt der Blutzuckerspiegel bei fettsüchtigen Mäusen während des gesamten Testablaufs nur unbedeutend höher als bei den heterozygoten Kontrollen (WESTMAN, 1968; HERBERG et al., 1970b).

Blutzuckersteigernde Substanzen. Auf blutzuckersteigernde Hormone reagieren die Obesitas-Mäuse in signifikant stärkerem Maße als die Kontrollen. So bewirkt Wachstumshormon in einer Dosierung, die den Blutzucker der Kontrollen nicht verändert, bei fettsüchtigen Tieren einen Anstieg auf 200% des Ausgangswertes (MAYER *et al.*, 1953 a, 1953 b). Voraussetzung für die blutzuckersteigernde Wirkung des Wachstumshormons ist jedoch, daß die Tiere sich nicht im Fastenzustand befinden. Mit steigendem Kohlenhydratanteil der Nahrung nimmt der blutzuckersteigernde Effekt zu (SHULL u. MAYER, 1956b).

Coffein, oral oder parenteral gegeben, verursacht bei der Obesitas-Maus einen deutlichen Blutzuckeranstieg, während die Kontrollen initial eine Blutglukosesenkung erkennen lassen (KUFTENIC u. MAYER, 1964; MAYER, 1966).

Blutzuckersenkende Substanzen. Obesitas-Mäuse reagieren weder im akuten noch im chronischen Versuch auf Carbutamid mit einem Blutzuckerabfall (CHRISTOPHE u. MAYER, 1959 b).

Die Beobachtung, daß Alloxan bei Obesitas-Mäusen eine Senkung des Blutzuckerspiegels bewirkt (SOLOMON u. MAYER, 1962; MAYER, 1966; TERINDE, 1972), konnte von NORDENSTRÖM *et al.* (1973) nicht bestätigt werden. Die Autoren führen dies auf Unterschiede in der Applikation und der Dosierung zurück.

Gluconeogenese. Als eine Ursache der Hyperglykämie wird die gesteigerte Glukoseneubildung angesehen, für die die hohen Aktivitäten gluconeogenetischer Enzyme sprechen, wie sie insbesondere bei Tieren zum Zeitpunkt der stärksten Stoffwechselentgleisung vorliegen (SEIDMAN *et al.*, 1967; ASSIMACOPOULOS *et al.*, 1971), während sie bei jungen und alten Tieren unauffällig sind (ASSIMACOPOULOS *et al.*, 1972; WILLMS *et al.*, 1970; CREUTZFELDT *et al.*, 1970).

Ebenso sind die Aktivitäten glykolytischer Enzyme erhöht, deren höchste Spiegel auch während der Phase der stärksten Hyperglykämie auftreten (SEIDMAN *et al.*, 1967; CREUTZFELDT *et al.*, 1970; WILLMS *et al.*, 1970).

SEIDMAN *et al.* (1970) führen die Veränderungen der Enzymaktivitäten auf die Fettsucht der Tiere zurück, da ähnliche Enzymmuster auch bei Goldthioglukose-behandelten Tieren auftreten. Jedoch konnten ELLIOTT *et al.* (1971) in isolierten, perfundierten Lebern von Obesitas-Mäusen um 90 g Körpergewicht keine gesteigerte Gluconeogenese feststellen. Und auch bei extrem fettsüchtigen Diabetes-Mäusen, deren Insulin- und Blutzuckerspiegel sich bereits wieder normalisiert hatten, näherten sich die gluconeogenetischen Enzymaktivitäten denen der Kontrollen (HERBERG u. WILLMS, unveröffentlicht). Man darf daraus folgern, daß die Ursache nicht in der Obesitas per se liegen kann.

Hyperinsulinämie. Ein Charakteristikum der Obesitas-Maus, die Hyperinsulinämie, hat den Anstoß zu mannigfaltigen Untersuchungen gegeben. Bei fettsüchtigen Mäusen liegen die insulinähnliche Aktivität (ILA) und das immunreaktive Insulin (IRI) im Blut höher als bei den Kontrollen, unabhängig vom Ernährungszustand (CHRISTOPHE *et al.*, 1959; MAYER, 1960; STAUFFACHER *et al.*, 1967). Das Verhältnis ILA/IRI liegt bei Obesitas-Mäusen und ihren Kontrollen wie bei NZO- oder Goldthioglukose-behandelten Mäusen zwischen 5 bis 6.

Wie der Blutzucker ändert sich auch das IRI mit dem Alter der Tiere. Bei 7 Monate alten fettsüchtigen Mäusen liegen die Spiegel um das Vierfache höher als bei Tieren im Alter von 5 bis 6 Wochen. Da die Kontrollen unabhängig vom Lebensalter den gleichen IRI-Spiegel haben, liegt das Insulin bei den jungen fettsüchtigen Mäusen ungefähr 8mal und bei den älteren ca. 50mal so hoch wie bei den entsprechenden stoffwechselgesunden Tieren (MALAISSE *et al.*, 1968 b; GENUTH, 1969, 1972; HERBERG *et al.*, 1970 b). Bei extrem hyperinsulinämischen, 7 Monate alten Tieren der schwedischen Linie der Obesitas-Maus stieg das Verhältnis IRI (ob/ob-Mäuse) / IRI(Kontrollen) sogar auf über 1 000 an. Mit zunehmendem Lebensalter fiel das IRI ab und lag vom 16. Lebensmonat an nur unbedeutend höher als bei den Kontrollen (WESTMAN, 1968).

Insulinsekretion in vivo. Nach Glukose steigt bei jungen und alten Obesitas-Mäusen in vivo das Seruminsulin innerhalb weniger Minuten deutlich an, um dann langsam auf die Ausgangswerte abzufallen. Die Kontrollen zeigen nur eine geringe oder keine Reaktion (Westman, 1970).

Faktoren, die die Höhe des Insulinspiegels im Blut beeinflussen, sind außer dem Alter der Tiere auch die Zusammensetzung der Nahrung und das Körpergewicht. Unter einer kohlenhydratfreien Kostform bleiben Insulin, Blutglukose und Körpergewicht niedrig (Chlouverakis, 1971). Auch unter einer extrem fettreichen Diät liegen die Insulinspiegel deutlich niedriger als unter einer kohlenhydratreichen Kostform, das Körpergewicht steigt jedoch signifikant an (Lemonnier et al., 1971).

Insulinsekretion in vitro. Das fötale Pankreas der Obesitas-Mäuse reagiert in vitro weder auf Glukose allein noch auf Glukose und Arginin (Lernmark u. Wenngren, 1972). Bei 5 bis 6 Wochen alten fettsüchtigen Tieren dagegen sezerniert das Pankreas unter Stimulation mit Glukose (Malaisse u. Malaisse-Lague, 1969) oder Glukose und Theophyllin die doppelte Menge an Insulin wie das Pankreas der Kontrollen. Bei 7 Monate alten fettsüchtigen Mäusen liegt die Sekretionskapazität sogar 15mal höher als bei den Kontrollen. Bezieht man die Hormonabgabe auf g Körpergewicht, unterscheiden sich die beiden Gruppen der jungen Tiere nicht voneinander, während die Insulinsekretion bei älteren fettsüchtigen Mäusen 6mal höher liegt als bei den entsprechenden stoffwechselgesunden (Malaisse et al., 1968b; Malaisse, 1972).

Eine Hemmung der Insulinsekretion tritt auf, wenn isolierte Inseln in Gegenwart von Insulin inkubiert werden. Der prozentuale Abfall der Insulinabgabe ist bei Inseln von fettsüchtigen Tieren und ihren Kontrollen identisch (Sodoyez u. Sodoyez-Goffaux, 1971). Dies mag als Hinweis dafür gelten, daß die Hyperinsulinämie der Obesitas-Mäuse nicht durch eine herabgeminderte Sensitivität der Langerhansschen Inseln gegenüber Insulin hervorgerufen wird. Der beta-adrenerge Blocker Propanolol senkt die Glukose-induzierte Insulinsekretion deutlich (Laube et al., 1972a, 1972b). Die Autoren diskutieren eine direkte inhibitorische Wirkung auf den Glukoseeffekt an der B-Zellmembran und schließen, daß die Glukose-induzierte Insulinsekretion über das Adenylcyclase-System abläuft und damit über die intrazellulären Spiegel des cyclischen AMP. Hierfür spricht, daß nach Zugabe von energiereichem Phosphat zu isolierten, inkubierten Granula der B-Zellen aus den Langerhansschen Inseln fettsüchtiger Mäuse eine Insulin-Freisetzung auftritt (Hellman u. Täljedal, 1970). Die Freisetzung von Insulin aus isolierten Mäuseinseln wird deutlich gehemmt, wenn dem Medium ein Proteinextrakt aus Langerhansschen Inseln zugesetzt wird (Hellman u. Lernmark, 1969b). Die Autoren schließen hieraus, daß in den Inseln fettsüchtiger Tiere ein Hemmfaktor der Insulinsekretion vorkommt, der möglicherweise identisch ist mit Gastrin aus den A_1-Zellen des Pankreas. In weiteren Versuchen bestätigte sich, daß Extrakte aus A_1-Zellen eine deutliche Hemmung der Insulinsekretion bewirken (Hellman u. Lernmark, 1969a; Hellman, 1970). Die Beobachtung, daß Gastrin in niedrigen Dosen die Insulinausschüttung hemmt, spricht für die Hypothese der Gastrinwirkung (Lernmark, 1968; Lernmark et al., 1969).

Insulingehalt des Pankreas. Der Insulingehalt des Pankreas liegt bei fettsüchtigen Mäusen im allgemeinen höher als bei den Kontrollen (Wrenshall et al., 1955). Nur bei jungen fettsüchtigen Tieren ist das Pankreasinsulin deutlich vermindert, obgleich das Seruminsulin erhöht ist (Stauffacher et al., 1967; Genuth, 1969). Es ist daher anzunehmen, daß der gesteigerte periphere Insulinbedarf vor der Zunahme der Insulinsynthese und -speicherung besteht.

Insulinresistenz. Mayer et al. (1951b, 1953a) beschrieben erstmalig bei Obesitas-Mäusen eine Insulinresistenz. Bis zu 400 I.E./kg Körpergewicht werden ohne Anzeichen von Konvulsionen toleriert, die Blutzuckerspiegel liegen 1 Std post inject. höher als nach einer 12stündigen Fastenperiode. Erst bei Insulindosen über 600 I.E/kg Körpergewicht treten bei Obesitas-Mäusen Krämpfe auf (WEST-MAN, 1969a, 1969b; WESTMAN et al., 1969).

Glucagonsekretion. Nach selektiver Zerstörung der A-Zellen des Pankreas wird der Blutzucker-senkende Insulineffekt wiederhergestellt (MAYER et al., 1953b). Die Autoren schlossen hieraus, daß die erhöhte Insulinsekretion fettsüchtiger Mäuse die Folge einer vermehrten Glucagonsekretion ist. Hierfür sprechen auch ein glycogenolytisch wirksamer Faktor (CLARKE et al., 1956) und die vermehrte Anzahl der A-Zellen im Pankreas von Obesitas-Mäusen (GEPTS et al., 1960), sowie die erhöhte Leberphosphorylase-Aktivität (SHULL et al., 1956) und ein erhöhter Glykogenumsatz (SHULL u. MAYER, 1956a). Obgleich histologische Befunde mit dieser Theorie nicht in Einklang zu bringen sind (HELLMAN, 1961), muß sie im Hinblick auf die Pathogenese des Syndroms diskutiert werden, da bei der Diabetes-Maus eine Hyperglucagonämie beobachtet wurde (LAUBE et al., 1973).

In vitro läßt sich an verschiedenen Geweben eine herabgesetzte Insulinempfindlichkeit nachweisen. So liegen am Fettgewebe von Obesitas-Mäusen die Oxydation von Glukose am Kohlenstoff-Atom 1 und 6 sowie die Glukoseeinbaurate in Fettsäuren, Glycerin und Glykogen deutlich niedriger als bei den Kontrollen (RENOLD et al., 1960; LEBOEUF et al., 1961; LOCHAYA et al., 1961; YEN u. STEIN-METZ, 1972). Mit zunehmendem Alter der Tiere sinkt der Glukosestoffwechsel weiterhin ab (CHRISTOPHE et al., 1961a). Auch das Leber- (HELLMAN et al., 1962b) und Muskelgewebe fettsüchtiger Tiere (STAUFFACHER et al., 1965, 1968; STAUFFA-CHER u. RENOLD, 1966, 1969; CHLOUVERAKIS, 1972c) ist im Vergleich zu den Kontrollen insulinresistent und charakterisiert durch einen herabgesetzten Glukosestoffwechsel. Nach Fastenperioden ist die Insulinresistenz des Fett- und Muskelgewebes teilweise oder ganz aufgehoben (ABRAHAM u. BELOFF-CHAIN, 1971). In gleicher Weise wirkt eine Reduzierung des Körpergewichts durch Kalorienbeschränkung (BATT u. MIALHE, 1966; CHLOUVERAKIS u. WHITE, 1969).

Zerstörung der B-Zellen durch Alloxan stellt die Insulinempfindlichkeit wieder her (MAHLER u. SZABO, 1971).

Als ursächlich für die verminderte Insulinwirkung am Gewebe der Obesitas-Mäuse werden vor allem 2 Mechanismen diskutiert. MAHLER (1973) berichtete, daß bei Obesitas-Mäusen nach Normalisierung der Pankreasfunktion durch adäquate Alloxan- oder Streptozotocindosen bei unverändert hohem Körpergewicht die Insulinsensitivität wieder auftritt. Die Hyperinsulinämie, über deren Ursache nichts ausgesagt wird, führt nach diesem Befund zur Insulinresistenz.

Nach KAHN et al. (1972, 1973a, 1973b) ist an Leberzellen fettsüchtiger Tiere die Zahl der Insulinrezeptoren im Vergleich zu den Kontrollen vermindert. Am Fettgewebe läßt sich die gleiche Beobachtung machen (FREYCHET et al., 1972). Ob jedoch in dem Rezeptorenmangel der primäre Defekt zu suchen ist, und die Hyperinsulinämie somit ein sekundäres Phänomen wäre, oder ob die verminderte Anzahl der Rezeptoren eine Folge der Fettsucht oder des von den B-Zellen ausgehenden, entgleisten Insulinsekretionsmechanismus ist, bleibt weiterhin ungeklärt.

Pankreasmorphologie. Das Pankreas von Obesitas-Mäusen ist durch Hypertrophie und Hyperplasie der Langerhansschen Inseln gekennzeichnet (BLEISCH et al., 1952; WRENSHALL et al., 1955; THIEL, 1958; GEPTS et al., 1960; HELLMAN et al., 1961a). Das Inselvolumen kann im Vergleich zu den Kontrollen bis auf das Zehnfache vergrößert sein. Bei jungen Tieren besteht bis zum Höhepunkt der Hyperglykämie eine enge Beziehung zwischen Körpergewicht und Inselvolumen. So bewirkt eine Kalorienreduktion, die zur Körpergewichtsabnahme führt, auch ein Absinken des Inselvolumens bis auf das $1^1/_2$fache der Kontrollen. Das unten beschriebene, für die Obesitas-Maus typische Bild der Langerhansschen Inseln verschwindet und die Inseln ähneln denen der Kontrollen (Petersson u. Hellman, 1962).

B-Zellen und A-Zellen sind im Pankreas fettsüchtiger Mäuse zahlreicher vorhanden als bei den Kontrollen (Gepts et al., 1960). Bis zu 90% der Inseln können aus B-Zellen bestehen (Hellman, 1965). Daß die Funktion der A_1-Zellen in einer direkten Beziehung zur Funktion der B-Zellen steht, wie die Arbeitsgruppe von Hellman im in vitro Versuch gezeigt hat, wird weiterhin deutlich aus der Relation zwischen A_1-Zellen/A_2-Zellen und der absoluten Anzahl der B-Zellen innerhalb einer Insel: mit steigender Anzahl der B-Zellen nimmt das Verhältnis A_1-Zellen/A_2-Zellen zu (Hellman, 1969).

Histologische und histochemische Untersuchungen lassen bei Obesitas-Mäusen eine erhöhte B-Zellaktivität im Vergleich zu den Kontrollen erkennen (Hellman u. Petersson, 1960; Hellman et al., 1961b; Hellman u. Hellerström, 1962b; Björkman et al., 1963; Hellerström u. Hellman, 1963a; Täljedal u. Wahlin, 1970).

Auffallend ist an den Inseln fettsüchtiger-hyperglykämischer Tiere eine mehr oder weniger starke Degranulierung der B-Zellen (Wrenshall et al., 1955; Thiel, 1958; Björkman et al., 1963), die ebenfalls für eine erhöhte Sekretionsleistung spricht. Dagegen findet man bei älteren Tieren mit fast normalen Seruminsulin- und Blutzuckerspiegeln nur Zellen, die gut mit Granula angefüllt sind (Herberg et al., 1970b).

Die B-Zellen fettsüchtiger Tiere enthalten die 3fache Glykogenmenge wie B-Zellen der Kontrollen (Hellman u. Idahl, 1969). Entsprechend besteht eine Relation zwischen extrazellulärer Blutglukose- und intrazellulärer Glukose-6-Phosphat-Konzentration (Matschinsky u. Ellerman, 1968).

Weiterhin treten häufig eine verstärkte Vaskularisierung und eine Metaplasie der Ductuszellen (Lever et al., 1972; Findlay et al., 1973), sowie fibrosierte Herde auf (Atkins u. Matty, 1973).

Fettsucht. Bereits die erste Beschreibung der Obesitas-Mäuse weist auf das exzessiv erhöhte Körpergewicht hin (Ingalls et al., 1950), das bis auf über 90 g ansteigen kann. Bei sehr adipösen Tieren ist die Gewichtszunahme bis zu 90% auf Fettgewebe zurückzuführen. Unter ad lib Fütterungsbedingungen enthalten fettsüchtige Tiere eine größere Menge an Körperfett als die Kontrollen. Dieser Unterschied ist bereits deutlich an Tieren mit Körpergewichten um 30 g und nimmt mit steigendem Körpergewicht noch zu (Bates et al., 1955b). Selbst bei fettsüchtigen Mäusen, deren Körpergewicht durch Kalorienbeschränkung im Bereich der Kontrollen gehalten wurde, liegt der Anteil des Fettgewebes am Gesamtkörpergewicht 2- bis 3mal höher als bei den Kontrollen (Alonso u. Maren, 1955; Hollifield u. Parson, 1958; Pitts u. Hollifield, 1962; Chlouverakis, 1970, 1972a), während der Proteinanteil deutlich vermindert ist (Alonso u. Maren, 1955). Die spontane Lebensdauer läßt sich durch Nahrungsbeschränkung und Gewichtskonstanz auf das Doppelte verlängern (Lane u. Dickie, 1958).

Fettgewebszellularität. Bei Obesitas-Mäusen sind Fettzellvolumen und Fettzellzahl gegenüber den Kontrollen vermehrt (Hausberger u. Hausberger, 1957; Herberg et al., 1970a; Johnson u. Hirsch, 1972). Im epididymalen Fettanhang adulter ob/ob-Mäuse ist das mittlere Fettzellvolumen doppelt und im subkutanen 6- bis 10mal so groß wie bei stoffwechselgesunden Tieren (Hellman et al., 1962a). Bis zum Ende der dynamischen Phase besteht eine positive Relation zwischen Körpergewicht und Fettzellvolumen; späterhin nimmt die Fettzellgröße ab (Herberg et al., 1970a). Das epididymale Fettgewebe nimmt in der statischen Phase der Fettsucht eine relativ feste Konsistenz und eine leicht gelbliche Färbung an, das Gewicht sinkt ab. Es treten zunehmend Makrophagen, mononukleäre, lymphozytenähnliche und polynukleäre Zellen auf. Die Zahl der Fettzellen sinkt ab und Fettzellvakuolen und -cysten bilden sich (HAUSBERGER, 1966).

An stoffwechselgesunden Kontrollen, die mit Goldthioglukose behandelt wurden, prüften HELLMAN et al. (1962d) das Verhalten der Fettzellen unterschiedlicher Lokalisation. Die stärkste Reaktion zeigte sich im subkutanen Gewebe, dessen Zellvolumina um das $4^1/_2$fache zunahmen, während die Volumina der epididymalen Zellen nur auf das Doppelte anstiegen.

Untersuchungen der Zusammensetzung des Fettgewebes bei Obesitas-Mäusen ergaben, daß die Zahl der Mastzellen stark erhöht ist. So kommen bei den Kontrollen 3 Mastzellen auf 100 Zellen und bei fettsüchtigen Tieren 50 (HELLMAN et al., 1963a). Aus dieser Erhöhung der Mastzellen läßt sich verstehen, daß der relative Stickstoffgehalt im Fettgewebe stoffwechselgesunder und fettsüchtiger Tiere identisch ist, obgleich die Zahl der Fettzellen stark differiert (HELLMAN, 1965).

Lipogenese. Aus zahlreichen Stoffwechselstudien an Obesitas-Mäusen ist bekannt, daß in Leber- und Fettgewebe die Glukoseutilisierung vermindert und die Lipogenese erhöht ist.

Auch im Fasten bleibt die Lipogenese unverändert hoch (BATES et al., 1955c; MAYER et al., 1955). Selbst nach einer 6tägigen Fastenperiode liegen die Spiegel der freien Fettsäuren im Fettgewebe der Obesitas-Mäuse extrem niedrig (HOLLIFIELD et al., 1962).

Während der Anteil der Leber an der Gesamtlipogenese bei stoffwechselgesunden Kontrollen 20% ausmacht, steigt er bei den fettsüchtigen Tieren auf 50% an (CHRISTOPHE et al., 1968, 1969). Glukose-, Acetat- und Pyruvatoxydation sind im Vergleich zu den Kontrollen deutlich erniedrigt, während ihre Einbaurate in Lipide erhöht ist (GUGGENHEIM u. MAYER, 1952; BATES et al., 1954, 1955a; SILIDES u. MAYER, 1956; HUGHES u. TOLBERT, 1958; HOLLIFIELD et al., 1960; RENOLD et al., 1960; CHRISTOPHE et al., 1961a, 1961b; WINAND et al., 1967).

Besonders junge Tiere während der dynamischen Phase der Fettsucht zeigen eine vermehrte Lipidsynthese (CHRISTOPHE, 1964; SHIGETA u. SHREEVE, 1964). Bei 2 Monate alten Obesitas-Mäusen liegt der Glukoseeinbau in Leberfettsäuren um 60%, bei 4 bis 5 Monate alten um 800% höher als bei den entsprechenden Kontrollen (JANSEN et al., 1967). Entsprechend fanden SHREEVE et al. (1967) und LAMDIN et al. (1969) bei adulten fettsüchtigen Tieren einen Einbau markierter Glukose und Glukosemetabolite in Leberfettsäuren, der um das 5—8fache höher lag als bei den Kontrollen, während die Inkorporation in extrahepatische Fettsäuren bei ob/ob-Mäusen nur das 1,5– bis 2fache der Kontrollen betrug. Bei älteren Obesitas-Mäusen in der statischen Phase der Fettsucht sinkt die Lipogenese langsam ab (HELLMAN et al., 1962a; WESTMAN et al., 1962; JANSEN et al., 1967).

Der Ausstrom neu synthetisierter Lipide aus der Leber ist nicht stark genug, um eine Verfettung des Organs zu vermeiden: so liegt die gespeicherte Menge der Gesamtlipide der Leber ungefähr 4mal höher als bei den heterozygoten und 7mal höher als bei den homozygoten Kontrollen.

Glukose beeinflußt die Fettsäurenoxydation und den -einbau in Neutralfette bei Obesitas-Mäusen im Gegensatz zu den Kontrollen nicht (HELLMAN et al., 1962c; CHRISTOPHE, 1961; CHRISTOPHE et al., 1961b; HELLMAN u. WESTMAN, 1964; WINAND et al., 1967).

Enzyme der Lipogenese. Die lipogenetischen Enzymaktivitäten sind bei fettsüchtigen Tieren vergleichsweise erhöht und werden durch eine diätetische Vorbehandlung der Tiere nicht beeinflußt (MARTIN et al., 1973).

In der Leber und/oder im Fettgewebe steigert die alpha-Glycero-Phosphat Dehydrogenase (FRIED u. ANTOPOL, 1960, 1966; KAPLAN u. FRIED, 1973) die Bildung eines Acyl-CoA Akzeptors. Die Glukose-6-Phosphat Dehydrogenase (FRIED u. ANTOPOL, 1966; ANDERSSON u. HOLLIFIELD, 1966a; KAPLAN u. FRIED, 1973) bleibt selbst nach einer Fastenperiode von 4 Tagen unverändert hoch, während sie bei den Kontrollen oder Goldthioglukose-behandelten Tieren abfällt (ANDERSSON u. HOLLIFIELD, 1966b). Ebenfalls erhöht sind die Aktivitäten des Malat Enzyms (KAPLAN u. FRIED, 1973), der ATP-Citratlyase (KORNACKER u. LOWENSTEIN, 1964; HATA, 1970), des Fettsäure-Synthetase-Komplexes (CHANG et al., 1967), der Acetyl-CoA-Synthetase (CHRISTOPHE, 1965) und der Acetyl-CoA Carboxylase (CHRISTOPHE, 1965; CHANG et al., 1967).

LOCHAYA et al. (1963) fanden bei fettsüchtigen Tieren im Vergleich zu den Kontrollen eine um das $3^1/_2$fache höhere Einbaurate markierten Glycerins in Triglyceride des Fettgewebes und vermuteten, daß die Glycerokinase Aktivität bei Obesitas-Mäusen gesteigert ist. Enzymbestimmungen bestätigten diese Hypothese (TREBLE u. MAYER, 1963). Theoretisch können ungefähr 30% des Glyceridglycerols im Fettgewebe der Obesitas-Mäuse phosphoryliert werden (KOSCHINSKY et al., 1970a, 1970b). In Fettzellen von 2—12 Monate alten ob/ob-Mäusen besteht eine enge Beziehung zwischen Glycerokinase Aktivität und Seruminsulinspiegel. Studien mit Streptozotocin, Insulin und Actinomycin D lassen darauf schließen, daß Insulin die Glycerokinase Aktivität durch Enzyminduktion reguliert (KOSCHINSKY et al., 1971).

Im Blut liegen die Gesamtlipide und das Cholesterin bei fettsüchtigen Mäusen signifikant höher als bei den Kontrollen (MAYER u. JONES, 1953; MAYER u. SILIDES, 1958; ZOMZELY u. MAYER, 1958; CHRISTOPHE u. MAYER, 1959a; SALMON u. HEMS, 1973).

Ketogenese. Die Ketogenese ist bei Obesitas-Mäusen erniedrigt. Verglichen mit der Bildung an Gesamtketonkörpern in der Leber von homozygoten Kontrollen produziert die Leber fettsüchtiger Tiere nur ungefähr 25% (STEIN et al., 1970). Auch nach Fastenperioden liegen die Ketonkörperspiegel im Blut bei Obesitas-Mäusen niedriger als bei Kontrollen (MAYER u. SILIDES, 1958).

Lipolyse. Lange Zeit wurde angenommen, daß die Fettsucht der Obesitas-Mäuse nicht nur auf die erhöhte Lipogenese, sondern auch auf eine verminderte Lipolyse zurückzuführen ist. Dies ist scheinbar der Fall, wenn die lipolytische Aktivität auf andere Parameter als die Einzelzelle bezogen wird (MARSHALL u. ENGEL, 1960; LEBOUEF et al., 1961; STEINMETZ et al., 1969). Dagegen spricht jedoch die Beobachtung von TÄLJEDAL und HELLMAN (1962) und von CHLOUVER-AKIS (1972a), daß Obesitas-Mäuse im Hunger ihre Fettdepots rasch mobilisieren können. Aus Befunden der morphologischen Studien von HELLMAN et al. (1963a) ergibt sich die Notwendigkeit, bei Stoffwechseluntersuchungen am Fettgewebe von Obesitas-Mäusen metabolische Daten stets auf die Fettzelle und nicht auf das Feuchtgewicht des Gewebes, den Stickstoff-, den Protein- oder DNS-Gehalt zu beziehen.

Unter dieser Voraussetzung ist deutlich, daß die lipolytische Aktivität bei fettsüchtigen Tieren im Vergleich zu den Kontrollen erhöht ist. Unter Basalbedingungen nimmt die Freisetzung von Glycerin und freien Fettsäuren bei Tieren in der dynamischen Phase der Fettsucht mit dem Volumen der Einzelzelle zu. In der statischen Phase bleibt die Glycerinproduktion unverändert hoch, während die freien Fettsäuren weiterhin ansteigen. Dies spricht für eine verminderte Reveresterung. Die stimulierte Lipolyse liegt bei fettsüchtigen Mäusen ebenfalls höher als bei den Kontrollen. Es besteht jedoch keine Beziehung zwischen Zellvolumen und lipolytischer Aktivität. Zellen mit submaximalem Volumen reagieren sowohl in der dynamischen als auch in der statischen Phase der Fettsucht stärker als maximal vergrößerte Zellen (HERBERG et al., 1970a). In der Aktivität der Lipoproteinlipase zeigt sich bei Obesitas-Mäusen und Kontrollen kein Unterschied (TSUJI u. MEIER, 1970). Aus der Beobachtung, daß der lipolytische Effekt von Catecholaminen oder DB-cyclo AMP in Fettgewebsschnitten von Obesitas-Mäusen nur halb so wirksam ist wie bei den Kontrollen, schlossen YEN et al. (1969, 1970a) und STEINMETZ et al. (1969), daß die Reaktion der Adenylcyclase auf lipolytische Hormone vermindert und die Aktivität der hormon-sensitiven Lipase herabgesetzt ist. Ähnliche Befunde teilte ENSER (1970) mit, der an isolierten Fettzellen die DB-cyclo AMP-stimulierte Lipolyse untersuchte. Dagegen zeigte sich bei Obesitas-Mäusen in der dynamischen Phase der Fettsucht die Aktivität der Adenylcyclase gegenüber den Kontrollen deutlich erhöht (LAUDAT et al., 1973). Jedoch ist in diesen Studien die Metabolitfreisetzung entweder auf das Feuchtgewicht oder den Proteingehalt des Gewebes bezogen, so daß auf die lipolytische Aktivität der Einzelzelle nicht geschlossen werden kann.

Hyperphagie. Unter ad lib Fütterungsbedingungen nehmen die fettsüchtigen Tiere ungefähr 25% mehr an Kalorien zu sich als die Kontrollen (MAYER et al., 1951a). Daher wird das auffällige Körpergewichtsverhalten fettsüchtiger Tiere auf die Hyperphagie zurückgeführt (MAYER et al., 1951a; MCCLINTOCK u. LIFSON, 1957). Obgleich MAYER (1953a, 1953b) der körperlichen Inaktivität ebenfalls eine ursächliche Bedeutung in der Pathogenese der Fettsucht zuspricht, wird dies von YEN und ACTON (1972) verneint, da Obesitas- und Diabetes-Mäuse erst nach Ausbildung der Adipositas träge werden.

Hypothalamus. Die bisherigen Untersuchungen zur Pathogenese der Hyperphagie weisen auf eine Regulationsstörung hypothalamischer Zentren hin. Obesitas-Mäuse sind unfähig, ihre Futteraufnahme an eine kalorienarme oder -reiche Kost zu adaptieren (FULLER u. JACOBY, 1955). Der ventromediale Hypothalamus fettsüchtiger Mäuse reagiert auf Goldthioglukose mit deutlich geringeren Zerstörungsherden als sie bei entsprechend behandelten Kontrollen auftreten (BAILE et al., 1970). Dieser Befund könnte für eine verminderte Glukoseutilisierung des Hypothalamus sprechen (ANAND et al., 1964). Nach elektrolytischer Ausschaltung der ventromedialen Kerne ist das Ergebnis zweifelhaft: Kernlädierte Tiere verhalten sich in bezug auf das Körpergewicht wie schein-operierte Tiere, ihre prozentuale Körperfettmenge liegt jedoch höher als bei diesen (CHLOUVERAKIS et al., 1973). Untersuchungen von COLEMAN (1973) an Parabiose-Mäusen (ob/ob mit db^2J/db^2J) sprechen dafür, daß der Hypothalamus von Obesitas-Mäusen zwar auf einen Sättigungsfaktor, der aus den ventromedialen Kerngebieten von Diabetes-Mäusen stammt, anspricht. Jedoch können Obesitas-Mäuse selbst diesen Faktor nicht produzieren, wobei die Ursache entweder primär im Hypothalamus der ob/ob-Mäuse zu suchen ist oder sekundär als Reaktion auf einen Faktor der Kontrollen verstanden werden muß. Dies steht in Übereinstimmung mit Ergebnissen aus Parabiose-Versuchen zwischen Obesitas-Mäusen und stoffwechselintakten Kontrollen von HAUSBERGER (1958) und den weiter unten beschriebenen Befunden von STRAUTZ (1970), der normale Langerhanssche Inseln in die Bauchhöhle fettsüchtiger Tiere implantierte.

Schilddrüse. Die folgenden Beobachtungen veranlaßten verschiedene Arbeitsgruppen, die Schilddrüsenfunktion bei Obesitas-Mäusen zu untersuchen. Fettsüchtige Tiere reagieren auf Thyroxin mit einer ungewöhnlich hohen Sauerstoffaufnahme und auffallend starkem Körpergewichtsverlust (MAYER et al., 1953a), die Tiere sind unfähig, den Sauerstoffverbrauch und die Körpertemperatur bei niedrigen Umgebungstemperaturen zu erhöhen (DAVIS u. MAYER, 1954a, 1954b, 1954c), während die Adaptation an hohe Temperaturen nicht gestört ist. Auf

Kältestreß reagieren Obesitas-Mäuse überempfindlich (MAYER u. BARRNETT, 1953). Diese Befunde lassen sich jedoch nicht als Ausdruck einer gestörten Schilddrüsenfunktion deuten (GOLDBERG u. MAYER, 1952; WYKES et al., 1958).

Nebennierenrinde. Die Nebennieren fettsüchtiger Tiere sind im Vergleich zu den Kontrollen signifikant vergrößert (MARSHALL et al., 1957). Diese Vergrößerung betrifft nur den Rindenanteil. Der Lipidgehalt ist deutlich erniedrigt, in den inneren Bereichen der Rinde fehlen die Lipide völlig. Dies weist im Zusammenhang mit der hohen Glukose-6-Phosphat Dehydrogenase Aktivität auf eine intensive Steroidsynthese hin (HELLERSTRÖM et al., 1962b). In vitro läßt sich eine erhöhte Corticosteronproduktion der Nebennierenrinde verifizieren (CARSTENSEN et al., 1961). Es besteht eine lineare Beziehung zwischen dem Körpergewicht und dem Volumen der Nebennierenrinde (HELLMAN, 1965). Die Beobachtung, daß eine Reduktion des Körpergewichts durch Kalorienbeschränkung mit einer regressiven Transformation der Nebennierenrinde einhergeht, läßt vermuten, daß der Hyperkortizismus der Obesitas-Mäuse ein sekundäres Phänomen ist (HELLERSTRÖM et al., 1962b).

Gonaden. Fettsüchtige Mäuse beiderlei Geschlechts sind steril (INGALLS et al., 1950; MAYER, 1953a). Bei männlichen Tieren tritt häufig Kryptorchismus auf (LANE u. DICKIE, 1954). Die Testes und Samenblasen sind im Vergleich zu den Kontrollen klein (JONES u. HARRISON, 1958; HELLMAN et al., 1963b). Die Zahl der Leydigzellen ist gegenüber den Kontrollen vermindert (SCHÖFFLING, 1971), das Gesamtvolumen der Leydigzellen liegt bei fettsüchtigen Tieren um die Hälfte niedriger als bei stoffwechselgesunden (HELLMAN et al., 1963b). Die Spermatogenese ist nicht beeinträchtigt (HELLMAN, 1965). Die Zahl der Follikel in den Ovarien ist klein, Corpora lutea sind nicht vorhanden (JONES u. HARRISON, 1958). Das Uterusgewicht fettsüchtiger Mäuse ist im Vergleich zu den Kontrollen um 75% erniedrigt (MARSHALL et al., 1957).

Die Sterilität liegt nur bei ob/ob-Mäusen mit erhöhtem Körpergewicht vor, nach Gewichtsreduktion werden die Tiere fertil (LANE u. DICKIE, 1954). Jedoch kann die Ursache der endokrinen Dysfunktion nicht in der Obesitas per se zu sehen sein, da mit einer Gewichtsreduktion auch das Volumen der Leydigzellen weiterhin abfällt (LIDELL u. HELLMAN, 1966; HELLMAN, 1966). Bei pankreatektomierten Ratten wurden Atrophie der Sexualorgane und Sterilität beobachtet (FOGLIA et al., 1963). Bei alten Obesitas-Mäusen steigt mit der Besserung der Stoffwechsellage auch die Zahl der Leydigzellen spontan an (SCHÖFFLING, 1971). Man darf daher schließen, daß unter anderen Faktoren auch der diabetischen Stoffwechselentgleisung eine ursächliche Bedeutung in der Genese der gestörten gonadalen Funktion zukommt.

Nach JONES und HARRISON (1958) und LANE (1959) liegt die Ursache der Sterilität der Obesitas-Mäuse in einer ungenügenden Gonadotropinproduktion. Für das Vorliegen eines hypophysär bedingten Hypogonadismus spricht einmal, daß nach Gonadotropinen die bei weiblichen Tieren erniedrigte Östrogensekretion ansteigt und so das Wachstum des infantilen Uterus stimuliert (RUNNER, 1954); DRASHER et al., 1955). Zum andern lassen sich durch Gonadotropine Ovulationen auslösen (RUNNER u. GATES, 1954). Trächtigkeit, Geburtsvorgang und Laktation dieser Tiere verlaufen unauffällig (SMITHBERG u. RUNNER, 1957). Männliche fettsüchtige Tiere reagieren auf Gonadotropine mit einem Anstieg der Leydigzellen (SCHÖFFLING, 1971).

Pathogenese des Syndroms. Zur Frage der Pathogenese des Fettsucht-Hyperglykämie-Hyperinsulinämie-Syndroms bei Obesitas-Mäusen, deren Stoffwechselbesonderheiten und die ihnen zugrunde liegenden Mechanismen so intensiv untersucht wurden, wie bei keinem anderen Stamm spontan-diabetischer Tiere, läßt sich folgendes sagen:

Die Disposition zur diabetischen Stoffwechsellage liegt allein in dem ob-Gen: selbst bei Heterozygotie in bezug auf das ob-Gen können Hinweise für eine gestörte Stoffwechselregulation im Sinne eines Diabetes vorliegen (YEN et al., 1968). Jedoch entsteht nach Übertragung des ob-Gens in den Stamm C57BL/KsJ (HUMMEL et al., 1972; COLEMAN u. HUMMEL, 1973) nicht das klinische Bild des Syndroms der Obesitas- sondern der Diabetes-Mäuse, die vergleichsweise durch eine stärkere Hyperglykämie, ausgeprägtere Hyperinsulinämie und frühzeitige Erschöpfung der B-Zellen des Pankreas charakterisiert sind. Dies besagt, daß die Ausprägung und der Schweregrad der Störung bei vorhandener Disposition vom gesamten genetischen Material gesteuert werden.

Verminderte Insulinwirkung am Gewebe, herabgesetzte Glukoseutilisierung, Hyperkortizismus und gesteigerte Gluconeogenese tragen zur Hyperglykämie bei.

Ob die Ursache der erhöhten Insulinsekretion primär in der B-Zelle zu suchen ist, oder sekundär auf die Insulinresistenz zurückgeführt werden muß, ist nicht bekannt.

Auf die Möglichkeit, daß einem stoffwechselregulierenden Faktor des Pankreas eine Bedeutung in der Pathogenese des Syndroms zukommen kann, weisen Untersuchungen von STRAUTZ (1968, 1970) hin. Werden normale Langerhanssche Inseln, die in Millipore-Filterkapseln eingeschlossen sind, in die Bauchhöhle fettsüchtiger Tiere implantiert, so stabilisiert sich das Körpergewicht der Empfänger-Tiere und die Blutzucker- und Seruminsulinspiegel fallen ab. Mit späterer Entfernung der Kapseln steigen die Parameter innerhalb kurzer Zeit wieder an. Aus diesen Befunden wurde geschlossen, daß in den Inseln von Normaltieren ein Faktor enthalten ist, der in die Regulation des Glukose- und Fettstoffwechsels eingreift. Das Fehlen dieses Faktors bei fettsüchtigen Tieren führt zur Stoffwechselentgleisung. Im gleichen Sinne lassen sich die Blutzucker- und Insulinverminderung deuten, die bei ob/ob-Mäusen auftreten, wenn sie in Parabiose mit den Kontrollen gehalten werden (CHLOUVERAKIS, 1972b). Diese Hypothese wurde jedoch bisher noch nicht durch Isolierung und Charakterisierung des Faktors erhärtet. Sowohl bei jungen als auch bei alten Tieren kommt der hypothalamisch bedingten Hyperphagie eine Bedeutung in der Entwicklung der Fettsucht zu. Jedoch bleibt die Lipogenese auch unter drastischer Kalorienreduktion erhöht. Es besteht zumindest im Anfangsstadium des Syndroms ein Zusammenhang zwischen der exzessiven Neigung zur Depotfettbildung und der Hyperinsulinämie.

3. Die Diabetes-Maus

Genetik. 1966 beschrieben HUMMEL et al. eine fettsüchtige Mutante, die das Gensymbol „db" erhielt. Sie trat im Stamm C57BL/KsJ der Jackson Laboratories auf und wurde als Inzuchtstamm fortgeführt. Das db-Gen hat einen autosomal rezessiven Erbgang mit kompletter Penetranz. Es ist kein Allel des ob-Gen.

Die Schwierigkeit, heterozygot diabetische Mäuse und ihre Kontrollen, die beide dünn sind, frühzeitig voneinander zu differenzieren, ist bei einer Variante dieser spontan-diabetischen Maus überwunden. Das Gen einer grau-bräunlichen Haarpigmentierung, das mit „misty" oder „m" bezeichnet und in dem Inzuchtstamm C57BL/6J geführt wird, ist dem db-Gen eng benachbart. Nachkommen zwischen heterozygoten diabetischen Mäusen (db/+) und homozygoten Misty-Mäusen (m/m), die das Gensymbol db/m tragen, werden miteinander gekreuzt.

Die Nachkommen dieser Tiere setzen sich zusammen aus:
1. homozygoten, diabetischen, fettsüchtigen, schwarzen Mäusen (db/db),
2. homozygoten, dünnen, grau-bräunlichen Misty-Mäusen (m/m) und
3. heterozygoten, diabetischen, dünnen, schwarzen Mäusen (db/m).

Diese letzteren werden zur Zucht homozygoter, diabetischer Mäuse verwandt, die mit dem Buchstaben DBM bezeichnet werden (CHICK u. LIKE, 1970b).

Eine weitere Mutante, die 1966 von LANE in einem Inzuchtstamm mit Homozygotie für „braun" (b) und Heterozygotie für „whirler" (wi) beobachtet wurde, ähnelt stoffwechselmäßig der Obesitas- und Diabetes-Maus (HUMMEL et al., 1972). Das Gen ist ein Allel des von HUMMEL et al. (1966) beschriebenen db-Gens und wird in der angelsächsischen Literatur als „diabetes-2J" oder mit dem Gensymbol db^{2J} bezeichnet. Der Erbgang ist autosomal rezessiv. Durch Auskreuzung wurde das db^{2J}-Gen sowohl in den Stamm C57BL/KsJ als auch in den Stamm C57BL/6J gebracht.

Eine weitere Linie, die das db-Gen führt, ist aus dem Stamm C57BL/6J aufgebaut worden (HUMMEL et al., 1972).

Somit gibt es außer der eigentlichen Diabetes-Maus (C57BL/KsJ-db/db) noch vier Linien, die das db-Gen oder sein Allel tragen:
1. die DBM,
2. die C57BL/6J-db/db,
3. die C57BL/KsJ-db^{2J}/db^{2J} und
4. die C57BL/6J-db^{2J}/db^{2J}-Maus.

Blutzucker. In ihrem Erscheinungsbild ähnelt die Diabetes-Maus (db/db) sehr der Obesitas-Maus (ob/ob). Die Stoffwechselstörung manifestiert sich jedoch zu einem früheren Zeitpunkt und verläuft unter ausgeprägteren diabetischen Symptomen (HUMMEL et al., 1966). Bereits bei vier Wochen alten Tieren können die postprandialen Blutglukosekonzentrationen um 300 mg-% liegen, bei älteren Tieren sind Blutzuckerwerte um 600 mg-% nicht ungewöhnlich. Glukosurie, Polydipsie und Polyurie lassen sich fast regelmäßig schon bei Blutzuckerspiegeln zwischen 250 und 300 mg-% beobachten (COLEMAN u. HUMMEL, 1967). Spätestens nach dem 5. Lebensmonat fällt die Blutglukose bis in den Bereich der Kontrolltiere ab (COLEMAN u. HUMMEL, 1968).

Für die Bedeutung der Gesamtheit aller Gene eines Organismus im Hinblick auf metabolische Parameter sprechen vor allem Befunde von HUMMEL et al. (1972). Diese Autoren beobachteten bei db^{2J}/db^{2J}-Mäusen, die keinem Inzuchtstamm angehörten, sondern in bezug auf ihr Genom heterogen waren, zwei unterschiedliche Gruppen. Die eine entwickelte im Alter von 2 bis 3 Monaten eine konstante Hyperglykämie, während die andere normoglykämisch blieb oder nur transitorisch leicht erhöhte Blutzuckerspiegel hat. C57BLKsJ-db^{2J}/db^{2J}-Mäuse ließen während der ersten Lebensmonate einen Anstieg des Blutzuckers erkennen, der bei adulten Tieren konstant um 500 mg-% lag. Im Gegensatz dazu zeigten sich bei C57BL/6J-db^{2J}/db^{2J}-Mäusen nur in Einzelfällen transitorische Blutzuckeranstiege, die nie über 300 mg-% lagen.

Aus Untersuchungen an stoffwechselgesunden C57BL/Ks-Mäusen ist bekannt, daß bei Tieren im Alter von ein bis zwei Wochen eine ausgesprochene Intoleranz gegenüber exogen zugeführter Glukose besteht, die innerhalb einer Woche verschwindet (LAVINE et al., 1970, 1971).

Die Glukoseutilisierung ist bei älteren, stark hyperglykämischen Tieren gegenüber jungen, normoglykämischen signifikant vermindert (COLEMAN u. HUMMEL, 1967).

Glukosetoleranz. Entsprechend zeigen Verlaufsstudien der Glukosetoleranz an der DBM-Variante, daß auch bei genetisch hyperglykämischen Tieren innerhalb kurzer Zeitintervalle eine Änderung der Stoffwechsellage eintritt. Bis zur zweiten Lebenswoche verhalten sich diabetische Tiere und ihre Kontrollen vor und nach Belastung identisch. Späterhin liegen die Blutglukosespiegel vor und nach Belastung bei diabetischen Mäusen signifikant höher als bei den Kontrollen und zeigen damit das charakteristische Bild der verminderten Kohlenhydrattoleranz der DBM-Mäuse (CHICK et al., 1970). Auf Unterschiede im Verhalten des Blutzuckers nach einer Glukosebelastung zwischen heterozygoten Diabetes- und heterozygoten DBM-Mäusen weisen CHICK et al. (1970) hin. Von Ausgangswerten, die sich nicht von denen der Kontrollen (C57BL/Ks-+/+) unterscheiden, steigt der Blutzucker nach Belastung bei männlichen heterozygoten Diabetes-Mäusen in signifikant stärkerem Maße an als bei weiblichen. Bei heterozygoten DBM-Mäusen beiderlei Geschlechts liegen die Ausgangswerte signifikant höher als bei den Kontrollen (C57BL/Ks-+/+). Die Verminderung der Kohlenhydrattoleranz ist bei männlichen Tieren jedoch weniger ausgeprägt als bei der heterozygoten Diabetes-Maus.

Diese Befunde, die vermuten lassen, daß durch das Zusammenwirken zweier Allele eine milde Form des Diabetes entsteht, sind überraschend, da sich gewöhnlich das Allel des Wildtyps (+) gegenüber dem mutierten Allel (db) dominant verhält.

Ernährungseinflüsse. Nach Kalorienreduktion durch Beschränkung der Fütterungszeiten oder limitierte Nahrungsmengen fallen die Blutzuckerspiegel bei DBM- und Diabetes-Mäusen innerhalb kurzer Frist in den Bereich stoffwechselgesunder Kontrollen ab (CHICK u. LIKE, 1970a; WYSE u. DULIN, 1970). Mit Wiederauffütterung steigt die Blutglukose steil an, jedoch dauert es einige Wochen, bis die Werte der konstant unter ad lib Bedingungen ernährten diabetischen Tiere erreicht werden (CHICK u. LIKE, 1970a). Die für alle diabetischen Mäuse charakteristische kontinuierliche Verschlechterung der Kohlenhydrattoleranz wird durch eine Kalorienbeschränkung nicht beeinflußt (CHICK et al., 1970).

Blutzuckersenkende Substanzen. Bei jungen db/db-Mäusen mit Blutzuckerwerten unter 250 mg-% läßt sich eine konstante Blutzuckersenkung durch wiederholte Insulininjektionen erreichen, während ältere Tiere mit höherem Blutzuckerspiegel auf Insulindosen bis zu 1 E/g Körpergewicht nicht reagieren (COLEMAN u. HUMMEL, 1967).

Hypoglykämisch wirksame Substanzen zeigen bei Diabetes-Mäusen unterschiedliche Effekte. So reagieren genetisch diabetische Mäuse auf 1-Methyl-4-(3-methyl-5-isoxazolyl)-Pyridiniumchlorid in weitaus stärkerem Maße als die Kontrollen (BLICKENS u. RIGGI, 1971) und ähneln damit alloxan-behandelten Nagern (RIGGI et al., 1968). Mit Biguaniden konnte nur bei wenigen Tieren eine Blutzuckersenkung erreicht werden, während Tolbutamid innerhalb der nicht toxischen Dosis wirkungslos blieb (COLEMAN u. HUMMEL, 1967).

Plasmainsulin. Bei zwei Wochen alten diabetischen Mäusen liegt das Plasmainsulin höher als bei den Kontrollen (COLEMAN u. HUMMEL, 1969b). Es sinkt jedoch bereits um die achte Lebenswoche spontan ab (WYSE u. DULIN, 1970).

Kurzfristiger Nahrungsentzug bewirkt einen deutlichen Abfall des Insulins. Es liegt jedoch im Vergleich zu den Kontrollen immer noch signifikant erhöht (DULIN u. WYSE, 1970b). Während einer langdauernden Beschränkung der Nahrungszufuhr kommt es zu einem initialen Abfall des Plasmainsulins mit anschließender Stabilisierung bei relativ hohen Spiegeln (WYSE u. DULIN, 1970). Unter einer Glukosebelastung sinkt das Insulin auf die Hälfte des Ausgangswertes ab, während der Blutzucker bis auf das Dreifache ansteigt (DULIN u. WYSE, 1970b). Dagegen reagiert das isolierte, perfundierte Pankreas von Diabetes-Mäusen unter Glukosestimulation mit einem Anstieg der Insulinsekretion. Unter Arginin tritt

Insulin im Vergleich zu den Kontrollen verzögert aus und fällt noch unter der Stimulierung wieder zum Ausgangsspiegel ab (LAUBE et al., 1973).

Bei C57BL/KsJ-db^{2J}/db^{2J}-Mäusen liegt wie bei Diabetes-Mäusen bei Jungtieren eine erhöhte Insulinsekretion vor, die bei adulten Tieren in den Bereich stoffwechselgesunder Kontrollen absinkt. C57BL/6J-db^{2J}/db^{2J}-Mäuse dagegen lassen mit ansteigendem Alter eine zunehmende Insulinämie erkennen (HUMMEL et al., 1972).

Pankreasinsulin. Der Insulingehalt des Pankreas verändert sich mit zunehmendem Alter bei den Kontrollen nicht, während er bei Diabetes-Mäusen absinkt (COLEMAN u. HUMMEL, 1969b).

Im in vitro System zeigt sich, daß das Pankreas junger Diabetes-Mäuse auf Glukosereiz mit einer signifikant höheren Insulinsekretion reagiert als das Pankreas älterer Tiere (MALAISSE et al., 1969).

Pankreasmorphologie. Durch lichtmikroskopische, elektronenmikroskopische und autoradiographische Untersuchungen des Pankreas lassen sich bei der Diabetes-Maus deutlich verschiedene Stadien der Stoffwechselstörung gegeneinander abgrenzen, die sich auch in den Veränderungen der Blutglukose und des Insulins widerspiegeln. In der Anfangsphase des Syndroms, die durch eine nur mäßig hohe Blutglukose charakterisiert ist, sind die B-Zellen bei normal großen Inseln teilweise degranuliert. Stark hyperglykämische und -insulinämische Tiere haben deutlich vergrößerte Inseln mit hauptsächlich degranulierten Zellen. Im Terminalstadium treten intrainsulinär liegende Proliferationsherde kanalikulärer Struktur auf (LIKE u. CHICK, 1970a, 1970b). Die Zahl der B-Zellen nimmt durch degenerierende und nekrotisierende Prozesse ab (LIKE et al., 1969).

Mit zunehmender Verschlechterung der Stoffwechsellage verschwinden die Begrenzungen zwischen den Inseln und den azinären Zellen des exokrinen Pankreas. Interzellulär treten dilatierte Pankreasgänge in den Inseln auf. Diese Neubildungen mit proliferierendem Epithel werden von COLEMAN und HUMMEL (1967) als Vorstufen neuer Inselzellen gedeutet. Dagegen führen LIKE und CHICK (1969) die Zunahme des Inselgewebes auf mitotische Teilungen differenzierter, granulierter B-Zellen zurück. Diese Teilungsfiguren treten sowohl innerhalb als auch an der Peripherie der Inseln auf. Die Inselzellproliferation, gemessen am Einbau von markiertem Thymidin in Desoxyribonukleinsäuren ist bei jungen Diabetes-Mäusen mit normoglykämischen Blutzuckerwerten unauffällig, mit zunehmenden Blutzucker- und Insulinspiegeln steigt sie steil an (CHICK, 1969). Bei anhaltender schwerer Hyperglykämie vermindert sich der Einbau der radioaktiven Substanzen wieder (CHICK u. LIKE, 1970a). Die Insulinspiegel sind zu diesem Zeitpunkt bereits stark erniedrigt.

Aus diesen Befunden und aus Studien über die Beeinflußbarkeit des Blutzukkers, der Insulinsekretion und der Inselzellproliferationsrate durch Diäten unterschiedlicher Zusammensetzung läßt sich folgendes schließen: bei der Diabetes-Maus tritt eine Neubildung der B-Zellen auf, wenn der periphere Insulinbedarf die Sekretionsleistung der Zelle stimuliert. Aus der Höhe des Blutzuckerspiegels läßt sich der Insulinbedarf des Organismus nicht erkennen (CHICK u. LIKE, 1971).

Leberenzyme. Die hepatischen Schlüsselenzyme der Gluconeogenese: Glukose-6-Phosphatase, Fruktose-1,6-Diphosphatase, Pyruvatcarboxylase und Phosphoenolpyruvatcarboxykinase sind bei jungen und adulten Diabetes-Mäusen gegenüber den Kontrollen signifikant erhöht (COLEMAN u. HUMMEL, 1967, 1968, 1969b). Die höchsten Aktivitäten treten zum gleichen Zeitpunkt auf wie die maximalen Blutglukosespiegel. Gleichzeitig sind die glykolytischen Enzyme Glukokinase, Hexokinase, Pyruvatkinase und Laktatdehydrogenase sowie die 6-Phosphoglukonat-Dehydrogenase, das Enzym des Pentose-Phosphat-Shunts, stark abgefallen (CHANG u. SCHNEIDER, 1970b). Diese Befunde allein erklären schon die zeitweise exzessiv hohen Blutglukosespiegel.

Die Aktivitäten der Glukose-6-Phosphat-Dehydrogenase, der Citrat-Lyase, der Acetyl-CoA-Synthetase und der Glucokinase liegen bei älteren, stark hyperglykämischen Tieren sowohl in der Leber als auch im Fettgewebe signifikant niedriger als bei jungen, leicht hyperglykämischen (COLEMAN u. HUMMEL, 1967).

Das ist im Hinblick auf die niedrigen Insulinspiegel der Tiere verständlich, da diese Enzyme insulinabhängig sind. Die Erhöhung der gluconeogenetischen Enzyme bei Tieren im Frühstadium des Syndroms läßt sich so erklären, daß die Insulinwirkung auf die Gluconeogenese teilweise aufgehoben ist (COLEMAN u. HUMMEL, 1967).

Körpergewicht. Wie bei der Obesitas-Maus steigt auch bei der Diabetes-Maus das Körpergewicht innerhalb kurzer Zeit steil an (HUMMEL *et al.*, 1966; COLEMAN u. HUMMEL, 1967, 1968). Während bei den Kontrollen das Maximalgewicht um 30 g liegt, erreichen db/db-Mäuse im Mittel 60 g (HUMMEL *et al.*, 1966). Die Gewichtsabnahme älterer Tiere, die für die Obesitas- und Diabetes-Maus typisch ist, setzt gewöhnlich schon zu einem Zeitpunkt ein, an dem die Hyperglykämie ihr Maximum noch nicht erreicht hat (COLEMAN u. HUMMEL, 1969b).

Bei der DBM-Variante läßt sich die terminale Gewichtsabnahme nur selten beobachten (CHICK u. LIKE, 1970b).

Hyperphagie. Die Futteraufnahme diabetischer Mäuse liegt um das Doppelte höher als die der Kontrollen (COLEMAN u. HUMMEL, 1968; WYSE u. DULIN, 1970). Diese Hyperphagie ist zentral bedingt (COLEMAN u. HUMMEL, 1970). Bei parabiotischer Vereinigung einer Diabetes-Maus (db/db) mit einem Kontrolltier (+/+) steigt das Körpergewicht des diabetischen Parabionten an, während der stoffwechselgesunde Partner einen signifikanten Gewichtsverlust erleidet. Während der Magen-Darmtrakt des diabetischen Tieres stets gefüllt ist, lassen sich bei dem Normaltier nur Spuren von Futter nachweisen. COLEMAN und HUMMEL (1969a) folgerten hieraus, daß der stoffwechselgesunde Partner verhungert. Wenn man bedenkt, daß der Plasmaaustausch bei Parabionten ungefähr 1% pro Minute beträgt, ist es einleuchtend, daß die Ursache für die verminderte Futteraufnahme des stoffwechselintakten Partners nicht in dem hohen Blutzucker- und Insulinspiegel des diabetischen liegen kann. Es ist wahrscheinlicher, daß bei den Diabetes-Mäusen wie bei jedem stoffwechselgesunden Tier nach genügender Futteraufnahme ein humuraler Faktor sezerniert wird, der beim stoffwechselgesunden Tier auf das hypothalamische Sättigungszentrum einwirkt und so die Futteraufnahme reguliert. Diese Substanz bleibt bei dem diabetischen Parabionten wirkungslos.

Kalorienreduktion. Kalorienreduktion führt bei Diabetes-Mäusen zur Stabilisierung des Körpergewichts oder sogar zum Gewichtsverlust (CHICK u. LIKE, 1971). Auch die Gewichtsabnahme von Obesitas- und Diabetes-Mäusen, die nach oraler oder parenteraler Androgenzufuhr eintritt, scheint mehr durch die signifikant verminderte Futteraufnahme bedingt zu sein (KANDUTSCH *et al.*, 1972), als durch die für stoffwechselgesunde Mäuse beschriebene verminderte hepatische Lipidsynthese nach Androgenen (KANDUTSCH u. SAUCIER, 1969).

Fettsucht. Die ersten sichtbaren Zeichen der Adipositas treten bei der Diabetes-Maus zwischen der dritten und vierten Lebenswoche auf. Fettgewebsablagerungen finden sich im Axillar- und Inguinalbereich. Intraabdominell sind das mesenteriale und epididymale Fettgewebe vermehrt (COLEMAN u. HUMMEL, 1967). Die Zunahme der Fettgewebsmasse diabetischer Tiere ist auf die Vergrößerung der Fettzellen zurückzuführen (JOHNSON u. HIRSCH, 1972).

Lipolyse. Nach STEINMETZ et al. (1969) könnte eine verminderte lipolytische Aktivität des Fettgewebes die exzessive Fettgewebsablagerung begünstigen. Zwar ist die Mobilisation der freien Fettsäuren in vitro, bezogen auf Gramm Feuchtgewicht, unter Basalbedingungen bei Diabetes-Mäusen und ihren Kontrollen identisch. Jedoch reagieren fettsüchtige Tiere auf Stimulierung mit lipolytischen Substanzen in geringerem Ausmaß als ihre Kontrollen.

Endokrinium. Wie die Obesitas-Maus ist auch die Diabetes-Maus infertil (HUMMEL et al., 1966; COLEMAN u. HUMMEL, 1968).

Die Ovarien, Uteri und Milchdrüsen sind atrophisch und erinnern im histologischen Bild an den Zustand nach Hypophysektomie (COLEMAN u. HUMMEL, 1967). Nach Transplantation von Ovarien diabetischer Spendertiere auf stoffwechselgesunde weibliche Empfänger können jedoch Trächtigkeiten auftreten. Die Nachkommenschaft aus Kreuzungen dieser vorbehandelten weiblichen Tiere mit heterozygoten männlichen setzt sich zu 50% aus homozygot diabetischen und 50% heterozygot diabetischen Mäusen zusammen (COLEMAN u. HUMMEL, 1969 b).

Homozygote Diabetes-Mäuse sind kryptorch (CHIRVAN-NIA u. BIBAL-PROT, 1969). Die Testes sind klein, eine Spermatogenese läuft nur in wenigen Tubuli ab (COLEMAN u. HUMMEL, 1967). Während COLEMAN u. HUMMEL (1968) an Hypophyse, Nebennieren und Schilddrüse keine abnormen Veränderungen feststellten, beschrieben CHIRVAN-NIA und BIBAL-PROT (1969) hypertrophische Nebennieren und Schilddrüsen, die das Bild einer verminderten Sekretionsleistung bieten.

Gefäßveränderungen. Trotz der Schwere der Stoffwechselstörung treten bei der Diabetes-Maus vor dem sechsten Lebensmonat weder Gefäßveränderungen in den Nieren auf, noch lassen sich Katarakte oder hämorrhagische Retinaveränderungen nachweisen (COLEMAN u. HUMMEL, 1967, 1968, 1969 b).

Pathogenese des Syndroms. Die Ausbildung der diabetischen Stoffwechsellage läßt sich nach den bisher vorliegenden Befunden wahrscheinlich auf mehrere Ursachen zurückführen.

Einmal bewirken die gesteigerte Gluconeogenese (COLEMAN u. HUMMEL, 1967, 1968, 1969 b) und die verminderte Glykolyse (CHANG u. SCHNEIDER, 1970b) sowie die herabgesetzte Glukoseutilisierung des Gewebes (COLEMAN u. HUMMEL, 1967) eine Erhöhung des Blutzuckers. Die frühzeitig auftretende Hyperinsulinämie (CHICK et al., 1970), deren Ursache noch nicht geklärt ist, trägt zur Fettgewebsbildung bei. Die Störung der hypothalamischen Regulation, für die sowohl der Hypogonadismus (COLEMAN u. HUMMEL, 1967; CHIRVAN-NIA u. BIBAL-PROT, 1969) als auch die Befunde an diabetischen und stoffwechselgesunden Parabionten (COLEMAN u. HUMMEL, 1969 a) und die Besserung der Stoffwechselsituation diabetischer Tiere nach Zerstörung hypothalamischer Zentren (COLEMAN u. HUMMEL, 1970) sprechen, scheint bei der Diabetes-Maus im stärkeren Maße an der Entwicklung des Syndroms beteiligt zu sein als bei der Obesitas-Maus.

4. Die Adipositas-Maus

In einem Stamm, der auf Körpergröße gezüchtet und aus 2 verschiedenen Linien aufgebaut wurde, traten in der 9. Generation spontan Tiere auf, die eine exzessive Fettgewebsablagerung erkennen ließen. In der weiteren Generationsfolge zeigte sich, daß die Fettsucht durch eine Einzelgenmutation mit rezessivem Erbgang des Gens hervorgerufen wird. Dieses „adipose" Gen wurde mit dem Symbol ad bezeichnet und ist ein Allel des db-Gens (FALCONER u. ISAACSON, 1959). Es wird in dem Stamm C57BL/6J geführt. Adipositas-Mäuse sind phänotypisch nicht von Diabetes- oder Obesitas-Mäusen zu unterscheiden. In bezug auf die Entwicklung der Fettsucht, der Hyperglykämie und der Hyperinsulinämie verhalten sich ad/ad-Mäuse analog den ob/ob-Mäusen (HERBERG, unveröffentlicht).

Homozygote fettsüchtige Tiere sind steril. Corpora lutea lassen sich in den Ovarien nicht nachweisen, die Uteri sind infantil, die vaginalen Zyklen schwach und irregulär. In den vergleichsweise kleinen Testes läuft die Spermatogenese unauffällig ab, die akzessorischen Geschlechtsdrüsen sind entsprechend denen der Kontrollen ausgebildet (BATT u. HARRISON, 1960). Stoffwechseluntersuchungen wurden an diesen Tieren bisher nicht durchgeführt.

5. Die japanische fettsüchtige Maus

In einem von KONDO et al. (1957) aufgebauten Mäusestamm, der auf Körpergröße gezüchtet wurde, traten spontan mäßige Fettsucht, Hyperphagie und Polyurie auf (NAKAMURA, 1962). Die Tiere dieses Stammes werden als japanische fettsüchtige oder KK-Mäuse bezeichnet.

Genetik. Lange Zeit wurde angenommen, daß die Stoffwechselbesonderheiten der KK-Mäuse polygenen Ursprungs sind (NAKAMURA u. YAMADA, 1963, 1967). Obgleich endgültige Ergebnisse über den Vererbungsmodus noch nicht vorliegen, nehmen BUTLER und GERRITSEN (1970) an, daß das Syndrom auf ein dominantes Gen zurückzuführen ist, dessen spontane Penetranz von 25% durch ein rezessives, modifizierendes Gen auf 75% gesteigert wird. Auffällig bei diesem Mäusestamm, der als Inzuchtlinie geführt wird, ist, daß die Glukosurie hauptsächlich auf männliche Tiere beschränkt und durch Umweltfaktoren wie Haltung und Aggressivität beeinflußt wird.

Blutzucker. Bis zu einem Alter von 2 Monaten verhalten sich Nüchternblutzukker und Glukosetoleranz bei KK-Mäusen unauffällig (PENHOS et al., 1969). Im Vergleich zu stoffwechselgesunden C57BL/6J-Mäusen, die üblicherweise als Kontrollen dienen, zeigen ältere KK-Mäuse bei normalen oder leicht erhöhten Nüchternblutzuckerwerten (DULIN et al., 1971) eine Verminderung der Glukosetoleranz (NAKAMURA, 1962; NAKAMURA u. YAMADA, 1963; DULIN u. WYSE, 1970a), die bei männlichen Tieren deutlicher ausgeprägt ist als bei weiblichen (NAKAMURA u. YAMADA, 1967).

Blutzuckersteigernde Substanzen. Wie bei allen spontan-diabetischen Mäusestämmen liegt auch bei der KK-Maus eine Empfindlichkeit gegenüber blutzuckersteigernden Hormonen vor. Selbst junge Tiere, die auf Glukose allein noch keine Anzeichen einer gestörten Toleranz erkennen lassen, reagieren auf Glukose in Kombination mit Glucagon, Wachstumshormon, Triamcinolon oder Adrenalin mit im Vergleich zu den Kontrollen erhöhten Blutglukosespiegeln während des Testablaufs (PENHOS et al., 1969). Kalorienreduktion führt zu einer Verbesserung der Stoffwechsellage, während überkalorische Ernährung die Fettsucht verstärkt und den Kohlenhydratstoffwechsel verschlechtert (MATUSO et al., 1970).

Plasmainsulin. Die Plasmainsulinspiegel der KK-Mäuse liegen um das 10—100fache höher als bei den Kontrollen. Wie der Blutzucker sinkt auch das Insulin unter Kalorienbeschränkung ab (DULIN u. WYSE, 1970a, 1970b).

Pankreasinsulin. Der Pankreasinsulingehalt ist bei KK-Mäusen gegenüber den Kontrolltieren auf das 4fache gesteigert (NAKAMURA, 1962; NAKAMURA u. YAMADA, 1967, 1969; DULIN et al., 1971).

Pankreasmorphologie. Histologisch ist das Pankreas durch Hypertrophie der Inseln, ausgeprägte B-Zell Degranulationen und sinusoide Erweiterung der Blutkapillaren charakterisiert. Es besteht eine enge Beziehung zwischen Blutzucker und morphologischen Veränderungen des Pankreas: je höher die postprandialen Blutglukosespiegel liegen, desto ausgeprägter sind die Degranulationsherde und kapillären Erweiterungen (Nakamura, 1962, 1965a; Nakamura u. Yamada, 1963). Für eine erhöhte Sekretionsleistung des Pankreas sprechen auch die Vergrößerung des endoplasmatischen Retikulums und die starke Ausbildung des Golgi-Apparates in den B-Zellen (Nakamura u. Yamada, 1967; Yamada u. Nakamura, 1969; Nakamura et al., 1971). Aus den vergleichsweise niedrigen Aktivitäten der sauren Phosphatase im Inselgewebe älterer Tiere schlossen Nakamura und Yamada (1965), daß wie bei der Diabetes-Maus auch bei der KK-Maus die Hyperaktivität des Pankreas zu einem Erschöpfungszustand des Organs führt.

Insulinempfindlichkeit. Im Glukose-Insulin Toleranztest verhält sich der Blutzucker bei jungen KK-Mäusen vor Manifestation der Stoffwechselstörung wie bei stoffwechselgesunden Kontrollen (Penhos et al., 1969). Bei älteren Tieren mit manifesten Störungen des Kohlenhydratstoffwechsels ist die Insulinwirkung auf das Zwerchfell und das epididymale Fettgewebe in vitro aufgehoben. Kalorienreduktion stellt die Insulinempfindlichkeit wieder her (Dulin u. Wyse, 1970a). Auf den Glukosestoffwechsel der Leber ist weder bei jungen noch bei älteren Tieren eine Verminderung der Insulinwirkung festzustellen (Iwatsuka u. Shino, 1970; Taketomi et al., 1973).

Leberenzyme. Der Leberglykogengehalt ist bei KK-Mäusen signifikant erniedrigt (Nakamura u. Yamada, 1967; Nakashima, 1969).

Mit dem Ausmaß der Hyperglykämie, der Hyperinsulinämie und der Fettsucht steigen in der Leber sowohl die gluconeogenetischen als auch die glykolytischen und die Enzyme des Pentosephosphat-Cyclus an (Taketomi et al., 1973). Wie bei anderen spontan-diabetischen Mäusestämmen ist auch bei der KK-Maus die hormonelle Regulation oder Substratsteuerung der Enzymaktivitäten gestört.

Fettsucht. Bei mäßiger Ausprägung der subkutanen und intraabdominellen Fettdepots wiegen KK-Mäuse maximal um 40 g (Nakamura u. Yamada, 1967).

Ernährungseinflüsse. Auf Kalorienreduktion reagieren KK-Mäuse mit einem Abfall des Körpergewichts (Dulin u. Wyse, 1970a) und Verbesserung der Stoffwechselsituation (Matsuo et al., 1970).

Lipogenese. Im Unterschied zu der Obesitas-Maus ist bei der KK-Maus nur die hepatische Fettsäurensynthese aus Glukose oder Acetat signifikant gegenüber den Kontrollen gesteigert. Die Lipogenese im Fettgewebe verläuft bei der KK-Maus unauffällig (Kato, 1969). Mit steigender Kalorienaufnahme nimmt die Lipogenese in der Leber weiter zu und wird überdies auch in den extrahepatischen Geweben stimuliert (Matsuo et al., 1971).

Gefäßveränderungen. Besonders bei alten Tieren mit langandauernder Hyperglykämie und Hyperinsulinämie bilden sich in der Niere vaskuläre Veränderungen wie Verbreiterung der Basalmembranen, noduläre Verdickungen des Mesangiums und Bezirke mit exsudativen Läsionen aus (Treser et al., 1968; Camerini-Davalos et al., 1970). Nach Wehner et al. (1972) führen die Gewebsproliferationen, die durch immunologische Prozesse hervorgerufen und durch den metabolischen Status der Tiere beeinflußt werden, zur diabetischen Glomerulosklerose.

Endokrinium. Die Befunde einer im Vergleich zu den Kontrolltieren vergrößerten Hypophyse der KK-Mäuse und eines vergleichsweise stärker angefärbten Proteinbandes in der Acrylamid-Gel-Elektrophorese, das als Wachstumshormon anzusprechen ist, werden von Nakamura (1965b) im Zusammenhang mit der diabetischen Stoffwechselentgleisung diskutiert.

Pathogenese des Syndroms. Interessante Ergebnisse im Hinblick auf die Pathogenese des Syndroms erbrachten Stoffwechselstudien an gelben KK-Mäusen, d.h. an KK-Mäusen, die durch Kreuzungen mit gelben fettsüchtigen Mäusen zu Trägern des A^y-Gens wurden. Bei diesen Tieren liegen unter dem Einfluß des A^y-Gens die hepatische und extrahepatische Lipogenese deutlich höher als bei KK-Mäusen. Mit Zunahme der frühzeitiger und stärker auftretenden Fettgewebsablagerung als bei KK-Mäusen steigen bei den gelben KK-Mäusen die Blutzucker- und Plasmainsulinspiegel vergleichsweise höher an. Die Pankreasveränderungen sind entsprechend stärker ausgeprägt (SHINO u. IWATSUKA, 1970; IWATSUKA et al., 1970). Aus diesen Befunden und der Beobachtung einer Verschlechterung oder Verbesserung der Stoffwechsellage durch diätetische Maßnahmen läßt sich folgern, daß ungeachtet der nicht bekannten primären Regulationsstörung bei KK-Mäusen der Grad der Fettsucht von entscheidender Bedeutung für die Störung des Kohlenhydratstoffwechsels ist. Bei Obesitas-Mäusen hingegen trifft dies nur für Tiere in der dynamischen Phase der Fettsucht zu.

6. Die Zucker-Ratte

Aus einem auf Körpergröße gezüchteten Rattenstamm (ZUCKER, 1960) gingen spontan Tiere hervor, die sich durch ein auffallend hohes Körpergewicht auszeichneten (ZUCKER u. ZUCKER, 1961). Adulte männliche Ratten erreichten ein Körpergewicht von 800 bis 1 000g, weibliche um 600 g (ZUCKER u. ZUCKER, 1962). Diese Tiere werden als „Fatties" oder allgemein als Zucker-Ratten bezeichnet.

Genetik. Die exzessive Fettgewebsablagerung ist auf ein einzelnes mutiertes Gen, mit dem Symbol fa benannt, zurückzuführen, das einem rezessiven Erbgang folgt. Entsprechend der Benennung von ZUCKER und ZUCKER (1961) wird das ursprüngliche, unveränderte Gen nicht mit dem üblichen Symbol des Wildtyps (+) bezeichnet, sondern mit den Buchstaben Fa. Nur homozygote fa/fa Ratten sind fettsüchtig, heterozygote Fa/fa oder homozygote Fa/Fa sind phänotypisch indifferent.

Blutlipide. Bei Zucker-Ratten fällt eine milchige Trübung des Serums auf, die sich kurz nach dem Absetzen der Jungtiere entwickelt. Die Blutlipide sind stark erhöht (ZUCKER, 1965). Der Cholesterinspiegel steigt mit dem Alter der Tiere an, während die Phosphatide bei jungen und älteren Ratten im gleichen Bereich liegen (ZUCKER u. ZUCKER, 1963 b). Bei adulten fa/fa-Ratten liegen die freien Fettsäuren des Serums um das 10fache, das Cholesterin und die Phosphatide um das 4fache höher als bei den Kontrollen (ZUCKER u. ZUCKER, 1961). Die Cholesterinerhöhung läßt sich bei hypothalamisch fettsüchtigen Ratten nicht beobachten, während hohe Triglyceridspiegel für beide Fettsuchtsformen charakteristisch sind (BARRY u. BRAY, 1969 a). Obgleich ein kurzfristiger Nahrungsentzug die Plasmatriglyceride bei Zucker-Ratten abfallen läßt, liegen sie noch signifikant höher als bei gefütterten Kontrollen, erst nach einer langdauernden Hungerperiode tritt ein Abfall bis in den Bereich der Kontrolltiere auf (BARRY u. BRAY, 1969 b). Es ist unwahrscheinlich, daß die Hypertriglyceridämie durch die von mehreren Autoren beobachtete Hyperphagie (ZUCKER u. ZUCKER, 1961, 1962; BARRY u. BRAY, 1969 b; BRAY u. YORK, 1972) bedingt ist, da auch bei Kalorienreduktion in Paar-Fütterungsexperimenten die Plasmatriglyceride der genetisch fettsüchtigen im Vergleich zu den stoffwechselgesunden Tieren erhöht bleiben (BARRY u. BRAY, 1969 b). Die hohe Proteinsynthese der Leber von Zucker-Ratten (FILLIOS u. SAITO, 1965; FILLIOS u. YOKONO, 1966) wird im Hinblick auf den vergleichsweise erhöhten Ausstrom der Triglyceride in Form von Lipoproteinen aus der Leber verständlich (SCHONFELD u. PFLEGER, 1971).

Fettsucht. Die Depotfettbildung, von der besonders der subkutane Bereich des Nackens und des Thorax betroffen ist (ZUCKER u. ZUCKER, 1963a), bleibt

bei homozygot fettsüchtigen Tieren im Hunger oder bei reduzierter Nahrungsmenge (Bray et al., 1973) gegenüber den homozygoten nicht fettsüchtigen oder
heterozygoten Kontrollen deutlich erhöht (Zucker, 1967b).

Selbst unter langdauernder Kalorienreduktion lagern homozygot fettsüchtige
Tiere übermäßig Fettgewebe ab, das Skelett ist kleiner als bei den Kontrollen
(Zucker u. Zucker, 1963a). Bei gleicher Kalorienaufnahme speichern Zucker-
Ratten 50% mehr Kalorien als ihre Kontrollen. Über 90% der gespeicherten
Kalorien werden bei fettsüchtigen Tieren als Depotfett abgelagert, während bei
den stoffwechselgesunden Ratten nur 60% der zugeführten Kalorien in Form
von Fett gespeichert werden (Bray et al., 1973). Fettreiche Diäten fördern die
Fettgewebsbildung (Zucker u. Zucker, 1963a).

Lipogenese. Wie bei genetisch fettsüchtigen Mäusen ist auch bei Zucker-Ratten
die Lipogenese im Fettgewebe deutlich erhöht (Bray et al., 1970). Es bestehen
jedoch altersabhängige Unterschiede in der lipogenetischen Kapazität des Fettgewebes.

Bei jungen Zucker-Ratten ist der basale und stimulierte Glukosestoffwechsel
im Vergleich zu den Kontrolltieren gesteigert. Das Fettgewebe junger fettsüchtiger
Tiere reagiert auf Insulin mit einer erhöhten Glukoseoxydation und einem vermehrten Glukoseeinbau in Fettsäuren. Die Reveresterungsrate liegt im Fettgewebe junger Zucker-Ratten höher als im Fettgewebe der stoffwechselgesunden
Kontrollen (York u. Bray, 1973a).

Bei älteren Ratten hingegen ist die Lipogenese aus Glukose, bezogen auf
die Einzelzelle, im Vergleich zu den Kontrollen vermindert (Bray, 1968; York
u. Bray, 1973b). Die Insulinempfindlichkeit des Fettgewebes ist in vitro und
in vivo aufgehoben (York et al., 1972b; Zucker u. Antoniades, 1972; York
u. Bray, 1973b). Durch die Steigerung der Gesamtzellzahl im Fettgewebe älterer
Tiere wird auch bei der adulten Zucker-Ratte die Fettgewebsbildung weiter gefördert.

Interessant ist es, die Lipidsynthese bei Ratten mit genetischer und hypothalamischer Fettsucht zu vergleichen. Bei beiden Gruppen ist die Insulinempfindlichkeit isolierter, ungefähr gleichgroßer Fettzellen herabgesetzt. Diese Insulin-Insen-
sitivität ist weniger als allgemeines Phänomen bei genetisch fettsüchtigen Nagern
zu diskutieren, sondern vielmehr als Ausdruck einer hypertrophischen Fettzelle
anzusehen. Die Fettzellen beider Gruppen unterscheiden sich vor allem darin,
daß bei genetisch fettsüchtigen Tieren die Fettsäurenoxydation zugunsten der
Glyceridglycerolsynthese vermindert ist (Bray, 1968).

Lipolyse. Unter absolutem Nahrungsentzug können Zucker-Ratten ihre Fettdepots prompt mobilisieren (Zucker u. Zucker, 1962; Zucker, 1967a).

Die basale lipolytische Aktivität des Fettgewebes ist in vitro bei der Zucker-
Ratte eng mit der Fettzellgröße korreliert und daher bei ad lib vorernährten
Tieren deutlich gegenüber den stoffwechselgesunden Kontrollen gesteigert (York
u. Bray, 1973b).

Die Noradrenalin-stimulierte Lipolyse ist nicht nur zur Fettzellgröße korreliert, sondern auch altersbedingten Einflüssen unterworfen (Zucker, 1972). So
liegt die Glycerinfreisetzung im Fettgewebe 6 Wochen alter Tiere unter 1 µg/ml
Noradrenalin höher als bei den Kontrollen (York u. Bray, 1973a). Bei 6—9
Monate alten Tieren hingegen zeigt Noradrenalin in gleicher Dosierung die größte
lipolytische Wirkung an Fettzellen stoffwechselgesunder Kontrollen, deren Fett-
zellvolumina denen der 6 Wochen alten homozygot fettsüchtigen Ratten entsprechen. 0,1 µg/ml Noradrenalin hingegen stimuliert bei älteren Tieren die Glycerin-
freisetzung stärker aus großen Zellen, die von fettsüchtigen Tieren stammen,
als aus kleinen Zellen, die den Kontrollen entnommen wurden (York u. Bray,

1973b). Insulin zeigt an Fettzellen von Zucker-Ratten in Gegenwart oder Abwesenheit von Glukose keinen antilipolytischen Effekt. DB-cyclo AMP oder Aminophyllin sind am effektivsten am Fettgewebe homozygot fettsüchtiger Tiere, unabhängig vom Ernährungszustand (YORK u. BRAY, 1973b).

In bezug auf die Glycerinfreisetzung ist die Produktion der freien Fettsäuren bei Zucker-Ratten vergleichsweise erniedrigt und weist auf eine erhöhte Reveresterungsrate bei diesen Tieren hin (YORK u. BRAY, 1973b). Die von ZUCKER (1967a) beobachtete geringe Freisetzung der freien Fettsäuren aus dem Fettgewebe von Zucker-Ratten täuscht eine verminderte Fettmobilisierung vor und ist auf die hohe Reveresterungsrate zurückzuführen.

Die Gesamtaktivität der Lipoproteinlipase des Fettgewebes liegt bei Zucker-Ratten zwei- bis achtfach höher als bei den Kontrollen, abhängig von der Gewebslokalisation und dem Geschlecht der Tiere. Auch auf die Zelle bezogen sind die Aktivitäten bei fettsüchtigen Tieren vergleichsweise erhöht. Dieser Befund spiegelt nicht das Verhalten von Fettzellen eines genetisch fettsüchtigen Organismus wider, da bei stoffwechselgesunden weißen Mäusen mit einer experimentell-diätetisch induzierten Adipositas ebenfalls eine enge Beziehung zwischen Fettzellvolumen und Lipoproteinlipase besteht (DE GASQUET et al., 1973).

Fettgewebszellularität. Fettzellvolumen (BRAY, 1969a) und Fettzellzahl sind bei Zucker-Ratten im Vergleich zu den Kontrollen erhöht (JOHNSON et al., 1971).

Die Fettzellgröße steht in einer direkten Beziehung zum Ernährungszustand: sie liegt am höchsten bei ad lib ernährten Zucker-Ratten, sinkt ab unter Paar-Fütterung fettsüchtiger und stoffwechselgesunder Tiere und liegt am niedrigsten bei fettsüchtigen Ratten, deren Nahrungsaufnahme im Vergleich zu den Kontrollen um ein Drittel reduziert ist (YORK u. BRAY, 1973b). An der Zucker-Ratte stellten JOHNSON et al. (1971) fest, daß eine Zunahme der Fettgewebszahl auch im adulten Organismus auftreten kann: bis zur 26. Lebenswoche steigt die Gesamtzahl der Fettzellen im subkutanen Fettgewebe der Zucker-Ratte an.

LEMONNIER (1971) beobachtete, daß in bezug auf die Fettzellzahl des gonadalen Fettgewebes geschlechtsbedingte Differenzen bestehen. So liegt die Zellzahl im epididymalen Fettanhang der Zucker-Ratte signifikant niedriger als bei stoffwechselgesunden Kontrollen. Der Gewichtsunterschied des parametranen Fettgewebes von fettsüchtigen und stoffwechselunauffälligen Ratten ist dagegen bis zu 70% auf eine Hyperplasie des Fettgewebes der homozygot fettsüchtigen Tiere zurückzuführen.

Blutzucker. Eine Hyperglykämie wurde bei Zucker-Ratten bisher nicht beobachtet.

Plasmainsulin. Das Plasmainsulin hingegen liegt bis zu 300% höher als bei den stoffwechselgesunden Kontrollen (BRAY, 1970). JOHNSON et al. (1973) fanden, daß die Insulinabgabe isolierter Langerhansscher Inseln weder durch eine Vorbehandlung der Tiere mit einer überkalorischen Diät noch durch eine drastische Reduzierung der Kalorienzufuhr während der Säugeperiode beeinflußt wird. Die Autoren schließen hieraus, daß die Wirkung exogener Faktoren auf die Insulinsekretion in der postnatalen Entwicklungsphase der Tiere durch genetische Faktoren überlagert wird. Durch Kalorienreduzierung während der adulten Lebensphase der Tiere läßt sich dagegen in vivo eine Senkung des Seruminsulinspiegels erzielen (YORK u. BRAY, 1973b).

Die Ursache der hohen Insulinsekretion muß nach den bisher vorliegenden Untersuchungen an der B-Zelle selbst zu suchen sein. Bei 30 Wochen alten Zucker-Ratten sind die Seruminsulinspiegel im Vergleich zu jungen Tieren signifikant erniedrigt, liegen jedoch noch um das Vierfache höher als bei den Kontrollen (ZUCKER u. ANTONIADES, 1972).

Der spontane Abfall der Seruminsulinspiegel bei alten Tieren ist nicht charakteristisch für die Zucker-Ratte, sondern läßt sich auch bei einigen Mäusestämmen beobachten. Auffallend im Vergleich zu den Mäusen ist jedoch, daß bei Zucker-Ratten die temporär hohe Insulinsekretion mit einer Normoglykämie einhergeht.

Insulinresistenz. Die bei Zucker-Ratten mit zunehmendem Alter der Tiere auftretende Insulinresistenz des Fett- (YORK et al. 1972 b) und des Muskelgewebes (STERN et al., 1972) kann nicht auf die Fettsucht per se zurückgeführt werden, da an hypothalamisch fettsüchtigen Ratten bisher keine periphere Insulinresistenz nachgewiesen werden konnte.

Ob wie bei Obesitas-Mäusen auch bei Zucker-Ratten eine Verminderung der zellulären Insulinrezeptoren als ursächlich zu diskutieren ist, müssen weitere Studien klären.

Pankreasmorphologie. Histologische Untersuchungen des Pankreas ergaben folgendes: bei 5 Wochen alten Zucker-Ratten ist die Hypertrophie der Inseln nur geringgradig ausgebildet. 24 Tage alte Tiere zeigen bei einem gleichzeitigen Anstieg des Seruminsulins eine ausgesprochene Inselzellhypertrophie, degranulierte B-Zellen, einen stark ausgebildeten Golgi-Apparat, sowie ein vergrößertes endoplasmatisches Retikulum und deutlich sichtbare Emiozytosen und mikrotubuläre Elemente. In diesen Inseln lassen sich häufig gemischte oder intermediäre Zellen vom exokrin-endokrinen oder duktural-endokrinen Typ erkennen. Im Pankreas tritt eine Proliferation fibrösen Gewebes auf und die B-Zellen zeigen eine deutliche Granulierung (SHINO et al., 1973).

Endokrinium. Homozygot fettsüchtige Tiere sind steril (BRAY u. YORK, 1971 a), die ovariellen und uterinen Cyclen sind schwächer ausgeprägt als bei den Kontrollen (BRAY et al., 1973).

Hypophyse, Ovar und Uterus sind bei Zucker-Ratten kleiner als bei stoffwechselgesunden Tieren. Durch eine Reduzierung der Nahrungsmenge läßt sich keine Normalisierung der Organgewichte erzielen (BRAY et al., 1973). Dies ist ein Hinweis dafür, daß die Ursache der Sterilität nicht in der Fettsucht per se sondern vielmehr wie SAIDUDDIN et al. (1973) annehmen, in einer hypothalamischen Regulationsstörung gesehen werden muß. Diese Autoren beobachteten, daß der Serumspiegel des bei fettsüchtigen Tieren erniedrigten FSH (Follikel stimulierendes Hormon) mit Kalorienreduktion ansteigt, während LH (luteotropes Hormon) unverändert niedrig bleibt.

Untersuchungen der Schilddrüse machen bei Zucker-Ratten eine verminderte Aufnahme radioaktiven Jods (BRAY et al., 1973) sowie eine verzögerte Abgabe ins Blut deutlich (BRAY u. YORK, 1971 b). In Übereinstimmung mit der herabgesetzten Jodaufnahme steht der erniedrigte Grundumsatz der Zucker-Ratte (BRAY, 1969b). Die Ursache der Unterfunktion scheint jedoch nicht in der Schilddrüse selbst zu liegen, sondern in einer Regulationsstörung im hypothalamischen Bereich, da die Reaktion auf thyreotropes Hormon bei fettsüchtigen und stoffwechselgesunden Tieren identisch ist (BRAY u. YORK, 1971 b; YORK et al., 1972 a).

Pathogenese des Syndroms. Wie bei spontandiabetischen Mäusestämmen wird der Grad der Fettsucht nicht nur durch den Genotyp, sondern auch durch exogene Faktoren, wie die Ernährung, mitbestimmt. Allein die Zellularität des Gewebes entwickelt sich wie bei der Obesitas-Maus (HERBERG et al., 1972) ungeachtet diätetischer Maßnahmen. Ob dies als Ausdruck des Genotyps zu werten, oder sekundär durch die erhöhten Seruminsulinspiegel bedingt ist, läßt sich nicht beurteilen. Die Frage, ob der Hyperinsulinismus der Zucker-Ratte eine Reaktion auf die vermehrte Fettgewebsablagerung ist, oder ob die primär erhöhten Insulinspiegel zur Fettsucht führen, bleibt weiterhin bestehen.

Obgleich diätetische Maßnahmen eine Normalisierung des Körpergewichts, der Fettzellgröße und des Seruminsulins bewirken, bleibt die Empfindlichkeit des Fettgewebes gegenüber Insulin bei Zucker-Ratten vermindert (YORK u. BRAY, 1973 b). Dies steht im Gegensatz zu Befunden an der Obesitas-Maus und ist außer der Hyperinsulinämie bei Normoglykämie ein weiteres Charakteristikum der Zucker-Ratte.

7. Die Neuseeländische fettsüchtige Maus

Durch systematische Inzuchtkreuzungen wurde von BIELSCHOWSKY und BIEL-SCHOWSKY (1953) ein Mäusestamm aufgebaut, in dem mit zunehmender Generationsfolge einheitlich eine bräunliche Haarpigmentierung und eine Neigung zur Adipositas auftraten. Außerdem entwickelte sich eine milde Hyperglykämie.

Genetik. Das Syndrom der Neuseeländischen fettsüchtigen (NZO) Maus ist polygenen Ursprungs (DICKIE, 1970). Daher konnte durch selektive Zuchtauswahl erreicht werden, daß alle Tiere der heute existierenden Linien durch Fettsucht und erhöhte Blutglukosespiegel charakterisiert sind. Als stoffwechselgesunde Kontrollen sollten aus Gründen der größtmöglichen genetischen Uniformität nur Tiere der NZ-Stämme verwandt werden (BIELSCHOWSKY u. GOODALL, 1970).

Blutzucker. Zwischen dem 4. bis 6. Lebensmonat treten die höchsten Blutzuckerspiegel auf, die selten 250 mg-% überschreiten (BIELSCHOWSKY u. BIELSCHOWSKY, 1956). Gewöhnlich ist die Hyperglykämie bei männlichen Tieren stärker ausgeprägt als bei weiblichen (CROFFORD u. DAVIS, 1965).

Im Gegensatz zu Obesitas-Mäusen reagieren NZO-Mäuse auf kurzfristige Fastenperioden kaum mit einer Senkung des Blutzuckerspiegels (BIELSCHOWSKY u. BIELSCHOWSKY, 1956).

Gluconeogenese. Wie bei der Obesitas-Maus trägt auch bei der NZO-Maus eine gesteigerte Glukoseneubildung trotz erhöhter Plasmainsulinspiegel zur Hyperglykämie bei (WILLMS et al., 1970; HUCHZERMEYER und STAIB, 1973). Entsprechend diesen Befunden in vivo bleibt die Gluconeogenese der isoliert perfundierten Leber in vitro durch Insulin unbeeinflußbar (RUDORFF et al., 1970; HUCHZERMEYER et al., 1973).

Glukosetoleranz. Während der postprandiale Blutzucker bei NZO-Mäusen verschiedenen Alters und Körpergewichts in einem relativ engen Bereich liegt, zeigt sich unter einer Glukosebelastung, daß die Toleranz gegenüber Glukose mit zunehmendem Alter und Körpergewicht absinkt (HERBERG et al., 1970b). Es ist daher ratsam, eine Charakterisierung der Stoffwechsellage, wie CROFFORD und DAVIS (1965) vorschlugen, stets nach einer Belastung vorzunehmen.

Unter fettreicher Diät, die bei NZO-Mäusen wie bei anderen genetisch fettsüchtigen Nagern und bei stoffwechselgesunden Albino Mäusen zu einem rascheren und höheren Körpergewichtsanstieg führt als eine kohlenhydratreiche Kost, sinkt auch die Glukosetoleranz stärker ab (HERBERG et al., 1972).

Blutzuckersenkende Substanzen. Insulin bewirkt bei NZO-Mäusen im Vergleich zu NZC[1]-Mäusen nur geringgradige Blutzuckersenkungen; die höchsten tolerierbaren Dosen liegen bei NZO-Mäusen um 20 E/kg, bei NZC-Mäusen um 0,4 E/kg Körpergewicht (BIELSCHOWSKY u. BIELSCHOWSKY, 1956). Nach Langzeitbehandlung mit Chlorpentazid, einem Sulfonylharnstoff, sinkt der Blutzucker auf 70% des Spiegels der unbehandelten Tiere ab. Dieser Abfall und der gleichzeitig auftretende Körpergewichtsanstieg sprechen dafür, daß das Pankreas auf die Stimulierung mit einer Insulinsekretion reagiert (BORGLUND et al., 1969). Jedoch

---

[1] New Zealand chocolate-coloured mice.

konnte mit Tolbutamid kein Anstieg des Plasmainsulins erreicht werden (Larkins u. Martin, 1972).

Plasmainsulin. Bei NZO-Mäusen sind Plasma IRI (Stauffacher et al., 1967) und Plasma ILA (Kamioka, 1965b) im Vergleich zu stoffwechselgesunden Kontrolltieren deutlich erhöht.

Insulinsekretion. Auf Arginin reagiert das Pankreas in vivo mit einer Insulinausschüttung, die die Ausgangsspiegel im Plasma auf das 4—20fache ansteigen läßt (Larkins u. Martin, 1972; Herberg et al., 1973a). Diese Anstiege treten sowohl bei gefütterten als auch bei gefasteten Tieren auf. Nach einer 12stündigen Fastenperiode bleiben dagegen Glukose oder Glukagon wirkungslos (Larkins u. Martin, 1972, 1973; Larkins, 1973a). Diese Befunde stimmen mit der Vorstellung überein, daß Glukose und Aminosäuren die Insulinsekretion durch unterschiedliche Mechanismen stimulieren (Levin et al., 1971).

Langdauernde Kalorienrestriktion stellt bei der gefasteten NZO-Maus die Empfindlichkeit des Pankreas auf Glukose wieder her. Dies steht im Gegensatz zu Befunden an der Obesitas-Maus (Cameron et al., 1972b). Da sowohl bei der Obesitas- als auch bei der NZO-Maus trotz drastischer Gewichtsreduktion der Anteil des Fettgewebes am Gesamtkörpergewebe erhöht bleibt (Alonso u. Maren, 1954; Hollifield u. Parson, 1958; Pitts u. Hollifield, 1962; Purves, 1964), kann die gestörte Regulation der Glukose-induzierten Insulinsekretion nicht auf die Fettsucht allein zurückgeführt werden. Vielmehr besteht eine direkte Beziehung zwischen der Höhe des basalen und stimulierten Insulinspiegels (Herberg et al., 1973a); je höher die Ausgangswerte liegen, desto geringfügiger ist der Anstieg. Die Ursache der Insulinsekretionsstörung bleibt weiterhin unklar. In welchem Ausmaß eine Rezeptorenverminderung, eine Störung des Glukosestoffwechsels oder die Bildung des cyclischen AMP in den Regulationsmechanismus eingreifen, läßt sich nach den bisher vorliegenden Untersuchungen nicht beurteilen (Larkins, 1973b).

Insulinresistenz. Gemessen an der Glukoseaufnahme, lassen Muskel- und Fettgewebe der NZO-Mäuse eine deutliche Insulinresistenz erkennen (Kamioka, 1965a). Durch intraperitoneale Implantationen von Langerhansschen Inseln stoffwechselgesunder oder mit Streptozotocin vorbehandelter Tiere werden die Diabetes-ähnlichen Symptome zum Verschwinden gebracht (Gates et al., 1972, 1973). Nach Normalisierung der Stoffwechsellage wird die Bindungskapazität von ^{125}J-Insulin an Plasmamembranen um fast 100% gesteigert. Entfernung der Implantate läßt die Insulinresistenz wieder erscheinen (Baxter et al., 1973). Damit werden die Befunde an der Obesitas-Maus bestätigt, nach denen an Fettzell- und Leberzellmembranen eine reduzierte Insulinbindungskapazität besteht, die als Ausdruck einer verminderten Anzahl zellulärer Insulinrezeptoren angesehen wird (Kahn et al., 1972; Freychet et al., 1972).

Pankreasinsulin. Der Insulingehalt des Pankreas liegt bei 2 bis 4 Monate alten NZO-Mäusen doppelt und bei 6 bis 11 Monate alten 10mal so hoch wie bei NZC-Mäusen (Sneyd, 1964). Die Konzentrationen sind im Vergleich zu Obesitas-Mäusen stets nur mäßiggradig erhöht (Stauffacher et al., 1967).

Pankreasmorphologie. Im histologischen Bild zeigt sich, daß die Langerhansschen Inseln des Pankreas bei NZO-Mäusen im Vergleich zu Mäusen der übrigen NZ-Stämme zahlreicher und größer sind. Die A-Zellen liegen verstreut zwischen den B-Zellen, die ungefähr 90% der gesamten Zellpopulation ausmachen. Wie bei genetisch fettsüchtigen Mäusen anderer Stämme treten auch bei der NZO-Maus mit zunehmendem Alter Veränderungen der zellulären Struktur der Inseln auf, die vor allem duktulär-trabekulären Charakter tragen (Bielschowsky u. Bielschowsky, 1956).

Pankreasenzyme. Die Enzymaktivitäten der Glykolyse liegen im Inselgewebe der NZO-Mäuse außergewöhnlich hoch. Da über diese Enzyme eine rasche Bereitstellung von energiereichem Phosphat erfolgen kann, lassen sich die Befunde im Sinne der erhöhten Funktionskapazität des Organs verstehen (BROLIN et al., 1964, 1967, 1969; BROLIN u. BERNE, 1967, 1970).

Die exokrinen Pankreasenzyme wie Lipase, Amylase, Chymotrypsinogen und Trypsinogen liegen bei NZO-Mäusen erwartungsgemäß im Bereich stoffwechselgesunder C57BL/6J-Mäuse (KHAYAT et al., 1968).

Fettsucht. Wie bei anderen genetisch fettsüchtigen Nagern ist auch bei NZO-Mäusen die Nahrungsaufnahme gesteigert. Vor dem Auftreten der sichtbaren Fettsucht verhält sich die körperliche Aktivität unauffällig, sodaß die Neigung zur Adipositas nicht in Beziehung gesetzt werden kann zu einem verminderten Energieverbrauch (YEN u. ACTON, 1972).

Fettgewebszellularität. Die ausgeprägte Depotfettbildung der NZO-Maus ist vornehmlich bedingt durch eine Hypertrophie der Fettzellen (TÄLJEDAL u. HELLMAN, 1963; HERBERG et al., 1970a; JOHNSON u. HIRSCH, 1972). Während HERBERG (unveröffentlicht) nur unter einer fettreichen Kostform eine Hyperplasie des Fettgewebes beobachtete, stellten JOHNSON u. HIRSCH (1972) auch unter einer Standardmäusediät eine Zunahme der Zellzahl fest. Diese unterschiedlichen Befunde lassen sich dadurch erklären, daß in den Fettfütterungsversuchen kohlenhydratreich ernährte NZO-Mäuse als Kontrollen dienten, während unter der Standardkost NZO mit NZC-Mäusen verglichen wurden.

Blutlipide. Im Blut nehmen die Spiegel des Cholesterins, der gesamten und der freien Fettsäuren mit dem Alter der Tiere zu und liegen nach dem 6. Lebensmonat deutlich höher als bei den Kontrollen (KAMIOKA, 1965a).

Lipogenese. Auf eine Steigerung der Lipogenese bei NZO-Mäusen im Vergleich zu NZC-Mäusen wies bereits SUBRAHMANYAM (1960) hin. Besonders die Leber läßt eine hohe lipogenetische Kapazität erkennen (WINAND et al., 1968a, 1968b).

Lipolyse. Während KAMIOKA (1965b) in vitro keinen Unterschied in der Höhe der hormonstimulierten Lipolyse bei NZO-Mäusen und stoffwechselgesunden Kontrolltieren sah, beschrieb WESTMAN (1965) einen signifikanten Anstieg der freien Fettsäuren im Serum bei Tieren nach einer Fastenperiode. Auch WINAND et al. (1968b) berichteten, daß die in vitro neugebildeten Fettsäuren des Fettgewebes stärker in das Medium diffundieren als die neugebildeten Glyceride, die sich im Gewebe anhäufen. Diese Befunde sprechen für eine ausgeprägte Fähigkeit der NZO-Mäuse, ihr Depotfett zu mobilisieren. HERBERG et al. (1970a) beobachteten eine Beziehung zwischen der basalen oder hormonstimulierten Lipolyse und dem Volumen der Fettzellen. Dies steht in Übereinstimmung mit den Untersuchungen von LOVELL-SMITH (1971) und LOVELL-SMITH und SNEYD (1973) an jungen und alten NZO-Mäusen während der dynamischen und statischen Phase der Fettsucht: bei jungen NZO-Mäusen liegt die Glycerin-Freisetzung des Fettgewebes niedriger als bei altersentsprechenden NZY[2]-Mäusen, bei alten Tieren ist sie basal auf das $2^1/_2$-fache und unter Stimulation auf das 5fache erhöht.

Pathogenese des Syndroms. Die Vermutung, daß das Hyperglykämie-Syndrom der NZO-Maus auf eine gesteigerte Sekretion von Wachstumshormon zurückzuführen sei (BIELSCHOWSKY u. BIELSCHOWSKY, 1956), wie es auch für die Obesitas-Maus (HERBAI, 1970; HERBAI et al., 1970) und die KK-Maus (NAKAMURA u. YAMADA, 1967) diskutiert wird, hat sich nicht bestätigt. LARKINS (1971) fand keinen Unterschied der basalen Hormonspiegel und stellte im Suppressionstest mit Glukose bei NZO-Mäusen und stoffwechselgesunden Kontrollen einen gleich starken Abfall des Wachstumshormons fest.

---
[2] New Zealand yellow-coloured mice.

8. Der Chinesische Hamster

Bereits seit 1919 wird der Chinesische Hamster als kleines Versuchstier gehalten. Sein Körpergewicht beträgt 20 bis 30 g. Die Haarfärbung ist auf dem Rücken bräunlich, an den Flanken und dem Abdomen weiß. Über den Rücken läuft vom Kopf bis zum Ansatz des Stummelschwanzes ein schwarzer Haarstreif (Hsieh, 1919).

Verwendung in der experimentellen Medizin. Die Neigung zu Spontantumoren (Fulton et al., 1954; Yerganian, 1955; Yerganian u. Livingston, 1955; Poel u. Yerganian, 1961) und die außergewöhnlich niedrige Chromosomenzahl von 22 im diploiden Satz (Pontecorvo, 1943; Matthey, 1952; Yerganian, 1952, 1956, 1959; Livingston u. Yerganian, 1956; Tonomura u. Yerganian, 1956, 1957; Hultén et al., 1970; Schmid, 1970; Stubblefield u. Gay, 1970; Kakati u. Sinha, 1972; Terzi, 1972; Williams et al., 1972; Westerveld et al., 1972; Brooks et al., 1973; Chasin, 1973; Lavappa et al., 1973) ließen den Chinesischen Hamster zu einem beliebten Tiermodell in der experimentellen Medizin werden.

Klinische Symptome der Stoffwechselstörung. 1959 beschrieben Meier und Yerganian in einer Kolonie Chinesischer Hamster ein gehäuftes Auftreten von Polydipsie, Polyurie und plötzlichen Todesfällen. Die Tiere erschienen dehydratisiert, die Urinzuckerausscheidung war auffallend hoch und die Blutzuckerspiegel lagen zwischen 200 bis 600 mg-%. Wie Green et al. (1960) und Schmidt et al. (1970) beobachteten, nahm die Stoffwechselstörung mit dem Grad der Inzucht zu. So ließ sich durch ausschließliche Bruder-Schwester-Paarung in der 4. bis 8. Generation in 4 Linien der von Meier und Yerganian (1961a) gehaltenen Kolonie die Morbidität der Nachkommen bis auf 90% erhöhen.

Schon die erste Beschreibung der klinischen Symptome bei Chinesischen Hamstern ließ vermuten, daß die Stoffwechselstörung bei dieser Spezies einen anderen Verlauf nehmen kann als bei genetisch fettsüchtig-hyperglykämischen Mäusen (Meier u. Yerganian, 1959). Während sich bei Mäusen innerhalb eines Stammes zum ungefähr gleichen Zeitpunkt Adipositas und Hyperglykämie entwickeln, treten bei Hamstern die ersten sichtbaren Zeichen der metabolischen Störung, wie Polyurie und Dehydratation in der Zeitspanne zwischen dem 18. und 250. Lebenstag auf (Meier, 1964).

Genetik. Untersuchungen der Erblichkeit der Stoffwechselstörung ließen Yerganian (1964, 1967) vermuten, daß weder eine einzelne, rezessive Genmutation noch ein inkomplett dominantes Gen beteiligt sind. Die Züchtungsergebnisse wiesen vielmehr auf ein Zusammenwirken modifizierender Gene, die aktivierend auf mutierte Genloci wirken, und auf mutierte Gene hin, die bei zunehmender Homozygotie zur Manifestation des Syndroms führen.

Butler (1967) leitete aus der Überprüfung von Stammbäumen von über 6000 Chinesischen Hamstern ab, daß ein polygenetisches System mit mindestens 4 Genen vorliegen muß. Erst bei Homozygotie von jeweils 2 dieser Gene kommt es zu diabetischen Stoffwechselveränderungen.

Modell der Diabetes-Typen des Menschen. Die Bedeutung des Chinesischen Hamsters für die experimentelle Diabetesforschung liegt darin, daß diese Spezies sowohl den Typ des menschlichen Alters- als auch den des menschlichen jugendlichen Insulinmangeldiabetes repräsentiert (Gundersen et al., 1967; Dulin u. Gerritsen, 1972). Von außerordentlicher Wichtigkeit ist die Beobachtung von Gerritsen et al. (1970), daß innerhalb der ersten 8 Lebensmonate bei 100% der Nachkommen ketotisch-diabetischer Eltern ein Diabetes auftritt. An diesen Tieren könnte möglicherweise die Entwicklung einer diabetischen Stoffwechselentgleisung verfolgt werden.

Unterscheidungsmerkmale. Aufgrund der Blutglukose- und Blutketonkörper-spiegel unterscheidet man 3 Gruppen: ketotisch-diabetische, nichtketotisch-diabe-tische und stoffwechselgesunde Tiere (GERRITSEN u. DULIN, 1967).

Diagnostik. Um diabetische Hamster rasch und verläßlich von stoffwechselge-sunden zu unterscheiden, genügen Urinuntersuchungen auf Ketonkörper und Glukose. Jedoch ist hierbei zu beachten, daß Gemeinschaftshaltung der in ihrem physiologischen Biotop singulär lebenden Tiere starke Aggressionen auslöst. Es treten streßinduzierte Glykosurien auf, die über mehrere Wochen nach erfolgter Trennung der Tiere bestehen bleiben. Die positive Urinzuckerausscheidung täuscht in diesen Fällen eine diabetische Stoffwechsellage vor (EHRENTHEIL *et al.*, 1964).

Blutzucker. Die Blutglukose diabetischer Tiere ist im Vergleich zu den Kontrol-len im Mittel auf das $3^{1}/_{2}$fache erhöht (GERRITSEN u. DULIN, 1967). Altersabhän-gige Veränderungen des Blutzuckers, wie sie von der Obesitas-Maus bekannt sind, lassen sich bei Chinesischen Hamstern nicht erkennen (DULIN *et al.*, 1971). Mit Phenformin oder Tolbutamid läßt sich der Blutzucker von Tieren mit einer nur leichten Stoffwechselentgleisung gut einstellen, bei permanenter Urin-zuckerausscheidung ist eine Blutzuckersenkung nur mit Insulin zu erreichen (MEIER u. YERGANIAN, 1961b).

Glukosetoleranz. Die Glukosetoleranz diabetischer Tiere ist im Vergleich zu den Kontrollen signifikant vermindert (WEIHE, 1970).

Glukosestoffwechsel der Leber. Während CHANG und SCHNEIDER (1970a) bei diabetischen und nicht diabetischen Hamstern keine Unterschiede in der Höhe der Leberglykogenspiegel feststellen konnten, sahen GERRITSEN und DULIN (1967) eine gegenüber der Norm 6- bis 10fach höhere Glykogeneinlagerung in Lebern ketotisch-diabetischer oder nichtketotisch-diabetischer Tiere. Wie bei alloxan-diabetischen Ratten (FRIEDMANN *et al.*, 1963) bleibt auch bei diabetischen Chinesi-schen Hamstern während einer Fastenperiode das Leberglykogen erhöht (GERRIT-SEN u. DULIN, 1967).

Die Glukoseoxydation in der Leber diabetischer Hamster ist im Vergleich zu stoffwechselgesunden Kontrollen herabgesetzt (RENOLD, 1964), der Glukose-oder Pyruvateinbau in Glykogen oder Fettsäuren ist vermindert (SIMS u. LANDAU, 1967). Dagegen ist der Pyruvateinbau in Glukose in Leberschnitten auf das Drei-fache und in Nierenschnitten auf das Doppelte gegenüber den Kontrollen ge-steigert (CHANG u. SCHNEIDER, 1970c). Auch in vivo läßt sich bei diabetischen Tieren eine im Vergleich zu den Kontrollen erhöhte Einbaurate markierten Pyruvats in die Blutglukose beobachten (CHANG u. SCHNEIDER, 1970a; DULIN *et al.*, 1971).

Entsprechend den hohen Blutglukosespiegeln sind in der Leber ketotisch-diabetischer Hamster die Enzymaktivitäten der Gluconeogenese erhöht und die Aktivitäten der glykolytischen Enzyme vermindert. Diese Veränderungen im En-zymmuster lassen sich auch bei Nachkommen ketotisch-diabetischer Eltern nach-weisen, bevor eine Manifestation der Stoffwechselstörung eingetreten ist.

Im Muskel diabetischer Hamster verhalten sich Glukoseaufnahme, Glykogen-synthese und Leuzineinbau in Proteine unauffällig (GERRITSEN u. DULIN, 1967; GUNDERSEN *et al.*, 1967; MALAISSE *et al.*, 1967).

PLASMAINSULIN. Die Plasmainsulinspiegel liegen bei permanent glukosurischen Tieren niedriger und bei intermittierend glukosurischen höher als bei den Kontrol-len (MALAISSE *et al.*, 1967). Eine Hyperinsulinämie ist daher zumindest temporär bei leichten Stoffwechselentgleisungen nachweisbar (SIREK u. SIREK, 1967).

Pankreasinsulin. Bestimmungen des Pankreasinsulingehaltes lassen erkennen, daß die Insulinreserve bei diabetischen Tieren stark vermindert ist (SIMS u.

Landau, 1967) und das Pankreas auf Glukosereiz mit einer im Vergleich zu den Kontrollen verminderten Insulinausschüttung reagiert (Malaisse et al., 1967; Chang u. Schneider, 1970a; Loge et al., 1973).

Pankreasmorphologie. Bei Nachkommen diabetischer Eltern treten hypertrophische und hyperplastische Inseln im Pankreas auf, die fast ausschließlich aus B-Zellen bestehen (Meier u. Yerganian, 1961a). Innerhalb von 2 Std nach der Geburt treten zahlreiche Mitosen in den Kernen auf. Nach einem Tag sind die Inseln dieser Jungtiere um das Doppelte größer und um das Vierfache zahlreicher als bei Nachkommen stoffwechselgesunder Hamster. Bei diesen tritt die Proliferation des Inselgewebes erst innerhalb der ersten Lebenswoche auf, so daß das Pankreas 14 Tage alter Tiere beider Gruppen nicht mehr zu unterscheiden ist. Späterhin, mit Manifestation der diabetischen Stoffwechsellage verändern sich die Inseln von Nachkommen diabetischer Eltern durch hyperplastische Vergrößerungen, die mit unterschiedlicher Degranulierung der B-Zellen einhergeht.

Bei schwerer Stoffwechselentgleisung ist die Anzahl der Langerhansschen Inseln gegenüber stoffwechselgesunden Kontrolltieren vermindert, die B-Zellen erscheinen aufgeblasen, das Cytoplasma wolkig oder durchscheinend und die Kerne teilweise karyolytisch verändert (Meier u. Yerganian, 1959). Das Bild einer hydropischen Degeneration herrscht vor (Yerganian u. Meier, 1959). An den Kapillaren der Inseln läßt sich deutlich eine Verdickung der Basalmembranen erkennen (Luse et al., 1967). Bei einigen Tieren treten zusammen mit degranulierten B-Zellen deutliche Vergrößerungen des Golgi-Apparates auf (Luse et al., 1967). Dies spricht für eine zumindest temporär gesteigerte B-Zellaktivität und erklärt die vergleichsweise hohen Plasmainsulinspiegel bei intermittierend glukosurischen Tieren (Malaisse et al., 1967). Mit dem Schweregrad des Diabetes sinken das Inselzellvolumen und die Zahl der B-Zellen ab, während die Inseln mit Glykogen infiltriert werden (Carpenter et al., 1967). Die Zahl der A-Zellen ändert sich nicht, so daß ihr relativer Anteil am Inselvolumen ansteigt.

Eine Beziehung zwischen morphologischen Veränderungen des Pankreas und der Dauer des Diabetes scheint nicht zu bestehen (Boquist, 1969).

Körpergewicht. Das Geburtsgewicht der Nachkommen diabetischer und stoffwechselgesunder Mütter ist indifferent (Loge u. Steinbeck, 1970); Gerritsen u. Dulin, 1972). Nach 15 bis 24 Tagen jedoch liegt das Körpergewicht der Jungtiere, die diabetischen Müttern entstammen, signifikant höher als das Körpergewicht von Jungen stoffwechselunauffälliger Mütter (Gerritsen u. Dulin, 1972). Kalorienreduktion während und nach der Säugeperiode verhindert die rasche Gewichtszunahme der Nachkommen diabetischer Tiere und verzögert, falls die Jungtiere einen Diabetes bekommen, den Manifestationszeitpunkt der Stoffwechselstörung und mildert den Schweregrad (Gerritsen u. Dulin, 1972).

Fettstoffwechsel. Eine Adipositas tritt bei Chinesischen Hamstern nicht auf. Glukoseoxydation oder Glukoseeinbau in Fettsäuren verhalten sich im Fettgewebe diabetischer und stoffwechselintakter Tiere unabhängig vom Ernährungszustand oder dem Schweregrad des Diabetes gleich (Gerritsen u. Dulin, 1967; Sims u. Landau, 1967). Wie Campbell und Green (1966) mitteilten, liegen die Spiegel der freien Fettsäuren im Blut stoffwechselgesunder Chinesischer Hamster 4- bis 9mal höher als bei Ratten, Hunden oder Menschen. Im Vergleich zur Ratte ist die lipolytische Aktivität des Fettgewebes bei Chinesischen Hamstern auf das 5fache erhöht.

In vivo steigen die freien Fettsäuren bei stoffwechselgesunden und diabetischen Hamstern im Hunger nicht weiter an (Gerritsen u. Dulin, 1967). Dies kann nicht auf eine Geweberesistenz gegenüber Insulin zurückgeführt werden, da das Fettgewebe bei nicht diabetischen und diabetischen Tieren bereits auf niedrige

Insulindosen mit einer verminderten Produktion freier Fettsäuren reagiert (DULIN u. GERRITSEN, 1969).

Durch die hohe Fettmobilisation einerseits und den im Vergleich zu stoffwechselgesunden Tieren unauffälligen Glukosemetabolismus im Fettgewebe andererseits wird verständlich, daß es bei Chinesischen Hamstern zu keiner übermäßigen Depotfettbildung kommt.

Gefäßveränderungen. Mit zunehmender Verschlechterung der Stoffwechsellage werden Retinopathien in Form arteriolärer und kapillärer Aneurysmen beobachtet (HAUSLER *et al.*, 1963a, 1963b).

Bei allen Tieren mit einer diabetischen Stoffwechselentgleisung liegt das Verhältnis endothelialer Zellen/intramuralen Pericyten in den Retinakapillaren signifikant höher als bei stoffwechselgesunden (FEDERMAN u. GERRITSEN, 1970).

Überdies neigen diabetische Chinesische Hamster zu interkapillären Glomerulosklerosen (GUTTMAN u. KOHN, 1960; LAWE, 1962; SHIRAI *et al.*, 1967; CONFORTI, 1972) und Hydronephrosen (MEIER u. YERGANIAN, 1961b).

Sekundär, durch die diabetische Stoffwechsellage begünstigt, treten bei Chinesischen Hamstern auffallend häufig Entzündungen des Zahnfleisches auf (COHEN *et al.*, 1961, 1963; SHKLAR *et al.*, 1962).

Endokrinium. Die Fertilität diabetischer Chinesischer Hamster ist im Vergleich zu stoffwechselgesunden nicht vermindert. Jedoch beobachteten MEIER und YERGANIAN (1961b) eine prä- und perinatale Mortalitätsrate von ungefähr 20%, die durch Behandlung mit oralen Antidiabetika deutlich gesenkt wurde.

Auffallende morphologische Veränderungen der Gonaden wurden bisher nur bei männlichen Tieren beschrieben. Sie entsprechen weitgehend denen der alloxandiabetischen Ratte: eine leichte Entgleisung der Stoffwechsellage führt zur Verminderung des Keimepithels, die Zahl der Spermatozoen, der Spermatiden und der Spermatozyten II. Ordnung ist im Vergleich zu stoffwechselgesunden Tieren stark vermindert. Bei schwerer Stoffwechselentgleisung ist die Spermatogenese auf der Stufe der Spermatozyten I. Ordnung komplett unterbrochen. Die Zahl der Leydigzellen ist reduziert (FEDERLIN *et al.*, 1970; SCHÖFFLING *et al.*, 1967).

Der histologische Aufbau der Ovarien ähnelt dem der Ratten und Mäuse. Die durchschnittliche Dauer eines ovariellen Cyclus beträgt 4,5 Tage (CHANG u. WU, 1938). Davon entfallen auf den Pro-Östrus 0,5, auf den Östrus 1,5 und auf den Met- und Di-Östrus 2,5 Tage (PARKES, 1931). Die Kenntnis der einzelnen Cyclusphasen ist für den Züchter wichtig, da die weiblichen Tiere nur während des Östrus begattungsbereit sind und sich während der übrigen Zeit als äußerst unverträglich und aggressiv gegenüber den männlichen verhalten (HERTER u. RAUCH, 1956).

Die Trächtigkeit dauert ungefähr 19 bis 20 Tage (HERTER u. RAUCH, 1956; YERGANIAN, 1958) gleichgültig, ob die Tiere normo- oder hyperglykämisch sind (MEIER u. YERGANIAN, 1961a).

Pathogenese des Syndroms. Hinweise auf die Pathogenese des Diabetes bei Chinesischen Hamstern geben die Untersuchungen von CARPENTER *et al.* (1967, 1970). Diese Autoren beobachteten bei stoffwechselgesunden Geschwistertieren diabetischer Hamster sowohl eine Verminderung des Inselvolumens im Vergleich zu Tieren ohne eine familiäre Diabetesanamnese, als auch eine gegenüber der Norm reduzierte B-Zellgranulierung.

Die Störung in der Regulation der Insulinsynthese muß daher, wie auch Studien von BOQUIST und FALKMER (1970) zeigen, an der B-Zelle selbst zu suchen sein: bedingt durch genetische Faktoren, ist die B-Zelle des Pankreas unfähig, eine adäquate Insulinproduktion und -sekretion aufrechtzuerhalten. Es entwickeln sich Hyperglykämie und Ketose.

Der erhöhte Glykogengehalt der Leber könnte, wie Vergleiche mit alloxan-diabetischen Ratten andeuten, auf den Insulinmangel zurückzuführen sein. Ob auch die gesteigerte Gluconeogenese in der Leber Chinesischer Hamster als Ausdruck der Hypoinsulinämie anzusehen ist, bedarf weiterer Untersuchungen, da sich an genetisch hyperglykämischen Mäusen die von WEBER et al. (1963) beschriebene suppressorische Wirkung des Insulins auf gluconeogenetische Enzymaktivitäten nicht bestätigen ließ (WILLMS et al., 1970; SEIDMAN et al., 1970; HERBERG et al., 1970b).

9. Die Stachelmaus

Bei einigen Tieren der Gattung Acomys wurden unter üblicher Laboratoriumshaltung eine spontan auftretende Adipositas und Symptome, die einen Diabetes vermuten ließen, beobachtet (GONET et al., 1965a, 1965b). Diese Tiere entstammten einer Kolonie, die wahrscheinlich der Subspezies Acomys cahirinus dimidiatus zuzurechnen ist (BRUNK, 1971) und seit 1959 in den pharmakologischen Laboratorien der Sandoz AG in Basel geführt wird (HEFTI u. FLÜCKIGER, 1967).

Nach STRASSER und BRUNK (1971) ist das Auftreten eines Spontandiabetes nicht nur auf die in Israel beheimatete Subspezies von Acomys cahirinus beschränkt, sondern läßt sich auch an der ägyptischen Variante, Acomys cahirinus cahirinus Desmarest, beobachten.

Das natürliche Biotop dieser Tiere sind Wüstengebiete und Landstriche, in denen starke Temperaturschwankungen auftreten. Daher ist diese Spezies besonders für Studien des Wasserhaushaltes und der Temperaturregulation geeignet (CASTEL u. ABRAHAM, 1969a, 1969b, 1972; SHKOLNIK und BORUT, 1969).

Ihren Namen Stachelmaus verdankt die Nagerart den biegsamen Stacheln, die den Rücken fast bis zum Nacken bedecken, an der Wurzel grauweiß gefärbt sind, zur Spitze hin gelbbraun werden und mit einem dunklen braunen Punkt enden. An den Seiten geht das Haarkleid ins Gelbliche über, Bauch und Füße sind weiß (DIETERLEN, 1961).

Genetik. Obgleich von der Stachelmaus, die den Nestflüchtern angehört und ein auffälliges perinatales Verhaltensmuster bietet, eine Fülle biologischer Daten vorliegen (DIETERLEN, 1961, 1962, 1963), ist über den Vererbungsmodus der diabetischen Stoffwechsellage nichts bekannt.

Körpergewicht. Werden Stachelmäuse unter physiologischen Bedingungen gehalten, d.h. mit reiner Trockennahrung ohne Trinkwasserbeigabe ernährt, bleiben sie normgewichtig und entwickeln keine Anzeichen der Stoffwechselstörung (HEFTI u. FLÜCKIGER, 1967; HEFTI, 1971). Fütterungsversuche zeigten, daß die Art und die Darbietungsform der Nahrung die Stoffwechselentgleisung begünstigen.

Fettsucht. Es ist nicht vorherzusagen, ob sich ein Diabetes mit oder ohne Adipositas entwickelt oder eine Adipositas ohne Diabetes.

Während bei ungefähr 50% der ersten, von GONET et al. (1965a, 1965b) untersuchten Tieren eine Fettsucht auftrat, nahm die Häufigkeit späterhin ab (RENOLD, 1968). Gelegentlich läßt sich eine Adipositas bei intermittierend glukosurischen Tieren beobachten (JUNOD et al., 1968).

Blutzucker. 15 bis 20% der Stachelmäuse der Genfer Kolonie, die ein Ableger der Baseler ist, entwickelten eine mäßige Hyperglykämie, die mit Glukosurie oder seltener mit einer Ketonurie einherging (GONET et al., 1965b). Jedoch wurden auch Blutzuckerspiegel bis zu 500 mg-% beobachtet (GONET et al., 1969).

Im Mittel sind die Blutglukosespiegel nichtketotisch-diabetischer Tiere im Vergleich zu stoffwechselgesunden um 115%, die der ketotisch-diabetischen um 200% erhöht (HEFTI, 1971).

Entsprechend der Höhe des Blutzuckers und dem Auftreten einer Glukosurie lassen sich 3 Gruppen diabetischer Stachelmäuse voneinander unterscheiden. Die 1. ist durch intermittierende Glukosurien bei unauffälligen Blutzuckerspiegeln gekennzeichnet, die 2. nichtketotisch-diabetische mit permanenter Glukosurie und Blutglukosewerten um 300 mg-% läßt nach 1 bis 6 Monaten Dauer eine Stoffwechselverschlechterung erkennen, die zur Ketoazidose führt. In der 3. Gruppe werden diejenigen Tiere zusammengefaßt, die bei starker Glukosurie und hohen Urinvolumina Ketonkörper ausscheiden. Ihr Blutzucker liegt um 500 mg-%. Die Lebensdauer dieser Tiere ist bei katabolen Stoffwechselvorgängen meist auf einige Wochen begrenzt.

Leberenzyme. Wie bei fettsüchtig-hyperglykämischen Mäusen trägt auch bei der Stachelmaus der Glukosestoffwechsel der Leber zur Symptomatik des Syndroms bei. Die gluconeogenetischen und glykolytischen Enzymaktivitäten der Leber verhalten sich nicht einheitlich. Bei nichtketotisch-diabetischen Tieren ist vor allem die Glucokinaseaktivität erhöht, ein Hinweis dafür, daß bei Stachelmäusen dieser Gruppe eine Hyperinsulinämie vorliegt. Im Vergleich zur Norm gesteigerte Glukose-6-Phosphatase- und Fructose-1,6-Diphosphatase-Spiegel treten nur bei stark hyperglykämischen Tieren auf. Ketotisch-diabetische Tiere zeichnen sich durch niedrige Aktivitäten der glykolytischen Schlüsselenzyme Glucokinase, Hexokinase, Phosphofructokinase und Pyruvatkinase aus, während die gluconeogenetischen Glukose-6-Phosphatase und Fructose-1,6-Diphosphatase auch bei den Tieren dieser Gruppe erhöht angetroffen werden (CREUTZFELDT et al., 1970; WILLMS et al., 1970). Interessant sind die Befunde von GUTMAN et al., (1972), die bei frischen Wildfängen und Tieren, die über mehrere Jahre unter Laborbedingungen gehalten und gezüchtet worden waren. unterschiedliche Enzymmuster in der Leber beobachteten. Wenn auch der Einfluß von Haltungs- und Fütterungsbedingungen bei diesen zwei Kollektiven deutlich zu erkennen ist, so darf nicht übersehen werden, daß genetische Faktoren ebenso an der Steuerung metabolischer Vorgänge beteiligt sind. Dies wird offensichtlich, wenn man die Befunde miteinander vergleicht, die an Tieren erhoben wurden, die seit Jahren unter ähnlichen Bedingungen, aber in verschiedenen Kolonien, gehalten worden sind.

Plasmainsulin. Die Entwicklung des Syndroms läßt sich besonders am Verhalten der Insulinspiegel verfolgen. Während bei intermittierend glukosurischen Hamstern Plasma- und Pankreasinsulin doppelt so hoch liegen wie bei den Kontrollen, sind sie bei nichtketotisch-diabetischen bis in den Normbereich abgefallen. Ketotisch-diabetische Hamster sind durch stark erniedrigte Plasmainsulinspiegel und geringe Insulinreserven des Pankreas charakterisiert.

Unerwartet ist der Befund, daß bei den normoglykämischen Tieren ohne Anzeichen einer Stoffwechselstörung hohe zirkulierende und pankreatische Insulinspiegel vorliegen können (JUNOD et al., 1968, 1969). Untersuchungen an einem zahlenmäßig großen Kollektiv stoffwechselgesunder Kontrolltiere wiesen auf 2 verschiedene Populationen innerhalb dieser Gruppe hin. Die eine bietet sowohl unter Fastenbedingungen als auch nach Stimulation durch Nahrungsangebot oder parenterale Glukosezufuhr niedrige Plasmainsulinspiegel. Bei der anderen hingegen liegen unabhängig vom Ernährungszustand oder Blutzuckerspiegel relativ hohe Insulinkonzentrationen im Plasma vor. Diese Beobachtung wird von den Autoren dahingehend gedeutet, daß die B-Zellen normoglykämischer Tiere 2 Insulin-Pools enthalten, von denen der kleinere auf Glukosestimulation reagiert, während der andere, quantitativ größere, auf physiologische Stimulation vermindert oder gar nicht anspricht und mit steigendem Alter zunimmt (Stauffacher et al., 1970a).

Körpergewicht und Plasmainsulinspiegel stehen nur bei älteren, nicht hingegen bei jüngeren Tieren in Beziehung zueinander, so daß die relativ hohen Insulinspiegel bei diabetischen oder nichtdiabetischen Hamstern eher als Folge denn als Ursache einer beschleunigten Gewichtsentwicklung aufzufassen sind (Stauffacher et al., 1970a).

Insulinsekretion. Studien der Insulinsekretion mit verschiedenen Insulinogoga lassen eine verzögerte und/oder abnorm niedrige Reaktion der B-Zellen erkennen (Cameron et al., 1972a, 1972b, 1973). Nach Glukose, Arginin, Glucagon, Isoproterenol, Aminophyllin oder DB-cyclo AMP tritt die frühe Phase der Hormonausschüttung, die durch Vorgänge an der Zellmembran gesteuert wird, verzögert auf oder fehlt. Die späte Phase der Insulinsekretion, an deren Ablauf wahrscheinlich die zur Verfügung stehenden Substrate in der B-Zelle beteiligt sind, ist nach Isoproterenol, Aminophyllin oder DB-cyclo AMP im Vergleich zu stoffwechselintakten Albino Mäusen deutlich in ihrem Ausmaß erniedrigt. Setzt man die hohen Insulinreserven der Stachelmäuse in Beziehung zur Insulinausschüttung, so darf man sagen, daß unter allen geprüften Stimulanzien die Reaktion der B-Zelle herabgesetzt ist. Da beide Phasen der Insulinsekretion im Sinne einer verminderten Funktion betroffen sind, läßt sich vermuten, daß der Defekt entweder in strukturellen Veränderungen der Zellmembran oder des mikrotubulären-filamentösen Systems liegt.

Pankreasmorphologie. Besonders von der Genfer Arbeitsgruppe wurden die Funktion der B-Zellen und die Morphologie des Pankreas bei Stachelmäusen untersucht.

Bei allen Tieren der Genfer Kolonie liegt eine kongenitale Hyperplasie der Langerhansschen Inseln des Pankreas vor (Gonet et al., 1965a, 1965b; Gonet und Renold, 1966; Pictet et al., 1967; Junod et al., 1968; Stauffacher et al., 1970a). Der Anteil des Inselgewebes am Gesamtpankreas macht bei jungen Tieren 25% und bei adulten 15% aus (Gonet et al., 1965b). Bei den meisten stoffwechselgesunden Säugern wird dagegen nur ungefähr 1% des Pankreas von den Langerhansschen Inseln eingenommen. Diese Hypertrophie muß als ein Zuchtergebnis und nicht als eine Speziesspezifität der Stachelmaus gewertet werden, da in einer anderen Kolonie, die ebenso wie die Genfer auf die Baseler zurückgeht, Tiere auftraten, die weder eine Neigung zur Adipositas oder zum Diabetes, noch eine Hyperplasie der Inseln im Pankreas erkennen ließen (Christophe u. Gepts, zit. bei Junod et al., 1969).

Auffallend im Pankreas der Stachelmäuse ist ein zellulärer Polymorphismus. Das Zytoplasma kann durch vesikuläre Strukturen, die keine oder nur wenige Granula enthalten und die Neigung zum Zusammenfließen haben, auf dünne, streifenförmige Bezirke zurückgedrängt werden. Innerhalb der Zellen können im elektronenmikroskopischen Bild milchig erscheinende Körper auftreten, die gewöhnlich von einem Netz konzentrischer Membranen umgeben sind und den B-Zellen das Aussehen von Pseudo-Adipozyten verleihen. In allen Phasen der Stoffwechselstörung kann eine Hypergranulierung der B-Zellen vorhanden sein; Vesikula unterschiedlicher Größe, die mit zahlreichen Granula vollgepackt sind, füllen diese Zellen aus. Häufig können an der Zelloberfläche Emiozytosen beobachtet werden. Ebenfalls typisch für das Pankreas der Stachelmaus sind polynukleäre Zellen. Eine weitere Besonderheit der Inselzellpopulation ist das Auftreten sog. „gemischter" oder „intermediärer" Zellen (Pictet u. Gonet, 1966). Sie können exokrin-endokrine A-Zellen oder exokrin-endokrine B-Zellen darstellen oder exokrin-endokrine Zellen, die weder dem A-Typ noch dem B-Typ zuzuordnen sind.

Zusammen mit einer Hypergranulierung der Zellen treten abnorm geformte Mitochondrien auf, ein stark vergrößerter Golgi-Apparat und zahlreiche freie Ribosomen sowie ein ausgedehntes endoplasmatisches Retikulum. Diese morphologischen Besonderheiten sprechen für eine maximal gesteigerte B-Zellaktivität, die durch Pankreasinsulinbestimmungen bestätigt wird. Ob die Deformierung der Mitochondrien ein allgemeines Zeichen aktiver B-Zellen oder pathognomonisch für eine abnorm gesteigerte Aktivität ist, läßt sich aus den vorliegenden Studien nicht beurteilen. Die milchig erscheinenden, von einem Mebrannetz umschlossenen Körper werden von den Autoren als zelluläre Degenerationen gedeutet. Die in den hypergranulierten Zellen liegenden Vesikeln neigen stark dazu, sich zusammenzuschließen. Dies wurde bisher nur bei der Stachelmaus beobachtet und muß, wie die Autoren vermuten, auf Membranstrukturveränderungen, die spezifisch für die Stachelmaus sind, zurückgeführt werden.

Da die Morphologie der Inseln und der B-Zellen bei einem Tier sehr unterschiedlich sein kann, scheint es, als ob jede einzelne Zelle individuell auf endogene oder exogene Faktoren reagiert. Es läßt sich vermuten, daß auf adäquate Reize in end-differenzierten Zellen die Fähigkeit nicht-differenzierter Zellen zumindest teilweise wiederhergestellt wird, einen Zelltyp in einen anderen zu transponieren. Nur so lassen sich die ,,gemischten" oder ,,intermediären" Zelltypen verstehen. Um Fehlinterpretationen zu vermeiden, sollte eine Charakterisierung der Zellpopulationen des Pankreas bei der Stachelmaus nicht allein aufgrund morphologischer Befunde durchgeführt werden (PICTET et al., 1967).

Für die verminderte Reaktion des Pankreas auf adäquate Reize könnte eine Form des Sekretionsvorganges, die keine Granuladeposition einbeschließt und als innerzelluläre Granulaauflösung in Erscheinung tritt, mitverantwortlich sein (AMHERDT et al., 1970). Hierfür spricht die Beobachtung, daß im Pankreas neugeborener Hamster, die diabetischen Müttern entstammen, leere Vesikeln ohne Granula anzutreffen sind. Das Insulin wird nicht in der üblichen Granulaform gespeichert, sondern gleich nach der Synthese als gelöste Substanz an die Peripherie abgegeben (PICTET et al., 1967). In diesem Sinne lassen sich auch die von BOQUIST (1970) beschriebenen ,,dense bodies" in B-Zellen von Stachelmäusen, Chinesischen Hamstern, Obesitas-Mäusen und Mongolischen Gerbils deuten.

Auch in den A-Zellen des Pankreas von Stachelmäusen wurden ,,dense bodies" beobachtet, deren Granula nach einer Membranauflösung von Lysosomen inkorporiert und von lysosomalen Enzymen aufgelöst wurden. Im Hinblick auf die bestehende Hyperglykämie und den absoluten Insulinmangel stoffwechselentgleister Stachelmäuse beinhaltet die Hypothese, daß alpha-granulolytische Lysosomen den Abbau relativ erhöhter Glucagonkonzentrationen beschleunigen, eine Erklärung der morphologischen Vorgänge (ORCI et al., 1968, 1970a).

Gefäßveränderungen. Während die Basalmembranen der Muskelkapillaren bei ketotisch-diabetischen Hamstern nur unbedeutend verdickt erscheinen (CREUTZFELDT et al., 1970), sind die Veränderungen an den Basalmembranen und dem Mesangium der Glomeruluskapillaren bei diabetischen Tieren im Vergleich zu normoglykämischen in der Regel stärker ausgeprägt (ORCI et al., 1970b). Typisch diabetische Kapillarbefunde lassen sich jedoch — wahrscheinlich wegen der relativ kurzen Dauer der diabetischen Stoffwechselentgleisung — nicht beobachten.

Fettstoffwechsel. Da die augenfälligsten Besonderheiten der Stachelmaus die Morphologie und die Funktionskapazität des Pankreas betreffen, und sich die Häufigkeit der Adipositas mit zunehmender Generationsfolge immer mehr verringerte, wurde dem Fettstoffwechsel dieser Spezies kaum Aufmerksamkeit gewid-

met. Untersuchungen der israelischen Arbeitsgruppe zeigen jedoch, daß diätinduzierte Aktivitätsänderungen der lipogenetischen Enzyme (Gutman et al., 1972)
und diätinduzierte Hyperlipämien (Shafrir et al., 1972) bei Stachelmäusen auftreten können.

10. Die Sandratte

Die Sandratte, Psammomys obesus, gehört zur Subfamilie der Gerbillinae
und bewohnt die Wüstengebiete Israels und Nordafrikas (Gilbert, 1949).

Die Tiere leben ausschließlich von salzhaltigen Pflanzen und sind durch eine
hohe Konzentrationsfähigkeit der Nieren charakterisiert (Schmidt-Nielsen et
al., 1964; Lechène et al., 1966; Abdallah und Tawfik, 1969; Morel et al.,
1969; De Rouffignac u. Morel, 1969).

Klinische Symptome der Stoffwechselstörung. Bei dem Versuch, eine Kolonie
von Sandratten unter Laborbedingungen aufzubauen, bemerkten Schmidt-Nielsen et al. (1964), daß bei ungefähr 60% der Jungtiere nach dem Absetzen Katarakte, hohe Blutglukosespiegel und Zucker- sowie Ketonkörperausscheidungen
im Urin auftraten.

Ernährungseinflüsse. Da diese Symptome bei frischen Wildfängen nicht bemerkt wurden, lag es nahe, in der veränderten Ernährung die Ursache der Stoffwechselstörung zu suchen (Schmidt-Nielsen et al., 1964).

Die Beziehung zwischen Ernährung und Stoffwechselsituation ist bei Sandratten in besonderem Maße ausgeprägt (Haines et al., 1965; Hackel et al., 1966,
1967b, 1969; Miki et al., 1966, 1967; Brodoff et al., 1967a; Frenkel et al.,
1972). Nur unter einer kalorienreichen Diät entwickeln Sandratten einen Diabetes,
jedoch ist die Prädisposition bei den Tieren sehr unterschiedlich (Miki, 1967).

Einer Gruppe weiblicher Sandratten und ihren Jungen wurde eine Standardrat-
tendiät angeboten, während die zweite Gruppe ausschließlich frische Pflanzen
erhielt. Am Ende der Versuchsperiode traten bei fast allen mit der Labordiät
gefütterten Tieren eine Neigung zur Fettsucht, hohe Blutzuckerspiegel, Katarakte
und eine auffallende Degranulierung der B-Zellen des Pankreas auf. Mit der
Höhe der Urinzuckerausscheidung nahmen vakuoläre Veränderungen der Inselzellen und Glykogeneinlagerungen in die Nieren zu. Die Blutglukosespiegel stie-
gen stetig mit der Dauer der Fütterungsperiode an. In der Reaktion auf eine
Glukosebelastung verhielten sich die Tiere sehr unterschiedlich; die Intoleranz
konnte geringgradig oder stark ausgeprägt sein (Haines et al., 1965). Bei einer
mit einer reinen Pflanzenkost ernährten Gruppe trat dagegen kein Anzeichen
einer diabetischen Stoffwechselentgleisung auf. Nur im Glukosetoleranztest deutete sich vereinzelt eine Verschlechterung der Stoffwechsellage an (Hackel et
al., 1965a).

Blutzucker. Die Stoffwechselstörung kann sich langsam mit den Zeichen
einer Hyperglykämie und verminderten Glukosetoleranz entwickeln. Häufig tritt
dabei eine Glukosurie auf. Nimmt die Entwicklung einen raschen Verlauf, so
kommt es zur Ketose und die Tiere sterben nach kurzer Krankheitsdauer (Hackel
et al., 1966). Die Variabilität in der Reaktion auf Glukose innerhalb eines unter
identischen Bedingungen gehaltenen Kollektivs ist im Hinblick auf die genetische
Heterogenität verständlich; in fast allen Studien wurden Sandratten in Gruppen
zusammengefaßt, die 3 verschiedenen Subspezies angehören (Haines et al., 1965).

Außerdem können exogene Faktoren, wie bei Sandratten häufig anzutreffende
Infektionen (Hackel et al., 1965b, 1966, 1967a; Prange et al., 1968), den Verlauf
des Glukosetoleranztests beeinflussen. Erkrankte Tiere reagieren ebenso wie

Tiere, die einem Streß ausgesetzt sind (MIKAT et al., 1972), auf Glukose mit einer deutlich verminderten Toleranz, so daß unter Umständen sogar eine diabetische Stoffwechsellage vorgetäuscht wird.

Plasma- und Pankreasinsulin. Während die Plasma- oder Pankreasinsulinspiegel im allgemeinen bei hochkalorisch ernährten Tieren deutlich höher liegen als bei Tieren unter reiner Pflanzenkost (HACKEL et al., 1966), sind sie bei Sandratten, deren Krankheitsgeschehen innerhalb kurzer Zeit zur Ketose führt, stark erniedrigt (HACKEL et al., 1965a; MIKI et al., 1965, 1966).

Kurz vor dem Abfall des Plasmainsulins ist der Pankreasinsulingehalt bereits vermindert und im histochemischen Präparat lassen sich Anzeichen einer gesteigerten Proteinsynthese erkennen, die als Hinweis eines beschleunigten Insulinumsatzes gedeutet werden (MIKI et al., 1966; LIKE u. MIKI, 1967). Die zeitliche Dauer der Syntheseschritte des Insulins in der B-Zelle ist bei stoffwechselgesunden und diabetischen Sandratten identisch (MOLLESON et al., 1973).

Insulinempfindlichkeit. Die Leber dagegen scheint nach den vorliegenden Untersuchungen auf Insulin uneingeschränkt zu reagieren: die Aktivitäten verschiedener Glukosephosphotransferasen verhalten sich unauffällig (LAURIS u. CAHILL, 1966) und auch die Lipogenese aus Glukose ist nicht vermindert (DE FRONZO et al., 1967).

Ebenfalls ist die Blutzucker senkende Wirkung des Insulins in vivo deutlich ausgeprägt (HACKEL et al., 1967a; FRENKEL und KRAICER, 1973).

Pankreasmorphologie. Zu Beginn der Stoffwechselstörung sind die B-Zellen des Pankreas im Vergleich zu den B-Zellen frisch gefangener oder mit einer Pflanzenkost ernährter Tiere nur mäßig degranuliert, Mitochondrien und Ergastoplasma sind gut ausgebildet. Mit länger bestehender Hyperglykämie wird die Degranulierung stärker, die Kerne bekommen irreguläre Formen und im Zytoplasma treten Degenerationsherde (MIKI et al., 1965) und Glykogeninfiltrationen auf (LIKE u. MIKI, 1967).

Pathogenese des Syndroms. Da häufig erhöhte Plasmainsulinspiegel bei hohen Blutglukosekonzentrationen und verminderter Glukosetoleranz beobachtet werden, kann die Ursache des Syndroms nicht in einer verminderten Funktion der B-Zelle gesehen werden, wie sie bei ketotisch-diabetischen Tieren vorliegt (MALAISSE et al., 1968a), sondern muß durch eine herabgesetzte Empfindlichkeit der peripheren Gewebe gegenüber Insulin bedingt sein (HACKEL et al., 1966).

Dies trifft für das Fettgewebe von Sandratten zu (DE FRONZO et al., 1967; HACKEL et al., 1967a).

Nach den Untersuchungen von BRODOFF et al. (1967b, 1969, 1971) und BRODOFF u. ZEBALLOS (1970) scheint es, als ob bei der Sandratte hypothalamische Zentren regulierend in das Stoffwechselgeschehen eingreifen. Nach Läsionen im Bereich der Eminentia mediana posterior des periventrikulären Systems verbessert sich die Glukosetoleranz und die Empfindlichkeit gegenüber exogen zugeführtem Insulin nimmt deutlich zu. Ob sich diese Effekte durch eine verminderte Futteraufnahme und somit durch eine Kalorienreduktion erklären lassen, müssen kontrollierte Fütterungsversuche zeigen.

11. Der Mongolische Gerbil

Eine weitere Art der Gerbillinae, der Mongolische Gerbil, ist wie die Sandratte durch einen abnorm niedrigen Wasserbedarf und eine ausgesprochene Toleranz gegenüber hohen Umgebungstemperaturen gekennzeichnet (ROBINSON, 1959; DE ROUFFIGNAC u. MOREL, 1965; RICH, 1968).

Metabolische Studien zeigten, daß diese Tiere, insbesondere nach cholesterin-haltiger Nahrung, zur Hypercholesterinämie neigen (CLARKSON et al., 1957; GORDON u. CEKLENIAK, 1960, 1961; GORDON et al., 1961; ROSCOE u. FAHRENBACH, 1962; HEGSTED u. GALLAGHER, 1967).

In der Kolonie Mongolischer Gerbils, die am Pathologischen Institut der Universität in Umea/Schweden gehalten werden, traten spontan Tiere auf, die eine transitorische oder permanente Fettsucht entwickelten, Glukosurien oder mäßiggradige Hyperglykämien erkennen ließen und eine Verminderung der Glukosetoleranz zeigten. Auch gegenüber der Norm erhöhte Seruminsulinspiegel traten bei einigen Tieren auf. Während Glukosurie und Hyperglykämie relativ selten zu beobachten waren, ließ sich eine erniedrigte Glukosetoleranz bei fast allen fettsüchtigen Tieren nachweisen (BOQUIST, 1972).

Pankreasmorphologie. Die Pankreasinseln der fettsüchtigen Tiere sind häufig hypertrophisch und hyperplastisch verändert und können adenomatös erscheinen. Gut ausgebildete Golgi-Komplexe und Vergrößerungen des endoplasmatischen Retikulums der B-Zellen sprechen für eine sekretorische Hyperaktivität. Gleichzeitig treten deutliche Degranulationsherde und Glykogenablagerungen in den Zellen auf. Es scheint, als ob das Pankreas durch hyperplastische Reaktionen und eine gesteigerte Insulinsekretion den Blutzuckerspiegel im Normbereich halten kann, während erst eine zusätzliche Belastung mit exogener Glukose die Stoffwechselstörung deutlich macht. Bei Tieren mit erhöhten Blutzucker- und Insulinspiegeln sind degenerative Veränderungen wie pyknotische Zellkerne, geschwollene Mitochondrien und Verdichtungen des Zytoplasmas vorherrschend (BOQUIST, 1972).

12. Der Tuco-tuco

Der Tuco-tuco ist ein kleines, in Höhlen lebendes Nagetier, das in steppenartigen Gebieten beheimatet ist. Nach monatelanger Gefangenschaft entwickelt ein Teil der Tiere vakuolige Veränderungen der Augenlinsen oder Trübungen der Linse, die bis zur völligen Kataraktbildung führen können. Besonders die Nachkommen der Wildfänge neigen zu diesen Augenveränderungen.

Katarakte und erhöhte Blutzuckerspiegel treten fast immer gemeinsam auf. Häufig läßt sich eine Fettsucht beobachten, deren Grad eng zur Höhe des Blutzuckers korreliert ist (WISE et al., 1968, 1969).

Entsprechend der Heterogenität der untersuchten argentinischen Kolonie variieren die Glukosetoleranzen beträchtlich. Je höher die Ausgangswerte des Blutzuckers vor der Belastung liegen, desto stärker sind die Anstiege während des Testablaufs, die sich bei extrem hyperglykämischen Tieren bis zu 2 Std nach Glukosegabe verfolgen lassen. Gegenüber einer Insulinbelastung zeigen die Tiere eine hohe Toleranz. Neigung zur Ketonurie tritt nicht auf.

Im Pankreas läßt sich häufig eine Hypertrophie beobachten, bis zu 15% des Gewebes können aus Inselgewebe bestehen.

Auch bei dieser Spezies läßt sich eine deutliche Beziehung zwischen dem Ausmaß der Stoffwechselstörung und dem Kaloriengehalt der aufgenommenen Nahrung erkennen. Über die genetische Disposition ist bisher nichts bekannt (WISE et al., 1972).

13. Die afrikanische Weißschwanzratte

Die afrikanische Weißschwanzratte gehört der Subfamilie der Hamster an und lebt wie der Tuco-tuco als Höhlenbewohner in steppenartigen Gebieten (HALL et al., 1967).

Unter Laborhaltung entwickeln sich Hyperglykämie (STUHLMAN et al., 1972), Polyurie, Glukosurie und Ketonurie. Eine Fettsucht wurde bei dieser Spezies bisher nicht beobachtet. Das Pankreas hyperglykämischer Tiere läßt stets innerhalb der Langerhansschen Inseln eine deutliche Vakuolenbildung und starke Glykogenablagerungen erkennen.

Im Gegensatz zu anderen Wüsten- oder Steppentieren, die erst unter einer hochkalorischen Nahrung eine diabetische Stoffwechselstörung erkennen lassen, entwickelt sich das Syndrom bei der afrikanischen Weißschwanzratte in der Gefangenschaft unabhängig von der zugeführten Kostform. Vornehmlich männliche Tiere zeigen metabolische Störungen, so daß zu diskutieren ist, ob die Stoffwechselstörung auf einen genetischen, geschlechtsgebundenen Faktor zurückzuführen ist (PACKER et al., 1970).

14. Die Wellesly hybride-Maus

Bei den F_1-Hybriden aus Kreuzungen zwischen den Inzuchtstämmen C_3Hf und I, die die Bezeichnung Wellesly-Hybride erhielten, ließen sich auffallend rasche Gewichtszunahmen beobachten. Ungefähr 50% der männlichen und 5% der weiblichen Tiere zeigten intermittierende Glukosurien (JONES, 1964). Diese Tiere neigen zu Spontantumoren aller endokrinen Organe.

Unter einer ad lib-Fütterung entwickeln sich Hyperglykämie und Hyperinsulinämie. Der Pankreasinsulingehalt der Hybriden ist gegenüber dem der Elternstämme auf das 3- bis 5fache erhöht.

Sowohl die Aktivitäten der hepatischen Glucokinase als auch der Glukose-6-Phosphatase sind bei hyperglykämischen Tieren deutlich gegenüber normoglykämischen gesteigert. Im Fettgewebe läßt sich eine Verminderung des Glukosestoffwechsels sowie eine Unempfindlichkeit gegenüber Insulin erkennen. Es besteht somit eine Dissoziation der Insulinwirkung auf Leber und Fettgewebe (CAHILL et al., 1967).

Fütterungsversuche lassen deutlich erkennen, daß die Ausbildung der Stoffwechselstörung in enger Beziehung zu diätetischen Einflüssen steht (GLEASON et al., 1967).

Pankreasmorphologie. Veränderungen der Langerhansschen Inseln, wie Hypertrophie und Hyperplasie, sind von der Höhe der Kalorienaufnahme abhängig (LIKE u. JONES, 1967).

83 bis 95% aller F_1-Hybriden haben vergrößerte Inseln. Sie liegen als gut umgrenzte Bezirke im azinösen Gewebe des Pankreas. Die Inseln bestehen fast nur aus B-Zellen, so daß eine relative Verminderung der A-Zellen resultiert. Der Golgi-Apparat und das endoplasmatische Retikulum sind erweitert, die Zahl der Mitochondrien ist vermehrt. Als weiterer Hinweis für eine gesteigerte Insulinsekretion kann die starke Degranulierung der B-Zellen angesehen werden (LIKE et al., 1965).

Die Wellesly hybride-Maus nimmt unter allen spontandiabetischen Laboratoriumstieren insofern eine Sonderstellung ein, als beide Elternstämme unter einer normalen Mäusediät keine Stoffwechselabnormitäten zeigen. Nur die F_1-Hybride reagiert auf eine hochkalorische Diät mit Erhöhung des Körpergewichts, des

Blutzuckers und des Serum- sowie Pankreasinsulinspiegels und ist durch eine Pankreasmorphologie gekennzeichnet, die charakteristisch für das genetisch determinierte Hyperinsulinämie-Syndrom ist.

IV. Schlußbetrachtungen

Die klinischen Verlaufsformen des Fettsucht-Hyperglykämie-Hyperinsulinämie-Syndroms bei 14 Stämmen kleiner, spontan-diabetischer Laboratoriumstiere sind in der Tabelle 2 dargestellt. Zwei Tiergruppen lassen sich deutlich voneinander differenzieren.

Tabelle 2. Klinische Verlaufsformen

Spezies	Fettsucht	Hyperglykämie	Hyper-insulinämie	Keto-azidose
Gelbe fettsüchtige Maus	+	+	+	−
Obesitas-Maus	+	+	+	−
Diabetes-Maus	+	+	+	−
Adipositas-Maus	+	+	+	−
KK-Maus	+	+	+	−
NZO-Maus	+	+	+	−
Wellesly hybride Maus	+	+	+	−
Tuco-tuco	+	+	+	−
Mongolischer Gerbil	+	+	+	−
Zucker-Ratte	+	−	+	−
Chinesischer Hamster	−	+	+[a] −	− +
Sandratte	+[a] −	+	+[a] −	− +
Stachelmaus	+[a] −	+	+[a] −	− +
Afrikanische Weißschwanzratte	−	+		

[a] Vor Auftreten der Ketoazidose.

Alle Mäuse, der Tuco-tuco und der Mongolische Gerbil entwickeln eine Fettsucht, eine Hyperglykämie und eine Hyperinsulinämie. Zur Ketoazidose kommt es bei dieser Gruppe nicht.

Die Mäuseartigen, wie der Chinesische Hamster, die Sandratte, die Stachelmaus und die Afrikanische Weißschwanzratte können adipös oder normgewichtig sein. Eine Hyperglykämie ist bei den Tieren dieser Gruppe stets nachweisbar, unabhängig davon, ob sie erhöhte Insulinspiegel haben und nicht zur Ketonkörperbildung neigen, oder ob das Seruminsulin zu nicht meßbaren Werten abgesunken und der Stoffwechsel ketotisch entgleist ist. Die Entwicklung einer Fettsucht mit Hyperglykämie und Hyperinsulinämie unter Laborbedingungen läßt sich häufig an Tieren beobachten, deren natürliches Biotop Wüstengebiete oder Landstriche mit wüstenartigem Charakter sind (Renold u. Burr, 1970). Inwieweit genetische Faktoren zur Ausbildung dieser Stoffwechselabnormität beitragen, läßt sich noch nicht beurteilen. Eine artspezifische Disposition ist sicher nicht zu verneinen. Wie bei der Sandratte ist auch beim Mongolischen Gerbil eine hyperkalorische Ernährung zweifellos die Vorbedingung zur Auslösung der Stoffwechselstörung.

Lediglich bei der Zucker-Ratte tritt eine Hyperglykämie nicht auf. Diese Spezies ist charakterisiert durch eine extreme Depotfettbildung bei Hyperinsulinämie. Eine Neigung zur Ketoazidose ist nicht vorhanden.

Bei den meisten spontan-diabetischen Laboratoriumstieren ist die genetische Disposition zur Stoffwechselabnormität als sicher bekannt. Es können Einzel- oder Polygenmutationen vorliegen. Aus der Anzahl der mutierten Gene oder ihrem Vererbungsmodus lassen sich keine Rückschlüsse auf die Erscheinungsform der metabolischen Störung ziehen.

Umwelteinflüsse, wie eine hyperkalorische Ernährung, bestimmen das Erscheinungsbild des Stoffwechselsyndroms entscheidend mit (STAUFFACHER et al., 1972). Eine Kalorienreduktion beeinflußt sowohl den Kohlenhydrat- als auch den Fettstoffwechsel im Sinne einer Normalisierung. Hierbei hängt das Ausmaß der Stoffwechselmodifizierung nicht nur von dem absoluten Kalorienangebot ab, sondern das Gesamt-Genom ist in die metabolische Reaktion einbezogen. Dies läßt sich eindrucksvoll durch vergleichende Untersuchungen an verschiedenen Inzuchtstämmen demonstrieren.

Metabolische Studien an verschiedenen Mäusestämmen haben gezeigt, daß mit der Hyperinsulinämie eine periphere, verminderte Insulinsensitivität einhergeht.

Je nach Tierart sind das Muskelgewebe, das Fettgewebe und/oder die Leber von der Insulinresistenz betroffen (STAUFFACHER et al., 1970b). Eine Verminderung des Glukosestoffwechsels und eine erhöhte Gluconeogenese sind die Folgen.

Eine gegenüber der Norm herabgesetzte Zahl der Insulinrezeptoren der Zelle, wie sie bisher am Fett- und Lebergewebe der Obesitas-Mäuse beschrieben wurde, könnte die Insulinresistenz und damit die sekundär gesteigerte Insulinsekretion des Pankreas erklären. Jedoch läßt sich nach einer Normalisierung der Pankreasfunktion durch Alloxan oder Streptozotocin bei der Obesitas-Maus eine den Kontrollen entsprechende Insulinsensitivität beobachten. Für einen primären Defekt der B-Zelle spricht weiterhin, daß die Insulinsekretion sowohl in ihrer frühen als auch in ihrer späten Phase eine Verzögerung und/oder eine Verminderung erkennen läßt, obgleich der Pankreasinsulingehalt normal oder sogar erhöht ist.

Wenn auch die Ursache der Insulinresistenz bisher noch nicht eindeutig geklärt ist, so läßt sich doch folgern, daß bei einigen Stämmen der bisher bekannten spontan-diabetischen Laboratoriumstiere die herabgesetzte Sensitivität gegenüber Insulin einer der wesentlichen Faktoren in der Pathogenese des Syndroms ist (RENOLD et al., 1968; STAUFFACHER et al., 1970d).

Aus der Fülle der Stoffwechselstudien vieler Arbeitsgruppen erwuchs eine Kenntnis der Physiologie und Biochemie dieser einzelnen Tierstämme, die es heute ermöglicht, gezielte Untersuchungen zum Studium der Pathogenese und Therapie des Diabetes mellitus beim Menschen durchzuführen.

Es stehen genetisch definierte Modelle zur Verfügung, die Aufschlüsse geben über das Zusammenwirken einer erblichen Disposition und exogener Faktoren. Durch diätetische Maßnahmen kann geprüft werden, inwieweit sich der Manifestationszeitpunkt und das Ausmaß einer genetisch bedingten Stoffwechselstörung beeinflussen lassen.

In der pharmakotherapeutischen Forschung kann die Wirkung exogen zugeführter Substanzen auf genetisch gesteuerte Stoffwechselprozesse untersucht werden.

Darüber hinaus sind die genetisch weitgehend homogenen Tierstämme auch zu Inselzelltransplantationen geeignet, die heute in zunehmendem Maße als neuer Weg in der Therapie des menschlichen Diabetes mellitus diskutiert werden.

Literatur

Abdallah, A., Tawfik, J.: The anatomy and histology of the kidney of sand rats (Psammomys obesus). Z. Versuchstierk. **11**, 261—275 (1969).

Abraham, R.R., Beloff-Chain, A.: Hormonal control of intermediary metabolism in obese hyperglycemic mice. I. The sensitivity and response to insulin in adipose tissue and muscle in vitro. Diabetes **20**, 522—534 (1971).

Albert, Z., Rzucidlo, Z., Starzyk, H.: Comparative biochemical and histochemical studies on the activity of gamma-glutamyl transpeptidase in the organs of fetuses, newborns and adult rats. Acta histochem. (Jena) **37**, 34—39 (1970).

Alonso, L.G., Maren, T.H.: Effect of dietary restriction on fact content of obese mice. Fed. Proc. **13**, 331 (1954).

Alonso, L.G., Maren, T.H.: Effect of food restriction on body composition of hereditary obese mice. Amer. J. Physiol. **183**, 284—290 (1955).

Amherdt, M., Orci, L., Stauffacher, W., Renold, A.E., Rouiller, Ch.: Morphological evidence suggestive of an impairment of insulin secretion in vivo in normoglycemic Spiny mice (Acomys cahirinus). Proc. 7th Internat. Congr. Electron Microscopy, p. 501—502. Paris: Soc. Franc. Microsc. electron. 1970.

Anand, B.K., Chhina, G.S., Sharma, K.N., Dua, S., Singh, B.: Activity of single neurons in the hypothalamic feeding centers: effect of glucose. Amer. J. Physiol. **207**, 1146—1154 (1964).

Andersson, J., Hollifield, G.: Glucose-6-phosphate dehydrogenase activity in adipose tissue from two types of obese mice during starvation. Metabolism **15**, 1092—1097 (1966a).

Andersson, J., Hollifield, G.: The effect of starvation on adipose tissue glucose-6-phosphate dehydrogenase activity in congenital hyperglycemic obese and Goldthioglucose obese mice. Clin. Res. **14**, 345 (1966b).

Anton, A.H.: Effect of group size, sex, and time on organ weights, catecholamines and behavior in mice. Physiol. Behav. **4**, 483—487 (1969).

Anton, A.H., Schwartz, R.P., Kramer, S.: Catecholamines and behavior in isolated and grouped mice. J. psychiat. Res. **6**, 211—220 (1968).

Assimacopoulos, F., Orci, L., Rouiller, Ch., Jeanrenaud, B.: Biochemical and electronmicroscopic studies on perfused livers from normal and obob mice. Diabetologia **7**, 469 (1971).

Assimacopoulos, F., Orci, L., Rouiller, Ch., Jeanrenaud, B.: Liver perfusion of normal and obob mice: preliminary results. Diabetologia **8**, 50 (1972).

Atkins, T.W., Matty, A.J.: The effect of age on some aspects of obese (ob/ob) mouse pancreatic islet morphology and metabolism. J. Endocr. **58**, XVII (1973).

Badr, F.M.: In vivo secretion of 11-deoxycortisol by the mouse adrenals: plasma corticosteroid levels in three strains of normal mice. Comp. Biochem. Physiol. **39B**, 131—137 (1971).

Baile, C.A., Herrera, M.G., Mayer, J.: Ventromedial hypothalamus and hyperphagia in hyperglycemic obese mice. Amer. J. Physiol. **218**, 857—863 (1970).

Barry, W.S., Bray, G.A.: Plasma triglycerides in genetically obese rats. Fed. Proc. **28**, 493 (1969a).

Barry, W.S., Bray, G.A.: Plasma triglycerides in genetically obese rats. Metabolism **18**, 833—839 (1969b).

Bartke, A., Gorecki, A.: Oxygen consumption by obese yellow mice and their normal littermates. Amer. J. Physiol. **214**, 1250—1252 (1968).

Bates, M.W., Mayer, J., Nauss, S.F.: Fat metabolism in three forms of obesity. Fed. Proc. **13**, 450 (1954).

Bates, M.W., Mayer, J., Nauss, S.F.: Fat metabolism in three forms of experimental obesity, II. Acetate incorporation. Amer. J. Physiol. **180**, 304—308 (1955a).

Bates, M.W., Nauss, S.F., Hagman, N.C., Mayer, J.: Fat metabolism in three forms of experimental obesity. I. Body composition. Amer. J. Physiol. **180**, 301—303 (1955b).

Bates, M.W., Zomzely, C., Mayer, J.: Fat metabolism in three forms of experimental obesity. IV. "Instantaneous" rates of lipogenesis in vivo. Amer. J. Physiol. **181**, 187—190 (1955c).

Bateson, W.: The present state of knowledge of colour-heredity in mice and rats. Proc. Zool. Soc. Lond. **2**, 71—99 (1903).

Batt, R.A.L., Harrison, G.A.: Features of the "adipose" mouse. Heredity **15**, 335 (1960).

Batt, R., Mialhe, P.: Insulin resistance of the inherently obese mouse — ob/ob. Nature (Lond.) **212**, 289—290 (1966).

Baxter, D., Gates, R.J., Lazarus, N.R.: Insulin receptor of the New Zealand obese mouse (NZO):

Changes following the implantation of islets of Langerhans. VIII. Congr. Internat. Diab. Fed., Brüssel, 1973. Internat. Congr. Ser. No. 280, Abstr. No. 161. Excerpta med. (Amst.).

BELL, D.D., ZUCKER, I.: Sex differences in body weight and eating: organization and activation by gonadal hormones in the rat. Physiol. Behav. 7, 27—34 (1971).

BELOFF-CHAIN, A., NEWMAN, M.E., MANSFORD, K.R.L.: In vitro studies on insulin secretion in the genetically obese mouse. Diabetologia 9, 447—452 (1973).

BEN-DYKE, R.: Diurnal variation of oral glucose tolerance in volunteers and laboratory animals. Diabetologia 7, 156—159 (1971).

BENEDICT, F.G., LEE, R.C.: La production de chaleur de la Souris. Étude de plusieurs races de Souris. Ann. Physiol. Physicochim. biol. 12, 983—1064 (1936).

BESCH, E.L.: Activity responses to altered photoperiods. Aerospace Med. 40, 1111—1114 (1969).

BESCH, E.L.: Influence of photoperiod on food and water intake in rats. Aerospace Med. 41, 1145—1148 (1970).

BIELSCHOWSKY, M., BIELSCHOWSKY, F.: A new strain of mice with hereditary obesity. Proc. Univ. Otago med. Sch. 31, 29—31 (1953).

BIELSCHOWSKY, M., BIELSCHOWSKY, F.: The New Zealand strain of obese mice. Their response to stilboestrol and to insulin. Aust. J. exp. Biol. med. Sci. 34, 181—198 (1956).

BIELSCHOWSKY, M., GOODALL, C.M.: Origin of inbred NZ mouse strains. Cancer Res. 30, 834—836 (1970).

BJÖRKMAN, N., HELLERSTRÖM, C., HELLMAN, B.: The ultrastructure of the islets of Langerhans in normal and obese-hyperglycemic mice. Z. Zellforsch. 58, 803—819 (1963).

BLEISCH, V.R., MAYER, J., DICKIE, M.M.: Familial diabetes mellitus in mice, associated with insulin resistance, obesity and hyperplasia of the islands of Langerhans. Amer. J. Path. 28, 369—381 (1952).

BLICKENS, D.A., RIGGI, S.J.: Carbohydrate metabolism in normal and hyperglycemic animals treated with 1-methyl-4-(3-methyl-5-isoxazolyl) pyridinium chloride and phenformin. J. Pharmacol. exp. Ther. 177, 536—545 (1971).

BOQUIST, L.: The endocrine pancreas in the Chinese hamster. Studies on non-diabetic, alloxan-treated, zinc-deficient, and spontaneously diabetic animals. Thesis, University of Umea, Umea, Schweden, 1969.

BOQUIST, L.: Intracellular digestion and structural variations of secretory granules in pancreatic islet beta-cells. An ultrastructural study on diabetic and non-diabetic rodents. Horm. Metab. Res. 2, 166—171 (1970).

BOQUIST, L.: Obesity and pancreatic islet hyperplasia in the Mongolian gerbil. Diabetologia 8, 274—282 (1972).

BOQUIST, L., FALKMER, S.: Morphologic changes in the pancreatic islets of the Chinese hamster in spontaneous diabetes and some experimental conditions. Z. Versuchstierk. 12, 96—99 (1970).

BORGLUND, E., BROLIN, S.E., OHLSSON, A.: On the long-term effects of chlorpentazide in mice with hereditary hyperglycemia (NZO). In: Diabetes, Proc. VI. Congr. Internat. Diab. Fed., Stockholm, 1967, eds. ÖSTMAN, J., MILNER, R.D.G. Internat. Congr. Ser. No. 172, p. 747—753. Excerpta med. (Amst.) 1969.

BRAY, G.A.: Lipogenesis from glucose and pyruvate in fat cells from genetically obese rats. J. Lipid Res. 9, 681—686 (1968).

BRAY, G.A.: Studies on the composition of adipose tissue from the genetically obese rats. Proc. Soc. exp. Biol. (N.Y.) 131, 1111—1114 (1969a).

BRAY, G.A.: Oxygen consumption of genetically obese rats. Experientia (Basel) 25, 1100—1101 (1969b).

BRAY, G.A.: Metabolic and regulatory obesity in rats and man. Horm. Metab. Res., Suppl. 2, 175—180 (1970).

BRAY, G.A., BARRY, W.S., MOTHON, S.: Lipogenesis in adipose tissue from genetically obese rats. Metabolism 19, 839—848 (1970).

BRAY, G.A., YORK, D.A.: Genetically transmitted obesity in rodents. Physiol. Rev. 51, 598—646 (1971a).

BRAY, G.A., YORK, D.A.: Thyroid function of genetically obese rats. Endocrinology 88, 1095—1099 (1971b).

BRAY, G.A., YORK, D.A.: Studies on food intake of genetically obese rats. Amer. J. Physiol. 223, 176—179 (1972).

Bray, G.A., York, D.A., Swerloff, R.S.: Genetic obesity in rats. I. The effects of food restriction on body composition and hypothalamic function. Metabolism 22, 435—442 (1973).

Brodoff, B.N., Kagan, A., Slotnik, B., Hagedoorn, J.: The effect of hypothalamic lesion in the sand rat maintained on a high fat diet. Diabetologia 7, 59—67 (1971).

Brodoff, B.N., Penhos, J.C., Levine, R.: The effects of feeding and various hormones on the glucose tolerance of the sand rat (Psammomys obesus). Diabetologia 3, 167—170 (1967a).

Brodoff, B.N., Zeballos, G.: Further studies on the effect of hypothalamic lesions in the sand rat (Psammomys obesus). Diabetologia 6, 366—370 (1970).

Brodoff, B.N., Zeballos, G., Dorn, J.: Amelioration of the diabetic glucose tolerance of the sand rat (Psammomys obesus) after hypothalamic injury. Metabolism 16, 744—747 (1967b).

Brodoff, B.N., Zeballos, G., Dorn, J.: A possible role for the central nervous system in sand rat diabetes. In: Diabetes, Proc. VI. Congr. Internat. Diab. Fed., Stockholm, 1967, eds. Östman, J., Milner, R.D.G. Internat. Congr. Ser. No. 172, p. 823—826. Excerpta med. (Amst.) 1969.

Brolin, S.E., Berne, C.: The enzymatic activities of the initial glycolytic steps in pancreatic islets and acini. Metabolism 16, 1024—1028 (1967).

Brolin, S.E., Berne, C.: On the glycolytic conversion of triosephosphates in the pancreatic islets and acini of NZO mice. Acta endocr. (Kbh.) 63, 533—538 (1970).

Brolin, S.E., Berne, C., Borglund, E.: Enzymatic aspects of the stimulation of the B-cells by glucose. In: Diabetes, Proc. VI. Congr. Internat. Diab. Fed., Stockholm, 1967, eds. Östman, J., Milner, R.D.G. Internat. Congr. Ser. No. 172, p. 140—146. Excerpta med. (Amst.) 1969.

Brolin, S.E., Berne, C., Linde, B.: Measurements of the enzymatic activities required for ATP formation by glycolysis in the pancreatic islets of hyperglycemic mice (NZO). Diabetes 16, 21—25 (1967).

Brolin, S.E., Borglund, E., Ohlsson, A.: On the enzymatic activity of the pancreatic islets and acini in New Zealand obese mice. In: The structure and metabolism of the pancreatic islets, eds. Brolin, S.E., Hellman, B., Knutson, H., p. 289—294. : Pergamon Press 1964.

Brooks, A.L., Mead, D.K., Peters, R.F.: Effect of aging on the frequency of metaphase chromosome aberrations in the liver of the Chinese hamster. J. Geront. 28, 452—454 (1973).

Brunk, R.: Spontandiabetes bei Tieren. In: Insulin, Handb. exp. Pharmakol. Bd. XXXII/1, S. 203—272. Hrsg. Dörzbach, E. Berlin-Heidelberg-New York: Springer 1971.

Brzycka, B., Marchlewska-Koj, A.: The weight of male accessory glands and fructose content in two inbred strains of mice and their F_1 hybrids in the period of maturation. Acta biol. cracov., Zoologia 14, 85—94 (1971).

Butler, L.: The inheritance of diabetes in the Chinese hamster. Diabetologia 3, 124—129 (1967).

Butler, L., Gerritsen, G.C.: A comparison of the modes of inheritance of diabetes in the Chinese hamster and the KK-mouse. Diabetologia 6, 163—167 (1970).

Cahill, G.F., Jr., Jones, E.E., Lauris, V., Steinke, J., Soeldner, J.S.: Studies on experimental diabetes in the Wellesly hybrid mouse. II. Serum insulin levels and response of peripheral tissues. Diabetologia 3, 171—174 (1967).

Camerini-Davalos, R.A., Oppermann, W., Mittl, R., Ehrenreich, T.: Studies of vascular and other lesions in KK mice. Diabetologia 6, 324—329 (1970).

Cameron, D.P., Amherdt, M., Orci, L., Peyer, R. de, Stauffacher, W.: Biochemical and morphological studies of immunoreactive insulin secretion in spontaneous and acquired obesity and/or hyperglycemia in rodents. Acta diabet. lat. 9 (Suppl. 1), 89—140 (1972b).

Cameron, D.P., Stauffacher, W., Amherdt, M., Orci, L., Renold, A.E.: Kinetics of immunoreactive insulin release in obese hyperglycemic laboratory rodents. Endocrinology 92, 257—264 (1973).

Cameron, D.P., Stauffacher, W., Orci, L., Amherdt, M., Renold, A.E.: Defective immunoreactive insulin secretion in the Acomys cahirinus. Diabetes 21, 1060—1071 (1972a).

Cameron, D., Stauffacher, W., Renold, A.E.: Spontaneous hyperglycemia and obesity in laboratory rodents. In: Handbook of Physiology, Section 7: Endocrinology, I Endocrine Pankreas, eds. Steiner, D.F., Freinkel, N., Geiger, S.R., p. 611—625. Washington, D.C.: Amer. Physiol. Soc., 1972c.

Campbell, J., Green, G.R.: Free fatty acid metabolism in Chinese hamsters. Canad. J. Physiol. Pharmacol. 44, 47—57 (1966).

Campbell, J., Rastogi, K.S., Hausler, H.R.: Hyperinsulinemia with diabetes induced by cortisone, and the influence of growth hormone in the Chinese hamster. Endocrinology 79, 749—756 (1966).

Carpenter, A.M., Gerritsen, G.C., Dulin, W.E., Lazarow, A.: Islet and beta-cell volumes in diabetic Chinese hamsters and their non-diabetic siblings. Diabetologia 3, 92—96 (1967).

CARPENTER, A.M., GERRITSEN, G.C., DULIN, W.E., LAZAROW, A.: Islet and beta-cell volumes in offspring of severely diabetic (ketotic) Chinese hamsters. Diabetologia 6, 168—176 (1970).

CARPENTER, K.J., MAYER, J.: Physiologic observations on yellow obesity in the mouse. Amer. J. Physiol. 193, 499—504 (1958).

CARSTENSEN, H., HELLMAN, B., LARSSON, S.: Biosynthesis of steroids in the adrenals of normal and obese-hyperglycemic mice. Acta Soc. Med. Upsalien. 66, 139—152 (1961).

CASTEL, M., ABRAHAM, M.: Quantitative changes in neurohypophyseal neurosecretory material and antidiuretic hormone content during water deprivation in spiney mice (Acomys) as compared to laboratory mice and rats. Amer. Zool. 9, 102 (1969 a).

CASTEL, M., ABRAHAM, M.: Effects of a dry diet on the hypothalamic neurohypophyseal neurosecretory system in Spiny mice as compared to the Albino rat and mouse. Gen. comp. Endocr. 12, 231—241 (1969 b).

CASTEL, M., ABRAHAM, M.: Effects of a dry diet on the antidiuretic hormone content of the neurohypophysis in Spiny mice as compared to the Albino rat and mouse. Gen. comp. Endocr. 19, 48—55 (1972).

CASTLE, W.E.: Influence of certain color mutations on body size in mice, rats, and rabbits. Genetics 26, 177—191 (1941).

CASTLE, W.E.: Size genes of mice. Genetics 28, 69—72 (1942).

CASTLE, W.E., LITTLE, C.C.: On a modified mendelian ratio among yellow mice. Science 32, 868—870 (1910).

CHAI, C.K., MELLOH, A.: Selective breeding for variations in thyroidal iodine release rate in mice. J. Endocr. 55, 233—243 (1972).

CHANG, A.Y., SCHNEIDER, D.I.: Metabolic abnormalities in the pancreatic islets and livers of the diabetic Chinese hamster. Diabetologia 6, 180—185 (1970 a).

CHANG, A.Y., SCHNEIDER, D.I.: Abnormalities in heaptic enzyme activities during development of diabetes in db mice. Diabetologia 6, 274—278 (1970 b).

CHANG, A.Y., SCHNEIDER, D.I.: Rate of gluconeogenesis and levels of gluconeogenic enzymes in liver and kidney of diabetic and normal Chinese hamsters. Biochim. biophys. Acta (Amst.) 222, 587—592 (1970 c).

CHANG, C.Y., WU, H.: Growth and reproduction of laboratory-bred hamsters (Cricetulus griseus). Chin. J. Physiol. 13, 109—118 (1938).

CHANG, H.C., SEIDMAN, I., TEEBOR, G., LANE, M.D.: Liver acetyl CoA carboxylase and fatty acid synthetase: Relative activities in the normal state and in hereditary obesity. Biochem. biophys. Res. Commun. 28, 682—686 (1967).

CHASIN, L.A.: The effect of ploidy on chemical mutagenesis in cultured Chinese hamster cells. J. cell. comp. Physiol. 82, 299—308 (1973).

CHICK, W.L.: Beta cell proliferation and DNA synthesis in diabetic mutant mice. Fed. Proc. 28, 574 (1969).

CHICK, W.L., LAVINE, R.L., LIKE, A.A.: Studies in the diabetic mutant mouse: V. Glucose tolerance in mice homozygous and heterozygous for the diabetes (db) gene. Diabetologia 6, 257—262 (1970).

CHICK, W.L., LIKE, A.A.: Studies in the diabetic mutant mouse: III. Physiological factors associated with alterations in beta cell proliferation. Diabetologia 6, 243—251 (1970 a).

CHICK, W.L., LIKE, A.A.: Studies in the diabetic mutant mouse: IV. DBM, a modified diabetic mutant produced by outcrossing of the original strain. Diabetologia 6, 252—256 (1970 b).

CHICK, W.L., LIKE, A.A.: Effects of diet on pancreatic beta cell replication in mice with hereditary diabetes. Amer. J. Physiol. 221, 202—208 (1971).

CHIRVAN-NIA, P., BIBAL-PROT, P.: Étude comparée de différentes formes de diabète chez la souris. C.R. Acad. Sci. (Paris) 269, Ser. D, 1293—1296 (1969).

CHLOUVERAKIS, C.: Induction of obesity in obese-hyperglycaemic mice on normal food intake. Experientia (Basel) 26, 1262—1263 (1970).

CHLOUVERAKIS, C.: On the origin of hyperglycaemia in the obese-hyperglycaemic mouse (obob): Effect of diet on blood glucose and serum insulin in obob and Gold-thioglucose obese mice. Diabetologia 7, 373—378 (1971).

CHLOUVERAKIS, C.: Effect of caloric restriction on body weight loss and body fat utilization in obese hyperglycemic mice (obob). Metabolism 21, 10—17 (1972 a).

CHLOUVERAKIS, C.: Insulin resistance of parabiotic obese-hyperglycemic mice (obob). Horm. Metab. Res. 4, 143—148 (1972 b).

CHLOUVERAKIS, C.: Insulin resistance in the muscle of obese-hyperglycemic mice (obob). Hormones **3**, 175—182 (1972 c).

CHLOUVERAKIS, C., BERNARDIS, L.L., HOJNICKI, D.: Ventromedial hypothalamic lesions in obese-hyperglycaemic mice (obob). Diabetologia **9**, 391—395 (1973).

CHLOUVERAKIS, C., DADE, E.F., BATT, R.A.L.: Glucose tolerance and time sequence of adiposity, hyperinsulinemia, and hyperglycemia in obese hyperglycemic mice (ob/ob). Metabolism **19**, 687—693 (1970).

CHLOUVERAKIS, C., WHITE, P.A.: Obesity and insulin resistance in the obese-hyperglycemic mouse (obob). Metabolism **18**, 998—1006 (1969).

CHRISTENSEN, H.N., HELLMAN, B., LERNMARK, A., SEHLIN, J., TAGER, H.S., TÄLJEDAL, I.B.: In vitro stimulation of insulin release by non-metabolizable, transport-specific amino acids. Biochim. biophys. Acta (Amst.) **241**, 341—348 (1971).

CHRISTIAN, J.J.: The roles of endocrine and behavioral factors in the growth of mammalian populations. In: Comparative endocrinology, ed. CORBMAN, A., p. 71—79. New York: Wiley 1959.

CHRISTOPHE, J.: Contributions à la biochimie des Obésités expérimentales, p. 1—220. Paris et Bruxelles: Editions Maloine et Arscia 1961.

CHRISTOPHE, J.: Les obésités expérimentales. Rev. Prat. (Paris) **28**, 3551—3559 (1964).

CHRISTOPHE, J.: Le syndrome récessif obésité-hyperglycémie de la souris. Ses relations possibles avec le diabète gras humain. Bull. Acad. roy. Méd. Belg. **5**, 309—390 (1965).

CHRISTOPHE, J., DAGENAIS, Y., MAYER, J.: Increased circulating insulin-like activitiy in obese-hyperglycaemic mice. Nature (Lond.) **184**, 61—62 (1959).

CHRISTOPHE, J., FURNELLE, J., BOUTRY, M., WINAND, J.: Qualité des lipides et quantité des protéines synthétisés in vivo par souris normale et la souris obèse-hyperglycémique de Bar Harbor. Bull. Soc. Chim. biol. (Paris) **52**, 333—348 (1970).

CHRISTOPHE, J., JEANRENAUD, B., MAYER, J., RENOLD, A.E.: Metabolism in vitro of adipose tissue in obese-hyperglycemic and Goldthioglucose-treated mice I. Metabolism of glucose. J. biol. Chem. **236**, 642—647 (1961 a).

CHRISTOPHE, J., JEANRENAUD, B., MAYER, J., RENOLD, A.E.: Metabolism in vitro of adipose tissue in obese-hyperglycemic and Goldthioglucose-treated mice. II. Metabolism of pyruvate and acetate. J. biol. Chem. **236**, 648—652 (1961 b).

CHRISTOPHE, J., MAYER, J.: Effects of chronic treatment with carbutamide on distribution and biosynthesis of fatty acids and cholesterol in obese-hyperglycemic mice. Amer. J. Physiol. **196**, 603—606 (1959 a).

CHRISTOPHE, J., MAYER, J.: Effects of acute and chronic treatments with carbutamide (BZ-55) on obese-hyperglycemic mice and their lean littermates. Endocrinology **64**, 664—670 (1959 b).

CHRISTOPHE, J., WINAND, J., FURNELLE, J.: Biochemie de la souris obèse-hyperglycémique (O—H) de Bar Harbor. J. Ann. Diabét. Hôtel-Dieu **9**, 11—17 (1968).

CHRISTOPHE, J., WINAND, J., FURNELLE, J.: The obese-hyperglycemic syndrome in Bar Harbor mice. In: Diabetes, Proc. VI. Congr. Internat. Diab. Fed., Stockholm, 1967, eds. ÖSTMAN, J., MILNER, R.D.G. Internat. Congr. Ser. No. 172, p. 788—799. Excerpta med. (Amst.) 1969.

CLARKE, D.W., WRENSHALL, G.A., MAYER, J.: Effects of pituitary growth hormone on the insulin and hyperglycaemic-glycogenolytic factor extractable from the panreas of obese-hyperglycaemic mice. Nature (Lond.) **177**, 1235 (1956).

CLARKSON, T.B., KING, J.S., WARNOCK, N.H.: Serum and tissue cholesterol levels of cholesterol-fat-fed gerbils. Proc. Animal Care Panel **7**, 220—221 (1957).

COHEN, M.M., SHKLAR, G., YERGANIAN, G.: Periodontal pathology in a strain of Chinese hamster, Cricetulus griseus, with hereditary diabetes mellitus. Amer. J. Med. **31**, 864—867 (1961).

COHEN, M.M., SHKLAR, G., YERGANIAN, G.: Pulpal and periodontal disease in a strain of Chinese hamsters with hereditary diabetes mellitus. Oral Surg. **16**, 104—112 (1963).

COLEMAN, D.L.: Effects of parabiosis of obese with diabetes and normal mice. Diabetologia **9**, 294—298 (1973).

COLEMAN, D.L., HUMMEL, K.P.: Studies with the mutation, diabetes in the mouse. Diabetologia **3**, 238—248 (1967).

COLEMAN, D.L., HUMMEL, K.P.: Lésions physiologiques et morphologiques caractérisant le diabète par mutation (db) chez la souris. J. Ann. Diabét. Hôtel-Dieu **9**, 19—30 (1968).

COLEMAN, D.L., HUMMEL, K.P.: Effects of parabiosis of normal with genetically diabetic mice. Amer. J. Physiol. **217**, 1298—1304 (1969 a).

COLEMAN, D.L., HUMMEL, K.P.: The mutation, diabetes in the mouse. In: Diabetes, Proc. VI. Congr.

Internat. Diab. Fed., Stockholm, 1967, eds. ÖSTMAN, J., MILNER, R.D.G. Internat. Congr. Ser. No. 172, p. 813—820. Excerpta med. (Amst.) 1969 b.

COLEMAN, D.L., HUMMEL, K.P.: The effects of hypothalamic lesions in genetically diabetic mice. Diabetologia 6, 263—267 (1970).

COLEMAN, D.L., HUMMEL, K.P.: The influence of genetic background on the expression of the obese (ob) gene in the mouse. Diabetologia 9, 287—293 (1973).

CONFORTI, A.: Ultrastructural changes in the kidney in spontaneous diabetes of the Chinese hamster (Cricetulus griseus). Acta diabet. lat. 9, 655—687 (1972).

CREUTZFELDT, W., MENDE, D., WILLMS, B., SÖLING, H.D.: Vascular basement membrane thickness in muscle of Spiny mice and activities of glycolysis and gluconeogenesis in the liver of animals with spontaneous and experimental diabetes and of untreated human diabetics. Diabetologia 6, 356—360 (1970).

CROFFORD, O.B., DAVIS, C.K., JR.: Growth characteristics, glucose tolerance and insulin sensitivity of New Zealand obese mice. Metabolism 14, 271—280 (1965).

CUÉNOT, L.: Les races pures et leurs combinaisons chez les souris. Arch. Zool. expér., 4ᵉ Sér. 3, 123—132 (1905).

CUÉNOT, L.: Sur quelques anomalies apparentes des proportions Mendéliennes. Arch. Zool. expér. 9, VII—XV (1908).

DANFORTH, C.H.: Adiposity and doubling as constitutional traits in the mouse. Anat. Rec. 29, 354 (1925).

DANFORTH, C.H.: The interaction of genes in development. Proc. Soc. exp. Biol. med. (N.Y.) 24, 69—71 (1926).

DANFORTH, C.H.: Hereditary adiposity in mice. J. Hered. 18, 153—162 (1927).

DARBISHIRE, A.D.: On the result of crossing Japanese waltzing with Albino mice. Biometrika 3, 1—51 (1904).

DAVIS, T.R.A., MAYER, J.: Failure of thermogenesis and effect of high frequency electromagnetic waves in the hereditary obese-hyperglycemic syndrome. Fed. Proc. 13, 454—455 (1954a).

DAVIS, T.R.A., MAYER, J.: Imperfect homeothermia in the hereditary obese-hyperglycemic syndrome of mice. Amer. J. Physiol. 177, 222—226 (1954b).

DAVIS, T.R.A., MAYER, J.: Use of high frequency electromagnetic waves in the study of thermogenesis. Amer. J. Physiol. 178, 283—287 (1954c).

DICKERSON, G.E., GOWEN, J.W.: Food utilization in genetic obesity of mice. Genetics 31, 314 (1946).

DICKERSON, G.E., GOWEN, J.W.: Hereditary obesity and efficient food utilization in mice. Science 105, 496—498 (1947).

DICKIE, M.M.: A new viable yellow mutation in the house mouse. J. Hered. 53, 84—86 (1962a).

DICKIE, M.M.: Mouse News Letter 27, 37 (1962b).

DICKIE, M.M.: Genetics of animals with spontaneous diabetes. In: Advances of metabolic disorders, Suppl. 1. Early diabetes, eds. CAMERIINI-DAVALOS, R.A., H.S. COLE, p. 23—27. New York, London: Academic Press 1970.

DICKIE, M.M., WOOLEY, G.W.: The age factor in weight of yellow mice. J. Hered. 37, 365—368 (1946).

DIETERLEN, F.: Beiträge zur Biologie der Stachelmaus, Acomys cahirinus dimidiatus Cretzschmar. Z. Säugetierk. 26, 1—13 (1961).

DIETERLEN, F.: Geburt und Geburtshilfe bei der Stachelmaus, Acomys cahirinus. Z. Tierpsychol. 19, 191—222 (1962).

DIETERLEN, F.: Vergleichende Untersuchungen zur Ontogenese von Stachelmaus (Acomys) und Wanderratte (Rattus norvegicus). Beiträge zum Nesthocker-Nestflüchter-Problem bei Nagetieren. Z. Säugetierk. 28, 194—227 (1963).

DRASHER, M.L., DICKIE, M.M., LANE, P.W.: Physiological differences in uteri of obese stock mice. A comparison between obese mice and their thin sibs. J. Hered. 46, 209—212 (1955).

DULIN, W.E., CHANG, A.Y., GERRITSEN, G.C.: Comparison of diabetes in the Chinese hamster, KK mouse and db mouse. In: Diabetes, Proc. VII. Congr. Internat. Diab. Fed., Buenos Aires, 1970, eds. RODRIGUEZ, R.R., VALLANCE-OWEN, J. Internat. Congr. Ser. No. 231, p. 868—880. Excerpta med. (Amst.) 1971.

DULIN, W.E., GERRITSEN, G.C.: Summary of biochemical, physiological and morphological changes associated with diabetes in the Chinese hamster. In: Diabetes, Proc. VI. Congr. Internat. Diab. Fed., Stockholm, 1967, eds. ÖSTMAN, J., MILNER, R.D.G. Internat. Congr. Ser. No. 172, p. 806—812. Excerpta med. (Amst.) 1969.

DULIN, W.E., GERRITSEN, G.C.: Interaction of genetics and environment on diabetes in the Chinese hamster as compared with human and other diabetic animal species. Acta diabet. lat **9**, (Suppl. 1), 48—84 (1972).

DULIN, W.E., WYSE, B.M., Diabetes in the KK mouse. Diabetologia **6**, 317—323 (1970a).

DULIN, W.E., WYSE, B.M.: Insulin secretion in early diabetic animals: in vivo studies. Advances in metabolic disorders, Suppl. 1. Early diabetes, eds. CAMERINI-DAVALLOS, R.A., COLE, H.S., p. 71—77. New York, London: Academic Press 1970b.

DUPONT, J., MATHIAS, M.M., CABACUNGAN, N.B.: Dietary lipid, fatty acid synthesis and cholesterol metabolism in aging rats. Lipids **7**, 576—589 (1972).

DYKE, D.C. VAN, SIMPSON, M.E., LI, C.H., EVANS, H.M.: Survival in the circulation of the growth and adrenocorticotrophic hormones as evidenced by parabiosis. Amer. J. Physiol. **163**, 297—309 (1950).

EATON, G.J., GREEN, M.M.: Implantation and lethality of the yellow mouse. Genetica **33**, 106—112 (1962).

EHRENTHEIL, O.F., REYNA, L.J., YERGANIAN, G., CHEN, E.T.: Studies in stress glycosuria. I. Prolonged glycosuria in Chinese hamsters after repeated stress. Diabetes **13**, 83—86 (1964).

ELEFTHERIOU, B.E., BAILEY, D.W.: Genetic analysis of plasma corticosterone levels in two inbred strains of mice. J. Endocr. **55**, 415—420 (1972).

ELLIOTT, J., HEMS, D.A., BELOFF-CHAIN, A.: Carbohydrate metabolism of the isolated perfused liver of normal and genetically obese-hyperglycaemic (ob/ob) mice. Biochem. J. **125**, 773—780 (1971).

ENSER, M.: Fatty acid mobilization in obese mice. Nature (Lond.) **226**, 175—177 (1970).

ENWONWU, C.O., GLOVER, V.: Effect of maternal malnutrition during pregnancy and lactation on hepatic protein metabolism in the infant rat: biochemical and ultrastructural studies. Amer. J. clin. Nutr. **26**, 3—16 (1973).

FALCONER, D.S., ISAACSON, J.H.: Adipose, a new inherited obesity of the mouse. J. Hered. **50**, 290—292 (1959).

FEDERLIN, K., SCHÖFFLING, K., SCHMITT, W., PFEIFFER, E.F.: Hodenveränderungen des diabetischen Chinesischen Hamsters. Z. Versuchstierk. **12**, 99—100 (1970).

FEDERMAN, J.L., GERRITSEN, G.C.: The retinal vasculature of the Chinese hamster: a preliminary study. Diabetologia **6**, 186—191 (1970).

FEIGIN, R.D., DANGERFIELD, H.G., BEISEL, W.R.: Circadian periodicity of blood amino-acids in normal and adrenalectomized mice. Nature (Lond.) **221**, 94—95 (1969).

FENTON, P.F., CHASE, H.B.: Effect of diet on obesity of yellow mice in inbred lines. Proc. Soc. exp. Biol. med. (N.Y.) **77**, 420—422 (1951).

FILLIOS, L.C., SAITO, S.: Hepatic protein synthesis and lipid metabolism in genetically obese rats. Metabolism **14**, 734—745 (1965).

FILLIOS, L.C., YOKONO, O.: Liver RNA polymerase activity in genetically obese and lean rats fed cholesterol. Metabolism **15**, 279—285 (1966).

FINDLAY, J.A., ROOKLEDGE, K.A., BELOFF-CHAIN, A., LEVER, J.D.: A combined biochemical and histological study on the islets of Langerhans in the genetically obese hyperglycaemic mouse and in the lean mouse, including observations on the effects of Streptozotocin treatment. J. Endocr. **56**, 571—583 (1973).

FOGLIA, V.G., BORGHELLI, R.F., CHIERI, R.A., FERNANDEZ-COLLAZO, E.L., SPINDLER, L., WESELY, O.: Sexual disturbances in the diabetic rat. Diabetes **12**, 231—237 (1963).

FRANCIS, T.: Studies in hereditary dwarfism in mice VIII. Acta path. microbiol. scand. **22**, 138—143 (1945).

FREDGA, K.: Studies of the chromosomes in American obese-hyperglycemic mice. Hereditas (Lund.) **47**, 615—618 (1961).

FRENKEL, G., KRAICER, P.F.: Evaluation of tests for latent diabetes in the sand rat and rat. Acta endocr. (Kbh.) **72**, 727—736 (1973).

FRENKEL, G., KRAICER, P.F., SHANI, J.: Diabetes in the sand-rat: diabetogenesis, responses to manno-heptulose and Atriplex ash. Diabetologia **8**, 313—318 (1972).

FREYCHET, P., LAUDAT, M.H., LAUDAT, P., ROSSELIN, G., KAHN, C.R., GORDON, P., ROTH, J.: Impairment of insulin binding to the fat cell plasma membrane in the obese hyperglycemic mouse. FEBS Letters **25**, 339—342 (1972).

FRIED, G.H., ANTOPOL, W.: Alpha-glycerophosphate oxydation in the tissues of obese hyperglycemic mice and non-obese controls. Fed. Proc. **19**, 327 (1960).

FRIED, G.H., ANTOPOL, W.: Enzymatic activities in tissues of obese-hyperglycemic mice. Amer. J. Physiol. **211**, 1321—1324 (1966).

FRIEDMANN, B., GOODMAN, E.H., WEINHOUSE, S.: Liver glycogen synthesis in intact alloxan-diabetic rats. J. biol. Chem. **238**, 2899—2905 (1963).

FRONZO, R. DE, MIKI, E., STEINKE, J.: Diabetic syndrome in sand rats. III. Observations on adipose tissue and liver in the non-diabetic stage. Diabetologia 3, 140—142 (1967).

FULLER, J.L., JACOBY, G.A., JR.: Central and sensory control of food intake in genetically obese mice. Amer. J. Physiol. **183**, 279—283 (1955).

FULTON, G.P., LUTZ, B.R., PATT, D.I., YERGANIAN, G.: The cheek pouch of the Chinese hamster (Cricetulus griseus) for cinephotomicroscopy of blood circulation and tumor growth. J. Lab. clin. Med. **44**, 145—148 (1954).

GÄRTNER, K.: Zur Soziologie der Laboratoriumsratten, physiologische Psychologie der Gruppen- und Einzelhaltung. Dtsch. tierärztl. Wschr. **75**, 45—48, 97—100 (1968).

GÄRTNER, K., BONATH, K.: Der Einfluß der Gruppengröße auf den Kortikosterongehalt der Neben- nieren und des Serums männlicher Mäuse und Ratten. Endokrinologie **58**, 129—139 (1971).

GASQUET, P. DE, PÉQUIGNOT, E.: Lipoprotein lipase activities in adipose tissues, heart and diaphragm of the genetically obese mouse (ob/ob). Biochem. J. **127**, 445—447 (1972).

GASQUET, P. DE, PÉQUIGNOT, E., LEMONNIER, D., ALEXIU, A.: Adipose-tissue lipoprotein lipase ac- tivity and cellularity in the genetically obese Zucker rat (fa/fa). Biochem. J. **132**, 633—635 (1973).

GATES, R.J., HUNT, M.I., SMITH, R., LAZARUS, N.R.: Studies on implanted islets of Langerhans: Normalization of blood glucose concentration, blood insulin concentration and weight gain in New Zealand obese mice. Biochem. J. **130**, 26 P (1972).

GATES, R.J., HUNT, M.I., SMITH, R., LAZARUS, N.R.: Return to normal of blood glucose, plasma- insulin, and weight gain in New Zealand obese (NZO) mice after implantation of streptozotocin treated islets of Langerhans. VIII. Congr. Internat. Diab. Fed., Brüssel, 1973. Internat. Congr. Ser. No. 280, Abstr. No. 338. Excerpta med. (Amst.) 19

GENUTH, S.M.: Hyperinsulinism in mice with genetically determined obesity. Endocrinology **84**, 386—391 (1969).

GENUTH, S.M.: Insulin secretion in vivo: correlation with insulin resistance. Diabetologia **8**, 51 (1972).

GENUTH, S.M., PRZYBYLSKI, R.J., ROSENBERG, D.M.: Insulin resistance in genetically obese, hypergly- cemic mice. Endocrinology **88**, 1230—1238 (1971).

GEPTS, W., CHRISTOPHE, J., MAYER, J.: Pancreatic islets in mice with the obese-hyperglycemic syn- drome. Lack of effect of carbutamide. Diabetes 9, 63—69 (1960).

GERRITSEN, G.C., DULIN, W.E.: Characterization of diabetes in the Chinese hamster. Diabetologia 3, 74—84 (1967).

GERRITSEN, G.C., DULIN, W.E.: Effect of diet restriction on onset of development of diabetes in prediabetic Chinese hamsters. Acta diabet. lat. 9 (Suppl. 1), 597—613 (1972).

GERRITSEN, G.C., NEEDHAM, L.B., SCHMIDT, F.L., DULIN, W.E.: Studies on the prediction and devel- opment of diabetes in offspring of diabetic Chinese hamster. Diabetologia 6, 158—162 (1970).

GERSHOFF, S.N., HUBER, A.M., ANTONIADES, H.N.: Responses of obese-hyperglycemic mice and normal mice to "bound" and crystalline insulin. Metabolism **15**, 325—329 (1966).

GHRAF, R., LAX, E.R., SCHRIEFERS, H.: Sex- and age-dependent hydroxylations of testosterone in the liver of normally developed rats and in animals with disturbed sexual development. Acta endocr. (Kbh.) **71**, 781—791 (1972).

GILBERT, J.L.: The fat sand-rat. Zoo life (Lond.) **4**, 5 (1949).

GLEASON, R.E., LAURIS, V., SOELDNER, J.S.: Studies on experimental diabetes in the Wellesly hybrid mouse. III. Dietary effects and similar changes in a commercial Swiss-Hauschka strain. Diabetolo- gia 3, 175—178 (1967).

GOLDBERG, R.C., MAYER, J.: Normal iodine uptake and anoxia resistance accompanying apparent hypometabolism in hereditary obese-hyperglycemic syndrome. Proc. Soc. exp. Biol. med. (N.Y.) **81**, 323—325 (1952).

GONET, A.E., JUNOD, A., RENOLD, A.E.: Studies of spontaneous diabetes with congenital hyperplasia of the islets of Langerhans in Spiny mice. In: Diabetes, Proc. VI. Congr. Internat. Diab. Fed., Stockholm, 1967, eds. ÖSTMAN, J., MILNER, R.D.G. Internat. Congr. Ser. No. 172, p. 821—822. Excerpta med. (Amst.) 1969.

Gonet, A.E., Mougin, J., Renold, A.E.: Hyperplasia and hypertrophy of the islets of Langerhans, obesity and diabetes mellitus in the mouse acomys dimidiatus. Acta endocr. (Kbh.), Suppl. **100**, 135 (1965a).

Gonet, A.E., Renold, A.E.: Polynésie et macronésie langerhansiennes avec obésité et diabète chez la souris à piquants (Acomys). Schweiz. med. Wschr. **96**, 736 (1966).

Gonet, A.E., Stauffacher, W., Pictet, R., Renold, A.E.: Obesity and diabetes mellitus with striking congenital hyperplasia of the islets of Langerhans in Spiny mice (Acomys cahirinus). I. Histological findings and preliminary metabolic observations. Diabetologia **1**, 162—171 (1965b).

Gordon, S., Cekleniak, W.P.: Hypercholesteremia and absence of atheroma in the gerbil. Fed. Proc. **19**, 231 (1960).

Gordon, S., Cekleniak, W.P.: Serum lipoprotein pattern of the hypercholesteremic gerbil. Amer. J. Physiol. **201**, 27—28 (1961).

Gordon, S., Cekleniak, W.P., Stolzenberg, S.J., Benitz, K.F., Moraski, R.M.: Biochemical and morphologic effects of cholesterol and its methyl ether in the gerbil. Toxicol. appl. Pharmacol. **3**, 315—334 (1961).

Green, M.N., Yerganian, G., Meier, H.: Elevated alpha-2-serum proteins as a possible genetic marker in spontaneous hereditary diabetes mellitus of the Chinese hamster (Cricetulus griseus). Experientia (Basel) **16**, 503 (1960).

Grüneberg, H.: The genetic of the mouse, p. 650. 2. ed., The Hague: Nijhoff (1952).

Guggenheim, K., Mayer, J.: Studies of pyruvate and acetate metabolism in the hereditary obesity-diabetes syndrome of mice. J. biol. Chem. **198**, 259—265 (1952).

Gundersen, K., Yerganian, G., Lin, B.J., Gagnon, H., Bell, F., Mcrae, W., Onsberg, T.: Diabetes in the Chinese hamster. Some clinical and metabolic aspects. Diabetologia **3**, 85—91 (1967).

Gutman, A., Hasin, M., Shafrir, E.: Adaptative responses in enzyme activities of Israeli Spiny mice (Acomys cahirinus). Israel J. med. Sci. **8**, 364—371 (1972).

Guttman, P.H., Kohn, H.I.: Progressive intercapillary glomerulosclerosis in the mouse, rat, and Chinese hamster, associated with aging and X-ray exposure. Amer. J. Path. **37**, 293—307 (1960).

Hackel, D.B., Frohman, L.A., Mikat, E., Lebovitz, H.E., Schmidt-Nielsen, K., Kinney, T.D.: Review of current studies on effect of diet on the glucose tolerance of the sand rat (Psammomys obesus). Ann. N.Y. Acad. Sci. **131**, 459—463 (1965a).

Hackel, D.B., Frohman, L.A., Mikat, E., Lebovitz, H.E., Schmidt-Nielsen, K., Kinney, T.D.: Effect of diet on the glucose tolerance and plasma insulin levels of the sand rat (Psammomys obesus). Diabetes **15**, 105—113 (1966).

Hackel, D.B., Lebovitz, H.E., Frohman, L.A., Mikat, E., Schmidt-Nielsen, K.: Effect of caloric restriction on the glucose tolerance and plasma insulin of the sand rat. Metabolism. **16**, 1133—1139 (1967b).

Hackel, D.B., Mikat, E., Lebovitz, H.E., Schmidt-Nielsen, K.: Diabetes mellitus-like disease in sand rats (Psammomys obesus). In: Diabetes, Proc. VI. Congr. Internat. Diab. Fed., Stockholm 1967, eds. Östman, J., Milner, R.D.G. Internat. Congr. Ser. No. 172, p. 800—805. Excerpta med. (Amst.) 1969.

Hackel, D.B., Mikat, E., Lebovitz, H.E., Schmidt-Nielsen, K., Horton, E.S., Kinney, T.D.: The sand rat (Psammomys obesus) as an experimental animal in studies of diabetes mellitus. Diabetologia **3**, 130—134 (1967a).

Hackel, D.B., Schmidt-Nielsen, K., Haines, H.B., Mikat, E.: Diabetes mellitus in the sand rat (Psammomys obesus), pathologic studies. Labor. Invest. **14**, 200—207 (1965b).

Haines, H., Hackel, D.B., Schmidt-Nielsen, K.: Experimental diabetes mellitus induced by diet in the sand rat. Amer. J. Physiol. **208**, 297—300 (1965).

Hall, A., Persing, R.L., White, D.C., Ricketts, R.T.: Mystromys albicaudatus (The African white-tailed rat) as a laboratory species. Lab. anim. Care **17**, 180—188 (1967).

Hata, S.: The effect of restricted food intake on the glucose and lipid metabolism in obese-hyperglycemic mice. Jap. J. Physiol. **2**, 71—75 (1970).

Hausberger, F.X.: Parabiosis and transplantation experiments in hereditary obese mice. Anat. Rec. **130**, 313 (1958).

Hausberger, F.X.: Behavior of transplanted adipose tissue of hereditarily obese mice. Anat. Rec. **135**, 109—113 (1959).

Hausberger, F.X.: Pathological changes in adipose tissue of obese mice. Anat. Rec. **154**, 651—660 (1966).

HAUSBERGER, F.X., HAUSBERGER, B.C.: Composition of adipose tissue in several forms of obesity. Anat. Rec. **127**, 305 (1957).

HAUSBERGER, F.X., HAUSBERGER, B.C.: The etiologic mechanism of some forms of hormonally induced obesity. Amer. J. clin. Nutr. **8**, 671—681 (1960).

HAUSBERGER, F.X., HAUSBERGER, B.C.: Castration-induced obesity in mice. Acta endocr. (Kbh.) **53**, 571—583 (1966).

HAUSLER, H.R., SIBAY, T.M., STACHOWSKA, B.: Observation of retinopathy in metahypophyseal diabetic Chinese hamsters. Invest. Ophthal. **2**, 378—383 (1963a).

HAUSLER, H.R., SIBAY, T.M., STACHOWSKA, B.: Observations of retinal micronaeurysms in a metahypophyseal diabetic Chinese hamster. Amer. J. Ophthal. **56**, 242—244 (1963b).

HEBOLD, G., CZERWEK, H., BLEUEL, H.: Standardwerte im Serum bei der Ratte (Sprague Dawley). Z. Versuchstierk. **14**, 17—20 (1972).

HEFTI, F.: Obesitas und Diabetes mellitus bei Acomys cahirinus. Rev. suisse Zool. **78**, 869—901 (1971).

HEFTI, E., FLÜCKIGER, E.: Obesitas und Diabetes mellitus bei Acomys cahirinus. Rev. suisse Zool. **74**, 562—566 (1967).

HEGSTED, D.M., GALLAGHER, A.: Dietary fat and cholesterol and serum cholesterol in the gerbil. J. Lipid Res. **8**, 210—214 (1967).

HELLERSTRÖM, C., HELLMAN, B.: Quantitative studies on isolated pancreatic islets of mammals. I. Peptidase activity in normal and obese-hyperglycaemic mice. Acta endocr. (Kbh.) **42**, 615—624 (1963a).

HELLERSTRÖM, C., HELLMAN, B.: The islets of Langerhans in yellow obese mice. Metabolism **12**, 527—536 (1963b).

HELLERSTRÖM, C., HELLMAN, B., BROLIN, S., LARSSON, S.: In vitro incorporation of thymidine-H^3 in the pancreas of normal and obese-hyperglycemic mice. Acta path. microbiol. scand. **54**, 1—8 (1962a).

HELLERSTRÖM, C., HELLMAN, B., LARSSON, S.: Some aspects of the structure and histochemistry of the adrenals in obese-hyperglycemic mice. Acta path. microbiol. scand **54**, 365—372 (1962b).

HELLMAN, B.: The occurence of argyrophil cells in the islets of Langerhans of American obese-hyperglycaemic mice. Acta endocr. (Kbh.) **36**, 596—602 (1961).

HELLMAN, B.: Studies in obese-hyperglycemic mice. Ann. N.Y. Acad. Sci **131**, 541—558 (1965).

HELLMAN, B.: Some metabolic aspects of the obese-hyperglycemic syndrome in mice. Diabetologia **3**, 222—229 (1966).

HELLMAN, B.: Islet morphology and glucose metabolism in relation to the specific function of the pancreatic beta cells. In: Diabetes, Proc. VI. Congr. Internat. Diab. Fed., Stockholm, 1967, eds. ÖSTMAN, J., MILNER, R.D.G. Internat. Congr. Ser. No. 172, p. 92—109. Excerpta med. (Amst.) 1969.

HELLMAN, B.: Methodological approaches to studies of the pancreatic islets. Diabetologia **6**, 110—120 (1970).

HELLMAN, B., BROLIN, S., HELLERSTRÖM, C., HELLMAN, K.: The distribution pattern of the pancreatic islet volume in normal and hyperglycaemic mice. Acta endocr. (Kbh.) **36**, 609—616 (1961a).

HELLMAN, B., HELLERSTRÖM, C.: Oxidative enzymes in the pancreatic islets of normal and obese-hyperglycemic mice. Z. Zellforsch. **56**, 97—106 (1962a).

HELLMAN, B., HELLERSTRÖM, C.: Histochemical studies on glucose-6-phosphatase, adenosine triphosphatase and amylo phosphorylase in the pancreatic islets of normal and obese-hyperglycaemic mice. Acta endocr. (Kbh.) **39**, 474—482 (1962b).

HELLMAN, B., HELLERSTRÖM, C., LARSSON, S., BROLIN, S.: Histochemical observations on the pancreatic islets in normal and obese-hyperglycemic mice. Z. Zellforsch. **55**, 235—246 (1961b).

HELLMAN, B., IDAHL, L.A.: Presence and mobilization of glycogen in mammalian pancreatic beta cells. Endocrinology **84**, 1—7 (1969).

HELLMAN, B., IDAHL, L.A., LERNMARK, A., SEHLIN, J., TÄLJEDAL, I.B.: Iodoacetamide-induced sensitization of the pancreatic beta-cells to glucose stimulation. Biochem. J. **132**, 775—789 (1973a).

HELLMAN, B., JACOBSSON, L., TÄLJEDAL, I.B.: Endocrine activity of the testis in obese-hyperglycaemic mice. Acta endocr. (Kbh.) **44**, 20—26 (1963b).

HELLMAN, B., LARSSON, S., WESTMAN, S.: Acetate metabolism in isolated epidymal adipose tissue from obese-hyperglycemic mice of different ages. Acta physiol. scand. **56**, 189—198 (1962a).

HELLMAN, B., LARSSON, S., WESTMAN, S.: The metabolism of variously labelled glucose in fatty livers from mice with congenital hyperglycaemia and obesitas. Acta endocr. (Kbh.) 39, 457—464 (1962b).

HELLMAN, B., LARSSON, S., WESTMAN, S.: Influence of glucose on the in vitro acetate metabolism in the epididymal adipose tissue of obese-hyperglycemic mice. Med. exp. (Basel) 7, 39—44 (1962c).

HELLMAN, B., LARSSON, S., WESTMAN, S.: Mast cell content and fatty acid metabolism in the epididymal fat pad of obese mice. Acta physiol. scand. 58, 255—262 (1963a).

HELLMAN, B., LERNMARK, A.: Inhibition of the in vitro secretion of insulin by an extract of pancreatic alpha₁ cells. Endocrinology 84, 1484—1488 (1969a).

HELLMAN, B., LERNMARK, A.: Evidence for an inhibitor of insulin release in the pancreatic islets. Diabetologia 5, 22—24 (1969b).

HELLMAN, B., LERNMARK, A., SEHLIN, J., SÖDERBERG, M., TÄLJEDAL, I.B.: The pancreatic beta-cell recognition of insulin secretagogues. VII. Binding and permeation of chloromercuribenzene-p-sulphonic acid in the plasma membran of pancreatic beta-cells. Arch. Biochem. Biophys. 158, 435—441 (1973b).

HELLMAN, B., LERNMARK, A., SEHLIN, J., TÄLJEDAL, I.B.: Effects of phlorizin on metabolism and function of pancreatic beta-cell. Metabolism 21, 60—66 (1972a).

HELLMAN, B., LERNMARK, A., SEHLIN, J., TÄLJEDAL, I.B.: Transport and storage of 5-hydroxytryptamine in pancreatic beta-cells. Biochem. Pharmacol. 21, 695—706 (1972b).

HELLMAN, B., PETERSSON, B.: The activity of the islet B cells as indicated by the nuclear and nucleolar size in the American obese-hyperglycemic mice. Acta path. Microbiol. scand. 50, 291—296 (1960).

HELLMAN, B., SEHLIN, J., TÄLJEDAL, I.B.: Evidence for mediated transport of glucose in mammalian pancreatic beta-cells. Biochim. biophys. Acta (Amst.) 241, 147—154 (1971a).

HELLMAN, B., SEHLIN, J., TÄLJEDAL, I.B.: Transport of alpha-aminoisobutyric acid in mammalian pancreatic beta-cells. Diabetologia 7, 256—265 (1971b).

HELLMAN, B., SEHLIN, J., TÄLJEDAL, I.B.: Effects of glucose and other modifiers of insulin release on the oxydative metabolism of amino acids in microdissected pancreatic islets. Biochem. J. 123, 513—521 (1971c).

HELLMAN, B., SEHLIN, J., TÄLJEDAL, I.B.: Do the sulfonylureas interact with the plasma membrane of the pancreatic beta-cells? 8th Annual Meeting of the European Association for the Study of Diabetes. Madrid, 1972. Novo Service, Abstr. No. 126 (1972c).

HELLMAN, B., TÄLJEDAL, I.B.: Nucleotide-induced insulin release from isolated pancreatic beta-granules. Diabetologia 6, 631 (1970).

HELLMAN, B., TÄLJEDAL, I.B., PETERSSON, B.: Morphological characteristics of the epididymal adipose tissue in mice with obesity induced by Goldthioglucose. Med. exp. (Basel) 6, 402—406 (1962d).

HELLMAN, B., TÄLJEDAL, I.B., WESTMAN, S.: Morphological characteristics of the epididymal adipose tissue in normal and obese-hyperglycemic mice. Acta morph. neerl.-scand., ed. A 5, 182—189 (1962e).

HELLMAN, B., THELANDER, L., TÄLJEDAL, I.B.: Postnatal growth of the epididymal adipose tissue in yellow obese mice. Acta anat. (Basel) 55, 286—294 (1963c).

HELLMAN, B., WESTMAN, S.: Palmitate utilization in obese-hyperglycemic mice. In vitro studies of epididymal adipose tissue and liver. Acta physiol. scand. 61, 65—72 (1964).

HERBAI, G.: Weight loss in obese-hyperglycaemic and normal mice following transauricular hypophysectomy by a modified technique. Acta endocr. (Kbh.) 65, 712—722 (1970).

HERBAI, G., WESTMAN, S., HELLERSTRÖM, C.: The growth hormone dependent incorporation of sulphate into the costal cartilage of obese-hyperglycaemic mice of different ages. Acta endocr. (Kbh.) 64, 415—420 (1970).

HERBERG, L., DÖPPEN, W., MAJOR, E.: Strain specific differences in immunoreactive insulin secretion. Z. Versuchstierk. 15, 370 (1973a).

HERBERG, L., DÖPPEN, W., MAJOR, E., GRIES, F.A.: Hypertrophisch-hyperplastische Fettsucht der Maus bei fettreicher Ernährung. 8. Kongr. Dtsch. Diab. Ges., München 1973b.

HERBERG, L., GRIES, F.A.: Modell des Altersdiabetes beim Menschen. Dtsch. med. Wschr. 93, 824—827 (1968).

HERBERG, L., GRIES, F.A., BEYER, J.: Verlauf des Fettsucht-Hyperglykämie-Syndroms bei Mäusen unter fettreicher Diät. 7. Kongr. Dtsch. Diab. Ges., Bad Nauheim 1972.

HERBERG, L., GRIES, F.A., HESSE-WORTMANN, CH.: Effect of weight and cell size on hormone-induced lipolysis in New Zealand obese mice and American obese hyperglycemic mice. Diabetologia 6, 300—305 (1970a).

HERBERG, L., MAJOR, E., HENNIGS, U., GRÜNEKLEE, D., FREYTAG, G., GRIES, F.A.: Differences in the development of the obese-hyperglycemic syndrome in obob and NZO mice. Diabetologia **6**, 292—299 (1970 b).

HERTER, K., RAUCH, H.G.: Haltung und Aufzucht Chinesischer Zwerghamster (Cricetulus barabensis griseus A. Milne-Edwards 1867). Z. Säugetierk. **21**, 161—171 (1956).

HESTON, W.E.: Relationship between the lethal yellow (A^y) gene of the mouse and susceptibility to induced pulmonary tumors. J. nat. Cancer Inst. **3**, 303—308 (1942).

HESTON, W.E., VLAHAKIS, G.: Influence of the A^y gene on mammary-gland tumors, hepatomas, and normal growth in mice. J. nat. Cancer Inst. **26**, 969—982 (1961 a).

HESTON, W.E., VLAHAKIS, G.: Elimination of the effect of the A^y gene on pulmonary tumors in mice by alteration of its effect on normal growth. J. nat. Cancer Inst. **27**, 1189—1196 (1961 b).

HOLLIFIELD, G., PARSON, W.: Food drive and satiety in yellow mice. Amer. J. Physiol. **189**, 36—38 (1957).

HOLLIFIELD, G., PARSON, W.: Body composition of mice with Goldthioglucose and hereditary obesity after weight reduction. Metabolism **7**, 179—183 (1958).

HOLLIFIELD, G., PARSON, W., AYERS, C.R.: In vitro synthesis of lipids from C-14 acetate by adipose tissue from four types of obese mice. Amer. J. Physiol. **198**, 37—38 (1960).

HOLLIFIELD, G., PERLMAN, M., PARSON, W.: Free fatty acid content of adipose tissue in three types of obese mice during fasting. Metabolism **11**, 117—122 (1962).

HSIEH, E.T.: A new laboratory animal. (Cricetulus griseus, Striped hamster). Nat. med. J. (Peking) **5**, 20—24 (1919).

HUBER, J., HAMPRECHT, B.: Tageszeitlicher Rhythmus der Hydroxymethylglutaryl-CoA-Reduktase in der Rattenleber. I. Hoppe-Seylers Z. physiol. Chem. **353**, 307—312 (1972).

HUBER, J., HAMPRECHT, B., MÜLLER, O.A., GUDER, W.: Tageszeitlicher Rhythmus der Hydroxymethylglutaryl-CoA-Reduktase in der Rattenleber. II. Hoppe-Seylers Z. physiol. Chem. **353**, 313—317 (1972).

HUCHZERMEYER, H., RUDORFF, K.H., STAIB, W.: Tierexperimentelle Untersuchungen zum Problem der Insulinresistenz bei Adipositas und Diabetes mellitus. Pathogenese des fettsüchtig-hyperglykämischen Syndroms. Z. klin. Chem. **11**, 249—256 (1973).

HUCHZERMEYER, H., STAIB, W.: Investigation on carbohydrate and fat metabolism of the New Zealand obese mice under the influence of various diets. Environ. Phys. Biochem. **3**, 41—52 (1973).

HUGHES, A.M., TOLBERT, B.M.: Oxydation of acetate, glucose, or glycine to carbon dioxide in mice exhibiting the hereditary obesity syndrome. J. biol. Chem. **231**, 339—345 (1958).

HULTÉN, M., KARLMAN, A., LINDSTEN, J., TIEPOLO, L.: Aneuploidy and polyploidy in germ-line cells of the male Chinese hamster (Cricetulus griseus). Hereditas (Lund.) **65**, 197—202 (1970).

HUMMEL, K.P., COLEMAN, D.L., LANE, P.W.: The influence of genetic background on expression of mutations at the diabetes locus in the mouse. I. C57BL/KsJ and C57BL/6J strains. Biochem. Genet. **7**, 1—13 (1972).

HUMMEL, K.P., DICKIE, M.M., COLEMAN, D.L.: Diabetes, a new mutation in the mouse. Science **153**, 1127—1128 (1966).

HYNIE, I., HAHN, P.: Changes in the activity of acetyl CoA carboxylase in the intestinal mucosa of the rat during development. J. Nutr. **102**, 1311—1314 (1972).

IBSEN, H.L., STEIGLEDER, E.: Evidence for the death in utero of the homozygous yellow mouse. Amer. Naturalist **51**, 740—752 (1917).

IDAHL, L.A.: Dynamics of insulin secretion and glycolysis in isolated pancreatic islets. Diabetologia **6**, 657 (1970).

IDAHL, L.A.: A micro perifusion device for pancreatic islets allowing concomitant recordings of intermediate metabolites and insulin release. Analyt. Biochem. **50**, 386—398 (1972).

IDAHL, L.A.: Dynamics of pancreatic beta-cell responses to glucose. Diabetologia **9**, 403—412 (1973).

INGALLS, A.M., DICKIE, M.M., SNELL, G.D.: Obese, a new mutation in the house mouse. J. Hered. **41**, 317—318 (1950).

IVANYI, P., GREGOROVA, S., MICKOVA, M.: Genetic differences in thymus, lymph node, testes and vesicular gland weights among inbred mouse strains. Association with the major histocompatibility (H-2) system. Folia biol. (Praha) **18**, 81—97 (1972).

IWATSUKA, H., SHINO, A.: Studies on diabetogenic action of obesity in mice: Congenital insulin resistance of KK mice. Endocr. jap. **17**, 535—540 (1970).

IWATSUKA, H., SHINO, A., SUZUOKI, Z.: General survey of diabetic features of yellow KK mice. Endocr. jap. **17**, 23—35 (1970).

JANSEN, G.R., ZANETTI, M.E., HUTCHISON, C.F.: Studies on lipogenesis in vivo. Fatty acid and cholesterol synthesis in hyperglycemic-obese mice. Biochem. J. **102**, 870—876 (1967).

JELINKOVA, M., STUCHLIKOVA, E., SMRZ, M.: The effect of theophylline and adrenaline on the lipolytic response of rats of different age. Exp. Geront. **5**, 257—260 (1970).

JOHNSON, P.R., HIRSCH, J.: Cellularity of adipose depots in six strains of genetically obese mice. J. Lipid Res. **13**, 2—11 (1972).

JOHNSON, P.R., STERN, J.S., GREENWOOD, M.R.C., ZUCKER, L.M., HIRSCH, J.: Effect of early nutrition on adipose cellularity and pancreatic insulin release in the Zucker rat. J. Nutr. **103**, 738—743 (1973).

JOHNSON, P.R., ZUCKER, L.M., CRUCE, J.A.F., HIRSCH, J.: Cellularity of adipose depots in the genetically obese Zucker rat. J. Lipid Res. **12**, 706—714 (1971).

JONES, E.E.: Spontaneous hyperplasia of the pancreatic islets associated with glucosuria in hybrid mice. In: The structure and metabolism of the pancreatic islets, eds. BROLIN, S.E., HELLMAN, B., KNUTSON, H., p. 189—191. London: Pergamon Press 1964.

JONES, N., HARRISON, G.A.: Genetically determined obesity and sterility in the mouse. Stud. Fertil. **9**, 51—64 (1958).

JUNOD, A., LETARTE, J., LAMBERT, A.E., STAUFFACHER, W.: Studies in Spiny mice (Acomys cahirinus): Metabolic state and pancreatic insulin release in vitro. Horm. Metab. Res. **1**, 45—52 (1969).

JUNOD, A., ORCI, L., RENOLD, A.E.: Lésions morphologiques et physiologiques dans le syndrome complexe des souris à piquants (Acomys cahirinus). J. Ann. Diabét. Hôtel-Dieu **9**, 31—39 (1968)

KAHN, C.R., NEVILLE, D.M., JR., GORDON, P., FREYCHET, P., ROTH, J.: Insulin receptor defect in insulin resistance: studies in the obese-hyperglycemic mouse. Biochem. biophys. Res. Commun. **48**, 135—142 (1972).

KAHN, C.R., NEVILLE, D.M., JR., ROTH, J.: Insulin-receptor interaction in the obese-hyperglycemic mouse. J. biol. Chem. **248**, 244—250 (1973a).

KAHN, C.R., NEVILLE, D.M., JR., SOLL, A., GOLDFINE, I.D., ROTH, J.: Deficiency of insulin receptors in the insulin resistant obese hyperglycemic mouse. VIII. Congr. Internat. Diab. Fed., Brüssel, 1973. Internat. Congr. Ser. No. 280, Abstr. No. 163. Excerpta med. (Amst.) 1973b.

KAKATI, S., SINHA, A.K.: Banding patterns of Chinese hamster chromosomes. Genetics **72**, 357—362 (1972).

KAMIOKA, T.: Untersuchungen des Glukose- und Fettstoffwechsels bei hereditär fettsüchtigen und hyperglykämischen Mäusen. II. Glukose- und Fettstoffwechsel bei New Zealand obese (NZO) Mäusen. Folia endocr. Jap. **41**, 148—153 (1965a).

KAMIOKA, T.: Untersuchungen des Glukose- und Fettstoffwechsels bei hereditär fettsüchtigen und hyperglykämischen Mäusen. III. Hormonelle Effekte auf die Fettsäuren des Fettgewebes bei C57BL/6J-ob und New Zealand obese Mäusen. Folia endocr. Jap. **41**, 154—158 (1965b).

KANDUTSCH, A.A., COLEMAN, D.L., ALPERT, S.E.: Androgen effect on genetic and goldthioglucose-induced obesity. Experientia (Basel) **28**, 473—474 (1972).

KANDUTSCH, A.A., SAUCIER, S.E.: Prevention of cyclic and triton-induced increases in hydroxymethylglutaryl Coenzyme A reductase and sterol synthesis by puromycin. J. biol. Chem. **244**, 2299—2305 (1969).

KAPLAN, M.L., FRIED, G.H.: Adaptive enzyme responses in adipose tissue of obese hyperglycemic mice. Arch. Biochem. Biophys. **158**, 711—719 (1973).

KASTEN, F.H.: Comparative histological studies of endocrine glands of yellow (A^ya) and non-agouti (aa) mice in relation to the problem of hereditary obesity. Science **115**, 647—649 (1952).

KATO, K.: Studies on lipogenesis in hereditary obese-hyperglycemic mice (KK strain). Nagoya J. med. Sci. **32**, 129—141 (1969).

KATO, R., TAKANAKA, A., ONODA, K.I.: Studies on age difference in mice for the activity of drug-metabolizing enzymes of liver microsomes. Jap. J. Pharmacol. **20**, 572—576 (1970).

KHAYAT, M.H., RATHÉ, J., VANDERMEERS, A., CHRISTOPHE, J.: Niveaux des hydrolases pancréatiques dans le pancréas et l'intestin grêle de deux types de souris obèses présentant un hyperinsulinisme: La souris obèse-hyperglycémique (oh) de Bar Harbor et La souris Néo-Zélandaise (NZO). Diabetologia **4**, 232—235 (1968).

KIRKHAM, W.B.: Embryology of the yellow mouse. Anat. Rec. **11**, 48 (1917).

KIRKHAM, W.B.: The fate of homozygous yellow mice. J. exp. Zool. **28**, 125—135 (1919).

KONDO, K., NOZAWA, K., TOMITA, T., EZAKI, K.: Inbred strains resulting from Japanese mice. Bull. exper. anim. **6**, 107—112 (1957).

KORNACKER, M.S., LOWENSTEIN, J.M.: Citrate cleavage enzyme in livers of obese and nonobese mice. Science **144**, 1027—1028 (1964).

KOSCHINSKY, TH., GRIES, F.A., HERBERG, L.: Glycerol kinase activity in isolated fat cells of BHob mice. Horm. Metab. Res. **2**, 185—186 (1970a).

KOSCHINSKY, TH., GRIES, F.A., HERBERG, L.: Regulation der Glycerokinase durch Insulin in Fettzellen und Leber von genetisch fettsüchtigen Mäusen (BH-ob). Hoppe-Seylers Z. physiol. Chem. **351**, 1312—1313 (1970b).

KOSCHINSKY, TH., GRIES, F.A., HERBERG, L.: Regulation of glycerolkinase by insulin in isolated fat cells and liver of Bar Harbor obese mice. Diabetologia **7**, 316—322 (1971).

KUFTENIC, D.M., MAYER, J.: Extreme sensitivity of obese hyperglycemic mice to caffeine and coffee. Metabolism **13**, 1369—1375 (1964).

LAIRD, A.K., HOWARD, A.: Growth curves in inbred mice. Nature (Lond.) **213**, 786—788 (1967).

LAIRD, C.W.: Representative values for animal and veterinary populations and their clinical significances. Texas: Hycel Inc. Houston 1972.

LAMDIN, E., SHREEVE, W.W., SLAVINSKI, R.H., OJI, N.: Biosynthesis of fatty acids in obese mice in vivo. II. Studies with DL-malate-2-^{3}H-3-^{14}C, succinate-2,3-^{3}H-2,3-^{14}C, and DL-isocitrate-2-^{3}H-5,6-^{14}C. Biochemistry (Wash.) **8**, 3325—3331 (1969).

LANE, P.W.: The pituitary-gonad response of genetically obese mice in parabiosis with thin and obese siblings. Endocrinology **65**, 863—868 (1959).

LANE, P.W., DICKIE, M.M.: Fertile, obese male mice. J. Hered. **45**, 56—58 (1954).

LANE, P.W., DICKIE, M.M.: The effect of restricted food intake on the life span of genetically obese mice. J. Nutr. **64**, 549—554 (1958).

LARKINS, R.G.: Plasma growth hormone in the New Zealand obese mouse. Diabetologia **7**, 302—307 (1971).

LARKINS, R.G.: Defective insulin secretory response to glucose in the New Zealand obese mouse. Diabetes **22**, 251—255 (1973a).

LARKINS, R.G.: Defective insulin secretion in the N.Z.O. Mouse: in vitro studies. Endocrinology **93**, 1052—1056 (1973b).

LARKINS, R.G., MARTIN, F.I.R.: Selective defect in insulin release in one form of spontaneous laboratory diabetes. Nature (Lond.) New Biol. **235**, 86—88 (1972).

LARKINS, R.G., MARTIN, F.I.R.: Abnormal insulin secretory response in the NZO mouse. VIII. Congr. Internat. Diab. Fed., Brüssel, 1973. Internat. Congr. Ser. No. 280, Abstr. No. 340. Excerpta med. (Amst.).

LATASTE, F.: Trois questions (Le Naturaliste) (reproduit dans Bull. scient. du dép. du Nord), t. VII-VIII, 1884—1885, 364 (1883).

LAUBE, H., FUSSGÄNGER, R.D., MEIER, V., PFEIFFER, E.F.: Hyperglucagonemia of the isolated perfused pancreas of diabetic mice (db/db). Diabetologia **9**, 400—402 (1973).

LAUBE, H., FUSSGÄNGER, R.D., PFEIFFER, E.F.: The effect of a beta-adrenergic blocker on insulin release from the isolated perfused pancreas of obese mice. J. Endocr. **55**, 209—210 (1972a).

LAUBE, H., GRAJEDA, E., FUSSGÄNGER, R.D., PFEIFFER, E.F.: Influence of adrenergic receptors on glucose-induced hyperinsulinemia of obese mice. Acta endocr. (Kbh.), Suppl. **159**, 88 (1972b).

LAUDAT, M.H., COMBRET, Y., LAUDAT, P.: Activité adénylcyclasique membranaire du tissu adipeux de la Souris obèse hyperglycémique de Bar-Harbor. C.R. Acad. Sci. (Paris) **276**, 407—409 (1973).

LAURIS, V., CAHILL, G.F., JR.: Hepatic glucose phosphotransferases. Variations among species. Diabetes **15**, 475—479 (1966).

LAVAPPA, K.S., FU, M.M., SINGH, M., BEYER, R.D., EPSTEIN, S.S.: Banding patterns of chromosomes in bone marrow cells of the Chinese hamster as revealed by acetic-saline-Giemsa, urea, and trypsin techniques. Lab. anim. sci. **23**, 546—550 (1973).

LAVINE, R.L., CHICK, W.L., LIKE, A.A., MAKDISI, TH.W.: Glucose tolerance in neonatal and adult mice. Fed. Proc. **29**, 574 (1970).

LAVINE, R.L., CHICK, W.L., LIKE, A.A., MAKDISI, TH.W.: Glucose tolerance and insulin secretion in neonatal and adult mice. Diabetes **20**, 134—139 (1971).

LAW, L.W.: Studies on size inheritance in mice. Genetics **23**, 399—422 (1938).

LAWE, J.E.: Renal changes in hamster with hereditary diabetes mellitus. Arch. Path. **73**, 166—174 (1962).

LEBOEUF, B., LOCHAYA, S., LEBOEUF, N., WOOD, F.C., JR., MAYER, J., CAHILL, G.F., JR.: Glucose metabolism and mobilization of fatty acids by adipose tissue from obese mice. Amer. J. Physiol. **201**, 19—22 (1961).

Lechène, C., Corby, C., Morel, F.: Distributions des néphrons accessibles à la surface du rein en fonction de la longueur de leur anse de Henle chez le Rat, le Hamster, le Mérion et le Psammomys. C.R. Acad. Sci. (Paris) **262**, 1126—1129 (1966).

Lemonnier, D.: Sex difference in the number of adipose cells from genetically obese rats. Nature (Lond.) **231**, 50 (1971).

Lemonnier, D., Winand, J., Furnelle, J., Christophe, J.: Effect of a high-fat diet on obese-hyperglycaemic and non-obese Bar-Harbor mice. Diabetologia **7**, 328—333 (1971).

Lernmark, A.: The effect of low gastrin concentrations on insulin release in vitro. Diabetologia **4**, 246 (1968).

Lernmark, A.: Isolated mouse islets as a model for studying insulin release. Acta diabet. lat. **8**, 649—679 (1971).

Lernmark, A., Christensen, H.N., Hellman, B., Sehlin, J., Täljedal, I.B.: Modification of the pancreatic beta-cell function by non-metabolizable, transport-specific amino acids. Diabetologia **7**, 399 (1971).

Lernmark, A., Hellman, B.: The B-cell capacity for insulin secretion in microdissected pancreatic islets from obese-hyperglycemic mice. Life Sci. **8**, Part II, 53—59 (1969).

Lernmark, A., Hellman, B.: Effect of epinephrine and mannoheptulose on early and late phases of glucose-stimulated insulin release. Metabolism **19**, 614—618 (1970).

Lernmark, A., Hellman, B., Coore, H.G.: Effects of gastrin on the release of insulin in vitro. J. Endocr. **43**, 371—375 (1969).

Lernmark, A., Wenngren, B.I.: Insulin and glucagon release from the isolated pancreas of foetal and newborn mice. J. Embryol. exp. Morph. **28**, 607—614 (1972).

Leveille, G.A., Chakrabarty, K.: Diurnal variations in tissue glycogen and liver weight of meal-fed rats. J. Nutr. **93**, 546—554 (1967).

Leveille, G.A., Hanson, R.W.: Influence of periodicity of eating on adipose tissue metabolism in the rat. Canad. J. Physiol. Pharmacol. **43**, 857—868 (1965).

Lever, J.D., Findlay, J.A., Beloff-Chain, A., Rookledge, K.A.: The islets of Langerhans in the lean and genetically obese mouse: a related histological and biochemical study in untreated and Streptozotocin-injected animals. Diabetologia **8**, 52 (1972).

Levin, S.R., Karam, J.H., Hane, S., Grodsky, G.M., Forsham, P.H.: Enhancement of Arginine-induced insulin secretion in man by prior administration of glucose. Diabetes **20**, 171—176 (1971).

Lidell, C., Hellman, B.: The influence of overeating on the endocrine testis function in mice. Metabolism **15**, 444—448 (1966).

Like, A.A., Chick, W.L.: Mitotic division in pancreatic beta cells. Science **163**, 941—943 (1969).

Like, A.A., Chick, W.L.: Studies in the diabetic mutant mouse: I. Light microscopy and radioautography of pancreatic islets. Diabetologia **6**, 207—215 (1970a).

Like, A.A., Chick, W.L.: Studies in the diabetic mutant mouse: II. Electron microscopy of pancreatic islets. Diabetologia **6**, 216—242 (1970b).

Like, A.A., Coleman, D.L., Hummel, K.P.: Pancreatic islet studies in diabetic mutant mice. Fed. Proc. **28**, 574 (1969).

Like, A.A., Jones, E.E.: Studies on experimental diabetes in the Wellesly hybrid mice. IV. Morphologic changes in islet tissue. Diabetologia **3**, 179—187 (1967).

Like, A.A., Miki, E.: Diabetic syndrome in sand rats. IV. Morphologic changes in islet tissue. Diabetologia **3**, 143—166 (1967).

Like, A.A., Steinke, J., Jones, E.E., Cahill, G.F., Jr.: Pancreatic studies in mice with spontaneous diabetes mellitus. Amer. J. Path. **46**, 621—644 (1965).

Lindberg, M., Shire, J.G.M., Doering, C.H., Kessler, S., Clayton, R.B.: Reductive metabolism of corticosterone in mice: differences in NADPH requirements of liver homogenates of males of two inbred strains. Endocrinologia **90**, 81—92 (1972).

Little, C.C.: A note on the fate of individuals homozygous for certain color factors in mice. Amer. Naturalist **53**, 185—187 (1919).

Livingston, C., Yerganian, G.: Aberrations involving chromosome I of the Chinese hamster, Cricetulus griseus. Genetics **41**, 652 (1956).

Lloyd, J.J.: Weights of testes, thymi, and accessory reproductive glands in relation to rank in paired and grouped house mice. Proc. Soc. exp. Biol. (N.Y.) **137**, 19—22 (1971).

Lochaya, S., Hamilton, J.C., Mayer, J.: Lipase and glycerokinase activities in the adipose tissue of obese-hyperglycaemic mice. Nature (Lond.) **197**, 182—183 (1963).

LOCHAYA, S., LEBOEUF, N., MAYER, J., LEBOEUF, B.: Adipose tissue metabolism of obese mice on standard and high-fat diets. Amer. J. Physiol. **201**, 23—26 (1961).

LOGE, O., LOSERT, W., JAHN, P.: Insulinfreisetzende Wirkung von Glymidin-Natrium (Glykodiazin), Isopropylnoradrenalin, Glucagon und Theophyllin an chinesischen Streifenhamstern mit spontanem oder streptozotocininduziertem Diabetes mellitus. Res. exp. Med. **160**, 292—306 (1973).

LOGE, O., STEINBECK, H.: Zuchtleistung stoffwechselgesunder und diabetischer Chinesischer Streifenhamster (Cricetulus griseus). Diabetologia **6**, 430—435 (1970).

LOVELL-SMITH, C.J.: The control of lipolysis in obese mice. Proc. Univ. Otago med. Sch. **49**, 48—49 (1971).

LOVELL-SMITH, C.J., SNEYD, J.G.T.: Lipolysis and adenosine 3′,5′-cyclic monophosphate in adipose tissue of the New Zealand obese mouse. J. Endocr. **56**, 1—11 (1973).

LUSE, S.A., CARAMIA, F., GERRITSEN, G.C., DULIN, W.E.: Spontaneous diabetes mellitus in the Chinese hamster: an electron microscopic study of the islets of Langerhans. Diabetologia **3**, 97—108 (1967).

LYNCH, C.J.: Influence of heredity and environment upon number of tumor nodules occuring in lungs of mice. Proc. Soc. exp. Biol. (N.Y.) **43**, 186—189 (1940).

MAHLER, R.J.: The cause of insulin resistance in obesity. VIII. Congr. Internat. Diab. Fed. Brüssel, 1973. Internat. Congr. Ser. No. 280, Abstr. No. 341. Excerpta med. (Amst.).

MAHLER, R.J., SZABO, O.: Amelioration of insulin resistance in obese mice. Amer. J. Physiol. **221**, 980—983 (1971).

MALAISSE, W.: Islet function in hereditary, hypothalamic and diet-induced obesity. Diabetologia **8**, 51 (1972).

MALAISSE, W.J., LIKE, A.A., MALAISSE-LAGUE, F., GLEASON, R.E., SOELDNER, J.S.: Insulin secretion in vitro by the pancreas of the sand rat (Psammomys obesus). Diabetes **17**, 752—759 (1968a).

MALAISSE, W., MALAISSE-LAGUE, F.: Islet function in obesity and diabetes. In: Diabetes, Proc. VI. Congr. Internat. Diab. Fed., Stockholm, 1967, eds. ÖSTMAN, J., MILNER, R.D.G. Internat. Congr. Ser. No. 172, p. 544—549. Excerpta med. (Amst.) 1969.

MALAISSE, W., MALAISSE-LAGUE, F., GERRITSEN, G.C., DULIN, W.E., WRIGHT, P.H.: Insulin secretion in vitro by the pancreas of the Chinese hamster. Diabetologia **3**, 109—114 (1967).

MALAISSE, W.J., MALAISSE-LAGUE, F., COLEMAN, D.L.: Insulin secretion in experimental obesity. Metabolism **17**, 802—807 (1968b).

MALAISSE, W.J., MALAISSE-LAGUE, F., COLEMAN, D.L.: Insulin secretion in mice with an hereditary diabetes. Proc. Soc. exp. Biol (N.Y.) **129**, 65—69 (1969).

MARSHALL, N.B., ANDRUS, S.B., MAYER, J.: Organ weights in three forms of experimental obesity in the mouse. Amer. J. Physiol. **189**, 343—346 (1957).

MARSHALL, N.B., ENGEL, F.L.: The influence of epinephrine and fasting on adipose tissue content and release of free fatty acids in obese-hyperglycemic and lean mice. J. Lipid Res. **1**, 339—342 (1960).

MARTIN, R.J., WELTON, R.F., BAUMGARDT, B.R.: Adipose and liver tissue enzyme profiles in obese hyperglycemic mice. Proc. Soc. exp. Biol. (N.Y.) **142**, 241—245 (1973).

MATSCHINSKY, F.M., ELLERMAN, J.E.: Metabolism of glucose in the islets of Langerhans. J. biol. Chem. **243**, 2730—2736 (1968).

MATSUO, T., IWATSUKA, H., SUZUOKI, Z.: Metabolic disturbance of KK mice in overt diabetes. Endocr. jap. **18**, 501—506 (1971).

MATSUO, T., SHINO, A., IWATSUKA, H., SUZUOKI, Z.: Induction of overt diabetes in KK mice by dietary means. Endocr. jap. **17**, 477—488 (1970).

MATTHEY, R.: Chromosomes de muridae (Microtinae et Cricetinae). Chromosoma (Berl.) **5**, 113—138 (1952).

MAYER, J.: Genetic, traumatic and environmental factors in the etiology of obesity. Physiol. Rev. **33**, 472—508 (1953a).

MAYER, J.: Decreased activity and energy balance in the hereditary obesity-diabetes syndrome in mice. Science 117, 504—505 (1953b).

MAYER, J.: The obese hyperglycemic syndrome of mice as an example of "metabolic" obesity. Amer. J. clin. Nutr. **8**, 712—718 (1960).

MAYER, J.: Antagonism between alloxan and caffeine. Nature (Lond.) **210**, 630—631 (1966).

MAYER, J., ANDRUS, S.B., SILIDES, D.J.: Effect of diethyldithiocarbamate and other agents on mice with the obese-hyperglycemic syndrome. Endocrinology **53**, 572—581 (1953b).

Mayer, J., Barrnett, R.J.: Sensitivity to cold in the hereditary obese-hyperglycemic syndrome of mice. Yale J. Biol. Med. **26**, 38—45 (1953).

Mayer, J., Bates, M.W., Dickie, M.M.: Hereditary diabetes in genetically obese mice. Science **113**, 746—747 (1951 b).

Mayer, J., Cotter, T.A.: In: Goldberg, R.C., Mayer, J., Normal iodine uptake and anoxia resistance in hereditary obese-hyperglycemic syndrome. Proc. Soc. exp. Biol. (N.Y.) **81**, 323—325 (1952).

Mayer, J., Dickie, M.M., Bates, M.W., Vitale, J.J.: Free selection of nutrients by hereditarily obese mice. Science **113**, 745—746 (1951 a).

Mayer, J., Hagman, N.C.: Total body water and blood volume in hereditary obese-hyperglycemic syndrome of mice. Proc. Soc. exp. Biol. (N.Y.) **82**, 647—649 (1953).

Mayer, J., Hagman, N.C., Marshall, N.B., Stoops, A.J.: Fat metabolism in three forms of obesity. V. Hepatic lipogenesis in vitro. Amer. J. Physiol. **181**, 501—503 (1955).

Mayer, J., Jones, A.K.: Hypercholesteremia in the hereditary obese-hyperglycemic syndrome of mice. Amer. J. Physiol. **175**, 339—342 (1953).

Mayer, J., Russell, R.E., Bates, M.W., Dickie, M.M.: Metabolic, nutritional and endocrine studies of the hereditary obesity-diabetes syndrome of mice and mechanism of its development. Metabolism **2**, 9—21 (1953a).

Mayer, J., Silides, D.N.: A quantitative method of determination of the diabetogenic activity of growth hormone preparations. Endocrinology **52**, 54—56 (1953).

Mayer, J., Silides, D.N.: Fat metabolism in experimental obesities. VIII. Blood total lipids and ketones in four kinds of obese mice. Experientia (Basel) **14**, 96—99 (1958).

Mayer, J., Yannoni, C.Z.: Increased intestinal absorption of glucose in three forms of obesity in the mouse. Amer. J. Physiol. **185**, 49—53 (1956).

Mc Clintock, R., Lifson, N.: CO_2 output and energy belance of hereditary obese mice. Amer. J. Physiol. **189**, 463—469 (1957).

Mc Leod, K.I., Goldrick, R.B., Whyte, H.M.: The effect of maternal malnutrition on the progeny in the rat. Aust. J. exp. Biol. med. Sci. **50**, 731—738 (1972).

Meier, H.: Hereditary diabetes mellitus in the Chinese hamster: certain aspects of the prediabetic state in the hamster and reference to the obese-hyperglycemic mouse. In: Small blood vessel involvement in diabetes mellitus, eds. Siperstein, M.D., A.N. Colwell, K. Meyer, p. 303—308. Washington, D.C.: Amer. Inst. Biol. Sci. 1964.

Meier, H., Yerganian, G.: Spontaneous hereditary Diabetes mellitus in Chinese hamster (Cricetulus griseus). I. Pathological findings. Proc. Soc. exp. Biol. (N.Y.) **100**, 810—815 (1959).

Meier, H., Yerganian, G.: Spontaneous diabetes mellitus in the Chinese hamster (Cricetulus griseus). II. Findings in the offspring of diabetic parents. Diabetes **10**, 12—18 (1961 a).

Meier, H., Yerganian, G.: Spontaneous hereditary diabetes mellitus in the Chinese hamster (Cricetulus griseus). III. Maintenance of a diabetic hamster colony with the aid of hypoglycemic therapy. Diabetes **10**, 19—21 (1961 b).

Mickelsen, O., Schemmel, R., Gill, J.L.: Influence of diet, sex and age on skeletal size in seven strains of rats. Growth **35**, 11—22 (1971).

Mikat, E.M., Hackel, D.B., Cruz, P.T., Lebovitz, H.E.: Lowered glucose tolerance in the sand rat (Psammomys obesus) resulting from esophageal intubation. Proc. Soc. exp. Biol. (N.Y.) **139**, 1390—1391 (1972).

Miki, E.: Variability in predisposition to diabetes in sand rats (Psammomys obesus). Diabetologia **2**, 211 (1967).

Miki, E., Like, A.A., Soeldner, J.S., Steinke, J.: Acute ketotic-type diabetic syndrome induced by diet in Egyptian sand rats. Diabetes **14**, 441 (1965).

Miki, E., Like, A.A., Soeldner, J.S., Steinke, J., Cahill, G.F., Jr.: Acute ketotic-type diabetic syndrome in sand rats (Psammomys obesus) with special reference to the pancreas. Metabolism **15**, 749—760 (1966).

Miki, E., Like, A.A., Steinke, J., Soeldner, J.S.: Diabetic syndrome in sand rats. II. Variabilitiy and association with diet. Diabetologia **3**, 135—139 (1967).

Mobley, P.W., Mahler, R.J.: Measurement of insulin/proinsulin ratios in normal and obese hyperglycemic mice. VIII. Congr. Internat. Diab. Fed., Brüssel, 1973. Internat. Congr. Ser. No. 280, Abstr. No. 343. Excerpta med. (Amst.).

Molleson, A.L., Moses, M.J., Hackel, D.B.: Protein synthesis in pancreatic beta cells of the normal and diabetic Egyptian sand rat (Psammomys obesus). Am. J. Pathol. **73**, 495—512 (1973).

MOREL, F., ROUFFIGNAC, C. DE, MARSH, D., GUINNEBAULT, M., LECHÈNE, C.: Étude par microponction de l'élaboration de l'urine. II. Chez le Psammomys non diurétique. Nephron **6**, 553—570 (1969).

MORGAN, W.C.: The relation of the lethal yellow (A^y) gene to pulmonary tumor formation and obesity in an inbred strain of mice. J. nat. Cancer Inst. **11**, 263—268 (1950).

NAKAMURA, M.: A diabetic strain of the mouse. Proc. Japan. Acad. **38**, 348—352 (1962).

NAKAMURA, M.: Cytological and histological studies on the pancreatic islets of a diabetic strain of the mouse. Z. Zellforsch. **65**, 340—349 (1965a).

NAKAMURA, M.: Estimation of adenohypophyseal growth hormone content in the diabetic „KK" mouse strain by acrylamide gel electrophoresis. Proc. Japan. Acad. **42**, 512—516 (1965b).

NAKAMURA, M., YAMADA, K.: A further study of the diabetic (KK) strain of the mouse. F_1 and F_2 offspring of the cross between KK and C57BL/6J mice. Proc. Japan. Acad. **39**, 489—493 (1963)

NAKAMURA, M., YAMADA, K.: Enzymorphological studies on the pancreatic islets of a diabetic (KK) strain of the mouse. Z. Zellforsch. **66**, 396—404 (1965).

NAKAMURA, M., YAMADA, K.: Studies on a diabetic (KK) strain of the mouse. Diabetologia **3**, 212—221 (1967).

NAKAMURA, M., YAMADA, K.: Studies on a diabetic (KK) strain of the mouse. With special reference to the histology of the endocrine organs. In: Diabetes, Proc. VI. Congr. Internat. Diab. Fed., Stockholm, 1967, eds. ÖSTMAN, J., R.D.G. MILNER. Internat. Congr. Ser. No. 172, p. 833—841. Excerpta med. (Amst.) 1969.

NAKAMURA, M., YOKOTE, M., YAMADA, K.: Electron microscopic studies on the pancreatic islets of KK mouse and Sekoke (spontaneous diabetes mellitus) carp. In: Diabetes, Proc. VII. Congr. Internat. Diab. Fed., Buenos Aires 1970, eds. RODRIGUEZ, R.R., J. VALLANCE-OWEN. Intern. Congr. Ser. No. 231, p. 854—867. Excerpta med. (Amst.) 1971.

NAKASHIMA, K.: Glycolytic and gluconeogenic metabolites and enzymes in the liver of obese-hyperglycemic mice (KK) and alloxan diabetic mice. Nagoya J. med. Sci. **32**, 143—158 (1969).

NORDENSTRÖM, A., PETERSSON, B., WESTMAN-NAESER, S., HELLERSTRÖM, C.: Induction of alloxan diabetes in obese-hyperglycemic mice (genotype obob). Experientia (Basel) **29**, 1142—1143 (1973).

NOWELL, N.W.: Circadian rhythm of glucose tolerance in laboratory mice. Diabetologia **6**, 488—492 (1970).

ORCI, L., JUNOD, A., PICTET, R., RENOLD, A.E., ROUILLER, C.: Granulolysis in A cells of endocrine pancreas in spontaneous and experimental diabetes in animals. J. Cell Biol. **38**, 462—466 (1968).

ORCI, L., RENOLD, A.E., ROUILLER, CH.: Intracellular „alpha-granulolysis" in alpha-cells of diabetic animals. In: The structure and metabolism of the pancreatis islets. A centennial of PAUL LANGERHANS discovery, Umea, 1969, eds. FALKMER, S., B. HELLMAN, I.B. TÄLJEDAL, p. 109—114. Oxford: Pergamon Press 1970a.

ORCI, L., STAUFFACHER, W., AMHERDT, M., PICTET, R., RENOLD, A.E., ROUILLER, CH.: The kidney of Spiny mice (Acomys cahirinus): Electron microscopy of glomerular changes associated with aging and tubular glycogen accumulation during hyperglycemia. Diabetologia **6**, 343—355 (1970b).

PACKER, J.T., KRANER, K.A., ROSE, S.D., STUHLMAN, R.A., NELSON, L.R.: Diabetes mellitus in Mystromys albicaudatus. Arch. Path. **89**, 410—415 (1970).

PANTEN, U., KRIEGSTEIN, E.V., POSER, W., SCHÖNBORN, J., HASSELBLATT, A.: Effects of L-leucine and alpha-ketoisocaproic acid upon insulin secretion and metabolism of isolated pancreatic islets. FEBS Letters **20**, 225—228 (1972).

PARKES, A.S.: The reproductive processes of certain mammals. Part. I. The oestrus cycle of the Chinese hamster (Cricetulus griseus). Proc. roy. Soc. Med. **108**, 138—147 (1931).

PENHOS, J.C., WU, C.H., CAMERINI-DAVALOS, R.A.: Effect of several hormones on the tolerance to glucose in the non diabetic stage of KK mice. J. exp. Zool. **171**, 209—215 (1969).

PETERSSON, B., HELLMAN, B.: Long-term effects of restricted caloric intake on pancreatic islet tissue in obese-hyperglycemic mice. Metabolism **11**, 342—348 (1962).

PICTET, R., GONET, A.: Cellules mixtes (exocrines et endocrines) dans le pancréas de la Souris à piquants Acomys cahirinus. C.R. Acad. Sci. (Paris) **262**, 1123—1125 (1966).

PICTET, E., ORCI, L., GONET, A.E., ROUILLER, CH., RENOLD, A.E.: Ultrastructural studies of the hyperplastic islets of Langerhans of Spiny mice (Acomys cahirinus) before and during the development of hyperglycemia. Diabetologia **3**, 188—211 (1967).

PITTS, G.C., HOLLIFIELD, G.F.: Gross body composition of genetically obese mice and normal littermates. Fed. Proc. **21**, 397 (1962).

Platt, D., Pauli, H.: Age dependent determinations of lysosomal enzymes in the liver of Spironolactone and Aldosterone pretreated rats. Exp. Geront. 7, 1—7 (1972).

Poel, W.E., Yerganian, G.: Adenocarcinoma of the pancreas in diabetes-prone Chinese hamsters. Amer. J. Med. 31, 861—863 (1961).

Poiley, S.M.: Growth tables for 66 strains and stocks of laboratory animals. Lab. anim. Sci. 22, 757—779 (1972).

Pontecorvo, G.: Meiosis in the striped hamster (Cricetulus griseus Milne-Edw.) and the problem of heterochromatin in mammalian sex-chromosomes. Proc. roy. Soc. Edinburgh, Sect. B 62, 32—42 (1943).

Prange, H.D., Schmidt-Nielsen, K., Hackel, D.B.: Care and breeding of the fat sandrat (Psammomys obesus Cretzschmar). Lab. anim. Care 18, 170—181 (1968).

Purves, E.C.: The endocrine status of obese mice. Thesis. Univ. of Otago, New Zealand (1964).

Rakow, L., Beneke, G., Mohr, W., Brauchle, I.: Untersuchungen über die Zellvermehrung im weißen Fettgewebe der genetisch adipösen Maus (C57BL/6J-ob/ob). Beitr. Path. 143, 301—311 (1971).

Renold, A.E.: Discussion on diabetes in the Chinese hamster. Ciba Foundation Colloquia on Endocrinology, vol. 15, p. 42—44 (1964).

Renold, A.E.: Spontaneous diabetes and/or obesity in laboratory rodents. In: Advances in metabolic disorders, vol. 3, eds. Levine, L., R. Luft, p. 49—84. New York, London: Academic Press 1968.

Renold, A.E., Burr, I.: The pathogenesis of diabetes mellitus. Calif. Med. 112, 23—34 (1970).

Renold, A.E., Cameron, D.P., Amherdt, M., Stauffacher, W., Marliss, E., Orci, L., Rouiller, Ch.: Endocrine-metabolic anomalies in rodents with hyperglycemic syndromes of hereditary and/or environmental origin. Israel J. med. Sci. 8, 189—206 (1972).

Renold, A.E., Christophe, J., Jeanrenaud, B.: The obese hyperglycemic syndrome in mice. Metabolism of isolated adipose tissue in vitro. Amer. J. clin. Nutr. 8, 719—726 (1960).

Renold, A.E., Gonet, A.E., Stauffacher, W., Jeanrenaud, B.: Laboratory animals with spontaneous diabetes and/or obesity: suggested suitability for the study of spontaneous atherosclerosis. Progr. biochem. Pharmacol. 4, 363—369 (1968).

Renold, A.E., Young, D.B.A.: Possible chemical defects in diabetes mellitus in man and hereditary diabetes mellitus in animals. Proc. II. Internat. Congr. Endocr. London 1964. II. Internat. Congr. Ser. No 83, p. 883—887. Excerpta med. (Amst.), 1965.

Rich, S.T.: The mongolian gerbil (Meriones unguiculatus) in research. Lab. anim. Care 18, 235—243 (1968).

Riggi, S.J., Blickens, D.A., Boshart, C.R.: A new oral hypoglycemic agent: 1-methyl-4-(3-methyl-5-isoxazolyl)pyridinium chloride. Diabetes 17, 646—647 (1968).

Robertson, G.G.: An analysis of the development of homozygous yellow mouse embryos. J. exp. Zool. 89, 197—231 (1942).

Robinson, P.F.: Metabolism of the gerbil, Meriones unguiculatus. Science 130, 502—503 (1959).

Roeder, L.M., Chow, B.F.: Maternal undernutrition and its long-term effects on the offspring. Amer. J. clin. Nutr. 25, 812—821 (1972).

Roscoe, H.G., Fahrenbach, M.J.: Cholesterol metabolism in the gerbil. Proc. Soc. exp. Biol. (N.Y.) 110, 51—55 (1962).

Rouffignac, Ch. de, Morel, F.: Étude comparée du renouvellement de l'eau chez quatre espèces de rongeurs, dont deux espèces d'habitat désertique. J. Physiol. (Paris) 58, 309—322 (1965).

Rouffignac, Ch. de, Morel, F.: Micropuncture study of water, electrolytes, and urea movements along the loops of Henle in Psammomys. J. clin. Invest. 48, 474—486 (1969).

Rudorff, K.H., Huchzermeyer, H., Windeck, R., Staib, W.: Über den Einfluß von Insulin auf die Alaningluconeogenese in der isoliert perfundierten Leber von New Zealand obese mice. Europ. J. Biochem. 16, 481—486 (1970).

Runner, M.N.: Inherited hypofunction of the female pituitary in the sterile-obese syndrome in the mouse. Genetics 39, 990—991 (1954).

Runner, M.N., Gates, A.: Sterile, obese mothers. J. Hered. 45, 51—55 (1954).

Rytand, D.A.: Hereditary obesity of yellow mice: A method for the study of obesity. Proc. Soc. exp. Biol. (N.Y.) 54, 340 (1943).

Saiduddin, S., Bray, G.A., York, D.A., Swerdloff, R.S.: Reproductive function in the genetically obese „Fatty" rat. Endocrinology 93, 1251—1256 (1973).

SALMON, D.M.W., HEMS, D.A.: Plasma lipoproteins and the synthesis and turnover of plasma triglyceride in normal and genetically obese mice. Biochem. J. **136**, 551—563 (1973).

SCHMID, W.: Cytogenetische Untersuchungen am Knochenmark und an Fibroblastenkulturen des Chinesischen Hamsters. Z. Versuchstierk. **12**, 111—112 (1970).

SCHMIDT, F.L., LESLIE, L.G., SCHULTZ, J.R., GERRITSEN, G.C.: Epidemiological studies of the Chinese hamster. Diabetologia **6**, 154—157 (1970).

SCHMIDT-NIELSEN, K., HAINES, H.B., HACKEL, D.B.: Diabetes mellitus in the Sand rat induced by standard laboratory diets. Science **143**, 689—690 (1964).

SCHÖFFLING, K.: Diabetes mellitus and male gonadal function. In: Diabetes, Proc. VII. Congr. Internat. Diab. Fed., Buenos Aires, 1970, eds. RODRIGUEZ, R.R., VALLANCE-OWEN, J. Internat. Congr. Ser. No. 231, p. 36—57. Excerpta med. (Amst.) 1971.

SCHÖFFLING, K., FEDERLIN, K., SCHMITT, W., PFEIFFER, E.F.: Histometric investigations on the testicular tissue of rats with alloxan diabetes and Chinese hamsters with spontaneous diabetes. Acta endocr. (Kbh.) **54**, 335—346 (1967).

SCHONFELD, G., PFLEGER, B.: Overproduction of very low-density lipoproteins by livers of genetically obese rats. Amer. J. Physiol. **220**, 1178—1181 (1971)

SEHLIN, J.: Transport and oxydation of glycine in mammalian pancreatic islets with reference to the mechanismen of amino acid-induced insulin release. Hormones **3**, 144—155 (1972a).

SEHLIN, J.: Uptake and oxydation of glutamic acid in mammalian pancreatic islets. Hormones **3**, 156—166 (1972b).

SEHLIN, J.: Evidence for specific binding of tolbutamide to the plasma membrane of the pancreatic B-cells. Acta diabet. lat. **10**, 1052—1060 (1973).

SEIDMAN, I., HORLAND, A.A., TEEBOR, G.W.: Hepatic glycolytic and gluconeogenic enzymes of the obese-hyperglycemic mouse. Biochim. biophys. Acta (Amst.) **146**, 600—603 (1967).

SEIDMAN, I., HORLAND, A.A., TEEBOR, G.W.: Glycolytic and gluconeogenic enzyme activities in the hereditary obese-hyperglycemic syndrome and in acquired obesity. Diabetologia **6**, 313—316 (1970).

SHAFRIR, E., TEITELBAUM A., COHEN, A.M.: Hyperlipidemia and impaired glucose tolerance in Acomys cahirinus maintained on synthetic carbohydrate diets. Israel J. med. Sci. **8**, 990—992 (1972).

SHEFER, S., HAUSER, S., LAPAR, V., MOSBACH, E.H.: Diurnal variation of HMG CoA reductase activity in rat intestine. J. Lipid Res. **13**, 571—573 (1972).

SHIGETA, Y., SHREEVE, W.E.: Fatty acid synthesis from glucose-1-H^3 and glucose-1-C^{14} in obese-hyperglycemic mice. Amer. J. Physiol. **206**, 1085—1090 (1964).

SHINO, A., IWATSUKA, H.: Morphological observations on pancreatic islets of spontaneous diabetic mice, „Yellow KK". Endocr. jap. **17**, 459—476 (1970).

SHINO, A., MATSUO, T., IWATSUKA, H., SUZUOKI, Z.: Structural changes of pancreatic islets in genetically obese rats. Diabetologia **9**, 413—421 (1973).

SHIRAI, T., WELSH, G.W., SIMS, E.A.H.: Diabetes mellitus in the Chinese hamster. II. The evaluation of renal glomerulopathy. Diabetologia **3**, 266—286 (1967).

SHIRE, J.G.M.: Genetic variation in adrenal structure: Quantitative measurements on the cortex and medulla in hybrid mice. J. Endocr. **48**, 419—431 (1970).

SHIRE, J.G.M., BARTKE, A.: Strain differences in testicular weight and spermatogenesis with special reference to C57BL/10J and DBA/2J mice.. J. Endocr. **55**, 163—171 (1972).

SHIRE, J.G.M., STEWART, J.: The zona glomerulosa and corticotrophin: A genetic study in mice. J. Endocr. **55**, 185—193 (1972).

SHKLAR, G., COHEN, M.M., YERGANIAN, G.: A histopathologic study of periodontal disease in the Chinese hamster with hereditary diabetes. J. Periodont. **33**, 14—21 (1962).

SHKOLNIK, A., BORUT, A.: Temperature and water regulations in two species of spiny mice (Acomys). J. Mammal. **50**, 245—255 (1969).

SHREEVE, W.W., LAMDIN, E., OJI, N., SLAVINKI, R.: Biosynthesis of fatty acids in obese mice in vivo. I. Studies with glucose-1-^{3}H(1-^{14}C), glucose-6-^{3}H(6-^{14}C), DL-lactate-2-^{3}H(2-^{14}C), and glycerol-2-^{3}H(1,3-^{14}C). Biochemistry (Wash.) **6**, 1160—1167 (1967).

SHULL, K.H., ASHMORE, J., MAYER, J.: Hexokinase, glucose-6-phosphatase and phosphorylase levels in hereditarily obese-hyperglycemic mice. Arch. Biochem. Biophys. **62**, 210—216 (1956).

SHULL, K.H., MAYER, J.: The turnover of liver glycogen in obese hyperglycemic mice. J. biol. Chem. **218**, 885—896 (1956a).

SHULL, K.H., MAYER, J.: Analysis of the blood sugar response to obese-hyperglycemic mice and normal mice to hormones: growth hormone, cortisone, and corticotropin. Endocrinology **58**, 1—7 (1956b).

SIEGEL, P.S.: Food intake in the rat in relation to the dark-light cycle. J. comp. physiol. Psychol. **54**, 294—301 (1961).

SIEGEL, P.S., STUCKEY, H.L.: The diurnal course of water and food intake in the normal mature rat. J. comp. physiol. Psychol. **40**, 365—370 (1947).

SILBERBERG, M., JARRETT, S.F., SILBERBERG, R.: Obesity and degenerative joint disease. Arch. Path. **61**, 280—288 (1956).

SILBERBERG, R., SILBERBERG, M.: Lesions in „yellow" mice fed stock, high-fat, or high-carbohydrate diets. Yale J. Biol. Med. **29**, 525—539 (1957).

SILBERBERG, R., SILBERBERG, M., RILEY, S.: Life span of „yellow" mice fed enriched diets. Amer. J. Physiol. **181**, 128—130 (1955).

SILIDES, D.J., MAYER, J.: Effect of hormonal and dietary treatments on lipogenesis from acetate in hereditarily obese hyperglycemic mice. Experientia (Basel) **12**, 66—67 (1956).

SIMS, E.A.H., LANDAU, B.R.: Diabetes mellitus in the chinese hamster. I. Metabolic and morphologic studies. Diabetologia **3**, 115—123 (1967).

SIREK, A.: Spontaneous hereditary diabetes in laboratory animals. In: Handb. des Diabetes mellitus, Bd. I, Hrsg. E.F. PFEIFFER, S. 715—726. München: Lehmann 1969.

SIREK, O.V., SIREK, A.: The colony of the Chinese hamsters of the C.H. Best Institute. Diabetologia **3**, 65—73 (1967).

SMITHBERG, M., RUNNER, M.N.: Pregnancy induced in genetically sterile mice. J. Hered. **48**, 97—100 (1957).

SNEYD, J.G.T.: Pancreatic and serum insulin in the New Zealand strain of obese mice. J. Endocr. **28**, 163—172 (1964).

SODOYEZ, J.C., SODOYEZ-GOFFAUX, F.: Sensibilité à l'insuline des cellules B du pancréas de la souris obèse hyperglycémique. Ann. Endocr. (Paris) **32**, 199—202 (1971).

SOLOMON, J., MAYER, J.: Effect of alloxan on obese-hyperglycaemic mice. Nature (Lond.) **193**, 135—137 (1962).

SOLYOM, A., LAUTER, C.I.: A study of sex difference in enzyme activities of rat liver plasma membranes. Biochim. biophys. Acta (Amst.) **298**, 743—749 (1973).

STAUFFACHER, W., AMHERDT, M., ORCI, L.: Zur Pathogenese des hyperglykämischen Syndroms: Untersuchungen an spontan hyperglykämischen, „diabetischen" Tieren. Verh. dtsch. Ges. inn. Med. **76**, 21—32 (1970d).

STAUFFACHER, W., CROFFORD, O.B., JEANRENAUD, B., RENOLD, A.E.: Comparative studies of muscle and adipose tissue metabolism in lean and obese mice. Ann. N.Y. Acad. Sci. **131**, 528—540 (1965).

STAUFFACHER, W., JEANRENAUD, B., RENOLD, A.E.: Métabolisme du glucose dans le tissu adipeux et le muscle des animaux présentant une obesité métabolique ou une obesité par hyperphagie. Acta clin. belg. **23**, 349—363 (1968).

STAUFFACHER, W., LAMBERT, A.E., VECCHIO, D., RENOLD, A.E.: Measurements of insulin activities in pancreas and serum of mice with spontaneous („obese" and „New Zealand obese") and induced (goldthioglucose) obesity and hyperglycemia, with considerations on the pathogenesis of the spontaneous syndrome. Diabetologia **3**, 230—237 (1967).

STAUFFACHER, W., ORCI, L., AMHERDT, M., BURR, I.M., BALANT, L., FROESCH, E.R., RENOLD, A.E.: Metabolic state, pancreatic insulin content and B-cell morphology of normoglycemic Spiny mice (Acomys cahirinus): Indications for an impairment of insulin secretion. Diabetologia **6**, 330—342 (1970a).

STAUFFACHER, W., ORCI, L., AMHERDT, M., LAMBERT, A.E., RENOLD, A.E., ROUILLER, CH.: Le diabète spontané chez l'animal. Considérations sur la pathogénèse du syndrome aigu et sur la morphologie des lésions du syndrome chronique. Path. et Biol. **18**, 539—549 (1970b).

STAUFFACHER, W., ORCI, L., CAMERON, D.P., BURR, I.M., RENOLD, A.E.: Spontaneous hyperglycemia and/or obesity in laboratory rodents: An example of the possible usefulness of animal disease models with both genetic and environmental components. Recent Progr. Hormone Res. **27**, 41—95 (1971).

STAUFFACHER, W., ORCI, L., MARLISS, E., CAMERON, D.P.: Nutritional influences on hyperglycemic syndromes in laboratory rodents: suggested usefulness of an "underdeveloped" area of research. Acta diabet. lat. **9** (Suppl. 1), 579—596 (1972).

STAUFFACHER, W., RENOLD, A.E.: Insulinwirkung auf Fettgewebe und Muskulatur normaler und fettsüchtiger Mäuse. Schweiz. med. Wschr. 96, 735 (1966).

STAUFFACHER, W., RENOLD, A.E.: Effect of insulin in vivo on diaphragm and adipose tissue of obese mice. Amer. J. Physiol. 216, 98—105 (1969).

STAUFFACHER, W., VECCHIO, D.A., ZAHND, G.R., RENOLD, A.E.: Insulinaktivität, mit Antikörpern hemmbare Insulinaktivität und immunologisch meßbares Insulin im Pankreas und Serum genetisch fettsüchtiger und hyperglykämischer Mäuse. Helv. physiol. pharmacol. Acta 24, C53—C54 (1966).

STAUFFACHER, W., VELEMINSKY, J., BALANT, L., RENOLD, A.E.: Experimenteller Diabetes: Untersuchungen zur Pathogenese des Hyperglykämischen Syndroms. In: Diabetes mellitus, Verhandlungen des I. Internat. Donau-Symposiums über Diabetes mellitus, Hrsg. BERINGER, A., E. DEUTSCH, Wien 1969, S. 207—211. Verlag der Wiener medizinischen Akademie 1970c.

STEIN, J.M., BEWSHER, P.D., STOWERS, J.M.: The metabolism of ketones, triglyceride and monoglyceride in livers of obese hyperglycaemic mice. Diabetologia 6, 570—574 (1970).

STEINMETZ, J., LOWRY, L., YEN, T.T.: An analysis of the lipolysis in vitro of obese-hyperglycaemic and diabetic mice. Diabetologia 5, 373—378 (1969).

STERN, J., JOHNSON, P.R., GREENWOOD, M.R.C., ZUCKER, L.M., HIRSCH, J.: Insulin resistance and pancreatic insulin release in the genetically obese Zucker rat. Proc. Soc. exp. Biol. (N.Y.) 139, 66—69 (1972).

STORK, H., SCHMIDT, F.H., WESTMAN, S., HELLERSTRÖM, C.: Action of some hypoglycaemic sulfonylureas on the oxygen consumption of isolated pancreatic islets of mice. Diabetologia 5, 279—283 (1969).

STRASSER, H., BRUNK, R.: Spontandiabetes bei einer weiteren Stachelmausform, Acomys cahirinus cahirinus (Desmarest 1819). Z. Versuchstierk. 13, 81—86 (1971).

STRAUTZ, R.L.: Islets implants: reduction of glucose levels in the hereditary obese mouse. Endocrinology 83, 975—978 (1968).

STRAUTZ, R.L.: Studies of hereditary-obese mice (obob) after implantation of pancreatic islets in millipore filter capsules. Diabetologia 6, 306—312 (1970).

STUBBLEFIELD, E., GAY, M.: Quantitative tritium autoradiography of mammalian chromosomes. II. The kinetics of DNA synthesis in individual chromosomes of Chinese hamster fibroblasts. Chromosoma (Berl.) 31, 79—90 (1970).

STUHLMAN, R.A., PACKER, J.T., DOYLE, R.E.: Spontaneous diabetes mellitus in Mystromys albicaudatus. Repeated glucose values from 620 animals. Diabetes 21, 715—721 (1972).

SUBRAHMANYAM, K.: Metabolism in the New Zealand strain of obese mice. Biochem. J. 76, 548—556 (1960).

TÄLJEDAL, I.B., HELLMAN., B.: Morphological characteristics of the epididymal adipose tissue in starved American obese-hyperglycemic mice. Acta anat. (Basel) 50, 7—12 (1962).

TÄLJEDAL, I.B., HELLMAN, B.: Morphological characteristics of the epididymal adipose tissue in different types of hereditary obese mice. Path. et Microbiol. (Basel) 26, 149—157 (1963).

TÄLJEDAL, I.B., HELLMAN, B., SEHLIN, J.: Glucose uptake by the pancreatic beta-cells. Diabetologia 7, 399 (1971).

TÄLJEDAL, I.B., WAHLIN, A.: Use of mono-layer preparations in studies of nucleolar morphology in pancreatic islet cells. Experientia (Basel) 26, 295 (1970).

TAKETOMI, S., TSUDA, M., MATSUO, T., IWATSUKA, H., SUZUOKI, Z.: Alterations of hepatic enzymes activities in KK and yellow KK mice with various diabetic states. Horm. Metab. Res. 5, 333—339 (1973).

TERINDE, R.: Stoffwechsel der Bar Harbor obese Maus (C57BL/6J-ob) bei Insulinbehandlung und Hemmung der endogenen Insulinsekretion. Dissertation, Düsseldorf, 1972.

TERZI, M.: On the selection for the modal chromosome number in Chinese hamster cells. J. cell. comp. Physiol. 80, 359—366 (1972).

THIEL, A.: Über die Pankreasinseln normaler und diabetischer Fettmäuse. Verh. anat. Ges. (Jena) 55, 251—257 (1958).

TONOMURA, A., YERGANIAN, G.: Aneuploidy in the regenerating liver of the Chinese hamster. Genetics 41, 664—665 (1956).

TONOMURA, A., YERGANIAN, G.: Aneuploidy in bone marrow cells of the Chinese hamster, Cricetulus griseus. Anat. Rec. 127, 377 (1957).

TREBLE, D.H., MAYER, J.: Glycerolkinase activity in white adipose tissue of obese-hyperglycaemic mice. Nature (Lond.) 200, 363—364 (1963).

Treser, G., Oppermann, W., Ehrenreich, T., Lange, K., Levine, R., Camerini-Davalos, R.A.: Glomerular lesions in a strain of genetically diabetic mice. Proc. Soc. exp. Biol. (N.Y.) 129, 820—823 (1968).

Tsuji, S., Meier, H.: Lipolytic esterase activity of adipose tissue from mice with three types of hereditary obesity. Biochim. Biophys. Acta (Amst.) 210, 420—424 (1970).

Turner, M.L.: Hereditary obesity and temperature regulation. Amer. J. Physiol. 152, 197—204 (1948).

Vlahakis, G., Heston, W.E.: Increase of induced skin tumors in the mouse by the lethal yellow gene (A^y). J. nat. Cancer Inst. 31, 189—195 (1963).

Weber, G., Singhal, R.L., Stamm,, N.B., Fisher, E.A., Mentendiek, M.A.: Regulation of enzymes involved in gluconeogenesis. Enzyme Reg. 2 1—38 (1963).

Wehner, H., Höhn, D., Falx-Schade, U., Huber, H., Walzer, P.: Glomerular changes in mice with spontaneous hereditary diabetes. Lab. Invest. 27, 331—340 (1972).

Weihe, W.H.: Glukosebelastungsteste bei nicht diabetischen und diabetischen Chinesischen Hamstern. Z. Versuchstierk. 12, 100—106 (1970).

Weitze, M.: Hereditary adiposity in mice and the cause of this anomaly. Store Nordiske Videnskabsboghandel, Copenhagen, Thesis (1940).

Westerveld, A., Visser, R.P.L.S., Freeke, M.A., Bootsma, D.: Evidence for linkage of 3-phosphoglycerate kinase, hypoxanthine- guanine -phosphoribosyl transferase, and glucose 6-phosphate dehydrogenase loci in Chinese hamster cells studied by using a relationship between gene multiplicity and enzyme activity. Biochem. Genet. 7, 33—40 (1972).

Westman, S.: In vitro metabolism of epididymal adipose tissue from New Zealand obese hyperglycemic mice. Utilization of C^{14} 1-acetate and release of free fatty acids. Metabolism 144, 1027—1033 (1965).

Westman, S.: Metabolic aspects on obese-hyperglycemic mice. Diabetologia 3, 539 (1967).

Westman, S.: Development of the obese-hyperglycaemic syndrome in mice. Diabetologia 4, 141—149 (1968).

Westman, S.: Insulin tolerance and insulin degradation in obese-hyperglycemic mice. Diabetologia 5, 314 (1969 a).

Westman, S.: Metabolic studies of the obese-hyperglycaemic syndrome in mice. In: Diabetes, Proc. VI. Congr. Internat. Diab. Fed., Stockholm, 1967, eds. Östman, J., R.D.G. Milner. Internat. Congr. Ser. No. 172, p. 827—832. Excerpta med. (Amst.) 1969 b.

Westman, S.: Pathogenetic aspects of the obese-hyperglycemic syndrome in mice (genotype obob): I. Function of the pancreatic B-cells. Diabetologia 6, 279—283 (1970).

Westman, S., Hellerström, C., Coore, H.G., Herbai, G.: Aspects of insulin resistance and insulin turn-over in mice with the obese-hyperglycaemic syndrome. Diabetologia 5, 58 (1969).

Westman, S., Hellman, B.: Release of free fatty acids from the isolated epididymal fat pad of obese hyperglycemic mice. Med. exp. (Basel) 8, 193—199 (1963).

Westman, S., Larsson, S., Hellman, B.: Acetate metabolism of the epididymal adipose tissue in the presence of hydrocortisone. In vitro studies with normal and obese-hyperglycemic mice. Acta Soc. Med. upsalien. 67, 199—204 (1962)

Williams, D.L., Runyan, J.W., Hagen, A.A.: Progesterone-induced alterations of oogenesis in the Chinese hamster. J. Lab. clin. Med. 79, 972—977 (1972).

Willms, B., Ben-Ami, P., Söling, H.D.: Hepatic enzyme activities of glycolysis and gluconeogenesis in diabetes of man and laboratory animals. Horm. Metab. Res. 2, 135—141 (1970).

Wilson, P.D.: Enzyme pattern in young and old mouse livers and lungs. Gerontologia (Basel) 18, 36—54 (1972).

Wilson, P.D.: Enzyme changes in aging mammals. Gerontologia (Basel) 19, 79—125 (1973).

Winand, J., Furnelle, J., Christophe, J.: Métabolisme in vitro du tissu adipeux. VI. Métabolisme in vitro de l'acétate dans le tissu adipeux épididymaire de deux souris obèses jeunes: la souris obèse-hyperglycémique de Bar Harbor (O—H) et la souris Néo-Zélandaise (NZO). Bull. Soc. Chim. biol. (Paris) 49, 1845—1862 (1967).

Winand, J., Furnelle, J., Christophe, J.: Métabolisme "in vitro" du foie et du tissu adipeux épididymaire de la souris obèse Néo-Zélandaise. Arch. int. Physiol. 76, 597—599 (1968 b).

Winand, J., Furnelle, J., Georis, M., Christophe, J.: Participation du foie et du tissu adipeux épididymaire à l'obésité de la souris obèse Néo-Zélandaise (NZO) agée d'un an. Bull. Soc. Chim. biol. (Paris) 50, 2069—2081 (1968 a).

WISE, P.H., WEIR, B.J., HIME, J.M., FORREST, E.: Implications of hyperglycaemia and cataract in a colony of Tuco-tucos (Ctenomys talarum). Nature (Lond.) 219, 1374—1376 (1968).

WISE, P.H., WEIR, B.J., HIME, J.M., FORREST, E.: Diabetes in Argentinian rodents. Diabetologia 5, 59 (1969).

WISE, P.H., WEIR, B.J., HIME, J.M., FORREST, E.: The diabetic syndrome in the Tuco-tuco (Ctenomys talarum). Diabetologia 8, 165—172 (1972).

WOLFF, G.L.: Growth of inbred yellow (A^{y}a) and non-yellow (aa) mice in parabiosis. Genetics 48, 1041—1058 (1963).

WOLFF, G.L.: Hereditary obesity and hormone deficiencies in yellow dwarf mice. Amer. J. Physiol. 209, 632—636 (1965a).

WOLFF, G.L.: Body composition and coat color correlation in different phenotypes of "Viable Yellow" mice. Science 147, 1145—1147 (1965b).

WRENSHALL, G.A., ANDRUS, S.B., MAYER, J.: High levels of pancreatic insulin coexistent with hyperplasia and degranulation of beta cells in mice with the hereditary obese-hyperglycemic syndrome. Endocrinology 56, 335—340 (1955).

WYKES, A.A., CHRISTIAN, J.E., ANDREWS, F.N.: Radioiodine concentration and thyroid weight in normal, obese and dwarf strains of mice. Endocrinology 62, 535—538 (1958).

WYSE, B.M., DULIN, W.E.: The influence of age and dietary conditions on diabetes in the db mouse. Diabetologia 6, 268—273 (1970).

YAMADA, K., NAKAMURA, M.: High secretory activity in the pancreatic B cells of a diabetic strain of the Japanese mouse. Experientia (Basel) 25, 878 (1969).

YAMASAKI, Y., NATORI, Y.: Sex difference in the liver and plasma free amino acid concentrations in rats. J. Biochem. (Tokyo) 72, 491—493 (1972).

YEN, T.T.T., ACTON, J.M.: Locomotor activity of various types of genetically obese mice. Proc. Soc. exp. Biol. (N.Y.) 140, 647—650 (1972).

YEN, T.T.T., LOWRY, L., STEINMETZ, J.: Obese locus in mus musculus: a gene dosage effect. Biochem. biophys. Res. Commun. 33, 883—887 (1968).

YEN, T.T.T., LOWRY, L., STEINMETZ, J., WOLFF, G.L.: Physiologic and genetic influences on regulation of glucose metabolism in adipose tissue of mice. Horm. Metab. Res. 2, 161—165 (1970b).

YEN, T.T.T., STEINMETZ, J.A.: Insulin sensitivity of adipose tissue of various types of genetically obese mice. Diabetologia 8, 49 (1972).

YEN, T.T.T., STEINMETZ, J., LOWRY, L.: Effect of obese and diabetes mutations on lipolysis in mice. Fed. Proc. 28, 912 (1969).

YEN, T.T.T., STEINMETZ, J., SIMPSON, P.J.: Blood volume of obese (ob/ob) and diabetic (db/db) mice. Proc. Soc. exp. Biol. (N.Y.) 133, 307—308 (1970c).

YEN, T.T.T., STEINMETZ, J., WOLFF, G.L.: Lipolysis in genetically obese and diabetes-prone mice. Horm. Metab. Res. 2, 200—203 (1970a).

YERGANIAN, G.: Cytogenetic possibilities with the Chinese hamster, Cricetulus barabensis griseus. Genetics 37, 638—639 (1952).

YERGANIAN, G.: Cytological features of a transplantable sarcoma induced in the Chinese hamster, Cricetulus griseus. Proc. Amer. Ass. Cancer Res. 2, 56 (1955).

YERGANIAN, G.: Evidence disclosing the autosomal nature of sex chromosomes previously reported in the Chinese hamster, Cricetulus griseus. Genetics 41, 703 (1956).

YERGANIAN, G.: The striped-back or Chinese hamster, Cricetulus griseus. J. nat. Cancer Inst. 20, 705—721 (1958).

YERGANIAN, G.: Chromosomes of the Chinese hamster, Cricetulus griseus. I. The normal complement and identification of sex chromosomes. Cytologia (Tokyo) 24, 66—75 (1959).

YERGANIAN, G.: Spontaneous diabetes mellitus in the Chinese hamster, Cricetulus griseus. IV. Genetic aspects. Ciba Symposiom on Endocrinology 15, 25—41 (1964).

YERGANIAN, G.: The Chinese hamster (Cricetulus griseus). The UFAW Handbook. The care and management of laboratory animals, 3. ed. p. 340—352. Edinburgh and London: E. & S. Livingstone, Ltd. 1967.

YERGANIAN, G., LIVINGSTON, C.: Sensitivity of tumor chromosomes to colchicine. Genetics 40, 603 (1955).

YERGANIAN, G., MEIER, H.: Spontaneous hereditary diabetes mellitus in the Chinese hamster (Cricetulus griseus). A preliminary report on clinico-pathological findings, genetic aspects, breeding and responses to hypoglycemic drugs. Fed. Proc. 18, 514 (1959).

York, D.A., Bray, G.A.: Adipose tissue metabolism in six week old fatty rats. Horm. Metab. Res. **5**, 355—360 (1973a).

York, D.A., Bray, G.A.: Genetic obesity in rats. II. The effect of food restriction on the metabolism of adipose tissue. Metabolism **22**, 443—454 (1973b).

York, D.A., Hershman, J.M., Utiger, R.D., Bray, G.A.: Thyrotropin secretion in genetically obese rats. Endocrinology **90**, 67—72 (1972a).

York, D.A., Steinke, J., Bray, G.A.: Hyperinsulinemia and insulin resistance in genetically obese rats. Metabolism **21**, 277—284 (1972b).

Zomzely, C., Mayer, J.: Levels of serum cholesterol in obese mice. Nature (Lond.) **182**, 1738—1739 (1958).

Zomzely, C., Mayer, J.: Fat metabolism in experimental obesities. IX. Lipogenesis and cholesterogenesis in yellow obese mice. Amer. J. Physiol. **196**, 611—613 (1959).

Zucker, L.M.: Two-way selection for body size in rats, with observations on simultaneous changes in coat color pattern and hood size. Genetics **45**, 467—483 (1960).

Zucker, L.M.: Hereditary obesity in the rat associated with hyperlipemia. Ann. N.Y. Acad. Sci. **131**, 447—458 (1965).

Zucker, L.M.: Fat utilization and mobilization in vivo and in vitro in the obese rat "Fatty". Fed. Proc. **26**, 473 (1967a).

Zucker, L.M.: Some effects of caloric restriction and deprivation on the obese hyperlipemic rat. J. Nutr. **91**, 247—254 (1967b).

Zucker, L.M.: Fat mobilization in vitro and in vivo in the genetically obese Zucker rat "fatty". J. Lipid Res. **13**, 234—243 (1972).

Zucker, L.M., Antoniades, H.N.: Insulin and obesity in the Zucker genetically obese rat "Fatty". Endocrinology **90**, 1320—1330 (1972).

Zucker, L.M., Zucker, T.F.: Fatty, a new mutation in the rat. J. Hered. **52**, 275—278 (1961).

Zucker, T.F., Zucker, L.M. Hereditary obesity in the rat associated with high serum fat and cholesterol. Proc. Soc. exp. Biol. (N.Y.) **110**, 165—171 (1962).

Zucker, T.F., Zucker, L.M.: Fat accretion and growth in the rat. J. Nutr. **80**, 6—19 (1963a).

Zucker, T.F., Zucker, L.M.: Phosphatides and cholesterol in the rat body: effects of growth, diet and age. J. Nutr. **80**, 20—24 (1963b).

Die Genetik des idiopathischen Diabetes

Von

Gerhard Jörgensen

Mit 8 Abbildungen

Einleitung

Es gibt heute etwa 100 erbliche Stoffwechselkrankheiten, deren formale Genetik geklärt ist, d.h. deren Erbgänge bekannt sind. Als „inborn error of metabolism" konnten diese Krankheiten vor allem auf Enzymdefekte zurückgeführt werden. Für das häufigste und sozial bedeutungsvollste, allerdings nur in Ausnahmefällen angeboren, sondern fast immer erst im Laufe des Lebens auftretende Stoffwechselleiden, den sog. idiopathischen Diabetes mellitus, gilt das indessen nicht, sein Erbmodus ist umstritten. Das hat verschiedene Gründe:

1. Die *Häufigkeit* des Leidens. Je häufiger sich eine Krankheit in einer Population findet, desto schwieriger ist im allgemeinen ihre genetische Analyse.

2. Die *große Variabilität der klinischen Erscheinungen.* Neben ausgeprägten Krankheitsbildern gibt es bekanntlich milde Manifestationen und latent-diabetische Zustände, deren Erfassung unsicher bleibt. Es gibt kein eindeutiges Kriterium zwischen normalem oder noch normalem Blutzuckerverhalten und schon pathologischen Werten. Die Übergänge sind vielmehr fließend, so daß eine verbindliche Abgrenzung schwer oder unmöglich und nicht ohne Willkür ist. Zudem bereitet die Erfahrung, daß mit steigendem Alter häufig ein durchschnittlich höheres Blutzuckerniveau — Folge einer Regulationsstarre? — gefunden wird, Schwierigkeiten bei der Interpretation. Man hat vom *„Diabetes sogar als einer Alterskrankheit per se"* gesprochen. Auch in morphologischer Hinsicht ist eine klare Grenzziehung schwierig. Die *Verminderung der Beta-Zellen,* ein charakteristisches anatomisches Kriterium des Diabetes, zeigt nämlich ebenfalls einen fließenden Übergang zur Norm, wie die Untersuchungen über die Verteilung des Gewichts der Beta-Zellen von McLean u. Olgivie (1959) ergeben haben (Abb. 1).

3. Die starke *Altersabhängigkeit der klinischen Manifestation,* die komplizierte und zudem unsichere Alterskorrekturen nötig macht.

4. Die *Abhängigkeit von exogenen Einflüssen,* insbesondere von *Überernährung.* Die Adipositas muß als wichtigste Vorkrankheit des Diabetes bezeichnet werden. Mit Zunahme des relativen Körpergewichts nimmt auch die Zahl pathologischer Glukosetoleranztests zu (Köbberling, Appels, Köbberling u. Creutzfeldt, 1969). Auch zeigen Fettleibige, wie Cerasi u. Luft (1967) nachgewiesen haben, eine verzögerte Insulinausschüttung nach Glucosegabe. Zudem brauchen sie mehr Insulin (Perley u. Kipnis, 1967). Unberücksichtigt bleiben darf auch nicht die in den letzten Jahren zunehmend diskutierte *Virusätiologie des*

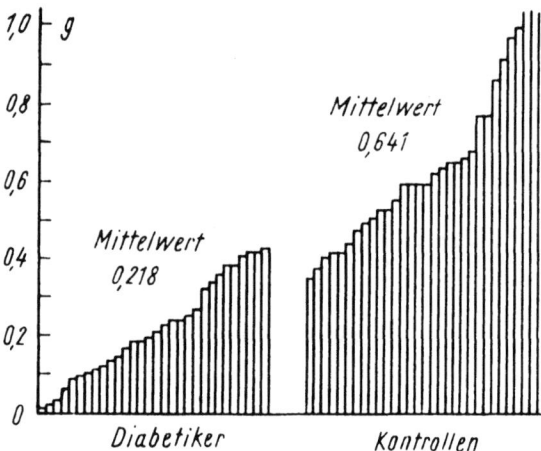

Abb. 1. Verteilung des Gewichtes der beta-Zellen (McLean u. Ogilvie). (Aus Lenz, W.: Medizinische Genetik. Stuttgart: Thieme 1961)

jugendlichen Diabetes mellitus (z.B. Cocksackie B4-Virus), die im Einzelfall nicht zu erfassen ist und somit die Ergebnisse von Zwillings- und Familienuntersuchungen in gewissem Grade verfälschen kann.

5. Die *Heterogenität des Diabetes mellitus*. Abgesehen davon, daß es immer noch umstritten ist, ob der juvenile Diabetes und der Altersdiabetes auf gemeinsame oder wenigstens zum Teil gleichartige Erbanlagen zurückzuführen sind, ist der *Diabetes* ganz allgemein als ein *heterogenes Symptom auf heterogenem Hintergrund* anzusehen. Bei der genetischen Analyse des idiopathischen Diabetes mellitus muß daher nicht nur bei der Probandenauswahl selbst, sondern auch bei den Familienuntersuchungen vermieden werden, Patienten mit ursächlich anderen Diabetestypen (Tabelle 1) in die Untersuchung einzubeziehen.

Tabelle 1. Genetische Syndrome mit obligater oder fakultativer Glukoseintoleranz.
[Nach Rimoin, D.L., Med. Clin. N. Amer. **55**, 815 (1971)]

Alstrøm-Syndrom	Optikusatrophie und Diabetes
Ataxie teleangiectasia	Optikusatrophie, Diabetes insidipus
Cockayne-Syndrom	und Diabetes mellitus
Cystische Fibrose	Erbliche rezidivierende Pankreatitis
Friedreichs Ataxie	Photomyoklonus, Diabetes, Taubheit,
Glukose-6-Phosphat-Dehydrogenase-Defekt	Nephropathie und cerebrale Dysfunktion
Glykogenspeicherkrankheit, Typ I	Zirbeldrüsenhyperplasie und Diabetes.
Haemochromatose	Akute intermittierende Porphyrie
Hyperlipämie, Diabetes, Hypogonadismus	Phaechromozytom
und Kleinwuchs	Prader-Willi-Syndrom
Hyperlipoproteinämie III	Retinitis pigmentosa, Neuropathie,
Hyperlipoproteinämie IV	Ataxie und Diabetes
Hyperlipoproteinämie V	Schmidtsches Syndrom
Isolierter Wachstumshormonmangel	Werner Syndrom
Laurence-Moon-Biedl-Syndrom	Turner Syndrom
Lipoatrophischer Diabetes	Klinefelter Syndrom
Muskeldystrophie	Down's Syndrom
Myotonische Dystrophie	
Okulärer Hochdruck, induziert durch	
Dexamethason	

Tabelle 2. Ethnische Differenzen beim Diabetes mellitus. [RIMOIN, D.L., Med. Clin. N. Amer., **55**, 814 (1971)]

Ethnische Gruppe	Diät		Ketose	Gefäß-komplikationen
	Fette	Kohle-hydrate		
Europäer	hoch	hoch	häufig	häufig
Rhodesische Sephardim-Juden	hoch	hoch	ungewöhnlich	häufig
Pima-Indianer	hoch	hoch	selten	häufig
Alabama-Coushatta-Indianer	hoch	hoch	selten	häufig
Seneca-Indianer	hoch	hoch	selten	häufig
Navajo-Indianer	hoch	hoch	selten	ungewöhnlich
Kanadische Eskimos	hoch	niedrig	selten	selten
Japaner	niedrig	hoch	selten	ungewöhnlich
Ceylonesen	niedrig	hoch	selten	ungewöhnlich
Inder	niedrig	hoch	selten	häufig
Südafrikanische Inder	niedrig	hoch	selten	sehr ungewöhnlich
Südafrikanische Zulu	niedrig	hoch	häufig	selten
Rhodesische Afrikaner	niedrig	hoch	häufig	selten

Auch *ethnische Verschiedenheiten* des Diabetes mellitus — etwa hinsichtlich von Komplikationen — dürfen nicht unberücksichtigt bleiben (Tabelle 2).

Trotz der genannten Schwierigkeiten bestehen allerdings keine Zweifel, daß an der Entwicklung der diabetischen Stoffwechselstörung genetische Faktoren grundsätzlich wichtigen Anteil haben. Hierfür sprechen sowohl die Ergebnisse der *Zwillings-* als auch die der *Familienforschung*.

1. Zwillingsuntersuchungen

Zwillingsuntersuchungen sind von einer ganzen Reihe von Autoren durchgeführt worden. In der Tabelle 3 sind die hinreichend auslesefreien Zwillingsserien von WHITE, JOSLIN und PINCUS (1934), THEN BERGH (1938), LEMSER (1938, 1939), HARVALD und HAUGE (1963) sowie GOTTLIEB und ROOT (1968) zusammengefaßt. Wie man sieht, verhalten sich die eineiigen *Zwillinge* in rund 62%, die zweieiigen Zwillinge dagegen nur in ca. 11% konkordant. Die 4,9mal höhere Konkordanz der eineiigen gegenüber den zweieiigen Zwillingen ist ein wichtiges Indiz für die Mitwirkung von Erbfaktoren beim Zustandekommen der Zuckerstoffwechselstörung. Jedoch spricht das diskordante Verhalten eines nicht geringen Teiles

Tabelle 3. Diabetes mellitus bei Zwillingen

Eiigkeit	n	konkordant		
		n	%	
EZ	181	101	55,8 ± 4,1	EZ 4,9mal häufiger konkordant
ZZ	394	45	11,4 ± 2,4	als ZZ

Zusammenfassung der Serien von WHITE, JOSLIN u. PINCUS (1934), THEN BERGH (1938), LEMSER (1938, 1939), HARVALD u. HAUGE (1963), GOTTLIEB u. ROOT (1968). Chi^2 = 128,9445, p 10^{-10}

Tabelle 4. Konkordanz des Diabetes mellítus sowie des Glukosebelastungstests bei Zwillingen. [Nach Rimoin, D.L., Med. Clin. N. Amer. **55**, 809 (1970)]

Autor	Diagnostische Methode	Alter	Konkordanz	
			EZ	ZZ
White	klinisch	—	48,0	3,0
Steiner	klinisch	—	96,6	9,1
Harvald und Hauge	klinisch	—	47,0	9,5
Harvald und Hauge	klinisch	> 70 Jahre	73,0	32,0
Harvald und Hauge	Glukosetoleranztest	—	57,0	9,0
Gottlieb und Root	klinisch	< 40 Jahre	10,0	3,1
Gottlieb und Root	klinisch	> 40 Jahre	70,0	3,5
Gottlieb und Root	Glukosetoleranztest	—	14,0	35,0[a]
Then Berg	Glukosetoleranztest	—	65,0	22,0
Then Berg	Glukosetoleranztest	> 43 Jahre	100,0	39,0
Pyke und Taylor	Glukosetoleranztest	—	78,0	
Cerasi und Luft	Glukoseinfusion	—	92,0	
Mimura und Miyao	kombinierte Daten	—	80,5	28,0

[a] Einziges Beispiel der Literatur mit größerer Konkordanz bei ZZ.

der EZ auf der anderen Seite dafür, daß auch exogene Faktoren von großem Einfluß sind.

Im übrigen darf nicht verschwiegen werden, daß die Frage des konkordanten oder diskordanten Verhaltens der Zwillingspaare abhängig ist von der Methode und der Intensität der klinischen Untersuchung, wie aus der Tabelle 4 hervorgeht. Man sollte sich daher hüten, die Ergebnisse der verschiedenen Autoren ohne Einschränkung zu vergleichen. Auch das Alter der untersuchten Zwillinge ist selbstverständlich von großer Bedeutung, wie etwa die Untersuchungen von Gott-lieb und Root (1968), Tattersall u. Pyke (1972) u.a. gezeigt haben.

Von ganz besonderem Interesse sind die von Tattersall u. Pyke mitgeteilten Befunde bei eineiigen Zwillingen (Tabelle 5). Unter ihren 96 Probanden waren

Tabelle 5. Erkrankungsalter der Probanden an Diabetes bei 96 Paaren eineiiger Zwillinge. (Nach Tattersall, R.B., u. D.A. Pyke, Lancet **1972 II**, 1120)

Erkrankungsalter	Konkordant			Diskordant		
	männl.	weibl.	zusam.	männl.	weibl.	zusam.
0—10	4	7	11 ⎫	3	4	7 ⎫
11—20	6	5	11 ⎬ 31	2	6	8 ⎬ 28
21—30	2	2	4 ⎪	4	4	8 ⎪
31—40	3	2	5 ⎭	3	2	5 ⎭
41—50	5	6	11 ⎫	0	3	3 ⎫
51—60	6	7	13 ⎬ 34	0	0	0 ⎬ 3
61—70	1	4	5 ⎪	0	0	0 ⎪
70+	3	2	5 ⎭	0	0	0 ⎭
Zusammen:	30	35	65	12	19	31

65 konkordant, 31 diskordant erkrankt. Bedeutungsvoll an den Ergebnissen ist, daß sich bei der Erkrankung des Probanden vor dem 40. Lebensjahr nur die Hälfte der Paare konkordant verhielt, bei Auftreten des Diabetes nach dem 40. Lebensjahr hingegen fast alle Paare (95%) konkordant waren. Weiterhin ist bemerkenswert, daß im Gesamtkollektiv in 75% die Konkordanz innerhalb von drei Jahren in Erscheinung trat, unter den diskordanten Paaren sich jedoch die Hälfte noch nach 10 Jahren als diskordant erwies und zumeist auch einen normalen Glukosetoleranztest hatte.

Die hohe Diskordanz in der jüngeren Gruppe weist auf die wichtige Bedeutung exogener Faktoren beim Zustandekommen der Erkrankung hin und zeigt, daß keineswegs jeder Partner eines eineiigen Zwillings mit Diabetes mellitus als Praediabetiker anzusehen ist, wie man bisher angenommen hat. Es läßt sich vielmehr sagen, daß der gesunde Partner eines diabetischen eineiigen Zwillings, der vor dem 40. Lebensjahr erkrankt ist, nach drei Jahren nur mehr noch eine Wahrscheinlichkeit von 25% und nach 10 Jahren nur noch von 5% hat, ebenfalls zu erkranken. Auf der anderen Seite hat ein Zwilling, dessen Partner nach dem 50. Lebensjahr erkrankt, eine sehr hohe Wahrscheinlichkeit, gleichfalls diabetisch zu werden.

Auch ein letztes Ergebnis der Untersuchungen von TATTERSALL u. PYKE ist von hohem Interesse (Tabelle 6). Unter den 65 konkordant erkrankten Zwillingen aller Altersklassen hatten 21 einen gleichfalls befallenen Elternteil, unter den 31 diskordanten Paaren war dagegen nur einmal ein Elter betroffen. In der jüngeren Altersgruppe waren in 30 konkordanten Fällen nur 6mal ein Elternteil, in der älteren Gruppe unter 35 Beobachtungen hingegen 15 Elter erkrankt. Insgesamt fanden sich in den Familien der 65 konkordanten Paare des Gesamtkollektivs 31 Diabetiker unter den Blutsverwandten ersten Grades (Elter, Geschwister), in den Sippen der 31 diskordanten Paare jedoch nur 3 Kranke.

Tabelle 6. Zahl der Zwillinge mit einem diabetischen Elternteil. (Nach TATTERSALL, R.B. u. D.A. PYKE, Lancet **1972 II**, 1120)

Erkrankungsalter	Konkordant	Diskordant
Alle Altersgruppen	21/65	1/31
Probanden unter 40 Jahre alt	6/30	1/28
Probanden über 40 Jahre alt	15/35	0/3

Die Untersuchungen von TATTERSALL u. PYKE, die dringend der Bestätigung durch andere Autoren bedürfen, lassen den Schluß zu, daß eine diabetische Erkrankung in jüngeren Jahren weniger stark genetisch determiniert ist als das Auftreten der Glukoseintoleranz in späteren Jahren, eine Erkenntnis, die im Gegensatz steht zu früheren Ansichten. Für die genetische Familienberatung würde die Allgemeingültigkeit der Befunde von TATTERSALL u. PYKE große Bedeutung gewinnen.

Hingewiesen sei auf die Möglichkeit, Fragen der Pathogenese, der Relevanz von Belastungsproben und andere Probleme des diabetischen Stoffwechsels (Praediabetes, potentieller Diabetes) an Zwillingen zu studieren, wie dies z.B. CERASI u. LUFT (1967), DAWEKE, GROTE, GRIES u. LIEBERMEISTER (1970) u.a. mit Erfolg getan haben. Hierbei erlauben sowohl konkordantes wie diskordantes Verhalten interessante Aufschlüsse.

2. Familienuntersuchungen

Jedem Arzt, der mit Diabetes-Kranken zu tun hat, sind Familien mit gehäuftem Auftreten der Zuckerstoffwechselstörung bekannt. So ist es nicht verwunderlich, daß schon sehr früh über familiäres Auftreten des Diabetes mellitus berichtet worden ist (Rondolet, 16. Jahrhundert; Morton, 1696; Isenflamm, 1784). Im 19. Jahrhundert wurden erstmalig systematische Untersuchungen durchgeführt. Schmitz (1874) fand in rund 21% seiner Diabetesfälle „familiäre Belastung". Von Noorden (1895) betonte die oftmalige Erkrankung von Geschwistern im jugendlichen oder kindlichen Alter, Pleasants berichtete 1900 über Diabetes in drei Generationen. Im Jahre 1912 stellte Foster an die 30 Autoren zusammen, die über „Diabetikerfamilien" berichtet hatten. Von 1925—1934 wertete die Umbersche Klinik in Berlin ihr großes Krankengut aus (Seckel, Landé u. Müller, 1940; Finke, 1930). Ergebnis: Familiäre diabetische Belastung bei Diabeteskranken in rund 26%, bei Nichtdiabetikern in nur 3,8%. Zu ähnlichen Ergebnissen kamen v. Noorden u. Isaac (1927), Priesel u. Wagner (1931), Cammidge (1928, 1934) u.a.

Im Verlaufe der nächsten Jahrzehnte sind dann immer wieder Ergebnisse von Familienuntersuchungen publiziert worden, so von: Cammidge (1928, 1934), Pincus und White (1933), Levit und Pessikova (1934), Steiner (1938), Penrose u. Watson (1945), Harris (1950), Hanhart (1950, 1951), Steinberg u. Wilder (1952), Thompson u. Watson (1952), v. Kries (1953), Grunnet (1957), Joslin, Root, White u. Marble (1959), Conn u. Fajans (1961), Günther (1961), Lamy Frézal u. Rey (1961), Nilsson (1962, 1964), Post (1962), Simpson (1962, 1968), Braunsteiner, Hansen, Jung u. Seiler (1966), Burkeholder, Pickens u. Womack (1967), Hunter u. McKay (1967), Malins (1968), Puchulu, Marti, Ruiz u. Baliarda (1967), Köbberling, Appels, Köbberling u. Creutzfeldt (1969), Notelowitz (1969), Smith, Falconer u. Duncan (1972) u.a. Aus den Untersuchungen all dieser Autoren wird die große Bedeutung genetischer Faktoren beim Zustandekommen des idiopathischen Diabetes mellitus ersichtlich, ohne daß es jedoch zu übereinstimmenden Vorstellungen über die Art und Weise der Mitwirkung genetischer Faktoren gekommen wäre (vgl. S. 643).

In den Tabellen 7—10 sind die Ergebnisse verschiedener Autoren zusammengefaßt. Wie man sieht, weichen die Ergebnisse z.T. nicht unwesentlich voneinander

Tabelle 7. Diabetes mellitus unter den Geschwistern von Probanden mit gesunden Eltern bzw. einem erkrankten Elter

Autoren	Beide Eltern gesund		Ein Elter betroffen	
	Geschwister	betroffene Geschwister	Geschwister	betroffene Geschwister
	n	%	n	%
Harris (1950)	3417	3,9	375	11,7
Steinberg u. Wilder (1952)	6664	4,7	1620	11,4
Thompson u. Watson (1952)	3836	7,7	777	15,3
v. Kries (1953)	3740	3,2	503	8,9
Lamy, Frézal u. Rey (1961)	3600	2,1	602	8,8
Simpson (1962)	517	5,4	46	8,7
Zusammengefaßt	21774	4,4	3923	11,4

Tabelle 8. Diabetes mellitus bei Probandeneltern mit früher und später Manifestation der Erkrankung

Autoren	Erkrankung vor dem 30. Lebensjahr	Erkrankung nach dem 30. Lebensjahr
HARRIS (1950)	3,3%	6,2%
STEINBERG u. WILDER (1957)	5,0%	11,4%

Tabelle 9. Diabetes mellitus bei Probandengeschwistern mit früher und später Manifestation der Erkrankung

Sämtliche Geschwister

Autoren	0—29		30 <	
	n Geschwister	erkrankt %	n Geschwister	erkrankt %
HARRIS (1950)	1 019	4,1	2 773	4,4
THOMPSON u. WATSON (1952)	482	7,5	4 125	9,1
STEINBERG u. WILDER (1952)	828	6,0	7 456	6,0

Beide Eltern gesund

Autoren	Geschwister			
	0—29		30 <	
	n Geschwister	erkrankt %	n Geschwister	erkrankt %
HARRIS (1950)	971	3,5	2 446	4,1
THOMPSON u. WATSON (1952)	425	6,4	3 411	7,8
STEINBERG u. WILDER (1952)	736	5,0	5 928	4,6

Ein Elter erkrankt

Autoren	Geschwister			
	0—29		30 <	
	n Geschwister	erkrankt %	n Geschwister	erkrankt %
HARRIS (1950)	48	18,8	327	10,7
THOMPSON u. WATSON (1952)	57	15,8	714	15,3
STEINBERG u. WILDER (1952)	92	14,1	1 528	11,2

ab. Entsprechend den Zwillingsuntersuchungen lassen sich auch die Familienuntersuchungen nur bedingt miteinander vergleichen. Abgesehen davon, daß es sich um Studien in unterschiedlichen Populationen handelt, ist die Erfassung der Familienmitglieder abhängig von der Intensität der Untersucher bei der Feldforschung, den diagnostischen Kriterien und der Effektivität der Methoden und Belastungstests. Das läßt sich gut an den Daten in der Tabelle 10 ablesen.

Tabelle 10. Diabetes und Glukoseintoleranz bei Angehörigen von Diabetikern und Kontrollpatienten.
[Nach Rimoin, D.L., Med. Clin. N. Amer. **55**, 808 (1971)]

Autor	Verwandtschafts-studie	Merkmale	Prozent, betroffen	
			Dia-betiker	Kontroll-pat.
Simpson	Eltern	klinisch	4,8	—
Harris	Eltern	klinisch	5,0	—
Thompson und Watson	Eltern	klinisch	7,1	—
Pincus und White	Eltern	klinisch	8,3	2,0
Hunter et al.	Eltern	intravenöser Glukose-toleranztest	24,0	—
Braunsteiner et al.	Eltern	intravenöser Tolbutamid-Toleranztest	76,0	—
Harris	Geschwister	klinisch	4,3	—
Simpson	Geschwister	klinisch	4,8	—
Pincus und White	Geschwister	klinisch	5,9	0,6
Thompson und Watson	Geschwister	klinisch	9,0	—
Burkeholder et al.	Geschwister	oraler Glukose-toleranztest	18,0	—
Köbberling et al.	Geschwister	oraler Glukose-toleranztest	38,9	—
Hanhart	Verwandtschaft 1. Grades	klinisch	5,3	1,2
Notelovitz	Verwandtschaft 1. Grades	oraler Glukose-toleranztest	12,3	6,0
Conn und Fajans	Verwandtschaft 1. Grades	oraler Glukose-toleranztest	18,0	1
Joslin et al.	Verwandtschaft 1. Grades	oraler Glukose-toleranztest	25,0	2,0
Conn und Fajans	Verwandtschaft 1. Grades	Cortison-Glukose-toleranztest	26,0	4,0

Zu bedenken ist weiterhin, daß in den meisten Arbeiten *Alterskorrekturen* fehlen. Bei genetischen Merkmalen mit variierendem Erkrankungsalter wie dem Diabetes mellitus sind jedoch Alterskorrekturen unerläßlich, wie u.a. Köbberling (1969, 1971) gezeigt hat. Köbberling weist auf die von Strömgren schon 1935 angegebenen Methode zur Durchführung von Alterskorrekturen hin, deren wesentlicher Vorteil gegenüber der häufig angewandten Methode der „excess morbidity"-Berechnung darin besteht, daß sich die Heranziehung von Kontrollgruppen erübrigt. Bei der Anwendung dieser Methode fand Köbberling, daß juveniler Diabetes unter den Geschwistern von juvenilen Diabetikern ca. 25mal so häufig vorkommt wie unter den Geschwistern von Altersdiabetikern. Zwischen der Diabeteshäufigkeit bei Geschwistern und Kindern von Altersdiabetikern besteht dagegen kein signifikanter Unterschied (Tabelle 11) (Genetische Heterogenität, vgl. unten und S. 659).

Tabelle 11. Belastung mit juvenilem Diabetes und Altersdiabetes nach Alterskorrekturen für Eltern, Geschwister und Kinder von juvenilen Diabetikern und Altersdiabetikern. [Aus KÖBBERLING, J., Diabetologia **5**, 392 (1969)]

Ausgangsfälle	Belastung mit	Eltern	Geschwister	Kinder
Juvenile Diabetiker	juvenilem Diabetes	1,6 ± 1,3%	10,9 ± 3,9%	—
	Altersdiabetes	8,5 ± 5,6%	—	—
Altersdiabetiker	juvenilem Diabetes	—	0,4 ± 0,1%	0,3 ± 0,2%
	Altersdiabetes	—	25,8 ± 1,5%	33,4 ± 6,4%

Weiterhin ist das Körpergewicht der diabetischen Probanden und der Angehörigen in Rechnung zu stellen. So konnte KÖBBERLING bei 552 Diabetikern mit einem Erkrankungsalter von 25 und mehr Jahren unter Zugrundelegung der erwähnten Alterskorrektur nach STRÖMGREN errechnen, daß die Probandengeschwister eine Wahrscheinlichkeit von 25,8% haben, bis zum 85. Lebensjahr ebenfalls an einem Diabetes zu erkranken. Bei Diabetikern mit starkem Übergewicht hingegen zeigte sich eine deutlich geringere Geschwisterbelastung als bei Diabetikern ohne Übergewicht.

Auch die *Anzahl der Geburten* bei Diabetikerinnen ist nicht ohne Bedeutung bei Familienuntersuchungen. So konnte KÖBBERLING in der gleichen Arbeit bei Diabetikerinnen mit einer großen Kinderzahl eine geringere Geschwisterbelastung als bei Patientinnen ohne oder mit wenigen Kindern feststellen. Der erwähnte Zusammenhang zwischen Übergewicht sowie Geburtenzahl fand sich übrigens nur bei oral oder diätetisch behandelten Probanden, nicht bei insulinbedürftigen. Auch hieraus schließt KÖBBERLING auf eine genetische Heterogenität zwischen insulinbedürftigem und nichtinsulinbedürftigem Diabetes mellitus.

Die Frage, ob der jugendliche Diabetes und der Altersdiabetes auf einheitliche oder zum Teil gemeinsame Faktoren zurückzuführen ist (vgl. S. 657), kann noch nicht als restlos entschieden angesehen werden. Charakteristische klinische Unterschiede (Tabelle 12) sowie die Ergebnisse der genannten Familienuntersuchungen von KÖBBERLING, aber auch die Zwillingsuntersuchungen von TATTERSAL u. PYKE (vgl. S. 640) u.a. sind starke Argumente für die Annahme *genetischer Heterogenie*. Für die künftige genetische Forschung lassen diese Untersuchungen jedoch jetzt schon die unabdingbare Forderung erheben, daß in differentialgenetischer Hinsicht eine scharfe Trennung bei der Probandenauswahl bzw. bei der statistischen Auswertung nötig ist.

Von besonderer Bedeutung nicht nur für die Frage der formalen Genetik des Erbganges (s.S. 657), sondern auch für die genetische Familienberatung (s.S. 669) ist der sog. *konjugale Diabetes,* also der Diabetes bei den Kindern diabetischer Elternpaare. HANHART hat 114 Kinder, die über 40 Jahre alt waren, aus derartigen Ehen untersucht und unter ihnen 39 Diabetiker, d.h. 34% festgestellt. KAHN, SOELDNER, GLEASON, ROJAS, CAMERINI-DAVALOS u. MARBLE (1969) fanden 50%, NAVARRETE u. TORRES (1967) mit dem Triamcinolon-Glukosetoleranz-Test sogar in 67% eine diabetische Stoffwechselstörung bzw. Kohlehydratintoleranz. Andere Untersucher wie PINCUS u. WHITE (1934), HARRIS (1950), MIMURA u. MIYAO (1962), SIMPSON (1964), TATON, POMETTA, CAMERINI-DAVALOS u. MARBLE (1964), RICKETTS, CHERRY u. KIRSTEINS (1966), BURKEHOLDER, PICKENS u. WOMACK (1967), SIPERSTEIN, UNGER u. MADISON (1968), PIEPTEA u. PAVEL (1969) fanden andere Werte. Wie aus der Tabelle 12 hervorgeht, ist die diagnostische Ausbeute u.a. vor allem abhängig von der Art des methodischen Vorgehens.

Tabelle 12. Diabetes mellitus und Kohlehydratintoleranz bei Kindern mit konjugalem Diabetes. [RIMOIN, D.L., Med. Clin. N. Amer. **55**, 812 (1971)]

Autor	Kriterium	
SIMPSON	klinisch	3,0
HARRIS	klinisch	8,6
KAHN et al.	klinisch	8,8
PIEPTEA und PAVEL	klinisch	37,5
RICKETTS et al.	oraler Glukosetoleranztest	19,2
PINCUS und WHITE	oraler Glukosetoleranztest	25,0
TATON et al.	oraler Glukosetoleranztest	35,0
MIMURA und MIYAO	oraler Glukosetoleranztest	51,6
BURKEHOLDER et al.	oraler Glukosetoleranztest	56,0
KAHN et al.	oraler Glukosetoleranztest (single)	33,0
KAHN et al.	oraler Glukosetoleranztest (multiple)	55,0
TATON et al.	intravenöser Glukosetoleranztest	16,0
KAHN et al.	intravenöser Glukosetoleranztest	13,0
KAHN et al.	intravenöser Tolbutamidtoleranztest	20,0
KAHN et al.	Cortison Glukosetoleranztest	13,0
NAVARETTE und TORRES	Cortison Glukosetoleranztest	15,0
NAVARETTE und TORRES	Triamcinolon-Glukosetoleranztest	67,2
SIPERSTEIN et al.	Basalmembran-Verdickung	53,0

Nicht zuletzt ist bedeutungsvoll, ob bei der konjugalen Diabetesbelastung Normal- oder Übergewicht besteht. Fettleibige zeigen auch hier eine höhere Frequenz pathologischer Befunde (JAHNKE, DAWEKE, SCHILLING, RÜENAUVER u. OBERDISSE, 1966).

3. Blut- und Serumgruppen

a) AB0-Blutgruppen

Von einer ganzen Reihe von Autoren ist das Verhalten der AB0-Blutgruppen untersucht worden, so von CRAIG u. WANG (1955), MCCONNEL, PYKE u. ROBERTS (1956), ZEYTINOGLU (1956), SPEISER (1958), OTTO-SERVAIS, STAINIER, ANDRÉ, MOUREAU u. BRACQUIER (1958), LANG (1959) MÄHR (1959), TEDESCHI u. CAVAZUTTI (1959), ANDERSEN u. LAURITZEN (1960), CORNEL u. PIRART (1961), BUCKWALTER, KARK u. KNOWLER (1961), HENRY u. POON-KING (1961), SIMPSON, GUN-

Tabelle 13. AB0-Blutgruppen und Diabetes mellitus. (Nach VOGEL, F., u. KRÜGER, J., 1968)

Zahl der Stichproben	Gesamtzahl der Probanden	der Kontrollen	Vergleich	Relative Häufigkeit	Chi^2	Signifikanz	Chi^2 für Heterogenität	Freiheitsgrade	Signifikanz
20	15778	612819	A:0	1,0710	13,719	***	37,543	19	**
			B:0	1,1189	15,295	***	45,215	19	**
			AB:0	1,0421	0,823		54,420	18	**
			A+B+AB:0	1,0721	16,243	***	42,198	19	**

SON u. SMITHIES (1962), MAI (1969), SAUER, MAI u. OTTO (1963), BUCKWALTER (1964), MACAFEE (1964), SERRA, KLINGER u. GUALANDRI (1964), DOMINICI (1965), WENDE (1965), BERG, AARSETH, LUNDEVALL u. REINSKOU (1967), GRABOWSKA (1969).

Die Zusammenfassung von 20 Stichproben mit insgesamt 15 778 untersuchten Diabetikern durch VOGEL u. KRÜGER (1968) hat einen leichten, jedoch statistisch einwandfrei gesicherten Vorteil der Blutgruppe 0 gegenüber den anderen Gruppen ergeben (vgl. Tabellen 13—15). Es sind allerdings die Heterogenitätswerte sehr hoch, was besagt, daß die Stichproben der verschiedenen Untersucher sich ätiologisch unterschiedlich zusammensetzen, Diabetes also nicht gleich Diabetes ist.

Es wurde deshalb verschiedentlich versucht, die Serien näher zu differenzieren. So hat ZEYTINOGLU Probanden mit einfachem Diabetes von solchen mit Kimmelstiel-Wilson-Syndrom (diabetische Glomerulosklerose) unterschieden.

Wie das Ergebnis in Tabelle 16 zeigt, findet sich bei allerdings nur kleiner Stichprobengröße eine erhebliche Prävalenz der Blutgruppe A beim Kimmelstiel-Wilson. Beim Vergleich mit den übrigen Diabetikern ergibt sich nach VOGEL u. HELMBOLD (1972): X (A:Nicht-A) = 5,083, Chi^2 = 15,77, P = 0,001, also eine hohe Signifikanz. Das Ergebnis verdient an einem anderen Material nachgeprüft zu werden.

Untergliederungen nach dem Erkrankungsalter haben MAI (1963), McCONNELL, PYKE u. ROBERTS (1956), ANDERSEN u. LAURITZEN (1960), SERRA, KLINGER u. GUALANDRI (1964) und auch TEDESCHI u. CAVAZZUTI (1959) vorgenommen. Die Befunde sind nicht einheitlich. Betrachtet man die Ergebnisse der Untersuchungen von MAI, die in der Tabelle 17 dargestellt sind, so ergibt sich bei einer Unterteilung in Früh- und Spätmanifestation der ersten Krankheitszeichen — vor oder nach dem 40. Lebensjahr — ein Überwiegen der Blutgruppe A bei den Spätmanifestationen (X (A:Nicht-A) = 1,326, Chi^2 = 5,724, P = 0,015, VOGEL u. HEMBOLD, 1972), hingegen eine Prävalenz der Blutgruppe 0 gegenüber A bei früher Manifestation der Zuckerstoffwechselstörung, was vor allem für das weibliche Geschlecht zutrifft. Einen in der Tendenz ähnlichen Befund haben auch ANDERSEN u. LAURITZEN erhoben, auch in ihrem Material zeigte sich eine Abnahme von 0 und eine Zunahme von A, B und AB mit dem Alter (Tabelle 18). McCONNELL, PYKE u. ROBERTS fanden allerdings entgegengesetzte Werte; bei ihnen zeigte sich im Alter unter 30 Jahren ein stärkeres Überwiegen der Blutgruppe A. SERRA, KLINGER u. GUALANDRI sahen beim juvenilen Diabetes die Gruppe 0 etwas häufiger als in ihrem Gesamtmaterial. TEDESCHI und CAVAZZUTI stellten im Vergleich zum Diabetes der mittleren und höheren Lebensalter wiederum ein etwas stärkeres Überwiegen von A nur beim juvenilen Diabetes fest. Insgesamt müssen die angeschnittenen Probleme als noch nicht abgeschlossen angesehen werden. Dennoch spricht manches für die Vermutung von VOGEL u. HELMBOLD, daß sich die Angaben von MAI sowie ANDERSEN u. LAURITZEN über die Prävalenz der Blutgruppe A beim Diabetes im höheren Lebensalter bestätigen werden.

Geschlechtsunterschiede bezüglich der Blutgruppenverteilung scheinen — wie bei anderen Krankheiten mit der Prävalenz einer Blutgruppe — auch beim Diabetes mellitus nicht zu bestehen, sieht man von dem Befund bei MAI ab (Tabelle 17), der wohl auf die zu kleine Zahl der Untersuchten zurückzuführen ist. Auch zwischen *insulinbedürftigen* und *nichtinsulinbedürftigen* Diabetestypen fanden sich bisher keine wesentlichen Unterschiede (McCONNELL, PYKE u. ROBERTS). Hingegen sollte der Befund von McCONNELL, PYKE u. ROBERTS, die bei *Männern mit diabetischen Verwandten* ein stärkeres Überwiegen der Blutgruppe A feststellten, überprüft werden, zumal bei Frauen ein entsprechender Unterschied vermißt wurde.

Tabelle 14. AB0-Blutgruppenverteilung bei Diabetes mellitus. Zusammenstellung von 22 Stichproben und Kontrollgruppen der Literatur durch Vogel u. Helmbold (1972)

Autor	Ort		A	B	0	AB	Gesamt
Mai (1963)	Hamburg	P	768	210	641	90	1709
		K	1282	390	1262	152	3086
McConnell u. Mitarb. (1956)	Südwest-Lancashire	P	265	61	280	28	634
		K	2648	546	3146	170	6510
McConnell u. Mitarb.	West-Cheshire	P	98	11	86	4	199
		K	521	135	546	45	1247
McConnell u. Mitarb.	Oxford	P	233	31	213	23	500
		K	2839	557	2888	208	6492
Speiser (1958)	Wien	P	103	43	79	14	239
		K	430	130	367	73	1000
Zeytinoglu (1956)	Genf	P	201	48	167	16	432
		K	11303	1951	9686	850	23790
Macafee (1964)	Belfast	P	307	91	446	21	865
		K	9433	2702	15715	716	28566
Serra u. Mitarb. (1964)	Mailand	P	434	89	351	26	900
		K	409	95	444	52	1000
Dominici (1965)	San Marino	P	36	12	41	3	92
		K	1392	305	1533	120	3350
Simpson u. Mitarb. (1962)	Toronto	P	41	9	49	2	101
		K	14636	3930	17029	1395	36990
Buckwalter (1964)	Iowa	P	634	164	656	35	1489
		K	21144	4695	22392	1748	49979
Cornell u. Pirart (1961)	Brüssel	P	272	52	218	22	564
		K	130650	23970	136410	8970	300000
Buckwalter u. Mitarb. (1961)	Kapstadt	P	8	5	10	0	23
		K	2022	1527	3197	359	7105
Buckwalter u. Mitarb. (1961)	Kapstadt (Inder)	P	15	24	18	3	60
		K	1721	2490	2788	463	7462
Otto-Servais u. Mitarb. (1958)	Liege (Belgien)	P	592	151	624	25	1392
		K	5134	909	5103	332	11478
Tedeschi u. Cavazzuti (1959)	Modena (Italien)	P	193	55	169	19	436
		K	742	165	831	61	1799
Lang (1959)	Italien	P	1052	284	1288	127	2751
		K	16023	4804	20426	1482	42735
Andersen u. Lauritzen (1960)	Kopenhagen	P	401	94	463	34	992
		K	21276	5208	20342	2310	49136
Mähr (1969)	Wien	P	576	202	443	79	1300
		K	4420	1340	3630	600	9990
Wende (1965)	Berlin	P	516	160	380	44	1100
		K	9123	2987	7725	1269	21104
Summe:	Patienten		6745	1796	6622	615	15778
	Kontrolle		257148	58836	275460	21375	612819

Tabelle 15. Relative AB0-Blutgruppenhäufigkeiten bei Diabetes mellitus: Vergleich A:0. Zusammenfassung von 22 Stichproben der Literatur durch VOGEL u. HELMBOLD (1972)

Autor	Ort		Klasse 1	Klasse 2	X	y = LN(X)	Chiquard
MAI	Hamburg	P	768	641	1,1794	0,1650	6,142
		K	1 282	1 262			
McCONNELL u. Mitarb. (1956)	Südwest-Lancashire	P	265	280	1,1244	0,1173	1,710
		K	2 648	3 146			
McCONNELL u. Mitarb.	Oxford	P	98	86	1,1942	0,1775	1,231
		K	521	546			
McCONNELL u. Mitarb.	West-Cheshire	P	233	213	1,1128	0,1069	1,179
		K	2 839	2 888			
SPEISER (1958)	Wien	P	103	79	1,1128	0,1069	0,416
		K	430	367			
ZEYTINOGLU (1956)	Genf	P	201	167	1,0314	0,0309	0,086
		K	11 303	9 686			
MACAFEE (1964)	Belfast	P	307	446	1,1467	0,1369	3,307
		K	9 433	15 715			
SERRA u. Mitarb. (1964)	Mailand	P	434	351	1,3423	0,2944	8,797
		K	409	444			
DOMINICI (1965)	San Marino	P	36	41	0,9670	−0,0336	0,021
		K	1 392	1 533			
SIMPSON u. Mitarb. (1962)	Toronto	P	41	49	0,9735	−0,0268	0,016
		K	14 636	17 029			
BUCKWALTER (1964)	Iowa	P	634	656	1,0235	0,0232	0,169
		K	21 144	22 392			
CORNELL u. PIRART (1961)	Brüssel	P	272	218	1,3027	0,2645	8,448
		K	130 650	136 410			
BUCKWALTER u. Mitarb. (1961)	Kapstadt	P	8	10	1,2649	0,2350	0,245
		K	2 022	3 197			
BUCKWALTER u. Mitarb. (1961)	Kapstadt (Inder)	P	15	18	1,3500	0,3001	0,731
		K	1 721	2 788			
OTTO-SERVAIS u. Mitarb. (1958)	Liege	P	592	624	0,9430	−0,0587	0,936
		K	5 134	5 103			
TEDESCHI u. CAVAZZUTI (1959)	Modena (Italien)	P	193	169	1,2790	0,2461	4,436
		K	742	831			
LANG (1959)	Italien	P	1 052	1 288	1,0412	0,0404	0,887
		K	16 023	20 426			
ANDERSEN u. LAURITZEN (1960)	Kopenhagen	P	401	463	0,8281	−0,1887	7,493
		K	21 276	20 342			
MÄHR (1959)	Wien	P	576	443	1,0676	0,0656	0,958
		K	4 420	3 630			
WENDE (1965)	Berlin	P	516	380	1,1498	0,1396	4,053
		K	9 123	7 725			
Summe:		P	6 745	6 622			51,262
		K	257 148	275 460			
Mittel:					1,0710	0,0686	13,719

Heterogenität (Anz. der FHgr. = 19).
95%-Vertrauensgrenzen für Y: 0,0323 und 0,1049; für X: 1,033 und 1,111

Tabelle 16. Blutgruppen und Diabetes mellitus mit Kimmelstiel-Wilson-Syndrom. (Nach Zeytinoglu, 1956)

Blutgruppe	Diabetes mellitus		Kimmelstiel-Wilson-Syndrom	
	n	%	n	%
A	170	43,2	31	79,4
B	46	11,7	2	5,1
0	162	41,2	5	12,8
AB	15	3,8	1	2,5
Insgesamt	393		39	

Tabelle 17. Aufteilung von 1 709 Diabetikern in Spät- und Frühmanifestationen (bis einschließlich 40. Lebensjahr Frühmanifestationen; über 40 Jahre Spätmanifestationen). (Nach Mai, 1963)

Blut-gruppe	Insgesamt				Männlich				Weiblich			
	Frühmani-festation		Spätmani-festation		Frühmani-festation		Spätmani-festation		Frühmani-festation		Spätmani-festation	
	n	%	n	%	n	%	n	%	n	%	n	%
0	173	45,05	468	35,32	87	41,04	217	36,41	86	50,00	251	34,43
A_1	120	31,25	491	37,06	77	36,32	213	35,74	43	25,00	278	38,13
A_2	32	8,33	125	9,43	18	8,49	62	10,40	14	8,14	63	8,64
B	37	9,63	173	13,06	21	9,91	70	11,74	16	9,30	103	14,13
A_1B	18	4,69	55	4,15	8	3,77	25	4,19	10	5,81	30	4,11
A_2B	4	1,04	13	0,98	1	0,47	9	1,51	3	1,74	4	0,55
	384		1325		212		596		172		729	
	1709				808				901			

Tabelle 18. Diabetes und Blutgruppe, nach Altersgruppen und Geschlecht unterteilt. (Nach Andersen u. Lauritzen, 1960)

Altersgruppe	♂				♀			
	0		A+B+AB		0		A+B+AB	
	n	%	n	%	n	%	n	%
0— 9	30	54,5	25	45,5	30	57,7	22	42,3
10—19	53	49,5	54	50,5	48	49,5	49	50,5
20—29	47	49,5	48	50,5	25	48,1	27	51,9
30—39	37	44,6	46	55,4	17	40,5	25	59,5
40—49	45	51,1	43	48,9	29	41,4	41	58,6
50—59	26	46,4	30	53,6	46	41,8	64	58,2
60 und älter	8	32,0	17	68,0	22	36,7	38	63,3
Summe	246		263		217		266	

b) Rhesusfaktoren (D-System)

Auch die Verteilung der Rhesusfaktoren beim Diabetes mellitus ist verschiedentlich untersucht worden (McConnell, Pyke u. Roberts, 1956; Zeytinoglu, 1956; Speiser, 1958; Andersen u. Lauritzen, 1960; Buckwalter u. Tweed, 1962; Simpson u. Smithies, 1962; Dominici, 1965).

Eine Abweichung vom Bevölkerungsdurchschnitt hat sich jedoch bei der Zusammenfassung von 7 Stichproben der Literatur nicht ergeben (Tabelle 19).

Tabelle 19. Vergleich von Rh+/Rh− bei 7 Stichproben der Literatur durch Chakravartti (1967)

Zahl der Stich-proben	Gesamtzahl		Relative Häufig-keit X	Chi²	Signi-fikanz	Chi² Hetero-genität	Freiheitsgrade der Heterogenität
	Pro-banden	Kontroll-gruppen					
7	3508	39593	0,9597	0,684	∅	8,803	6

c) ABH-Secretortypen

Das ABH-Ausscheider/Nichtausscheider-System (Ss-System) beim Diabetes mellitus haben McConnell, Pyke u. Roberts (1956), Doll, Drane u. Newell (1961) sowie Macafee (1965) untersucht. Eine statistisch signifikante Prävalenz der Ausscheider gegenüber den Nichtausscheidern besteht bei der Zusammenfassung der bisherigen Untersuchungen an 1036 Probanden nicht (Tabelle 20).

Tabelle 20. Vergleich des Secretor-Typs Se:se bei 3 Stichproben der Literatur durch Chakravartti (1967)

Zahl der Stich-proben	Gesamtzahl		Relative Häufig-keit X	Chi²	Signi-fikanz	Chi² Hetero-genität	Freiheitsgrade der Heterogenität
	Pro-banden	Kontroll-gruppen					
3	1036	966	1,0601	0,377		12,962	2

d) M/N-Faktoren

Die Verteilung der Faktoren M und N beim Diabetes mellitus ist von McConnell, Pyke u. Roberts (1956), Buckwalter u. Tweed (1962), Simpson, Gunson u. Smithies (1962) sowie von Macafee (1965) untersucht worden. Die Zusammenfassung der Ergebnisse dieser Autoren an insgesamt 2207 Diabeteskranken ergibt zum Teil schwache Signifikanzen. Die hohe Heterogenität der Stichproben untereinander läßt aber keine sichere Beurteilung zu (Tabelle 21). Vermutlich bestehen keine Zusammenhänge zwischen der Verteilung der M/N-Faktoren und der diabetischen Stoffwechselstörung.

Tabelle 21. Relative Häufigkeit im MN-System. Zusammenfassung von 4 Stichproben durch CHAKRAVARTTI (1967)

Zahl der Stich- proben	Gesamtzahl		Relative Häufig- keit X	Chi²	Signi- fikanz	Chi²- Hetero- genität	Freiheitsgrade der Heterogenität
	Pro- banden	Kontroll- gruppen					
4	2 207	2 789					
		MM:NN	0,8268	4,145		22,304	3
		MM:MN	0,9885	0,026		1,959	3
		NN:MN	1,2194	5,663		18,667	3

e) System Lewis (Le-System)

Das System Lewis ist beim Diabetes mellitus bisher nur von MACAFEE (1965) bestimmt worden. Bei dem Vergleich von 992 Diabetesprobanden mit 5 208 nicht-betroffenen Personen der Durchschnittsbevölkerung ergibt sich eine relative Häufigkeit Le+:Le− von 1,41, die mit einem Chi²-Wert von 17,03 hochsignifikant abgesichert ist. Dieser interessante Befund sollte überprüft werden.

f) Kell-System (K-System)

Auch das Kell-System ist beim Diabetes mellitus bislang nur von MACAFEE (1965) untersucht worden. Beim Vergleich von K+ mit K− an 100 Probanden und 235 Kontrollpersonen errechnet sich zwar eine relative Häufigkeit von 1,35, die jedoch mit einem Chi²-Wert von 0,49 statistisch nicht signifikant ist.

g) Haptoglobine

Die Verteilung der Haptoglobine beim Diabetes mellitus ist von FALK (1961), SIMPSON, GUNSON u. SMITHIES (1962) sowie später von BERG, AARSETH, LUNDE-VALL u. REINSKOU (1967) und JÖRGENSEN u. HOPFER (1967) untersucht worden.

Tabelle 22. Relative Häufigkeit der Haptoglobine bei Diabetes mellitus. Zusammenfassung der Ergebnisse von FALK (1961), SIMPSON, GUNSON u. SMITHIES (1962), BERG, AARSETH, LUNDEVALL u. REINSKOU (1967) sowie JÖRGENSEN u. HOPFER (1967) durch WENDT, KRÜGER u. KINDERMANN (1968)

Anzahl der Serien	Gesamtzahl		Vergleich	X	χ^2 für X Sign.	χ^2 für Heterog.	Fhgr. Sign.
	der Patien- ten	der Kontroll- gruppen					
4	559	3 464	(1−1):(2−1)	1,1296	0,779	5,112	3
			(1−1):(2−2)	1,1460	0,906	9,684	3*
			(2−1):(2−2)	0,9955	0,002	6,166	3
			(1−1):(2−1) +(2−2)	1,1456	1,090	7,434	3
			(2−1):(1−1) +(2−2)	0,9705	0,101	3,958	3
			(2−2):(1−1) +(2−1)	0,9816	0,036	8,452	3*

Die Zusammenfassung der bisher untersuchten 4 Stichproben mit insgesamt 559 Probanden hat keine Prävalenz einer der Haptoglobinphänotypen ergeben (vgl. Tabelle 22).

h) Gc-Faktoren (group specific components)

Untersuchungen über die Verteilung der Gc-Faktoren haben CLEVE (1966), BERG, AARSETH, LUNDEVALL u. REINSKOU (1967) sowie JÖRGENSEN u. HOPFER (1967) durchgeführt. Faßt man die bisherigen Untersuchungen an insgesamt 714 Probanden zusammen, so ergibt sich keine Abweichung von der Phänotypenverteilung in der Durchschnittsbevölkerung (vgl. Tabelle 23).

Tabelle 23. Relative Häufigkeit der Gc-Gruppen beim Diabetes mellitus. Zusammenfassung der Ergebnisse von CLEVE (1966), BERG, AARSETH, LUNDEVALL u. REINSKOU (1967) sowie JÖRGENSEN u. HOPFER (1967) durch WENDT, KRÜGER u. KINDERMANN (1968)

Anzahl der Serien	Gesamtzahl		Vergleich	X	χ^2 für X Sign.	χ^2 für Heterog.	Fhgr. Sign.
	der Patient-ten	der Kontroll-gruppen					
3	714	4590	$(1-1):(2-1)$	1,1431	2,504	0,790	2
			$(1-1):(2-2)$	1,3756	3,237	2,301	2
			$(2-1):(2-2)$	1,2043	1,057	2,551	2
			$(1-1):(2-1)$ $+(2-2)$	1,1777	4,056*	0,699	2
			$(2-1):(1-1)$ $+(2-2)$	0,9067	1,396	1,089	2
			$(2-2):(1-1)$ $+(2-1)$	0,7701	2,262	2,546	2

i) Gm-Gruppen

Die Verteilung der Gm-Gruppen beim Diabetes mellitus haben bisher nur BERG, AARSETH, LUNDEVALL u. REINSKOU (1967) untersucht. Eine Abweichung gegenüber der Norm liegt nicht vor (Tabelle 24).

Tabelle 24. Gm-Faktoren beim Diabetes mellitus nach BERG, AARSETH, LUNDEVALL u. REINSKOU (1967)

Anzahl der Serien	Gesamtzahl		Vergleich	X	χ^2 für X Sign.	χ^2 für Heterog.	Fhgr. Sign.
	der Pa-tien-ten	der Kon-trol-len					
Gm(1) Faktor	189	680	Gm(1):Gm(−1)	10035	0,000	−	0
Gm(2) Faktor	189	680	Gm(2):Gm(−2)	10392	0,044	−	0
Gm(b) Faktor	189	680	Gm(b):Gm(−b)	08632	0,406	−	0

j) Ag-Faktor

Den Ag-Serumfaktor haben Blumberg, Mishell u. Visnich (1965) sowie Berg, Aarseth, Lundevall u. Reinskou (1967) untersucht. Von den beiden zusammengefaßten Serien mit insgesamt 386 Probanden zeigten nur die 208 Fälle von Blumberg u.Mitarb. ein statistisch sicheres Überwiegen von Ag(a+) Fällen beim Diabetes mellitus (Tabelle 25). Weitere Untersuchungen sind nötig, um die Frage eines möglichen Zusammenhangs zu klären.

Tabelle 25. Relative Häufigkeit des Ag-Faktors beim Diabetes mellitus. Zusammenfassung der Ergebnisse von Blumberg, Mishell u. Visnich (1965) sowie Berg, Aarseth, Lundevall u. Reinskou (1967) durch Wendt, Krüger u. Kindermann (1968)

Anzahl der Serien	Gesamtzahl		Vergleich	X	χ^2 für X Sign.	χ^2 für Heterog.	Fhgr. Sign.
	der Patienten	der Kontrollen					
2	386	352	Ag(a+):Ag(a−)	1,5328	7,787**	2,895	1

k) Lp-Faktor (Lipoproteinfaktor nach Berg)

Der Lp-Faktor nach Berg ist beim Diabetes mellitus von Jörgensen, Dengler u. Hopfer (1965) sowie von Berg, Aarseth, Lundevall u. Reinskou (1967) bestimmt worden. Die Zusammenfassung beider Serien mit insgesamt 333 Probanden zeigt ein signifikantes Überwiegen von Lp(a+) Fällen (Tabelle 26). Dieser Befund wird in seiner Bedeutung jedoch dadurch eingeschränkt, daß bei der Technik im Ouchterlony-Test offenbar quantitative Momente beim Zustandekommen der Präcipitationsreaktion von Bedeutung sind und daß der augenblickliche Aktivitätszustand des Organismus bzw. seiner Regulationssysteme die Konzentration des Lp-Faktors im Serum beeinflußt (ausführliche Diskussion bei Jörgensen u.Mitarb., 1965).

Tabelle 26. Relative Häufigkeit des Lp-Faktors beim Diabetes mellitus. Zusammenfassung der Ergebnisse von Jörgensen, Dengler u. Hopfer (1965) u. Berg, Aarseth, Lundevall u. Reinskou (1967) durch Wendt, Krüger u. Kindermann (1968)

Anzahl der Serien	Gesamtzahl		Vergleich	X	χ^2 für X Sign.	χ^2 für Heterog.	Fhgr. Sign.
	der Patienten	der Kontrollen					
2	333	1344	Lp(a+):Lp(a−)	1,4492	7,682**	16,980	1***

HL-A-System

Das Haupt-Histokompatabilitätsantigen des Menschen (Human leucocyte antigen systeme) gewinnt zunehmend hohes Interesse in der Pathogenese der verschiedensten Erkrankungen (Übersicht RYDER, STAUB NIELSEN u. Svejgaard, 1974), denn zahlreiche Erkrankungen sind mit einzelnen HL-A-Genen assoziiert, so auch der insulinbedürftige Diabetes mellitus. Bei Mäuseinzuchtstämmen ist die Insulinantikörperbildung mit Histokompatabilitätsantigenen kombiniert. Der insulinbedürftige Diabetes mellitus des Menschen zeigt, faßt man die Untersuchungen von FINKELSTEIN, ZELLER und WALFORD (1972), SINGAL und BLAJCHMAN (1973) und NERUP, LYNGSØE u.Mitarb. (1974) zusammen ($n=156$), eine hoch signifikante Korrelation mit HL-A 8 ($p = 5 \times 10^{-5}$) und W 15 ($p = 10^{-6}$). BERTRAM, JANSEN u.Mitarb. (1975), die diese Ergebnisse bestätigen konnten und darüberhinaus eine signifikante Verminderung von HL-A 7 fanden ($p = 0,002$), vermuten, daß die Insulinantikörperbildung mit den Antigenen W 15 und HL-A 7, die Unfähigkeit der Antikörperbildung hingegen mit HL-A 8 genetisch gekoppelt sind.

Auf dem Gebiet des HL-A-Systems sind in der nächsten Zeit interessante Ergebnisse zu erwarten, die besonders für die Klärung genetischer Fragen in der Diabetologie von hoher Bedeutung sein werden.

4. PTC-Schmeckfähigkeit und Diabetes mellitus

Die Beziehungen zwischen dem PTC-Polymorphismus — Schmeckfähigkeit für Phenylthiokarbamid (Phenylthioharnstoff, s. JÖRGENSEN, 1969) — und dem Diabetes mellitus sind von TERRY und SEGALL (1947), TERRY (1948, 1950), MESSERI (1958) sowie ÅKESSON (1959) untersucht worden. Die Ergebnisse sind uneinheitlich. TERRY und SEGALL haben insgesamt 222 Diabetiker und 548 Nichtdiabetiker untersucht. Wie aus der Zusammenstellung in der Tabelle 27 hervorgeht, fanden sich unter 124 jüdischen Diabetikern $44,3 \pm 4,5\%$ Nichtschmecker und unter 87 weißen nichtjüdischen Diabetikern $36,8 \pm 5,2\%$ Nichtschmecker gegenüber $23,2 \pm 3,6\%$ bzw. $28,2 \pm 3,5\%$ Nichtschmeckern in den Kontrollgruppen. Bei der Zusammenfassung beider Stichproben, also der weißen Nichtjuden und der Juden, zu einer Gruppe ($n = 211$ Diabetiker) steht der Prozentsatz von $41,2 \pm 3,4\%$ Nichtschmeckern unter den Diabetikern dem von $25,9 \pm 2,5\%$ des nichtdiabetischen Kontrollkollektivs ($n = 301$) gegenüber. In einer weiteren Untersuchung hat TERRY (1950) eine farbige Bevölkerung auf Jamaika herangezogen. Unter 121 Diabetikern stellten sich hier $18,2 \pm 3,5\%$ als Nichtschmecker gegenüber nur $7,8 \pm 1,0\%$ bei 632 Nichtzuckerkranken heraus (Tabelle 12). MESSERI hat in Italien (Florenz) unter 218 Diabetikern mit $46,3 \pm 3,4\%$ gegenüber $32,7 \pm 2,7\%$ unter 300 Gesunden ebenfalls einen signifikant erhöhten Prozentsatz an Nichtschmeckern gefunden ($\chi^2 = 9,96$, $p < 0,01$). ÅKESSON hat in einer Untersuchung in Südschweden unter 76 Zuckerkranken $28,3 \pm 5,2\%$ gegenüber $32,2 \pm 5,2\%$ bei 82 gesunden Vergleichspersonen als Nichtschmecker identifiziert, also keinen signifikanten Unterschied zwischen diabetischen Patienten und Gesunden gefunden ($\chi^2(m=1) = 0,536$, $p \sim 0,45$) und somit das Ergebnis von TERRY und SEGALL, TERRY sowie MESSERI nicht bestätigen können. Auch die Ergebnisse von SOTTNER (1964) an 525 Diabetikern in Prag mit $27,4 \pm 2,0\%$ Nichtschmeckern gegenüber $25,8 \pm 2,0\%$ Nichtschmeckern unter 501 gesunden Kontrollpersonen ergeben keine signifikanten Differenzen. Abgesehen von den nur kleinen Stichprobengrößen im Material von ÅKESSON könnten die Unterschiede vielleicht dadurch erklärt sein, daß die südschwedischen Stichproben ÅKESSONS in sich homogener sind als die Kollektive aus den verschiedenen Populationen der anderen Autoren. Deshalb wären weitere sorgfältige Nachuntersuchungen mit einwandfreier Methode an einem hinreichend großen Material sehr erwünscht. In den bisherigen Untersuchungen hat

Tabelle 27. PTC-Schmeckfähigkeit bei Diabetikern. Zusammenstellung der Untersuchungsergebnisse von Terry und Segall (1947), Terry (1950), Messeri (1958) sowie Åkesson (1959) über die PTC-Schmeckfähigkeit bei Diabetikern und gesunden Kontrollkollektiven in verschiedenen Populationen. (Aus Jörgensen, G., Schmecken und Riechen, in: Kurzes Handbuch für Humangenetik. Stuttgart: Thieme 1969)

Stichprobe	Anzahl der Untersuchten	Nichtschmecker	in %	Autoren
Jüdische Diabetiker	124	55	44,3 ± 4,5	Terry u.
Gesunde jüdische Kontrollpersonen	138	32	23,2 ± 3,6	Segall (1947)
Nichtjüdische Diabetiker	87	32	36,8 ± 5,2	
Gesunde nichtjüdische Kontrollpersonen	163	46	28,2 ± 3,5	
Diabetische Neger	11	0	0	
Gesunde negride Kontrollpersonen	157	32	20,4 ± 3,2	
Weiße nichtjüdische und jüdische Diabetiker zusammengefaßt	211	87	41,2 ± 3,4	
Gesunde nichtjüdische und jüdische Kontrollpersonen zusammengefaßt	301	78	25,9 ± 2,5	
Diabetiker, Farbige (Jamaika)	121	22	18,2 ± 3,5	Terry (1950)
Gesunde Kontrollen	652	49	7,8 ± 1,0	
Diabetiker, Florenz	218	101	46,3 ± 3,4	Messeri (1958)
Gesunde Kontrollen	300	98	32,7 ± 2,7	
Diabetiker, Südschweden	76	30	28,3 ± 5,2	Åkesson (1959)
Gesunde Kontrollen	82	40	32,2 ± 5,2	
Diabetiker, Prag	525	144	27,4 ± 2,0	Sottner (1964)
Gesunde Kontrollen	501	129	25,8 ± 2,0	

nur Åkesson die heute allgemein übliche Methode nach Harris und Kalmus angewandt (s. Jörgensen, 1969), während Terry und Segall in ihren Untersuchungen lediglich mit gesättigter PTC-Lösung getränkte Filterpapierstreifen und Messeri nur eine 0,05%ige PTC-Lösung benutzt haben.

5. Hautleistensystem und Diabetes mellitus

Chakravartti hat 1969 über die Beziehungen zwischen Diabetes mellitus und dem Hautleistensystem berichtet. Die von ihm vorgetragenen Unterschiede zwischen Diabetikern und Normalpersonen wurden zwar durch Signifikanztests statistisch belegt, doch haben Untersuchungen von Knussmann (1970) zum gleichen Thema die ermittelten Unterschiede zumindest in quantitativer Hinsicht nicht bestätigen können. Soweit in bezug auf die Richtung der ermittelten Unterschiede zwischen Diabetikern und Kontrollgruppen Abweichungen vorliegen, muß man daran denken, daß die Nichtrepräsenz der Kontrollgruppen, soziale Unterschiede und andere Unabwägbarkeiten eine Rolle spielen. Im einzelnen sei auf die Originalarbeiten verwiesen.

6. Formale Genetik

Trotz der umfangreichen Zwillings- und Familienuntersuchungen (s.S. 639) sind die Vorstellungen über die formale Genetik, also über die Art und Weise der Vererbung des idiopathischen Diabetes mellitus widersprüchlich und nicht überzeugend. Auf die verschiedenen Gründe hierfür ist schon in der Einleitung ausführlicher hingewiesen worden. Es sei vor allem nochmals betont, daß es weiterhin umstritten ist, ob der juvenile und der Altersdiabetes auf gemeinsame oder wenigstens zum Teil gleichartige Erbanlagen zurückzuführen ist. Beide Typen müssen nach wie vor als idiopathische Diabetestypen angesehen werden. Für

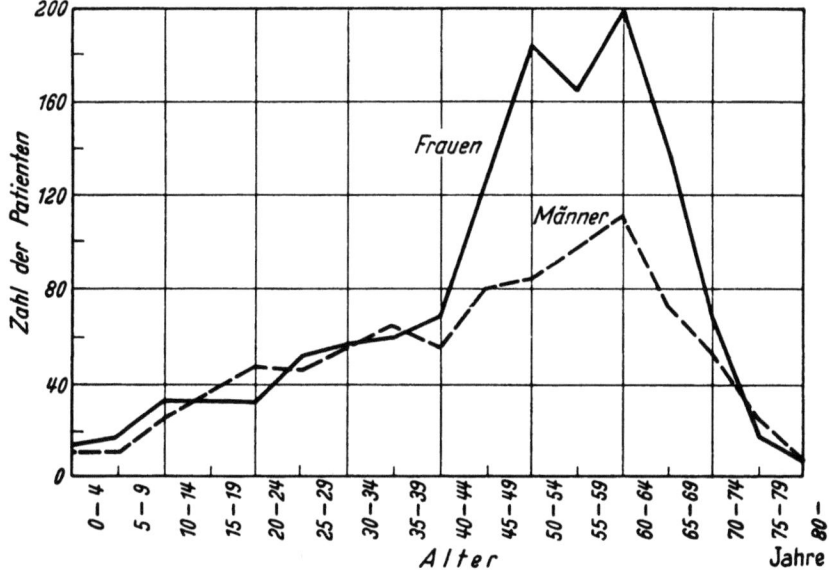

Abb. 2. Erkrankungsbeginn bei 2132 Diabetikern. (Nach HARRIS)

Tabelle 28. Die Altersverteilung bei Manifestation bei 2522 Diabetikern. (Nach BELL, 1960, aus: ZIEGLER, R., PFEIFFER, E.F., in: Handbuch des Diabetes mellitus, Band II. München: Lehmann 1971)

Alter bei Ausbruch des Diabetes	Zahl der Fälle	% pro Dekade
0—10	39	1,5
10—20	94	3,7
20—30	111	4,4
30—40	164	6,5
40—50	363	14,4
50—60	645	25,6
60—70	646	25,6
70—80	344	13,6
80—90	116	4,6
Summe	2522	100,0

genetische Gemeinsamkeit bzw. Gemeinsamkeiten könnte sowohl das häufige Vorkommen der verschiedenen Schweregrade der Krankheit innerhalb derselben Sippen als auch die Eingipfeligkeit in der Kurve der Merkmalseintritte mit einem Gipfel um das 60. Lebensjahr (Abb. 2, Tabelle 28) sprechen. Wie jedoch weiter vorne geschildert, sind in letzter Zeit von seiten der Zwillingsforschung (Gottlieb u. Root, 1968; Tattersall u. Pyke, 1972, s.S. 639) wie von seiten der Familienforschung (Köbberling, 1969, 1971, s.S. 645) weitere gewichtige Gründe für die Annahme von Heterogenie beigebracht worden. Klinisch sind beide Verlaufstypen deutlich zu differenzieren (Tabelle 30). Die auf S. 640 geschilderten Befunde von Tattersall und Pyke lassen im Gegensatz zu früheren Ansichten sogar die

Tabelle 29. Erbgangshypothesen bei Diabetes mellitus

A. *Monogene Vererbung*

    I. *Dominante Vererbung* (heterozygote Genwirkung)
      Cammidge (1928, 1934)
      Wright (1931)
      Levit u. Pessikova (1934)
      v. Kries (1953)
      u.a.

    II. *Rezessive Vererbung*
      Steiner (1938)
      Hanhart (1939—1953)
      Steinberg u. Wilder (1952)
      Joslin (1953)
      Bartels (1953)
      Steinberg (1959)
      Pincus u. White (1959)
      Nilsson (1962, 1964)
      u.a.

    III. *X-chromosomale Vererbung*
      a) *rezessiv-X-chromosomal*
        Penrose u. Watson (1945)
      b) *dominant-X-chromosomal*
        Larsson (1967)

    IV. *Heterogene Erbmodi* (dominante und rezessive Erbtypen)
      F. Lenz (1923)
      v. Hofsten (1948)
      Harris (1950)   schwerer (jugendl.) Diabetes:
      Grunnet (1957) → rezessiv;
                       leichter Diabetes
      Günther (1963)   (Altersdiabetes): dominant
      u.a.

B. *Polygen-multifaktorielle Vererbung*

    Grunnet (1957) polygen?
    Lamy, Frezal u. Rey (1961)
    Bauer (1963)
    Simpson (1964)
    Jörgensen (1964, 1966)
    Neel, Fajans, Conn u. Davidson (1965)
    Thompson (1965)
    Clarke u. Duncan (1966)
    Miyao (1967)
    u.a.

Tabelle 30. Familienuntersuchungen bei Steroiddiabetes. (JÖRGENSEN u. HARTMANN, 1966, unveröffentlicht)

	Probanden n	Durchschnitts-dosis in g Cortison	Verwandte 1. Grades (Eltern, Geschwister) untersucht	Darunter Diabetes n	%
Steroiddiabetes	18	6,3	65	3	$4,6 \pm 2,53$
Kontrollen	16	7,4	61	2	$3,3 \pm 2,28$

Vermutung zu, daß der jugendliche Diabetes weniger stark genetisch determiniert ist als der adulte Diabetes. Die Konsequenz, die für die weitere genetische Forschung in der Diabetologie sich schon heute aus diesen neueren Befunden ergibt, ist die, daß man bei Familien- und Zwillingsuntersuchungen bei der Probandenauswahl künftighin beide Typen differenzieren muß. Daß der adulte Typ recht viel häufiger ist als der juvenile Typ, wird man bei der Interpretation der bisher vorliegenden Daten, soweit keine ausdrücklichen anderslautenden Hinweise vorliegen, in Rechnung stellen können und müssen.

Im bisherigen Schrifttum sind bezüglich des Erbmodus beim idiopathischen Diabetes mellitus zwei Anschauungen diskutiert worden. Eine Gruppe von Untersuchern (CAMMIDGE, 1928, 1934; WRIGHT, 1931; LEVIT u. PESSIKOVA, 1934; v. KRIES, 1953; u.a.) hat *dominant-autosomale* bzw. unregelmäßig dominant-autosomale Vererbung der Diabetesanlage, also *heterozygote Genwirkung* angenommen. Diese Autoren sahen ihre Ansicht durch zwei Gesichtspunkte gestützt: 1. Das Auftreten der Erkrankung in direkter Reihenfolge durch drei, vier und mehr Generationen, 2. die einander etwa entsprechende Krankheitshäufigkeit bei Eltern und Geschwistern der Diabetes-Probanden.

Für die Annahme *rezessiver Vererbung* und somit *homozygoter Genwirkung*, haben sich im Laufe der Jahre besonders viele Autoren (STEINER, 1938; HANHART, 1939—1953; STEINBERG u. WILDER, 1952; JOSLIN, 1953; BARTELS, 1953; STEINBERG, 1959; PINCUS u. WHITE, 1959; NILSSON, 1962, 1964; u.a.) ausgesprochen. Für diese Hypothese sind vor allem Untersuchungen an Kindern diabetischer Elternpaare *(konjugaler Diabetes)* angeführt worden. HANHART konnte aus derartigen Ehen 114 Kinder, die über 40 Jahre alt waren, erfassen und fand unter ihnen 39 Diabetiker, d.h. 34%. Das Ergebnis der korrigierten Erkrankungsziffer von rund 94% wurde als beweisend für homozygote Genwirkung angesehen. Diejenigen Fälle, in denen der Diabetes in der Aszendenz auftrat, erklärt HANHART durch sog. *Pseudodominanz*, d.h. durch die Verbindung zwischen einem homozygoten und heterozygoten Elter.

Auch *X-chromosomale Vererbung* ist in die Überlegungen über die formale Genetik des Diabetes mellitus einbezogen worden. So haben PENROSE und WATSON (1945) *rezessiv-X-chromosomale Vererbung,* zumindest für einen Teil der Fälle, erwogen, während LARSSON (1967) *dominant-X-chromosomale* Übertragung zu beweisen suchte.

Heterogene Erbmodi, d.h. verschiedene Erbtypen hat schon F. LENZ (1923) vermutet. HARRIS hat 1950 die viel beachtete Hypothese aufgestellt, daß die leichten und im vorgerückten Lebensalter auftretenden Erkrankungen als heterozygot übertragene Typen aufzufassen seien, während der sich früh manifestierende juvenile Diabetes eine Folge homozygoter Genwirkung sei. Auch GRUNNET hat

1957 eine ähnliche Auffassung vertreten und, soweit ich sehe, als erster die Frage der *polygenen Bedingtheit* erwogen.

Ich will das Für und Wider der verschiedenen Erbgangshypothesen nicht im einzelnen diskutieren. Es ist nämlich zu vermuten, daß für die große Mehrzahl der Fälle mit idiopathischem Diabetes mellitus weder die eine noch die andere Hypothese den wirklichen Gegebenheiten entspricht. Das scheint, auch wenn man den jugendlichen und den adulten Typ als genetisch heterogen ansieht, für beide Typen zuzutreffen.

Welcher Art sind die beim jugendlichen wie beim adulten Typ des idiopathischen Diabetes mellitus ohne Zweifel vorhandenen und wichtigen genetischen Faktoren?

Da ein einfacher monogener Erbgang nicht überzeugend nachgewiesen ist, bietet sich der Diskussion die Annahme eines *multifaktoriellen genetischen Systems mit additiver Polygenie und Schwellenwerteffekt* an. Diese Hypothese, die unabhängig von einer Reihe von Autoren diskutiert worden ist (Bauer, 1963; Simpson, 1964; Jörgensen, 1964, 1966; Neel, Fajans, Conn u. Davidson, 1965; Thompson, 1965; Clarke u. Duncan, 1966; u.a.), gewinnt zunehmend an Befürwortern, da eine ganze Reihe von Fakten, die in den bisherigen Untersuchungen zwar aufgedeckt, jedoch falsch gedeutet oder in ihrer Bedeutung nicht richtig erkannt worden sind, sich den Vorstellungen einer multifaktoriellen Entstehung der diabetischen Stoffwechselstörung am besten und ohne Zwang zuordnen lassen.

Das Charakteristische eines multifaktoriellen genetischen Systems liegt darin, daß genetische Faktoren *(Polygenie)* und exogene Faktoren *(Exogenie)* bei einer Merkmals- oder Krankheitsentstehung *(Merkmalsaktualisierung)* komplex ineinandergreifen. Zu den genetischen Faktoren treten also bestimmte Umweltfaktoren *(Krankheitsrealisatoren)* hinzu, damit die polygen determinierte Merkmals- oder Krankheitsbereitschaft realisiert wird (Abb. 3).

Das Vorliegen eines multifaktoriellen Systems mit additiver Genwirkung und Schwellenwerteffekt auch beim Diabetes mellitus läßt sich durch eine Reihe von Beobachtungen und Überlegungen stützen (Jörgensen, 1966, 1970):

1. Ein erster Hinweis auf ein multifaktorielles System ist die bereits aufgeführte *quantitative flukturierende Variabilität* des Blutzuckerspiegels mit ihrer Unschärfe

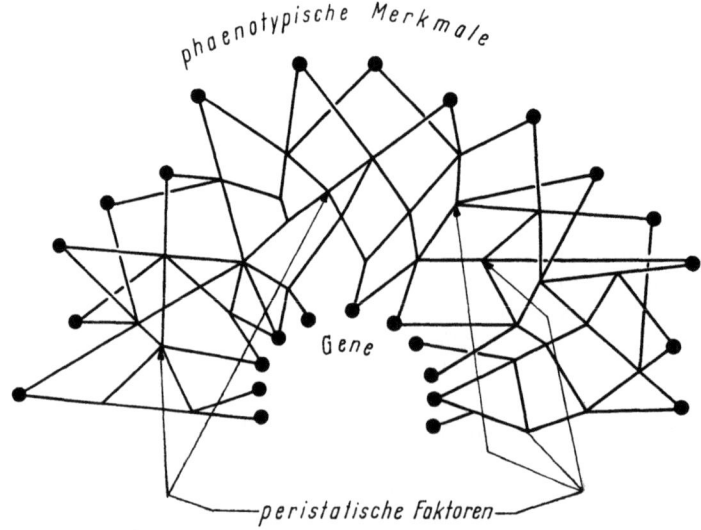

Abb. 3. Polygen-multifaktorielles Reaktionsnetz, Modellvorstellung nach Muller. (Aus v. Verschuer, O.: Genetik des Menschen. München-Berlin: Urban und Schwarzenberg 1959)

in der diagnostischen Trennung in „normale" und bereits pathologische Blutzuckerkurven im Glucosebelastungstest. Monogene Erbleiden zeichnen sich gegenüber polygenen Krankheiten durch eine wesentlich geringere Merkmalsvariabilität aus. Die graphische Darstellung der Merkmalsprägung führt bei Polygenie zu einer eingipfeligen Gaußschen Verteilungskurve, bei monogenen Krankheiten hingegen zu einer bimodalen oder gar trimodalen Verteilung.

2. Auf ein multifaktorielles System weist weiterhin das für ein monogenes Leiden allgemein zu seltene „familiäre" Vorkommen hin, also das eindeutige Überwiegen von *Solitärfällen,* das noch beträchtlicher ist als bei den rezessiv vererbten Krankheiten, die bei dem heute vorherrschenden Zwei-Kind-System in rund zwei Drittel der Beobachtungen isoliert, d.h. nicht-familiär auftreten. Andererseits findet sich auch beim Diabetes mellitus die für ein multifaktorielles genetisches System kennzeichnende, gegenüber dem Bevölkerungsdurchschnitt deutlich erhöhte Erkrankungswahrscheinlichkeit unter den blutsverwandten Angehörigen, die für die Eltern und Geschwister der Probanden das Fünf- bis Zehnfache beträgt (JÖRGENSEN, 1966; erhöhter sog. K-Wert nach PENROSE).

3. Die Ergebnisse der *systematischen Familienuntersuchungen* (vgl. Tabellen 7—12) sind ebenfalls am ehesten mit multifaktorieller Bedingtheit der diabetischen Stoffwechselstörung in Einklang zu bringen. Die Werte für die Erkrankungshäufigkeit der Probandeneltern und die der Probandengeschwister liegen weit unter den bei homozygoter (rezessiver) oder gar heterozygoter (dominanter) Genwirkung zu erwartenden Erkrankungswahrscheinlichkeiten von 25% bzw. 50%. Nur mit Hilfshypothesen, wie etwa der Annahme einer unvollständigen Penetranz, einer Beeinflussung durch „Nebengene" oder der Mitwirkung des „Genmilieus" ließ sich ein monogener Erbgang allenfalls mühsam konstruieren, wobei allerdings in Rechnung zu stellen wäre, daß die Postulierung von „Nebengenen" und die Mitwirkung des „Genmilieus" bereits eine Art Übergang zu Polygenie bedeuten würde.

Außerdem zeigt sich, was für das multifaktorielle System wiederum besonders kennzeichnend ist, eine *deutlich höhere Belastung der Geschwister, wenn ein Elter oder gar beide betroffen* sind, gegenüber der Belastung von Geschwistern, wenn beide Eltern gesund sind. Nicht zuletzt ist — was bei dominantem Erbmodus bei weitem nicht so ausgeprägt vorkommt — *die rasche Abnahme der Belastungsziffern unter den Blutsverwandten zweiten usw. Grades,* wie dies sich z.B. an den von NILSSON (1962, 1964) untersuchten Familien eindrucksvoll ablesen läßt, ein weiteres bemerkenswertes Charakteristikum für das Vorliegen eines multifaktoriellen genetischen Systems auch beim Diabetes mellitus.

4. Einen sehr wichtigen Hinweis auf multifaktorielle Entstehung bedeuten die auslesefreien *Zwillingsuntersuchungen* (Tabelle 3). Einmal weist die *unterschiedliche Krankheitsmanifestation der eineiigen Zwillinge* auf die Mitwirkung exogener Faktoren bei Entwicklung und Verlauf der Zuckerstoffwechselstörung hin, zum anderen ist die über viermal *höhere Konkordanz* der eineiigen Zwillinge gegenüber den zweieiigen ein typisches Indiz (Faustregel nach PENROSE) für multifaktorielle Bedingtheit. Dabei ist die 4,9mal höhere Konkordanzrate der EZ gegenüber den ZZ als Mindestwert anzusehen, da die Zwillinge die Hauptgefährdungszeit nur zu geringem Teil durchlebt haben.

Die Zwillingsforschung wird darüber hinaus interessant für die *Diskordanzanalyse,* die — da EZ erbgleich sind — zur Analyse beteiligter exogener Faktoren führen kann (s.S. 639). Zwillingsuntersuchungen haben zum Beispiel in eindrucksvoller Weise gezeigt, daß auch Schwangerschaften, namentlich *wiederholte Schwangerschaften* die Manifestierung einer diabetischen Anlage fördern können. Es tritt häufiger nur bei derjenigen gleicherbigen Zwillingsschwester ein Diabetes auf, die bereits mehrere Geburten hinter sich hat (Abb. 4) (LEMSER, 1938).

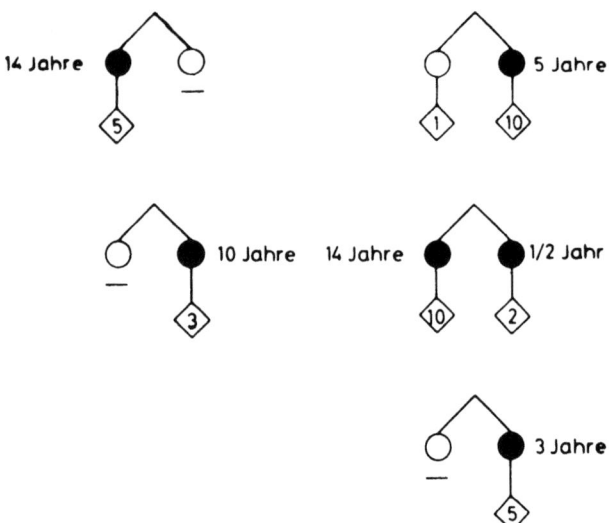

Abb. 4. Eineiige Zwillingsschwestern mit diskordantem Diabetes mellitus. Die Zahlen neben den Kreisen geben an, wie lange der Diabetes bestanden hatte, die Zahlen in den Rauten geben die Anzahl der Kinder an. (Nach Lemser, 1938.) (Aus Lenz, W., u. Lenz, F.: Grundlinien der Humangenetik, in P.E. Becker (Hrsg.): Hdb. d. Humangenetik, Band I/1. Stuttgart: Thieme 1968)

In diesem Zusammenhang ist die Beobachtung von Gärtner (1967) interessant, daß bei Hündinnen spontaner Diabetes mellitus gar nicht so selten ist und überdies die Diabetes-Häufigkeit mit steigender Wurfzahl zunimmt.

5. Für ein multifaktorielles genetisches System beim Diabetes mellitus spricht auch die *relative Häufigkeit der Blutgruppe A unter den Diabetikern* (Jörgensen, 1965, 1966). Nach einer Zusammenfassung von 5 Stichproben der Literatur an insgesamt 3450 Diabetikern ergibt sich für Personen der Blutgruppe A gegenüber solchen mit der Blutgruppe 0 eine um 14% höhere Wahrscheinlichkeit, an einem Diabetes zu erkranken. Vogel und Krüger (1968), die 20 Stichproben der Literatur zusammengefaßt haben (Tabelle 13—15), konnten allerdings eine Prävalenz der Blutgruppe A von nur rund 7% feststellen. Das hängt vermutlich damit zusammen, daß in den verschiedenen Altersstufen die Prävalenz der Blutgruppen nicht gleich ist. Es könnte z.B. sein, worauf Untersuchungen von Sauer, Mai und Otto (1963) hindeuten, daß beim jugendlichen Diabetes Träger mit der Blutgruppe 0 überwiegen. Ich halte es für möglich, daß das Gen der Blutgruppe A — wie etwa bei der Sarkoidose und Tuberkulose (Jörgensen, 1963, 1964) und anderen multifaktoriell determinierten Krankheiten (vgl. Jörgensen, 1965, 1966, 1968) — im multifaktoriellen genetischen System auch des Diabetes *einen* ersten bisher isolierten Faktor darstellt. Sollte sich überdies herausstellen, daß das *Überwiegen von Nichtschmeckern für Phenylthiokarbamid (PTC) unter Diabetikern* (Tabelle 27), worauf eine Reihe von Untersuchungen hindeutet, den tatsächlichen Gegebenheiten entspricht, so hätte man im Gen, das dem PTC-Schmecken zugrundeliegt, vielleicht einen weiteren Faktor isoliert (Jörgensen, 1969). Vielleicht wäre auch ein *dominantes Gen für Symalbumin* beim Diabetes entsprechend den Untersuchungen von Vallance-Owen (1964) hier zu nennen, dessen Nachweis allerdings anderen Autoren bisher nicht gelungen ist.

Andere Blut- und Serumfaktoren (s.S. 646) — wie die *Haptoglobine* und *Gc-Faktoren* — zeigen auch nach eigenen Untersuchungen keine Abweichung gegen-

ERKRANKUNGSALTER -

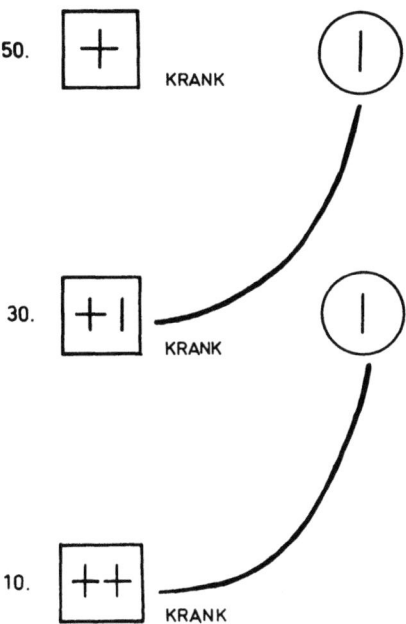

Abb. 5. Modellvorstellung der Anteposition beim idiopathischen Diabetes mellitus. Additive Polygenie führt zur Summierung der elterlichen Gene, also der des kranken und der des gesunden Elternteils. Letzterer ist zwar auch Genträger, besitzt jedoch nicht die zur Manifestierung hinreichenden Genquantitäten. In der jeweiligen Filialgeneration summieren sich die elterlichen Gene und sind Anlaß des früheren Krankheitseintritts

über dem Bevölkerungsdurchschnitt (JÖRGENSEN u. U. HOPFER, 1967; JÖRGENSEN u. A. HOPFER, 1967). Auch im multifaktoriellen genetischen System des Diabetes mellitus werden neben der additiven Polygenie *peristatische Faktoren* bei der Krankheitsaktualisierung wirksam. Sie heben — bildlich gesprochen — die Gene gewissermaßen über die Schwelle in das Terrain ihrer spezifischen Wirksamkeit. Die Schwelle muß nicht starr und immer gleich sein. Sie kann sich mit der Stärke und Komplexität der peristatischen Einflüsse wandeln, worauf z.B. die Manifestationsdifferenzen unter den eineiigen Zwillingen hinweisen. Verständlich ist, daß bei entsprechend stärkerer additiver Polygenie, also stärkerer genetischer Basis, der peristatische Einfluß geringer sein kann. *Genetische und exogene Faktoren bilden eine komplexe Funktionseinheit,* die — in Grenzen — durchaus fließend sind.

Interessant ist die Erfahrung, daß bis zum 40. Lebensjahr die Erkrankungsfrequenz in beiden Geschlechtern nahezu gleich ist, bei leichtem Überwiegen des männlichen Geschlechts, jenseits dieses Zeitpunkts indessen die Krankheitshäufigkeit der Frauen die des männlichen deutlich übersteigt. HARRIS (1950) hat diese Beobachtung so gedeutet, daß exogene Einflüsse und namentlich die bei Frauen stärker in Erscheinung tretende Neigung zum Fettansatz in der Menopause für die verschieden häufige Behaftung beider Geschlechter anzuschuldigen seien. Frauen brauchen somit vermutlich weniger Gene zur Krankheitsentstehung.

In diesem Zusammenhang seien noch einige Bemerkungen über die sog. *Anteposition* (Antizipation, Antezedenz) angefügt, d.h. über die Tendenz einer Krankheit, in der Kindergeneration bereits in einem früheren Lebensalter aufzutreten als in der Elterngeneration. Dieses Phänomen, beim Diabetes mellitus — wie bei anderen erblichen Krankheiten auch — häufig diskutiert, wird vor allem mit einem statistischen Trugschluß aufgrund der unterschiedlichen Erfassung der Probanden- und Elterngeneration in Zusammenhang gebracht. Schwerer von Diabetes betroffene Personen haben nämlich eine durchschnittlich geringere Wahrscheinlichkeit sich fortzupflanzen als leichter Betroffene. Infolgedessen wird man die Eltern der Probanden durchschnittlich leichter und später erkrankt finden als die Probanden selbst, die im allgemeinen eine Auslese nach früherem und schwererem Betroffensein darstellen, während die Eltern erst durch ihre Elterneigenschaft erfaßt worden sind.

Ob diese vernünftige Erklärung jedoch für alle Fälle ausreicht, ist zweifelhaft. Abgesehen davon, daß auch YERGANIAN (1965) bei seinen Züchtungsversuchen mit spontandiabetischen chinesischen Hamstern eine Vorverlegung des Erkrankungstermins in den Nachfolge-Generationen beobachtet hat, könnte die Anteposition m.E. auch anders erklärt werden. Anlageträger diabetogener Gene kommen in unserer Bevölkerung vermutlich in 10 bis 20% vor. Bei dieser Häufigkeit ist die Wahrscheinlichkeit, daß ein potentieller Diabetiker einen gesund bleibenden, jedoch krankhaften Gene tragenden Partner heiratet, nicht unbeträchtlich. Bei den Kindern derartiger Verbindungen kann durch additive Wirkung der von den Eltern ererbten Gene die genetische Basis breiter und die Krankheitsbereitschaft früher aktualisierbar, d.h. ein vorverlegter Krankheitsbeginn möglich werden (Abb. 5).

7. Welcher Art sind die exogenen diabetogenen Faktoren?

In erster Linie sind hier *Ernährungseinflüsse* zu nennen, zusätzlich gefördert durch *mangelnde körperliche Aktivität*. Das hat besonders die gleichlaufende Zunahme von *Fettleibigkeit* und Diabetes mellitus nach Hungerzeiten — wie nach den letzten beiden Weltkriegen — in eindrucksvoller Weise gezeigt (Abb. 6).

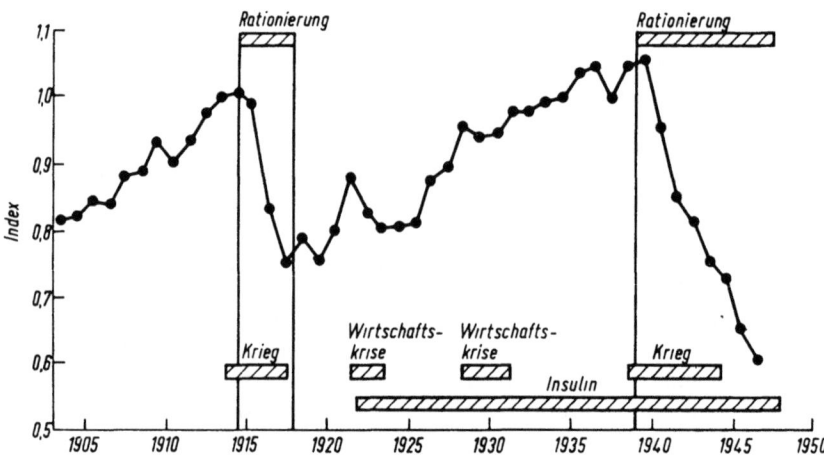

Abb. 6. Die Diabetes-Mortalität in England und Wales: Vergleichende Mortalität-Indices (Basis 1938). Deutlicher Einfluß der Ernährungseinschränkungen in den Weltkriegs- und Nachweltkriegsjahren

Übermäßige Ernährung kann eine diabetische Anlage zur Manifestation bringen, was auch im Tierexperiment nachgewiesen ist. Andererseits kann sich, wie der letzte Krieg ebenfalls gelehrt hat, *Nahrungsknappheit* günstig auswirken und sowohl zur Abnahme der Krankheitshäufigkeit als auch zu milderem Verlauf führen. Diese Erfahrungen haben die Hypothese begründet, daß die Anlage zum Diabetes mellitus einen Erhaltungs- bzw. Selektionsvorteil bedeutet, wenn, wie in primitiveren Kulturen häufig — die Ernährung nicht nur unzureichend, sondern auch unregelmäßig ist (NEEL, 1962). Erst unter den Bedingungen regelmäßiger bis übermäßiger Nahrungszufuhr — wie im heutigen Industriezeitalter — entfalten die unter primitiveren Lebensumständen günstigen Gene ihre krankmachenden Eigenschaften. Diese interessante *Hypothese vom „sparsamen Genotyp"* hat durch Beobachtungen an der *Sand- oder Wüstenratte* eine wertvolle Stütze gefunden. Diese Ratte, die in ihrem natürlichen Lebensraum in den Wüstengebieten Palästinas und Nordafrikas nur knappe Lebensbedingungen vorfindet, entwickelt unter „normaler" Laboratoriumskost fast regelmäßig einen Diabetes mellitus.

Man könnte natürlich auch andersherum argumentieren und die *diabetischen Stoffwechselstörungen als mangelhafte evolutive Anpassung der sekretorischen Pankreaspotenzen an die moderne kalorien-, insbesondere an tierischen Fetten reiche Kost* ansehen. Der Mensch hat in früheren Zeiten und allemal in der vorgeschichtlichen Zeit vorwiegend eine vegetative Kost zu sich genommen, und das Wild, das er jagte, war ihm Eiweiß- und nicht Fettquelle. Nur *Haustiere werden fett, Wildtiere nicht.* Die *genetische Begrenzung der Pankreassekretion* wäre somit als evolutive Folge der permanenten *natürlichen Diabetesschonkost* zu deuten.

Übrigens sind die Gedanken, die der Hypothese vom „thrifty genotype" zugrunde liegen, schon vor NEEL von ILSE V. KRIES (1953) in ihrer Dissertation ausgesprochen worden. Sie gehen, wie einer Anmerkung zu entnehmen ist und wie auch ich aus persönlichen Gesprächen mit ihrem Doktorvater F. LENZ weiß, im wesentlichen auf diesen zurück.

I. v. KRIES schreibt: „Die meisten Völker leben bei knapper Ernährung und viel körperlicher Arbeit. Auch für die abendländischen Völker hat das durch Jahrtausende gegolten. Erst durch die reichliche Ernährung in der modernen Zeit und die weitgehende Ersetzung körperlicher Arbeit durch Maschinen ist das anders geworden. Man kann sich vorstellen, daß Gene, die besonders empfindliche Reaktionen der Blutzuckerregulation bedingen, in Zeiten von Mangelernährung eine besonders sorgfältige Ausnutzung der Nahrungsmenge ermöglicht haben — eine gute ‚Futterverwertung‘, wie die Schweinezüchter sagen —, daß gerade diese empfindlichen Regulationsmechanismen aber bei überreichlicher Ernährung und geringer körperlicher Arbeit zusammenbrechen können. So würden also gewisse Gene, die unter den Lebensbedingungen früherer Zeiten durchaus erhaltungsgemäß waren, in der Gegenwart zu Diabetes disponieren. Für diese Deutung spricht auch die Tatsache, daß bei Negern in Afrika Diabetes selten vorkommt, dagegen bei den nach den USA ausgewanderten Negern häufiger und schwerer als in ihrem Heimatland. Das gleiche gilt für Chinesen. In beiden Fällen darf man annehmen, daß sich die ausgewanderten Neger und Chinesen in den USA in einem Zustand ‚höherer Zivilisation‘ als in ihrer ursprünglichen Heimat befinden."

Interessant ist die Beobachtung von UMBER, der in Berlin die Zuckerkrankheit unter seinen Privatpatienten häufiger fand als in seinem Klientel der Charité-Poliklinik. In den USA ist der Diabetes in den Staaten mit hohem Durchschnittseinkommen ganz entsprechend häufiger als in den Staaten mit niedrigem Durchschnittseinkommen. Auf den Einfluß der Zivilisation weist auch die unterschiedliche Häufigkeit der Zuckerkrankheit in Bevölkerungen mit unterschiedlicher zivilisatorischer Entwicklung *(zivilisatorisches Gefälle)* hin. So ist z.B. der Diabetes in Nordeuropa häufiger als in Südeuropa.

Die geschilderten zivilisatorischen Unterschiede in der Häufigkeit des Diabetes mellitus *(zivilisatorisches Gefälle)* finden sich entsprechend auch bei der essentiellen Hypertonie (vgl. JÖRGENSEN, 1969). In europiden Populationen ist der Bluthochdruck die häufigste Krankheit im mittleren und höheren Lebensalter. Eine noch größere Morbidität weist die Negerbevölkerung Westindiens und vor allem der USA auf. In den USA haben die Neger etwa doppelt so häufig eine Hypertonie wie die Weißen. Auch liegt das durchschnittliche Blutdruckniveau bei nordamerikanischen Negern beiderlei Geschlechts höher als das des europiden Durchschnitts (COMSTOCK, 1957). Bemerkenswerterweise finden sich in Westafrika, dem Herkunftsgebiet der heutigen USA-Neger, Blutdruckwerte, die nicht nur deutlich niedriger als bei den nordamerikanischen Negern, sondern auch noch unter den Durchschnittswerten der weißen Bevölkerung liegen. Westafrikanische Neger hingegen, die sich im Lebensstil europiden Lebensgewohnheiten angepaßt haben und sozial besser gestellt sind, zeigen ebenfalls auffällig hohe Blutdruckwerte. Hunger und chronische Unterernährung führen zu einem starken Absinken des Blutdrucks. Dies kann für das Individuum gefährlich sein. Gene, die dem Blutdruckabfall entgegenwirken, dürften also unter den Bedingungen chronischer oder wiederholter Unterernährung unmittelbar erhaltungsfördernd sein. Erst unter den Bedingungen übermäßiger Nahrungsaufnahme entfalten die unter primitiven Lebensbedingungen günstigen Gene ihre krankmachenden Eigenschaften. Primitiv lebende Völker, die plötzlich zivilisatorischen Einflüssen unterworfen sind, sind besonders hypertoniegefährdet. Es fehlen ihnen die in den europiden Bevölkerungen in jahrhundertelangen Zeitabläufen durch Selektionen angehäuften resistenzfördernden Anlagen. Die Parallelen zum Diabetes sind unverkennbar.

Im Prinzip ähnliche Überlegungen wie beim Diabetes mellitus und bei der Hypertonie lassen sich auch bei anderen Zivilisationskrankheiten anstellen, so etwa bei der krankhaften *Fettleibigkeit*. Die Fähigkeit, Fettdepots anzulegen, kann in Perioden zeitweiser Nahrungsknappheit durchaus einen gewissen Erhaltungsvorteil bedeuten. Erst die übermäßige Nahrungsaufnahme in Zeiten reichlichen Nahrungsangebotes kehrt den Vorteil ins Gegenteil um.

Auch andere *zivilisatorische Einflüsse* sind sicherlich von Bedeutung. Hierfür spricht u.a. die erhöhte *Arteriosklerose-Anfälligkeit* und die allgemeine *Kreislaufgefährdung*. Bluthochdruck, Gehirnbluten und Herzinfarkt, dann auch Leber- und Gallenleiden sind bei den Diabetikern überdurchschnittlich häufig. Es scheint mir nicht abwegig, sich vorzustellen, daß dem *Diabetes mellitus,* der *Hypertonie* und der *Fettleibigkeit* — alles drei Leidenszustände, auf die die Vorstellungen vom sparsamen Genotyp zutreffen (vgl. JÖRGENSEN, 1966, 1969) — sich *überschneidende multifaktorielle Systeme* zugrundeliegen, d.h. daß diese Krankheiten zum Teil auf gemeinsamen Genen basieren (Abb. 7). Für diese Vorstellung spricht auch das Auftreten spezifischer Mikroangiopathien vor Erkennung der Kohlehydratstoffwechselstörung.

Auch das Pankreas schädigende *infektiöse Noxen* und Entzündungen müssen als auslösende Faktoren eines idiopathischen Diabetes mellitus in Betracht gezogen werden. In den letzten Jahren wird vor allem die *Virusätiologie des juvenilen Typs* zunehmend mit gewichtigen Gründen diskutiert (Cocksackie B4-Virus).

Weitere Faktoren, die einer diabetischen Anlage zum Durchbruch verhelfen können, sind *hormonelle Störungen,* wie sie z.B. zu Zeiten hormoneller Umstellungen in der Menopause usw. auftreten. Der Glukosestoffwechsel ist ja eingebettet in die Komplexität der vegetativ-endokrinen Regulationssysteme, die in ihrem

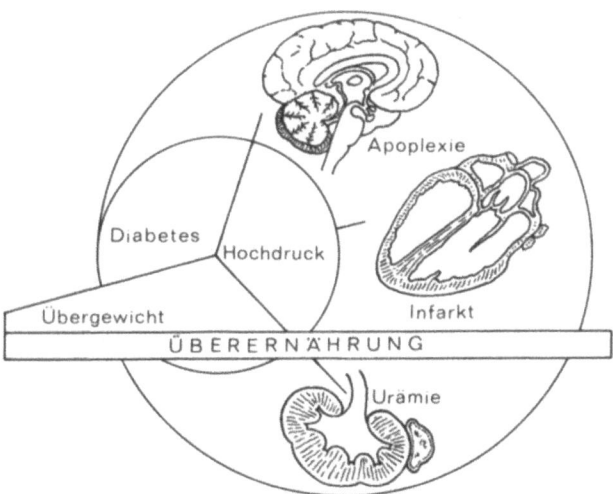

Abb. 7. Schematische Darstellung der engen pathogenetischen Zusammenhänge zwischen Fettleibig-keit, Diabetes mellitus, Bluthochdruck und Atherosklerose. [Aus DEMLING, L.: Fortschr. Med. **85**, 613 (1967).] Vermutlich haben diese Krankheiten zum Teil eine gemeinsame genetische Basis. Man kann sich vorstellen, daß in den ihnen zugrunde liegenden multifaktoriellen Systemen einzelne oder mehrere Gene in den jeweiligen Systemen gleichzeitig wirksam werden

Wechsel- und Zusammenspiel insgesamt seine Homöostase gewährleisten. So wird es verständlich, daß therapeutische Gaben von Hormonen in Form von *Glukokortikoiden* — zumal in hohen Dosen wie etwa bei Leukämien — mehr oder minder schwere Glukosurien und diabetische Stoffwechselstörungen zur Folge haben können. Ein solcher „*Steroiddiabetes*" tritt jedoch nicht immer auf. HECKNER (1961) beobachtete z.B. bei der Behandlung von Patienten mit Blut-krankheiten mit hohen bis excessiv hohen Dosen von Prednison nur in 20% eine Glukosurie. Es ist nicht zu vermuten, daß bei diesen Patienten eine latente Anlage zum Diabetes vorliegt, die erst durch Steroidbehandlung offenkundig wird. Eigene, gemeinsam mit HARTMANN durchgeführte Untersuchungen der Fa-milienangehörigen der Hecknerschen Patienten haben allerdings, wohl aufgrund der kleinen Zahl, noch keine Signifikanz gegenüber der unter gleichen Bedingun-gen behandelten Vergleichsgruppe, in der keine Glukosurie aufgetreten war, erge-ben (Tabelle 30). Die Abbildung zeigt die Familie eines unserer Probanden mit Steroiddiabetes, in der drei Angehörige einen echten Diabetes mellitus haben.

Auch andere Arzneimittel wie *Saluretika* und *Ovulationshemmer* können durch Eingriff in den Kohlehydratstoffwechsel zur Manifestation einer diabetischen Anlage führen. Unter der Arzneimittelgabe kann es zum Vollbild eines Diabetes mellitus kommen, der nach Absetzen der Substanzen wieder verschwindet, was häufiger ist, oder aber persistiert.

Welche Folgerungen lassen sich aus der Erkenntnis ziehen, daß dem Diabetes mellitus offensichtlich ein multifaktorielles genetisches System zugrundeliegt?

1. Die Häufigkeit der Zuckerkrankheit, die seit der Entdeckung des Insulins um mehr als das Doppelte zugenommen hat, wird weiterhin ansteigen. Das Insulin hat eine „*oekologische Nische*" geschaffen, die eine Ausmerzung der Diabetes verursachenden Gene weitgehend verhindert. Zuckerkranke haben heute, auch unter Berücksichtigung diabetischer Embryo- und Fetopathien — ganz im Gegen-satz zur Vorinsulinära — kaum weniger Kinder als der Bevölkerungsdurchschnitt.

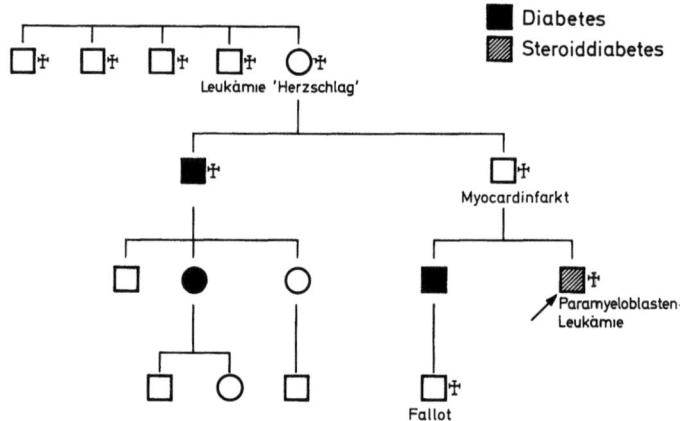

Abb. 8. Sippe eines Probanden, der wegen einer Paramyeloblasten-Leukämie mit Steroiden behandelt wurde und einen Steroiddiabetes bekam. Drei Angehörige haben einen echten Diabetes mellitus. Außerdem ist der Bruder der Großmutter an einer Leukämie verstorben. [Aus Jörgensen, G.: Dtsch. med. J. **17**, 393 (1966)]

Außerdem dürfen wir annehmen, daß die polygene Bedingtheit — wie bei anderen häufigen polygen determinierten Leiden auch (Hypertonie!) — die Ausbreitung der zugrundeliegenden Gene zumindest nicht verhindert, vermutlich sogar ursprünglich gefördert hat (Hypothese vom „sparsamen Genotyp"). Gegen die Krankheiten, deren genetische Basis mehrere bis zahlreiche Gene bilden, ist eine Ausmerze unter den heutigen zivilisatorischen Lebensbedingungen weit weniger wirksam als bei den eigentlichen monogenen Erbkrankheiten. Deshalb sind sie vielfach auch häufig, während monogene Krankheiten — die Erbkrankheiten im engeren Sinne — selten sind. Bei ihnen halten sich die neu auftretenden Mutationen, die sog. „Mutationsrate" und die „Ausmerzungsrate" infolge geminderter Nachkommenschaft die Waage und bedingen so das „genetische Gleichgewicht".

2. Für die *medizinische Forschung* ergibt sich, daß beim Diabetes mellitus aufgrund seiner multifaktoriellen Bedingtheit ein *einziger klar zu fassender Enzymdefekt auf molekularer Basis wie bei zahlreichen monogenen Stoffwechselkrankheiten nicht vorliegt und somit auch nicht aufgedeckt werden kann* (Jörgensen, 1966). Man muß vielmehr versuchen, *die Einzelfaktoren im Komplex des multifaktoriellen Systems zu analysieren.* Von genetischer Seite sehe ich hierzu in der Aufdeckung der relativen Häufung der Blutgruppe A beim Diabetes mellitus sowie möglicherweise einem Überwiegen von Nichtschmeckern für Phenylthiokarbamid (PTC) unter Zuckerkranken einen ersten Ansatz (Jörgensen, 1966, 1969). Auch wenn diese Faktoren für sich alleine nur eine relativ geringe Rolle unter allen anderen spielen, wie W. Lenz und F. Lenz (1968) meinen, die unsere Vorstellungen von der Bedeutung der AB0-Blutgruppen und anderer monogener Faktoren für die Analyse des multifaktoriellen Systems aufgegriffen haben, kann ihre Berücksichtigung unter Umständen wichtige Aufschlüsse geben.

Die *tierexperimentelle Diabetesforschung* sollte im Sinne einer *„vergleichenden Pharmakogenetik"* (Jörgensen, 1967) nach Möglichkeit spontandiabetische Tiere heranziehen. Spontaner Diabetes mellitus ist bei einer ganzen Reihe von Versuchstieren bekannt, so bei Hunden, Katzen, Ratten, Mäusen, syrischem Hamster, auch Affen usw. Er kann bei allen Säugetierarten auftreten und ist dementspre-

chend auch bei Delphinen beobachtet worden. Die Schwierigkeit in der Weiter-
züchtung dieser Tiere liegt in ihrer hohen Sterblichkeit und in der beträchtlichen
Herabsetzung der Fertilität. Für die Diabetesforschung wären abrufbereite
Stämme mit spontanem Diabetes von erheblichem Nutzen. Über einen Stamm
mit spontanem erblichen Diabetes mellitus, der in einer randomisierten Kolonie-
zucht Chinesischer Hamster entdeckt wurde und gehalten wird, verfügen z.B.
MEIER und YERGANIAN (1959). Auch in Deutschland ist man zunehmend bemüht,
derartige Versuchstierstämme mit spontanem bzw. latentem Diabetes mellitus
aufzubauen, z.B. STRASSER in Frankfurt/Höchst (Psammomys obesus Cretsch-
mer). Eine Übersicht über den spontanen Diabetes mellitus bei Haustieren
im deutschen Schrifttum hat GÄRTNER (1971) gegeben.

Der am Versuchstier durch Alloxan, einem Spaltprodukt der Harnsäure, erzeugte Diabetes mellitus — der sog. *Alloxan-Diabetes* — unterscheidet sich vom
spontanen Insulinmangel-Diabetes in vieler Hinsicht. Er kommt dadurch zustande, daß durch das Alloxan die insulinerzeugenden Betazellen der Bauchspeicheldrüsen geschädigt werden. Bemerkenswerterweise sind höher entwickelte Wirbeltiere, vor allem Säugetiere, Alloxan-empfindlicher als niedere. Frösche z.B.
sind resistent, auch die Mehrzahl der bisher untersuchten Vögel; lediglich bei
Tauben lassen sich kurzfristige Hyperglykämien auslösen. Ratte, Maus und Hamster sind etwa gleich empfindlich, während Kaninchen und Hunde durch eine
besondere Alloxanempfindlichkeit auffallen. Innerhalb der einzelnen Spezies gibt
es gleichfalls Unterschiede gegenüber der Alloxan-Intoxikation. So verhält sich
z.B. eine Haubenratte resistenter gegenüber dieser Substanz als andere Ratten-
stämme (FRERICHS u. CREUTZFELDT). Übrigens scheinen die japanischen Beobachtungen über das Auftreten von spontanem Diabetes mellitus nach Behandlung
mehrerer Generationen von Versuchstieren mit Alloxan mir am besten dadurch
erklärt, daß eine Selektion zu Gunsten leicht krank zu machender Tiere stattgefunden hat. Eine Vererbung erworbener Eigenschaften gibt es jedenfalls
nicht.

3. In der *ärztlich-klinischen* Praxis ist die möglichst frühe Erkennung latenter
und prädiabetischer Zustände vorrangig. Mit Sicherheit kann man auch nach
den neuesten Vorstellungen der Zwillingsforschung (s.S. 639) auch den Partner
eines bereits erkrankten eineiigen Zwillings nicht unbedingt als Prädiabetiker,
sondern nur noch als potentiellen Diabetiker bezeichnen.

In allen anderen Fällen läßt sich aus der Komplexität des multifaktoriellen
genetischen Systems heraus ein prädiabetischer Zustand nur mehr oder weniger
vermuten. In der Praxis sollte man u.a. auf folgende Punkte achten: a) Weitere
Erkrankungen in der Familie, b) Zahl der Schwangerschaften, c) Übergewicht,
d) Blutdruckhöhe, e) Gefäßbeschaffenheit, f) Beschaffenheit und Funktion von
Leber, Galle und Pankreas, h) hormonelle Situation, i) Blutgruppenzugehörigkeit
einschl. HL-A, j) Belastungstest mit Glukose sowie Glukokortikoiden. Derartige
Belastungstests können auch bei Geschwistern sowie Kindern und häufiger auch
bei Eltern besonders juveniler Diabetiker eine latent diabetische Stoffwechsellage
erkennen lassen. So haben KÖBBERLING, APPELS, KÖBBERLING und CREUTZFELDT
(1969) in Göttingen bei 23% der Eltern, 38,9% der Geschwister und 21,2%
der Kinder von Diabetesprobanden eine diabetische Glukosetoleranz gefunden.
Bei über 60jährigen Verwandten stellten sie sogar bei mehr als 40% einen latenten
oder manifesten Diabetes fest.

4. Bezüglich der *genetischen Familienberatung* sind die *empirischen Belastungsziffern* (vgl. Tabellen 7—12) wichtig. Ausgehend von besser definierten Krankheitsbildern sollte man sich bemühen, neue Erfahrungswerte mit Hilfe *multivaria-
ter statistischer Verfahren* zu erarbeiten.

Diabetiker sollten vor allem im Hinblick auf das persönliche Schicksal potentieller Nachkommen ihre Kinderzahl klein halten. Die Gefahr, belastete Kinder zu haben, ist natürlich bei Partner, die beide betroffen sind (*konjugaler Diabetes*, s.S. 655) sowie bei *Verwandtenehen* besonders groß. Auf die Gesamtpopulation bezogen, also in *eugenischer Hinsicht*, hat eine konjugale Verbindung eher positive Auswirkungen. Stärker als bisher wird man bei der Beratung in Betracht ziehen müssen, daß *Probanden mit jugendlichem Diabetes genetisch* weniger belastet sind als mit dem adulten Typ Behaftete (s.S. 641).

Literatur *

ÅKESSON, H.O.: Taste deficiency for phenyl-thiourea in southern Sweden. Acta Genet. med. (Roma) **8**, 431 (1959).

ALSTRÖM, C.H., HALLGREN, B., NILSSON, L.B., ÅSANDER, H.: Retinal degeneration combined with obesity, diabetes mellitus and neurogenous deafness. A clinical, endocrinological and genetik examination based on a large pedigree. Acta psychiat. neurol scand. **34**, 5 (1959).

ANDERSEN, J., LAURITZEN, E.: Blood groups and diabetes mellitus. Diabetes **9**, 20 (1960).

ARQUILLA, E.R., FINN, J.: Genetic differences in antibody production to determinant groups on insulin. Science **142**, 400 (1963).

BARTELS, E.D.: Endocrine disorders. In: Clinical genetics, ed. by ARNOLD SORSBY, p. 529. London: Butterworth 1953.

BAUER, J.: Insuffizienz der Homöostase als konstitutionelle Krankheitsursache. Der Vererbungsmodus des konstitutionellen Diabetes mellitus. Wien Z. inn. Med. **44**, 389 (1963).

BERG, K., AARSETH, S., LUNDEVALL, J., REINSKOU, T.: Blood groups and genetic serum types in diabetes mellitus. Diabetologia **3**, 30 (1967).

BERTRAMS, J., JANSEN, F.K., GRÜNEKLEE, D., DROST, H., REIST, H.E., KREMER, G.J., KUWERT, E., GRIES, F.A.: Genetische Assoziation des insulinbedürftigen Diabetes und der Insulinantikörperbildung mit HL-A-Histokompatibilitätsantigenen beim Menschen. Kongreß der Dtsch. Diabetes-Ges., Ulm 1975 (Kurzfassung).

BLUMBERG, B.S., MISHELL, B.B., VISNICH, S.: Inherited antigenic differences in serum beta lipoproteins in relation to coronary artery disease and diabetes. In: Genetics and the epidemiology of diseases, ed. by J.V. NEEL, M.W. SHAW and A.J. SCHULL, p. 279. Washington: Publ. Hlth serv. Publ., 1965.

BRAUNSTEINER, H., HANSEN, W., JUNG, A., SEILER, S.: Latent diabetische Stoffwechsellage bei Eltern juveniler Diabetiker. Dtsch. med. Wschr. **91**, 750 (1966).

BUCKWALTER, J.A.: Diabetes mellitus and the blood groups. Diabetes **13**, 164 (1964).

BUCKWALTER, J.A., KARK, A., KNOWLER, L.A.: A study in human genetics. (The AB0 groups and disease in South Africa). Arch. intern. Med. **107**, 558 (1961).

BUCKWALTER, J.A., TWEED, G.V.: The rhesus and MN blood groups and disease. J. Amer. med. Ass. **179**, 479 (1962).

BURKEHOLDER, J.N., PICKENS, J.M., WOMACK, W.N.: Oral glucose tolerance tests in siblings of children with diabetes mellitus. Diabetes **16**, 156 (1967).

CAMMIDGE, P.J.: Diabetes mellitus and heredity. Brit. med. J. **1928 II**, 783.

CAMMIDGE, P.J.: Heredity as a factor in the aetiology of diabetes mellitus. Lancet **1934 I**, 393.

CAMPBELL, C.H.: Diabetes mellitus in the territory of Papua and New Guinea. Med. J. Aust. **2**, 607 (1963).

CAMPBELL, G.D.: Diabetes in Asians and Africans in and around Durban. S. Afr. med. J. **37**, 1195 (1963).

CERASI, E., LUFT, R.: "What is inherited—what is added"? Hypothesis for the pathogenesis of diabetes mellitus. Diabetes **16**, 615 (1967).

CERASI, E., LUFT, R.: Insulin response to glucose infusion in diabetic and non-diabetic monozygotic twin pairs. Genetic control of insulin response? Acta endocr. (Kbh.) **55**, 330 (1967).

CHAKRAVARTTI, M.R.: A statistical appraisal on the relationship between non-AB0 blood group systems and diseases. Hum. Genet. **5**, 1 (1967).

---

* Meiner Frau, WALTRAUT JÖRGENSEN, danke ich für die Mithilfe bei den bibliographischen Arbeiten.

CHASE, E.B., KIDWELL, J.F.: Genetic differences in response to insulin in the mouse. J. Hered. 56/5, 205 (1965).

CLAUSSEN, F., JAHNKE, K., DAWECKE, H., SCHILLING, H.W., OBERDISSE, K.: Diabetes-Morbidität in einer soziologisch definierten Bevölkerungsgruppe (Bäckermeister einer Großstadt). Dtsch. med. Wschr. 94, 137 (1969).

CLARKE, C.A., DUNCAN, L.P.P.: Diabetes mellitus. Univ. Edinb. Prizer med. Monogr. 1, 104 (1966).

CLARKE, C.A., THOMPSON, G.S.: Genetics of diabetes mellitus. In: Handbuch des Diabetes mellitus, Bd. II: Pathophysiologie und Klinik, Hrsg. E.F. PFEIFFER, S. 399. München: Lehmann 1971.

CLEVE, H.: Die Verteilung der Gc-Typen und Gc-Allele bei Kranken mit Diabetes mellitus und chronischer Polyarthritis. Hum. Genet. 2, 355 (1966).

COMSTOCK, G.W.: An epidemiology study of blood pressure levels in a biracial community in the southern United States. Amer. J. Hyg. 65, 271 (1957).

CONN, J.W., FAJANS, S.S.: The prediabetic state. Amer. J. Med. 31, 839 (1961).

CONSTAM, G.R.: Zur Spätprognose des Diabetes mellitus. Helv. med. Acta 32, 287 (1965).

CORNEL, A., PIRART, J.: Diabète hémodonatose et groupes sanguins. Path. et Biol. 9, 1911 (1961).

CRAIG, J., WANG, J.: Blood groups in diabetes mellitus. Glasgow med. J. 36, 261 (1955).

CRAIGHEAD, J.E. HIGGINS, D.A.: Genetic influences affecting the occurrence of a diabetes mellitus-like disease in mice infected with the encephalomyocarditis virus. J. Exper. Med. 139, 414 (1974).

CREUTZFELDT, W.: Etiological and promoting factors in the pathogenesis of diabetes mellitus. In: The Genetics of Diabetes mellitus, Workshop conference, Göttingen 1975, in press, Springer: Berlin-Heidelberg-New York.

DANCASTER, C.P., JACKSON, W.P.U.: Adrenal function in diabetes: an interracial study. S. Afr. med. J. 37, 1223 (1963).

DAWEKE, H., GROTE, W., GRIES, F.A., LIEBERMEISTER, H.: Zur Genetik des Diabetes mellitus: Glucosetoleranz, Seruminsulin und freie Fettsäuren bei eineiigen Zwillingen. Dtsch. med. Wschr. 95, 983 (1970).

DEMLING, L.: Stoffwechsel- und Verdauungskrankheiten als Folge des industriellen Fortschritts. Fortschr. Med. 85, 613 (1967).

DIETERLE, P.: Pathogenese und Therapie der diabetischen Angiopathie. Med. Klin. 64, 55 (1969).

DOLL, R.H., DRANE, NEWELL, A.C.: Secretion of blood group substances in duodenal, gastric and stomach ulcer, gastric carcinoma, and diabetes mellitus. Gut 2, 353 (1961).

DOMINICI, L.M.: Rapporti fra diabete mellito e gruppi sanguigni ABO ed Rh nella Republica di San Marino. Ann. Sclavo 7, 318 (1965).

EDWARDS, J.H.: Unsolved and unsolvable problems in studying the genetics of diabetes mellitus. In: The Genetics of Diabetes mellitus, Workshop conference, Göttingen 1975, in press, Springer: Berlin-Heidelberg-New York.

FALCONER, D.S.: The inheritance of liability to diseases with variable age of onset, with particular reference to diabetes mellitus. Ann. hum. Genet. 31, 1 (1967).

FALK, H.: Krankheiten und Haptoglobine. Inaugural-Dissertation, Berlin 1961.

FINKE, W.: Über Diabetes mellitus als Erbkrankheit und seine konstitutionellen Beziehungen zu anderen Krankheiten. Z. klin. Med. 114, 713 (1930).

FINKELSTEIN, S., ZELLER, E., WALFORD, R.L.: No relation between HL-A and juvenile diabetes. Tissue Antigens 2, 74 (1972).

FISCHER, F.: Die diabetische Angiopathie (Retinopathie) bei nahen Blutsverwandten. Ber. üb. d. 63 Zusammenkunft d. Dtsch. Ophtalm. Ges. in Heidelberg 1960, S. 84.

FISCHER, F.: Die Erbpathologie des Diabetes mellitus. Wien. med. Wschr. 112, 776 (1962).

FISCHER, F.: Genetischer Aspekt der Retinopathia (Angiopathia) diabetica. Ärztl. Prax. 24, 2677 (1972).

FOSTER, N.B.: Consanguineal Diabetes mellitus. Bull. Johns. Hopk. Hosp. 23, 54 (1912).

FRERICHS, H., CREUTZFELDT, W.: Diabetes durch Beta-Zytoxine. In: Diabetes mellitus, Bd. I, Hrsg. E.F. PFEIFFER. München: Lehmann 1969.

FROESCH, E.R.: Essential fructosuria and hereditary fructose intolerance. Habil.-Schr., Zürich 1965.

GÄRTNER, K.: Der spontane Diabetes mellitus bei Haustieren. In: Diabetes mellitus, Bd. I, S. 771. München: Lehmann 1971.

GÄRTNER, K., KIRSCHNER, A., MANDL, I.: Untersuchungen zur Disposition der Hündin für Diabetes mellitus. Zbl. Vet.-Med. A 15, 517 (1968).

GÄRTNER, K., MELANI, F.: Untersuchungen zur Disposition der Hündin für Diabetes mellitus. Zbl. Vet.-Med. A 15, 527 (1968).

Gamble, D.R.: Possible virus etiology of juvenile diabetes mellitus. In: The Genetics of Diabetes mellitus, Workshop conference, Göttingen 1975, in press, Springer: Berlin-Heidelberg-New York.

Gamble, D.R., Kinsley, M.L., Fitzgerald, M.G., Bolton, R., Taylor, K.W.: Viral antibodies in diabetes mellitus. Brit. Med. J. 3, 627 (1969).

Gamble, D.R., Taylor, K.W., Cummung, H.: Coxsackie viruses and diabetes mellitus. Brit. Med. J. 3, 260 (1973).

Gedda, L., Casa, D., Brenci, G.: Chronon and the problem of anticipation. (On two family cases of diabetes.) Acta Genet. med. (Roma) 16, 217 (1967).

Gedda, L., Casa, D., Brenci, G.: Sulla genetica del diabete. Acta Genet. med. (Roma) 19, 385 (1970).

Gedda, L., Casa, D., Brenci, G.: La genetica del diabete. Acta Genet. med. (Roma) 20, 227 (1971).

Gelfand, M., Forbes, J.I., Harari, H.: Diabetes mellitus in the Rhodesian African. S. Afr. med. J. 37, 1208 (1963).

Goldstein, S.: Analytical review: the pathogenesis of diabetes mellitus and its relationship to biological aging. Hum. Genet. 12, 83 (1971).

Gottlieb, M.S., Root, H.F.: Diabetes mellitus in twins. Diabetes 17, 693 (1968).

Grabowska, M.J.: Blood groups and diabetes (polnisch). Pol. Arch. Med. wewnęt. 42, 155 (1969).

Grafe, E.: Der Diabetes mellitus des Menschen. In: Handbuch der Medizin, Bd. 7. Berlin-Göttingen-Heidelberg: Springer 1955.

Grönberg, A., Larsson, T., Jung, J.: Diabetes in Sweden. Suppl. 477 to Acta. med. scand. (1967).

Grunnet, J.: Heredity in diabetes mellitus, a proband study. Opera ex Domo Biologiae Hereditariae Humanae, Universitatis Hafniensis, vol. 39. Copenhagen: Munksgaard 1957.

Günther, O.: Zur Genetik des Diabetes mellitus. Inn. Med. 64. Kongreß 1958, S. 563.

Günther, O.: Zur Genetik von Diabetes mellitus und renalem Diabetes. Med. Klin. 56, 835 (1961).

Günther, O.: Probleme der Genetik des Diabetes mellitus. Internist (Berl.) 4, 374 (1963).

Hanhart, E.: Erbpathologie des Stoffwechsels. Handbuch der Erbbiologie des Menschen, Bd. IV, II. Berlin: Springer 1940.

Hanhart, E.: Neue Beiträge zur Kenntnis der Vererbung des Diabetes mellitus. Helv. med. Acta 14, 243 (1947).

Hanhart, E.: Über die Erbbedingtheit der Glykogenosen und deren Beziehungen zum Diabetes mellitus. Schweiz. med. Wschr. 77, 163 (1947).

Hanhart, E.: Die erbliche Anlage zur Zuckerkrankheit. Verh. Ges. Verdauungskrkh. XVI. Tagg. in Essen u. Bad Neuenahr 1952, S. 22.

Hanhart, E.: Neue Forschungsergebnisse über die Vererbung der Diabetes mellitus sowie Anhaltspunkte für seine primäre Genese im Stammhirn. Arch. Klaus-Stift. Vererb.-Forsch. 25, 586 (1950).

Hanhart, E.: Zur Vererbung des Diabetes mellitus. Schweiz. med. Wschr. 81, 1127 (1951).

Harris, H.: Incidence of parental consanguinity in diabetes mellitus. Ann. Eugen. (Lond.) 14, 293 (1949).

Harris, H.: Familial distribution of diabetes; a study of relatives of 1241 diabetic propositi. Ann. Eugen. (Lond.) 15, 95 (1950).

Harvald, B., Hauge, M.: Selection in diabetes in modern society. Acta med. scand. 173, 459 (1963).

Henry, M.U., Poon-King, T.: Zit. nach Macafee: Blood groups and diabetes mellitus. 1964. W. Indian med. J. 10, 156 (1961).

Herre, H.-D., Horky, Z.: Die Mißbildungsfrequenz bei Kindern diabetischer Mütter. Zbl. Gynäk. 6, 758 (1964).

Hesse, H.: Angeborener Diabetes mellitus bei zwei Vettern. Kinderärztl. Prax. 31, 333 (1963).

Hofsten, N. von: Sockersjukans (Diabetes mellitus) ärftlighetsförhållanden och därmed sammanhängande spörsmål. In 1043 ars sockersjukutrednings betränkande angående sockersjuvården i riket, p. 150. Satens offentliga utredningar 1948:33, Stockholm.

Hunter, S., McKay, E.: Intravenous glucose tolerance test in parents of diabetic children. Lancet 1967 I, 1017.

Jackson, W.P.U.: Diabetes in the Cape Peninsula. S. Afr. med. J. 37, 1220 (1963).

Jahnke, K., Daweke, H., Schilling, W., Rüenauver, R., Oberdisse, K.: Der potentielle Diabetes (sog. Prädiabetes). Verh. dtsch. Ges. inn. Med. 72, 851 (1966).

Jenkins, T.: Genetic aspects of diabetes mellitus. S. Afr. Inst. med. Res. 37, 3 (1967).

Jörgensen, G.: Die Blutgruppen bei der Sarkoidose. Acta med. scand. 176, 213 (1964).

Jörgensen, G.: Untersuchungen zur Genetik der Sarkoidose. Habil.-Schrift, Göttingen 1963 (Monographie). Heidelberg: Dr. Hüthig 1965.

Jörgensen, G.: Zur Genetik des idiopathischen Diabetes mellitus. Dtsch. med. J. **17**, 393 (1966).

Jörgensen, G.: Vergleichende Pharmakogenetik des Menschen und der Säugetiere. Med. Welt **32**, 84 (1967).

Jörgensen, G.: Weitere Untersuchungen zur Frage der unterschiedlichen Selektionswertigkeit im AB0-Blutgruppensystem. Hum. Genet. **5**, 254 (1968).

Jörgensen, G.: Schmecken und Riechen. In: Handbuch Humangenetik, Bd. I/2, Hrsg.: P.E. Becker. Stuttgart: Thieme 1969.

Jörgensen, G.: Genetik des Diabetes mellitus. Therapiewoche **20**, 30, 1476 (1970).

Jörgensen, G.: Idiopathischer Diabetes mellitus — genetische Problematik. Ärztl. Prax. **24**, 2875 (1972).

Jörgensen, G.: Blutdruckkrankheiten. In: Handbuch der Humangenetik, Bd. III/2, Hrsg.: P.E. Becker. Stuttgart: Thieme 1972.

Jörgensen, G., Dengler, H., Hopfer, U.: Untersuchungen des β-Lipoproteinsystems nach Berg bei Gesunden, Kranken und Schwangeren. Hum. Genet. **1**, 476 (1965).

Jörgensen, G., Hopfer, A.: Die Verteilung der Gc-Phänotypen und Gc-Allele bei einigen Krankheiten (Diabetes mellitus, Leberparenchymschaden, Psoriasis vulgaris). Hum. Genet. **3**, 273 (1967).

Jörgensen, G., Hopfer, U.: Die Verteilung der Haptoglobinphänotypen und Haptoglobinallele bei einigen Krankheiten (Diabetes mellitus, Leberparenchymschaden, Psoriasis vulgaris). Hum. Genet. **3**, 277 (1967).

Johnson, J.E., McNutt, C.W.: Diabetes mellitus in an American Indian population isolate. Tex. Rep. Biol. Med. **22**, 110 (1964).

Joslin, E.P.: Diabetic manual for the doctor and patient, 9th ed. Philadelphia: Lea & Febiger 1953.

Joslin, E.P., Root, H.F., White, P., Marble, A.: The treatment of diabetes mellitus, 10th ed. Philadelphia: Lea & Febiger 1959.

Kahn, C.B., Soeldner, J.S., Gleason, R.E., Rojas, L., Camerini-Davalos, R.A., Marble, A.: Clinical and chemical diabetes in offspring of diabetic couples. N. Engl. J. Med. **281**, 343 (1969).

Kattermann, R., Köbberling, J.: Serumlipide bei Verwandten ersten Grades von Diabetikern in Abhängigkeit von Körpergewicht und Glucosetoleranz. Dtsch. med. Wschr. **94**, 1273 (1969).

Klimt, Ch.R., Meinert, C.L., Ho, I.P., Briese, F.W.: Study of familial patterns of reported diabetes. Diabetes **16**, 40 (1967).

Knussmann, R.: Zur Frage nach Beziehungen zwischen Diabetes mellitus. In: Hautleisten und Krankheiten, II. Kolloquium 1970, Hrsg.: W. Hirsch. Ernst-Reuter-Ges. Berlin 1970.

Köbberling, J.: Untersuchungen zur Genetik des Diabetes mellitus. Eine geeignete Methode zur Durchführung von Alterskorrekturen. Diabetologia **5**, 392 (1969).

Köbberling, J.: Studies on the genetic heterogeneity of diabetes mellitus. Diabetologia **7** 46 (1971).

Köbberling, J.: Genetic heterogeneity within the "idiopathic" diabetes mellitus. In: The Genetics of Diabetes mellitus, Workshop conference, Göttingen 1975, in press, Springer: Berlin-Heidelberg-New York.

Köbberling, J., Appels, A., Köbberling, G., Creutzfeldt, W.: Glucosebelastungstests bei 727 Verwandten ersten Grades von Altersdiabetikern. Dtsch. med. Wschr. **94**, 416 (1969).

Köbberling, J., Appels, A., Köbberling, G., Creutzfeldt, W.: Familiärer Altersdiabetes. Fortschr. Med. **87**, 700 (1969).

Köbberling, J., Creutzfeldt, W.: Comparison of different methods for the evaluation of the oral glucose tolerance test. Diabetes **19**, 870 (1970).

Kries, I. v.: Beitrag zur Genetik des Diabetes mellitus. Z. menschl. Vererb.- u. Konstit.-Lehre **31**, 406 (1953).

Krüger, H.-U.: Zur Vererbung des Diabetes mellitus. Med. Klin. **61**, 1782 (1966).

Kučera, J., Lenz, W., Maier, W.: Mißbildungen der Beine und der kaudalen Wirbelsäule bei Kindern diabetischer Mütter. Dtsch. med. Wschr. **90**, 901 (1965).

Lamy, M., Frezal, J., Rey, J.: Heredite du diabete sucré. J. Ann. Diabet. Hôtel Dieu **2**, 5 (1961).

Lang, C.A.: Rilievi statistici iniziali sul rapporto tra gruppi sanguigni e malattie nelle popolazioni italiane. Proc. VIII. Congr. Int. Soc. Blood Transf., p. 163. Basel: Karger 1959.

Langenbeck, U., Jörgensen, G.: The "classic" investigations, twin studies. In: The Genetics of Diabetes mellitus, Workshop conference, Göttingen 1975, in press, Springer: Berlin-Heidelberg-New York.

Larsson, T.: Mortality from cerebrovascular disease. In: Stoke, Thule international Symposia, ed. by A. Engel and T. Larsson, p. 15. Stockholm: Nordiska Bokhandelns Förlag 1967.

Lemser, H.: Zur Erb- und Rassenpathologie des Diabetes mellitus. Arch. Rassenbiol. 32, 481 (1938).

Lemser, H.: Zur Erb- und Rassenpathologie des Diabetes mellitus. Arch. Rassenbiol. 33 (1939).

Lenz, F.: Die krankhaften Erbanlagen. In: Menschliche Erblichkeitslehre, Hrsg. E. Baur, E. Fischer u. F. Lenz, S. 155. München: Lehmann 1923.

Lenz, W., Lenz, F.: Grundlinien der Humangenetik. In: Handbuch der Humangenetik, Bd. I/1, Hrsg.: P.E. Becker. Stuttgart: Thieme 1968.

Levit, S.G., Pessikova, L.N.: The genetics of diabetes mellitus. Trud. med. genetic. Inst. Gorky 3, 132 (1934).

Löffler, W., Hanhart, E.: Über die verschiedenartige Bedeutung der Familiarität bei inneren Krankheiten. Arch. Klaus-Stift. Vererb.-Forsch. 24, 399 (1949).

Luft, F.: Some considerations on the pathogenesis of diabetes mellitus. New Engl. J. Med. 279, 1086 (1968).

Lynch, H.T., Kaplan, A.R., Henn, M.J., Krush, A.J.: Familial coexistence of diabetes mellitus, hyperlipemia, short stature and hypogonadism. Amer. J. med. Soc. 252, 323 (1966).

Macafee, A.L.: Blood groups and diabetes mellitus. J. clin. Path. 17, 39 (1964).

MacLean, N., Ogilvie, R.F.: Observations on the pancreatic islet tissue of young diabetic subjects. Diabetes 8, 83 (1959).

Mähr, G.: Die Verteilung der AB0-Blutgruppen beim Diabetes mellitus. Wien. klin. Wschr. 30, 536 (1959).

Mai, K.: Methodischer Beitrag zur Frage der Beziehungen zwischen Blutgruppen und Krankheiten am Beispiel des Diabetes mellitus. Habil.-Schrift, Hamburg 1963.

Malins, J.: Clinical diabetes mellitus. Eds. Eyre and Spottiswoode, 1968.

Meier, H., Yerganian, G.: Spontaneous hereditary diabetes mellitus in the Chinese hamster (Cricetulus griseus). I. Pathological findings. Proc. Soc. exp. Biol. (N.Y.) 100, 810 (1959).

Meier, H., Yerganian, G.: Spontaneous hereditary diabetes mellitus in the Chinese hamster (Cricetulus griseus). II. Findigs in the offspring of diabetic parents. Diabetes 10, 12 (1960a).

Meier, H., Yerganian, G.: Spontaneous hereditary diabetes mellitus in the Chinese hamster (Cricetulus griseus). III. Maintenance of an diabetic hamster colony with the aid of hypoglycemic agents. Diabetes 10, 9 (1960b).

Messeri, E.: Considerazioni sul comportamento del fattore sensiblità (PTC) nei diabetici. Caryologia 11, 7 (1958a).

Messeri, E.: Comportamento del test PTC nella schizofrenia. Caryologia 11, 229 (1958b).

McConnell, R.B., Pyke, D.A., Roberts, J.A.F.: Blood groups in diabetes mellitus. Brit. med. J. 1956 I, 771.

Mimura, G.: On the mode of inheritance of diabetes mellitus in Japan. Kumamoto med. J. 15, 154 (1962).

Mimura, G., Miyao, S.: Heredity and constitution of diabtes mellitus. Bull. Research inst. Diathetic Med., Kumamato University, 12 (Suppl.), 1 (1962).

Mimura, G., Oshiro, S., Koganemaru, K., Haraguchi, Y., Jinnouchi, T., Hashiguchi, J.: Studies on the heredity of diabetes mellitus in Japan. I. Inheritance of the fasting blood sugar value in Uto and Tomiai inhabitants. Kumamoto med. J. 17, 45 (1964).

Miyao, S.: Diabetes mellitus and inheritance. Bull. Institute of Constitutional Medicine, Kumamoto Univ. 18, 1 (1967).

Morton, R.: Phthisiologia, or a treatise of consumptions, p. 45. London 1696.

Mouratoff, G.J., Carroll, N.V., Scott, E.M.: Diabetes mellitus in Eskimos. J. Amer. med. Ass. 199, 961 (1967).

Müller, R.: Pathogenese und Ätiologie des Diabetes mellitus aus heutiger Sicht. Landarzt 42, 691 (1966).

Navarrete, V.N., Torres, I.H.: Triamcinolone provocative test in offspring of two diabetic parents. Diabetes 16, 57 (1967).

Neel, J.V.: Diabetes mellitus: A "thrifty" genotype rendered dertrimental by "progress"? Amer. J. hum. Genet. 14, 353 (1962).

Neel, J.V., Fajans, S.S., Conn, J.W., Davidson, R.T.: Diabetes mellitus. Amer. Inst. of Biol. Sci. 4, 105 (1966).

NERUP, J., LYNGSØE, J., ORTVED-ANDERSEN, O., CHRISTY, M., KROMANN, H., PLATZ, P., POULSEN, J.E., RYDER, L.P., STAUB NIELSEN, L., SVEJGAARD, A., THOMSEN, M.: HL-A antigens in diabetes mellitus. Lancet **1974 II**, 864.

NILSSON, S.E.: Genetic and constitutional aspects of diabetes mellitus. Acta med. scand. **171**, Suppl. 375 (1962).

NILSSON, S.E.: On the heredity of diabetes mellitus and its interrelationship with some other diseases. Acta genet. (Basel) **14**, 97 (1964).

NOORDEN, C. V.: Die Zuckerkrankheit und ihre Behandlung. Berlin: Aug. Hirschwald 1895.

NOORDEN, C. V., ISAAC, S.: Die Zuckerkrankheit und ihre Behandlungen. Berlin: Springer 1927.

NOTELOVITZ, M.: Genetics and the natal Indian diabetic. S. Afr. med. J. **43**, 1245 (1969).

OBERDISSE, K.: Diabeteshäufigkeit bei Kindern gesunder Ehepartner mit je einem an Diabetes mellitus manifest erkrankten Geschwister. Dtsch. med. Wschr. **89**, 1406 (1964).

OBERDISSE, K.: Pathogenese des Diabetes. Dtsch. Ärztebl. **65**, 14, 187 (1968).

OKAMOTO, K.: Apparent transmittance of factors to offspring by animals with experimental diabetes. Exc. med. Found., p. 627 (1965).

OTTO-SERVAIS, M., STAINIER, B., ANDRÉ, A., MOUREAU, P., BRACQUIER: Groupes sanguins et cancer. Groupes sanguins et diabète. Proc. 7th Congr. int. Soc. Blood Transfus., p. 167. Basel: Karger 1959.

PALMAS, S., PONZEVERONI, A., BREDA, V.: Investigation into the heredity of pancreatic diabetes. Arch. Ricambio **28**/5, 311—323 (1964).

PENROSE, L.S., WATSON, E.M.: Sex-linked tendency in familial diabetes. Proc. Amer. Diabetes Ass. **5**, 165 (1945).

PERLEY, M.J., KIPNIS, D.M: Plasma insulin responses to oral and intravenous glucose: studies in normal and diabetic subjects. J. clin. Invest. **46**, 1954 (1967).

PFEIFFER, E.F.: Die heutige Auffassung von der Pathogenese des menschlichen Diabetes mellitus. Dtsch. Ärztebl. **2**, 70 (1965).

PIEPTEA, R., PAVEL, I.: Le rôle protecteur de l'allele non porteur dans le diabète héréditaire. Acta diabet. lat. **6**, 74 (1969).

PINCUS, G., WHITE, P.: On the inheritance of diabetes mellitus. III. The blood sugar values of the relatives of diabetics. Amer. J. med. Sci. **188**, 782 (1934).

PLAUCHU, M., MALLURET, J., MEUNIER, P., BOURLIER, V.: Hereditary transmission of diabetes (Analysis of 1000 case reports). J. Méd. Lyon **48**, 741 (1967).

PLEASANTS, J.H.: Heredity in diabetes mellitus, with a report of six cases occurring in a family. Bull. Johns Hopk. Hosp. **11**, 325 (1900).

POST, R.H.: An approach to the question, does all diabetes depend upon a single genetic locus. Diabetes **11**, 56 (1962).

POWER, L., REYES-LEAL, B., CONN, J.W.: Serum insulin-like activity in genetic and experimental diabetes mellitus. Metabolism **13**, 1297 (1964).

PRIESEL, R., WAGNER, R.: Die Zuckerkrankheit und ihre Behandlung im Kindesalter. Stuttgart: Thieme 1931.

PUCHULU, F.E., MARTI, M.L., RUIZ, M., BALIARDA, R.A.L.: Genetic de la diabetes. Buenos Aires: Premio Cientifico "F. Antonia Rizzuto", 1967.

PYKE, D.A., CASSAR, J., JANET TODD, TAYLOR, K.W.: Glucose tolerance and serum in identical twins of diabetics. Brit. med. J. **4**, 649 (1970).

RAITI, S., PLOTKIN, S., NEWNS, G.H.: Diabetes mellitus and insipidus in two sisters. Brit. med. **1963 II**, 165.

REINWEIN, H.: Übergewicht und Krankheitsdisposition. Regensburg. Jb. ärztl. Fortbild. **5** (1956).

RICKETTS, H.T., CHERRY, R.A., KIRSTEINS, L.: Biochemical studies of "prediabetes". Diabetes **15**, 880 (1966).

RIMOIN, D.L.: Inheritance in diabetes mellitus. Med. Clin. N. Amer. **55**, 807 (1971).

RONDELET, G.: Opera omnia medica, Cap. XLII, p. 525. Geneva 1628.

RYDER, L.P., STAUB NIELSEN, L., SVEJGAARD, A.: Associations between HL-A histocompatibility antigens and non-malignant diseases. Humangenetik **25**, 251 (1974).

SAUER, H., MAI, K., OTTO, H.: Untersuchungen zur Blutgruppenverteilung beim Diabetes mellitus. Klin. Wschr. **41**, 1052 (1963).

SCHADE, H.: Bemerkungen über „unregelmäßige Dominanz" am Beispiel des Diabetes mellitus. Medizinische **15**, 595 (1958).

SCHLACK, V.: Die Verbreitung des Diabetes mellitus: Häufigkeit und Vorkommen in Europa und Amerika. In: Handbuch des Diabetes mellitus, Bd. II, Hrsg. E.F. PFEIFFER. München: Lehmann 1971.

SCHMITZ, R.: Zur Ätiologie des Diabetes mellitus. Berl. klin. Wschr. 11, 555 (1874).

SCHÖFFLING, K.: Chromosomal aberrations and diabetes mellitus. In: The Genetics of Diabetes mellitus, Workshop conference, Göttingen 1975, in press, Springer: Berlin-Heidelberg-New York.

SCHWEERS, A.: Über die Manifestierung und Provokation des erbbedingten, latenten Diabetes mellitus durch Dieber-Prozesse. Dtsch. med. Rundsch. 3, 17 (1949).

SCHWEISHEIMER, W.: Erblicher Diabetes im Tierversuch. Med. Klin. 60, 1252 (1965).

SECKEL, LANDÉ, MÜLLER: Siehe bei HANHART: Erbbiologie des Menschen, 1940.

SEFTEL, H.C., KEELEY, K.J., WALKER, A.R.P.: Studies in glycosuria and diabetes in non-white populations of the Transvaal. S. Afr. med. J. 37, 1213 (1963).

SERRA, A., KLINGER, R., GUALANDRI, V.: The relation of diabetes mellitus to the blood group phenotypes 0, A, B and AB. Panminerva med. 6, 160 (1964).

SIGSTAD, H.: A familiy with mild diabetes mellitus. Hyperlipemia and atherosclerosis. Acta med. scand. 177, 465 (1965).

SIMPSON, N.E.: The genetics of diabetes: a study of 233 families of juvenile diabetics. Ann. hum. Genet. 26, 1 (1962).

SIMPSON, N.E.: La génétique du diabète: une revue. Un. méd. Can. 92, 1212 (1963).

SIMPSON, N.E.: Multifactorial inheritance. A possible hypothesis for diabetes. Diabetes 13, 462 (1964).

SIMPSON, N.E.: Diabetes in the families of diabetics. Canad. med. Ass. J. 98, 427 (1968).

SIMPSON, N.E., GUNSON, H.H., SMITHIES, O.: Frequencies of blood groups, serum haptoglobins and levels of slow alpha$_2$-globulin in diabetics and their relatives. J. Amer. Diabetes Ass. 11, 329 (1962).

SINGAL, D.P., BLAJCHMAN, M.A.: Histocompatibility (HL-A) antigens, lymphocy-cytotoxie antibodies and tissue antibodies in patients with diabetes mellitus. Diabetes 22, 429 (1973).

SIPERSTEIN, M.D., UNGER, R.H., MADISON, L.L.: Studies of muscle capillary basement membranes in normal subjects, diabetic, and prediabetic patients. J. clin. Invest. 47, 1968 (1973).

SMITH, CH., FALCONER, D.S., DUNCAN, L.J.P.: A statistical and genetical study of diabetes. Ann. hum. Genet. 35, 281 (1972).

SOTTNER, L.: Diabetes mellitus a chutnáni fenylthiokarbamidu. Čas. Lék. čes. 103, 1308 (1964).

SOTTNER, L.: The role of heredity in diabetes mellitus and its relation to some diseases. Vnitřm. Lęk. 11, 889 (1965).

SPEISER, P.: Krankheiten und Blutgruppen. Krebsarzt 13, 208 (1958d).

STAUFFACHER, W.: Spontaneous diabetes in laboratory animals, general review on different species. In: The Genetics of Diabetes mellitus, Workshop confernece, Göttingen 1975, in press, Springer: Berlin-Heidelberg-New York.

STEINBERG, A.G.: Genetics and diabetes. Excerpta med. Found 601 (1965).

STEINBERG, G., WILDER, R.M.: A study of the genetics of diabetes mellitus. Amer. J. hum. Genet. 4, 113 (1952).

STEINER, F.: Diabetes mellitus und Erbanlage. Dtsch. Arch. klin. Med. 182, 231 (1938).

STIMMLER, L., ELLIOTT, R.B.: Inheritance of a diabetic-serum factor inhibiting normal utiliation of insulin. Lancet 1964, 956.

STRÖMGREN, E.: Zum Ersatz des Weinberg'schen „abgekürzten Verfahrens". Zugleich ein Beitrag zur Frage von der Erblichkeit des Erkrankungsalters bei der Schizophrenie. Zbl. ges. Neurol. Psychiat. 153, 784 (1935).

TAILOR, M.H.: The inheritance of diabetes mellitus. J. Diab. Ass. India 6, 81 (1965).

TAILOR, M.H., OZA, M.K., DESAI, M.G., DAVE, B.T.: Heredity in diabetes mellitus. J. Indian med. Ass. 45, 191 (1965).

TATON, J., POMETTA, D., CAMERINI-DAVALOS, R.A., MARBLE, A.: Genetic determinism to diabetes and tolerance to glucose. Lancet 1964 II, 1360.

TATTERSALL, R.B., PYKE, D.A.: Diabetes in identical twins. Lancet 1972 II, 1120.

TEDESCHI, G., CAVAZZUTI, F.: Gruppi sanguigni e diabete mellito. Proc. 7th Congr. int. Soc. Blood Transfus., p. 180. Basel: Karger 1959.

TERRY, M.C.: Diabetes mellitus in identical negro twins and the association of taste blindness and diabetes. J. Hered. 39, 279 (1948).

TERRY, M.C.: Taste-blindness and diabetes in the colored population of Jamaica. J. Hered. 41, 306 (1950).

TERRY, M.C., SEGALL, G.: The association of diabetes and taste blindness. J. Hered. **38**, 135 (1947).

THEN BERGH, H.: Die Erbbiologie des Diabetes mellitus. Vorläufiges Ergebnis der Zwillingsuntersuchungen. Arch. Rassenbiol. **32**, 289 (1938).

THEN BERGH, H.: The genetic aspect of diabetes mellitus (foreign letters, Berlin). J. Amer. med. Ass. **112**, 1091 (1939).

THOMPSON, G.S.: Genetic factors in diabetes mellitus studied by the oral glucose tolerance test. J. med. Genet. **2**, 221 (1965).

THOMPSON, M.W., WATSON, E.M.: The inheritance of diabetes mellitus; an analysis of the family history of 1631 diabetics. Diabetes **1**, 268 (1952).

TÖNDURY, G.: Mißbildungen und Zuckerkrankheit. Praxis **48**, 1560 (1969).

UMBER, G., LEMSER, H.: Der Diabetes in Hinblick auf Eheberatung und Erblichkeit. Öff. Gesundheitsdienst **3**, 932 (1937/38).

VAN DIE REDAKSIE: Diabetes in non-white people in Southern Africa. S. Afr. Med. J. **37**, 1193 (1963).

VERSCHUER, O. v.: Spezielle Genetik des Menschen: Krankhafte Eigenschaften. Genetik des Menschen, S. 218. München-Berlin: Urban & Schwarzenberg 1959.

VOGEL, F., HELMBOLD, W.: Blutgruppen — Populationsgenetik und Statistik. In: Humangenetik Bd. I/4, Hrsg.: P.E. BECKER. Stuttgart: Thieme 1972.

VOGEL, F., KRÜGER, J.: Statistische Beziehungen zwischen den AB0-Blutgruppen und Krankheiten mit Ausnahme der Infektionskrankheiten. Blut **16**, 351 (1968).

WALKER, A.R.P., BERSOHN, I.: Incidence of diabetes mellitus in the Bantu. S. Afr. Med. J. **32**, 88 (1958).

WALKER, A.R.P., MISTRY, S.D., SEFTEL, H.C.: Studies in glycosuria and diabetes non-white populations of the Transvaal. S. Afr. med. J. **37**, 1217 (1963).

WALKER, A.R.P., SEFTEL, H.C.: Coronary heart-desease, strokes, and diabetes in South African Indians. Lancet **1962**, 786.

WEITZ, W.: Diabetes mellitus. In: Die Vererbung innerer Krankheiten, S. 222. Hamburg 1949.

WENDE: Berlin 1965. Zit. nach VOGEL, F., H. HELMBOLD, Humangenetik, Bd. I/4, Hrsg.: P.E. BECKER. Stuttgart: Thieme 1972.

WENDT, G.G., KRÜGER, J. KINDERMANN, I.: Serumgruppen und Krankheit. Hum. Genet. **6**, 281 (1968).

WRIGHT, I.S.: Hereditary and familial diabetes mellitus. Amer. J. med. Sci. **182**, 484 (1931).

YERGANIAN, G.: Spontaneous diabetes mellitus in the Chinese hamster. Excerpta med. Found. **612** (1965).

ZAMMIT MAEMPELL, J.V.: Diabetes in Malta. A pilot survey. Lancet **1965 I**, 197.

ZEYTINOGLU, I.: Étude de relation des groupes sanguins (AB0) et rhésus (standard) dans le diabète. Acta genet. (Basel) **6**, 564 (1956/57).

ZIEGLER, R., PFEIFER, E.F.: Einteilung, Klinik und Prognose des Diabetes mellitus. In: Handbuch des Diabetes mellitus, Bd. II. München: Lehmann 1971.

Addendum bei der Korrektur: Im Februar 1975 fand in Göttingen eine workshop conference: "The Genetics of Diabetes mellitus" statt. Die Vorträge werden als Sammelbericht im Springer-Verlag Berlin-Heidelberg- New York erscheinen. Hrsg.: W. CREUTZFELDT, J. KÖBBERLING, J.V. NEEL.

Die Epidemiologie des Diabetes

Von

R. J. JARRETT und H. KEEN

Mit 2 Abbildungen

Einführung

Die Diagnose des akuten oder klassischen Diabetes mellitus drängt sich mit größerer oder geringerer Verzögerung offensichtlich von selbst auf (REID, 1960). Die meisten der in letzter Zeit zur Epidemiologie des Diabetes erfolgten Beobachtungen befassen sich jedoch mit der Häufigkeit des „spät-manifesten"-Typs des Diabetes mellitus. Diese Form des Diabetes übertrifft die akute Form an Häufigkeit bei weitem und maskiert mögliche epidemiologische Besonderheiten der akuten Form. Eine Beschäftigung mit diesem sog. „milden" Diabetes ist nicht ohne Reiz. Obwohl der klinische Beginn unter Umständen nicht scharf zu erfassen ist, ist die Wahrscheinlichkeit, daß dieser milde Diabetes mit den Komplikationen der Krankheit an den Augen, Nieren, peripheren Nerven und größeren Blutgefäßen einhergeht, nicht geringer als bei der akuten symptomreicheren Form.

a) Definition und Kriterien

Ein Bericht über die Epidemiologie des Diabetes mellitus muß mit einer Diskussion der Probleme beginnen, die sich bei der Definition und den Kriterien der Diagnose der Erkrankung stellen. Gegenwärtig basiert die Diagnose vor allem auf dem Blutzucker- (oder Glukose-)Spiegel, der entweder gelegentlich oder im Nüchternzustand oder postprandial oder nach verschiedenen Kohlenhydratbelastungen gemessen wird. Blutzuckerbestimmungen können durch die Suche nach anderen Abnormalitäten ergänzt werden — biochemischen oder morphologischen — und durch Erhebung der Familienvorgeschichte. Obwohl man üblicherweise als Minimum bei der Diagnose hyperglykämische Blutzuckerwerte ansieht, liegen Daten darüber vor, daß bestimmte morphologische Charakteristica des Diabetes auch ohne Blutzuckererhöhung vorkommen können (KIPNIS, 1970). Auf der anderen Seite kann jedoch keine dieser nicht auf den Blutzucker bezogenen Veränderungen als für die Diagnosestellung notwendig angesehen werden. Für den Epidemiologen, ebenso wie für den Kliniker, gibt es keinen generellen Blutzuckerstandard oder eine Definition des Diabetes. Häufigkeitsraten des Diabetes in einer Bevölkerung und Vergleiche zwischen Populationen müssen die offensichtlichen Schwankungen infolge verschiedenartiger Methoden und Interpretationen in Betracht ziehen. Die Schwierigkeiten der Interpretationen sind in Tabelle 1 dargestellt, in der gezeigt wird, wie weit Schätzungen der Häufigkeit des Diabetes voneinander abweichen können, wenn man die Kriterien des Blutzuckerspiegels ändert.

Tabelle 1. Prozentsatz von vorliegendem „Diabetes", wenn der Blutzucker folgende Werte hat:

Alter	120+ nach 2 Std	140+ nach 2 Std	180+ Gipfelwert	Gipfelwert 180+ und 120+ nach 2 Std
20—	7,3	2,1	11,5	2,1
30—	6,4	1,1	14,9	1,1
40—	9,7	4,3	29,0	6,5
50—	15,4	6,6	48,4	14,3
60—	18,4	5,7	51,7	11,5
70—	40,2	22,0	61,0	34,1
Gesamt	15,7	6,6	35,2	11,1

Der Effekt verschiedener Kriterien auf die Häufigkeit des „Diabetes" in der randomisierten Stich-probe der Bedford-Bevölkerung, die sich einem Standard-Glukosetoleranztest mit oraler Belastung mit 50 g Glukose unterzog.

b) Screening-Methoden (Suchteste)

Ein weiteres Problem, mit dem der Referent der Diabetesepidemiologie kon-frontiert wird, ist die Seltenheit zuverlässiger epidemiologischer Studien. Es gibt eine Reihe von Diabetes-Suchaktionen, aber nur wenige waren so erfolgreich, daß entweder eine vollständige oder eine wirklich repräsentative Auswahl einer Population untersucht wurde. Darüber hinaus stützt sich die Mehrzahl dieser Aktionen auf vorläufige Suchmethoden — meist die Untersuchung des Urins auf Zucker oder Glukose im Anschluß an eine kohlenhydratreiche Mahlzeit — bevor man den weiteren Schritt zur Blutzuckermessung vornahm. Obwohl die Beschränkung der Blutzuckerbestimmungen auf glukosurische Personen wohl kaum dazu führen wird, floride Diabetesfälle zu übersehen (College of General Practitioners, 1963) so ist dieses Vorgehen doch nicht in der Lage, die große Zahl der Individuen zu entdecken, bei denen weniger ausgeprägte Blutzuckererhö-hungen vorliegen (College of General Practitioners, 1963; SHARP et al., 1964; MITCHELL u. STRAUSS, 1964; BUTTERFIELD et al., 1967).

c) Epidemiologie und klinische Typisierung

Das dritte Problem ergibt sich aus der gegenwärtigen Unsicherheit hinsichtlich des Konzepts des Diabetes. Sollte man die Diagnose, wie es OSLER 1912 vorschlug, auf jene, im allgemeinen jüngeren Leute beschränken, die die klassischen „An-fangssymptome" der Erkrankung bieten und die sich fast immer als insulinbedürf-tig erweisen? Legt man diese begrenzte Definition zugrunde, so ist das epidemiolo-gische Bild sehr unsicher, da die soziale und geographische Verteilung des echt insulinbedürftigen Diabetes nur sehr unzureichend beschrieben wurde. Man muß damit rechnen, daß viele dieser Fälle in Gegenden der Welt, die mit modernen diagnostischen und therapeutischen Möglichkeiten schlecht ausgerüstet sind, un-diagnostiziert dahinvegetieren und sterben. Obwohl dies oft der Fall sein mag, ist die tatsächliche Verbreitung unverhältnismäßig niedrig. In entwickelten Län-dern, wo die Verbesserung der therapeutischen Möglichkeiten nicht nur die Über-lebensrate des diabetischen Individuums verbessert, sondern auch die Chance einer erfolgreichen Beendigung von Schwangerschaften diabetischer Mütter von

20 auf 85% erhöht hat (PEDERSEN, 1965), mag andererseits die hohe Häufigkeit der juvenilen Form des Diabetes einfach die sich multiplizierende Folge dieser Fortschritte sein.

Es gibt wenig zuverlässige Hinweise darauf, daß nicht-genetische Faktoren auf die klassische insulinabhängige Form der Erkrankung einen Einfluß haben. Die Ernährung dürfte nur eine geringe Rolle spielen. In Japan suchten während der Jahre der Unterernährung während und nach dem 2. Weltkrieg weniger insulinbedürftige Diabetiker erstmals Diabeteskliniken auf als in den Jahren vor und nach ausreichender Ernährung (GOTO et al., 1958). Während derselben Zeit war jedoch die Häufigkeitsabnahme der nicht-insulinbedürftigen Diabetiker wesentlich größer. Infektionen können gleichfalls das Auftreten des juvenilen Diabetes bis zu einem gewissen Grade bestimmen. GAMBLE und TAYLOR (1969) berichteten über jahreszeitliche Schwankungen im Auftreten neuer Fälle von insulinbedürftigem Diabetes bei Patienten unter 30 Jahren, die zwei britische Diabeteskliniken aufsuchten. Sie postulierten eine direkte schädigende Wirkung von Infektionen mit Coxsackie B4-Virus auf das Pankreas.

Es gibt auch einige Hinweise dafür, daß die Häufigkeit der beiden klinischen Hauptformen des Diabetes durch unterschiedliche Faktoren aufgrund der Beobachtung bestimmt ist, daß die Häufigkeit der einen Form oft von der anderen dissoziiert verläuft (vgl. Abschnitt über den insulinabhängigen Diabetes, S. 778). Man muß aber betonen, daß die Informationen über die Häufigkeit der beiden Formen nur bruchstückhaft sind. Eine erneute epidemiologische Untersuchung der peristatischen und genetischen Beziehungen zwischen den zwei klinischen Haupttypen ist sehr zu empfehlen.

Historische Bemerkungen

Dieser Bericht über die Epidemiologie des Diabetes soll mit einem kurzen historischen Abschnitt die Entwicklung der Methoden, der Verfahren und der Ziele illustrieren (Tabelle 2).

Die frühesten Schätzungen der Häufigkeit des Diabetes basierten auf dem klinischen Fallbericht, obgleich die Kenntnis dieses Krankheitszustandes in amtlichen Berichten über Mortalitätsstatistiken in England bis ins 16. Jahrhundert zurückreicht. Da man über keine chemischen Methoden, die Glukose im Blut und Urin zu messen, verfügte, wurde die Krankheit nur an ihren klassischen klinischen Merkmalen erkannt; die Veranschlagung ihrer Häufigkeit mußte auf akute und schwere Formen beschränkt bleiben. Obgleich die Entwicklung der klinischen Chemie dazu führte, daß Glykosurie und Glykämie bei weit mehr

Tabelle 2. Die wechselnde Häufigkeit des Diabetes in Europa und in den Vereinigten Staaten

Zeitspanne	Methode der Reihenuntersuchung	Augenscheinliche Häufigkeit
Vor der biochemischen Ära	klinisch	0,1%
1900—1946	klinisch und biochemisch	0,7%
1947—1961	klinisch und biochemisch und Glykosurie	1—2%
Nach 1962	klinisch und biochemisch und Glukosetoleranz	6—8%

Menschen entdeckt wurde, basierte die Schätzung der Häufigkeit bis 1945 noch auf amtlichen und halbamtlichen Statistiken, wie z.B. auf den nationalen Mortalitätsberichten, den Statistiken der Krankenhäuser und Lebensversicherungsgesellschaften, auf Diabetikerlisten usw. Die Täuschungsmöglichkeiten bei dieser Art der Schätzung sind offensichtlich. Erst als die planmäßige Verwendung standardisierter Suchteste und diagnostischer Methoden auf große Bereiche der Bevölkerung nach dem 2. Weltkrieg eingeführt wurde, begannen die wahren Ausmaße der Krankheit klar zu werden. Tabelle 2 zeigt den *offensichtlich* explosiven Anstieg in der Schätzung des Diabeteshäufigkeit, der die Entwicklung der oben ausgeführten Versuche begleitet hat.

a) Schätzungen, die auf dem Glykosurie-Suchtest beruhen

Der erste Versuch, die Häufigkeit des Diabetes durch eine vorgeplante Bevölkerungsuntersuchung genauer festzulegen, wurde in Oxford, Massachusetts, durch WILKINSON und KRALL (1946) vorgenommen. Im Licht späterer Entwicklungen ist es von Interesse, sich die objektiven Daten dieser Studie ins Gedächtnis zurückzurufen. Sie sollten 1. die Häufigkeit des Diabetes in einer typisch amerikanischen Gemeinde bestimmen, 2. die Techniken und Methoden der großen Skala der Diabetesdiagnostik herausarbeiten, 3. die Mitglieder einer Gemeinde mit der Notwendigkeit periodischer Untersuchungen vertraut machen und 4. durch die schnelle Behandlung durch den Familienarzt Krankheitsfortschritt und Komplikationen vermeiden.

Das anfängliche Vorgehen bestand in der Messung des venösen oder kapillären Blutzuckers und des Urinzuckers, die in Blut- oder Urinproben untersucht wurden, die man 1 Std nach dem Mittag- oder Abendessen gewonnen hatte. Personen mit Glykosurie und/oder einem Blutzucker über dem gewählten Niveau des Suchtests wurden nachuntersucht; wenn der 2. Blutzucker oberhalb des diagnostischen Niveaus lag, wurde ein Diabetes diagnostiziert. Ein negativer zweiter Test wurde als offensichtlich normal angesehen. Glukosetoleranzteste wurden in zweifelhaften oder Grenzfällen durchgeführt. In einer Gesamtzahl von 3516 untersuchten Personen befanden sich 40, die einen vorher diagnostizierten Diabetes hatten; weitere 30 Diabetesfälle wurden als Ergebnis dieser Untersuchungen diagnostiziert. 25 Personen hatten unklassifizierbare Glykosurie oder Hyperglykämie. WILKERSON und KRALL beobachteten auch viele Personen mit manchmal persistierender Glykosurie ohne Hyperglykämie und andere mit Hyperglykämie, aber ohne Glykosurie.

Sie schätzten das Vorkommen des Diabetes in Oxford auf 1,7% und fanden, daß das mittlere Alter der neu entdeckten Diabetiker 55 Jahre und das der bekannten Diabetiker 59,5 Jahre betrug. Eine positive Familienanamnese ergab sich in 18,2% der neu entdeckten und 38,6% der schon bekannten Diabetiker. Diese Ergebnisse wurden in einer Anzahl von ähnlichen Bevölkerungsuntersuchungen in mehreren westlichen Industriegemeinden in den folgenden Jahren allgemein bestätigt (KENNY u. CHUTE, 1953; SCHLIACK, 1952a, 1952b; WALKER u. KERRIDGE, 1961).

b) Schätzungen, die auf Blutzuckerbestimmung beruhen

Ein etwas anderer Versuch, sich dem Problem zu nähern, wurde in den frühen 60er Jahren durch drei unabhängige Untersuchungsreihen unternommen, die Birmingham- und Bedford-Studie in England und das National Survey in den USA, bei denen systematische Blutzuckeruntersuchungen bei Stichproben der

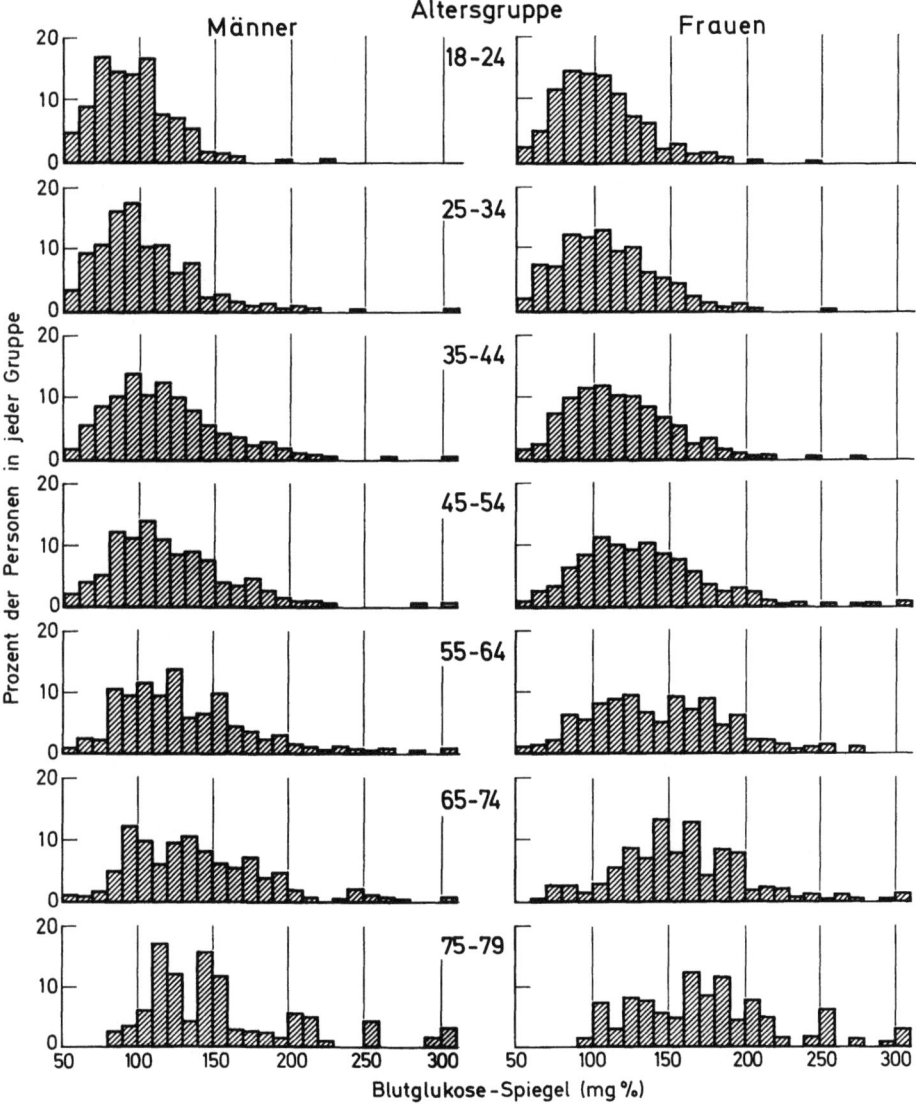

Abb. 1. Häufigkeitsverteilung der Blutzuckerspiegel 1 Std nach oraler Glukosegabe in der Bevölkerung der USA. (Aus: Blood Glucose Levels in the United States, mit freundlicher Genehmigung)

Bevölkerung vorgenommen wurden. Bei den amerikanischen Studien (Blutzuckerspiegel bei Erwachsenen, USA, 1960—1962) wurde eine nationale Stichprobe von 7710 Personen zwischen 18 und 79 Jahren untersucht. Dabei wurde venöses Blut 1 Std nach einer oralen Belastung mit 50 g Glukose entnommen. Diese Untersuchung bestätigte schlüssig den Anstieg des Glukosespiegels (oder den Abfall der Glukosetoleranz) mit dem Alter, was vorher schon von einer Zahl von Autoren berichtet worden war. Die mittleren Spiegel waren nicht nur höher, sondern auch die Zahl der Personen mit erhöhten Glukosespiegeln stieg mit dem Alter an (Abb. 1). Einfache visuelle Untersuchungen der Frequenzverteilung der Blutzuckerwerte erlaubten keine Trennung der Bevölkerung in zwei klare Gruppierungen — normal und diabetisch. Eine Grenze zwischen normalen und pathologischen Blutzuckerwerten zu ziehen, wäre willkürlich, wenn auch dem Verfahren nach notwendig. Unter den verschiedenen demographischen Charakteristika, die untersucht wurden, hatten die Frauen in allen Altersgruppen einen höheren Glukosespiegel als die Männer, insbesondere wenn über 55 Jahre; die Glukosespiegel sanken in dem Maße ab, wie das Familieneinkommen anstieg, und Stadtbewohner hatten höhere Spiegel als diejenigen, die in ländlichen Bezirken lebten.

Ähnliche Stichproben der Bevölkerung wurden in den beiden britischen Studien untersucht. In der Bedford-Studie (SHARP et al., 1964) wurde eine randomisierte Stichprobe (546 Personen) aus der gesamten kooperierenden Bevölkerung mit einem vollen oralen Standard-Glukosetoleranztest belastet. In der Birmingham-Studie (College of General Practitioners, 1962 u. 1963) wurde eine randomisierte Stichprobe (345 Personen) der aglykosurischen kooperierenden Bevölkerung in ähnlicher Weise untersucht. Die gesamte Bevölkerung wurde in beiden Studien im Anfang mit einem Glykosurie-Test in einer postprandialen Urinprobe voruntersucht; bei allen Personen mit Glykosurie wurden auch Glukosetoleranzteste durchgeführt. Wenn man die Untersuchungen auf Personen mit Glykosurie beschränkt und die Kriterien der British Diabetic Association für die Diagnose des Diabetes (FITZGERALD u. KEEN, 1964) benutzt, so fand man in beiden Reihenuntersuchungen, daß das Vorkommen des bekannten plus des neu entdeckten Diabetes in allen kombinierten Gruppen in der Größenordnung von 1—3% lag. Untersuchungen, die jedoch in derselben Bevölkerung auf der Basis der Blutzuckersuchmethode durchgeführt wurden, ergaben Werte zwischen 6 und 8%; bei Personen über 50 Jahren war der Prozentsatz höher als 12 (s. Tabellen 1 und 2). Damit ließ sich die Unempfindlichkeit des Glykosurietests bei dem Versuch, geringe Grade von Glukoseintoleranz zu entdecken, klarstellen. Der Stellenwert der Glykosurie wurde weiterin durch BUTTERFIELD et al. (1967) definiert, welche zeigten, daß die renale Glukoseschwelle mit dem Alter ansteigt, so daß falsch positive Glykosuriewerte bei jüngeren, und falsch negative Glykosuriewerte bei älteren Personen oft gefunden werden.

Zu diesem Zeitpunkt wurden viele Fakten der epidemiologischen Grundlagen des spätmanifesten Diabetes gesichert:

a) daß der unerkannte Diabetes wenigstens so häufig wie der schon erkannte vorkommt,

b) daß, wenn man festgelegte diagnostische Kriterien benutzt, die Diabeteshäufigkeit mit dem Alter ansteigt, insbesondere nach der 4. Dekade,

c) daß der Glykosuriesuchtest ein unvollkommenes epidemiologisches und diagnostisches Mittel ist und

d) daß die Bevölkerung auf der Basis von Blutzuckerverteilungen nicht klar in Diabetiker und Nicht-Diabetiker getrennt werden kann (Abb. 1 u. 2).

Die obengenannten Studien aus Europa und den Vereinigten Staaten zeigen die relative Häufigkeit des Diabetes in diesen Bevölkerungen. Sie zeigen aber keine wesentlich verschiedene Häufigkeit, die auf rassische und Umgebungsfaktoren bezogen werden könnte. Diese Bemerkungen sind auch auf andere Untersuchungen der „europäischen" Bevölkerungen zu beziehen (BRANDT et al., 1964; BENGTSSON, 1967; O'SULLIVAN et al., 1967; WELBOURN et al., 1968; JAKSIC u. SKRABALO, 1969). Daß diese Verhältnisse aber bei anderen rassischen und geographischen Gruppen anders sein könnten, ergab sich offensichtlich aus kleinen und selektiven Studien aus anderen Teilen der Welt. In den letzten 10 Jahren etwa wurden diese erheblich ausgeweitet und sollen jetzt im nächsten Abschnitt behandelt werden.

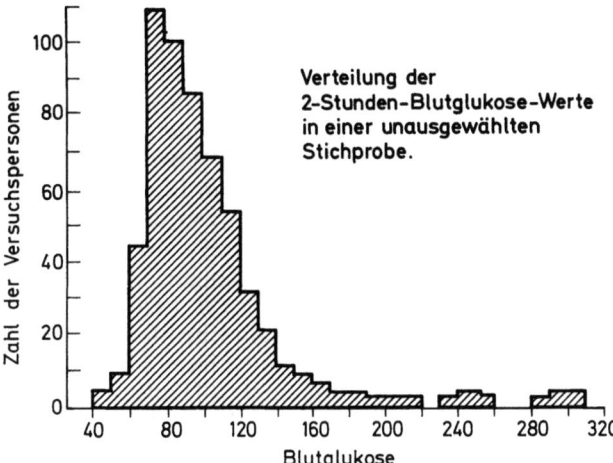

Abb. 2. Häufigkeitsverteilung des Blutzuckers 2 Std nach einer oralen Glukosebelastung mit 50 g in der randomisierten Stichprobe der kooperierenden Bevölkerung der Bedford-Untersuchungsreihe

Nordamerika

Bei den einheimischen Bevölkerungsgruppen in Nordamerika wurden erhebliche Schwankungen in der Diabetesfrequenz beobachtet. In den USA entdeckte man mehrere Indianerstämme, die eine sehr hohe Diabetesfrequenz hatten. Dies schließt die *Pima* (MILLER *et al.*, 1968), *Cocopah* (HENRY *et al.*, 1969), *Cherokee* (STEIN *et al.*, 1965) und die *Seneca* (FROHMAN *et al.*, 1969) ein. Diese Stämme wurden durch Blutzuckeruntersuchungen nach Glukosebelastung in Stichproben oder im Falle der *Pima* auf der Basis eines großen Anteils der Gesamtbevölkerung untersucht. Der letztere Stamm hat das höchste Vorkommen des Diabetes; 49% der Personen im Alter über 30 Jahre haben 2 Std nach einer Glukosebelastung mit 75 g Plasmaglukosespiegel über 160 mg/100 ml.

Im Gegensatz dazu zeigten die Athabaskan-Indianer (MOURATOFF *et al.*, 1969) und die rassisch verschiedenen Eskimos (MOURATOFF *et al.*, 1967) in Alaska eine sehr geringe Häufigkeit des klinisch feststellbaren Diabetes; beide Gruppen zeigten auch eine hohe Toleranz gegenüber einer Glukosebelastung im Vergleich zu allen anderen Bevölkerungsgrupppen in den Vereinigten Staaten. Auch die Eskimos von Grönland hatten eine sehr niedrige Diabeteshäufigkeit (SAGILD *et al.*, 1966). Diese Autoren verglichen die Ergebnisse bei 2 100 Einwohnern mit einer gemischten Abstammung von Dänen und Eskimos mit derselben Zahl von reinblütigen Eskimos. Dabei wurden nur 3 mögliche Fälle von Diabetes gefunden, und zwar alle in der gemischtrassigen Gruppe. Darüber hinaus wurde eine mögliche Rassendifferenz im Hinblick auf die Nierenschwelle durch die Tatsache nahegelegt, daß 92% der Personen mit Glykosurie aus der gemischtrassigen Gruppe stammten.

Vergleichende Untersuchungen auf internationaler Basis

WEST und KALBFLEISCH (1966, 1970) haben die einzigen Daten zur Verfügung gestellt, aufgrund derer vernünftige internationale Vergleiche der Diabeteshäufigkeit vorgenommen werden können. Indem sie dieselben Methoden der Stichprobeentnahme aus der Bevölkerung und des Glukosetoleranztestes verwandten, bestimmten sie die Häufigkeit des Diabetes oberhalb des Alters von 30 Jahren in Ost-Pakistan, Malaya, Uruguay, Venezuela und Zentralamerika. Sie konnten diese Populationen mit 2 Gruppen aus den USA, die gleichzeitig untersucht wurden, vergleichen — die Cherokee-Indianer und die Bevölkerung von Bangor, Pennsylvania. Wenn man die Altersgruppen über 34 Jahre in Betracht zieht und als einen Diabetes einen Befund mit einem Blutzucker über 149 mg/100 ml, 2 Std nach einer Glukosebelastung, definiert, war die Häufigkeit vergleichsweise folgende: 2,0% in Ost-Pakistan, 3,3% in Malaya, 4,1% in Zentralamerika, 6,9% in Uruguay, 7,0% in Venezuela, 17% in Bangor, Pennsylvania, und 25% bei den Cherokee-Indianern (WEST u. KALBFLEISCH, 1970).

WEST und KALBFLEISCH machten es wahrscheinlich, daß Häufigkeitsvariationen um das 10fache zum großen Teil mit einem Übergewicht in Verbindung standen; denn sie fanden sehr viel geringere Häufigkeitsdifferenzen, wenn sie die verschiedenen Gruppen nach Maßgabe ihres Übergewichtes einander gegenüberstellten.

Die Neu-Seeland- und die Cook-Insel-Maori

Die epidemiologische Gruppe der Medizinischen Abteilung des Wellington-Hospitals (PRIOR et al., 1966) hat eingehend drei Gruppen von Maoris untersucht, nämlich die Einwohner von Neu-Seeland selbst, die Einwohner von Awarua auf der Insel Rarotonga und die Einwohner von Pucapuca, einem kleinen isolierten Korallenatoll. Rarotonga und Pucapuca bilden einen Teil der Cook-Inseln. Diese 3 ethnisch ähnlichen Bevölkerungsgruppen repräsentieren „drei Stufen der Wohlstands-Entwicklung und der Exposition gegenüber der europäischen Zivilisation". Eine Vielzahl von anthropometrischen, kardiovaskulären und metabolischen Unterschieden wurde beobachtet. Die Pucapuca hatten die geringste Diabeteshäufigkeit (1,3% — zugrunde gelegt wurde ein Blutzuckertest aller Personen, die eine Glukosurie aufwiesen); bei diesen ergab sich eine geringe Verbreitung der Fettsucht, verbunden mit einer geringeren Aufnahme von Kalorien, Kohlenhydraten und Zucker. Keiner der Diabetiker von Cook Island benötigte Insulin.

Trinidad und Süd-Afrika

Die zwei hauptsächlichen ethnischen Gruppen der tropischen Insel Trinidad umfaßt die Ost-Inder, die sich vom indischen Subkontinent ableiten, sowie Neger, die aus Afrika stammen. In den Jahren 1961—1962 wurde eine abgestufte randomisierte Stichprobe der gesamten Bevölkerung auf Diabetes getestet, um sein Gesamtvorkommen in Trinidad festzustellen und dieses Vorkommen im Bereich zweier hauptsächlicher ethnischer Gruppen zu vergleichen (POON-KING et al., 1968). Die verwendeten Methoden schlossen die Untersuchung der postprandialen Glykosurie und die Durchführung eines Glukosetoleranztestes bei den Glykosurikern ein. Ein Diabetes wurde diagnostiziert, wenn sich folgendes feststellen ließ:
    a) eine postprandiale Glykosurie oder eine Diabetesvorgeschichte,
    b) ein venöser Blutzucker über 170 mg/100 ml, 2 Std nach einer Glukosebelastung mit 100 g,
    c) ein Glukosetoleranztest mit einem Nüchternblutzucker über 109 mg/100 ml, einem 1-Std-Wert von mehr als 169 mg/100 ml und einem 2-Std-Wert von mehr als 119 mg/100 ml.
    Unterhalb des Alters von 20 Jahren war der Diabetes sehr selten. Nur 2 von 10 765 untersuchten Personen waren Diabetiker. Oberhalb des Alters von

20 Jahren wurde der Diabetes in 3,4% der Testpersonen gefunden. Unter den Ost-Indern wurde der Diabetes häufiger gefunden (2,37% in allen Altersgruppen) als unter den Negern (1,44%). Dies traf für alle Altersgruppen zu. Der Vergleich wird natürlich durch den möglichen, aber unbekannten Effekt der Differenzen der Nierenschwelle in den beiden Gruppen behindert.

Mehrere Untersuchungsreihen in Süd-Afrika haben nahegelegt, daß der Diabetes unter den Personen indischen Ursprungs außerordentlich verbreitet ist (COSNETT, 1959). MARINE et al. (1969) haben kürzlich die Häufigkeit des Diabetes unter Indern, Malayen und afrikanischen Negern im Gebiet von Kapstadt verglichen. Die Versuchspersonen wurden durch postprandiale Blutzuckerbestimmung oder nach Glukosebelastung und mit dem Glykosurie-Test untersucht. Bei positivem Ausfall des Vorversuchs wurde ein Glukosetoleranztest mit 50 g Glukose oral vorgenommen, im Vergleich mit einer ähnlichen Zahl von Personen mit negativem Vortest. Ein Diabetes wurde diagnostiziert, wenn 2 oder 3 Blutzuckerwerte beim Glukosetoleranztest (nüchtern, nach 1 und nach 2 Std) die Werte von 120 bzw. 200 bzw. 140 mg/100 ml überschritten. Wie in Trinidad waren juvenile Diabetiker selten. Es gab keinen schon bekannten Diabetiker unterhalb des Alters von 20 Jahren; es wurden auch nur 3 asymptomatische Fälle bei dieser Reihenuntersuchung diagnostiziert. Die Gesamt-Diabeteshäufigkeit oberhalb des Alters von 15 Jahren war unter den Indern mit 10,4% beträchtlich höher als unter den afrikanischen Negern (3,6%). Die Malayen nehmen eine mittlere Stellung ein (6,6%). MARINE et al. fanden keinen anderen Faktor als den rassischen, der für die verschiedenen Häufigkeitsraten verantwortlich sein könnte. Ähnliche Untersuchungsreihen von Indern, die in Indien selbst leben, sind bisher noch nicht bekannt. Über andere afrikanische Negerpopulationen gibt es wenig epidemiologische Daten; jedoch ist es augenscheinlich, daß, wenigstens in gewissen Teilen von Afrika, viele Diabetiker begleitende — oder verursachende — Pankreaserkrankungen haben, da Pankreascalcifikationen häufig sind (DODU, 1967).

Australien

Eine Populationsstudie in Busselton, die weiße Australier betraf (WELBOURN et al., 1968), erbrachte Zahlen für die Diabeteshäufigkeit, die denen aus Europa entsprachen. WISE et al. (1970) untersuchten 210 städtische Einheimische im Davenport Reservat; dabei benutzten sie eine ähnliche Methode wie Busselton. Die Kriterien für die Diagnose des Diabetes waren ein Plasmaglukosespiegel über 225 mg/100 ml nach 1 Std, und 150 mg/100 ml nach 2 Std nach einer 50 g Glukosebelastung. Bei den Weißen von Busselton war die Häufigkeit des Diabetes 2,3% und bei den Einheimischen von Davenport 19%. Von der Hälfte der einheimischen Diabetiker war vor der Untersuchung bekannt, daß sie Diabetiker waren. Somit scheint es also, daß der klinisch manifeste Diabetes auch unter dieser Gruppe von Einheimischen exzessiv häufig ist.

Alter, Remissionen und Reproduzierbarkeit

Wie auch die Genetik des Diabetes wird seine Epidemiologie niemals exakt bestimmt werden, so lange es keine untrüglichen Anzeichen für diesen Krankheitszustand gibt. Wir haben oben die Probleme, diagnostische Kriterien für die Diagnose des Diabetes anzugeben, die auf dem Glukosetoleranztest basieren, diskutiert. Zusätzliche Interpretationsprobleme entstehen angesichts des offensichtlich systematischen Verlustes der Glukosetoleranz mit dem Alter, der schlechten individuellen Reproduzierbarkeit des oralen Glukosetoleranztests und der Möglichkeit spontaner Remissionen des Diabetes, wobei die beiden letzteren Charakteristika klar miteinander assoziiert sind.

Die meisten epidemiologischen Studien über den Einfluß des Alters sowohl auf die orale als auch die intravenöse Glukosetoleranz zeigen klar eine steigende Intoleranz mit vorschreitendem Alter. Ob die höheren Blutzuckerwerte älterer Personen in ihrer Bedeutung denen jüngerer entsprechen, ist unbekannt; die meisten Zentren rechnen dies bei ihren diagnostischen Überlegungen nicht systematisch ein, obwohl sie sehr wohl die Intensität ihrer therapeutischen Maßnahmen vom Alter abhängig machen. Die Beurteilung der Diabetesfrequenz in der Bevölkerung würde also erheblich differieren, wenn man das Alter bei der Einordnung berücksichtigte. Darüber hinaus wird die Statistik der Diabeteshäufigkeit in der Gesamtbevölkerung erheblich durch die Altersstruktur der Bevölkerung beeinflußt.

Das Problem der individuellen Reproduzierbarkeit wurde in ausgedehntem Maße von MCDONALD und seinen Mitarbeitern studiert (MCDONALD et al., 1965, 1969). Sie führten wiederholte orale Glukosetoleranztests bei männlichen und weiblichen Gefängnisinsassen durch. Dabei wurden erhebliche Schwankungen beobachtet, wobei manche Personen mehr oder weniger ausgeprägte Grenz- oder diabetische Reaktionen zusammen mit manchmal normalen Ergebnissen aufwiesen. Die einzige Beziehung von einiger Signifikanz bestand zwischen den mittleren Blutglukosewerten selbst und der individuellen Variabilität. Dieser Mangel an Präzision bei der Charakterisierung des metabolischen Status des Individuums muß auch die Genauigkeit epidemiologischer Untersuchungen berühren.

Über Remissionen eines akuten, klinische Symptome aufweisenden Diabetes ist nicht selten berichtet worden (Remissions in diabetes mellitus, 1970); aber sie sind vorübergehend und von vergleichsweise kurzer Dauer in der überwältigenden Mehrheit der Fälle. Bei dem sog. spät-manifesten Diabetes ist die spontane Remission offensichtlich häufiger. O'SULLIVAN und HURWITZ (1966) berichteten in einer Studie über die Remission beim spät-manifesten Diabetes bei der 83 Frauen, die entsprechend den strengen Kriterien des US Public Health Service als Diabetikerinnen diagnostiziert waren, über 6 Monate bis 2 Jahre beobachtet wurden und bei denen wiederholt einer oder mehrere Glukosetoleranzteste angestellt wurden. Außer einer hatten alle diese Frauen früher Abnormitäten in der Glukosetoleranz, die während einer Schwangerschaft gefunden wurden, aufzuweisen. Spontane Remissionen in Richtung auf einen normalen Glukosetoleranztest waren häufig, und zwar sowohl bei übergewichtigen wie nicht übergewichtigen Personen. $^2/_3$ der Patientinnen mit Remissionen wiesen keine Änderung im Körpergewicht auf oder nahmen aktuell an Gewicht zu. Es scheint wahrscheinlich zu sein, daß die Schwankungen im Glukosetoleranztest ein potentiell reversibles Stadium der abnormen Glukosehomöostase anzeigen und daß nur vorgeplante langfristige Studien ihre wahre Natur aufdecken können. Und doch ist es wahrscheinlich, daß Personen, die eine relativ große Schwankung im Glukosetoleranztest aufweisen, eher als die Gesamtbevölkerung einen klinischen Diabetes zu einem späteren Zeitpunkt entwickeln. Diese Folgerung wurde durch prospektive Reihenuntersuchungen wahrscheinlicher gemacht.

Bei einer von diesen Studien untersuchten O'SULLIVAN und MAHAN (1965) die Bevölkerung, die 1946 in der Untersuchungsreihe von Oxford, Massachusetts, getestet worden war, nach. Diejenigen Personen, die einen postprandialen venösen Blutzuckerspiegel von 140 mg/100 ml oder Kapillarwerte von 170 mg/100 ml oder mehr gehabt hatten, wurden zusammen mit randomisierten Kontrollstichproben in verschiedenen Abständen in den 17, der Studie folgenden Jahren untersucht.

Die Entwicklung eines Diabetes — persistierende postprandiale oder Nüchtern-Hyperglykämie — wurde bei 3% derjenigen Personen bestätigt, deren initialer Blutzuckerspiegel unter 140 mg/100 ml lag, bei 14% von denjenigen mit einem initialen Wert zwischen 140 und 169 mg/100 ml und bei 40% von denjenigen mit einem initialen Wert über 169 mg/100 ml. Wenn der Blutzuckerspiegel, der zur Bestätigung untersucht worden war, ebenfalls erhöht war, stieg der Vorhersagewert weiterhin an. In der Birmingham-Diabetes-Studie aus dem Jahre 1962 wurden 630 Personen einem oralen Glukosetoleranztest unterworfen und 527 zum zweiten Mal 5 Jahre später getestet (Birmingham Diabetes Survey Working Party, 1970). Der originale Glukosetoleranztest wurde als normal klassifiziert oder in die folgenden pathologischen Gruppen eingeordnet: GTT-Diabetes, lag storage [1], renale Glykosurie oder „verschiedenartige Abnormitäten". Verglichen mit der normalen Gruppe zeigte sich eine erhöhte Übergangsrate zum floriden Diabetes (d.h. Nüchtern-Hyperglykämie > 130 mg/100 ml) bei denjenigen Personen, die als GTT-Diabetes, lag storage und „verschiedenartige Abnormitäten" eingeordnet waren. Im allgemeinen war die Wahrscheinlichkeit, einen floriden Diabetes im Jahre 1967 zu finden, um so größer, je höher der Grad der Hyperglykämie im Jahre 1962 war.

Der insulinbedürftige juvenile Diabetes

Epidemiologische Daten über den Diabetes mit Beginn in der Kindheit sind selten. Eine der besten Studien ist die von COHEN et al. (1970) in Israel. Sie schätzten die Häufigkeit des bekannten Diabetes mellitus in der Bevölkerung zwischen 2 und 16 Jahren auf ungefähr 1:6000. Diese Zahl ist niedriger als die geschätzte Diabeteshäufigkeit in Northampton, England, (BEARDMORE u. REID, 1966): diese ergab eine Verhältniszahl von 1:1200 Kindern zwischen 5 und 16 Jahren, und in Erie-County, New York, (SULTZ et al., 1968), wo sie 1:1750 bei einem Alter unter 16 Jahren betrug.

In der israelischen Studie war die Häufigkeit höher unter den Abkömmlingen von Vätern, die in Europa, Amerika oder Israel geboren waren (0,24 auf 1000) im Vergleich mit den Nachkommen von Vätern, die in Asien oder Afrika geboren waren (0,09 auf 1000); die Häufigkeit schien in beiden Gruppen steigende Tendenz zu haben, wenn man bei der Analyse die Alters-Kohorten zugrunde legt.

Manche der epidemiologischen Studien, die hier beschrieben wurden, und auch andere haben über eine sehr geringe Häufigkeit des juvenilen Diabetes berichtet. Diese umfassen Eskimos in Alaska (MOURATOFF et al., 1967) und Grönland (SAGILD et al., 1966), Inder, Malayen und Neger in Kapstadt (MARINE et al., 1967), Inder und Neger in Trinidad (POON-KING et al., 1967), die Maori von Cook-Island (PRIOR et al., 1966), in Malta (ZAMMIT-MAEMPEL, 1965), unter den Japanern (WADA et al., 1964; RUDNICK u. ANDERSON, 1962), in Ceylon (DE ZOYSA, 1951) und unter den Pima (MILLER et al., 1966) und Navajo-Indianern (PROSNITZ u. MANDELL, 1967). Jedoch haben vergleichende Häufigkeitsuntersuchungen beschränkten Wert, wenn die Dauer des Krankheitszustandes weit von Gruppe zu Gruppe variiert, was in erheblichem Umfang von der Qualität und der Quantität der medizinischen Sorgfalt, die für Diagnose und Behandlung aufgewendet wird, abhängt. Untersuchungen über die wahre Häufigkeit wären lohnender und informativer. So haben MALINS et al. (1965) überzeugende Anhaltspunkte für einen Wechsel in der relativen Geschlechtshäufigkeit in England vorgetragen; es wäre von Interesse, die Erfahrungen anderer Länder damit zu vergleichen.

---

[1] lag storage = hohe Blutzuckerspitze im GTT bei normalem 2-Std-Wert.

Folgerungen

Die hier aufgeführte Beschreibung der Epidemiologie des Diabetes hat sich nur auf die Hyperglykämie als das zentrale diagnostische Charakteristikum konzentriert. Obwohl Forderungen nach anderen charakteristischen Merkmalen oder Kennzeichen des Krankheitszustandes — zirkulierende Insulinantagonisten, morphologische Änderungen der Basalmembran der Kapillaren, Muster der Insulinreaktion auf eine Vielzahl von Stimuli — erhoben wurden, sind diese hier nicht in Betracht gezogen worden, einmal weil die Methodik noch nicht genügend ausgearbeitet ist oder weil Untersuchungen über die Beziehungen zur Epidemiologie noch nicht durchgeführt worden sind.

Selbst unter Verwendung der allgemein anerkannten Blutzuckermethoden bleibt das Problem, die Häufigkeit des Diabetes in verschiedenen Bevölkerungen festzulegen und in der Folge diejenigen Faktoren zu klären, die zur Kenntnis der Ätiologie des Diabetes beitragen, bestehen. Wir sind noch immer über die Beziehung des spät-manifesten Diabetes zur klassischen juvenilen Form im unklaren und ebenso darüber, ob die minderen Grade der Hyperglykämie beim Glukosetoleranztest als Diabetes gekennzeichnet werden sollen. Ungeachtet dieser Probleme kann kein Zweifel bestehen, daß große Differenzen bezüglich Diabeteshäufigkeit und Glukosetoleranz zwischen den verschiedenen Bevölkerungen bestehen. Manche dieser Unterschiede mögen auf Umgebungsfaktoren zu beziehen sein, unter denen Überernährung und Fettsucht als besonders wichtig erscheinen. Andere bedeutsame Unterschiede mögen durch vorwiegend genetische Faktoren bedingt sein, obgleich es wahrscheinlich ist, daß der klinische Ausdruck der Krankheit weitgehend als Resultat der Interferenz der genetischen Konstitution (bis jetzt noch undefiniert) mit Umgebungseinflüssen in Erscheinung tritt. Weitere Untersuchungen in diesen beiden Richtungen sind natürlich zu wünschen.

Künftige epidemiologische Studien sollten versuchen, folgende Fragen zu berücksichtigen:

1. Die relative Häufigkeit der zwei Grundformen des Diabetes.

2. Die Beziehungen der Störungen im Kohlenhydratstoffwechsel zu denen des Fettstoffwechsels.

3. Den Vorhersagewert von Faktoren, die nicht den Blutzucker betreffen, bei Personen, die Grenzwerte der Glukosetoleranz aufweisen.

4. Beziehung der Diabeteshäufigkeit zu Bestandteilen der Nahrung und zur Kalorienaufnahme.

5. Die Frage, ob die Häufigkeit des Diabetes sich im Laufe der Zeit ändert. Zu diesem wesentlichen Punkt gibt es sehr wenig verwertbares Material.

Addendum

Inzwischen ist über mehrere neue epidemiologische Studien berichtet worden. Einige sollten erwähnt werden, da sie einige der obigen Ausführungen illustrieren oder erweitern.

JACKSON (1972) gab eine Übersicht über die relative Häufigkeit des Diabetes unter 5 verschiedenen rassischen Gruppen in Cape Town und Durban, Südafrika. Es handelt sich um südafrikanische Inder, Kap-Malayen, Bantu, Kap-Farbige und Weiße (Europäer). Die Diabeteshäufigkeit war ähnlich niedrig bei den Bantu und bei der weißen Bevölkerung, beträchtlich höher bei den farbigen und indischen Gruppen; in der Mitte hielt sich die malayische Bevölkerung. Ein offensichtlicher Grund für die weitgestreuten Unterschiede in der Diabeteshäufigkeit war nicht zu entdecken. Im Gegensatz zu den Befunden von WEST und KABLFLEISCH konnte

Übergewichtigkeit nicht als Erklärung herangezogen werden. Tatsächlich hatten die Gruppen mit dem stärkeren Übergewicht, nämlich die Bantu-Frauen, die niedrigste Diabeteshäufigkeit.

Eine Anzahl von epidemiologischen Studien werden zur Zeit in verschiedenen Teilen Indiens durchgeführt, und zwar mit identischen Methoden, so daß direkte Vergleiche möglich sein werden. Über die erste dieser Studien wurde von AHUJA et al. (1972) aus Nordindien berichtet, wo eine städtische und eine ländliche Bevölkerung verglichen wurden. Dabei wurden Haushaltungen auf der Grundlage einer randomisierten geschichteten Stichprobentechnik untersucht. Bei den Mitgliedern der ausgewählten Haushaltungen wurde die kapilläre Blutglukose 2 Std nach einer Belastung mit 50 g Glukose gemessen. Nimmt man an, daß ein Diabetes bei einem Glukosespiegel von mehr als 180 mg/100 ml besteht, so war die Häufigkeit in den städtischen Bezirken 2,7%, in den ländlichen 1,9%. Obgleich die mittlere Kalorienaufnahme bei der ländlichen Bevölkerung ein wenig höher lag, war die Häufigkeit der Übergewichtigkeit in der städtischen Bevölkerung größer.

Selbst wenn man die methodischen Differenzen berücksichtigt, sind diese Häufigkeitszahlen sehr viel niedriger als diejenigen der ausgewanderten Inder in Südafrika. Diese Population leitet sich jedoch vorwiegend aus verschiedenen Teilen Südindiens ab; und es wird von Interesse sein, die künftigen Zahlen über die Häufigkeit in Südindien damit zu vergleichen.

Über weitere Studien, die Gruppen von nordamerikanischen Indianern betreffen, ist berichtet worden. BARTHA et al. (1973) untersuchten Einzelpersonen von über 15 Jahren bei den Washoe- und den nördlichen Paiute-Indianern, die in Nevada und Californien leben. 10,7% der Washoe und 11,5% der Paiute hatten einen Plasmaglukosespiegel von 160 mg/100 ml oder mehr, 2 Std nach einer Glukosebelastung mit 75 g, oder waren bereits als Diabetiker bekannt. Bei Alterskorrektur war die Häufigkeit der Hyperglykämie bei beiden Gruppen fast identisch und ähnlich wie bei den Cocopah-Indianern (HENRY et al., 1969) und der Bevölkerung von Sudbury, Mass. (O'SULLIVAN u. WILLIAMS, 1966). Die Häufigkeit der Übergewichtigkeit war bei den Washoe- und Paiute-Indianern ähnlich und ungefähr dieselbe wie bei den Pima-Indianern, bei denen die Diabeteshäufigkeit sehr viel größer ist. Wiederum scheint hier die Übergewichtigkeit keine Rolle im Hinblick auf die Unterschiede in der Diabeteshäufigkeit zu spielen.

REED et al. (1973) haben zwei mikronesische Bevölkerungen untersucht, die Chamorros von den Mariana-Inseln und die Palauan-Bevölkerung der Western Caroline Inseln. Dies sind Inseln im Bereich der Pazifischen Inseln, ein treuhänderisch verwaltetes Gebiet nördlich von Neuguinea. Chamorros, die nach Californien einwanderten, wurden ebenfalls untersucht. Die Serumglukose wurde dabei eine Stunde nach einer Belastung mit 50 g Glukose gemessen. Die Analyse geographischer Untergruppen zeigte Unterschiede in der Höhe der Hyperglykämie. Im allgemeinen fanden sich die höheren Werte in den Untergruppen, die in relativ „modernen" Gegenden lebten, wenn man die Bildungsstufe, die Beschäftigung, die sozial-kulturellen Gewohnheiten und die Kost, die zu einer hohen Fettaufnahme tendierte, als Indikator benutzt. Darüber hinaus bestand innerhalb der Untergruppen eine positive Korrelation der höheren Blutzuckerspiegel mit höheren Serumlipidspiegeln und einer größeren Häufigkeit des Übergewichtes.

Diese zusätzlichen Untersuchungen machen es weiterhin augenscheinlich, daß Differenzen in der Häufigkeit des Diabetes oder der Hyperglykämie bestehen, die real zu sein scheinen und nicht auf methodische Unterschiede zurückzuführen sind. Auch sie weisen auf die Einwirkungen einer veränderten Umgebung hin, ohne daß sie mit Sicherheit den wichtigsten der veränderten Umgebungsfaktoren im Hinblick auf die gesteigerte Häufigkeit der Hyperglykämie festlegen. Mindestens einige der Unterschiede scheinen auf die Veränderungen des traditionellen Daseins und der Kost zurückzuführen zu sein. Jedoch ist es noch unmöglich, Aussagen darüber zu machen, inwieweit der Ernährungseffekt auf die Kalorien und oder auf die Kostzusammensetzung zurückzuführen ist. Die Rolle des Übergewichtes, die in manchen Studien so sehr im Vordergrund steht, in anderen aber zurücktritt, erfordert weitere Untersuchungen, und zwar sowohl im Hinblick auf die Häufigkeit der Hyperglykämie wie auch der Hyperlipidämie.

Literatur

AHUJA, M.M.S., SIVAJI, L., GARG, V.K., MITROO, P.: Prevalence of diabetes in Northern India (Delhi Area). Horm. Metab. Res. **4**, 321—324 (1972).

BARTHA, G.W., BURCH, T.A., BENNETT, P.H.: Hyperglycaemia in Washoe and Northern Paiute Indians. Diabetes **22**, 58—62 (1973).

BEARDMORE, M., REID, J.J.A.: Diabetic children. Brit. med. J. **1966 II**, 1383—1384.

BENGTSSON, C.: A survey to trace previously unknown diabetes mellitus. Results from part of the health survey in the County of Varmland. Acta med. scand. **181**, 129—141 (1967).

Birmingham Diabetes Survey Working Party.: Five year follow-up report on the Birmingham Diabetes Survey of 1962. Brit. med. J. **1970 III**, 301—305.

"Blood glucose levels in adults, United States, 1960—1962". Public Health Service Publication No. 1000, Series 11, No. 18. Washington: U.S. Government Printing Office.

BRANDT, L., NORDEN, A., SCHERSTEN, B., TRYDING, N.: A diabetes detection campaign in Southern Sweden. Results of 69000 examinations. Acta med. scand. **176**, 555—561 (1964).

BUTTERFIELD, W.J.H., KEEN, H., WHICHELOW, M.J.: Renal glucose threshold variations with age. Brit. med. J. **1967 IV.**, 505—507.

COHEN, T., NELKEN, L., WOLFSOHN, H.: Juvenile diabetes mellitus in immigrant populations in Israel. Diabetes **19**, 585—590 (1970).

College of General Practitioners: A diabetes survey. Brit. med. J. **1962 I**, 1497—1503.

College of General Practitioners: Glucose tolerance and glycosuria in the general population. Brit. med. J. **1963 II**, 655—659.

COSNETT, J.E.: Diabetes among Natal Indians. Brit. med. J. **1969 I**, 187—192.

DODU, S.R.A.: Diabetes in the tropics. Brit. med. J., **1967 I**, 747—750.

FITZGERALD, M.G., KEEN, H.: Diagnostic classification of diabetes. Brit. med. J. **1964 I**, 1568.

FROHMAN, L.A., DOEBLIN, T.D., EMERLING, F.G.: Diabetes in the Seneca Indians. Plasma insulin responses to oral carbohydrate. Diabetes **18**, 38—43 (1969).

GAMBLE, D.R., TAYLOR, K.W.: Seasonal incidence of diabetes mellitus. Brit. med. J. **1969 III**, 631—633.

GOTO, Y., NAKAYAMA, Y., YAGI, T.: Influence of World War II food shortage on the incidence of diabetes mellitus in Japan. Diabetes **7**, 133—135 (1958).

HARTIN, D., GLENN, B.: A comparison of blood sugar and urine sugar determinations for the detection of diabetes. New Engl. J. Med. **245**, 48—54 (1951).

HENRY, R.E., BURCH, T.A., BENNETT, P.H., MILLER, M.: Diabetes in the Cocopah Indians. Diabetes **18**, 33—37 (1969).

JACKSON, W.P.U.: Diabetes and related variables among the five main racial groups in South Africa: Comparisons from population studies. Postgrad. med. J. **48**, 391—398 (1972).

JAKSIC, Z., SKRABALO, Z.: Zagreb diabetes survey. Diabetologia **5**, 366—372 (1969).

JORDE, R.: The diabetes survey in Bergen, Norway, 1956. Bergen-Oslo 1963.

KENNY, A.J., CHUTE, A.L.: Diabetes in two Ontario communities—studies in case finding. Diabetes **2**, 187—193 (1953).

KIPNIS, D.M.: Pathogenesis of diabetes mellitus, p. 294—295. Stockholm: Almqvist and Wiksell 1970.

McDONALD, G.W., BURNHAM, C.E., LEWIS, W.F.: Reproducibility of glucose tolerance in 101 non-diabetic women. Publ. Hlth. Rep. (Wash.) **84**, 353—357 (1969).

McDONALD, G.W., FISHER, G.F., BURNHAM, C.E.: Reproducibility of the oral glucose tolerance test. Diabetes **14**, 473—480 (1965).

MALINS, J.M., FITZGERALD, M.G., WALL, M.: A change in the sex incidence of diabetes mellitus. Diabetologia 1, 121—124 (1965).

MARINE, N., VINIK, A.I., EDELSTEIN, I., JACKSON, W.P.U.: Diabetes, hyperglycaemia and glycosuria among Indians, Malays and Africans (Bantu) in Cape Town, South Africa. Diabetes 18, 840—857 (1969).

MILLER, M., BENNETT, P.H., BURCH, T.A.: Hyperglycaemia in Pima Indians: a preliminary appraisal of its significance. In: Biomedical challenges presented by the American Indian. Scientific Publication No. 165. Washington, D.C.: Pan American Health Organisation 1968.

MITCHELL, F.L., STRAUSS, W.T.: Relation of post-prandial blood-glucose level to the oral glucose tolerance curve. Lancet 1964 I, 1185—1189.

MOURATOFF, G.J., CARROLL, N.V., SCOTT, E.M.: Diabetes mellitus in Eskimos. J. Amer. med. Ass. 199, 107—112 (1967).

MOURATOFF, G.J., CARROLL, N.V., SCOTT, E.M.: Diabetes mellitus in Athabaskan Indians in Alaska. Diabetes 18, 29—32 (1969).

OSLER, W.: The principles and practice of medicine, 8th. ed. New York, London 1912.

O'SULLIVAN, J.B., HURWITZ, D.: Spontaneous remissions in early diabetes mellitus. Arch. intern. Med. 117, 769—774 (1966).

O'SULLIVAN, J.B., MAHAN, C.M.: Blood sugar levels, glycosuria and body weight related to development of diabetes mellitus. J. Amer. med. Ass. 194, 587—592 (1965).

O'SULLIVAN, J.B., WILLIAMS, R.F.: Early Diabetes Mellitus in Perspective: A population study in Sudbury, Massachusetts. J. Amer. med. Ass. 198, 579—582 (1966).

O'SULLIVAN, J.B., WILLIAMS, R.F., McDONALD, G.W.: The prevalence of diabetes mellitus and related variables—a population study in Sudbury, Massachusetts. J. chron. Dis. 20, 535—543 (1967).

PEDERSEN, J.: Perinatal mortality in babies of diabetic mothers. In: On the nature and treatment of diabetes (B.S. LIEBEL and G.A. WRENSHALL, eds.), p. 122—126. Amsterdam: Excerpta Medica Foundation 1965.

POON-KING, T., HENRY, M.V., RAMPERSAD, F.: Prevalence and natural history of diabetes in Trinidad. Lancet 1968 I, 155—160.

PRIOR, I.A.M., HARVEY, H.P.B., NEAVE, M.N., DAVIDSON, F.: The health of two groups of Cook Island Maoris. New Zealand Department of Health Special Report series, No. 26, 1966.

PROSNITZ, L.R., MANDELL, G.L.: Diabetes mellitus among Navajo and Hopi Indians: the lack of vascular complications. Amer. J. med. Sci. 253, 700—705 (1967).

REED, D., LABARTHE, D., STALLONES, R., BRODY, J.: Epidemiologic Studies of Serum Glucose Levels among Micronesians. Diabetes 22, 129—136 (1973).

REID, J.J.A.: Public knowledge of diabetes mellitus. Med. Off. 103, 325—328 (1960).

Remissions in diabetes mellitus. Leading article. Brit. med. J. 1970 III, 539.

RUDNICK, P.A., ANDERSON, P.S.: Diabetes mellitus in Hiroshima, Japan. A detection program and clinical survey. Diabetes 11, 533—543 (1962).

SAGILD, U., LITTAUER, J., SAND-JESPERSEN, C., ANDERSEN, S.: Epidemiological studies in Greenland 1962—1964. 1). Diabetes mellitus in Eskimos. Acta med. scand. 179, 29—39 (1966).

SCHLIACK, V.: Vor- und Frühsymptome des Diabetes mellitus. Z. ges. inn. Med. 7, 507—513 (1952a).

SCHLIACK, V.: Untersuchungen über die reelle Diabeteshäufigkeit. Z. ges. inn. Med. 7, 1049—1053 (1952b).

SHARP, C.L., BUTTERFIELD, W.J.H., KEEN, H.: Diabetes survey in Bedford, 1962. Proc. roy. Soc. Med. 57, 193—202 (1964).

STEIN, J.H., WEST, K.M., ROBEY, J.M., TIRADOR, D.F., McDONALD, G.W.: The high prevalence of abnormal glucose tolerance in the Cherokee Indians of North Carolina. Arch. intern. Med. 116, 842—845 (1965).

SULTZ, H.A., SCHLESINGER, E.R., MOSHER, W.E.: The Erie County survey of long term childhood illness: II Incidence and prevalence. Amer. J. Publ. Hlth 58, 491—498 (1968).

WADA, S., TODA, S., OMORI, Y., YAMAKIDO, M., BLACKARD, W.G.: The clinical features of diabetes mellitus in Japan as observed in a hospital out-patient clinic. Diabetes 13, 485—491 (1964).

WALKER, J.B., KERRIDGE, D.: Diabetes in an English community. Leicester: University Press 1961.

WELBOURN, T.A., CURNOW, D.H., WEARNE, J.T., CULLEN, K.J., McCALL, M.G., STENHOUSE, N.S.: Diabetes detected by blood-sugar measurement after a glucose load: Report from the Busselton survey, 1966. Med. J. Aust. 2, 778—783 (1968).

WEST, K.M., KALBFLEISCH, J.M.: Glucose tolerance, nutrition and diabetes in Uruguay, Venezuela, Malaya and East Pakistan. Diabetes **15**, 9—18 (1966).

WEST, K.M., KALBFLEISCH, J.M.: Diabetes in Central America. Diabetes **19**, 656—663 (1970).

WILKERSON, H.L.C., KRALL, L.P.: Diabetes in a New England town: A study of 3,516 persons in Oxford, Massachusetts. J. Amer. med. Ass. **135**, 209—216 (1947).

WISE, P.H., EDWARDS, F.M., THOMAS, D.W., ELLIOTT, R.B., HATCHER, L., CRAIG, R.: Hyperglycaemia in the urbanised Aboriginal: The Davenport survey. Med. J. Aust. **2**, 1001—1006 (1970).

ZAMMIT MAEMPEL, J.V.: Diabetes in Malta. Lancet **1965 II**, 1197—1200.

ZOYSA, V.P. DE: Clinical variations of the diabetic syndrome in a tropical country (Ceylon). Arch. intern. Med. **88**, 812—818 (1951).

Die Ätiologie und Pathogenese des Diabetes*

Von

EROL CERASI und ROLF LUFT

Mit 11 Abbildungen

Will man eine diabetische Stoffwechsellage definieren, so ist als Minimum eine nicht-transitorische Hyperglykämie zu fordern, die nüchtern oder nach einer Glukosebelastung auftritt. Da zahlreiche endogene und exogene Bedingungen die Glukosetoleranz beeinflussen können, ergibt sich somit eine Vielzahl von ätiologischen Faktoren. Dementsprechend sind die Bedingungen für die Entstehung eines Diabetes heterogen; sie weisen jedoch ein einziges gemeinsames Phänomen auf: die herabgesetzte Glukosetoleranz.

Die meisten Theorien über die Pathogenese des Diabetes, die weiter unten besprochen werden, nehmen jedoch — mit Ausnahme der Virusinfektion und der autoimmunologischen Genese — einen feststehenden, genetisch bedingten Faktor an, der die Glukoseintoleranz verursacht. Die von uns vorgebrachte Hypothese stellt einen Defekt in der Insulinfreisetzung, der für die Entwicklung des Diabetes verantwortlich ist, als genetischen Faktor in den Vordergrund, zieht aber auch die Bedeutung zusätzlicher Faktoren, die zur Entwicklung der Glukoseintoleranz beitragen — seien sie nun angeboren oder nicht — in Betracht.

I. Insulinantagonismus

Die Kohlenhydratintoleranz kann prinzipiell durch zwei Abnormitäten im Bereich der Glukose-Insulin-Interrelation hervorgerufen werden: entweder durch ein Insulindefizit oder eine Interferenz mit der Insulinwirkung. Die Befunde der fünfziger Jahre mit normalen oder erhöhten Spiegeln der „insulin-like activity" im Plasma hyperglykämischer Diabetiker veranlaßten das Konzept des Insulinantagonismus als eines pathogenetischen Faktors beim Diabetes.

Eine Anzahl von Insulinantagonisten sind sowohl beim Menschen als auch im Tierversuch beschrieben worden: β_1-Lipoprotein-Antagonisten der normalen und alloxan-diabetischen Ratte (BORNSTEIN u. PARK, 1953; HENDLEY et al., 1957; KRAHL et al., 1959; RANDLE, 1957; TÜRKISCHER u. WERTHEIMER, 1948; WHITNEY u. YOUNG, 1957) und der meta-hypophysär-diabetischen Katze (RANDLE u. YOUNG, 1956; VALLANCE-OWEN u. LUKENS, 1957), der α_1-Globulin-Antagonist ketotischer diabetischer Patienten (FIELD u. STETTEN, 1956) und die α_1-Globulin- und β-Globulin-Inhibitoren normaler und diabetischer Personen (BAERD u. BORNSTEIN, 1957; TAYLOR et al., 1960). Es ist sehr unwahrscheinlich, daß diese

*Aus dem Department of Endocrinology and Metabolism Karolinska Hospital, Stockholm/Schweden.

Faktoren irgendeine physiologische Rolle spielen oder von irgend einer Bedeutung für die Entwicklung des Diabetes sind. Dementsprechend sind Hinweise auf diese Faktoren aus der Literatur verschwunden.

Der wichtigste und meist diskutierte Beitrag auf diesem Gebiet war der sog. Synalbumin-Insulin-Antagonist, der zum ersten Mal 1955 von VALLANCE-OWEN u.Mitarb. beschrieben wurde. Die Bearbeitung des Synalbumin-Antagonisten begann mit der Entdeckung, daß das Plasma von insulinbedürftigen Diabetikern die Insulin-stimulierte Glukoseaufnahme des Ratten-Hemidiaphragma in vitro hemmt (VALLANCE-OWEN, 1955). Später fand man, daß dieser Insulinantagonist mit der Albuminfraktion der Plasmaproteine assoziiert ist und in übernormalen Konzentrationen bei Patienten mit genetischem Diabetes auftritt, nicht aber bei Personen, deren Diabetes durch eine Pankreatitis hervorgerufen wurde (VALLANCE-OWEN, 1964). Auf diesen Befunden basierten die Folgerungen der Autoren, daß nämlich der erhöhte Synalbumin-Antagonismus gegenüber Insulin die fundamentale Störung des Patienten mit genetischem Diabetes mellitus darstellt — ob er nun insulinbedürftig oder übergewichtig ist oder sich in der latenten Phase befindet — ein Merkmal, daß der Diabetiker angeblich dominant ererbt (VALLANCE-OWEN, 1966).

Diese Hypothese zur Pathogenese des Diabetes mellitus wurde zum Teil durch die Recantsche Gruppe unterstützt (ALP et al., 1966; ALP u. RECANT, 1965; KARL et al., 1968; VOYLES et al., 1969; MAHLER et al., 1968 und JERVELL, 1966). Eine Anzahl von Autoren war jedoch nicht in der Lage, die Befunde von VALLANCE-OWEN zu bestätigen (CAMERON et al., 1964, DAVIDSON u. GOODNER, 1967; ENSINCK et al., 1967; KEEN, 1963). Darüber hinaus wurde das ganze Konzept des Synalbumin-Insulin-Antagonismus ernsthaft aus logischen Gründen von BERSON und YALOW (1965) kritisiert.

Wenn der Insulinantagonismus in der pathogenetischen Schrittfolge, die zum Diabetes mellitus führt, eine entscheidende Rolle spielte, müßte ein Hyperinsulinismus in jedem Stadium der Krankheitsentwicklung vorliegen, in der die Glukosetoleranz entweder noch normal — wie beim Prädiabetes — oder nur leicht gestört ist. Wie weiter unten erörtert wird, ist der Hyperinsulinismus bei Patienten mit Prädiabetes oder latentem Diabetes kein charakteristischer Befund.

II. Die Insulinresistenz

Insulinresistenz bedeutet eine gegenüber der Norm verminderte Reaktion der Gewebe auf Insulin. Wie beim Insulinantagonismus sollte die Insulinresistenz von einem kompensatorischen Hyperinsulinismus in der prädiabetischen Phase und in den frühen Stadien der Glukoseintoleranz begleitet sein. Da der Hyperinsulinismus nicht für den Diabetes charakteristisch ist, kann die Insulinresistenz auch kein vorrangiger pathogenetischer Faktor beim Diabetes sein.

Das Vorkommen einer Insulinresistenz beim Diabetes ist damit nicht ausgeschlossen. Es ist z.B. wohlbekannt, daß Übergewicht, Akromegalie, Cushing-Syndrom und Schwangerschaft mit verschiedenen Graden der Insulinresistenz verbunden sind, unabhängig davon, ob ein Diabetes mellitus besteht. RANDLE u.Mitarb. (RANDLE et al., 1963; RANDLE et al., 1966) haben angenommen, daß die erhöhte Menge von freien Fettsäuren, die man bei den meisten dieser Zustände findet, mit der herabgesetzten Insulinempfindlichkeit und der daraus sich ergebenden Störung im Kohlenhydratstoffwechsel kausal verbunden ist. Der Ausdruck „Glukose-Fettsäure-Zyklus" wurde vorgeschlagen, um die Wechselbeziehungen zwischen Glukose- und Fettsäurestoffwechsel, der für die Einregulierung der Glukose- und Fettsäuremengen im Blut verantwortlich ist, zu kennzeichnen. Diese zugkräftige Hypothese konnte durch einige andere Untersucher jedoch nicht bestätigt werden. So fanden KIPNIS u.Mitarb. (Schalch *et al.*, 1965; SCHONFELD u. KIPNIS, 1968 a; SCHONFELD u. KIPNIS, 1968 b), daß der Spiegel der freien Fettsäuren, um die Glukosetoleranz zu beeinflussen, auf Konzentrationen ansteigen müßte, die nicht mit physiologischen Abläufen zu vereinbaren sind, und daß z.B. das Wachstumshormon imstande ist, die Glukosetoleranz wesentlich herabzusetzen, bevor die freien Fettsäuren im Plasma einen solchen Spiegel erreichen.

Für die für die Fettsucht charakteristische Insulinresistenz wurde eine andersartige Erklärung von SALANS *et al.*, (1968) gegeben. Menschliches Fettgewebe wird insulinresistent, wenn seine Masse anwächst; es gewinnt nach Gewichtsreduktion seine Insulinempfindlichkeit zurück. Da eine Fettsucht bei den meisten spät-manifesten Diabetesformen vorliegt, ist es wahrscheinlich, daß es von Bedeutung für die Entwicklung der Glukoseintoleranz ist. Dieser Aspekt, daß die Insulinresistenz als zusätzlicher Faktor den Diabetes auslöst, wird in diesem Kapitel später erörtert.

III. Die defekte Insulinsynthese

Bei der Erörterung der Pathogenese des Diabetes wurde die Möglichkeit der Produktion eines „abnormen" Insulins diskutiert. Dabei wurden Befunde vorgelegt, aus denen hervorgeht, daß juvenile Diabetiker ein Insulinmolekül mit erhöhter Resistenz gegenüber der Insulinase sezernieren (ELLIOTT *et al.*, 1965). Man schloß daraus, daß eine solche Modifikation des Insulinmolekül auch seine biologische Aktivität vermindern müßte. Es liegen jedoch keine Befunde vor, die Veränderungen der biologischen Wirksamkeit des Insulin beim Diabetes beweisen oder widerlegen.

Proinsulin zirkuliert bei normalen Personen in Mengen, die zwischen 5 und 48% der Menge des Gesamtinsulins variiren (MELANI *et al.*, 1970). Da nur in beschränktem Maße Daten über das Proinsulin im Blut von Diabetikern vorliegen, ergibt sich kein klarer Unterschied gegenüber der Norm, weshalb es ziemlich unwahrscheinlich ist, daß eine gestörte Umwandlung des Proinsulins zum Insulin von pathogenetischer Bedeutung bei dieser Krankheit ist (STEINER *et al.*, 1970). Dies wird weiterhin durch die Tatsache bestätigt, daß „big"-Insulin, eine Plasmainsulinfraktion, die wahrscheinlich zum Proinsulin Beziehung hat, in ähnlichen Konzentrationen beim Normalen und beim Diabetiker vorkommt (GORDEN u. ROTH, 1969).

Die zitierten Untersuchungen vermögen die Hypothese, daß der Diabetes durch einen Defekt in der biosynthetischen Produktionsstätte der B-Zellen verursacht wird, nicht zu stützen. Es sollte jedoch betont werden, daß subtile Veränderungen bei der Regulierung der Insulinsynthese bis jetzt noch nicht als ätiologischer Faktor beim Diabetes ausgeschlossen werden können.

IV. Die defekte Insulinfreisetzung

Nachdem YALOW u. BERSON (1960a) den radioimmunologischen Nachweis für das Plasmainsulin eingeführt hatten, wurde es bald klar, daß die Insulinfreiset-

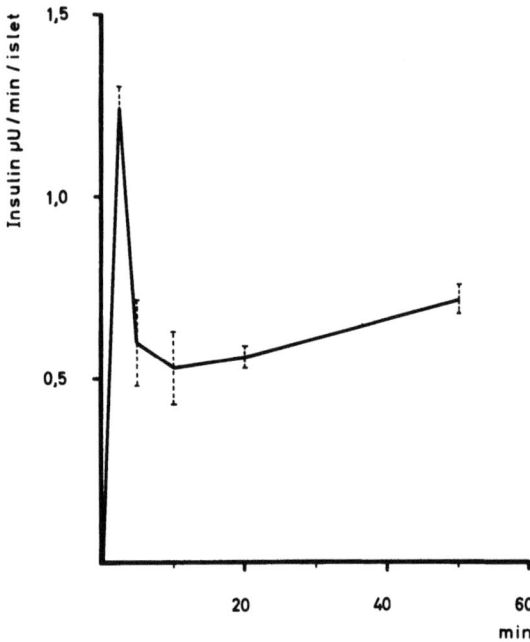

Abb. 1. Insulinsekretionsrate als Funktion der Zeit. Langerhanssche Inseln des Rattenpankreas wurden durch Kollagenasebehandlung isoliert und in Gruppen von je 10 in einem Medium inkubiert, das niedrige Konzentrationen (60 mg/100 ml) oder hohe Konzentrationen (300 mg/100 ml) Glukose enthielt; Differenzen der Sekretionsrate sind der Inkubationszeit gegenübergestellt. Vertikale Striche bedeuten ± SEM. 3—5 Versuche. (Aus CERASI u. LUFT, 1970)

zung beim Diabetes nicht normal ist (CERASI u. LUFT, 1963; SELTZER u. HARRIS, 1964; YALOW u. BERSON, 1960a). Berichte aus verschiedenen Laboratorien haben während der letzten fünf Jahre deutlich gemacht, daß bei allen diabetischen Zuständen eine herabgesetzte Reaktivität der Insulin produzierenden Langerhansschen Zellen vorliegt.

Die Insulinfreisetzung aus den B-Zellen des Pankreas zeigt ein charakteristisches Muster. Abb. 1 zeigt die Sekretionsrate des Insulins der isolierten Langerhansschen Inseln der Ratte, die mit 300 mg Glukose/100 ml inkubiert wurden (CERASI u. LUFT, 1970a). Die Sekretion erreicht innerhalb von 2—3 min ihr Maximum; danach kommt es zu einem schnellen Abfall mit einem Tiefpunkt um etwa 10 min nach Beginn der Stimulation. Es folgt darauf ein graduelles Ansteigen der Insulinsekretion während des Restes der Versuchsperiode.

Ein ähnliches Muster der Insulinfreisetzung läßt sich beim Menschen zeigen (CERASI u. LUFT, 1967a). Die Abb. 2, die ein experimentelles Modell darstellt, das die Versuchsbedingungen von Abb. 1 nachahmt, illustriert die Reaktion des Plasmainsulins gesunder Versuchspersonen auf eine plötzliche Erhöhung der Blutglukosekonzentration. Das biphasische Profil der Insulinkurve tritt bei einigen, aber nicht bei allen Versuchspersonen in Erscheinung. Es sollte betont werden, daß diese Kurven Veränderungen in der Insulinkonzentration des Plasma anzeigen, daß sie aber nicht direkt den aktuellen Ausstoß des Insulins aus dem Pankreas demonstrieren. Die Insulinkonzentration ist eine Funktion mehrerer Faktoren, wie Produktion des Insulins, Abbau des Hormons und seine Verteilung im extrazellulären Flüssigkeitsvolumen.

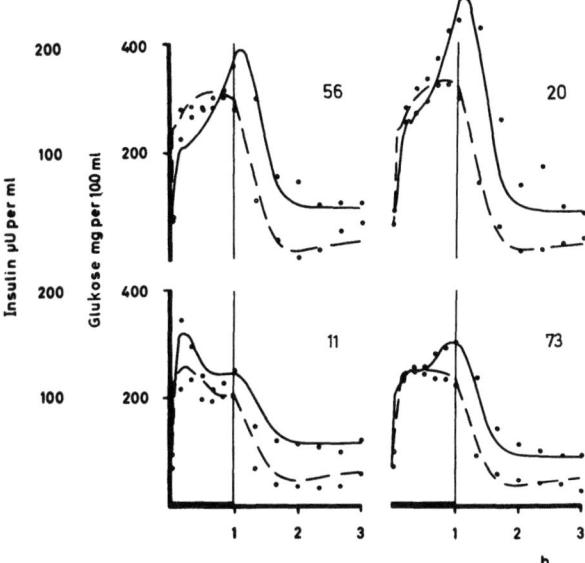

Abb. 2. Ergebnisse des Glukoseinfusionstests bei 4 normalen Personen. Ausgezogene Linien = Plasmainsulin; unterbrochene Linien = Blutglukose. Kurven, die durch Analogberechnung der Insulinwerte erhalten wurden = ausgefüllte Kreise. Blutglukosewerte = offene Kreise. (Aus CERASI u. LUFT, 1967a)

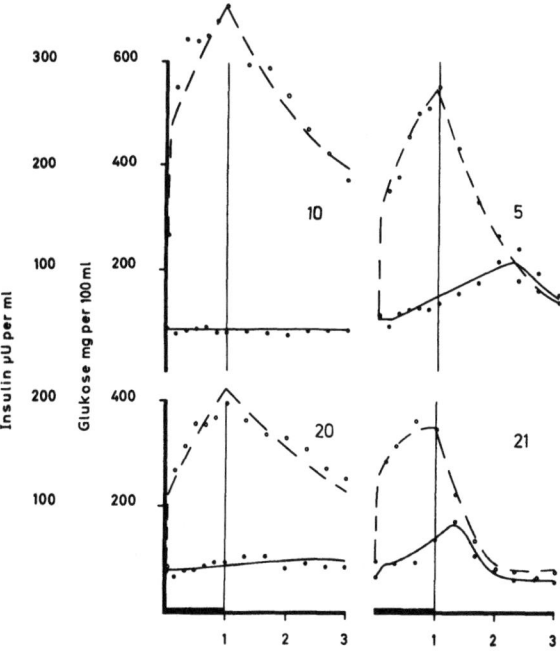

Abb. 3. Ergebnisse des Glukoseinfusionstests bei Patienten mit manifestem Diabetes (oben) und nur reduzierter Glukosetoleranz (unten). Bezeichnungen wie in Abb. 2. (Aus CERASI u. LUFT, 1967a)

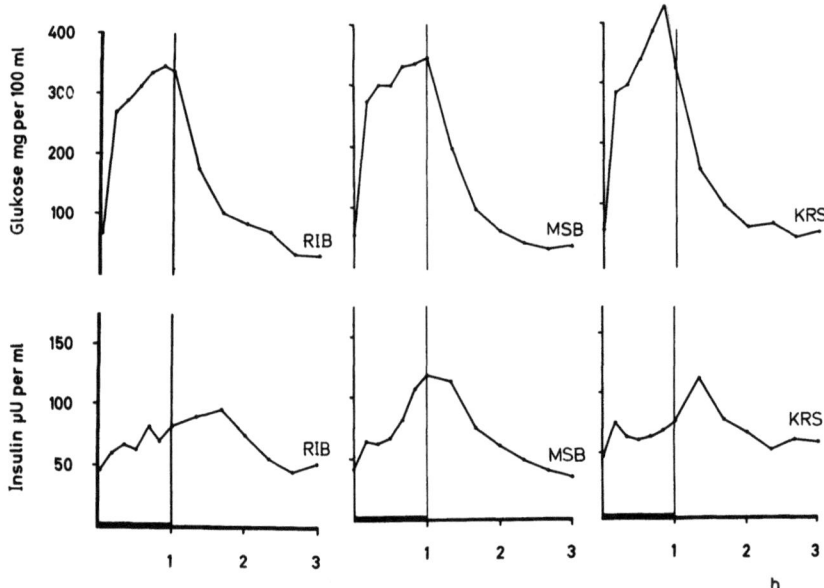

Abb. 4. Ergebnisse des Glukoseinfusionstests bei 3 gesunden monozygoten Zwillingsverwandten diabetischer Patienten. (Aus Cerasi u. Luft, 1967d)

Bei diabetischen Patienten ist das charakteristische Profil der Insulinkurve deutlich abgeändert (Cerasi u. Luft, 1967a; Abb. 3). Nur bei Patienten mit herabgesetzter Glukosetoleranz wie auch bei Patienten mit manifestem Diabetes zeigt die Insulinreaktion auf Glukoseinfusion einen niedrigeren oder einen fehlenden initialen Gipfel. Die späte Phase der Plasmainsulinkurve ist entweder reduziert und verzögert oder sie fehlt fast ganz. Eine völlig flache Insulinkurve herrscht bei juvenilen Diabetikern vor, findet sich aber auch bei Personen, die nur eine herabgesetzte Glukosetoleranz aufweisen.

Diese Herabsetzung der sekretorischen Funktion der B-Zellen bei Diabetikern kann eine progressive Schädigung der Insulinfreisetzung anzeigen, kann allerdings auch der Ausdruck eines genetischen Defektes sein. Die erste Alternative wurde von Seltzer et al. (1967) vorgeschlagen; die letztere schließt ein, daß Personen, die zu dieser Krankheit prädestiniert sind, d.h. Prädiabetiker, wahrscheinlich auch eine Schädigung der Insulinfreisetzung aufweisen. In unserer Studie wurde der Glukoseinfusionstest nur bei einer Gruppe einwandfreier prädiabetischer Personen angewandt: den gesunden Paarlingen monocygotischer Zwillinge, von denen der andere Paarling einen Diabetes hat (Cerasi u. Luft, 1967b). Die Befunde, die in dieser Serie erhoben wurden, waren überzeugend (Abb. 4). Die Insulinreaktion war träge, verzögert und niedriger als normal, so wie man sie bei Personen mit latentem oder manifestem Diabetes sieht. In denjenigen Fällen, bei denen der Glukoseinfusionstest bei beiden Probanden des monocygoten Paars durchgeführt werden konnte, war die Insulinreaktion fast identisch, gleichgültig, ob beide Zwillinge Diabetiker waren, einer einen manifesten Diabetes und der andere eine herabgesetzte Glukosetoleranz hatte oder ob keiner Diabetiker war (Abb. 5). Daraus konnte man schließen, daß genetische Faktoren den Typ der Insulinreaktion auf Glukosereiz bestimmen und daß die Schädigung der Insulinfreisetzung ein genetischer Faktor beim Diabetes mellitus sein kann.

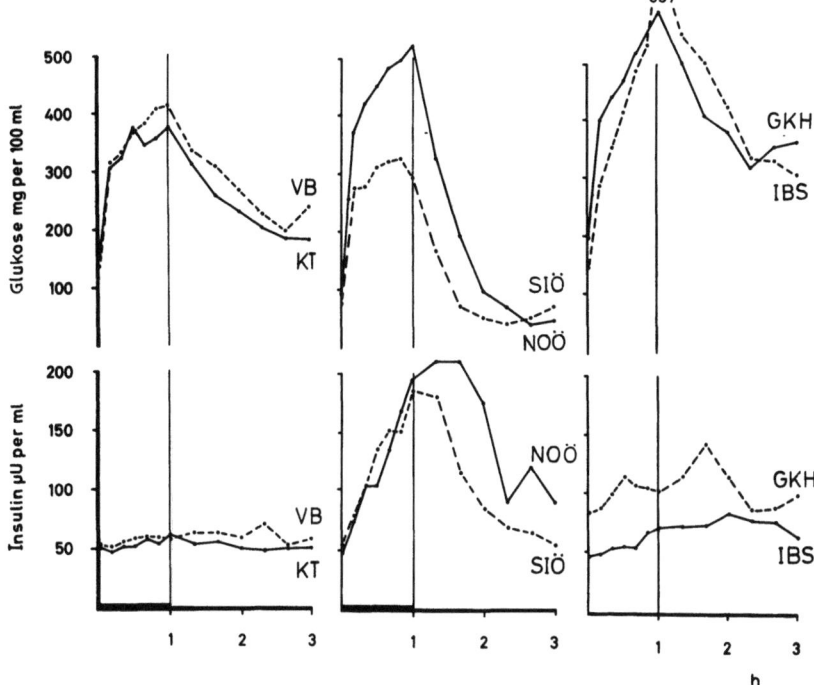

Abb. 5. Ähnlichkeit der Insulinreaktion auf Glukoseinfusion bei 3 Paaren monozygoter Zwillinge. (Aus Cerasi u. Luft, 1967)

Wenn die Glukoseinfusionen bei einer großen Gruppe von gesunden Erwachsenen mit normaler Glukosetoleranz durchgeführt wurden, zeigte die Mehrheit den erwarteten schnellen und deutlichen Anstieg des Plasmainsulins. In 15—20% der Gruppe war die Insulinreaktion jedoch ähnlich wie bei diabetischen und prädiabetischen Personen (Cerasi u. Luft, 1967, Abb. 6). Ähnliche Resultate ergaben sich bei einer Gruppe von 42 Kindern zwischen 7 und 16 Jahren (Cerasi u. Luft, 1970b).

Da eine qualitativ und quantitativ gleiche Schädigung der Insulinreaktion bei manifesten und latenten Diabetikern und genetisch vorbestimmten Prädiabetikern gefunden wurde, schlossen wir, daß die Schädigung der Insulinfreisetzung eine conditio sine qua non für die Entwicklung der Krankheit sei. Darüber hinaus nahmen wir an, daß diese Störung der Ausdruck oder das Kennzeichen einer genetischen Bedingtheit des Diabetes sei. Weiterhin zogen wir den Analogieschluß, daß gesunde Personen mit derselben Erniedrigung und Verzögerung der Insulinreaktion auf Glukosereiz Prädiabetiker seien.

Was könnte das Wesen dieser Störung der Insulinfreisetzung sein? Bei den Untersuchungen, über die wir bis jetzt berichteten, wurde die Glukose intravenös als 1-Std-Infusion zur Stimulierung der Insulinfreisetzung verwandt. Wenn Glukose oral und Tolbutamid intravenös gegeben wurden, war die Insulinreaktion der Prädiabetiker wiederum niedriger als bei normalen Personen (1967c). Darüber hinaus haben Berichte von verschiedenen Gruppen, die Glukose, Tolbutamid, Aminosäuren, Glukagon, Cortison und verschiedene Kombinationen dieser Substanzen zur Pankreasstimulierung benutzten, denselben Schluß gezogen, wie er hier vorgebracht wurde (Daweke et al., 1968; Floyd et al., 1968; Parker et

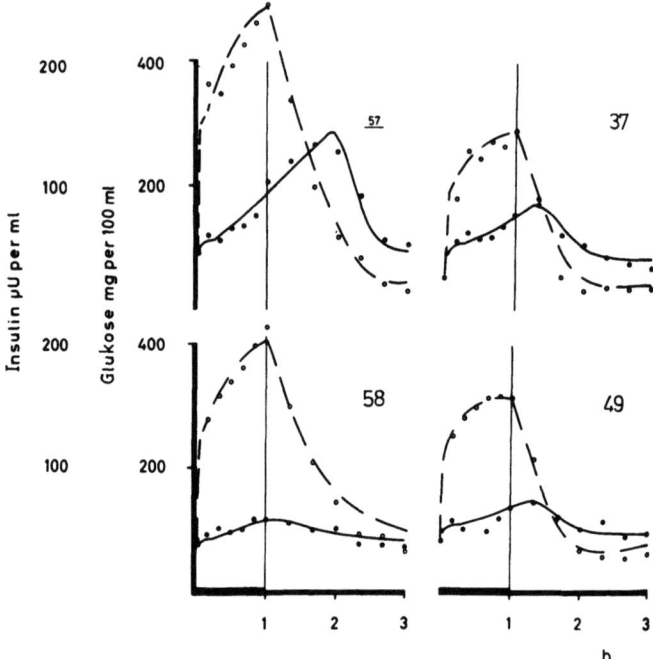

Abb. 6. Ergebnisse des Glukoseinfusionstests bei 4 gesunden Personen mit herabgesetzter und verzögerter Insulinreaktion. Bezeichnungen wie in Abb. 2. (Aus Cerasi u. Luft, 1967a)

al., 1968; Pyke u. Taylor, 1967; Simpson *et al.*, 1968; Soeldner *et al.*, 1968). So scheint es, daß die B-Zellen der Prädiabetiker in vermindertem Maße fähig sind, adäquate Mengen von Insulin freizusetzen, ungeachtet der Art des stimulierenden Signals.

Die vorausgehende Diskussion über Signale und Insulinfreisetzung bei Prädiabetikern lenkt die Aufmerksamkeit auf eine Verbindung von zentraler Bedeutung für den Freisetzungsmechanismus in den Zellen, das zyklische Adenosin 3′, 5′-Monophosphat (zyklisches AMP). Daß das zyklische AMP bei der Insulinfreisetzung eine Rolle spielt, ist gut gesichert (Lacy, 1967; Lambert *et al.*, 1967; Malaisse *et al.*, 1967; Sussman *et al.*, 1966; Turtle *et al.*, 1967). In der Annahme, daß der Defekt in der Insulinfreisetzung der Diabetiker das zyklische AMP-System einschließt, verabreichten wir diesen Personen Theophyllin, einen Stoff, der bekanntlich den Anstieg des Spiegels des zyklischen AMP in den Zellen dadurch steigert, daß er seinen Abbau inhibiert (Cerasi u. Luft, 1969a). Theophyllin beeinflußte die Insulinreaktion diabetischer Personen auf Glukose nicht. Die Insulinreaktion auf Glukose einiger weniger gesunder Personen wurde durch Theophyllin etwas gesteigert. Ein durchschlagender Effekt zeigte sich jedoch bei der Gruppe der Prädiabetiker; ihre initiale Insulinreaktion auf Glukose wurde teilweise oder komplett wiederhergestellt. Die Abb. 7 erläutert die Resultate, die sich bei einigen prädiabetischen Patienten ergaben.

Da das Theophyllin eine kompetitive Hemmung der Aktivität der zyklischen AMP-Phosphodiesterase bewirkt, kann man aus den Daten schließen, daß das zyklische AMP bei Prädiabetikern in verminderten Mengen produziert wird. Der fehlende Theophyllineffekt bei Diabetikern kann der Ausdruck einer deutlich ausgesprochenen Produktionserniedrigung der zyklischen AMP sein.

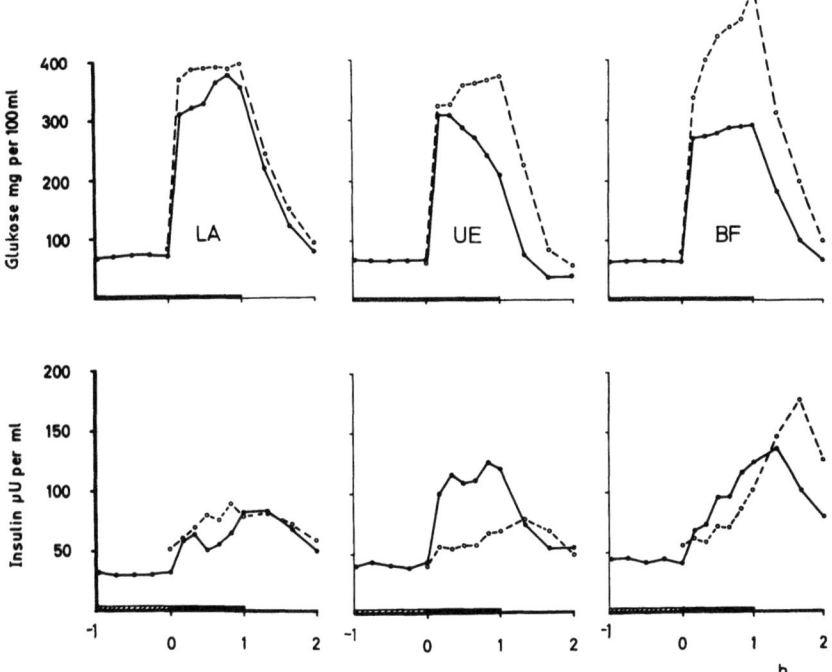

Abb. 7. Wirkung einer Theophyllin-Infusion ($-1 -0^h$) auf die Insulinreaktion von Glukoseinfusionen ($0—1^h$) bei 3 prädiabetischen Personen. Durchbrochene Linie = Resultate, die während der Kontroll-experimente gefunden wurden, ausgezogene Linien = Resultat der Theophyllin-Glukoseinfusion. (Aus Cerasi u. Luft, 1969a)

Neuerliche Untersuchungen an gesunden Versuchspersonen der Autoren spre-chen für diese Interpretation (Cerasi et al., 1969b). Die Blockade der adrenergi-schen β-Rezeptoren durch Propranolol ging mit einem Abfall der Insulinfreiset-zung bei Glukoseinfusion einher, wobei die Insulinkurve das Profil aufwies, das dem Prädiabetiker entspricht (Abb. 8a). Diese herabgesetzte Insulinreaktion konnte durch Theophyllin in einer Dosis normalisiert werden, die bei derselben Person vor Gabe von Propranolol unwirksam war (Abb. 8b). Da man annimmt, daß die β-Rezeptoren mit der Adenylcyklase eng verwandt sind (Robinson et al., 1967), muß man annehmen, daß der Abfall der Insulinreaktion nach Proprano-lol durch eine verminderte Bildung von cyklischem AMP zustande kommt.

Die erwähnten Untersuchungen legen nahe, daß die defekte Insulinfreisetzung bei Prädiabetikern, in Analogie zu den Befunden nach Gabe von Propranolol, durch den Abfall der Adenylcyklaseaktivität der B-Zellen bedingt ist.

Wir haben darauf hingewiesen (Cerasi u. Luft, 1970c), daß die Glukose auf die Insulinfreisetzung aus den B-Zellen auf zwei voneinander unabhängigen Wegen einwirkt (Abb. 9): als Substrat, das wie in allen anderen Zellen metaboli-siert wird, und als Effektor an einem spezifischen Rezeptor (1 in Abb. 9), der hinwiederum die Adenylcyklase aktiviert (3 in Abb. 9). Ein Anstieg des cyklischen AMP, der durch Aktivierung der Adenylcyklase induziert wird, provoziert eine Insulinfreisetzung durch seine Wirkung auf eine spezifische Insulin-freisetzende Einheit (5 in Abb. 9). Arbeiten in unserem Laboratorium (Grill u. Cerasi, 1973; Grill u. Cerasi, 1974) haben nun die Richtigkeit der oben erwähnten

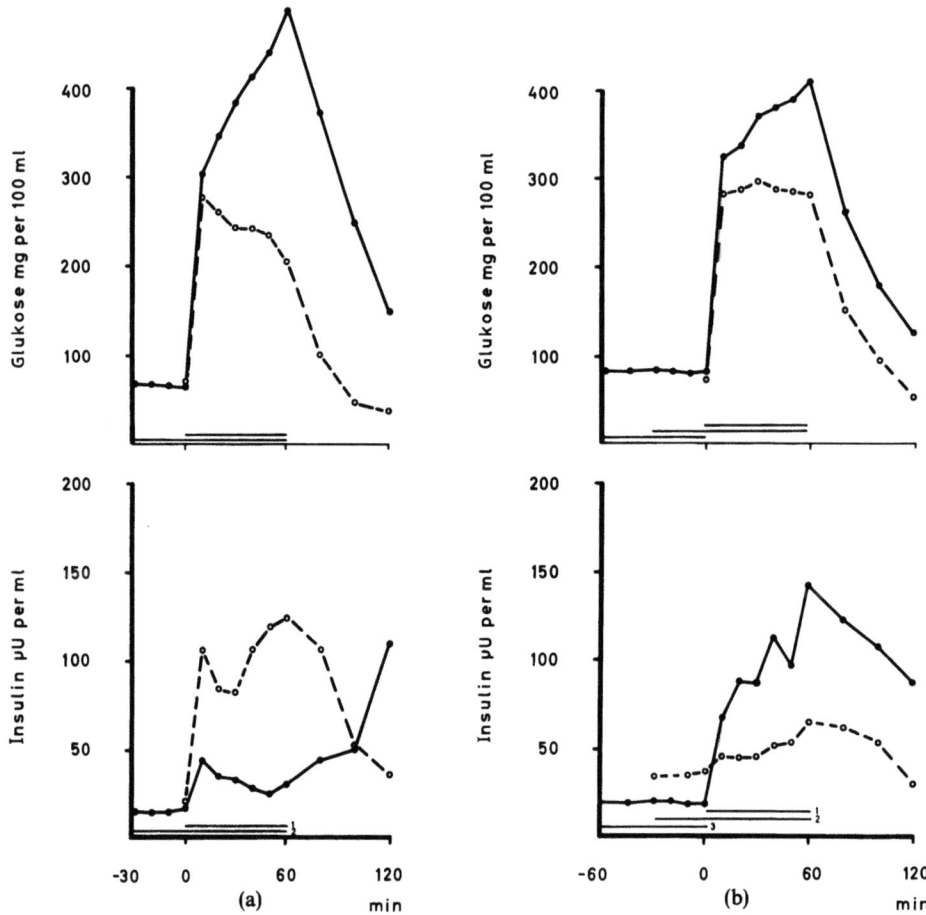

Abb. 8. (a) Effekt von Propranolol auf die Plasmainsulinreaktion einer Glukoseinfusion bei einer gesunden Versuchsperson. Durchbrochene Linie = Ergebnis ohne, durchgezogene Linie = mit Propranolol. Propranolol wurde zwischen der 30. und 60. min infundiert (2 Versuche), Glukose zwischen 0 und der 60. min (1 Versuch). (b) Wirkung von Theophyllin auf die Propranolol-inhibierte Insulinreaktion auf Glukoseinfusion bei einer gesunden Versuchsperson. Legende wie in Abb. 8a, außer daß Theophyllin zwischen −60 und 0 min infundiert wurde. 3 Versuche. (Aus Cerasi et al., 1969)

Hypothese gesichert. In der Tat konnte gezeigt werden, daß Glukose die Anhäufung von cyklischem AMP in den isolierten Langerhans-Zellen der Ratte stimuliert. Wirkstoffe, die den intracellulären Abbau des cyklischen AMP hemmen, wie z.B. Methylxantinderivate, steigern diese Wirkung der Glukose erheblich. Der Effekt der Glukose auf das cyklische AMP konnte innerhalb von 45—90 sec der Einwirkung auf die Inselzellen und vor dem Auftreten von Insulin im Medium verzeichnet werden. Es bestand eine strikte Parellelität zwischen cyklischem AMP und Freisetzung des Insulins in das Medium als Funktion der extracellulären Glukosekonzentration. So waren die Schwelle (90—120 mg/100 ml), die maximal wirksamen (300—500 mg/100 ml) und die halbmaximal wirksamen (150/100 ml) Konzentrationen der Glukose identisch sowohl für das cyklische AMP wie die Insulinfreisetzung. Deshalb erscheint es logisch anzunehmen, daß die Glukose

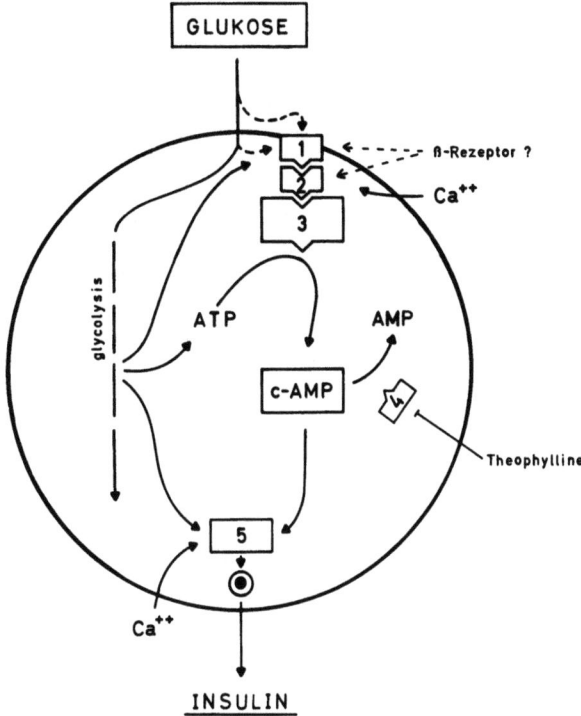

Abb.9 zeigt den angenommenen Wirkungsmechanismus einer Glukosegabe auf die Insulinfreisetzung: Signalkette rechts, metabolische Kette links. *1* Glukoserezeptor; *2* Übertragungseinheit; *3* Adenylcyclase; *4* Phosphodiesterase; *5* Einheit, die Insulin freisetzt. Pfeile, die die metabolischen und die Signalketten verbinden, zeigen die Stelle an, an welcher die Signalkette gesteuert werden kann. (Aus CERASI u. LUFT, 1970c)

dadurch wirkt, daß sie das cyklische AMP in den B-Zellen erzeugt, das dann den Freisetzungsprozeß aktiviert.

Die beiden Ereignisfolgen, die in Abb. 9 dargestellt sind — die metabolische Kette und die Signalkette — repräsentieren unabhängige Phänomene von verschiedenem evolutionären Ursprung. Jedoch kann die metabolische Kette die Signalkette auf verschiedenen Stufen steuern, z.B. dadurch, daß sie mehr ATP zur Verfügung stellt oder den Transport des Calcium beeinflußt usw.

Der oben erwähnte steuernde Effekt der Glukose, der sich zu ihrer signalgebenden Wirkung entgegengesetzt verhält, ist kürzlich im einzelnen untersucht worden (CERASI, unveröffentlichte Befunde). Erfolgen zwei Glukosereize nacheinander, so ist die Insulinreaktion auf den zweiten erheblich größer. Die erste Glukosegabe modifizierte also das Signal, das in der B-Zelle durch die zweite Glukosebelastung gesetzt wird. Es ließ sich zeigen, daß dieser Verstärkereffekt der Glukose zeitabhängig ist (CERASI et al., 1974) und eine Vermehrung der maximalen Insulinfreisetzung bewirkte, ohne daß die Affinität der B-Zellen zur Glukose abgewandelt wurde. Darüber hinaus war der Schwellenwert der Blutglukose, der erforderlich war, um die Freisetzung zu verstärken, erheblich höher als derjenige, der notwendig war, um das insulinogene Signal zu aktivieren. Es wird angenommen, daß diese potenzierende Wirkung der Glukose mit ihrem Metabolismus in der B-Zelle zusammenhängt und so mit der linksseitigen Kette der Vorgänge in Abb. 9 korrespondiert.

Bei Diabetikern wie auch bei Prädiabetikern ist Glukose nicht imstande, eine normale Freisetzung von Insulin zu induzieren; dieser Defekt könnte, wie bereits erwähnt, durch eine herabgesetzte Bildung von cyklischem AMP bedingt sein. Jedoch erscheint ein Adenylcyklase-Defekt selbst beim Diabetes ziemlich unwahrscheinlich, da Glukagon als bekannter Stimulator der B-Zell-Adenylcyklase eine fast normale Insulinfreisetzung beim Diabetiker induziert (Simpson et al., 1968), woraus hervorgeht, daß die Adenylcyklase in den B-Zellen des Diabetikers intakt ist. Die defekte Insulinfreisetzung würde man also auf einen lädierten Glukoserezeptor beziehen müssen. Dies würde per definitionem bedeuten, daß die Insulinfreisetzung nur dann abnorm ist, wenn Glukose als Stimulator benutzt wird. In der Tat zeigt die durch Tolbutamid stimulierte Insulinfreisetzung, obgleich von geringerem Ausmaß, bei prädiabetischen Personen eine normale Kinetik (Cerasi u. Luft, 1967c). Darüberhinaus kann bei manchen Diabetikern eine normal schnelle Insulinfreisetzung mit Tolbutamid erzielt werden (Cerasi et al., 1969a; Versano-Aharon et al., 1970). Alle diese Befunde sprechen zugunsten der Hypothese, daß die Insulinfreisetzung durch eine selektive Läsion des Glukoserezeptors verursacht wird.

Diese Läsion ist als eine Verminderung der Empfindlichkeit (oder der Affinität) des Rezeptors für Glukose zu verstehen. In der Tat konnten wir zeigen, daß Prädiabetiker, und gelegentlich auch Personen mit mildem Diabetes, mit einer abrupten und quantitativ adäquaten Insulinreaktion antworten, vorausgesetzt, daß es sich um einen erheblichen glykämischen Reiz handelt (Cerasi et al., 1972, 1973a). So zeigt die Glukose-Insulin-Dosiswirkungskurve bei Prädiabetikern und Diabetikern eine Wendung nach rechts von der Normalkurve, wobei die Verminderung der Empfindlichkeit beim manifesten Diabetiker stärker ausgesprochen ist.

Wir sehen es als begründete Annahme an, daß die defekte Insulinfreisetzung beim Prädiabetes und beim Diabetes durch eine Änderung des spezifischen Rezeptors für Glukose der B-Zelle bedingt ist. Wir glauben, daß dadurch die Unfähigkeit der B-Zelle zustande kommt, Hyperglykämie als Signal zur Aktivierung der Adenylcyklase zu erkennen. Die Basalaktivität der Adenylcyklase ist wahrscheinlich normal, mindestens bei denjenigen Diabetikern, die auf Sulfonylharnstoffe reagieren. Bei juvenilen Diabetikern könnte entweder eine schwerere Veränderung der Rezeptoreinheit, eine stärkere Reduktion der basalen Aktivität der Adenylcyklase oder eine mehr generalisierte (sekundäre?) metabolische Störung in der B-Zellen bestehen.

Die basale Störung beim Diabetes mellitus würde weder eine Stoffwechselstörung noch ein Enzymdefekt der B-Zelle im klassischen Sinne sein. Sie wäre vielmehr in der *gestörten Fähigkeit der B-Zelle zu sehen, eine spezifische Information vom Extrazellulärraum in den Intrazellulärraum zu übertragen, wo diese Information den Sekretionsprozeß auslöst.*

Da gleich niedrige Insulinreaktionen bei Personen mit normaler Glukosetoleranz und bei Patienten mit verschiedenen Graden der Glukoseintoleranz gefunden werden, kann die Ursache der Glukoseintoleranz nicht ausschließlich auf diese lädierte Insulinreaktion bezogen werden. Es lag deshalb die Annahme nahe, 1. daß irgend ein Faktor hinzukommen müßte, um einen Abfall der Glukosetoleranz bei prädiabetischen Personen auszulösen oder 2. daß der Prädiabetiker vor einer Glukoseintoleranz durch irgend einen Mechanismus geschützt wäre, der das Insulindefizit kompensiert (Cerasi u. Luft, 1967d).

Die erste dieser Möglichkeiten erfordert eine Bewertung der Bedeutung bekannter diabetogener Faktoren in der Entwicklung der Kohlenhydratintoleranz. Einer dieser Faktoren ist das Übergewicht. Die Plasma-Insulin-Reaktion auf

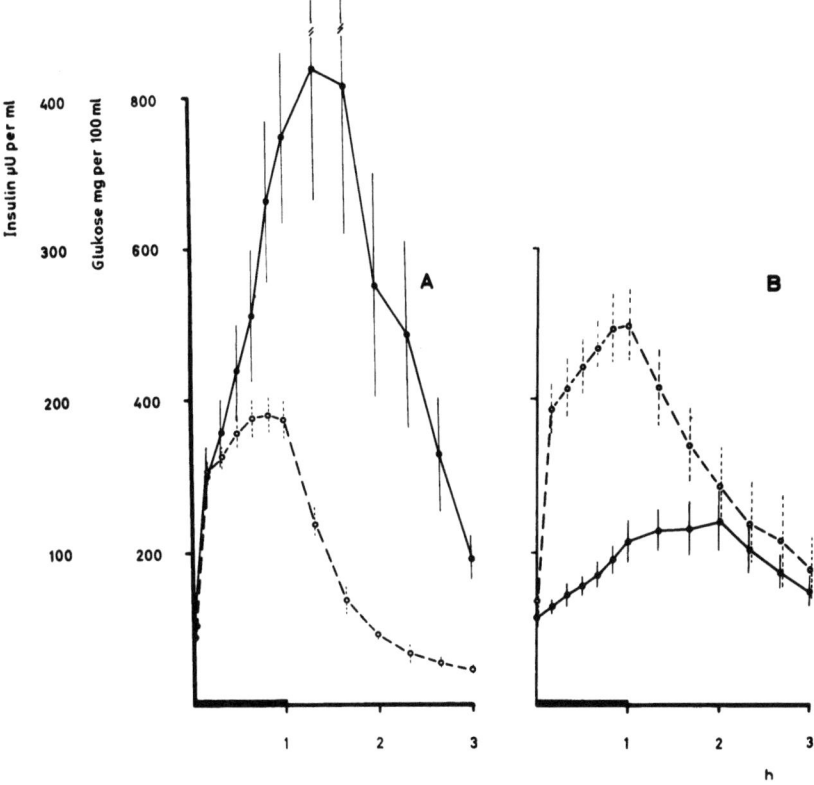

Abb. 10. Glukoseinfusionstests bei Gruppen von übergewichtigen Nicht-Diabetikern (a) und übergewichtigen Diabetikern (b). Durchgezogene Linien = Plasmainsulin. Unterbrochene Linien = Blutglukose. Vertikale Säulen = ± SEM. (Aus Luft et al., 1968)

eine Glukoseinfusion war bei übergewichtigen Personen mit normaler Glukosetoleranz deutlich erhöht, obgleich die Reaktion bei Übergewichtigen mit herabgesetzter Toleranz vermindert und verzögert war und den Typ von nicht-übergewich-
tigen Diabetikern zeigte (Abb. 10; Luft et al., 1968). Ein anderer, wohlbekannter
diabetogener Faktor ist das menschliche Wachstumshormon (HGH). Bei der
Akromegalie, bei der dieses Hormon in abnormen Mengen produziert wird,
zeigten Patienten mit normaler Glukosetoleranz während der Glukoseinfusion
eine stark erhöhte Insulinreaktion; Patienten mit herabgesetzter Glukosetoleranz
wiesen wieder den diabetischen Typ der reduzierten und verzögerten Insulinreaktion auf (Abb. 11; Luft et al., 1967).

Diese Befunde scheinen aufzuzeigen, daß diabetogene Faktoren, wie HGH
oder Übergewicht, nur bei solchen Personen diabetogen sind, deren Pankreas
unfähig ist, dies durch eine erheblich gesteigerte Insulinproduktion auszugleichen,
d.h. bei Prädiabetikern, wie sie hier definiert werden (Luft u. Cerasi, 1968).

Einige andere Beobachtungen sprechen für diese Interpretation. Wenn Patienten mit Akromegalie und normaler Glukosetoleranz erfolgreich durch chirurgische Hypophysektomie behandelt wurden, kehrte ihre Insulinreaktion zur Norm
zurück. Akromegale mit herabgesetzter Glukosetoleranz zeigten dagegen, wenn
behandelt, weiterhin dieselbe herabgesetzte und verzögerte Insulinreaktion, selbst
wenn ihr Glukosetoleranztest zur Norm zurückkehrte. Mit anderen Worten:

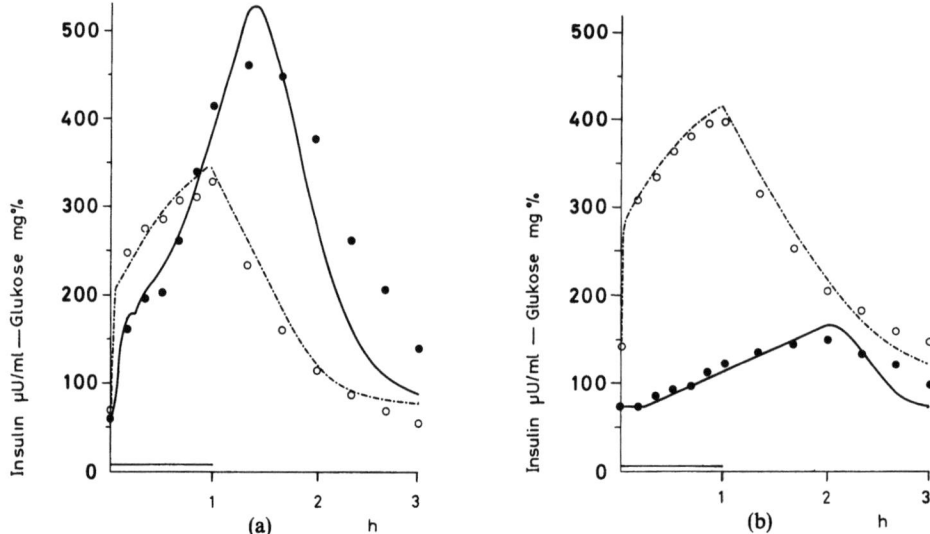

Abb. 11. (a) Glukoseinfusionstest bei einer Gruppe von Patienten mit Akromegalie und normaler Glukosetoleranz. Bezeichnungen wie in Abb. 2. (b) Glukoseinfusionstest bei einer Gruppe von Patienten mit Akromegalie und herabgesetzter Glukosetoleranz oder manifestem Diabetes. Bezeichnungen wie in Abb. 2. (Aus LUFT et al., 1967)

Die Hypophysektomie brachte diese Patienten aus dem manifesten oder latenten in den prädiabetischen Zustand (LUFT et al., 1967).

Eine Zahl von physiologischen Reizen steigert die HGH-Sekretion; die Menge des HGH im Blut fluktuiert deshalb während einer 24-Std-Periode beträchtlich. Es ist nicht bekannt, ob diese häufigen HGH-Gipfel von irgend einer Bedeutung für den Ausbruch des Diabetes bei prädiabetischen Personen sind.

Eine Frage, die eine Erklärung fordert, ist, wie der Prädiabetiker eine normale Glukosetoleranz trotz seiner insuffizienten Insulinproduktion aufrecht erhalten kann. Bei dieser Gelegenheit muß daran erinnert werden, daß eine „normale" Glukosetoleranz, wie sie bei solchen Untersuchungen beschrieben wird, nur die Personen ohne manifesten Diabetes abgrenzt und deshalb die Glukosetoleranz des Prädiabetikers einschließt. Man sollte auch daran festhalten, daß die intravenösen Glukosetoleranztests (K-Werte) bei unserer Gruppe von Prädiabetikern signifikant niedriger waren als diejenigen der Nicht-Prädiabetiker, obwohl sie in den Normalbereich fielen (CERASI u. LUFT, 1967c). So verminderte die reduzierte Kapazität der Insulinsekretion die Glukosetoleranz der Prädiabetiker, aber nicht in einem Ausmaß, das für den manifesten Diabetes typisch ist.

Obgleich das Hinzukommen diabetogener Faktoren zu dem bereits vorhandenen genetischen Kapazitätsdefekt der Insulinsekretion den Übergang des Prädiabetes in den latenten oder manifesten Diabetes in manchen Fällen voll erklärt, könnte doch eine Reihe von kompensatorischer Mechanismen existieren, die dem Prädiabetiker hilft, die Glukosetoleranz innerhalb normaler Grenzen zu halten. Der Verlust eines solchen Mechanismus könnte dann die Entwicklung des latenten oder manifesten Diabetes auslösen. Eine weniger aktive Glukoneogenese und/oder eine größere Empfindlichkeit der peripheren Gewebe gegenüber Insulin könnte solche kompensatorische Faktoren darstellen. Wir haben gezeigt, daß die Konversion von ^{14}C-Pyruvat in ^{14}C-Glukose, die eine grobe Abschätzung der Glukoneogenese erlaubt, in einer begrenzten Gruppe von Prädiabetikern normal, in der Gruppe der Diabetiker jedoch gesteigert war (CERASI u. LUFT, 1967d). Darüber hinaus gibt es dafür Anzeichen, daß Diabetiker empfindlicher gegenüber exogenem Insulin als normale Personen sind (CERASI u. LUFT, 1969).

Kürzlich haben wir gezeigt (WAHREN et al., 1972; WAHREN et al., 1973; CERASI et al., 1973b), daß diese gesteigerte Empfindlichkeit gegenüber Insulin im Bereich der Leber zu suchen ist. Unsere Untersuchungen lassen erkennen, daß die basale hepatische Glukoseabgabe bei Prädiabetikern deutlich vermindert ist. Da die hepatische Aufnahme der Präkursoren der Glukoneogenese (Aminosäuren, Laktat, Pyruvat, Glycerin) nicht verändert ist, schlossen wir daraus, daß die Glukoneogenese in normalem Ausmaß vor sich geht, daß aber der Abfall der Glukoseabgabe durch Suppression der Glykogenolyse zustande kommt. Bei Diabetikern war die hepatische Glukoseabgabe normal, die Glukoneogenese (nach Maßgabe der Aufnahme glukoneogenetischer Substrate) aber stark erhöht. Diese Befunde legen nahe, daß die Glukosehomöostase bei Prädiabetikern trotz des Insulindefizits normal gehalten werden kann, und zwar mit Hilfe der supprimierten Glykogenolyse und der normalen Glukoneogenese (supprimiert im Verhältnis zum Hypoinsulinismus?). Wenn darüber hinaus die endogene Insulinsekretion minimal durch eine Glukoseinfusion mit niedriger Dosis angehoben wurde, sank die hepatische Glukoseabgabe schnell und drastisch bei den Prädiabetikern ab. Bei Diabetikern, bei denen keine Insulinsekretion erfolgte, blieb die hepatische Glukoseabgabe aber, bei gleichzeitiger deutlicher Hyperglykämie, unverändert. Alle diese Befunde lassen die wesentliche Rolle erkennen, die die Leber bei der Regulation der Glukosehomöostase spielt; sie zeigen, daß die Faktoren, die die Mehrzahl der Prädiabetiker davor behüten, Diabetiker zu werden, und die gegebenenfalls das Auftreten der Glukoseintoleranz beschleunigen, im Bereich der Leberzellen zu suchen sind.

V. Der Diabetes als primäre Kapillarerkrankung

Die Mikroangiopathie ist ein Charakteristikum des Diabetes mellitus, jedenfalls, wenn die Krankheit einige Zeit besteht. Jedoch könnte man annehmen, daß die Gefäßerkrankung kein sekundäres Phänomen ist, nicht einmal ein parallel laufender Vorgang, wohl aber eine primäre Veränderung in der Entwicklung des Diabetes. Ein umfassender Überblick über dieses Gebiet stammt von SIPERSTEIN et al. (1964). SIPERSTEIN u.Mitarb. (1966; 1968), die die quantitative Bestimmung der Dicke der Kapillarmembranen im Biopsiematerial des menschlichen Skelettmuskels als Technik benutzten, haben gezeigt, daß die Verdickung der Basalmembranen immer bei Patienten mit manifestem Diabetes erfolgt. Darüber hinaus zeigten SIPERSTEIN et al. (1968), daß zwischen der Dauer und der Schwere des diabetischen Zustandes auf der einen Seite und der Dicke der Membranen auf der anderen Seite keine Beziehung besteht. Aufgrund dieser Befunde schlossen sie, daß die Hypertrophie der Basalmembranen bei fast allen Diabetikern zu dem Zeitpunkt vorliegt, an dem der Diabetes mellitus zum ersten Mal eindeutig entdeckt wird. Bei Patienten mit einem Diabetes, der durch eine chronische Pankreatitis hervorgerufen wurde, konnte man keine Hypertrophie der Basalmembranen nachweisen (SIPERSTEIN, 1970).

SIPERSTEIN stellt fest: „Bei Patienten mit genetischem Diabetes mellitus ist es unwahrscheinlich, daß die für die Krankheit charakteristische Hyperglykämie der Faktor ist, der für die Entwicklung der diabetischen Mikroangiopathie verantwortlich ist. Es ist sehr wahrscheinlich, daß entweder die Hyperglykämie des

Diabetes mellitus eine metabolische Störung darstellt, die völlig unabhängig von der Mikroangiopathie des Diabetes verläuft, oder als Alternative, daß die Gefäßkrankheit tatsächlich der primäre Defekt des Diabetes mellitus ist, wobei die Hyperglykämie eine relativ gutartige späte Komplikation der primären und ernster zu bewertenden Mikroangiopathie darstellt" (SIPERSTEIN, 1970).

Für diese Hypothese sprechen folgende Beobachtungen: Bei 50% der gesunden Nachkommen zweier diabetischer Eltern wurde eine 26%ige Verdickung der Basalmembranen beobachtet, was anzeigt, daß die Hypertrophie der Basalmembran beim genetisch bedingten Prädiabetes zu beobachten ist, bevor die manifeste Störung im Kohlenhydratstoffwechsel in Erscheinung tritt (SIPERSTEIN et al., 1960). So schließt die Folge der Ereignisse, die zum manifesten Diabetes mellitus führt, nach Maßgabe dieser Hypothese eine im Anfang genetisch bestimmte Abnormität einer biochemischen Reaktion ein, die für Synthese oder Zerstörung der Basalmembran der Kapillaren von Bedeutung ist. Eine solche Verdickung der Kapillaren, die die B-Zellen des Pankreas versorgen, soll nach SIPERSTEIN (1970) die zugrunde liegende pathologische Störung sein, die für die verzögerte oder inadäquate Insulinsekretion, die den Diabetes mellitus charakterisiert, verantwortlich zu machen ist.

Es könnte zunächst als möglich erscheinen, daß die Verdickung der Basalmembranen an den Kapillaren der Inseln mit dem Insulintransport vom extrazellulären Raum zum Blut interferiert und so die verzögerte Insulinfreisetzung bei Prädiabetikern und Diabetikern erklärt. Man müßte eine verzögerte Insulinpassage in diesem Falle auch dann erwarten, wenn Glukagon, Tolbutamid oder Theophyllin als Stimulatoren verwendet werden. Dies ist jedoch nicht der Fall, wie oben im Abschnitt über die defekte Insulinfreisetzung gezeigt wurde. Eine weitere Kritik der Hypothese von SIPERSTEIN und seinen Mitarbeitern richtete sich hauptsächlich gegen die Technik ihres Vorgehens und gegen die fehlende Korrelation zwischen Dauer des Diabetes und der Verdickung der Basalmembranen, eine Korrelation, die für die Kapillaren aller anderen untersuchten Gewebe zu existieren scheint (LUNDBAEK, 1970; RENOLD, 1970).

Die gegenwärtige Kenntnis der Veränderungen an den kapillären Basalmembranen beim Diabetes erlaubt uns nicht den Schluß, daß die Verdickung der Membranen ein primäres pathogenetisches Moment beim Diabetes ist. Es ist wahrscheinlicher, daß solche Veränderungen entweder durch den chronischen Insulinmangel oder durch die Glukoseintoleranz bedingt sind oder parallel damit verlaufen.

VI. Der Diabetes als Autoimmunerkrankung

Die Vorstellung, daß der Diabetes durch irgendeine Art autoimmunologischer Prozesse hervorgerufen werden könnte, basiert auf einer Reihe von Beobachtungen: 1. Kinder diabetischer Mütter zeigen oft eosinophile Infiltrationen ihrer hypertrophischen Langerhans-Inseln (SELTZER u. HARRIS, 1964). 2. Juvenile Diabetiker, bei denen die Krankheit weniger als 6 Monate besteht, können entzündliche Veränderungen an den Inseln zeigen, wobei es sich entweder um leukocytäre (GEPTS, 1965) oder um lymphocytäre Infiltrationen (LECOMPTE, 1958) handelt. 3. Mit Insulin immunisierte Tiere zeigen lymphocytäre oder eosinophile Infiltrationen der Inseln (LACY u. WRIGHT, 1965; LOGOTHETOPOULOS, 1966; RENOLD et al., 1966). 4. Bei verschiedenen Tierspezies (BRUNFELDT u. DECKERT, 1964; KOREC, 1965; LOOKWOOD u. PROUT, 1965; RENOLD et al., 1966), und beim Menschen (DECKERT, 1967) war es möglich, Antikörper gegen homologes Insulin festzustellen. 5. Bei einer Gruppe von diabetischen Patienten, die nicht mit Insulin behandelt worden waren, war der Komplementkonsumptionstest öfter positiv als bei einer Kontrollgruppe (CHETTY u. WATSON, 1965). 6. Es ließ sich zeigen, daß Gamma-Globuline, die von einer kleinen Zahl unbehandelter Diabetiker stammten und mit Fluorescein-Isothiocyanat markiert waren, an menschliche Langerhanssche Inseln gebunden wurden (MANCINI, 1965). 7. Perniziöse Anämie (MOORE u. NEILSON, 1963) scheint in einer diabetischen Population häufiger vorzukommen als in der Allgemeinbevölkerung.

Ungeachtet der Tatsache, daß die obengenannten Daten offensichtlich das Konzept, daß der Diabetes in die Gruppe der Autoimmunkrankheiten gehört, stützen, ist es ernster Kritik begegnet (BERSON u. YALOW, 1965; DECKERT, 1964; SCHLICHTKRULL, 1969). Dieser Kritik zufolge können viele der aufgezeigten histologischen Beweise Sekundärphänomene darstellen. Eines der Hauptargumente, das für die Autoimmunität spricht — nämlich daß homologes Insulin einen Anstieg von Antikörpern bewirken kann —, wurde kürzlich durch die Befunde von SCHLICHTKRULL et al. (1969) entkräftet, die zeigten, daß Insulin-Monomere, wenn überhaupt, sehr schwach antigen wirken und daß die Antigenizität von Insulinpräparaten durch die Anwesenheit von Insulinkomplexen bedingt ist. Wenn empfindliche radio-immunologische Techniken verwandt wurden, konnten darüber hinaus keine zirkulierenden Insulinantikörper bei Diabetikern entdeckt werden, bei denen keine Insulintherapie durchgeführt worden war (BERSON u. YALOW, 1965; DECKERT, 1964).

Es erscheint jetzt ziemlich unwahrscheinlich, daß Autoimmun-Mechanismen von entscheidender Bedeutung für die Entwicklung des Diabetes mellitus sind.

VII. Diabetes und Virusinfektion

Der Diabetes mellitus mit akutem Beginn, wie etwa der juvenile Diabetes, könnte die Folge einer Virusinfektion der Langerhansschen Inseln sein (GAMBLE et al., 1969; GAMBLE u. TAYLOR, 1969). Diese Annahme basiert hauptsächlich auf folgenden Beobachtungen: 1. Der Beginn des insulinbedürftigen Diabetes bei Patienten unter 30 Jahren scheint jahreszeitlichen Schwankungen unterworfen zu sein, wobei diese positiv mit den Fluktuationen der jährlichen Prävalenzdaten für das Coxsackie-Virus, Typ B4, korrelieren. 2. Insulinbedürftige Diabetiker haben innerhalb der ersten drei Monate nach Beginn der Erkrankung höhere Antikörpertiter gegen Coxsackie B4-Virus als normale Personen oder auch Patienten mit einem Diabetes von längerer Dauer.

Unter den gegenwärtigen Bedingungen muß der Anteil, den Viren an der Pathogenese des Diabetes haben, ungewiß bleiben, da man die Möglichkeit nicht ausschließen kann, daß Diabetiker mehr als gesunde Personen zu Virusinfektionen neigen. Darüber hinaus könnte die Virusinfektion manchmal eher der auslösende Faktor bei einem Prädiabetiker als der einzige pathogenetische Faktor bei der Entstehung des Diabetes sein.

Literatur

Folgt im Anschluß an den nächsten Beitrag, S. 716.

Das Wachstumshormon und die Entwicklung der diabetischen Gefäßkrankheit

Von

EROL CERASI und ROLF LUFT

Diese Frage wurde zum erstenmal vor 20 Jahren durch Untersuchungen von LUFT und OLIVECRONA aktuell, als sie die Hypophysektomie in die Behandlung des Diabetes mit vaskulären Komplikationen einführten (LUFT et al., 1952, 1955). Der Eingriff hatte das prinzipielle Ziel, die Sekretion des HGH (human growth hormone) zu verhindern, eines Hormons, das — wie man aus Tierversuchen wußte — einen ungünstigen Einfluß auf die diabetische Stoffwechsellage hat. Der günstige Einfluß der Hypophysektomie auf die diabetische Gefäßkrankheit, hauptsächlich die Retinopathie, unterstützt, wie später von zahlreichen Autoren berichtet, diese Hypothese (Übersicht bei GOLDBERG u. FINE, 1969).

Die Einführung einer radioimmunologischen Bestimmung des HGH im Plasma hat neue Möglichkeiten für die Erforschung eines Zusammenhanges zwischen HGH und diabetischer Gefäßkrankheit erschlossen. Es erhob sich die Frage, ob bei Diabetikern ein generell erhöhter Serumspiegel des HGH vorliegt oder ob sie eine abnorme HGH-Reaktion zeigen, wenn man Wirkstoffe appliziert, von denen man weiß, daß sie eine HGH-Freisetzung stimulieren. So weisen MOLNAR et al. (1968) darauf hin, daß das Blut von jungen Diabetikern mehr immunoreaktives HGH als dasjenige von Nicht-Diabetikern enthält. PRANGE-HANSEN zog in einer Reihe methodischer Abhandlungen folgende Schlüsse: die täglich bestimmten Plasma-HGH-Spiegel sind bei männlichen und weiblichen Diabetikern höher als bei Kontrollen und weisen erhebliche Schwankungen auf; der Nüchtern-HGH-Spiegel ist vor Belastung höher; die „exercise response" tritt früher auf und ist bei diabetischen stärker als bei normalen Versuchspersonen ausgeprägt. Auf der anderen Seite waren TSCHOBROUTSKY et al. (1966) und BURDAY et al. (1968) nicht imstande, eine gesteigerte HGH-Reaktion bei Arginininfusion und Insulin-induzierter Hypoglykämie bei Diabetikern nachzuweisen. Weiterhin folgerten KONCZ et al. (1973) aufgrund ihrer Studien über HGH-Sekretion nach Doppelstimulierung mit Arginin bei Diabetikern und Kontrollpersonen, daß kein quantitativer Unterschied besteht, vermuten vielmehr bei Diabetikern eine herabgesetzte Empfindlichkeit oder einen Defekt im Mechanismus der HGH-Sekretion. Aus diesem Grunde scheinen die HGH-Spiegel im Plasma von Diabetikern erhöht zu sein. Der Widerspruch in den obigen Angaben dürfte hauptsächlich auf die Auswahl der Patientenkollektive zurückzuführen sein. In diesem Zusammenhang erscheinen die Daten von HANSEN (1974) von Bedeutung: Das Plasma- und das Harn-HGH waren vor Beginn der Insulinbehandlung des Diabetikers signifikant höher als während der Behandlung. Ferner scheint es, daß Diabetiker erhöhte HGH-Konzentrationen aufweisen, da sogar geringe Schwankungen der

Blutglukose-Konzentration für den HGH-Spiegel im Plasma von Bedeutung sind (LUFT et al., 1966).

Besteht nun ein Zusammenhang zwischen einer solchen Steigerung des Plasma-HGH und der Entwicklung einer diabetischen Gefäßkrankheit? Diese alte Hypothese, von LUFT und OLIVECRONA Anfang der fünfziger Jahre vorgetragen, ist in den letzten Jahren wieder aufgegriffen worden, hauptsächlich von LUNDBAEK (1973) und seiner Gruppe. Soweit wir wissen, fehlt noch eine direkte Beweisführung für die oben erwähnte kausale Beziehung. In diesem Zusammenhang sind zwei kürzlich erschienene Arbeiten von Interesse. Erstens haben KNOPF et al. (1972) gezeigt, daß die HGH-Nüchternspiegel bei diabetischen Frauen mit Retinopathie „signifikant höher sind als bei weiblichen Diabetikern ohne Retinopathie und bei normalen Versuchspersonen". Sie wiesen jedoch darauf hin, daß die therapeutische Einstellung der Blutglukose für das Plasma-HGH wichtiger war als der Grad der Retinopathie.

Zweitens fanden MERIMEE et al. (1973) eine bedeutend geringere Häufigkeit und auch Ausprägung der Mikro- und Makroangiopathien bei Patienten mit isoliertem Mangel an menschlichem Wachstumshormon, Kohlenhydrat-Intoleranz und Hyperlipoproteinämie als bei einer gleichartigen Gruppe von Diabetikern. Aufgrund ihrer Befunde kamen die Autoren zu dem Schluß, daß ihre Ergebnisse mit der Hypothese in Einklang zu bringen sind, daß chronischer HGH-Mangel die Entwicklung von mikro- und auch makroangiopathischen Veränderungen „bis zum klinisch feststellbaren Stadium" verhindert. Auf der anderen Seite ist es schwer zu verstehen, daß Patienten mit langdauernder Akromegalie mit gleichzeitigem Diabetes relativ frei von typischen Symptomen der Angiopathie sein können, wenn HGH der *primäre* Faktor in der Entwicklung einer solchen diabetischen Angiopathie wäre.

In diesem Zusammenhang sind die Erfahrungen von LEWIS u.Mitarb. (1973) von besonderem Interesse. Die Autoren berichteten kürzlich über die Isolierung eines Proteins aus menschlichen Hypophysen, das dem GH sehr ähnlich ist, aber unterschiedliches Verhalten bezüglich der (totalen) Aminosäurezusammensetzung und des elektrophoretischen Verhaltens zeigt. Sie sehen aufgrund der Beeinflussung der Glukosetoleranz bei Hunden dieses Peptid als einen viel stärkeren diabetogenen Wirkstoff als GH selbst an. Es wird sicher interessant sein festzustellen, ob dieser diabetogene Faktor hypophysären Ursprungs im peripheren Blut von Diabetikern zur Schwere ihrer Krankheit korreliert.

Obwohl GH zweifellos ein diabetogenes Hormon ist, ist seine Bedeutung für die Entwicklung des menschlichen Diabetes und mehr noch für die Entwicklung der diabetischen Mikroangiopathie unklar.

Während der letzten Jahre hat man etwas mehr Einblick in die Regulation der Sekretion des GH und seines Wirkungsmechanismus in der Peripherie gewonnen. Weiter unten geben wir eine kurze Übersicht über diese neuen Entwicklungen, da diese u.U. eine Verbindung zwischen GH und Diabetes herstellen.

I. Die Somatomedine

Es scheint heutzutage festzustehen, daß zumindest die anabole und wachstumsfördernde Wirkung des GH im Gewebe durch lokale Faktoren oder Hormone vermittelt wird, die zur Gruppe der Somatomedine gehören (Übersicht bei HALL u. LUFT, 1974). Mehrere solcher Faktoren sind bereits isoliert worden (A, B und C); sie sind alle Peptide. Wir verfügen zur Zeit über einige Daten zur Wirkung solcher Peptide auf die Glukoseaufnahme und auf die Lipolyse am isolierten Muskel und Fettgewebe. Somatomedin stimuliert die Glukoseaufnahme und Oxidation in Fettzellen, wobei eine Einheit Somatomedin in diesem Falle 30—50 E Insulin entspricht (HALL u. UTHNE, 1971). Es verursacht ebenfalls eine Hemmung der Glyzerinfreisetzung *in vitro* am Epinephrin-stimulierten Fettgewebe (UNDERWOOD et al., 1972). Der stimulierende Effekt auf die Glukoseaufnahme konnte ebenfalls am Muskelgewebe nachgewiesen werden (UTHNE et al., 1974).

Infolgedessen scheinen die verfügbaren Somatomedine neben dem anabolen Effekt die frühe, gut bekannte und etwas rätselhafte insulinartige Wirkung von GH zu besitzen. Es ist auch geltend gemacht worden, daß der Nicht-Insulinanteil (NILA) der sogenannten „insulin-like activity" im Plasma (ILA) sehr eng verwandt oder identisch mit einem Somatomedin A sein könnte (HALL u. UTHNE, 1971).

Deshalb kann der diabetogene Effekt von GH zur Zeit noch nicht auf eines der Somatomedine zurückgeführt werden. Auf der anderen Seite sollte die Entdeckung dieser Gewebehormone, die den Effekt von GH in der Peripherie vermitteln, die Suche nach anderen GH-abhängigen Gewebefaktoren, welche die spezifischen Wirkungen dieses Hormons besitzen, stimulieren.

In diesem Zusammenhang dürfte es von Interesse sein, daß der Aufbau der Basalmembran der Glomeruli die Synthese von Glukoproteinen einschließt (SPIRO, 1963, 1969) und daß eine Wirkung von GH auf Zwischenstufen, die für die Synthese von Glukoproteinen wichtig sind, anerkannt ist (WINEGRAD u. BURDEN, 1966). Weiter ist die Intima der Aorta reich an sulfonierten Polysacchariden, die „low density"-Lipoproteine im Serum binden können. Von diesen Substanzen wurde geltend gemacht, daß sie mit der Pathogenese der Atherosklerose verknüpft sind (LEVY u. DAY, 1970). Es ließ sich zeigen, daß eine Hypophysektomie die Konzentration solcher sulfonierter Polysaccharide in der Wand der Aorta verringert und daß sie wieder durch GH-Verabreichung auf den normalen Stand gebracht werden (BROSNAN et al., 1971).

Wenn GH für die Fähigkeit gewisser Gewebe, die obengenannten Proteine zu synthetisieren, notwendig ist — in erhöhtem Maße bei verschiedenen vaskulären Erkrankungen —, möchten wir anregen, die GH-abhängigen Gewebehormone in diesem Zusammenhang zu sehen.

II. Schlußfolgerungen

Es steht fest, daß der GH-Spiegel im Blut bei Diabetes mellitus erhöht ist, was wieder die alte Hypothese über die Bedeutung des GH für die Entwicklung des Diabetes und seine vaskulären Komplikationen zur Debatte stellt.

Indem wir uns auf alte und neue Erkenntnisse beziehen, nehmen wir an, daß GH — in normalen oder erhöhten Mengen — nur als ein Faktor anzusehen ist, der fähig ist, die Entwicklung des Diabetes bei prädiabetischen Personen zu beschleunigen.

Außerdem besteht die Möglichkeit, daß GH — bei schon vorliegendem Diabetes — ebenfalls eine Rolle bei der Entwicklung vaskulärer Komplikationen spielt.

Die Entdeckung der GH-abhängigen Gewebehormone, der Somatomedine, läßt neue Aufschlüsse über die diabetogene Wirkung von HGH und, möglicherweise, über seine Bedeutung für die diabetischen Gefäßkrankheiten erwarten.

Literatur

Alp, H., Chaplin, H., Recant, L.: Partial purification of an insulin inhibitor from human albumin fractions. J. clin. Endocr. **26**, 340—351 (1966).

Alp, H., Recant, L.: Studies of the insulin inhibitor effect of human albumin fractions. J. clin. Invest. **44**, 870—882 (1965).

Baerd, C.W., Bornstein, J.: Plasma-insulin and insulin resistance. Lancet **1957 I**, 1111—1113.

Berson, S.A., Yalow, R.S.: Some current controversies in diabetes research. Diabetes **14**, 549—572 (1965).

Bornstein, J., Park, C.R.: Inhibition of glucose uptake by the serum of diabetic rats. J. biol. Chem. **205**, 503—511 (1953).

Brosnan, M., Sirek, O.V., Sirek, A.: Effect of hypophysectomy and growth hormone replacement on the composition of canine aorta. Biochem. J. **125**, 116P—117P (1971).

Brunfeldt, K., Deckert, T.: Antibodies in the pig against pig insulin. Acta endocr. (Kbh.) **47**, 367—370 (1964).

Burday, S.Z., Fine, P.H., Schalch, D.S.: Growth hormone secretion in response to arginine infusion in normal and diabetic subjects: relationship to blood glucose levels. J. Lab. clin. Med. **71**, 897—911 (1968).

Cameron, J.S., Keen, H., Menzinger, G.: Insulin activity of normal plasma and plasma acid-ethanol extracts. Lancet **1964 I**, 74—76.

Cerasi, E., Chowers, I., Luft, R., Widström, A.: The significance of the blood glucose level for plasma insulin response to intravenously administered tolbutamide in healthy subjects. Diabetologia **5**, 343—348 (1969).

Cerasi, E., Efendić, S., Luft, R.: Role of adrenergic receptors in glucose-induced insulin secretion in man. Lancet **1969 II**, 301—302.

Cerasi, E., Efendic, S., Luft, R.: Dose—response relationship of plasma insulin and blood glucose levels during oral glucose loads in prediabetic and diabetic subjects. Lancet **1973 a I**, 794.

Cerasi, E., Fick, G., Rudemo, M.: A mathematical model for the glucose induced insulin release in man. Europ. J. clin. Invest., in press (1974).

Cerasi, E., Luft, R.: Plasma insulin response to sustained hyperglycemia induced by glucose infusion in human subjects. Lancet **1963 II**, 1359—1361.

Cerasi, E., Luft, R.: Plasma insulin response to glucose infusion in healthy subjects and in diabetes mellitus. Acta endocr. (Kbh.) **55**, 278—304 (1967a).

Cerasi, E., Luft, R.: Insulin response to glucose infusion in diabetic and nondiabetic monozygotic twin pairs. Genetic control of insulin response? Acta endocr. (Kbh.) **55**, 330—345 (1967b).

Cerasi, E., Luft, R.: Further studies on healthy subjects with low and high insulin response to glucose infusion. Acta endocr. (Kbh.) **55**, 305—329 (1967c).

Cerasi, E., Luft, R.: "What is inherited—what is added" hypothesis for the pathogenesis of diabetes mellitus. Diabetes **16**, 615—627 (1967d).

Cerasi, E., Luft, R.: The effect of an adenosine 3',5'-monophosphate diesterase inhibitor (aminophylline) on the insulin response to glucoose infusion in prediabetic and diabetic subjects. Horm. metab. Res. **1**, 162—168 (1969a).

Cerasi, E., Luft, R.: Disappearance rate of exogenous insulin, insulin sensitivity, responses of plasma growth hormone and cortisol and urinary epinephrine to hypoglycemia in prediabetic subjects. Horm. metab. Res. **1**, 221—223 (1969b).

Cerasi, E., Luft, R.: The pathogenesis of diabetes mellitus—a proposed concept. In: Nobel Symposium 13 on: The pathogenesis of diabetes mellitus, eds. E. Cerasi and R. Luft, p. 17—44. Stockholm: Almqvist & Wiksell 1970a.

Cerasi, E., Luft, R.: The occurrence of low insulin response to glucose infusion in children. Diabetologia **6**, 85—89 (1970b).

Cerasi, E., Luft, R.: Diabetes mellitus: a disorder of cellular information transmission? In: Nobel Symposium 13 on: The pathogenesis of diabetes mellitus, eds. E. Cerasi and R. Luft, p. 349—354. Stockholm: Almqvist & Wiksell 1970c.

Cerasi, E., Luft, R., Efendic, S.: Decreased sensitivity of the pancreatic beta-cells to glucose in prediabetic and diabetic subjects—a glucose dose—response study. Diabetes **21**, 224 (1972).

Cerasi, E., Wahren, J., Luft, R., Felig, P., Hendler, R.: The regulation of splanchnic glucose production in subjects with low insulin response—a compensatory mechanism in prediabetes? Europ. J. clin. Invest. **3**, 193 (1973b).

CHETTY, M.P., WATSON, K.C.: Antibody-like activity in diabetic and normal serum measured by complement consumption. Lancet **1965 I**, 67—69.

DAVIDSON, M.B., GOODNER, C.J.: Failure of synalbumin to exhibit insulin antagonism in vivo. Diabetes **16**, 386—394 (1967).

DAWEKE, H., RÜENAUVER, R., SCHILLING, W., GRÜNEKLEE, D., JAHNKE, K., LIEBERMEISTER, H., GRIES, F.A., OBERDISSE, K.: Untersuchungen des Kohlenhydrat- und Fettstoffwechsels bei Prädiabetes. Diabetologia **4**, 349—357 (1968).

DECKERT, T.: Insulin Antibodies. Copenhagen: Munksgaard 1964.

DECKERT, T.: Autoimmunological aspects of diabetes mellitus. Acta med. scand., Suppl. **476**, 29—41 (1967).

ELLIOTT, R.B., O'BRIEN, D., ROY, C.C.: An abnormal insulin in juvenile diabetes mellitus. Diabetes **14**, 780—787 (1965).

ENGLESON, G., ARONSSON, S.: Thyroiditis in juvenile diabetes. Ann. Meeting, 2nd European Assoc. Study Diabetes, Aarhus, July 1966.

ENSINCK, J.W., POFFENBARGER, P.L., HOGAN, R.A., WILLIAMS, R.H.: Studies of insulin antagonism. I. An artifactual antagonist to insulin and plasma nonsuppressible insulin-like activity occurring in preparation of albumin. Diabetes **16**, 289—301 (1967).

FIELD, J.B., STETTEN, D.: Studies on humoral insulin antagonists in diabetic acidosis. Diabetes **5**, 391—396 (1956).

FLOYD, I.C., FAJANS, S.S., CONN, J.W., THIFFAULT, C., KNOPF, R.F., GUNTSCHE, E.: Secretion of insulin induced by amino acids and glucose in diabetes mellitus. J. clin. Endocr. **28**, 266—276 (1968).

GAMBLE, D.R., KINSLEY, M.L., FITZGERALD, M.G., BOLTON, R., TAYLOR, K.W.: Viral antibodies in diabetes mellitus. Brit. med. J. **1969 III**, 627—630.

GAMBLE, D.R., TAYLOR, K.W.: Seasonal incidence of diabetes mellitus. Brit. med. J. **1969 III**, 631—633.

GEPTS, W.: Pathologic anatomy of the pancreas in juvenile diabetes mellitus. Diabetes **14**, 619—633 (1965).

GOLDBERG, M.F., FINE, S.L. (eds.): Symposium on the Treatment of Diabetic Retinopathy. Public Health Service Publication No. 1890. Washington, D.C.: U.S. Government Printing Office 1969.

GORDEN, P., ROTH, J.: Plasma insulin: fluctuations in the "big" insulin component in man after glucose and other stimuli. J. clin. Invest. **48**, 2225—2234 (1969).

GRILL, V., CERASI, E.: Activation by glucose of adenyl cyclase in pancreatic islets of the rat. Fed. Europ. biochem. Soc. Letters **33**, 311 (1973).

GRILL, V., CERASI, E.: Stimulation by D-glucose of cyclic 3′,5′-adenosine monophosphate accumulation and insulin release in isolated pancreatic islets of the rat. J. biol. Chem., in press (1974).

HALL, K., LUFT, R.: Somatomedins. In: Advances in metabolic disorders, vol. 7, R. LEVINE, R. LUFT (eds.) New York: Academic Press Inc. 1974.

HALL, K., UTHNE, K.: Some biological properties of purified sulfation factor (SF) from human plasma. Acta med. scand. **190**, 137—143 (1971).

HANSEN, K.F.: Immunoreactive growth hormone in plasma and urine in juvenile diabetics before and during initial insulin treatment. Acta endocr. (Kbh.) **75**, 50—63 (1974).

HENDLEY, E.D., BREGMAN, E., KRAHL, M.E.: Inhibition of muscle glucose uptake by diabetic rat's sera of varying glucose and lipoprotein content. J. biol. Chem. **226**, 459—473 (1957).

JERVELL, J.: Insulin antagonistic effect of human plasma albumin on protein synthesis in vitro and on glycogen synthesis in vitro in the rat diaphragm muscle. Acta physiol. scand. **66**, 300—306 (1966).

KARL, I.E., VOYLES, N., REGANT, L.: Effects of plasma albumin on glycolytic intermediates in rat diaphragm muscle. Diabetes **17**, 374—384 (1968).

KEEN, H.: Properties of human "albumin". A metabolic study of albumin extracts from normal and diabetic plasma. Diabetes **12**, 406—413 (1963).

KNOPF, R.F., FAJANS, S.S., FLOYD, J.C., JR., PEK, S., CONN, J.W.: Elevated "causal" fasting plasma levels of growth hormone (GH) in patients with diabetic retinopathy (DR). Diabetes **21** (Suppl. 1), 322 (1972).

KONCZ, L., SOELDNER, J.S., BALODIMOS, M.C., BODEN, G., GLEASON, R.E., YOUNGER, D.: Human growth hormone secretion after double stimulation with arginine in normal and insulin-dependent diabetic women. Diabetes **22**, 694—705 (1973).

KOREC, R.: Experimental immunolesion of the endocrine function of the pancreas in the rat. Diabetologia 1, 76 (1965).

KRAHL, M.E., TIDBALL, M.E., BREGMAN, E.: Preparation and anti-insulin activity of lipoprotein fractions from rat serum. Proc. Soc. exp. Biol. (N.Y.) 101, 1—6 (1959).

LACY, P.E.: The pancreatic beta cell. Structure and function. New Engl. J. Med. 276, 187—195 (1967).

LACY, P.E., WRIGHT, P.H.: Allergic interstitial pancreatitis in rats injected with guinea pig anti-insulin serum. Diabetes 14, 634—642 (1965).

LAMBERT, A.E., JEANRENAUD, B., RENOLD, A.E.: Enhancement by caffeine of glucagon-induced and tolbutamide-induced insulin release from isolated foetal pancreatic tissue. Lancet 1967 I, 819—820.

LECOMPTE, P.M.: Insulitis in early juvenile diabetes. Arch. Path. 66, 450—457 (1958).

LEVY, R.S., DAY, C.E.: Low density lipoprotein structure and its relation to atherogenesis. Proc. of the Second Symposium on Atherosclerosis (JONES, R.J., ed.), p. 186. New York: Springer 1970.

LEWIS, U.J., VANDERLAND, W., SINHA, B.: Proceedings of HGH-Symposium. U.S. National Pituitary Agency. Baltimore, Md. 1973 (in press).

LOGOTHETOPOULOS, J.: Histological and autoradiographic studies of the islets of mice injected with insulin antibody. Diabetes 15, 205—211 (1966).

LOOKWOOD, D.H., PROUT, T.E.: Antigenicity of heterologous and homologous insulin. Metabolism 14, 530—538 (1965).

LUFT, R., CERASI, E.: Human growth hormone as a regulator of blood glucose concentration and as a diabetogenic substance. Diabetologia 4, 1—9 (1968).

LUFT, R., CERASI, E., ANDERSSON, B.: Obesity as an additional factor in the pathogenesis of diabetes. Acta endocr. (Kbh.) 59, 344—352 (1968).

LUFT, R., CERASI, E., HAMBERGER, C.A.: Studies on the pathogenesis of diabetes in acromegaly. Acta endocr. (Kbh.) 56, 593—607 (1967).

LUFT, R., OLIVECRONA, H., SJÖGREN, B.: Hypofysektomi på människa. Nord. Med. 47, 351—358 (1952).

LUFT, R., OLIVECRONA, H., SJÖGREN, B.: Hypophysectomy in man: Experiences in diabetes mellitus. J. clin. Endocr. 15, 391—408 (1955).

LUNDBAEK, K.: Discussion. In: Nobel Symposium 13 on: The pathogenesis of diabetes mellitus, eds. E. CERASI and R. LUFT, p. 97. Stockholm: Almqvist & Wiksell 1970.

LUNDBAEK, K.: Diabetic angiopathy. Acta diabet. lat. 10, 183—207 (1973).

MAHLER, R.J., SZABO, O., PENHOS, J.C.: Antagonism to insulin action on the perfused hind limb of the rat by a reduced insulin B chain-albumin complex. Diabetes 17, 1—7 (1968).

MALAISSE, W.J., MALAISSE-LAGAE, F., MAYHEW, D.: A possible role for the adenyl cyclase system in insulin secretion. J. clin. Invest. 46, 1724—1734 (1967).

MANCINI, A.M., ZAMPA, G.A., VECCHI, A., COSTANZI, G.: Histo-immunological techniques for detecting anti-insulin antibodies in human sera. Lancet 1965 I, 1189—1191.

MELANI, F., RUBENSTEIN, A.H., STEINER, D.F.: Human serum proinsulin. J. clin. Invest. 49, 497—507 (1970).

MERIMEE, T.J., FINEBERG, S.E., HOLLANDER, W.: Vascular disease in the chronic HGH-deficient state. Diabetes 22, 813—819 (1973).

MOLNAR, G.D., ACKERMAN, E., ROSEVEAR, J.W., GATEWOOD, L.C., MOXNESS, K.E.: Continuous blood glucose analysis in ambulatory fed subjects. I. General methodology. Proc. Mayo Clin. 43, 833—851 (1968).

MOORE, J.M., NEILSON, J.E.: Antibodies to gastric mucosa and thyroid in diabetes mellitus. Lancet 1963 II, 645—647.

PARKER, M.L., PILDES, R.S., KUEN-LAN, C., CORBNBLATH, M., KIPNIS, D.M.: Juvenile diabetes mellitus, a deficiency in insulin. Diabetes 17, 27—32 (1968).

PRANGE-HANSEN, A.: Abnormal serum growth hormone response to exercise in juvenile diabetics. J. clin. Invest. 49, 1467—1478 (1970).

PRANGE-HANSEN, A.: Normalization of growth hormone hyperresponse to exercise in juvenile diabetics after "normalization" of blood sugar. J. clin. Invest. 50, 1806—1811 (1971).

PRANGE-HANSEN, A.: Abnormal serum growth hormone response to exercise in maturity-onset diabetes. Diabetes 22, 619—628 (1973).

PRANGE-HANSEN, A., ÖRSKOV, H., SEYER-HANSEN, K., LUNDBAEK, K.: Some actions of growth hormone release inhibiting factor. Brit. med. J. 1973 III, 523—524.

PYKE, D.A., TAYLOR, K.W.: Glucose tolerance and serum insulin in unaffected identical twins of diabetics. Brit. med. J. 1967 IV, 21.

RANDLE, P.J.: Insulin in blood. Ciba Found. Coll. Endocr. 11, 115—131 (1957).

RANDLE, P.J., GARLAND, P.B., HALES, C.N., NEWSHOLME, E.A.: Glucose-fatty acid cycle. Lancet 1963 I, 785—789.

RANDLE, P.J., GARLAND, P.B., HALES, C.N., NEWSHOLME, E.A., DENTON, R.M., POGSON, C.I.: Interactions of metabolism and the physiological role of insulin. Recent Progr. Hormone Res. 22, 1—44 (1966).

RANDLE, P.J., YOUNG, F.G.: Influence of pituitary growth hormone on plasma insulin activity. J. Endocr. 13, 335—348 (1956).

RENOLD, A.E.: Discussion. In: Nobel Symposium 13 on: The pathogenesis of diabetes mellitus, eds. E. CERASI and R. LUFT, p. 293. Stockholm: Almqvist & Wiksell 1970.

RENOLD, A.E., STEINKE, J., SOELDNER, J.S., ANTONIADES, H.N., SMITH, R.E.: Immunological response to the prolonged administration of heterologous and homologous insulin in cattle. J. clin. Invest. 45, 702—713 (1966).

ROBISON, G.A., BUTCHER, R.W., SUTHERLAND, E.W.: Adenyl cyclase as a beta-adrenergic receptor. Ann. N.Y. Acad. Sci. 139, 703—723 (1967).

SALANS, L.B., KNITTLE, J.L., HIRSCH, J.: The role of the adipose cell size, and adipose tissue insulin sensitivity in the carbohydrate intolerance of human obesity. J. clin. Invest. 47, 153—165 (1968).

SCHALCH, D.S., KIPNIS, D.M.: Abnormalities in carbohydrate tolerance associated with elevated plasma non-esterified fatty acids. J. clin. Invest. 44, 2011—2020 (1965).

SCHLICHTKRULL, J., BRANGE, J., EGE, H., HALLUND, O., HEDING, L.G., JÖRGENSEN, K., MARKUSSEN, J., STAHNKE, P., SUNDBY, F., VÖLUND, A.: Proinsulin and related proteins. 5th Ann. Meeting, European Assoc. Study Diabetes, Montpellier, September 1969.

SCHONFELD, G., KIPNIS, D.M.: Effects of fatty acids on carbohydrate and fatty acid metabolism of rat diaphragm. Amer. J. Physiol. 215, 513—522 (1968 a).

SCHONFELD, G., KIPNIS, D.M.: Glycose-fatty acid interactions in the rat diaphragm in vivo. Diabetes 17, 422—427 (1968 b).

SELTZER, H.S, HARRIS, V.L.: Exhaustion of insulinogenic reserve in maturity-onset diabetic patients during prolonged and continuous hyperglycemic stress. Diabetes 13, 6—13 (1964).

SELTZER, H.S., ALLEN, E.W., HERRON, A.L., BRENNAN, M.T.: Insulin secretion in response to glycemic stimulus: relation of delayed initial release to carbohydrate intolerance in mild diabetes mellitus. J. clin. Invest. 46, 323—335 (1967).

SIMPSON, R.G., BENEDETTI, A., GRODSKY, G.M., KARAM, J.H., FORSHAM, P.H.: Early phase of insulin release. Diabetes 17, 684—692 (1968).

SIPERSTEIN, M.D.: The relationship of carbohydrate derangements to the microangiopathy of diabetes. In: Nobel Symposium 13 on: The pathogenesis of diabetes mellitus, eds. E. CERASI and R. LUFT, p. 82—102. Stockholm: Almqvist & Wiksell 1970.

SIPERSTEIN, M.D., COLWELL, A.R., MEYER, K.: Small blood vessel involvement in diabetes mellitus. Washington, D.C.: American Institute of Biological Sciences 1964.

SIPERSTEIN, M.D., NORTON, W., UNGER, R.H., MADISON, L.L.: Muscle capillary basement membrane width in normal, diabetic and prediabetic patients. Trans. Ass. Amer. Physcns. 79, 330—344 (1966).

SIPERSTEIN, M.D., UNGER, R.H., MADISON, L.L.: Studies of muscle capillary basement membranes in normal subjects, diabetic and prediabetic patients. J. clin. Invest. 47, 1973—1999 (1968).

SOELDNER, J.S., GLEASON, R.E., WILLIAMS, R.F., GARCIA, M.J., BEARWOOD, D.M., MARBLE, A.: Diminshed serum insulin response to glucose in genetic prediabetic males with normal glucose tolerance. Diabetes 17, 17—26 (1968).

SPIRO, R.G.: Glycoproteins: structure, metabolism and biology. New Engl. J. Med. 269, 616—621 (1963).

SPIRO, R.G.: Glycoproteins: the biochemistry, biology and role in human disease. New Engl. J. Med. 281, 1043—1056 (1969).

STEINER, D.F., CLARK, J.L., NOLAN, C., RUBENSTEIN, A.H., MARGOLIASH, E., MELANI, F., OYER, P.E.: The biosynthesis of insulin and some speculations regarding the pathogenesis of human diabetes. In: Nobel Symposium 13 on: The pathogenesis of diabetes mellitus, eds. E. CERASI and R. LUFT, p. 57—80. Stockholm: Almqvist & Wiksell 1970.

SUSSMAN, K.E., VAUGHAN, G.D., TIMMER, R.F.: Factors controlling insulin secretion from the perfused isolated rat pancreas. (Abstract.) Diabetes 15, 521 (1966).

TAYLOR, K.W., VARGAS, L., RANDLE, P.J.: A pituitary-dependent inhibitor of glucose uptake by muscle in protein fractions of human plasma. Lancet 1960 I, 1313—1315.

TSCHOBROUTSKY, G., ASSAN, R., ROSSELIN, G., DEROT, M.: Taux plasmatiques de l'hormone somatrope chez des diabétiques; premiers résultats de déterminations à jeun, au repos et après administration d'arginine ou d'insuline. Ann. Endocr. (Paris) 28, 766—775 (1967).

TURTLE, J.R., LITTLETON, G.K., KIPNIS, D.M.: Stimulation of insulin secretion by theophylline. Nature (Lond.) 213, 727–728 (1967).

TÜRKISCHER, E., WERTHEIMER, E.: In vitro synthesis of glycogen in diaphragms of normal and alloxan-diabetic rat. Biochem. J. 42, 603—609 (1948).

UNDERWOOD, L.E., HINTZ, R.L., VOINA, S.J., WYK, J.J. VAN: Human somatomedin, the growth hormone-dependent sulfation factor, is antilipolytic. J. clin. Endocr. 35, 194—198 (1972).

UTHNE, K., REAGAN, C.R., GIMPEL, L.P., KOSTYO, J.L.: Effects of somatomedin on membrane transport and protein synthesis in the isolated rat diaphragm. Endocrinology (1974) in press.

VALLANCE-OWEN, J.: Insulin antagonists and inhibitors. In: Advances in metabolic disorder, eds. R. LEVINE and R. LUFT, vol. 1, p. 191—215. New York: Acad. Press 1964.

VALLANCE-OWEN, J.: The inheritance of essential diabetes mellitus from studies of the synalbumin insulin antagonist. Diabetologia 2, 248—252 (1966).

VALLANCE-OWEN, J., HURLOCK, B., PLEASE, N.W.: Plasma insulin activity in diabetes mellitus measured by the rat diaphragm technique. Lancet 1955 II, 583—587.

VALLANCE-OWEN, J., LUKENS, F.D.W.: Studies on insulin antagonism in plasma. Endocrinology 60, 625—633 (1957).

VERSANO-AHARON, N., ECHEMENDIA, E., YALOW, R.S., BERSON, S.A.: Discussion, In: Nobel Symposium 13 on: The pathogenesis of diabetes mellitus, eds. E. CERASI and R. LUFT, p. 279. Stockholm: Almqvist & Wiksell 1970.

VOYLES, N., PENHOS, J.C., RECANT, L.: Hepatic production of an albumin-associated insulin inhibitor. Proc. Soc. exp. Biol. (N.Y.) 130, 635—637 (1969).

WAHREN, J., FELIG, P., CERASI, E., LUFT, R.: Splanchnic and peripheral glucose and amino acid metabolism in diabetes mellitus. J. clin. Invest. 51, 1870 (1972).

WAHREN, J., FELIG, P., CERASI, E., LUFT, R., HENDLER, R.: Splanchnic glucose production and its regulation in healthy monozygotic twins of diabetics. Clin. Sci. 44, 493 (1973).

WHITNEY, J.E., YOUNG, F.G.: Some hormonal influences on the glucose uptake of normal rat diaphragm in vitro. Biochem. J. 66, 648—651 (1957).

WINEGRAD, A.I., BURDEN, C.L.: L-xylulose metabolism in diabetes mellitus. New Engl. J. Med. 274, 298—305 (1966).

YALOW, R.S., BERSON, S.A.: Immunoassay of endogenous plasma insulin in man. J. clin. Invest. 39, 1157—1175 (1960a).

YALOW, R.S., BERSON, S.A.: Plasma insulin concentrations in non-diabetic and early diabetic subjects. Diabetes 9, 254—260 (1960b).

Die Diagnostik des Diabetes

Von

A. Englhardt

Mit 2 Abbildungen

Reihenuntersuchungen und Suchaktionen in vielen Ländern der Erde haben gezeigt, daß die Häufigkeit, mit der die Diagnose eines Diabetes mellitus gestellt wird, abhängig ist von der Intensität der Untersuchung, der Auswahl der diagnostischen Methoden und der Breite des Untersuchungsprogramms.

Mit der Verfeinerung der Diagnostik und der Ausweitung des Programms steigt auch die Zahl der Personen, deren Einordnung in die Gruppe der Stoffwechselgesunden oder der Diabetiker zunächst nicht möglich ist. Häufig läßt sich erst nach langjährigen Beobachtungen entscheiden, ob sie aufgrund von Belastungsproben in einen normalen, Grenz- oder pathologischen Bereich des Kohlehydratstoffwechsels einzuordnen sind. Die Zahl der schließlich diagnostizierten Diabetiker hängt aber auch ab von der Strenge der bei der Untersuchung verwendeten Kriterien und der Lage der zwischen „gesund" und „suspekt auf Diabetes" gezogenen Grenzen.

Methodisches Spektrum und Beurteilungskriterien sind daher die wichtigsten Probleme der Diabeteserfassung. Weitere wichtige Punkte sind Methoden zur Erkennung prädiabetischer Zustände, zur Klassifizierung verschiedener Formen des Diabetes und zur Erfassung nicht-diabetischer Glukosurien.

I. Allgemeines

1. Allgemeine diagnostische Kriterien

1. Die Diagnose „Diabetes mellitus" ist keine ausschließliche Laboratoriumsdiagnose. Vorgeschichte, klinischer Verlauf und Symptomatik müssen berücksichtigt werden.

2. Die Klassifizierung „Diabetes mellitus" ist nicht ausreichend. Sie sollte durch eine zusätzliche Definition ergänzt werden, bei der klinische Befunde (Insulinbedürftigkeit, Beginn, Relation zu Lebensalter, Pubertät und Wachstum sowie Körpergewicht, Komplikationen usw.) berücksichtigt werden müssen.

Definition

2. Die Laboratoriumsmethoden

Von den anwendbaren Labormethoden ist die Glukosurie allein kein brauchbares Kriterium für die Diagnose des Diabetes mellitus, da ein Teil der Bevölkerung eine herabgesetzte oder erhöhte Nierenschwelle für Glukose hat (WHICHELOW, et al., 1968).

Für die Diagnostik und Charakterisierung eines Diabetes werden zusätzlich verwendet:

Nüchternblutzucker, postprandiale Blutzuckerwerte, Glukosebelastungsproben (oral, intravenös oder unter Cortison- oder Dexamethason-Belastung, gegebenenfalls Tolbutamid-Test).

Zur vollständigen und exakten Charakterisierung eines Diabetes sind Glukosebestimmungen nicht ausreichend. Ein erweitertes Programm, das Kliniken und speziellen Instituten vorbehalten ist, umfaßt: Insulinsekretion basal und unter Glukosebelastung, Bestimmung von Wachstumshormon und von Insulin-Antikörpern.

Zusätzlich muß das Programm Methoden zur Erfassung diabetischer Komplikationen (z.B. Nephropathie, Störungen des Fettstoffwechsels, Acidose) enthalten.

3. Klassifizierung und Definition des Diabetes

Die Klassifizierung eines Diabetes mellitus gründet sich nach allen bisher ausgearbeiteten Kriterien auf Abnormalitäten des KH-Stoffwechsels.

Zum Verständnis der Nomenklatur werden die Definitionen des Diabetes mellitus nachstehend hier zusammenfassend dargestellt (Einzelheiten s.: K. JAHNKE, Einteilung und Vorstadien des Diabetes mellitus, in diesem Band, S. 753 ff.). Von den Kriterien der WHO (1964/65) abweichende Definitionen anderer Kommittees sind ebenfalls angegeben.

Manifester Diabetes	
Committee on professional education (1967)	abnormer Glukose-Toleranz-Test; erhöhte
Committee on Statistics (1969) (ADA)	Nüchternblutzuckerwerte (über 130 mg-%
Schweizerische Diabetesgesellschaft (1971)	im Kapillarblut oder über 125 mg-%
WHO (1964)	im venösen Blut)
Latenter Diabetes	
WHO (1964, 1965)	normaler Glukose-Toleranz-Test, der aber
	unter besonderen Umständen (Schwanger-
	schaft, Infektionen, Steroidtherapie,
	Fettsucht, unter Provokationstests)
	pathologisch wird.
dagegen:	
Committee on Statistics American Diabetes	Vorliegen einer Kohlehydrat-Toleranz-
Association (ADA) (1969)	störung bei normalem Nüchternzucker
Schweizerische Diabetesgesellschaft (1971)	= chemischer, subklinischer Diabetes
Asymptomatischer (auch klinischer oder	pathologische Glukose-Toleranzproben,
chemischer) Diabetes	bei denen der Nüchternblutzucker unter
WHO (1964, 1965)	130 mg-% im Kapillarblut oder unter
	125 mg-% im venösen Blut liegt

Potentieller Diabetes	normaler Glukose-Toleranz-Test, aber begründete Gefährdung, später an einem Diabetes zu erkranken
Prädiabetes	Zeitspanne zwischen Konzeption und frühestem Nachweis einer abnormen Glukose-Toleranz (nur retrospektiv abzugrenzen)

Diabetesverdächtige Personen

Nach Vorschlägen der amerikanischen Diabetesgesellschaft fallen unter diesen Begriff alle Personen, die von dem WHO-Kommittee als latente Diabetiker bezeichnet werden. Es handelt sich um Personen mit nur vorübergehender Kohlehydrattoleranzstörung, die unter bestimmten Bedingungen auftreten kann (TEUSCHER u. RICHTERICH, 1971). Diese Definition weicht aber von der Definition der WHO, die von den meisten Ländern übernommen wurde, ab.

Grenzfälle

Die scharfe Grenze zwischen Stoffwechselgesunden und Diabetikern, auch zwischen latenten oder subklinischen Diabetikern, die eigentlich zu einer eindeutigen Diagnose gezogen werden müßte, besteht in Wirklichkeit nicht.

Sie hängt ab von den von einzelnen Arbeitsgruppen aufgestellten Kriterien für den normalen Nüchternblutzucker und für die normale Glukose-Toleranzprobe. Diese Kriterien wurden von einzelnen Arbeitsgruppen unterschiedlich aufgestellt. Außerdem wird häufig ein Wechsel von einer normalen zu einer pathologischen Kohlehydrat-Toleranz und umgekehrt beobachtet. Daher hat sowohl die WHO als auch die Europäische Studienkommission zwei Grenzen festgelegt: Werte, unter denen ein Diabetes oder ein latenter Diabetes sicher ausgeschlossen werden kann und Werte, über denen ein Diabetes oder ein latenter Diabetes sicher angenommen werden kann.

Personen, deren Werte zwischen diesen Grenzen liegen, sind schwer einzustufen. In der Regel ergibt eine wiederholte Kontrolle, ob es sich um einen manifesten oder subklinischen Diabetes handelt oder ob nach wie vor lediglich ein Verdacht ausgesprochen werden kann. Vorgeschichte und Befund sowie sonstige Laboratoriumswerte unterstützen die Entscheidung, ob diätetische oder sonstige Maßnahmen erforderlich sind.

II. Untersuchungsmethoden

1. Allgemeines

a) Die Wahl der Methode

Es ist nicht möglich, ein Untersuchungsprogramm auszuarbeiten, das den Möglichkeiten und Grenzen aller Laboratorien gerecht wird. Praktizierende Ärzte, Krankenhausärzte, Fachärzte aller Disziplinen, wissenschaftliche Institute müssen sich mit dieser Diagnostik befassen. Daher muß eine Skala von Methoden, von den einfachen bis zu den differenzierten zur Verfügung stehen. Aber auch von den einfach auszuführenden Methoden wird ein Mindestmaß an Treffsicherheit verlangt.

Mindestprogramm

Bestimmung des Nüchternblut- und Harnzuckers aus der 24-Stunden-Ausscheidung sowie ein oraler Glukosetoleranztest.

Zusätzliches Programm bei normalem Nüchternblutzucker

Die in jeder Arztpraxis durchführbare einfach orale Glukosebelastung mit 50 g Glukose erlaubt die Einstufung der untersuchten Personen in einen normalen, einen pathologischen und einen Grenzbereich. Der Test soll möglichst nach einiger Zeit wiederholt werden. Bei diesen Untersuchungen wird eine hohe Zahl diabetesverdächtiger Personen gefunden, bei denen eine weitere Abklärung erforderlich ist. Zusätzliche Informationen erhalten wir durch eine orale 100 g-Belastung, durch eine intravenöse Glukosebelastung oder durch einen Tolbutamid-Test. Die orale 100 g-Belastung ergibt nach Erfahrungen von Mehnert eine maximale Stimulierung der Insulinsekretion und soll daher eine KH-Toleranzstörung am sichersten aufdecken (Mehnert u. Förster, 1968).

b) Indikationen
(modifiziert nach Teuscher u. Richterich, 1971)

Qualitative Harnzuckerbestimmung:
> bei allen ambulanten und stationär behandelten Personen, bei allen Personaluntersuchungen und Vorsorgeuntersuchungen

Bestimmung des Nüchternblutzuckers:
> bei allen stationären und ambulanten Patienten, bei denen trotz Indikationsstellung eine orale Belastung nicht durchgeführt werden kann, z.B. bei Magen-Darmkrankheiten, besonders mit Resorptionsstörung oder beschleunigter Entleerung oder Glukoseunverträglichkeit bei deutlicher Glukosurie (mindestens 12 Stunden nach der letzten Mahlzeit)

Orale Glukosebelastung — suspekte Anamnese:
> familiäre Diabetesbelastung erhebliche
> Änderung des Körpergewichtes
> Polydipsie, Pollakisurie
> recidivierende Harnwegsinfekte
> pathologische Schwangerschaften
> Symptome einer Gefäßkrankheit

> Suspekte klinische Befunde:
> Hochdruck, Adipositas, Neuropathien, Retinopathien, Pyodermien, Ekzeme, Pilzkrankheiten, Pyelonephritis, Zeichen für coronare, cerebrale oder periphere Durchblutungsstörungen

> Suspekte Laborbefunde:
> Glukosurie bei normalem Nüchternblutzucker, Nüchternblutzucker oder postprandialer Blutzucker im Grenzbereich

vorübergehende Hyperglykämie unter
besonderen Belastungen
Hyperurikämie
Hyperlipämie

Postprandialer Blutzucker:
bei nachgewiesenem Diabetes zur Beurteilung der Stoffwechsellage
bei ausgeprägter Glukosurie und Acetonurie

Intravenöse Glukosebelastung:
bei zweifelhafter oraler Belastung
bei Resorptionsstörungen
bei Glukoseunverträglichkeit

Tolbutamid-Test:
bei Verdacht auf nicht diabetische Glukosetoleranzstörung
bei nicht übereinstimmenden Ergebnissen
der Glukosetoleranzproben

2. Methoden zur Blutzuckerbestimmung

Da die Diagnose des Diabetes mellitus durch den Nachweis einer erhöhten Blutzuckerkonzentration und einer nachweisbaren Glukosurie gestellt wird, müssen an die Reproduzierbarkeit und Spezifität der Glukosebestimmungsmethoden die höchsten Anforderungen gestellt werden.

a) Die Technik der Blutentnahme

Zur Zeit werden in den verschiedenen Laboratorien Blutentnahmen zur Glukosebestimmung mit verschiedener Technik durchgeführt.
a) kapilläres Vollblut
b) venöses Vollblut
c) Plasma nach kapillärer oder venöser Entnahme
Die Wahl der Entnahmetechnik ist von Einfluß auf die Höhe der Blutzuckerkonzentration. Diese ist daher bei Vergleich von Werten aus verschiedenen Laboratorien oder verschiedenen Publikationen zu berücksichtigen.
Zu a und b: Da die Differenzen der Blutzuckerwerte zwischen arteriellem und capillärem Blut zu vernachlässigen sind (WICHELOW et al., 1967), entsprechen die Unterschiede der Werte im Capillarblut und im venösen Vollblut praktisch den arteriovenösen Differenzen.
Die Angaben über die Größe dieser Differenzen für Glukose sind in der Literatur sehr unterschiedlich. Der WHO-Report (1965) gibt für Nüchternwerte und Werte 2 h nach Glukosebelastung im Capillarblut um 10 mg-% höhere Werte an als im venösen Blut. Auch die Kommission der „Britisch Diabetes Association" (FITZGERALD u. KEEN, 1964) berücksichtigt das Ansteigen der arterio-venösen Differenz unter der Belastung. Nach ihrer Definition liegen die Spitzenwerte im Kapillarblut im Mittel um 20 mg-% höher als im Venenblut, nach KLIMT et al. (1961) die 2 h-Werte im Mittel um 13,5 mg-%. Weitere Untersuchungen haben aber ergeben, daß die arterio-venösen Differenzen großen individuellen und zeitlichen Schwankungen unterworfen sind. Sie sind bei Normgewichtigen größer als bei Adipösen (BUTTERFIELD, HANLEY u. WICHELOW, 1965) und sinken mit zunehmend besserer kapillärer Durchblutung (WICHELOW et al., 1967). Nach Angaben von HASLBECK u. Mitarb. (1967) variieren die arteriovenösen Differen-

zen des 2 h-Werts nach 50 g Glukose unter 10 mg-%, des 3 h-Werts nach 100 g Glukose über 10 mg-%.

Als Kriterien für Normgrenzen von Blutzuckerwerten mit und ohne Belastung dürfen aufgrund dieser Ergebnisse nur Werte verwendet werden, die mit derselben Entnahmetechnik gewonnen wurden.

Zu c: Die Verwendung von Plasma für Blutzuckerbestimmungen kommt mehr und mehr in Gebrauch (ZALME u. KNOWLES, 1965; TUSTISON, BOWEN u. CRAMP-TON, 1966). Der Vorteil ist, daß Fehler, die durch Vorliegen einer Anämie oder Polycythämie entstehen, vermieden werden (FAJANS u. CONN, 1960). TEUSCHER gibt an, daß die Plasma-Glukosewerte um 12–22% höher liegen als die des Voll-bluts (TEUSCHER u. RICHTERICH. 1971) Nach McDONALD, FISHER und BURNHAM (1964) steigt die Differenz proportional zur Blutzuckerkonzentration, ist aber in ihrer Höhe abhängig von der Glukosebestimmungsmethode. Umrechnungsfor-meln, die von verschiedenen Autoren angegeben werden (z.B. Report of the Committee on statistics of the American Diabetes Association, 1969; TUSTISON, BOWEN u. CRAMPTON, 1965; u.a.) sind daher nicht zu empfehlen, da sie nur für bestimmte Methoden angewendet werden können.

Um reproduzierbare Werte zu erhalten, muß die Trennung zwischen Plasma und Zellen innerhalb von 30 min erfolgen (TEUSCHER u. RICHTERICH, 1971). Die Plasmaglukosekonzentration ist dann für 24 min stabil, wenn die Probe im Kühl-schrank aufbewahrt wird.

Ist eine Abtrennung innerhalb dieser Zeit nicht möglich, so muß ein Antikoa-gulans und ein Glykolysehemmer zugesetzt werden, um den durch Erythrocyten- und Leucocytenenzyme katalysierten Glukoseabbau zu verhindern. TEUSCHER empfiehlt folgende Mischung:

Stammlösung: 400 mg Kalium-EDTA (Äthylen- Diamin-Tetra-Acetat) in 20 ml dest. Wasser lösen, dazu 800 mg Natrium-fluorid.

Zur Blutentnahme werden pro ml Blut je 50 μl dieser Lösung in ein Röhrchen einpipettiert (TEUSCHER u. RICHTERICH, 1971).

b) Die Wahl der Methode zur Glukosebestimmung

Kontraindiziert sind:
alle Methoden, die neben Glukose auch andere reduzierenden Substanzen im Blut erfassen (z.B. Harnsäure, Kreatinin, Gluthation, Glukuronsäure u.a.).
Zu diesen Methoden gehören:
Glukosebestimmung nach:
  HAGEDORN-JENSEN
  CRECELIUS-SEIFERT
  SOMOGYI-NELSON
  FRANK-KIRBERGER
  FUJITA-IWATAKE.
Zahlreiche Vergleichsuntersuchungen zeigten, daß die in diesen Methoden miterfaßte „Restreduktion" auch durch Modifikation der Enteiweißungsmethode nicht völlig eliminiert werden kann (SCHMIDT, 1963, WOLF, 1961, RICHTERICH, 1968).

Empfehlenswert sind:
GOD/POD (Glukoseoxydase-Peroxydase)-Methode
HK/G6PDH (Hexokinase-Glukose-6-phosphat-Dehydrogenase)-Methode;
kolorimetrische Methoden:
o-Toluidin-Methode
Anilin-Methode.

Vergleich der Methoden zur Blutzuckerbestimmung

Vergleichsuntersuchungen zwischen den einzelnen Glukosemethoden wurden von verschiedenen Autoren durchgeführt. Für die beiden enzymatischen Methoden wurden keine oder nur geringe Unterschiede gefunden (SCHMIDT, 1963, BARTHELMAI, 1969). Auch die Werte der o-Toluidinmethode und der GOD/POD-Methode stimmen im wesentlichen überein.

Eigene Untersuchungen (ENGLHARDT, 1968) zeigten, daß geringe Differenzen zwischen enzymatischer Methode (GOD/POD) und kolorimetrischer Methode (o-Toluidin) auf Fehler bei der Standardisierung zurückgeführt werden können (z.B. zu hoher Feuchtigkeitsgrad oder ungenügende Reinheit der zur Herstellung des Standards verwendeten Glukose, geringe Differenzen der von den Herstellerfirmen beigefügten Standardlösungen). Bei sorgfältiger Eichung ergaben die beiden enzymatischen Methoden und die o-Toluidin-Methode im Bereich der normalen Streuung der Methoden identische Resultate.

Die Werte der Blutzuckerbestimmung nach HAGEDORN-JENSEN liegen im Mittel um 20 mg-% höher (TEUSCHER, 1962, HUGETT u. NIXON, 1957; WOLF, 1961; EISMANN, 1959), die nach SMOGHYI-NELSON um 15—18 mg-% (WOLF, 1960) als die Werte der enzymatischen Methoden.

Die Störungen durch die Restreduktion wirken sich am stärksten bei metabolischen Störungen aus. RICHTERICH konnte demonstrieren, daß während der Behandlung des Coma diabeticum nach CRECELIUS-SEIFERT noch normale Blutzuckerwerte gefunden werden, wenn die wahren Glukosewerte schon weit unter der Norm liegen. Daraus kann sich für den Patient eine gefährliche Situation ergeben (RICHTERICH u. LORENTZ, 1968).

c) Die einzelnen Methoden

Die GOD/POD-Methode

Prinzip: Bei der Bestimmung spielen sich folgende Reaktionen ab:

1. $\text{Glukose} + \text{H}_2\text{O} + \text{O}_2 \xrightarrow{\text{Glukoseoxydase}} \text{H}_2\text{O}_2 + \text{Gluconolacton}$

2. $\text{H}_2\text{O}_2 + \text{DH}_2 \xrightarrow{\text{Peroxydase}} 2\text{H}_2\text{O} + \text{D}.$

Bei der Oxydation der Glukose durch Glukoseoxydase entsteht Wasserstoffperoxyd, das durch einen Wasserstoffdonator DH_2 weiter unter Bildung von Wasser reduziert wird. Der farblose Donator DH_2 wird dabei oxydiert und in einen Farbstoff umgewandelt, der kolorimetriert werden kann. Dabei ist, wenn die Enzyme und der Wasserstoffdonator in genügendem Überschuß vorliegen, die Extinktion der eingesetzten Glukosemenge proportional.

Frühere Modifikationen enthielten als Wasserstoffdonator und zugleich Chromogen o-Dianisidin, das aber wegen seiner Neigung zu Autooxydation über längere Zeit nicht stabil war (HUGETT u. NIXON, 1967, RICHTERICH u. COLOMBO, 1962). In einem umfangreichen Screening von Chromogenen wurde schließlich ABTS (Ammoniumsalz der 2,2-Azino-di-3-äthyl-benzthiazolin-sulfonsäure-(6) am besten geeignet gefunden (WERNER, 1970). Die reduzierte Stufe ist farblos und gut wasserlöslich.

Bei der durch Peroxydase katalysierten Oxydation entsteht das intensiv blau gefärbte Radikal-Kation, das sich durch große Stabilität über mehrere Tage auszeichnet (KAHLE et al., 1970). Beim Absorptionsmaximum 420 nm ist die Bestimmung viermal so empfindlich wie die mit o-Dianisidin als Chromogen (WERNER, RAY, WIELINGER, 1970).

Fehlerquellen: Die Absorptionsbande bei 420 nm ist so schmal, daß bei Verwendung von Filterphotometern Filterfehler entstehen. Bei Verwendung solcher Photometer muß daher im Bereich der breiten Absorptionsbande bei 660 nm gemessen werden (WERNER, RAY u. WIELINGER, 1970).

Im pH-Optimum der Peroxydase von 7,0 ist der Indikator relativ empfindlich gegen Luftoxydation. Es kommt daher bei täglichem Gebrauch des Reagenz zu einer langsamen Zunahme des Blindwerts (WERNER, 1970).

Radikal-Kationen von Azinen neigen zur Disproportionierung. Es kommt dann im Test nach Erreichen eines Maximums zu einer Extinktionsabnahme. Diese Reaktion kann nur durch genügend hohe Konzentration des Azins im Test unterdrückt werden (WERNER, 1970). Es ist daher darauf zu achten, daß keine gealterten Chromogenlösungen verwendet werden.

Spezifität: Anwesenheit von Glycogen- oder Stärke- und Disaccharidspaltenden Fermenten führt zu falsch hohen Werten, die Methode ist daher für Untersuchungen in Körperflüssigkeiten und Geweben nicht anwendbar.

Galaktose wird durch Glukoseoxydase nur zu 0,14%, D-Fruktose zu 0,02%, Glukose-6-phosphat nicht umgesetzt (SOLS u. DE LA FUENTE, 1957, KEILIN u. HARTREE, 1945,1947).

Verbindungen mit reduzierenden Eigenschaften konkurrieren mit dem Chromogen um die durch Peroxydase katalysierte Reaktion mit H_2O_2. Von einigen Autoren wurden herabgesetzte Glukosewerte in Gegenwart von reduzierenden Substanzen, besonders von Ascorbinsäure, aber auch von Gluthation und Harnsäure gefunden (KUTTER, 1961; O'GORMAN, GRIFFITHS, BLOXAM, 1960). Bei Verwendung von ABTS als Chromogen setzt Kreatinin bei einem erhöhten Blutspiegel von 15 mg-% die Blutglukose um 5,5%, Harnsäure in derselben Konzentration um 8,5% herab (KAHLE et al., 1970).

Die stärksten Störwirkungen entstehen durch ungenügend nachgespülte Gefäße, die Reste reduzierender Reinigungsmittel enthalten.

Spuren von Katalase in der Glukoseoxydasepräparation führen zu einer Konkurrenzreaktion mit dem Wasserstoffperoxyd und damit zu falsch niedrigen Werten (WERNER, 1970).

Es wurde verschiedentlich diskutiert, daß das Enteiweißungsverfahren für die Spezifität der Methode von Bedeutung ist. Es konnte aber gezeigt werden, daß bei Enteiweißung mit Perchlorsäure und Uranylacetat völlig übereinstimmende Glukosewerte gefunden werden (KAHLE et al., 1970).

Die HK/G-6-PDH-Methode

Prinzip: Glukose kann mit Hilfe folgender hintereinandergeschalteter Reaktionen im optischen Test erfaßt werden:

$$1. \text{Glukose} + \text{ATP} \xrightarrow[\text{Mg}^{++} \quad \text{K}^+]{\text{Hexokinase}} \text{Glukose-6-phosphat} + \text{ATP}$$

$$2. \text{Glukose-6-phosphat} + \text{NADP} \xrightarrow{\text{G-6-PDH}} \text{6-Phosphogluconat} + \text{NADPH}.$$

Meßgröße in diesem System ist die NADP-Reduktion. Die Menge des gebildeten NADPH ist der Menge an Glukose-6-phosphat und damit an Glukose äquivalent.

Die Methode wird heute allgemein als Referenzmethode verwendet, da sie
1. die größte Spezifität für Glukose besitzt,

2. von der Standardisierung mit Hilfe eines primären Standards unabhängig ist, da die Berechnung über den molaren Extinktionskoeffizienten des NADPH erfolgt.

Bei genügendem Einsatz von NADP und ATP ist die Linearität praktisch unbegrenzt.

Spezifität: Die Bestimmung wird durch keine der im Blut vorkommenden Substanzen gestört. Folgende Zucker reagieren in Konzentrationen von 100 mg/ 100 ml nicht im Hexokinase-Test (BARTHELMAI, 1969):

Fruktose
Mannose
Galaktose
Saccharose
Glukosamin
Maltose
Xylose
Arabinose
Laktose

Auch folgende Substanzen stören den Ablauf des Tests nicht (BARTHELMAI, 1969):

Bilirubin (Konzentrationen bis 20 mg/100 ml)
Blutspiegel folgender Medikamente (therapeutische Dosen):
Sulfonamide
Antibiotica
Tuberculostatica
Digitalispräparate
Cytostatica
Morphinderivate
Sulfonylharnstoffe

Störungen durch Eisen- und Kupferjonen wurden ebenfalls nicht gefunden (DRAWERT u. KUPFER, 1965). Fruktose in Konzentrationen von über 25 µg/Ansatz fürhrt zu einem geringen Anstieg des Werts durch die Spuren von Phosphoglucoseisomerase in den Enzympräparationen (SCHMIDT, 1963).

o-Toluidin-Methode und Anilin-Methode

Prinzip: Aldohexosen bilden mit aromatischen Aminen in stark saurer Lösung gefärbte Reaktionsprodukte, die photometriert werden können. Von LORENTZ wurde die Bestimmung mit Anilin eingeführt (LORENTZ, 1963). Das Maximum der Farbintensität liegt bei der Verwendung von Anilin bei 340 nm. Die Methode ist nicht spezifisch auf Glukose, sondern mißt alle vorliegenden Ketosen und Hexosen (RICHTERICH, 1968). Bei Fruktoseinfusionen sind daher die Resultate nicht zu gebrauchen. Dagegen ist das Reaktionsprodukt des o-Toluidin mit einem Absorptionsmaximum bei 620 nm für Aldohexosen spezifisch (HULTMAN, 1959). In der Methode reagiert von dem im Blut unter physiologischen Bedingungen vorkommenden Zuckern praktisch nur Glukose. Der nach fermentativer Zerstörung der Glukose im Blut noch mit o-Toluidin verbleibende Anteil beträgt o-4% (HULTMAN, 1959). Die Störung durch Galaktose fällt nur bei Galaktosämie und im Galaktosetest ins Gewicht.

Die Relationen der Absorption im Vergleich zu Glukose sind:

Glukose	1,00
Mannose	1,00
Galaktose	1,00

Xylose   0,19
Maltose   0,05
Arabinose   0,17
Fruktose   0,00

Die Bestimmung wurde zunächst mit einer Lösung von o-Toluidin in Eisessig durchgeführt. Durch die Verwendung von Glykolsäure und Äthylenglykolmono- methyläther (HÄRTEL, HELGER u. LANG, 1969) konnte eine größere Empfindlich- keit erzielt werden. Die Geruchsbelästigung durch die Verwendung von Eisessig entfällt.

Die o-Toluidinmethode ist wenig störanfällig und ergibt Linearität bei Gluko- sekonzentrationen bis über 1 000 mg/100 ml.

Fehlerquellen (FRINGS, 1970): Falsch hohe Werte können bei Blutzuckerbe- stimmungen während und nach Dextraninfusionen entstehen, da höhere Dextran- konzentrationen im Blut Trübungen des Testansatzes hervorrufen, die erst nach Erhitzen des Gemisches vor der Messung auftreten und übersehen werden können.

Die von einigen Autoren beschriebenen Toxizität des o-Toluidin (BÜRGI u. MITTELHOLZER, 1968) soll nach Angaben anderer Autoren bei den am Arbeitsplatz nachweisbaren sehr geringen Konzentrationen nicht von Bedeutung sein (HÄRTEL, HELGER, LANG, 1969).

d) Glukose-Bestimmungen mit dem Autoanalyser

Alle empfohlenen Glukosebestimmungsmethoden können auf den Autoanaly- ser adaptiert werden. Auch die Glukosebestimmung nach HOFFMANN mit Ferri- cyanid ergibt Werte, die als wahre Glukose zu betrachten sind und mit denen der o-Toluidinmethode übereinstimmen (ENGELHARDT, 1968).

Bei der Eichung des Autoanalysers für Glukosebestimmungsmethoden ohne Enteiweißung sollten keine wässrigen Standardlösungen verwendet werden, son- dern nur solche, deren physikalische Eigenschaften denen des Serums ähnlich sind (TEUSCHER u. RICHTERICH, 1971), also z.B. Kontrollseren. Während der Dialyse diffundieren nämlich nur ca. 30% der zu messenden Substanz durch die Membran (SKEGGS, 1957), die Diffusion aus wässrigen Lösungen läuft anders ab als aus Serum oder Blut (TEUSCHER u. RICHTERICH, 1971).

Blutzuckeruntersuchungen mit Teststreifen

In letzter Zeit wurden Teststreifen entwickelt, die eine Abschätzung des Blut- glukosegehalts innerhalb weniger Minuten erlauben. Die Teststreifen sind mit einem Glukoseoxydase/Peroxydasegemisch beschichtet und enthalten außerdem ein Indikatorsystem, das eine konzentrationsabhängige Farbentwicklung auf dem Streifen ermöglicht.

Diese Teststreifen ergeben entweder Farbabstufungen für die verschiedenen Blutzuckerkonzentrationen (z.B. Dextrostix Ames-Schnellreagenz) oder sie ent- halten ein Indikatorgemisch, das je nach Glukosekonzentration verschieden ge- färbt reagiert (Haemoglucotest Boehringer Mannheim).

Reproduzierbarkeit

Mit Dextrostix ist eine ausreichende Reproduzierbarkeit der Ablesung nur zwischen 50 und 250 mg-% (MOSS, 1966), nach anderen Autoren nur zwischen 55 und 120 mg-% (ALBERTI, MIDDLETON u. CAIRD, 1965) bzw. zwischen 40 und 130 mg-% (LUNTZ, 1965) zu erreichen. Auf jeden Fall muß bei Werten über

130 mg-% der Blutzucker mit einer exakten Bestimmungsmethode kontrolliert werden. Für Haemoglukotest wurde nachgewiesen, daß im Bereich von 50—240 mg-% 80% der Werte innerhalb eines Streubereichs von ± 20 mg-% lagen (HOFFMANN et al., 1968), nach Angaben anderer Autoren innerhalb $\pm$ 30 mg-% vom Mittelwert (OTTO, HALLE u. THUM, 1968, WIELINGER, REY, BAUER, 1968).

Mit einem besonderen Ablesegerät (Reflectometer) soll die Reproduzierbarkeit der Ergebnisse verbessert werden können (JARRETT, KEEN, HARDWICK, 1970).

3. Die Harnzuckerbestimmung

a) Qualitative Untersuchung

Hierfür werden heute fast ausschließlich Teststreifen verwendet, mit denen Glukose qualitativ mit enzymatischen Methoden nachgewiesen werden kann. Folgende Streifen sind häufig in Gebrauch:
Clinistix (Ames-Schnellreagenz)
Glukotest (Boehringer Mannheim).
Streifen zur kombinierten Untersuchung sind:
Combur-Test (Glukose, Eiweiß, Nitrit, pH) Boehringer Mannheim
Uristix (Glukose, Eiweiß) Ames
Combistix (Glukose, Eiweiß, pH) Ames
Labstix (Glukose, Protein, pH, Ketokörper) Ames
und sonstige Kombinationen.
Prinzip: Der Teststreifen ist mit den Enzymen Glukoseoxydase/Peroxydase imprägniert. Die Reaktionsfolge ist dieselbe wie bei der Bestimmung der Blutglukose. Die Teststreifen verschiedener Herstellerfirmen enthalten verschiedene Chromogene. Daher wird die Gegenwart von Glukose durch verschiedene Anfärbung des Streifens angezeigt. Zum Beispiel ergibt auf dem Teststreifen Clinistix o-Toluidin bei Reduktion einen blauen Farbstoff, der mit dem roten Farbstoff des Teststreifens eine Violettfärbung in Gegenwart von Glukose ergibt.

b) Die semiquantitative Harnzuckerbestimmung

Eine einfache semiquantitative Harnzuckerbestimmung beruht auf der Eigenschaft der Glukose Metallhydroxyde in der Wärme zu reduzieren. Sie folgt damit dem fast in Vergessenheit geratenen Prinzip der Fehlingschen Probe. Clinitest-Tabletten (Ames-Reagenz) enthalten Kupfersulfat, Natronlauge und Citronensäure. Bei Zugabe der zu prüfenden Lösung kommt es durch Auftreten von Neutralisationswärme zum Sieden. Ein entstehender löslicher Kupfer-Citratkomplex wird durch Glukose reduziert, wobei eine Farbänderung entsteht. Durch Vergleich der entstehenden Farbe mit einer Farbskala ist eine semiquantitative Schätzung des Zuckers möglich.

Gut reproduzierbare Ergebnisse ergibt die sog. „2-Tropfen-Methode":
2 Tropfen Harn und 10 Tropfen Wasser werden in ein Reagenzglas gegeben, dazu kommt eine Tablette Clinitest. Es treten folgende Farben auf:

blau	= negativ
blaugrün	= spur Glukose
hellgrün	= 0,5%
olivegrün	= 1%
dunkelbraun	= 2%
lichtbraun	= 3%
orange	= 5% (BELMONTE, SARKOZY, HARPUR, 1967).

Die Methode ist allerdings nicht spezifisch für Glukose und eignet sich nur zur Überwachung bereits bekannter Diabetiker mit Glukosurie, wenn Meßgeräte für quantitative Untersuchungen nicht zur Verfügung stehen.

Falsch positive Resultate bei Reduktionsproben treten auf unter Verabreichung folgender Medikamente: Penicillin-G (Whipple u. Bloom, 1960), PAS (Zarafonetis et al., 1948), Streptomycin (Neuberg, 1954, Lippman, 1952), Cephalotin (Feldman, Kelley, Lebowitz, 1970) Isoniacid (Luntz u. Schmidt, 1953), Tetracyline (Lipman, 1952).

c) Die quantitative Harnzuckerbestimmung

Eine quantitative Harnzuckerbestimmung ist möglich
1. durch Polarimetrie, 2. mit Glukoseoxydase/Peroxydase, 3. mit Hexokinase/ G-6-PDH, 4. mit o-Toluidin.

Die Polarimetrie

Die Methode ist mit vielen Fehlerquellen behaftet. Durch die subjektive Beurteilung der Helligkeitswerte ist die Streubreite der Ergebnisse nicht wesentlich geringer als mit semiquantitativen Methoden. Systematische Untersuchungen ergaben eine Fehlerbreite (± 2 s) von 300 mg-% (König, Dauwalder u. Richterich). Das Ergebnis kann durch Substanzen mit symmetrischem C-Atom erheblich verfälscht werden. Dies geht aus nachstehender Tabelle (Schmidt, 1967) hervor:

Substanzen mit asymmetrischem C-Atom, die in Harnproben Glukosekonzentrationen verfälschen können: Spezifische Drehung $(\alpha)_D^{20}$ im Vergleich zur Glukose

Glukose	$+ 52,8°$
D-Fruktose	$-132,0°$
Galaktose	$+ 83,8°$
Tetracyclin	$-278°$
Penicillin G	$+305°$
Dihydrostreptomyzin	$- 82°$

GOD/POD-Methode

Die Methode kann zur quantitativen Harnzuckerbestimmung verwendet werden, wenn der Harn bei Glukosekonzentration unter 3% (geschätzt mit Glukosetest) 1:100, bei Glukosekonzentrationen über 3% 1:1000 verdünnt wird. Durch diese hohen Verdünnungen wird erreicht, daß die durch reduzierende Substanzen hervorgerufenen Störungen toleriert werden können. Nach Angaben der Herstellerfirma muß aber schon unter physiologischen Bedingungen mit einer Hemmung von 10% gerechnet werden. Störungen wurden bisher bei folgenden Substanzen beobachtet: Ascorbinsäure, Homogentisinsäure, Bilirubinglucuronid (Feldman, Kelley, Lebowitz, 1970) und Salicylate (Naganna, Rajanna u. Rao, 1967). Parenterale Tetracycline werden mit großen Mengen Ascorbinsäure gepuffert, so daß bei intravenöser Verabreichung eine fast 100%ige Hemmung der Glukosereaktion auftritt (O'Sullivan, Kantor, Wilkerson, 1962).

Hexokinase/G-6-PDH-Methode

Die Methode ist so empfindlich, daß sogar physiologische Glukosekonzentrationen quantitativ erfaßt werden können. Es wurden Werte zwischen 3 und 12 mg/

100 ml Harn gefunden (RENSCHLER, WEICKER u VON BAYER, 1965); SCHUBERT *et al., 1964*). Störungen, die falsche Werte der Methode hervorrufen, wurden durch im Harn vorkommende oder ausgeschiedene Substanzen bisher nicht nachgewiesen (PETERSON u. YOUNG, 1968; SCHERSTEN u. FRITZ, 1967; SCHERSTEN u. TIBBLING, 1968; KÖNIG *et al.*, 1971).

4. Diagnostik des Diabetes durch Bestimmung der Blutglukose und durch Glukosetoleranzproben

a) Der manifeste Diabetes

Als 1965 das Committee der WHO vor die Aufgabe gestellt wurde, Kriterien für die Diagnose Diabetes mellitus aufzustellen, erkannte es die Schwierigkeiten dieser Aufgabe, „da ausreichende Daten von Personen verschiedenen Alters und Geschlechts als Grundlage für irgendwelche Empfehlungen nicht zur Verfügung stehen" (WHO-Report, 1965).

Die Schwierigkeiten beginnen bei der Festlegung, ab wann eine Hyperglykämie als manifester Diabetes bezeichnet werden soll. Nach den Empfehlungen des WHO-Reports ist für die Diagnosestellung ein Glukosetoleranztest erforderlich. Das Committee legte fest, daß ein Diabetes vorliegt, wenn bei einer Person unter 45 Jahren 2 Std nach einer oralen Glukosebelastung mit 50 g ein Blutzuckerwert von über 140 mg-% gefunden wird (capillär). Da sich die Glukosetoleranz im Alter verschlechtert, sollen bei Personen über 45 Jahre klinische Daten z.B. Alter und Körpergewicht, Anamnese usw. berücksichtigt werden (Report of a WHO-Committee, 1965)

Nach den Richtlinien der Amerikanischen Diabetesgesellschaft und der Schweizerischen Diabetesgesellschaft (1971) ist ein manifester Diabetes dadurch gekennzeichnet, daß die Nüchternblutzuckerwerte erhöht sind. Ein Glukosetoleranztest ist nicht erforderlich.

Die Grenzwerte wurden wie folgt festgelegt (TEUSCHER u. RICHTERICH, 1971):

Tabelle 1

Sicherer manifester Diabetes	mindestens 2 Nüchternblutzuckerwerte über 130 mg/100 ml (Capillarblut)
Einschränkung	Nüchternblutzuckerwerte < 130 mg/100 ml schließen einen manifesten Diabetes nicht aus
oder: Diabetes wahrscheinlich	postprandiale Werte[a] über 180 mg/100 ml
Diabetes nicht auszuschließen	postprandiale Werte unter 180 mg/100 ml

[a] Postprandiale Werte normalisieren sich bei Gesunden bereits nach 90 min, bei Diabetikern später (TSCHOBRONTSKY, 1970), daher soll die Entnahme 60—70 min nach der Mahlzeit erfolgen.

Altersabhängigkeit der Blutzuckerwerte

Über die Frage des Anstiegs des Nüchternblutzuckers mit dem Alter liegen keine einheitlichen Ergebnisse vor. Zahlreiche Untersucher fanden einen mit fortschreitendem Lebensalter ansteigenden Blutzuckerspiegel (STUDER *et al.*, 1969; NILSSON *et al.*, 1964). Der Befund wurde von anderen Autoren nicht bestätigt (ROST *et al.*, 1966; MALINS, 1962). Daher wurden bislang gleitende altersabhängige Grenzwerte des Nüchternblutzuckers nicht festgelegt.

b) Der latente Diabetes

α) Allgemeines

Alle Kommissionen, die sich mit der Standardisierung von Blutzuckerwerten für die Diabetesdiagnostik befaßt haben, sind sich darüber einig, daß Glukosetoleranzproben für die Diabetesdiagnostik unentbehrlich sind. Nachfolgende Tabelle 2 zeigt, daß alle übrigen Methoden zur Entdeckung eines Diabetes dem Glukosetoleranztest an Empfindlichkeit nachstehen (WEST u. KALBFLEISCH, 1971).

Tabelle 2

Methode	Empfindlichkeit[a]
Harnglukose	35,3%
Harnglukose 2—4 Std postprandial	38,9%
Harnglukose 2 Std nach oraler Glukose (50 g)	67,0%
Blutzucker nüchtern (pathologisch: 120 mg-%)	44,0%
Blutzucker postprandial 2—4 Std p.c. (pathologisch über 129 mg-%)	50,0%

$$^{a}\ \text{Empfindlichkeit} = \frac{\text{pos. Ergebnisse} \cdot 100}{\text{Gesamtzahl der Diabetiker}}$$

Diagnose des Diabetes durch orale Glukosebelastung (pathologisch: über 149 mg-% 2 Std nach Glukose = 100%. Ergebnisse von 1530 untersuchten Personen.

Tabelle 7 zeigt, daß mit Hilfe von Glukosebelastungsproben in der ganzen Welt ein erstaunlich konstanter Anteil an Personen mit pathologischer Kohlehydrat-Toleranz gefunden werden.

Die Kommissionen waren aber bisher nicht in der Lage, übereinstimmend einen Test zu empfehlen, der in allen Ländern anerkannt und durchgeführt wird. Die Differenzen betreffen die Glukosedosis, die Zeiten der Blutentnahme und vor allem die Kriterien der Beurteilung. Es herrscht lediglich Einigkeit darüber, daß die einfache Belastung Personen).
schlechter reproduzierbaren Doppelbelastung vorgezogen werden soll. Daher wurde der einfache orale Test statt der früher geübten Doppelbelastung eingeführt.

β) Die orale Glukosebelastung

1. Die Wahl der Dosis

Folgende Dosierungen werden empfohlen:

Glukose: 50 g (Europäische Studiengruppe, 1970; Schweizerische Diabetesgesellschaft; TEUSCHER u. RICHTERICH, 1971; CONSTAM, 1968)
75 g (KENT u. LEONARDS, 1965; KÖBBERLING u. CREUTZFELD, 1971)

1 g/kg FEINBERG et al., 1968; (GUTSCHE, 1971; WEST u. KALBFLEISCH, 1971)

1,75 g/kg (FAJANS u. CONN, 1954, 1959; KREISBERG, 1968)

100 g (UNGER, 1957; MEHNERT, 1966, 1967, 1969; FÖRSTER u. MEHNERT, 1967; O'SULLIVAN u. MAHAN, 1968; KREISBERG, 1968; FÖRSTER et al., 1970)

40 g/m² KO (University group diabetes program; KLIMT et al., 1969, 1970; Committee on professional education, 1967; Committee on statistics, 1969).

Für die 50 g-Dosis wird im wesentlichen die bessere Magenverträglichkeit angeführt, außerdem wird angegeben, daß die durch unterschiedliche Resorption bedingten Fehler so klein wie möglich gehalten werden. Dextro OGT (Maizena-Werke) ist ein Oligosaccharid mit geringerem osmat. Druck als Glukose und besserer Magenverträglichkeit. Die europäische epidemiologische Studiengruppe mit Mitgliedern in Großbritannien, Frankreich, Belgien, Tschechoslowakei, Schweiz, Italien, Jugoslawien, Bulgarien, DDR, Bundesrepublik hat mit der 50 g-Belastung viele vergleichbare Ergebnisse gewonnen, die bei der Ausarbeitung der Kriterien zugrundegelegt werden können.

Für die 100 g-Belastung haben sich besonders MEHNERT und FÖRSTER eingesetzt. Sie konnten durch Serum-Insulinbestimmung nachweisen, daß erst bei Provokation mit 100 g Glukose eine maximale Insulinsekretion stattfindet (FÖRSTER et al., 1970). Sie fordern daher eine orale Belastung mit mindestens 100 g Glukose. Nach TÖLLER und KNUSSMANN ergeben Belastungen mit 100 g Glukose eine bessere Reproduzierbarkeit als solche mit 50 oder 75 g. Dieser Test wurde an großen Kollektiven ebenfalls standardisiert. GUTSCHE fand, daß die Werte der 50 g-Belastung und der 100 g-Belastung sich statistisch nicht unterscheiden (GUTSCHE — mündliche Mitteilung). Auch für den 180 min-Wert konnten Richtwerte gewonnen werden. Bei Gesunden wird zu dieser Zeit der Ausgangswert wieder erreicht. SISK u. Mitarb. (SISK et al., 1971) fanden allerdings, daß die 60 min-Werte der 100 g-Belastung mit der 50 g-Belastung weitgehend übereinstimmen, daß dagegen die 120 min-Werte im Mittel bei der 100 g-Belastung um 15 mg-% höher liegen.

Gewichtsabhängige Dosierungen haben sich in Europa nicht einführen können. GUTSCHE hat bei einer Suchaktion in Berlin Dosierungen von 50 g und 1 g/kg verglichen und den selben Prozentsatz an Glukosetoleranzstörungen gefunden (GUTSCHE, 1971). Sinnvoll wäre eine gewichtsabhängige Dosierung nur, wenn das Fettgewebe an der Glukoseutilisation einen wesentlichen Anteil hätte. Dies ist aber nicht der Fall. 1 kg Fettgewebe kann pro Stunde etwa 200 mg Glukose utilisieren. Bei einer Fettmasse von 50 kg würden also pro Stunde vom Fettgewebe nur etwa 10 g Glukose utilisiert. Ein Patient mit einer solchen Fettmasse würde aber bei gewichtsabhängiger Dosierung eine wesentlich größere zusätzliche Glukosemenge bekommen, beispielsweise erhält ein 100 kg schwerer Patient nach den Vorschlägen von FAJANS und CONN 175 g Glukose.

2. Beurteilungskriterien der oralen Glukosebelastung

Die Problematik der Aufstellung von Kriterien wird dadurch deutlich, daß das Expertenkommitté der WHO nicht in der Lage war, Normwerte und Grenzwerte für die Entnahme nach 60 Minuten aufzustellen und nur Kriterien für den Nüchternwert und den 120 min-Wert veröffentlichte.

Die Abgrenzung der Werte stoffwechselgesunder und diabetischer Personen ist mehr oder weniger willkürlich. Da keine Bimodalität vorliegt, ist eine Abgren-

Tabelle 3

---

1. Europäische epidemiologische Studiengruppe

a) Capillarblut, 50 g und 100 g Glukose

normal:	0 min	< 100 mg/100 ml
	nach 60 min	< 160 mg/100 ml
	nach 120 min	< 120 mg/100 ml
	nach 180 min	< 100 mg/100 ml
Grenzbereich:	0 min	100—130 mg/100 ml
	nach 60 min	160—220 mg/100 ml
	nach 120 min	120—150 mg/100 ml
	nach 180 min	100—130 mg/100 ml
pathologischer Bereich:	0 min	> 130 mg/100 ml
	nach 60 min	> 220 mg/100 ml
	nach 120 min	> 150 mg/100 ml
	nach 180 min	

b) Capillarblut, 100 g Glukose (Umrechnung nach den Ergebnissen von SISK *et al.*, 1971)

normal:	0 min	< 100 mg/100 ml
	nach 60 min	< 160 mg/100 ml
	nach 120 min	< 135 mg/100 ml
Grenzbereich:	0 min	100—130 mg/100 ml
	nach 60 min	160—220 mg/100 ml
	nach 120 min	135—165 mg/100 ml
pathologischer Bereich:	0 min	> 130 mg/100 ml
	nach 60 min	> 220 mg/100 ml
	nach 120 min	> 165 mg/100 ml

---

2. Report of a WHO Comittee (1965)

50 oder 100 g Glukose, Capillarblut

normal:	nach 120 min	< 120 mg/100 ml
pathologisch:	nach 120 min	> 140 mg/100 ml

---

3. Medical and scientific section of British Diabetes Association (FITZGERALD u. KEEN, 1964)

Capillarblut, 50 g Glukose

normal:	0 min	< 110 mg/100 ml
	nach 60 min	< 180 mg/100 ml
	nach 120 min	< 120 mg/100 ml
pathologisch:	0 min	> 120 mg/100 ml
	nach 60 min	> 180 mg/100 ml
	nach 120 min	> 120 mg/100 ml

---

4. U.S. Public Health Service (USPHS) (nach O'SULLIVAN u. MAHAN, 1968)

venöses Blut, 100 g Glukose

normal:	0 min	< 110 mg/100 ml
	nach 60 min	< 170 mg/100 ml
	nach 120 min	< 120 mg/100 ml
	nach 180 min	< 110 mg/100 ml
pathologisch:	3 oder mehr Werte > normal	
	oder: 0 min- und 180 min-Wert > normal	

---

5. American Diabetes Association (Comittee of Statistics, 1969)

venöses Blut, 40 g Glukose/m² KO

pathologische Summe der Werte 0 + 60 min + 120 min + 180 min = GTS = > 600 mg/ml

zung mit statistischen Methoden schwierig. Die Grenzen werden in der Regel ermittelt aus Mittelwerten und Standardabweichung der Werte normaler Kollektive ohne Diabetesanamnese und diabetische Familienmitglieder. Die Reproduzierbarkeit der Grenzen wird an weiteren Kollektiven getestet (FAJANS u. CONN, 1959; LAMBERT, JOHNSON, PAUL, 1961; MAYER u. WOMACK, 1950; GOLDBERG u. LUFT, 1958).

Die wichtigsten Empfehlungen verschiedener Expertengruppen sind in Tabelle 3 zusammengestellt.

3. Erläuterungen zu den verschiedenen Kriterien

a) Bewertung der Kriterien. Die Brauchbarkeit von Kriterien zur Auswertung von Glukosetoleranzproben wird nach mehreren Gesichtspunkten beurteilt: Anwendbarkeit, Reproduzierbarkeit, Spezifität und Empfindlichkeit.

b) Anwendbarkeit. Die Anwendbarkeit muß die Belange von Untersucher und Probanden berücksichtigen. Die 100 g-Belastung ist auf Patienten ohne gastrointestinale Störungen beschränkt. Kriterien, die 2—4 venöse Blutentnahmen erfordern, sind in Arztpraxis und Ambulatorien nicht anwendbar. Die Kriterien der Amerikanischen Diabetesgesellschaft sind daher ebenso wie die des USPHS auf personell gut ausgerüstete Abteilungen beschränkt, da sie nur für venöses Blut anwendbar sind.

Die Kriterien der Europäischen Studiengruppe gelten für den 50 g-Test und für capilläre Blutentnahme. Zugrundegelegt wurden Erfahrungen aus der Bedford-Studie (BUTTERFIELD et al., 1964; JARRETT u. KEEN, 1968, 1969; KEEN u. JARRETT, 1968) der Früherkennungsaktion in Ostberlin und der DDR (SCHLIACK, 1969; ROST, HONIGMANN u. SCHLIACK, 1966; HONIGMANN u. SCHLIACK, 1969), im Raum Westberlin (GUTSCHE, 1969, 1971), im Raum Düsseldorf (SCHILLING et al., 1965).

c) Reproduzierbarkeit. Mangelnde Reproduzierbarkeit bei Wiederholung der oralen Glukosebelastung wird von verschiedenen Autoren berichtet (UNGER, 1957), am besten ist sie bei Kindern. Die Variationen des Nüchternwerts sind weniger groß als die des Werts nach Belastung. MARIGO u. Mitarb. haben den Test 4mal in Abständen von je drei Tagen wiederholt und fanden ebenfalls nur bei jüngeren Personen eine ausreichende Reproduzierbarkeit. Bei älteren waren die Ergebnisse selten einheitlich (MARIGO et al., 1970). Dagegen fanden TÖLLER und KNUSSMANN (1971), die je 5mal hintereinander bei der selben Person einen oralen Glukosetoleranztest mit 150, 75 und 100 g Glukose durchführten, die beste Reproduzierbarkeit mit 100 g Glukose per os, sowohl bei jungen wie bei alten Probanden.

Eine einmalige Belastung reicht daher für die Diagnose nicht aus. Auch bei Suchaktionen müssen die Tests wiederholt werden. Die Diagnose Diabetes kann in der Regel bei einem Teil der Probanden bei der Wiederholung nicht aufrecht erhalten werden. In der Früherkennungsaktion von KENT und LEONARDS wurde die Diagnose bei der Nachuntersuchung nur bei 73,7% bestätigt. In der Berliner Aktion sank die Zahl der positiven Fälle bei der Nachuntersuchung von 6,7 auf 5,3% (GUTSCHE, 1971).

Die Bestimmung des Blutzuckerspiegels zu mehreren Zeiten wirft das Problem auf, divergierende Ergebnisse der einzelnen Messungen zusammenzufassen. Meist werden die einzelnen Werte für sich allein bewertet. Dieses Verfahren führt oft nicht zu einer einheitlichen Klassifizierung.

KÖBBERLING und CREUTZFELD (1970), ebenso GUTSCHE (1970) haben empfohlen, den 60 min-Wert und den 120 min-Wert zu einer Summe zusammenzufassen

(2-t-Wert). In diesem Verfahren wird die verschiedene Wertigkeit der Werte nicht in Betracht gezogen. Die beste Methode ist nach Knussmann (1971) die diskriminanzanalytische Zusammenfassung der verschiedenen Minuten-Werte. Knussmann hat Graphiken ausgearbeitet, an denen die R_4- bzw. R_2-Werte (=Zusammenfassungen von 4 bzw. 2 Blutzuckerwerten einer Belastung) abgelesen werden können.

d) Spezifität und Empfindlichkeit. Empfindlichkeit einer Methode zur Diagnostik eines Diabetes kann definiert werden durch den bei einer Suchaktion gefundenen Prozentsatz an Diabetikern:

$$\text{Empfindlichkeit} = \frac{\text{positive Testergebnisse} \cdot 100}{\text{Gesamtzahl der Diabetiker}}.$$

Spezifität kann definiert werden als Prozentsatz aller nicht diabetischen Personen, die bei einer Suchaktion negativ gefunden werden:

$$\text{Spezifität} = \frac{\text{negative Testergebnisse} \cdot 100}{\text{Gesamtzahl der Diabetiker}}.$$

Die Reproduzierbarkeit ist von diesen Kriterien unabhängig. Als Youden-Index bezeichnet man die Summe aus Empfindlichkeit und Spezifität.

$$\text{Youden-Index} = (\text{Empfindlichkeit} + \text{Spezifität}) - 100.$$

Wenn man voraussetzt, daß Empfindlichkeit und Spezifität für eine Diabetes-Suchmethode gleich wichtig sind, so ergibt der Youden-Index ein brauchbares Maß für die Bewertung der Methode. Ein Beispiel, das diese Verhältnisse erläutert, zeigen nachfolgende Abbildungen (Abb. 1 und 2).

Je höher die Grenze zwischen normalen und pathologischen Glukosewerten gesetzt wird, desto geringer wird die Zahl der positiven Testergebnisse, desto geringer wird also die Empfindlichkeit. Gleichzeitig nimmt der Prozentsatz der richtigen Testergebnisse zu, d.h. das Risiko bei der Manifestation des Diabetes

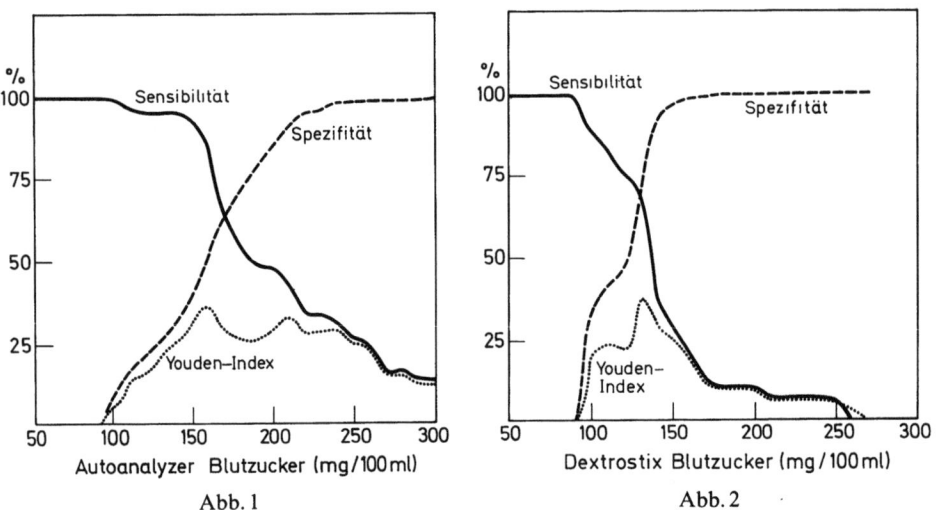

Abb. 1 u. 2. Sensibilität, Spezifität und Youden-Index für ein Diabetes-Screening-Programm mit dem Autoanalyzer und mit Dextrostix-Blutzucker-Teststreifen

Tabelle 4. % Diabetiker unter den Verwandten 1. Grades von Personen mit gesichertem Diabetes unter Verwendung verschiedener Kriterien

Fajans und Conn (1954, 1959)	28,6%
University group diabetes program (Klimt et al., 1971)	26,3%
Wilkerson-Punkt-System (Wilkerson, 1964)	12,7%
Köbberling et al. (1969, 1971)	29,9%
1 Std-Wert > 200 mg-%	
2 Std-Wert > 150 mg-%	

einer Person, bei der ein latenter Diabetes festgestellt wird, wird zunehmend größer (Orzeck et al., 1971) — Abb. 1 und 2.

Eine andere Methode zur Überprüfung von Beurteilungskriterien haben Köbberling und Creutzfeld angewendet (Köbberling u. Creutzfeld, 1971). Sie ermittelten den Prozentsatz an Diabetikern unter den Verwandten 1. Grades von Personen mit gesichertem Diabetes mit verschiedenen Kriterien und erhielten auf diese Weise ein Maß der Empfindlichkeit ohne Durchführung einer Massensuchaktion (Tabelle 4).

Wegen der Aufwendigkeit von Langzeitstudien gibt es nur wenige Studien, in denen Kriterien für Glukosetoleranztests systematisch auf diese Weise geprüft wurden.

Ein klassisches Beispiel einer Spezifitätsprüfung ist die Studie von O'Sullivan und Mahan (1968). Diese Autoren haben 352 Personen mit Glukosetoleranzstörungen über 12 Jahre kontrolliert und die Ergebnisse der Glukosebelastungsproben nach 3 verschiedenen Kriterien ausgewertet. Dabei fanden sie nach 10 Jahren folgende Ergebnisse:

Tabelle 5. % manifester Diabetes in einer Gruppe von 352 Personen mit Glukosetoleranzstörungen bei einer Nachuntersuchung nach 12 Jahren

Kriterien	% manifeste Diabetiker
U.S. Public Health Service (O'Sullivan u. Mahan, 1968)	52
Fajans und Conn (1959)	32
Mosenthal und Barry (1950)	20

Aufgrund dieser Studie haben Teuscher und Richterich die Kriterien des U.S.P.H.S. für die Bewertung des 100 g Glukose-Toleranztests empfohlen.

Die Berliner Früherkennungsaktion, die nach den Kriterien der Europäischen Studiengruppe durchgeführt wurde, ergab nach 4 Jahren noch 51—53% diabetische Kurven. Dabei ergab sich kein Unterschied der Empfindlichkeit zwischen den Belastungen mit 1 g/kg und 50 g Glukose (Gutsche, 1971) (Tabelle 6).

Diese Nachuntersuchungen sind allerdings nur mit Vorbehalt als Maß für die Spezifität einer Belastungsprobe zu werten, da der auf Diabetes verdächtige Personenkreis bereits nach der ersten Suchaktion über den Befund informiert wird und danach diätetische Maßnahmen in mehr oder weniger intensiver Weise eingeleitet worden sind. Nach den Ergebnissen der Bedford-Studie, die therapeutische Maßnahmen während der Nachbeobachtung berücksichtigt, ist die Glukosetoleranzstörung sowohl durch Tolbutamidbehandlung als auch durch Kohlehydratrestriktion beeinflußbar (Keen u. Jarrett, 1968).

Tabelle 6. Anzahl der Probanden mit diabetischer Glukosetoleranz nach oraler Verabreichung von 1 g Glukose/kg Körpergewicht (1966, 1967, 1969) und pauschal 50 g Glukose (1968). Glukosetoleranz ausgewertet nach dem 120 min-Blutzuckerwert (WHO-Empfehlung bzw. nach dem 2 t-Verfahren mod. nach GUTSCHE)

Zahl der untersuchten Personen	% diabetische Glukosetoleranz			
	1966	1967	1968	1969
71	52	53	53	51

4. Aufstellung altersabhängiger Kriterien

Bereits der WHO-Report enthält die Einschränkung, daß die hier genannten Kriterien nur für Personen unter 45 Jahre gelten. In der Basler Studie hatten bei Anwendung der WHO-Kriterien für alle Altersklassen in der Gruppe der 55—64jährigen 7,4%, in der Gruppe der 65—74jährigen sogar 25% einen latenten Diabetes. Der starke Anstieg des Variationskoeffizienten zeigte aber, daß diese Verschlechterung der Kohlehydrat-Toleranz im Alter keineswegs alle Personen dieser Gruppe betrifft.

Die besonders von der Arbeitsgruppe in Ostberlin aufgestellten altersabhängigen Kriterien (ROST, HONIGMANN u. SCHLIACK, 1966) konnten nicht allgemein Anerkennung finden. Die Europäische Studiengruppe entschloß sich, das Problem durch Schaffung eines relativ großen Verdachtsbereichs zu lösen. In diesem Bereich liegt ein hoher Prozentsatz der Personen über 60 Jahre. Er entstand aus der untersten Grenze der jüngsten Altersgruppe und dem obersten Grenzbereich der ältesten Gruppe. Der Nachteil solcher Kriterien ist, daß bei jüngeren Personen die Diagnose „latenter Diabetes" weniger häufig gestellt wird, da ein Teil von ihnen nur in den Verdachtsbereich fällt.

5. Ergebnisse

Die Empfindlichkeit der einzelnen Belastungsproben variiert nur innerhalb weniger Prozente. Auf jeden Fall sind sie den einfachen Suchmethoden (Blutzucker- und Harnzuckerbestimmung bei der Entdeckung auch des manifesten Diabetes überlegen).

Tabelle 7. Prozentsatz von Diabetikern, die mit Teststreifenaktionen und Glukosebelastungsproben gefunden wurden

Land	% Diabetiker	Autoren
Teststreifenaktionen		
Schweden	1,5	BRANDT et al. (1964)
Amerika (Dallas)	1,33	WHO-Report (1965)
England (Bedford)	1,0	WHO-Report (1965)
England (Birmingham)	0,7	WHO-Report (1965)
Frankreich (Paris)	0,2	WHO-Report (1965)
Schweiz (Basel)	3,3	HEUSLER et al. (1967)
Indien (Bombay)	0,23	WHO-Report
Deutschland (MEHNERT)	1,0	MEHNERT et al. (1968)

Tabelle 7 (Fortsetzung)

Land	% Diabetiker	Autoren
Glukosebelastungsproben		
Amerika (Cleveland)	3,9	KENT und LEONARDS (1965, 1968)
Nachuntersuchung	2,1	
Deutschland (Berlin) Nachuntersuchung	5,3	GUTSCHE (1967)
	3,3	GUTSCHE (1967)
Schweiz (Basel)	7,4	STUDER et al. (1969)
10-Länder-Studie	3,6	WEST und KALBFLEISCH (1971)
Amerika (Charlottesville)	7,4	ORZECK et al. (1971)
mit altersabhängigen Kriterien	3,5	

6. Unspezifische Glukosetoleranzstörungen

Unspezifische, nicht diabetische Glukosetoleranzstörungen werden durch viele Faktoren ausgelöst. Durch andere Einflüsse wird die Kohlehydrat-Toleranz sogar verbessert.
Nachstehende Tabelle ergibt einen nicht vollständigen Überblick

Tabelle 8

Herabgesetzte Kohlehydrat-Toleranz durch	
Körperruhe	HACKEL et al. (1967)
kohlehydratarme Kost	PERSSON et al. (1967)
proteinarme Kost	HEARD et al. (1967)
kohlehydratreiche Kost	FAQUAR et al. (1966)
fettreiche Kost	COHEN et al. (1966)
Kalium-Mangel	MONDON et al. (1967)
Mangan-Mangel	EVERSON et al. (1968)
Rassenunterschiede	KELLER et al. (1968)
Tagesrythmen	JARRETT u. KEEN (1970)
Hyperthyreoidismus	KREINESET et al. (1965), WOEBER et al. (1966)
Hypothyreoidismus	SPRENGER et al. (1968)
Urämie	BIGGS et al. (1967)
Wachstumshormon	YALOW et al. (1971)
Antikonzeptiva (Kombinations-Präparate)	ZENAIDA et al. (1968), SPELLACY et al. (1967), YEN und VELA (1968), VERMEULEN (1970)
Mestranol	BECK (1969), DI PAOLA et al. (1968)
Äthyniloestradiol	JAVIER und GERSHBERG (1964)
Hydrochlorodiazid	SPECCHIA et al. (1970)
Benzothiadiazin	BRECKENRIDGE et al. (1967)
Tetracycline	BANERJEE et al. (1965)
Gesteigerte Kohlehydrat-Toleranz durch	
Hypoxie	CALDERONI et al. (1966)
Coffein	FEINBERG et al. (1968)
Reserpin	BRODOFF et al. (1967)
Monoaminooxydasehemmer	ADNITT (1968)
Phenformin, Tolbutamid, Glycodiazin	NAVARETTE et al.
Oxytetracycline (bei Diabetikern)	DE LOLLIS et al. (1954)
Gonadotropin	CHRISTOFOLINI et al. (1969)
Chrom	LEVINE et al. (1968)
Mittelkettige Fettsäuren	VAN ITALLIE et al. (1967)

γ) Die intravenöse Glukosebelastung (iv-GTT)

Der iv-GTT bedingt eine resorptionsunabhängige Aufnahme der Glukose in die Blutbahn.

Er soll in einem etwas höheren Prozentsatz positive Resultate ergeben als die orale Belastung (Scriba et al., 1966; Schilling et al., 1965; Knick et al., 1968; Dyck u. Moorhouse, 1967). Die Reproduzierbarkeit soll bei Wiederholungen besser sein als beim oralen GTT (Marigo, et al.).

Als Nachteil wird gewertet, daß die Insulinsekretion durch die intravenöse Belastung weniger stimuliert wird als durch die orale (McIntyre et al., 1965; Elrick et al., 1964; Perley u. Kipnis, 1965). Als Ursache wird das Fehlen einer Stimulierung unbekannter intestinaler Faktoren angesehen, die die Insulinsekretion beeinflussen (Unger et al., 1966; Dupré, 1964; Pfeiffer u. Raptis, 1968). Demnach würde die intravenöse Belastung die physiologischen Regulationen nach Nahrungsaufnahme weniger gut widerspiegeln.

Die Durchführung erfolgt nach der Methode von Conard:
Abnahme des Nüchternblutzuckers
Injektion von 0,5 g Glukose/kg Gewicht in 150 ml physiologischer
NaCL-Lösung innerhalb von 3—5 min i.v.
Blutentnahme nach 4 min, dann nach je 10 min bis zur 65. min
Auswertung durch Berechnung oder graphische Ermittlung
des Assimilationskoeffizienten k
(Conard, 1953; Scriba et al., 1966)
Beurteilung:
Scriba et al. (1966):
$k > 1,4$ normal
1,1—1,25 verdächtig
$< 1,1$ sicher diabetisch
Dyck und Moorhouse (1966):
$> 1,5$ normal
Kaffarnik et al. (1970):
$> 1,3$—1,4 normal

δ) Der Cortison-Glukose-Toleranz-Test

Der Test wurde von Fajans und Conn entwickelt, um durch Provokation mit Cortison eine latent diabetische Stoffwechsellage besser erfassen zu können (Fajans u. Conn, 1954). Auch ein Triamcinolon-Glukose-Test wurde beschrieben. Beide Belastungen ergeben in einem höheren Prozentsatz pathologische Glukosetoleranzkurven (Dyck u. Moorhouse, 1968; Navarette, 1966), auch bei Prädiabetes (Ricketss et al., 1963; Riman, 1967).

ε) Der Tolbutamid-Test

Der Test wurde von Unger und Madison in die Diabetes-Diagnostik eingeführt. Nach Angaben der Autoren ist der Test spezifischer, aber weniger empfindlich als die Glukosebelastung. Creutzfeld u. Mitarb. empfehlen den Test, da er zur Unterscheidung zwischen hepatischer und diabetischer Kohlehydrattoleranzstörung verwendet werden kann.

Für die Beurteilung des Tests wurden von einzelnen Autoren erheblich voneinander abweichende Kriterien aufgestellt. Dadurch wird der Wert des Tests beträchtlich eingeschränkt (Literatur bei Swerdloff et al., 1967).

Kriterien von UNGER und MADISON:
Blutzucker 2 Std nach Tolbutamid < 100 mg-% sicher normal
                                  > 170 mg-% sicher diabetisch
Kriterien der Amerikanischen Diabetes-Gesellschaft:
Nüchternwert 100%
Blutzucker 20 min nach Tolbutamid   85—89% Verdächtig
und (oder) 30 min nach Tolbutamid < 77%
Blutzucker 20 min nach Tolbutamid > 89% sicher diabetisch
und (oder) 30 min nach Tolbutamid > 77%
Kriterien nach LANGE und KNICK (1964, 1965):
T_3 > 1,5 sicher normal
      1,5 und < 1,5 diabetisch
Durchführung:
Blutzuckerbestimmung
1 g Tolbutamid intravenös
Blutzuckerbestimmung nach 20, 30, 40 und 60 min
Auswertung nach LANGE und KNICK:
Die Blutzuckerwerte werden in mg-% auf halblogarythmischem Papier mit
linearer Zeitachse (Zehnerpotenz=9 cm) aufgetragen. Nüchternwert und 60
min-Wert werden durch eine Hilfsachse verbunden. Die Senkrechten zwischen
dieser Hilfslinie und der wahren Kurve werden ausgemessen bei den Meßpunk-
ten 10, 20, 30, 40 und 50 min. Der 10- und 50 min-Wert werden durch Intapola-
tion gewonnen.
Die Strecken unterhalb der Hilfslinie erhalten ein negatives, die oberhalb
der Hilfslinie ein positives Vorzeichen. T_3 ist die Summe aller Strecken in
cm.
Komplikationen. Nach oraler Tolbutamidgaben werden in Einzelfällen schwere
Hypoglykämien, wahrscheinlich infolge ungenügenden Abbaus dieser Substanzen
beschrieben. Der Test sollte daher ausschließlich in der Klinik angewendet werden.

Spezielle Untersuchungen zur Diabetesdiagnostik

5. Die Insulin-Reserve

Es ist seit langem bekannt, daß die Insulinsekretion nicht allein über die
Höhe des Blutzuckerspiegels reguliert wird und daß eingeschränkte Glukosetole-
ranz und Insulinsekretion keineswegs immer parallel gehen.
Daher wurde von vielen Autoren die Insulinsekretion von Diabetikern in
Relation zum Verhalten der Blutglukose untersucht.
Es gibt hierfür verschiedene Bewertungskriterien, deren Anwendung nicht
zu übereinstimmenden Ergebnissen führt:
Der insulinogene Index (SELTZER *et al.*, 1967):

$$\frac{\Delta I}{\Delta G}$$

(Δ I, bzw. Δ G=Anstieg der Insulin- bzw. Blutzuckerkonzentration über den
Basalwert).

Der insulinogene Index (PERLEY u. KIPNIS, 1966):

$$\frac{I}{G}$$

(I = Insulinkonzentration; G = Blutzuckerkonzentration während der Belastung).

Insulinreserve (DAWEKE et al., 1968):

$$\frac{\Delta\,I}{\Delta\,G}$$

(Δ I, bzw. Δ G nüchtern, sowie nach 30 und 60 min. Der 30- und 60 min-Wert werden in % der Norm berechnet = Insulinreserve).

Ergebnisse. In vielen Untersuchungsreihen wurde dieser insulinogene Index bei Diabetikern herabgesetzt gefunden (SELTZER et al., 1967; PERLEY u. KIPNIS, 1967; BAGDADE et al., 1967). Die Reaktion verschiedener Diabetes-Typen ist aber sehr unterschiedlich. Beim instabilen jugendlichen Diabetes ist sie am stärksten herabgesetzt. Sie zeigt früher als die Untersuchung der Glukosetoleranz die Entwicklung eines manifesten Diabetes an (MURTHY et al., 1968). Ohne adäquate Insulinbehandlung nimmt sie fortlaufend ab und kommt zum Erliegen (McGUTHRIE et al., 1968).

Auch beim Altersdiabetes ist die Insulinreserve verringert (SELTZER et al., 1967; KIPNIS, 1969; MELANI et al., 1967). Die Beurteilung wird erschwert, wenn gleichzeitig eine Fettsucht besteht, da hier eine Hyperinsulinämie auftritt. Bei Fettsucht wurde auch die Insulinreserve erhöht gefunden (KARAM et al., 1965; SELTZER et al., 1967; PERLEY u. KIPNIS, 1967; FARRANT et al., 1968). DAWEKE u. Mitarb. konnten zeigen, daß auch bei Fettsüchtigen mit Absinken der Insulinreserve die Glukosetoleranz pathologisch wird (DAWEKE, LIEBERMEISTER et al., 1969). Die Autoren postulieren, daß die Fettsucht durch eine Erfordernishyperinsulinämie die Diabetesmanifestation bei entsprechender Anlage begünstigt. Eine Frühdiagnostik durch Messung der Insulinreserve scheint aber nach den vorliegenden Ergebnissen nicht möglich zu sein.

Diagnostik des Prädiabetes

Die diagnostische Bedeutung der Bestimmung von Plasma-Insulin und Insulinreserve zur Erfassung einer prädiabetischen Phase wird heute viel diskutiert. Die Diagnose ist von seiten des Kohlehydrat-Stoffwechsels her immer eine retrospektive und schließt nachweisbare Glukosetoleranzstörungen aus. Untersuchungen über das Verhalten des Plasma-Insulins werden daher an Personen durchgeführt, bei denen eine prädiabetische Phase zu erwarten ist:
1. Eineiige Zwillinge mit einem diabetischen Elternteil,
2. Nachkommen von 2 diabetischen Elternteilen.
Die Ergebnisse waren unterschiedlich.
Es wurden gefunden:
bei oraler Glukosebelastung: verzögerter Anstieg (COLWELL u. LEIN, 1967); keine Abweichungen (SOELDNER et al., 1966)
bei intravenöser Glukosebelastung: herabgesetzte Insulinreserve in den ersten Minuten (SERRANO-RIOS et al., 1970)
bei einer 60 min-Infusion (20 mg Glukose/kg/min: herabgesetzte Insulinsekretion (CERASI u. LUFT, 1967a und b).

DAWEKE *et al.* (1968) fanden nach Abtrennung aller Übergewichtigen die Insulinreserve bei Nachkommen manifest diabetischer Elternteile signifikant vermindert. Demnach schien die Erfaßbarkeit einer prädiabetischen Phase auch im Einzelfall denkbar. Später fanden die Autoren allerdings bei diesen nichtdiabetischen eineiigen Zwillingen von Diabetikern, daß sich im Einzelfall die Insulinsekretion im Lauf der Jahre wieder normalisierte, so daß noch weitere Untersuchungen erforderlich sind um zu klären, ob eine Diagnostik des Prädiabetes möglich ist.

Literatur

ADNITT, P.I.: Hypoclycemic action of mono-oxidase inhibitors. Diabetes 17, 628 (1968).

ALBERTI, K.G., MIDDLETON, G.J., CAIRD, F.I.: The accurracy of Dextrostix in the estimation of blood sugar. Lancet 1965 II, 319.

BAGDADE, J.D., BIERMAN, E.L., PORTE, JR., D.: The significance of basal insulin levels in the evaluation of the insulin response to glucose in diabetic and non-diabetic subjects. J. clin. Invest. 46, 1549 (1967).

BANERJEE, S., KUMAR, K.S., BANDYOPADHYAG, A.,: Effects of oxytetracycline and tetracycline in glucose tolerance and serum lipids. Proc. Soc. exp. Biol. (N.Y.) 125, 618 (1965).

BARTHELMAI, W.: Fehlerquellen der enzymatischen Blutglukosebestimmungen. Mschr. Kinderheilk. 4, 264 (1969).

BECK, P.: Effects of gonadal hormones and contraceptive steroids on glucose and insulin metabolism. In: SALHANICK, H.R., D.M. KIPNIS, VAN DE WIELE, R.L., Metabolic effects of gonadal hormones and contraceptive steroids. New York: Plenum Press 1969.

BELMONTE, M., SARKOZY, E., HARPUR, E.R.: Urine sugar determination by the two drop Clinitest method. Diabetes 17, 557 (1967).

BIGGS, J.D., BUCHANAN, K.D., LUKE, R.G., McKIDDIE, M.T.: Role of insulin in glucose intolerance in uremia. Lancet 1967 I, 468.

BRECKENRIDGE, A., WELBORNE, T.A., DOLLERY, G.T., FRASER, R.: Glucose tolerance in hypersensitive patients on long term diuretic therapy. Lancet 1967 I, 61.

BRODOFF, B.N., ZEBALLOS, G., DORN, J.: Amelioration of the diabetic glucose tolerance of the sand rat after hypothalamic injury. Metabolism 16, 744 (1967).

BÜRGI, W., MITTELHOLZER, M.L.: Die Spezifität der o-Toluidin-Methode zur Blutzuckerbestimmung. Hinweis auf die Toxizität von o-Toluidin. Praxis 3, 57 (1968).

BUTTERFIELD, W.J.H.: Summary of results of the Bedford diabetes survey. Proc. roy. Soc. Med. 57, 196 (1964).

BUTTERFIELD, W.J.H., HANLEY, I., WICHELOW, M.J.: Peripheral, metabolism of glucose and free fatty acids during oral glucose tolerance tests. Metabolism 14, 851 (1965).

CALDERONI, R., LLERENA, L.A., MUNIVE, L., KRUGER, F.: Intravenous glucose tolerance test in pregnancy in woman living in chronic hypoxia. Diabetes 15, 130 (1966).

CERASI, E., LUFT, R.: Insulin response to glucose infusion in diabetic and non-diabetic monozygotic twin pairs. Genetic control of insulin response? Acta endocr. (Kbh.) 55, 330 (1967a).

CERASI, E., LUFT, R.: What is inheredited— what is added? Hypothesis for the pathogenesis of diabetes mellitus. Diabetes 16, 615 (1967b).

CHRISTOFOLINI, M.P., BEYER, J., SCHÖFFLING, K.: The influence of chronic gonadotropin on glucose tolerance and insulin secretion. Diabetologia 6, 72 (1970).

COHEN, A.M., TEITELBAUM, A.B.M., GROEN, J.J.: Effects of interchanging bread and sucrose as main source of carbohydrate in a low fat diet on the curve of healthy glucose tolerance. Amer. J. clin. Nurt. 19, 59 (1966).

COLWELL, J.A., LEIN, A.: Diminished insulin response to hyperglycemia in prediabetes and diabetes. Diabetes 16, 560 (1967).

Committee on Professional Education: Classification of genetic diabetes mellitus. Diabetes 16, 540 (1967).

Committee on Statistics of the American Diabetes Association: Standardisation of the oral glucose tolerance test. Diabetes 18, 299 (1969).

CONARD, V., FRANCKSON, I.R.M., BASTENIE, P.A., KOVACS, L.: Etude critique du triangle d'hyperglycémie intravenieux chez l'homme normale et determination d'un «coefficient d'assimilation glucidique». Arch. int. Pharmacodyn. 93, 277 (1953).
CONSTAM, G.R.: Diagnose des latenten Diabetes. Dtsch. med. Wschr. 93, 537 (1968).
DAWEKE, H., GROTE, W., GRIES, F.A., LIEBERMEISTER, H.: Zur Genetik des Diabetes mellitus: Glukose-
toleranz, Serum-Insulin und freie Fettsäuren bei eineiigen Zwillingen. Dtsch. med. Wschr. 18,
983 (1970).
DAWEKE, H., LIEBERMEISTER, H., GRÜNEKLEE, D., OBERDISSE, K.: Die Insulinsekretion bei Adipositas
und Diabetes. Med. Welt 25, 1872 (1969).
DAWEKE, H., RUEVENAUER, R., SCHILLING, W., GRÜNEKLEE, D., JAHNKE, K., LIEBERMEISTER, H.,
GRIES, F.A., OBERDISSE, K.: Untersuchungen des KH- und Fettstoffwechsels bei Praediabetes.
Diabetologia 4, 349 (1968).
DRAWERT, F., KUPFER, G.: Z. analyt. Chemie 211, 89 (1965) zit. in: TSCHERSCH, J. und W. MAUSCH
Enzymatisch-photometrische Bestimmung von D-Glucose und D-Fruktose im Verbraucherzucker.
Z. Zuckerindustrie 43, 107 (1968).
DUPRÉ, J.: An intestinal hormone affecting glucose disposal in man. Lancet 1964 II, 672.
DYCK, D.R., MOORHOUSE, J.A.: A high dose intravenous glucose tolerance test. J. clin. Endocr.
26, 1032 (1966).
EISMANN, J.: Blutzuckeruntersuchungen mit der enzymatischen Methode der „wahren Glukose".
Dtsch. med. J. 10, 534 (1959).
ELRICK, H., STIMMLER, L., HLAD, C.J., ARAI, Y.: Plasma insulin response to oral and intravenous
glucose administration. J. clin. Endocr. 24, 1076 (1964).
ENGLHARDT, A.: Unveröffentlicht, 1968.
European Diabetes Epidemiology Study Group: Report of the European Diabetes Epidemiology
Study Group. Diabetologia 6, 646 (1970).
EVERSON, G.J., SHRADER, R.E.: Abnormal glucose tolerance in mangenese deficient guinea pigs.
J. Nutr. 94, 89 (1968).
FAJANS, S.S., CONN, J.W.: Approach to prediction of diabetes mellitus by modification of glucose
tolerance test with cortisone. Diabetes 3, 296 (1954).
FAJANS, S.S., CONN, J.W.: The early recognition of diabetes mellitus. Ann. N.Y. Acad. Sci. 82,
208 (1959).
FAJANS, S.S., CONN, J.W.: A chapter of diagnostic test for diabetes mellitus. In: Diabetes, 1st
ed. (WILLIAMS, R.H., ed.), p. 395. New York: P.H. Hoeber 1960.
FAQUAR, J.W., FRANK, A., GROSS, R.C., REAVEN, G.M.: Glucose, insulin and triglyceride responses
to high and low carbohydrate diets in man. J. clin. Invest. 45, 1648 (1966).
FAQUAR, J.W., SILVERS, A., REAVENS, G.M., SHIOA-WEI SHEN: Experimental evidence for the inade-
quacy of ratios of Insulinglucose as a measure of diabetes. Diabetes 17, 323 (1968).
FARRANT, P.C., NEVILLE, R.W.S., STEWART, G.A.: Insulin release in response to oral glucose in
obesity. Diabetologia, 4, 175 (1968).
FEINBERG, L.J., SANBERG, H., CASTRO, O. DE, BELLETT, S.: The effect of coffee ingestion on oral
glucose tolerance curves in normal human subjects. Diabetes 17, 234 (1968).
FELDMAN, J.M., KELLEY, W.N., LEBOWITZ, H.E.: Inhibition of glucose oxidase paper tests by reducing
metabolites. Diabetes 19, 337 (1970).
FITZGERALD, M.G., KEEN, H.: Diagnostic classification of diabetes. Lancet 1964 I, 1325.
FÖRSTER, H., HALSBECK, M., GESER, C.A., MEHNERT, H.: Blutglukose und Seruminsulin nach oraler
Applikation von Glukose und Stärkesirup in unterschiedlicher Dosierung. Diabetologia 6, 482
(1970).
FÖRSTER, H., MEHNERT, H.: Orale und intraduodenale Glukose sowie Glukosebelastung mit verschie-
dener Dosierung. Verh. dtsch. Ges. inn. Med. 73, 778 (1967).
FRINGS, C.S.: Effect of dextrans on o-toluidine methods for glucose. Clin. Chem. 16, 618
(1970).
GOLDBERG, L., LUFT, R.: A comparison of oral and intravenous dextrose tolerance tests in healthy
subjects. Acta med. scand. 132, 201 (1948).
GUTHRIE, R.A., MURTHY, D.Y.N., WOMACK, W.N., ENGLAND, I.D., JACKSON, R.L.: Insulin reserve
of children with overt diabetes mellitus after initial stabilization. Diabetes 17, 326 (1968).
GUTSCHE, H.: Auswertung einer Diabetes-Früherkennungsaktion in Berlin. Bundesgesundheitsblatt
26, 408 (1967a).
GUTSCHE, H.: Glukosetoleranzminderung bei Verwaltungsangestellten und Industriearbeitern nach

individueller Glukosebelastung. 1. Jugoslaw. Diabetes-Symposium Zagreb, „Ognjen Prica",
Zagreb, Savska C 31, 165 (1967b).

GUTSCHE, H.: Untersuchungen zur Diabetes-Früherkennung und zum prophylaktischen Wert einer
einjährigen Behandlung subklinischer Diabetiker mit Buformin und Glycodiazin. Habilitationsschrift Berlin, 1971.

HACKEL, D.B., LEBOWITZ, H.E., FRAHMAN, L.A., MIKAT, E., SCHMIDT-NIELSEN, K.: Effect of caloric
restriction on the glucose tolerance and plasma insulin of the sand rat. Metabolism 10, 1153
(1967).

HÄRTEL, A., HELGER, R., LANG, H.: Die Blutzuckerbestimmung mit der o-Toluidin-Methode ohne
Eisessig. Z. klin. Chem. 7, 14 (1969).

HALES, C.N., RANDLE, P.J.: Effects of low carbohydrate diet and diabetes mellitus on plasma concentrations of glucose, nonesterified fatty acids and insulin during oral glucose tolerance test.
Lancet 1963 I, 790.

HEARD, C.R.C., TURNER, M.R.: Glucose tolerance and related factors in dogs fed diets of suboptimal
protein value. Diabetes 16, 96 (1967).

HEUSLER, A., WIDMER, L.K., PLECHL, S.CH.: Zur Häufigkeit des Diabetes mellitus bei 750 berufstätigen
Männern. Basler Studie II. Schweiz. med. Wschr. 97, 34 (1967).

HOFFMANN, H.H., LIEBERMEISTER, H., SCHMITT, H., GRÜNEKLEE, D., DAWEKE, H.: Erfahrungen
mit einem neuen Teststreifen zur Blutzuckerbestimmung. Klin. Wschr. 46, 618 (1968).

HONIGMANN, G., SCHLIAK, V.: Vortrag 3. Sitzung der Europ. Studiengruppe für Diabetes-Epidemiolo-
gie. Edinburgh 1969.

HUGGET, A.S., NIXON, D.A.: Use of glucose oxidase, peroxidase and o-dianizidine in determination
of blood and urinary glucose. Lancet 1967 II, 368.

HULTMAN, E.: Rapid specific method for determination of aldosaccharides in body fluids. Nature
(Lond.) 183, 108 (1959).

JAHNKE, K.: In: OBERDISSE, K., JAHNKE, K.: Fortschritte der Diabetesforschung, S. 167. Stuttgart:
Thieme-Verlag 1963.

JARRETT, R.J., KEEN, H.: Treatment of borderline abnormalities of oral glucose tolerance. The
results of a five year follow-up study. Diabetes 17, 328 (1968).

JARRETT, R.J., KEEN, H.: Diurnal variation of oral glucose tolerance: a possible pointer to the
evolution of diabetes mellitus. Brit. med. J. 1969 II, 341.

JARRETT, R.J., KEEN, H., HARDWICK, C.: "Instant" blood sugar measurement using Dextrostix
and a reflectancemeter. Diabetes 19, 724 (1970).

JAVIER, Z., GERSHBERG, H., HULSE, M.: Ovulatory suppressants, estrogens and carbohydrate metabolism. Metabolism 17, 443 (1968).

KAFFARNIK, H., LINGELBACH, H., HOFMANN, G.G.: Correlative inverstigations of the tolbutamid
tolerance test and the intravenous tolerance test. Diabetologia 6, 76 (1970).

KAHLE, K., WEISS, L., KLARWEIN, M., WIELAND, O.: Klinisch-chemische Erfahrungen mit einem
neuen Chromogen für die Blutzuckerbestimmung nach der GOD/POD-Methode unter Verwendung eines automatischen Analysiergeräts. Z. analyt. Chem. 252, H. 2/3, 228 (1970).

KARAM, J.H., GRODSKY, G.M., FORSHAM, P.H.: Excessive insulin response to glucose in obese subjects
as measured by immunochemical assay. Diabetes 12, 197 (1963).

KARAM, J.H., GRODSKY, G.M., PAVLATOS, F.CH., FORSHAM, P.H.: Critical factors in excessive seruminsulin response to glucose. Lancet 1965 I, 286.

KEEN, H.: The Bedford Survey: a critique of methods and findings. Proc. roy. Soc. Med. 57, 200
(1964).

KEEN, H., JARRETT, R.J.: Tolbutamid prophylaxis of arterial diseases in "Borderline Diabetes".
Diabetes 17, 328 (1968).

KEILIN, D., HARTREE, E.F.: Biochem. J. 39, 293 (1945); 42, 230 (1948). Zit. nach F.H. SCHMIDT
(1963) dieses Verzeichnis.

KELLER, P., GOLDBERG, M.D., MARINE, N., VINIK, A., JACKSON, W.P.U.: Racial differences in
serum insulin levels during oral glucose tolerance. Diabetes 17, 328 (1968).

KENT, G.T., LEONARDS, J.R.: Mass screening for diabetes in a metropolitan area using finger blood
glucose after a carbohydrate load. Diabetes 14, 295 (1965).

KENT, G.T., LEONARDS, J.R.: Analysis of tests for diabetes using finger blood after a carbohydrate
load. Diabetes 17, 274 (1968).

KIPNIS, D.M.: Insulin antagonism and diabetes mellitus. In: ÖSTMAN, R.D., MILNER, G., Diabetes.
Proc. 6. Congr. Int. Diab. Fed. Excerpta Med. Found., p. 257, Amsterdam 1969.

KLIMT, C.R., KNATTER, G.L., MEINERT, C.L., PROUT, T.E.: Universita group diabetes program: A study of the effects of hypoglycemic agents on vascular complications in patients with adult-onset diabetes. Diabetes 19, Suppl. 2 (1970).

KLIMT, C.R., WOLFF, F.W., SILVERMANN, C., CONANT, J.: Calibration of a simplified cortisone glucose tolerance test. Diabetes 10, 351 (1961).

KNICK, B., LANGE, H.J., KÖSSLING, F., SKOLUDA, D., KREMER, G.K.: Frühdiabetische Lipidstoffwechselanomalien bei Myokardinfarkt und arterieller Verschlußkrankheit. Dtsch. med. Wschr. 93, 1954 (1968).

KNUSSMANN, R.: Diskriminanzanalytische Auswertung oraler Glukosetoleranztests. Ärztl. Prax. 1971, 3399, 3.

KNUSSMANN, R.: Pooling of Blood Sugar values at varioustimes times in the oral glucose tolerance test with a discriminant analytical Technique. Diabetologia 7, 463 (1971).

KÖBBERLING, J., APPELS, A., KÖBBERLING, G., CREUTZFELD, W.: Glucose tolerance test in 727 first degree relatives of maturity onset diabetes. Germ. med. Mth. 14, 290 (1969).

KÖBBERLING, J., CREUTZFELD, W.: Comparison of different methods for the evatuation of the oral glucose tolerance test. Diabetes 19, 870 (1970).

KÖNIG, R., DAUWALDER, H., RICHTERICH, R.: Vergleichende Bestimmung der Uringlukosekonzentration mit der Polarimetrie und einer enzymatischen Methode (Hexokinase/Glukose-6-Phosphat-Dehydrogenase). Schweiz. med. Wschr. im Druck; zit. nach TEUSCHER, A., RICHTERICH, R., Schweiz. med. Wschr. 101, 347 (1971).

KREINES, K., JETT, M., KNOWLES, H.C.: Observations in hyperthyreoidismus of abnormal glucose tolerance and other traits related to diabetes mellitus. Diabetes 14, 740 (1965).

KREISBERG, R.H.: Glucose metabolism in normal and obese subjects. Effects of Phenformin. Diabetes 17, 481 (1968).

KUTTER, D.: Hemmung der enzymatischen Blutzuckerbestimmung durch Ascorbinsäure und Gentisinsäure. Ärztl. Lab. 7, 175 (1961).

LANGE, H.J., KNICK, B.: Der indirekte Validitätsnachweis für ein neues Auswertungsverfahren des Tolbutamid-Test. Med. Klin. 59, 197 (1964).

LAMBERT, T.H., JOHNSON, R.B., PAUL, G.R.: Glucose and cortisone glucose tolerance in normal and "prediabetic" humans. Ann. intern. Med. 54, 916 (1961).

LEVINE, R.A., STREETEN, D.H.P., DOISY, R.J.: Effects of oral chromium supplementation on the glucose tolerance of elderly human subjects. Metabolism 17, 114 (1968).

LIPMAN, R.W.: Effect of antibiotic agents on the tests for protein and reducing sugar in urine. Amer. J. clin. Path. 22, 1186 (1952).

LORENTZ, K.: Z. klin. Chem. 1, 127 (1963). Zit. nach RICHTERICH, Klin. Chemie s.d.s. Verzeichnis.

LUNTZ, G.: New paper strip method for blood glucose. Report on use of Dextrostix Reagent Strip. Midl. med. Rev. 4, 97 (1965).

MALINS, J.M., FITZGERALD, M.G., GADDIE, R., CROSS, K.W., ALLEN, J., ALLEN, A.M., CROMBIE, D.L., GATHERGOOD, L.S., GREEN, R.H., MORGAN, R.H., PEARCE, A.J., PIKE, L.A., PINSENT, R.J., THORPE, G.W.: A Diabetes Survey. Report of a working party appointed by the College of General Practitioners. Brit. med. J. 1962I, 1497.

MARIGO, S., SPIEZIA, M., MIGNANI, E.: Comparison of the reproducibility of the glucose tolerance tests (oral and i.v.) in young and old subjects. Diabetologia 6, 639 (1970).

MAYER, J.H., WOMACK, C.R.: Glucose tolerance I. A comparison of 4 types of diagnostic tests in 103 control subjects and 26 patients with chemical diabetes. Amer. J. med. Sci. 219, 161 (1950).

McDONALD, C.W., FISHER, G.F., BURNHAM, C.: Differences in glucose determinations obtained from plasma or whole blood. Publ. Hlth. Rep. (Wash.) 79, 515 (1964).

McINTYRE, N., HOLDSWORTH, C.D., TURNER, D.S.: Intestinal factors in the control of insulin secretion. J. clin. Endocr. 25, 1317 (1965).

MEHNERT, H.: Aktuelle Diabetesprobleme in Klinik und Praxis. Dtsch. med. Wschr. 91, 744 (1966).

MEHNERT, H.: Normgrenzen der Glukosetoleranz. Dtsch. med. Wschr. 34, 1341 (1969).

MEHNERT, H., SEWERING, H., REICHSTEIN, W., VOGT, H.: Früherfassung von Diabetikern in München 1967/68. Dtsch. med. Wschr. 93, 2044 (1968).

MELANI, F., LAWECKI, J., BARTELT, K.M., PFEIFFER, E.F.: Immunologisch meßbares Insulin (IMI) bei stoffwechselgesunden Fettsüchtigen und adipösen Diabetikern nach intravenöser Gabe von Glukose, Tolbutamid und Glukagon. Diabetologia 3, 422 (1967).

MOHNICKE, A., BUCHARDT, R.: Nachbeobachtungen zur Diabetes-Reihenuntersuchung Berlin-Friedrichshain. Dtsch. Gesundh.-Wes. **29**, 1347 (1969).

MONDON, C.E., BURTON, S.D., GRODSKY, G.M., ISHIDA, T.: Glucose tolerance and insulin response to potassium-deficient rat and isolated liver. Diabetes **16**, 510 (1967).

MOSENTHAL, H.O., BARRY, E.: Criteria for the interpretation of normal glucose tolerance tests. Ann. intern. Med. **33**, 1175 (1950).

MOSS, J.W.: The clinical use of Dextrostix. Diabetes **15**, 511 (1966).

MURTHY, D.Y.N., GUTHRIE, R.A., WOMACK, W.N., ENGLAND, J.D., JACKSON, R.L.: Insulin reserve in children with chemical diabetes. Diabetes **17**, 336 (1968).

NAGANNA, B., RAJAMMA, M., RAO, K.V.: In the failure of enzyme paper strips to detect glucose in certain abnormal urines. Clin. chim. Acta **17**, 219 (1967).

NAVARETTE, N., TORRES, I.H.: Triamnicolone provocative test in offspring of two diabetic parents. Diabetes **16**, 57 (1967).

NAVARETTE, N., TORRES, I.H., AYALA, L.C., ALGER, C.R., FLORES, H.V.: Modification to the triamnicolone glucose tolerance test by treatment with oral hypoglycemic agents. Diabetes **15**, 726 (1966).

NEUBERG, W.H.: Streptomycin as a cause of false positive Benedict reaction for glucosuria. Amer. J. clin. Path. **24**, 245 (1954).

NILSSON, S.E., LINDHOLM, H., BÜLOW, S., FROSTBERG, N., EMILSON, T., STENKULA, G.: The Kristianstad Survey 1963—1964. Studies in a normal adult population for variation and correlation in some clinical antropometric and laboratory values, especially the peroral glucose tolerance test. Acta med. scand., Suppl. 428 (1964).

O'GORMAN, P., GRIFFITHS, P.D., BLOXAM, H.: Ascorbic acid inhibition of the glucose oxidase test for glucosuria. Brit. med. J. **1960 I**, 603.

ORZECK, E.A., MOONEY, J.H., OWEN, J.A.: Diabetes detection with a comparison of screening methods. Diabetes **29**, 109 (1971).

O'SULLIVAN, J.B., KANTOR, N., WILKERSON, H.L.C.: Comparative values of tests for urinary glucose. Diabetes **11**, 53 (1962).

O'SULLIVAN, J.B., MAHAN, C.M.: Prospective study of 352 young patients with chemical diabetes. New Engl. J. Med. **278**, 1038 (1968).

OTTO, H., HALLE, V., THUM, G.: Prüfung eines neuen Blutzucker-Teststreifens. Dtsch. med. Wschr. **24**, 1183 (1968).

PAOLA, G. DI, PUCHULU, F., ROBIN, M., NICHOLSON, R., MART, M.: Oral conceptives and carbohydrate metabolism. Amer. J. Obstet. Gynec. **101**, 206 (1968).

PERLEY, M., KIPNIS, D.M.: Plasma insulin response to glucose and tolbutamide of normal weight and obese diabetic and non-diabetic subjects. Diabetes **15**, 867 (1966).

PERLEY, M., KIPNIS, D.M.: Plasma insulin response to oral and intravenous glucose: studies in normal and diabetic subjects. J. clin. Invest. **46**, 1954 (1967).

PERSSON, B., SHERKY, G., THEORELL, J.: Effect of low carbohydrate diet on plasma glucose free fatty acids, glycerol, ketones and insulin during glucose tolerance tests in adolescent boys. Metabolism **16**, 714 (1967).

PETERSON, J.I., YOUNG, D.S.: Evaluation of the hexokinase-glucose-6-phosphate-dehydrogenase. Method of determination of glucose in urine. Analyt. Biochem. **23**, 301 (1968).

PFEIFFER, E., RAPTIS, S.: Intestinal hormone and insulin secretion. Klin. Wschr. **46**, 337 (1968).

RENSCHLER, H.E., WEICKER, H., BAYER, H. VON: Die obere Normgrenze der Glukosekonzentration im Urin Gesunder. Dtsch. med. Wschr. **90**, 2349 (1965).

RICHTERICH, R.: Klinische Chemie, Theorie und Praxis. 2. Aufl. Basel/New York: Karger 1968.

RICHTERICH, R., COLOMBO, J.P.: Vereinfachte enzymatische Bestimmung der Blutglukose mit 20 Mikroliter Blut. VII. Mitteilung über Ultramicromethoden im klinischen Laboratorium. Klin. Wschr. **40**, 1208 (1962).

RICHTERICH, R., LORENTZ, E.: Die Blutzuckerbestimmung nach Crecelius-Seifert: eine obsolete Labormethode. Praxis **57**, 100 (1968).

RICKETTS, H.T., CHERRY, R.A., KIRSTEINS, L.: Biochemical studies of "prediabetes". Diabetes **12**, 115 (1963).

RIMAN, D.L.: Genetics of diabetes mellitus. Diabetes **16**, 5 (1967).

ROST, G., HONIGMANN, G., SCHLIACK, V.: Altersabhängige Einordnungskriterien der oralen 100 g Glukosebelastung zur Labordiagnostik des Diabetes mellitus. Z. ges. inn. Med. **21**, 289 (1966).

ROST, G., HONIGMANN, G., SCHLIACK, V.: Der orale 50 g Glukosetoleranz-Test zur Labordiagnostik des Diabetes mellitus. Bewertung und altersabhängiger Verlauf. Z. ges. inn. Med. **22**, 709 (1967).

SCHERSTÉN, B., FRITZ, H.: Subnormal levels of glucose in urine. A sign of urinary tract infection. J. Amer. med. Ass. **201**, 949 (1967).

SCHERSTÉN, B., TIBBLING, G.: Semi-automated assay of normal concentrations of urinary glucose by an enzymatic fluorimetric technic. Clin. Chem. **14**, 243 (1968).

SCHILLING, W.H., OBERDISSE, K., HÜTER, K.A., BLANK, K.: Vergleichende Untersuchungen mit der oralen und intravenösen Glukosebelastung zur Erfassung einer verminderten Kohlehydrattoleranz. Diabetologia **1**, 187 (1965).

SCHLIACK, V.: Diabetes in der DDR. Dtsch. Gesundh.-Wes. **29**, 1345 (1969).

SCHMIDT, H.F.: Methoden der Blutzucker-bestimmung unter besonderer Berücksichtigung der enzymatischen Verfahren. In: Fortschritte der Diabetesforschung. 1. Symposium des Deutschen Diabetes-Komittee am 26. und 27. Oktober 1962 in Düsseldorf, S. 76. Stuttgart: G. Thieme-Verlag 1963.

SCHMIDT, H.F.: Fehlmessungen der Harnglukose durch Polarisation. Dtsch. med. Wschr. **92**, 2025 (1967).

SCHUBERT, G.E., SCHUSTER, H.P., BAUM, P.: Physiologische Glukosurie bei verschiedenen Diuresezuständen. Klin. Wschr. **42**, 619 (1964).

SCRIBA, P.C., SCHWARZ, K., HOFMANN, G.G.: Vergleich klinischer Methoden zur Erfassung des latenten Diabetes mellitus. Dtsch. med. Wschr. **91**, 753 (1966).

SELTZER, H.S., ALLEN, W.E., HERRON, A.L., JR., BRENNAN, M.T.: Insulin secretion on response to glycemic stimulus: Relation of delayed initial release to carbohydrate intolerance in mild diabetes. J. clin. Invest. **46**, 323 (1967).

SERRANO-RIOS, M., RAMOS, R., RODRIGUEZ-MINNON, I.L., VIVANCO, F.: Studies in prediabetes. Insulin response to oral glucose, intravenous tolbutamide and rapid intravenous glucose infusion in genetic prediabetes. Diabetologia **6**, 392 (1970).

SISK, CH.W., BURNHAM, C.E., STEWART, J., McDONALD, G.W.: Comparison of the 50 and 100 g oral glucose tolerance test. Diabetes **19**, 852 (1970).

SKEGGS, L.T.: An automatic method for colorimetric analysis. Amer. J. clin. Path. **28**, 311 (1957).

SOELDNER, J.S., WILLIAMS, R.F., GARCIA, M.J., GLEASON, R.E., MARBLE, A.: Evidence for a normal response of serum immunoreactive insulin (IRI) to an intravenous glucose tolerance test (iv. GTT) in prediabetic males. Diabetes **15**, 518 (1966).

SOLS, A., FUENTE, J.G. DE LA: Glucosa oxidasa en analisis. Rev. esp. Fisiol. **13**, 231 (1957).

SPECCHIA, G., RAY, M., DANDER, B., GAMBA, G.: Variations in glucose tolerance and insulinemia after long term combined treatment with different diuretic agents in heart patients. Diabetologia **6**, 648 (1970).

SPELLACY, W.N., CARLSON, K.L., BIRLS, S.A., SCHADE, S.L.: Glucose and insulin alterations after one year of combination type oral contraceptive treatment. Metabolism **17**, 496 (1968).

SPRENGEL, G., LEVY, L., GOLDNER, M.: The impaired carbohydrate metabolism of thyroid disease. Diabetes **17**, 345 (1968).

STUDER, E., CIKES, M., WIDMER, L.K.: Blutzucker und Alter. Dtsch. med. Wschr. **22**, 1179 (1969).

SWERDLOFF, R.S., POZEFSKY, T., TOBIN, J.D., ANDRES, R.: Influence of age on i.v. Tolbutamid test. Diabetes **16**, 161 (1967).

TAELLER, M., KNUSSMANN, R.: Annual meeting of the European Diabetes Epidemiology Study Group. 1969.

TEUSCHER, A.: Der Kohlehydratstoffwechsel in der Urämie. Interpretation der Blutzuckerwerte. 2. Symposium der Gesellschaft für Nephrologie, Bern 21.—23.9.1962.

TEUSCHER, A., RICHTERICH, R.: Neue schweizerische Richtlinien zur Diagnose des Diabetes mellitus. Schweiz. med. Wschr. **101**, 345 (1971).

TSCHOBRONTSKY, M.: Test meals in health subjects and treated diabetics. 5. Annual meeting European Ass. for the Study of diabetes, Montpellier 1969. Abstracts Diabetologia 1970.

TUSTISON, W.A., BOWEN, J., CRAMPTON. J.H.: Clinical interpretation of plasma glucose values. Diabetes **15**, 775 (1966).

UNGER, R.H.: The standard two hour oral glucose tolerance test in the diagnosis of diabetes mellitus in subjects without fasting hyperglycemia. Ann. intern. Med. **47**, 1138 (1957).

UNGER, R.H., KETTERER, H., EISENTRAUT, A., DURPRE, J.: Effect of secretin on insulin secretion. Lancet **1966 II**, 24.

UNGER, R.H., MADISON, L.L.: A new diagnostic procedure for mild diabetes mellitus. Evaluation of an intravenous tolbutamide response test. J. clin. Invest. **37**, 627 (1958).

U.S. Department of Health, Education and Welfare, Public Health Service: Diabetes Programmguide. Public Health Service, Publication No. 506, 1956.

VERMEULEN, A., DANEELS, R., THIERY: Effects of oral conceptives on carbohydrate metabolism. Diabetologia 6, 519 (1970).

WERNER, H.: Über die Eigenschaften eines neuen Chromogens für die Blutzuckerbestimmung nach GOD/POD-Methode. Vortrag Tagung Biochem. Analytik, München 1970. Enzymologie III/11.

WERNER, H., RAY, H.G., WIELINGER, H.: Z. analyt. Chem. 252, 224 (1970). Zit. nach KAHLE, K., WEISS, L., KLARWEIN, H., WIELAND, O., Z. analyt. Chem. 252, 118 (1970), s. dieses Verzeichnis.

WEST, K.M., KALBFLEISCH, J.M.: Sensitivity and specifity of five screening tests for diabetes in ten countries. Diabetes 20, 289 (1971).

WHIPPLE, R.L., BLOOM, W.L.: The occurence of false positive tests for albumin and glucose in the urine during the course of massive penicilline therapy. J. Lab. clin. Med. 36, 635 (1960).

WICHELOW, M.J., BUTTERFIELD, W.J.H., KEEN, H.: The renal glucose treshold in diabetes. Diabetologia 4, 175 (1968).

WICHELOW, M.J., WIGGLESWORTH, A., COX, B.D., BUTTERFIELD, W.J.H., ABRAMS, M.E.: Critical analysis of blood sugar measurements on diabetes detection and diagnosis. Diabetes 16, 219 (1967).

WILKERSON, H.L.C.: Diagnosis with oral glucose tolerance tests. In: Diabetes mellitus. Diagnosis and treatment, p. 31. New York: American Diabetes Association 1964.

WOEBER, K.A., ARKY, R., BRAVERMANN, L.E.: Reversal by guanethidine of abnormal glucose tolerance in thyreotoxicosis. Lancet 1966 I, 895.

WOLF, H.: Blutzucker bei Neugeborenen. Klin. Wschr. 38, 87 (1961).

World Health Organisation: Diabetes mellitus. Report of a WHO Expert Committee. Wld. Hlth. Org. techn. Rep. Ser. 310 (1965).

YALOW, R.S., GOLDSMITH, S.J., BERSON, S.A.: Influence of physiologic fluctuations in Plasma growth hormone on glucose tolerance. Diabetes 18, 402 (1969).

YEN, S.C.C., VELA, P.: The effects of contraceptive steroids on carbohydrate metabolism. J. clin. Endocr. 28, 1564 (1968).

ZALME, E., KNOWLES, H.C., JR.: A plea for plasma sugar. Diabetes 14, 165 (1965).

ZARAFONETIS, C.I.D., ANDREWS, G.A., MEYERS, M.C., BETHELL, F.H.: Paraaminobenzoic acid in leukemia. Blood 3, 780 (1948).

ZENAIDA, J., GERSHBERG, H., HULSE, M.: Ovulatory suppressants, estrogens and carbohydrate metabolism. Metabolism 17, 443 (1968).

Einteilung und Vorstadien des Diabetes mellitus

Von

K. Jahnke

Eine Einteilung des Diabetes wird hauptsächlich nach drei Prinzipien vorgenommen: 1. Nach den ätiologischen Voraussetzungen der diabetischen Stoffwechselstörung (s. S. 695), 2. nach den klinischen Erscheinungsformen des manifesten Diabetes (s.S. 783) und 3. nach verschiedenen Entwicklungsstadien des genetischen Diabetes, die in diesem Kapitel besprochen werden sollen.

I. Einteilung der Diabetes-Stadien

1. Einführung

Die Einteilung des Diabetes in verschiedene Stadien ist durch besondere terminologische Schwierigkeiten belastet, die die Verständigung auf diesem Gebiet bis in die jüngste Zeit sehr erschwerten. Hierzu trug die Unsicherheit der Bewertung und Abgrenzung der Vor- und Frühstadien des Diabetes bei, da deren Kenntnis und Erforschung von verschiedenen Ansatzpunkten ausgingen.

Die Existenz von Vorstadien des Diabetes war ursprünglich eine klinische Konzeption. Sie ergab sich aus Beobachtungen, wonach bestimmte Symptome dem späteren, glukosurischen Diabetes lange Zeit vorausgehen können. MARAÑON (1927) war offenbar der erste, der in diesem Zusammenhang von „prädiabetischen" Symptomen sprach. Später wurde dieser Begriff in Verbindung mit bestimmten geburtshilflichen Komplikationen (MILLER, 1945), aber auch anderen Symptomen benutzt. Die Suche nach charakteristischen „prädiabetischen" Zeichen und Symptomen ist in den vergangenen Jahren außerordentlich intensiviert worden. Dabei wurde jedoch klar, daß Bewertung und Zuordnung solcher Symptome nicht aus sich selbst heraus möglich sind, sondern von anderen Kriterien des Diabetes abhängen.

Der klinischen Konzeption entsprach die Entwicklung diagnostischer Methoden, die es erlauben, Störungen des Kohlenhydratstoffwechsels schon vor Auftreten der diabetischen Hyperglykämie aufzudecken. Die Einführung oraler Glukose-Toleranztests führte schon vor vielen Jahren zur Abtrennung eines „latenten Diabetes" von dem „manifesten Diabetes" (FALTA, 1944). Später konnten FAJANS und CONN (1954) zeigen, daß es unter Cortisonbelastung prinzipiell möglich ist, diskrete Störungen des Kohlenhydratstoffwechsels schon nachzuweisen, ehe sie sich im Standard-Glukose-Toleranztest zu erkennen geben. Mit Verfeinerung der Untersuchungsmethoden war eine weitere Unterteilung der Vorstadien des Diabetes möglich geworden. Ohne nähere Unterscheidung wurden diese Vorsta-

dien wiederum als „Prädiabetes" bezeichnet (Jackson, 1960). Die genauere Differenzierung führte dann zu Begriffen, die sich teils von der Untersuchungstechnik
ableiteten, wie „latent-chemischer Diabetes" oder „chemischer Diabetes" (Marble, 1970), teils klinische Gesichtspunkte in den Vordergrund stellten, wie „subklinischer Diabetes" oder „asymptomatischer Diabetes" (Fajans u. Conn, 1965;
Camerini-Davalos u. Cole, 1970).

Im vergangenen Dezennium richtete sich das Interesse mehr auf pathogenetische Probleme des Diabetes. Steinke et al. (1961) hatten darauf hingewiesen,
daß bei Personen mit hochgradiger genetischer Diabetesbelastung aber noch normaler Glukosetoleranz erhöhte Insulinaktivitäten im Nüchternserum gefunden
werden können. Zwar stellte sich dann heraus, daß die Fettsucht für dieses Phänomen verantwortlich ist (Phear, 1962; Karam et al., 1963; Daweke, 1964, 1965),
doch tauchte nun die prinzipielle Frage auf, ob der Diabetes überhaupt mit
Störungen des Kohlenhydratstoffwechsels beginnt, oder ob andere biochemische
Anomalien die früheste Phase des genetischen Diabetes charakterisieren.

Der Begriff „Prädiabetes" wurde damit seiner ursprünglich klinisch-diagno-
stischen Relevanz entzogen und für die Zeitspanne reserviert, die sich von der
Übertragung der diabetischen Erbanlage mit der Konzeption bis zum ersten
Nachweis einer diabetisch herabgesetzten Glukosetoleranz erstreckt. Er entspricht
einem pathophysiologischen und pathogenetischem Postulat und ist eher der
wissenschaftlichen Forschung als der klinischen Anwendung vorbehalten.

Um die Vorstadien vor Auftreten des manifesten Diabetes in ihrer Gesamtheit
zu kennzeichnen, wurden nun andere Termini vorgeschlagen, z.B. „Diabetes
praemellitus", „Status amellitus" (zit. Ziegler u. Pfeiffer, 1971), „euglycenic
diabetic phase" (Williams, 1970), die sich aber nicht durchsetzten. Ziegler und
Pfeiffer (1971) sprachen von „Protodiabetes". Diese Bezeichnung scheint uns
am ehesten geeignet, da sie nichts präjudiziert und zugleich den wechselhaften
Verlauf mit Progressionen und Remissionen deutlich macht.

Das Verhalten der Glukosetoleranz ist bis heute das wesentliche diagnostische
Kriterium geblieben, um die Vor- und Frühstadien des Diabetes voneinander
abzugrenzen. Abnorme Werte machen den Diabetes diagnostizierbar. Normale
Werte schließen seine Entwicklung aber nicht aus. Andere Bedingungen und
Symptome können dann auf diese Möglichkeit bzw. auf ein erhöhtes Erkran-
kungsrisiko hinweisen. Dem diagnostizierbaren Diabetes steht damit der „poten-
tielle Diabetes" gegenüber (Derot et al., 1963, Fitzgerald u. Keen, 1964;
Jahnke et al., 1967).

2. Definitionen (WHO)

Eine klare und allgemein verbindliche, diagnostische Einteilung der Vor- und
Frühstadien des Diabetes ist aus präventiv-therapeutischen Gründen, aber auch
zur Klärung epidemiologischer Probleme des Diabetes notwendig. Ein Experten-
Komitee der Weltgesundheitsorganisation (WHO, 1964) hat dazu die folgenden
Definitionen empfohlen:

1. Potentieller Diabetes: Potentielle Diabetiker sind Personen mit normalem
Glukose-Toleranztest (GTT) aber begründeter Gefährdung, später an einem Diabetes zu erkranken (Erläuterungen s. später).

2. Latenter Diabetes: Latente Diabetiker sind Personen mit normalem GTT,
von denen aber bekannt ist, daß sie eine diabetische Glukosebelastungsprobe
irgendwann während einer Schwangerschaft, Infektion oder einer anderen Belastung oder bei Fettleibigkeit gehabt hatten, ferner Personen, die abnorme Blutglu-

kose-Reaktionen (ähnlich den bei Diabetes mellitus gefundenen) auf besondere Provokationstests hatten, wie bei der kombinierten Glukose-Cortison-Belastung.

3. Asymptomatischer (auch subklinischer oder chemischer) Diabetes: Hierzu rechnen Personen mit pathologischen Werten der Glukosebelastungsprobe, bei denen aber der Nüchternblutzuckerwert unter 130 mg-% (Kapillarblut) oder 125 mg-% (Venenblut) oder über diesen Werten liegt.

4. klinisch manifester Diabetes: Hierzu rechnen Personen mit einem abnormen Glukose-Toleranztest und den Symptomen oder Komplikationen des Diabetes.

Der Begriff Prädiabetes wird von dem WHO-Komitee in dieser Stadieneinteilung nicht aufgeführt. Es wird jedoch empfohlen, ihn vorzugsweise in der Forschung unter der schon genannten Definition zu verwenden.

II. Die Vorstadien des Diabetes mellitus (Protodiabetes)

1. Prädiabetes

Als Prädiabetes gilt definitionsgemäß die Zeitspanne zwischen Konzeption und frühestem Nachweis einer abnormen Glukosetoleranz. Er entzieht sich somit der unmittelbaren Diagnose und kann klinisch nur retrospektiv bei einem endgültig als diabetisch erkannten Individuum abgegrenzt werden.

Prädiabetes impliziert die Frage, was unter dem Einfluß der diabetischen Erbanlage im Organismus geschieht, ehe Störungen des Kohlenhydratstoffwechsels auftreten. Zur Klärung dieser Frage wurden Kollektive herangezogen, in denen die genetische Potenz so hoch wie möglich angereichert ist, vor allem nicht-diabetische identische Zwillinge von Diabetikern sowie nicht-diabetische Abkömmlinge von Eltern, die beide Diabetiker sind. Bei diesen genetisch als „Prädiabetikern" definierten Personen wurden folgende Befunde erhoben:

a) Kohlenhydratstoffwechsel

Innerhalb der als normal definierten Grenzen zeigten Kollektive von Prädiabetikern im oralen Glukose-Toleranztest signifikant höhere Durchschnittswerte mit verzögertem Abfall der Hyperglykämiekurven als Kontrollpersonen (FAJANS u. CONN, 1965; CAMERINI-DAVALOS, 1965; JACKSON et al., 1967). LOZANO-CASTANEDA et al. (1970), die 112 konjugal belastete, nicht-diabetische Personen untersuchten, fanden im oralen Glukose-Toleranztest drei Reaktionstypen: eine Gruppe (40,2%) zeigte vollständig normale Mittelwerte, eine weitere Gruppe (21,4%) dagegen durchschnittlich tiefere Werte und reaktive Hypoglykämien mit Konzentrationen bis unter 50 mg/100 ml, die dritte Gruppe aber durchschnittlich erhöhte Werte, die jedoch die diagnostischen Kriterien eines Diabetes nicht erreichten. Untersuchungen mit dem intravenösen Glukose-Toleranztest und dem kombinierten Cortison-Glukose-Toleranztest brachten keine zusätzlichen Informationen, zum Teil sogar widerspruchsvolle Ergebnisse (JAHNKE et al., 1966; DITSCHUNEIT, 1967; CAMERINI-DAVALOS u. COLE, 1970). Das Verhalten der Glykoproteine im Serum (Papierelektrophorese der eiweißgebundenen Hexosen, die Serum-Mucoidfraktion, Hexosamin) zeigte bei Prädiabetikern keine Abweichungen, doch wurden erhöhte Durchschnittswerte der Sialinsäure gefunden (CAMERINI-DAVALOS u. COLE, 1970).

b) Fettstoffwechsel

Zunächst wurde angenommen, daß die Konzentration der freien Fettsäuren im Nüchternserum bei Prädiabetikern erhöht sei (Camerini-Davalos et al., 1963), was sich aber bei normgewichtigen Prädiabetikern nicht bestätigen ließ (Jahnke et al., 1967). Auch das Verhalten der freien Fettsäuren im Serum nach Glukosebelastung ist bei Prädiabetikern nicht eindeutig. Nach intravenöser Glukosebelastung wurde ein verzögerter Abfall wie auch eine verzögerte Rückkehr zu den Ausgangswerten gefunden (Jahnke et al., 1967; Camerini-Davalos, 1965), nach oraler Glukosebelastung dagegen keine Abweichung festgestellt (Lozano-Castaneda et al., 1970; Goto et al., 1970). Die Konzentration der Serumlipide (Total-Lipide, Cholesterin, Phospholipide, Triglyceride) zeigten bei Prädiabetikern gegenüber Kontrollpersonen keine Abweichungen (Camerini-Davalos u. Cole, 1970; Goto et al., 1970).

c) Insulinsekretion

Nachdem Steinke et al. (1961) im Nüchternserum von Prädiabetikern eine Erhöhung der insulin-like-activity (ILA) festgestellt hatten, galt dieser Befund zunächst als wesentliches Merkmal des Prädiabetes. Eine gleichartige Erhöhung des immunologisch reagierenden Insulins (IRI) konnte allerdings nicht nachgewiesen werden (Grodsky et al., 1965), was damit erklärt wurde, daß nur das nicht-aktive, komplexe Insulin, nicht aber das „freie" Insulin betroffen sei (Camerini-Davalos et al., 1963, 1965). Es zeigte sich jedoch, daß die ILA-Nüchternwerte nur bei übergewichtigen Prädiabetikern signifikant erhöht sind (Jahnke et al., 1967) und ein Hyperinsulinismus nicht den Prädiabetes selbst, sondern die begleitende Fettsucht charakterisiert.

Von größerer Bedeutung erwiesen sich Untersuchungen der reaktiven Insulinausschüttung nach Glukosereiz. Schon Steinke et al. (1963) hatten bei Prädiabetikern den unter diesen Umständen normalen und prompten Anstieg der Insulinfreisetzung vermißt. Bei konjugal belasteten, normgewichtigen Prädiabetikern mit normaler Glukosetoleranz fanden auch wir (Jahnke et al., 1967) einen verminderten und verzögerten Anstieg der Serum-Insulinwirkung (ILA), wie auch des immunologisch reagierenden Insulins.

Von wenigen Ausnahmen abgesehen (Grodsky et al., 1965; Melani, 1968 zit. bei Pfeiffer, 1971) wurde die verminderte oder verzögerte Insulinfreisetzung sowohl nach oraler wie vor allem intravenöser Glukosebelastung immer wieder bestätigt (Ditschuneit, 1965; Ricketts et al., 1966; Colwell u. Lein, 1967; Soeldner et al., 1967; Simpson et al., 1968; Goto et al., 1970). Besonders eingehend haben sich Cerasi und Luft (1967) mit der Insulinfreisetzung unter Glukoseinfusion beschäftigt. Unter 85 gesunden, nicht-fettleibigen Personen fanden sie bei 20% eine Verminderung der initialen Insulinreaktion von etwa gleicher Größenordnung wie bei Diabetikern. Sie vermuteten daher, daß es sich bei diesen Personen um Prädiabetiker handeln könnte (Cerasi u. Luft, 1963). Den gleichen Befund erhoben sie dann bei erwachsenen, monozygoten Zwillingen mit normaler Glukosetoleranz, deren Geschwister diabetisch waren. Sie konnten außerdem feststellen, daß monozygote Zwillingspaare jeweils sehr ähnliche Insulinreaktionen zeigten, gleichgültig, ob beide Zwillinge diabetisch waren, der eine einen manifesten Diabetes und der andere eine herabgesetzte Glukosetoleranz hatte oder wenn keiner von beiden diabetisch war (Cerasi u. Luft, 1967). Sie nahmen daher an, daß die verminderte initiale Insulinreaktion, wie sie bei Prädiabetikern gefunden wird, genetisch determiniert ist.

d) Insulin-Antagonisten

Die ursprüngliche Annahme, daß der Prädiabetes mit erhöhter Produktion von STH und ACTH oder ACTH-ähnlichen Stoffen verbunden sei (PFEIFFER, 1965) hat sich nicht bestätigt. Die Untersuchungen gründeten sich nicht auf genetische Prädiabetiker und schlossen den Einfluß der Fettleibigkeit nicht aus. Bei genetischen Prädiabetikern wurden zudem normale STH-Konzentrationen im Nüchternplasma gefunden, die unter oraler Glukosebelastung wie auch unter intravenöser Insulinbelastung bei Prädiabetikern eher eine geringere Reaktion zeigten. Hinweise für eine Überfunktion von Schilddrüse oder Nebennierenmark fanden sich bei Prädiabetikern ebenfalls nicht (PFEIFFER, 1965).

Auch die Annahme, daß andere Insulin-Antagonisten, z.B. der Synalbumin-Antagonist von VALLANCE-OWEN (1967) bei Prädiabetes eine pathophysiologische Relevanz besitzt, ließ sich bislang nicht sichern. Dagegen sprechen insbesondere Befunde, wonach genetische Prädiabetiker mit normaler Glukosetoleranz auf intravenöse Insulinbelastungen prompt und schnell mit einem Blutglukoseabfall reagieren (GOTO et al., 1970) und auf intravenöse Glukagonbelastung einen höheren Anstieg der IRI-Werte im Serum zeigen als Kontrollpersonen. Der Nachweis einer verzögerten und verminderten Insulinausschüttung nach Glukosereiz bei Prädiabetikern macht ohnehin das Postulat von Insulin-Antagonisten überflüssig.

e) Vaskuläre Befunde

Aus früheren Befunden wurde geschlossen, daß die typischen diabetischen Gefäßveränderungen den metabolischen Manifestationen des Diabetes vorausgehen können und daher nicht als Komplikationen, sondern als integrierender Bestandteil des Diabetes aufzufassen seien (BLUMENTHAL et al., 1965). Es lag daher nahe, diese Vorstellungen bei Prädiabetikern zu überprüfen.

Umfangreiche angiologische Untersuchungen führte die Arbeitsgruppe von CAMERINI-DAVALOS (1965) bei Prädiabetikern durch. In Ohrläppchenbiopsien wurden lichtmikroskopisch Verdickungen der Gefäßwände mit PAS-positivem Material, elektronenmikroskopisch auch eine Verdickung des elastischen Gefäßgewebes gefunden. In Nierenbiopsien wurden licht- und elektronenmikroskopisch Verdickungen der glomerulären Basalmembran festgestellt. Unklar blieb zunächst, inwieweit diese Befunde repräsentativ sind. SIPERSTEIN et al. (1966, 1968, 1970) analysierten mit elektronenoptischer Technik daher die Breite der Basalmembranen in Muskelkapillaren und fanden im Vergleich zu Normalpersonen (1080 ± 27 Å) bei genetischen Prädiabetikern ohne Störung des Kohlenhydratstoffwechsels eine signifikante Verdickung (1373 ± 44 Å), die zum Verhalten der Blutglukose- und Insulinspiegel unter Glukosebelastung keine Beziehung aufwies.

Diese Befunde müssen aber mit großer Zurückhaltung beurteilt werden. Eine Verdickung der Gefäßwände fanden auch LOZANO et al. (1970) in Gingiva-Biopsien. Sie erwiesen sich aber als unspezifisch. Die Struktur der Kapillaren zeigt zudem lokale und regionale Unterschiede (LE COMPTE, 1967). Die von SIPERSTEIN et al. bei Prädiabetikern nachgewiesene Verdickung der kapillären Basalmembran war zudem im Vergleich zu den Kontrollen nur sehr gering (27%) und hatte nur statistische Relevanz. Seine Befunde stehen vor allem aber im Gegensatz zu den Untersuchungen von BLOODWORTH et al. (1970), die keine signifikante Verdickung der kapillären Basalmembran im Muskel bei 9 Prädiabetikern (1630 ± 55 Å) gegenüber 15 Kontrollen (1580 ± 103Å) nachweisen konnten. Hinzu kommt, daß ØSTERBY-HANSEN (1965, 1970) mit technisch besonders sorgfältigen elektronenmikroskopischen Analysen nachweisen konnte, daß die Breite der glomerulären Basalmembran erhebliche Variationen zeigt und initiale Veränderungen bei juvenilen Diabetikern erst nach 3- bis 5jähriger Krankheitsdauer beobachtet werden können. Mehrjährige Entwicklungszeiten wurden auch bei diabetischen Tieren festgestellt (Siperstein et al., 1970; Bloodworth et al., 1970). Es ist also wenig wahrscheinlich, daß die Verdickung der kapillären Basalmembran den diabetischen Störungen des Kohlenhydratstoffwechsels vorausgeht und ein Merkmal des Prädiabetes ist.

Auch andere angiologische Untersuchungen ergaben bei Prädiabetikern keine wesentliche Veränderungen. Untersuchungen des Augenhintergrundes einschließlich der Fluoreszin-Fotografie, der Nervenleitgeschwindigkeit, der Vibrationsempfindlichkeit, der Dauer des Achillessehnenreflexes, des Elektrokardiogrammes, des Nachweises von Kalkeinlagerungen in die Gefäße des Beckens und der unteren Extremitäten brachten keine Besonderheiten (Goto et al., 1970; Camerini-Davalos u. Cole, 1970). Rees et al. (1963) fanden Mikrozirkulationsstörungen der Conjunctiva mit Weitstellung der Venolen, Camerini-Davalos (1965) beschrieb das Fehlen der Dikrotie der Fingerpulswellen und Goto et al. (1970) sahen eine Abnahme des Oszillationspotentials im Elektroretinogramm bei Prädiabetikern. Diese Befunde wurden aber nicht regelmäßig angetroffen. Ihre Relevanz als Ausdruck angiopathischer Veränderungen bei Prädiabetes ist zudem nicht gesichert.

f) Zusammenfassung

Zusammenfassend kann festgestellt werden, daß die umfangreichen Untersuchungen bei Personen mit genetisch definiertem Prädiabetes eine ganze Reihe von Anomalien aufgedeckt haben. Camerini-Davalos (1970) vertrat die Ansicht, daß die Summation solcher abnormen Befunde bei suspekten Prädiabetikern die prospektive Diagnose des Diabetes erlaube. Dieser Meinung kann man sich aber kaum anschließen. Die Veränderungen der einzelnen Parameter erwiesen sich nicht als gesetzmäßig. Sie beziehen sich immer nur auf den Durchschnitt des jeweils untersuchten Kollektives, werden aber in anderen Kollektiven wie auch im einzelnen Individuum mit genetischem bzw. suspektem Prädiabetes vermißt.

Von allen Befunden, die bei Prädiabetikern erhoben wurden, hat am ehesten die verminderte bzw. verzögerte Insulinausschüttung nach Glukosereiz Bedeutung: sie weist auf eine primäre frühe Störung der Insulinmobilisation aus den B-Zellen hin (Jahnke et al., 1967), die offenbar genetisch determiniert ist (Cerasi, 1967), der Entwicklung diabetischer Störungen des Kohlenhydratstoffwechsels vorausgeht (Soeldner et al., 1967) und als charakteristisches Merkmal des genetischen Prädiabetes angesehen werden kann (Ziegler u. Pfeiffer, 1971).

2. Potentieller Diabetes

a) Definition und Vorkommen

Der Begriff „potentieller Diabetes" ist eine klinische Konzeption von diagnostischer, prognostischer und vor allem präventiv-therapeutischer Bedeutung. Er unterscheidet sich damit formal wie inhaltlich vom Ausdruck „Prädiabetes".

Der Konzeption des potentiellen Diabetes liegt die klinische Erfahrung zugrunde, daß charakteristische Zeichen und Symptome dem späteren Diabetes um Jahre vorausgehen können und auf ein erhöhtes, durch geeignete Behandlungsmaßnahmen unter Umständen vermeidbares Erkrankungsrisiko der Betroffenen hinweisen. Die Zeichen und Symptome, die hier in Betracht gezogen werden, sind im wesentlichen die gleichen, die häufig auch mit einem subklinischen oder klinischen Diabetes verbunden sind.

Nach der Definition des WHO-Komitees (1965) sind potentielle Diabetiker Personen mit normalem Glukose-Toleranztest, bei denen ein Diabetes mit begründeter Zuverlässigkeit vorausgesagt werden kann.

Zu den potentiellen Diabetikern rechnet das WHO-Komitee

a) Personen mit erheblicher genetischer Diabetesbelastung, nämlich 1. eineiige Zwillinge, deren anderer Zwillingspartener Diabetiker ist; 2. Personen, deren beide Elternteile Diabetiker sind; 3. Personen mit einem diabetischen Elternteil, dessen anderer nicht-diabetischer Elternteil aber seinerseits einen diabetischen Elternteil, diabetische Geschwister oder Nachkommen bzw. Geschwister mit einem diabetischen Kind hat oder hatte.

b) Frauen mit bestimmten Schwangerschaftskomplikationen, nämlich 1. Frauen, die von einem lebenden oder toten Kind mit einem Geburtsgewicht von 4,5 kg oder mehr entbunden wurden, oder 2. die ein totgeborenes Kind mit Hyperplasie der Inselzellen des Pankreas (ohne RH-Inkompatibilität) hatten.

Von anderen Autoren (KATSCH, 1956; JAHNKE et al., 1967) wurden ferner zu den potentiellen Diabetikern gerechnet:

c) Personen mit bestimmten Störungen des Fettstoffwechsels, nämlich 1. Adipöse, insbesondere mit hereditärer Diabetesbelastung sowie 2. Personen mit primärer Hyperlipoproteinämie.

Weitere Symptome, die früher als prädiabetisch (KATSCH, 1956; JACKSON, 1960) bezeichnet wurden, können heute nicht mehr als Hinweiszeichen auf einen potentiellen Diabetes gewertet werden, etwa Geburten mit kongenitalen Mißbildungen, Gestosen und Hydramnion in der Schwangerschaft, Spontanhypoglykämien, auffällige Wachstumsschübe im Kindesalter und vorzeitige degenerative Gefäßveränderungen.

Die Bedeutung dieser Zeichen und Symptome sei im folgenden näher erläutert:

b) Genetische Diabetesbelastung

Die hereditäre Natur des spontanen menschlichen Diabetes ist gut belegt (s.S. 637), das genetische Erkrankungsrisiko ist aber nur schwer und unsicher abzuschätzen.

Unter der Annahme, daß die diabetische Erbanlage durch ein einziges Gen repräsentiert wird, der Erbmodus rezessiv ist und bei Erkrankung Homozygotie vorliegt, errechnete STEINBERG (1961) das Erkrankungsrisiko für den identischen Zwilling, dessen Zwillingspartner Diabetiker ist, sowie für Nachkommen konjugal diabetischer Elternpaare zu 100%, für Personen, deren einer Elternteil diabetisch ist und deren anderer nicht-diabetischer Elternteil nächste diabetische Verwandte hat, zu 50 bis 80%, sofern der nicht-diabetische Elternteil entfernte diabetische Verwandte hat, zu 30 bis 40%.

Die danach erwarteten und tatsächlich beobachteten Erkrankungsraten zeigen jedoch eine erhebliche Diskrepanz. Verschiedene Gründe werden dafür verantwortlich gemacht: Der genetische Mechanismus ist bislang nicht hinreichend geklärt, sehr wahrscheinlich aber nicht einheitlich (CLARKE, 1971), die Penetranz ist gering, die Manifestation der diabetischen Erkrankung zudem von zusätzlichen Faktoren wie Lebensalter und Umweltbedingungen abhängig (NEEL, 1971).

So wurde eine Konkordanz des Diabetes in mehreren Erhebungen zur Zeit der Untersuchung nur in etwa 54% monozygoter Zwillinge gefunden und eine

Prävalenz des Diabetes bei Personen, deren beide Elternteile Diabetiker sind, nur in etwa 5%, bei Personen mit einem diabetischen Elternteil sogar nur in etwa 2% (Übersicht bei Pyke, 1968).

Zu anderen Ergebnissen kamen allerdings Untersuchungen, die auch den Nachweis eines chemischen Diabetes einschließen. Goto et al. (1970), die die Glukosetoleranz bei 123 Nachkommen von 36 konjugal diabetischen Elternpaaren untersuchten, fanden eine zunehmende Prävalenz des chemischen Diabetes mit dem Lebensalter, die bis zum 29. Lebensjahr erst 9%, nach dem 30. Lebensjahr aber 34,6% erreichte. Nach dem 50. Lebensjahr zeigten alle Untersuchten eine diabetische Reaktion im Glukose-Toleranztest. Kahn et al. (1969) fanden unter 274 Nachkommen konjugal diabetischer Elternpaare in 8,8% einen bekannten Diabetes. Unter 155 dieser Nachkommen, bei denen viermal oder öfter einer oder mehrere Toleranztests (oraler, intravenöser und mit Cortison provozierter Glukose-Toleranztest, Tolbutamid-Test) durchgeführt worden waren, konnten sie bei 55% der Normgewichtigen aller Altersklassen einen chemischen Diabetes nachweisen und bei 92% der Fettleibigen ein abnormes Ergebnis in mindestens einem Test.

c) Schwangerschaftskomplikationen

„Big babies". Diabetische Frauen neigen bereits vor Diagnose ihres Diabetes dazu, überschwere Kinder mit einem Geburtsgewicht von mehr als 4,5 kg („big babies", „Riesenkinder") zu gebären. Das Vorkommen von big babies unter den Kindern später diabetisch gewordener Mütter wird unterschiedlich beziffert, am höchsten von Jackson (1960) mit 31%, von Malins und Fitzgerald (1965) mit 12,6% im Vergleich zu 5% der Kinder von Kontroll-Müttern und 2,1% aller 1947 in Birmingham geborener Kinder.

Die Tendenz, überschwere Kinder zu gebären, ließ sich nach Erhebungen von Malins und Fitzgerald bis zu 60 Jahren vor Diagnose des späteren Diabetes der Mütter zurückverfolgen. Eine Zunahme mit Annäherung an den Zeitpunkt der Diabetesdiagnose ergab sich nicht.

Das Erkrankungsrisiko der Mütter überschwer geborener Kinder läßt sich schwer abschätzen, da nur wenige, retrospektive Studien bekannt sind. Pyke (1968) sah unter 52 Frauen, die 11 Jahre zuvor Kinder von mehr als 4,5 kg geboren hatten, in 3 Fällen einen behandlungsbedürftigen Diabetes. Fitzgerald et al. (1961) untersuchten 61 Frauen, die 13 Jahre vorher Kinder von mehr als 4,5 kg geboren hatten. Nur eine Frau war als Diabetikerin bereits bekannt. Bei 10 Frauen war der Glukose-Toleranztest definitiv diabetisch, bei weiteren 10 Frauen zweifelhaft und bei 41 Frauen normal. Bis auf eine waren alle Frauen mit eindeutig oder zweifelhaft diabetischer Glukosetoleranz über 45 Jahre alt. Unter 210 Frauen, die 20 Jahre zuvor Kinder von mehr als 4,5 kg geboren hatten, fand Pedersen (1961) in 11% einen bekannten Diabetes, in 39% einen eindeutig abnormen Glukose-Toleranztest. Nur in 45% der Frauen war er normal.

Nach diesen Befunden kann angenommen werden, daß annähernd die Hälfte der Frauen, die ein Kind von mehr als 4,5 kg geboren hatten, schließlich einen Diabetes entwickeln werden.

Totgeburten kommen bei Frauen, die später diabetisch werden, abnorm häufig vor. Wann die Neigung zu Totgeburten vor Manifestation des Diabetes bei solchen Frauen beginnt, ob sie zum Zeitpunkt der Diabetesdiagnose hin zunimmt und wie hoch die Totgeburtenrate ist, wird unterschiedlich beurteilt (Pirart, 1955; Hagbard, 1958).

JACKSON (1960) berichtete, daß die perinatale Mortalität 2 bis 5 Jahre vor Feststellung des mütterlichen Diabetes 30 bis 50% betrage, in den Jahren davor 15 bis 20%. MALINS und FITZGERALD (1965) fanden dagegen unter einer Gesamtzahl von 2348 Geburten bei später irgendwann diabetisch gewordener Mütter annähernd die gleiche Totgeburtenrate (3,9%) wie in der allgemeinen Bevölkerung (4,1%). In der Teilgruppe von 80 Geburten, die bis zu 5 Jahren vor der Diagnose des mütterlichen Diabetes registriert wurden, war die Totgeburtenrate allerdings eindeutig erhöht (13,8%).

Nach der Definition des WHO-Komitee (1965) werden allerdings nicht Totgeburten an sich schon als Zeichen eines potentiellen Diabetes der Mütter gewertet, sondern nur Totgeburten mit Hyperplasie der Inselzellen des Pankreas. Diese Auffassung gründet sich auf Beobachtungen, die zuerst durch C.v. BEEK (1939, 1955) bekannt wurden. Sie wies nach, daß unter diesen besonderen Bedingungen der Diabetes der Mütter mit hoher Wahrscheinlichkeit vorausgesagt werden kann.

Die Beobachtungen von C.v. BEEK betrafen allerdings Frauen, die während ihrer mit Totgeburt endenden Schwangerschaft bereits eine pathologische Glukosetoleranz zeigten. Nach der Schwangerschaft wurden wieder völlig normale Werte festgestellt, der endgültige Diabetes unter Umständen aber erst bis zu 10 Jahre später. Bei diesen Frauen lag also ein passagerer (chemischer) Schwangerschaftsdiabetes vor, wie auch HOET (1956) hervorhob, später nach der Definition des WHO-Komitee kein potentieller sondern ein latenter Diabetes.

Der Schwangerschaftsdiabetes ist für die diabetische Embryopathie verantwortlich, wobei offenbar schon relativ geringfügige Hyperglykämien der Mütter zu der mit Hyperinsulinismus verbundenen foetalen Makrosomie beitragen können (HOET u. HOET, 1971), mithin auch zur erhöhten perinatalen Mortalität. Damit steht im Einklang, daß eine frühzeitige Insulinbehandlung in der Schwangerschaft auch bei latentem Diabetes (OMERS, 1963) zu einer Verminderung der gravido-puerperalen Komplikationen führt.

Diese Zusammenhänge können auch die schon erwähnte Feststellung von MALINS und FITZGERALD (1965) verständlich machen, wonach sich Totgeburten erst in den Jahren unmittelbar vor Feststellung des Diabetes der Mütter häufen, in denen möglicherweise bereits ein asymptomatischer, noch nicht erkannter Diabetes besteht. Bei Frauen mit Totgeburten in der Anamnese ist daher in jedem Fall die Überprüfung der Glukosetoleranz anzuraten.

Kongenitale Mißbildungen der Kinder werden bei diabetischen Müttern öfter als bei nicht-diabetischen Müttern beobachtet (PEDERSEN et al., 1964). Ob solche Mißbildungen schon vor Auftreten des mütterlichen Diabetes gehäuft vorkommen, ist jedoch sehr fraglich, wie man aus Untersuchungen von CARDELL (1953) und von REIS et al. (1950) entnehmen kann. HOET (1956) hat diese Meinung vertreten, bezog sich aber auf Mütter mit abnormer Glukosetoleranz in der Schwangerschaft. WHITE hatte übrigens kongenitale Mißbildungen früher (1959) unter den prädiabetischen Zeichen in der juvenilen Population aufgeführt, später (1971) aber nicht mehr. Es gibt auch keine hinreichenden Beweise dafür, daß wiederholte Gestosen oder Hydramnion auf den potentiellen Diabetes der Schwangeren hinweisen, mit dem sie gelegentlich in Verbindung gebracht wurden (JACKSON, 1960).

d) Störungen des Fettstoffwechsels

Fettsucht. Die auffällig engen Beziehungen zwischen Fettsucht und Diabetes sind lange bekannt und in zahlreichen Publikationen unter verschiedenen Gesichtspunkten erörtert worden. Fettsucht soll hier nicht als ätiologischer oder pathogenetischer Faktor des Diabetes erwähnt werden, sondern deswegen, weil sie von verschiedenen Autoren als potentiell-diabetisches Symptom gewertet wird. Dafür sind folgende Gründe maßgebend:

Der neuentdeckte Diabetes ist außerordentlich häufig, etwa in 80% der Fälle mit Übergewicht verbunden (MARKS et al., 1971). Die Fettsucht geht dem Diabetes in der Regel um Jahre voraus. Zur Zeit ihres höchsten Gewichtes vor Feststellung des Diabetes waren unter den Patienten der Joslin-Klinik 78,5% der Männer und 83,3% der Frauen übergewichtig. 50% der Männer und 60% der Frauen hatten zu diesem Zeitpunkt ein Übergewicht von mehr als 20% (JOSLIN et al., 1936). Manchmal, besonders bei jüngeren Patienten, ergibt die Anamnese einen rapiden Gewichtsanstieg im Jahre vor Beginn der diabetischen Symptome (MALINS, 1968). Fettsucht ist andererseits sehr häufig mit einem asymptomatischen oder unerkannten, meist milden klinischen Diabetes verbunden. Unter 1 157 Adipösen fand sich ein unerkannter klinischer Diabetes in 13%, ein asymptomischer Diabetes bis zu 60% (JAHNKE et al., 1969).

Fettleibigkeit begleitet ferner sehr häufig andere Symptome, die dem potentiellen Diabetes zugeordnet werden. So war in einer Gruppe von 66 Nachkommen konjugal diabetischer Elternpaare das durchschnittliche Körpergewicht erhöht (Broca-Index 117 ± 25). Unter 45 dieser Probanden mit völlig normaler Glukosetoleranz zeigte die Hälfte ein Übergewicht von mehr als 10% (Broca-Index i.D. 127 ± 16,9). Der Insulinanstieg nach Glukosereiz (IRI) war auch bei diesen übergewichtigen Probanden verzögert und vermindert. Noch ausgeprägter war das Übergewicht bei 21 konjugal belasteten Personen mit bereits abnormer Glukosetoleranz (Broca-Index 133 ± 24,5) (DAWEKE et al., 1968). Auch Mütter, die Kinder mit einem Geburtsgewicht von mehr als 4,5 kg geboren hatten, sind häufig übergewichtig. In einer Gruppe von 44 solcher Mütter mit normaler Glukosetoleranz außerhalb der Schwangerschaft betrug der Broca-Index i.D. 148,1 ± 26,2. Das Gewicht solcher Mütter mit abnormer Glukosetoleranz war wiederum im Durchschnitt höher als bei Müttern mit normaler Glukosetoleranz (JAHNKE et al., 1967).

Besonders bemerkenswert ist das fast regelmäßige Vorkommen von Adipositas mit Hyperplasie der Inselzellen bei verschiedenen Species spontan-diabetischer Kleintiere in Laborzucht (RENOLD, 1966), bei denen eine genetisch determinierte metabolische Fettsucht (MAYER, 1960) angenommen werden kann. Ein solcher Fettsucht-Typ wäre am ehesten als potentiell-diabetisches Zeichen anzusehen. Er mag auch bei Menschen existieren (JAHNKE et al., 1970), ist aber schwer abzugrenzen. Am ehesten scheint der androide Typ der Fettsucht (VAGUE, 1970) zur Entwicklung eines Diabetes zu neigen. Es ist immerhin bemerkenswert, daß unter den nicht-diabetischen nahen wie auch entfernten Verwandten von Diabetikern Übergewicht häufig vorkommt, in einer Gruppe von 225 solcher Personen betrug der Broca-Index i.D. 119 ± 26 bzw. 126 ± 33 (JAHNKE et al., 1967).

Obwohl das WHO-Komitee unter den potentiell-diabetischen Personen Adipöse nicht ausdrücklich aufführt, sollte doch Adipositas, zumal wenn sie mit hereditärer Diabetesbelastung verbunden ist, als Zeichen des potentiellen Diabetes gewertet und dementsprechend der Stoffwechsel kontrolliert und ggfl. strikte präventiv-therapeutische Maßnahmen durchgeführt werden.

Hyperlipoproteinämien. Über die Beziehungen zwischen Hyperlipoproteinämien und Diabetes wird an anderer Stelle dieses Handbuches ausführlich berichtet. Hier kann nur kurz auf die Bedeutung der primären Hyperlipoproteinämien als potentiell-diabetisches Zeichen hingewiesen werden.

In den vergangenen 15 Jahren ist klar geworden, daß die primären, endogenen Hyperlipoproteinämien, die durch eine Vermehrung der VLDL-Triglyceride charakterisiert sind, sehr häufig mit einem meist milden Diabetes oder aber mit einer abnormen Glukosetoleranz verbunden sind (WADDELL et al., 1958; ALBRINK u. DAVIDSON, 1966; JAHNKE, 1966). Dies gilt vor allem für die primären Hyperlipoproteinämien der Typen II b, III, IV und V, bei denen sich in 40 bis 65% der Fälle Störungen der Glukosetoleranz nachweisen lassen (GLUECK et al., 1969; VOGELBERG u. GRIES, 1973). Gewöhnlich besteht gleichzeitig ein Hyperinsulinismus (REAVEN et al., 1967; SAILER, 1968), der zwar bei gleichzeitiger Adipositas besonders ausgeprägt, aber auch bei normgewichtigen Patienten mit primärer endogener Hyperlipoproteinämie signifikant nachweisbar ist (GRIES et al., 1969).

Die Hyperlipämie wurde als eine frühe Manifestation des Diabetes apostrophiert (BRADLEY et al., 1961), aber schon KATSCH (1956) hat vor Jahren darauf hingewiesen, daß sie dem späteren Diabetes lange Zeit vorausgehen kann. Wir konnten das im Prinzip bestätigen (JAHNKE et al., 1966): von 20 Patienten mit primärer Hyperlipoproteinämie, bei denen wir ursprünglich eine normale Glukosetoleranz feststellten, hatten innerhalb von 3 Jahren 10 Patienten diabetische Veränderungen, davon mehrere einen insulinbedürftigen Diabetes entwickelt.

3. Latenter Diabetes

a) Definition und Kriterien

Das Stadium des latenten Diabetes ist nach der Definition des WHO-Komitee (1965) durch eine normale Reaktion auf einfache Glukosebelastungen gekennzeichnet, aber als existent anzusehen, wenn früher eine vorübergehende diabetisch verminderte Glukosetoleranz unter besonderen spontanen oder provokativen Belastungen des Kohlenhydratstoffwechsels bestanden hat. Diese Definition weicht also von dem in Deutschland und in anderen Ländern eingeführten Begriff „latenter Diabetes" ab, unter dem eine diabetische Stoffwechselstörung verstanden wird, die sich erst im einfachen Glukose-Toleranztest zu erkennen gibt.

Die Definition der WHO versucht, dem dynamischen Ablauf der Diabetesentwicklung gerecht zu werden. Ihr liegt die Vorstellung zugrunde, daß nach der Periode des Prädiabetes zunächst ein Stadium des Diabetes folgt, in dem die Glykoregulation einer normalen Beanspruchung zwar noch nachkommen kann, sich aber spontanen oder provokativen Belastungen nicht mehr in normaler Weise anzupassen vermag. Dieses Stadium geht in das nächstfolgende über, wenn die Glykoregulation auch schon unter normalen Anforderungen, nämlich unter einfachen Glukose-Belastungen, Störungen aufweist (ZIEGLER u. PFEIFFER, 1971).

Im Stadium des latenten Diabetes sind demnach der Nüchternblutzuckerwert, das Blutzucker-Tagesprofil, der Standard-Glukose-Toleranztest wie auch der Tolbutamid-Test normal. Selbstverständlich besteht keine Glukosurie. Eine Hypertriglyceridämie kann dagegen vorhanden sein, doch ist sie dann nicht als diabetisch anzusehen.

Transitorische Zustände einer diabetisch verminderten Glukosetoleranz kommen im Ablauf der Diabetesentwicklung tatsächlich nicht selten vor. In Betracht kommen hier allerdings nur wahre diabetische und nicht pseudodiabetische Hyperglykämien, d.h. also nur vollständige Remissionen eines subklinischen oder auch klinischen Diabetes. Über Differenzierung, Vorkommen und Voraussetzungen solcher Remissionen haben PIRAT und LAUVAUX (1971) in einer ausgezeichneten Übersicht berichtet. Zu erwähnen sind hier vor allem die Remissionen des Schwangerschaftsdiabetes bald nach der Entbindung, die oft beobachtet werden, zumal, wenn sich der Diabetes nur in einem pathologischen Glukose-Toleranztest äußerte. Auftreten und Remissionen einer diabetischen Stoffwechselstörung werden häufig auch unter sog. Streßbedingungen beobachtet, vor allem bei Infektionen, operativen Eingriffen, Verbrennungen und Myokardinfarkten. Vollständige Remissionen eines durch Medikamente induzierten Diabetes werden nach Absetzen der diabetogenen Medikamente, unter denen Glucocorticoide eine besondere Rolle spielen, beobachtet. Bekannt ist auch die Normalisierung eines pathologischen Glukose-Toleranztests bei Adipösen unter Gewichtsreduktion, die schon zustande kommen kann, ehe noch das Sollgewicht erreicht wird (LIEBERMEISTER et al., 1968).

Von besonderer Bedeutung für die Abgrenzung des latenten Diabetes i.S. der Definition des WHO-Komitee war die Einführung des Glukose-Toleranztests unter Cortison-Provokation durch FAJANS und CONN (1954). Dieser Test macht sich die kontrainsuläre Wirkung des Cortisons zunutze, um Störungen der Glykoregulation schon zu erkennen, ehe sie unter konventioneller Glukose-Belastung nachweisbar wird. Als positiv wird der kombinierte Cortison-Glukose-Toleranz-Test (CGTT) bewertet, wenn nach Gaben von zweimal je 50 mg Cortisonacetat $8^1/_2$ und 2 Std vor peroraler Belastung mit 1,75 g Glukose/kg Idealgewicht die wahre Glukose im Venenblut 160 mg/100 ml 1 Std und 140 mg/100 ml 2 Std nach Glukoseaufnahme überschreitet. FAJANS und CONN (1954, 1961) sahen bei Personen mit hereditärer Diabetesbelastung und normaler Glukosetoleranz einen positiven CGTT in 26% aber nur in 4% bei unbelasteten Personen. Bei Verlaufsbeobachtungen über 1 bis 7 Jahre hatten 26% der Personen mit anfangs positivem CGTT einen manifesten Diabetes entwickelt, aber nur knapp 3% der Personen mit anfangs negativem CGTT. Bei Fettleibigen normalisierte sich nach Gewichtsreduktion zwar der perorale Standard-Glukose-Toleranztest, nicht aber der positive CGTT.

b) Diagnostische Probleme

Die Feststellung eines latenten Diabetes i.S. der Definition des WHO-Komitee bringt aber — ganz abgesehen von der grundsätzlichen Bedeutung seiner Abgrenzung — eine Reihe von diagnostischen Problemen mit sich. Klare und überschaubare Voraussetzungen liegen nur bei völliger Remission eines in der Anamnese genügend gesicherten asymptomatischen oder manifesten Diabetes vor. Problematisch wird die Feststellung eines latenten Diabetes aber, wenn nur bekannt ist, daß irgendwann einmal unter besonderen spontanen oder provokativen Belastungen ein diabetischer Glukose-Toleranztest festgestellt wurde.

Die Reproduzierbarkeit von Glukose-Toleranztests ist keineswegs konstant, bei systematisch wiederholten Kontrollen werden nicht immer gleiche Ergebnisse erzielt (MCDONALD et al., 1965; MALINS, 1968). Es entspricht auch allgemeiner Erfahrung, daß in seriellen Untersuchungen die Resultate der Glukose-Toleranz einmal „normal", das andere Mal „abnorm" sein können, bezogen auf Standards von Kontroll-Personen (MARBLE, 1970)). Ein abnormer GTT während der Schwangerschaft zeigt nicht notwendigerweise einen vorhandenen oder späteren Diabetes an. Er kann in folgenden Schwangerschaften normal sein (O'SULLIVAN, 1961). Inaktivität und ungenügende Nahrungsaufnahme können bei hospitalisierten, vor allem älteren Patienten zu einem abnormen GTT führen, der nicht als diabetisch zu bewerten ist. Bei eindeutig diabetischem Glukose-Toleranztest mögen diese Einwände ohne praktische Bedeutung sein. Wenn aber weniger eindeutige oder gar Grenzwerte in einem früheren GTT festgestellt wurden, sollte ein latenter Diabetes nur mit großer Zurückhaltung diagnostiziert und besser ein potentieller Diabetes angenommen werden.

Prinzipielle Probleme wirft auch die diagnostische Bedeutung und Verwendung des CGTT auf. Die Ergebnisse von FAJANS und CONN konnten von anderen Autoren nicht in gleichem Maße bestätigt werden. Das gilt insbesondere für die frühzeitige Erkennung von Störungen der Glykoregulation bei potentiell-diabetischen Personen mit hoher genetischer Diabetesbelastung wie auch bei Frauen mit potentiell-diabetischen Schwangerschaftskomplikationen (WEST, 1960; JACKSON, 1961; OBERDISSE et al., 1962; CZYZYK u. KASPERSKA, 1964). Die Probleme sind hier im wesentlichen die gleichen wie bei anderen Glukose-Toleranztests (MALINS, 1968). Obwohl der CGTT bereits vor 20 Jahren eingeführt wurde, ist ein endgültiges Urteil über seine diagnostische Brauchbarkeit und Zuverlässigkeit noch immer nicht möglich. Er ist daher nur für Forschungszwecke von Interesse. Nur in einzelnen Fällen kann er möglicherweise zur Selektion suspekter Diabetiker beitragen. Unter diesen Umständen muß man JACKSON (1970) zustimmen, daß der praktische Wert des CGTT als definitiver Indikator des Endes der prädiabetischen Periode zumindest zweifelhaft ist.

4. Subklinischer Diabetes

a) Definition und Kriterien

Das wesentliche Kennzeichen des subklinischen (asymptomatischen, chemischen) Diabetes ist ein pathologischer Glukose-Toleranztest (FITZGERALD u. KEEN, 1964). Der Nüchternblutzuckerwert ist normal (ZIEGLER u. PFEIFFER, 1971; ROBBERS, 1969).

Nach dieser Definition sind für die Feststellung eines subklinischen Diabetes die diagnostischen Kriterien von „normalen" und „pathologischen" Blutglukosewerten nach Glukosebelastung entscheidend. Sie sind nicht a priori gegeben, sondern an bestimmte Voraussetzungen gebunden:

Selbstverständlich werden die Ergebnisse von den unmittelbaren methodischen Bedingungen der Toleranzprüfungen beeinflußt, wie z.B. Art und Dosis der Glukoseapplikation, Herkunft (kapillär, venös) und Zeitpunkt der Blutentnahme, Technik der Blutzuckerbestimmung u.a.m. Hierüber wird an anderer Stelle dieses Buches berichtet (s. S. 725).

Nach der oben gegebenen Definition ist die Diagnose des subklinischen Diabetes nicht an einen speziellen Toleranztest gebunden. Nach Angaben der World Health Organization waren bis zum Jahre 1968 bereits 115 verschiedene Verfahren mitgeteilt worden (zit. TEUSCHER u. RICHTERICH, 1971). Gewöhnlich wird ein oraler oder intravenöser Glukose-Toleranztest durchgeführt. Es ist aber unklar, inwieweit diese beiden Tests ähnliche Informationen über die Glukosetoleranz eines bestimmten Individuums geben. Einige Autoren heben die höhere Trefferquote und größere Sicherheit des intravenösen Glukose-Toleranztests hervor (SCHILLING et al., 1965; SCRIBA et al., 1966; LUNDBAEK, 1962). Andere Autoren weisen auf die beträchtliche und vor allem unsystematische Diskrepanz zwischen den Ergebnissen des oralen und des intravenösen Glukose-Toleranztests hin. Nach Untersuchungen von OLEFSKY et al. (1973) waren, gleichgültig welcher Test zugrunde gelegt wurde, bei abnormem Ausfall des einen Tests etwa 50% der Ergebnisse des anderen Tests normal. Als diagnostischer Bezugstest muß der orale Glukose-Toleranztest heute angesehen werden, auf den sich die zumeist genannten diagnostischen Kriterien auch beziehen.

Ganz abgesehen von den methodischen Bedingungen der Toleranzprüfung gilt für jeden Test, daß der Übergang von normalen zu pathologischen Werten niemals scharf, sondern stets fließend ist. Alle diagnostischen Kriterien einer Abgrenzung sind daher prinzipiell willkürlich (KEEN, 1970) und entsprechen im wesentlichen Übereinkünften, die verständlicherweise differieren (TEUSCHER u. RICHTERICH, 1971). Am besten wird ein Glukose-Toleranztest nach drei Bereichen bewertet: einem Normalbereich, einem Grenzbereich und einem pathologischen Bereich (WHO-Komitee, 1965; European Diabetes Epidemiology Study Group, 1970). Resultate, die im Grenzbereich liegen, sollten nicht als subklinischer, sondern als „suspekter" Diabetes betrachtet werden. Schließlich muß auch beachtet werden, daß die Reproduzierbarkeit der Glukose-Toleranz-Tests unsicher ist. Hierauf wurde schon früher (s. latenter Diabetes) hingewiesen. Die prinzipiellen Schwierigkeiten bei der Diagnose eines subklinischen Diabetes aufgrund von Glukose-Toleranztests sind, vor allem im Grenzbereich, offenkundig. Zur Sicherung der Diagnose sind in Zweifelsfällen wiederholte Kontrollen notwendig. Der Arzt muß auch beim einzelnen Individuum dann weitere Hinweise aus der Anamnese und dem klinischen Befund berücksichtigen.

b) Klinische Aspekte

Symptome und Komplikationen des Diabetes gehören per definitionem des WHO-Komitee (1965) nicht zum „asymptomatischen" Diabetes. Dies kann man nur mit Einschränkungen gelten lassen, wie überhaupt der Ausdruck „asymptomatisch" als präjudiziell, außerdem auch als unpräzise beurteilt werden muß.

Abgesehen davon, daß bereits eine pathologische Glukosetoleranz typisches Symptom eines Diabetes ist, kann kein Zweifel daran bestehen, daß bestimmte Symptome und Komplikationen des Diabetes bereits mit einer pathologischen Glukosetoleranz ohne Nüchtern-Hyperglykämie verbunden sind, ohne daß man hier von klinischem Diabetes sprechen kann. Das gilt vor allem für die diabetischen Schwangerschaftskomplikationen und die diabetische Embryopathie, wie auch andere Zeichen des potentiellen Diabetes. In seltenen Fällen findet sich selbst eine diabetische Retinopathie oder eine diabetische Neuropathie (ROBBERS, 1969; SCRABALO, 1974).

Sehr häufig wird eine pathologische Glukosetoleranz bei atherosklerotischen Gefäßkrankheiten gefunden (Übersichten bei PYKE, 1968; HEYDEN, 1969), insbesondere bei koronarer Herzkrankheit und Myokardinfarkten (KEEN et al., 1965; DROST et al., 1970). Diese Krankheiten sind zwar nicht diabetes-spezifisch, aber doch typische Begleitkomplikationen des Erwachsenen-Diabetes.

In diesem Zusammenhang muß schließlich auch auf das Vorkommen von Spontan-Hypoglykämien im Stadium des subklinischen Diabetes hingewiesen werden (SELTZER et al., 1956; STEINKE, 1971), deren Symptome 3 bis 5 Std nach einer kohlenhydratreichen Mahlzeit auftreten und im oralen Glukose-Toleranztest reproduziert werden können. Die endogene Insulinmobilisation nach Glukosereiz ist in diesen Fällen zunächst vermindert, wenn die Blutglukosewerte 200 mg/ 100 ml überschreiten aber überschießend.

Die Dauer des subklinischen Diabetes ist von Fall zu Fall außerordentlich verschieden. Bei älteren Personen ist sie in der Regel lang und kann über viele Jahre betragen, ein Übergang in das Stadium des klinischen Diabetes muß nicht erfolgen und kann durch praeventive Maßnahmen, insbesondere durch strikte Gewichtsreduktion bei Fettleibigkeit hinausgezögert oder verhindert werden. Bei Kindern und Jugendlichen ist das Stadium des subklinischen Diabetes meist sehr kurz, der Übergang in das klinische Stadium rasch und gewöhnlich unaufhaltsam. Aber auch im jugendlichen Alter gibt es Ausnahmen. Selbst bei Kindern kann ein subklinischer Diabetes über viele Jahre ohne Progression verharren, allenfalls eine Fluktuation der Glukosetoleranz wie auch der endogenen Insulinreserve zeigen (FAJANS u. CONN, 1970).

Literatur

ALBRINK, M.J., DAVIDSON, P.C.: Impaired glucose tolerance in patients with hypertriglyceridemia. J. Lab. clin. Med. **67**, 573 (1966).

BEEK, C. VAN: Kan men aan een doodgeborene de diagnose diabetes mellitus der moeder stellen. Ned. T. Geneesk. **83**, 5973 (1939).

BEEK, C.C. VAN: Embryopathia diabetica und die Diagnostik des mütterlichen Diabetes mittels Sektion ihres totgeborenen Kindes. 3. Symp. Dtsch. Ges. Endokrinologie, Bonn, 1955, S. 124. Berlin-Göttingen-Heidelberg: Springer 1956.

BLOODWORTH, J.M.B., JR., ENGERMAN, R.L., CAMERINI-DAVALOS, R.A., POWERS, K.L.: Variations in capillary basement membrane width produced by age and diabetes mellitus. In: CAMERINI-DAVALOS, R.A., COLE, H.S. (eds.), Early diabetes, p. 299. New York and London: Academic Press 1970.

BLUMENTHAL, A.I., GOLDENBERG, S., BERNS, A.W.: Pathology and pathogenesis of the disseminated angiopathy of diabetes mellitus. In: LEIBEL, B.S., WRENSHALL, G.A. (eds.). On the nature and treatment of diabetes. Amsterdam: Excerpta Medica Foundation 1965.

BRADLEY, R.F., ECCLES, R., FREEDLENDER, A.E.: Hyperlipemia as an early manifestation of diabetes mellitus. Amer. Diab. Assoc., Annual Meeting, Abstracts p. 36, 1961.

CAMERINI-DAVALOS, R.A.: Biochemical and histological aspects of prediabetes. In: LEIBEL, B.S., WRENSHALL, G.A., On the nature and treatment of diabetes, chapt. 47, p. 657. Amsterdam: Excerpta Medica Foundation 1965.

CAMERINI-DAVALOS, R.A., CAULFIELD, L.B., REESE, J.B., LOZANO-CASTANEDA, O., NALDJIAN, S., MARBLE, A.: Preliminary observations on subjects with prediabetes. Diabetes **12**, 508 (1963).

CAMERINI-DAVALOS, R.A., COLE, H.S. (eds.): Early diabetes. New York and London: Academic Press 1970.

CAMERINI-DAVALOS, R.A., COLE, H.S.: Prospective diagnosis of diabetes. In: CAMERINI-DAVALOS, R.A., COLE, H.S. (eds.), Early diabetes, p. 321. New York and London: Academic Press 1970.

CAMERINI-DAVALOS, R.A., MARBLE, A., ANTONIADES, H.N.: Preliminary studies on the relative amounts of "free" insulin and insulin complexes in prediabetes. Vox Sang. (Basel) **8**, 93 (1963).

CARDELL, B.S.: The infants of diabetic mothers. J. Obstet. Gynaec. Brit. Emp. **6**, 834 (1953).

CERASI, E.: Insulin response to glucose infusion in prediabetes. In: ÖSTMAN, J., Diabetes. Proc. sixth Congr. Int. Diab. Fed. Stockholm, p. 448. Amsterdam: Excerpta Medica Foundation 1969.

CERASI, E., LUFT, R.: Plasma insulin response to sustained hyperglycaemia induced by glucose infusion in human subjects. Lancet **1963 II**, 1359.

CERASI, E., LUFT, R.: The plasma insulin response to glucose infusion induced in healthy subjects and in diabetes mellitus. Acta endocr. (Kbh.) **55**, 305 (1967).

CLARKE, C.A.: Genetics of diabetes mellitus. In: PFEIFFER, E.F. (Hrsg.), Handbuch des Diabetes mellitus, Bd. II, S. 319. München: Lehmann 1971.

COLWELL, J.A., LEIN, A.: Diminished insulin response to hyperglycemia in prediabetes and diabetes. Diabetes **16**, 560 (1967).

CZYZYK, A., KASPERSKA, T.: Metodi di diagnosi precoce del prediabete. Clin. Therap. **30**, 441 (1964).

DAWEKE, H.: Bestimmung der insulinähnlichen Aktivität im Blut des Menschen unter normalen und pathologischen Bedingungen. Habil.-Schrift, Düsseldorf (1964).

DAWEKE, H., LANDEGHEM, H. VAN, BACH, J., ZIMMERMANN, H., BREITBACH, A.: Bestimmung der insulinähnlichen Aktivität und der physiologischen Insulinreserve bei schwerer Adipositas. Klin. Wschr. **43**, 185 (1965).

DAWEKE, H., RÜENAUVER, R., SCHILLING, W., GRÜNEKLEE, D., JAHNKE, K., LIEBERMEISTER, H., GRIES, F.A., OBERDISSE, K.: Untersuchungen des Kohlenhydrat- und Fettstoffwechsels bei Prädiabetes. Diabetologia **4**, 349 (1968).

DEROT, M., KALLAL, Z., DOUSSET, A.: Classification des états prédiabetiques. Diabète (Le Raincy) **11**, 34 (1963).

DITSCHUNEIT, H.: Der Prädiabetes. Dtsch. med. Wschr. **90**, 1925 (1965).

DITSCHUNEIT, H.: Definition and criteria of prediabetes. In: ÖSTMAN, J., Diabetes. Proc. sixth Congr. Int. Diab. Fed., Stockholm 1967, p. 479. Amsterdam: Excerpta Medica Foundation 1969.

DROST, H., HIRSCH, W., JAHNKE, K.: Zur Bedeutung metabolischer Risikofaktoren bei Herzmuskelinfarkt. Verh. dtsch. Ges. inn. Med. 76, 655 (1970).

FAJANS, ST.S., CONN, J.W.: An approach to the prediction of diabetes mellitus by modification of the glucose-tolerance-test with cortison. Diabetes 3, 296 (1954).

FAJANS, ST.S., CONN, J.W.: Prediabetes, subclinical diabetes and latent clinical diabetes: interpretation, diagnosis and treatment. In: LEIBEL, B.S., WRENSHALL, G.A. (eds.), On the nature and treatment of diabetes, chapt. 46, p. 641. Amsterdam: Excerpta Medica Foundation 1965.

FAJANS, ST.S., CONN, J.W.: Comments on the cortisone-glucose-tolerance-test. Diabetes 10, 63 (1961).

FALTA, W.: Die Zuckerkrankheit. Berlin und Wien: Urban & Schwarzenberg 1944.

FITZGERALD, M.G., KEEN, H.: Diagnostic classification of diabetes. Brit. med. J. 1964 I, 1568.

FITZGERALD, M.G., MALINS, J.M., O'SULLIVAN, D.J.: Prevalence of diabetes in women thirteen years after bearing a big baby. Lancet 1961 I, 1250.

GLUECK, C.J., LEVY, R.I., FREDRICKSON, D.S.: Immunreactive insulin, glucose tolerance and carbohydrate inducibility in types II, III, IV and V hyperlipoproteinemia. Diabetes 11, 739 (1969).

GOTO, Y., TOYOTA, T., MARUHAMA, Y., FUKUHARA, N., SATO, S., CHIBA, M., SATO, Y.: Abnormalities in prediabetes. In: RODRIGUEZ, R.R., VALLANCE-OWEN, J. (eds), Diabetes. Proc. VIIth. Congr. Intern. Diab. Fed., Buenos-Aires 1970, p. 240. Amsterdam: Excerpta Medica 1971.

GOTO, Y., TOYOTA, T., TAKAKU, J., SATO, Y., IRIE, M.: Biochemical and functional abnormalities in prediabetes subjects. In: CAMERINI-DAVALOS, R.A., COLE, H.S. (eds.), Early diabetes, p. 305. New York and London: Academic Press 1970.

GRIES, F.A., GRÜNEKLEE, D., PREISS, H., DAWEKE, H., SCHILLING, W., JAHNKE, K.: Kohlenhydratstoffwechsel bei essentiellen Hyperlipämien. Intern. Ztschr. Klin. Pharmak. Ther. und Toxik., Sonderheft 63 (1969).

GRODSKY, G.M., KARAM, J.H., PAVLATOS, F.CH., FORSHAM, P.H.: Serum insulin response to glucose in prediabetes subjects. Lancet 1965 I, 290.

HAGBARD, L.: The prediabetic period from an obstetric point of view. Acta obstet. gynec. scand. 37, 497 (1958).

HEYDEN, S.: Epidemiology. In: SCHETTLER, F.G. and BOYD, G.S., Atherosclerosis, p. 169. Amsterdam-London-New York: Elsevier Publ. Comp. 1969.

HOET, J.P., HOET, J.J.: Das endokrine Pankreas bei Kindern diabetischer Mütter und seine weitere Entwicklung. In: PFEIFFER, E.F. (Hrsg.), Handbuch des Diabetes mellitus, S. 537. München: Lehmann 1971.

JACKSON, W.P.U.: Prediabetes. A. Survey. S. Afr. J. Lab. clin. Med. 6, 127 (1960).

JACKSON, W.P.U.: The cortisone-glucose-tolerance-test with special reference to the prediction of diabetes (diagnosis of prediabetes). Diabetes 10, 33 (1961).

JACKSON, W.P.U.: Diskussionsbemerkung. In: CAMERINI-DAVALOS, R.A., COLE, H.S. (eds.), Early diabetes, p. 259. New York and London: Academic Press 1970.

JACKSON, W.P.U., GOLDBERG, M.D., MARINE, N., KELLER, P., CAMPBELL, G.D., VINIK, A., SAXE, B.: Potential diabetes: an examination of three different groups. In: ÖSTMAN, Diabetes. Proc. VIth. Congr. Int. Diab. Fed., Stockholm 1967, p. 486. Amsterdam: Excerpta Medica Foundation 1969.

JAHNKE, K.: Kohlenhydratstoffwechsel bei essentieller Hyperlipämie im Erwachsenenalter. In: G. SCHETTLER und R. SANWALD (Hrs.), Pathophysiologische und klinische Aspekte des Fettstoffwechsels, S. 11. Stuttgart: Thieme 1966.

JAHNKE, K., DAWEKE, H., LIEBERMEISTER, H., SCHILLING, W., THAMER, G., PREISS, H., GRIES, F.A.: Hormonal and metabolic aspects of obesity in humans. In: OSTMAN, J., Diabetes. Proc. VIth. Congr. Int. Diab. Fed. Stockholm 1967, p. 533. Amsterdam: Excerpta Medica Foundation 1969.

JAHNKE, K., DAWEKE, H., SCHILLING, W., RÜENAUVER, R., OBERDISSE, K.: Der potentielle Diabetes (sog. Prädiabetes). 12. Symp. Dtsch. Ges. Endokrinologie, S. 57. Berlin-Heidelberg-New York: Springer 1967.

JAHNKE, K., GRIES, F.A., ENGELHARDT, A., HERBERG, L., BERGER, M., KOSCHINSKI, TH., CLAUSSEN, F., OBERDISSE, K.: Adaptive and genetically determined regulations of metabolism in obesity. Proc. VIIth. Congr. Int. Diab. Fed., Buenos-Aires, 1970, p. 507. Amsterdam: Excerpta Medica Foundation 1971.

JAHNKE, K., MISS, M., SCHILLING, W., LIEBERMEISTER, H., OBERDISSE, K.: Zum Nachweis des Diabetes bei Adipositas und Koronarkrankheit. Verhdlg. I. Intern. Donau-Symp., S. 137. Verlag Wiener Med. Akademie 1969.

JOSLIN, E.P., DUBLIN, L.I., MARKS, H.H.: Studies in diabetes mellitus. IV. Etiology. Amer. J. med. Sci. **192**, 9 (1936).

KAHN, C.B., SOELDNER, J.S., GLEASON, R.E., ROJAS, L., CAMERINI-DAVALOS, R.A., MARBLE, A.: Clinical and chemical diabetes in offspring of diabetic couples. New Engl. J. Med. **281**, 343 (1969).

KARAM, J.H., GRODSKY, G.M., FORSHAM, P.H.: Excessive insulin response to glucose in obese subjects as measured by immunochemical assay. Diabetes **12**, 197 (1963).

KATSCH, G.: Über die prädiabetische Phase der Zuckerkrankheit. Dtsch. med. Wschr. **75**, 1331 (1956).

KEEN, H.: Definition and criteria for the prediabetic state. In: ÖSTMAN, J., Diabetes, Proc. VIth. Congr. Int. Diab. Fed., Stockholm, 1967, p. 476. Amsterdam: Excerpta Medica Foundation 1969.

KEEN, H.: Epidemiologische Beobachtungen zur Diabeteshäufigkeit bei menschlichen Bevölkerungsgruppen. Verh. dtsch. Ges. inn. Med. **76**, 1192 (1970).

KEEN, H., ROSE, G., PYKE, D.A., BOYNS, D., CHLOUVERAKIS, C., MISTRY, S.: Blood sugar and arterial disease. Lancet **1965 II**, 505.

LE COMPTE, PH.M.: Diabetic glomerulosclerosis and microangiopathy. In: ÖSTMAN, J., Diabetes, Proc. VIth. Congr. Int. Diab. Fed., Stockholm, 1967, p. 295. Amsterdam: Excerpta Medica Foundation 1969.

LIEBERMEISTER, H., DAWEKE, H., GRIES, F.A., SCHILLING, W.H., GRÜNEKLEE, D., PROBST, G., JAHNKE, K.: Einfluß der Gewichtsreduktion auf Metabolite des Kohlenhydrat- und Fettstoffwechsels und auf das Verhalten des Seruminsulins bei Adipositas. Diabetologia **4**, 123 (1968).

LOZANO-CASTANEDA, O., QUIBRERA, R., GARCIA-VIVEROS, M., RULL, J.A.: Metabolic studies in prediabetic subjects. In: CAMERINI-DAVALOS, R.A., COLE, H.S. (eds.), Early diabetes, p. 315. New York and London: Academic Press 1970.

MALINS, J.M., FITZGERALD, M.G.: Childbearing prior to recognition of diabetes. Diabetes **14**, 175 (1965).

MALINS, J.: Clinical diabetes mellitus. London: Eyre & Spottiswoode 1968.

MARAÑON, G.: Prädiabetische Zustände. Abh. Grenzgeb. Inn. Sekretion, Heft 5. Budapest-Leipzig: Novak 1927.

MARBLE, A.: Early stages of the diabetic state: definitions and concepts. In: CAMERINI-DAVALOS, R.A., COLE, H.S. (eds.), Early diabetes, p. 255. New York and London: Academic Press 1970.

MARBLE, A., WHITE, P., BRADLEY, R.F., KRALL, L.P. (eds.): Joslin's Diabetes mellitus, 11th. ed. Philadelphia: Lea & Febiger 1971.

MARKS, H.H., KRALL, L.P., WHITE, P.: Epidemiology and detection of diabetes. In: JOSLINS'S Diabetes mellitus, p. 24. Philadelphia: Lea & Febiger 1971.

MAYER, J.: The obese-hyperglycemic syndrome in mice as an example of a metabolic obesity. Amer. J. clin. Nutr. **8**, 712 (1960).

MCDONALD, G.W., FISHER, G.F., BURNHAM, C.: Reproducibility of the oral glucose tolerance test. Diabetes **14**, 473 (1965).

MILLER, H.C.: The effect of the prediabetic state on the survival of the fetus and the birth weight of the newborn infant. New Engl. J. Med. **233**, 376 (1945).

NEEL, V.J.: The genetics of diabetes mellitus. In: CAMERINI-DAVALOS, R.A., COLE, H.S. (eds.), Early diabetes, p. 3. New York and London: Academic Press 1970.

OBERDISSE, K., BLANK, H., HÜTER, K.: Die Erfassung prädiabetischer Zustände. Klin. Wschr. **40**, 446 (1962).

OLEFSKY, J.M., FARQUHAR, J.W., REAVEN, G.M.: Do the oral and intravenous glucose tolerance tests provide similar diagnostic information in patients with chemical diabetes mellitus. Diabetes **22**, 202 (1973).

OMERS, R.J.: Diabetes en Zwangerschap. Bull. Soc. roy. Gynéc. Obstét. **33**, 83 (1963).

ØSTERBY-HANSEN, R.: A quantitative estimate of the peripheral glomerular basement membrane in recent juvenile diabetes. Diabetologia **1**, 97 (1965).

ØSTERBY-HANSEN, R., LUNDBAEK, K.: A quantitative study of the glomerular basment membrane in recent juvenile diabetes. In: ÖSTMAN, J., Diabetes, p. 323. Proc. VIth. Congr. Int. Diab. Fed., Stockholm, 1967. Amsterdam: Excerpta Medica Foundation 1969.

O'Sullivan, J.B.: Gestational diabetes. Unsuspected, asymptomatic diabetes in pregnancy. New Engl. J.Med. **264,** 1082 (1961).

O'Sullivan, J.B., Gellis, S.S., Dandrow, R.V., Tenney, B.O.: The potential diabetic and her treatment in pregnancy. Obstet. and Gynec. **27,** 683 (1966).

Pedersen, J.: Etats diabétique au cours de la gestation et leurs retentissements sur le foetus et le nouveau-né (Table Ronde). Proc. 4ᵉ Congr. Féd. intern. Diabète, Geneva, p. 375. Genèva: Ed. Médecine et Hygiene 1961.

Pedersen, J.M., Tygstrup, I., Pedersen, J.: Congenital malformation in newborn infants of diabetic women. Lancet **1964 I,** 1124.

Pfeiffer, E.F.: Recognized diabetogenic hormones and diabetes in man. In: Leibel, B.S., Wrenshall, G.A.: On the nature and treatment of diabetes, p. 368. Amsterdam: Excerpta Medica Foundation 1965.

Pfeiffer, E.F.: Statik und Dynamik der Insulinsekretion bei Diabetes, Proto-Diabetes und Adipositas. In: Pfeiffer, E.F. (Hrsg.), Handbuch des Diabetes mellitus, S. 123. München: J.F. Lehmanns Verlag 1971.

Phear, D.N.: The normal and diabetic patterns of insulin response to glucose. Lancet **1962 II,** 955.

Pirart, J.: The so-called prediabetic syndrome of pregnancy. Acta endocr. (Kbh.) **20,** 102 (1955).

Pirat, J., Lauvaux, J.P.: Remission in diabetes. In: Pfeiffer, E.F. (Hrsg.), Handbuch des Diabetes mellitus, S. 444. München: Lehmann 1971.

Pyke, D.A.: Aetiological factors. In: Oakley, W.G., Pyke, D.A., Taylor, K.W., Clinical diabetes, chapt. 10, p. 210. Oxford and Edinburgh: Blackwell 1968.

Pyke, D.A.: Arterial disease and diabetes. In: Oakley, W.G., Pyke, D.A., Taylor, K.W., Clinical diabetes, p. 506. Oxford and Edinburgh: Blackwell Scientific Publ. 1968.

Pyke, D.A., Taylor, K.W.: Glucose tolerance and serum insulin in uneffected identical twins of diabetics. Brit. med. J. **1967 IV,** 21.

Reaven, G., Lerner, R.L., Stern, M.P., Farquhar, I.W., Nakanishi, R.: Role of insulin in endogenous hypertriglyceridemia. J. clin. Invest. **46,** 1756 (1967).

Rees, S.B., Camerini-Davalos, R.A., Caulfield, J.B., Lozano-Castaneda, O., Cervantes-Ameszua, A., Pometta, D., Taton, J., Krauthammer, J.P., Marble, A.: The pathophysiology of microangiopathy in diabetes. In: Aetiology of diabetes and its complications. Ciba Foundations Symposia. Boston and London: Little, Brown & Company 1963.

Reis, R.A., De Costa, E.S., Allwens, M.D.: The management of pregnant diabetic women and her newborn infants. Amer. J. Obestet. Gynec. **60,** 1023 (1950).

Renold, A.E.: Zur Pathogenese des Diabetes mellitus. 12. Symposion Dtsch. Ges. Endokrinologie, Wiesbaden 1966, S. 45. Berlin-Heidelberg-New York: Springer 1967.

Ricketts, H.T., Cherry, R.A., Kirsteins, L.: Biochemical studies of "prediabetes". Diabetes **15,** 880 (1966).

Robbers, H.: Praktische Diabetologie, S. 47. München-Gräfelfing: Banaschewski 1969.

Sailer, S., Bolzano, K., Sandhofer, F., Spath, P., Braunsteiner, H.: Triglyceridspiegel und Insulinkonzentration im Plasma nach oraler Glukosegabe bei Patienten mit primärer Kohlenhydrat-induzierter Hypertriglyceridämie. Schweiz. med. Wschr. **98,** 1512 (1968).

Schilling, W.H., Oberdisse, K., Hüter, K.A., Blank, H.: Vergleichende Untersuchungen mit der oralen und intravenösen Glukosebelastung zur Erfassung einer verminderten Kohlenhydrattoleranz. Diabetologia **1,** 187 (1965).

Scrabalo, Z.: Persönliche Mitteilung (1974).

Scriba, P.C., Schwarz, K., Hofmann, G.G.: Vergleich klinischer Methoden zur Erfassung des latenten Diabetes mellitus. Dtsch. med. Wschr. **91,** 753 (1966).

Seltzer, H.S., Fajans, S.S., Conn, J.W.: Spontaneous hypoglycemia as an early manifestation of diabetes mellitus. Diabetes **5,** 437 (1956).

Simpson, R.G., Benedetti, A., Grodsky, G.M., Karam, J.H., Forsham, P.H.: Early phase of insulin release. Diabetes **17,** 684 (1968).

Siperstein, M.D., Norton, W., Unger, R.H., Madison, L.L.: Muscle capillary basement membrane width in normal, diabetic and prediabetic patients. Trans. Ass. Amer. Phycens **79,** 330 (1966).

Siperstein, M.D., Unger, R.H., Madison, L.L.: Studies of muscle capillary basement membranes in normal subjects, diabetic and prediabetic patients. J. clin. Invest. **47,** 1973 (1968).

Soeldner, J.S., Gleason, R.E., Rojas, L., Kahn, C.B., Marble, A.: Serum insulin and serum insulin-blood-glucose relationships in genetic prediabetic males with normal glucose tolerance.

In: J. ÖSTMAN, Diabetes. Proc. VIth. Congr. Int. Diab. Fed., Stockholm, 1967, p. 505. Amsterdam: Excerpta Medica Foundation 1969.

STEINBERG, A.G.: Heredity in diabetes mellitus. Diabetes **10**, 269 (1961).

STEINKE, J.: Hypoglycemia. In: JOSLIN's Diabetes mellitus, 11th. ed., p. 810. Philadelphia: Lea & Febiger 1971.

STEINKE, J., CAMERINI-DAVALOS, R.A., MARBLE, A., RENOLD, A.E.: Elevated levels of serum insulin-like-activity (ILA) as measured with adipose tissue in early intreated diabetes and prediabetes. Metabolism **10**, 707 (1961).

STEINKE, J., SOELDNER, S., CAMERINI-DAVALOS, R.A., RENOLD, A.E.: Studies on insulin-like-activity (ILA) in prediabetes and early overt diabetes. Diabetes **12**, 501 (1963).

TEUSCHER, A., RICHTERICH, R.: Neue schweizerische Richtlinien zur Diagnose des Diabetes mellitus. Schweiz. med. Wschr. **101**, 345—352, 390—398 (1971).

VAGUE, J., VAGUE, PH., BOYER, J., CLOIX, M.C.: Anthropometry of obesity, diabetes, adrenal and beta-cell functions. Proc. VIIth. Congr. Intern. Diab. Fed., Buenos-Aires, 1970, p. 517. Amsterdam: Excerpta Medica Foundation 1971.

VALLANCE-OWEN, J.: Syalbumin insulin antagonism. In: ÖSTMAN, J., Diabetes. Proc. VIth. Congr. Int. Diab. Fed., Stockholm, 1967, p. 243. Amsterdam: Excerpta Medica Foundation 1969.

VOGELBERG, K.H., GRIES, F.A.: Hyperlipoproteinämien bei Diabetes mellitus. In: SCHWANDT, P. (Red.), Störungen des Fettstoffwechsels, S. 140. München: Spatz 1973.

WADDELL, W.R., GEYER, R.P., NURLEY, N., STARE, F.J.: Abnormal carbohydrate metabolism in patients with hypercholesterolemia and hyperlipemia. Metabolism **7**, 707 (1958).

WHITE, P.: Diabetic children and their later lives. In: JOSLIN, E.P., ROOT, H.F., WHITE, P., MARBLE, A., The treatment of diabetes mellitus, 10th. ed., chapt. 27, p. 655. Philadelphia: Lea & Febiger 1959.

WHITE, P.: The child with diabetes. In: JOSLIN's Diabetes mellitus, 11th. ed., chapt. 13, p. 339. Philadelphia: Lea & Febiger 1971.

WILLIAMS, R.H.: Early stages of the diabetic state: Discussion. In: CAMERINI-DAVALOS, R.A., COLE, H.S. (eds.), Early diabetes, p. 259. New York and London: Academic Press 1970.

WORLD HEALTH ORGANISATION: Diabetes mellitus, Report of a WHO Expert Committee, Technical Report Series Nr. 310, 1965.

ZIEGLER, R., PFEIFFER, E.F.: Einteilung, Klinik und Prognose des Diabetes mellitus. In: PFEIFFER (HRSG.), Handbuch des Diabetes mellitus, S. 419. München: Lehmann 1971.

Klinik des Diabetes mellitus

Von

K. Jahnke

Mit 4 Abbildungen

I. Definitionen und Kriterien
des klinischen Diabetes mellitus

Der Diabetes mellitus wird gewöhnlich als chronische Stoffwechselstörung definiert, die durch eine verzögerte oder unvollständige Verwertung zugeführter Glukose im Organismus mit abnorm erhöhten Glukosespiegeln im Blut charakterisiert ist, aber auch mit Störungen des Fett- und des Proteinstoffwechsels einhergeht. Ihr liegt ein absoluter oder relativer Insulinmangel infolge ungenügender Bildung, Freisetzung oder Wirksamkeit von endogenem Insulin zugrunde.

Diese Definition entspricht einer vereinfachten Beschreibung der diabetischen Stoffwechselstörung (MARBLE, 1971). Sie wird der komplexen Natur des Diabetes mellitus aber nur unvollkommen gerecht. Früher wurde der Diabetes ziemlich unbestritten als nosologische Krankheitseinheit (JOSLIN, 1959) bzw. als scharf umrissenes Krankheitsbild (GRAFE, 1958) angesehen, heute dagegen eher als vielschichtiges endokrin-metabolisches Syndrom betrachtet, das nicht in einfacher Weise befriedigend definiert, allenfalls in verschiedene Formen unterteilt werden kann (LESTRADET, 1966). Mit zunehmender Kenntnis der Ätiologie und Pathogenese des Diabetes können in Zukunft Änderungen der Definition und der Kriterien des Diabetes notwendig werden (CONSTAM, 1971).

Der spontane Diabetes des Menschen entwickelt sich über mehrere, abgrenzbare Vorstadien, die im vorausgehenden Kapitel beschrieben wurden. Das Stadium des *klinisch-manifesten* Diabetes ist nach der Definition des WHO-Komitee (1965) erreicht, wenn eine abnorme Glukosetoleranz mit den Symptomen oder Komplikationen des Diabetes zusammentrifft. Andere (ZIEGLER u. PFEIFFER, 1971) sehen als Kennzeichen des manifesten Diabetes allein schon die permanente Hyperglykämie mit erhöhten Nüchtern-Blutzuckerwerten bei wechselnd starker, abnormer Glukosurie an.

Eine persistierende Hyperglykämie findet sich nur bei echtem und manifestem Diabetes. Passagere Hyperglykämien, die sich bei akuten zerebralen Schäden oder bei akutem Streß einstellen können, aber nach wenigen Tagen oder Wochen wieder verschwinden, werden auch als „Pseudo-Diabetes" bezeichnet, sofern eine völlige und anhaltende Normalisierung der Glukose-Toleranz nachfolgt. Beispiele dafür sind der „azotämische Pseudo-Diabetes" urämischer Patienten (Übersicht s. BALODIMOS, 1971), die *sekundäre akute Hyperglykämie im Kindesalter* bei Zuständen mit schwerer Dehydratation oder akuten zerebralen Veränderungen (PERELMAN u. LESTRADET, 1963), die *transitorischen Hyperglykämien* bei Kohlenoxyd-Vergiftungen, Hirntumoren, zerebrospinalen Blutungen und Thrombosen (REED, 1955; GUILLON, 1963). Hierher gehört auch der Begriff des neurogenen, insbesondere *neurotrau-*

matischen Diabetes nach Hirntraumen, der sich aus den Beobachtungen des sog. Zuckerstichs (piqûre) von CLAUDE BERNARD (1855) ableitete, mit einem echten Diabetes aber nichts zu tun hat ((JAHNKE u. OBERDISSE, 1961; SCHÖFFLING, 1966).

Die Annahme eines sog. „Pseudo-Diabetes" bleibt immer problematisch, der schließliche Ausgang ungewiß, wenn langfristige, systematische Nachkontrollen fehlen oder nicht vorgenommen werden können. Eine akute, transitorische Hyperglykämie kann immer auch die Exazerbation eines echten Diabetes markieren (GUILLON, 1963), doch wird man kaum soweit gehen dürfen, unter solchen Umständen später ohne weiteres einen latenten Diabetes im Sinne der WHO-Definition anzunehmen.

Der Diabetes kann vom metabolischen und klinischen Standpunkt aus in ein akutes diabetisches Syndrom und ein chronisches diabetisches Syndrom (STAUFFACHER u. RENOLD, 1971) unterteilt werden. Obwohl diese Trennung in gewissem Sinne willkürlich ist, unterstreicht sie doch die beiden klinisch wichtigsten Wesenszüge des Diabetes: Das *akute diabetische Syndrom* repräsentiert die Symptome und Zeichen des Diabetes, die in unmittelbarer Beziehung zur diabetischen Hyperglykämie stehen, vor allem die klassischen Diabetes-Symptome wie Polyurie, Polydipsie, Glukosurie, Ketonurie und Gewichtsverlust. Das *chronische diabetische Syndrom* repräsentiert demgegenüber die Komplikationen des Diabetes, vor allem solche, die durch Ablagerung von Glykogen, Mucopolysacchariden, oder Glykoproteinen in Zellen, Geweben oder in der kapillären Basalmembran bedingt sind. Die Beziehungen zwischen diesen beiden Syndromen sind nicht endgültig geklärt, insbesondere nicht, ob sie unmittelbar kausal verbunden oder unabhängiger Ausdruck eines gemeinsamen Krankheitsprozesses sind.

II. Klassifikation

Seit jeher wurde versucht, die vielfältigen Aspekte des Diabetes systematisch zu ordnen und zu gliedern, um sie dem Verständnis näher zu bringen. Jede Einteilung des Diabetes stößt jedoch auf Schwierigkeiten. Eine scharfe und eindeutige Trennung zwischen verschiedenen Formen und Typen des Diabetes ist häufig nicht möglich und erlaubt auch nicht für jeden Einzelfall eine vollständig befriedigende Zuordnung. Die vorhandenen Begriffe und Definitionen reichen zum weltweiten Gebrauch wegen regionaler Varianten des diabetischen Syndroms in den verschiedenen Ländern auch nicht aus (WHO-Komitee, 1965). Trotz dieser Einwände kommt den Klassifikationen des Diabetes doch eine heuristische, klinische wie auch didaktische Bedeutung zu.

Die Einteilung des Diabetes erfolgt hauptsächlich nach den ätiologischen Voraussetzungen des diabetischen Syndroms, nach verschiedenen Entwicklungsstadien des genetischen Diabetes (s. Kapitel XI), nach dem Lebensalter bei Manifestation des Diabetes, nach Typen des klinischen Diabetes (s. Abschnitt V dieses Kapitels) sowie nach dem Schweregrad der diabetischen Stoffwechselstörung.

1. Einteilung nach der Ätiologie

Nach ätiologischen Voraussetzungen (s. auch Kapitel: Ätiologie) wird im wesentlichen ein primärer und ein sekundärer Diabetes unterschieden. Eine Übersicht der zugehörigen Formen gibt die Tabelle 1, die sich an ähnliche Zusammenstellungen der Literatur anlehnt (MARBLE, 1964; CONSTAM, 1971; ZIEGLER u. PFEIFFER, 1971 u.a.).

Tabelle 1. Einteilung des Diabetes nach der Ätiologie

I. Primärer (essentieller, familiärer) Diabetes
II. Sekundärer (nicht-essentieller) Diabetes
    A. Pankreatopriver Diabetes durch
        1. totale (subtotale) Pankreatektomie
        2. ausgedehnte Zerstörung des Pankreas (Tumore, Trauma)
        3. Pankreatitis
        4. Haemochromatose
    B. Extrapankreatisch-endokriner Diabetes bei
        1. Hypersomatotropismus (Akromegalie)
        2. Hyperadrenalismus
            a) Rinde: Cushing-Syndrom
                    Conn-Syndrom
            b) Mark: Phäochromozytom
        3. Hyperthyreose
        4. (Glucagonom)
    C. Medikamentös induzierter Diabetes nach
        1. exogener Hormonzufuhr
            a) STH
            b) ACTH-Corticoidhormone (Steroid-Diabetes)
            c) (Schilddrüsenhormone)
        2. Benzothiadiazine
III. Seltene, besondere Diabetesformen, z.B.
        1. lipoatrophischer Diabetes (Lawrence)
        2. myatonischer Diabetes (Prader-Labhart-Willi)

a) Der primäre Diabetes mellitus

Der primäre Diabetes wird auch als essentieller, idiopathischer, genuiner, spontaner, sowie als familiärer oder hereditärer Diabetes bezeichnet. Alle diese Ausdrücke besagen, daß diese Form des Diabetes eine selbständige, erblich bedingte Krankheit darstellt, bei der aber die Lokalisation und der Angriffspunkt des genetischen Defektes noch unbekannt ist.

Die meisten Autoren sehen den grundlegenden Defekt des essentiellen Diabetes in einer primären Störung der Produktion oder Sekretion von effektivem Insulin in den B-Zellen des Pankreas. Diese Auffassung gründet sich auf die Erzeugung eines Diabetes durch experimentelle Entfernung (MERING u. MINKOWSKI, 1890), die pharmakologische Zerstörung (DUNN et al., 1943) der insulin-produzierenden B-Zellen sowie auf die Beseitigung der diabetischen Stoffwechselstörungen nach Zufuhr von exogenem Insulin (BANTING et al., 1922). Andere Beobachtungen legten die Vermutung nahe, daß der primäre Defekt extrapankreatisch zu suchen sei. Sie betreffen die diabetogene Wirksamkeit kontrainsulinärer Hormone (HOUSSAY et al., 1932; YOUNG, 1937; LONG et al., 1940), insbesondere des somatotropen Hormons (COTES et al., 1949; HAMBURGER et al., 1959), die Bedeutung humoraler Insulin-Antagonisten und Inhibitoren (VALLANCE-OWEN, 1965; YOUNG et al., 1969) u.a.m. Die B-Zellen beantworten kontrainsulinäre und insulin-antagonistische Effekte zunächst mit vermehrter Insulinsekretion (sekundärer Hyperinsulinismus). Bei genetisch begrenzten Funktionsreserven kommen nach gängiger Auffassung die Inselzellen den ständig erhöhten Anforderungen auf die Dauer nicht nach, so daß es zu einer zunehmenden Erschöpfung der Funktionskapazität, letzten Endes also auch hier zu einem pankreatischen Defekt kommt. Weitere Einzelheiten s. im Kapitel: Pathogenese.

Die verschiedenen ätio-pathogenetischen Vorstellungen führten zu Begriffen, die verschiedene Formen des primären Diabetes kennzeichnen sollten. So wurde ein „insulinärer" und ein „extrainsulinärer (extrapankreatischer)" Diabetes unterschieden (Stockinger, 1947), ein „Insulinmangel-Diabetes" (Bornstein u. Lawrence, 1951) und ein „Gegenregulationsdiabetes" (Falta, 1936; Katsch, 1946; Bertram u. Otto, 1963; Seige, 1964) sowie ein „Insulinüberschuß-Diabetes" (Lestradet u. Schaetz, 1966). Die Klassifikation des Diabetes nach dem Verhalten der endogenen Insulinsekretion ist besonders reizvoll, da sie Art und Ausmaß des hormonalen Grunddefektes wie bei anderen endokrinen Krankheiten in den Mittelpunkt stellt. Eine solche Einteilung reflektiert allerdings nur den jeweils aktuellen Funktionszustand der B-Zellen, nicht aber den Charakter der gewöhnlich progredienten B-Zellen-Insuffizienz (Pfeiffer, 1965). Die Bedeutung kontrainsulinärer Faktoren für die Pathogenese des primären Diabetes ist nicht erwiesen, so daß Begriffe und Abgrenzung eines essentiellen „extrapankreatischen", insbesondere eines „Gegenregulations"-Diabetes keine substantielle Begründung haben (Bibergeil, 1969; Ziegler u. Pfeiffer, 1971).

Der primäre Diabetes wird heute häufig in zwei Formen unterteilt, nämlich den Typ des juvenilen Diabetes und den Typ des Erwachsenen-Diabetes. Es handelt sich jedoch nicht um ätio-pathogenetisch klar umrissene Formen, sondern um klinische Typen des primären Diabetes (s. Abschnitt V).

b) Der sekundäre Diabetes

Unter dem Begriff des sekundären (nicht-essentiellen, symptomatischen) Diabetes werden diabetische Stoffwechselstörungen zusammengefaßt, die durch andere Krankheiten oder diabetogene Einflüsse induziert werden. Man kann pankreaprive, extrapankreatisch-endokrine sowie medikamentös-induzierte Formen unterscheiden.

Der sekundäre Diabetes wird häufig mit dem Zusatz „nicht-hereditär" versehen (Marble, 1964; Ziegler u. Pfeiffer, 1971). Das ist ohne Zweifel bei einem pankreaopriven Diabetes berechtigt, sofern er allein durch eine genügend ausgedehnte Entfernung oder Zerstörung des Pankreasparenchyms hervorgerufen wurde. Problematisch ist die Zuordnung bei Fällen von Pankreatitis mit nachfolgendem Diabetes, bei dem zugleich eine familiäre Diabetes-Belastung besteht (Koch, 1971). Gelgentlich wird der Diabetes bei Mucoviszidose unter den sekundären, pankreaopriven Formen aufgeführt (Constam, 1971), doch scheint hier die genetische Diabetes-Belastung im Vordergrund zu stehen (Charles u. Kellay, 1961). Auch bei extrapankreatisch-endokrinem Diabetes, z.B. bei Akromegalie, wie auch bei medikamentös-induziertem Diabetes, z.B. dem Steroid-Diabetes, ist die nicht-hereditäre Natur keineswegs immer überzeugend, eine familiäre Diabetes-Belastung oft vorhanden (Labhart, 1971).

Ebenso fragwürdig wie der Zusatz „nicht-hereditär" sind die von der WHO-Kommission 1965 empfohlenen verkürzten Begriffe wie „Pankreas-(pancreatic-)" Diabetes, „endokriner (endocrine-)" Diabetes und „iatrogener (iatrogenic-)" Diabetes, da sie terminologisch mehrdeutig sind.

2. Einteilung nach dem Manifestationsalter

Wir folgen hier der Klassifikation, die das WHO-Komitee 1965 empfohlen hat. Sie bezieht sich auf das Alter, in dem der Diabetes erkannt wurde (Manifestationsalter), nicht auf das aktuelle Alter eines Patienten. Es werden unterschieden:

Kindliche (infantile-, childhood-) Diabetiker

Beginn des Diabetes im Alter von 0—14 Jahren. Diese Fälle treten gewöhnlich mit ernsten Anfangssymptomen auf und werden schnell insulinbedürftig.

Junge (young-) Diabetiker

Diabetes-Beginn zwischen dem 15. und 24. Lebensjahr. Diese Fälle treten meist unter akuten Symptomen auf. Bei den meisten von ihnen ist zu erwarten, daß sie insulinbedürftig werden. In den tropischen Ländern kommen Fälle dieser Altersgruppe vor, die den folgenden erwachsenen Diabetikern ähneln.

Erwachsene (adult-) Diabetiker

Diabetes-Beginn im Alter von 25—64 Jahren. Bei diesen Fällen treten verschiedene Symptome auf. Eine Insulinbehandlung kann, muß aber nicht immer notwendig sein.

Ältere (elderly-) Diabetiker

Diese Klasse umfaßt Diabetiker, bei denen sich die Krankheit nach dem 65. Lebensjahr manifestiert. Häufig treten diese Fälle mit Symptomen der Komplikationen des Diabetes auf. Oft kommen diese Patienten ohne Insulinbehandlung aus.

Es muß darauf hingewiesen werden, daß diese Alterseinstufungen nicht mit bestimmten klinischen Diabetes-Typen der diabetologischen Literatur identisch sind. Die vorstehende Einteilung stimmt jedoch mit den allgemeinen Nomenklaturvorschriften der World Health Organization überein (zit. KNICK, 1967) und wird daher als sehr nützlich für die Registrierung und für statistische Vergleiche angesehen (WHO-Komitee, 1965).

3. Einteilung nach dem Schweregrad

Die Einteilung des klinischen Diabetes nach seinem Schweregrad galt früher als wichtige Voraussetzung zur therapeutischen und prognostischen Beurteilung eines Krankheitsfalles (GRAFE, 1958). Auch heute noch werden Begriffe wie leichter, mittelschwerer oder schwerer Diabetes gern gebraucht (KUNTZ, 1970) und vor allem der Ausdruck „milder" Diabetes in der Literatur oft benutzt.

Zur Einschätzung des Schweregrades eines Diabetes sind verschiedene Kriterien verwandt worden, etwa das Verhalten der Hyperglykämie, der Glukosurie, der Ketonurie, des Glukoseäquivalentes (FALTA, 1936), der Kohlenhydrat-Toleranz unter Standardbedingungen, die Insulinabhängigkeit oder die Höhe des täglichen Insulinbedarfes (GRAFE, 1944), die Einstellbarkeit des Diabetes mit Diät, oralen Antidiabetika oder mit Insulin (KUNTZ, 1970). Als einzig sinnvolles Maß für die Schwere des Diabetes sah OAKLEY (1968) Beginn und Intensität der Ketose nach Aussetzen von exogenem Insulin unter Standardbedingungen (Diät, Arbeit) an.

Als *milder Diabetes* werden gewöhnlich Fälle bezeichnet, die keine Neigung zu Ketose zeigen, ausgenommen vorübergehend bei Infekten oder anderen Belastungen, die ferner nicht insulinbedürftig sind, sondern sich gut mit Diät allein oder mit oralen Antidiabetika einstellen lassen.

Ein *schwerer Diabetes* wird bei Fällen angenommen, die insulinbedürftig sind und nach Aussetzen der Insulin-Injektionen in kurzer Zeit eine Ketose entwickelt. Auch der schwer einstellbare, labile Diabetes wird oft als schwer bezeichnet.

Die Unzulänglichkeiten aller Versuche, den Diabetes nach Schweregraden zu klassifizieren, waren schon immer offenkundig. Die Kohlenhydrat-Toleranz hängt in erheblichem Maße von der Zusammensetzung der Diät ab, die Höhe des Insulinbedarfes von der individuell unterschiedlichen Insulinempfindlichkeit (Falta, 1944; Malins, 1968). Die aktuelle Schwere eines Diabetes ist keine konstante Größe und zeigt auch keine Beziehungen zur langfristigen Prognose des Diabetes (Marks u. Krall, 1971). Häufig wird die Schwere des Diabetes mit bestimmten Diabetes-Typen identifiziert, was aber nicht zulässig ist. Ein juveniler Diabetes mag schwerer als ein Erwachsenen-Diabetes zu behandeln sein, doch kann er aus diesem Grunde alleine nicht schon als schwerer Diabetes klassifiziert werden (Bertram u. Otto, 1963). Bedenklich ist die Identifizierung der Schwere mit der Qualität der aktuellen Einstellung eines Diabetes. Dies meint auch Joslin (1959) wenn er sagt, ein Diabetes mag mild, mittelschwer oder schwer sein, gerade wie der Doktor ihn mit seiner Verordnung von Diät, Insulin und Arbeit macht. Dieser Meinung kann man sich allerdings nicht völlig anschließen, da ohne Zweifel verschiedene Schweregrade des Diabetes entsprechend der progredienten Insuffizienz des Inselzellsystems existieren (Pfeiffer, 1965).

III. Vorkommen

Unsere Vorstellungen über die Verbreitung des klinischen Diabetes gründen sich auf zahlreiche, systematische Bevölkerungsuntersuchungen, die in den vergangenen Jahren in den verschiedensten Gebieten der Welt durchgeführt worden sind. Ein unmittelbarer Vergleich der Ergebnisse ist wegen der Unterschiede der jeweils untersuchten Populationen, des methodischen Vorgehens und der Bewertung diagnostischer Kriterien aber schwierig (Einzelheiten s. Kapitel: Epidemiologie).

In den meisten Gebieten Europas und Amerikas muß gegenwärtig damit gerechnet werden, daß etwa 1,5—2% der ländlichen und 2—3% der städtischen Bevölkerung an einem klinischen Diabetes leiden (Schliack, 1971). Ein relativ großer Anteil ist allerdings nicht erkannt und daher auch nicht in ärztlicher Behandlung. So beträgt nach Schätzungen in den USA das Verhältnis von unbekannten zu bekannten Diabetikern für alle Altersklassen 0,64; am höchsten ist es beim Erwachsenen-Diabetes mit 0,80 (Marks et al., 1971).

Der Diabetes ist hauptsächlich eine Erkrankung des mittleren und späteren Lebens (Bell, 1960; Jahnke et al., 1962; Schliack, 1965, 1971; Pyke, 1968; Marks et al., 1971; Angeli, 1972). Er kommt jedoch in jedem Alter, außerordentlich selten sogar bei Neugeborenen vor. Eine charakteristische Verteilung der diabetischen Männer und Frauen nach ihrem Alter bei Feststellung der Erkrankung zeigt die Tabelle 2, die sich auf neue Fälle des General Hospital, Birmingham von 1949—1958 bezieht (Malins, 1968).

Die Anteile kindlicher und junger Diabetiker sind mit 3,54 bzw. 3,98% nur gering, den größten Anteil bilden erwachsene Diabetiker mit 63,96%. Bei mehr als 80% wird der Diabetes jenseits des 40. Lebensjahres festgestellt, allein bei mehr als 50% im Alter zwischen 50—69 Jahren. Die Verteilung nach dem Erkrankungsalter ist auch in einer auslesefreien, nicht-klinischen Diabetiker-Population prinzipiell ähnlich (Schliack, 1971).

Sehr bemerkenswert sind die Unterschiede des Geschlechtsverhältnisses in den verschiedenen Altersklassen (s. Tabelle 2): Vor dem 40. Lebensjahr überwiegt im klinischen Krankengut das männliche Geschlecht, nach dem 50. Lebensjahr

Tabelle 2. Verteilung der Diabetiker einer Großstadt-Klinik nach dem Manifestationsalter in Dekaden. (Neue Fälle, 1949 bis 1958, Männer (M) und Frauen (F). Nach: J. MALINS, 1968)

Alter bei Diagnose (J)	M	F	M + F	% total	M/F
Alle Altersklassen	2 173	3 250	5 423	100,00	0,67
0—9	62	39	101	1,86	1,59
10—19	112	93	205	3,78	1,20
20—29	151	100	251	4,62	1,51
30—39	204	135	339	6,25	1,51
40—49	354	362	716	13,20	0,98
50—59	530	902	1 432	26,40	0,59
60—69	492	1 046	1 538	28,36	0,47
70—79	236	525	761	14,03	0,45
80—89	32	48	80	1,47	0,67
Kindliche Diabetiker (0—14)	103	89	192	3,54	1,15
Junge Diabetiker (15—24)	136	80	216	3,98	1,70
Erwachsene Diabetiker (25—64)	1 458	2 011	3 469	63,96	0,72
Ältere Diabetiker (65—89)	476	1 070	1 546	28,50	0,44

tritt die Erkrankung dagegen bei Frauen häufiger auf. Am größten ist der Anteil der Frauen bei älteren Diabetikern.

Nach Auffassung des WHO-Komitee (1965) ist der Diabetes in allen Teilen der Welt in ständiger Zunahme begriffen. Dies mag zum Teil durch die bessere diagnostische Erfassung der Diabetiker vorgetäuscht sein. So war die Diabetes-Häufigkeit in der DDR unter Einbeziehung der Ergebnisse von Reihenuntersuchungen 1964 ebenso groß, wie schon 15 Jahre zuvor im norddeutschen Raum festgestellt worden war. Der Prozentsatz unerkannter Diabetiker hatte jedoch abgenommen (SCHLIACK, 1965). Von britischen Autoren wurde darauf hingewiesen, daß seit etwa 1955 die Zahl der Männer mit neufestgestelltem Diabetes stärker ansteigt als die der Frauen (MALINS et al., 1965; PYKE, 1968), was von NICHOLSON (1971) mit einer größeren diagnostischen Beachtung der Erkrankungsmöglichkeit in Verbindung gebracht wird. Auch die Zunahme der Lebenserwartung wird für die Vermehrung des Diabetes verantwortlich gemacht (MARKS et al., 1971; CONSTAM, 1971). Von Bedeutung dürften aber auch Änderungen der Ernährungsgewohnheiten in den verschiedenen Populationen sein (PYKE, 1968). Fettleibigkeit begünstigt, wie lange bekannt ist, die Erkrankung bei erwachsenen und älteren Personen. Sie hat seit der Jahrhundertwende bei Diabetikern offenbar zugenommen. Nur 15% der Diabetiker von FRERICHS und 20% der Diabetiker von v. NOORDEN waren übergewichtig; 1962 waren 55,7% der Männer und 77,5% der Frauen unserer über 60jährigen Diabetiker übergewichtig (JAHNKE et al., 1962). Wie aus einem kürzlich publizierten Bericht von ANGELI (1972) aus Ungarn hervorgeht, waren 65,7% der Männer und 81% der Frauen bei der Feststellung ihres Diabetes adipös. Die Frauen waren zudem im Durchschnitt schwerer als die Männer, die Adipositas bei Erkrankung war außerdem in der Stadt häufiger als auf dem Land. Man muß dabei bedenken, daß heute auch bei Stoffwechselgesunden Fettleibigkeit sehr häufig ist. In einer Studie über das Verhalten des Körpergewichtes erwachsener Großstadt-Diabetiker im Vergleich zu identischen aber gesunden Kontrollpersonen fanden DUBRAU et al. (1971) Übergewicht in 73,3%, im Durchschnitt von 12,0 kg, bei Stoffwechselgesunden und in 90%, im Durchschnitt von 20,5 kg bei den Diabetikern.

IV. Symptome

Die klinische Symptomatologie des Diabetes mellitus kann schematisch in zwei Symptomengruppen unterteilt werden, von denen die eine die akuten Phasen, die andere aber die chronische Phase des diabetischen Krankheitsverlaufes charakterisiert.

1. Symptome der akuten Phase

Die Symptome der akuten Phase des Diabetes sind unmittelbarer Ausdruck der Dekompensation der diabetischen Stoffwechselstörung. Sie begleiten dementsprechend eine ausgeprägte Hyperglykämie und Glukosurie, evtl. verbunden mit Ketose, und charakterisieren am ehesten den akuten oder subakuten Ausbruch des Diabetes bei Kindern und Jugendlichen, aber auch akute Verschlechterungen des Stoffwechsels in jedem anderen Lebensalter, die im Gefolge von Infekten, Traumen oder sonstigen Streßbedingungen auftreten. Die Symptome der akuten Phase sind stets Warnsignale, die unverzüglich eine Überprüfung und korrekte Behandlung des Stoffwechsels erfordern.

Mehrfach wurde über die Häufigkeit solcher Symptome berichtet (BEASER, 1948; DANOWSKI, 1964; MALINS, 1968). Am häufigsten werden die klassischen Symptome Polydipsie und Polyurie registriert. Im wesentlichen reflektieren solche Angaben aber die jeweiligen Besonderheiten des Krankengutes nach Akuität des Ausbruches oder der Dauer der Dekompensation des Diabetes.

Polyurie und Polydipsie. Die Polyurie ist Folge der osmotischen Diurese bei Überschreiten der tubulären Reabsorptionskapazität für Glukose, mithin vom Ausmaß der Hyperglykämie und der Nierenschwelle für Glukose abhängig. Die renalen Wasserverluste bestimmen im wesentlichen die Polydipsie.

Der Durst kann beträchtlich sein, die Trinkmengen ein erhebliches Ausmaß von 5 und mehr Litern am Tag erreichen. Ein wichtiges Symptom ist der nächtliche, ungewöhnliche Durst, der immer zur Überprüfung des Stoffwechsels Anlaß geben muß. Das Durstempfinden ist individuell allerdings sehr unterschiedlich. Menschen, die üblicherweise wenig trinken, registrieren Durst eher und deutlicher als Menschen, die an sich schon an größere Trinkmengen gewöhnt sind. Eine sichere Beziehung zur Hyperglykämie besteht nicht. Manche Diabetiker geben auch bei erheblicher Hyperglykämie kaum Durstgefühl an, andere meinen, Durstgefühl und Trockenheit im Mund schon bei mäßigen Blutzuckeranstiegen zu bemerken. Die subjektive Abschätzung der Hyperglykämie ist meist irreführend, wie unmittelbare Kontrollen des Blutzuckerspiegels eindrucksvoll zeigen können.

Bei erheblicher und anhaltender Polyurie können Zeichen der *Exsikkose* auftreten: Die Zunge ist trocken, oft gerötet, die Haut läßt sich in Falten abheben und verstreicht nur langsam.

Ein charakteristisches Zeichen der Glukosurie sind die sog. weißen Flecke auf Schuhen und Hosen, die von eingetrockneter Harnglukose herrühren.

Zeichen der Ketose. Die Zeichen der Ketose, die immer an eine gefährliche Entgleisung des diabetischen Stoffwechsels denken lassen müssen, sind Inappetenz, Übelkeit bis zum Erbrechen, in hoch akuten Phasen auch abdominale Schmerzen („Pseudo-Peritonitis"), in fortgeschrittenen Stadien ferner Schwindel, Benommenheit, Stupor und Koma (s. auch Kapitel: Coma diabeticum).

Gewichtsverlust. Der Gewichtsverlust während akuter diabetischer Phasen hat gewöhnlich mehrere Ursachen: Schwund des Fettgewebes durch Mobilisation von Depotfett, Proteinverluste durch Gluconeogenese, Glucoseverluste durch massive Glukosurien, ggf. Dehydration bei erheblicher Polyurie sowie Anorexie bei Ketose. Der Gewichtsverlust gilt als klassisches Zeichen des Diabetes. Er hängt vom Ausmaß und von der Dauer der akuten katabolen Phase des Diabetes ab. Bei frühzeitiger und zweckmäßiger Behandlung, wie sie heute möglich und auch im allgemeinen üblich ist, wird ein nennenswerter Gewichtsverlust viel seltener als früher registriert. Am auffälligsten ist eine starke Gewichtsabnahme trotz Heißhunger bei Manifestation des Diabetes im Kindesalter (ROSENKRANZ, 1967). Bei erwachsenen und älteren Diabetikern gehört die Polyphagie dagegen nicht zu den charakteristischen Symptomen der Diabetes-Manifestation (MALINS, 1968).

Leistungsschwäche. Mit dem ausgeprägten Katabolismus der akuten diabetischen Phase geht gewöhnlich eine Abnahme der körperlichen und geistigen Leistungsfähigkeit einher. Die Patienten sind matt, oft antriebslos und ermüden schnell. Kinder lassen in ihren Schulleistungen nach. Erwachsene und ältere Diabetiker äußern Klagen über allgemeine Schwäche selten spontan, sondern bringen sie eher mit Überlastungen im Beruf oder dem zunehmenden Alter in Verbindung.

2. Symptome der chronischen Phase

Die Symptome der chronischen Phase des Diabetes beziehen sich durchweg auf klinische Manifestationen von Organveränderungen, deren Entwicklung der Diabetes unmittelbar oder mittelbar begünstigt. Die chronische Phase kann aber sowohl bei unerkanntem wie auch bei gut kompensiertem bekanntem Diabetes lange Zeit frei von derartigen Symptomen bleiben. Solche Patienten klagen nicht über Beschwerden und sind leistungsfähig.

Die Symptome der chronischen Phase des Diabetes sind zumeist unspezifisch. Sie kommen auch bei Stoffwechselgesunden vor, bei Diabetikern jedoch in auffälliger Weise gehäuft. Einige dieser Symptome können geradezu als Leitsymptome angesehen werden, die zur Feststellung eines Diabetes erst Anlaß geben. Andere treten bevorzugt bei anhaltend ungenügender Behandlung des schon bekannten Diabetes auf. Besondere Bedeutung haben die Symptome der chronischen Phase, die durch die spezifisch-angiopathischen Komplikationen des langdauernden Diabetes hervorgerufen werden. Die verschiedenen Organkrankheiten bei Diabetes und ihre Symptome werden in den einschlägigen Kapiteln dieses Handbuches ausführlich besprochen. Hier soll nur auf solche Symptome hingewiesen werden, die die klinische Manifestation des Diabetes markieren können und dementsprechend zur Überprüfung des Stoffwechsels Anlaß geben müssen:

Pruritus vulvae. Der Pruritus vulvae ist eine typische Komplikation des schlecht eingestellten, glukosurischen Diabetes und vor allem bei erwachsenen und älteren Frauen sehr häufig das erste registrierte Symptom der Diabetes-Manifestation. Etwa $^2/_3$ der Frauen klagen zu Beginn ihrer Erkrankung darüber (MALINS, 1968). Der Pruritus vulvae ist mit einer Vulvitis verbunden, die sich zunächst auf die Labien beschränkt, aber auch auf die Umgebung übergreifen kann. Häufig wird deswegen zunächst ein Dermatologe, Venerologe oder auch Urologe konsultiert. Immer ist eine erhebliche Glukosurie und Hyperglykämie vorhanden. Die Symptome verschwinden gewöhnlich rasch nach korrekter Kompensation des Diabetes. Bleiben sie bestehen, sind andere Ursachen als der Diabetes in Betracht zu ziehen.

Balanitis. Das Pendant der Vulvitis bei männlichen Diabetikern ist die Balanitis. Sie kann ebenfalls mit einem Pruritus verbunden sein und wird wiederum bei ausgeprägt hyperglykämisch-glukosurischem Diabetes angetroffen, allerdings seltener als bei entsprechenden Frauen, am ehesten, wenn eine Phimose besteht. Die Erscheinungen gehen auch hier in kurzer Zeit nach Feststellung und Kompensation des Diabetes zurück, es sei denn, wenn gleichzeitig eine Infektion mit Candida albicans besteht (ALLEN, 1969).

Hautsymptome. Dermatologische Affektionen stehen an dritter Stelle aller Komplikationen beim Diabetes mellitus (LANGER u. BECKER, 1969). Seit jeher gilt vor allem die Neigung zu bakteriellen und mykotischen Infektionen der Haut, besonders zu Furunkeln und Karbunkeln, als charakteristisches Zeichen des Diabetes. Sie können daher am ehesten Anlaß zur Erstfeststellung eines Diabetes geben. Neben den Pyodermien und der Candidamykose können auch andere Hauterscheinungen, die in der chronischen Phase gehäuft vorkommen, zur Diagnose des Diabetes führen, etwa das vulgäre Ekzem, Xanthomatosen, Gangrän, aber auch die Nekrobiosis lipoidica diabeticorum (ALLEN, 1969; SCHIRREN, 1971).

Gingivitis. Bei schlechter Diabetes-Kontrolle kommen Zahnfleischveränderungen verschiedener Art und unterschiedlichen Ausmaßes, insbesondere Schwellungen und Entzündungen vor. Sie können einen erfahrenen Zahnarzt auch an das Vorliegen eines noch unerkannten Diabetes denken lassen (KING, zit. OAKLEY, 1968).

Harnwegsinfekte. Ascendierende Infekte der Harnwege gehören zu den häufigsten Infekten bei Diabetikern überhaupt. Sie unterscheiden sich nicht von solchen bei Stoffwechselgesunden, kommen aber bei Diabetikern häufiger vor. Als charakteristische Komplikation gilt die Papillennekrose. Betroffen sind vor allem Frauen im erwachsenen und höheren Alter. Einerseits können Harnwegsinfekte zu einer Verschlechterung eines schon bekannten Diabetes führen, andererseits markieren sie gelegentlich die klinische Manifestation des Diabetes (IRMSCHER u. JAHNKE, 1966; SCHRUB et al., 1972).

Ophthalmologische Symptome. Transitorische Refraktionsanomalien mit verschwommenem Sehen können bei abrupten Schwankungen des Blutzuckerspiegels auftreten und begleiten öfter den akuten oder subakuten Ausbruch eines Diabetes. Linsentrübungen und metabolische Katarakte kommen vor allem im jüngeren und mittleren Alter vor (JANERT, 1958). Die Retinopathia diabetica ist ein spezifisches und charakteristisches Symptom des langdauernden Diabetes, kann aber auch bei noch unerkanntem Diabetes gefunden werden. SKRABALO und seine Mitarbeiter (1974) stellen bei Diabetikern, die erst bei systematischen Reihenuntersuchungen erkannt wurden, in 3,3% eine Retinopathia diabetica verschiedenen Schweregrades fest, Katarakte dagegen nur in 0,3%, Glaukome demgegenüber in 0,9%.

Neurologische Symptome. Parästhesien im Bereich der Hände und Füße kommen bei unbehandelten Diabetikern mit schlechter Stoffwechsellage nicht selten vor, ohne daß objektive Zeichen einer Neuropathie nachweisbar sind (OAKLEY, 1968). Die vielfältigen Symptome der diabetischen Neuropathie werden in der chronischen Phase des Diabetes mit unterschiedlicher Häufigkeit gefunden. Sie können schon vor Feststellung des Diabetes vorhanden sein und erst zur Diagnose der Erkrankung Anlaß geben. Auffällig häufig fanden SKRABALO et al. (1974) Zeichen der diabetischen Neuropathie bei frisch entdeckten Diabetikern. Die

Zuordnung neurologischer Beschwerden und Befunde zum diabetischen Syndrom ist allerdings oft schwierig (BISCHOFF, 1963).

Cardiovaskuläre Symptome. Ohne Zweifel sind die cardiovaskulären Komplikationen die häufigsten und prognostisch wichtigsten bei Diabetikern. Die klinischen Manifestationen der spezifisch-diabetischen Mikroangiopathie hängen vor allem von der Dauer des Diabetes ab. Besonders bemerkenswert sind die arteriosklerotischen Komplikationen, die weder von der Dauer noch von der Schwere des Diabetes bestimmt werden, sondern eher mit zunehmendem Alter der Patienten angetroffen werden. Sie sind oft schon bei Manifestation eines Diabetes im erwachsenen und höheren Alter nachweisbar und geben heute in zunehmendem Maße Anlaß, den Stoffwechsel zu überprüfen. Im Vordergrund steht dabei die coronare Herzkrankheit sowie die periphere arterielle Verschlußkrankheit, die außerordentlich häufig mit einem latenten oder milden manifesten Diabetes verbunden sind (TRAUTWEIN u. JULITZ, 1964; BRAUNSTEINER et al., 1965; DROST et al., 1970; KAFFARNIK et al., 1971).

V. Klinische Diabetes-Typen

Das Krankheitsbild des Diabetes mellitus ist nicht homogen. Der klinisch tätige Diabetologe sieht sich ständig mit Fällen konfrontiert, die sich untereinander offenbar durch charakteristische Verhaltensweisen des Stoffwechsels, besondere Begleiterscheinungen und Komplikationen oder auch verschiedene therapeutische Reaktionen unterscheiden. Immer wieder wurde daher versucht, bestimmte Diabetes-Typen abzugrenzen. Es ist bezeichnend, daß schon in der altindischen Medizin des 6. Jahrhunderts v.Chr. zwei Formen des Diabetes unterschieden wurden, von denen die eine zur Magerkeit, die andere zur Fettleibigkeit tendiert (T.A. WISE, 1845, zit. FALTA, 1944). Eine ähnliche Einteilung wurde 1877 von LANCERAUX in Frankreich vorgenommen. Sie zieht sich bis heute wie ein roter Faden durch die ganze Diabetesliteratur.

1. Der juvenile Diabetes-Typ

Der juvenile Diabetes-Typ entspricht dem „diabète maigre" der älteren französischen Einteilung (LANCERAUX, 1877), dem „growth-onset-type diabetes" der angloamerikanischen Literatur (MARBLE, 1964, 1971) sowie dem „insulinempfindlichen Diabetes" (FALTA, 1944) bzw. dem „Insulinmangel-Diabetes" der deutschen Terminologie (BERTRAM, 1957; SEIGE, 1964; SCHÖFFLING et al., 1971). Die verschiedenen Bezeichnungen umschreiben zugleich die charakteristischen Merkmale dieses Typs (s. Tabelle 3):

Die Magerkeit ist das älteste, phänomenologische Kriterium des juvenilen Diabetes-Typs. Wegen der besseren Behandlungsmöglichkeiten wird sie heute nicht mehr in gleichem Maße wie früher angetroffen. Fettleibigkeit gehört jedoch nicht zum Prototyp dieser Diabetesform. Die diabetische Stoffwechselstörung setzt gewöhnlich — spontan oder durch Infekte und andere akute Belastungen (MARBLE, 1964; LESTRADET u. SCHAETZ, 1966) provoziert — mit den klassischen Symptomen der akuten Phase (s. oben), nicht selten dramatisch mit einem ketoazidotischen Koma ein, so daß der Beginn oft auf dem Monat, die Woche, ja bisweilen den Tag genau angegeben wird. Der Diabetes erweist sich sofort oder doch rasch als insulinbedürftig und als ausgesprochen insulinempfindlich. Der

Tabelle 3. Charakteristische Merkmale der klinischen Haupttypen des primären Diabetes

Prototyp	Juveniler Typ	Erwachsenen-Typ
Bevorzugtes Manifestationsalter	Kindes- bis Jugendalter (meist <25 J.)	mittleres bis höheres Alter (meist >40 J.)
Beginn	akut oder subakut	meist allmählich
Klassische Symptome (Polydipsie, Polyurie)	vorhanden	fehlen häufig
Körpergewicht	häufig Untergewicht	meist Übergewicht
Stoffwechselverhalten	instabil	stabil
Ketoseneigung	ausgeprägt	selten, passager
Insulinempfindlichkeit	deutlich	vermindert
Insulin im Pankreas und Serum	fehlt oder minimal	subnormal bis erhöht
Reaktion auf β-cytotrope Sulfonamide	fehlt	deutlich
Vorherrschende Angiopathie	Mikroangiopathie (nach 5—10 J.)	Arteriosklerose (oft bei Beginn)

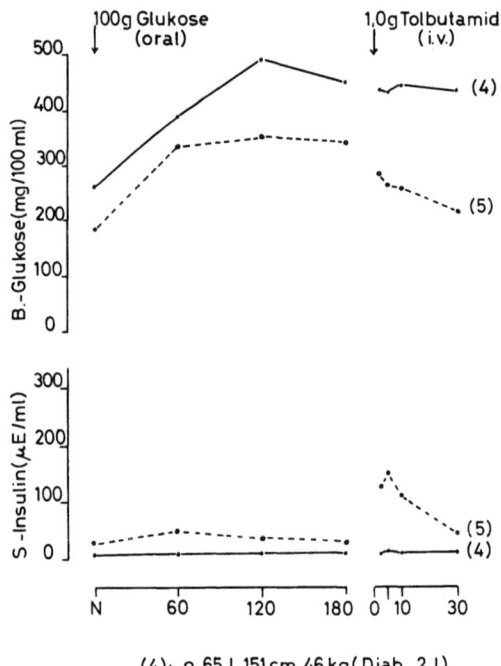

(4): ♀ 65 J., 151 cm, 46 kg (Diab. 2 J)
(5): ♂ 43 J., 170 cm, 93 kg (Diab neu entdeckt)

Abb. 1. Verhalten der Blutglukose und des Seruminsulins (IRI) nach oraler (100 g) Glukosebelastung und sofort folgender Tolbutamid-(1,0 g/i.v.-)Stimulation bei einer normgewichtigen, älteren Diabetikerin mit Insulinmangeldiabetes (Fall 4) und einem adipösen, erwachsenen Diabetiker mit einem Sulfonylharnstoff-empfindlichen Diabetes (Fall 5)

Stoffwechsel ist relativ instabil und durch eine Neigung zu hypoglykämischen Insulinreaktionen wie auch zur Ketose ausgezeichnet. Unter den vaskulären Komplikationen steht die diabetische Mikroangiopathie im Vordergrund, die sich nach etwa 5- bis 10jähriger Krankheitsdauer in der Regel zu erkennen gibt (LUND-BAEK, 1957).

Der juvenile Diabetes-Typ ist relativ selten. Er wird bei 10—20% der Diabetiker angetroffen (LESTRADET u. SCHAETZ, 1966) und repräsentiert fast regelmäßig den Diabetes im kindlichen bis frühen Erwachsenen-Alter, daher seine Bezeichnung. Auf einen definitiven Altersbereich ist er aber keineswegs beschränkt. Er kommt in jedem, selbst im vorgerückten Alter vor (JAHNKE et al., 1962) und kann bei diabetischen Kindern und Jugendlichen durchaus vermißt werden (FA-JANS et al., 1970; JOHANSEN, 1971; ROSENBLOOM et al., 1972). Nach der Definition des WHO-Komitees (1965) sollen mit dem Ausdruck „juveniler Diabetes"-Typ dementsprechend alle Fälle jeder Altersklasse bezeichnet werden, die Insulin benötigen und zur Ketose neigen.

Im Pankreas juveniler Diabetiker sind die Inselzellen weitgehend atrophisch (GEPTS, 1965, 1966). Der Gehalt an extrahierbarem Pankreas-Insulin ist extrem niedrig (WRENSHALL, 1958), ebenso die Plasma-Insulinwirkung (BORNSTEIN u. LAWRENCE, 1951). Der Anstieg des Insulins im Serum nach Glukose- wie auch nach Tolbutamid-Stimulation fehlt oder ist minimal (HALES u. RANDLE, 1963; DE BELLA et al., 1967; WEINGES, 1972). Der voll ausgebildete juvenile Diabetes-Typ weist damit alle Zeichen eines absoluten Insulinmangel-Diabetes auf (SOELDNER, 1971) (Abb. 1, Fall 4).

2. Der Erwachsenen-Diabetes-Typ

Die überwiegende Mehrzahl der Diabetiker zeigt einen anderen Typ, der bevorzugt im mittleren und höheren Alter, vornehmlich nach dem 40. Lebensjahr auftritt und als Erwachsenen-Typ bezeichnet wird. („maturity-onset type": MARBLE, 1964; „Reife-Diabetes": RENOLD, 1966).

Als charakteristisches Merkmal dieses Typs (s. Tabelle 3) gilt die Fettleibigkeit („diabète gras": LANCERAUX, 1877; „Diabetes des Plethorikers": LESTRADET u. SCHAETZ, 1966), die bei 75% der Fälle (ANGELI, 1972) dem Diabetes voraufgeht. Der Diabetes setzt allmählich, schleichend, ohne die klassischen Diabetes-Symptome ein. Er wird daher oft zufällig oder bei systematischen Untersuchungen, oder aber im Zusammenhang mit Komplikationen der chronischen Phase (s. oben) festgestellt. Der tatsächliche Beginn des Diabetes läßt sich daher meist nicht genau feststellen. Häufig findet sich eine Hyperlipoproteinämie. Unter den vaskulären Veränderungen dominiert die Arteriosklerose. Eine auffällige und anhaltende Neigung zur Ketose besteht nicht. Ketotische Dekompensationen des Stoffwechsels können allerdings, meistens vorübergehend bei akuten Infekten, vorkommen, gelegentlich auch ein initiales ketoazidotisches Koma. Insgesamt erweist sich der Diabetes aber als stabil. Die Insulinempfindlichkeit ist relativ gering („Insulin-unempfindlicher Diabetes": FALTA, 1936; HIMSWORTH, 1936). Der klassische Erwachsenen-Typ ist insulin-unabhängig. Er spricht gut auf β-zytotrope Antidiabetika sowie auf kalorienarme Reduktionsdiäten an.

Ein absoluter endogener Insulinmangel besteht nicht. Die Gesamtmasse des Inselgewebes ist nur mäßig herabgesetzt (GEPTS, 1966), dementsprechend enthält das Pankreas extrahierbares Insulin (WRENSHALL, 1958). Die Plasma-Insulinwirkung ist nicht vermindert (BORNSTEIN u. LAWRENCE, 1951). Die wesentliche Veränderung betrifft die Dynamik der stimulierten endogenen Insulinsekretion. Prinzipiell können dabei zwei Reaktionsformen unterschieden werden (Weinges, 1972):

a) Insulin-Sekretionsstarre
(Pfeiffer *et al.*, 1959)

Unter einfacher oder doppelter Glukosebelastung findet sich eine verzögerte und verminderte Insulinfreisetzung bei deutlicher Hyperglykämie, nach intravenöser Tolbutamid-Injektion aber ein ausreichender Anstieg des Serum-Insulins (Perley u. Kipnis, 1966) mit Abfall des Glukosespiegels. Das Ausmaß dieser Reaktion ist mehr oder weniger stark ausgeprägt. So kann unter Glukosezufuhr die Insulinfreisetzung nur initial verzögert sein (Yalow u. Berson, 1961), sie kann aber auch während der Dauer des ganzen Tests gering bleiben oder fast fehlen. Wesentlich ist die Ansprechbarkeit auf β-cytotrope Sulfonamide mit entsprechendem Abfall des Blutglukosespiegels (s. Abb. 1, Fall 5), was therapeutisch wichtig ist. Es handelt sich also um einen relativen Insulinmangel infolge gestörter Glukoseinduzierter Freisetzung von Insulin aus den B-Zellen.

b) Hyperinsulinämie

Die andere Reaktionsform zeigt unter Glukosebelastung ebenfalls eine deutliche Hyperglykämie, jedoch mit normaler oder sogar überschießender Insulinfrei-

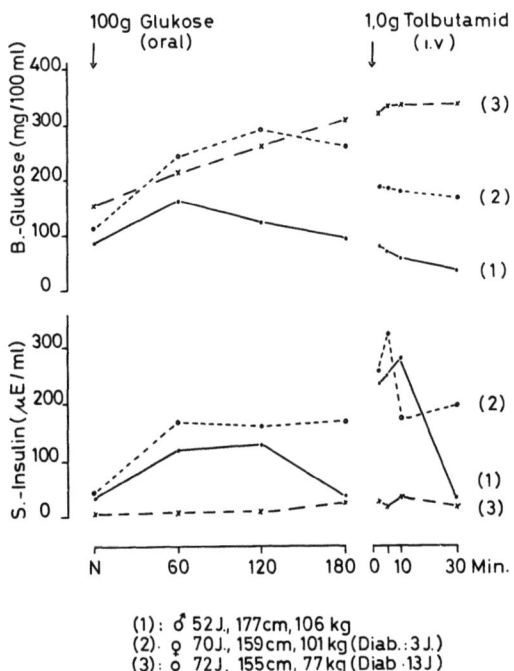

(1): ♂ 52 J., 177 cm, 106 kg
(2): ♀ 70 J., 159 cm, 101 kg (Diab.: 3 J.)
(3): ♀ 72 J., 155 cm, 77 kg (Diab ·13 J.)

Abb. 2. Verhalten der Blutglukose und des Seruminsulins (IRI) nach oraler (100 g) Glukosebelastung und sofort nachfolgender Tolbutamid-(1,0 g i.v.-)Stimulation bei einem nicht-diabetischen, erwachsenen Adipösen (Fall 1) im Vergleich zu einer adipösen, älteren „Diabetikerin" (Fall 2) mit reaktivem Hyperinsulinismus („Insulinüberschuß-Diabetes") und einer adipösen, älteren Diabetikerin mit Insulinmangeldiabetes (Fall 3)

setzung („Insulinüberschuß-Diabetes": LESTRADET u. SCHAETZ, 1966). Nach intravenöser Tolbutamid-Injektion ist der Anstieg des Serum-Insulins noch ausgeprägter und führt wiederum zur Senkung des Blutglukosespiegels (s. Abb. 2, Fall 2). Auch in diesen Fällen besteht ein relativer Insulinmangel, da trotz hyperinsulinämischer Reaktion ein Mißverhältnis zwischen Glukose-stimulierter Insulinfreisetzung und Anstieg der Blutglukose besteht, der insulinogene Index (SELTZER u. SMITH, 1959) also herabgesetzt ist. Die Ursache muß jedoch in einer ungenügenden Wirksamkeit des endogenen Insulins oder aber in einer Insulinresistenz des peripheren Gewebes gesucht werden. Ähnliche Störungen mit verminderter peripherer Insulinempfindlichkeit werden bei Fettsucht ohne klinisch-manifesten Diabetes angetroffen (DAWEKE u. BACH, 1963), BOSHELL et al., 1964). Die Bedeutung der Abgrenzung des hyperinsulinämischen Erwachsenen-Diabetes liegt in den therapeutischen Konsequenzen (WEINGES, 1972): Eine Behandlung mit Insulin wie auch mit β-cytotropen Antidiabetika ist nicht indiziert, wesentlich ist vielmehr die diätetische Gewichtsreduktion, die den unerwünschten Hyperinsulinismus beseitigen kann (LIEBERMEISTER et al., 1968) und die periphere Glukoseaufnahme verbessert (BUTTERFIELD u. WICHELOW, 1968).

3. Sonstige Typisierungen

Der Einteilung des Diabetes in die beiden Haupttypen des juvenilen und des Erwachsenen-Diabetes liegen in erster Linie klinische Kriterien zugrunde. Dies bestimmt zugleich ihre Problematik, die immer wieder zur Kritk herausforderte. Tatsächlich sind das Manifestationsalter, die Körperfülle oder das aktuelle Stoffwechselverhalten zwar charakteristische aber weder eindeutige noch pathophysiologisch klar umrissene Abgrenzungsmerkmale. Viele Fälle lassen sich den beiden Haupttypen nicht widerspruchsfrei zuordnen. Es gibt Übergänge von einem Typ zum anderen wie auch Mischformen. Auch regionale Unterschiede können das klinische Bild des Diabetes nachhaltig beeinflussen. Wie aus vergleichenden Untersuchungen in verschiedenen Ländern und ethnisch unterschiedlichen Populationen hervorgeht, sind für solche regionalen Unterschiede in erster Linie Umweltfaktoren, vor allem differente Ernährungsgewohnheiten verantwortlich (COHEN, 1961; WEST et al., 1969). Einige weitere Versuche, die Variationen des klinischen Diabetes begrifflich abzugrenzen, seien im Folgenden noch angeführt:

a) „Altersdiabetes"

Der Ausdruck „Altersdiabetes" ist im deutschen Sprachgebrauch weit verbreitet. Er ist aber mehrdeutig. Häufig wird er als Synonym für den Erwachsenen-Typ des Diabetes gebraucht (ZIEGLER u. PFEIFFER, 1971), von anderen aber auf einen Diabetes angewandt, der sich im hohen Alter manifestiert und etwa die Gruppe der sog. älteren Diabetiker (elderly diabetics: WHO-Komitee, 1965) umfaßt. Auf diese Gruppe beziehen sich verschiedene Bezeichnungen wie „Altersdiabetes" (LESTRADET u. SCHAETZ, 1966), „spät-manifester Diabetes" (JAHNKE et al., 1962), „Diabetes im Greisenalter", „Diabetes senilis" (SEIGE, 1964), „late diabetes" (CHESROW u. BLEYER, 1955). Das klinische Bild des Altersdiabetes ist heterogen. Es kann teils mehr dem Erwachsenen-Typ, teils mehr dem juvenilen Typ oder einem Mischtyp entsprechen (s. auch Abb. 2, Fall 2, 3).
Die Auffassung, einen Altersdiabetes als besondere Diabetesform abgrenzen zu können, stützt sich vor allem auf die Koexistenz mit Arteriosklerose, die

bei den älteren Diabetikern fast immer gefunden wird, sowie auf einige Besonderheiten des Kohlenhydratstoffwechsels im höheren Alter. So ist bekannt, daß die Glukosetoleranz im vorgerückten Alter, vor allem jenseits des 60. Lebensjahres abnimmt (MARSHALL, 1930; JAHNKE, 1963; BALODIMOS et al., 1967; SCHLIACK et al., 1967). Es ist noch unklar, inwieweit dieses Phänomen als altersphysiologisch oder als pathologisch zu bewerten ist. SEIGE (1964) macht dafür regressive Organveränderungen im hohen Alter verantwortlich. In Betracht gezogen wurde auch die körperliche Inaktivität älterer Menschen, ferner zirkulierende Insulin-Antagonisten (STREETEN et al., 1965). Andererseits wurde bei betagten Personen im Alter von 68 bis 91 Jahren eine verzögerte, bei abnorm hohem Blutzuckeranstieg auch unzureichende Insulinfreisetzung nach Glukose-Stimulation gefunden (ZEYTINOGLU et al., 1969). LESTRADET und SCHAETZ (1966) glauben, daß die Störungen der Glukosetoleranz im hohen Alter durch eine Arteriosklerose der Pankreasgefäße mitbestimmt wird, eine Theorie, die früher verbreitet (MOSCHCOWITZ, 1951), als wesentlicher Faktor hyaliner und fibrotischer Veränderungen im Pankreas aber nicht zu verifizieren war (WARREN u. LE COMPTE, 1959). Auch die Vorstellung von LESTRADET und SCHAETZ, der Organismus kompensiere eine arterio-sklerotisch bedingte Glukose-Verwertungsstörung im hohen Alter mit einer „Anreicherung" des Blutes mit Glukose ist hypothetisch und kann kaum durch die klinische Erfahrung begründet werden, daß betagte Arteriosklerotiker Hypoglykämien schlechter als jüngere Menschen vertragen (ALLEN, 1962).

Ohne Zweifel bietet sowohl die Diagnose (GROBIN, 1970), wie auch die Beurteilung und Behandlung alter und betagter Diabetiker besondere Probleme (JAHNKE et al., 1962), was aber noch nicht zur Abgrenzung eines besonderen Diabetes-Typ berechtigt. Wegen seiner Mehrdeutigkeit sollte der Ausdruck „Altersdiabetes" daher fallengelassen werden.

b) Diabetes des Neugeborenen und des jungen Säuglings

Die Abgrenzung dieser Diabetesform (LESTRADET u. SCHAETZ, 1966) gründet sich auf besondere differentialdiagnostische und therapeutische Schwierigkeiten und eine relativ ungünstige Prognose. Derartige Fälle sind eine Rarität (MEYER et al., 1970), stellen aber sicherlich keinen besonderen Typ, eher wohl eine besondere Variante des juvenilen Diabetes dar.

c) Typ J (Jamaican)-Diabetes

In tropischen Entwicklungsländern erscheint der Diabetes unter anderen klinischen Bildern als in „westlichen" Industrieländern. Besonders bemerkenswert ist die Seltenheit des ketoazidotischen Komas und des juvenilen Diabetes-Typs. Dagegen finden sich relativ häufig jugendliche, magere, untergewichtige Diabetiker, deren Stoffwechselstörung sich durch eine gewisse Insulinresistenz auszeichnet und auch nach Aussetzen der Insulinbehandlung keine Neigung zu Ketose zeigt. HUGH-JONES (1955), der solche Fälle häufiger in Jamaika sah, glaubte hier einen besonderen Diabetes-Typ vor sich zu haben, den er deswegen als Typ J bezeichnete. Ähnliche Fälle sind auch in anderen afrikanischen (CAMPBELL u. MCNEILL, 1959) und asiatischen (TRIPATHY u. KAR, 1965) Ländern beobachtet worden. Wahrscheinlich ist dies aber kein besonderer Diabetes-Typ. Er entspricht eher dem Erwachsenen-Typ unter besonderen Ernährungsbedingungen, der in diesen Ländern möglicherweise früher auftritt und nicht adäquat behandelt wurde (TULLOCH u. MACINTOSH, 1961).

VI. Labiler Diabetes — Brittle Diabetes

1. Definition und Vorkommen

Als labil wird ein insulinabhängiger und insulinempfindlicher Diabetes mit rasch wechselndem Verhalten des Stoffwechsels bezeichnet, erkennbar an beträchtlichen Schwankungen der Glykämie, der Glukosurie und der Ketonurie im Verlaufe eines Tages wie auch von Tag zu Tag.

Der labile Diabetes wird häufig mit dem Begriff „Brittle-Diabetes" (WOO-DYATT, 1937) gleichgesetzt (MARBLE, 1961, 1971; PERTRIDES, 1966; ROSENKRANZ, 1967, u.a.). Andere Autoren identifizieren den Brittle-Diabetes mit dem instabilen, jugendlichen Diabetes (KNOWLES, 1964) oder bezeichnen ihn als „hyperlabilen Diabetes" (OBERDISSE, 1971). Wieder andere, wie ursprünglich WOODYATT selbst, wollen ihn auf den endogen-labilen Diabetes beschränkt wissen, der nicht durch erkennbare und vermeidbare Ursachen ausgelöst wird und nicht von vorübergehender Natur ist (WHO-Komitee, 1965; MALINS, 1968), eine Auffassung, der auch wir uns anschließen.

Ein labiler Diabetes wird bei 10 bis 20% der insulinabhängigen Diabetiker angetroffen (MARBLE, 1961). Er kommt in jedem Alter vor, besonders häufig aber bei kindlichen und jugendlichen Diabetikern. Der Brittle-Diabetes gilt als sehr selten. Seine Häufigkeit, die allerdings nur schwer zu bestimmen ist, wurde mit 2% (HAUNTZ, 1950) beziffert.

2. Symptome und Befunde

Das klinische Bild des labilen Diabetes entspricht im wesentlichen dem des juvenilen Diabetes-Typs. Die Patienten sind meist schlank. Häufig finden sich Zeichen der vegetativen und emotionalen Labilität. Frühzeitig sollen Neuropathien, relativ selten oder spät diabetische Gefäßkomplikationen auftreten (PETRIDES, 1966). Symptome und Beschwerden werden zum großen Teil durch die Neigung zu hypoglykämischen Reaktionen bestimmt. Nach nächtlichen Hypoglykämien, die meist nicht bemerkt und nicht erkannt werden, klagen die Patienten am Morgen über Kopfschmerzen und herabgesetzte Leistungsfähigkeit. Im Verlaufe des Tages, vor allem in den späten Vormittagsstunden oder während körperlicher Arbeit, können die typischen hypoglykämischen Symptome aller Schweregrade auftreten. Meist sind sie leicht und flüchtig und äußern sich in Schwindel, Schweißausbruch, Unruhe oder Appetitsteigerung. Bisweilen sind sie aber auch schwer und prolongiert, so daß ernsthafte Nachwirkungen, sogar zerebrale Dauerschäden auftreten können (OBERDISSE, 1971). Gelegentlich werden sie verkannt, wie motorische Unruhe, psychopathische Reaktionen oder Konvulsionen epileptiformer Art (s. auch Kapitel: Spontanhypoglykämien). Wegen der besonderen und permanenten Labilität kann der Brittle-Diabetes zu schwerwiegenden Problemen beruflicher Art führen (WHO-Komitee, 1965).

Der labile Diabetes ist immer ein Insulinmangel-Diabetes mit ausgesprochener Insulinempfindlichkeit, der schon auf kleine Änderungen der Insulindosis wie auch auf relativ geringe exogene und endogene Belastungen des Stoffwechsels mit großen Schwankungen des Blutglukosespiegels reagiert. Ähnlich wechselhaft verhält sich die Glukosurie, die bisweilen extrem hohe Werte erreicht. Besonders charakteristisch sind die Fluktuationen der Glukoseausscheidung im Harn über 24 Stunden. Ihr Nachweis erfordert engmaschige Analysen in kurzen, konsekutiven Harn-Sammelperioden. Besondere Beachtung hat das Verhalten der Ketokörper gefunden. Zwischen Ketonurie und Labilität des diabetischen Stoffwechsels besteht eine deutliche Beziehung (MOLNAR, 1965). Der Azeton-Nachweis im Harn gibt die quantitative Veränderungen allerdings nur unvollkommen wider. Eher geeignet ist dazu die Analyse des Azetazetats und des β-Hydroxybutyrats. Während bei Ketose-resistentem Diabetes die Ketokörper-Exkretion auch bei stärkeren Änderungen des Blutglukosespiegels relativ konstant bleibt, wurde bei labilem Diabetes zusammen mit der beträchtlichen Hyperglykämie am frühen Vormittag auch eine erhebliche Ketokörper-Exkretion gefunden, am Nachmittag auch in Verbindung mit reaktiven Hyperglykämien nach hypoglykämischen Reaktionen (ROOTH, 1972).

Auch andere biochemische Faktoren von möglicher Bedeutung für die Labilität des diabetischen Stoffwechsels wurden diskutiert (PETRIDES, 1966), z.B. hohe Serumkonzentrationen insulinbindender Antikörper (MOLNAR et al., 1965) mit wechselnder Dissoziation der Insulin-Antikörper-Komplexe, Auftreten eines humoralen, hypoglykämisierenden Faktors aus der arbeitenden Muskulatur (GOLDSTEIN, 1965), erhöhte intestinale Zuckerabsorption bei gesteigerter Aktivität der Bürstensaum-Disaccharidasen im Insulinmangel (VINNIK et al., 1965; OLSEN u. ROSENBERG, 1970; CASPARY et al., 1972; GOTTESBÜREN et al., 1973; RUPPIN et al., 1974). Inwieweit diese und andere Faktoren tatsächlich zur Labilität des diabetischen Stoffwechsels beitragen können, ist ungewiß oder rein hypothetisch.

3. Ursachen

Ätiologisch kann eine sekundäre, symptomatische oder exogen-induzierte sowie eine primäre, endogene Labilität des diabetischen Stoffwechsels unterschieden werden. Diese Einteilung mag etwas schematisch erscheinen, da häufig mehrere Ursachen zusammentreffen. Sie hat vor allem diagnostische Bedeutung. Die verschiedenen Ursachen des labilen Diabetes müssen in jedem Einzelfall systematisch abgeklärt werden (s. Tabelle 4).

Tabelle 4. Ätiologische Einteilung des labilen Diabetes

Sekundär-labiler Diabetes
a) symtomatisch bei
Infekten
Krankheiten der Verdauungsorgane
Endokrinopathien
b) exogen-induziert bei
Fehlern der Behandlung und Führung des Diabetes, insbesondere:
iatrogener Hyperinsulinismus
mangelnder Kooperation des Patienten
Primär (endogen)-labiler Diabetes
Brittle Diabetes

Die *symptomatische Labilität* des Diabetes ist Folge koinzidenter Krankheiten. An erster Stelle sind hier chronische Infekte, vor allem Tuberkulose und Infekte der ableitenden Harnwege zu nehmen. Auch kryptogene Herdinfekte im Kopfbereich sollen von Bedeutung sein (MARBLE, 1961; ROSENKRANZ, 1967; OBERDISSE, 1971). Die Labilität des Stoffwechsels kann ferner durch Krankheiten der Verdauungsorgane hervorgerufen oder unterhalten werden, die mit Störungen der Resorption der Nährstoffe verbunden sind (CONSTAM, 1962), etwa Entleerungsstörungen des Magens funktioneller (CAMPBELL u. CONVAY, 1960) und organischer (PERTRIDES, 1966) Art, exokrine Pankreasinsuffizienz, auch Mucoviszidose (ROSSI et al., 1961), diabetische Enteropathien mit Diarrhoe oder Steatorrhoe (WRUBLE u. KAISER, 1964).

Äußerst selten sind Endokrinopathien Ursache eines labilen Diabetes. Die Hypophysen-Insuffizienz und der M. Addison sind zwar mit hoher Insulinempfindlichkeit und ausgeprägter Neigung zu Hypoglykämien verbunden, ihre Koexistenz mit einem Diabetes ist jedoch außergewöhnlich. Ernsthafte Hypoglykämien kommen bei Diabetikern vor, bei denen wegen einer progredienten Retinopathie die therapeutische Entfernung oder Ausschaltung der Hypophyse durchgeführt wurde (LUFT et al., 1955). Immer wieder wird auch die Hyperthyreose als mögliche Ursache der Labilität eines Diabetes genannt (MARBLE, 1961; CONSTAM, 1962; PETRIDES, 1966). Ihre Bedeutung wird aber offensichtlich überschätzt, möglicherweise wegen der häufigen vegetativen Störungen, die den labilen Diabetes begleiten. Eine echte Hyperthyreose wird bei Diabetikern jedoch relativ selten, in 1,2% des Krankengutes von OBERDISSE und KLEIN (1967) angetroffen. Unbehandelt verschlechtert sie den Diabetes, ohne daß aber die Insulinempfindlichkeit wie bei labilem Diabetes in typischer oder gesetzmäßiger Weise erhöht ist (KOZAK, 1971).

Die *exogen-induzierte Labilität* des Diabetes ist Folge iatrogener Fehler in der Behandlung und Führung der Diabetiker oder kann durch mangelnde Kooperation des Patienten bedingt sein.

Eine schlecht geplante und unzureichend kontrollierte Behandlung, die die notwendige Abstimmung von Diät, Insulinzufuhr und körperlicher Arbeit nicht gebührend berücksichtigt, den Stoffwechsel methodisch unzureichend überprüft oder die Kontrolle der Ernährungsweise und der Technik der Insulin-Injektionen vernachlässigt, begünstigt die Labilisierung des Diabetes ebenso, wie Sorglosigkeit oder Nachlässigkeit der Diabetiker oder gar Trotzreaktionen, die gelegentlich bei diabetischen Kindern und Jugendlichen gegen das eigene Schicksal oder gegen Eltern und Ärzte beobachtet werden (ROSENKRANZ, 1967). Es kann allerdings nicht übersehen werden, daß die ambulante Behandlung und Führung ängstlicher, unsicherer wie auch unzuverlässiger Diabetiker besondere Probleme mit sich bringen. In dem Bemühen, einen scheinbar labilen Diabetes zu stabilisieren, wird die Behandlung leicht gewechselt oder immer wieder geändert, was besonders nachteilig ist, wenn dies unsystematisch oder ohne adäquate Stoffwechselkontrollen oder gar auf Drängen besorgter Patienten, die von Arzt zu Arzt laufen, geschieht. In der Klinik erweist sich dann der vermeintlich labile Diabetes unter kontrollierten Bedingungen als hinreichend stabil. Auf derartige Fälle mag manchmal die Ansicht zutreffen, eine Stoffwechsellabilität des Diabetes sei auf einen labilen Arzt, einen labilen Patienten oder beide zurückzuführen (ROSENKRANZ, 1967).

Die wichtigste und häufigste Ursache der exogen-induzierten Labilität des Diabetes ist der *iatrogene Hyperinsulinsimus* (SOMOGYI, 1959, 1960, 1961), die bei den insulinempfindlichen Diabetikern die Neigung zu hypoglykämischen Reaktionen mit reaktiven Hyperglykämien bedingt. Dabei kann sich ein verhängnisvoller circulus vitiosus entwickeln: Die morgendliche reaktive Hyperglykämie nach nächtlicher, nicht erkannter Hypoglykämie (sog. Somogyi-Effekt) kann zu Erhöhung der morgendlichen Insulindosis Anlaß geben. Die Folge ist eine hypoglykämische Reaktion in den Mittagsstunden, die in ihrer Bedeutung verkannt oder bei geringen subjektiven Symptomen auch mißdeutet wird, aber zu einer

erneuten reaktiven Hyperglykämie am Nachmittag und somit zu weiterer Steigerung der Insulinzufuhr am Abend führt. Die bloße Kontrolle des Nüchtern-
Blutzuckerwertes oder der Glukosurie im 24 Std-Sammelharn kann den Ablauf
der hypo-hyperglykämischen Schwankungen nicht aufdecken. Dies gelingt nur
mit Überprüfung des Blutzucker-Tagesprofils in kurzfristigen Intervallen, wobei
auch Kontrollen am späten Abend oder sogar in der Nacht erforderlich sein
können. Die Reduktion der Insulinzufuhr ist die einzig adäquate Maßnahme,
um Insulin-induzierte hypo-hyperglykämische Schwankungen zu beseitigen und
den Diabetes wieder zu stabilisieren. Ein Beispiel zeigt die Abb. 3.

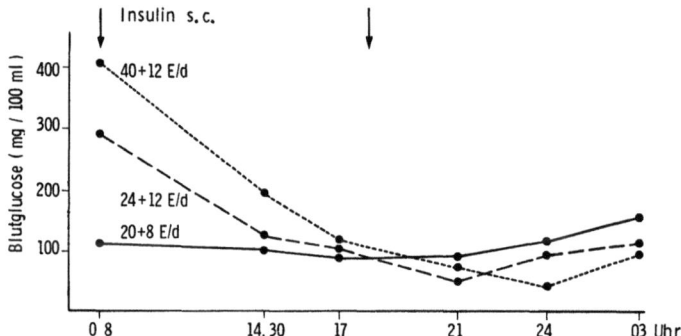

Abb. 3. Stabilisierung eines labilen Diabetes durch Beseitigung der iatrogenen Hyperinsulinismus
(Somogyi-Effekt). Fall R.M., weibl., 38 J., 163 cm, 62 kg, Diabetes-Dauer 18 Jahre. Diät: 1600 kcal
mit 180 g KH/Tag über 6 Mahlzeiten um 8, 10, 13, 16, 19 und 21 Uhr. [Aus Jahnke, K., Miss,
H.D., Drost, H.: Dtsch. med. Wschr. **99**, 872 (1974)]

Der *primär-labile (Brittle) Diabetes* repräsentiert die endogen bedingte Labilität des diabetischen Stoffwechsels, die vorhanden ist und auch bestehen bleibt,
wenn alle bekannten Ursachen des sekundär-labilen Diabetes sorgfältig ausgeschlossen und beseitigt sind.
    Wiederholt wurde bezweifelt, ob es überhaupt einen solchen erdogenen Brittle-
Diabetes gibt. Joslin (1959) glaubte, dieser Begriff werde mehr und mehr aus
der Literatur verschwinden, je genauer und kritischer ein Diabetes untersucht
und behandelt wird. Somogyi (1961) sah den Brittle-Diabetes ausschließlich als
Produkt des iatrogenen Hyperinsulinismus an. Andere erfahrene Kliniker (Rossi
et al., 1961; Constam, 1962; Petrides, 1966; Rosenkranz, 1967; Malins, 1968
u.a.) vertreten, wie auch das WHO-Experten-Komitee (1965) die Meinung, daß
ein Brittle-Diabetes doch, wenn auch sehr selten, vorkommen kann.
    Die verschiedenen Auffassungen sind jedoch nicht so weit entfernt, wie es
scheint, denn allgemein wird akzeptiert, daß die Voraussetzung des labilen Diabetes der Mangel an verfügbarem endogenen Insulin (Marble, 1961) ist, der mit
hoher Insulinempfindlichkeit gegen exogenes Insulin oder, wie es Somogyi (1961)
formulierte, mit erheblich gesteigerter Irritabilität des adrenal-hypophysären, für
die reaktive Hyperglykämie verantwortlichen Systems verbunden ist. Tatsächlich
kommt ein labiler, zur Ketose neigender Stoffwechsel üblicherweise beim juvenilen
Diabetes-Typ vor, dessen Charakteristikum der endogene Insulinmangel ist.
Unter diesen Bedingungen kann die metabolische Homöostase nicht mehr in
physiologisch geordneter Weise funktionieren. Die stets notwendige exogene Insulinzufuhr kann sich den wechselnden Bedürfnissen des Organismus niemals in

idealer Weise anpassen, weshalb die Blutglukose immer in relativ weiten Grenzen schwanken wird (OBERDISSE, 1971).

Inwieweit der labile Diabetes auf kontrainsulinäre Hormone in erhöhtem Maße reagiert ist noch ungenügend untersucht. Zu denken ist an die Rolle des Glukagons. Die orale Verabreichung von Glukose wie auch von kohlenhydratreichen oder größeren Mahlzeiten stimuliert offenbar die Sekretion von endogenem Glukagon (SAMOLS et al., 1965). Die Glukagon-induzierte Hyperglykämie hält bei Diabetikern länger an als bei Stoffwechselgesunden, ist allerdings vom Blutzucker-Ausgangswert abhänig (MOHNIKE et al., 1960). Die Insulin-induzierte Hypoglykämie führt andererseits zu einem Anstieg des Glukagonspiegels (OHNEDA et al., 1969). Unterschiede zwischen labilem und stabilem Diabetes in der Ansprechbarkeit auf Glukagon sind allerdings nicht gesichert (MOHNIKE et al., 1960). Größere Bedeutung mag den Katecholaminen zukommen. So reagieren Diabetiker auf Norepinephrin mit einem erhöhten Anstieg der Ketokörper im Blut (BLACKARD u. OMORI, 1964). Die erhöhte Epinephrin-induzierte Ketokörperreaktion wurde geradezu als wichtiges Charakteristikum des labilen, juvenilen Diabetes bezeichnet (BAKER et al., 1969). Wir selbst fanden bei Brittle-Diabetes eine auf das Doppelte der Norm erhöhte Tages-Katecholamin-Exkretion, in fraktionierten Harn-Sammelperioden die höchsten Werte am Vormittag und nach hypoglykämischen Reaktionen.

In diesem Zusammenhang muß auf die diurnalen Variationen des Blutglukosespiegels und der Glukosetoleranz hingewiesen werden (MALHERBE et al., 1969; JARRET et al., 1972; GOESCHKE et al., 1970). Die Mehrzahl der Diabetiker zeigt ein typisches Verhaltensmuster des Blutglukosespiegels, nämlich einen relativ hohen Anstieg am frühen Vormittag, einen geringeren zum Abend und relativ niedrigere Werte am frühen Nachmittag. Dieses Verhalten ist unabhängig von der Schwere, dem Typ und der Behandlung des Stoffwechsels. Das Ausmaß nimmt jedoch offenbar mit dem des endogenen Insulinmangels zu, am ausgeprägtesten ist es bei labilem, juvenilem Diabetes (JAHNKE et al., 1974). Die morgendlichen Hyperglykämien bei Brittle-Diabetes sind danach sicherlich nicht allein, in anderen Fällen überhaupt nicht Folge eines sog. Somogyi-Effektes.

Akzeptiert man, daß der Labilität des diabetischen Stoffwechsels im wesentlichen ein Mangel an verfügbarem endogenen Insulin zugrundeliegt, so wird man auch eine hieraus resultierende Imbalanz der metabolischen Homöostase akzeptieren müssen (MARBLE, 1961). Diese kann durch hinzutretende Faktoren — bestimmte Krankheiten oder Fehler der Behandlung — besonders deutlich werden. Wenn diese Vorstellung zutrifft, dann ist die sekundäre Labilität immer an eine, allerdings unterschiedlich ausgeprägte, primär-endogene Labilität gebunden. Die mögliche Stabilisierung eines labilen Diabetes wird dann von dem Anteil zusätzlicher, symptomatischer oder induzierter Mechanismen der Labilität bestimmt, der allein eliminiert werden kann. Dies entspricht den klinischen Erfahrungen.

Der seltene, aber bemerkenswerte Fall eines primären Myxoedems mit Brittle-Diabetes kann die hier erörterten Probleme deutlich machen:

Fall G.F., weiblich, geb. 1.12.1912, Größe 169 cm, Gewicht 53—56 kg.

Vorkrankheiten: 1938 Tonsillektomie, 1943 Paratyphus, 1954 fieberhafter Infekt der oberen Luftwege, unspezifische diarrhoische Enteritis, 1958 Appendektomie. Ab 1954 Migräne z.T. in schweren Schüben mit anfallsweiser Oligurie, orthostatische Kreislauf-Regulationsstörungen, Wadenkrämpfe, 1960: „angioneurotisches Syndrom". *Myxoedem:* 1962 Erstfeststellung bei typischen hypothyreoten Symptomen und Befunden. Einleitung der Dauerbehandlung mit Thyreoidin (0,1 g/die). 1966 Überprüfung (2. Med. Univ. Klinik, Düsseldorf), 6 Wochen nach Aussetzen der Thyroidin-Behandlung: erneutes Auftreten typischer Symptome und Befunde der Hypothyreose mit Mattigkeit, Oedemneigung, Bradycardie (bis 44/min), Hypercholesterinämie (392 mg-%), Radiojod-Test: nahezu fehlende Jodaufnahme der Schilddrüse, keine Stimulation nach TSH. Erneute Thyroidin-Behandlung, zunächst mit 0,1 g/die, später mit wechselnden Dosen (s. unten) bis minimal 0,03 g/die. Erhaltungsdosis mindestens 0,05—0,07 g/die. *Diabetes mellitus:* Familiäre Diabetesbelastung (Vater). 1960 (vor Myxoedem-Diagnose): Neigung zu Spontanhypoglykämien nach kohlenhydratreichen Mahlzeiten. Glukose-Toleranz (Exton-Rose-Test) normal (nach je 50 g Glukose oral Blutzuckeranstieg bis 152 bzw. 112 mg-%). Herbst 1965 Verschlechterung des Befindens, erneut Oedemneigung. Erhöhung der Thyreoidindosis auf 0,15 g/die. IV/1966: Subakut einsetzende klassische Diabetes-Symptome. Feststellung eines von vornherein labilen, auf Tolbutamid nicht reagierenden, aber hoch insulin-empfindlichen Diabetes (BZ bis 340 mg-%, HZ bis 40 g/24 Std). Einstellung mit 8 E Depot-Insulin morgens. Starke BZ-Schwankungen (214 bis 94 mg-%). In den folgenden Jahren zunehmende Verschlechterung des Diabetes mit wechselndem, insgesamt zunehmendem Insulinbedarf (im Durchschnitt 30 bis 40 E/die). Jährliche klinische Neueinstellungen (zuletzt X/72) des permanent hyperlabilen Diabetes, z.T. wegen rezidivierender Coli-Cystopyelitiden (ab 1970), dyspeptischen Beschwerden ohne objektiv faßbare Befunde (diabetische Enteropathie?). Zeitweise depressive Verstimmung, immer wieder hypotone Kreislauf-Regulationsstörungen, Migräneanfälle, Wadenkrämpfe. Trotz fraktionierter Insulinzufuhr mit wechselnden Präparaten und wechselnden Dosen, intermittierender Antibiotika-Therapie (z.T. mit allergischen Reaktionen), Behandlungsversuchen mit Biguaniden, Östrogen, Sedativa, Propranololum, Amylase-Inhibitoren, wiederholter, kontrollierter, stationärer Diätüberprüfung, Selbstkontrolle der Glukosurie durch die intelligente, erfahrene und kooperative Patientin stets unverändert hyperlabiler Stoffwechsel mit unsystematischen, z.T. extremen Schwankungen der Glykämie, Glukosurie und Ketonurie auch unter identischen Einstellungs-Bedingungen. Keine Änderungen der Labilität, nur der Höhe der Glykämie, nach Reduktion der Insulinzufuhr bzw. nach Aussetzen (1966) oder wiederholter Reduktion der Thyreoidindosis. Daher therapeutischer Kompromiß zwischen schlecht kompensiertem Diabetes ohne Ketonurie und Vermeidung prolongierter Hypoglykämien bei hinreichende Thyreoidin-Dosierung (0,06—0,07 g/die) mit Insulindosen von morgens 20 bis 24 E, mittags 4 bis 6 E, abends 8 bis 14 E. BZ-Tagesprofil zuletzt: 234 mg-% (nüchtern), 338 mg-% (10 Uhr), 100 mg-% (14 Uhr), 290 mg-% (18 Uhr) bei adäquater, streng adaptierter Diät, verteilt auf 7 Einzelmahlzeiten zwischen 7.30 Uhr und 21.30 Uhr. Ab 1970 diabetische Neuropathie wahrscheinlich. Bisher sonst keine erkennbare diabetische Angiopathie oder arteriosklerotische Komplikationen. Zwischen den klinischen Einstellungen in vollem Arbeitseinsatz (Diätschulleiterin) bis zur Pensionierung (1972). Anhaltend hyperlabiler Diabetes auch im Ruhestand.

4. Therapeutische Prinzipien

Die Stabilisierung und dauerhaft befriedigende Einstellung des labilen Diabetes stellt an alle Beteiligten besondere Ansprüche und bereitet auch dem erfahrenen Arzt oft größte Schwierigkeiten. Das entscheidende Ziel aller Bemühungen ist die Erkennung und konsequente Korrektur der symptomatischen und induzierten Labilität des Stoffwechsels sowie die strikte Vermeidung von prologierten Hypoglykämien und ketotischen Entgleisungen. Ohne speziellen therapeutischen Erörterungen späterer Kapitel vorgreifen zu wollen, seien hier zumindest die wesentlichen Prinzipien der Therapie des labilen Diabetes zusammengefaßt:

a) Systematische Aufklärung und sorgfältige Behandlung bzw. Behebung von Ursachen der sekundären Stoffwechsellabilität. Dies erfordert eine eingehende Anamnese des Krankheitsverlaufes, der Beschwerden und Lebensweise in Familie und Beruf, insbesondere auch Arbeits- und Ernährungsanamnesen (Jahnke u. Gabbe, 1960), ferner eine gründliche allgemeine wie auch systematische spezielle klinische Untersuchung, ggf. unter Berücksichtigung spezieller Fachgebiete.

b) Einstellung des Diabetes mit zweckmäßiger und genauer Abstimmung von Diät, Insulinzufuhr und körperlicher Arbeit unter methodisch adäquater Stoffwechselkontrolle, am besten in der Klinik, bei ketotischer Dekompensation zunächst ohne, bei hinreichender Kompensation mit systematischer körperlicher Beschäftigung. Besonders empfehlenswert ist die Kontrolle des Stoffwechsels unter den Bedingungen der sog. Nachtklinik zur Adaptation an häusliche und berufliche Belastungen.

c) Möglichst gleichmäßige Lebensweise mit weitgehender Konstanz der Ernährung und der Arbeit. Keine Schichtarbeit.

d) Diät: Deckung der individuellen Kalorien- und Nährstoffbedürfnisse mit Verteilung der Nahrung auf häufige Einzelmahlzeiten, insbesondere Zwischenmahlzeiten am Vormittag und am Nachmittag sowie einer Spätmahlzeit vor dem Nachtschlaf zur Vermeidung nächtlicher Hypoglykämien. Striktes Verbot schnell resorbierbarer Kohlenhydrate. Mäßig beschränkte (OBERDISSE, 1971) und genau regulierte (MARBLE, 1961) Aufnahme stärkehaltiger Nahrungsmittel ohne unnötige Fettbeschränkung (JAHNKE, 1971).

e) Insulin: Strikte Vermeidung der Überinsulierung durch sorgfältige Wahl sowie zeitgerechte und angemessene Dosierung (engmaschige Kontrollen der Glykämie und Glukosurie) geeigneter Insulin-Präparate. Am ehesten geeignet sind intermediäre Verzögerungs-Insuline, evtl. kombinierte Insuline, aufgeteilt in zwei Insulin-Injektionen am Morgen und am Abend, ggf. auch Zwischeninjektionen von Alt-(regular-)Insulin mit kurzer Wirkungsdauer vor dem Mittag (OBERDISSE, 1971). Beachtung zweckmäßiger Abstände der Insulin-Injektionen vor den Mahlzeiten, insbesondere abends bei bekannt steigenden Blutzuckerwerten am Nachmittag und protrahiert wirkenden Insulinen 45 bis 60 min vor dem Abendessen. Kontrolle von Technik und Lokalisation der Injektionen ist notwendig.

f) Unterstützende Maßnahmen: Eine zusätzliche Biguanidbehandlung kann in manchen Fällen, meist allerdings nur initial und nicht anhaltend, einen „smooting effect" auf den labilen Stoffwechsel ausüben (KRALL, 1968). Infekte sollen unverzüglich, bakteriologisch kontrolliert und angepaßt (Antibiogramme!) mit Antibiotika in ausreichender Dosierung und Dauer behandelt werden. Bei vegetativer oder emotionaler Labilität sind Sedativa bzw. Tranquillizer, in besonderen Fällen auch psychotherapeutische Maßnahmen (MARBLE, 1961) erforderlich. Unabdingbar ist eine intensive, überprüfte Unterrichtung der Patienten und ihrer Angehörigen über vermeidbare Komplikationen und Fehler der Diät- und Injektionstechnik, Harnzucker-Selbstkontrolle. Bei unzweckmäßiger beruflicher Tätigkeit muß die Umschulung in einen geeigneten Beruf erwogen werden.

VII. Verlauf des Diabetes

Dem Ablauf des Diabetes über verschiedene Stadien liegt das Konzept der *progredienten B-Zelleninsuffizienz* (PFEIFFER, 1965) zugrunde. Die Geschwindigkeit, mit der sie über die inkomplette bis zur kompletten Form fortschreitet, bestimmt das klinische Bild des Diabetes. So ist der juvenile Diabetes-Typ durch eine rasche Progression ausgezeichnet, die in erster Linie von endogenen Faktoren bestimmt zu sein scheint. Die Vorstadien werden meist nicht erfaßt, eine Praevention ist kaum möglich. Beim kindlichen Diabetes ist der totale endogene Insulinmangel etwa 2 bis 6 Jahre nach Beginn des Diabetes erreicht. 2 Jahre nach Beginn reagierten noch 44%, nach weiteren 3 Jahren nur noch 6% der Kinder der Joslin-Clinic auf Sulfonylharnstoff-Derivate (WHITE, 1971). Demgegenüber zeigt der Erwachsenen-Diabetes eine wesentlich langsamere Progression der B-Zelleninsuffizienz. Sie kann sich über Jahre und Jahrzehnte erstrecken, so daß im Einzelfall das Stadium der Insulinabhängigkeit oder des totalen Insulinmangels gar nicht mehr erlebt wird. Die Vorstadien können dementsprechend besser erfaßt werden. Eine Praevention ist eher möglich und erfolgreich, da die Progression in diesen Fällen auch von exogenen Einflüssen bestimmt wird. Die durchschnittliche Zeitspanne zwischen Auftreten einer gestörten Kohlenhydrat-Toleranz und dem Zeitpunkt des diagnostisch gesicherten klinischen Diabetes wurde für Personen im 40. bis 50. Lebensjahr auf 10 bis 12 Jahre kalkuliert (ANDERSON, zit. KNICK, 1967). Die jährliche Quote echter Spätversager der Sulfonamid-Therapie liegt bei 4 bis 6% (HALLER u. STRAUZENBERG, 1966).

Der Ablauf des Diabetes ist jedoch nicht kontinuierlich. Er zeigt vielmehr einen wechselhaft dynamischen Charakter, der sich durch Progressionen und Remissionen sowie durch verschiedenartige Komplikationen, die die langfristige Prognose (s. Kapitel: Prognose des Diabetes) bestimmen, auszeichnet.

1. Progressionen

Als *Progression* des Diabetes kann eine Verschlechterung der diabetischen Stoffwechselstörung bezeichnet werden, die den Übergang von einem früheren in ein fortgeschritteneres Stadium der Diabetesentwicklung markiert, etwa von einem nicht-insulinabhängigen in einen insulinabhängigen Zustand oder von der inkompletten in die komplette B-Zelleninsuffizienz. Solche Übergänge sind meistens fließend, können aber auch schubweise auftreten und von Remissionen gefolgt werden.

Unter *Dekompensation des diabetischen Stoffwechsels* wird demgegenüber eine akute oder subakute, meist ketotische Entgleisung des Diabetes verstanden, die spontan oder unter geeigneten therapeutischen Maßnahmen bis zum status ante quo (*Rekompensation*) reversibel ist. Die Dekompensation des Diabetes ist daher nicht mit einer Progression identisch.

Progressionen des Diabetes können sich spontan entwickeln, aber auch unter allen den Bedingungen auftreten, die als diabetogen bekannt sind. Im wesentlichen sind hier Ernährungsfaktoren, die Schwangerschaft sowie diabetogene Streßbedingungen zu nennen.

Auf den bekannten diabetogenen Effekt der kalorischen Überernährung mit Fettsucht wurde schon mehrfach hingewiesen. Besonderes Interesse hat die Exzeßaufnahme von Zucker gefunden, nachdem DOHAN und LUKENS (1948) experimentell einen Diabetes durch Glukose-Überfütterung erzeugen konnten („Überzuckerungs-Diabetes": GRAFE, 1958). Auf die mögliche diabetogene Wirkung von Zucker ist später vor allem von YUDKIN (1967) sowie von COHEN et al. (1961, 1972) hingewiesen worden. In jüngster Zeit sind LAUBE et al. (1972) diesem Problem nachgegangen und haben unter Rohrzucker-reicher Kost ein Mißverhältnis der reaktiven endogenen Glukagon- und Insulinsekretion gefunden. Sie glauben, daß vor allem dem Fruktoseanteil der Saccharose eine gewisse diabetogene Wirkung zukommt (LAUBE et al., 1973). Diese Berichte verdienen deswegen Interesse, weil schon früher vermutet (GRAFE, 1958) oder belegt (DEL GRECO u. SCAPATELLO, 1953) wurde, daß in besonderen Einzelfällen eine anhaltende Zucker-Exzeßaufnahme für die Progression bzw. Manifestation eines Diabetes verantwortlich sein kann. Kurzfristige Diätversuche (7—10 Tage) mit kohlenhydratreicher (85%) Kost führten andererseits allerdings auch zu einer Verbesserung der Glukosetoleranz mit Senkung des Seruminsulinspiegels bei mildem Diabetes (BRUNZELL et al., 1971). Unter gleichen Versuchsbedingungen führte die kohlenhydratreiche Diät auch bei diabetischen Patienten, die unter Behandlung mit Insulin oder Sulfonylharnstoffen standen, nicht zu einer Verschlechterung des Stoffwechsels (BRUNZELL et al., 1974).

Die diabetogene Wirkung der Schwangerschaft ist vielfältig belegt (Übersicht s. PEDERSEN, 1967). So nimmt die Glukosetoleranz ab der 28. bis 30. Schwangerschaftswoche ab. Dieses Phänomen ist mit einer gesteigerten Glukose-induzierten Insulinfreisetzung verbunden, was auf eine insulin-antagonistische Wirkung der fortgeschrittenen Schwangerschaft hinweist. Ihre Natur ist allerdings noch unbekannt. So wurde eine gesteigerte Aktivität der Glukocorticoide (HOET, 1954), des Wachstumshormons oder des plazentaren Lactogens, oder aber der plazentare Insulinabbau (GOODNER u. FREINKEL, 1961) verantwortlich gemacht. Das Auftreten eines Diabetes in der Schwangerschaft ist gut bekannt, so daß von „Schwangerschafts-Diabetes" gesprochen wird. Dieser kann alle Schweregrade zeigen, gelegentlich mit einer Ketoazidose in Erscheinung treten und nach Entbindung zur Remission kommen (s. unten).

Progressionen des Diabetes kommen auch unter Streßbedingungen wie Infekten (JOSLIN, 1959), nach körperlichen (JAHNKE u. OBERDISSE, 1961) und psychischen Traumen (GRAFE, 1958), nach chirurgischen Operationen, nach Verbrennungen, auch nach akutem Herzinfarkt (DROST et al., 1970) vor. Sofern es sich unter diesen Bedingungen um transitorische kurzdauernde Hyperglykämien handelt, muß jedoch auch an den sog. Pseudo-Diabetes gedacht werden. Ähnlich sind medikamentös-induzierte Progressionen, z.B. unter Benzothiadiazin-Derivaten (GOLDNER et al., 1960; FERGUSON, 1961; DOLLERY et al., 1962) wie auch unter langfristiger Corticoidtherapie zu beurteilen.

2. Remissionen

Als Remission eines Diabetes kann die Rückbildung des diabetischen Stoffwechsels von einem fortgeschrittenen zu einem vorausgehenden Stadium bezeichnet werden. Remissionen setzen mithin die Möglichkeit einer teilweisen oder auch weitgehenden Restitution der B-Zellenfunktion voraus. Es gibt dementsprechend partielle und komplette Remissionen. Die partielle Remission führt etwa von einem insulinabhängigen zu einem nicht mehr insulinabhängigen diabetischen Zustand oder von einem klinischen zu einem subklinischen Diabetes. Von kompletter Remission kann gesprochen werden, wenn sich die Glukosetoleranz normalisiert hat.

Transitorische, akute Hyperglykämien des sog. Pseudo-Diabetes sind mit den Remissionen eines echten Diabetes nicht identisch. Nur scheinbare und nicht wahre Remissionen sind unter folgenden Bedingungen gegeben: Normalisierung der Glukosetoleranz, die unter inadäquaten Voraussetzungen (ungenügende Vorernährung, körperliche Inaktivität, Einfluß diabetogener Medikamente u.a.m.) zuvor abnorm gewesen war; stabile Stoffwechselverhältnisse nach Aussetzen einer nicht indizierten antidiabetischen Behandlung (z.B. Überinsulinierung); Rekompensation eines zuvor dekompensierten Diabetes unter Beibehaltung der ursprünglichen Therapie; Rückgang oder Verschwinden der Glukosurie im Verlauf von koinzidenten Nephropathien infolge Erhöhung der Nierenschwelle für Glukose.

Von einer „Heilung" des Diabetes kann auch bei kompletter Remission nicht gesprochen werden. Remissionen des Diabetes sind in aller Regel vorübergehend und werden von neuerlichen Progressionen gefolgt. Wenn die „Heilung" eines Diabetes postuliert wird, müßten folgende Bedingungen (modifiziert nach Kriterien der Joslin-Clinic) erfüllt sein: 1. Nachweis eines vorausgehenden echten Diabetes durch mehrfach dokumentierte Hyperglykämie (wahre Glukose im Kapillarblut: nüchtern über 120 mg%, postprandial über 180 mg%) und Glukosurie;

2. Dauer des gesicherten Diabetes über mindestens 4 Wochen; 3. Nachweis einer eindeutig normalen Glukosetoleranz unter adäquater Ernährung und ohne Einfluß einer antidiabetischen Behandlung sowie einer normalen reaktiven Insulinfreisetzung; 4. Dauer der normalen Glukosetoleranz über mehr als 10 Jahre. In dem großen Krankengut der Joslin-Clinic von mehr als 70 000 Patienten ist die „Heilung" eines Diabetes, die den Kriterien der Klinik entspricht, bislang nicht beobachtet worden (KRALL, 1971).

Remissionen des Diabetes werden sowohl bei spontan-diabetischen Tieren, vorzugsweise nach Gewichtsverlust (GUNDERSEN et al., 1967; WESTMAN, 1968; HERBERG et al., 1970), wie auch bei Tieren mit experimentellem Diabetes (HOUSE u. TASSONI, 1957; CRAIGHEAD u. McLANE, 1968) beobachtet. Beim Menschen sind Remissionen des Diabetes nach Gewichtsabnahme adipöser Diabetiker gut bekannt. Komplette Remissionen sind allerdings selten (KATSCH, 1958; JOSLIN, 1959; MALINS, 1968). Eine ausgezeichnete, extensive Übersicht über Voraussetzungen und Ablauf von Remissionen bei Diabetes wurde von PIRART und LAUVAUX (1971) publiziert. Diese Autoren beziehen sich auf 86 gut dokumentierte Fälle der Literatur und auf eigene, systematische Untersuchungen. Unter 3 850 Diabetikern beobachteten sie zwischen 1950 und 1964 in 280 Fällen Remissionen eines idiopathischen Diabetes. Sie halten Remissionen daher nicht für außergewöhnliche Ereignisse. Nach ihrer Meinung werden viele derartige Fälle jedoch übersehen, weil systematische Kontrollen fehlen, oder aber nicht publiziert, weil die Befunde als unzureichend, die Erklärungen als unklar oder aber als zu bekannt (z.B. Gewichtsabnahme) erscheinen.

Nach den Beobachtungen von PIRART und LAUVAUX (1965, 1971) sind Remissionen des Diabetes vor allem mit folgenden Faktoren verbunden: Alter über 40 Jahre (264 Fälle), Diabetes ohne Ketose (246 Fälle), nicht insulin-abhängig (224 Fälle) und mit Übergewicht verbunden (209 Fälle), kurze Dauer des Diabetes (205 Fälle innerhalb des ersten Jahres nach Feststellung des Diabetes), anfängliche Gewichtsabnahme (197 Fälle), frühzeitige und effektive antidiabetische Behandlung. Beziehungen zur familiären Diabetesbelastung, zum maximalen Körpergewicht oder zum Auftreten bzw. der Beseitigung von Begleitkrankheiten wurden nicht gefunden. Wie auch von anderen Autoren beschrieben (PECK et al., 1958; STUTMAN et al., 1959; HARWOOD, 1957; TAYLOR, 1960; HINES u. KESSLER, 1961; BLAISDELL, 1961; u.a.) wurden Remissionen aber auch nach schwerem Diabetes mit erheblicher Hyperglykämie und Ketonurie (24 Fälle), selbst nach Coma diabeticum (3 Fälle) gesehen, ferner bei jugendlichen Diabetikern, wie auch ohne Gewichtsabnahme (83 Fälle). In diese Studie wurden nur solche Fälle aufgenommen, die normale postprandiale Blutzuckerwerte zeigten. Bei 88 Fällen wurde die Glukosetoleranz untersucht, die in 21 Fällen einmal oder mehrfach normale, in 30 Fällen wechselnde Resultate zeigte.

Über das Verhalten des Plasmainsulins nach Remission eines Diabetes wurde anhand von Einzelfällen mehrfach berichtet. So teilte JOSLIN (1959) mit, daß bei einem 19jährigen Mädchen etwa 5 und 9 Wochen nach Überstehen eines diabetischen Koma während der nachfolgenden partiellen Remission des Diabetes annähernd normale ILA-Werte (300 bzw. 160 µU/ml) gefunden worden waren. BAKER et al. (1967) fanden allerdings in der frühen Phase der partiellen Remission bei juvenilen Diabetikern keine Besserung der endogenen Insulinproduktion. Zu einem ähnlichen Ergebnis kamen ILLIG und PRADER (1968) in einem weiteren Fall von juvenilem Diabetes mit Remission. In anderen Fällen zeigte sich jedoch eine Erholung der B-Zellenfunktion mit deutlicher Reaktion der IRI-Werte nach Glukosestimulation (HERNANDEZ et al., 1968; KOSAKA et al., 1969). JOHANSEN und ØRSKOV (1969) fanden in der partiellen Remission bei juvenilen Diabetikern

(Alter 19, 24 und 26 Jahre) in 2 Fällen nur eine geringfügige Besserung der reaktiven Insulinfreisetzung, in einem dritten Fall mit wesentlich besserer Glukosetoleranz jedoch einen zwar anfangs verzögerten, dann aber überschießenden Anstieg des Plasmainsulins. GENUTH (1970) konnte an 2 Fällen von Erwachsenen-Diabetes (Alter 45 und 47 Jahre), die ein diabetisches Koma überstanden hatten, folgende bemerkenswerte Befunde erheben: Bei noch milder Ketose ergab sich ein Zustand des völligen endogenen Insulinmangels, so daß weder mit Glukose noch mit Tolbutamid oder mit Glukagon ein Anstieg des Insulins im Plasma erreicht wurde. In der nachfolgenden, weitgehenden Remission erwies sich dieser Zustand aber als reversibel, da es nun unter den genannten Stimuli zu einer ausgeprägten endogenen Insulinsekretion kam. Eine völlige Normalisierung wurde allerdings nicht erreicht. Auch in anderen Fällen blieb in der Remission die reaktive Insulinkurve relativ flach und zeigte den verzögert eintretenden Insulingipfel (JOHANSEN u. ØRSKOV, 1969; PIRART u. LAUVAUX, 1971). Um die Erholung der B-Zellenfunktion nach akutem Diabetes zu studieren, wurde auch das immunreaktive C-Peptid im Plasma bestimmt (BLOCK et al., 1971; RUBENSTEIN et al., 1969, 1972). Bei Kindern und Erwachsenen wurde innerhalb von Wochen oder Monaten nach Auftreten eines schweren Diabetes mit dokumentiertem Insulinmangel, Hyperglykämie und Ketoazidose in der nachfolgenden Remission ein Anstieg der basalen C-Peptid-Immunoreaktivität (CPR) festgestellt, der mit Abnahme des exogenen Insulinbedarfes verbunden war. Während der Remissionperiode ermöglichte die Bestimmung der CPR-Konzentration brauchbare Informationen über die verbliebene B-Zellenfunktion. Ein Abfall der CPR war gewöhnlich mit einer Progression und der Notwendigkeit erneuter Insulinbehandlung verbunden.

Die *Dauer der Remission* ist sehr verschieden. Nach der Zusammenstellung von PIRART und LAUVAUX (1971), die sich auf 342 Fälle aus der Literatur und eigenen Beobachtungen, vorzugsweise vom Typ des Erwachsenen-Diabetes bezieht, trat ein Rückfall innerhalb von 3 Monaten in 20,4%, nach 4 bis 12 Monaten in 28,6%, nach 1 bis 5 Jahren in 37,1% und nach mehr als 5 Jahren in 12,8% der Fälle auf. Auch sehr lange Remissionen mit einer Dauer bis zu 20 Jahren wurden beobachtet. Rückfälle können wieder von Remissionen gefolgt sein, auch Fälle mit mehreren Rückfällen und Remissionen kommen vor. Patienten mit langanhaltender Remission (mehr als 5 Jahre) unterschieden sich von solchen mit frühem Rückfall (innerhalb 1 Jahres) in der Mehrzahl durch ihr höheres Lebensalter, die längere Dauer vom Beginn bis zur Remission eines vorzugsweise milden Diabetes. Auch bei später hinzutretenden akuten und als diabetogen geltenden Belastungen können Remissionen bestehenbleiben.

Nach Auftreten des Diabetes im Kindesalter kommt es sehr häufig, in mehr als der Hälfte der Fälle, zu einer Remission, die partiell oder auch komplett sein kann. Nach einer Zusammenstellung von 100 kindlichen Diabetikern der Joslin-Clinic (WHITE u. GRAHAM, 1971) betrug die Dauer des Diabetes im Durchschnitt 3 Monate (2 bis 14 Monate), die Dauer der Remissionen im Durchschnitt 15 Monate [2 Monate bis 13 (!) Jahre]. Jungen waren häufiger als Mädchen vertreten, Übergewichtige (42%) häufiger als Untergewichtige (20%). Die Phase der Remission wurde begrenzt durch Wachstumsschübe (46%), Infekte (40%), schlechte Kontrolle (8%), Pubertät (5%).

Von den verschiedenen Bedingungen, unter denen eine wesentliche Besserung oder die Remission eines Diabetes vorkommen kann, seien die folgenden besonders hervorgehoben:

Akuter reversibler Diabetes der Neugeborenen. Bei Neugeborenen und Säuglingen können wenige Tage, Wochen oder Monate nach der Geburt akute hyperglykämische Zustände auftreten, die den Kriterien eines echten Diabetes entsprechen, aber reversibel sind. Solche Fälle wurden als kongenitaler (ENGLESON u. ZETTERQUIST, 1957), kongenital-temporärer (HUTCHISON et al., 1962) oder als neonataler Diabetes mellitus (PERELMAN u. LESTRADET, 1963) beschrieben. Sie sind äußerst selten (Zusammenstellung bei PIRART u. LAUVAUX, 1971). Es handelt sich um Kinder mit niedrigem Geburtsgewicht (2000 bis 2500 g), die unter den Symptomen des Gewichtsverlustes bei normaler Kost sowie der Dehydratation ohne Erbrechen oder Diarrhoe eine erhebliche, sogar extreme Hyperglykämie und Glukosurie, meist ohne Ketonurie entwickeln. Zur Normalisierung des Glukosestoffwechsels und zum Gewichtsanstieg ist eine Behandlung mit Insulin über mehrere Wochen oder Monate erforderlich. Die nachfolgende komplette Remission ist an der Normalisierung der Glukosetoleranz erkennbar. Auch die reaktive Insulinfreisetzung kann sich normalisieren (WILLI u. MÜLLER, 1968). Ursache des transitorischen Diabetes ist wahrscheinlich eine Unreife der B-Zellen. Sowohl im Tierversuch an Ratten (BURR et al., 1971) wie auch bei neugeborenen Kindern (POHLANDT et al., 1973) wurde eine verminderte Ansprechbarkeit foetaler und neonataler B-Zellen gefunden.

Reversibler Schwangerschaftsdiabetes. Ein Diabetes, der in der Schwangerschaft auftritt, kann innerhalb weniger Tage, Wochen oder Monate nach der Entbindung wieder verschwinden (HOET, 1954), zumal, wenn es sich um einen milden klinischen oder nur um einen subklinischen Diabetes gehandelt hat (O'SULLIVAN, 1961). Gelegentlich wird auch ein schwerer Schwangerschaftsdiabetes mit Ketose oder sogar Ketoazidose angetroffen, der sich als reversibel erweist (PIRART u. LAUVAUX, 1971). Ein transitorischer Schwangerschaftsdiabetes wurde von HAGBARD und SVANBORG (1960) bei 52% der Frauen angenommen, die während der Schwangerschaft erstmals diabetische Symptome entwickelten. Eine komplette Remission mit Normalisierung der Glukosetoleranz ist nach den Erfahrungen von MALINS (1968) allerdings selten und kommt nur bei 10% solcher Frauen vor. Ein Rückfall des Diabetes, vor allem bei erneuter Schwangerschaft, ist häufig, kann aber selbst bei mehreren weiteren Schwangerschaften ausbleiben (CARLSTRÖM u. INGEMANSON, 1967), so daß die Voraussage, ob sich ein Schwangerschaftsdiabetes später wiederholt, schwierig ist (O'SULLIVAN, 1961). Remissionen des Schwangerschaftsdiabetes kommen offenbar zustande, wenn die insulin-antagonistischen Einflüsse der Schwangerschaft nach der Entbindung wegfallen.

Remissionen nach antidiabetischer Behandlung. Nahrungsentzug mit Gewichtabnahme. Restriktion der Nahrungsaufnahme durch Fasten oder kalorienarme Reduktionsdiäten ist ein klassisches Prinzip der Diabetestherapie (BOUCHARDAT, 1875), insbesondere bei adipösen Patienten. Der Diabetes kann sich dabei nachhaltig bessern und eine abnormae Glukosetoleranz zur Norm zurückkehren (NEWBURGH, 1942). Diese Effekte kommen bereits zustande, ehe das Idealgewicht erreicht ist, werden jedoch nicht bei allen Diabetikern angetroffen. So konnten LIEBERMEISTER et al. (1968) nur bei der Hälfte erheblich adipöser Personen (Übergewicht i.D. +42 kg) nach diätetischer Beseitigung der Hälfte des Übergewichtes (Abnahme i.D. −21 kg) eine Normalisierung der anfänglich abnormen Glukosetoleranz feststellen. Auch dann kann jedoch der Cortison-Glukose-Toleranztest noch abnorm bleiben (FAJANS u. CONN, 1961). Bei Norm- und übergewichtigen Personen mit normaler Glukosetoleranz kann Fasten andererseits zu einer Toleranzverschlechterung führen (HALES u. RANDLE, 1963; ARNOULD et al., 1965; GENUTH, 1966).

Partielle und komplette Remissionen des Diabetes nach prolongiertem Fasten oder kalorienarmen Reduktionsdiäten sind wiederholt beschrieben worden (GOODMAN et al., 1953; HARRISON u. HARDEN, 1966; SCHLESS u. DUNCAN, 1966;

O'SULLIVAN u. HURWITZ, 1966; u.a.). Sie werden vor allem bei mildem Erwachsenen-Diabetes beobachtet (PIRART u. LAUVAUX, 1971). Aber auch nach Auftreten eines schweren Diabetes (JAHNKE *et al.,* 1974) mit Adipositas (Übergewicht + 14 kg), erheblicher Hyperglykämie (bis 300 mg%), Glukosurie (bis 100 g/die) und Ketonurie konnte in wenigen Tagen unter prolongiertem Fasten eine Remission erreicht werden, die unter kontrollierter, später adäquater Diät nach Erreichen des Idealgewichtes mit normalen postprandialen Blutzuckerwerten (unter 130 mg%) erhalten blieb und über 7 Monate beobachtet wurde (s. Abb. 4). KUNKEL *et al.* (1972) haben eindrucksvoll belegt, daß bei adipösen Diabetikern nach diätetischer Gewichtsreduktion nicht nur die Insulindosis erheblich reduziert oder ausgesetzt, sondern auch auf eine Behandlung mit Sulfonamid-Derivaten verzichtet werden kann.

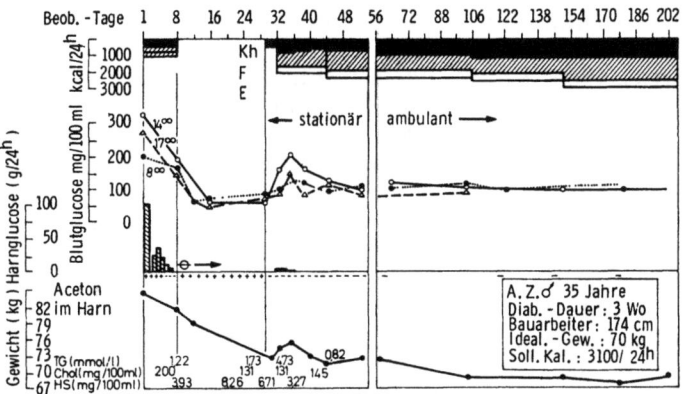

Abb. 4. Remission eines frisch entdeckten Diabetes mit Ketose und Adipositas nach totalem Fasten ohne Insulinbehandlung. Die Remission hält mit Erreichen des Idealgewichtes an. [Aus JAHNKE, K., MISS, H.D., DROST, H.: Dtsch. med. Wschr. **99**, 872 (1974)]

Unter prolongiertem Fasten und Reduktionsdiäten wurde zusammen mit dem Gewichtsverlust und der Besserung der Glukosetoleranz auch eine Rückbildung bzw. Normalisierung des reaktiven Hyperinsulinismus, der die Adipositas kennzeichnet, gefunden (KARAM *et al.,* 1965; LIEBERMEISTER *et al.,* 1968; LAUBE *et al.,* 1973). Dieser Effekt und die Remissionen des Diabetes unter Nahrungsentzug mit Gewichtsabnahme weisen auf eine Steigerung der Empfindlichkeit des Organismus gegen exogenes und endogenes Insulin hin, was mit dem Wegfall oder der Verminderung insulin-antagonistischer Effekte der Fettsucht erklärt werden kann, z.B. Senkung erhöhter Plasmaspiegel der nicht-veresterten Fettsäuren (HALES u. KENNEDY, 1974), Abnahme der Fettzellgröße (BJÖRNTORP u. SJÖSTRÖM, 1971) oder anderer zum Teil noch unbekannter Faktoren, die die Insulinempfindlichkeit des Gewebes herabsetzen (STAUFFACHER u. RENOLD, 1971). In Untersuchungen am Vorarm konnte gezeigt werden, daß die Glukoseaufnahme nach Gewichtsreduktion ansteigt (BUTTERFIELD u. WHICHELOW, 1968).

Insulintherapie. Nach Auftreten eines akuten Diabetes kann eine frühzeitige und scharfe Einstellung des Stoffwechsels mit Insulin die partielle oder auch komplette Remission des Diabetes begünstigen. Dies zeigen Beobachtungen, bei denen die Remission nicht oder nicht allein durch eine Gewichtsabnahme erklärt werden kann. Remissionen nach aggressiver Insulintherapie wurden sowohl bei

jugendlichen Diabetikern (GRUNT, 1956; HARWOOD, 1957; JOSLIN, 1959; STUT-
MAN u. HAYES, 1959; WHITE, 1960; MALINS, 1968; JOHANSEN u. ØRSKOV, 1969),
wie auch bei erwachsenen Diabetikern (PECK, 1958; WELLS, 1958; BARR, 1960;
HINES u. KESSLER, 1961; CSAPO u. SZUCS, 1962; u.a.) beobachtet. BRUSH (1944)
empfahl sogar die Überinsulinierung zur Stabilisierung des akuten Diabetes bei
Kindern, da er unter diesen Bedingungen regelmäßig Remissionen sah.

Sulfonylharnstoff-Therapie. Unter bestimmten Bedingungen konnte im Tierversuch ein präventiver und protektiver, antidiabetischer Effekt der Sulfonylharnstoff-Behandlung mit Hyperplasie und Neubildung von B-Zellen, sowie Remission
eines leichten Alloxan-Diabetes gefunden werden, so daß die Vermutung geäußert
wurde, die Sulfonylharnstoff-Behandlung könnte auch beim menschlichen Diabetes zur Remission eines subklinischen Diabetes beitragen (Übersichten bei LOUBA-
RIÈRES, 1971; PFEIFFER *et al.,* 1971). Von verschiedenen Autoren wurde unter
dieser Behandlung über die Besserung der Glukosetoleranz berichtet (FAJANS
u. CONN, 1960; HERMAN, 1966; FELDMAN u. FLITTERER, 1967; CAMERINI-DAVALOS,
1967). Andere konnten diesen Effekt nicht bestätigen (ENGELHARDT u. VECCHIO,
1965; STOWERS, 1966; KNICK, 1967). In Einzelfällen wurde die Remission eines
leichten Diabetes nach Tolbutamid-Behandlung beobachtet (VAGUE *et al.,* 1956;
BLOOM, 1959). Eine Besserung des diabetischen Zustandes ist nach Meinung
von PIRART und LAUVAUX (1971) unter Sulfonylharnstoff-Behandlung ebenso
gut möglich wie unter Biguaniden, Diät allein oder Insulin.

Remissionen nach Ausfall diabetogener Hormone. Nach Ausfall der Hypophy-
senfunktion durch Infarkte, Tumor, Bestrahlung (Isotopen) und chirurgischer
Entfernung kann sich ein Diabetes bessern, ebenso nach doppelseitiger Adrenalek-
tomie und beim M. Addison, natürlich auch nach Wegfall der therapeutischen
Anwendung diabetogener Hormone, insbesondere von Cortison-Derivaten. Die
Beziehungen zwischen Diabetes und diabetogenen Hormonen werden an anderer
Stelle dieses Handbuches ausführlich dargestellt.

*Remissionen im Verlauf schwerer Leberkrankheiten und chronischer Nephropa-
thien.* Das Verhalten des Diabetes bei schweren Leberkrankheiten ist von theoreti-
schem Interesse, wird aber unterschiedlich beurteilt. Sowohl Verschlechterungen
wie Besserungen des Diabetes wurden beobachtet. Echte Remissionen des Diabetes kommen kaum vor. Pseudoremissionen können bei Anorexie und Unterernährung auftreten. Über einen ungewöhnlichen Fall von plötzlicher Verschlechterung
eines latenten Diabetes bei Leberzirrhose mit sekundärer Haemochromatose
(ohne progrediente Leberinsuffizienz und ohne Kachexie) mit Remission des
Diabetes berichteten PIRART und LAUVAUX 1971.

Im Verlauf von chronischen Nephropathien, vor allem bei Niereninsuffizienz
und im nephrotischen Stadium, zeigen Diabetiker häufig eine Besserung des
diabetischen Stoffwechsels mit Abnahme der Glukosurie und des Insulinbedarfes,
verbunden mit erhöhter Insulinempfindlichkeit (ZUBROD *et al.,* 1951; SALOMON,
1954; COLLENS *et al.,* 1959; HATCH u. PARRISH, 1961; GILLES, 1966; u.a.). Eine
Abnahme des Insulinbedarfes wurde auch im Tierversuch mit experimentellem
Diabetes und Nephropathie gefunden (KALANT *et al.,* 1958; CREUTZFELDT *et
al.,* 1959; RICKETTS *et al.,* 1963). Zum Teil handelt es sich bei diesen Phänomenen
um Pseudoremissionen infolge urämischer Anorexie mit Unterernährung oder
Erhöhung der Nierenschwelle für Glukose. Die Besserungen des Diabetes werden
hierdurch aber nicht immer und nicht allein erklärbar. Auch andere Faktoren
wurden in Betracht gezogen, etwa der verlangsamte Abbau von Insulin in der
erkrankten Niere (RICKETTS *et al.,* 1963; RUBENSTEIN u. SPITZ, 1968) oder die
renale Ausscheidung zirkulierender Insulin-Antagonisten in Verbindung mit der
Proteinurie (BALODIMOS, 1971).

Remissionen ungeklärter Ursache. Gelegentlich läßt sich eine befriedigende Erklärung der Remissionen des Diabetes oder transitorischer Hyperglykämien nicht finden. PIRART und LAUVAUX (1971) berichteten über einzelne, kasuistische Beispiele dieser Art.

Unter diesen ungewöhnlichen Fällen von PIRART und LAUVAUX findet sich der Krankheitsbericht einer 31jährigen Frau mit Zieve-Syndrom (Hyperlipämie, hämolytische Anämie und Ikterus, Lebersteatose) und ausgeprägter diabetischer Ketoazidose, die in wenigen Stunden mit einer Einzelinjektion von 50 E Insulin beseitigt wurde. Der „Diabetes" verschwand nach wenigen Tagen vollständig und kehrte trotz großer Glukose-Infusionen und intensiver Cortison-Behandlung wegen eines schweren Guillain-Barré-Syndroms nicht zurück.

In diesem Zusammenhang ist eine eigene Beobachtung von Interesse (JAHNKE 1966). Sie betrifft einen 35jährigen Mann, der wegen abdominaler Koliken bei erheblicher Hyperlipidämie (milchiges Serum, Cholesterin 805 mg%, einige Tage später 2300 mg% Esterfettsäuren) aufgenommen wurde. Dabei wurde ein bis dahin unbekannter, jetzt schwerer Diabetes mit Ketonurie festgestellt, der sich mit Insulin (maximal 72 E/Tag) in wenigen Tagen gut einstellen ließ. Die Hyperlipidämie ging dabei nur unvollkommen zurück und überdauerte die ausgezeichnete Kompensation des Diabetes aber erheblich. Sie erwies sich als fettinduziert (nicht typisierte primäre Hyperlipoproteinämie). Mit Rückgang der erhöhten Serum-Lipidwerte kam es schließlich zur weitgehenden Remission des Diabetes. Die Insulin-Behandlung konnte sukzessive abgesetzt, dann ausgesetzt werden. Zurück blieb lediglich ein erniedrigter K-Wert (1,05) nach intravenöser Glukosebelastung. Die Remission blieb über mehr als 2 Jahre unter Kontrolle.

VIII. Besondere Syndrome mit Diabetes mellitus

1. Lipoatrophischer Diabetes

Der lipoatrophische Diabetes ist ein ungewöhnliches metabolisches Syndrom, in dessen Mittelpunkt das vollständige Fehlen des subkutanen Fettgewebes steht. Diese totale Lipodystrophie (Lipoatrophie) ist in charakteristischer Weise mit einem ketose- und insulin-resistentem Diabetes, Hyperlipämie, Hepatosplenomegalie und Hypermetabolismus ohne Hyperthyreose verbunden. Die beiden ersten einschlägigen Fälle wurden von ZIEGLER (1928) sowie von HANSEN und McQUARRIE (1940) publiziert. In einer klassischen, kasuistischen Mitteilung hat aber erst LAWRENCE (1946) dieses Syndrom definiert und seine besondere Bedeutung für die Kenntnis der Insulinwirkung hervorgehoben. Die Pathogenese ist allerdings bis heute unklar.

Der lipoatrophische Diabetes ist selten. Bis 1970 hat PODOLSKY (1971) 64 Fälle aus der Literatur zusammengestellt. Es gibt eine kongenitale Form, die bereits bei der Geburt in Erscheinung tritt (37 Fälle) und offensichtlich genetisch, nämlich autosomal rezessiv determiniert ist. Konsanguinität der Eltern (13 Fälle) und familiäres Vorkommen bei Geschwistern (20 Fälle) ist häufig. Heterozygote Eltern sind möglicherweise allein an der Hyperlipämie erkennbar (MOTULSKY u. EPSTEIN, 1968). Daneben gibt es eine erst im späteren Leben erworbene Form, die sich allerdings auch schon frühzeitig im jugendlichen Alter bis zum 20. Lebensjahr manifestiert. Die Manifestation im höheren Alter ist eine Ausnahme (LAWRENCE, 1936; CRAIG u. MILLER, 1960; HAVEL et al., 1967). Das männliche Geschlecht ist weniger häufig als das weibliche (M/F = 27/37) vertreten.

Die totale Lipoatrophie verleiht dem Kranken ein besonderes Aussehen, welches kadaverähnlich beschrieben wird (PODOLSKY, 1971). Besonders auffallend ist das Hervortreten der Muskulatur (JOLIFF u. CRAIG, 1966; RUVALCABA et al., 1965), die in manchen Fällen kräftig, in anderen aber auch atrophisch ist.

Auch die subkutanen Venen erscheinen auffallend groß. Weitere klinische Symptome sind: akzeleriertes Längenwachstum mit fortgeschrittenem Knochenalter bei Kindern (SCHWARTZ et al., 1960), das sich aber zur Zeit der Pubertät ausgleicht, Vergrößerung der äußeren Genitalien bei normaler sexueller Entwicklung, Acanthosis nigricans, Vorwölbung des Bauches, Lebervergrößerung, in manchen Fällen Kardiomegalie, geistige Retardation, zerebrale Veränderungen mit Erweiterung der basalen Zisterne (SEIP, 1959) und neurologische Ausfälle (BOUDIN et al., 1963). In einzelnen Fällen wurde auch eine paranoide Psychose festgestellt (JOLIFF u. CRAIG, 1967). Prognostische Bedeutung hat in erster Linie offenbar die Lebererkrankung, die unter progredienter Insuffizienz zum Tode führen kann. Im autoptisch kontrollierten Fall von LAWRENCE (1946) wurde neben dem vollständigen Schwund des subkutanen, retroperitonealen und perirenalen Fettgewebes eine portale Leberzirrhose sowie Gangproliferationen in den Parotiden, ferner Erweiterungen der Lymphknoten-Sinus, jedoch keine Veränderungen an den endokrinen Drüsen, auch nicht am Pankreas festgestellt.

Der Diabetes kann mit erheblicher Hyperglykämie und Glukosurie einhergehen. Auch unter diesen Bedingungen treten Ketonurien kaum, Ketoazidosen überhaupt nicht auf. Wie beim chronischen idiopathischen Diabetes kann sich allerdings eine diabetische Mikroangiopathie entwickeln, so in dem Fall von MARCUS (1966) eine Retinopathie, Nephropathie und Neuropathie. Besonders eindrucksvoll ist die ausgeprägte Resistenz gegen exogenes Insulin. Die maximale Insulindosis pro Tag erreichte im Fall von LAWRENCE (1946) 2 160 E, in den Fällen von REED (1968) 3 000 E, von CRAIG und MILLER (1960, 1961) 2 000 E, von HAMWI et al. (1966) 1 000 E, ohne daß Hypoglykämien auftraten. Auch gegen endogenes Insulin besteht eine Resistenz, worauf erhöhte ILA-Werte im Plasma (SCHWARTZ et al., 1960) sowie eine erhöhte Insulinfreisetzung nach Tolbutamidreiz (SAMOLS, 1965) hinweisen. Eine verzögerte, subnormale Glukose-induzierte Insulinfreisetzung fand sich allerdings im Fall von HAMWI et al. (1966).

Nahezu regelmäßig findet sich eine Hyperlipämie, die keine gesetzmäßigen Beziehungen zu den Schwankungen des Blutglukosespiegels zeigt und auch ohne Hyperglykämien vorkommt. Es handelt sich nicht um eine sekundäre, diabetische Hyperlipämie. Sie hängt ferner nicht von der alimentären Fettzufuhr ab (LAWRENCE, 1946; SCHWARTZ et al., 1960). Die Hyperlipämie ist in erster Linie durch eine Zunahme der Triglyzeride wie auch der Chylomikronen (DE GENNES et al., 1967) charakterisiert. Das Serum sieht daher häufig milchig aus. Auch Hypercholesterinämien werden häufig angetroffen. Die Plasma-Lipoproteidlipase ist normal, doch wurde eine schnelle Klärung der Lipämien nach Cortisol und Glucagon gefunden (RUVALCABE u. KELLEY, 1965). Möglicherweise handelt es sich um eine vermehrte Produktion endogener Triglyzeride. Jedenfalls fanden HENNES und SHREEVE (1958) einen vermehrten und beschleunigten Einbau von ^{14}C-Azetat in Triglyzeride.

Obwohl einige klinische Zeichen darauf hindeuten, wurden endokrinologische Funktionsstörungen, soweit untersucht, nicht festgestellt. So ist trotz des erhöhten Grundumsatzes (im Fall von LAWRENCE bis maximal 177%) die Schilddrüsenfunktion normal; ebenso die STH-Sekretion sowie die gonadotrope Funktion (RUVALCABA et al., 1965; HAMWI et al., 1966).

Die Pathogenese des lipoatrophischen Diabetes ist nicht befriedigend geklärt. Verschiedene Hypothesen und Theorien wurden diskutiert. LAWRENCE (1946) sah den primären Defekt in der totalen Lipoatrophie, die nach seiner Meinung für die Hyperglykämie und Hyperlipämie verantwortlich ist und die insulininduzierte Umwandlung von Glukose zu Fett nicht erlaubt. Diese Vorstellung erwies sich nach morphologischen und metabolischen Untersuchungen des Fettgewebes aber nicht als stichhaltig (HAMWI *et al.*, 1966). Größere Beachtung fand die Theorie, das ein zirkulierendes, adipokinetisches Polypeptid mit insulin-antagonistischer Wirkung das entscheidende pathogenetische Prinzip darstellt. Eine solche Substanz wurde im Harn der Patienten nachgewiesen (LOUIS *et al.*, 1960, 1963; HAMWI *et al.*, 1966). Eine gesteigerte Lipolyse im Fettgewebe könnte danach die Ursache der Lipoatrophie, die vermehrte Freisetzung der Fettsäuren die Ursache der gesteigerten endogenen Triglyzerid-Synthese in der Leber und der Insulinresistenz sein (HAMWI *et al.*, 1966). Allerdings lassen sich damit nicht alle klinischen Zeichen des Syndroms erklären.

Weitere Untersuchungen wiesen darauf hin, daß die Lipoatrophie und das adipokinetische, insulin-antagonistische Prinzip mit der Funktion und den Hormonen des Hypophysenvorderlappens, insbesondere mit dem Wachstumshormon in Beziehung steht. LOUIS *et al.* (1966, 1968) isolierten ein diabetogenes Polypeptid aus der Adenohypophyse von Rindern und Schafen, das Ähnlichkeiten mit dem im Harn bei lipoatrophischen Diabetes ausgeschiedenen, insulin-antagonistischen Faktor aufwies. Lipid-mobilisierende Substanzen aus der Hypophyse wurden ferner von ZARAFONETIS *et al.* (1959) FRIESEN *et al.* (1962), RUDMAN *et al.* (1963) (Fraktion H) isoliert, wie auch weitere lipid-mobilisierende Harnfaktoren gefunden und mit der Hypophysenfunktion in Zusammenhang gebracht (CHALMERS *et al.*, 1960) wurden.

Schließlich wurde auch eine dienzephal-hypothalamische Funktionsstörung in Betracht gezogen (SEIP, 1959) und der Ausfall eines lipid-inhibitorischen bzw. die Stimulation eines gegensätzlich wirksamen lipid-mobilisierenden Zentrums im Hypothalamus postuliert, zumal auch andere dienzephale Syndrome in der Kindheit mit komplettem Fehlen des subkutanen Fettgewebes, Hypermetabolismus und Wachstums-Akzeleration, allerdings ohne Diabetes und Hepatosplenomegalie vorkommen, etwa bei einem Tumor im anterioren Hypothalamus (TORREX u. UYEDA, 1965). Die Vorstellung einer neurohumoralen Ursache des lipatrophischen Diabetes könnte auch den neurologischen Komplikationen eher gerecht werden die in manchen Fällen beobachtet wurden.

Die Überlegungen zur Pathogenese des lipoatrophischen Diabetes komplizieren sich durch ein Syndrom, das als Letal-Faktor in der Kindheit unter der Bezeichnung „*Leprechaunismus*" beschrieben wurde (DENOHUE u. UCHIDA, 1954 und ebenfalls durch eine totale Lipoatrophie, bei Mädchen mit Klitorisvergrößerung, gekennzeichnet ist. Histologisch wurde hier eine erhebliche Vermehrung mit Hyperplasie der Langerhansschen Inseln sowie gewisse Veränderungen in der Hypophyse mit Zunahme basophiler Zellen, außerdem auch Veränderungen des Thymus gefunden. Als Ursache wird die Homozygotie eines seltenen rezessiven Gens angenommen. Auf die Beziehungen zum lipoatrophischen Diabetes wurde von SENIOR und GILLES (1964) hingewiesen. Wahrscheinlich handelt es sich beim Leprechaunismus und dem lipoatrophischen Diabetes um die gleiche Krankheit (PODOLSKY 1971).

Differentialdiagnostisch muß vom lipoatrophischen Diabetes die „*partielle Lipodystrophie*" abgegrenzt werden. Auch bei diesem seltenen Syndrom (SENIOR u. GILLES, 1964), das vor allem bei Mädchen im Alter von 5 bis 15 Jahren auftritt, findet sich ein völliger Schwund des subkutanen Fetgewebes, allerdings nur in einer Körperhälfte, zumeist oberhalb der Gürtellinie. Wie beim lipoatrophischen Diabetes ist auch die partielle Lipodystrophie gewöhnlich mit Hepatomegalie, Hypermetabolismus und emotionalen Störungen verbunden (TAYLOR u. HONEYCUTT, 1961) und zeigt einen insulin-resistenten Diabetes mit erhöhter Insulinfreisetzung nach Glukosereiz (STEINBERG u. GWINUP, 1967). Möglicherweise ist die partielle Lipodystrophie eine Variante des lipoatrophischen Diabetes (STEIN-

BERG u. GWINUP, 1967), doch sind die Beziehungen dieser Syndrome keineswegs klar, denn eine adipokinetische Substanz wurde bei partieller Lipodystrophie nicht gefunden (LOUIS et al., 1960, 1963), dagegen eine gesteigerte Katecholamininduzierte Lipolyse (STEINBERG u. GWINUP, 1967).

Eine kausale Therapie der Lipoatrophie ist nicht bekannt. Die therapeutischen Maßnahmen beziehen sich im wesentlichen auf den Diabetes und die Hyperlipämie. Der insulin-resistente Diabetes benötigt in manchen Fällen sehr hohe Insulinmengen (s. oben). Alimentärer Fettentzug hat keinen Effekt auf die Hyperlipämie. HAMWI et al. (1966) konnten dagegen die Hyperglykämie und die Hyperlipämie mit kalorienknapper Kost, verteilt auf mehrere gleichgroße Einzelmahlzeiten über den Tag senken. Die kombinierte Anwendung von Insulin und Prednison scheint den Blutglukosespiegel herabsetzen und bei manchen Patienten auch die eruptiven Xanthome und die Hepatosplenomegalie günstig beeinflussen zu können (HAMWI et al., 1966).

2. Werner-Syndrom

Als Werner-Syndrom wird eine seltene, heredofamiliäre Erkrankung bezeichnet, deren charakteristische Merkmale die vorzeitige Vergreisung im frühen Erwachsenenalter mit juvenilem Katarakt, Atrophie der Haut, des Unterhautfettgewebes und der Muskulatur mit Diabetes sind. Die Eigentümlichkeiten dieses merkwürdigen Syndroms und seine Beziehungen zum Diabetes haben immer wieder besondere Beachtung gefunden. Mehrere Übersichtsarbeiten wurden veröffentlicht (THANNHAUSER,1945; FRANCESCHETTI u. MAEDER, 1949; MULLER u. ANDERSSON, 1953; DAWEKE et al., 1963; EPSTEIN et al., 1966) und gewisse Ähnlichkeiten mit dem lipoatrophischen Diabetes konstatiert (FIELD u. LOUBE, 1960; DAWEKE et al., 1963; EPSTEIN et al., 1966), von dem sich das Werner-Syndrom aber in vieler Hinsicht unterscheidet.

Seit der ersten Beschreibung durch WERNER (1904) sind nicht viel mehr als 120 Fälle mitgeteilt worden (GIBBS, 1967). Die Erkrankung, die bei Frauen häufiger als bei Männern beobachtet wurde, beginnt in der zweiten Lebensdekade. Die Hauptsymptome (ZAUN, 1962; DAWEKE et al., 1963) sind: Minderwuchs, Atrophie der Haut, des Unterhautfettgewebes und der Muskulatur, vor allem im Gesicht mit vorzeitiger Canities und Calvities, Hypogonadismus, hohe fistelnde Stimme, Osteoporose, vorzeitige Arteriosklerose mit Neigung zur Hypertonie, Weichteilverkalkungen und psychischer Infantilismus. Der plumpe, faßförmige Rumpf mit spindeldünnen Extremitäten bestimmen das charakteristische Aussehen der Kranken. Später stellen sich Hyperkeratosen der Füße und schwer heilende Ulzera an den Unterschenkeln ein.

Die Neigung zum Diabetes wurde zunächst wenig beachtet. Immerhin wurde das Vorkommen eines Diabetes beim Werner-Syndrom schon 1953 mit 20% angegeben (IRWIN u. WARD). Es ist jedoch wesentlich häufiger und auf mehr als 50% zu beziffern (DAWEKE et al., 1963). Schon FIELD und LOUBE (1960) wiesen darauf hin, daß der Diabetes beim Werner-Syndrom bestimmte Charakteristika aufweist: Er ist fast immer leicht. Die Nüchternblutzuckerwerte sind auch bei manifestem Diabetes meist normal. Eine Glukosurie wird gewöhnlich nur tagsüber nachgewiesen. Selten ist die Insulinbehandlung erforderlich. Eine Neigung zur Ketose besteht nicht, eine Ketoazidose kommt nur ausnahmsweise vor (OPPENHEIMER u. KUGEL, 1934, LOUW, 1945). Wie bei lipoatrophischem Diabetes ist die Insulinresistenz gegen exogenes Insulin (FIELD u. LOUBE, 1960) DAWEKE et al., 1963) besonders auffallend. Sie besteht offensichtlich auch gegen endogenes Insulin, denn die basalen und reaktiven Insulinwerte im Plasma sind normal oder erhöht, was DAWEKE *et al.* (1963) mit Bestimmung der ILA am Fettgewebe unter Glukosestimulation und SAMOLS (1965) mit Untersuchung des immunreaktiven Insulins im Serum nach Tolbutamidstimulation zeigen konnten. Insulinbelastungen, selbst mit relativ hohen Dosen (0,5 E pro kg) führten nicht zu hypoglykämischen Reaktionen (DAWEKE *et al.*, 1963).

Anders als beim lipoatrophischen Diabetes sind Hyperlipidämien beim Werner-Syndrom nicht häufig. Gelegentlich kommen sie aber vor (FIELD u. LOUBE 1960). Im Fall von DAWEKE *et al.* (1963) bestand eine erhebliche Hypercholesterinämie (maximal 580 mg%) und Hypertriglyzeridämie mit starker Vermehrung der VLDL-Lipoproteine (S_F 100 − 400), die keine wesentlichen Beziehungen zur Hyperglykämie zeigten.

Das Werner-Syndrom wird häufig verkannt und mit verschiedenen dermatologischen Erkrankungen verwechselt, die mit Atrophie oder Sklerose der Haut bzw. mit Muskelschwund oder Katarakt einhergehen, sowie wegen des besonderen Aspektes auch mit verschiedenen Endokrinopathien (z.B. Cushing-Syndrom aber auch Hypopituitarismus). Gelegentlich wurde ein hypogonadotroper Hypogonadismus wahrscheinlich gemacht (DAWEKE *et al.*, 1963).

Das Werner-Syndrom kann als genetisch determinierte mesoektodermale Dysplasie (MERZ *et al.*, 1963) aufgefaßt werden. Häufig läßt sich eine Blutsverwandtschaft der Eltern und das Vorkommen bei Geschwistern nachweisen. Die Pathogenese des Diabetes beim Werner-Syndrom ist unklar. BOATWRIGHT *et al.* (1952) glaubten, daß die frühzeitige Arteriosklerose eine ätiologisch wichtige Rolle spielen könne. FIELD und LOUBE (1960) wiesen auf die Ähnlichkeit mit dem Erwachsenen-Diabetes bei Frauen in der Menopause und mit dem lipoatrophischen Diabetes hin. Die normale oder erhöhte endogene Insulinfreisetzung und die auffällige Insulinresistenz des Werner-Syndroms weisen auf insulin-antagonistische Effekte hin. Im Gegensatz zum lipoatrophischen Diabetes wurde beim Werner-Syndrom aber eine lipid-mobilisierende, insulin-antagonistische Substanz im Plasma oder Harn bislang nicht nachgewiesen.

3. Ataxia teleangiectasia und Diabetes mellitus

SCHALCH, MCFARLIN und BARLOW berichteten 1970 über das häufige Zusammentreffen von Ataxia teleangiectasia mit einer ungewöhnlichen Form des Diabetes und leichter Leberdysfunktion unbekannter Ursache. Unter 17 Patienten mit Ataxia teleangiectasia hatten 10 einen Diabetes.

Die Ataxia teleangiectasia ist ein seltenes familiäres Syndrom mit progressiver zerebellarer Ataxie, okulokutanen Teleangiektasien, rezidivierenden sinopulmonalen Infekten, Mangel an Immunglobulin A (IgA), morphologischen Veränderungen des Thymus und der Lymphknoten, verlängerter Überlebenszeit von Hauttransplantaten und Lymphopenie. Dieses Syndrom ist vor allem Neurologen und Pädiatern bekannt (WELLS u. SHY, 1957; BODER u. SEDGWICK, 1958).

Genauere Analysen wurden von 8 Patienten vorgelegt. Es handelt sich um normgewichtige Kinder und Jugendlichen im Alter von 6 bis 19 Jahren. In 5 Fällen wurde ein Diabetes festgestellt, der folgende Besonderheiten bot: Annähernd normale Nüchternblutzuckerwerte, pathologische Glukosetoleranz, fehlende oder geringe Glukosurie selbst bei erheblicher Hyperglykämie nach Glukosebelastung, beträchtliche reaktive Insulinfreisetzung nach Glukose- und nach Tolbutamidstimulation, verminderte Empfindlichkeit gegen exogenes Insulin. Die Überprüfung des STH- und Cortisonspiegel im Plasma war normal. Alle diabeti-

schen Kinder hatten Störungen der Leberfunktion, zwei von ihnen eine Lebervergrößerung, ein Kind eine Fettleber.

Die Ursache der pathologischen Glukose-Toleranz mit reaktivem Hyperinsulinismus und Insulinresistenz ist unklar. Keine der bekannten Bedingungen (Endokrinopathien, hypothalamische Veränderungen, Fettsucht) trafen zu. Ob die relativ milden Leberveränderungen für die gestörte Glukosetoleranz und den reaktivem Hyperinsulinismus verantwortlich sind, ist unbekannt, aber wahrscheinlich.
Für diese Leberstörungen wurde eine Infektion mit Cytomegalie-Virus in Betracht
gezogen, in drei Fällen auch durch serologische Untersuchungen wahrscheinlich
gemacht.

4. Perniziöse Anämie und Diabetes mellitus

Die Verbindung von Diabetes und perniziöser Anämie ist seit der ersten
Beobachtung von PARKINSON (1910) und der ersten Übersicht über 9 eigene
und 48 bis dahin in der Literatur publizierte Fälle von ROOT (1931) wiederholt
bestätigt worden. Danach scheint die perniziöse Anämie bei Diabetikern wesentlich häufiger (2,0 bis 30,0, i.D. etwa 6,0 pro 1000) als bei Nicht-Diabetikern
(1,3 pro 1000) vorzukommen (MUNICHOODAPPA u. KOZAK, 1970).

Obwohl bei Diabetikern häufiger als bei Nicht-Diabetikern eine chronische
Gastritis (FIXA et al., 1964) und niedrige Pepsinogen-Werte im Serum (ARAPAKIS
et al., 1963) gefunden wurden, kann eine Achlorhydrie selbst kaum die auffällige
Beziehung zwischen Diabetes und perniziöser Anämie erklären, da die Befunde
über die Magensäureproduktion bei Diabetikern durchaus widerspruchsvoll sind
(DOTEVALL, 1961; MARKS, 1959). Immunologische, insbesondere autoimmunologische Prozesse scheinen vielmehr eine wesentliche Rolle zu spielen. So wurden
bei Diabetikern häufig Antikörper gegen Magenmucosa (WAWRZYNIAK, 1967)
sowie gegen den Intrinsic-Faktor und Parietalzellen des Magens (UNGER et al.,
1968) gefunden, und zwar bei insulin-abhängigen Diabetikern häufiger als bei
nicht-insulin-abhängigen Patienten. In diesem Zusammenhang wird auf die hohe
Prävalenz organ-spezifischer Antikörper bei perniziöser Anämie, idiopathischem
M. Addison und Schilddrüsenkrankheiten und deren Beziehungen zum Diabetes,
sowie auf die Bedeutung von Autoimmunvorgängen hingewiesen (MUNICHOO-
DOPPA u. KOZAK, 1970). In diese Richtung scheint auch die Koexistenz des Diabetes mit dem sog. „Schmidt-Syndrom" (thyreoidale und adrenale Insuffizienz)
zu deuten (CARPENTER et al., 1964; SALOMON et al., 1965). Da die perniziöse
Anämie dem Diabetes oft vorausgeht und vaskuläre Veränderungen oder die
Insulinbehandlung selbst nicht für die Verbindung von perniziöser Anämie und
Diabetes verantwortlich sind, wurde auch eine genetische Beziehung in Betracht
gezogen (OAKLEY, 1968).

5. Andere Syndrome

Das *Mauriac-Syndrom* bei jugendlichen, schlecht geführten Diabetikern mit
Hepatomegalie, Wachstumsretardation und verspäteter Geschlechtsreife sowie
das *Prader-Labhart-Willi-Syndrom* bei Kindern, in dessen Verlauf sich eine Adipositas sowie eine zunehmende Glukose-Intoleranz entwickelt, die in einen manifesten Diabetes („*myatonischer Diabetes*") vom Erwachsenentyp übergehen kann
(s. Kapitel: Der kindliche Diabetes), wie auch das *Achard-Thiers-Syndrom* bei
älteren Frauen mit Diabetes, Übergewicht, Hirsutismus und klinischen Zeichen
des Hypercorticismus (s. Kapitel: Diabetes und sonstiges Endokrinium) werden
an anderer Stelle dieses Handbuches dargestellt.

Literatur

ALLEN, F.M.: A personal view of therapy of diabetes mellitus. Diabetes 11, 336 (1962).

ALLEN, G.E.: Diabetes mellitus and the skin. Practitioner 203, 189 (1969).

ANGELI, I.: Über die Epidemiologie des Diabetes mellitus. Med. Welt 23 (N.F.), 376 (1972).

ARAPAKIS, G., BOCK, A.O., WILLIAMS, D.L., WITTS, L.J.: Diabetes mellitus and pernicious anemia. Brit. med. J. 1963 I, 159.

ARNOULD, Y., BALASSE, E., FRANCKSON, J.R.M., BASTEINE, P.A.: Effect of protracted starvation on the glycoregulation of obese patients. Diabetologia 1, 136 (1965) (Abstr.).

BAKER, L., KAYE, R., HAQUE, N.: Metabolic homeostasis in juvenile diabetes mellitus. II. Increased ketone responsiveness to epinephrine. Diabetes 18, 421 (1969).

BAKER, L., KAYE, R., ROOT, A.W.: The early partial remission of juvenile diabetes mellitus. J. Pediat. 71, 825 (1967).

BALADIMOS, M.C.: Diabetic nephropathy. In: JOSLIN'S Diabetes mellitus, 11th. ed., p. 526. Philadelphia: Lea & Febiger 1971.

BALADIMOS, M.C., BALADIMOS, P.M., DAVIS, C.B., BELLEAN, R., JOSHI, P.C., KUSAKCIOGLU, O.: Abnormal carbohydrate tolerance and diabetes in elderly persons. Geriatrics 22, 159 (1967).

BANTING, F.G., BEST, C.H., COLLIP, J.B., CAMPBELL, W.R., FLETCHER, A.A.: Pancreatic extracts in the treatment of diabetes mellitus. Canad. med. Ass. J. 12, 141 (1922).

BARR, R.W.: Acute diabetic episode with remission. J. clin. Endocr. 20, 473 (1960).

BEASER, S.B.: The clinical characteristics of early diabetes mellitus. New Engl. J. Med. 239, 765 (1948).

BELL, E.T.: Diabetes mellitus. A clinical and pathological study of 2519 cases. Springfield: Thomas 1960.

BELLA, R. DE, BELMONTE, M.M., COLLE, E.: Effect of intravenous tolbutamide in juvenile diabetes mellitus. Diabetes 16, 215 (1967).

BERKOWITZ, D.: Metabolic changes associated with obesity before and after weight reduction. J. Amer. med. Ass., 187, 399 (1964).

BERNARD, C.: Leçons de physiologie expérimentale. Paris 1855.

BERTRAM, F.: Stoffwechsel der Kohlenhydrate. Klinischer Teil. In: ZÖLLNER, N. (Hrsg.), TANNHAUSERS Lehrbuch des Stoffwechsels und der Stoffwechselkrankheiten, 2. Aufl., S. 291. Stuttgart: Thieme 1957.

BERTRAM, F., OTTO, H.: Die Zuckerkrankheit. Stuttgart: Thieme 1963.

BIBERGEIL, H.: „Regulationskrankheit" Diabetes—heute. Dtsch. Gesundh.-Wes. 24, 961 (1969).

BJORNTORP, P.D., SJÖSTRÖM, L.S.: Number and size of adipose fat cells in relation to metabolism in human obesity. Metabolism 20, 703 (1971).

BLACKARD, W.G., OMORI, Y.: Blood ketone response to norepinephrine-induced free fatty acid elevation in diabetes. Diabetes 13, 518 (1964).

BLAISDELL, E.R.: Diabetic coma followed by a remission of diabetes for sixteen months. A thirty-five-year follow-up. J. Maine med. Ass. 52, 231 (1961).

BLOCK, M.B., MAKO, M., STEINER, D.F., RUBENSTEIN, A.H.: C-peptide immunoreactivity: An indicator of beta cell activity in diabetes. Diabetes 20 (Suppl. 1), 332 (1971).

BLOOM, A.: Remission in diabetes. Brit. med. J. 1959 II, 731.

BOATWRIGHT, H., WHEELER, C.E., CAWLEY, E.P.: Werner's syndrome (case report). Arch. intern. Med. 90, 243 (1952).

BODER, E., SEDGWICK, R.P.: Ataxia-teleangiectasia: a familal syndrome of progressive cerebellar ataxia, oculocutaneous teleangiectasia and frequent pulmonary infection. Pediatrics 21, 526 (1958).

BORNSTEIN, J., LAWRENCE, R.D.: Two types of diabetes mellitus with and without available plasma insulin. Brit. med. J. 1957 I, 732.

BOSHELL, B.R., BARRETT, J.G., WILENSKY, A.S., PATTON, T.B.: Insulin resistance. Response to insulin from various animal sources, including human. Diabetes 13, 144 (1964).

BOUCHARDAT, A.: De la glycosurie chez diabète sucré. Paris: Germer-Baillière 1875.

BOUDIN, G., DEGENNES, J.L., PEPIN, B., BARRAINE, R., SALTIEL, H.: Diabète lipo-atrophique avec manifestations neurologiques. Bull. Soc. Méd. Hôp. Paris 114, 895 (1963).

BRADLEY, R.F., RAMOS, E.: The eyes and diabetes. In: JOSLIN'S Diabetes mellitus, 11th. ed., chapt. 16, p. 496. Philadelphia: Lea & Febiger 1971.

BRAUNSTEINER, H., PAULI, R.D., SAILER, S., SANDHOFER, F.: Myokardinfarkt und latent diabetische Stoffwechsellage. Klin. Wschr. 43, 585 (1965).

BRUNZELL, J.D., LERNER, R.L., HAZZARD, W.R., PORTE, D., JR., BIERMAN, E.L.: Improved glucose
tolerance with high carbohydrate feeding in mild diabetes. New Engl. J. Med. **284**, 521 (1971).
BRUNZELL, J.D., LERNER, R.L., PORTE, D., JR., BIERMAN, E.L.: Effect of a fat-free high carbohydrate
diet on diabetic subjects with fasting hyperglycemia. Diabetes **23**, 138 (1974).
BRUSH, J.M.: Initial stabilization of the diabetic child. Amer. J. Dis. Child. **67**, 429 (1944).
BURR, I.M., KANAZAWA, Y., MARLISS, E.B., LAMBERT, A.E.: Biphasic insulin release from perifused
cultured fetal rat islets. Diabetes **20**, 592 (1971).
BUTTERFIELD, W.J.H., WICHELOW, M.J.: Effect of diet, sulphonylureas and phenformin on peripheral
glucose uptake in diabetes and obesity. Lancet **1968 II**, 785.
CAMERINI-DAVALOS, R.A.: Treatment of "chemical" diabetes. In: W.J.H. BUTTERFIELD, W. VAN
WESTERING (eds.), Tolbutamid ... after ten years, p. 228. Amsterdam: Exc. Med. Foundation
1967.
CAMPBELL, A., CONWAY, H.: Gastric retention and hypoglycemia in diabetes. Scot. med. J. **5**, 167
(1960).
CAMPBELL, G.D., MCNEILL, W.G.: Diabetes in the tropics. Brit. med. J. **1959 II**, 633.
CANNON, W.B., MCIVER, M.A., BLISS, S.W.: A sympathetic and adrenal mechanism for mobilising
sugar in hypoglycaemia. Amer. J. Physiol. **69**, 46 (1924).
CARLSTRÖM, S., INGEMANSON, C.A.: Juvenile diabetes with long-standing remission. Diabetologia
3, 465 (1967).
CARPENTER, R.B., SALOMON, N., SILVERBERG, S., BLESDOE, T., NORTHCUT, P., KLINENBERG, J., BEN-
NETT, I.L., JR., HARVEY, A.: Schmidt's syndrome (thyroid and adrenal insufficiency). A review
of the literature and a report of fifteen new cases including ten instances of coexistent diabetes
mellitus. Medicine (Baltimore) **43**, 153 (1964).
CASPARY, W.F., RHEIN, A.M., CREUTZFELDT, W.: Increase of intestinal brush border hydrolase
in mucosa of streptozotocin-diabetic rats. Diabetologia **8**, 412 (1972).
CHARLES, R.N., KELLAY, M.L.: Occurrence of diabetes mellitus in families of patients with cystic
fibrosis of the pancreas. J. chron. Dis. **14**, 381 (1961).
COHEN, A.M.: Prevalence of diabetes among different ethnic jewish groups in Israel. Metabolism
10, 50 (1961).
COHEN, A.M., BAVLY, S., POZNANSKY, R.: Change of diet of yemenite jews in relation to diabetes
and ischemic heart disease. Lancet **1961 II**, 1399.
COHEN, A.M., TEITELBAUM, A., SALITERNIK, R.: Genetics and diet as factors in the development
of diabetes mellitus. An experimental model. Metabolism **21**, 235 (1972).
COHEN, M.M., JR., GORLIN, R.J.: The Prader-Willi-syndrome. Amer. J. Dis. Child. **117**, 213 (1969).
COLLENS, W.S., SILVERSTEIN, J.N., DOBKIN, G.B.: Case of a diabetic with a Kimmelstiel-Wilson-
syndrome and a normal glucose tolerance. Ann. intern. Med. **50**, 1282 (1959).
CONSTAM, G.R.: Erfahrungen bei der Behandlung labiler Zuckerkranker. Dtsch. med. Wschr. **87**,
2184 (1962).
CONSTAM, G.R.: Das Pankreas. In: A. LABHART, Klinik der inneren Sekretion, 2. Aufl., S. 763.
Berlin-Heidelberg-New York: Springer 1971.
COTES, P.M., REID, E., YOUNG, F.G.: Diabetogenic action of pure anterior pituitary growth hormone.
Nature (Lond.) **164**, 209 (1949).
CRAIG, J.W., MILLER, M.: Lipoatrophic diabetes. In: R.H. WILLIAMS (ed.), Diabetes, p. 700. New
York: Hoeber, Inc. 1960.
CRAIG, J.W., MILLER, M.: Lipoatrophic diabetes. In: M. DEMOLE (ed.), 4e Congr. Fédération interna-
tionale du Diabète, p. 162. Genève: Ed. Médecine et Hygiène 1961.
CREAGHEAD, J.E., MCLANE, M.F.: Diabetes mellitus, induction in mice by encephalo-myocarditis
virus. Science **162**, 913 (1968).
CREUTZFELDT, W., FRERICHS, H., MALSCH, D., MOENCH, A.: Experimentelle Untersuchungen zu
den Auswirkungen einer Nierenschädigung auf den Diabetes mellitus. Naunyn-Schmiedebergs
Arch. exp. Path. Pharmak. **236**, 392 (1959).
CSAPO, G., SZÜCS, Z.: Spontane Remission des Diabetes mellitus. Med. Klin. **57**, 180 (1968).
DANOWSKI, T.S.: Clinical manifestations in newborns, older infants and children. In: T.S. DANOWSKI
(ed.), Diabetes mellitus: Diagnosis and treatment. New York: Amer. Diab. Ass., Inc. 1964.
DAWEKE, H., BACH, J.: Neue Erkenntnisse in der Behandlung der chronischen Insulinresistenz und
experimentelle Untersuchungen zu ihrer Genese. Klin. Wschr. **41**, 257 (1963).
DAWEKE, H., JAHNKE, K., ZIMMERMANN, H.: Untersuchungen des Kohlenhydrat- und Fettstoffwechsels beim Werner-Syndrom. Dtsch. Arch. klin. Med. **208**, 553 (1963).

DE GENNES, J.L., SALTIEL, H., TREMOLIERES, J., APFELBAUM, M., LAUDAT, P.: Revision de l'exploration metabolique et endocrinienne d'un cas de diabète lipoatrophique. Presse méd. **75**, 2605 (1967).

DEL GRECO, F., SCAPELLATO, L.: Transient diabetes with coma following short-term excessive consumption of carbohydrates. A case report. Diabetes **2**, 457 (1953).

DOHAN, F.C., LUKENS, F.D.W.: Experimental diabetes produced by administration of glucose. Endocrinology **42**, 244 (1948).

DOLLERY, C.F., PENTECOST, D.L., SAMAAN, N.A.: Drug-induced diabetes. Lancet **1962 II**, 735.

DONOHUE, W.L., UCHIDA, I.: Leprechaunism: A euphemism for a rare familial disorder. J. Pediat. **45**, 505 (1954).

DOTEVALL, G.: Gastric secretion of acid in diabetes mellitus during basal conditions and after maximal histamine stimulation. Acta med. scand. **170**, 59 (1961).

DROST, H., HIRSCH, W., JAHNKE, K.: Zur Bedeutung metabolischer Risikofaktoren bei Herzmuskelinfarkt. Verh. dtsch. Ges. inn. Med. **76**, 655 (1970).

DUBRAU, B., ANDERSCH, H., DUBRAU, K.H.: Das Verhalten des Körpergewichtes erwachsener Großstadt-Diabetiker im Vergleich zu identischen, gesunden Kontrollpersonen. Dtsch. Gesundh.-Wes. **26**, 2083 (1971).

DUNN, H.G.: The Prader-Labhart-Willi-syndrome. Review of the literature and report of 9 cases. Acta paediat. (Uppsala) Suppl. 186 (1968).

DUNN, J.S., SHEEHAN, H.L., MCLETCHIE, N.G.: Necrosis of the islets of Langerhans produced experimentally. Lancet **1943 I**, 484.

ENGELHARDT, H.T., VECCHIO, J.: The long-term effect of tolbutamide on glucose tolerance in adult, asymptomatic, latent diabetes. Metabolism **14**, 885 (1965).

ENGLESON, G., ZETTERQUIST, P.: Congenital diabetes mellitus and neonatal pseudodiabetes mellitus. Arch. Dis. Childh. **32**, 193 (1957).

EPSTEIN, C.J., MARTIN, G.M., SCHULTZ, A.L., MOTULSKY, A.G.: Werner's syndrome. A review of the symptomatology, natural history, pathologic features, genetics and relationship to the natural aging process. Medicine (Baltimore) **45**, 177 (1966).

EPSTEIN, S.E., BRAUNWALD, E.: Beta-adrenergic receptor blocking drugs. Mechanism of action and clinical applications. New Engl. J. Med. **275**, 1106 (1966).

FAJANS, ST.S., CONN, J.W.: Comments on the cortison-glucose-tolerance-test. Diabetes **10**, 63 (1961).

FAJANS, ST.S., FLOYD, J.C., JR., CONN, J.W., PEK, S.: The course of asymptomatic diabetes of children, adolescents, and young adults. In: R.A. CAMERINI-DAVALOS, H.S. COLE (eds.), Early diabetes, p. 377. New York and London: Academic Press 1970.

FALTA, W.: Die Zuckerkrankheit. Berlin und Wien: Urban & Schwarzenberg 1936, sowie 3. Aufl. 1944.

FELDMAN, R., FLITTERER, D.: The prophylactic use of oral hypoglycemic drugs in asymptomatic diabetes. In: W.J.H. BUTTERFIELD, W. VAN WESTERING (eds.), Tolbutamide... after ten years, p. 243. Amsterdam: Excerpta Medica Foundation 1967.

FERGUSON, M.J.: Saluretic drugs and diabetes mellitus. Amer. J. Cardiol. **7**, 568 (1961).

FIELD, J.B., LOUBE, S.D.: Observations concerning the diabetes mellitus associated with Werner's Syndrome. Metabolism **9**, 118 (1960).

FIXA, B., KOMARKORA, O., HEROUT, V., KOS, J.: Morphology of the gastric mucosa in diabetics. Acta med. scand. **175**, 161 (1964).

FRANCESCHETTI, A., MAEDER, G.: Cataracte et affections cutanées du type poikilodermie (syndrome de Rothmund) et du type sclérodermie (syndrome de Werner). Schweiz. med. Wschr. **79**, 657 (1949).

GENUTH, S.M.: Effects of prolonged fasting on insulin secretion. Diabetes **15**, 798 (1966).

GENUTH, S.M.: Clinical remission in diabetes mellitus. Studies of insulin secretion. Diabetes **19**, 116 (1970).

GEPTS, W.: Pathology of the pancreas in juvenile diabetes. Diabetes **14**, 619 (1965).

GEPTS, W.: Morphologie des Inselapparates beim Diabetes des Menschen. 12. Symp. Dtsch. Ges. Endokrinologie, Wiesbaden, 1966, S. 40. Berlin-Heidelberg-New York: Springer 1967.

GIBBS, D.D.: Werner's syndrome ("progeria of the adult"). Proc. roy. Soc. Med. **60**, 135 (1967).

GILLIS, B.: La baisse des besoins en insuline au cours de la néphropathie diabétique. Gaz. Méd. France **73**, 49 (1966).

GOESCHKE, H., BERGER, W., COLLARD, F.R., DENES, A.: Tagesschwankungen der Kohlenhydrat-Toleranz bei Diabetiker. In: H. OTTO, R. SPAETHE (Hrsg.), Diätetik bei Diabetes mellitus, S. 51. Bern-Stuttgart-Wien: Huber 1970.

Goldner, M.G., Zarowitz, H., Akgun, S.: Hyperglycemia and glucosuria due to thiazide derivates adminstered in diabetes mellitus. New Engl. J. Med. **262**, 403 (1960).

Goldstein, M.S.: Muscular exercise and subsequent glucose utilization. In: B.S. Leibel, G.A. Wrenshall (eds.), On the nature and treatment of diabetes, p. 308. Amsterdam: Excerpta Medica Foundation 1965.

Goodman, J.I., Schwartz, E.D., Frankel, L.: Group therapy of obese diabetic patients. Diabetes **2**, 280 (1953).

Goodner, C.J., Freinkel, N.: Carbohydrate metabolism in pregnancy. IV. Studies on the permeability of the rat placenta to ^{131}J insulin. Diabetes **10**, 383 (1961).

Gottesbüren, H., Schmitt, E., Menge, H., Bloch, R., Lorenz-Meyer, H., Riecker, E.O.: Untersuchungen zum Einfluß des Insulins auf die intestinale Resorption beim Menschen. Res. exp. Med. **160**, 326 (1973).

Grafe, E.: Ernährungs- und Stoffwechselkrankheiten und ihre Behandlung, 2. Aufl. Berlin-Göttingen-Heidelberg: Springer 1958.

Grafe, E., Tropp, C.: Der Diabetes mellitus. In: Handbuch der Inneren Medizin, 3. Aufl., Bd. 6, Teil 2, S. 491. Berlin: Springer 1944.

Grobin, W.: Diabetes in the aged. Canad. med. Ass. J. **103**, 915 (1970).

Grunt, L.: Early course of juvenile diabetes. J. med. Soc. N.J. **53**, 507 (1956).

Guillon, J.: Les poussées hyperglycémiques passageres. Journées ann. Diabét. Hôtel-Dieu. **4**, 47 (1963).

Gundersen, K., Yerganien, S., Lin, B.J., Gagnon, H., Bell, F. McRae. W., Onsberg, T.: Diabetes in the Chinese hamster, some clinical and metabolic aspects. Diabetologia **3**, 85 (1967).

Hagbard, L., Svanborg, A.: Prognosis of diabetes mellitus with onset during pregnancy. Diabetes **9**, 296 (1960).

Hales, C.N., Kennedy, G.C.: Plasma glucose, non-esterified fatty acid and insulin concentrations in hypothalamic-hyperphagic rats. Biochem. J. **90**, 620 (1964).

Hales, C.N., Randle, P.J.: Effect of low carbohydrate diet and diabetes mellitus on plasma concentrations of nonesterified fatty acids, glucose and insulin during oral glucose tolerance test. Lancet **1963 I**, 790.

Haller, H., Strauzenberg, St.E.: Orale Diabetestherapie, S. 207. Ed. Leipzig 1966.

Hamberger, C.A., Hammer, C., Norten, E., Sjogren, B.: Hypophysectomy in acromegaly. J. clin. Endocr. **19**, 1500 (1959).

Hamwi, G.J., Kruger, F.A., Eymontt, M.J., Scarpelli, D.G., Gwinup, G., Byron, R.: Lipoatrophic diabetes. Diabetes **15**, 262 (1966).

Hansen, A.E., McQuarrie, I.: Study of certain tissue lipids in generalized lipodystrophy ("lipohistiodiaresis"). Proc. Soc. exp. Biol. (N.Y.) **44**, 611 (1940).

Harrison, M.T., Harden, R.M.: The long-term value of fasting in the treatment of obesity. Lancet **1960 II**, 1340.

Harwood, R.: Severe diabetes with remission. New Engl. J. Med. **257** (1957).

Hatch, F.E., Jr., Parrish, A.E.: Apparent remission of a severe diabetic on development the Kimmelstiel-Wilson syndrome. Ann. intern. Med. **54**, 544 (1961).

Haunz, E.A.: An approach to the problem of the "brittle" diabetic patient. J. Amer. med. Ass. **142**, 168 (1950).

Havel, R.J., Basso, L.V., Kane, J.P.: Mobilization and storage of fat in congenital and late-onset forms of "total" lipodystrophy. J. clin. Invest. **47**, 1068 (1967).

Hennes, A.R., Shreeve, W.W.: Hormonla influences on metabolism of C^{14}-labeled acetate in man. Fed. Proc. **17**, 241 (1958).

Herberg, L., Major, E., Hennigs, U., Grüneklee, D., Freitag, G., Gries, F.A.: Differences in the development of the obese-hyperglycemic syndrome in obob and NZO mice. Diabetologia **6**, 292 (1970).

Herman, J.B.: Glucose tolerance in diabetes mellitus during treatment with the sulfonylureas hypoglycemic agents. Israel J. med. Sci. **2**, 733 (1966).

Hernandez, A., Zorilla, E., Gershberg, H.: Seruminsulin in remission of juvenile diabetes. Lancet **1968 II**, 223.

Himsworth, H.P.: Diabetes mellitus. Differentiation into insulin-sensitive and insulin-insensitive type. Lancet **1936 I**, 127.

Hines, J.J., Kessler, D.L.: Unexplained remission of long-standing severe diabetes mellitus. Ann. intern. Med. **55**, 314 (1961).

HOET, J.P.: Carbohydrate metabolism during pregnancy. Diabetes **3**, 1 (1954).

HOUSE, E.L., TASSONI, J.P.: Duration of alloxan diabetes in the hamster. Endocrinology **61**, 309 (1957).

HOUSSAY, B.A., BIASOTTI, A., RIETTI, C.T.: Action diabétogène de l'extrait antéhypophysaire. C.R. Soc. Biol. (Paris) **111**, 479 (1932).

HUGH-JONES, P.: Diabetes in Jamaica. Lancet **1955 II**, 891.

HUTCHISON, H.H., KEAY, A.J., KERR, M.M.: Congenital temporary diabetes mellitus. Brit. med. J. **1962 II**, 436.

ILLIG, R., PRADER, A.: Remission of juvenile diabetes. Lancet **1968 II**, 1190.

IRMSCHER, K., JAHNKE, K.: Die diabetische Nephropathie: Eine Übersicht über die Morphologie, Pathophysiologie, Pathogenese, Klinik und Therapie. Acta diabet. lat. **3**, 155 (1966).

IRWIN, G.W., WARD, P.B.: Werner's syndrome, with a report of two cases. Amer. J. Med. **15**, 266 (1953).

JAHNKE, K.: Die Glukose-, Cortison-Glukose- und Rastinonbelastungsproben bei älteren Personen. In: K. OBERDISSE, K. JAHNKE, Fortschritte der Diabetesforschung, S. 167. Stuttgart: Thieme 1963.

JAHNKE, K.: Kohlenhydratstoffwechsel bei essentieller Hyperlipämie im Erwachsenenalter. In: G. SCHETTLER, R. SANWALD, Pathophysiologische und klinische Aspekte des Fettstoffwechsels, S. 11. Stuttgart: Thieme 1966.

JAHNKE, K.: Diätbehandlung des Diabetes mellitus. In: E.F. PFEIFFER (Hrsg.), Handbuch des Diabetes mellitus, Bd. II, S. 1019. München: Lehmann 1971.

JAHNKE, K., BREITBACH, A., BLANK, H.: Bewertung und Behandlung des Diabetes mellitus im Alter. Internist (Berl.) **3**, 185 (1962).

JAHNKE, K., GABBE, R.: Bedeutung und Methodik von Ernährungsanamnesen. Nutr. et Dieta (Basel) **2**, 115 (1960).

JAHNKE, K., MISS, H.D., DROST, H.: Kriterien und Bewertung der Diabeteseinstellung. Dtsch. med. Wschr. **99**, 870 (1974).

JAHNKE, K., OBERDISSE, K.: Die Begutachtung des Zusammenhanges zwischen Trauma und Diabetes mellitus. Dtsch. med. Wschr. **86**, 2358 (1961).

JANERT, H.: Zur diabetischen Lentopathie. In: K. OBERDISSE, K. JAHNKE, Diabetes mellitus. Stuttgart: Thieme 1959.

JARRET, R.J., BAKER, I.A., KEEN, H., OAKLEY, N.W.: Diurnal variations in oral glucose tolerance: blood sugar and plasma insulin levels morning afternoon and evening. Brit. med. J. **1972 I**, 199.

JOHANSEN, K.: Mild carbohydrate intolerance developing classic juvenile diabetes. Acta med. scand. **189**, 337 (1971).

JOHANSEN, K., ØRSKOV, H.: Plasma insulin during remission in juvenile diabetes mellitus. Brit. med. J. **1969 I**, 676.

JOLIFF, J.W., CRAIG, J.W.: Lipoatrophic diabetes and mental illness in three siblings. Diabetes **16**, 708 (1967).

JOSLIN, E.P.: The universality of diabetes. Its true incidence and the need or a reorganization of its treatment. Acta med. scand., Suppl. **196**, 1 (1947).

JOSLIN, E.P., ROOT, H.F., WHITE, P., MARBLE, A.: The treatment of diabetes mellitus, 10th. ed. Philadelphia: Lea & Febiger 1959.

KALANT, N., CLAMEN, M., HOFFMAN, M.M.: Effect of experimental nephrosis on alloxan diabetes in rats. Diabetes **7**, 140 (1958).

KARAM, J.H., GRODSKY, G.M., FORSHAM, P.H.: The relationship of obesity and growth hormon to serum insulin levels. Ann. N.Y. Acad. Sci. **131**, 374 (1965).

KATSCH, G.: Regulationskrankheit Diabetes. Klin. u. Prax. **1**, 36 (1946).

KATSCH, G.: Ist Diabetes heilbar? Münch. med. Wschr. **100**, 1173 (1958).

KNICK, B.: Diabetesformen und diabetologische Nomenklaturen. Dtsch. Ärztebl. **64**, 2331 (1967).

KNICK, B.: Zur Chronopathologie des Diabetes mellitus. Verh. dtsch. Ges. inn. Med. **73**, 642 (1967).

KNOWLES, H.C.: Diabetes mellitus, p. 109. New York: Amer. Diab. Ass., Inc. 1964.

KOCH, E.: Pankreatitis und Diabetes. In: E.F. PFEIFFER, Handbuch des Diabetes mellitus, Bd. II, S. 864. München: Lehmann 1971.

KOSAKA, K., HAGURA, R., SAITO, R., TSUKAMOTO, F., KUZUYA, T.: Changes in plasma insulin and glucose tolerance in stable diabetes in a young woman. Diabetes **18**, 487 (1969).

KOZAK, G.P.: Diabetes an other endocrinologic disorders. In: JOSLIN's Diabetes mellitus, 11th. ed., chapt. 24, p. 671. Philadelphia: Lea & Febiger 1971.

KRALL, L.P.: Ten years' experience with biguanides in the treatment of diabetes mellitus. In: K. OBERDISSE, H. DAWEKE, G. MICHAEL (Hrsg.), 2. Internationales Biguanid-Symposium, Düsseldorf, 1967, S. 161. Stuttgart: Thieme 1968.

KRALL, L.P.: Clinical evaluation of prognosis. In: JOSLIN's Diabetes mellitus, 11th. ed., chapt. 9, p. 215. Philadelphia: Lea & Febiger 1971.

KUNKEL, W., HAUPT, E., FRÖHLICH, F., SCHÖFFLING, K.: Der Einfluß einer Gewichtsreduktion auf Verlauf und Behandlung des Erwachsenen-Diabetes. Med. Welt 23, (N.F.), 679 (1972).

KUNTZ, E.: Systematik und Klinik des Diabetes mellitus. Münch. med. Wschr. 112, 665 (1970).

LABHART, A.: Klinik der inneren Sekretion, 2. Aufl. Berlin-Heidelberg-New York: Springer 1971.

LANCERAUX, E.: Bull. Acad. Méd. (Paris) II, 6, 1215 (1877) (zit. Grafe 1958).

LANGER, H., BECKER, I.: Hautkrankheiten und Diabetes mellitus. Dtsch. Gesundh.-Wes. 24, 1364 (1969).

LAUBE, H., FUSSGÄNGER, R., GOBERNA, R., PFEIFFER, E.F.: Zur Bedeutung einer isokalorischen stärke- und rohrzuckerreichen Nahrung auf die Insulinsekretion und Glukoseassimilation. Klin. Wschr. 50, 239 (1972).

LAUBE, H., FUSSGÄNGER, R., PFEIFFER, E.F.: Diabetogene Wirkung einer fructose-reichen Kost. In: I. MAGYAR, A. BERINGER (Hrsg.), 3. Intern. Donau-Symposion über Diabetes mellitus. Wien: Verlag der Wiener Med. Akademie 1973.

LAUBE, H., KOHLE, K., DITSCHUNEIT, H., PFEIFFER, E.F.: Dauererfolg von Fastenkuren. Dtsch. med. Wschr. 97, 830 (1973).

LAWRENCE, R.D.: Lipodystrophy and hepatomegaly with diabetes, lipaemia and other metabolic disturbances. A case throwing new light on the action of insulin. Lancet 1946 I, 724, 733.

LEISER, A.E.: Long acting DBJ in treatment of unstable adult diabetes. Tex. St. J. Med. 59, 508 (1963).

LESTRADET, H., SCHAETZ, A.: Der Diabetes mellitus. München: Barth 1966.

LIEBERMEISTER, H., DAWEKE, H., GRIES, F.A., SCHILLING, W.H., GRÜNEKLEE, D., PROBST, G., JAHNKE, K.: Einfluß der Gewichtsreduktion auf Metabolite des Kohlenhydrat- und Fettstoffwechsels und auf das Verhalten des Seruminsulins bei Adipositas. Diabetologia 4, 123 (1968).

LIPPMANN, H.G., MICHAELIS, D., KOHLER, E.: Plasma-Katecholamine bei Diabetes mellitus unter N_1, n-Butylbiguanid. Klin. Wschr. 43, 957 (1965).

LONG, C.N.H., KATZIM, B., FREY, E.G.: The adrenal cortex and carbohydrate metabolism. Endocrinology 26, 309 (1940).

LOUBATIERES, A.: Zur Geschichte der Entdeckung der oralen Antidiabetika. In: E.F. PFEIFFER (Hrsg.), Handbuch des Diabetes, Bd. II, S. 1179. München: Lehmann 1971.

LOUIS, C.H., CONN, J.W.: A diabetogenic polypeptide from dog and sheep adenohypophysis similar to that found in lipoatrophic diabetes. Metabolism 17, 475 (1968).

LOUIS, C.H., CONN, J.W., MINICK, M.C.: A diabetogenic polypeptide from bovine adenohypophysis similar to that excreted in lipoatrophic diabetes. Metabolism 15, 309 (1966).

LOUIS, L.H., COHN, J.W., MINICK, M.C.: Lipoatrophic diabetes: Isolation and characterization of an insulin antagonist from urine. Metabolism 12, 867 (1963).

LOUIS, L.H., MINICK, M.C., CONN, J.W.: Lipoatrophic diabetes: Isolation from urine of a potent adipokinetic substance. J. Lab. clin. Med. 56, 924 (1960).

LOUW, A.: Rothmund-Werner's disease. A case with interna frontal hyperostosis. Acta med. scand. 121, 333 (1945).

LUFT, R., OLIVECRONA, H., SJÖGREN, B.: Hypophysectomy in man: experiences in severe diabetes mellitus. J. clin. Endocr. 15, 391 (1955).

LUNDBAEK, K.: Das spätdiabetische Syndrom — Angiopathia diabetika. Ergebn. inn. Med. Kinderheilk. 8, 1 (1957).

MALHERBE, C., GASPARD, M. DE, HARTOGH, R. DE, HOET, J.J.: Circadian variations of blood sugar and plasma insulin levels in man. Diabetologia 5, 397 (1969).

MALINS, J.: Clinical diabetes mellitus. London: Eyre & Spottiswoode 1968.

MALINS, J.M., FITZGERALD, M.G., WALL, M.: A change in the sex incidence of diabetes mellitus. Diabetologia 1, 121 (1965).

MANDERSON, W.G., McKIDDIE, M.T., MANNERS, D.J.: Liver glycogen accumulation in unstable diabetes. Diabetes 17, 13 (1968).

MARBLE, A.: Causes and treatment of unstable diabetes. 4ᵉ Congr. Fed. intern. Diabete, Geneve, 1961, p. 285. Genève: Ed. Médicine et Hygiène 1961.

MARBLE, A.: Classification. In: T.S. DANOWSKI (ed.), Diabetes mellitus: Diagnosis and treatment, chapt. II, p. 7. New York: Amer. Diab. Ass. Inc. 1964.

MARBLE, A.: Current concepts of diabetes. In: JOSLIN'S Diabetes mellitus, 11th. ed., chapt. 1, p. 2. Philadelphia: Lea & Febiger 1971.

MARCUS, R.: Retinopathy, nephropathy and neuropathy in lipoatrophic diabetes. Case report and discussion. Diabetes 15, 351 (1966).

MARKS, H.H., KRALL, L.P.: Onset, course, prognosis and mortality in diabetes mellitus. In: JOSLIN'S Diabetes mellitus, 11th. ed., chapt. 9, p. 212. Philadelphia: Lea & Febiger 1971.

MARKS, H.H., KRALL, L.P., WHITE, P.: Epidemiology and detection of diabetes. In: JOSLIN'S Diabetes mellitus, 11th. ed., chapt. 2, p. 10. Philadelphia: Lea & Febiger 1971.

MARKS, I.N., SHUMAN, C.R., SHAY, H.: Gastric acid secretion in diabetes mellitus. Ann. intern. Med. 51, 227 (1959).

MARSHALL, F.W.: Sugar content of the blood in elderly people. Quart. J. Med. 24, 257 (1930).

MERING, J. VON, MINKOWSKI, O.: Diabetes mellitus nach Pankreasexstirpation. Naunyn-Schmiedebergs Arch. exp. Path. Pharmak. 26, 371 (1890).

MERZ, E.H., TAUSK, K., DUKES, E.D.: Meso-ectodermal dysplasia and its variants. Amer. J. Ophthal. 55, 488 (1963).

MEYER, B., NEZELOF, CH., Mme. LEMOINE, CHARRAS, J., CAILLE, B., VIALATTE, J.: A propos de deux cas de diabète néonatal. Sém. Hôp. (Ann. Péd.) 46, 2273 (1970).

MOHNIKE, G., JUTZI, E., KÖHLER, W.: Die Bedeutung von Ausgangswert und Ausgangsrichtung des Blutzuckers für den Verlauf von Insulin- und Glukagonbelastungen bei Diabetikern. Dtsch. Gesundh.-Wes. 15, 2300 (1960).

MOLNAR, G.D., GASTINEAU, C.F., ROSEVEAR, J.W., MOXNESS, K.E.: Quantitative aspects of labile diabetes. Diabetes 14, 279 (1965).

MOSCHCOWITZ, E.: The relation of hyperplastic arteriosclerosis to diabetes mellitus. Ann. intern. Med. 34, 1137 (1957).

MOTULSKY, A.G., EPSTEIN, C.J.: Genetics and endocrinology. In: R. WILLIAMS (ed.), Textbook of endocrinology, 4th. ed., p. 1131. Philadelphia: Saunders Co. 1968.

MÜLLER, L., ANDERSSON, B.: Werner's syndrome. A survey based on two cases. Acta med. scand. 146, Suppl. 283, 1 (1953).

MUNICHOODAPPA, C., KOZAK, P.: Diabetes mellitus and pernicious anemia. Diabetes 19, 719 (1970).

NAUNYN, B.: Der Diabetes mellitus. Wien: Hölder 1906.

NEWBURGH, L.H.: Control of the hyperglycemia of obese diabetics by weight reduction. Ann. intern. Med. 17, 935 (1942).

NICHOLSON, W.A.: Changing sex ratios in diabetes. Brit. med. J. 1971 IV, 465.

OAKLEY, W.G., PYKE, D.A., TAYLOR, K.W.: Clinical diabetes. Oxford and Edinburgh: Blackwell Scientific Publications 1968.

OBERDISSE, K.: Der juvenile Diabetes. Wien. med. Wschr. 121, 919 (1971).

OBERDISSE, K., JAHNKE, K., DAWEKE, H., LIEBERMEISTER, H.: Pathophysiological aspects and clinical experience with biguanides in the treatment of diabetes and obesity. In: R.R. RODRIGUEZ (ed.), Diabetes, p. 726. Amsterdam: Excerpta Medica Foundation 1971.

OBERDISSE, K., KLEIN, E.: Die Krankheiten der Schilddrüse. Stuttgart: Thieme 1967.

OLSON, W.A., ROSENBERG, J.H.: Intestinal transport of sugars and amino acids in diabetic rats. J. clin. Invest. 49, 96 (1970).

ONEDA, A., AGUILAR-PARADA, E., EISENTRAUT, A.M., UNGER, R.H.: Control of pancreatic glucagon secretion by glucose. Diabetes 18, 1 (1969).

OPPENHEIMER, B.S., KUGEL, V.H.: A heredofamilial disorder with scleroderma, bilateral juvenile cataract, precocious graying of the hair and endocrine stigmatization. Trans. Ass. Amer. Phycns 49, 358 (1934).

O'SULLIVAN, J.B.: Gestational diabetes. New Engl. J. Med. 264, 1082 (1961).

O'SULLIVAN, J.B., HURWITZ, D.: Spontaneous remissions in early diabetes mellitus. Arch. intern. Med. 117, 769 (1966).

PARKINSON, J.: A case of pernicious anemia terminating in acute diabetes. Lancet 1910 II, 543.

PECK, F.B., JR., KIRTLEY, W.R., PECK, F.B., SR.: Complete remission of severe diabetes. Diabetes 7, 93 (1958).

Pedersen, J.: The pregnant diabetic and her newborn. Problems and management. Copenhagen: Munksgaard 1967.

Perelman, R., Lestradet, H.: Le diabète neonatal. J. Ann. Diab. de l-Hôtel-Dieu **4**, 1 (1963).

Perley, M., Kipnis, D.M.: Plasma insulin responses to glucose and tolbutamide of normal weight and obese diabetic and nondiabetic subjects. Diabetes **15**, 867 (1966).

Petrides, P.: Der labile Diabetes. Pathophysiologie, Klinik, Therapie. Dtsch. med. Wschr. **91**, 689 (1966).

Pfeiffer, E.F.: Die heutige Auffassung von der Pathogenese des menschlichen Diabetes mellitus. Dtsch. Ärztebl. **62**, 70 (1965).

Pfeiffer, E.F., Pfeiffer, M., Ditschuneit, H., Ahn, Ch.S.: Über die Bestimmung von Insulin im Blut am epididymalen Fettanhang der Ratte mit Hilfe markierter Glukose. II. Experimentelle und klinische Erfahrungen. Klin. Wschr. **37**, 1238 (1959).

Pfeiffer, E.F., Schöffling, K., Ditschuneit, H.: Der Wirkungsmechanismus der oralen Antidiabetika. In: E.F. Pfeiffer (Hrsg.), Handbuch des Diabetes mellitus, Bd. I, S. 637. München: Lehmann 1969.

Pirart, J.: Action diabétogène de la thyroide. Ann. Endocr. (Paris) **62**, 27 (1965).

Pirart, J.: Les diabètes curables. Rev. méd. Bruxelles **24**, 37 (1968).

Pirart, J., Lauvaux, J.P.: Remission in diabetes. 1. Meeting Europ. Ass. Study Diab., Montecatini 1965. Diabetologia **1**, 72 (1965) (Abstr.).

Pirart, J., Lauvaux, J.P.: Remission in Diabetes. In: E.F. Pfeiffer (Hrsg.), Handbuch des Diabetes mellitus, Bd. II, S. 443. München: Lehmann 1971.

Podolsky, St.: Lipoatrophic diabetes and miscellaneous conditions related to diabetes mellitus. In: Joslin's Diabetes mellitus, 11th. ed., chapt. 28, p. 722. Philadelphia: Lea & Febiger 1971.

Pohlandt, F., Heinze, E., Fussgänger, R., Maier, K., Teller, W.: Insulin secretion in human neonates during long-termin infusions of glucose. 10. Symp. Dtsch. Ges. Endokr. Acta endocr. (Kbh.) Suppl. **173**, 122 (1973).

Prader, A., Labhart, A., Willi, H.: Ein Syndrom von Adipositas, Kleinwuchs, Kryptorchismus und Oligophrenie nach myatonieartigem Zustand im Neugeborenenalter. Schweiz. med. Wschr. **86**, 1260 (1956).

Pyke, D.A.: Aetiological factors. In: W.G. Oakley, D.A. Pyke, K.W. Taylor, Clinical diabetes, chapt. 10, p. 210. Oxford and Edinburgh: Blackwell Scientific Publications 1968.

Reed, J.A.: Diabetes and head injury. Diabetes **4**, 377 (1955).

Reed, W.B., Ragsdale, W., Jr., Curtis, A.C., Richards, H.J.: Acanthosis nigricans in association with various genodermatoses. With emphasis on lipodystrophic diabetes and Prader-Willi-syndrome. Acta derm.-venerol. (Stockh.) **48**, 465 (1968).

Renold, A.E.: Zur Pathogenese des Diabetes mellitus. 12. Symp. Dtsch. Ges. Endokrinologie 1966, S. 45. Berlin-Heidelberg-New York: Springer 1967.

Ricketts, H.T., Wildberger, H.L., Regut, L.: The role of the kidney in the disposal of insulin in rats. Diabetes **12**, 155 (1963).

Root, H.F.: Diabetes and pernicious anemia. J. Amer. med. Ass. **96**, 928 (1931).

Rooth, G.: Clinical value of ketone body determinations in brittle diabetes. Acta med. scand. **191**, 549 (1972).

Rosenbloom, A.L., Drash, A., Guthrie, R.: Chemical diabetes mellitus in childhood. Report of a conference. Diabetes **21**, 45 (1972).

Rosenkranz, A.: Diabetes mellitus im Kindesalter. Stuttgart: Thieme 1967.

Rossi, E., Weber, J.W., Colombo, J.P., Mereu, T.: Aspects particuliers du diabète labile (brittle diabetes) chez l'enfant. 4e Congr. Fêd. intern. Diabète, Genève, 1961, p. 292. Genève: Ed. Médecine et Hygiène 1961.

Rubenstein, A.H., Block, M.B., Starr, J., Melani, F., Steiner, D.F.: Proinsulin and C-peptide in blood. Diabetes **21** (Suppl. 2), 661 (1972).

Rubenstein, A.H., Clark, J.L., Melani, F., Steiner, D.F.: Secretion of proinsulin C-peptide by pancreatic B cells and its circulation in blood. Nature (Lond.) **224**, 697 (1969).

Rubenstein, A.H., Spitz, I.: Role of the kidney in insulin metabolism and excretion. Diabetes **17**, 161 (1968).

Rudman, D., Brown, S.J., Malkin, M.F.: Adipokinetic actions of adrenocorticotropin, thyroidstimulating hormon, vasopressin, gamma and beta melanocyte-stimulating hormones, fraction H, epinephrine and norepinephrine in rabbit, guinea pig, hamster, rat, pig and dog. Endocrinology **72**, 527 (1963).

RUPPIN, H., DOMSCHKE, W., DOMSCHKE, S., CLASSEN, M.: Intestinale Disaccharidasen bei juvenilem Diabetes mellitus. Klin. Wschr. **52**, 568 (1974).

RUVALCABA, R.H., KELLEY, V.C.: Lipoatrophic diabetes. II. Studies concerning mechanism of lipemia. Amer. J. Dis. Child. **109**, 287 (1965).

RUVALCABA, R.H., SAMOLS, E., KELLEY, V.C.: Lipoatrophic diabetes. I. Studies concerning endocrine function and carbohydrate metabolism. Amer. J. Dis. Child. **109**, 279 (1965).

SALOMON, H.: Die Heilung des Diabetes mellitus durch Nephritis. Münch. med. Wschr. **96**, 245 (1954).

SALOMON, N., CARPENTER, C., BENNETT, I.L., JR., HARVEY, A.: Schmidt's syndrome (thytoid and adrenal insufficiency) and co-existent diabetes mellitus. Diabetes **14**, 300 (1965).

SAMOLS, E.: Immunchemical aspects of insulin. In: B.S. LEIBEL, G.A. WRENSHALL (eds.), On the nature and treatment of diabetes, p. 243. Amsterdam: Excerpta Medica Foundation 1965.

SAMOLS, E., TYLER, J., MARRI, G., MARKS, V.: Stimulation of glucagon secretion by oral glucose. Lancet **1965 II**, 1257.

SCHALCH, D.S., MCFARLANE, D.E., BARLOW, M.H.: An unusual form of diabetes mellitus in ataxia teleangiectasia. New Engl. J. Med. **282**, 1396 (1970).

SCHIRREN, C.: Die Beteiligung der Haut beim Diabetes mellitus. In: E.F. PFEIFFER (Hrsg.), Handbuch des Diabetes mellitus, Bd. II, S. 728. München: Lehmann 1971.

SCHLESS, G.L., DUNCAN, G.G.: The benefical effect of intermittend total fasts on the glucose tolerance in obese diabetic patients. Metabolism **15**, 98 (1966).

SCHLIACK, V.: Untersuchungen über die reale Diabeteshäufigkeit. Z. ges. inn. Med. **7**, 507 (1952).

SCHLIACK, V.: Über die Diabetes-Morbidität. Dtsch. med. Wschr. **90**, 2321 (1965).

SCHLIACK, V.: Die Verbreitung des Diabetes mellitus: Häufigkeit und Vorkommen in Europa und Amerika. In: E.F. PFEIFFER (Hrsg.), Handbuch des Diabetes mellitus, Bd. II, S. 333. München: Lehmann 1971.

SCHLIACK, V., ROST, G., HONIGMANN, G.: Der orale 50 g GTT zur Labordiagnostik des Diabetes mellitus. Z. ges. inn. Med. **22**, 709 (1967).

SCHÖFFLING, K.: Die Begutachtung des Diabetes mellitus. Dtsch. med. Wschr. **91**, 649 (1966).

SCHÖFFLING, K., PEZOLDT, R., DITSCHUNEIT, H., PFEIFFER, E.F.: Die orale Diabetestherapie: Die Praxis der Behandlung mit Sulfonamiden. In: E.F. PFEIFFER (Hrsg.), Handbuch des Diabetes mellitus, Bd. II, S. 1217. München: Lehmann 1971.

SCHRUB, J.CL., COURTOIS, H., PRODHOMME, H.: Harnwegsinfekte bei Diabetikern. Münch. med. Wschr. **115**, 1604 (1973).

SCHWARTZ, R., SCHAFER, I.A., RENOLD, A.E.: Generalized lipoatrophy, hepatic cirrhosis, disturbed carbohydrate metabolism and accelerated growth (lipoatrophic diabetes): Longitudinal observations and metabolic studies. Amer. J. Med. **28**, 973 (1960).

SEIGE, K.: Diabetes mellitus. Ed. Leipzig 1964.

SEIP, M.: Lipodystrophy and gigantism with associated endocrine manifestations: A new diencephalic syndrome? Acta paediat. (Uppsala) **48**, 555 (1959).

SEIP, M., TRYGSTAD, O.: Generalized lipodystrophy. Arch. Dis. Childh. **38**, 447 (1963).

SELTZER, H.S., SMITH, W.L.: Plasma insulin activity after glucose: an index of insulinogenic reserve in normal and diabetic man. Diabetes **8**, 417 (1959).

SENIOR, B., GELLIS, S.S.: The syndromes of total lipodystrophy and of partial lipodystrophy. Pediatrics **33**, 593 (1964).

SKRABALO, Z.: Persönliche Mitteilung (1974).

SOELDNER, J.ST.: Insulin in diabetes-applied physiology. In: JOSLIN's Diabetes mellitus, 11th. ed., chapt. 4, p. 99. Philadelphia: Lea & Febiger 1971.

SOMOGYI, M.: Quantitative relationship between insulin dosage and amount of carbohydrates utilized in diabetic persons. Amer. J. Med. **26**, 165 (1959).

SOMOGYI, M.: Exacerbation of diabetes by excess insulin action. Diabetes **9**, 328 (1960).

SOMOGYI, M.: Unstable "brittle" diabetes. 4e Congr. Féd. Intern. Diabète, Genève, 1961, p. 301. Genève: Ed. Médecine et Hygiène 1961.

STAUFFACHER, W., RENOLD, A.E.: Pathophysiology of diabetes mellitus. In: JOSLIN's Diabetes mellitus, 11th. ed., chapt. 3, p. 35. Philadelphia: Lea & Febiger 1971.

STEINBERG, T., GWINUP, G.: Lipodystrophy. A variant of lipoatrophic diabetes. Diabetes **16**, 715 (1967).

STOCKINGER, W.: Diabetes mellitus und Glykopathie. Versuch einer Systematik der verschiedenen Diabetesformen. Klin. Wschr. **1947**, 801.

Stowers, J.M.: Treatment of subclinical diabetes. Proc. roy. Soc. Med. **59**, 1177 (1966).

Streeten, D.H., Gerstein, M.M., Marmor, B.M., Doisy, R.J.: Reduced glucose tolerance in elderly human subjects. Diabetes **14**, 579 (1965).

Stutman, L.J., Hayes, J.D.: Severe diabetes with remission. Report of a case. Diabetes **8**, 189 (1959).

Taylor, K.W.: Serum insulin in a case of severe diabetes mellitus showing remission. Brit. med. J. **1960 I**, 1853.

Taylor, W.B., Honeycutt, W.M.: Progressive lipodystrophy and lipoatrophic diabetes. Review of the literature and case reports. Arch. Derm. **84**, 31 (1961).

Thannhauser, S.J.: Werner's syndrome (progeria of the adult) and Rothmund's syndrome: two types of closely related heredofamilial atrophic dermatoses with juvenile cataracts and endocrine features: a critical study. Ann. intern. Med. **23**, 559 (1945).

Torrey, E.F., Uyeda, C.I.: Diencephalic syndrome of infancy. Amer. J. Dis. Child. **110**, 689 (1965).

Trautwein, H., Julitz, R.: Herzinfarkt, diabetische Stoffwechsellage und Lipidwerte. Med. Klin. **62**, 364 (1964).

Tulloch, J.A.: Diabetes mellitus in the tropics. Edinburgh: Livingstone 1962.

Tulloch, J.A., MacIntosh, D.: J-type diabetes. Lancet **1961 II**, 119.

Unger, E., Stocks, A.E., Martin, F.I., Whittingham, S., Mackey, I.R.: Instrinsic factor antibody, parietal cell antibody and latent pernicious anemia in diabetes mellitus. Lancet **1968 II**, 415.

Vague, J., Favier, G., Delboy, D.: Diabète infantile récent et non traitè apparement guéri depuis 4 mois par 75 gr de 2254 RP en 26 jours. Diabète (Le Raincy) **4**, 234 (1956).

Vallance-Owen, J.: Insulin antagonists. In: B.S. Leibel, G.A. Wrenshall (eds.), On the nature and treatment of diabetes, p. 340. Amsterdam: Excerpta Medica Foundation 1965.

Vinnik, J.E., Kern, F., Jr., Sussman, K.E.: The effect of diabetes mellitus and insulin on glucose absorption by the small intestine in man. J. Lab. clin. Med. **66**, 131 (1965).

Vischer, D., Labhart, A., Prader, A., Ginsberg, J.: Das Prader-Labhart-Willi-Syndrom (myatonischer Diabetes). In: E.F. Pfeiffer (Hrsg.), Handbuch des Diabetes mellitus, Bd. II, S. 631. München: Lehmann 1971.

Warren, Sh., LeCompe, Ph.M.: The pathology of diabetes. In: E.P. Joslin, H.F. Root, P. White, A. Marble, The treatment of diabetes mellitus, 10th. ed., chapt. 6, p. 170. Philadelphia: Lea & Febiger 19 .

Wawrzynak, S.: Circulating antibodies in pernicious anemia. Pol. med. J. **6**, 1442 (1967).

Weinges, K.F.: Ist eine Neuorientierung der oralen Diabetesbehandlung nötig? Med. Welt **23**, (N.F.), 949 (1972).

Wells, C.E., Shy, G.M.: Progressive familial choreoathetosis with cutaneous teleangiectasia. J. Neurol. Neurosurg. Psychiat. **20**, 98 (1957).

Wells, R.: Remittent insulin-sensitive diabetes. Brit. med. J. **1958 II**, 1328.

Werner, O.: Über Katarakt in Verbindung mit Sklerodermie. Inaug.-Diss., Kiel, 1904.

West, K.M., Kalbfleisch, J.M.: Glucose tolerance, nutrition and diabetes in Uruguay, Venezuela, Malaya and East Pakistan. Diabetes **15**, 9 (1966).

Westman, S.: Development of the obese-hyperglycemic syndrome in mice. Diabetologia **4**, 141 (1968).

White, P.: Natural course and prognosis of juvenile diabetes. Diabetes **5**, 445 (1956).

White, P., Graham, C.A.: The child with diabetes. In: Joslin's Diabetes mellitus, 11th. ed., p. 339. Philadelphia: Lea & Febiger 1971.

Wilkerson, H.C., Krall, L.P.: Diabetes in a New England town. J. Amer. med. Ass. **135**, 209 (1947).

Willi, H., Müller, F.: Über den transitorischen Diabetes des Neugeborenen. Helv. paediat. Acta **23**, 231 (1968).

Windorfer, A.: Das „Syndrom Mauriac" beim diabetischen Kind. Dtsch. med. Wschr. **76**, 1883 (1951).

Witzgall, H.: Hyperlipämische Lipoatrophie, ein klinischer Beitrag zur Regulation des Fettstoffwechsels. Ärztl. Wschr. **12**, 1093 (1957).

Woodyatt, R.T.: Diabetes mellitus. In: Cecil-Loeb, A textbook of medicine, 4th. ed., p. 620. Philadelphia: Saunders 1937.

World Health Organization: Diabetes mellitus: Report of a WHO-Expert-Comittee. Excerpta Medica Foundation, Techn. Rep. Ser. Nr **310** (1965).

Wrenshall, G.A.: The pancreas and diabetes mellitus in man and animals. Minn. Med. **41**, 342 (1958).

WRENSHALL, G.A., BODOCH, A., RITCHIE, R.C.: Extractable insulin of pancreas. Diabetes **1**, 87 (1952).

WRUBLE, L.D., KAISER, M.H.: Diabetic steatorrhea: A distinct entity. Amer. J. Med. **37**, 118 (1964).

YALOW, R.S., BERSON, S.A.: Immunoassay of plasma insulin in man. Diabetes **10**, 339 (1961).

YOUNG, D.A.B., BENSON, B., ASSAL, J.P., BALANT, L.: A serum inhibitor of insulin action on muscle as a physiological control mechanism. In: J. ÖSTMAN (ed.), Diabetes, p. 248. Amsterdam: Excerpta Medica Foundation 1969.

YOUNG, F.G.: Permanent experimental diabetes produced by pituitary (anterior lobe) injections. Lancet **1937 II**, 372.

YUDKIN, J.: Evolutionary and historical changes in dietary carbohydrates. Amer. J. clin. Nutr. **20**, 108 (1967).

ZARAFONETIS, C.J., SEIFTER, J., BAEDER, D.H., KALAS, J.P.: Current clinical status of lipid-mobilizer hormone. Arch. intern. Med. **104**, 2725 (1952).

ZAUN, H.: Zur Kenntnis des Werner-Syndromes. Med. Welt **51**, 2725 (1962).

ZELLWEGER, H.J., SCHNEIDER, J.: Syndrome of hypotonia-hypomentia-hypogonadismus-obesity (HHHO) or Prader-Willi-syndrome. Amer. J. Dis. Child. **115**, 588 (1968).

ZEYTINOGLU, I.Y., GHERONDACHE, C.N., PINCUS, G.: The process of aging: serum glucose and immunoreactive insulin levels during the oral glucose-tolerance test. J. Amer. Geriat. Soc. **17**, 1 (1969).

ZIEGLER, L.H.: Lipodystrophies: Report of seven cases Brain **51**, 147 (1928).

ZIEGLER, R., PFEIFFER, E.F.: Einteilung, Klinik und Prognose des Diabetes mellitus. In: E.F. PFEIFFER (ed.), Handbuch des Diabetes mellitus, Bd. II, S. 419. München: Lehmann 1971.

ZUBROD, C.G., EVERSOLE, S.L., DANA, G.W.: Amelioration of diabetes and striking rarity of acidosis in patients with Kimmelstiel-Wilson lesions. New Engl. J. Med. **245** (1951) 518.

Der kindliche Diabetes

Von

HEINZ HUNGERLAND und MARGARETE MÖLLERING

Mit 3 Abbildungen

In Europa leiden etwa 1,5 bis 2,0% der Bevölkerung an Diabetes mellitus (SCHIACK, 1971). Im Kindesalter tritt die Erkrankung sehr viel seltener auf. Nur etwa 1 bis 2% der in Europa erkrankten Patienten sind Kinder (KRAINICK, 1960; DRUBE u. HARTMANN, 1965; ROSENKRANZ, 1967; LESTRADET, 1971). In der amerikanischen Literatur wird angegeben, daß 5% aller Diabetiker Kinder seien (NELSON, 1959; WHITE, 1963; MALINS, 1968; DRASH, 1971). Über die Zahl der kindlichen Diabetiker in Westdeutschland gibt es keine statistischen Erhebungen. Die Schätzungen liegen zwischen 3000 und 8000 (KRAINICK, 1960; SPIES, 1962). Wenn man 6000 diabetische Kinder annimmt und davon ausgeht, daß in Westdeutschland 13 Millionen Kinder leben, so kommt auf 2000 gesunde Kinder ein an Diabetes mellitus erkranktes Kind. Im Gegensatz zum Altersdiabetes, bei dem das weibliche Geschlecht bevorzugt ist, erkranken Jungen und Mädchen gleich häufig. Die Zahl der Diabetiker in der Welt, deren Erkrankung in der Kindheit begann, wird von P. WHITE (1960) auf 1 Million geschätzt.

I. Ätiologie

Die Ätiologie des kindlichen Diabetes ist ebenso wie die des Erwachsenen-Diabetes nicht geklärt.

Erbliche Faktoren spielen in der Genese des Diabetes mellitus sicher eine Rolle. Ein einfacher rezessiver Erbgang läßt sich nicht nachweisen. Es wird angenommen, daß mehrere Gene, von denen jedes einen bestimmten Stoffwechselvorgang steuert, beim Diabetes mellitus verändert sein müssen, damit sich die Erkrankung entwickelt. Mit der Annahme, daß einige Gene dominant, andere rezessiv und von unterschiedlicher Penetranz sind, versucht man, die individuelle Ausprägung des Krankheitsbildes und das verschiedene Erkrankungsalter zu erklären.

Die lymphozytären Infiltrate im Bereich der Pankreasinseln, die bei der Autopsie kurz vor dem Tode erkrankter jugendlicher Diabetiker gefunden wurden, haben an eine Autoimmunkrankheit denken lassen (MAYENBURG, 1940; WARREN u. LeCOMPTE, 1962; GEPS, 1965). Die Befunde konnten im Tierexperiment von RENOLD et al. (1963) und LeCOMPTE et al. (1966) durch Injektion artfremden und arteigenen Insulins reproduziert werden.

Die lymphocytäre Insulinitis wurde auch als Ausdruck einer infektiösen Genese des Diabetes mellitus gesehen. TAYLOR (1970) und MÜNTEFERING et al. (1971) konnten durch das Encephalomyocarditisvirus bei Mäusen einen Diabetes mellitus hervorrufen. Bei Kindern wurde gehäuftes Auftreten des Diabetes mellitus nach Virusinfektionen beschrieben (White, 1937; John, 1949; Knowles, 1965; Rosenkranz, 1967), wobei die Parotitis epidemica keine bevorzugte Stellung einzunehmen scheint (White, 1937; Lestradet, 1971).

Als Faktoren, die die Entwicklung des Diabetes mellitus möglicherweise beeinflussen können, werden Adipositas, Wachstumsschübe, Bauch- und Schädeltraumen sowie Infektionen genannt.

Die Adipositas des Kindes spielt im Gegensatz zu der des Erwachsenen sicher keine auslösende oder agravierende Rolle. Zum Zeitpunkt der Erstmanifestation sind die Kinder in der Regel nicht übergewichtig. Es wird auch selten angegeben, daß der Erkrankung eine zeitweilige Fettsucht vorausging (Danowsky, 1964).

Ein vorausgehender Wachstumsschub wurde von P. White (1965) in 90% der Fälle ermittelt, während andere Autoren dies, abgesehen von der Pupertätsphase, nicht bestätigen können (Danowsky, 1964; Lestrated, 1971).

Statistische Angaben über das Auftreten des Diabetes mellitus nach Bauch- und Schädeltraumen bei Kindern liegen nicht vor.

Kurzfristig vorausgegangene Infektionen werden in einem Drittel der Fälle angegeben (John, 1949; Danowsky, 1964; Knowles, 1965). Es handelt sich zumeist um Infekte der oberen Luftwege und um die bekannten Infektionskrankheiten des Kindesalters, insbesondere die Masern.

Eine familiäre Belastung läßt sich zum Zeitpunkt der Erstmanifestation des Diabetes mellitus in etwa einem Drittel der Kinder nachweisen (John, 1949; Krainick et al., 1958; White, 1960; Swoboda, 1962; Spies, 1965; Drube u. Hartmann, 1965). Diese Prozentzahl steigt im Laufe der Behandlungszeit an, da ein Teil der Familienangehörigen später als das betroffene Kind an Diabetes mellitus erkranken. Eine Statistik aus dem Jahre 1969 von P. White zeigt, daß die familiäre Belastung nach 20jähriger Beobachtungszeit von 20 auf 60% angestiegen war.

II. Diagnose

1. Klinische Symptome

Beim Kind entwickelt sich der Diabetes mellitus im Verlauf von Tagen bis Wochen. Manchmal kann der Tag angegeben werden, an dem das Kind erstmals auffällig wurde (White, 1965), was aber nicht ohne weiteres mit dem Beginn der Erkrankung gleichgesetzt werden kann. Das Intervall zwischen dem Auftreten der ersten Symptome und der Stellung der Diagnose beträgt zumeist 3 bis 4 Wochen. Je jünger das Kind ist, um so kürzer ist im allgemeinen das Intervall und um so rascher entwickelt sich die Ketoacidose.

Seltene Verlaufsformen, bei denen die Symptome einen intermittierenden Charakter aufwiesen und sich über Jahre zurückverfolgen ließen, sind von Swoboda (1962), Danowsky (1964) und Knowles (1965) beschrieben worden.

Im Säuglingsalter läßt sich das oben beschriebene Intervall zumeist nicht nachweisen, da die ersten Symptome sehr häufig nicht bemerkt oder nicht richtig gedeutet werden. P. White berichtet 1965 aus der Joslin-Klinik, daß bei allen Kindern unter einem Jahr die Diagnose erst dann gestellt wurde, wenn ein Coma oder ein Präcoma aufgetreten war. Kleinkinder und Schulkinder, die „dauernd trinken wollen", werden gelegentlich durch unverständige Erwachsene oder sogar aufgrund ärztlicher Anordnung am Trinken gehindert.

Das auffallendste Symptom des unbehandelten Diabetes mellitus ist die Polydipsie, in deren Folge naturgemäß eine Polyurie, Polakisurie und Nykturie auftritt. Kinder, die bereits sauber waren, beginnen erneut wieder einzunässen, zumeist nur während der Nacht, gelegentlich auch tagsüber. Der Heißhunger ist bei Kindern nur selten ausgeprägt; die Eltern klagen im Gegenteil oft über die zunehmende Appetitlosigkeit der Kinder. Bei anderen Kindern steht eine auffallende Müdigkeit, ein Nachlassen der Schulleistungen und ein zunehmender Gewichtsverlust im Vordergrund; die Eltern übersehen den Durst und berichten erst dann darüber, wenn danach gefragt wird. Im Gegensatz zum Erwachsenen sind Juckreiz, Furunkulose und Sehverschlechterung nur sehr selten ausgeprägt.

Der Manifestationsgipfel liegt im Kindesalter eindeutig in der Präpupertätszeit, bei Mädchen um das 10., bei Jungen um das 13. Lebensjahr (WHITE, 1960). Kleinere Gipfel lassen sich um das 3. und 7. Lebensjahr erkennen (STRUWE, 1960; ROSENKRANZ, 1967). 0,5% aller Kinder, die an Diabetes mellitus leiden, erkranken bereits im Säuglingsalter (WHITE, 1937; MATTERN u. SCHREIER, 1964; TRAISMANN u. NEWCOMB, 1965).

2. Belastungsproben zur Klärung der Diagnose

In der Regel sind die Belastungsproben für die Diagnose des Diabetes mellitus entbehrlich, da die Kinder erst dann zum Arzt kommen, wenn die klinischen und chemischen Untersuchungsbefunde eindeutig sind. Im Zweifelsfalle sichern die Glucosebelastungen (s.u.) die Diagnose.

Bei der Durchführung der folgenden Proben ist darauf zu achten, daß an 3 vorhergehenden Tagen eine kalorisch ausreichende und kohlenhydratreiche Nahrung (etwa 50% KH) verabreicht wird, da andernfalls bei Gesunden eine Verschlechterung der Glucose-Toleranz auftreten kann.

1. Orale Glucosebelastung

Testdosis:
1. im Alter von 0—18 Monaten: 2,5 g Glucose/kg KG
2. im Alter von 18 Monaten bis 3 Jahre: 2,0 g Glucose/kg KG
3. bei älteren Kindern: 1,75 g Glucose/kg KG oder
                                               50 g/m^2 KO bis zu einer Gesamtdosis von 50 g.
                                               Die Glucose wird als 50%ige Lösung verabreicht.

Zeiten der Blutzuckerbestimmung: nüchtern, 30, 60, 90, 120 und 180 min nach der Glucosegabe.

Normaler Befund: Der Blutzucker soll nüchtern 100 mg-%, nach 60 min 160—180 mg-%, nach 90 min 140 mg-%, nach 120 min 120 mg-% und nach 180 min den Ausgangswert nicht übersteigen.

2. Tolbutamidtest

Testdosis: 25 mg Tolbutamid (Rastinon)/kg KG i.v.

Zeiten der Blutzuckerbestimmung: nüchtern, 20, 30, 40 und 60 min nach der i.v. Gabe des Tolbutamids.

Normaler Befund: Der Blutzucker soll nach 20—30 min um mindestens 20% des Ausgangswertes abgefallen sein. Der Test muß wegen der Gefahr der Hypoglykämie unter ärztlicher Aufsicht erfolgen.

3. Intravenöse Glucosebelastung

Testdosis:	
1. im Alter von 0—2 Jahren:	1 g Glucose/kg KG
2. bei älteren Kindern:	0,5 g Glucose/kg KG bis zu einer Gesamtdosis von 25 g. Die Glucose wird als 25%-Lösung innerhalb von 3 min i.v. injiziert.
Zeiten der Blutzuckerbestimmung:	nüchtern, 10, 20, 30, 40, 50 und 60 min nach der Glucosegabe.
Normaler Befund:	Der Glucoseassimilationsquotient (k) soll bei Kindern bis zu 18 Monaten über 3,0, bei Kindern bis zu 6 Jahren über 2,0, bei älteren Kindern über 1,2 liegen. Der k-Wert wird in der üblichen Weise auf semilogarithmischem Papier ermittelt. Er erfaßt den Blutzuckerabfall in %/min und gibt Auskunft über die Geschwindigkeit der Glucoseverwertung im Körper. Bei schweren Lebererkrankungen kann der Test ebenfalls positiv ausfallen.

Die doppelte Glucosebelastung nach Staub-Traugott bringt keine besseren Aufschlüsse und ist deshalb zur Diagnose des Diabetes mellitus entbehrlich. Die Cortison-Glucose-Belastung dient der Erfassung des subklinischen Diabetes mellitus. Sie findet bei der Routineuntersuchung im Kindesalter keine Anwendung (Lit.: Cornblath u. Schwartz, 1966; Conrad et al., 1971; Czyzk, 1971).

III. Stadien des Diabetes mellitus

Der Diabetes mellitus wird entsprechend der Terminologie der WHO (1965) in folgende Stadien eingeteilt:
1. Potentieller Diabetes mellitus oder Prädiabetes.
2. Latenter Diabetes mellitus.
3. Asymptomatischer Diabetes mellitus oder subklinischer oder chemischer Diabetes mellitus.
4. Klinischer oder manifester Diabetes mellitus.
Diese Stadieneinteilung kann auch auf den Diabetes mellitus der Kinder angewandt werden.

1. Prädiabetes

Im Stadium des potentiellen Diabetes mellitus ist noch keine Kohlenhydrattoleranz-Störung faßbar. Die Diagnose beruht auf einer Vermutung und kann nur retrospektiv gesichert werden. Erfahrungsgemäß ist sie gerechtfertigt, wenn bei eineiigen Zwillingen ein Zwilling bereits Diabetiker ist, oder bei Kindern, deren Eltern beide an Diabetes mellitus leiden oder wenn ein Elternteil an Diabetes mellitus erkrankt ist und ein anderer Elternteil eine hohe familiäre Belastung aufweist.

2. Latenter Diabetes

Im Stadium des latenten Diabetes zeigen der Glucosetoleranztest und der Tolbutamid-Test ein normales Verhalten. Im Verlauf von Infektionskrankheiten können sie jedoch bereits pathologisch verändert sein. Der Cortisonglucosetoleranztest ist stets pathologisch.

3. Asymptomatischer Diabetes

Der asymptomatische Diabetes mellitus ist durch den pathologischen Glucosetoleranztest gekennzeichnet. Systematische Untersuchungen haben gezeigt, daß 15 bis 35% der Geschwister diabetischer Kinder einen pathologischen Glucosetoleranztest aufweisen (BURKEHOLDER, 1967; SISK, 1968; ROSENBLOOM, 1970; DRASH, 1971; FAJANS, 1971). Nur etwa 3 bis 9% dieser Geschwister erkranken jedoch später an einem manifesten Diabetes mellitus. Die übrigen Kinder zeigen während einer Beobachtungszeit (bis zu 14 Jahren) keine Verschlechterung und ältere Jugendliche sogar eine Verbesserung des Glucosetoleranztestes (FAJANS, 1971). Aufgrund dieser Beobachtungen müßte der asymptomatische Diabetes mellitus auch im Kindesalter als ein weitgehend stabiles Stadium angesehen werden.

4. Manifester Diabetes mellitus

Die Symptomatologie des klinisch manifesten Diabetes mellitus im Kindesalter wird unten beschrieben. Bei Kindern wird in der Regel die Diagnose erst in diesem Stadium gestellt. Bei 30 bis 50% dieser Kinder hat sich bereits ein Coma diabeticum entwickelt, ohne daß vorher die Diagnose des Diabetes mellitus gestellt worden wäre.

IV. Verlauf des Diabetes mellitus

Nach LARRSON (1958) wird der Verlauf des kindlichen Diabetes mellitus in fünf verschiedene Phasen eingeteilt:
1. Initialphase.
2. Remissionsphase.
3. Entwicklung des ausgeprägten Diabetes, stabile Phase.
4. Pubertätsphase.
5. Adoleszenzphase.

1. Initialphase

Die Initialphase ist gekennzeichnet durch den mehr oder weniger akuten Beginn der Erkrankung mit erheblicher Hyperglykämie und Glucosurie und hohem Insulinbedarf. Häufig, und insbesondere bei jüngeren Kindern, tritt bereits zu Beginn der Erkrankung ein Coma auf. Der Nüchtern-Plasmainsulinspiegel ist in dieser Zeit erniedrigt (DRASH, 1971) oder normal (BAKER, 1967; PARKER, 1968; CHIUMELLO, 1969; HERMANDEZ, 1970; LESTRADET, 1970; THEORIDES, 1970;

WEBER, 1971). Übereinstimmend berichten diese Autoren, daß nach Stimulation mit Glucose, Tolbutamid oder Arginin keine vermehrte Ausschüttung von Insulin erfolgt.

2. Remissionsphase

Ein bis drei Wochen nach Behandlungsbeginn setzt die Remissionsphase ein, die nur in etwa 10% der Fälle fehlt (WHITE, 1960; DRUBE u. HARTMANN, 1965; DRASH, 1971). Kinder unter 3 Jahren und Mädchen, die sich in der Pubertät befinden, entwickeln sie seltener (WHITE, 1965). Bei Jungen tritt sie häufiger auf als bei Mädchen, bei adipösen Kindern häufiger als bei normalgewichtigen (WHITE, 1965). Der Insulinbedarf geht in dieser Zeit erheblich zurück, bei wenigen Patienten muß das Insulin ganz abgesetzt werden. Die Dauer der Remissionsphase beträgt 3 bis 18 Monate. Sie kann sich in seltenen Ausnahmefällen über Jahre erstrecken.

Die Vorgänge, die zur Ausbildung der Remissionsphase führen, sind nicht bekannt. Der Nüchtern-Plasmainsulinspiegel liegt wie auch zu Beginn des Diabetes im Normbereich. BAKER (1967) und ILLIG (1968) sahen im Beginn dieser Phase nach Gabe von Glucose, Tolbutamid und Arginin keinen Anstieg der Insulinsekretion. Bei der Glucosebelastung sah BAKER (1967) einen fast normalen Abfall und Wiederanstieg der nicht veresterten freien Fettsäuren. JOHANSEN und ORSKOV (1968) und DRASH (1967) beschreiben die Besserung und DRUBE und HARTMANN (1965) die völlige Normalisierung des Glucosetoleranztestes.

Die Remissionsphase entwickelt sich stets nur einmal. Eine zu einem späteren Zeitpunkt einsetzende Besserung der Stoffwechsellage kann möglicherweise auf eine Unterfunktion der Schilddrüse, der Hypophyse oder der Nebennieren beruhen. Bei Mädchen, die sich in der Pubertät befinden, ist auch an eine stark verringerte Nahrungsaufnahme zu denken (WHITE, 1965).

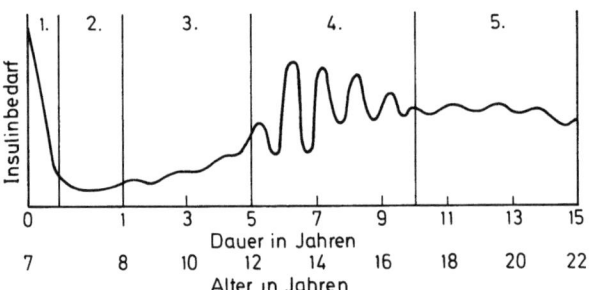

Abb. 1. Phasen im Verlauf des kindlichen Diabetes mellitus

3. Entwicklung des ausgeprägten Diabetes, stabile Phase

Der Remissionsphase folgt ein Stadium relativer Stabilität der Stoffwechsellage. Die Funktion der Beta-Zellen erlischt allmählich, was in dem langsamen Anstieg des Insulinbedarfs zum Ausdruck kommt. Interkurrente Infekte können den Insulinbedarf vorübergehend oder auch für dauernd erhöhen.

P. WHITE (1965) hat den ausgeprägten Diabetes durch folgende Befunde charakterisiert: Degranulierung der Beta-Zellen, Verminderung der Anzahl und des Gewichtes der Inseln, Fehlen der Insulinaktivität im Plasma, Unmöglichkeit der

Insulinextraktion aus dem Pankreas und Anstieg des Insulinbedarfs von 0,5 E/kg KG auf 1 E/kg KG. Das Stadium des „vollständigen Diabetes mellitus" ist, wie oben erwähnt, bei 10% der Kinder bereits zum Zeitpunkt der Diagnose der Erkrankung entwickelt. Ende des 1. Jahres haben 40%, Ende des 2. Jahres 60%, Ende des 3. Jahres 70% und Ende des 5. Jahres nach Beginn der Erkrankung haben 90% aller diabetischen Kinder dieses Stadium erreicht (WHITE, 1960).

4. Pubertätsphase

Mit Beginn des präpuberalen Wachstumsschubes tritt eine Verschlechterung der Stoffwechsellage ein. Charakteristisch sind die oft unerklärlichen Schwankungen des Blutzuckers und der ansteigende und wechselnde Insulinbedarf. Die Ursache dieser Labilität ist nicht geklärt. Sie geht parallel mit den endokrinen Veränderungen, dem raschen Wachstumschub, der erhöhten, oft unregelmäßigen Nahrungsaufnahme und der psychischen Unruhe des Pubertätsalters.

5. Adoleszenzphase

In der Adoleszenzphase tritt eine Beruhigung der Stoffwechsellage ein. Im Vergleich zum Altersdiabetes bleibt jedoch immer eine Labilität bestehen. Der Insulinbedarf geht in manchen Fällen etwas zurück. Mit der Ausbildung der vasculären Spätschäden tritt eine zunehmende Beruhigung der Stoffwechsellage und ein weiterer Rückgang des Insulinbedarfs ein.

V. Pathologie der Inselzellen des diabetischen Kindes

Untersuchungen über die Morphologie des Inselzellapparates bei jugendlichen Diabetikern in der prädiabetischen, latenten oder subklinischen Phase liegen nicht vor.

GEPTS (1967) fand bei Jugendlichen, die innerhalb von 6 Monaten nach Manifestwerden des Diabetes mellitus verstorben waren, große Inseln, die jedoch zum größten Teil aus kleinen, undifferenzierten Zellen bestanden. Die Anzahl der Beta-Zellen betrug zumeist weniger als 10% der Anzahl der Beta-Zellen gleichaltriger Nichtdiabetiker. Das Inselgewebe erscheint somit bereits zu Beginn der Erkrankung erheblich verändert. Die noch erhaltenen Beta-Zellen zeigen das Bild einer sekretorischen Hyperaktivität mit großen Zellen, vollständiger Entgranulierung und hypertrophischem Kern. Das Cytoplasma enthält große Mengen an RNS als Hinweis auf eine gesteigerte Proteinsynthese. Darüber hinaus fanden MEYENBURG (1940), WARREN und LeCOMPTE (1952) und GEPTS (1965) bei der Mehrzahl der jugendlichen Diabetiker lymphocytäre Infiltrate in den Inseln, als deren Ursache eine immunologische Erkrankung oder eine Virusinfektion vermutet wird (s.S. 821).

Bestand der Diabetes mellitus länger als ein Jahr, so wies das Pankreas Inseln unterschiedlicher Größe auf, die zumeist klein waren und nur aus kleinen atrophischen und völlig undifferenzierten Zellen bestanden. Die Beta-Zellen fehlten. Bei wenigen Patienten waren sie noch in geringer Anzahl nachweisbar (GEPTS, 1967).

VI. Therapie

1. Insulinbehandlung

Die Behandlung des kindlichen Diabetes mellitus erfolgt nach den gleichen Regeln, wie Joslin sie für die Behandlung des Erwachsenen-Diabetes aufgestellt hat: Diät, Bewegung und Insulin.

Im Gegensatz zum Erwachsenen ist beim Kind bereits zu Beginn der Erkrankung eine Insulinbehandlung notwendig.

Die Wahl des Insulinpräparates wird einerseits durch die Eigenschaften des Insulins: Zeit des Wirkungseintrittes, des Wirkungsoptimums und der Wirkungsdauer, andererseits durch die Lebensgewohnheiten, die körperliche Betätigung, durch die Diät und in der Remissionsphase durch die noch erhaltene Insulinproduktion des Kindes bestimmt.

Bekanntlich unterscheiden wir Alt-, Intermediär- und Depot-Insuline.

Alt-Insuline kommen immer dann zur Anwendung, wenn schnell eine Normalisierung der Stoffwechsellage erreicht werden muß, z.B. im Coma, im Präcoma, bei der Ersteinstellung, bei Operationen und evtl. bei einem sehr labilen Diabetes.

Zur ständigen Behandlung des kindlichen Diabetes mellitus eignen sich am besten die Intermediärinsuline, die mit ihrem relativ raschen Wirkungseintritt, der auf dem Altinsulinanteil beruht, dem hohen Kohlenhydratverzehr der Kinder am Morgen gerecht werden.

Die langwirkenden Depotinsuline, deren Wirkung sich über 24 Std oder länger erstreckt, sind für Kinder nicht geeignet. Am Vormittag kommt es wegen der flach verlaufenden Wirkungskurve zu einem sehr hohen Blutzuckeranstieg. Nachmittags, in der Spielzeit der Kinder und vor allem in der Nacht können infolge der langen Wirkungsdauer auch schwere Hypoglykämien auftreten, die unter Umständen insbesondere nachts nicht bemerkt werden.

Welches Insulinpräparat für das einzelne Kind am geeignetsten ist, kann nur empirisch ermittelt werden.

Insulingabe, Diätplan und körperliche Bewegung müssen aufeinander abgestimmt sein. Dabei muß bedacht werden, daß es kaum möglich ist, die körperliche Betätigung jüngerer oder auch älterer Kinder genauer zu regulieren. Der Diätplan muß, was bei der Einstellung in der Klinik oft übersehen wird, den Eß- und Lebensgewohnheiten der Familie angepaßt sein. Unter Berücksichtigung dieser Gegebenheiten muß die Menge und die Art des Insulins sowie der Zeitpunkt der Injektion gewählt werden.

Der Insulinbedarf der Kinder ist sehr unterschiedlich. Es können hierzu nur sehr bedingt Angaben gemacht werden.

Kommt ein Kind im Coma diabeticum zur Behandlung, so wird in den ersten 24 bis 48 Std eine erhebliche Insulinmenge benötigt. Dies ist bedingt durch die Ketose und Acidose und die damit verbundene partielle Insulinresistenz („Insulin insensitivity") (Drash, 1971). Als Initialdosis werden 1 bis 2 (bis 3) E/kg Körpergewicht injiziert und dies gegebenenfalls mehrfach wiederholt. Die Insulinbehandlung des Coma diabeticum ist weiter unten beschrieben. Besteht zu Beginn der Behandlung kein Coma oder keine schwere Acidose, so sind oft 0,5 E Insulin/kg Körpergewicht und Tag ausreichend.

In der Remissionsphase wird der Insulinbedarf sehr gering, gelegentlich kleiner als 2 bis 4 E/Tag. Aus psychologischen Gründen ist es jedoch ratsam, das Insulin nicht ganz abzusetzen. Einige Autoren warnen auch aus immunologischen Gründen (Mehnert, 1967; Dawecke, 1966) vor einer Unterbrechung der Insulinbehandlung, da später durch die erneute Insulingabe der Entwicklung einer Insulin-resistenz Vorschub geleistet werden könnte (Booster-Effekt).

Nach einigen Monaten steigt der Insulinbedarf langsam an. Werden mehr als 1 E Insulin/kg Körpergewicht für die Behandlung benötigt, so kann daraus geschlossen werden, daß die Insulinproduktion des Kindes gänzlich erloschen ist (WHITE, 1968).

Die Umstellung auf eine 2. Insulininjektion wird unvermeidlich, wenn nächt-liche Hyperglykämien auftreten oder wenn der Insulinbedarf über 40 E/Tag ange-stiegen ist.

In der Präpubertätsphase und Pubertätszeit steigt der Insulinbedarf an und es müssen häufig mehr als 1 E Insulin/kg Körpergewicht injiziert werden. Der Insulinbedarf ist sehr wechselnd und muß anhand regelmäßiger Kontrollen immer wieder erneut festgesetzt werden.

In der Adoleszenz kann der Insulinbedarf geringfügig zurückgehen, was im wesentlichen durch die verminderte Nahrungsaufnahme erklärt werden kann.

Die stark schwankenden Blutzuckerwerte der Kinder, die viel Insulin erhalten, sind oft Ausdruck einer iatrogen labilen Stoffwechsellage, die durch eine Überin-sulinisierung bedingt ist. Diese Gefahr besteht besonders dann, wenn nach Insu-lingaben im Verlauf des späten Nachmittags nächtliche Hypoglykämien auftreten und nicht erkannt werden. Durch die reaktive Adrenalin- und Cortisonausschüt-tung kann es zu Hyperglykämien kommen, die bis zu 500 mg-% betragen können.

Diese Werte als Nüchternblutzucker bestimmt, werden dann Anlaß zu einer weiteren Steigerung der Insulinmenge, wodurch die Stoffwechsellage weiter ver-schlechtert wird (Smogy-Effekt). In solchen Fällen führt die probatorische Ver-minderung der Insulindosis zur Klärung der Situation. Zumeist ist es jedoch durch die Hypoglykämien und das damit verbundene Hungergefühl zu erheb-lichen Unregelmäßigkeiten im Diätplan gekommen, so daß eine stationäre Neueinstellung notwendig wird.

Nebenwirkungen der Insulintherapie

Abgesehen von der Hypoglykämie, die gesondert behandelt werden soll, sind als Nebenwirkungen der Insulinbehandlung
1. die Lipodystrophie,
2. die Insulinallergie und
3. die Insulinresistenz zu nennen.

a) Lipodystrophie

Die Lipodystrophie erscheint in zwei Formen:
1. der Atrophie, dem Fettschwund und
2. der Hypertrophie, der Vergrößerung der Fettzellen durch Vermehrung des Lipidgehaltes der Zellen.

An den Körperstellen, an denen häufig Insulin injiziert wird, kann sich ein Schwund des subkutanen Fettgewebes mit Dellenbildung oder einer lipomartigen Verdickung ausbilden. Selten werden Atrophie und Hypertrophie auch ne-beneinander bei demselben Patienten beobachtet, wobei sich die Atrophie zumeist innerhalb der Hypertrophie ausbildet. Die Veränderungen treten in der Regel ein halbes Jahr bis ein Jahr nach Beginn der Injektionen auf (MALINS, 1968). Atrophien können in seltenen Fällen bereits nach wenigen Injektionen entstehen und auch an Stellen, die nicht mit dem Injektionsort identisch sind (CONSTAM, 1950; WHITE, 1969; ROBBERS, 1969).

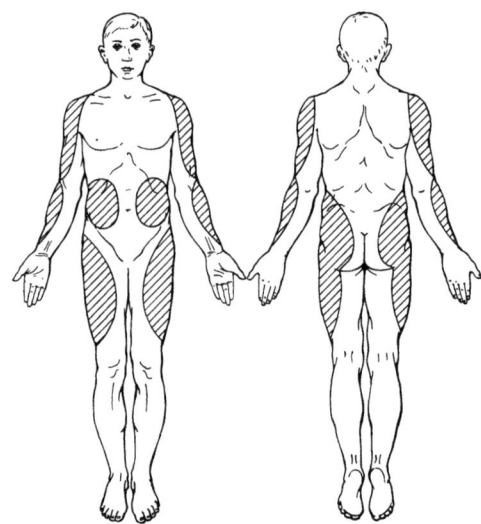

Abb. 2. Für die Insulininjektion geeignete Hautpartien. (Nach DIEMER, 1965)

Lipodystrophien sind bei Kindern und Jugendlichen sehr viel häufiger als bei Erwachsenen. Eine Statistik von MARBLE (1959) zeigt, daß insgesamt bei 24% aller Diabetiker eine Lipodystrophie gesehen wird. Bei Patienten unter 20 Jahren erhöht sich der Anteil auf 44%, bei Patienten über 20 Jahren erniedrigt er sich auf 15%. Atrophien treten häufiger auf als Hypertrophien. TRAISMANN und McLAIN (1968) fand bei 37% der Kinder eine Atrophie und bei 25% eine Hypertrophie. Ähnliche Zahlen werden von MARBLE (1959) und DANOWSKI (1964) genannt. ROBBERS (1969) und STERKIE (1962) geben niedrigere Prozentzahlen an.

Die Atrophie befällt auch im Kindesalter bevorzugt das weibliche Geschlecht, wenn auch nicht in so ausgeprägtem Maße wie im Erwachsenenalter. Die Hypertrophie bevorzugt das männliche Geschlecht (DANOWSKI, 1957; MARBLE, 1959; STERKIE, 1962; TRAISMANN, 1968).

Die Ursache der Lipodystrophie ist nicht geklärt. Trikresol, Lipase, Alkohol und Entzündungsprozesse führen nicht zur Dystrophie. Die Temperatur und auch die H-Ionen-Konzentration des Insulins scheinen ebenfalls keine Bedeutung zu haben (WHITE, 1964).

Eine Therapie kennen wir nicht. Wiederholte Insulininjektionen in den atrophischen Bereich mit Beimischungen von Hyaloronidase haben keinen Erfolg gezeigt. In fast 100% der Fälle kommt es zur spontanen Remission, wenn in diese Bezirke nicht mehr injiziert wird. Die Rückbildung nimmt jedoch Jahre in Anspruch. Schwere Atrophien mit großer Dellenbildung heilen nicht vollständig aus. Die Therapie kann nur in der Prophylaxe bestehen. Die Patienten oder ihre Eltern müssen immer wieder dazu angehalten werden, die Injektionsstellen ständig zu wechseln (s. Abb. 2). Dies bereitet bei Kindern manchmal Schwierigkeiten, da sie die hypertrophischen Injektionsstellen wegen der dort bestehenden Hypästhesie immer wieder bevorzugen.

b) Insulinallergie

Eine Insulinallergie im Kindesalter ist selten. Die lokal verzögerten Reaktionen und die verschiedenen Arten der Frühreaktionen laufen in der gleichen Weise ab wie beim Erwachsenen. Anaphylaktische Reaktionen sind extrem selten (JA-SUNA, 1941; HANAUER u. BOTSON, 1961).

Die Therapie besteht im Wechsel des Insulins aufgrund vorausgegangener Intrakutantestungen oder gegebenenfalls in einer Desensibilisierung.

c) Insulinresistenz

Nach der Definition von ROOT (1929) und MARTIN (1941) liegt beim Erwachsenen eine Insulinresistenz vor, wenn der Insulinbedarf für 48 Std auf über 200 Einheiten ansteigt, ohne daß ein Coma, eine Acidose oder ein Infekt vorliegt. MURTHY (1966) spricht bei Kindern von einer Insulinresistenz, wenn mehr als 2,5 E Insulin/kg Körpergewicht und Tag benötigt werden. Im Erwachsenenalter tritt bei etwa 0,1% der Patienten eine Insulinresistenz auf. Im Kindesalter wird sie viel seltener beobachtet. Nach Schätzungen dürfte bei einem von 5 000 diabetischen Kindern mit einer Resistenz zu rechnen sein (MURTHY, 1966).

In einer Literaturzusammenstellung berichtet GUTHRIE 1967 über 16 Patienten unter 16 Jahren, bei denen eine Resistenz beobachtet worden war. Das jüngste Kind war 2 Jahre alt. Der Insulinresistenz geht häufig eine Infektion voraus. In der Vorgeschichte wird oft über eine Insulinallergie oder über eine intermittierende Insulinbehandlung berichtet. Es besteht keine Relation zur Dauer des Diabetes, so wurde eine Resistenzentwicklung bereits nach einmonatiger Behandlungsdauer beschrieben (SHIPP, 1965).

Zur Differentialdiagnose und zur Therapie der Insulinresistenz wird auf das Kapitel „Insulintherapie" von H. SAUER verwiesen.

2. Orale Antidiabetika

a) Sulfonylharnstoffe

In der stabilen Phase des kindlichen Diabetes mellitus besteht ein absoluter Insulinmangel infolge der Atrophie der Beta-Zellen und der Fibrose der Inseln (GEPTS, 1966). Die Sulfonylharnstoffe sind deshalb ebenso wirkungslos wie beim pankreatektomierten Tier. Nur in der Remissionsphase können sie vorübergehend wirksam sein. Aus den oben bereits geschilderten Gründen ist jedoch auch zu diesem Zeitpunkt eine Umstellung auf Sulfonylharnstoffe abzulehnen.

Bei einzelnen Jugendlichen und jungen Erwachsenen kann sich die Erkrankung in Ausnahmefällen langsamer nach Art des Altersdiabetes entwickeln und eine Sulfonylharnstoffbehandlung über längere Zeit ermöglichen. Im Kindesalter sind solche Patienten nicht beschrieben.

b) Biguanide

Die Möglichkeit, durch eine kombinierte Insulin-Biguanid-Therapie eine Senkung des Insulinbedarfs und eine Stabilisierung der Stoffwechsellage herbeizuführen, besteht im Kindesalter in der Regel nicht. Eine stabilisierende Wirkung auf die Stoffwechsellage läßt sich, von wenigen Ausnahmen abgesehen, nur in den ersten Wochen bis Monaten der Behandlung nachweisen, so daß die Mehrzahl der zunächst positiven Berichte (KRALL et al., 1958; ROSENKRANZ, 1959; CREUTZFELD u. SÖLING, 1960) aufgrund von Langzeituntersuchungen später eingeschränkt wurden (CONSTAM, 1961, 1962; ROSENKRANZ, 1961, 1967; KRALL, 1967; DA-WECKE, 1967; MONICKE et al., 1971; LESTRADET, 1971).

3. Diätetische Behandlung

Von den Diätschemata, die nach der Entdeckung des Insulins entwickelt wurden, ist zunächst die fettreiche und äußerst kohlenhydratarme Diät zu nennen (Priesel u. Wagner, 1928), die nur das Minimum des Kalorienbedarfs deckte. Später empfahl Fanconi (1937) die eiweißarme Früchte-Gemüse-Dauerkost. Diese Patienten entwickelten auffallend schnell eine Nephropathie, die eventuell durch die Eiweißarmut und den Fettreichtum bedingt sein könnte (Fanconi, 1955). Beide Diätformen stellten für die Kinder eine unphysiologische Ernährung dar. 1933 wurde von Stolte und Lichtenstein die sog. „freie Diät" propagiert. Heute sollte die strenge oder die geregelte Diät verordnet werden, die in ihren Zusammensetzungen der Normalkost angeglichen sind.

Die heute gebräuchlichen Diätformen sind wie folgt zu charakterisieren:

a) Strenge Diät

Kohlenhydrate, Eiweiß und Fett sind in ihrer Menge, Zusammensetzung und Verteilung genau festgelegt. Die Nahrungsmittel sollen täglich abgewogen werden. Änderungen durch die Eltern sind nicht erlaubt.

b) Geregelte Diät

Die Ernährung ist hier ebenfalls durch einen Diätplan festgelegt. Den Wünschen und auch dem etwas wechselnden Nahrungsbedarf der Kinder muß Rechnung getragen werden.

c) Freie Diät

Die Kost soll mit der frei gewählten Nahrung eines gesunden Kindes völlig übereinstimmen. Hinsichtlich der Zusammensetzung und der Menge werden keinerlei Richtlinien erteilt (Stolte, 1933; Lichtenstein, 1949; Guest, 1949; Payne, 1955; Lestradet, 1966; Schätz, 1966).

Bei der Behandlung des kindlichen Diabetes mellitus sollte heute die geregelte Diät verordnet werden. Die Durchführung der strengen Diät ist beim Kind nicht möglich. Der teils sehr unregelmäßigen körperlichen Tätigkeit der Kinder muß oft durch zusätzliche Nahrungszufuhr Rechnung getragen werden, ebenso müssen die oft sehr ausgeprägten Geschmacksneigungen oder Essenswünsche im Rahmen der Gesamtkalorienzufuhr und der vorgesehenen Kohlenhydrat-Menge berücksichtigt werden. Eine Umfage von Krainick und Struwe (1960) ergab, daß die Mehrzahl der Pädiater heute diese geregelte Kost empfiehlt, während von Internisten die strenge Kost bevorzugt wird. In der Praxis dürfte der Übergang zwischen strenger und geregelter Diät oft fließend sein.

Die freie Kost ist heute weitgehend wieder verlassen worden. Die Argumente der Vertreter der freien Kost (Autoren s. o.) sind die Vermeidung körperlicher und seelischer Entwicklungsschäden, wie sie bei den alten Kostplänen von Priesel und Wagner und Fanconi beobachtet worden sind; bei der heute üblichen geregelten Kost, die die physiologischen Bedürfnisse berücksichtigt, treten solche Schäden nicht mehr auf. Bei der freien Diät unterliegt die Nahrungsaufnahme keiner Beschränkung. Die Regulation des Blutzuckers geschieht ausschließlich durch Variation der Insulindosen. Es werden dreimal täglich Urinzuckerbestimmungen durchgeführt und aufgrund dieser Werte die jeweilige Insulindosis festgesetzt. Hyperglykämien werden nicht durch eine auf die Insulinwirkung abgestimmte Diät verhindert, sondern immer erst nachträglich korrigiert. Erhebliche Blutzuckerschwankungen sind nicht zu vermeiden und erfahrungsgemäß liegt zumeist ein höheres Blutzuckerniveau vor.

Das folgende Diagramm von LARRSON gibt die zu erwartende Höhe und Schwankung der Blutzuckerwerte bei den verschiedenen Kostformen wieder (Abb. 3).

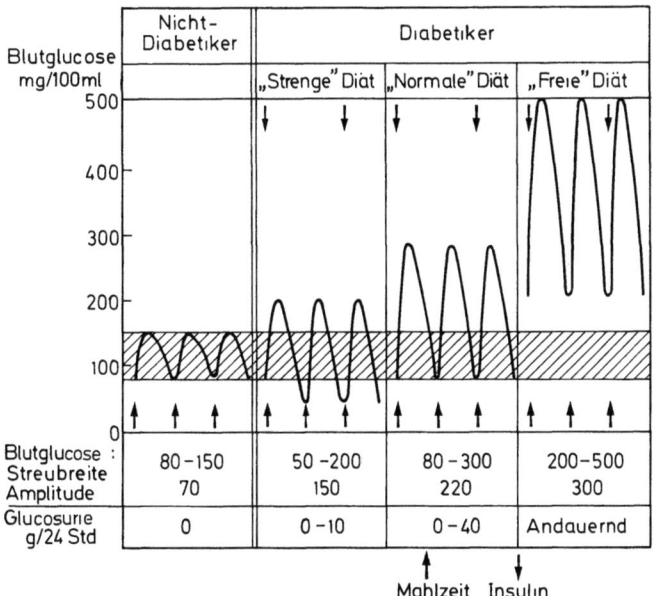

Abb. 3. Drei Alternativen in der Behandlung des juvenilen Diabetes. (Nach LARRSON, 1959)

Es erscheint fraglich, ob die laufenden Urinkontrollen und die häufigen Insulininjektionen, deren Menge immer wieder überlegt werden muß, nicht eine größere psychische Belastung darstellt als das Einhalten einer geregelten Diät.

Die Frage, bei welcher Kostform die Gefahr der Entstehung von Spätschäden größer ist, wird unterschiedlich beurteilt. Die Vertreter der freien Kost verneinen die frühere Manifestation der Komplikationen (LICHTENSTEIN, 1949; KNOWLES, 1965). Andere Autoren geben bei vergleichenden Untersuchungen an, daß unter der freien Diät die Gefäßkomplikationen bis zu 3mal häufiger auftreten (ENGELSON, 1954; CONSTAM u. REICH, 1960; ROSENKRANZ, 1967).

d) Kalorienbedarf

Zur Errechnung des Kalorienbedarfs können die Richtlinien der deutschen Gesellschaft für Ernährung (1963) oder der National Academy of Science, National Research Council (1964) herangezogen werden, die für gesunde Kinder aufgestellt sind, aber natürlich auch für stoffwechselkranke Kinder gelten (Tabelle 1).

Wie aus den Tabellen ersichtlich, differieren die von beiden Ausschüssen angegebenen Empfehlungen zum Teil erheblich. Auch die Angaben anderer Autoren zeigen eine große Streuungsbreite, die aber mit wenigen Ausnahmen innerhalb

Tabelle 1

Ausschuß für Nahrungsbedarf der dtsch. Gesellschaft für Ernährung e.V.		Food and Nutrition Board, National Research Council	
Alter	Kal/Tag	Alter	Kal/Tag
1— 3 J.	1 000	1— 3 J.	1 300
4— 6 J.	1 400	4— 6 J.	1 600
7— 9 J.	1 600	7— 9 J.	2 100
		9—12 J., ♂	2 400
		9—12 J., ♀	2 200
10—14 J., ♂	1 860—2 200	12—15 J., ♂	3 000
10—14 J., ♀	1 800—2 400	12—15 J., ♀	2 00

der oben angegebenen Grenzen liegen (Burke et al., 1959; Diemer, 1967; Sterky, 1962; Sachsse, 1971).

Eine sehr einfache Formel wird von P. White angegeben:

Es werden für das 1. Jahr 1 000 Kalorien eingesetzt und für jedes weitere Jahr 100 Kalorien zusätzlich.

Der individuelle Kalorienbedarf der Kinder kann nur bedingt aufgrund des Appetits der Patienten festgesetzt werden. Bei den psychisch gefährdeten Diabeteskindern sind fortlaufende Gewichtskontrollen unerläßlich. Bei der Ersteinstellung ist zu berücksichtigen, daß bei den untergewichtigen Kindern ein Nachholbedarf besteht, dem entsprochen werden muß, und der nach 3 bis 5 Wochen in der Regel gedeckt ist. Bei Mädchen, die zu Adipositas neigen, ist bereits zwischen dem 13. und 14. Lebensjahr die Kalorienzufuhr auf den Normalbedarf des Erwachsenen (35 bis 40 Kal/kg Körpergewicht) zu reduzieren.

Die Zusammensetzung der Nahrung muß naturgemäß den regionalen Eßgewohnheiten angepaßt werden. Nach den Empfehlungen der Literatur sollen 40 bis 60% der Kalorien als Kohlenhydrate verabreicht werden. Der Anteil der Fette soll maximal 40%, der Anteil des Eiweißgehaltes soll 15 bis 20%, der Gesamtkalorienzufuhr betragen. Diese Zusammensetzung bedeutet eine eiweißreiche und fettarme Kost. Der wachsende Organismus benötigt in den ersten Lebensjahren 3 bis 4 g und später 2 bis 3 g Eiweiß/kg Körpergewicht/Tag. Ob eine Fettbeschränkung beim Kind notwendig ist, erscheint fraglich.

Die Nahrung der Kinder soll auf 6 bis 8 Mahlzeiten verteilt werden, was bei Kindern kaum Schwierigkeiten bereitet.

Die Aufstellung eines Diätplanes kann in der Form erfolgen, daß dem Kind eine seinem Alter entsprechende Standardkost verordnet wird, die später nach seinen Wünschen und entsprechend seinem individuellen Bedarf abgewandelt wird. Psychologisch geschickter ist es, das Kind zu fragen, was es essen möchte und zu essen gewohnt ist und dementsprechend einen Kostplan aufzustellen. An diesem Plan sollte während der Einstellung festgehalten werden. Die Art des Insulins, die Menge und der Zeitpunkt der Injektionen richten sich nach dem Verhalten des Blutzuckers. Im weiteren Verlauf der Erkrankung ist die Nahrungsmenge entsprechend dem Wachstum der Kinder kontinuierlich zu steigern, wobei der Ernährungsquotient (Kal/kg Körpergewicht) mit zunehmendem Alter kleiner wird. Änderungen im Tagesablauf, die sich z.B. bei Schulwechsel oder bei Eintritt in das Arbeitsverhältnis ergeben, machen zumeist eine Umstellung des Diätplans und der Insulindosierung notwendig.

4. Einfluß der Muskeltätigkeit

Das Kind hat ein sehr viel größeres Bedürfnis nach motorischer Betätigung als der Erwachsene. Der Bewegungsdrang der Kinder wechselt sehr stark, und es ist kaum möglich, ihn zu regulieren. Da der Kostplan und die Insulindosis auf ein mittleres Bewegungsmaß berechnet sind, müssen Blutzuckerschwankungen, die durch gesteigerte Bewegung verursacht werden, durch zusätzliche Kohlenhydratgaben ausgeglichen werden. Das Kind soll an Sportstunden, Fußballspielen und auch am Schwimmen teilnehmen. Die zusätzliche Kohlenhydratgabe in Form von 1 bis 2 Broteinheiten hat stets vor der Belastung zu erfolgen. Vor Wandertagen oder im Urlaub ist gelegentlich eine Reduzierung der Insulindosis anzuraten. Kinder, die zu Hypoglykämien neigen, sollten stets etwas Traubenzucker (Dextropur) bei sich tragen.

5. Ambulante Betreuung des diabetischen Kindes

Die Durchführung der ambulanten Kontrolle des kindlichen Diabetikers erfordert regelmäßige Harnzuckerkontrollen, die wenn möglich täglich, wenigstens 2mal wöchentlich so durchgeführt werden müssen, daß die Menge des Tag- und Nachtharns gemessen und ihre Harnzuckerkonzentration bestimmt wird. Die Beobachtungen müssen schriftlich festgehalten und bei jeder Konsultation durchgesprochen werden.

Tagesblutzuckerkurven müssen je nach Stoffwechsellage in 1—4monatlichen Abständen bestimmt werden. Jährlich sind augenärztliche Untersuchungen und evtl. Röntgenaufnahmen des Thorax notwendig. (Die Tuberkulinprobe hat nur dann Wert, wenn keine Tuberkulose-Schutzimpfung durchgeführt worden ist.) Es läßt sich keine allgemein gültige Regel für die Zeitabstände geben, in denen das Kind dem Arzt vorgestellt werden soll. Dies hängt sowohl von der Schwere der Erkrankung wie von der Intelligenz und Disziplin des Kindes und der Eltern ab. Manchmal ist eine monatliche Vorstellung erforderlich; manchmal genügt eine Vorstellung jeweils nach 3—6 Monaten. Immer sollte man versuchen, mit den Eltern in telefonischem Kontakt zu bleiben. Aufnahmen in die Klinik sollte man möglichst vermeiden. Zu Beginn des Diabetes, später in 1—2jährigen Abständen sowie nach jeder schweren Hypoglykämie sind EEG-Kontrollen wünschenswert. In der ersten Zeit der Erkrankung, besonders in der Zeit der Remissionsphase und der sich anschließenden stabilen Phase ist die Einstellung richtig, bei der weder Hyper- noch Hypoglykämien auftreten und der Harn zucker- und acetonfrei bleibt. Die Insulininjektion sollte das Kind spätestens im Alter von 10 Jahren selbst durchführen. Das Aufziehen des Insulins muß jedoch weiterhin von den Eltern überwacht werden. Die Injektion muß für das Kind zur Selbstverständlichkeit werden, von der nicht viel Aufsehens gemacht werden darf.

In den späteren Stadien ist es schwieriger, eine gleichbleibende Blutzuckertageskurve zu erreichen, auch wenn 2 Insulininjektionen täglich gegeben werden. Um Hypoglykämien zu vermeiden, müssen gelegentlich Hyperglykämien von 200 bis 250 mg-% in Kauf genommen werden. Glykosurien sind unter diesen Umständen nicht selten, sie sollten jedoch 20 g pro Tag nicht überschreiten. Besondere Schwierigkeiten treten, wie schon erwähnt, in der Pubertätszeit auf, in der Hyperglykämien häufiger als sonst beobachtet werden.

Aus diesen Gründen ist die richtige Einstellung eines diabetischen Kindes theoretisch leicht zu definieren, praktisch aber schwer durchzuführen.

VII. Coma diabeticum

Im Kindesalter führt in 30—50% der Fälle das Auftreten eines Coma diabeticum zur Diagnose der Erkrankung, und dies um so häufiger, je jünger das Kind ist.

P. White (1965) berichtet, wie schon erwähnt, daß bei fast allen Säuglingen erst die Entwicklung eines Coma diabeticum (oder einer schweren Acidose) zur Diagnose Diabetes mellitus führte. In diesen Fällen werden offenbar die ersten Symptome des Diabetes mellitus übersehen oder nicht richtig gedeutet, vor allem deshalb, weil man nicht an die Möglichkeit dieser Erkrankung denkt. Die häufigste Ursache der plötzlichen Entwicklung eines Coma diabeticum liegt in dem plötzlichen Anstieg des Insulin-Bedarfs, wie er im Kindesalter nach Infektionen, Impfungen, Operationen oder auch psychischen Belastungen eintritt und so zur Diagnose der Erkrankung führt.

Bei bestehendem Diabetes mellitus können diese Ursachen ebenso zur Entwicklung eines Coma diabeticum führen, insbesondere dann, wenn die Eltern oder der Arzt bei ev. Erbrechen oder Nahrungsverweigerung im Beginn der Infektionskrankheit die Insulinmenge zu drastisch reduzieren. Manchmal sehen wir auch Eltern, die die Insulindosis reduzieren, obwohl sie über die Erkrankung des Kindes unterrichtet sind. Sie möchten sie sozusagen nicht wahr haben und glauben, durch schnelle oder allmähliche Reduktion der Insulinmenge ihr Kind zu heilen.

Von den 3 Coma-Formen (sofern sie als solche bestehen), dem hyperketonämischen, dem hyperosmolaren und dem lactacidotischen Coma diabeticum findet sich im Kindesalter fast ausschließlich die erste Form, die mit Blutzuckerwerten von 300 bis 800 mg-% einhergeht. In nahezu allen Fällen findet sich neben der charakteristischen Keto-Acidose eine Exsiccose, deren Behandlung ebenso wichtig und dringlich ist, wie die Insulinbehandlung. Diese Exsiccose kann zur Hyperosmolarität und durch die Anoxämie zum Anstieg der Milchsäure im Blut führen. Ob ein reines hyperosmolares Coma im Kindesalter vorkommt, erscheint zweifelhaft. Wenige Fälle dieser Art wurden von Krainick (1959), Kojut (1967), Seftel (1967), Lotz (1968) und Kumar (1968) beschrieben.

Die Diagnose des Coma diabeticums ist in der Regel leicht zu stellen. In der zumeist sehr kurzen Anamnese wird oft ein Infekt, zunehmender Durst, Polyurie und auffallende Müdigkeit angegeben. Im Gegensatz zum Erwachsenen erbrechen die Kinder zu Beginn des Comas sehr häufig. Es handelt sich hierbei um das nur im Kindesalter auftretende acetonämische Erbrechen (Hungerland, 1937).

Die bekannten klinischen Zeichen wie Exsiccose, Bewußtseinsstörung, Kußmaulsche Atmung, Acetongeruch der Atemluft, Facies rubra, weiche Bulbi, Hypobis Arreflexie sind auch im Kindesalter in typischer Weise ausgebildet. Der Blutdruck ist niedrig. Zumeist besteht eine Oligurie oder auch eine Anurie. Gelegentlich zeigen die Kinder heftige Oberbauchschmerzen mit brettharter Bauchdeckenspannung, was zur Fehldiagnose einer Peritonitis führen kann.

Die Untersuchung des Blutes zeigt im wesentlichen die gleichen Veränderungen, wie sie beim Coma des Erwachsenen gefunden werden. Die Blutzuckerwerte liegen in der Regel zwischen 300 bis 800 mg-%; gelegentlich werden höhere Werte beobachtet, in einem Fall wurde ein Blutzucker von 2000 mg-% beschrieben (Hager, 1968). Das pH, der CO_2-Druck und das Standard-Bicarbonat sind erniedrigt. Es besteht eine Hyperchlorämie und Hyperlipidämie. Die Harnstoffkonzentration, der Hb- und HK-Wert sind erhöht. Außerdem kann eine Leucocytose bis zu 20000 bis 30000 mit Linksverschiebung bestehen. Im Harn finden sich eine starke Glucosurie, Acetonurie, mäßige Albuminurie und granulierte Zylinder.

VIII. Behandlung des Coma diabeticum

Die Behandlung des Coma diabeticum des Kindes ist grundsätzlich die gleiche wie beim Erwachsenen.
1. Substitution des Insulins.
2. Substitution des Wassers.
3. Substitution der Elektrolyte.
Die Menge des Insulins und der Flüssigkeit muß im Laufe der Coma-Behandlung entsprechend der Stoffwechsellage verändert werden. Schwierigkeiten bereiten beim Kind die Dosierung, da hier außer der Schwere der Stoffwechselstörung noch die Größe des Kindes berücksichtigt werden muß.

1. Substitution des Insulins

Die Angaben über die Dosierung der ersten Insulingabe schwanken. In der Literatur wird empfohlen, 1 bis 2 (bis 3) Einheiten Altinsulin pro kg Körpergewicht zu geben, wobei die Höhe des Blutzuckers berücksichtigt werden muß. Bei kleineren Kindern mit einem Gewicht unter 20 kg sind entsprechend der Blutzuckerkonzentration 0,5 bis 1 (bis 1,5) Einheiten/kg Körpergewicht zu injizieren. Die Größe einer zweiten Insulindosis nach etwa einer Stunde läßt sich aufgrund der Wirkung der ersten Dosis abschätzen. Häufig muß nochmals die gleiche Insulinmenge injiziert werden. Weitere Insulingaben müssen gegebenenfalls in Abständen von 2 Std verabreicht werden. Sie betragen etwa die Hälfte der Initialdosis. Später kann das Intervall auf 4 Std verlängert werden. Blutzuckerbestimmungen sollen zunächst stündlich, später 2- bis 4stündlich erfolgen. Zu Beginn der Coma-Behandlung soll zumindest ein Teil des Insulins intravenös verabreicht werden. Von einigen Autoren wird auch die ausschließliche i.v. Gabe empfohlen, weil hierbei die Wirkung der einzelnen Insulingabe wegen der kurzen biologischen Halbwertzeit (15 bis 30 min) genau zu übersehen ist. Von einer s.c. Injektion sollte abgesehen werden, da die Resorption aufgrund der Exsiccose erheblich verlängert sein und zur Folge haben kann, daß zu Beginn der Coma-Behandlung unnötig hohe Dosen Insulin verabreicht werden, die nach Wiederherstellung des normalen Kreislaufs verspätet resorbiert werden und dann zu Hypoglykämien führen können. In der Regel werden die beiden ersten Insulindosen zur Hälfte i.v. und zur Hälfte i.m. gegeben. Die folgenden Injektionen sind i.m., und erst nach Behebung der Exsiccose s.c. zu injizieren.

2. Substitution des Wassers und der Elektrolyte

Die Infusionsbehandlung muß wegen der in der Regel schweren Exsiccose so schnell wie möglich begonnen werden, deshalb wird nach orientierender klinischer Untersuchung umgehend und ohne das Ergebnis der Laboratoriumsuntersuchungen abzuwarten, eine intravenöse Dauertropfinfusion angelegt. Der Grad der Exsiccose läßt sich aufgrund des klinischen Bildes, des Hämatokrits, des Ionogramms und des Blutdrucks beurteilen. Sind Angaben über das frühere

Gewicht des Kindes zu erhalten, so läßt sich das Defizit genauer ermitteln. Im Durchschnitt beträgt der Flüssigkeitsverlust bei älteren Kindern etwa 100 ml/kg Körpergewicht oder 10% des tatsächlichen Körpergewichtes.

In den ersten 24 Std sollen bei Säuglingen 200 ml/kg Körpergewicht und bei älteren Kindern etwa 3000 bis 4000 ml Flüssigkeit pro m² Körperoberfläche i.v. infundiert werden. Ein Zehntel der Gesamtmenge soll in den ersten 30 min einlaufen. Die Hälfte der Flüssigkeitsmenge soll in den ersten 6 Std und der Rest in den verbleibenden 8 Std infundiert werden. Wenn ein Kind sich rasch erholt und ausreichend trinkt, kann die Infusionsbehandlung früher beendet werden (Tabelle 2).

Tabelle 2. Infusionsbehandlung

		Absolute Mengen	
In den ersten 30 min	a) Lösung: 0,9% Na₂Cl b) Menge: 360 ml/m² KO oder 15 ml/kg KG	Säuglinge Kleinkinder Schulkinder	70—180 ml 180—280 ml 280—520 ml
In den ersten 6 Std	a) Lösung: 0,9% NaCl (bei Blutzuckerwerten unter 300 mg% wird Sterofundin HG 5 gegeben) b) Menge: 1200 ml/m² KO c) zusätzlich: NaHCO₃ (s. unten)	Säuglinge Kleinkinder Schulkinder	240— 550 ml 550— 900 ml 900—1 800 ml
In den zweiten 6 Std	a) Lösung: 0,9% NaCl oder Sterofundin HG 5 b) Menge: 900 ml/m² KO c) zusätzlich: NaHCO₃ evtl. KCl (s.u.)	Säuglinge Kleinkinder Schulkinder	180— 420 ml 420— 680 ml 680—1 400 ml
In den dritten 6 Std	a) Lösung: Sterofundin HG 5 b) Menge: 480 ml/m² KO c) zusätzlich: NaHCO₃ evtl. KCl	Säuglinge Kleinkinder Schulkinder	100— 220 ml 220— 360 ml 360— 520 ml
In den vierten 6 Std	a) wie oben b) Menge: 480 ml/m² KO c) wie oben	Säuglinge Kleinkinder Schulkinder	100— 220 ml 220— 360 ml 360— 520 ml

Als Infusionslösungen finden die physiologische Kochsalzlösung und hypotone Salzlösungen mit oder ohne Zusatz von Bicarbonat („Drittellösungen") Anwendung. Die „Drittellösungen" bestehen in der Regel zu einem Drittel aus 0,9%igem Natrium-Chlorid und einem Drittel aus 0,6 mol NaHCO₃-Lösung und zu einem Drittel aus H_2O. Anstelle des Wassers ist oft 5%ige Fruktose oder Laevuloselösung zugesetzt. Die Zusammensetzung dieser Lösungen variiert erheblich. Sinkt der Blutzucker unter 300 mg-% ab, so sollte eine glucosehaltige Lösung infundiert werden.

a) Natrium-Bicarbonat-Zufuhr

Natrium-Bicarbonat muß bei den zumeist stark acidotischen Kindern substituiert werden. Es wird berechnet nach der Astrup-Formel: Basendefizit × kg Körpergewicht × 0,3, wobei als Basendefizit nur der Betrag angesehen wird, der −6 bis −8 mÄq/1 überschreitet (ROSENKRANZ, 1967). Das Natrium-Bicarbonat wird der Infusionsflüssigkeit zugesetzt. Die Mengen müssen entsprechend dem Verlauf des Comas (Kontrolle des Blut-ph-Wertes, des CO_2-Drucks und des Standard-Bicarbonats) variiert werden.

b) Kalium-Zufuhr

Mit der wiedereinsetzenden Glykogensynthese tritt vermehrt Kalium in die Zellen ein. Im allgemeinen ist dies etwa 4 bis 6 Std nach Beginn der Coma-Behandlung der Fall, wenn der Blutzucker bereits deutlich abgefallen ist. Ist das Coma bereits draußen anbehandelt, so wird die Substitution unter Umständen früher notwendig. Bei Kindern kann in Ausnahmefällen bereits zu Beginn der Behandlung eine Hypokaliämie bestehen, wenn im Beginn des Comas schweres Erbrechen aufgetreten ist (KISS, 1962; KRAINICK u. STRUWE, 1969).

Wenn die Diurese ausreichend in Gang gekommen ist, kann dem Kind ohne Gefahr 2 bis 3 mÄq Kalium/kg Körpergewicht/die mit der Infusionsflüssigkeit zugeführt werden.

Weitere therapeutische Maßnahmen wie Herz- und Kreislaufmittel und prophylaktische Antibiotikagaben sind im Kindesalter nicht erforderlich. Digitalisgaben sind bei bestehender Hypokaliämie gefährlich. Auch die Magenspülung, die von einigen Autoren wegen der Magenatonie empfohlen wird, ist nicht notwendig und gefährlich.

Sobald wie möglich soll das Kind Obstsäfte erhalten. Später soll eine leichte fettarme Kost in Form von Toastbrot, Grießbrei, Milch, passierten Früchten und später Kartoffeln und leichtem Gemüse verabreicht werden. Die Gabe von Haferbrei, die von älteren Kindern zumeist abgelehnt wird, bietet keine Vorteile.

Bis zur Stabilisierung der Stoffwechsellage soll die Behandlung mit Altinsulin erfolgen. In der Regel kann nach 8 bis 10 Tagen die Umstellung auf ein längerwirkendes Insulin vorgenommen werden. Bei noch bestehender Labilität der Stoffwechsellage ist es ratsam, den Wechsel noch zu verschieben, da es erfahrungsgemäß leichter ist, durch wiederholte kleinere Insulingaben eine gleichmäßige Blutzuckerkurve zu erzielen.

Beim Übergang von Altinsulin auf ein Verzögerungsinsulin muß die täglich gegebene Gesamtmenge des Insulins in der Regel geändert werden.

IX. Differentialdiagnose des Coma diabeticum

Die Diagnose des Coma diabeticum kann in der Regel leicht gestellt werden. Das Coma hepaticum, urämicum oder die thyreotoxische Krise sind im Kindesalter sehr selten und leicht auszuschließen. Intoxikationen durch Medikamente oder durch ökonomische Substanzen sind dagegen sehr häufig; weiter muß an eine Commotio, Contusio, Encephalitis oder an einen Zustand nach einem Krampfanfall gedacht werden. Gelegentlich kann die sichere Unterscheidung eines Coma diabeticum von einer schweren Exsiccose des Säuglings infolge einer

Durchfallserkrankung Schwierigkeiten machen, da bei diesen Säuglingen Blutzuk-
kerwerte bis zu 300 mg-% beobachtet werden.

Das hypoglykämische Coma ist meist leicht zu erkennen, insbesondere dann,
wenn auch anamnestische Angaben zur Verfügung stehen. Schwieriger kann die
Unterscheidung werden, wenn das hypoglykämische Coma längere Zeit bestanden
hat und die typischen Zeichen wie Blässe, Zittern und Schwitzen nicht mehr
ausgeprägt sind (GÜNTER, 1958).

X. Hypoglykämie

Bei jeder Insulinbehandlung muß mit dem Auftreten von Hypoglykämien
gerechnet werden. Überdosierung des Insulins, verringerte Nahrungszufuhr, vermehrte körperliche Tätigkeit können diesen Zustand herbeiführen. Sinkt der
Blutzucker unter 45 mg (enzymatische Methode), so treten in der Regel Symptome
auf. Im allgemeinen bieten die Kinder die gleichen Symptome wie die Erwachsenen. Diese werden verursacht durch den Glucosemangel des Zentralnervensystems
und die Wirkung der reaktiv erfolgenden Ausschüttung von Adrenalin und Glukagon. Beide Hormone bewirken eine Aktivierung der Leberphosphorylase und
somit durch den Abbau des Leberglycogens eine Erhöhung des Blutzuckers.
Der Glucosemangel des Gehirns kann zu Seh-, Sprach- und Schluckstörungen,
Stupor, Bewußtlosigkeit und Krämpfen führen. Apoplexieartige Krankheitsbilder
werden im Kindesalter selten beobachtet. Das Adrenalin bedingt Blässe, Zittern,
Schwitzen, Herzklopfen und Blutdruckanstieg. Im Beginn einer Hypoglykämie
können die Kinder auffallend ruhig oder auch ungewöhnlich zänkisch, frech
oder albern sein. Bemerkenswert ist die immer wieder zu beobachtende Entschluß-
losigkeit, die die Kinder hindert, noch rechtzeitig zu essen. Unaufmerksamkeit
in den letzten Schulstunden des Vormittags kann auch gelegentlich Ausdruck
einer Hypoglykämie sein.

Im Säuglingsalter sind die Symptome einer Hypoglykämie nur wenig eindeutig.
Zumeist wird nur Blässe und Zittern beobachtet, die Kinder werden schläfrig
und ohne weitere Prodromi treten schwere Krampfanfälle auf. Im frühen Säuglingsalter verlaufen die Hypoglykämien nahezu asymptomatisch. Selbst die
Krampfanfälle, die sich nur in leichtem Muskelzittern zeigen, werden häufig
übersehen[1]. Zur Vermeidung einer Hirnschädigung sind daher besonders sorgfältige Blutzuckerkontrollen erforderlich.

Schwierig ist die Diagnose nächtlicher Hypoglykämien, die von den Kindern
zumeist verschlafen werden. Besteht eine starke Gegenregulation, so kann der
morgendliche Blutzucker bis auf 500 mg-% ansteigen. Lediglich der Mißmut
der Kinder, Klagen über Kopfschmerzen oder ein verschwitztes Kopfkissen weisen auf eine vorausgegangene nächtliche Hypoglykämie hin. Wird wegen der
morgendlichen Hyperglykämie die Insulindosis gesteigert, so kann der schon
erwähnte Somogyi-Effekt ausgelöst werden.

Ist der Diabetes mellitus des Kindes dem Arzt bekannt, so ist die Diagnose
der Hypoglykämie leichter zu stellen, und die Bestimmung des Blutzuckers mittels
eines Schnelltestes (Hämoglukotest oder Dextrostix) bestätigt innerhalb von Minuten die klinische Diagnose. Der Nachweis von Zucker im Harn spricht nicht
gegen eine Hypoglykämie, da ein Teil des Blasenharns noch bei Bestehen einer

---

[1] Bemerkenswerterweise haben reife Neugeborene einen physiologischen Blutzuckerwert von 30 bis
40 mg-% und Frühgeborene einen Blutzuckerwert von 20 bis 40 mg-%. Diese Konzentrationen werden
symptomlos überstanden.

Hyperglykämie gebildet worden sein kann. Kann das Krankheitsbild nicht geklärt werden, so muß bei Verdacht auf eine Hypoglykämie Glucose injiziert werden, da die Prognose der Hypoglykämie um so besser ist, je schneller Zucker zugeführt wird und ein Coma diabeticum durch eine Glucoseinjektion nicht wesentlich verschlechtert wird.

Die Therapie der Hypoglykämie besteht wenn möglich in der oralen Zufuhr rasch resorbierbarer Kohlenhydrate in Gestalt von Brot, gesüßtem Obstsaft oder Traubenzucker, zumeist sind 12 bis 24 g Kohlehydrate = 1—2 BE in Zusammenhang mit der nachfolgenden Mahlzeit ausreichend. Bei Kindern mit einiger Erfahrung muß daran gedacht werden, daß sie Hypoglykämiesymptome simulieren, um so Zucker oder Süßigkeiten zu erhalten.

Bei bewußtlosen Patienten führt die Injektion von 20 bis 40 ml einer 40%igen Glucoselösung zumeist sofort zu sichtbarem Erfolg. In schweren Fällen soll anschließend eine 5 bis 10%ige Glucoselösung infundiert werden. Ist eine intravenöse Injektion wegen starker Krampfanfälle nicht möglich, so kann zunächst versucht werden, durch Adrenalin (0,3 bis 0,5 ml einer 1:1000 verdünnten Lösung) oder Glukagon (1 mg) das Leberglykogen zu mobilisieren. Halten die Krampfanfälle nach Anstieg des Blutzuckers weiterhin an, so müssen Sedative (Chloralhydrat, Valium oder Luminal) gegeben werden.

XI. Dauerschäden nach Hypoglykämie

Jede schwere Hypoglykämie kann zu einer Hirnschädigung führen. P. WHITE (1965) beobachtete sie an weniger als 1% der Patienten der Joslin-Klinik. GÜNTHER (1958) fand unter 8065 Patienten, die Insulin erhielten, 87 Patienten mit deutlich faßbaren Hirnschäden. Diese entstehen in der Regel nach zahlreichen und lang anhaltenden Hypoglykämien, können jedoch auch nach einer einzigen schweren Hypoglykämie zurückbleiben. Es treten Wesensveränderungen, Störungen der Merk- und Konzentrationsfähigkeit, extrapyramidale Symptome, Paresen und cerebrale Anfallsleiden auf. In seltenen Fällen kann sich infolge einer Hypoglykämie eine Encephalopathie entwickeln, die auch nach der Normalisierung des Blutzuckers eine bleibende Bewußtlosigkeit bedingt und in der Phasen tiefen Stupors mit motorischer Erregung und Krampfanfällen abwechseln. Die Reflexe sind schwer auslösbar, der Babinski ist positiv. Die Prognose ist abhängig vom Ausmaß der Schädigung, die Mehrzahl dieser Funktionsstörungen bildet sich jedoch zurück. Die Reparationszeit kann Wochen und Monate betragen (DOOSE, 1959).

Das EEG zeigt während der Hypoglykämie außer einer Verlangsamung der Grundaktivität keinen pathognomonischen Befund, der Schwellenwert für die Verlangsamung der Grundaktivität liegt bei einem Blutzucker von 35 mg-% (DOOSE, 1959; SPIES, 1962; GIPS, 1964).

XII. Sonderformen des Diabetes mellitus

1. Transitorischer Diabetes mellitus des Säuglings

Der transitorische Diabetes mellitus des Säuglings ist eine sehr seltene Erkrankung. In der Literatur sind etwa 30 Fälle beschrieben (Literaturübersichten bei

Willi u. Müller, 1968; Horner, 1968; Gentz u. Cornblath, 1969; Jung et al., 1969).

Die Ätiologie des Krankheitsbildes ist nicht geklärt. Es wird als „Adaptationssyndrom" pränatal dystropher Säuglinge gedeutet, deren Blutzucker intrauterin aufgrund einer „placentaren Dysfunktion" erniedrigt war, so daß der Inselzellapparat erst nach der Geburt infolge der nunmehr vermehrten Glucosestimulation zu seiner normalen Funktion heranreift (Gerrand u. Chin, 1962; Hager u. Herbst, 1966; Cornblath u. Schwarz, 1966). Entsprechend der Ausreifung der Beta-Zellen heilt das Krankheitsbild nach einigen Wochen bis Monaten spontan aus. Weitere Ursachen wie Infektionen, Nebennierenrindenüberfunktion und Hypophysenzwischenhirnschädigungen werden vermutet, aber auch aufgrund neuerer Untersuchungen abgelehnt (Jeune u. Tietweg, 1960; Huwalainen et al., 1961; Gerrand u. Chin, 1962; Hutchinson et al., 1962; Klos, 1967; Willi u. Müller, 1968).

Die Erkrankung tritt bei pränatal dystrophen Säuglingen auf. Das Geburtsgewicht der termingerecht geborenen Kinder liegt zumeist zwischen 2000 und 2500 g. Innerhalb der ersten 6 Lebenswochen tritt eine diabetische Stoffwechselstörung mit erheblicher Hyperglykämie (im Durchschnitt um 600 mg-%) und Dehydratation auf.

Die Kinder entwickeln eine Atrophie und haben oft ein greisenhaftes Aussehen. Auffallend ist ihr gieriges Trinken. Ein Coma diabeticum wurde nicht, Somnolenz nur in wenigen Fällen beschrieben. Einige Autoren heben sogar den lebhaften Gesichtsausdruck dieser Kinder hervor. Bei einem Teil der Kinder bestand ein Infekt, so daß sich der transitorische Diabetes mellitus analog dem echten Diabetes mellitus möglicherweise erst unter dem Einfluß der Infektion entwickelte.

Die Behandlung erfolgt in der gleichen Weise wie beim echten Diabetes mellitus. Insulin, Wasser und Elektrolyte müssen substituiert werden. Nach Angaben der Literatur werden 1 bis 3 Einheiten Alt-Insulin/kg Körpergewicht/Tag benötigt, die in mehreren Einzeldosen verabreicht werden (Gentz u. Cornblath, 1969).

Die Angaben über die Dauer der notwendigen Insulinsubstitution schwanken zwischen zwei Tagen und achtzehn Monaten (Hutchinson et al., 1962; Cornblath u. Schwarz, 1966).

Zur Vermeidung von Hypoglykämien ist eine sorgfältige Beobachtung der Blutzuckerwerte erforderlich.

Auch nach Absetzen der Insulintherapie müssen die Kinder weiterhin überwacht werden, da zu dieser Zeit möglicherweise auch die Remissionsphase eines echten Diabetes mellitus vorliegen kann. Eine sichere Abgrenzung ist nur durch die Verlaufsbeobachtung möglich. Joslin fordert eine „Fünfjahresheilung". Der Patient, über den Ramesy 1926 berichtete, hatte nach 25jähriger Beobachtungszeit keine diabetische Stoffwechsellage entwickelt (Arey, 1953).

2. Diabetes mellitus des Säuglings

0,5 bis 1% der Kinder mit Diabetes mellitus erkranken in der Säuglingszeit (Strube, 1960; Mattern u. Schraier, 1964; White, 1967; Traismann u. Newcomb, 1971). Greenwood und Traismann stellten 1971 acht Fälle aus der Literatur zusammen, deren Erkrankung bereits im 1. Lebensmonat begann und die erfolgreich behandelt wurden.

Bei älteren Kindern (vom 6. Lebensmonat ab) sind die ersten Krankheitszeichen recht bezeichnend. Bei jüngeren Säuglingen hängt es von der Aufmerksamkeit der Pflegepersonen ab, ob der Durst, die Polyurie und die Gewichtsabnahme bemerkt werden. Die Kinder kommen fast stets im Coma mit der Einweisungsdiagnose „schwere Exsiccose" zur Aufnahme. Die Anamnese ist kurz, zumeist wird nur eine ungeklärte Gedeihstörung angegeben.

Die Behandlung erfolgt in der gleichen Weise wie bei älteren Kindern. Vordringlich ist die Beseitigung der Exsiccose. Die Insulintherapie ist sehr vorsichtig einzuleiten, als Initialdosis erscheinen 0,5 bis 1 E/kg Körpergewicht angezeigt. (Bei älteren Kindern können 1,5 bis 2 E/kg Körpergewicht injiziert werden.) Eine besondere Diät wird im ersten Jahr nicht verabreicht, die Kinder erhalten die normale Säuglingskost.

3. Pseudo-Diabetes mellitus

Beim Pseudo-Diabetes mellitus oder Strohfeuerdiabetes handelt es sich nicht um eine diabetische Stoffwechselstörung, sondern um eine akute Hyperglykämie und Glucosurie, wie sie bei schweren Exsiccosen, Encephalitiden, Meningitiden, nach Schädelhirntraumen und Hirnblutungen beobachtet wird. Die Hyperglykämie kann nur zu einem geringen Teil durch die Exsiccose bzw. durch die Eindikkung des Blutes erklärt werden. Weitaus wichtiger scheint der Anstieg der kontrainsulinären Hormone zu sein, vor allem des Adrenalins und Cortisons und der Insulininhibitoren wie freie Fettsäuren (PFEIFFER, 1966; VALENCE OWEN, 1971). Unter zusätzlichen glucosehaltigen Infusionen zeigen die Kinder eine sehr schlechte Glucose-Toleranz, die als Hunger-Diabetes zu deuten ist, da infolge der Nahrungskarenz die Sekretionsreize für die Beta-Zellen gefehlt haben und so lediglich eine Basalsekretion des Insulins erhalten geblieben ist (FÖRSTER u. MEHNERT, 1970). Die Hyperglykämie verschwindet nach unspezifischer Behandlung ohne Gabe von Insulin.

Ein renaler Diabetes mellitus mit Glucosurie ohne Hyperglykämie kann im Verlauf einer schweren Allgemeinerkrankung als Folge einer „toxischen" Nierenschädigung auftreten. Desweiteren kann er bei Früh- und Neugeborenen beobachtet werden und ist hier durch die Unreife des „Transfersystems" des distalen Tubulus bedingt (BLÄKER, 1971).

4. Mauriac-Syndrom

Das Krankheitsbild wurde erstmals 1930 von MAURIAC beschrieben. 1953 stellte WINDORFER 60 Patienten aus der Literatur zusammen. Insgesamt sind bis heute etwa 100 Kinder genauer beobachtet und beschrieben. 60 Kinder aus der Joslin-Klinik mit Minderwuchs und Hepatomegalie, die P. WHITE 1937 erwähnt, sind mit Wahrscheinlichkeit ebenfalls diesem Syndrom zuzuordnen.

Das Krankheitsbild ist gekennzeichnet durch den Diabetes mellitus, die Hepatomegalie und den Kleinwuchs. Neben diesen Hauptsymptomen, die stets ausgeprägt sind, finden sich als Nebensymptome eine Stammfettsucht mit Vollmondgesicht, eine verzögerte Sexualentwicklung, ein großes Abdomen mit sichtbarem Kollateralkreislauf in der Bauchdecke, eine Osteoporose und eine verzögerte Knochenentwicklung.

Der Diabetes mellitus hat zumeist in der frühen Kindheit begonnen. Er ist schwer einstellbar oder über längere Zeit vernachlässigt worden. Die erheblich vergrößerte Leber reicht oft bis zur Nabelgegend und ist die Ursache des großen Abdomens. Sie verursacht häufig Oberbauchbeschwerden. Ihre Größe kann erheblich schwanken („Zieharmonikaleber"). Die Leberfunktionsproben ergeben normale Werte. Durch Leberbiopsie gewonnenes Gewebe zeigt histologisch eine starke Glycogenspeicherung, die z.T. mit einer Fettanhäufung vergesellschaftet ist. Selten steht die Verfettung im Vordergrund. Die unterschiedlichen histologischen Befunde kennzeichnen vielleicht verschiedene Stadien der Erkrankung. Auf dem Höhepunkt der Erkrankung soll die Glycogenspeicherung vorherrschen, später soll das Glycogen durch das Fett ersetzt werden (WINDORFER, 1953). Exakte Verlaufsbeobachtungen mit wiederholten Kontrollpunktionen fehlen. Milztumor, Ikterus oder Ascites werden nicht beobachtet. Der Minderwuchs ist stets proportioniert. Die Pubertät tritt verspätet ein und ist zumeist erst mit 18 Jahren abgeschlossen. Die sekundäre Geschlechtsbehaarung tritt bei Mädchen zum physiologischen Zeitpunkt ein. Die Entwicklung der Brust und der Menarche erfolgen deutlich verspätet. Bei Jungen bleiben die Hoden klein, der Stimmbruch erfolgt verspätet. Bei einem Teil der Patienten besteht eine Osteoporose. Die Verkalkung der Handwurzelknochen kann verzögert sein. Die Intelligenz der Kinder ist normal, das psychische Verhalten jedoch oft recht infantil.

Die Ätiologie des Krankheitsbildes ist nicht geklärt. Vermutet wird eine Störung im Hypophysenvorderlappen-Zwischenhirnsystem, die zur verminderten Bildung des Wachstumshormons und zur vermehrten Bildung der Nebennierenrindenhormone führt (WINDORFER, 1953; GIAKOWAZZO et al., 1960; LEFÈBRE u. BOUVIER, 1963). Mit dieser Hypothese ließe sich der Kleinwuchs, der Habitus, die Glycogenspeicherung, die Osteoporose und die verzögerte Sexualentwicklung erklären. GIAKOWAZZO et al., die einen normalen Wachstumshormonspiegel fanden, vermuten ein Nichtansprechen der Peripherie auf das normal gebildete Wachstumshormon.

Die therapeutische Beeinflußbarkeit des Syndroms ist gering. Eine Änderung des Zustandes tritt anscheinend nach der Pubertät auf. Das typische Krankheitsbild wird nach dem 18. Lebensjahr nicht mehr beobachtet (WINDORFER, 1953; LESTRADET, 1971). Die Spätprognose des Mauriac-Syndroms ist schlecht, Patienten, die in späterem Alter nachuntersucht werden konnten, hatten auffallend schwere Angiopathien (MÉRIEL et al., 1952; AUSTONI, 1954; ROSSELET u. BECK, 1958; GERADY u. KRIEG, 1961; KORB u. LEVETT, 1965).

5. Diabetes mellitus und Prader-Labhart-Willi-Syndrom

Das Syndrom wurde 1956 von PRADER, LABHART und WILLI beschrieben. Es sind bis heute etwa 120 Fälle publiziert worden (Literaturübersicht s. bei VISCHER et al., 1971).

Die charakteristischen Symptome des Krankheitsbildes sind die Adipositas, die bereits im Kindesalter deutlich wird, der Kleinwuchs, der sich spätestens in der Pubertät manifestiert, die Akromikrie, der Hypogonadismus, der Kryptorchismus, der Hypogenitalismus und die Oligophrenie. Anamnestisch wird stets ein myatonieartiges Zustandsbild in der Neugeborenenperiode angegeben.

Der Diabetes mellitus gehört neben dem niedrigen Geburtsgewicht, der Mikrocephalie, dem Strabismus, der starken Zahncaries, der Kyphoskoliose und kleinen eventuell multiplen Dysmorphien zu den fakultativen Symptomen. Er wurde bisher bei neun Patienten beobachtet (PRADER et al., 1956; GABILAN, 1962; EVANS, 1964; LARBRE et al., 1965; JUUL u. DUPONT, 1967; HOOFT et al., 1967; SPENCER, 1968; PRADER et al., 1969). Obwohl der Manifestationszeitpunkt zwischen dem 10. und 20. Lebensjahr liegt, zeigt dieser Diabetes die Eigenschaften des Erwachsenen-Diabetes. Er ist stabil, neigt nicht zur Ketose und ist relativ insulinunempfindlich. Das immunoreaktive Insulin ist wie bei adipösen Altersdiabetikern erhöht. Gelegentlich trat mit einer Gewichtsreduktion eine Besserung des Diabetes mellitus ein; auch Sulfonylharnstoffe wurden mit gutem Erfolg gegeben (VISCHER et al., 1971).

6. Diabetes mellitus und Mucoviscidose

Das gleichzeitige Auftreten einer Mucoviscidose und eines Diabetes mellitus wird überdurchschnittlich häufig beobachtet. Die Koincidenz wird mit 0,5 bis 1% angegeben (ROSAN et al., 1962; KAISER et al., 1970; KOCH, 1971), während im übrigen auf 2000 Kinder 1 an Diabetes erkranktes Kind kommt. Entsprechend dieser Koincidenz zeigen bei diesen Patienten Glucosetoleranzteste eine verminderte Insulinausschüttung (HANDWERGER et al., 1969; MILNOR, 1969; MILUNSKY et al., 1971).

Der Diabetes mellitus verläuft in der typischen Art des juvenilen Diabetes und kann in jedem Alter auftreten. Als Ursache der Koincidenz wird eine Verkoppelung der Krankheitsgene vermutet, oder zumindest eine positive Beeinflussung der Manifestation der diabetischen Erbanlage durch die Mucoviscidose (anatomische Veränderungen oder intestinale Faktoren) angenommen. Dementsprechend fanden CHARLES und KELLY (1961) und ROSAN et al. (1962) unter den Familienangehörigen mucoviscidosekranker Kinder eine auffallende Häufung an Diabetes mellitus. HANDWERGER et al. (1969) konnten dies jedoch nicht bestätigen.

XIII. Entwicklung des diabetischen Kindes

Die körperliche Entwicklung und die Ausbildung der intellektuellen Fähigkeiten des diabetischen Kindes sind, soweit der Diabetes mellitus nicht grob vernachlässigt wurde oder rezidivierende schwere Hypoglykämien auftraten, nahezu normal.

Die Kinder erreichen eine normale Körpergröße (HAMNE, 1962; WHITE, 1965; DRASH, 1971). Das Bild des diabetogenen Minderwuchses, wie es zu Beginn der Insulinära gesehen wurde, wird heute nur in Ausnahmefällen beobachtet. Die Menarche kann leicht verzögert eintreten. P. WHITE (1965) ermittelte ein Durchschnittsalter von 15 Jahren. Die Fertilität ist unbeeinflußt.

Der Intelligenz-Quotient der diabetischen Kinder liegt im Normbereich (JOHANNSEN et al., 1954; KUBANY et al., 1956; WEIL u. ACK, 1964; HILTMANN u. LUCKING, 1966; MANCIAUX et al., 1967). HILTMANN und LUCKING (1966) fanden ein Überwiegen der verbalen Leistungen, während die Entwicklung der manuellen Leistungen leicht retardiert war, ein Symptom, das bei vielen chronisch kranken Kindern zu beobachten ist.

Im Gegensatz zur körperlichen und intellektuellen Entwicklung der Kinder erscheint die psychische Entwicklung durch die chronische Erkrankung sehr gefährdet. Das junge Kind nimmt die Erkrankung zunächst ohne viel Interesse hin, da es die Bedeutung nicht ermessen kann. Die Eltern dagegen sind bedrückt durch die Tatsache, daß ihr Kind unheilbar krank ist. Sie fürchten die Verantwortung, die sie für den weiteren Verlauf der Erkrankung tragen und scheuen die Mehrbelastung.

Ein Teil der Eltern verwöhnt das Kind und räumt ihm unter den Geschwistern eine bevorzugte Stellung ein, die es isoliert. Sie engen es unnötig in seiner Bewegungsfreiheit ein und enthalten ihm mögliche Lebensfreuden vor. Sie erziehen es zu einem unselbständigen egozentrischen und kontaktarmen Menschen. Andere Eltern bemitleiden sich selbst und machen dem Schicksal, ja selbst dem Kind, Vorwürfe, die das Kind teils mit Aggression, teils mit Regression beantwortet. P. White (1965) beschreibt die Reaktion des diabetischen Kindes wie folgt: In den ersten Jahren hält sich das Kind sehr gut an den Behandlungsplan. Im Alter von 10 Jahren beginnt das Experimentieren mit dem Insulin oder der Diät, ob das eine oder das andere notwendig ist, oder ob das eine oder das andere ausreicht. Der Jugendliche manipuliert später die Diät, das Insulin, die Eltern und den Arzt. Mit etwa 17 Jahren beginnt der Patient die Erkrankung zu akzeptieren oder er resigniert.

1. Schulausbildung

Wie bei jedem gesunden Kind so soll auch bei einem behinderten Kind eine möglichst umfassende Schulbildung angestrebt werden. Wie eine Untersuchungsreihe von Struwe (1967) zeigt, sehen Ärzte und Schulleitung im allgemeinen in der Erkrankung der Kinder keine besonderen Schwierigkeiten. Die Eltern haben indessen aus übertriebener Sorge und falschem Mitleid in 25% den Besuch der Oberschule abgelehnt. Dieses erscheint bei der relativ hohen Lebenserwartung der Kinder nicht gerechtfertigt, insbesondere da die Untersuchungsreihe weiter zeigt, daß die an Genauigkeit und Disziplin gewöhnten Diabetiker als besonders fleißige und konstante Schüler gelten.

Im allgemeinen ist es richtig, Lehrer und Mitschüler über die Erkrankung zu unterrichten. Die Lehrer sollten mit den Symptomen und Gefahren der Erkrankung vertraut sein. Am Turnunterricht sollen die Kinder teilnehmen, vor der Turnstunde sind gegebenenfalls 1 bis 2 BE zusätzlich zu verabreichen. Bei Kindern, die einen längeren Heimweg haben, ist zur Vermeidung von Hypoglykämien ein 3. oder 4. Frühstück anzuordnen. Auch an Schulausflugstagen müssen, sofern der Ausflug mit körperlicher Betätigung verbunden ist, zusätzliche Kohlenhydrate gegeben werden.

2. Beruf

Es ist eine Aufgabe des Arztes, frühzeitig an der Berufsberatung des Diabetikers mitzuwirken, um dem Jugendlichen Enttäuschungen und Berufsumschulungen zu ersparen. Der sozial-medizinische Ausschuß der Deutschen Diabetes-Gesellschaft hat folgende Richtlinien aufgestellt[2]:

Gruppe 1: Berufe, die von Diabetikern aus Gründen der allgemeinen Sicherheit keinesfalls ergriffen werden dürfen:
z.B. Lokomotivführer
Flugzeugführer
Berufskraftfahrer
Schrankenwärter

Gruppe 2: Berufe, von denen man dem Diabetiker um seiner eigenen Sicherheit willen abraten wird (insbesondere Arbeiten mit Absturzgefahr):
z.B. Dachdecker
Schornsteinfeger

---

[2] Aus: P. Petrides *et al.*: Diabetes mellitus, 1971.

Maurer
Telegraphenarbeiter
Feuerwehrmann
Hochofenarbeiter
Bergführer
Hochseilartist

Gruppe 3: Berufe, die für Diabetiker deshalb nicht geeignet sind, da die Patienten nur mit Schwierigkeiten Diätfehler vermeiden können, also Berufe, die mit der Herstellung und Zubereitung
von Lebensmitteln verbunden sind:
z.B. Gastwirt
Koch
Konditor und Bäcker

Gruppe 4: Berufe, bei denen sich die unregelmäßige Lebensweise oder Unmöglichkeit, konsequent
kleine Zwischenmahlzeiten einzunehmen, nachteilig bemerkbar machen:
z.B. Handelsvertreter
Künstler
Schichtarbeiter
(besonders für jugendliche Diabetiker nicht geeignet)

Darüber hinaus sollten keine Berufe ergriffen werden, die eine einwandfreie
Sehschärfe voraussetzen (Uhrmacher, Stickerin, Bakteriologe). Auch Berufe mit
schwerer körperlicher Arbeit sollten vermieden werden. Eine statistische Erhebung von KORB und WEIKMANN (1967) zeigt bei Diabetikern eine deutliche Neigung zu Schreibtischberufen mit selbständigem Wirkungskreis.

3. Spätschäden

Die Spätschäden des Diabetes mellitus manifestieren sich im allgemeinen
noch nicht im Kindesalter. Vor dem 20. Lebensjahr und in den ersten 10 Krankheitsjahren werden sie nur selten beobachtet. In den ersten 5 Krankheitsjahren
treten bei 1% der jugendlichen Diabetiker Gefäßschäden auf, nach 10 Jahren
erhöht sich die Zahl auf 2,5%, nach 20 Jahren auf 60% und nach 30 Jahren
auf 90% (WHITE, 1960). IMERSLUND (1960) und KRAINICK und STRUWE (1966)
geben ähnliche Prozentzahlen an.
Die Schäden zeigen sich zuerst an der Retina. Eine Proteinurie als Symptom
einer diabetischen Glomerulosklerose tritt in der Regel 3 bis 5 Jahre nach der
Retinopathie auf. Später ist eine Verkalkung der Körperarterien und eine Hypertension nachzuweisen.
Es gibt Beobachtungen, die dafür sprechen, daß die Retinopathie der Kinder,
die in der frühen Kindheit an Diabetes mellitus erkrankten später auftritt als
die der Kinder, die später erkranken (IMERSLUND, 1960; LARSSON, 1962; FORSIUS
et al., 1964; KNOWLES, 1965). Bei der Retinopathie und Nephropathie liegen
wegen der einfachen Untersuchungsmethoden genaue statistische Angaben über
den Zeitpunkt der Manifestation vor. Über Neuropathien im Kindesalter gibt
es nur wenige Untersuchungen. Leichte periphere Neuropathien scheinen relativ
häufig zu sein, LAWRENCE und LOCKE (1963), DRUBE und HARTMANN (1965),
GAMSTORP *et al.* (1966) konnten sie bei über 10% der diabetischen Kinder nachweisen. Beschwerden wie nächtliche Wadenkrämpfe, Ameisenlaufen oder Fußsohlen-
brennen werden von den Kindern zumeist nur auf Befragen geäußert. Gastroente-
ropathien mit plötzlichen starken Durchfällen werden bei Kindern sehr selten
beobachtet.

Im allgemeinen muß gesagt werden, daß die Gefäßschäden des Diabetes mellitus im späteren Alter unvermeidlich sind. Ihre Manifestation kann jedoch wahrscheinlich durch eine gute Stoffwechselführung hinausgeschoben werden (St. Spoont et al., 1951; Wilson et al., 1951; Keiding et al., 1952; Constam u. Reich, 1960; Johnsson et al., 1960; Mehnert, 1966). Ausnahmen im positiven und negativen Sinne sind häufig.

Literatur

Arey, S.L.: Transient diabetes in infancy. Pediatrics 11, 140—143 (1953).

Austoni, M.: Sull'evoluzione della sindrome di Pierre Mauriac, nella crisi puberale. Clin. med. 35, 649—657 (1954).

Baker, L., Kaye, R., Root, A.W.: The early partial remission of juvenile diabetes mellitus. J. Pediat. 71, 825—831 (1967).

Bennett, E.M., Johannsen, D.E.: Psychodynamics of the diabetic child. Psychol. Monogr. 68, 1—23 (1954).

Berson, S.A., Yalow, R.S.: Zit. nach K. Federlein, H. Ditschuneit und E.F. Pfeiffer: Insulinallergie und Resistenz. In: E.F. Pfeiffer, Handbuch des Diabetes mellitus, Bd. 2, S. 1141—1177. Stuttgart: Lehmanns 1971.

Bläker, F.: Morphologie, Physiologie und Pathologie der Nieren reifer und unreifer Neugeborener. In: Handbuch der Kinderheilkunde, Bd. I/2, S. 240—247. Berlin-Heidelberg-New York: Springer 1971.

Buffatti, G., Mariotti, M.: Un caso di sindrome di Prader-Labhart-Willi con diabete latent. Acta paediat. lat. (Parma) 21, 585—607 (1968).

Burke, B.S., Reed, R.B., Berg, A.S. van den, Stuart, H.C.: Caloric and protein intakes of children between 1 and 18 years of age. Pediatrics 24, 922—940 (1959).

Burkeholder, J.N., Pickens, J.M., Womack, W.N.: Oral glucose tolerance test in siblings of children with diabetes mellitus. Diabetes 16, 156—160 (1967).

Charles, R.N., Kelley, M.L.: Occurence of diabetes mellitus in families of patients with cystic fibrosis of the pancreas. J. chron. Dis. 14, 381—385 (1961).

Chiumello, G., del Guerico, M.J., Carnelutti, M., Bidone, G.: Relationship obesity, chemical diabetes and betapancreatic function in children. Diabetes 18, 238—243 (1969).

Constam, G.R.: Therapie des Diabetes mellitus. Basel: Schwabe & Co. 1950.

Constam, G.R.: Diabetesbehandlung mit oralen Medikamenten. Tägl. prax. 2, 59—66 (1961).

Constam, G.R.: Erfahrungen bei der Behandlung labiler Zuckerkranker. Dtsch. med. Wschr. 87, 2184—2188 (1962).

Constam, G.R., Reich, Th.: Ist die freie oder normale Kost in der Behandlung Zuckerkranker harmlos? Schweiz. med. Wschr. 90, 14—17 (1960).

Cornblath, M., Schwartz, R.: Transient diabetes mellitus in early infancy. In: Mayor problems in clinical pediatrics, vol. 3: Disorders of carbohydrate metabolism in infancy, p. 105—115. Philadelphia and London: W.B. Lounders Company 1966.

Craig, J.W., Miller, M.: Lipatrophic diabetes. In: Diabetes, eds. Williams, R.H., P.B. Hoeber, p. 700—708. New York: Inc. Medical Division of Harper & Brothers 1960.

Creutzfeld, W., Soling, H.D.: Orale Diabetestherapie und ihre experimentellen Grundlagen. Ergebn. inn. Med. Kinderheilk. 15, 1—213 (1960).

Danowski, I.S.: Diabetes mellitus: diagnosis and treatment. New York: American Diabetes Association 1964.

Daweke, H.: Klinik der Insulinresistenz. Dtsch. med. Wschr. 91, 973—978 (1966).

Daweke, H.: Diskussionsbeitrag. 2. Internationales Biguanid Symposium, 5.—6. Mai, Düsseldorf, Hrsg. K. Oberdisse, H. Daweke und G. Michael, S. 183. Stuttgart: Thieme 1968.

Diemer, K.: Insulinspritze und was dazu gehört. Diabetiker 15, 249—252 (1965).

Diemer, K.: Die Kost des diabetischen Kindes. Arch. Kinderheilk., Beiheft 58, 19—27 (1968).

Dörzbach, E., Müller, M.: Die Insulintherapie: Die Insulinpräparate. In: E.F. Pfeiffer, Handbuch des Diabetes mellitus, Bd. 2. München: J. Lehmanns 1971.

Doose, H.: Die posthypoglykämische Encephalopathie. Mschr. Kinderheilk. 107, 438—443 (1959).

Drash, A.: Diabetes mellitus in childhood: A review. J. Pediat. 78, 919—941 (1971).

DRUBE, H.CHR., HARTMANN, F.: Der Diabetes mellitus im Entwicklungsalter. Internist (Berl.) **6**, 22—30 (1965).

ENGELSON, G.: Studies in Diabetes mellitus. Acta paediat. (Uppsala) **43**, Suppl. 97, 5—146 (1954).

FAJANS, S.S., FLOYD, J.C., PEK, S., CONN, J.W.: The course of asymptomatic diabetes in young people as determined by levels of blood glucose and plasma insulin. Trans. Ass. Amer. Phycns **82**, 211—224 (1969).

FANCONI, G.: Die sogenannte freie Kost (besser Normalkost) in der Behandlung des kindlichen Diabetes. Schweiz. med. Wschr. **85**, 75—82 (1955).

FANCONI, G., BOTSZTEJN, A., KOUSMINE, C.: Die Neuropathie beim kindlichen Diabetes mellitus. Helv. paediat. Acta **3**, 341—379 (1948).

FEDERLEIN, K., DITSCHUNEIT, H., PFEIFFER, E.F.: Insulinallergie und Insulinresistenz. In: E.F. PFEIFFER, Handbuch des Diabetes mellitus, Bd. 2, S. 1141—1177. München: J. Lehmanns 1971.

FERUGSON, A.W., DE LA HAOPPE, P.L., FARQUAR, J.W.: Dimethyldiguanide in the treatment of diabetic children. Lancet **1961 I**, 1367—1369.

FÖRSTER, F., MEHNERT, H.: Kohlenhydratstoffwechsel. In: W. SIEGENTHALER, Klinische Pathologie, S. 34—85. Stuttgart: Thieme-Verlag 1970.

FORSIUS, H., HIEKKALA, H., SOMERSALO, O.: Changes of the lens and acular fundus in juvenile diabetics. Ann. Paediat. Fenn. **10**, 130—139 (1964).

FORSMANN, H., HAGENVERG, B.: Prader-Willi-syndrom in boy of ten with praediabetes. Acta. paediat. scand. **53**, 70—76 (1964).

GAMSTORP, J., SHELBURNE, ST., ENGELSON, G., REDONDO, D., TRAISMANN, H.S.: Peripheral neuropathy in juvenil diabetes. Diabetes **15**, 411—418 (1966).

GENTZ, J.C.H., CORNBLATH, M.: Transient diabetes of the newborn. Advanc. Pediat. **16**, 345—360 (1969).

GEPTS, W.: Pathologic anatomy of the pancreas in juvenil diabetes mellitus. Diabetes **14**, 619—633 (1965).

GERADY, W., KRIEG, H.: B_6 Avitaminose bei einem Patienten mit Mauriac-Syndrom. Med. Klin. **56**, 1670—1674 (1961).

GERRAND, J.W., CHIN, W.: The syndrom of transient diabetes. J. Pediat. **61**, 89—93 (1962).

GIACOVAZZO, M., LOTTI, P., GARUFI, L.: di un caso di syndrome di P. Mauriac. G. Clin. med. **41**, 1605—1620 (1960).

GIPPS, F.A., MURRAY, E.L.: Hypoglycemic convulsions. Electroenceph. clin. Neurophysiol. **6**, 674—678 (1954).

GREENWOOD, R.D., TRAISMAN, H.S.: Permanent diabetes mellitus in a neonate. J. Pediat. **78**, 296—298 (1971).

GÜNTHER, O.: Cerebrale Dauerschäden bei Diabetikern nach Hypoglykämie. Z. klin. Med. **155**, 125—157 (1958).

GUEST, G.M.: Diabetes mellitus in early infancy, treated without diatary restrictions. Acta paediat. scand. **38**, 196—208 (1949).

GUTHRIE, R.A., MURTHY, D.Y.N., WOMACK, W.: Insulin resistance in diabetes in juveniles. A case report in a child and a review of the literature. Pediatrics **40**, 642—648 (1967).

HAGER, H.: Extreme Hyperglykämie bei beginnendem Diabetes mellitus im Kleinkindesalter. Pädiat. Fortbild. Prax. **7**, 69—71 (1968).

HAGER, H., HERBST, R.: Das transistorische Diabetes mellitus-Syndrom des Neugeborenen, ein Krankheitsbild sui generis. Z. Kinderheilk. **95**, 324—347 (1966).

HAMNE, B.: Growth in d series of diabetic children on identical treatment with "free" diet and insulin. Acta paediat. scand. **51**, Suppl. 135, 72—82 (1962).

HANAUER, L., BATSON, J.M.: Anaphylactic shock following insulin injection. Diabetes **10**, 105—109 (1961).

HANDWERGER, S., ROTH, J., GORDEN, P., DI'SANT'AGNESE, P., CARPENTER, D., PETER, G.: Glucose intolerance in cystic fibrose. New Engl. J. Med. **281**, 451—461 (1969).

HERMANDEZ, A., ZORRILLA, E., GERSHBERG, H.: Serum insulin in remission of juvenil diabetes. Lancet **1968 I**, 223.

HILTMANN, H., LÜKING, J.: Die Intelligenz bei diabetischen Kindern im Schulalter. Acta paedopsychiat. **33**, 11—24 (1966).

HOLMAN, G.H., DIEHL, A.M., BOLINGER, R.: Neonatal hypotonia, cryptorchidism, unsuspected hypoglycemia. Mental retardation, juvenil obesety and prediabetes—a new syndrom? 33. Ann. Meeting Amer. Soc. Ped. Res., May 1963, Atlantic Cyty, Programm and Abstracts p. 63.

HORNER, R., THOMSON, A.J., McDONALD, R.: Neonatal transient diabetes mellitus. S. Afr. med. J. **42**, 71—74 (1968).

HUNGERLAND, H.: Zur Klinik und Pathogenese des Ketonämischen Erbrechens bei diabetischen Kindern. Klin. Wschr. **1937**, 1516.

HUTCHINSON, J.H., KEAY, A.J., KERR, M.M.: Congenital temporary diabetes mellitus. Brit. med. J. **1962 II**, 420—436.

ILLIG, R.: Immunologisch bestimmbares Insulin und Glucosetoleranz beim Prader-Labhart-Willi-Syndrom. Schweiz. med. Wschr. **98**, 723—724 (1968).

ILLIG, R., PRADER, A.: Remission of juvenil diabetes. Lancet **1968 I**, 1190.

IMERSLUND, O.: The prognosis in diabetes with onset before age two. Acta paediat. scand. **49**, 243—248 (1960).

JEUNE, M., MME. RIEDWEG: Syndrome diabetique transistoire chez un nouveau-né. Pédiatrie **15**, 63—66 (1960).

JOHN, H.J.: Diabetes mellitus in children. Pediatrics **35**, 723—744 (1949).

JOHNSSON, S., MALMÖ, M.D.: Retinopathy and nephropathy in diabetes mellitus. Comparison of effects of two forms of treatment. Diabetes **9**, 1—8 (1960).

JUNG, A.L., DONE, A.K.: Extreme hyperosmolarity and "transient diabetes". Amer. J. Dis. Child. **118**, 859—863 (1969).

KAISER, G., ZUPINGER, K., JOSS, E.: Mucoviszidose und Diabetes mellitus. Helv. paediat. Acta **25**, 135—146 (1970).

KEIDING, N.R., ROOT, H.F., MARBLE, A.: Importance of control of diabetes in prevention of vascular complications. J. Amer. med. Ass. **8**, 964—970 (1952).

KELLY, H.G., RAO, T., JACKSON, R.L.: Insulin requirement of children with diabetes mellitus maintained in good control. Amer. J. Dis. Child. **89**, 31—41 (1955).

KISS, P.G.: Störungen des Kohlenhydratstoffwechsels. In: Handbuch der Kinderheilkunde, Bd. 4, S. 230—253. Berlin-Heidelberg-New York: Springer 1962.

KLOS, J.L.: Transient diabetes in the newborn. Report of the 20th case and review of the pediatric literature. Clin. Pediat. (Phila.) **6**, 303—305 (1967).

KNOWLES, H.C., GUEST, G.M., LAMPE, J., KESSLER, SILLMANN, T.G.: The course of juvenil diabetes treated with unmeasured diet. Diabetes **14**, 239—273 (1965).

KOCH, E.: Pankreatitis und Diabetes. In: Handbuch des Diabetes mellitus, Bd. 2, Hrsg. E. PFEIFFER, S. 861—867. München: J. Lehmanns 1971.

KOGUT, M.D., LANDING, B.H.: Coma and hyperglycemia in the absence of ketonemia. Present in a 12-year-old boy. Amer. J. Dis. Child. **114**, 676—683 (1967).

KORP, W., LEVETT, R.E.: Das Mauriac-Syndrom — eine Sonderform des juvenilen Diabetes mit schwerer Angiopathie im Erwachsenenalter. Wien. klin. Wschr. **77**, 414—424 (1965).

KORP, W., WEIKMANN, E.: Sozialmedizinische Probleme des jugendlichen Diabetikers im Erwachsenenalter. Arch. Kinderheilk., Beih. **58**, 53—58 (1968).

KOSKI, M.L.: The coping process in childhood diabetes. Acta paediat. scand., Suppl. **198**, 7—53 (1969).

KOUVALAINEN, K.J., VÄÄNÄNEN, HIEKKALA, H.: Neonatal pseudodiabetes mellitus. Ann. Paediat. Fenn. **7**, 242—250 (1961).

KRAINICK, H.G., STRUWE, F.E.: Zur Situation des kindlichen Diabetes mellitus in Westdeutschland. Dtsch. med. Wschr. **85**, 1632—1640 (1960).

KRAINICK, H.G., STRUWE, F.E.: Störungen und Krankheiten des Kohlenhydratstoffwechsels. In: Lehrbuch der Kinderheilkunde, Hrsg. KELLER, W., WISKOTT. Stuttgart: Thieme-Verlag 1969.

KRAINICK, H.G., STRUWE, F.E., QUINTENZ, R.: Beobachtungen und Erfahrungen aus 11 Ferienlagern für diabetische Kinder 1954—1957. Dtsch. med. Wschr. **83**, 1279—1284 (1958).

KRAINICK, H.G., TITTMANN, M.: Das hyperketonämische Coma diabeticum und seine Behandlung im Kindesalter. Arch. Kinderheilk. **159**, 15—27 (1959).

KRALL, L.P.: Ten years Experience with biguanides in the treatment of Diabetes mellitus. In: 2. Internationales Biguanid Symposium, 5. und 6. Mai 1967 in Düsseldorf, Hrsg. K. OBERDISSE, H. DAWECKE und G. MICHAEL, S. 161—172. Stuttgart: G. Thieme 1968.

KRALL, L.P., WHITE, P., BRADLEY, R.F.: Clinical use of the biguanides and their role in stabilizing juvenile-type diabetes. Diabetes **7**, 468—477 (1958).

KUBANY, A.J., DANOWSKY, T.S., MOSES, C.: The personality and intelligence of diabetics. Diabetes **5**, 462—467 (1956).

KUMAR, R.S.: Hyperosmolar non-ketotic coma. Lancet **1968 I**, 48.

LABHART, A., FROESCH, E.R., BÜRGI, H.: Quelques problèmes non résolus du diabète sucré. A Propos du diabète lipoatrophique (Lawrence), du syndrome myatonie-obésité-Diabète. (Prader-Labhart-Willi) et des différentes formes de l'insuline circulante. Actualités endocr. Journées de la Pitié, p. 195 (1964).

LARRSON, Y.: Problems of therapeutic control in the course of juvenil diabetes. Diabetes mellitus. 3. Kongreß der internationalen Federation, Düsseldorf, 21.—25. Juli 1958, Hrsg. K. OBERDISSE und K. JAHNKE, S. 504—509. Stuttgart: G. Thieme 1959.

LARRSON, Y., STERKY, G., CHRISTIANSSON, G.: Long term prognosis in juvenil diabetes mellitus. Acta paediat. scand., Suppl. 130, 5—71 (1962).

LAWRENCE, D.G., LOCKE, S.: Neuropathie in children with diabetes mellitus. Brit. med. J., Suppl. 1963 I, 784—785.

LAWRENCE, R.D.: Lipodystrophy and hepatomegaly with diabetes, lipämia and other metabolic disturbances. Lancet 1964 I, 724—731, 773—775.

LeCOMPTE, P.M., STEINKE, J., SOELDNER, J.S., RENOLD, A.E.: Changes in the islets of Langerhans in cows injected with heterologous and homologous insulin. Diabetes 15, 586—596 (1966).

LEFEVRE, P., BOUVIER, CL.: Syndrome de Pierre Mauriac. Pédiatrie 18, 621—624 (1963).

LESTRADET, H.: L'alimentation spontanée de l'enfant sain et de l'enfant diabetique. Rev. port. Pediát. 29, 239—255 (1966).

LESTRADET, H.: Der Diabetes des Kindes und des Jugendlichen. In: Handbuch des Diabetes mellitus, Bd. 2, Hrsg. E.F. PFEIFFER, S. 555—569. München: J. Lehmanns 1971.

LESTRADET, H., TICHET, J., LUDWICZACK, H., DESCHAMPS, J.: L'Insulinémie dans la Période d'Installation du Diabète infantile et juvenil. Diabetologia 6, 90—97 (1970).

LICHTENSTEIN, A.: The treatment of diabetes in childhood. Arch. Dis. Childh. 24, 237—249 (1949).

LOTZ, M., GERAGHTY, M.: Hyperglycemic, hyperosmolar, nonketotic coma in a ketosis-prone juvenil diabetic. Ann. intern. med. 69, 1245—1246 (1968).

MALINS, J.: Clinical diabetes mellitus. London: Eyre & Spottiswoode 1968.

MARBLE, A.: Allergy and diabetes. In: The treatment of diabetes mellitus, eds. E.P. JOSLIN, H.F. ROOT, P. WHITE and A. MARBLE, p. 395—406. Philadelphia: Lea & Febiger 1959.

MARTIN, W., MARTIN, H.E., LYSTER, R.W., STROUSE, S.: Insulin resistence; critical survey of the literature with the report of a case. J. clin. Endocr. 1, 387—398 (1941).

MATTERN, H., SCHREIER, K.: Diabetes mellitus in den ersten beiden Lebensjahren. Arch. Kinderheilk. 170, 243—256 (1964).

MAURIAC, P.: Gros ventre, Hépatomégalie, troubles de la croissance chez les enfants diabétiques traités depuis plusieurs années par l'insuline. Gaz. hebd. Sci. méd. Bordeaux 86, 402 (1930).

McQUARRIE, I.: The experimentes of nature and other essays. Lawrence, Kansas: University of Kansas Press 1944.

MEHNERT, H.: Aktuelle Diabetesprobleme in Klinik und Praxis. Dtsch. med. Wschr. 91, 744—753 (1966).

MERIEL, M.M., DARAUD, DENARD, MOREAU, CLAVERIE, VEREZ: Syndrome de Mauriac avec infiltration hépatique purement glykogénique. Arch. Mal. Appar. dig. 41, 1182—1185 (1952).

MEYENBURG, H. v.: Über „Insulinitis" bei Diabetes. Schweiz. med. Wschr. 21, 557—560 (1940).

MILNER, A.D.: Blood glucose and Serum Insulin Levels in Children with cystic Fibrosis. Arch. Dis. Childh. 44, 351—355 (1969).

MILUNSKY, A., BRAY, G., LONDONO, J., LORIDAN, L.: Insulin, glucose, growth hormone and free fatty acids. Amer. J. Dis. Child. 212, 15—19 (1971).

MOHNIKE, G., WAPPLER, E., MICHAELIS, D.: Die orale Diabetestherapie: Die Praxis der Behandlung mit Guanidinderivaten. In: Handbuch des Diabetes mellitus, Bd. 2, Hrsg. E. PFEIFFER, S. 1249—1270. München: Lehmanns 1971.

MÜNTEFERING, W.A., SCHMIDT, K., KÖRBER, W.: Virusgenese des Diabetes mellitus der weißen Maus. Dtsch. med. Wschr. 96, 693—697 (1971).

MURTHY, D.N., GUTHRIE, R.A., WAMACK, W.N., LACKSON, R.L.: Insulin binding in children with diabetes mellitus. Paediatrics 43, 558—566 (1966).

NELSON, W.E.: Textbook of pediatrics, 8 th. ed. Philadelphia, London: Sounders company 1964.

PARKER, M.L., PILDES, R.S., CHAO, K., CORNBLATH, M., KIPNIS, D.M.: Juvenil diabetes mellitus, a defiency in insulin. Diabetes 17, 27—32 (1968).

PAYNE, W.: A study of late complications of the juvenil diabetes in approximately one hundred cases using free diet. Amer. J. Dis. Child. 90, 550—552 (1955).

Petrides, P., Weiss, L., Loffler, G., Wieland, O.: Diabetes mellitus. München: Urban & Schwarzenberg 1971.

Pfeiffer, E.F.: Die Insulinresistenz. Dtsch. med. Wschr. 91, 314—316 (1966).

Prader, A., Willi, H.: Das Syndrom von Imbezillität, Adipositas, Muskelhypotonie, Hypogenitalismus und Diabetes mellitus mit „Myatonie"-Anamnese. Verh. 2. Int. Kongr. psych. Entwickl. Stör. Kindesalter, Wien, 1. Teil, S. 353—357, (1961). Basel: S. Karger 1963.

Priesel, R., Wagner, R.: Die Pathologie und Therapie der kindlichen Zuckerkrankheit. Ergebn. inn. Med. Kinderheilk. 30, 506—536 (1926).

Renold, A.E., Soeldner, J.S., Steinke, J.: Immunological studies with homologous and heterologous pankreatic insulin in the cow. Diabetes 15, 122—128 (1963).

Robbers, H.: Praktische Diabetologie. München-Gräfelfing: Dr. E. Banaschewski 1969.

Root, H.F.: Insulin resistance and bronze diabetes. New Engl. J. Med. 201, 201—206 (1929).

Rosan, R.C., Schwachmann, H., Kulczycki, L.: Diabetes mellitus and cystic fibrosis of the pancreas. Amer. J. Dis. Child. 104, 625—634 (1962).

Rosenbloom, A.L.: Insulin responses of children with chemical diabetes mellitus. New Engl. J. Med. 282, 1228—1230 (1970).

Rosenkranz, A.: Die Beeinflussung des Diabetes mellitus durch Biguanid (DBI) im Kindesalter. Wien. med. Wschr. 109, 1034—1040 (1959).

Rosenkranz, A.: Langzeitergebnisse der kombinierten Insulin-Biguanidtherapie beim Diabetes mellitus im Kindesalter. Wien. klin. Wschr. 73, 758—761 (1961).

Rosenkranz, A.: Diabetes mellitus im Kindesalter. Stuttgart: G. Thieme 1967.

Rosselet, E., Beck, E.: Lésions oculaires du Syndrome de Mauriac. Ophthalmologica (Basel) 135, 533—536 (1958).

Royer, P.: Le diabète dans le syndrome de Willi-Prader. Journées Ann. Diabèt. Hôtel Dieu 4, 91 (1963).

Ruvalcaba, R.H., Samol, E., Kelley, V.C.: Lipoatrophic diabetes. Studies concerning function and carbohydrate metabolism. Amer. J. Dis. Child. 109, 279—286 (1965).

Sachsse, R.: Ergebnisse der Biguanidbehandlung bei diabetischen Kindern. 2. Internat. Biguanid-Symposium am 5. und 6. Mai 1967 in Düsseldorf, Hrsg. K. Oberdisse, H. Dawecke, G. Michael, S. 158—160. Stuttgart: Thieme 1968.

Sachsse, R.: Diätetische Grundsätze bei der Ernährung diabetischer Kinder. Fortschr. Med. 89, 152—156 (1971).

Schaetz, A.: Tägliche Insulinadaptation in der Behandlung des kindlichen Diabetes. Münch. med. Wschr. 108, 1795—1801 (1966).

Schiak, V.: Die Verbreitung des Diabetes mellitus: Häufigkeit und Vorkommen in Europa und Amerika. In: Handbuch des Diabetes mellitus, Bd. 2, Hrsg. E. Pfeiffer, S. 333—358. München: Lehmanns 1973.

Schirren, C.: Die Beteiligung der Haut beim Diabetes mellitus. In: Handbuch des Diabetes mellitus, Bd. 2, Hrsg. E. Pfeiffer, S. 727—748. München: Lehmanns 1971.

Seftel, H.C., Goden, A.R., Rubenstein, A.H.: Hyperosmolar non-ketotic coma. Lancet 1967 II, 1042.

Shipp, J.C., Cunningham, R.W., Russell, R.O., Marble, A.: Insulinresistance: clinical creatures, natural course and effects of adrenal steroid treatment. Medicine (Baltimore) 44, 165 (1965).

Sisk, C.W.: Application of a one-hour glucose tolerance test to genetic studies of diabetes in children. Lancet 1968 I, 262—265.

Smogyi, M.: Exacerbation of diabetes by excess insulin action. Diabetes 9, 328—338 (1960).

Spies, H.: Die Betreuung des Diabetes mellitus in Klinik und Praxis. Mschr. Kinderheilk. 110, 272—280 (1962).

Spoont, St., Dyer, W.W., Day, R., Blayzer, H.: Incidence of diabetic retinopathy relative to the degree of diabetic control. Amer. J. med. Sci. 211, 490—494 (1951).

Sterky, G.: Consumption of calories and nutrients by diabetic and non-diabetic schoolchildren. A dietary study based on the 24-hour recall method. Acta paediat. scand. 51, Suppl. 135, 185—196 (1962).

Stolte, K.: Freie Diät bei Diabetes. Med. Klin. 1933, Ia 288—289.

Struwe, F.E.: Zur Manifestation des Diabetes mellitus im Kindesalter. Mschr. Kinderheilk. 108, 487—490 (1960).

Struwe, F.E.: Der juvenile Diabetiker in Schule und Berufsausbildung. Arch. Kinderheilk., Beih. 58, 68—74 (1968).

SWOBODA, W.: Diabetes im Kindesalter. Wien. klin. Wschr. **74**, 522—524 (1962).

TAYLOR, K.W., GAMBLE, D.R.: Virus and other toxic factors in the etiology of diabetes mellitus. Acta diabet. lat. **7**, Suppl. 1, 397—413 (1970).

THEODORIDIS, C.G., CHANCE, G.W., BROWN, G.A., WILLIAMS, J.W.: Plasma insulin and growth hormon levels in untreated diabetic children. Arch. Dis. Childh. **45**, 70—73 (1970).

TRAISMAN, H.S., NEWCOMB, A.L.: Management of juvenil diabetes mellitus. Saint Louis: The C.V. Mosby Company 1965.

VALLANCE-OWEN, J.: Insulin in blood—the antagonists. In: Handbuch des Diabetes Mellitus, Bd. 2, Hrsg. E.F. PFEIFFER, S. 105—116. München: J.F. Lehmanns 1971.

VISCHER, D., LABHART, A., PRADER, A., GINSBERG, J.: Das Prader-Labhart-Willi-Syndrom (Myatonischer Diabetes). In: Handbuch des Diabetes mellitus, Bd. 2, Hrsg. E.F. PFEIFFER, S. 631—648. München: J.F. Lehmanns 1971.

WARREN, S., LECOMPTE, PH.M.: The pathology of diabetes mellitus. Philadelphia: Lea & Febiger 1952.

WEBER, B.: Plasmainsulin bei Kindern. Arch. Kinderheilk., Beih. **65**, (1971).

WEIL, W.B., ACK, M.: School achievement in juvenil diabetes mellitus. Diabetes **13**, 303—306 (1964).

WEISSE, K.: Behandlung diabetischer Kinder. Leitfaden für die Praxis. Stuttgart: Thieme 1951.

WHITE, P.: Diabetes in childhood. In: Treatment of diabetes mellitus, ed. E.P. JOSLIN, 6th. ed. p. 587—616. London: H. Kimpton 1937.

WHITE, P.: Childhood diabetes. Its course et influence on the second and third generations. Diabetes **9**, 345—355 (1960).

WHITE, P.: Juvenile diabetes. Lancet **1963 I**, 358—364.

WHITE, P.: The child with diabetes. Med. Clin. N. Amer. **49**, 1069—1079 (1965).

WILLI, H., MÜLLER, F.: Über den transitorischen Diabetes mellitus des Neugeborenen. Helv. paediat. Acta **23**, 231—241 (1968).

WILSON, J.L., ROOT, H.F., MARBLE, A.: Prevention of degenerative vascular lesions in young patients by control of diabetes. Amer. J. med. Sci. **221**, 479—489 (1951).

WINDORFER, A.: Das Syndrom Mauriac. Ergebn. inn. Med. Kinderheilk. **4**, 392—462 (1953).

YASUNA, E.: Generalized allergic reaction de insulin. J. Allergy **12**, 295—306 (1941).

ZIEGLER, L.H.: Lipodystrophies: report of seven cases. Brain **51**, 147—167 (1928).

Gravidität und Diabetes*

Von

J. HOET

Einleitung

Die Schwangerschaft führt bei einer unbehandelten Diabetikerin zu Stoffwech-selstörungen, deren Einfluß sich ungünstig auf die Symbiose zwischen Foetus und Mutter und auf die Entwicklung des Konzeptionsproduktes auswirkt. Die Insulinbehandlung stellt die Homöostase des Kohlenhydratstoffwechsel wieder her, sichert das Überleben der Frau und verbessert die Aussichten des Foeten.

Im Laufe der Jahre hat man festgestellt, daß das Neugeborene einer behandel-ten Diabetikerin wichtige Kennzeichen aufweist: Eine bereits bei der Geburt sichtbare Fettsucht, ein rötliches Gesicht mit dichtem Kopfhaar, eine Makrosomie mit Viszeromegalie. Nach der Geburt liegen diese Neugeborenen apathisch da, die Arme über den Kopf gebeugt, die Beine schlaff und zeigen kleine konvulsive Bewegungen und eine keuchende Atmung mit Einziehung der Intercostalräume. Trotz ihres plethorischen Aussehens sind sie empfindlich und überleben nicht immer, da während der neonatalen Periode eine Hypoglykaemie und eine Hypo-calcaemie als zusätzliche Krankheitsfaktoren in Erscheinung treten. Am stärksten fällt die erstaunliche Ähnlichkeit dieser Kinder untereinander auf. Darüber hinaus ergibt die pathologisch-anatomische Untersuchung des Pankreas solcher Kinder mit Makrosomie eine ausgeprägte Hyperplasie der Langerhansschen Inseln mit Zeichen lebhafter Aktivität. Dieses Unterscheidungsmerkmal findet sich bei der Mehrzahl der makrosomen Neugeborenen von Diabetikerinnen.

1945 stellte MILLER die Hypertrophie von Langerhansschen Inseln bei einem Foeten fest, dessen Mutter nicht an einem Diabetes litt. Sie entwickelte ihn aber später.

1939 und 1952 bestätigten C. VAN BEEK und 1957 WOOLF und JACKSON diese Beobachtung, die wegen des hohen Prozentsatzes von 7,50% Langerhansscher Inseln im Pankreas statt 1,3% bei normalen Foeten auf einen latenten oder potentiellen Diabetes bei der Mutter schließen läßt.

Diese Hyperaktivität des endokrinen Pankreas beim makrosomen Kind wird auf die mütterliche Glykaemie (PEDERSEN, 1967) sowie auf andere humorale Fak-toren zurückgeführt, darunter gewisse Aminosäuren, die das foetale Pankreas stimulieren sollen (REITANO et al., 1971), deren Natur aber noch durch weitere Untersuchungen zu klären bleibt.

Der Kliniker erfährt weiter von zahlreichen Störungen während der geburts-hilflichen Anamnese in den Jahren vor dem Ausbruch des manifesten Diabetes. Eine pathologische geburtshilfliche Anamnese, die Geburt eines makrosomen Kindes und die Hyperplasie von Langerhansschen Inseln bei einem Totgeborenen

* Übersetzung: H. LIEBERMEISTER, Neunkirchen/Saar.

sprechen für ein diabetisches Syndrom bei der Mutter. Diese klinischen Beobachtungen haben Untersuchungen stimuliert, die sich mit dem Kohlenhydratstoffwechsel während der Schwangerschaft und dem Einfluß dieses Stoffwechsels auf die foeto-maternelle Symbiose befassen.

Während der normalen Schwangerschaft kommt es zu einer Hyperaktivität der B-Zellen bei der Mutter und nach spezifischer Stimulation lassen sich nach dem Ende des ersten Trimesters überhöhte Insulinspiegel im Plasma nachweisen. Gegen Ende der Schwangerschaft liegen die Insulinspiegel 3mal höher als im nicht graviden Zustand (Spellacy, 1971).

Während der Schwangerschaft scheint das laktogene Hormon aus der Plazenta durch die funktionelle Plazentamasse und durch die Glukosekonzentration gesteuert zu werden, die die foeto-plazentale Einheit durchströmt. Dabei steigt die Insulinsekretion parallel zur Erhöhung des laktogenen Hormons aus der Plazenta an. Die Insulinsekretion geht zurück, wenn das laktogene Hormon nach der Entbindung verschwindet, und stellt sich wieder auf das Niveau ein, das man bei der Nichtschwangeren beobachtet. Während des 2. Trimesters sinken die Konzentrationen des hypophysären Wachstumshormons ab und gehen bis zum Ende der Schwangerschaft weiter zurück. Diese Hemmung der Wachstumshormonsekretion überdauert die Entbindung um einige Tage.

Global führt die Schwangerschaft am endokrinen Pankreas der Mutter zu einer anhaltenden Stimulation über die kombinierte Einwirkung der plazentaren Insulinase, der Konzentrationsanstiege des laktogenen plazentaren Hormons, der Oestrogene, des Progesterons und des Spiegels des freien Cortisols (Spellacy, 1971).

Diesem neuen hormonellen Gleichgewicht des mütterlichen Organismus entspricht eine neue Stoffwechselsituation infolge der Schwangerschaft. Diese löst nämlich im mütterlichen Organismus einen anhaltenden Hungerzustand oder einen permanenten Katabolismus zu Gunsten des foetalen Wachstums aus (Freinkel et al., 1971, 1972; Metzger et al., 1972). Die von der Mutter produzierten anabolen Hormone werden durch die Schwangerschaft stimuliert, um dieses neue Gleichgewicht bei der Mutter einzuleiten und aufrecht zu erhalten. Beim Erreichen dieser neuen Homöostase soll die Insulinsekretion eine hervorragende Rolle spielen.

Während eines Schwangerschafts-Diabetes erfolgt die Anpassung der Insulinspiegel an die verschiedenen Stimuli weniger deutlich und spricht für ein Nachlassen der Sekretionsleistung des Pankreas (de Gasparo et al., 1969). Diese relative Insuffizienz der Insulinsekretion soll die Blutzuckersteigerung verursachen.

Klinische Beobachtungen und Tierversuche während der letzten Jahre deuten auf einen schädlichen Effekt nicht nur der Blutzuckererhöhung, sondern vor allem der Acetonaemie bei der Mutter auf die Histologie des endokrinen Pankreas (Carpenter et al., 1970; Hultquist, 1971), auf das unmittelbare Überleben des Foeten, aber auch auf das weitere Schicksal des überlebenden Foeten hin (Kyle, 1963). Für die letztgenannte Feststellung sprechen auch Beobachtungen an spontan diabetischen Tieren (Buter u. Gerritzen, 1970). Diese Untersuchungen zeigen, daß im endokrinen Pankreas des Foeten biologische Auswirkungen infolge des nachgewiesenen Diabetes bei spontan diabetischen Weibchen auftreten. Es drängt sich die Schlußfolgerung auf, daß die mütterliche Umgebung schon zu Beginn der Embryogenese die Startbedingungen des endokrinen Pankreas beeinflußt, obwohl sie auch andere Elemente der Embryogenese oder der Organgenese verändern kann.

Die Literatur, die sich mit den hervorstechenden klinischen Aspekten der Schwangerschaft bei Frauen mit einem insulinbedürftigen oder einem chemischen

Diabetes befaßt, ist umfangreich und weit verstreut (GELLIS u. HSIA, 1959; HERRE, 1967; JACKSON, 1967; KYLE, 1963; MALINS, 1968; OAKLEY et al., 1970; PEDERSEN, 1967; PEDERSEN, 1971; PETRIDES, 1968; PETRIDES et al., 1971; SHLEVIN u. PEDOWITZ, 1962; WHITE, 1971).

Obwohl einige Punkte immer noch umstritten sind (HOET, 1969), lassen sich allgemeine Direktiven ableiten und auf objektiver Basis in der täglichen Praxis der diabetologischen Klinik anwenden.

Vor der Entdeckung des Insulins entwickelte sich bei einer Diabetikerin nur selten eine Schwangerschaft, seit wir aber das Leben der jungen Diabetikerinnen verlängern können, beobachten wir dieses Ereignis nicht selten. PEDERSEN (1971) rechnet mit etwa 100 Schwangerschaften pro Jahr bei Diabetikerinnen bezogen auf ein Kollektiv von 5 Mill. Einwohnern. Diese Zahl ist nur ein Näherungswert, da sie von mehreren Faktoren abhängt, von denen hier das Durchschnittsalter des Kollektivs und die mittlere Kinderzahl pro Familie zu nennen wären. Sie gibt uns aber einen Anhaltspunkt für das Ausmaß der Probleme, die die schwangere Diabetikerin für die medizinische Praxis aufwirft. Diese Probleme sind vielfältig und können nur in kollegialer Zusammenarbeit von Internisten, Diabetologen, Geburtshelfer, Kinderarzt und Hausarzt gelöst werden.

In mehreren Ländern hat man Spezial-Zentren geschaffen, um die Anwendung der letzten Forschungsergebnisse zu ermöglichen, die die Überlebensaussichten des Neugeborenen diabetischer Mütter verbessern helfen.

I. Die Schwangerschaft der insulinbedürftigen Diabetikerin

1. Medizinische Aspekte der diabetischen Schwangerschaft

a) Die Einwirkung der Schwangerschaft auf das Überleben der Mutter

Vor der Anwendung der Insulinbehandlung verstarb etwa die Hälfte der schwangeren Diabetikerinnen während der Schwangerschaft oder in den 2 Jahren nach der Entbindung (JOSLIN, 1915). Seit der Einführung der Insulinbehandlung ist die mütterliche Mortalität stark zurückgegangen und im Laufe der letzten 20 Jahre haben die meisten Spezial-Zentren keinen Todesfall infolge einer Schwangerschaft bei einer Diabetikerin mehr beobachtet. So führt die Insulinbehandlung, wenn sie die Blutzuckererhöhung und die massive Glykosurie verhindert, zu einem Gleichgewicht mit normaler Fruchtbarkeit. Seit der Einführung der Insulinbehandlung sind das unmittelbare Überleben und die Fruchtbarkeit der Diabetikerin nicht mehr beeinträchtigt. Die Diabetikerin unterscheidet sich darin nicht mehr von anderen, nicht diabetischen Frauen.

b) Die Einwirkung der Schwangerschaft auf die Komplikationen des Diabetes

Der schädliche Einfluß einer Schwangerschaft auf die Diabeteskomplikationen ist bisher nicht gesichert. Diese Annahme muß aber der Arzt berücksichtigen, der eine Frau beraten soll, die sich eine Schwangerschaft wünscht und die bereits degenerative Veränderungen an der Netzhaut, den Nieren oder den peripheren Gefäßen aufweist.

α) Die Auswirkungen der Schwangerschaft auf die Retinopathie

Die Auswirkungen einer Schwangerschaft auf die Retinopathie werden von den einzelnen Autoren und selbst vom gleichen Autor in Abhängigkeit von der Diabetesdauer verschieden gewertet (JACKSON, 1967; KYLE, 1963).

Bei der einfachen Retinopathie kann sich eine Verschlimmerung einstellen, manchmal kommt es aber auch während der Schwangerschaft oder in der Nachgeburtsperiode zu einer Besserung. Bei der proliferierenden Retinopathie beobachtet man eine natürliche Tendenz zur Verschlimmerung. WHITE (1971) stellte bei 10% der Patientinnen nach einer Beobachtungsdauer von 8 Jahren eine Remission trotz einer oder zweier Schwangerschaften fest, bei 90% trat aber eine Verschlimmerung bis zur Verschlechterung der Sehkraft ein. Diese Verschlechterung kann sich langsam im Laufe der Jahre entwickeln und nach 20 Jahren bei 8% zu einer Blindheit führen, die Entwicklung kann aber auch stürmischer verlaufen, vor allem bei Patientinnen, die bereits weniger als 10 Jahre nach der Diagnosestellung Veränderungen aufweisen. Bei 10 Patientinnen von 144 mit einer Retinitis proliferans vor der Schwangerschaft kam es zu einer erheblichen Verschlechterung mit vollständigem Sehverlust für 10 von 20 Augen. 3 der 10 Patientinnen erblindeten. Unter 144 Patientinnen wiesen 70% keinerlei Fortschreiten ihrer Netzhautkomplikationen auf. CHRISTIANSEN (1970) sieht einen ursächlichen Faktor in den Antiinsulin-Antikörpern, die bei Patienten mit Haemorrhagien und Retina-Exsudaten stärker auftreten sollen.

Die Prognose der einfachen Retinopathien oder der proliferierenden Retinopathien während der Schwangerschaft hängt daneben von der Normalisierung der biochemischen Parameter durch die Insulinbehandlung ab.

In der Praxis stellt eine einfache Retinopathie keine Kontraindikation einer Schwangerschaft dar und spricht auch nicht für einen Entschluß zur Interruptio. Wenn sich die Blutzuckererhöhung und die Acetonaemie durch die Insulinbehandlung beherrschen lassen und wenn die Antiinsulin-Antikörper nicht massiv in Erscheinung treten, scheint die Schwangerschaft eine bereits bestehende einfache Retinopathie nicht dauerhaft zu verschlimmern.

Andererseits ist beim Vorliegen einer proliferierenden Retinopathie eine Schwangerschaft nicht indiziert, da sie die Verschlechterung der Netzhautkomplikationen begünstigt, die bis zur Blindheit führen kann. Wenn aber andererseits die Schwangerschaft gewünscht wird und eintritt, berechtigen uns die Befunde nicht, absolut oder mit Sicherheit eine Interruptio anzuraten. Eine von Anfang an peinlich genaue und dauerhafte Stoffwechseleinstellung stellt zur Zeit noch das beste bekannte Mittel dar, um die Augen der Diabetikerinnen zu erhalten.

β) Die Auswirkungen der Schwangerschaft auf die Nephropathie

Die diabetische Nephropathie. Die diabetische Niere kann spezifische Läsionen aufweisen, wie eine Hyalinose der zuführenden Arteriolen und das Vorliegen von hyalinen Einschlüssen in den Glomerula. Diese Schädigungen hängen von der Erkrankungsdauer ab, führen aber nicht immer zu manifesten biologischen Auswirkungen. Auch andere Läsionen bilden sich aus. Es handelt sich dabei um eine diffuse Hyalinisierung der Gefäßschlingen, um eine Verdickung der Basalmembranen und gelegentlich die Ausbildung von fibrinoiden Halbmonden. Diese Veränderungen werden oft von klinischen Auswirkungen begleitet, wie das Vorliegen einer massiven Proteinurie, eine Erhöhung des Serum-Kreatinins und ein Absinken des Serum-Albumins. Das gleichzeitige Bestehen einer Retinopathie erlaubt oft, die diabetesbedingte von der nicht diabetischen Schädigung zu unterscheiden, doch kann eine einfache Albuminurie bereits vor der Manifestation der Retinopathie einsetzen.

Während einer normalen Schwangerschaft verbessert sich die Nierenfunktion infolge einer Erhöhung der glomerulären Filtration und der Nierendurchströmung (SIMS, 1963).

Beim Vorliegen der erwähnten Veränderungen, die frühzeitig und subklinisch in Erscheinung treten können, kann sich die Nierenfunktion bei einer Reihe von Diabetikerinnen nicht an die Mehranforderungen durch die Schwangerschaft anpassen, aber die Auswirkungen der Schwangerschaft auf die spezifischen oder diffusen Schäden und auf die klinische Symptomatologie sind nicht konstant (PEDERSEN, 1971; WHITE, 1971). Die diabetische Nephropathie kann während der Gravidität stationär bleiben oder weiter fortschreiten. Es ist sogar schon über eine Besserung unter biologischen Aspekten berichtet worden. Diese Läsionen können mit einer mäßigen Hypertonie einhergehen, die bereits vor der Schwangerschaft oder vor der 24. Schwangerschaftswoche besteht. Die Messung des arteriellen Druckes vor diesem Zeitpunkt erlaubt, das Fortschreiten des Hochdruckleidens infolge der Gravidität abzuschätzen. Die Hypertonie, die Proteinurie und bereits vor der Schwangerschaft manifeste Ödeme können sich während der Gravidität verstärken, ohne daß man sie deswegen auf eine Toxämie zurückführen sollte. Diese Verschlimmerung kann sich in der Nachgeburtsperiode abschwächen oder verschwinden.

Dennoch stellt das Vorliegen diabetesbedingter spezifischer oder diffuser Läsionen eine Kontraindikation für eine Schwangerschaft dar, da es den bereits prekären Gesundheitszustand der Mutter zu erhalten gilt. Falls aber eine Schwangerschaft bei einer Frau mit einer Nephropathie eintritt, wird die Interruptio nicht von allen Autoren empfohlen, da unsere heutigen Behandlungsmethoden die klinischen Komplikationen verringern und bei verbesserten Überlebensaussichten die Geburt eines lebensfähigen Kindes erlauben. Die diabetesbedingten histologischen Veränderungen erleichtern aber auch das Auftreten einer Schwangerschaftstoxämie (Präeklampsie, Eklampsie), die sich nach der 24. Woche ankündigt. Die Ausbildung toxämischer Schäden an der diabetischen Niere verändert plötzlich das klinische Bild. Diese Komplikation scheint bei Diabetikerinnen häufiger als bei Nichtdiabetikerinnen aufzutreten. Außerdem ist diese Gefährdung in der Schwangerschaft bei Diabetikerinnen mit präexistierender Angiopathie häufiger als bei Diabetikerinnen ohne Gefäßkomplikationen. Eine vorzeitige Entbindung in der 35.—37. Woche senkt die Häufigkeit dieser Schwangerschaftskomplikation.

Die Pyelonephritis. Eine Pyelonephritis findet sich als Komplikation bei etwa 15% der schwangeren Diabetikerinnen (OAKLEY u. PEEL, 1968). Die Infektion kann sich akut mit Fieber, einer ausgeprägten Leukocytose und einem toxischen Zustandsbild manifestieren, welches die Diabetikerin leicht in eine klinische Ketoacidose stürzt. Das schadet der Gesundheit von Mutter und Foetus.

Die Infektion kann aber auch schleichend ohne auffällige klinische Symptome einsetzen; man muß systematisch nach ihr suchen, da eine geeignete Behandlung anscheinend die spätere Entwicklung einer chronischen Pyelonephritis verhindert. Eine derartige Therapie kann auch die Häufigkeit von Totgeburten verringern (SIMS, 1963).

γ) Die Auswirkungen der Schwangerschaft auf die Gefäßkomplikationen

Sogar aufeinanderfolgende Schwangerschaften scheinen die Häufigkeit von Gefäßleiden selbst nach 20jähriger Diabetesdauer nicht zu steigern. Dennoch kommt es bei 3% der schwangeren Diabetikerinnen zu einer gewissen Verschlimmerung der Angiopathie während der Gravidität (OAKLEY u. PEEL, 1968).

c) Die Auswirkungen der Schwangerschaft auf die Diabeteseinstellung

Die Wirkung der Schwangerschaft auf die Diabetikerin kann anhand der Harnzuckerausscheidung, der Blutzuckererhöhung, der Acetonurie, der Ketose oder der Insulindosen beurteilt werden, die während der verschiedenen Stadien der Schwangerschaft zu verabreichen sind. Die Harnzuckerausscheidung stellt aber einen wenig verläßlichen Parameter dar, da sich während der Schwangerschaft eine physiologische Glykosurie ausbilden kann (PEDERSEN, 1967). Diese Harnzuckerausscheidung scheint von einer erhöhten glomerulären Filtration ohne stärkere Veränderung der tubulären Rückresorption der Glukose abzuhängen. Bei der normalen Schwangeren geht der Nüchternblutzuckerspiegel in der Regel leicht zurück, während sich bei Diabetikerinnen während der Schwangerschaft die Hyperglykaemie, die Ketose und die Acidose verstärken. Um eine befriedigende Stoffwechseleinstellung zu erreichen, müssen die Insulindosen erhöht werden. Die diabetische Stoffwechseleinstellung während der Schwangerschaft hängt einmal vom Schweregrad des Diabetes vor der Gravidität und von den Einschränkungen in der Lebensführung ab, die sich die Frau vor und während der Schwangerschaft auferlegt. Auch bei Einhaltung einer geeigneten Diät, die später besprochen wird, und unter der dringend empfehlenswerten körperlichen Belastung muß die Mehrzahl der Diabetikerinnen ihre Insulindosis um 25 bis 100% oder mehr erhöhen. Beim überwiegenden Teil der diabetischen Schwangeren läßt sich eine Normalisierung der Blutzuckerspiegel und die Verhütung der Ketose nur erreichen, wenn sie sich 2- bis 4mal pro Tag ein schnell wirksames Insulin spritzen, wozu häufig auch noch ein Insulin mit Langzeitwirkung verabreicht wird. Dies läßt sich häufig schon in den ersten Schwangerschaftswochen beobachten. Übelkeit und Erbrechen erschweren gelegentlich die optimale Stoffwechseleinstellung und begünstigen das Auftreten von Hypoglykaemien. Häufig müssen die Insulindosen fortlaufend erhöht werden. Zu Beginn des 3. Trimesters wird gelegentlich eine Herabsetzung der Gesamtdosis des Insulin erforderlich. Diese Verringerung kann sich auf 10—20% belaufen und gilt gewöhnlich nur für einen Zeitraum von einigen Wochen (PEDERSEN, 1967). In anderen Fällen muß man die Insulindosis erhöhen. Diese Steigerung der Insulinzufuhr muß im Verlauf des 3. Trimesters oft plötzlich erfolgen und kann 100 bis 200 E verteilt auf 2—4 Injektionen erreichen. Diese Erhöhung kann bis zum Ende der Schwangerschaft andauern, die in der Regel vorzeitig und artifiziell beendet wird.

Plötzlich zwischen der 33. und 40. Woche einsetzende Spontanhypoglykaemien zwingen zu einer Herabsetzung der Insulindosis um mehr als 50% und signalisieren in der Regel die unmittelbar bevorstehende Entbindung oder das Absterben des Foeten. Im Wochenbett muß die Insulindosis häufig stark reduziert werden. Diese Herabsetzung der Insulinzufuhr kann für einen kurzen Zeitraum (Tage oder Wochen) oder länger (Monate) erforderlich werden. Der herabgesetzte Insulinbedarf im Wochenbett wird auf eine verringerte Wachstumshormonsekretion bezogen (MINTZ et al., 1968). Dennoch stimmt die durchschnittliche Insulindosis 6—12 Monate nach der Entbindung meist mit der vor der Entbindung erforderlichen Dosis überein. Während der Stillperiode können die Insulindosen stark variieren. Der Bedarf steigt auch unter einer Hormontherapie (Oestrogene, Progesterone) an, die zum Abstillen verabreicht werden. Die Auswirkungen dieser Therapie zur Unterdrückung der Laktation auf die Stoffwechselschwankungen des Diabetes können bis zu 6 Monaten anhalten.

In der Gravidität tritt häufig eine Ketose auf und weist damit auf den Katabolismus hin, den die Schwangerschaft im mütterlichen Organismus auslöst, um die Embryogenese und das foetale Wachstum aufrecht zu erhalten (FREINKEL *et al.*, 1971, 1972). Ihr Auftreten hängt von der Insulindosis und von der Zahl der Injektionen ab. Schon außerhalb der Schwangerschaft geht die Ketosehäufigkeit eindeutig zurück, wenn das Insulin in 12stündigen Abständen verabreicht wird (AKERBLOM u. HIEKKALA, 1970). Diese Ketose kann sich plötzlich verschlimmern und zu einer Ketoacidose führen, die das Leben der Mutter und des Foeten bedroht. Auch die üblichen klinischen Ursachen können eine derartige Ketoacidose auslösen. Sie muß schnell und entschlossen behandelt werden. Häufig werden hohe Insulindosen zur Beseitigung der Ketoacidose erforderlich, da sich in der Schwangerschaft eine Insulinresistenz entwickelt.

Bei der Rehydrierung muß man die natürliche Tendenz zur Kochsalzretention während der Schwangerschaft und den Kaliumverlust berücksichtigen. Die klassischen Vorschriften für die Ketoacidosetherapie (Insulin, Flüssigkeitszufuhr, Ausgleich der Elektrolyt- und Vitaminverluste) sind auch während der Schwangerschaft zu beachten.

2. Geburtshilfliche Aspekte
der diabetischen Schwangerschaft

Es existieren zahlreiche klinische Berichte über die geburtshilflichen Aspekte der diabetischen Schwangerschaft. Die Lehren, die sich daraus ableiten lassen, stimmen allerdings nicht immer überein. Die Einteilung der Patienten und der Behandlungseffekte auf den Diabetes variieren von Arbeit zu Arbeit. Diese Tatsachen erleichtern Vergleiche nicht und erlauben nicht immer, Prognosen für den Ausgang der Schwangerschaften abzuleiten (GELLIS u. HSIA, 1959; KYLE, 1963; PEDERSEN, 1967; WHITE, 1971). Es geht aber eindeutig daraus hervor, daß verschiedene klinische Komplikationen, die bei der schwangeren Diabetikerin eintreten können, die Überlebensaussichten des Foeten schwer beeinträchtigen. Der Einfluß der Behandlung auf die Vorbeugung einer Reihe von Komplikationen liegt auf der Hand und wird im Detail diskutiert.

a) Die mütterlichen Komplikationen

α) Die Toxaemie und die Eklampsie

erscheinen der Mehrzahl der Autoren als häufige Komplikationen (10—15%) der diabetischen Schwangerschaft. Häufig treten sie bei einer bereits bestehenden diabetischen Angiopathie oder Nephropathie auf. Sie können aber auch bei Patientinnen einsetzen, die vor der Schwangerschaft keine organischen Veränderungen der Gefäße oder der Nieren aufwiesen.

β) Das Hydramnion

gehört zu den häufigen Komplikationen der diabetischen Schwangerschaft. Das Vorliegen eines Hydramnions (mehr als 1 500 ml Amnionflüssigkeit) mahnt zur Vorsicht, d.h. zur strengen Stoffwechselkontrolle des Diabetes unter einer Diät mit weniger als 3 g Kochsalz, bei Bettruhe und zu einer vorzeitigen Geburtseinleitung unter Berücksichtigung des foetalen Gewichtes und der Schwangerschaftsdauer, um eine vorzeitige Geburt mit stark eingeschränkter Lebenserwartung für den Foeten zu vermeiden. Neben dem Hydramnion kann eine Toxaemie oder Eklampsie vorliegen. Vor allem die Kombination mit einer Toxaemie steigert die Neugeborenensterblichkeit erheblich (30%) (Pedersen, 1971). Die Neugeborenensterblichkeit hängt auch vom Vorliegen von pathologischen Gefäßveränderungen bei der Mutter ab. Andererseits kann das Hydramnion auch mit dem Vorliegen von tödlichen kongenitalen Mißbildungen kombiniert sein.

b) Die foetalen Komplikationen

α) Die Aborte

scheinen bei der Diabetikerin nicht häufiger als bei Nichtdiabetikerinnen aufzutreten. Dennoch scheint der Zustand der Gefäße, insbesondere die Verkalkung von Gefäßen im kleinen Becken den Beginn der Schwangerschaft ungünstig zu beeinflussen.

β) Die perinatale Mortalität,

d.h. der Verlust eines lebensfähigen Foeten, wird bei der schwangeren Diabetikerin, die nicht optimal eingestellt war, häufig beobachtet. Die Insulinbehandlung und die geburtshilfliche Überwachung haben jedenfalls die Prognose verbessert, die bis zum Beginn der Insulinanwendung düster war. Die perinatalen Überlebensaussichten haben sich in den letzten 20 Jahren im Vergleich zu den ersten 20 Jahren der Insulinanwendung signifikant gebessert (Kyle, 1963).

Die spezialisierten Arbeitsgemeinschaften, in denen Internisten, Diabetologen, Geburtshelfer und Paediater ihre Anstrengungen vereinigen, erzielen Ergebnisse, die sich im Laufe der Jahre mit wachsender Erfahrung verbessern (Kyle, 1963). Trotzdem lassen sich auch so nicht alle Zwischenfälle vermeiden. Die therapeutische Erfahrung zeigt, daß der Ausgang diabetischer Schwangerschaften von einer peinlich genauen Verabreichung bedarfsgerechter Insulindosen abhängt, aber auch durch diabetesbedingte Komplikationen bedroht wird.

γ) Die Totgeburten und die Todesfälle bei Neugeborenen

Das Absterben des Foeten vor der Geburt scheint ein Charakteristikum diabetischer Schwangerschaften darzustellen. Es wird häufiger bei Diabetikerinnen beobachtet und oft durch eine mütterliche Ketoacidose, eine Eklampsie oder letale angeborene Mißbildungen ausgelöst. Eine größere Anzahl von Todesfällen läßt sich dennoch nicht aufklären. Das Neugeborene kann übergewichtig sein und zu Schwierigkeiten bei der Entbindung führen. Gelegentlich stirbt ein normalgewichtiges oder hypotrophes Neugeborenes an seiner Unreife oder aus unbekannten Ursachen. Diese foetalen Komplikationen zeigen sich vor allem, wenn die Behandlung bei der Mutter keine befriedigende Stoffwechseleinstellung erzielt hat, und sie deuten auf den schädlichen Einfluß hin, den biologische Veränderungen des mütterlichen Milieus auf die Embryogenese, die Organgenese und die biochemische Entwicklung des Foeten ausüben.

δ) Die Todesfälle nach der Geburt

Auch die Häufigkeit der Todesfälle nach der Geburt ist bei Diabetikerinnen erhöht. Die vorzeitig einsetzende Spontangeburt, Störungen bei erschwerter Entbindung, intrakranielle Blutung, die bereits erwähnten letalen kongenitalen Mißbildungen, eine respiratorische Insuffizienz durch hyaline Membranen sind Komplikationen, die man bei Neugeborenen von Diabetikerinnen beobachtet. Andere Faktoren, wie Infektionen, Aspiration von Mageninhalt, ein Pneumothorax, eine Pneumonie, eine Rh-Incompatibilität, eine Blutung in die Nebennieren oder eine Thrombose von Nierenvenen sind verschiedene Gründe, die angeführt werden, um Todesfälle nach der Geburt zu erklären. Auch die Hypocalcaemie mit ihren klinischen Komplikationen, ebenso wie die Hyperbilirubinaemie werden in diesem Zusammenhang genannt. Die Hypoglykaemie des Neugeborenen ist zwar häufig und ausgeprägt, scheint aber keine Auswirkungen auf das Überleben des Foeten zu haben (CORNBLATH u. SCHWARTZ, 1966; FARQUHAR, 1966).

ε) Die Makrosomie

Diabetikerinnen ohne Gefäß- oder Nierenkomplikationen zeigen eine Tendenz, Kinder zur Welt zu bringen, die ein im Verhältnis zur Schwangerschaftsdauer überhöhtes Gewicht aufweisen. Dieses Übergewicht wird durch die Hyperglykaemie bei der Mutter, vor allem während der 6 letzten Wochen der Gestation hervorgerufen (PEDERSEN, 1967).

Die Insulinbehandlung normalisiert die mütterlichen Blutzuckerspiegel und senkt das Gewicht des Neugeborenen signifikant (KYLE, 1963).

Als wichtiges Charakteristikum des makrosomen Neugeborenen fällt die Vielzahl der Langerhansschen Inseln mit einer Hyperplasie der B-Zellen im endokrinen Pankreas auf. Es wäre auch noch darauf hinzuweisen, daß im endokrinen Pankreas der makrosomen Neugeborenen eine Verdichtung des Bindegewebes und eine eosinophile Infiltration vorliegen. Die Vermehrung der Inseln und ihre Hyperplasie werden unter anderem auf die erhöhten foetalen Blutzuckerspiegel bezogen, die über die Plazentaschranke in enger Verbindung mit der Blutzuckerkonzentration der Mutter stehen (DE GASPARO u. HOET, 1971). Sie verhalten sich umgekehrt proportional zu der Insulinmenge, die die Mutter erhält (HULTQUIST, 1971).

Zwischen dem Übergewicht des Neugeborenen und der Hyperplasie der Langerhansschen Inseln ebenso wie der Insulinaemie in der Nabelschnur besteht eine enge Beziehung (THOMAS et al., 1967).

Das makrosome Neugeborene einer Diabetikerin weist eine stärkere Glukoseassimilation als ein normales Neugeborenes auf. Diese verbesserte Glukoseaufnahme ist der Ausdruck des im Überschuß vorhandenen Insulins (FARQUHAR, 1962). Es bewirkt auch einen verstärkten Anabolismus, wie aus dem Überschuß an Fett und Eiweiß hervorgeht, der für diese Kinder typisch ist (HOET, 1969).

Die makrosomen Neugeborenen weisen auch eine Visceromegalie, besonders im Bereich des Herzens, der Lungen und der Leber, ebenso wie eine Glykogen-Infiltration des Pankreas, des Herzmuskels, des Lebergewebes und der Plazenta auf. Außerdem findet sich bei ihnen eine gesteigerte extramedulläre Haematopoese, eine Nierenfunktion wie bei Frühgeborenen eine Lungenatelektase und häufig liegen hyaline Membranen vor.

Ovarial-Cysten und eine Hyperplasie der Leydigschen Zwischenzellen in den Testikeln treten bei ihnen vermehrt auf. Die Zellkerne in der Nebennierenrinde, der Hypophyse und in den Nebenschilddrüsen weisen eine vermehrte Aktivität auf, ohne daß es zu einer manifesten Hypertrophie dieser Drüsen kommt (NAEYE, 1965a). Die Ausschüttung des Wachstumshormons scheint bei diesen makrosomen Neugeborenen bereits vor dem Termin ausgelöst zu werden (WESTPHALL, 1968). Die hypothalamo-hypophysäre Funktion scheint übrigens unbedingt erforderlich zu sein für die Ausbildung der Hyperplasie und der Hypertrophie der

B-Zellen im endokrinen Pankreas und für den foetalen Hyperinsulinismus. Derartige Veränderungen lassen sich bei Anencephalen von diabetischen Müttern beobachten. Diese Feststellung zeigt die Notwendigkeit einer funktionierenden hypothalamo-hypophysären Achse auf, die es dem endokrinen Pankreas erlaubt, sich den Stimulationsfaktoren anzupassen (DE GASPARO u. HOET, 1971; VAN ASSCHE et al., 1970).

Bisher haben die klinischen Untersuchungen der foetalen Nebennierenrindenfunktion noch keine gesteigerte Sekretion oder einen Hypercorticismus mit Sicherheit nachweisen können. Die Schilddrüse erscheint unverändert, der Thymus eher verkleinert. Bezogen auf das Körpergewicht ist das Hirngewicht verringert, und die Verknöcherungszentren an den unteren Extremitäten treten etwas verspätet auf.

ζ) Das hypotrophe Neugeborene

Diabetikerinnen mit Gefäß- oder Nierenkomplikationen und solche, bei denen eine schwere Ketoacidose aufgetreten war, bringen Kinder zur Welt, die häufig hypotroph sind, d.h. Neugeborene, deren Gewicht im Verhältnis zur Schwangerschaftsdauer abnorm niedrig ist (KYLE, 1963). Bei diesen hypotrophen Neugeborenen erscheint die Hyperplasie und die Vermehrung der B-Zellen nicht so ausgeprägt wie bei den makrosomen Kindern (HULTQUIST, 1971).

Die Gesamtmasse des Pankreas beim unterernährten und hypotrophen Neugeborenen ist nur halb so groß wie bei Kindern mit normalem Gewicht. Die Zahl der Leberzellen ist verringert und die Cytoplasmamasse der Nebennierenrinde herabgesetzt, auch die Gesamtmasse der Fette und der Proteine des Körpers ist verringert (NAEYE, 1965b), während die Glykogenreserven der Leber nur schwach ausgebildet sind. Häufig kommt es zu einer Hypoglykaemie, die durch den Mangel an Glykogen- und Fettreserven hervorgerufen wird, so lange das Neugeborene die Aminosäuren nur langsam für die Glukoneogenese einsetzt (SHELLEY u. NELLIGAN, 1966).

Die Adrenalin-Sekretion scheint bei diesen Neugeborenen nicht auszureichen (STERN et al., 1967).

Der schlechte Allgemeinzustand der hypotrophen Neugeborenen ist nicht charakteristisch für Kinder diabetischer Mütter. Eine Herabsetzung der Zellzahl und der Cytoplasmamenge in der Leber, der Milz, dem Pankreas, den Nieren und den Nebennieren findet sich auch bei Neugeborenen, die bei einer mütterlichen Unterernährung oder einer foetalen Hypoxie weniger als ihr Normalgewicht, bezogen auf die Schwangerschaftsdauer wiegen (NAEYE, 1965b). Trotz der mütterlichen Hyperglykaemie weisen die hypotrophen Neugeborenen von Schwangeren keine verstärkte Lipogenese oder einen eindeutigen Anabolismus auf.

Häufig treten Hypoglykaemien auf infolge der mangelnden Leberglykogenvorräte bei den hypotrophen Neugeborenen.

Totgeburten infolge Unreife sind bei derartigen untergewichtigen Neugeborenen häufig zu beobachten.

3. Faktoren, die die Entwicklung
der diabetischen Schwangerschaft beeinflussen

Die klinische Erfahrung zeigt, daß einige Faktoren von seiten der Mutter den Ablauf der Schwangerschaft nicht beeinflussen, während andere, die selbst von der Durchführung der Therapie abhängen, für das Überleben des Kindes einer Diabetikerin verantwortlich sind (KYLE, 1963). Die mütterlichen Faktoren verteilen sich im wesentlichen auf 2 Gruppen: Solche, die sich durch eine geeignete Therapie bessern lassen und solche, die durch die Behandlung nicht zu beeinflussen sind und einen schädlichen Einfluß auf den Ablauf der Schwangerschaft ausüben.

a) Die mütterlichen Faktoren ohne schwere Auswirkungen

Zu den mütterlichen Faktoren, die die Prognose der diabetischen Schwangerschaft nicht wesentlich beeinträchtigen, gehören: Das Alter der Mutter, die Anzahl ihrer bisherigen Entbindungen, ihre geburtshilfliche Vorgeschichte und der Stärkegrad des Diabetes, wie er sich in den verabreichten Insulindosen widerspiegelt. Unterschiede in der foetalen Mortalität lassen sich bei Diabetikerinnen, die vor dem 25. oder zwischen dem 25. und 35. Lebensjahr entbinden, nicht nachweisen. Nach den statistischen Erhebungen verschlechtern aufeinanderfolgende Schwangerschaften die Prognose des foetalen Überlebens nicht, üben keinen schädlichen Einfluß auf den mütterlichen Organismus aus und stehen auch nicht mit einer erhöhten Rate von Totgeburten im Zusammenhang. Trotzdem läßt sich nicht von der Hand weisen, daß die Aufgaben, die sich einer Familienmutter mit zahlreichen Kindern stellen, die Anwendung der therapeutischen Ratschläge nicht erleichtern. Andererseits kann eine durch ihre Aufgaben stärker motivierte Familienmutter sich auch um ein besseres Stoffwechselgleichgewicht bemühen und damit langfristig ihren Gesundheitszustand besser überwachen. Diese verschiedenen Gesichtspunkte sollte man bedenken und bei der Diskussion mit einer Diabetikerin anführen, die eine Familie gründen oder erweitern möchte. Gerade auf diesem Gebiet müssen die Ratschläge, die der Arzt erteilen sollte, sehr individuell gehalten sein.

Aus der geburtshilflichen Anamnese einer Diabetikerin geht kein derartiges Fortschreiten der Morbidität hervor, wie beispielsweise aus der Anamnese einer Blutunverträglichkeit mit Erythroblastosis foetalis. Eine Diabetikerin kann, obwohl sie bereits wiederholt Aborte erlitt, später völlig normal angelegte Kinder zur Welt bringen. Die klinische Erfahrung zeigt, daß die Zwischenfälle von einer Schwangerschaft zur anderen variieren, das Absterben in utero, die angeborenen Mißbildungen, das erschwerte Überleben des Neugeborenen können in zufällig wechselnder Reihenfolge bei aufeinanderfolgenden Schwangerschaften auftreten. Die Stoffwechselstörungen, die sich bei der Mutter entwickeln und den Foetus beeinflussen, können die Embryogenese, die Organgenese und das Stoffwechselgleichgewicht des Foeten beeinträchtigen. Trotzdem beeinflussen die Diabetesdauer, das Manifestationsalter und die für die Einstellung und Aufrechterhaltung des Stoffwechselgleichgewichts erforderliche Insulindosis die Prognose des foetalen Überlebens nicht direkt (GELLIS u. HSIA, 1959; KYLE, 1963).

b) Die mütterlichen Faktoren,
die die Entwicklung der diabetischen Schwangerschaft beeinträchtigen

Es handelt sich hierbei um 2 Gruppen: Solche, die die Behandlung nicht beeinflussen kann und solche, denen gegenüber sich die Therapie als wirksam erweist.

α) Die nicht korrigierbaren, diabetesabhängigen Faktoren

WHITE (1971) hat den Schweregrad des Diabetes in Abhängigkeit von der Diabetesdauer und von den Gefäßkomplikationen eingeteilt. Diese Klassifizierung bietet den Vorteil, einen Vergleich verschiedener Resultate zu erlauben, der zeigt, daß die Prognose am günstigsten ist, wenn der Diabetes erst nach dem Alter von 20 Jahren aufgetreten ist, nicht länger als 9 Jahre dauerte und keine Gefäßverkalkungen hervorgerufen hat. Auch wenn der Diabetes zwischen 10 und 20 Jahren begann, nicht länger als 19 Jahre dauerte und noch keine Gefäßverkalkungen ausgelöst hat, ist die Prognose günstig.

Wenn andererseits der Diabetes bereits vor dem 10. Lebensjahr aufgetreten ist, seit mehr als 20 Jahren besteht und mit Gefäßverkalkungen, vor allem in den unteren Extremitäten, einer Retinitis proliferans und vor allem mit Verkalkungen der Beckenarterien einhergeht, ist die Häufigkeit von Totgeburten gesteigert und kann 30—55% erreichen. Schwangere Frauen mit einer Nephropathie weisen die höchste Totgeburtenrate auf, d.h. 40% und mehr. Die statistische Auswertung dieser klinischen Beobachtungen zeigt ohne jeden Zweifel den schädlichen Einfluß auf, den die diabetische Angiopathie und die Nephropathie auf das Überleben des Foeten ausüben.

β) Die der Behandlung zugänglichen Faktoren

Aufgrund ihrer klinischen Erfahrungen stimmen verschiedene Autoren darin überein, daß die mütterliche Ketoacidose die Totgeburtenrate erheblich in die Höhe treibt, wobei gleichzeitig vermehrt tödliche kongenitale Mißbildungen auftreten (Gellis u. Hsia, 1959).

Bei 2,9% der diabetischen Schwangerschaften treten angeborene Mißbildungen auf, während ihre Häufigkeit in einer nicht ausgewählten Bevölkerung bei 0,9% liegt. Die angeborenen Mißbildungen erfassen vor allem das Herz, das Skelet, das Urogenitalsystem und den Gastrointestinal-Trakt. Sie finden sich vor allem bei schlecht eingestellten, acetonaemischen Diabetikerinnen mit Gefäßkomplikationen.

Die Autoren stimmen darin überein, daß die Insulinbehandlung durch Herstellung eines Stoffwechselgleichgewichtes die verschiedenen Aspekte der neonatalen Pathologie teilweise korrigiert: Die Makrosomie ist weniger ausgeprägt; die Elektrolytverschiebungen, das Auftreten hyaliner Membranen und die Zwischenfälle mit unbekannter Ursache werden verhütet. Die Diabeteskontrolle durch die Insulinbehandlung ist mit Sicherheit der entscheidende Faktor, der das Überleben des Foeten günstig beeinflußt. Er verringert die Häufigkeit eines Hydramnion, einer Eklampsie oder einer Toxaemie, die sich ungünstig auf das foetale Überleben auswirken.

Jeder Arzt, der für die Behandlung des Diabetes während einer Schwangerschaft verantwortlich ist, muß anstreben, die Stoffwechselstörung optimal einzustellen, da eine Normoglykaemie ohne Ketose im ganzen die verschiedenen Ursachen von Totgeburten verringert und die Überlebensrate der Neugeborenen deutlich erhöht.

Schlußfolgerungen

Bei insulinabhängigen Diabetikerinnen mit den folgenden klinischen Komplikationen kommt es zu Schwangerschaften, bei denen das Überleben des Foeten direkt bedroht ist (Kyle, 1963; Pedersen, 1971; White, 1971):

1. Die Schwangerschaften, in deren Verlauf eine akute Pyelonephritis mit Temperaturspitzen und eindeutigen klinischen Zeichen einer bakteriellen Infektion auftritt.

2. Schwangerschaften, die durch eine diabetische Acidose mit einer Alkalireserve unter 10 mÄq/Liter im venösen Blut kompliziert werden.

3. Schwangerschaften, die durch eine stärkere Ketose kompliziert werden, die die Alkalireserve unter 17 mÄq/Liter herabdrückt.

4. Schwangerschaften mit einer Toxaemie oder mit 2 der 3 folgenden Symptome:

a) Arterieller Blutdruck über 120/100 mm Hg während mehr als 5 Tagen vor der Entbindung.

b) Mehr als 0,1 g-% Proteinurie in 24 Std am Ende der Schwangerschaft oder

c) eine Gewichtszunahme von 15 kg oder mehr während der gesamten Schwangerschaft.

5. Schwangerschaften, bei denen folgende klinische Zeichen zusammentreffen:

a) Ein arterieller Druck über 140/90 mm Hg während der letzten 3 Tage vor der Entbindung.

b) Mehr als 0,05 g-% Eiweißausscheidung in 24 Std vor der Entbindung und

c) eine Gewichtszunahme von mehr als 15 kg mit mäßigem Oedem.

6. Schwangerschaften, die erst während der letzten beiden Monate vor der Entbindung überwacht wurden oder die bei Frauen auftreten, die einen niedrigen Intelligenzquotienten oder einen psychopathischen Charakter aufweisen, bzw. unter ungünstigen sozialen Bedingungen leben.

PEDERSEN (1971) konnte nachweisen, daß die Totgeburtenhäufigkeit bei Frauen, die die genannten Kriterien aufweisen, 4mal höher liegt. Er hat außerdem gezeigt, daß die Schwangerschaftskomplikationen der Toxaemie und der Pyelonephritis vor allem bei Patientinnen auftreten, die auch an einer Nephropathie und einer proliferierenden Retinopathie leiden.

Die Überlebensrate des Neugeborenen liegt bei 42%, wenn die Mutter an einer proliferierenden Retinopathie leidet, und bei 52%, wenn eine Nephropathie vorliegt. Treffen bei der Mutter beide Komplikationen zusammen, so beträgt die neonatale Überlebensrate 35%.

Um genaue Aussagen über die Überlebensraten von Neugeborenen insulinbedürftiger Diabetikerinnen machen zu können, müssen das Vorliegen sekundärer Diabeteskomplikationen bereits vor der Schwangerschaft festgehalten und außerdem die im Laufe der Schwangerschaft hinzugetretenen Komplikationen berücksichtigt werden. Die Kombination dieser beiden Faktorengruppen erlaubt dann eine Schätzung der Risiken, denen der Foetus in bezug auf seine Überlebenserwartung ausgesetzt ist.

4. Die Diabetesbehandlung während der Schwangerschaft

Die allgemeine Behandlung des Diabetes in der Schwangerschaft entspricht der Therapie des jugendlichen Diabetes. Die Schwangerschaft macht eine intensive Überwachung und eine genaue Kontrolle der Glykosurie, der Acetonurie und der Blutzuckerspiegel bei zahlreichen Gelegenheiten erforderlich. Es muß eine enge Zusammenarbeit zwischen dem Diabetologen, dem Hausarzt, dem Geburtshelfer, der Patientin und deren Ehemann erzielt werden. Ziel der Behandlung ist, die Blutzuckerspiegel am Tage und in der Nacht in den physiologischen Normbereichen zu halten und um jeden Preis eine Ketose zu vermeiden. Um dieses Resultat zu erhalten, muß sich die Patientin selbst behandeln können und dabei eine Diät einhalten, die ihrer Lebensführung angepaßt ist und sich mit einer normalen alimentären Hygiene vereinbaren läßt. Außerdem muß sie sich Ruheperioden gönnen können. Eine korrekte Stoffwechseleinstellung vor der Schwangerschaft erleichtert auch die Stoffwechselführung während der Gravidität erheblich (NAVARRETTE *et al.*, 1970).

a) Die Behandlung der Frau ohne sekundäre Komplikationen

α) Die Stoffwechselkontrolle

Es gibt verschiedene Verfahren, um eine gute Stoffwechselkontrolle zu sichern. Am wirksamsten ist es, die Patientin aufzufordern, regelmäßig jeden Tag oder alle 2 Tage die Harnzucker-Tagesausscheidung mit einer Glukose-spezifischen Methode zu verfolgen. Die Auswertung erfordert Vorbehalte, da während der Schwangerschaft auch eine physiologische Glykosurie auftreten kann. Daher muß auch der Blutzuckerspiegel regelmäßig bestimmt werden, um die Harnzuckerausscheidung korrekt interpretieren zu können. Dazu können Blutzuckerteststreifen verwandt und der Patientin verschrieben werden. Sie kann dann selbst ihre Analysen, z.B. morgens nüchtern und 1 Std nach den Mahlzeiten durchführen. Die Zahl dieser Untersuchungen hängt von der Notwendigkeit, der Motivierung und der Disziplin ab, die sich die Patientin auferlegen kann, ohne ihre gute Laune zu verlieren. Daneben müssen die Blutzuckerspiegel mit erprobten Laboratoriumsverfahren überwacht werden. Regelmäßig ist bei der Patientin nach einer Acetonurie zu fahnden. Die Befunde sollten in einem Heft festgehalten werden, damit sie der Arzt schnell überprüfen und daraus die erforderlichen Behandlungsmaßnahmen ableiten kann. Der Arzt muß die Patientin über die erforderlichen Insulindosen, die Diät und die notwendige körperliche Belastung unterrichten. Mit Hilfe dieser Anweisungen muß die Patientin in der Lage sein, sich dauernd zu kontrollieren. Die Diät enthält eine ausreichende Menge an Kohlenhydraten, die sorgfältig über den Tag verteilt sind, und eine reduzierte Fettmenge. Die Acetonurie wird von der Dosis und der Häufigkeit der Insulininjektionen und von der Diätform abhängen. Eine 2malige Insulingabe pro Tag führt zu einer deutlichen Verringerung der Harnzuckerausscheidung, der Acetonaemie und der Acetonurie.

In der Regel erfolgt die Stoffwechseleinstellung durch die Gaben von mindestens 2 Gaben Insulin pro Tag zu festgelegten Zeitpunkten. Es werden Kombinationen von Insulin mit schnellem Wirkungseintritt und Insulinen mit Langzeitwirkung bei jeder Injektion empfohlen. Der kapilläre Nüchternblutzucker sollte etwa unter 120 mg/100 ml liegen. Die Blutzuckereinstellung während des Tages hängt von der zugeführten Kohlenhydratmenge und der körperlichen Belastung ab. Häufig werden bei jugendlichen Diabetikern die höchsten Blutzuckerwerte bis 90 min nach dem Frühstück beobachtet. Daher sollte man beim Frühstück die Kohlenhydratmenge relativ niedrig ansetzen und auf die Einhaltung eines 2. Frühstücks mit Kohlenhydraten etwa 90 min nach der Mahlzeit z.B. zwischen 9.30 Uhr und 10.30 Uhr drängen. Vor dem Zubettgehen sollte eine weitere Abendmahlzeit eingenommen werden, damit die Nüchternperiode 10 Std nicht übersteigt. Die Insulinmengen sollten dem Bedarf allmählich (Erhöhung um 2 bis 4 E) angepaßt werden, wenn auch bei gelegentlichem Auftreten von Aceton die Zusatzdosen in der Regel höher liegen: 6—10 E; nicht selten muß man 3 × täglich Insulin verabreichen, um das Aceton zum Verschwinden zu bringen. Wenn eine zusätzliche Dosis erforderlich wird, injiziert man in der Regel ein schnell wirksames Insulinpräparat. Die Therapie zielt darauf ab, während des

24 Std-Rhythmus Blutzuckerspiegel wie bei Normalpersonen zu erhalten. Durch Verabreichung angepaßter Dosen und durch geeignete Vorschriften zur Diät und zum Energieverbrauch bei körperlichen Belastungen können gut motivierte Patientinnen ein befriedigendes Stoffwechselgleichgewicht erreichen. Die Insulinmengen variieren während der Gravidität; sie steigen im ersten Trimester leicht an, bleiben unverändert, verringern sich oder erhöhen sich im Laufe des 2. Trimesters und müssen im 3. Trimester erneut heraufgesetzt werden. Mit dem Näherrücken des Entbindungstermins oder bei drohendem Absterben des Foeten geht der Insulinbedarf leicht zurück und es können recidivierende Hypoglykämien auftreten.

β) Die Diät

Die Diät hängt vom Gewicht der Patientin und von ihren Aktivitäten ab. Die Basisdiät umfaßt 30 Kalorien pro Kilogramm Idealgewicht. Eine Person mit Normalgewicht (z.B. 70 kg für 1,72 m Körpergröße) mit normalen familiären Pflichten befolgt eine Diät von 1 800 bis 2 000 Kalorien, davon 200 g Kohlenhydrate, 70 g Fett und 110—120 g Eiweiß. Die drei traditionellen Mahlzeiten müssen sich mit 3 Zwischenmahlzeiten abwechseln, die ebenfalls Proteine und Kohlenhydrate enthalten. Die Verteilung der Zucker hängt vom verabreichten Insulintyp und vom Energieverbrauch ab. Die Diät sollte etwa 3 g Salz, vor allem ab der 22. Schwangerschaftswoche enthalten, da die schwangere Diabetikerin eine Tendenz zur Kochsalz- und Wasserretention aufweist. Häufig kommt es zu einer exzessiven Gewichtszunahme (mehr als 10 kg während der gesamten Schwangerschaft), aber alle Anweisungen sollten darauf abzielen, die Gewichtszunahme unter 10 kg zu halten.

γ) Die Ruhe

Zur Erzielung eines befriedigenden Stoffwechselgleichgewichtes ist ein regelmäßiger Lebensrhythmus der Diabetikerin unerläßlich. Schon ab dem Beginn der Schwangerschaft muß die Patientin eine Nachtruhe von 9—10 Std und einen Mittagsschlaf von $1^1/_2$ bis 2 Std einhalten. Während dieser Ruheperioden kommt es zu einem Gewichtsverlust, der von der Patientin regelmäßig überwacht werden muß. Die Gewichtsdifferenz zwischen Abend und Morgen liegt während der Schwangerschaft bei mindestens 500 g und gelegentlich noch höher. Wenn sich ein solcher Unterschied 2 oder 3 Tage lang nicht beobachten läßt, besteht bei der Patientin eine Tendenz zur Kochsalz- und Wasserretention. Dann kann sich eine Bettruhe von 2 bis 3 Tagen als notwendig erweisen, um eine übermäßige Gewichtszunahme zu verhindern. Häufig erfordert eine solche Bettruhe-Periode eine Neufestsetzung der Insulinmengen.

Nicht selten stellt man auch einen Anstieg der Blutzuckerspiegel fest, den man auf den fehlenden Energieverbrauch zurückführt. Die Notwendigkeit einer Krankenhausaufnahme oder einer korrekt eingehaltenen Ruheperiode muß unter Berücksichtigung der individuellen Reaktionen der Patientin beurteilt werden. Wenn die Patientin nach der 30. Woche zu Hause bleibt, ist eine regelmäßige Kontrolle verschiedener Parameter (Glykosurie, Blutzuckerspiegel, Harnmenge, tägliches Wiegen) in Zusammenarbeit mit dem behandelnden Arzt und dem Krankenhaus erforderlich. Es müssen ständig spezialisierte Ärzte zur Verfügung stehen und die Patientin muß die Möglichkeit haben, sich sofort mit der Klinik in Verbindung zu setzen, wo die Entbindung erfolgen soll. Jedenfalls muß die Patientin diese Klinik nach der 31. Woche 2 × wöchentlich aufsuchen. Das läßt sich nur durchführen, wenn die Patientin in der Nachbarschaft der Klinik wohnt, wo jederzeit Internisten, Geburtshelfer, Anaesthesisten und Paediater erreichbar sind. Wenn die Patientin zu weit entfernt wohnt oder wenn diese Vorschriften nicht genau durchgeführt werden können, wird die Aufnahme in eine Spezialklinik erforderlich. Die Dauer der Krankenhausaufnahme bleibt der individuellen Entscheidung überlassen. Je nach den örtlichen Gegebenheiten sollte man während des Krankenhausaufenthaltes auch Perioden mit verstärkter körperlicher Aktivität vorsehen.

δ) Der Augenblick der Entbindung

Bei der Diabetikerin ist eine vorzeitige Entbindung unbedingt erforderlich. Verschiedene Autoren, darunter GELLIS und HSIA (1959) haben anhand zahlreicher Statistiken nachgewiesen, daß die Schwangerschaftsdauer und das kindliche Gewicht einen signifikanten Einfluß auf die Lebensfähigkeit des Foeten ausüben. So liegt die foetale Mortalität zwischen der 28. und 32. Schwangerschaftswoche bei 63% und zwischen der 37. und 40. Woche bei 26%. Der günstigste Augenblick für die Geburtseinleitung liegt zwischen der 34. und 35. Woche, wo sich eine Mortalität von 10% ergibt.

Der 2. entscheidende Faktor ist das foetale Gewicht. Die foetale Mortalität beträgt 40%, wenn das Neugeborene 2,5 kg und 14%, wenn es mehr als 4 kg wiegt. Das Idealgewicht des Neugeborenen liegt zwischen 3 und 4 kg, wobei die Mortalität dann 10% beträgt.

BRANDSTRUP et al. (1961) zeigen, daß unter Berücksichtigung des kindlichen Gewichtes und der Schwangerschaftsdauer die Überlebensrate des Foeten ein optimales Niveau erreichen kann. So liegt für eine Schwangerschaftsdauer zwischen 36 und 38 Wochen (252 bis 266 Tagen) und für ein Körpergewicht zwischen 3 200 bis 3 990 g die Mortalität unter 3%. Diese zwei Parameter hängen vorwiegend von der Diabeteseinstellung ab und müssen sorgfältig beobachtet werden.

Auch hier muß die Entscheidung individuell getroffen werden: Das Vorliegen einer Toxaemie, einer Praeeklampsie, eines Hydramnion, einer Hypertonie, die geburtshilfliche Vorgeschichte und eine foetale Bradykardie mit Abschwächung der nachweisbaren Kindbewegungen sind Alarmzeichen, die bei der endgültigen Entscheidung zu berücksichtigen sind. Sie ist schwierig; sie ist individuell; sie muß gleichzeitig die Risiken der Unreife und die ungünstigen Auswirkungen einer vorzeitigen Alterung der Plazenta mit daraus resultierender Überreife verhindern.

Man muß also bei der Patientin darauf bestehen, daß sie die Menstruationsdaten und vor allem das Datum der letzten Regel festhält. Die Methoden zur Abschätzung des Fortschreitens der Schwangerschaft sind sehr hilfreich für die Festlegung des Entbindungszeitpunktes: Die Abschätzung des bi-occipitalen Durchmessers und die Daueraufzeichnung der Herzpulsation, die täglich oder 2 × täglich durchgeführte Bestimmung des Oestriols im Urin und die Analyse der durch Amniozentese gewonnenen foetalen Zellen mit Bestimmung der Lezithin und Sphyngomyelin-Spiegel (GLUCK et al., 1971; GLUCK, 1971). Keines dieser Hilfsmittel erlaubt allein eine sichere Aussage über die normale Entwicklung und den optimalen Entbindungstermin der Schwangerschaft. Man muß die Synthese aus allen klinischen und geburtshilflichen Elementen bilden und gleichzeitig die gegenwärtigen Untersuchungsmethoden in Betracht ziehen, um die richtigen klinischen Entscheidungen treffen und sie umsichtig in die Tat umsetzen zu können.

b) Die Behandlung der Schwangerschaft beim Vorliegen sekundärer Komplikationen

Die im vorhergehenden Abschnitt angeführten allgemeinen Prinzipien müssen um so mehr beachtet werden, als die Schwangerschaft weiteren aggressiven Faktoren unterliegt, die das Überleben des Foeten auf das Schwerste bedrohen. So führen die bereits erwähnten Komplikationen, darunter die Hypertonie, die Harnwegsinfekte, die Nephropathie und die Angiopathie zu einer ausgeprägten foetalen Hypotrophie. Die Zellteilung erfolgt nicht im normalen Rhythmus und die Neugeborenen weisen im Verhältnis zur Schwangerschaftsdauer einen erheblichen Gewichtsrückstand auf. Die Unreife erlaubt ihnen nicht immer das extrauterine Überleben, aber die Schwangerschaft dauert nicht immer über 34—35 Wochen hinaus, da das Absterben in utero im Laufe der letzten 6 Schwangerschaftswochen häufiger auftritt. Ruheperioden (10 Std Schlaf und 2 bis 3 Std Liegen während des Tages) müssen bereits ab der 8.—10. Schwangerschaftswoche eingehalten werden. Dieser Zustand ist daher in der Regel nicht mit einer regelmäßigen Arbeit außerhalb des Hauses oder mit Reisen über größere Entfernungen zu vereinbaren. Die Patientinnen müssen frühzeitig stationär aufgenommen werden, gelegentlich schon ab der 20. oder 24. Schwangerschaftswoche, um so eine dauernde Überwachung zu begünstigen. Harnwegsinfekte und eine arterielle Hypertonie müssen mit geeigneten Methoden behandelt werden. Man sollte alle Mittel einsetzen, um den Entbindungstermin möglichst genau festsetzen zu können. Eine vorzeitige Einleitung (34.—35. Woche) und eine sorgfältige paediatrische Betreuung erhöhen die Überlebenschancen von Foeten, die aus diesen bedrohten Schwangerschaften stammen. Sie sind im Verhältnis zur Schwangerschaftsdauer oft untergewichtig und weisen häufig Zeichen der Unreife auf.

c) Die Art der Entbindung

Dieses Thema ist umstritten und aus den verschiedenen Arbeiten dazu läßt sich keine systematische Einstellung gegenüber der vaginalen Entbindung oder dem Kaiserschnitt ableiten (GELLIS u. HSIA, 1959; KYLE, 1963).

Das Überleben des Foeten kann durch eine langdauernde vaginale Entbindung gefährdet werden, und daher behält der Kaiserschnitt seinen Vorrang in allen Fällen, wo ihn die geburtshilfliche Situation erforderlich werden läßt. Das Überleben des Foeten wird durch eine langdauernde Entbindung bei Patientinnen gefährdet, die Komplikationen einer diabetischen Schwangerschaft aufweisen, wie eine ausgeprägte Makrosomie, eine Toxaemie, eine Praeeklampsie, ein stärkeres Hydramnion oder Diabeteskomplikationen, z.B. eine labile Stoffwechseleinstellung, eine Angiopathie oder eine Nephropathie. Die Schnittentbindung ist auch indiziert, wenn die vaginale Entbindung eingeleitet wurde und nach 3 Tagen oder 24 Std nach dem Blasensprung noch nicht eingetreten ist. Nach einer 12stündigen relativen Fastenperiode wird die vaginale Entbindung durch die Infusion von einem Liter 5- oder 10%iger Traubenzuckerlösung in Abhängigkeit von den Blutzuckerspiegeln, den vorher erforderlichen Insulindosen und der Insulinwirkungsdauer eingeleitet. Die Gesamt-Glukosemenge für 24 Std sollte 150 g betragen. Die Lösung enthält Oxytocin und wird frühmorgens angelegt. Über den Zeitpunkt der Blasensprengung entscheidet die geburtshilfliche Situation.

d) Die Diabetesbehandlung während der Entbindung

Die Diabetestherapie während der Entbindung zielt darauf ab, die Blutzuckerspiegel der Norm zu nähern. Die überhöhten Blutzuckerspiegel der Mutter gehen mit manifesten Hypoglykämien beim Neugeborenen während seiner ersten Lebensstunden außerhalb des Uterus einher. Um schwere Hypoglykämien beim Neugeborenen zu verhüten, muß man bei der Gebärenden die Blutzuckerspiegel in den physiologischen Normbereich bringen. Zur Erzielung dieses Resultates sind eine Reihe von Verfahren vorgeschlagen worden. Wenn die Patientin täglich 2 × Insulin erhält, kann man die Altinsulindosis und die Dosis des Insulins mit Langzeitwirkung der Morgenportion um $^1/_3$ reduzieren, wenn 150 g Glukose in 24 Std verabreicht werden. Die abendliche Insulindosis wird häufig weggelassen, vor allem wenn die Entbindung kurz vor dem Abschluß steht oder bereits stattgefunden hat. Postpartal müssen die Insulindosen verringert werden, um Hypoglykämien bei der Mutter zu vermeiden. Die orale Ernährung sollte früh wieder aufgenommen und die klassische Insulinbehandlung zur Erzielung des Stoffwechselgleichgewichtes wieder eingeleitet werden. Wenn man sich zu einer Schnittentbindung entschlossen hat, sollte man sich für die gleiche therapeutische Einstellung entscheiden. Der Blutzucker sollte vor, während und für 3 Std nach dem Eingriff stündlich und noch einmal 7 Std nach dem Eingriff bestimmt werden. Die Glukoseinfusionen sollten 48 Std mit einem Minimum von 150 g Kohlenhydraten und 2—3 Litern Flüssigkeit/24 Std beibehalten werden. Alt-Insulin sollte 3—4 × pro Tag verabreicht werden; die Dosen sind der individuellen Situation anzupassen. Nach einigen Tagen kann eine Tendenz zur Blutzuckererhöhung auftreten. Das erste Team, das die Patientin während der Schwangerschaft betreut hatte, muß weiter zur Verfügung stehen, weil es am besten die individuellen Reaktionen der Patientin und die therapeutischen Schwierigkeiten beurteilen kann, die sich bei ihr noch einstellen können. Die Betreuung des Kindes der Diabetikerin muß ein erfahrener Paediater übernehmen, den der Geburtshelfer und der Internist zuvor über die klinische Vorgeschichte der Mutter informiert haben.

e) Sonstige Therapiemaßnahmen

α) Die Zufuhr von Oestrogenen und von Progesteron

WHITE (1971) hat jahrelang die Verabreichung synthetischer oder natürlicher Oestrogene empfohlen, um die Prognose von Schwangerschaften diabetischer Frauen zu verbessern. Als Begründung dieser Therapie wurden die niedrigen Spiegel von Metaboliten der Oestrogene und des Progesterons angeführt. Man war allgemein der Ansicht, daß die eindeutige hormonale Insuffizienz für die stark eingeschränkte Prognose dieser Schwangerschaften verantwortlich war. Zur Verbesserung der kindlichen Überlebenschancen wurde eine massive Verabreichung von Oestrogenen und Progesteron empfohlen. Das Ergebnis dieser Therapie ist widersprüchlich und die Anwendung der Behandlung scheint den Verlauf der diabetischen Schwangerschaften nicht zu beeinflussen (OAKLEY u. PEEL, 1968). Es wird zugegeben, daß sie nicht eingesetzt werden muß. Andererseits konnte gezeigt werden, daß Diabetikerinnen während der Schwangerschaft eine normale Progesteronbildung aufweisen (LIN et al., 1972).

β) Die Therapie mit Antihypertensiva und Diuretica

Für die Diabetikerin mit einer Angiopathie wird die Einhaltung einer salzlosen Kost ab dem Schwangerschaftsbeginn empfohlen, während man für die Diabetikerin ohne Gefäßkomplikationen ab der 22. Schwangerschaftswoche eine Diät mit

3—5 g Kochsalz vorsieht. Auch auf den Nutzen von Liegeperioden wird hingewiesen, diese Vorschriften erhalten ihre Berechtigung durch die Steigerung der Zunahme der Aldosteron-Sekretion ab der 20. Schwangerschaftswoche vor allem bei der Diabetikerin.

Je nach den Erfordernissen sollten die modernen Medikamente verschrieben werden. Sie können die Einstellung des Stoffwechselgleichgewichtes erschweren und bei einer Behandlung mit Thiaziden muß die Hypokaliaemie verhindert werden. Aldactone wird mit gutem Erfolg eingesetzt und führt nicht zu wesentlichen Schwierigkeiten.

γ) Die Vitaminbehandlung

Die Diabetikerin weist während der Schwangerschaft häufig Zeichen einer Hypovitaminose auf (HOET et al., 1960). Eine Xanthose, eine Keratose und eine Nachtblindheit weisen auf einen Mangel an Vitamin A, eine Cheilose auf einen Vitamin B-Mangel hin. Es sollten 15000 bis 25000 Einheiten Vitamin A täglich verabreicht werden, die Vitamin B-Zufuhr wird ebenfalls empfohlen.

II. Die Schwangerschaft der Frau mit latentem Diabetes

Seit 30 Jahren haben zahlreiche Beobachtungen gezeigt, daß Frauen, deren Diabetes sich nach der Menopause manifestiert, eine ähnliche geburtshilfliche Anamnese wie insulinbedürftige Diabetikerinnen aufweisen. Die Periode vor Ausbruch des Diabetes bietet dabei eine typische Anamnese mit Schwangerschaften, die zu foetalen Makrosomien führen oder mit einer hohen perinatalen Mortalität verknüpft sind. Der Begriff „praediabetische" Phase hat sich in klarer Form aus pathologisch-anatomischen Untersuchungen an makrosomen Neugeborenen ergeben, die von Müttern abstammten, deren Diabetes klinisch nicht in Erscheinung getreten war.

Die sorgfältigen pathologisch-anatomischen Untersuchungen haben eine erstaunliche Ähnlichkeit zwischen Kindern insulinbedürftiger Diabetikerinnen und Kindern von Müttern nachgewiesen, die sich in der Phase vor der klinischen Diagnose eines manifesten Diabetes befanden. Die Hyperplasie der Langerhansschen Inseln, die Hypertrophie der Nebennierenrinden und die Visceromegalie ähneln sich bei den Neugeborenen beider Gruppen (NAEYE, 1966a). Die Ähnlichkeit der pathologisch-anatomischen Schädigungen deutet darauf hin, daß bei der Mutter Stoffwechselveränderungen bestehen, die bei beiden Gruppen übereinstimmen. Die foetale Makrosomie bei Hyperplasie der Langerhansschen Inseln läßt sich zum Teil auf die mütterliche Hyperglykämie zurückführen, die die Blutzuckerspiegel des Foeten ansteigen läßt. Die Senkung des Blutzuckerspiegels durch exogene Insulinzufuhr bei der Mutter ab der 32. Woche führt zu einer Normalisierung des Geburtsgewichtes bei Neugeborenen (O'SULLIVAN et al., 1963). Mit der Behandlung geht ein Rückgang der Hyperplasie und Hypertrophie des endogenen Pankreas einher. Diese Feststellung zeigt, daß das intrauterine Milieu Organentwicklung beeinflußt (HULTQUIST, 1971). Wenn auch das am besten bekannte biologische Zeichen eines Schwangerschaftsdiabetes das Übergewicht des Neugeborenen ist, so steht es auf keinen Fall alleine, da auch andere pathologische Veränderungen in der Schwangerschaft auftreten können. Hier wäre das Vorliegen von Mißbildungen des Herzens, des Gehirns oder der Nieren, die wiederholt aufgetretene Unreife, Aborte oder Totgeburten zu erwähnen (DE-KABAN u. BAIRD, 1959; HOET et al., 1959).

Die Bedeutung überhöhter Blutzuckerspiegel, wie sie bei Glukosebelastungen beobachtet werden, geht aus den Untersuchungen von MICKAL et al. (1966), O'SULLIVAN (1961) und WILKERSON und KRALL (1953) hervor, die zeigen konnten, daß leicht über die Norm erhöhte Blutzuckerspiegel im Lauf der Jahre weiter zunehmen und schließlich zu einer irreversiblen Hyperglykämie führen. O'SULLI-VAN et al. (1963) haben gleichzeitig die Bedeutung von Blutzuckerveränderungen bei Patientinnen nachgewiesen, die auf Grund ihrer Fettsucht und eines Überge-wichts ihres Neugeborenen ausgewählt wurden. Die Entwicklung läuft in Rich-tung eines definitiven Diabetes ab, ist aber nicht immer unwiderruflich, da die Blutzuckeranomalien sich bei einer Schwangerschaft einstellen und bei der folgen-den Gravidität ausbleiben können (O'SULLIVAN et al., 1971).

Zusammengefaßt weisen diese Beobachtungen darauf hin, daß Patientinnen mit einem latenten Diabetes mit diagnostischen Verfahren erkannt und mit geeig-neten therapeutischen Verfahren behandelt werden können.

Der natürliche Verlauf der Diabeteserkrankung zeigt, daß das Pankreas funk-tionell schon ab der intrauterinen Lebensphase verändert werden kann und daß im Laufe des extrauterinen Lebens der Proband eine mehr oder weniger lange, sogenannte potentielle Phase durchlaufen kann, in der klinische, auf einen Diabe-tes verdächtige Symptome auftreten können, ohne daß es zu Veränderungen der Glukosetoleranz kommt. Diese mehr oder weniger lange Phase kann in einen latenten Diabetes übergehen, bei dem die Glukosetoleranz eindeutig herabgesetzt ist, obwohl sie sich noch normalisieren kann. Sie kann sich auch im Laufe einer durch Cortisonzufuhr verschärften Belastung weiter verschlechtern.

Die Blutzuckerspiegel, die nüchtern noch normal ausfallen, bleiben in der postprandialen Phase abnorm erhöht, obwohl keine klinischen Symptome vorlie-gen. Danach kann der klinische Diabetes mit seinen verschiedenen Begleiter-scheinungen sich unwiderruflich einstellen. Die verschiedenen Phasen können jahrelang anhalten, während sich ein potentieller nicht immer progressiv zu einem latenten Diabetes entwickelt. Es handelt sich hier um verschiedene klinische Ent-wicklungsphasen, die reversibel bleiben (FAJANS et al., 1970). Die Feststellung „praediabetisch" kann nur retrospektiv getroffen werden und soll die Phase be-zeichnen, die sich durch das Fehlen von selbst geringfügigen Blutzuckeranomalien während des Zeitraums auszeichnet, in dem die Diagnose gestellt wird. Im Laufe jeder dieser Phasen kann eine Frau jedoch Schwangerschaftsveränderungen auf-weisen, die ihre Diabetesbelastung ankündigen.

1. Das Risiko des latenten Diabetes während der Schwangerschaft

Bei Frauen mit einem hohen statistischen Diabetesrisiko ist der Diabetes potentiell. Es handelt sich dabei um wahre Zwillingspartner von Diabetikern, um das Kind von zwei diabetischen Eltern, um das Kind eines diabetischen Elternteils mit einer Diabetesanamnese bei nahen Verwandten des anderen Eltern-teils und bei dem in der geburtshilflichen Vorgeschichte der Mutter über pathologi-sche Veränderungen berichtet wird. Hierbei kann es sich um zwei Arten handeln: Eine pathologische Veränderung beim Foeten oder bei der Mutter.

a) Die pathologischen Veränderungen beim Foeten, die an einen latenten Diabetes denken lassen sollten

α) Das Übergewicht des Neugeborenen

In Abhängigkeit vom Entbindungstermin sollte das Gewicht nicht das 90. Perzentil überschreiten. Jede Frau, die von einem Neugeborenen entbunden wurde, dessen Gewicht nach der 32. Woche das 90. Perzentil übersteigt, ist verdächtig und muß auf einen latenten Diabetes untersucht werden. Der Prozentsatz dieser Probandinnen mit einer eingeschränkten Glukosetoleranz schwankt bei den einzelnen Autoren und hängt von der Fettsucht, der Diabetesbelastung und dem Augenblick ab, an dem die Belastung während der Schwangerschaft oder im Wochenbett durchgeführt wurde (HOET et al., 1959; HOET, 1969). Das Übergewicht des Neugeborenen läßt sich auf eine Hyperplasie der Langerhansschen Inseln und auf die überhöhten Insulinspiegel im foetalen Blut beziehen. Die auch nur gelegentliche mütterliche Hyperglykämie führt zu einer foetalen Hyperglykämie, die ihrerseits die foetale Insulinausschüttung steigert.

β) Das hypotrophe Kind

Das hypotrophe Kind kann auch einer Schwangerschaft bei latentem Diabetes entstammen. Nicht selten findet man einen für die Gravidität zu hohen Blutdruck oder eine Nierenbeteiligung, zum Beispiel eine latente Infektion.

γ) Der perinatale Tod

Ein erhöhter Prozentsatz an perinatalen Todesfällen wird schon während der potentiellen Phase von der Mehrzahl der Autoren beschrieben (DEKABAN u. BAIRD, 1959). Diese Zwischenfälle scheinen sich in den 5 bis 10 Jahren zu häufen, die dem manifesten oder klinischen Diabetes vorausgehen. Der latente Diabetes läßt sich bei Frauen, die ein totgeborenes Kind zur Welt gebracht haben, während der Schwangerschaft oder im Wochenbett nachweisen. Daraus geht der schädliche Effekt eines latenten Diabetes bei der Mutter auf den Foeten hervor.

δ) Die Aborte

Ein latenter, oft flüchtiger und in wenigen Tagen oder Wochen reversibler Diabetes kann wiederholt zu Aborten führen. Andere Autoren haben diesen Sachverhalt nicht bestätigen können, obwohl experimentell bei Ratten mit einem latenten Diabetes ein erhöhter Prozentsatz von Resorption des Foeten zu beobachten ist (FOGLIE, 1970).

ε) Die angeborenen Mißbildungen

Sie können die verschiedenen Systeme betreffen, darunter das Knochensystem, den Verdauungsapparat, die Nieren, das Gehirn und das Herz-Kreislaufsystem. Bei der kaudalen Agenesie scheint es sich um eine typische Anomalie zu handeln (KUCERA et al., 1965), obwohl die angeborenen Mißbildungen als solche zwar auf einen latenten Diabetes hinweisen können, aber nicht pathognomonisch dafür sind. In einer gründlichen Analyse haben DEKABAN und BAIRD (1959) immerhin nachweisen können, daß während der Phase des potentiellen Diabetes tödliche kongenitale Mißbildungen 4× häufiger auftreten. Andererseits ist die Geburt eines Kindes mit angeborener Mißbildung häufig eine Begleiterscheinung anderer geburtshilflicher Anomalien und stellt kein isoliertes Ereignis dar. Zusammen mit anderen Zwischenfällen in der Schwangerschaft und im Wochenbett deutet sie darauf hin, daß die Mutter einen Faktor besitzt, der ihre Schwangerschaften bedroht. Von 100 Frauen, die den Arzt nach der Geburt eines Kindes mit tödlichen angeborenen Mißbildungen aufsuchten, waren bei 75 andere, verschiedenartige Komplikationen in der Schwangerschaft und im Wochenbett aufgetreten (Fehlgeburten, Totgeburten, Aborte) (Hoet et al., 1959). Warum es bei Frauen mit latentem Diabetes zu Mißbildungen kommt, ist nicht bekannt. Horii et al. (1966) beziehen den teratogenen Effekt auf die verschiedenen Konsequenzen der durch die Hyperglykaemie hervorgerufenen Stoffwechselstörung und nicht auf die Blutzuckererhöhung selbst. Es ist darauf hinzuweisen, daß schwangere Frauen mit einem Diabetes häufig Begleiterkrankungen aufweisen, wie eine Xanthose, eine Keratose oder eine Nachtblindheit. Diese Symptome können Ausdruck einer Hypovitaminose A sein, welche zu den larvierten Folgen der Stoffwechselstörung bei Frauen mit latentem Diabetes gezählt werden. (Hoet et al., 1960).

ζ) Die biochemischen Anomalien beim Neugeborenen,

wie die Hypoglykaemie, die Hypokalzaemie, die Hypophosphataemie, die Hyperbilirubinaemie und Polyglobulie mit Erythroblastosis können auf ein ungünstiges intrauterines Milieu zurückgeführt werden, in dem die mütterliche Zucker-Homöostase gestört ist. Die foetale Hypoglykaemie ist wichtig, da sie Ausdruck einer Hyperplasie der Langerhansschen Inseln sein kann, deren Bedeutung schon näher ausgeführt wurde.

Das Syndrom von Atemstörungen des Neugeborenen bei Fortbestehen von hyalinen Membranen in den Lungen wird bei Neugeborenen insulinbedürftiger Diabetikerinnen beobachtet, aber auch bei Kindern von Müttern mit einem latenten Diabetes. Bei Fällen von Unreife mit Atemnot-Syndrom vermutet man eine nicht ausreichende Surfactan-Produktion (Gluck, 1971).

η) Die histologischen Anomalien

Unter den verschiedenen pathologisch anatomischen Anomalien beim Foeten sind die Hyperplasie und die Hypertrophie der Langerhansschen Inseln im foetalen Pankreas Ausdruck einer Störung des mütterlichen Zuckerstoffwechsels.

Van Beck (1939), ferner Miller (1945) und vor allem Jackson und Woolf (1957) haben nachgewiesen, daß diese histologische Veränderung des foetalen Pankreas spezifisch ist und ein Vorzeichen einer diabetischen Zukunft der Mutter darstellt. Dadurch gewinnt die pathologisch-anatomische Untersuchung des Pankreas eine besondere Bedeutung, weil sie Aussagen über die endokrinologische Zukunft der Mutter und über die Ursachen der Foetopathie erlaubt. Es wurde weiterhin festgestellt, daß die histologischen Veränderungen im Pankreas nur in Gegenwart einer adäquat funktionierenden hypothalamo-hypophysären Sekretion des Foeten auftreten können (de Gasparo u. Hoet, 1971; van Assche et al., 1970) und daß sie mit einer Nebennierenrindenhypertrophie verknüpft sind (Naeye, 1965a). Die frühzeitige Stimulierung der endokrinen Sekretion des Pankreas, der Hypophyse und der Nebennierenrinde löst beim Foeten eine Stoffwechselsituation aus, die sich durch ein überhöhtes Gewicht infolge eines Fett- und Eiweißüberschusses auszeichnet. Trotzdem bietet der Foet gewisse Zeichen der Unreife. Die Ossifikationszentren treten nicht rechtzeitig auf (Pedersen, 1967) und die renalen Glomerula sind nur wenig entwickelt. Andererseits bestehen an den Ovarien cystische Veränderungen und an den Testes Hyperplasien der Zwischenzellen; die Nebenschilddrüsen können hypertrophieren (NAEYE, 1965a). Die pathologisch-anatomischen Untersuchungen lassen die Schlußfolgerung zu, daß der Foet polymorph auf eine gestörte Stoffwechselsituation reagiert. Die Veränderungen zeigen sich an den Eingeweiden und den verschiedenen endokrinen Drüsen.

Die Unschädlichkeit dieser intrauterinen histologischen Reaktionen ist nicht nachgewiesen und die weitere Entwicklung makrosomer Kinder erfordert noch breiter angelegte Untersuchungen (FARQUHAR, 1969).

b) Mütterliche Veränderungen, die auf einen latenten Diabetes hinweisen

Unter diesen Symptomen sind zu zitieren:

α) Die Toxaemie

Verschiedene Autoren stellen einen erhöhten Prozentsatz von Toxaemien im Laufe eines latenten Diabetes fest (JACKSON, 1967).

β) Das Hydramnion

Auch diese Komplikation scheint bei Patientinnen während einer Phase von latentem Diabetes häufiger aufzutreten und verringert sich im Laufe einer Insulinbehandlung (VAN DER VELDEN, 1959).

γ) Die mütterliche Fettleibigkeit

Eine Reihe von Autoren berichten über eine überschießende Gewichtszunahme der Mutter gegen Ende der Schwangerschaft oder im Wochenbett. Die Fettsucht persistiert und geht häufig einem irreversiblen Diabetes voraus.

δ) Die Hyperlaktation

Dieses Symptom kann in der klinischen Anamnese von schwangeren Frauen mit einem latenten Diabetes auftauchen neben Berichten über Totgeburten, foetale Makrosomie und mütterliche Fettsucht. Eine Reihe von Autoren hält die Hyperlaktation nicht für spezifisch.

Schlußfolgerungen

Die verschiedenen mütterlichen oder foetalen Erscheinungen sind Hinweise auf einen latenten Diabetes, deren Bedeutung noch zunimmt, wenn die Schwangere an einer Adipositas leidet oder in ihrer Familienanamnese über Diabetes mellitus berichtet. Die Fettsucht, die Familienanamnese und die geburtshilfliche Anamnese mit Hinweisen auf Komplikationen sind wichtige Verdachtszeichen, die das Risiko eines latenten Diabetes bei der Mutter verstärken, der das Überleben des Foeten bedroht.

878 J. Hoet: Gravidität und Diabetes

2. Das Risiko latenter Diabetikerinnen, nach pathologischen Schwangerschaften einen permanenten Diabetes zu entwickeln

Bei manchen praedisponierten Frauen scheint sich eine Schwangerschaft „diabetogen" auszuwirken und die Glukose-Homöostase aufzuheben. In der Tat erfordert die Schwangerschaft die Adaptation verschiedener Mechanismen, die bei bestimmten praedisponierten Personen nicht möglich ist (Spellacy, 1970). Darauf weisen die Insulinspiegel nach einer intravenösen Glukosebelastung hin, die bei Schwangeren mit Diabetesverdacht aufgrund der geburtshilflichen oder der Familienanamnese niedriger liegen als bei normalen schwangeren Frauen (De Gasparo et al., 1969).

Die Diabetes-Disposition bei gewissen Patientinnen steht im Zusammenhang mit einer Drüsenausstattung, die sich den funktionellen Anforderungen durch eine neue physiologische Situation nicht anpassen kann. Die Langzeitwirkung dieser fehlerhaften Anpassung oder einer vorübergehenden Störung der Glukose-Homöostase auf die Zukunft der Frau, die wegen ihrer geburtshilflichen oder Familienanamnese diabetesverdächtig erscheint, ist nicht bekannt. Andererseits kann eine Störung der Glukosetoleranz im Laufe einer Schwangerschaft beobachtet werden und bei der darauffolgenden Gravidität nicht auftreten. Dennoch haben die statistischen Beobachtungen von O'Sullivan (1961) gezeigt, daß 33% der Frauen mit Schwangerschaftskomplikationen und Störungen der Glukose-Toleranz, die nicht behandelt werden, nach 15 Jahren an einem irreversiblen Diabetes erkrankt sind und daß 24% dieser Frauen auch weiterhin eine gestörte Glukose-Toleranz aufweisen. Frauen mit während einer Schwangerschaft gestörter Toleranz zeigten 15 Jahre später häufig eine Hypertonie oder elektrokardiographische Anomalien als ein Vergleichskollektiv (O'Sullivan et al., 1971).

Bisher geht aus den laufenden statistischen Untersuchungen die Wirkung einer frühzeitig eingeleiteten Behandlung auf die Zukunft der Frau noch nicht hervor, man nimmt aber an, daß die frühzeitige Einleitung einer geeigneten Therapie möglicherweise die Manifestation eines irreversiblen Diabetes verschieben kann (O'Sullivan et al., 1971).

Geprüft wird auch noch die Auswirkung einer Frühtherapie auf die Spätkomplikationen des Diabetes, einer Therapie, die im Zusammenhang mit der bei jeder Schwangerschaft auftretenden Glukose-Intoleranz eingeleitet wird. In diesen Fällen scheint es nicht angezeigt, eine vernünftige Anzahl von Schwangerschaften absolut zu limitieren, um die Ausbildung eines irreversiblen Diabetes zu verhindern.

3. Diagnostische Methoden zur Abklärung des Schwangerschaftsdiabetes

Die weiter oben ausgeführten Betrachtungen zeigen klar die Wichtigkeit einer Diagnose des latenten Diabetes für das Überleben des Foeten aus einer bedrohten Schwangerschaft und für das Schicksal der Mutter auf. Diese Feststellungen motivieren auch die dauernde und immer wieder neu aufgenommene Suche nach neuen Methoden und besseren Kriterien für die Diagnose. Es liegt auf der Hand, daß die Harnzuckerausscheidung nüchtern oder nach den Mahlzeiten keine geeignete Suchmethode ist, da es während der Schwangerschaft zu einer Erniedrigung der Nierenschwelle für Glukose kommt. Dennoch sollte man alle Personen mit Harnzuckerausscheidung, vor allem aber die Frauen, die während der zweiten Miktion im Nüchternzustand eine Glykosurie aufweisen, für verdächtig halten und bei ihnen eine Zusatzuntersuchung durchführen (SUTHERLAND *et al.*, 1970).

Der Nüchternblutzucker ist ungeeignet, da er lange im Normbereich liegen kann, während sich die Toleranz bei einer Belastungsuntersuchung bereits als eindeutig erniedrigt erweist (O'SULLIVAN, 1971).

Verschiedene Belastungsuntersuchungen sind vorgeschlagen worden (Diabetes, 1969). Die orale Glukosebelastung läßt sich leicht anwenden und scheint um so mehr indiziert, als die Stimulation durch oral verabreichte Glukose einen stärkeren insulinogenen Reiz setzt als die intravenöse Stimulierung. Eine Dosis von 100 g Glukose erscheint ebenfalls indiziert, da dabei der insulinogene Effekt deutlicher ausfällt als mit 50 g. Der Blutzucker kann ebensogut im Venenblut wie im Kapillarblut bestimmt werden.

Jedes Untersuchungszentrum muß die Auswahl der Untersuchungsmethoden und der Dosierungstechniken selbst treffen und sie erst anwenden, nachdem es seine eigenen Vergleichskollektive zusammengestellt hat. Genaue Zahlenangaben für die diagnostische Abgrenzung erfolgen an anderer Stelle in dieser Abhandlung. Die Untersuchungen mit der intravenösen Glukosebelastung zeigen, daß die Glukoseassimilation im Laufe des 3. Schwangerschaftstrimesters abnimmt (O'SULLIVAN, 1970). Sie läßt sich aber in einem Untersuchungszentrum nicht leicht durchführen, obwohl eine Reihe von Autoren sie regelmäßig anwenden (SUTHERLAND, 1970). Die Glukosebelastung nach Cortison-Vorbehandlung kommt auch bei Patientinnen zur Anwendung, bei denen man aufgrund ihrer Familien- und geburtshilflichen Anamnese einen Diabetes vermutet (MALHERBE *et al.*, 1969). Bei ihnen können während des Cortison-Testes, auch wenn keine Schwangerschaft vorliegt, 80% der Resultate pathologisch ausfallen, während sich bei der einfachen Belastungsuntersuchung normale Ergebnisse finden. Dennoch manifestiert sich die Glukoseintoleranz im Laufe einer späteren Schwangerschaft schon bei der einfachen Glukosebelastung. Die Cortison-Belastung gewinnt damit prognostische Aussagekraft und erlaubt eine bessere Orientierung bei der Früherkennung (MALHERBE *et al.*, 1969). Für einen ähnlichen Test wird die Verwendung von Prednison empfohlen (KYLE, 1963). Auch hierbei läßt sich die diabetische Tendenz frühzeitig beurteilen. Der intravenöse Tolbutamid-Test, bei dem man die Blutzuckererniedrigung nach schneller Insulinausschüttung ausnützt, scheint nicht sehr empfindlich zu sein. Es werden auch andere biologische Untersuchungen empfohlen (KYLE, 1963).

Die Messung der Plasma-Insulinspiegel erlaubt es, die Reaktion der Insulinausschüttung im Laufe eines Belastungstests zu verfolgen. Die Insulinfreisetzung nach intravenöser Belastung scheint bei diabetesverdächtigen Patienten niedriger zu liegen. Die Bewertung der Insulinspiegel im Laufe oraler Belastungen wird noch weiter überprüft, aber die Analyse der Insulinaemie könnte neue Indizes für eine Früherkennung der Insuffizienz des endokrinen Pankreas in Aussicht stellen (DE GASPARO *et al.*, 1969).

Die Analyse des Synalbumin-Faktors von VALLANCE-OWEN liefert interessante Hinweise, erscheint aber für die Routineanwendung nicht geeignet. Auch die Spiegel der nicht veresterten Fettsäuren sind nüchtern und nach Glukosebelastung bei Probanden mit einem latenten Diabetes erhöht. Die Untersuchung dieser biologischen Parameter kann bei der Erstellung einer Prognose des latenten Diabetes helfen (KYLE, 1963; PEDERSEN, 1967; 1970).

Man müßte noch darauf hinweisen, daß die Untersuchungen regelmäßig vor und im Laufe einer bedrohten Schwangerschaft durchgeführt werden müssen.

Die Häufigkeit hängt vom Ausmaß der Schwangerschaftsstörungen und der Intoleranz ab. Wenn die Schwangerschaft gefährdet und die Situation auf einen latenten Diabetes verdächtig ist, werden monatliche Bestimmungen der Toleranz empfohlen. Bei bestimmten Patientinnen lassen sich zwischen den einzelnen Untersuchungen Schwankungen der Werte nachweisen, bei anderen nicht (O'SULLIVAN, 1970). Je früher die Diagnose gestellt wird, um so stärker scheint die Glukosetoleranz zu schwanken. In diesem Stadium variieren die Resultate mehr aufgrund der langsamen Entwicklung der Intoleranz als wegen technischer Schwierigkeiten bei der Untersuchung.

4. Die Behandlung des latenten Diabetes während der Schwangerschaft

Die bei der Behandlung der Schwangerschaft einer insulinbedürftigen Diabetikerin besprochenen Prinzipien lassen sich zum Teil auch auf die Schwangerschaft einer Frau mit latentem Diabetes anwenden. Bei der Umsetzung der Therapie in die Praxis muß man berücksichtigen, daß die geburtshilflichen Veränderungen, die in beiden Gruppen übereinstimmen, bei den insulinbedürftigen Patientinnen durch eine strikte Behandlung und dauernde Überwachung korrigiert werden können. Für die praktischen Überlegungen gilt, daß die Gewichtszunahme kontrolliert werden muß und daß nach Sicherung der Diagnose eine Insulinbehandlung eingeleitet werden muß. Die Insulinbehandlung ist beim latenten Diabetes während der Schwangerschaft indiziert, weil diese Therapie die Überlebensaussichten des Foeten nachweislich verbessert. BRUINS SLOT et al. (1967), HOET (1964), OMERS (1960), O'SULLIVAN et al. (1963, 1971) konnten eine Verbesserung der foetalen Überlebensaussichten bei schwangeren Frauen mit latentem Diabetes nachweisen, die während der Schwangerschaft mit Insulin behandelt worden waren.

Auch das Gewicht des Neugeborenen läßt sich durch eine mäßige Dosis von 12 Einheiten Insulin täglich ab der 32. Schwangerschaftswoche herabsetzen. Andererseits haben HORII et al. (1966) über die Verhinderung von angeborenen Mißbildungen bei Foeten schwangerer und insulinbehandelter Mäuse berichtet. Einer schwangeren Frau mit latentem Diabetes muß man eine Reihe praktischer Ratschläge erteilen.

α) Die Diät

Die Diät sollte eine Gewichtszunahme von 7—9 kg während der gesamten Schwangerschaft bei einer normalgewichtigen Frau ermöglichen. Falls Insulin verschrieben wird, sollte die Diät etwa 200—220 g Kohlenhydrate enthalten, die auf 5—6 Mahlzeiten oder Zwischenmahlzeiten im Laufe des Tages zu verteilen sind. Die Eiweißmenge bleibt frei wählbar und kann 1,5 bis 2 g/kg Idealgewicht erreichen. Bei fettsüchtigen Patientinnen muß eine niederkalorische Kost (1 000— 1 200 Kalorien) verordnet werden, um eine Abmagerung zu fördern, die für die Schwangerschaft unschädlich bleibt, wenn eine zusätzliche Vitamingabe eingeplant wird.

Die Fettsucht weist mehr nachteilige Folgen auf als der Verlust eines Übergewichtes. Eine gut motivierte Patientin mit stark gestörter Glukosetoleranz kann auch während der Schwangerschaft unter der Insulinbehandlung abmagern.

Eine Reihe von Autoren empfehlen bei Fettsucht lediglich eine Reduktionsdiät oder eine strenge, aber ausreichende Diät bei Normalgewicht sowie eine Einleitung der Geburt etwa 2 Wochen vor dem Termin, um die Überlebensaussichten des Neugeborenen zu verbessern (PEDERSEN, 1971; WHITE, 1971).

β) Die Insulinbehandlung

Patientinnen mit latentem Diabetes haben definitionsgemäß einen Nüchternblutzucker im Normbereich, sie sollten ihr Insulin daher vor dem Mittagessen erhalten. Am günstigsten ist ein Insulin mit mittlerer Wirkungsdauer (12—18 Std). Die Mahlzeiten und die Zwischenmahlzeiten sollten je nach dem Wirkungszeitpunkt des Insulins verabreicht werden. Die Initialdosis liegt bei 8—10 Einheiten pro Tag und wird dann allmählich bis zur Toleranz erhöht. Gegen Ende der Schwangerschaft können die Dosen bis auf 20—28 Einheiten ansteigen. Eine Reihe von Patientinnen erreichen sogar Gesamtdosen von 32—40 Einheiten pro Tag.

Die Insulinanwendung wirft das Problem des teratogenen Effektes von Hypoglykaemien auf. Leichtere Hypoglykaemien wirken sich auf den Foeten nicht schädlich aus, während die Blutzuckererhöhung und die Situation des latenten Diabetes dem Foeten und der Schwangerschaft schaden können. Langdauernde Unterzuckerungszustände (mehrere Stunden Bewußtlosigkeit während der Embryogenese) können ein Risiko für den Foeten darstellen. Erhebliche Hypoglykaemien gegen Schwangerschaftsende scheinen die Überlebensaussichten des Foeten nicht zu beeinträchtigen.

γ) Die vorzeitige Entbindung

um 10—15 Tage wird wegen der Schwangerschaftskomplikationen: Praeeklampsie, Hydramnion, makrosomer Foet, überschießende Gewichtszunahme angeraten. Die Entbindung erfolgt vaginal oder durch Schnittentbindung nach den klassischen geburtshilflichen Indikationen. Die Insulindosis wird gewöhnlich am Entbindungstage auf die Hälfte herabgesetzt. Im Laufe des Wochenbettes wird sie je nach der Glukosetoleranz der Mutter allmählich weiter verringert. Die Behandlung des Neugeborenen einer Mutter mit latentem Diabetes stimmt mit der des Kindes einer insulinbedürftigen Diabetikerin überein. Die Neugeborenen dieser beiden Gruppen von Frauen ähneln sich und müssen daher auf die gleiche Art behandelt werden. Ihr Neugeborenes ist oft eine Frühgeburt oder muß als solche betrachtet werden und wird daher von einem spezialisierten Kinderarzt betreut. Sofort nach der Geburt müssen spezielle Maßnahmen einsetzen, um das Syndrom der respiratorischen Insuffizienz durch hyaline Membranen, die Hypoglykaemie, die Hyperbilirubinaemie und Folgen von kongenitalen Mißbildungen zu bekämpfen. Der Zustand des Neugeborenen wird nach den Richtlinien von APGAR in der 1. und in der 5. min abgeschätzt und die geeignete Behandlung im Inkubator eingeleitet.

δ) Verschiedene Behandlungsmaßnahmen

Die Behandlung mit blutzuckersenkenden Sulfonylharnstoffen oder Biguaniden kann im Augenblick nicht mit einer ausreichenden Garantie, das mütterliche Milieu verbessern zu können, empfohlen werden. Diese Substanzen senken die Blutzuckererhöhung nicht sicher genug und verhindern die Ketose nicht, die durch die Schwangerschaft ausgelöst wird und dem Kind schadet. Ungünstige Auswirkungen dieser Substanzen auf die Schwangerschaft und eine teratogene Wirkung sind von einigen Untersuchern beschrieben worden, während andere sie nicht bestätigen konnten (JACKSON, 1967). In dieser Hinsicht befindet sich die klinische Untersuchung noch in einem Experimentalstadium. Es empfiehlt sich daher, auf eine derartige Behandlung während der Schwangerschaft zu verzichten und einer schwangeren Frau Insulin zu verschreiben, wenn sie vorher mit oralen Antidiabetica behandelt wurde. Die Anwendung blutzuckersenkender Sulfonylharnstoffe während der Schwangerschaft führt zu Komplikationen, die in der Auslösung schwerer, zum Teil langdauernder und tödlicher Hypoglykaemien beim Neugeborenen bestehen. Diese Unterzuckerungszustände scheinen von der Dosis des verabreichten Sulfonamids abzuhängen. Diese passieren die Plazentaschranke und lösen im endokrinen Pankreas des Foeten eine excessive Insulinfreisetzung aus.

5. Die Zukunft der Kinder diabetischer Mütter

Die langfristigen Aussichten der Kinder diabetischer Mütter (insulinbedürftig oder latent) sind nicht bekannt. Es scheint jedoch, daß die im Laufe des intrauterinen Lebensabschnittes vorzeitig stimulierte Insulinsekretion in den ersten Lebensjahren von der Norm abweicht. Die Wirkung der Insulinbehandlung bei der Mutter könnte über eine Verringerung der Blutzuckerspiegel bei der Mutter, der Hyperplasie und der Vermehrung der endokrinen Zellen im foetalen Pankreas das Los dieser Neugeborenen verbessern. Die Zahl diabetischer Kinder von Müttern mit insulinbedürftigem Diabetes bleibt gering (FARQUHAR, 1969). Die Kinder, über die in der Literatur berichtet wird, weisen übrigens bei der Geburt ein anormales Gewicht auf, was für den ungünstigen Effekt des mütterlichen Milieus auf ihre Organbildung spricht. Bei diesen diabetischen Kindern findet sich ein excessiver Prozentsatz von Makrosomen und Hypotrophen, wenn man ihn mit einem normalen Kollektiv vergleicht (SCHREIBENREITER u. THALHAMMER, 1966). Diese klinischen Elemente deuten darauf hin, daß das mütterliche umgebende Milieu das Schicksal des Foeten in bezug auf seine diabetische Zukunft beeinflußt und mahnen erneut zur besonderen Wachsamkeit gegenüber dem latenten Diabetes bei der schwangeren Frau (HOET u. HOET, 1970).

Schlußfolgerungen

Bei der insulinbedürftigen Diabetikerin bewirkt eine korrekt durchgeführte Insulinbehandlung eine eindeutige Verbesserung der Überlebensaussichten der Neugeborenen. Aber intrauterines Absterben und Frühgeburten mit perinatalen Todesfällen sind bei den hypotrophen Neugeborenen diabetischer Mütter immer noch häufig. Solche schwerwiegenden Komplikationen treten vor allem ein, wenn die Schwangerschaft durch eine Hypertonie oder eine Pyelonephritis kompliziert wird. Diese klinischen Komplikationen sind vor allem bei Patientinnen mit Angiopathie und Nephropathie zu beobachten. Eine erfolgversprechende Therapie läßt sich dafür nicht garantieren.

Bei der schwangeren Frau mit latentem Diabetes treten die gleichen pathologischen Veränderungen während der Schwangerschaft und im Wochenbett ein. Die Überlebensaussichten des Foeten sind mittelmäßig. Wichtig ist die frühzeitige Diagnosestellung, weil eine geeignete Therapie die pathologischen Veränderungen beim Neugeborenen verhindern kann. Mit Hilfe der Frühdiagnose und einer gezielten Behandlung läßt sich das Schicksal des Foeten verbessern, und es bestehen

Aussichten, die Manifestation eines irreversiblen Diabetes mit seinen Komplikationen bei Mutter und Kind zu verhindern.

Literatur

AKERBLOM, H.K., HIEKKALA, H.: Diurnal blood and urine glucose and acetone bodies in labile juvenile diabetics on one and two injection insulin therapy. Diabetologia 6, 130 (1970).

ASSCHE, F.A. VAN: A morphological study of the Langerhans' islets of the fetal pancreas in late pregnancy. Biol. neonat. 12, 331 (1968).

ASSCHE, F.A. VAN, GEPTS, W., GASPARO, M. DE: The endocrine pancreas in anencephalics. Biol. neonat. 14, 374 (1970).

BEEK, C. VAN: Kan men aan een doodgeborene de diagnose diabetes mellitus der moeder stellen? Ned. T. Geneesk. 83, 5973 (1939).

BEEK, C. VAN: Spontane hypoglycaemie en hyperinsulinisme bij zuigelingen en kinderen. I, II, III Maandschr. Kindergeneesk. 20, 84 (1952).

BRANDSTRUP, E., OSLER, M., PEDERSEN, J.: Perinatal mortality in diabetic pregnancy. Acta endocr. (Kbh.) 37, 434 (1961).

BRUINS-SLOT, J., VAN DE SANDE, P.L.M., TERPSTRA, J.: Diabetes mellitus and pregnancy. Folia med. neerl. 10, 77 (1967).

BUTLER, L., GERRITSEN, G.C.: A comparison of the modes of inheritance of diabetes in the chinese hamster and the K.K. mouse. Diabetologia 6, 163 (1970).

CARPENTER, A.M., GERRITSEN, G.C., DULIN, W.E., LAZAROW, A.: Islet and Beta cell volumes in offspring of severely diabetic (ketotic) chinese hamsters. Diabetologia 6, 168 (1970).

CHRISTIANSEN, AA. H.: New methods for determination of insulin-binding proteins by immunoelectrophoresis. Diabetologia 6, 623 (1970).

CORNBLATH, M., SCHWARTZ, R.: Disorders of carbohydrate metabolism in infancy. Philadelphia and London: W.B. Saunders Co. 1966.

DAWEKE, H.: Diabetes und Gravidität. Verh. dtsch. Ges. inn. Med. 76, 341—359 (1970).

DEKABAN, A., BAIRD, J.D.: The outcome of pregnancy in diabetic women. J. Pediat. 55, 563 (1959).

Diabetes. Standardization of the oral glucose tolerance test. Diabetes 18, 299 (1969).

FAJANS, S.S., FLOYD, J.S., CONN, J.W., PEK, S., RULL, J., KNOPF, R.F.: Plasma insulin response to ingested glucose and to infused amino-acids in subclinical diabetes and prediabetes. In: Diabetes, ed. V. OSTMAN. Proc. VIth Congress of the I.D.F. Excerpta Medica, 1969.

FARQUHAR, J.W.: Maternal hyperglycemia and foetal hyperinsulinism in diabetic pregnancy. Postgrad. med. J. 38, 612 (1962).

FARQUHAR, J.W.: Prognosis for babies born to diabetic mothers in Edinburgh. Arch. Dis. Childh. 44, 36 (1969).

FOGLIA, V.G.: Experimental prediabetes. In: Diabetes eds. R.R. RODRIGUEZ and J. VALLANCE-OWEN. Proc. VIIth Congress of the I.D.F. Excerpta Medica, 1971.

FREINKEL, N., METZGER, B.E., HERRERA, E., AGNOLI, F., KNOPF, R.: The effects of pregnancy on metabolic fuels. In: Diabetes, eds. R.R. RODRIGUEZ and J. VALLANCE-OWEN. Proc. VIIth Congress of the I.D.F. Excerpta Medica, 1971.

FREINKEL, N., METZGER, B.E., NITZAN, M., HARE, J.W., SHAMBAUGH, G.E., MARSHALL, R.T., SURMACZYNSKA, B.Z., NAGEL, T.C.: Accelerated starvation and mechanism for the conservation of maternal nitrogen during pregnancy. Israel J. med. Sci. 8, 426 (1972).

GASPARO, M. DE, HOET, J.J.: Normal and abnormal foetal weight gain. In: Diabetes, eds. R.R. RODRIGUEZ and J. VALLENCE-OWEN. Proc. VIIth Congress of the I.D.F. Excerpta Medica, 1971.

GASPARO, M. DE, MALHERBE, C., GERARD, G., HERTOGH, R. DE, THOMAS, K., HOET, J.J.: Insulin levels during pregnancy or obesity in normoglycemic women with a positive history of diabetes mellitus. Horm. Metab. Res. 1, 266 (1969).

GELLIS, S.A., HSIA, D.Y.: The infant of the diabetic mother. Amer. J. Dis. Childh. 97, 1 (1959).

GLUCK, L.: Intrauterine diagnosis of respiratory distress syndrome. In: Vol. I, Perinatalogy. Proc. Intern. Congress of Pediatrics. Wien: Verlag der Wiener Mediz. Akademie 1971.

GLUCK, L., KULOVICK, M.V., BORER, R.C., BRENNER, P.H., ANDERSON, G.G., SPELLACY, W.N.: Diagnosis of the respiratory distress syndrome by anniocentesis. Amer. J. Obstet. Gynec. 109, 440 (1971).

Herre, H.D.: Schwangerschaft und Diabetes in: Diabetes Mellitus. Schriftenreihe der Ärztl. Fortbildung, Bd. XXXIII. Berlin: VEB Verlag Volk und Gesundheit 1967.

Hoet, J.J.: Nouvelles recherches sur le diabète de la gestation. Mém. Acad. roy. Méd. Belg. 7, 116 (1969a).

Hoet, J.J.: Normal and abnormal foetal weight gain. Ciba Found. Symposium on Foetal Autonomy, eds. G.E.W. Wolstenholme and M. O'Connor. London: J. & A. Churchill Ltd. 1969 (b).

Hoet, J.J., Gommers, A., Hoet, J.P.: The meaning of prediabetes in pregnancy. In: The mechanism of action of insulin, eds. W.A. Broom and W.F. Woolf. Oxford: Blackwell Scientific Publication 1960.

Hoet, J.P., Hoet, J.J., Gommers, A.: Endocrine disturbances of pregnancy and foetal pathology. Proc. roy. Soc. Med. 52, 813 (1959).

Horii, K., Watanabe, G., Ingalls, T.H.: Prevention of congenital malformations in offspring by insulin. Diabetes 15, 194 (1966).

Hultquist, G.T.: Morphology of the endocrine organs in infants of diabetic mothers. In: Diabetes, eds. R.R. Rodriguez and J. Vallence-Owen. Proc. VIIth Congress of the I.D.F. Excerpta Medica (1971).

Jackson, W.P.U.: Diabetes and pregnancy. Acta diabet. lat. 4, 1 (1967).

Joslin, E.P.: Pregnancy and diabetes mellitus. Boston med. surg. J. 173, 841 (1915).

Kucera, J., Lenz, W., Mayer, W.: Mißbildungen der Beine und der kaudalen Wirbelsäule. Dtsch. med. Wschr. 90, 901 (1965).

Kyle, G.C.: Diabetes and pregnancy. Ann. intern. Med., Suppl. 3, 59 (1963).

Lin, T.J., Lin, S.G., Erlenmeyer, F., Kline, I.T., Underwood, R., Billiar, R.B., Little, B.: Progesterone production rates during the third trimester of pregnancy in normal women, diabetic women, and women with abnormal glucose tolerance. J. clin. Endocr. 34, 287 (1972).

Malherbe, C., Gasparo, M. de, Vanderijst, M., Hoet, J.J.: Valeur de l'épreuve d'hyperglycémie sensibilisée par la cortisone au cours de la grossesse. Ann. Endocr. (Paris) 30, 604 (1969).

Malins, J.: Clinical diabetes mellitus. London: Eyre and Spottiswoode 1968.

Metzger, B.E., Hare, J.W., Freinkel, N.: A new role for the placenta: Nitrogen concervation during pregnancy. Diabetes 21 (Suppl. 1), 340 (1972).

Miller, H.C., Wilson, H.M.: Macrosomia, cardiac hypertrophy, erythroblastosis and hyperplasia of the islands of Langerhans in infants born to diabetic mothers. J. Pediat. 23, 251 (1943).

Naeye, R.L.: Infants of diabetic mothers. Pediatrics 35, 980 (1965a).

Naeye, R.L.: Organ and cellular development in congenital heart disease and in alimentary malnutrition. J. Pediat. 67, 447 (1965b).

Navarrette, V.N., Paniagua, H.E., Alger, C.R., Mauzo, P.B.: The significance of metabolic adjustment before a new pregnancy. Prophylaxis of congenital malformations. Amer. J. Obstet. Gynec. 107, 250 (1970).

Oakley, W.G., Peel, J.: In: Clinical diabetes, ed. by W.G. Oakley, D.A. Pyke and K.W. Taylor. Oxford and Edinburgh: Blackwell Scient. Publ. 1968.

Omers, R.J.J.: Fetal loss en insuline behandeling. Heerlen-Nederland: Publ. N.V. Uitgeverij Winants 1960.

O'Sullivan, J.B.: Gestational diabetes. New. Engl. J. Med. 264, 1082 (1961).

O'Sullivan, J.B.: Gestational diabetes and its significance in early diabetes, eds. R. Camerini-Davalos and H.S. Cole. New York: Academic Press 1970.

O'Sullivan, J.B., Charles, D., Dandrow, R.V.: Treatment of verified prediabetics in pregnancy. J. reprod. Med. 7, 45 (1971).

O'Sullivan, J.B., Gellis, S.S., Dandron, R.V., Tenney, B.O.: The potential diabetic and her treatment in pregnancy. Obstet. and Gynec. 27, 683 (1963).

O'Sullivan, J.B., Mahau, C.M., McCaughan, D.: Identification of evolving diabetes. In: Diabetes, eds. R.R. Rodriguez and J. Vallence-Owen. VIIth Congress of the I.D.F. Excerpta Medica (1971).

Pedersen, J.: The pregnant diabetic and her newborn. Copenhague: Ed. Munksgaard 1967.

Pedersen, J.: Diabetes and pregnancy. In: Handbuch des Diabetes mellitus, B. II, Hrsg. E. Pfeiffer. München: J.E. Lehmanns Verlag 1971.

Petrides, P.: Diabetische Anlage and Gravidität. Ärztl. Prax. 26, 1182 (1968).

Petrides, P., Weiss, L., Löffler, G., Wieland, O.: Diabetes mellitus. München: Urban & Schwarzenberg 1971.

Reitano, G., Grasso, S., Distefano, G., Messina, A.: The serum insulin and growth hormone response to arginine and to arginine with glucose in the premature infant. J. clin. Endocr. **33**, 6, 924 (1971).

SHELLEY, H.J., NELLIGAN, G.A.: Neonatal hypoglycaemia. Brit. med. Bull. **22**, 34 (1966).

SHLEVIN, E.L., PEDOWITZ, P.: Pregnancy and Diabetes. In: Clinical diabetes mellitus, eds. M. ELLEN-BERG and H. RIFKIN. New York: Mc Graw Hill Book Co. 1962.

SIMS, E.H.: The kidney in pregnancy. In: Diseases of the kidney, eds. M.B. STRAUSS and L.G. WELT. London: J. & A. Churchill, Ltd. 1963.

SPELLACY, W.N.: Plasma insulin, growth hormone and placental lactogen levels in normal and abnormal pregnancies. Acta endocr. (Kbh.) **155** (Suppl.), 82 (1971).

STERN, L., RAMOS, A., LEDUC, J.: Urinary catecholamine excretion in infants of diabetic mothers. Pediatrics **42**, 598 (1967).

SUTHERLAND, H.W., STOWERS, J.M., McKENZIE, C.: Simplifying the clinical problem of glycosuria during pregnancy. Lancet **1970 I**, 1069.

THOMAS, K., GASPARO, M. DE, HOET, J.J.: Insulin levels in the umbilical vein and in the umbilical artery of newborns of normal and gestational diabetic mothers. Diabetologia **3**, 29 (1967).

VELDEN, W.H.M. VAN DER: De betekenis van het hydramnion voor de vroegtijdige herkenning van ziekten of afwijkingen bij moeder en kind. Gouda (The Netherlands): Drukkerij Knoch en Knuckel 1957.

WESTPHALL, O.: Growth hormone levels in newborns of diabetic mothers. Acta paediatr. (Uppsala) **182**, 8 (1968).

WHITE, P.: In: Joslin's diabetes mellitus. XIth ed., A. MARBLE, P. WHITE, R.F. BRADLEY and L.P. KRALL, eds. Philadelphia: Lea & Febiger 1971.

WOOLF, N., JACKSON, W.P.U.: Maternal prediabetes and the foetal pancreas. J. Path. Bact. **74**, 223 (1957).

Sachverzeichnis

Beta-Cytotoxine 529, 539
—, Alloxan 529
—, Alloxane, Mono-N-substituierte 530
—, Alloxantin 530
—, Carbamat 530
—, Carbazon 530
—, Chinoline 530
—, Dehydro-Ascorbinsäure 530
—, Dialursäure 530
—, Harnsäure 530
b-Fraktion 97, 307, 309
B-Kette 324, 326
—, sulfoniert 324
B-Komponente s. b-Fraktion
beta-Hydrooxybutyrat 263
beta-Oxydation 262
Beta-Rezeptoren 183, 505, 513, 515
Beta-Zellen 13, 45, 48, 565, 566, 578, 586, 589,
    596, 600, 601, 604, 606, 607, 608, 795, 827
Beta-Zellaktivität 565
Beta-Zellstoffwechsel 152
Beta-Zelltumor s. Inseltumoren
Beurteilungskriterium für orale Glucosebela-
    stung 735
—, Empfindlichkeit 738
big babies 760
Biguanidderivate 169
Biguanide 35, 831
Bindungsenergie, Insulin-Antikörper 361
Biologische Aktivität, Insulin 100
Biosynthese, C-Peptid 77, 147
—, Insulin 77
—, Proinsulin 77
—, Verknüpfungspeptid 77, 80
Birmingham-Studie 682, 684
Blasensprung 871
Blut- und Serumgruppen 642, 646
Blutentnahmetechnik für Blutzuckerbestim-
    mung 725
Blutlipide 591, 597
Blutzucker 564, 571, 574, 575, 584, 585, 589,
    595, 598, 599, 602, 606, 608, 609, 610, 874
Blutzuckerbestimmungsmethoden 725
—, Methodenvergleich 727
Bonitoinsulin 322
Bradycardie, foetal 870
Brittle Diabetes 789, 792
Bronchialmuskulatur und Katecholamine 504
Butyrat 154, 159, 160
B-Zellen s. unter Beta-Zellen

Calzium 172
—, Ca^{++}-Einstrom-Ausstrom 173
cAMP 278, 505, 702
cAMP-Konzentration, Zellcompartiment 151,
    167, 507
cAMP-Phosphodiesterase 214
cAMP und Sekretionsfunktion 214

Candidamykose 782
Canities, Calvities 806
Carbamat 544
Carbamyl-Methylcarbamylinsuline 341
Carbonylcholin 188
Carboxylgruppen, Insulin 88
Carboxypeptidase A 107
Carboxypeptidase-B 108
Carbutamid 38, 169
Carnitin-Palmityl-Transferase 269
Ca^{++}-Transport 153
Celluloseacetatfolie 353
Cellulosepulver, Differentialadsorption 359
cerebrale Dysfunktion 638
c-Fraktion 99, 307, 313
Charaka 4
Charcoal-Methode 357
chinesischer Hamster 598, 664
—, Blutzucker 599
—, Endokrinium 601
—, Fettsucht 600
—, Gefäßveränderungen 601
—, Genetik 598
—, Gluconeogenese 599, 602
—, Glucosetoleranz 599
—, humane Diabetestypen 598
—, Lipolyse 600
—, Pankreasinsulin 599
—, Pankreasmorphologie 600
—, Plasmainsulin 599
Chloromercuribenzoat 210
Chlorothiazide 190, 546
Cholecystokinin 168
Chrom u. KH-Toleranz 741
Chromatographie, Sephadex G 50 313
—, Doppelchromatographie 313
Citrat, Konzentration 161
c-Ketten-Antikörper 312
C-Komponente s. c-Fraktion
Clinistix 731
Cockayne-Syndrom 638
Coffein 150
— u. KH-Toleranz 741
Colchizin 150, 175, 208
Coma diabeticum 9, 19, 781, 822
—, hyperosmolares 836
—, ketoacidotisches 836, 839
—, lactacidotisches 836
Coma hepaticum 839
Coma-Therapie 837
Combistix 731
Combur-Test 731
Comotio cerebri 839
Conn-Syndrom 775
Contusio cerebri 839
Cook-Inseln Maori, Epidemiologie 686
Coronarsklerose 783
Corticosteroide und Kohlenhydratstoffwechsel
    474, 489